Herbert Hof, Rüdiger Dörries, Robert Lee Müller
Mikrobiologie

Die überdurchschnittliche Ausstattung dieses Buches wurde
durch die großzügige Unterstützung von drei Unternehmen ermöglicht,
die sich seit langem als Partner der Mediziner verstehen.

Wir danken der
MLP Marschollek, Lautenschläger & Partner AG,
Alte Leipziger Lebensversicherungsgesellschaft aG,
Hallesche Nationale Krankenversicherung aG.

Nähere Informationen hierzu siehe am Ende des Buches.

Duale Reihe

Mikrobiologie

Herausgeber:
Herbert Hof
Rüdiger Dörries
Robert Lee Müller

unter Mitarbeit von:
Gernot Geginat
Marianne Kretschmar

389 Abbildungen, 158 Tabellen

2000
Georg Thieme Verlag Stuttgart

Die Deutsche Bibliothek – CIP-Einheitsaufnahme

Mikrobiologie : 158 Tabellen / Hrsg.: Herbert Hof ...
Unter Mitarb. von Marianne Kretschmar ...
– Stuttgart : Thieme, 2000
   (Duale Reihe)
   ISBN 3-13-125311-8

Für die Verfasser:

Prof. Dr. med. Herbert Hof
Klinikum Mannheim
Institut für Medizinische Mikrobiologie und Hygiene
Theodor-Kutzer-Ufer 1–3
68167 Mannheim

Grafiker: BIPmap GmbH, Mannheim

ISBN 3-13-125311-8

© Georg Thieme Verlag GmbH, Stuttgart 2000
Unsere Homepages: http://www.thieme.de

Printed in Germany 2000
Satz: Hofacker DDV GmbH, 73614 Schorndorf
Druck: Kohlhammer, 70329 Stuttgart

Inhalt

Grundlagen der medizinischen Mikrobiologie (Prof. Dr. med. H. Hof)

Virologie (Prof. Dr. rer. nat. R. Dörries)

Bakteriologie (Prof. Dr. med. H. Hof)

Pilze (Dr. med. M. Kretschmar, Prof. Dr. med. H. Hof)

Protozoen (Prof. Dr. med. H. Hof)

Helminthen (Prof. Dr. med. H. Hof)

Arthropoden (Dr. med. G. Geginat, Prof. Dr. med. H. Hof)

Anschriften

Prof. Dr. med. Herbert Hof
Klinikum Mannheim
Institut für Medizinische Mikrobiologie und Hygiene
Theodor-Kutzer-Ufer 1 – 3
68167 Mannheim

Prof. Dr. rer. nat. Rüdiger Dörries
Klinikum Mannheim
Institut für Medizinische Mikrobiologie und Hygiene
Theodor-Kutzer-Ufer 1 – 3
68167 Mannheim

Dr. med. Gernot Geginat
Klinikum Mannheim
Institut für Medizinische Mikrobiologie und Hygiene
Theodor-Kutzer-Ufer 1 – 3
68167 Mannheim

Dr. med. Marianne Kretschmar
Klinikum Mannheim
Institut für Medizinische Mikrobiologie und Hygiene
Theodor-Kutzer-Ufer 1 – 3
68167 Mannheim

PD Dr. Robert Lee Müller (†)
91054 Erlangen

Vorwort

Das Lehrfach Medizinische Mikrobiologie umfaßt ein breites Spektrum von Themen. Die Erreger von Infektionskrankheiten gehören nämlich zu ganz unterschiedlichen Gruppen von biologischen Organismen, angefangen bei den submikroskopisch kleinen Viren über die eigentlichen Mikroorganismen, wie Bakterien, Pilze und Protozoen, bis hin zu den hochorganisierten Würmern und Ektoparasiten, die streng genommen eigentlich keine Mikroorganismen mehr sind. Nun hat jeder dieser Organismen seine besondere biologische Eigentümlichkeit. In diesem Fachgebiet der Medizin sollen aber nicht nur die morphologischen und physiologischen Merkmale der »Mikroorganismen« vorgestellt, sondern auch die Reaktion des Wirtes nach Kontakt mit diesen fremden Agentien, also die Pathophysiologie und die Immunreaktion, besprochen werden. Aus praktischer Sicht kommt auch der Diagnostik sowie der Behandlung von Infektionen eine wesentliche Rolle in der Ausbildung zu.

Weltweit stellen Infektionen immer noch die häufigste Todesursache dar, wobei einige exotische Erreger beteiligt sind, die bei uns nur selten, evtl. als Importe, auftreten. Die Medizinische Mikrobiologie hat also einen hohen Stellenwert in der Ausbildung von Medizinern, wobei manche Randgebiete zunächst als nebensächlich erscheinen mögen. Andererseits sind Infektionen auch bei uns immer noch die häufigsten Krankheitsursachen, so daß dieses Fach in der Tat im Mittelpunkt einer universitären Ausbildung steht. Wenn man dieses vorhandene Wissen in der Medizinischen Mikrobiologie richtig zum Wohle des Patienten nutzt, so kann man damit Erfolge erzielen, die sonst kaum in der Medizin erreicht werden. Die Kenntnis der Epidemiologie von Infektionskrankheiten ermöglicht Präventionsmaßnahmen, welche die Ausbreitung verhindern. Durch Impfungen konnten die schlimmsten Krankheiten, wie etwa die Pocken, ausgerottet werden, der größte Erfolg in der Medizingeschichte; weitere ähnliche Erfolge sind in der Zukunft zu erwarten, wenn man das Wissen umsetzt. Antibiotika gehören zu den wirkungsvollsten Medikamenten, denn durch gezielte Behandlung lassen sich damit Krankheiten in einem hohen Prozentsatz heilen, wogegen andere, gute Medikamente, wie etwa das Insulin oder auch Herzglykoside, zwar helfen, aber eben nicht heilen. Bei unsachgemäßem Einsatz drohen jedoch solche Waffen stumpf zu werden.

Die Medizinische Mikrobiologie ist also ein Lernfach mit vielen Details, wobei dann viele Einzelteile zu einem mehr oder weniger klaren Mosaikbild zusammengesetzt werden müssen. Zu dieser mühevollen Aufgabe soll dieses Buch Hilfestellung geben.

Begonnen wurde dieses Lehrbuch von R. L. Müller/Erlangen. Nach seinem Tod haben wir die vorliegenden Textfragmente in wesentlichen Teilen revidiert und maßgeblich ergänzt; einige Mitarbeiter des Mannheimer Instituts haben uns dabei mit ihrem Spezialwissen kräftig unterstützt.

Mannheim, im September 2000
Prof. Dr. med., Dr. med. habil. H. Hof
Prof. Dr. rer. nat., Dr. med. habil. R. Dörries

Grundlagen der medizinischen Mikrobiologie

1 Einführung

> ▶ **Definition.** Medizinische Mikrobiologie ist die Lehre von den Ursachen menschlicher Infektionskrankheiten, der Pathogenese und den möglichen Gegenmaßnahmen, z.B. Impfung und Chemotherapie.

1.1 Geschichtliche Entwicklung

Infektionskrankheiten sind in den unterschiedlichen Kulturkreisen der Menschheit seit Jahrtausenden phänomenologisch bekannt. Ihr Auftreten wurde entweder als natürlich hingenommen oder auf die Einwirkung höherer Mächte (Götter, Dämonen u.ä.) zurückgeführt. Solche Ereignisse wurden als schicksalhaft oder auch als Strafe für eine verübte Sünde verstanden (Hiob). (Wir würden heute aufgeklärt dazu sagen, daß Krankheit eben auch direkte Folge eines Fehlverhaltens sein kann.) Deswegen gab es strenge Regeln zur Hygiene und zum Sexualverhalten, die meist von Priestern überwacht wurden. Bereits in der hippokratischen Medizin (ab dem 3. Jahrhundert v. Chr.) wurde diese Vorstellung um die Erkenntnis erweitert, daß aus der Umwelt – besonders aus der Luft – Gefahren für die Gesundheit ausgehen können. Sie stützte sich auf die Beobachtung, daß Menschen, die in der Nähe von Sümpfen, Moderwasser oder unter sonstigen ungünstigen, meist feuchtwarmen Klimabedingungen lebten, von bestimmten Erkrankungen (Malaria, Sumpffieber u.ä.) weitaus häufiger betroffen waren als Menschen, die »gute Luft« zum Atmen hatten. Auch das Auftreten von Seuchen und ihr Fortschreiten im Zuge von Katastrophen (Krieg, Sturmfluten, Epidemien), bei denen viele unbestattete Leichen die menschlichen Gemeinwesen durch »Leichengifte« belasteten, gehören in diese Vorstellungswelt. Die Lehre von den **Miasmen** (griech.: Verunreinigungen) – das sind Dämpfe, Dünste, in der Luft enthaltene Giftstoffe – hielt sich hartnäckig bis zum Ende des 19. Jahrhunderts. Die Verbesserung der Luft durch Raucherzeugung, Verbrennen wohlduftender Substanzen oder Verschließen der Atemwege durch parfümierte Tücher wurde als Mittel der Wahl zur Abwehr der Miasmen betrachtet.

Unter dem Eindruck der Pestepidemien im 14. Jahrhundert wurde zunehmend die direkte Übertragbarkeit von Infektionskrankheiten (Kontagiosität) diskutiert. Ansteckungsverdächtige Menschen und Waren mußten sich seit 1374 in Venedig einer 40tägigen (»Quarantana«) Isolierung unterziehen (= Quarantäne).

Im 16. Jahrhundert wurde durch den Veroneser Arzt **G. Fracastorius** erstmals die Existenz eines **lebenden** Ansteckungsstoffes (Contagium animatum) diskutiert. Erstmals wirklich gesehen hat diese Mikrolebewesen **Antoni van Leeuwenhoeck** aus Delft (Niederlande) um 1670. Mit einem selbstgebauten Mikroskop sah er in Zahnbelag, Speichel und Wassertröpfchen »kleine Tierchen«. Die Tatsache allerdings, daß diese winzig kleinen Lebewesen **ursächlich** für die Entstehung von Krankheiten verantwortlich sein können, blieb unerkannt. Vielmehr galt nach wie vor die Lehre von der Urzeugung, der **generatio spontanea.** Die makroskopische Beobachtung von Fäulnis und Verrottung belegte, daß jederzeit aus toter Materie spon-

Erst in der 2. Hälfte des 19. Jahrhunderts konnte der französische Chemiker **Louis Pasteur** diese Vorstellung widerlegen. Mit der Entwicklung des **Henle-Koch-Postulats** wurde die Kausalität zwischen Mikroorganismus und Infektionskrankheit wissenschaftlich begründet:

- Der verdächtige Mikroorganismus (Erreger) muß in jedem Einzelfall nachgewiesen werden, und zwar unter Bedingungen, die dem klinischen Verlauf der Erkrankung und ihren pathologischen Veränderungen im Makroorganismus entsprechen.
- Der verdächtige Mikroorganismus darf nicht bei anderen Krankheiten oder im gesunden Menschen nachweisbar sein.
- Laborkulturen des Erregers müssen in einem anderen Organismus eine identische (Mensch) oder ähnliche Krankheit (Tier) verursachen.

Dieses Henle-Koch-Postulat gilt als »Goldstandard« der Infektionslehre, kann jedoch für die meisten Infektionskrankheiten nicht in allen Punkten erfüllt werden, z. B. werden pathogene Mikroorganismen auch bei völlig Gesunden gefunden (Keimträger, Ausscheider).

tan und direkt Leben entstehen kann. So kann jeder sehen, wie aus einem alten Käse plötzlich Maden hervorkommen, sich aus eiternden Wunden von Tieren plötzlich Fliegen entwickeln oder aus Mist und Kot Würmer auswachsen. Auch die Entdeckung der Bakterien änderte daran zunächst nichts: In Fleischsuppe (Bouillon) entstanden durch Gärung (Spaltung von Kohlenhydraten) eben diese Kleinstlebewesen. Erst in der 2. Hälfte des 19. Jahrhunderts konnte der französische Chemiker **Louis Pasteur** unter Einbeziehung wichtiger Vorerkenntnisse des italienischen Geistlichen **Lazzaro Spallanzani** eindeutig beweisen: Leben kann niemals »de novo« entstehen, sondern immer nur weitergegeben werden. Alles Leben, das aus toter Materie zu entstehen scheint, wurde bereits vorher in Form einer **Kontamination** dorthin verbracht. Nach der Entdeckung der Krätzemilbe als Ursache der Krätze und von Pilzen als Erreger des Grinds (Favus) formulierte 1840 **Friedrich Gustav Jacob Henle**, ein Anatom, ein Konzept, unter welchen Bedingungen Parasiten als ursächliche Erreger von Infektionskrankheiten angesehen werden müssen. **Robert Koch** nahm später diese Thesen auf und begründete das bis heute prinzipiell geltende **Henle-Koch-Postulat:**

»Wenn es sich aber nachweisen ließ:

erstens, daß der Parasit in jedem einzelnen Falle der betreffenden Krankheit anzutreffen ist, und zwar unter Verhältnissen, welche den pathologischen Veränderungen und dem klinischen Verlauf der Krankheit entsprechen;

zweitens, daß er bei keiner anderen Krankheit als zufälliger und nicht pathogener Schmarotzer vorkommt und

drittens, daß er, von dem Körper vollständig isoliert und in Reinkulturen hinreichend oft umgezüchtet, im Stande ist, von Neuem die Krankheit zu erzeugen; dann

… ließ sich in diesem Fall kein anderes Verhältnis mehr zwischen Parasit und Krankheit denken, als daß der Parasit die Ursache der Krankheit ist.«

Interessant ist, daß Koch bereits Krankheitserreger generell als „Parasiten" bezeichnete. Pathogene Mikroorganismen, die sich in einem Wirt vermehren und ihn dabei schädigen, werden heute generell in der Infektionshygiene als **Parasiten** bezeichnet. Der Begriff ist nicht zu verwechseln mit der landläufigen Bezeichnung für Ungeziefer. Auch heute noch gilt die Erfüllung des Henle-Koch-Postulates als »Goldstandard«, wenn es darum geht, Erreger und Krankheit kausal zu vereinigen (siehe aus jüngster Zeit Helicobacter pylori als Verursacher der Gastritis oder Chlamydia pneumoniae als Verursacher von Herzinfarkt). Dennoch darf nicht verschwiegen werden, daß die Erfüllung aller Postulate für die meisten Infektionskrankheiten nicht möglich ist:

- Typische klinische Krankheitsbilder sind nicht selten mit dem Nachweis unterschiedlicher Mikroorganismen vergesellschaftet (z. B. Influenza mit Influenza-A-Viren, Haemophilus-influenzae-Bakterien oder bestimmten Staphylococcus-aureus-Stämmen), ohne daß der jeweilige Nachweis für das Krankheitsgeschehen kausal sein muß.
- Typische klinische Krankheitsbilder werden aber auch von unterschiedlichen Mikroorganismen kausal verursacht (z. B. »Cholera« durch Vibrio cholerae oder durch bestimmte E.-coli-Stämme).
- Pathogene Mikroorganismen können häufig auch bei völlig Gesunden gefunden werden (Keimträger, Ausscheider).
- Reinkulturen bestimmter pathogener Mikroorganismen (z. B. Viren) sind nicht immer möglich.

Merke ▶

> ▶ *Merke.* Der amerikanische Virologe T. M. Rivers ergänzte 1937 das Henle-Koch-Postulat um das Antikörper-Postulat:
> Die **Bildung spezifischer Antikörper** als Folge der Infektion mit einem infektiösen Agens gilt als beweisend für die Ätiologie einer Infektionskrankheit.

> ▶ *Definition von Infektionskrankheiten.* Fremdorganismen können den Körper besiedeln, ohne daß dies gleich zu einer Krankheit führt. Die übliche Flora kann sogar eine positive, physiologische Rolle spielen, indem sie z. B. Stoffwechselprodukte erzeugt, welche vom Menschen nutzbringend verwendet werden (Beispiel Vitamin K), oder indem sie andere, gefährliche Erreger verdrängt. Selbst wenn solche Fremdorganismen in den Körper eindringen, kann dies ohne erkennbare Konsequenzen bleiben. Und selbst wenn sie sich im Körper vermehren, muß dies nicht zwangsläufig zu einer manifesten Krankheit führen. Also nicht jede Infektion bedeutet eine Infektionskrankheit! Nur wenn diese Erreger entzündliche Reaktionen auslösen, spricht man von einer Infektionskrankheit.
> Gelegentlich können aber allein schon Produkte (Toxine) der Erreger eine Störung der Gesundheit bewirken, ohne daß unbedingt die Mikroorganismen selbst in den Körper eindringen bzw. sich dort vermehren.

◀ Definition

Die Fremdorganismen müssen nicht immer Mikroorganismen im Sinne des Wortes sein. Humanpathogene Helminthen (Würmer) zum Beispiel können erhebliche Abmessungen aufweisen, auch wenn die Infektion des Menschen (hier als Infestation bezeichnet) mit sehr viel kleineren Organismusformen (z. B. Eiern) erfolgt, die teilweise mit bloßem Auge gerade noch erkennbar sind.

> ▶ *Merke.* Unter dem Begriff Mikroorganismus darf nicht automatisch ein Lebewesen verstanden werden. Eine nicht unerhebliche Anzahl von Infektionskrankheiten wird von Viren oder virusartigen Strukturen verursacht. Es handelt sich hierbei um infektiöse Partikel, die jedoch keinen eigenen Stoffwechsel aufweisen und deshalb im klassischen Sinne auch keine Lebewesen sind.

◀ Merke

1.2 Einteilung der Mikroorganismen

Im einzelnen unterscheiden wir:

a) Subzelluläre biologische Objekte

• Prionen
Bei diesen Erregern handelt es sich um **kleine, proteinhaltige Agenzien** (< 5 nm), die folgende merkwürdige Eigenschaften zeigen: Sie werden durch Einflüsse, die eine Nukleinsäurestörung verursachen, nicht verändert; sie sind unempfindlich gegen nukleinsäurespaltende Enzyme, UV-Bestrahlung u. a. **Eine Nukleinsäure läßt sich auch biochemisch nicht nachweisen.** Damit unterscheiden sich diese Gebilde von allen bekannten Viren und virusähnlichen Erregern (Viroiden). Offensichtlich liegt hier ein ganz neues, eigenartiges Wirkprinzip vor, das eben nicht auf Vererbung beruht. Ähnlich wie ein Chaperon, welches die Faltung eines bereits gebildeten Proteins beeinflußt, was zur Veränderung der Funktion dieses Proteins führt, können diese Prione die Faltung der nahverwandten Proteine ändern, was zu pathologischen Konsequenzen führt.
Stanley Prusiner von der University of California hat 1982 für solche Erregerpartikel den Namen »Prion« (= proteinaceus infectious agent – infektiöses Eiweiß) geprägt. Neben dem **Erreger der Jakob-Creutzfeldt-Erkrankung** zählen hierzu auch der **Erreger des Kuru**, einer durch Kannibalismus in Papua-Neuguinea auftretenden Krankheit, und der Erreger des Gerstmann-Sträussler-Syndroms, eines dem Jakob-Creutzfeldt-Syndrom ähnlichen, aber selteneren Krankheitsbildes, sowie die Erreger mehrerer Tierkrankheiten, z. B. Scrapie, BSE.

1.2 Einteilung der Mikroorganismen

Im einzelnen unterscheiden wir:

a) Subzelluläre biologische Objekte

• Prionen
Als Prionen bezeichnet man infektiöse **proteinhaltige Agenzien**, bei denen sich **keine Nukleinsäuren** nachweisen lassen (infektiöse Eiweiße). Sie sind unempfindlich gegen nukleinsäurespaltende Enzyme, UV-Bestrahlung u. a. Neben dem **Erreger der Jakob-Creutzfeldt-Erkrankung** zählt auch der **Erreger der Kuru-Erkrankung** hierzu.

• Viroide
Als Viroide bezeichnet man **fremde nackte Nukleinsäuren innerhalb einer Zelle**. Ihre Bedeutung als Krankheitserreger für den Menschen ist unklar.

• Viren
Viren sind **obligate Zellparasiten** ohne eigenen Stoffwechsel. Sie enthalten immer nur eine Nukleinsäure (RNA **oder** DNA). Außer der Nukleinsäure besitzen Viren eine aus Proteinen bestehende Hülle, das **Kapsid**, deren Einzelkomponenten **Kapsomere** heißen.

b) Einzellige Mikroorganismen
(siehe auch ▤ 1)

• Prokaryonten
Prokaryonten sind einzellige Lebewesen, die DNA **und** RNA, einen eigenen Stoffwechsel, jedoch keinen Zellkern besitzen und sich durch Querteilung ungeschlechtlich vermehren.

• Bakterien
Bakterien unterscheiden sich u.a. durch:
– ihre Form
– ihre Lage zueinander
– ihr Färbeverhalten
– ihre Kulturmorphologie
– die Fähigkeit, Sporen zu bilden
– ihre Beweglichkeit
– das Antigenmuster ihrer Oberfläche oder Schleimkapsel
– ihr Stoffwechselverhalten.

Spezialformen der Bakterien:
Chlamydien sind obligate Zellparasiten, die zu ihrer Vermehrung einen Entwicklungszyklus durchlaufen müssen.

Rickettsien sind ebenfalls obligate Zellparasiten, die sich jedoch durch einfache Querteilung vermehren.

Mykoplasmen unterscheiden sich von allen anderen Bakterien dadurch, daß sie keine starre Zellwand besitzen.

• Viroide
Als Viroide bezeichnet man **fremde Nukleinsäuren innerhalb einer Zelle**. Man kennt sie hauptsächlich als Verursacher von Pflanzenkrankheiten. Ihre Bedeutung für den Menschen ist umstritten. Es handelt sich um kleine (< 5 nm) nackte Nukleinsäuren niedriger relativer Molekülmasse. Die Vermehrung der Viroide in den befallenen Zellen ist unklar und unterliegt möglicherweise anderen Mechanismen als die übliche Nukleinsäurereplikation.

• Viren
Viren sind **obligate Zellparasiten** (Größe: 20 – 200 nm), die in einem fertigen Partikel (Virion) immer nur einen Typ von Nukleinsäure – also entweder RNA **oder** DNA – enthalten. Dies und die Tatsache, daß sie auch keine proteinsynthetisierenden Strukturen und keinerlei Mechanismen zur Energiegewinnung aufweisen und sie somit keinen eigenen Stoffwechsel aufrechterhalten können, zeigt, daß es sich um keine »Lebewesen« im klassischen Sinne handelt.
Bei Viren sind zumindest zwei Strukturen vorhanden: die Nukleinsäure und ein **Kapsid**, das ist eine symmetrisch angeordnete, aus Proteinen bestehende Hüllstruktur, deren Einzelkomponenten **Kapsomere** heißen und die kubisch, helikal oder komplex ausgebildet ist. Oft können noch komplexe, äußere Mantelstrukturen hinzukommen.

b) Einzellige Mikroorganismen
(Übersicht siehe ▤ 1)

• Prokaryonten
Prokaryonten sind einzellige Lebewesen, die gleichzeitig DNA **und** RNA besitzen, einen eigenen Stoffwechsel betreiben, sich durch Querteilung ungeschlechtlich vermehren, jedoch keinen Zellkern haben. Aus diesen Mikroorganismen, die sich bereits in 2 bis 3 Milliarden Jahre alten Versteinerungen nachweisen lassen, sollen sich später die Eukaryonten (kernhaltige Zellen) entwickelt haben. Die Prokaryonten (pro = vor; karyon [griech.] = der Kern) werden in die Eubakterien und die Archaebakterien unterteilt.

• Bakterien
Bakterien werden unterschieden u.a. nach
– ihrer Form (Kugeln, Stäbchen, Spiralen etc.)
– ihrer wechselseitigen Lage zueinander (z.B. Staphylokokken, Streptokokken, Diplokokken, Diplostäbchen)
– ihrem Färbeverhalten (Gramfärbung u.a.)
– ihrer Kulturmorphologie auf unbelebten festen Nährböden (z.B. Hämolyseverhalten, Pigment- und Geruchsbildung)
– der Fähigkeit, Bakteriensporen zu bilden
– ihrer Beweglichkeit in wäßrigem Milieu (Begeißelung)
– den Antigenmustern ihrer Zelloberfläche (Zellwand, Geißeln) und, falls vorhanden, ihrer Kapsel (Schleimschicht aus Polysacchariden)
– ihrem Stoffwechselverhalten

Spezialformen der Bakterien sind:
– Chlamydien
Chlamydien sind Bakterien, d.h., sie besitzen beide Nukleinsäuren (RNA und DNA), können sich jedoch nur innerhalb einer eukaryotischen Zelle (Zellparasit) vermehren. Dabei durchlaufen sie einen Entwicklungszyklus innerhalb der Wirtszelle.

– Rickettsien
Sie unterscheiden sich von Chlamydien dadurch, daß sie sich innerhalb einer Wirtszelle durch einfache Querteilung vermehren, also keinen speziellen Entwicklungszyklus durchmachen.

– Mykoplasmen
Mykoplasmen vermehren sich wie andere Bakterien extrazellulär, besitzen jedoch keine starre Zellwand und variieren deshalb in ihrer Form

erheblich (kokkoide Zellen von 0,3 µm Durchmesser bis Fadenzellen von 10 µm Länge).

– L-Formen

Fast alle richtigen Bakterien können unter entsprechenden Bedingungen (Ionengehalt, Antibiotikaeinwirkung) in eine zellwandlose Form, ähnlich Mykoplasmen, übergehen.

• Eukaryonten

Eukaryote Zellen (Eukaryonten oder Protisten) besitzen einen von einer Kernmembran umgebenen Nukleus (eu [griech.] = wahrlich; karyon [griech.] = der Kern). Sie besitzen Mitochondrien und ein endoplasmatisches Retikulum.

Für die Mikrobiologie von Interesse sind:

– Pilze (Fungi, Mycophyta)

Pilze haben einen Zellkern mit teils diploidem, teils haploidem Chromosomensatz, bestehend aus mehreren Chromosomen, eine starre Zellwand und sind bewegungsunfähig. Im Gegensatz zur Pflanze, für die diese Beschreibung ebenfalls zutreffend ist, besitzen sie jedoch **keinen Photosynthesemechanismus** und müssen sich deshalb kohlenstoffheterotroph, d. h. **durch Abbau organischen Materials, ernähren**. Von den mehr als 200 000 Pilzarten sind nur ca. 1 % als Krankheitserreger für den Menschen von Bedeutung.

– Protozoen

Protozoen besitzen eine Zellmembran, einen – Chromosomen enthaltenden – Zellkern und differenzierte Organellen, die der Fortbewegung und dem Stoffwechsel dienen. Sie leben in der freien Natur oder als Parasiten in anderen Organismen.

c) Mehrzellige Lebewesen

• Helminthen (Würmer)

Würmer sind vielzellige, dem Tierreich zugehörende Organismen.

• Arthropoden (Gliederfüßler)

Arthropoden sind von medizinischem Interesse, da sie als **Vektoren** (Überträger von Viren, Bakterien, Protozoen) und seltener auch als direkte Krankheitserreger (z. B. Krätzemilben) in Erscheinung treten.

L-Formen sind zellwandlose Varianten von ursprünglich normalen Bakterien.

• Eukaryonten

Eukaryote Zellen besitzen einen Zellkern, Mitochondrien und ein endoplasmatisches Retikulum.

Von mikrobiologischem Interesse sind:
Pilze (Fungi) unterscheiden sich von Pflanzen dadurch, daß sie **keine Photosynthese** betreiben und deshalb **vom Abbau organischen Materials leben müssen** (heterotrophe Lebensweise).

Protozoen besitzen eine Zellmembran und differenzierte Organellen zur Fortbewegung und Aufrechterhaltung ihres Stoffwechsels.

c) Mehrzellige Lebewesen

• Helminthen (Würmer)

• Arthropoden (Gliederfüßler)
Dem Tierreich zugehörende Organismen von medizinischer Bedeutung, da sie als **Vektoren** (Überträger von Viren, Bakterien, Protozoen) und seltener auch als direkte Krankheitsüberträger (z. B. Krätzmilben) in Erscheinung treten.

1	**Unterschied zwischen prokaryoten Zellen (Bakterien) und Eukaryonten (z. B. Pilze, Protozoen)**	
Prokaryonten	**Struktur**	**Eukaryonten**
▷ Immer vorhanden	RNA	▷ Immer vorhanden
▷ Zirkuläres Molekül	DNA	
▷ Keine Proteinanteile		▷ Komplexe Struktur mit basischen Proteinen
▷ Keine Kernmembran, liegt als Knäuel im Zytoplasma (Nukleosid, Kernäquivalent)		▷ Nukleus mit Kernmembran
▷ Nur im Kernäquivalent		▷ Im Kern und in Mitochondrien
▷ Keine Mitochondrien	Zytoplasma	▷ Mitochondrien
▷ Kein endoplasmatisches Retikulum		▷ Endoplasmatisches Retikulum
▷ 70S-Ribosomen		▷ 80S-Ribosomen
▷ Starre Zellwand Ausnahme: Mykoplasmen	Zellwand	▷ Starre Zellwand bei Pilzen Zellenmembran bei Protozoen u. a.
▷ Ungeschlechtlich	Vermehrung	▷ Ungeschlechtlich und häufig auch geschlechtlich
▷ 0,2 – 5 µm	Größe	▷ 1 – 150 µm

2 Grundlagen der antimikrobiellen Chemotherapie

2.1 Einleitung

2.1 Einleitung

Voraussetzung für eine effektive Chemotherapie ist ein selektiver Wirkmechanismus, der im Idealfall nur dem Infektionserreger, nicht aber dem Menschen schadet.

Wenn sich die Fremdorganismen in manchen Strukturen und Stoffwechselvorgängen grundlegend von den menschlichen Zellen unterscheiden, so ergibt sich die Möglichkeit, selektiv an diesen speziellen Punkten anzugreifen. Bei Viren, die den menschlichen Stoffwechsel nutzen, ergeben sich vorerst recht wenige therapeutische Ansatzpunkte; bei Bakterien sind die Zellwand, die Ribosomen und die DNA recht unterschiedlich, so daß viele Wahlmöglichkeiten existieren. Pilze unterscheiden sich in ihrer Zellwand (z.B. Chitin) und ihrer zytoplasmatischen Membran (z.B. Ergosterin anstelle von Cholesterin) ganz erheblich von anderen Zellen, so daß Antimykotika hauptsächlich hier ansetzen.

Naturstoffe in Pflanzen und Gewürzen besitzen antimikrobielle Wirkung.

In der Natur kommen Stoffe vor, die eine antimikrobielle Aktivität besitzen, z.B. in Pflanzen, Nahrungsmitteln und vor allem in Gewürzen (Zwiebeln, Knoblauch, Thymian, Oregano, Salbei, Hopfen und vielen anderen). Der Mensch nutzt diese Wirkstoffe z.B. zur Konservierung von Speisen, aber kaum zur Therapie von Infektionskrankheiten.

Manche Bakterien produzieren Oligopeptide mit antibakterieller Aktivität, sog. **Bakteriocine**.

Auch in der Welt der Mikroben werden im Lebenskampf gegen die Konkurrenz Waffen eingesetzt. Manche Bakterien produzieren kleine Proteinmoleküle, **Bakteriocine**, welche nah verwandte Mikroorganismen, z.B. der gleichen Art, rasch eliminieren. Für die Erhaltung der Ökologie der Mikrobenflora spielen diese Stoffe eine große Rolle. In der Lebensmittelindustrie werden solche Eigenschaften genutzt, um evtl. pathogene Keime zu beseitigen. Wird z.B. eine Salami mit einem bakteriocinproduzierenden Stamm von Lactobacillus infiziert, so wird dieser über die Bildung von Milchsäure die Reifung der Wurst in Gang setzen und den typischen säuerlichen Geschmack vermitteln; gleichzeitig tötet er durch Bakteriocine die oft vorhandenen pathogenen Listerien ab. Auch der Verzehr von Joghurt mit lebenden Lactobazillen dürfte z.T. durch Bakteriocinproduktion Einfluß auf die Darmflora nehmen. Hefepilze produzieren ein Killertoxin, welches anfällige Hefezellen umbringt.

Probiotika sind selbst lebende Mikroorganismen, die andere, pathogene Erreger verdrängen oder behindern. Therapeutischer Einsatz, z.B. bei Enteritis.
Antibiotika sind Stoffwechselprodukte von Mikroorganismen, welche andere Mikroorganismen angreifen. Die Angegriffenen haben z.T. **Resistenzmechanismen** entwickelt (🖩 2).

Solche **Probiotika**, d.h. ungefährliche Lebewesen – meist Bakterien oder Hefepilze –, welche andere pathogene Keime verdrängen, finden zunehmend Interesse und gelegentlich auch therapeutischen Einsatz, z.B. bei Enteritis.

Langsam wachsende Bakterien (Streptomyzeten) und Pilze (Penicillium, Cephalosporium) produzieren Stoffe ganz unterschiedlicher chemischer Struktur, die schnellwachsende Bakterien hemmen. Solche **Antibiotika** sind essentiell für das Überleben der Produzenten; selbstverständlich haben die Angegriffenen mit der Zeit Mechanismen entwickelt, diesen Angriffen zu entgehen (Resistenzmechanismen) (🖩 2).

🖩 **2**	**Prinzipielle Resistenzmechanismen**

1. Behinderung der Penetration des Wirkstoffs in die Zielzelle, so daß das Target nicht erreicht wird.

2. Zerstörung oder Modifikation des Wirkstoffs durch mikrobielle Enzyme, so daß der Stoff nicht mehr an das Target bindet.

3. Veränderung des Targets der Zielzelle, so daß selbst ein unveränderter Wirkstoff nicht mehr bindet.

Nur wenige dieser natürlichen Antibiotika eignen sich zur Anwendung am Menschen, da entweder die **Bioverfügbarkeit** nicht ausreichend oder die **Verträglichkeit** schlecht ist. Auch können sich unerwünschte Wirkungen einstellen.

Nur wenige dieser natürlichen Antibiotika eignen sich jedoch zur Anwendung als Medikament am Menschen. Dies liegt einerseits daran, daß die **Bioverfügbarkeit** nicht ausreichend ist, wenn z.B. eine Substanz gar nicht resorbierbar ist; andererseits muß auch die **Verträglichkeit** gut sein. Substanzen mit schwerwiegenden Nebenwirkungen sind eben nicht einsetzbar. Viele dieser Stoffe haben auch **pleiotrope Effekte**, d.h., sie zeigen neben einer antimikrobiellen Aktivität auch weitere, unerwünschte Wirkungen. So sind manche Antibiotika gleichzeitig auch Zytostatika.

Heute gibt es auch eine Vielzahl von synthetischen Stoffen mit antimikrobieller Wirkung, die sog. **Chemotherapeutika**, z.B. Sulfonamide und Chinolone (im allgemeinen Sprachgebrauch werden auch sie oft als Antibiotika bezeichnet).

Zu erwähnen wären auch noch die **endogenen Antibiotika**. In spezialisierten Zellen, z.B. in Granulozyten oder in Panethschen Drüsenzellen der Lieberkühnschen Krypten des Dünndarms, sind Oligopeptide mit breiter antimikrobieller Aktivität enthalten, z.B. die **Defensine** bzw. **Cryptdin**. Teils bleiben sie in den Granula der Phagozyten, teils werden sie nach draußen abgegeben und tragen so zur unspezifischen humoralen Abwehr im Blut oder in Sekreten bei. Dieses Wirkprinzip ist übrigens in der Natur weit verbreitet. Insekten, die sonst nur wenige spezialisierte Abwehrmöglichkeiten haben, sind für ihr Leben in bakterienverseuchtem Milieu mit einer Vielzahl solcher „endogener Antibiotika" ausgestattet. Dies ist der Grund dafür, daß Honig nie verschimmelt, während Marmelade ohne Schutz ist. Solche Oligopeptide haben eine sehr breite antibiotische Wirkung. Allerdings gelingt es heute noch nicht, dieses Abwehrsystem effektiv und zielgerecht zu steuern.

Auch eine **Immunmodulation**, z.B. in Form von Hormonen und Zytokinen, kann die Abwehr stärken, obwohl hierbei die Wirksubstanz nicht direkt, sondern indirekt durch Beeinflussung der körpereigenen Reaktionen im Spiel ist.

Bei jeglicher Therapie sollten die **Grundregeln der antimikrobiellen Therapie** berücksichtigt werden.

Chemotherapeutika sind synthetisierte Stoffe mit antimikrobieller Wirkung (z.B. Sulfonamide, Chinolone).

Endogene Antibiotika sind antimikrobielle Proteine, die in Körperzellen produziert werden, teils intrazellulär gespeichert und teils sezerniert werden. Solche Oligopeptide haben eine breite antibiotische Wirkung.

Auch eine **Immunmodulation**, z.B. in Form von Hormonen und Zytokinen, kann indirekt die Abwehr stärken.

2.2 Mikrobiologische Aspekte

2.2.1 Indikationsstellung

Die Frage erhebt sich zunächst, ob überhaupt eine Therapie notwendig ist. Die allermeisten Fehlanwendungen entstehen durch unklare **Indikation**. Selbst bei einem positiven Untersuchungsergebnis, z.B. eines Nachweises eines koagulasenegativen Staphylococcus in der Blutkultur, kann dies nämlich allein durch eine **Kontamination** zustande gekommen sein, was natürlich jeglicher therapeutischer Konsequenz entbehrt. Evtl. ist ein positiver Nachweis aber auch nur Zeichen einer **Kolonisation**, z.B. ist der Nachweis von Haemophilus im Bronchialsekret noch kein Beweis, daß die Bronchitis wirklich dadurch bedingt ist. Allenfalls die Überlegung einer prophylaktischen Gabe von antimikrobiellen Stoffen wäre dann gerechtfertigt. Erst wenn eine oberflächliche Infektion bewiesen ist, und erst recht bei einer systemischen Infektion, ist eine Therapie zwingend.

2.2 Mikrobiologische Aspekte

2.2.1 Indikationsstellung

Vor jeder Antibiotikatherapie sollte man die **Indikation** kritisch überprüfen. Ein positives Untersuchungsergebnis, der Nachweis von Bakterien in einer Kultur, kann durch **Kontamination** zustande gekommen sein oder auch nur Zeichen einer **Kolonisation** sein.

> ▶ **Merke.** Man muß sich nur klar darüber sein, daß heute in der überwiegenden Zahl der Fälle die Kliniker Antibiotika nicht zur Therapie von nachgewiesenen Infektionen einsetzen, sondern meistens zur Verhütung von Infektionen. Vor allem in der Chirurgie ist dies üblich. Der Grat zwischen sinnloser Verschwendung und sinnvoller Prophylaxe ist sehr schmal. Man sollte ständig diese Entscheidungen hinterfragen. Mit einer strengen Indikation kann man viel Geld sparen.

◀ **Merke**

2.2.2 Erregerdiagnostik

Wenn im Prinzip die erste Frage geklärt ist, ob eine therapiebedürftige Infektion vorliegt, dann ist eine exakte Erregerdiagnose eine Voraussetzung für eine gezielte, optimale Therapie, da kein Antibiotikum für alle Mikroorganismen gleichermaßen günstig ist. Solange der Feind nicht eindeutig identifiziert ist, muß man aufgrund von Erfahrungswerten eine **kalkulierte Therapie** beginnen. Oft werden Kombinationen verabreicht.

2.2.2 Erregerdiagnostik

Eine exakte Erregerdiagnose ist die Voraussetzung für eine gezielte, optimale Therapie.
Solange der Feind nicht eindeutig identifiziert ist, muß man aufgrund von Erfahrungswerten eine **kalkulierte Therapie** beginnen.

Bei unbekannten Erregern kann man nur aufgrund von Erfahrungswerten eine **kalkulierte Therapie** beginnen (▥ 3).
Merke ▶

Eine kalkulierte Therapie bei undefinierten Erregern wird die Erfahrung und die lokalen Gegebenheiten berücksichtigen müssen.

> ▶ *Merke.* Leider werden oft ganze Cocktails von Medikamenten eingesetzt. Deswegen ist das Ziel einer rationellen Therapie die Identifikation und gegebenenfalls die Empfindlichkeitsprüfung der Erreger (**Antibiogramm**), um dann mit einer gezielten Therapie weiterzubehandeln.

2.2.3 Empfindlichkeit der Erreger und gezielte Wahl des richtigen Medikamentes

2.2.3 Empfindlichkeit der Erreger und gezielte Wahl des richtigen Medikamentes

Wenn ein Keim als Erreger erkannt ist, gibt es klassischerweise in einigen klinischen Situationen Mittel der ersten Wahl, die zunächst ohne Kenntnis der Empfindlichkeit eingesetzt werden können (s. ▥ 3). Nur wenn sich ein therapeutischer Erfolg nicht einstellt, muß man überdenken, ob die Diagnose evtl. doch nicht stimmt oder ob einer der seltenen Fälle von Resistenz besteht.

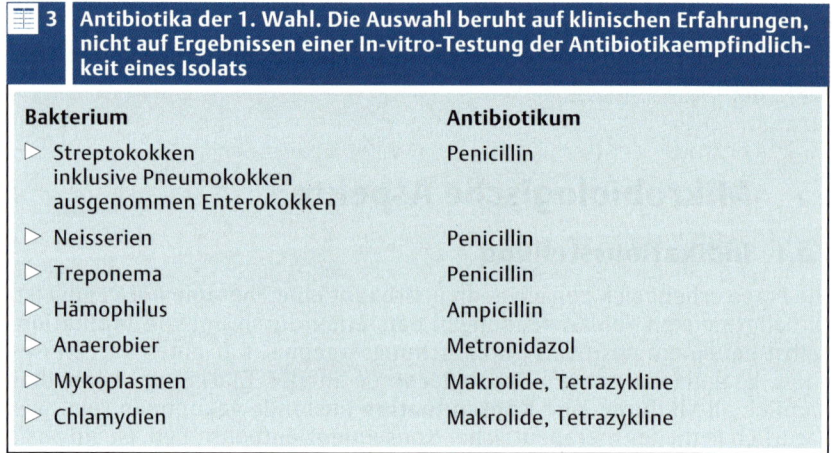

▤ 3	Antibiotika der 1. Wahl. Die Auswahl beruht auf klinischen Erfahrungen, nicht auf Ergebnissen einer In-vitro-Testung der Antibiotikaempfindlichkeit eines Isolats	
Bakterium		**Antibiotikum**
▷ Streptokokken inklusive Pneumokokken ausgenommen Enterokokken		Penicillin
▷ Neisserien		Penicillin
▷ Treponema		Penicillin
▷ Hämophilus		Ampicillin
▷ Anaerobier		Metronidazol
▷ Mykoplasmen		Makrolide, Tetrazykline
▷ Chlamydien		Makrolide, Tetrazykline

Man kann also primär von der Wirksamkeit dieser Antibiotika ausgehen. Bei klinischem Mißerfolg jedoch ist nach 3–4 Tagen eine Überprüfung erforderlich (ggf. auch eine Überprüfung der Diagnose!)

2.3 Pharmakologische Aspekte

2.3 Pharmakologische Aspekte

2.3.1 Adäquate Dosierung

2.3.1 Adäquate Dosierung

Ausreichende **Wirkspiegel im Serum**, im Gewebe oder in Sekreten sollten erzielt werden.

Generell gilt, daß man im Serum Werte erreichen sollte, die über der Empfindlichkeitsgrenze des Erregers liegen. Diese **Serumspiegel** hängen naturgemäß von der Dosis, aber auch von der Art der Substanz ab. Manche Medikamente sind stark beeinflußt von individuellen Eigenschaften des Patienten. Aminoglykosidspiegel schwanken selbst bei jungen, gesunden Menschen recht stark. Erst recht, wenn die Nieren- oder Leberfunktionen eingeschränkt sind, kann der Metabolismus variieren. Folglich sollte man die tatsächlich erreichten Wirkspiegel bestimmen lassen.
Eine **Loading dose** ist in vielen Fällen nützlich, um zunächst Depots aufzufüllen, damit dann bald auch die tatsächliche Verfügbarkeit beginnt.

Mit der **Loading dose** werden die Depots aufgefüllt.

Gewebespiegel, die eigentlich viel eher zur Bewertung von Substanzen geeignet wären, sind in der Praxis

Gewebespiegel, die eigentlich viel eher zur Bewertung von Substanzen geeignet wären, sind in der Praxis schwer zu bekommen. Bei vielen Medikamenten stellt sich aber mit der Zeit ein Steady state ein, so daß dann auch im Gewebe ein Wirkspiegel erreicht wird. Dennoch sind manche Kompartimente im Körper schwer zugänglich, die Prostata, das ZNS, Knochen, etc. Einzelne Antibiotika, z.B. Makrolide, werden in großer Menge von Phagozyten aufgenommen und angereichert. In diesen Vehikeln werden sie an den Ort der Infektion geschleppt, wo sie dann in viel höherer Konzentration als im Serum verbleiben.

Unterschiede im **Sekretionsweg** müssen ebenfalls berücksichtigt werden. Manche Substanzen werden hauptsächlich renal ausgeschieden, erreichen in der Niere hohe Wirkspiegel und sind somit bevorzugt bei Harnwegsinfektionen zu verwenden.

schwer zu bekommen. Bei vielen Medikamenten stellt sich aber mit der Zeit ein Steady state ein, so daß dann auch im Gewebe ein Wirkspiegel erreicht wird.

Unterschiede im **Sekretionsweg** müssen ebenfalls berücksichtigt werden.

2.3.2 Adäquate Applikationsart

Damit am Wirkort auch in der Tat hohe Spiegel erreicht werden, muß gewährleistet sein, daß die Substanzen auch dorthin gelangen können. So ist gelegentlich eine direkte intrathekale Applikation zwingend, wenn die Blut-Liquor-Schranke zu dicht ist.

Bei oraler Gabe von Ampicillin werden nur ca. 60% resorbiert; Amoxicillin, das die gleiche antibakterielle Aktivität besitzt, wird zu 80% resorbiert. Die **Resorption** von Ampicillinestern liegt sogar bei 90%. Bei parenteraler Gabe sind diese Präparate gleichwertig.

Bei einer topischen Gabe von Antibiotika in Wunden muß bedacht werden, daß die Diffusion durch nekrotisches Gewebe sehr schwierig ist und auch somit Antibiotika oft gar nicht tief von außen in das infizierte Gewebe eindringen. Eine lokale Antibiotikagabe ist meist ineffektiv. Eine Verteilung über den Blutweg liefert Antibiotika über die Kapillaren bis vor Ort, wo dann die **Diffusionsstrecke** nur noch kurz ist. In tote, nicht durchblutete Areale gelangt selbst dann nicht ausreichend Wirkstoff.

2.3.2 Adäquate Applikationsart

Die **Art der Applikation** entscheidet darüber, ob am Ort der Infektion wirklich ausreichend Wirkstoff ankommt.

Die **Resorption** bei oraler Applikation kann sehr unterschiedlich sein.

2.3.3 Adäquate Applikationsintervalle

Die **Metabolisierungsrate** bestimmt in erster Linie die **Zeit bis zur nächsten Applikation**. Die Halbwertszeit eines Präparates hängt von vielen Faktoren ab: Proteinbindung, Inaktivierung, Eliminierung etc. Ceftriaxon wird wegen einer hohen Bindung an Serumalbumin nur nach und nach über die Galle ausgeschieden. Cefotaxim, das in bezug auf die direkte antibakterielle Aktivität gleichwertig ist, wird dagegen relativ schnell über die Niere in den Urin ausgeschieden.

Auch die Auswirkungen auf die Erreger müssen bedacht werden. Wenn Antibiotika rasch bakterizid wirken, z.B. Aminoglykoside, so ist ein hoher Spitzenspiegel, aber weit weniger ein lang anhaltender Serumwert für die Effizienz entscheidend. Eine hohe Dosis einmal pro Tag ist ausreichend (außerdem ist auch noch die Toxizität dabei geringer). Betalaktamantibiotika dagegen wirken erst nach mehreren Stunden Einwirkzeit bakterizid, und somit müssen hohe Serumwerte, die über der Empfindlichkeitsgrenze der Erreger liegen, über einen längeren Zeitraum erhalten bleiben, d.h., die Intervalle müssen kurz sein.

2.3.3 Adäquate Applikationsintervalle

Je nach pharmakologischen und mikrobiologischen Eigenschaften müssen die **Intervalle der jeweiligen Verabreichung geplant werden**.

Auch die Auswirkungen auf die Erreger müssen bedacht werden. Wenn Antibiotika rasch bakterizid wirken, z.B. Aminoglykoside, so ist ein hoher Spitzenspiegel, aber weit weniger ein lang anhaltender Serumwert für die Effizienz entscheidend. Eine hohe Dosis einmal pro Tag ist ausreichend. Betalaktamantibiotika dagegen wirken erst nach mehreren Stunden Einwirkzeit bakterizid, und somit müssen hohe Serumwerte, die über der Empfindlichkeitsgrenze der Erreger liegen, über einen längeren Zeitraum erhalten bleiben.

2.3.4 Adäquate Dauer

Oft wird zu früh eine Therapie abgesetzt, wenn in Nischen noch Erreger sitzen können, die dann eine endogene Exazerbation auslösen. Klassisch ist die Angina tonsillaris mit Streptococcus pyogenes, wo eine Therapie mit Penicillin unbedingt 10 Tage lang erfolgen sollte, auch wenn anscheinend der Erfolg schon früher sichtbar ist. Andererseits bedingt eine lange Therapie – neben den hohen Kosten – ein erhöhtes Risiko der Selektion resistenter Stämme.

2.3.4 Adäquate Dauer

Gelegentlich sollte eine Therapie auch dann noch fortgesetzt werden, wenn die Krankheitszeichen bereits abgeklungen sind, um eine völlige Ausheilung zu erzwingen. Andererseits besteht dann auch ein erhöhtes Risiko für die Entstehung resistenter Stämme.

Beim Sterilisieren muß sichergestellt werden, daß nicht nur vegetative Keime, sondern auch Mikroorganismen ohne eigenen Stoffwechsel, also Viren und Bakteriensporen, irreversibel inakti-viert werden.

Die inaktivierten Mikroorganismen verbleiben nach dem Sterilisieren in der Regel im Sterilgut. Da sie Fieber auslösen können, werden sie **Pyrogene** genannt.

Merke ▶

2.4   Toxikologische Aspekte

Durch Bestimmung von Spitzenspiegel bzw. Talspiegel muß man bei man-chen Präparaten (Aminoglykoside, Glykopeptide) die Dosierung steuern, um erstens eine Wirkungskontrolle und zweitens auch eine Toxizitäts-kontrolle zu haben.

2.5   Ökonomische Aspekte

Die Entscheidung, welche Medikamentengruppe eingesetzt werden soll, muß auch unter ökonomischen Aspekten getroffen werden. Bei einer manifesten, schweren Erkrankung ist es sicherlich sinnvoll, zunächst mas-siv zu intervenieren und dann nach dem Eintritt des Erfolgs zu reduzieren (degressives Therapieschema). Vielleicht kann man dann auf orale Thera-pieformen umsteigen. In einer Situation – z.B. auf der Intensivstation bei jungen, frisch verunfallten Patienten – wo man derzeit noch keine Infek-tion beobachtet, aber erfahrungsgemäß damit in nächster Zeit rechnen muß, sollte man anfangs mit Standardpräparaten beginnen und bei Bedarf verstärken.

3   Sterilisation und Desinfektion

3.1   Sterilisation

> ▶ *Definition.* Sterilisation ist die irreversible Inaktivierung aller ver-mehrungsfähigen Mikroorganismen.

»Irreversible Inaktivierung« ist im einfachen Sprachgebrauch gleichbedeu-tend mit Abtötung. Da allerdings nur etwas »Lebendes« abgetötet werden kann, würden streng genommen Viren und Bakteriensporen, beides Lebensformen ohne eigenen Stoffwechsel und damit nicht lebend im bio-logischen Sinn, von dieser Definition nicht erfaßt werden. Besonders Viren und Bakteriensporen sind jedoch bei einer Sterilisation zuverlässig zu inaktivieren, und zwar »irreversibel«. Ein Wiederaufleben muß also abso-lut ausgeschlossen werden, was vor allem für die sporenbildenden Bakte-rien von Bedeutung ist.

Die manchmal verwendete Formulierung »Sterilisieren heißt keimfrei machen« ist falsch. Im Regelfall werden vorhandene Mikroorganismen ja nicht entfernt (Ausnahme bei Filtration), sondern meist nur inaktiviert, d.h. die »Leichen« dieser Mikroorganismen sind immer noch vorhanden. Solche abgetöteten Bakterien oder deren Stoffwechselprodukte werden als **Pyrogene** (fiebererzeugende Stoffe) bezeichnet.

> ▶ *Merke.* Gelangen Pyrogene in größeren Mengen in den menschli-chen Körper, so reagiert dieser auf diese Stoffe mit einer Kaskade von Entzündungsmediatoren, die im ZNS Fieber und in anderen Organen dramatische Veränderungen auslösen. Alles Material, das direkt oder indirekt in den Körper gelangt, muß deshalb nicht nur steril, sondern auch **pyrogenfrei** sein (z.B. Implantate, Infusions- und Injektionslösun-gen, aber auch Spritzen, Kanülen, Venenkatheter und Infusionsschläu-che etc.).

3.1.1 Thermoresistenz

Ein Maß für die Hinfälligkeit von Mikroorganismen stellt ihre Überlebensfähigkeit in gesättigtem Dampf dar. Man versteht darunter kochendes Wasser, das unter Normalbedingungen bei 100 °C in die Dampfphase übergeht. Der Dampf ist gesättigt, wenn noch Wasser (als Flüssigkeit) vorhanden ist, das verdampfen kann.

Wir unterscheiden bei den Mikroorganismen vier Resistenzstufen gegen Wasserdampf (⊞ 4).

⊞ 4	Resistenzstufen von Mikroorganismen gegen Wasserdampf
Resistenzstufe 1	**Inaktivierung bei 100°C in Sekunden bis Minuten**
	▷ alle vegetativen Bakterien, also alle Keime, die nicht zur Sporenbildung befähigt sind
	▷ alle Pilze inklusive ihrer Sporen
	▷ alle Viren
	▷ alle Protozoen und höheren Organismen
Resistenzstufe II	**Inaktivierung bei 100°C in 5 Minuten**
	▷ Milzbrandsporen
Resistenzstufe III	**Inaktivierung bei 100°C, 1 bar, erst nach 10 Stunden**
	Inaktivierung bei 121°C, 2 bar, in 10 – 20 Minuten
	▷ mesophile native Erdsporen inklusive pathogener anaerober Sporenbildner (Clostridien der Gasbrandgruppe, Tetanuserreger)
Resistenzstufe IV	**Inaktivierung bei 100°C, 1 bar, erst nach 2 Tagen**
	Inaktivierung bei 121°C, 1 bar, erst nach 2 Tagen
	▷ thermophile native Erdsporen

Die Bakterien der Resistenzstufe IV (Thermophile) werden für die Praxis der Sterilisation außer Betracht gelassen, weil sie für den Menschen apathogen sind.

Von einer Sterilisation kann nur dann gesprochen werden, wenn Bakterien der Resistenzstufe III – und hier konkret eben die humanpathogenen Gasbrand- und Tetanuserreger-Sporen – irreversibel inaktiviert werden. Wie aus ⊞ 4 ersichtlich, kann dies in der Praxis unmöglich durch Auskochen bei 100 °C erfolgen.

3.1.2 Verpackung des Sterilguts

Der technische Vorgang der Sterilisation und der Einsatz des sterilisierten Materials (Sterilguts) werden im Regelfall sowohl räumlich wie zeitlich getrennt sein. Nur in wenigen Ausnahmefällen wird z.B. ein chirurgisches Instrument unmittelbar im Operationstrakt sterilisiert werden. Der Regelfall wird sein, daß die Materialien in einer zentralen Sterilisationsanlage (die in der ärztlichen oder zahnärztlichen Praxis auch klein sein kann, bei industrieller Ware [Einmalartikeln] riesig dimensioniert sein muß) aufbereitet, dann gelagert werden und irgendwann später an einem anderen Ort zum Einsatz kommen. Die unabdingbare, unverzichtbare Folge dieser Überlegung ist, daß das Sterilgut **immer** verpackt sein und diese Verpackung bereits **vor** der Sterilisation erfolgen muß, weil jede Manipulation nach der Sterilisation (Einpacken, Abspülen etc.) diese wieder aufhebt. Angebliche Sterilisationsgeräte oder -verfahren, die diese Forderung nicht erfüllen können, die also eine Verpackung des Sterilisationsgutes nicht zulassen, sind als Sterilisationsmöglichkeiten (nicht als Desinfektionsverfahren) unbrauchbar.

3.1.1 Thermoresistenz

Praktisch werden vier Stufen der Dampfresistenz unterschieden (⊞ 4). Bakterien der Resistenzstufe IV (Thermophile) können bei der Sterilisation außer acht bleiben, da sie sich im Menschen nicht vermehren können. Die Inaktivierung aller Keime einschließlich der Resistenzstufe III muß hingegen sicher gewährleistet sein. Dies ist jedoch mit Kochtemperatur (100 °C) unmöglich zu bewerkstelligen.

3.1.2 Verpackung des Sterilguts

Die Sterilität eines Materials kann nur gewährleistet werden, wenn es **vor** dem Sterilisationsvorgang verpackt wurde und bis zum Gebrauch verpackt bleibt.

»Kaltsterilisation«, bei der das Sterilgut in eine Desinfektionslösung eingelegt wird, erfüllt nicht das Kriterium der Sterilität.

Die von der Industrie oftmals propagierte **»Kaltsterilisation«**, bei der das Sterilgut (meistens handelt es sich um Instrumente) langzeitig in eine hochprozentige Desinfektionsmittellösung eingelegt wird, muß unter diesem Aspekt gesehen werden. Eine keiminaktivierende Wirkung kann selbstverständlich nur ohne Verpackung erfolgen, und das Sterilgut muß nach der Prozedur vom Desinfektionsmittel befreit werden (Abspülen); damit ist die Sterilität immer aufgehoben. Solche Verfahren stellen eine sehr gute Möglichkeit einer außerordentlich effektiven Desinfektion (siehe dort) dar. Es wäre ein absoluter Kunstfehler, ein solches »kaltsterilisiertes« Instrument im wirklichen Sterilbereich einzusetzen.

3.1.3 Sterilisationstechniken

Thermische Sterilisation mit trockener Luft

Methode: Heißluft
- 180 °C: 30 Minuten
- 200 °C: 10 Minuten

Grenzen: nur thermostabiles Material kann behandelt werden

Verpackung: hitzebeständig, luftdicht

3.1.3 Sterilisationstechniken
Thermische Sterilisation mit trockener Luft

Heißluft von 180 °C kann innerhalb von 30 Minuten die Inaktivierung aller Mikroorganismen herbeiführen. Bei 200 °C verkürzt sich die Sterilisationszeit auf 10 Minuten. Bei einer Temperatur von 160 °C hingegen ist eine Einwirkungszeit von 3,5 Stunden nötig. Die Heißluftsterilisation ist ein technisch einfaches Verfahren, kann aber nur dort eingesetzt werden, wo hitzestabile Materialien behandelt werden sollen, also Glas-, Keramik- und Metallartikel. Flüssigkeiten, Textilien und Kunststoffe sind einer solchen Prozedur nicht zugänglich. Die **Verpackung** des Sterilgutes muß ebenfalls in hitzestabilen Behältnissen erfolgen, dies sind Metallbehälter und Metallfolien (Alufolie). Glaswaren (Meßzylinder, Flaschen etc.), bei denen nur der Innenraum steril sein soll, werden nicht eingepackt, sondern mit Metallkappen oder Metallfolien abgedeckt. Die Verpackung kann fest verschlossen sein.

Thermische Sterilisation mit feuchter Luft (Wasserdampf): Autoklavieren

Heißer Wasserdampf ist wesentlich wirksamer als trockene Wärme gleicher Temperatur, weil sein Energiegehalt größer ist und Bakteriensporen durch die Feuchtigkeit quellen und damit empfindlicher werden.

Thermische Sterilisation mit feuchter Luft (Wasserdampf): Autoklavieren

Heißer Wasserdampf ist wesentlich wirksamer als trockene Wärme gleicher Temperatur, weil sein Energiegehalt (Wärmekapazität) größer ist. Bakteriensporen quellen durch die Feuchtigkeit und werden damit empfindlicher. Wenn Wasserdampf von 100 °C zu Wasser von 100 °C kondensiert, so werden dabei 2252 Joule/g freigesetzt, ohne daß sich die Temperatur geändert hat. Wenn 100 °C heiße Luft um 1 °C abkühlt, so werden dabei nur 0,992 Joule/g an Energie frei. Diese physikalischen Phänomene hat sicherlich schon jeder erfahren. Es ist ohne weiteres möglich, in die Backröhre eines Heißluftherdes mit 250 °C zu fassen, ohne die geringste Verletzung und den kleinsten Schmerz zu erfahren (natürlich darf man nicht berühren, was sich durch die Hitze erwärmt hat!). Der Energiegehalt der heißen Luft ist zu gering, um die menschliche Haut zu verletzen. Eine kurze Berührung mit heißem Wasserdampf, etwa beim Anheben eines Kochtopfdeckels, ist hingegen eine äußerst schmerzhafte Angelegenheit.

Um die Temperatur des **gesättigten** Wasserdampfes auf die erforderliche Sterilisationstemperatur zu bringen, muß er unter Druck gesetzt werden (Autoklav.).

Methode: **gesättigter** Wasserdampf
- 121 °C, 2 bar: 20 Minuten
- 134 °C, 3 bar: 5 Minuten

Merke ▶

Um die Temperatur des **gesättigten** Wasserdampfes auf die erforderliche Sterilisationstemperatur zu bringen, muß er unter Druck gesetzt werden (**Autoklav**). Hierzu bedarf es eines Druckkessels, eines **Autoklaven**. Bei einem Druck von ca. 2 bar (= 1 atü) erhitzt sich der Dampf auf 121 °C. Die Einwirkzeit beträgt 20 Minuten. Wird der Druck auf 3 bar erhöht (134 °C), verkürzt sie sich auf 5 Minuten.

> ▶ *Merke.* Ein Sterilisationseffekt ist nur zu erwarten, wenn keine Luft (oder nur in ganz geringer Menge) vorhanden ist. Die Entfernung der Luft aus dem Sterilisationsbereich durch Absaugen oder Austreiben gehört zum technischen Vorgang des Autoklavierens.

Das Autoklavieren ist ein technisch relativ einfaches Verfahren, allerdings müssen die Vorschriften der Arbeitssicherheit eingehalten und die Geräte regelmäßig technisch kontrolliert werden.

Autoklavieren ist die Methode der Wahl bei Flüssigkeiten, Kunststoffartikeln und Textilien. Natürlich können auch Metalle und Glaswaren autoklaviert werden. Zur Verpackung eignen sich Metallbehälter, die allerdings Öffnungen zum Auslaß der Luft und zum Einlaß des Dampfes haben müssen (Ventile bzw. durch Filter oder dichte Einlagen gesicherte Löcher) sowie dampfdurchlässige Papiere, Folien oder Tücher.

Nachteilig wirkt sich aus, daß durch den Wasserdampf das Sterilgut feucht wird und unbedingt vor der Lagerung getrocknet werden muß.

Bei allen thermischen Sterilisationsverfahren muß berücksichtigt werden, daß der thermische Zustand des Sterilisationsraumes, der durch ein Thermometer am Gerät angezeigt wird, nicht unbedingt mit der thermischen Situation unmittelbar am Sterilgut identisch sein muß.

Die Hitze muß beim Heißluftsterilisator erst die Verpackung durchdringen, und beim Autoklaven muß der Dampf durch die Verpackung an das Sterilgut gelangen. Die unbekannte Ausgleichzeit muß durch einen Sicherheitszuschlag abgeglichen werden.

⊡ 1 zeigt die einzelnen Teilabschnitte der Betriebszeit von Sterilisatoren.

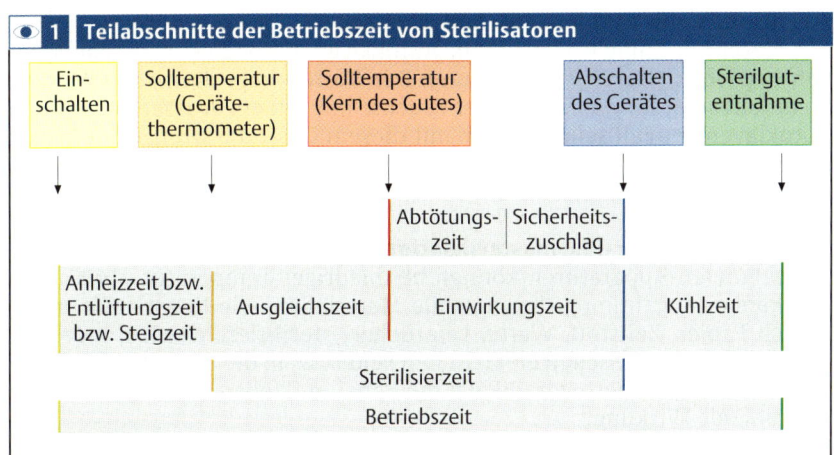

⊙ **1 Teilabschnitte der Betriebszeit von Sterilisatoren**

Vorteil: auch thermolabilere Materialien können behandelt werden
Nachteil: Sterilgut wird feucht
Verpackung: hitzebeständig, dampfdurchlässig
Autoklavieren ist die Methode der Wahl für Flüssigkeiten, Kunststoffe, Textilien. Auch Metalle und Glas können autoklaviert werden. Das (vom Wasserdampf) feuchte Sterilgut muß vor der Lagerung getrocknet werden. Am Sterilgut herrschen andere thermische Verhältnisse als im Sterilisationsgerät. Deswegen muß ein Zeitzuschlag als Ausgleich einkalkuliert werden (⊡ 1).

Gassterilisation

Thermolabile Instrumente können mit Ethylenoxid (EO) sterilisiert werden. Ethylenoxid (C_2H_4O) ist ein sehr starkes Gift und reaktives Gas, das mit Luft explosive Gemische bildet. Größte Vorsicht, entsprechende Spezialausrüstung und Kompetenz im Umgang mit dieser Substanz sind deshalb angezeigt. Eine Temperatur von 25 bis 55 °C und eine relative Luftfeuchte von 20–90 % sind Voraussetzung für einen Sterilisationserfolg. Die Einwirkzeit kann materialabhängig bis zu 6 Stunden betragen. Bemerkenswert ist, daß Kokken diesem Verfahren weitaus resistenter gegenüberstehen als sporenbildende Bakterien. Zur Verpackung eignen sich gas- und wasserdampfdurchlässige Folien.

Es muß unbedingt sichergestellt sein, daß das Ethylenoxid nach der Sterilisation restlos aus dem Sterilgut entfernt wird, da es sonst ein erhebliches Risiko für den Patienten darstellt. Diese Entlüftung (**= Desorption**) beträgt je nach Material bis zu 2 Wochen! Für die Klinik ist dieses Verfahren nur geeignet, wenn eine entsprechende Anzahl von Geräten bzw. Materialien vorhanden ist, mit denen die Desorptionszeit der aufbereiteten Geräte überbrückt werden kann. Für die ärztliche bzw. zahnärztliche Praxis ist das Verfahren zu aufwendig. Es wird großtechnisch in der Industrie für die Sterilisation von Einmalartikeln eingesetzt.

Gassterilisation

Zur Sterilisation thermolabilen Materials wird Ethylenoxid (EO: C_2H_4O) verwendet.
Methode: Ethylenoxid, 25 – 55 °C: materialabhängig (bis 6 h)
Luftfeuchte: 20 – 90 %
Vorteil: Auch thermolabile Materialien können behandelt werden
Nachteil: Sterilgut muß entlüftet werden. Desorptionszeit bis 2 Wochen
Verpackung: Papier, gasdurchlässig

Sterilisation mittels energiereicher Strahlung
Methode: Kathoden-, Röntgen-, Gamma- und Betastrahlen
Vorteil: absolute Kaltsterilisation
Nachteil: nur großtechnisch einsetzbar
Verpackung: kein Problem

Sonstige Verfahren mit einge-schränktem Einsatz
Formaldehyd-Wasserdampf-Gemische

Wirkt ähnlich wie Ethylenoxid. Die Desorptionszeit entfällt, allerdings sind die Sterilisationserfolge zweifelhaft, da das Gas in kleine Lumina und poröses Material nur schlecht eindringen kann.

Sterilisation mit Alkohol-Aldehyd-Gemischen
Im Gegensatz zum Autoklavieren ist die Korrosivität des Sterilisationsmediums weitaus geringer. Ob die Keime der Resistenzstufe III inaktiviert werden, ist umstritten.

Niedrigtemperatur-Plasmasterilisation
In einem hochenergetischen elektrischen Feld wird H_2O_2 in die Plasmaphase überführt. Mit den dabei entstehenden Hydroperoxidradikalen lassen sich thermolabile Materialien aus Kunststoff sterilisieren.

Filtration
Bakterien, Pilze und Partikel aus Flüssigkeiten und Gasen können hierdurch entfernt werden. Viren können wegen ihrer Kleinheit nicht zuverlässig zurückgehalten werden. **Dadurch stellt das Verfahren keine sichere Sterilisationsmethode dar.**

Ausglühen – Abflammen
Mikroorganismen werden irreversibel inaktiviert. Methode der Wahl z. B. im mikrobiologischen Labor.

Sterilisation mittels energiereicher Strahlung

Prinzipiell lassen sich Mikroorganismen durch Kathoden-, Röntgen-, Gamma- und Betastrahlen inaktivieren. In der Praxis werden Kathodenstrahlung und ^{60}Co-Quellen benutzt. Diese Form der Sterilisation wird ausschließlich großtechnisch eingesetzt, z.B. zur Sterilisation von Verbandsmaterial, chirurgischem Nahtmaterial, Kunststoffartikeln etc. Bezüglich der Verpackung entstehen bei diesem Sterilisationsverfahren keine Probleme. Als eingesetzte Strahlendosis werden 25 kGy (1 Gray [Gy] = 1 Joule/kg) empfohlen.

Sonstige Verfahren mit eingeschränktem Einsatz

Sterilisation mit Formaldehyd-Wasserdampf-Gemischen
Dieses Verfahren stellt eine Alternative zur Ethylenoxid-Sterilisation dar. Die Desorptionszeit entfällt praktisch, und die Sterilisation wird bei 60 °C betrieben, eine für viele thermolabile Materialien noch tolerierbare Temperatur. Die Sterilisationserfolge sind jedoch zweifelhaft, da das Gas wegen seines schlechten Diffusionsvermögens in kleine Lumina und poröses Material nur schlecht oder gar nicht eindringen kann.

Sterilisation mit Alkohol-Aldehyd-Gemischen
Mit dieser Mischung werden Klein-Autoklaven, besonders in Zahnarztpraxen betrieben (Harvey-Chemiclave). Der Vorteil liegt darin, daß Metalle nicht korrodieren, was wegen der Feuchte mit reinem Wasserdampf beim Autoklaven der Fall sein kann. Ob mit diesem Gerät die strenge Forderung der Sterilisation im Hinblick auf die Mikroorganismen der Resistenzstufe III erfüllt werden kann, ist in der Fachwelt nicht unumstritten.

Niedrigtemperatur-Plasmasterilisation
In geeigneten Apparaturen können bei niedriger Temperatur (44 °C) und Trockenheit bestimmte, thermolabile Materialien, wie Kunststoffe (nicht jedoch Papier, Zellstoff, Watte, Leintücher) sterilisiert werden, indem in einem hochenergetischen elektrischen Feld H_2O_2 in die Plasmaphase überführt wird. Hydroperoxidradikale, die dabei entstehen, haben eine breite mikrobizide Wirkung.
Allerdings gehört Erfahrung dazu, die geeigneten Instrumente zu definieren. Englumige, lange Katheter werden z.B. nicht mit Sicherheit sterilisiert, da das Plasma die entfernten Streckenabschnitte möglicherweise nicht erreicht.

Filtration
Durch Verwendung von Filtern mit kleinen Porengrößen (0,45 – 0,22 μm) können Bakterien, Bakteriensporen, Pilze, Pilzsporen und größere Partikel aus Flüssigkeiten und Gasen (Anästhesie) entfernt werden. Im Gegensatz zu den anderen Verfahren werden hierbei die Keime nicht inaktiviert, sondern beseitigt; sogar tote Partikel werden damit entfernt, so daß auch Pyrogene verschwinden. Ein **Problem** stellen jedoch **Viren** dar, die wegen ihrer Kleinheit in der Regel nicht erfaßt werden können. Da alle Viren jedoch der Resistenzstufe I angehören, kann die Filtration, die für sich alleine wohl kein Sterilisationsverfahren darstellt, in Verbindung mit einer nachfolgenden Hitzebehandlung (die dann nur bei relativ geringen Temperaturen zu erfolgen braucht) für sehr hitzestabile Materialien, wie Medikamente etc., eingesetzt werden.

Ausglühen – Abflammen
Durch die Behandlung mit der Flamme werden Mikroorganismen selbstverständlich irreversibel inaktiviert. Im mikrobiologischen Labor ist das Arbeiten mit der zur Rotglut erhitzten und damit sterilisierten Öse die Methode der Wahl.

Tyndallisieren (= fraktioniertes Sterilisieren)

Hitzelabile Materialien (z.B. Nährlösungen) werden über 60 Minuten auf 65 – 110 °C erhitzt und damit die vegetativen Keime inaktiviert. Anschließend wird das Material mikrobiologisch bebrütet, um die evtl. vorhandenen Bakteriensporen zur Auskeimung zu bringen. Dann wird das Sterilgut abermals auf 65 °C erwärmt und die nunmehr vegetativen Formen der ehemaligen Bakteriensporen werden abgetötet. Der ganze Vorgang wird dann aus Sicherheitsgründen nochmals wiederholt. Das Verfahren ist aufwendig und zeitintensiv, oftmals aber die einzige Möglichkeit, empfindliche Materialien zu sterilisieren.

Kontrolle der Sterilisiervorgänge

Regelmäßig mit jedem Sterilisiervorgang sollten **Farbindikatoren** mitgeführt werden, die anzeigen, ob in der Tat auch die geforderte Temperatur über einen ausreichend langen Zeitraum hinweg im Sterilisiergut vorhanden war.

Weiterhin müssen die Apparate mindestens zweimal pro Jahr, oder aber nach 400 Läufen und auch nach jeder größeren Reparatur mikrobiologisch überprüft werden, wobei **Sporenstreifen** mitgeführt werden, die entweder Bacillus subtilis (für Heißluft- und Plasmasterilisatoren) bzw. Bacillus stearothermophilus (für Autoklaven) enthalten. Bei einem ordentlichen Prozeß müssen die enthaltenen Sporen zu 100 % abgetötet sein, so daß bei einem nachfolgenden Kulturversuch kein Wachstum dieser Bioindikatoren mehr beobachtet wird.

3.2 Desinfektion

> ▶ **Definition.** Desinfizieren ist eine gezielte Entkeimung bestimmter, unerwünschter Mikroben mit dem Zweck, die Übertragung von Krankheitserregern zu verhindern, bzw. eine Reduktion der Keimzahl auf dem Objekt um mindestens 5 log-Stufen, so daß von dort keine Infektion mehr ausgehen kann.

Im Gegensatz zur Sterilisation wird hier die **Inaktivierung** auf **vegetative Krankheitserreger beschränkt.** Die für die Sterilisation zum Maß aller Dinge werdende Inaktivierung der Tetanus- und Gasbrandsporen (Bakterien der Resistenzstufe III) sind hier per definitionem ausgeklammert, da es sich nicht um übertragbare (= kontagiöse, ansteckende) Erreger handelt. Das heißt umgekehrt, daß desinfizierte Materialien mit Gasbrand- oder Tetanuserreger kontaminiert sein können. Unabdingbare Schlußfolgerung:

> ▶ **Merke.** Alle Materialien, die das äußere oder innere Integument des Menschen durchdringen (Kanülen, Skalpelle, Akupunkturnadeln etc.) oder mit der verletzten Haut oder Schleimhaut (Wunde) in Berührung kommen (Verbandmaterial, Salben etc.) oder in den Körper verbracht werden (Infusions- und Injektionslösungen, Venenkatheter, Implantate usw.), **müssen steril sein.** Auch das Vordringen in sterile Körperregionen ohne Verletzung von Haut und Schleimhaut (Harnwege: Katheter, Zystoskope, Kontrastmittel etc., Lunge: Bronchoskopie) **muß unter sterilen Bedingungen erfolgen. Desinfektion reicht nicht aus!**

Bei ärztlichen Maßnahmen, die in natürlicherweise unsterilen Körperregionen erfolgen, ist eine Sterilität hingegen nicht zwingend erforderlich; es genügt, wenn ausgeschlossen wird, daß Krankheitserreger auf den Patienten übertragen werden. Solche Regionen sind die Mundhöhle, der gesamte Nasen-Rachen-Bereich, der Magen-Darm-Trakt, weiterhin das Genitale und die unverletzte Haut.

Tyndallisieren (= fraktioniertes Sterilisieren)

Mehrfaches Erhitzen von Lösungen zur Abtötung vegetativer Keime wechselt mit zwischenzeitlichem Bebrüten, um Bakteriensporen zum Auskeimen zu bringen.

Das Verfahren ist aufwendig und zeitintensiv, oftmals aber die einzige Möglichkeit, empfindliche Materialien zu sterilisieren.

Kontrolle der Sterilisiervorgänge

Farbindikatoren müssen regelmäßig die Funktionstüchtigkeit der Apparate belegen. Außerdem muß in gewissen Abständen durch mikrobiologische Untersuchung die Abtötung von Sporen (Bioindikatoren) nachgewiesen werden.

3.2 Desinfektion

◀ Definition

Im Gegensatz zur Sterilisation wird bei der Desinfektion die **Inaktivierung** auf **vegetative Krankheitserreger beschränkt.** Bakterien der Resistenzstufe III (insbesondere Gasbrand- und Tetanussporen) sind hier ausgeklammert.

◀ Merke

Bei ärztlichen Maßnahmen, die in unsterilen Körperregionen erfolgen, ist Sterilität nicht zwingend erforderlich, wenn ausgeschlossen wird, daß Krankheitserreger übertragen werden.

Desinfektionsmöglichkeiten
Bei Materialien, die bewußt nur desinfiziert werden, kann auf die Verpackung verzichtet werden. Bei der Lagerung muß aber eine Kontamination ausgeschlossen werden.

3.2.1 Desinfektionsverfahren
In der Praxis werden die in ⊞ 5 dargestellten Wirkungsbereiche unterschieden.

Desinfektionsmöglichkeiten

Die beste Desinfektion ist ohne Zweifel die Sterilisation. Bei Materialien, die bewußt nur desinfiziert werden, kann auf eine Verpackung verzichtet werden. Bei der anschließenden Lagerung muß jedoch eine Kontamination mit Krankheitserregern ausgeschlossen sein. Für die »klassischen« infektiösen Keime ist dies sicherlich gewährleistet, für die opportunistisch pathogenen Hospitalismuserreger in Klinik und Praxis oftmals nicht.

3.2.1 Desinfektionsverfahren

Entsprechend den dargestellten Voraussetzungen werden für die Praxis die in ⊞ 5 gezeigten Anwendungsbereiche unterschieden.

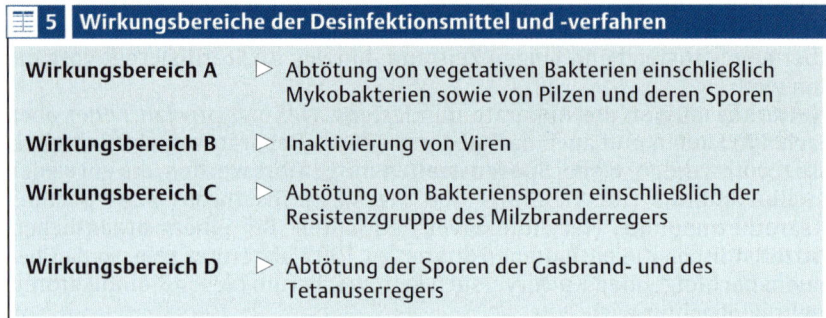

⊞ 5	Wirkungsbereiche der Desinfektionsmittel und -verfahren
Wirkungsbereich A	▷ Abtötung von vegetativen Bakterien einschließlich Mykobakterien sowie von Pilzen und deren Sporen
Wirkungsbereich B	▷ Inaktivierung von Viren
Wirkungsbereich C	▷ Abtötung von Bakteriensporen einschließlich der Resistenzgruppe des Milzbranderregers
Wirkungsbereich D	▷ Abtötung der Sporen der Gasbrand- und des Tetanuserregers

Thermische Desinfektionsverfahren

Der thermischen Desinfektion sollte – wo immer möglich – der Vorzug gegeben werden. Es handelt sich dabei um die sicherste, billigste und umweltschonendste Möglichkeit, Mikroorganismen zu inaktivieren. Aufgekochtes Wasser und hitzebehandelte Lebensmittel sind primär frei von Krankheitserregern. In der Klinik werden Matratzen, Betten, kochfeste Wäsche und Eßgeschirr auf diese Weise desinfiziert.

Thermische Desinfektionsverfahren

Da die zu inaktivierenden Mikroorganismen alle der Resistenzstufe I entsprechen und mit 100 °C heißem Dampf innerhalb kürzester Zeit irreversibel geschädigt werden können, ist die thermische Desinfektion mit strömendem Wasserdampf oder heißem Wasser die sicherste, billigste und umweltschonendste Möglichkeit. Aufgekochtes Trinkwasser und hitzebehandelte (gekochte, gebackene oder gebratene) Lebensmittel sind deshalb primär frei von Krankheitserregern und können unbesehen verzehrt werden. Im klinischen Bereich werden Matratzen, Betten, Decken, kochfeste Wäsche, Eßgeschirr, Steckbecken u. ä. auf diese Weise desinfiziert.
Bei Wäsche steigert der Zusatz von 0,5 % Soda (oder anderen Waschhilfsmitteln) zum Waschwasser die Desinfektionskraft. In besonderen Apparaten können Betten, Matratzen etc. durch Anlegen eines Vakuums bereits mit 75 °C heißem Dampf desinfiziert werden. Babyflaschen, Anästhesiezubehör, Geschirr und Laborglaswaren werden in speziellen Waschmaschinen, die vom Nachfolgeinstitut des Bundesgesundheitsamtes zugelassen sind, aufbereitet. Infektiöse Abfälle, die ausreichend Flüssigkeit enthalten, können mit Hilfe von Mikrowellen so stark erhitzt werden, daß zumindest vegetative Keime und Viren abgetötet werden. Thermische Desinfektionsverfahren können je nach Verfahren die Wirkungsbereiche A, B und C (vgl. ⊞ 5) umschließen.

Chemische Desinfektionsverfahren

Vor jeder Desinfektionsmaßnahme sollten folgende Fragen geklärt werden:

● **Ist die angestrebte Desinfektionsmaßnahme überhaupt sinnvoll?**
Z.B. ist die Desinfektion im häuslichen Bereich (Küche, Toilette) nur dann sinnvoll, wenn ein Keimausscheider erkannt ist.

Chemische Desinfektionsverfahren

Der Einsatz der chemischen Desinfektion setzt erhebliche Sachkenntnisse voraus, wenn sie effektiv sein soll. Prinzipiell sollten vor jeder Desinfektionsmaßnahme folgende Fragen abgeklärt sein:

● **Ist die angestrebte Desinfektionsmaßnahme überhaupt sinnvoll?**
Eine Fußbodendesinfektion im vielbegangenen Verwaltungstrakt einer Klinik ist sicherlich nicht sinnvoll, da von einer solchen Fläche keine höhere Infektionsgefahr ausgeht als von jedem anderen Fußboden. Der Einsatz von Desinfektionsmitteln im häuslichen Bereich (z.B. Küche oder Toilette) kann nur sinnvoll sein, wenn ein Familienmitglied als Keimausscheider erkannt ist oder sonstige besondere Umstände dies gerechtfertigt

erscheinen lassen (z.B. Abwehrschwäche eines Familienmitgliedes). Die totale Raumdesinfektion (Vernebelung) ist nur sinnvoll, wenn einer Infektionsgefahr nicht durch Scheuer-Wisch-Desinfektion begegnet werden kann.

● **Was soll desinfiziert werden?**
Für die menschliche Haut müssen andere chemische Bedingungen erfüllt sein als für eine Arbeitsfläche. Ein ärztliches Instrument aus Kunststoff und optischen Teilen (z.B. Endoskop) muß anders behandelt werden als ein Instrument aus Metall (z.B. Scheidenspekulum).

● **Wogegen soll das Desinfektionsmittel wirken?**
Sollen besondere Krankheitserreger, etwa Hepatitis-B-Viren oder Tuberkulosebakterien, inaktiviert werden, so kann nur ein Mittel eingesetzt werden, das solche Keime nachweisbar zu inaktivieren vermag. In diesem Zusammenhang ist weiterhin wichtig:

● **Ist das Desinfektionsmittel überhaupt wirksam, und darf es eingesetzt werden?**
Bei behördlich angeordneten Desinfektionsmaßnahmen, welche sich auf das Bundesseuchengesetz (§ 10c) stützen, dürfen nur solche Desinfektionsmittel und -verfahren eingesetzt werden, die ausdrücklich vom Robert-Koch-Institut (RKI), dem Nachfolgeinstitut des Bundesgesundheitsamtes (BGA), zugelassen sind. Diese werden in einer von Zeit zu Zeit aktualisierten Liste, die im Bundesgesundheitsblatt veröffentlicht wird, aufgeführt (z. Zt. die 13. Ausgabe vom 15.6.1997). Die Liste ist untergliedert in Verfahren zur Hände-, Wäsche- und Scheuerdesinfektion sowie zur Desinfektion von Auswurf, Stuhl, Harn und Abwasser.
Für alle anderen, besonders chemische Desinfektionen, welche in Klinik und Praxis durchgeführt werden, bleibt es dem Verantwortlichen überlassen, zu wählen, welches der zahlreichen im Handel erhältlichen Präparate er einsetzen möchte. Es ist dringend zu empfehlen, nur solche Mittel zu verwenden, deren Wirksamkeit durch eine unabhängige Begutachtung festgestellt wurde. Die Deutsche Gesellschaft für Hygiene und Mikrobiologie (DGHM) hat Richtlinien erarbeitet, die Einzelheiten solcher Prüfungen enthalten.
Die von der DGHM geprüften und als wirksam befundenen Präparate werden in einer ebenfalls von Zeit zu Zeit aktualisierten Liste (z. Zt. die vom 1.1.1999) aufgeführt. Sie ist unterteilt in Hände-, Flächen-, Instrumenten- und Wäschedesinfektion. Auch beim Einsatz dieser »gelisteten Desinfektionsmittel« muß sich der Anwender jedoch informieren:

● **In welcher Konzentration ist das Mittel wirksam?**
Liegt das Mittel gebrauchsfertig vor, oder muß die Gebrauchslösung aus einem Konzentrat erst hergestellt werden? Z.B. 0,5%? 1%?

● **Wie lange muß das Mittel einwirken?**
Z.B. 30 Minuten, 1 Stunde oder mehr?

● **Welche Maßnahmen der Arbeitssicherheit sind beim Umgang zu beachten?**
(Dämpfe, Hautreizungen, Feuergefahr etc.)

● **Was soll desinfiziert werden?**
Unterscheidung zwischen Hände-, Haut-, Schleimhaut-, Instrumenten-, Flächendesinfektion.

● **Wogegen soll das Desinfektionsmittel wirken?**
Tuberkulose und Hepatitis B erfordern spezielle Wirksamkeiten und Konzentrationen.

● **Ist das Desinfektionsmittel überhaupt wirksam, und darf es eingesetzt werden?**
Zu unterscheiden sind Desinfektionsmittel, deren Wirksamkeit bewiesen und die in der jeweils aktuellen Liste der Deutschen Gesellschaft für Hygiene und Mikrobiologie (DGHM) aufgeführt sind, und Desinfektionsverfahren, die amtlich angeordnet sind (BGA-Liste).

● **In welcher Konzentration ist das Mittel wirksam?**

● **Wie lange muß das Mittel einwirken?**

● **Welche Maßnahmen der Arbeitssicherheit sind beim Umgang zu beachten?**

3.2.2 Substanzen zur Desinfektion

Alkohole

Ethanol (80 %), Isopropanol (70 %) und N-Propanol (60 %) können eingesetzt werden. Reiner Alkohol (99 %) ist wirkungslos. Wegen der leichten Entflammbarkeit sind Alkohole nicht zur Flächen- und Instrumentendesinfektion in größerem Umfang geeignet. **Die klassische Domäne der Alkohole ist die Hände- und Hautdesinfektion** (■ 2). Alkohole besitzen ein breites Wirkspektrum und wirken sehr schnell, nicht jedoch gegen Bakteriensporen. Ihr Wirkmechanismus beruht in der Proteinfällung und Entfettung. Das Desinfektionsmittel muß bis zu 10 Minuten einwirken (■ 3). Alkohole können bei geeigneter Mischung und durch Zusätze Hepatitis-B-Viren und HIV inaktivieren, jedoch keine Bakteriensporen.

3.2.2 **Substanzen zur Desinfektion**

Alkohole

Ethanol (80 %), Isopropanol (70 %) und N-Propanol (60 %) können eingesetzt werden. Reiner Alkohol (99 %ig) ist wirkungslos. Die Wirkmechanismen des Alkohols beruhen in der Eiweißfällung und der Lösung von Fett. Reiner Alkohol schafft durch Gerbung undurchlässige Zellwände, die eine Desinfektion verhindern. Wegen der leichten Entflammbarkeit sind Alkohole nicht zur Flächen- oder Instrumentendesinfektion in größerem Umfang geeignet. (Natürlich kann man die Membran eines Stethoskops damit gut und schnell desinfizieren.) **Die klassische Domäne der Alkohole ist die Hände- und Hautdesinfektion** (■ 2 und 3). Alkohole besitzen ein breites Wirkungsspektrum. Sie wirken sehr schnell, was für die Händedesinfektion vorteilhaft ist. Auf Hautarealen mit starkem Talgdrüsenbesatz, etwa Stirn, Rücken, Perineum, ist die Wirkung verzögert, so daß das Desinfektionsmittel bis zu 10 Minuten einwirken muß (■ 3). Alkohole können bei geeigneter Mischung und durch Zusätze Hepatitis-B-Viren und HIV inaktivieren, jedoch keine Bakteriensporen. Normaler Alkohol, der z. B. zur Hautdesinfektion vor Injektionen eingesetzt wird, könnte also Gasbrand- oder Tetanussporen enthalten. Alkohol, der für solche Zwecke verwendet wird, muß deshalb durch Filtration **sterilisiert** werden.

Alkohole haben keine allergisierende Wirkung, sie entfetten jedoch die Haut und schädigen sie dadurch. Durch **Zusatz sogenannter rückfettender Substanzen** in den Desinfektionspräparaten soll dieser Effekt umgangen werden.

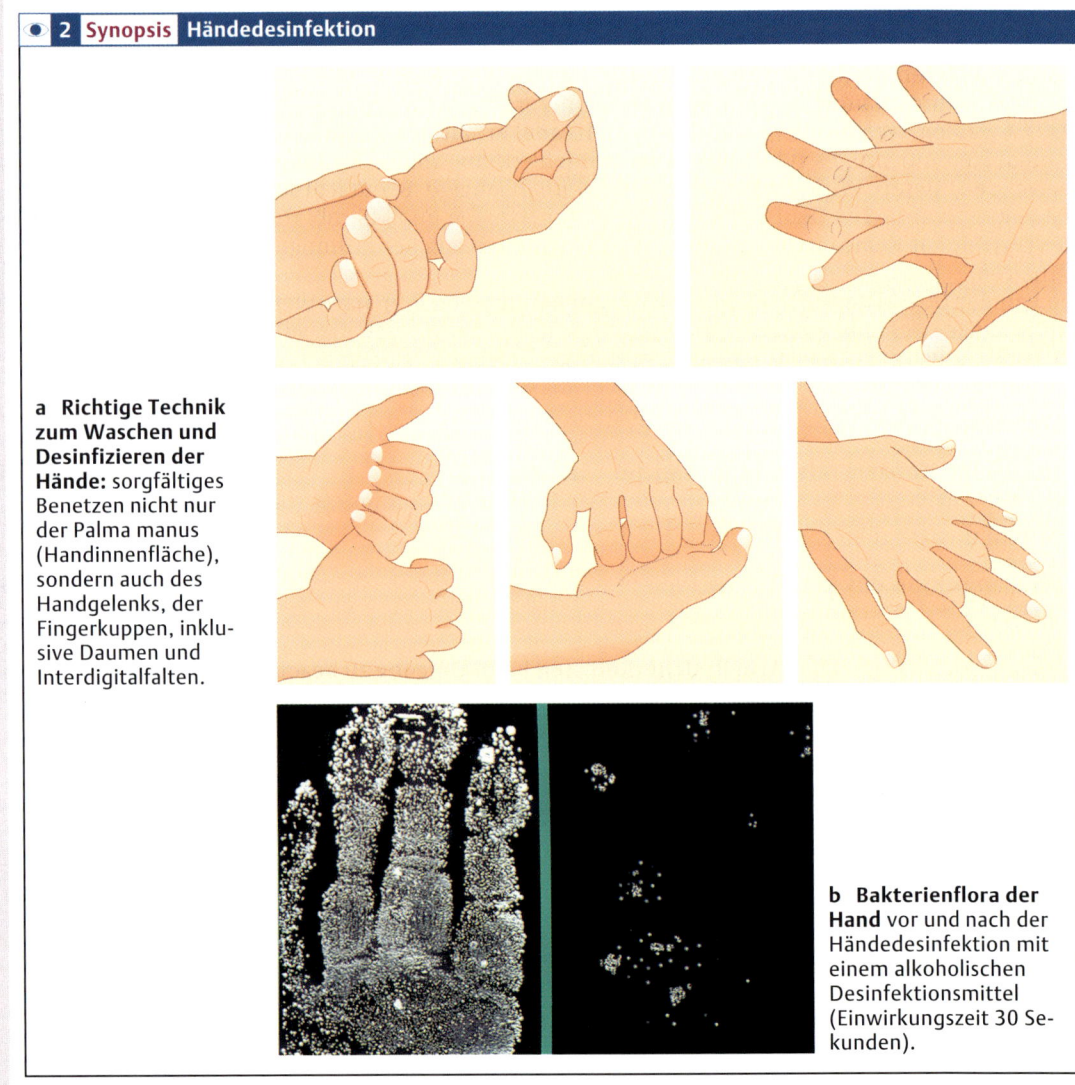

● 2 Synopsis Händedesinfektion

a Richtige Technik zum Waschen und Desinfizieren der Hände: sorgfältiges Benetzen nicht nur der Palma manus (Handinnenfläche), sondern auch des Handgelenks, der Fingerkuppen, inklusive Daumen und Interdigitalfalten.

b Bakterienflora der Hand vor und nach der Händedesinfektion mit einem alkoholischen Desinfektionsmittel (Einwirkungszeit 30 Sekunden).

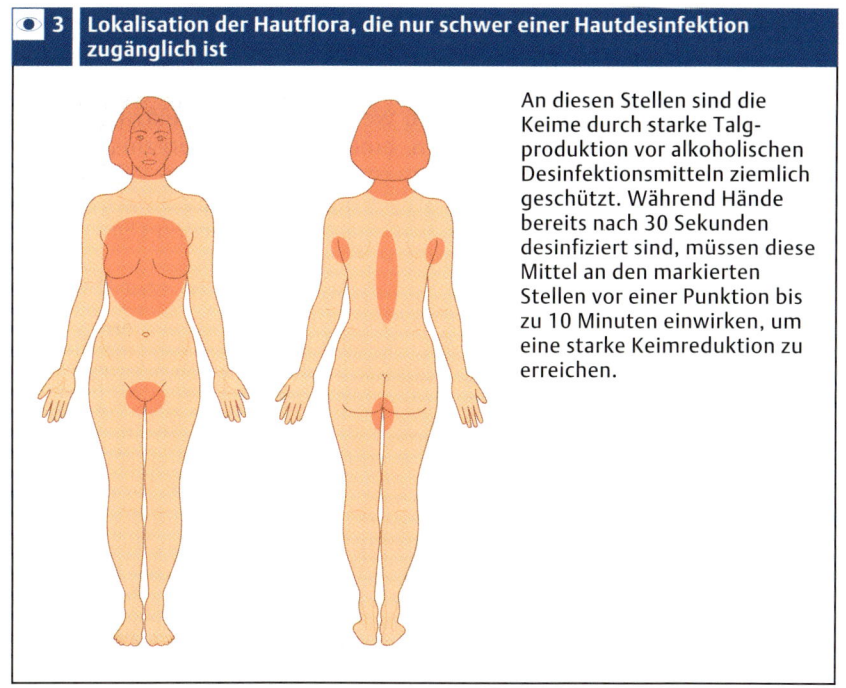

3 | Lokalisation der Hautflora, die nur schwer einer Hautdesinfektion zugänglich ist

An diesen Stellen sind die Keime durch starke Talgproduktion vor alkoholischen Desinfektionsmitteln ziemlich geschützt. Während Hände bereits nach 30 Sekunden desinfiziert sind, müssen diese Mittel an den markierten Stellen vor einer Punktion bis zu 10 Minuten einwirken, um eine starke Keimreduktion zu erreichen.

Aldehyde

Formaldehyd, Glutaraldehyd und Glyoxal sind diejenigen Aldehyde, die als Desinfektionsstoffe eingesetzt werden. Ihr Wirkungsmechanismus beruht auf chemischen Wechselwirkungen mit den Zelleiweißen. Dieser Wirkungsmechanismus stellt jedoch eine Einschränkung der Desinfektionskraft dar. **Proteinhaltiges Material (Blut, Sekrete) stört den Desinfektionsvorgang.** Man spricht vom »**Eiweißfehler**«. Das Wirkspektrum der Aldehyde ist sehr groß und umfaßt auch Viren und Bakteriensporen (bei hoher Konzentration und langer Einwirkzeit). Aus diesem Grunde kann vor allem auf Formaldehyd nicht verzichtet werden, obwohl es als potentielles Karzinogen eingestuft ist und als starkes Allergen gilt. Das Haupteinsatzgebiet der Aldehyde ist die **Instrumentendesinfektion.** Sie werden jedoch auch Flächen- und Wäschedesinfektionsmitteln zugesetzt und gasförmig zur Gerätedesinfektion verwendet.

Phenole

Abkömmlinge des Phenols, das als Carbolsäure bereits 1867 von **Lister** zur Desinfektion eingeführt wurde, haben ein breites Wirkungsspektrum, inaktivieren jedoch keine Hepatitis-B-Viren, Mykobakterien und Bakteriensporen. Phenole sind toxisch und können durch die Haut aufgenommen werden. Ihre Anwendung am Menschen verbietet sich dadurch. Ihr Einsatz ist heute nur noch von **untergeordneter Bedeutung**. Da die Phenolderivate (es handelt sich um halogenierte Verbindungen) durch Eiweiße nicht behindert werden, können sie als Bestandteil von Flächendesinfektionsmitteln und zur Desinfektion von Ausscheidungen eingesetzt werden, wegen des toxischen Effekts jedoch nicht im Umfeld von Früh- und Neugeborenen.

Halogene

Von den Halogenen werden Chlor, Jod und Brom zur Desinfektion eingesetzt. Fluor ist wegen seiner Toxizität nicht für Desinfektionszwecke geeignet.

Aldehyde

Unter den Aldehyden werden Formaldehyd, Glutaraldehyd und Glyoxal als Desinfektionsstoffe eingesetzt. Das Wirkspektrum ist sehr groß, wird jedoch **durch Proteine gestört**, z. B. durch **Blut** und **Sekrete (Eiweißfehler)**. Der Wirkmechanismus beruht auf Wechselwirkungen mit den Zellproteinen. Domäne der Aldehyde ist die **Instrumentendesinfektion**.

Phenole

Phenole sind toxisch und können durch die Haut aufgenommen werden. Sie haben heute nur noch **untergeordnete Bedeutung**. Sie sind Bestandteile von Flächendesinfektionsmitteln und werden zur Desinfektion von Ausscheidungen verwendet.

Halogene

Chlor, Jod und Brom werden zu Desinfektionszwecken eingesetzt.

Chlorabspaltende Verbindungen

Chlorabspaltende Verbindungen

Chlor hat ein weites Wirkungsspektrum, wird jedoch durch organische Substanzen inaktiviert (Chlorzehrung) und verursacht Hautschäden. Der Wirkmechanismus besteht in der Denaturierung von Proteinen und einer stark oxidierenden Wirkung im wäßrigen Milieu.

Gasförmiges Chlor wird zur Desinfektion von Trink-, Bade- und Abwasser eingesetzt, Chlorkalk für Ausscheidungen und chlorabspaltende Verbindungen hauptsächlich für die Wäschedesinfektion.

Chlor wird entweder gasförmig (Cl_2 = Chlorgas – oder ClO_2 = Chlordioxid) oder in Form chlorabspaltender Verbindungen (Chlorkalk, Chloramine, Hypochlorit) eingesetzt. Chlor hat ein weites Wirkungsspektrum, eingeschlossen Viren und Bakteriensporen, bindet jedoch an organische Substanzen (Chlorzehrung), was zu Wirkungsverlusten führt. Der Wirkmechanismus besteht sowohl in der Denaturierung von Proteinen als auch in einer starken oxidierenden Wirkung in wäßrigen Lösungen (Entstehung von unterchloriger Säure = HOCl, die in HCl und O zerfällt).
Gasförmiges Chlor wird zur Desinfektion von **Trink-, Bade- und Abwasser** eingesetzt.
Chlorkalk (eine Mischung aus Calciumhypochlorit, Calciumchlorid und Calciumhydroxid) findet bei der Desinfektion von Ausscheidungen Verwendung, sofern eine Notwendigkeit hierfür besteht.
Chlorabspaltende Desinfektionsmittel werden hauptsächlich bei der Wäschedesinfektion eingesetzt. Selten sind sie Bestandteile von Instrumenten- oder Flächendesinfektionsmitteln. Da Chlor zu Hautschäden führt, ist der regelmäßige Einsatz in der Haut- und Schleimhautdesinfektion nicht zu empfehlen. Dies gilt nicht für Chlorhexidin, das nicht zu den chlorabspaltenden Verbindungen zählt und bei den Biguaniden behandelt wird.

Jod- oder bromabspaltende Verbindungen

Jod- oder bromabspaltende Verbindungen

Auch Jod und Brom haben ein weites Wirkspektrum. Jodtinktur (Jod + Jodkalium + Alkohol) ist auf Wunden schmerzhaft und allergisierend. Jodophore sind Komplexe des Jods mit Polyvinylpyrrolidon (PVP-Jod). Ihr Einsatzgebiet ist die Haut-, Schleimhaut- und Händedesinfektion. Der Eiweißfehler ist groß. Vor großflächigem Einsatz wird gewarnt. Brom wird zur Desinfektion kleiner Wunden und der Schleimhaut verwendet.

Jod und Brom haben eine sehr gute bakterizide, sporozide, fungizide und viruzide Wirkung. Jodtinktur (Jod + Jodkalium + Alkohol) allergisiert jedoch und erzeugt auf Wunden den bekannten brennenden Schmerz. Toxische Reaktionen sind in der Literatur beschrieben.
Jodophore sind komplexe Verbindungen des Jods mit Polyvinylpyrrolidon (PVP-Jod). Durch Freisetzung von elementarem Jod aus der Verbindung wird die Wirkung erzielt. Wegen der färbenden Wirkung beschränkt sich der Einsatz auf die **Haut-, Hände- und Schleimhautdesinfektion.** Der Eiweißfehler ist sehr groß. **Vor dem Einsatz bei großflächigen Hautläsionen (z.B. Verbrennungen), an Neugeborenen und bei Patienten mit Jodstoffwechselstörungen (z.B. Struma) wird gewarnt.** Der Einsatz von bromabspaltenden Verbindungen beschränkt sich auf die Desinfektion kleiner Wunden und der Schleimhaut.

Sauerstoffabspaltende Verbindungen
Persäuren

Sauerstoffabspaltende Verbindungen

Persäuren

Peressig-, Perameisen- und Perpropionsäure haben ein breites Wirkspektrum; sie sind jedoch chemisch instabil und ihre Handhabung ist gefährlich, da sie brennbar und explosibel sind.

Persäuren sind organische Säuren, deren Carboxylgruppe ein zusätzliches Sauerstoffatom trägt.
Neben Peressigsäure werden Perameisen- und Perpropionsäure für Desinfektionszwecke eingesetzt. Ihr Wirkspektrum ist außerordentlich breit und umfaßt neben Viren, Pilzen, Pilzsporen und Bakterien auch Bakteriensporen. Vegetative Bakterien werden bereits in sehr niedrigen Konzentrationen (0,05 – 0,005%) abgetötet, Hepatitis-B-Viren in 5%igen Lösungen. Organisches Material und pH-Wert-Verschiebungen beeinträchtigen die Desinfektionswirkung nur unbedeutend. Dennoch werden Persäuren in der Praxis nur selten eingesetzt. Grund hierfür ist die **chemische Instabilität** der Lösungen, die bei Raumtemperatur zerfallen. **Hochkonzentrierte Lösungen sind brennbar und explosibel.** Korrodierende Eigenschaften beschränken das Anwendungsspektrum auf die Desinfektion von Plastikmaterial (Tierkäfige), Leitungen und Maschinen.

Ozon

Ozon (O_3) wird durch elektrische Entladungen, durch UV- oder Kathodenbestrahlung aus Sauerstoff gebildet. Ozon-Luft-Gemische haben keinerlei mikrobiziden Effekt. Wird Ozon hingegen in Wasser eingeleitet, ist das Desinfektionsspektrum ähnlich groß wie bei den Persäuren, Ozon wird deshalb **ausschließlich zur Trink- und Badewasserdesinfektion** eingesetzt. Es wird durch organische und anorganische Belastungen verbraucht (Ozonzehrung) und durch Lichteinwirkung und Wärme zerstört.

Peroxide

Gebräuchlich ist Wasserstoffperoxid (H_2O_2), das in 0,5%iger Lösung als **Gurgelwasser** und in 3%iger Konzentration für die **Wunddesinfektion** eingesetzt wird. Der Wirkmechanismus besteht in der Abspaltung naszierenden Sauerstoffs bei Kontakt mit Körpergewebe. Das mikrobizide und viruzide Spektrum ist groß. Zur Haut- und Händedesinfektion wird die Anwendung von Wasserstoffperoxid nicht empfohlen, da hier mit Alkoholen und PVP-Jod bessere Substanzen zur Verfügung stehen.

Permanganat

Kaliumpermanganat ($KMnO_4$) setzt sich in wäßriger Lösung unter Abspaltung naszierenden Sauerstoffs zu Mangandioxid um. Die gute bakterizide und viruzide Wirkung wird in Anwesenheit organischer Stoffe vermindert. Eine 0,5%ige Lösung (rosa Farbe) kann zum Gurgeln oder für die Wunddesinfektion verwendet werden.

> ▶ *Ein praktischer Tip.* Eine 0,5%ige Kaliumpermanganatlösung ergibt einen rosa Farbton; sie eignet sich sehr gut zur Desinfektion von Früchten und Gemüsen (z.B. Tomaten). Auf Reisen in Ländern mit geringem Hygienestandard kann dies sehr nützlich sein.

Oberflächenaktive Substanzen

Oberflächenaktive Stoffe (= Tenside) bewirken durch Anreicherung an den Grenzflächen zwischen zwei Medien eine Verminderung der Grenzflächenspannung. Prinzipiell lassen sich unterscheiden:
- anionische Tenside
- kationische Tenside
- nichtionogene Tenside
- amphotere Tenside

Nur bei kationischen und amphoteren Tensiden kann eine, wenn auch mittelmäßige, antimikrobielle Wirkung beobachtet werden.

Amphotere Substanzen

Tenside, die als sogenannte Zwittermoleküle elektropositive und elektronegative Gruppen in ihrem Molekül vereinigen, heißen Amphotenside. Ihr Wirkungsspektrum ist schmal; Bakteriensporen und viele Virusarten werden nicht erfaßt. Die Einwirkzeiten sind lang, und der Eiweißfehler ist groß. Auch die Anwesenheit von Seife stört (Seifenfehler). Wegen der geringen Toxizität werden Amphotenside **in der Lebensmittelindustrie und im Küchenbereich** eingesetzt, außerdem zur **Fußpilzprophylaxe im Schwimmbad,** deren Anwendung jedoch nicht unumstritten ist.

Ozon

Ozon-Luft-Gemische haben keinerlei Desinfektionseffekt. Ozon im Wasser hat hingegen ein großes Wirkungsspektrum. Ozon wird deshalb **ausschließlich zur Trink- und Badewasserdesinfektion** verwendet. Die Ozonzehrung durch organische und anorganische Substanzen ist zu beachten.

Peroxide

Wasserstoffperoxid wird zur **Wunddesinfektion und als Gurgelwasser** eingesetzt, nicht jedoch zur Haut- und Händedesinfektion. Der Wirkmechanismus besteht in der Abspaltung naszierenden Sauerstoffs.

Permanganat

Durch die Abspaltung naszierenden Sauerstoffs kann Kaliumpermanganat zur Wunddesinfektion, zum Gurgeln und zur Desinfektion von Früchten und Gemüse verwendet werden.

◀ **Ein praktischer Tip**

Oberflächenaktive Substanzen

Kationische und amphotere oberflächenaktive Substanzen (Tenside) haben eine mäßige antimikrobielle Wirkung.

Amphotere Substanzen

Amphotenside haben ein schmales Wirkspektrum. Die Einwirkzeit ist lang, der Eiweiß- und Seifenfehler groß. Sie werden wegen ihrer geringen Toxizität in der **Lebensmittel- und Küchenhygiene** sowie **zur Fußpilzprophylaxe im Schwimmbadbereich** eingesetzt.

Quarternäre Verbindungen

Quarternäre Ammoniumverbindungen (Quarts, Invertseifen) werden wegen ihrer Waschwirkung Flächendesinfektionsmitteln zugesetzt. Ihr alleiniges Wirkspektrum ist sehr schmal. Sie werden bevorzugt als **Konservierungsmittel in der Lebensmittel-, Pharma- und Kosmetikindustrie** eingesetzt.

Biguanide

Biguanide werden in Kombination mit Aldehyden in Flächen- und Instrumentendesinfektionsmitteln eingesetzt. **Chlorhexidin und Octenidin** finden als Schleimhautantiseptikum oder zur Hautdesinfektion Verwendung.

Metalle und Metallsalze

Neben der **oligodynamischen** Wirkung (mikrobizider Effekt im wäßrigen Milieu) einiger elementarer Metalle werden die Salze von Quecksilber, Silber, Zinn und Kupfer für Desinfektionszwecke – in sehr eingeschränktem Maße – verwendet. So ist kolloidales Silber z. B. zur Trinkwasser-Desinfektion geeignet. Zur prophylaktischen Desinfektion der Augen von Neugeborenen wird immer noch Silbernitratlösung empfohlen **(Credé-Prophylaxe)**. Metallsalze werden oft in Kombination mit Alkoholen eingesetzt. Nach dem Verdunsten des Alkohols verbleibt das Metallsalz.

Quarternäre Verbindungen

Diese Tenside zeichnen sich durch eine positiv geladene hydrophile Gruppe aus. Die wichtigsten sind die quarternären Ammoniumverbindungen. Wegen ihrer Waschwirkung werden diese kationenaktiven Substanzen (Invertseifen, Quats) fast allen Flächendesinfektionsmitteln zugesetzt. Ihr Wirkspektrum ist sehr schmal, besonders im Bereich der gramnegativen Bakterien, die sich in solchen Lösungen teilweise sogar vermehren können. Viele Viren (z. B. Polioviren), Bakteriensporen und Mykobakterien werden überhaupt nicht inaktiviert. Der Eiweiß- und Seifenfehler ist groß und die Einwirkzeit lang. Wegen ihrer geringen Toxizität und ihrer Geruchsneutralität werden quarternäre Ammoniumverbindungen als **Konservierungs- und Desinfektionsmittel in der Lebensmittel-, Pharma- und Kosmetikindustrie** eingesetzt.

Biguanide

Das Wirkungsspektrum der Diguanidine (oder Biguanide), die ebenfalls zu den kationenaktiven Oberflächensubstanzen gerechnet werden, ist sehr eng. Besonders gegenüber Viren, Mykobakterien und Bakteriensporen ist die Desinfektionskraft unzureichend. In Kombination mit anderen Wirkstoffen, hauptsächlich Aldehyden, finden sie Anwendung in Flächen- und Instrumentendesinfektionsmitteln. Eine Besonderheit stellt das **Chlorhexidin** dar, das als Schleimhautantiseptikum oder als Hautdesinfektionsmittel eingesetzt wird. Neuerdings wird **Octenidin** zur Schleimhautdesinfektion propagiert.

Metalle und Metallsalze

Einige elementare Metalle (z. B. Cadmium, Silber, Kupfer, Quecksilber) oder Metallegierungen, wie Messing (Kupfer und Zink), zeigen in wäßrigem Milieu einen mikrobiziden Effekt, der als **Oligodynamie** bezeichnet wird. Wahrscheinlich kommt er durch winzigste Konzentrationen an Metallionen zustande. In der Praxis nützt man diesen Effekt durch Anwendung von dünnen Silberfolien zur Wundabdeckung, durch Einsatz **kolloidalen Silbers zur Trinkwasserdesinfektion** (Mikropur-Tabletten für Tropenreisende) oder zur Spülung von Hohlorganen. Türklinken, Haltestangen oder Toilettenspülgriffe aus Messing zeigen stets geringere Keimzahlen als solche aus Kunststoff oder Holz. Trotz eingeschränktem Wirkspektrum finden Metallsalze in Form von Quecksilbersalz (z. B. Phenylquecksilberborat), Silbersalz (Silberacetat, -nitrat) und seltener als Zinn- oder Kupfersalz als Desinfektionsstoffe Verwendung. Seit mehr als 100 Jahren wird die **Credé-Prophylaxe** ausgeführt. Dabei wird eine 1%-Silbernitratlösung in die Augen eines Neugeborenen geträufelt, um der **Ophthalmia neonatorum**, speziell der gonorrhoischen Blennorrhö, vorzubeugen. (Gegen Chlamydien hilft dieses Präparat nicht.) Da in ca. 10% der Anwendungsfälle eine Reizung entsteht, wird diese Maßnahme manchmal sträflicherweise ganz vernachlässigt, oder es werden antibiotikahaltige Lösungen, z. B. Makrolide oder Tetrazykline, verwendet. Metallsalze werden oft in Kombination mit Alkoholen eingesetzt. Nach dem raschen Verdunsten der alkoholischen Komponente bleibt das Metallsalz zurück und erzeugt somit eine remanente Wirkung. Kupfersalze werden besonders wegen ihrer fungistatischen Wirkung geschätzt.

Säuren und Laugen

Diese Stoffe sind zwar prinzipiell geeignet, Mikroorganismen zu inaktivieren, sie schädigen jedoch in der Regel das Desinfektionsgut, so daß sie nur in den seltenen Fällen Verwendung finden, in denen dieser Effekt erwünscht ist (z. B. Desinfektion von Ausscheidungen oder Abfallstoffen). Organische Säuren werden in entsprechenden Konzentrationen zur Konservierung eingesetzt (z. B. mikrobistatische Eigenschaften der Ameisensäure).

3.2.3 Arten der Desinfektion

Sinn der Desinfektion ist es, Infektionsketten zu unterbrechen. Um dies zu erreichen, gilt generell:

- Alles was kontaminiert ist oder kontaminiert sein könnte, muß **sofort** und **zuerst** desinfiziert werden.

- Ein gebrauchtes und damit kontaminiertes Instrument muß zuerst desinfiziert werden, erst dann kann es gereinigt und weiterbearbeitet, z. B. sterilisiert werden.

- Eine kontaminierte Hand muß zuerst desinfiziert werden, erst dann wird sie gewaschen (= hygienische Händedesinfektion).

- Die Desinfektion muß sofort erfolgen. Jede Verzögerung bringt die Gefahr einer Keimverschleppung mit sich.

> ▶ *Merke.* Durch das Antrocknen von biologischem Material (Blut, Serum, Sekret, Stuhl etc.) wird die Desinfektion erschwert und unter Umständen unmöglich gemacht.

Es ist deshalb sinnvoll, stets Desinfektionsmittel zur Instrumenten-, Haut- und Flächendesinfektion in gebrauchsfertiger Lösung griffbereit zu haben. Um einer Keimverschleppung in Klinik und Praxis vorzubeugen, sind bestimmte Desinfektionsmaßnahmen, z. B. der Hände und der Instrumente, laufend vorzunehmen (= **laufende Desinfektion**).
Als **Schlußdesinfektion** wird eine ausgedehnte Desinfektion bezeichnet, bei der ein Bereich so hergerichtet wird, daß er ohne Infektionsgefährdung zur Pflege und Behandlung eines Patienten genutzt werden kann. Eine Schlußdesinfektion ist immer erforderlich nach der Behandlung oder Pflege eines Infektionskranken.
In ▦ **4** finden sich praktische Anwendungen einiger Desinfektionsverfahren in vereinfachter Darstellung. Einzelheiten hierzu sollten den Lehrbüchern für Hygiene entnommen werden.

Säuren und Laugen

Wegen der Materialschädigung werden Säuren und Laugen nur selten zu Desinfektionszwecken verwendet.

3.2.3 Arten der Desinfektion

Um Infektionsketten zu unterbrechen und Keimverschleppungen zu verhüten, gilt: Alles was kontaminiert ist oder kontaminiert sein könnte, muß **sofort** und **zuerst** desinfiziert werden.

◄ Merke

Bestimmte Desinfektionsmaßnahmen sind, um einer Keimverschleppung in Praxis und Klinik vorzubeugen, stetig vorzunehmen (= **laufende Desinfektion**). Andere Maßnahmen sollen nach der Behandlung eines »infektiösen« Patienten eine Keimverbreitung unterbinden (= **Schlußdesinfektion**).

▦ **4** zeigt praktische Anwendungen von Desinfektionsverfahren.

4 | Praktische Anwendungen von Desinfektionsverfahren

▷ Hygienische Händedesinfektion

Ziel	Inaktivierung der transienten Flora (sogenannte Anflugkeime)
Wann?	Wenn eine Kontamination der Hände vermutet wird, z. B. nach jedem Patientenkontakt
Wie?	Zuerst desinfizieren, dabei jeden Kontakt der noch kontaminierten Hände mit anderen Gegenständen (Wasserhahn, Desinfektionsmittelspender etc.) vermeiden. Sorgfältig! Speziell auch Fingerkuppen, Nagelfalz und Interdigitalfalten benetzen! Im Anschluß daran erst evtl. Hände waschen und Haut pflegen (Creme)
Methode	Einreibemethode
Mittel	Alkohole
Einwirkzeit	30 – 60 Sekunds; an manchen Stellen länger

▷ Chirurgische Händedesinfektion

Ziel	Inaktivierung der transienten Flora **und** Verminderung der residenten Hautflora (natürliche Keimflora der Haut)
Wann?	Vor invasiven Eingriffen, dazu zählen u. a. auch Punktionen von Gelenken, Körperhöhlen etc.
Wie?	Erst waschen (sterile Bürste zur Reinigung der Nagelfalze, nicht jedoch der Körperhaut benutzen), dann die Haut desinfizieren (mehrfach)
Methode	Einreibemethode
Mittel	Alkohole
Einwirkzeit	Mindestens 5 Minuten (kürzere Einwirkzeiten werden diskutiert)

▷ Hautdesinfektion

Ziel	Inaktivierung der transienten Flora und Verminderung der residenten Hautflora (natürliche Keimflora der Haut)
Wann?	Vor invasiven Eingriffen, dazu zählen u. a. auch Punktionen von Gefäßen, Injektionen etc.
Methode	Einreiben oder Aufsprühen mit anschließendem Einreiben
Mittel	Alkohole, PVP-Jod, Quecksilbersalzlösungen
Einwirkzeit	30 Sekunden bis 5 Minuten je nach Art und Ort des Eingriffes

▷ »Schleimhautdesinfektion«/-antiseptik

Ziel	Inaktivierung der transienten Flora und Verminderung der residenten Schleimhautflora. Dies ist nicht in der gleichen Form möglich wie bei der Hautdesinfektion, da hier andere toxikologische Bedingungen (z. B. Resorptionsverhalten) und physiologische Verhältnisse (z. B. Schmerzempfindlichkeit) zu berücksichtigen sind. Die Keimreduktion ist deshalb in der Regel geringer als auf der Haut ($<$ 3 log-Stufen). Man spricht deshalb nicht von Schleimhautdesinfektion, sondern von Schleimhautantiseptik
Wann?	Vor invasiven Eingriffen
Methode	Einreiben oder Spülen
Mittel	PVP-Jod, Chlorhexidin, Octenidin, Lavasept
Einwirkzeit	30 Sekunden bis 5 Minuten je nach Art des Eingriffes

▷ Wunddesinfektion

Ziel	Beseitigung oder zumindest Reduktion von Kontaminationen
Wann?	Vor Verschluß der Wunde bzw. bei Verbandwechsel
Methode	Z. B. Auftragen mit getränktem Tupfer
Mittel	PVP-Jod (evtl. Gefahr der Resorption von Jod bei großflächiger Anwendung); Lavasept; Chlorhexidin; H_2O_2; Taurolin (kann wegen Schmerzen nur beim narkotisierten Patienten eingesetzt werden)

▷ Flächendesinfektion

Ziel	Beseitigung von Kontaminationen
Wann?	Routinemäßig (= laufende Desinfektion) oder bei besonderem Bedarf (z. B. als Schlußdesinfektion)
Methode	Scheuern und Wischen, in Ausnahmefällen Ansprühen, ganz selten durch Verdampfen oder Vernebeln von Desinfektionsstoffen
Mittel	Aldehyde, Biguanide, quaternäre Ammoniumverbindungen
Einwirkzeit	Nach Vorgabe des Herstellers

▷ Instrumenten-/Gerätedesinfektion

Ziel	Beseitigung von Kontaminationen
Wann?	Routinemäßig (= laufende Desinfektion)
Methode	Manuell im Tauchbadverfahren (chemisch) oder maschinell rein thermisch, chemothermisch oder rein chemisch
Mittel	Bei der thermischen Desinfektion werden Wasser, Wasserdampf oder Heißluft eingesetzt. Die chemische Seite wird durch Aldehyde abgedeckt.
Einwirkzeit	Nach Vorgabe des Herstellers

● **4** **Fortsetzung**

▷ **Desinfektion von Textilien**

Ziel	Beseitigung von Kontaminationen
Wann?	routinemäßig (= laufende Desinfektion)
Methode	desinfizierend waschen, entweder rein thermisch oder chemothermisch
Mittel	Aldehyde oder chlorabspaltende Verbindungen, ansonsten heißes Wasser
Einwirkzeit	nach Vorgabe des Herstellers

▷ **Desinfektion von Ausscheidungen**

Ziel	Unterbrechung von Infektionsketten
Wann?	ausschließlich bei besonderem Bedarf (z. B. wenn Ausscheidungen nicht in eine öffentliche Kanalisation eingeleitet werden können und von ihnen eine Infektionsgefahr ausgeht)
Methode	Versetzen mit Desinfektionsstoffen
Mittel	chlor- oder phenolhaltige Desinfektionsstoffe

▷ **Raumdesinfektion**

Ziel	Unterbrechung von Infektionsketten
Wann?	ausschließlich bei besonderem Bedarf (z. B. wenn durch eine Scheuer-Wisch-Desinfektion nicht alle Flächen eines Raumes zuverlässig erreicht werden können)
Methode	Verdampfen oder Vernebeln von Desinfektionsstoffen durch Fachpersonal
Mittel	Formaldehyd

4 Epidemiologie

▶ **Definition.** Epidemiologie ist die Lehre vom Auftreten häufiger Erkrankungen (Volkskrankheiten) – infektiöser oder nichtinfektiöser Natur – innerhalb festgelegter Zeiträume, bezogen auf eine definierte Bevölkerungsgruppe (z. B. Bevölkerung der Bundesrepublik Deutschland).

Man unterscheidet:

Prospektive Epidemiologie. Vorausschauende Beobachtung: Der Lebensweg einer ausgewählten Personengruppe wird über einen bestimmten Zeitraum hinweg verfolgt und das Auftreten von bestimmten Erkrankungen festgehalten. Prospektive Studien sind nur schwer zu realisieren und deshalb selten, ihnen wird aber die **größte Zuverlässigkeit in der Aussage** zugebilligt.

Retrospektive Epidemiologie. Zurückblickende Beobachtung: Eine Personengruppe, die sich durch ein bestimmtes Merkmal (z. B. eine bestimmte Krankheit) auszeichnet, wird rückschauend bezüglich ihrer Lebensgewohnheiten oder -umstände analysiert (z. B. Zuordnung von Lungenkrebskranken mit ihren Rauchgewohnheiten). Retrospektive Studien sind häufig anzutreffen, ihr **Aussagegehalt ist jedoch immer mit Vorbehalt zu werten.**

Induktive Epidemiologie. Aus einer Vielzahl von Einzelbeobachtungen werden allgemein gültige Gesetzmäßigkeiten für die Entstehung und den Verlauf einer Krankheit formuliert (z. B. bei Krebserkrankungen).

Deduktive Epidemiologie. Die Gesetzmäßigkeiten für das Entstehen und den Verlauf einer Erkrankung sind bekannt. Durch experimentelle Eingriffe sollen diese Gesetzmäßigkeiten verändert werden. Beispiel: Der Erreger einer Infektionskrankheit ist bekannt; durch eine Schutzimpfung

4 Epidemiologie

◀ Definition

Man unterscheidet:

Prospektive Epidemiologie Vorausschauende Beobachtung: Eine ausgewählte Personengruppe wird über einen bestimmten Zeitraum hinweg beobachtet und medizinisch analysiert. **Größte Zuverlässigkeit in der Aussage.**

Retrospektive Epidemiologie Zurückblickende Beobachtung: Eine Personengruppe bzw. ein Merkmal wird rückblickend medizinisch analysiert. **Ihr Aussagegehalt ist mit Vorbehalt zu werten.**

Induktive Epidemiologie Aus Einzelbeobachtungen werden Gesetzmäßigkeiten für Entstehung und Verlauf einer Krankheit formuliert.

Deduktive Epidemiologie Die Gesetzmäßigkeiten einer Erkrankung werden durch medizinische Eingriffe (z. B. durch Schutzimpfung) verändert und die Auswirkungen analysiert.

soll der Ausbruch dieser Infektionskrankheit innerhalb einer bestimmten Personengruppe verhindert werden.

Zur Beschreibung der epidemiologischen Situation einer Krankheit werden folgende Begriffe verwendet:

Morbidität (morbus = die Krankheit). Anzahl der an einer bestimmten Erkrankung leidenden Personen einer Bevölkerung innerhalb eines definierten Zeitraumes (z.B. innerhalb eines Kalenderjahres) bezogen auf 10000 oder 100000 Personen dieser Bevölkerung. Es können zusätzliche Kriterien eingeführt werden, etwa Geschlecht und bestimmte Altersgruppen. Zu unterscheiden sind weiterhin:

Prävalenz. Anzahl aller von einer bestimmten Erkrankung Betroffenen an einem festgelegten Stichtag (in der Praxis bezogen auf 10000 oder 100000 Einwohner).

Inzidenz. Anzahl der Personen, die innerhalb des Beobachtungszeitraumes eine bestimmte Erkrankung erstmals erlitten (wird in der Praxis oftmals auf 1000, 10000 oder 100000 Einwohner bezogen.).

Mortalität (mortalitas = das Sterben). Anzahl der an einer bestimmten Erkrankung verstorbenen Personen einer Bevölkerung innerhalb eines definierten Zeitraumes (z.B. innerhalb eines Kalenderjahres), bezogen auf 10000 oder 100000 Personen dieser Bevölkerung. Es können zusätzliche Kriterien eingeführt werden, etwa Geschlecht und bestimmte Altersgruppen.
Eine Untergruppe der Mortalität stellt die **Säuglingssterblichkeit** dar. Man versteht darunter die Mortalität der Säuglinge innerhalb des ersten Lebensjahrs, bezogen auf 1000 Lebendgeborene einer Bevölkerung innerhalb des Beobachtungszeitraumes (z.B. verstarben 1950 von 1000 Lebendgeborenen in den alten Bundesländern im statistischen Mittel 55,3, 1988 nur noch 7,6).

Letalität (letalis = tödlich). Dieser Begriff beinhaltet die Sterberate (in Prozent) der von einer bestimmten Erkrankung betroffenen Personen. Beispiel: Die Letalität der Hepatitis B liegt bei 1%. Das heißt, daß 1% der akut an Hepatitis B Erkrankten an dieser Krankheit versterben.

4.1 Infektionsepidemiologie

Die Infektionsepidemiologie beschäftigt sich mit den geographischen und zeitlichen Ausbreitungen von Infektionskrankheiten (= Seuchenlehre). Neben dem **sporadischen Auftreten** von Infektionskrankheiten können diese als **Epidemie, Pandemie** oder **Endemie** in Erscheinung treten.

Endemie. Eine Infektionskrankheit ist endemisch, wenn sie innerhalb einer Region dauernd anzutreffen ist (örtlich begrenzt, nicht aber zeitlich). Durch nachträgliche Bestimmung von Antikörpern läßt sich die Durchseuchung einer Bevölkerung feststellen (⊡ 5). Das Wissen um Endemiegebiete ist im Zuge des internationalen Tourismus von entscheidender hygienischer Bedeutung geworden (Expositionsrisiko!)

Zur Beschreibung der epidemiologischen Situation einer Erkrankung dienen folgende Begriffe:
Morbidität Zahl der an einer bestimmten Erkrankung leidenden Personen einer Bevölkerung innerhalb eines definierten Zeitraums.

Prävalenz Zahl der an einer definierten Erkrankung leidenden Personen einer Bevölkerung zu einem Stichtag.

Inzidenz Zahl der Personen, die innerhalb eines Beobachtungszeitraumes erstmals eine bestimmte Erkrankung erlitten.

Mortalität Zahl der an einer bestimmten Erkrankung verstorbenen Personen einer Bevölkerung innerhalb eines definierten Zeitraums. Eine Sonderform ist die **Säuglingssterblichkeit**, d.h. die Zahl der innerhalb des ersten Lebensjahres verstorbenen Säuglinge, bezogen auf 1000 Lebendgeborene innerhalb des Beobachtungszeitraumes.

Letalität Sterberate (in %) der von einer bestimmten Erkrankung betroffenen Personen.

4.1 Infektionsepidemiologie

Infektionsepidemiologie beschäftigt sich mit den geographischen und zeitlichen Ausbreitungen von Infektionskrankheiten (Seuchenlehre).

Endemie Geographisch, nicht aber zeitlich begrenzt auftretende Infektionskrankheit.

● 5 | **Durchseuchung der Bevölkerung mit einigen Krankheitserregern**

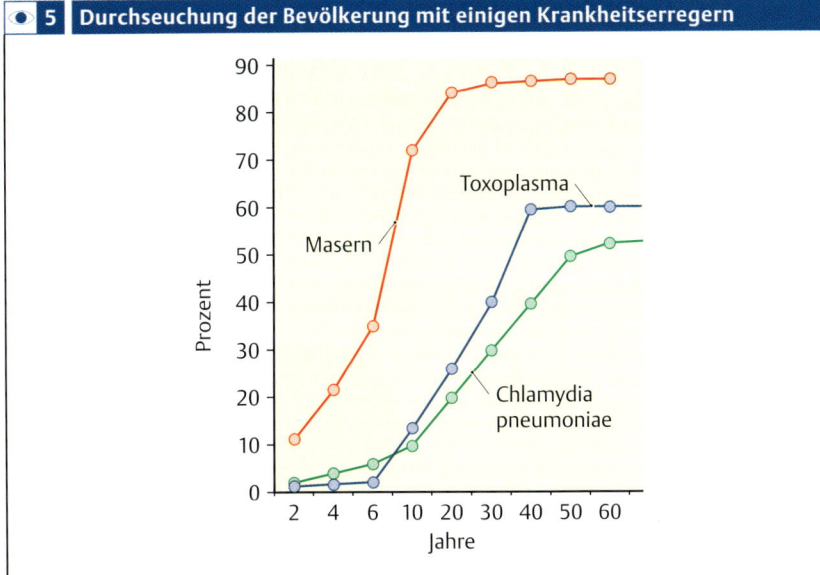

Masernviren sind hochkontagiös; sie werden meist schon im Kindergarten oder spätestens in der Schule übertragen. Deswegen sind Erwachsene zum Großteil immun. Chlamydia pneumoniae wird weitaus weniger effektiv übertragen. Die Durchseuchung beginnt im Kindesalter und steigt mit zunehmendem Alter stetig an. Toxoplasma gondii wird vor allem durch rohes Fleisch übertragen. Folglich sind Kinder nur wenig betroffen, und selbst unter Erwachsenen ist der Verzehr von rohem Fleisch nicht allgemein üblich, so daß ein Teil der Bevölkerung keinen Kontakt mit diesen Erregern hat.

Epidemie. Von einer Epidemie sprechen wir, wenn eine Infektionskrankheit innerhalb einer begrenzten geographischen Region in einem begrenzten Zeitraum auftritt. Zwei Arten der Epidemie werden unterschieden:

- **Explosivepidemie:** Der Krankheitserreger wird so gestreut, daß ihn eine große Bevölkerungsgruppe zur gleichen Zeit aufnimmt (z.B. Choleraerreger im Trinkwasser) und die Erkrankung explosionsartig bemerkbar wird.

- **Tardivepidemie:** Der Krankheitserreger wird durch persönlichen Kontakt des Infizierten mit anderen Menschen gestreut, so daß die Erkrankungen längere Zeit als sporadisch angesehen werden, bevor der Epidemiecharakter erkannt wird.

Pandemie. Weitet sich eine Epidemie weltweit aus, so spricht man von einer Pandemie. Es handelt sich also um das zwar zeitlich, nicht aber örtlich begrenzte Auftreten einer bestimmten Infektionskrankheit.

Unabhängig von diesen Einteilungen kann man Seuchen dadurch charakterisieren, mit welcher **Extensität** (wie viele Menschen erkranken) und mit welcher **Intensität** (wie viele Erkrankte sterben) sie auftreten.
Bei der Beobachtung von Seuchen ist weiterhin die **jahreszeitliche Häufung** von großem Interesse (**Frühsommer**-Meningo-Enzephalitis etc.). Ein besonderes Phänomen stellen **säkulare Schwankungen** beim Auftreten von Seuchen dar. Das »Kommen und Gehen« von Infektionskrankheiten über Jahre hinweg kann dabei nicht durch ärztliche oder allgemeinhygienische Maßnahmen allein erklärt werden.

Epidemie Geographisch und zeitlich begrenzt auftretende Infektionskrankheit.

● Explosivepidemie
Explosionsartiges Auftreten einer Infektionskrankheit in einer Bevölkerung.

● Tardivepidemie
Schleichende Vermehrung augenscheinlich sporadischer Krankheitsfälle.

Pandemie Weltweit, aber zeitlich begrenzt auftretende Infektionskrankheit.

Seuchen kann man außerdem durch ihre **Extensität** (wie viele Menschen erkranken) und ihre **Intensität** (wie viele Erkrankte sterben) charakterisieren.
Von Interesse ist auch die **jahreszeitliche Häufung** bestimmter Seuchen.

4.2 Infektionsquellen

Krankheitserreger werden entweder von **infizierten** Lebewesen oder von **kontaminierten** Gegenständen weiterverbreitet. Die Übertragung kann **direkt** erfolgen durch:
* Tröpfchen
* Genitalkontakt
* direkten Kontakt mit menschlichen oder tierischen Sekreten und Ausscheidungen.

Dabei können als **primäre Infektionsquellen** auftreten:
* Kranke
* Inkubierte
* Rekonvaleszente
* Dauerausscheider
* Keimträger, die niemals selbst krank waren oder werden
* Tiere
* Umgebung (unbelebte Materie).

Die Übertragung kann **indirekt** erfolgen über:
* kontaminierte Lebensmittel, Trinkwasser und Bedarfsgegenstände
* luftgetragene Mikroorganismen
* iatrogen durch Hygienefehler
* Übertragungen durch Vektoren.

4.2 Infektionsquellen

Krankheitserreger werden entweder von **infizierten** Lebewesen (Menschen, Tieren) oder von **kontaminierten** Gegenständen auf und in den Menschen verbracht. Die Übertragung kann **direkt** erfolgen durch:
* Tröpfchen
* Genitalkontakt (Geschlechtsverkehr, Geburtsvorgang)
* direkten Kontakt mit menschlichen oder tierischen Sekreten und Ausscheidungen (Blut, Speichel, Mutter- und Tiermilch, Stuhl, Urin etc.).

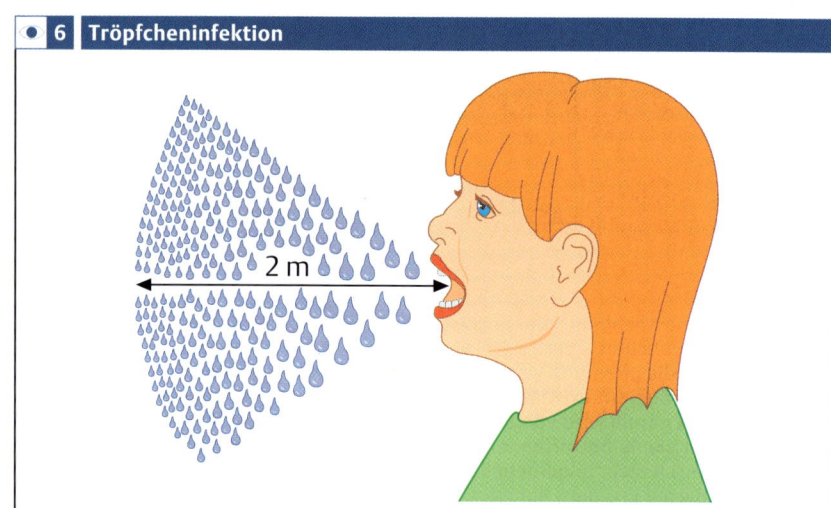

6 Tröpfcheninfektion

2 m

Beim Husten (aber auch beim Niesen und Sprechen) werden keimhaltige Sekrettröpfchen meterweit verbreitet. Die größeren fallen schnell zu Boden; die kleinen ($< 4\ \mu m$) halten sich stundenlang in der Schwebe.

Als **primäre Infektionsquelle** können hier auftreten:
* Kranke
* Inkubationsausscheider, bei denen die Krankheitserreger zu einem Zeitpunkt ausgeschieden werden, zu dem die Infektionskrankheit noch unerkannt ist
* Rekonvaleszenzausscheider, die auch nach Überstehen der akuten Infektionskrankheit noch infizieren und kontaminieren können
* Dauerausscheider, das sind Rekonvaleszenzausscheider, die auch noch 3 – 6 Monate nach Überstehen einer Infektionskrankheit Erreger ausscheiden. Wie lange eine solche »Dauerausscheidung« besteht, kann im Einzelfall nicht vorausgesagt werden
* Keimträger, das sind Menschen, die Erreger mit sich tragen, ohne krank oder rekonvaleszent zu sein. Sie sind in der Infektionshygiene besonders problematisch
* Tiere (Bisse und Stiche)
* Umgebung (unbelebte Materie).

Die Übertragung kann **indirekt** erfolgen durch:
* kontaminierte Lebensmittel, Trinkwasser und Bedarfsgegenstände
* luftgetragene (aerogene) Mikroorganismen
* iatrogen, d.h. durch Hygienefehler im Medizinalbereich und anderen Bereichen, in denen das äußere Integument des Menschen verletzt werden kann (Rasieren, Akupunktur, Ohrlochstechen, Maniküren, Tätowieren etc.)
* Übertragung durch Vektoren (Arthropoden).

4.3 Infektionsketten

Die genaue Kenntnis der Infektionswege ist der erste Schlüssel für eine sinnvolle Bekämpfung von Infektionskrankheiten.

Homogene Infektionswege. Ein Infektionsweg wird als homogen bezeichnet, wenn an der Ausbreitung der Infektion nur Wirbeltiere und Menschen beteiligt sind, keine Insekten oder Spinnentiere.

Heterogene Infektionswege. Wirken auch Insekten oder Spinnentiere bei der Ausbreitung einer Infektionskrankheit mit, so bezeichnen wir einen solchen Infektionsweg als heterogen.

Homonome Infektionskette. Sind von der Infektionskrankheit nur Menschen betroffen, so sprechen wir von einer homonomen Infektionskette.

Heteronome Infektionskette. Sind von der Infektion neben dem Menschen auch noch Tiere betroffen, so liegt eine heteronome Infektionskette vor.
Aus der Kombination dieser vier Definitionen läßt sich eine Zuordnung der bekannten Infektionskrankheiten zu folgenden vier Infektionswegen vornehmen:

Homogen-homonome Infektionskette. Übertragung von Mensch zu Mensch: Nur der Mensch ist betroffen. Beispiele: alle sexuell übertragbaren Krankheiten, alle durch Tröpfcheninfektion übertragbaren Krankheiten, aber auch viele Infektionskrankheiten, die durch kontaminierte Lebensmittel oder Trinkwasser verbreitet werden.

Homogen-heteronome Infektionskette. Übertragung von Tier zu Mensch (ohne Insektenbeteiligung). Von der Krankheit betroffen sind Mensch und Tier. Beispiel: Tollwut; Wildtier (z.B. Fuchs) infiziert Haustier (z.B. Hund). Dieses infiziert den Mensch. Alle Beteiligten erkranken.

Heterogen-homonome Infektionskette. Übertragung einer Infektionskrankheit von Mensch zu Mensch, wobei ein Insekt oder Spinnentier, das selbst nicht erkrankt, als Überträger (Vektor) fungiert. Beispiel: Malaria, FSME.

Heterogene-heteronome Infektionskette. Übertragung einer Infektionskrankheit von Tier zu Mensch unter Einschaltung eines Insekts. Beispiel: Pest. An einer erkrankten Ratte infiziert sich der Rattenfloh, der seinerseits als Vektor einen Menschen infizieren kann.

4.4 Meldepflicht

4.4.1 Bundesseuchengesetz

Das Gesetz zur Verhütung und Bekämpfung übertragbarer Krankheiten beim Menschen (= Bundesseuchengesetz, BSeuchG) regelt seit 1961 die Meldung und Bekämpfung infektiöser Krankheiten des Menschen durch die staatlichen Gesundheitsbehörden in der Bundesrepublik Deutschland. Durch die Meldung bestimmter Infektionskrankheiten sollen sporadische Fälle eingegrenzt und das Entstehen von Epidemien verhindert werden. Massenerkrankungen sollen rechtzeitig erkannt und effektiv begrenzt werden.

4.3 Infektionsketten

Die genaue Kenntnis der Infektionswege ist Voraussetzung für die Bekämpfung von Infektionskrankheiten

Homogene Infektionswege Nur Menschen und Wirbeltiere sind beteiligt.

Heterogene Infektionswege Auch Insekten oder Spinnentiere sind beteiligt.

Homonome Infektionskette Es sind nur Menschen betroffen.

Heteronome Infektionsketten Neben Menschen sind auch Tiere betroffen.

Homogen-homonome Infektionskette Übertragung von Mensch zu Mensch. Nur der Mensch ist betroffen (z.B. sexuell übertragbare Krankheiten).

Homogen-heteronome Infektionskette Übertragung von Tier zu Mensch. Beide sind betroffen (z.B. Tollwut).

Heterogen-homonome Infektionskette Übertragung von Mensch zu Mensch mit Zwischenschaltung eines Insekts, das als Vektor nicht selbst erkrankt (z.B. Malaria).

Heterogen-heteronome Infektionskette Übertragung von Tier zu Mensch unter Einschaltung eines Insekts als Vektor (z.B. Pest).

4.4   Meldepflicht

4.4.1   Bundesseuchengesetz

Das Gesetz zur Verhütung und Bekämpfung übertragbarer Krankheiten beim Menschen (BSeuchG) regelt Meldung und Bekämpfung infektiöser Krankheiten durch die staatlichen Gesundheitsbehörden.

Begriffsbestimmungen
Das BSeuchG definiert die Begriffe
- »übertragbare Krankheiten«
- »krank«
- »krankheitsverdächtig«
- »ansteckungsverdächtig«
- »Ausscheider«
- »ausscheidungsverdächtig«.

Begriffsbestimmungen

§ 1: **Übertragbare Krankheiten** im Sinne dieses Gesetzes sind durch Krankheitserreger verursachte Krankheiten, die unmittelbar oder mittelbar auf den Menschen übertragen werden können.

§ 2: Im Sinne dieses Gesetzes ist
1. **krank** eine Person, die an einer übertragbaren Krankheit erkrankt ist
2. **krankheitsverdächtig** eine Person, bei der Erscheinungen bestehen, welche das Vorliegen einer bestimmten übertragbaren Krankheit vermuten lassen
3. **ansteckungsverdächtig** eine Person, von der anzunehmen ist, daß sie Erreger einer übertragbaren Krankheit (Krankheitserreger) aufgenommen hat, ohne krank, krankheitsverdächtig oder Ausscheider zu sein
4. **Ausscheider** eine Person, die Krankheitserreger ausscheidet, ohne krank oder krankheitsverdächtig zu sein
5. **ausscheidungsverdächtig** eine Person, von der anzunehmen ist, daß sie Krankheitserreger ausscheidet, ohne krank oder krankheitsverdächtig zu sein.

In den folgenden Paragraphen werden diejenigen Krankheiten aufgezählt, die der zuständigen Gesundheitsbehörde (Gesundheitsamt) **innerhalb von 24 Stunden nach Bekanntwerden des Krankheitsverdachtes, der Krankheitsdiagnose oder des Todes an einer dieser Krankheiten zu melden sind.**

Meldepflicht
Das BSeuchG schreibt vor, bei welchen Krankheiten der **Krankheitsverdacht**, die **diagnostizierte Erkrankung** oder der **Tod** zu melden sind.

Meldepflicht
Bezüglich der Meldepflicht werden unterschieden:

§ 3 Abs. 1: Krankheiten, bei denen der **Krankheitsverdacht**, die **Erkrankung selbst** oder der **Tod** zu melden sind:
1. Botulismus
2. Cholera
3. Enteritis infectiosa
   a) Salmonellose
   b) übrige Formen, einschließlich mikrobiell bedingter Lebensmittelvergiftungen
4. Fleckfieber
5. Lepra
6. Milzbrand
7. Ornithose
8. Paratyphus A, B und C
9. Pest
10. Pocken
11. Poliomyelitis
12. Rückfallfieber
13. Shigellenruhr
14. Tollwut
15. Tularämie
16. Typhus abdominalis
17. virusbedingtes hämorrhagisches Fieber.

Weiterhin Krankheiten, bei denen nur die **diagnostizierte Erkrankung** oder der **Tod** zu melden sind,

§ 3 Abs. 2: Krankheiten, bei denen die **Erkrankung** und der **Tod** zu melden sind:
1. angeborene
   a) Zytomegalie
   b) Listeriose
   c) Lues
   d) Toxoplasmose
   e) Rötelnembryopathie
2. Brucellose
3. Diphtherie
4. Gelbfieber

5. Leptospirose
   a) Weilsche Krankheit
   b) übrige Formen
6. Malaria
7. Meningitis
   a) Meningokokken-Meningitis
   b) andere Meningitiden
   c) Virus-Meningoenzephalitis
   d) übrige Formen
8. Q-Fieber
9. Rotz
10. Trachom
11. Trichinose
12. Tuberkulose
    a) der Atmungsorgane
    b) der übrigen Organe
13. Virushepatitis
    a) Hepatitis A
    b) Hepatitis B
    c) nicht bestimmbare und übrige Formen
14. anaerobe Wundinfektionen
    a) Gasbrand/Gasödem
    b) Tetanus.

§ 3 Abs. 3: zu melden ist der **Tod** an
1. Influenza (Virusgrippe)
2. Keuchhusten
3. Masern
4. Puerperalsepsis
5. Scharlach.

Krankheiten, bei denen **nur der Tod** zu melden ist,

§ 3 Abs. 4: zu melden ist **jeder Ausscheider** von
1. Choleravibrionen
2. Salmonellen
   a) S. typhi
   b) S. paratyphi A, B und C
   c) übrige
3. Shigellen.

Meldepflicht für **Ausscheider** bestimmter Krankheitserreger.

§ 3 Abs. 5: Zu melden ist die Verletzung eines Menschen durch ein **tollwutkrankes oder -verdächtiges Tier** sowie die Berührung eines solchen Tieres oder Tierkörpers.

Meldepflichtig ist auch der **Kontakt mit einem lebenden oder toten tollwutkranken oder -verdächtigen Tier.**

Bei diesen aufgeführten Krankheiten – und nur bei diesen – ist die ärztliche Schweigepflicht aufgehoben!

Bei den aufgeführten Krankheiten ist die ärztliche Schweigepflicht aufgehoben.

> ▶ *Merke.* Die Meldung ist unverzüglich, spätestens innerhalb von 24 Stunden nach erlangter Kenntnis, an das zuständige Gesundheitsamt zu erstatten (§ 5).

◀ **Merke**

Zur Meldung verpflichtet sind der behandelnde Arzt oder ein sonst hinzugezogener Arzt, weiterhin jede mit der Behandlung oder Pflege des Betroffenen berufsmäßig beschäftigte Person, die Hebamme, auf Seeschiffen der Kapitän, außerdem die Leiter von Pflege-, Justizvollzugsanstalten, Heimen, Lagern, Sammelunterkünften und ähnlichen Einrichtungen sowie der Leichenbeschauer, bei Tollwutverdacht auch der Tierarzt (§ 4). In der Praxis erfolgt die Meldung telefonisch oder unter Verwendung eines entsprechenden Formblattes, das in ▪ **7** wiedergegeben ist. Die Meldung beinhaltet die persönlichen Daten des Betroffenen (namentliche Meldung).

Zur Meldung sind nicht nur Ärzte und Tierärzte, sondern auch andere Personen (Hebammen, Schiffskapitäne, Leichenbeschauer, Anstaltsleiter) verpflichtet. Die Meldung beinhaltet die namentliche Meldung des Betroffenen (Meldeformblatt siehe ▪ 7).

Auch Infektionen in Kliniken und ähnlichen Einrichtungen sind meldepflichtig, wenn sie mehr als vereinzelt auftreten (Hospitalinfektionen).

Von besonderer Bedeutung für die Klinikhygiene ist § 8: Wenn durch Krankheitserreger verursachte Erkrankungen in Krankenhäusern, Entbindungsheimen, Säuglingsheimen, Säuglingstagesstätten oder Einrichtungen zur vorübergehenden Unterbringung von Säuglingen nicht nur vereinzelt auftreten (Ausbruch), so sind diese Erkrankungen unverzüglich als Ausbruch zu melden, es sei denn, daß die Erkrankten schon vor der Aufnahme an diesen Krankheiten erkrankt oder dessen verdächtig waren. Damit werden Hospitalismusinfektionen meldepflichtig, auch wenn es sich nicht um Erkrankungen handelt, die in den Meldepflichtkatalogen ausgeführt sind.

● 7 Formblatt für meldepflichtige Krankheiten

An das **Gesundheitsamt** in

Zutreffendes ankreuzen **X** oder ausfüllen.

Bitte die Rückseite beachten!

Betr.: Meldung einer übertragbaren Krankheit nach dem Bundes-Seuchengesetz in der Fassung der Bekanntmachung vom 18. Dezember 1979 (BGBl. I S. 2262)

☐ **Erkrankung**

☐ **Verdacht einer Erkrankung**

☐ **Tod**

an

erkrankt am

gestorben am

Ausscheider von

Erregern

Wird vom Gesundheitsamt ausgefüllt

Meldung erstattet durch

Name

Anschrift | Fernruf

am | Uhrzeit

☐ mündlich ☐ fernmündlich

Meldung entgegengenommen durch

Name | Vorname

geboren am | Beruf

☐ männlich ☐ weiblich

Aufenthaltsort (Gemeinde, Straße, Hausnummer, Kreis)

Gewöhnlicher Aufenthaltsort (Gemeinde, Straße, Hausnummer, Kreis)

Arbeitsstätte, Schule, Gemeinschaftseinrichtung u. ä.

abgesondert zu Hause ☐ ja ☐ nein

eingewiesen am | in (Name und Anschrift)

Krankenhaus oder Entbindungsheim, Säuglingsheim, Säuglingstagesstätte, Einrichtung zur vorübergehenden Unterbringung von Säuglingen (Name und Anschrift)

aufgenommen am | **entlassen am**

eingewiesen durch

geheilt: ☐ ja ☐ nein

bei Puerperalsepsis Name und Anschrift der Hebamme

Werden noch Krankheitserreger ausgeschieden?

☐ ja ☐ nein

Bemerkungen (insbesondere erwünscht sind Angaben über vermutliche Ansteckungsquelle, Beruf, Arbeitsstelle, besuchte Schule, Kindergarten u. ä. Einrichtungen, Beschäftigung in Lebensmittel-, Gaststätten-, Beherbergungsbetrieben, auch über Angehörige der Wohngemeinschaft, vorangegangene Schutzimpfungen; bei Krankenhausinfektionen über vermutete epidemiologische Zusammenhänge):

Ort, Datum

Unterschrift, Stempel mit Anschrift und Fernruf

513/0581 – Deutscher Gemeindeverlag (91110) – Formularverlag W. Kohlhammer

Erhält das Gesundheitsamt Kenntnis von meldepflichtigen Krankheiten bzw. des Verdachtes auf das Vorliegen einer solchen Krankheit, so hat es Ermittlungen darüber anzustellen, z.B. auch in der Privatwohnung des Erkrankten, und vor allem Ansteckungsquellen zu ergründen, um eine Ausbreitung der Krankheit zu verhindern, z.B. durch Untersuchung von Kontaktpersonen. Das Gesundheitsamt ist ferner berechtigt, ja sogar verpflichtet, Schutzmaßnahmen anzuordnen. Hierzu zählen ein Beschäftigungsverbot für bestimmte Berufe (z.B. Salmonellenausscheider in lebensmittelverarbeitenden Betrieben und Wasserwerken), Absonderungen der Betroffenen (Quarantäne) sowie die Durchführung bestimmter Desinfektionsmaßnahmen.

4.4.2 Geschlechtskrankheitengesetz

Das Gesetz zur Bekämpfung der Geschlechtskrankheiten bezieht sich auf Lues, Gonorrhö, Ulcus molle und Lymphogranulomatosis inguinalis. Das Geschlechtskrankheitengesetz unterscheidet sich vom Bundesseuchengesetz wesentlich dadurch, daß im Regelfall nur eine **anonyme Meldung** durch den Arzt erfolgt. Gemeldet werden nur Art der Erkrankung sowie Alter und Geschlecht des Erkrankten, sofern eine ordnungsgemäße Behandlung und Betreuung gegeben ist und eine sittliche Gefährdung ausgeschlossen wird (⊡ 8).

Erhält das Gesundheitsamt Kenntnis vom Auftreten infektiöser Erkrankungen, so ist es verpflichtet, die Ansteckungsquellen zu ergründen und Schutzmaßnahmen anzuordnen. Hierzu zählt auch das Verbot, bestimmte Berufe auszuüben.

4.4.2 Geschlechtskrankheitengesetz

Das Gesetz bezieht sich auf
- Lues
- Gonorrhö
- Ulcus molle
- Lymphogranulomatosis inguinalis.

Die Meldung erfolgt nur durch den Arzt und ist im Regelfall **anonym** (Art der Erkrankung, Alter, Geschlecht) (⊡ 8).

⊡ 8   Formblatt zur Meldung von Geschlechtskrankheiten

Statistisches Landesamt
Baden-Württemberg

An das
Gesundheitsamt

in . . . .

Bitte Rückseite beachten!

Nicht ausfüllen!
Wird vom Stat. Landesamt ausgefüllt

Land	Kreis
0 8	

Sp. 1 – 5

Meldung eines Falles
einer ansteckungsfähigen Geschlechtskrankheit nach § 11a des Gesetzes zur Änderung des Gesetzes zur Bekämpfung der Geschlechtskrankheiten vom 25.8.1969

- Zutreffendes bitte X oder in Ziffern eintragen -

1. Geburtsjahr _____
   Sp. 15 – 16

2. männlich _____ 1
   weiblich _____ 2
   Sp. 17

3. Art der jetzigen Erkrankung

   Syphilis (Lues) _____ 1
   Tripper (Gonorrhoe) _____ 2
   Weicher Schanker (Ulcus molle) _____ 4
   Venerische Lymphknotenentzündung (Lymphogranulomatosis inguinalis) _____ 8
   Sp. 19 – 20

| Arztstempel | _____ (Ort) |

Tag	Mon.	Jahr
Sp. 27 - 28	29 - 30	

_____
(Unterschrift des Arztes)

Merke ▶

4.4.3 Quarantänekrankheiten

Als internationale Quarantänekrankheiten gelten **Cholera, Gelbfieber, Pest** und **Pocken.**

5 Infektionsabwehr – Immunologie

Man unterscheidet **unspezifische** und **spezifische Abwehrmechanismen.** Diese sind entweder **angeboren** oder **erworben.**

Unspezifische Abwehrmechanismen sind in der Regel angeboren, aber auch durch äußere Einflüsse reguliert, spezifische erworben (»Nestschutz« bis zu 6 Monate).

5.1 Mechanismen der Infektionsabwehr

5.1.1 Unspezifische Mechanismen

Hierzu gehören:
• **Anatomische Faktoren**
(z. B. Haut, Schleimhaut, Blut-Hirn-Schranke)

> ▶ **Merke.** Weigert sich ein Geschlechtskranker, eine vom Arzt verordnete Behandlung zu beginnen oder fortzusetzen, entzieht er sich weiteren Nachuntersuchungen oder unterbricht er ohne hinreichende Begründung eine Behandlung, macht er falsche Angaben über die Ansteckungsquelle oder bildet er durch seine Lebensweise eine ernsthafte Gefahr der Übertragung, so muß eine namentliche Meldung an die zuständige Gesundheitsbehörde erfolgen.

4.4.3 Quarantänekrankheiten

Als internationale Quarantänekrankheiten gelten nach den International Health Regulations (1974) **Cholera, Gelbfieber, Pest** und **Pocken.** Der Begriff »Quarantäne« ist im Bundesseuchengesetz durch den Begriff »Absonderung« ersetzt worden. Die Absonderung ist in § 37 geregelt. Allerdings ist ein generelles Vorgehen nicht beschrieben, da Art der Erkrankung und Infektionsweg darüber entscheiden, ob ein Erkrankter zum Schutz der Allgemeinheit abgesondert werden muß. In der Bundesrepublik Deutschland unterliegt die Entscheidung der zuständigen Behörde, in der Regel dem für den Aufenthaltsort des Kranken zuständigen Amtsarzt.

5 Infektionsabwehr – Immunologie

Die Immunologie ist keineswegs, wie manchmal behauptet, eine junge Wissenschaft. Schon im vorigen Jahrhundert wurden immunologische Vorgänge beschrieben und für die kurative Medizin nutzbar gemacht. Heute befindet sich die Immunologie als eigenständiges medizinisches Fachgebiet jedoch in einer rasanten Entwicklung. Die nachfolgende Darstellung kann nur auf die wichtigsten Grundlagen eingehen und auch dies oft nur in vereinfachter Form. Sie kann und will keines der Lehrbücher der Immunologie ersetzen, auf die hier besonders verwiesen werden soll.
Der menschliche Organismus setzt dem Eindringen von Mikroorganismen (Infektion) Widerstand entgegen. Die Mechanismen dieser Abwehr sind entweder
• **unspezifisch** oder
• **spezifisch.**

Sie sind weiterhin entweder
• **angeboren** oder
• **erworben.**

Unspezifische Abwehrmechanismen sind in der Regel angeboren, aber auch durch äußere Einflüsse reguliert, spezifische erworben. Ausnahmen sind jedoch möglich. So ist jedes Neugeborene in der Regel mit spezifischen Abwehrmechanismen seiner Mutter ausgestattet, die es angeboren als »Nestschutz« für bis zu 6 Monate mit sich trägt.

5.1 Mechanismen der Infektionsabwehr

5.1.1 Unspezifische Mechanismen

Bei den unspezifischen Mechanismen werden unterschieden:
• **Anatomische Faktoren:**
– das mehrschichtige Plattenepithel der Haut ebenso wie ein einschichtiges Epithel mit tight junctions der Schleimhäute ist eine feste Barriere
– Muskelfaszien können die Ausbreitung von Erregern stoppen
– die Blut-Hirn-Schranke ist für viele Erreger unüberwindlich

- **Physikalische Faktoren:**
  - Schleim- und Sekretfluß
  - Spüleffekt im Urogenitalbereich, z.B. durch Harn, Menstrualsekret etc.
  - Zilienbewegung des Flimmerepithels, z.B. in der Lunge
  - Peristaltik der Hohlorgane, z.B. des Darmes, die durch heftige Motilität eine Ausscheidung fremder Mikroorganismen bewirken soll

- **Biochemische (humorale) Faktoren:**
  - ungünstige pH-Verhältnisse, z.B. der Haut (Säureschutzmantel), der Schweißdrüsen (Milchsäure), der Talgdrüsen (ungesättigte Fettsäuren), der Magensäure (Salzsäure), des Gallensekretes (Gallensalze) etc. verhindern die Vermehrung oder töten Mikroorganismen sogar ab
  - Lysozym in der Tränenflüssigkeit, im Speichel und in vielen anderen Sekreten und Geweben kann das Murein vieler Bakterien spalten und somit die Erreger schädigen (1922 entdeckt von A. Fleming, der später Penicillin entdeckt hat)
  - Proteine (basische, antimikrobielle Proteine) im Speichel, in anderen Sekreten, in Blut und Gewebe haben eine ganz breite antimikrobielle Wirkung. Meistens binden diese Wirkstoffe an die Wand der Erreger und desintegrieren sie. In den Lungenalveolen findet man den Surfactant Factor, in der Bronchialschleimhaut das TAP (tracheal antimicrobial protein), im Dünndarm das Cryptdin usw. (In der Natur sind Oligopeptide mit antimikrobieller Wirkung ganz weit verbreitet, z.B. verhindert das Apidaecin im Honig, daß diese zuckerhaltige Lösung vergärt oder verschimmelt)
  - Komplementsystem, Opsonisierung und Verstärkung der Immunreaktion (▪ **9**)
  - C-reaktives Protein (CRP), ein Akute-Phase-Protein mit generell opsonisierender Wirkung

- **Physikalische Faktoren**
  (z.B. Schleim- und Sekretfluß)

- **Biochemische Faktoren**
  (z.B. Säureschutzmantel der Haut, Komplementsystem [▪ **9**], C-reaktives Protein, eisenbindende Proteine, Interferon, Zytokine [▥ **6**] und Lysozym. Lysozym findet sich in vielen Körperflüssigkeiten und kann das Murein der Zellwand vieler Bakterien spalten).

▪ 9 | Komplementsystem

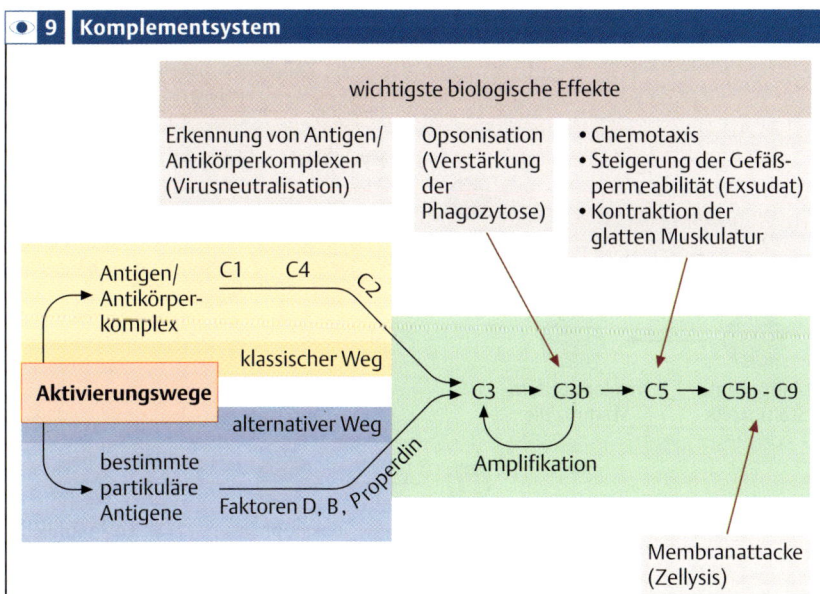

wichtigste biologische Effekte

| Erkennung von Antigen/Antikörperkomplexen (Virusneutralisation) | Opsonisation (Verstärkung der Phagozytose) | • Chemotaxis • Steigerung der Gefäßpermeabilität (Exsudat) • Kontraktion der glatten Muskulatur |

Antigen/Antikörperkomplex — C1 C4 C2 — klassischer Weg

Aktivierungswege

alternativer Weg

bestimmte partikuläre Antigene — Faktoren D, B, Properdin

C3 → C3b → C5 → C5b - C9

Amplifikation

Membranattacke (Zellysis)

Der **klassische** Aktivierungsweg des Komplementsystems setzt die Bindung von Antikörpern an das Antigen voraus. Am Fc-Stück von Antikörpern der Klasse IgM und IgG (aber nicht von IgA) wird dabei eine Bindungsstelle für den Faktor C1 zugänglich. Ist dann erst einmal C1 gebunden, verläuft die Kaskade der Aktivierung der weiteren Komplementfaktoren ab. Beim **alternativen** Aktivierungsweg bindet gleich C3 an mikrobielle Strukturen (z.B. an rauhe Bakterien), wodurch dann die restlichen Komplementfaktoren schrittweise aktiv werden. Die einzelnen Intermediärprodukte zeigen unterschiedliche biologische Wirkungen.

– Haptoglobin, Fibrinogen
– eisenbindende Proteine, z.B. Transferrin im Blut oder Laktoferrin in der Milch binden Fe^{2+} so fest, daß es für Bakterien nicht mehr zur Verfügung steht. Das freie, verfügbare Eisen ist im Serum normalerweise so niedrig (10^{-18}M), daß ein Wachstum von Bakterien nicht möglich ist
– Interferon
– Zytokine (TNF, IL-1, IL-6; ▦ **6**).

▦ 6	Vielfältige biologische Wirkungen von Interleukin 1 (IL-1)
Ort	**Konsequenz**
▷ Hypothalamus	Fieber
▷ Knochenmark	Neutrophilie
▷ Neutrophile	Aktivierung
▷ Fibroblasten	Proliferation, Kollagenbildung
▷ Muskel	Katabolismus von Protein; Freisetzung von Aminosäuren
▷ Leber	Akute-Phase-Proteine (CRP; Haptoglobin, C 3, C 4)
▷ T-Lymphozyten	Aktivierung, Produktion von Interleukin 2
▷ B-Lymphozyten	Aktivierung, Produktion von Antikörpern

• **Biologische Faktoren**
Granulozyten und Monozyten üben die Funktion von **Phagozyten** aus und sind deshalb ein wichtiger Baustein der Infektionsabwehr (◉ **10**).

• **Biologische (zelluläre) Faktoren:**
Hierzu gehören die Zellen der myeloischen Stammzell-Linie (◉ **10**). Polymorphkernige Granulozyten und Monozyten üben die Funktion von **Phagozyten** aus und sind deshalb ein wichtiger Baustein der Infektionsabwehr.

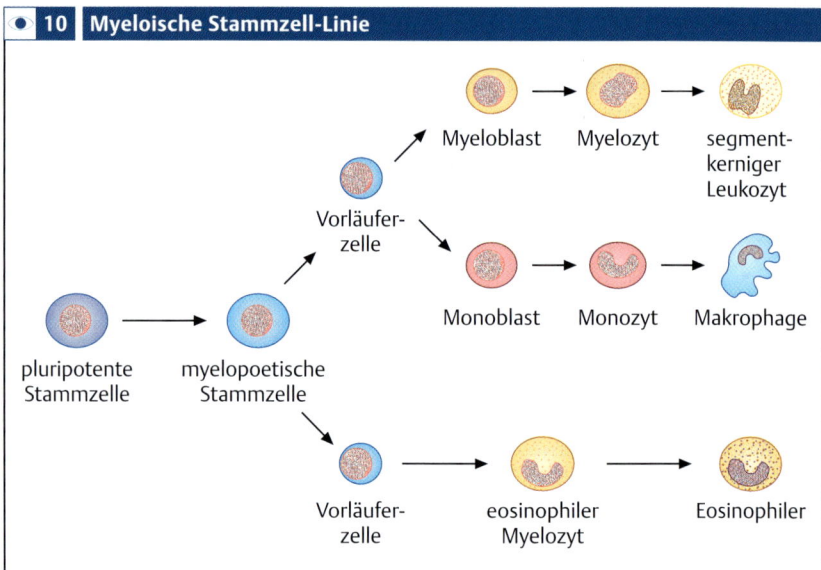

◉ 10	Myeloische Stammzell-Linie

Die Endzellen haben verschiedene Effektorfunktionen in der unspezifischen Infektabwehr, diese werden durch Zytokine von Lymphozyten und Parenchymzellen noch verstärkt. Beim Erwachsenen sind große Mengen dieser Endzellen vorgefertigt in Wartestellung vorhanden und werden bei Bedarf rasch mobilisiert. Beim Neugeborenen ist dieser Zellpool dagegen unzureichend. Bei anhaltendem Bedarf wird die Proliferation von neuen Zellen im Knochenmark angeregt.

– **Granulozyten** sind kurzlebige Zellen (Lebensdauer ca. 3 Tage), die zahlreiche biologisch aktive Substanzen enthalten, welche in Lysosomen gespeichert sind, die sich färberisch als Granula darstellen lassen. Werden Granulozyten mit einer Mischung aus basischem Methylenblau und saurem Eosin gefärbt **(Giemsafärbung)**, so färben sich die Granula

blau, wenn ihr Inhalt überwiegend sauer ist und somit eine Basophilie besteht (»basophile polymorphkernige Granulozyten«, Kurzform: »Basophile«),

rot, wenn ihr Inhalt überwiegend basisch ist und somit eine Azidophilie begründet wird (»eosinophile polymorphkernige Granulozyten«, Kurzform: »Eosinophile«. Logischer wäre eigentlich von »Azidophilen« zu sprechen; diese Bezeichnung ist jedoch ungebräuchlich),

schwach rosa, wenn basische und saure Inhaltsstoffe die Färbungen gegenseitig aufheben (»neutrophile polymorphkernige Granulozyten«, Kurzform: »Neutrophile« [▣ **11**]).

Mehr als 90 % aller Granulozyten sind **»Neutrophile«**. Sie sind die Universalzellen der akuten unspezifischen Infektionsabwehr und können eine Vielzahl von Mikroorganismen phagozytieren und inaktivieren. **»Basophile«** machen weniger als 1 % der Granulozyten aus. Sie haben nur eine geringe Phagozytoseaktivität und geben statt dessen die Inhaltsstoffe ihrer Granula (hauptsächlich Defensine und andere endogene Antibiotika, Histamin, Heparin und Leukotriene) an die Umgebung ab. Wahrscheinlich eine Sonderform der im Blut zirkulierenden Basophilen stellen die **Mastzellen** dar, die hauptsächlich in der Mukosa lokalisiert sind. Beide Zellarten lösen bei ihrer **Degranulation** allergische Reaktionen vom Soforttyp aus.

Auch die »Eosinophilen«, normalerweise ca. 3 % aller Granulozyten, neigen dazu, auf entsprechende Reize hin zu degranulieren, und sind deshalb an den Reaktionen bei der Sofortallergie beteiligt. Ihre Rolle in der Infektionsabwehr ist nicht völlig geklärt. Offensichtlich haben sie aber eine große Bedeutung bei der Eindämmung von Wurminfektionen.

– **Monozyten:** Aus den Blutmonozyten entwickeln sich **Histiozyten** oder **Gewebsmakrophagen**, die in das Gewebe einwandern und im ganzen Körper anzutreffen sind (Alveolarmakrophagen in der Lunge, die v.-Kupfferschen Sternzellen in der Leber, die Langerhans-Zellen in der Haut).

Die Summe dieser Zellen, die sich morphologisch und zum Teil funktionell unterscheiden, wird als **mononukleäres phagozytäres System** bezeichnet. Neben Phagozytose und Inaktivierung von Mikroorganismen erfüllen diese Zellen eine weitere wichtige Funktion: Verarbeitung (Prozessierung) und Präsentation von Fremdproteinen.

– **Thrombozyten** können durch Aggregation und durch Aktivierung des Gerinnungssystems die Verbreitung von Erregern blockieren. Weiterhin enthalten ihre Granula neben Gerinnungsfaktoren auch eine ganze Reihe von verschiedenen **antimikrobiell wirksamen Stoffen**; diese bekämpfen z. B. in den Endokardauflagerungen die Erreger einer Endokarditis.

– **Erythrozyten** spielen im Geschehen der Körperabwehr eine vergleichsweise untergeordnete Rolle.

Neutrophile (> 90 % der Granulozyten) sind die Universalzellen der akuten unspezifischen Infektabwehr. **Basophile** (< 1 % der Granulozyten) geben die Inhaltsstoffe ihrer Granula (Histamin, Heparin etc.) an die Umgebung ab. Eine Sonderform der zirkulierenden Basophilen, die **Mastzellen**, lösen bei ihrer Degranulation allergische Reaktionen vom Soforttyp aus. Die **Eosinophilen** (ca. 3 % aller Granulozyten) haben eine Bedeutung bei der Eindämmung von Wurminfektionen.

– **Monozyten:** Aus den Blutmonozyten entwickeln sich **Histiozyten**, die in das Gewebe einwandern (Gewebsmakrophagen).
Die Summe dieser Zellen, die sich morphologisch und z. T. funktionell unterscheiden, wird als **mononukleäres phagozytäres System** bezeichnet.

– **Thrombozyten** können die Ausbreitung von Erregern blockieren; ihre Granula enthalten viele **antimikrobielle Stoffe**.

– **Erythrozyten** spielen bei der Abwehr eine untergeordnete Rolle.

⦿ 11 Granulozyten und Monozyten

a – c Neutrophile Granulozyten in verschiedenen Reifestadien,
d u. **e** Eosinophile,
f u. **g** Basophile,
h Monozyt mit wurstförmigem Zellkern.

Die **Granulozyten** und **Makrophagen** (die zirkulierenden Monozyten im Blut und die sessilen Histiozyten und Gewebsmakrophagen) haben mehrere Aufgaben in der unspezifischen Infektabwehr. Sie phagozytieren die Erreger und können die internalisierten Mikroben mit Hilfe von antimikrobiellen Substanzen attackieren. Oder sie sezernieren ihre antimikrobiellen Stoffe, so daß die Erreger extrazellulär attackiert werden, wobei aber auch das umliegende Gewebe in Mitleidenschaft gezogen wird. Oder sie produzieren Entzündungsmediatoren, wie etwa Prostaglandine, welche verstärkt für Nachrücken von neuen Abwehrzellen sorgen. Oder sie senden Zytokinsignale aus, um die Träger der spezifischen Immunreaktion zu alarmieren.

● Fieber

Eine Reihe von ganz unterschiedlichen mikrobiellen Substanzen kann als **exogenes Pyrogen** wirken, in erster Linie sind dies **Endotoxine** von gramnegativen und **Teichon-** bzw. **Lipoteichonsäuren** von grampositiven Bakterien. Nach Aufnahme in Makrophagen lösen sie dort die Neusynthese von **endogenen Pyrogenen** aus, insbesondere IL-1 und TNF. Diese Zytokine werden dann ins Gewebe sezerniert und gelangen über das Blut in den Hypothalamus. Im thermoregulatorischen Zentrum bewirken diese Gewebshormone die Synthese von Prostaglandinen. Dadurch wird der Sollwert hochreguliert.

Fieber ist ein Kardinalzeichen für bakterielle Infektionen, denn viele Bakterien enthalten **Pyrogene**. **Endotoxine** aus der äußeren Membran von gramnegativen Bakterien ebenso wie **Peptidoglykan, Teichon-** und **Lipoteichonsäuren** von grampositiven Bakterien wirken als **exogene Pyrogene**. Sie induzieren in den Makrophagen die Produktion von **endogenen Pyrogenen**. Solche Zytokine, z.B. IL-1 und TNF, bewirken im Hypothalamus eine Hochregulierung der Körpertemperatur.

● Fieber

Eine Reihe von ganz unterschiedlichen mikrobiellen Substanzen kann als **exogenes Pyrogen** wirken, in erster Linie sind dies **Endotoxine** von gramnegativen und **Teichon-** bzw. **Lipoteichonsäuren** von grampositiven Bakterien. Nach Aufnahme in Makrophagen lösen sie dort die Neusynthese von **endogenen Pyrogenen** aus, insbesondere IL-1 und TNF. Diese Zytokine werden dann ins Gewebe sezerniert und gelangen über das Blut in den Hypothalamus. Im thermoregulatorischen Zentrum bewirken diese Gewebshormone die Synthese von Prostaglandinen. Dadurch wird der Sollwert hochreguliert. Der aktuelle Temperaturwert liegt zunächst unter dem Sollwert. Folglich wird in der Peripherie die Wärmeabgabe gedrosselt (die Haut wird weniger durchblutet und erscheint blaß, die Akren werden kalt; der Patient deckt sich bis zum Kopf zu); zugleich wird die Wärmeproduktion gesteigert (der Patient fröstelt, d.h., er zittert und produziert dabei Wärme durch Muskelarbeit; wenn die Hochregelung abrupt geschieht, entwickelt sich ein regelrechter Schüttelfrost).

Wenn dann irgendwann die Produktion von IL-1 und TNF nachläßt, wird der zentrale Sollwert heruntergeregelt. Der Istwert liegt dann über dem Sollwert. Folglich wird die Wärmeabgabe gesteigert; die Gefäße der Peripherie werden weitgestellt (der Patient glüht), um Wärme durch Strahlung abzugeben (der Patient entledigt sich der Bettdecke). Durch Schwitzen werden ebenfalls Wärmeäquivalente abgegeben. Dies sind Zeichen für das Ende der Fieberperiode.

Fieber über 40 °C kann schwerwiegende Folgen für den Stoffwechsel und Kreislauf haben – besonders bei alten Menschen und Kleinkindern – und ist deswegen medikamentös zu bekämpfen. Eine Therapie mit Cortison kann die Produktion von IL-1 und TNF senken. Aber die wichtigsten Antipyretika, z.B. Aspirin®, hemmen die Prostaglandinsynthese im ZNS und unterbrechen somit den Weg, die Temperatur hochzuregulieren.

Zumindest bei jungen Menschen hat Fieber aber auch nützliche Auswirkungen. Für viele Mikroorganismen (Viren, Bakterien) ist das Vermehrungsoptimum bei Temperaturen über 37 °C überschritten. Abwehrreaktionen und Stoffwechselwege (Granulozytenreifung, Aktivierung von Lymphozyten, u.v.a.m.) sind dadurch aktiviert.

Den unspezifischen natürlichen Abwehrmechanismen (□ 12) kommt eine gewaltige Bedeutung zu. Aber weder der Säureschutzmantel der Haut noch die Säurebarriere des Magens oder die antimikrobiellen Bestandteile des Speichels sind in der Lage, einer Keiminvasion wirksam entgegenzutreten und so eine Infektionskrankheit immer zu verhüten. Allerdings geht umgekehrt jede Störung der Physiologie der Haut (z.B. durch Verbrennung), der Schleimhäute (z.B. chronische Reizungen im Mund- oder Genitalbereich) und der Körpersekrete (z.B. medikamentöse Senkung des Magen-pH-Werts) mit einem erhöhten Infektionsrisiko einher.

Akzidentelle Invasionen von Keimen sind viel häufiger als man denkt. Beim Zähneputzen kommt es regelmäßig zu einer Bakteriämie. Die unspezifische Abwehr aus humoralen und zellulären Elementen, die nicht nur lokal, sondern auch systemisch auftritt, beendet solche Attacken meist rasch und zuverlässig. Wenn allerdings der Keim eine hohe Virulenz besitzt, so wird diese erste Abwehrlinie überrannt. Dann kommt das hochspezialisierte Immunsystem, die spezifische Abwehr, auf den Plan.

Die unspezifischen natürlichen Abwehrmechanismen (□ 12) sind aber nicht immer in der Lage, eine Keiminvasion zu verhüten. Deswegen müssen auch im Körper selbst humorale und zelluläre Mechanismen die unspezifische Abwehr verstärken.

□ 12 | Unspezifische Abwehrmechanismen

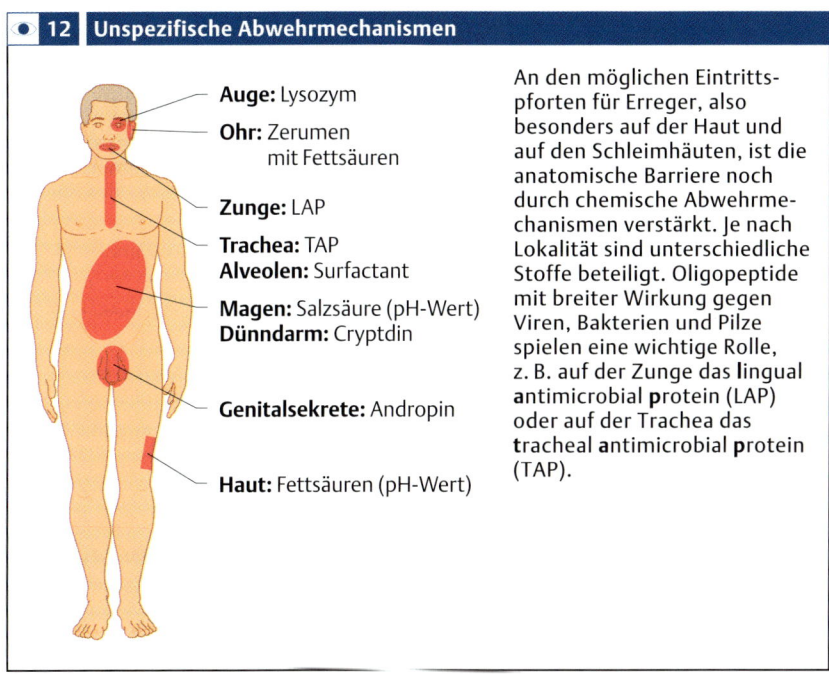

Auge: Lysozym
Ohr: Zerumen mit Fettsäuren
Zunge: LAP
Trachea: TAP
Alveolen: Surfactant
Magen: Salzsäure (pH-Wert)
Dünndarm: Cryptdin
Genitalsekrete: Andropin
Haut: Fettsäuren (pH-Wert)

An den möglichen Eintrittspforten für Erreger, also besonders auf der Haut und auf den Schleimhäuten, ist die anatomische Barriere noch durch chemische Abwehrmechanismen verstärkt. Je nach Lokalität sind unterschiedliche Stoffe beteiligt. Oligopeptide mit breiter Wirkung gegen Viren, Bakterien und Pilze spielen eine wichtige Rolle, z. B. auf der Zunge das lingual antimicrobial protein (LAP) oder auf der Trachea das tracheal antimicrobial protein (TAP).

5.1.2 Spezifische Mechanismen

Die spezifische Infektionsabwehr umfaßt die **spezifische humorale** und **zelluläre Abwehr**.

5.1.2 Spezifische Mechanismen

Die spezifische Infektionsabwehr setzt sich aus zwei Bereichen zusammen:
- **der spezifischen humoralen Abwehr**
- **der spezifischen zellulären Abwehr.**

Um die komplizierten Abläufe im Immunsystem zu beschreiben, ist der Gebrauch einiger Termini unverzichtbar, die in ▪ 13 erklärt werden.

▪ 13 Terminologie

▷ **Antigen**	großes Fremdmolekül, das die Immunreaktion bedingt. Es kann sich z. B. um Bestandteile von lebenden oder toten Mikroorganismen handeln, um chemische Konfigurationen von Umweltschadstoffen, Gebrauchsgegenständen, Medikamenten, Transplantaten (biologisch oder künstlich), aber manchmal auch um körpereigene Strukturen. Antigene können die Bildung von Antikörpern induzieren und mit ihnen spezifisch reagieren. Sonderformen der Antigene sind die Immunogene.
▷ **Immunogene**	man versteht darunter solche Antigene, die nicht nur mit Antikörpern reagieren, sondern eine grundlegende Aktivierung des Immunsystems auszulösen vermögen (z. B. Impfstoffe, spezifische Krankheitserreger, Allergene u. a.).
▷ **Haptene**	inkomplette Antigene. Es handelt sich um niedermolekulare Stoffe, die zwar mit Antikörpern reagieren, deren Bildung jedoch nicht induzieren können. Durch Bindung an ein Trägermolekül (Protein, Glykoprotein, Kohlenhydrat) kann aus einem Hapten ein Vollantigen werden.
▷ **Epitop**	diejenige kleine, biochemisch variable Region eines (großen) Antigenmoleküls, die mit der stereochemisch geeigneten Region des Antikörpers in Wechselwirkung tritt. Es handelt sich immer um Proteinteile mit 6 bis 16 Aminosäuren. Diese Region des Antikörpers, die mit dem Epitop des Antigens bindet, wird als Paratop bezeichnet.
▷ **Antikörper**	Proteinmoleküle, die vom Organismus gebildet werden und als zweiter Partner einer Immunreaktion nötig sind. Sie kommen gelöst in den Körpersekreten vor oder sind als
▷ **Rezeptor**	fester Bestandteil von Zelloberflächen. Gelöste Antikörper können von Zellen »eingefangen« und als Rezeptoren integriert werden.
▷ **Immunantwort**	ist die Reaktion des Immunsystems auf ein Antigen. Sie besteht in der Bildung von Antikörpern (oder rezeptorentragenden Zellen).
▷ **Aktive Immunisierung**	Auseinandersetzung des Organismus mit einem Antigen zum Zweck der schützenden Antikörperbildung (z. B. bei aktiven Schutzimpfungen).
▷ **Passive Immunisierung**	Zuführung von »fertigen« Antikörpern durch Injektion oder Infusion von Serum eines Spenders (Näheres siehe Kapitel »Impfungen«).
▷ **Immuntoleranz**	reduzierte oder fehlende Aktivität eines Organismus gegenüber einem normalerweise als Antigen wirkenden Stoff.
▷ **Immunsuppression**	Hemmung der Immunabwehr durch Infektion, Pharmaka oder Strahlen.

Das Immunsystem

Lymphozyten sind Träger des Immunsystems.
Die Abwehrzellen entstammen der lymphoiden Stammzell-Linie (▪ 14).

Das Immunsystem

Rund 1 kg des Körpergewichts eines Menschen, nämlich mehr als 10^{12} Zellen, dienen der spezifischen Abwehr körperfremder Strukturen. Diese Zellen, Abkömmlinge der lymphoiden Stammzell-Linie (▪ 14), sind im ganzen Körper zu finden, entweder diffus verteilt oder angehäuft in bestimmten Organen:
- primäre lymphatische Organe: Thymus, Knochenmark (Bursa-Äquivalent)
- sekundäre lymphatische Organe: Milz, Lymphknoten

Lymphozyten lassen sich einteilen in **B-Lymphozyten**, die Träger der **humoralen Immunität**, und in **T-Lymphozyten**, die Träger der **zellulären Immunität**.
B-Lymphozyten tragen an ihrer Oberfläche antigenspezifische Immunglobuline, die auch sezerniert werden können; T-Lymphozyten tragen an ihrer Oberfläche antigenspezifische T-Zell-Rezeptoren, die jedoch nicht sezerniert werden

Durch unterschiedliche Entwicklungen entstehen im Erwachsenen verschiedene Lymhozytenpopulationen, die man zunächst grob in **T-Lymphozyten** (im Thymus gereift) und in **B-Lymphozyten** (im Bursa-Äquivalent gereift) einteilen kann. Während die B-Lymphozyten die Fähigkeit erwerben, **Immunglobuline** zu produzieren und zu sezernieren, so daß diese Antikörper zur **humoralen Immunität** beitragen, bilden die T-Lymphozyten als Träger der **zellulären Immunität** nach Edukation im Thymus neben den charakteristischen CD3-Rezeptoren auch antigenspezifische Rezeptoren aus, die in ihrer Oberfläche verankert bleiben. – Diese T-Zell-Rezeptoren haben eine ähnliche Struktur wie Immunglobuline, nämlich ein dimeres Molekül mit 2 unterschiedlichen Ketten. Die meisten T-Lymphozyten

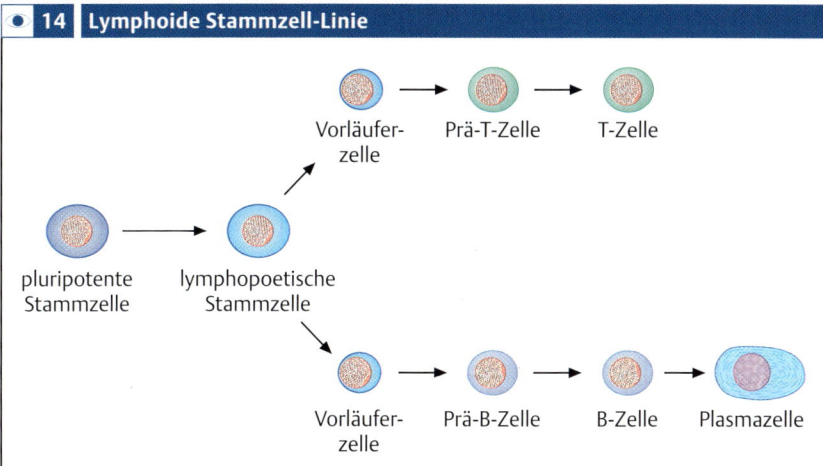

● 14 **Lymphoide Stammzell-Linie**

Lymphozyten sind die Träger der spezifischen Immunität. Die **T-Zellen** sind für die **zellvermittelte Immunität** zuständig, wobei sie ihre Funktion über antigenspezifische T-Zell-Rezeptoren an ihrer Oberfläche ausüben. Die **B-Zellen** produzieren antigenspezifische Antikörper, die auch nach außen sezerniert werden und so die **humorale Immunität** bedingen.

tragen α- und β-Ketten; die wenigen γ- und δ-Ketten tragenden Zellen sind ihrerseits vermehrt in der Schleimhaut anzutreffen.

Diese T-Zellen sind aufgrund weiterer Oberflächenstrukturen in 2 Populationen zu unterteilen, nämlich die CD4+- und die CD8+-Zellen (● 15), sowie weitere Subpopulationen, wie NK-Zellen (natural killer cells) u.a.m. Diese Marker und noch viele mehr lassen sich z.B. mittels monoklonaler Antikörper in der FACS-Analyse (**f**luorescence-**a**ctivated **c**ell **s**orter) erfassen. Die Zugehörigkeit sowie der Aktivitätszustand eines Lymphozyten läßt sich so exakt erkennen.

Die T-Lymphozyten kann man in 2 große Gruppen einteilen: CD4+ bzw. CD8+ (● 15).
Andere Zellen, vorwiegend Makrophagen, sind mit dem Immunsystem assoziiert.

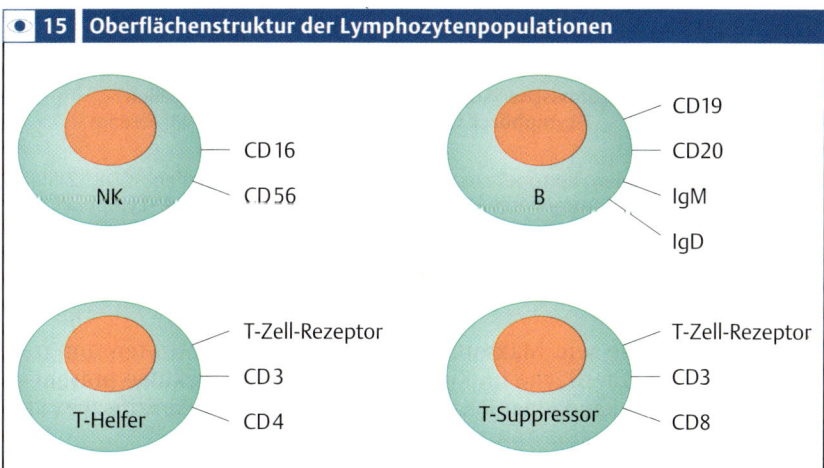

● 15 **Oberflächenstruktur der Lymphozytenpopulationen**

Die einzelnen Populationen der Lymphozyten kann man durch bestimmte Oberflächenrezeptoren charakterisieren. Multiple Differenzierungsmerkmale (CD = **c**luster of **d**ifferentiation), die mit Durchflußzytometrie mittels FACS (**f**luorescence **a**ctivated **c**ell **s**orter) bestimmt werden können, helfen, die einzelnen Populationen zu differenzieren.

Assoziiert mit den eigentlichen Immunzellen sind noch Zellen der myeloischen Stammzell-Linie, speziell die Zellen des mononukleären phagozytierenden Systems (MPS), z.B. Makrophagen im Gewebe, Monozyten im Blut, Langerhans-Zellen in der Haut, dendritische Zellen in Lymphknoten, Gliazellen im ZNS; aber auch viele andere Zellen können im Immunprozeß in der afferenten oder in der efferenten Phase mit den Immunzellen kooperieren.

Antigenprozessierung und Antigenpräsentation

Makrophagen zerlegen im Lysophagosom die großen Antigene in Bruchstücke, wovon einige als **immunogene Epitope** den Immunzellen an der Zelloberfläche dargeboten werden, und zwar als Komplex mit **MHC II**. Diese Konstellation wird von CD4+-T-Lymphozyten registriert (☐ **16**).

Antigenprozessierung und Antigenpräsentation

In der afferenten Phase kommt diesen akzessorischen Zellen die Aufgabe zu, die Antigene so vorzubereiten, d. h. zu prozessieren, daß die antigenen Epitope überhaupt präpariert und den Immunzellen im richtigen Kontext angeboten werden, weil sonst die spezifischen Zellen gar nicht ansprechen können.

Professionell phagozytierende Zellen zerlegen im Phagolysosom die großen, fremden chemischen Moleküle, die von außen aufgenommen wurden, in kleine Bruchstücke, wobei das Schicksal der Proteine bis heute am besten untersucht ist. Vom gesamten Molekül der Choleratoxinuntereinheit B mit 103 Aminosäuren sind nur die Sequenzen 50–64 immunologisch relevant, d. h., nur diese wenigen Aminosäuren bilden das eigentliche Epitop. Offensichtlich sind manche Aminosäuren, z. B. solche mit geladenen Seitenketten, wie Lysin, Arginin, Histidin, besonders auffällig. Wichtig ist aber auch das Arrangement der Aminosäuren. Diese Bruchstücke werden an die Außenfläche eines Phagozyten transportiert und dort zusammen mit Molekülen der **MHC-**(**m**ajor **h**istocompatibility **c**lass-)Klasse II präsentiert. Solche Komplexe werden von CD4+-T-Lymphozyten erkannt (☐ **16** oben).

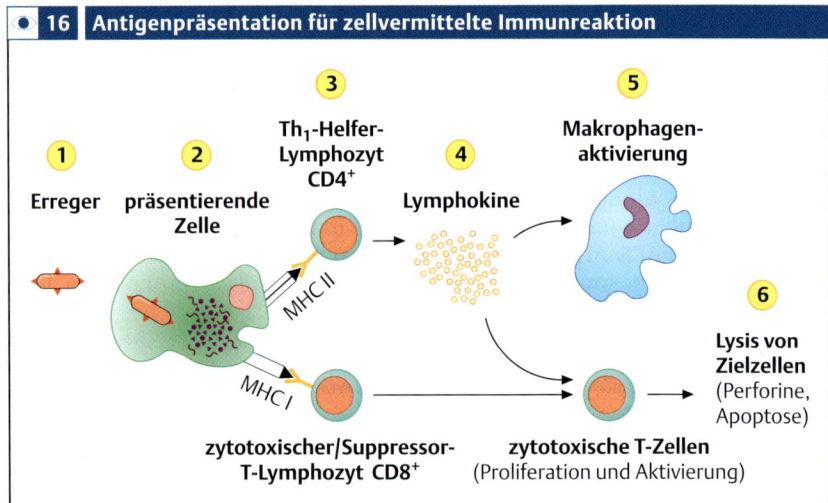

☐ 16 **Antigenpräsentation für zellvermittelte Immunreaktion**

CD4+-Zellen erkennen Epitope zusammen mit MHC-II-Molekülen. CD8+-Zellen erkennen Epitope zusammen mit MHC-I-Molekülen. Aktivierte CD4+-Lymphozyten produzieren Zytokine, die u. a. Makrophagen aktivieren. CD8+-Zellen können als zytotoxische Effektorzellen direkt Zielzellen lysieren.

Auch B-Lymphozyten können diese Epitope mit MHC II komplexiert an der Oberfläche präsentieren (☐ **17**).

Gerät ein Antigen ins Zytoplasma einer Wirtszelle, z. B. Viren, einige **intrazelluläre** Bakterien und Protozoen, so werden deren Epitope mit **MHC I** gekoppelt und an der Oberfläche präsentiert. Diese Komplexe werden von **CD8+-T-Lymphozyten** erkannt.

In ähnlicher Weise wie Makrophagen können B-Lymphozyten antigene Epitope an ihrer Oberfläche im Kontext mit MHC-II-Molekülen präsentieren (☐ **17**), jedoch kann jeder B-Lymphozyt eben nur sein spezifisches Epitop den CD4+-T-Lymphozyten anbieten.

Gelingt es einem fremden Mikroorganismus, z. B. Viren oder manchen **intrazellulären** Bakterien, wie Shigellen, Listerien, in das Zytoplasma einer Wirtszelle, sogar auch einer Parenchymzelle, zu gelangen, so ist das Schicksal dieser anfallenden Antigene völlig anders. In speziellen Zellorganellen, den **Proteasomen,** werden diese Moleküle ebenfalls in antigene Epitope zerlegt, aber nun an intrazelluläre **MHC-Klasse-I-Moleküle** (☐ **16** unten) gekoppelt und an die Oberfläche transportiert, wo sie den **CD8+-T-Lymphozyten** präsentiert werden.

Übrigens hat jeder Mensch, entsprechend seiner angeborenen Allele, eine individuelle MHC-Klasse-I-Struktur mit einem speziellen Bindungsmotiv. Da die Affinität der verschiedenen antigenen Epitope zu einem gegebenen MHC-Klasse-I-Molekül differiert, ergibt sich die Erklärung dafür, daß jedes Individuum unterschiedlich auf die Exposition gegenüber einem Antigen reagieren kann.

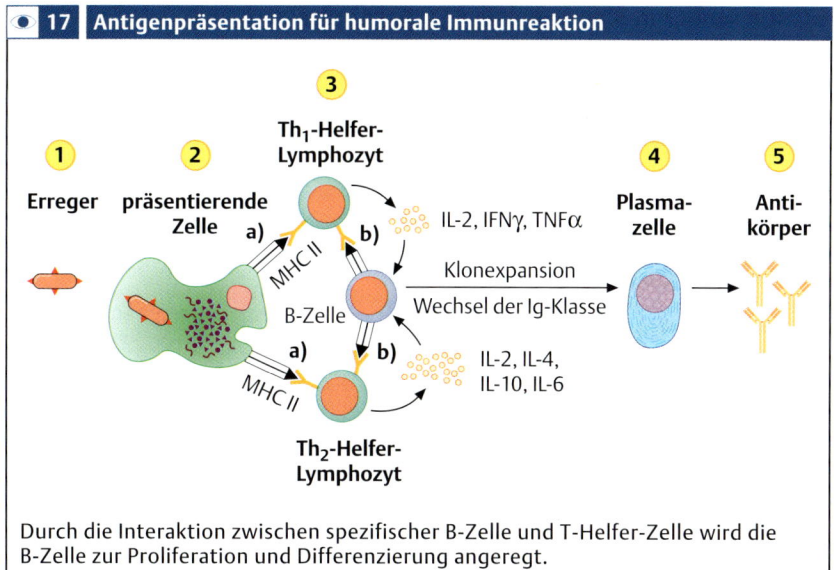

17 | **Antigenpräsentation für humorale Immunreaktion**

Durch die Interaktion zwischen spezifischer B-Zelle und T-Helfer-Zelle wird die B-Zelle zur Proliferation und Differenzierung angeregt.

Die humorale Immunreaktion

Bei jeder Immunreaktion kommt es zu einer stereochemischen Umwandlung von Molekülen. Man versteht darunter eine biochemische Reaktion, bei der sich zwei Moleküle so aneinander schmiegen, daß kleinste physikalische Kräfte wirksam werden können, ohne daß eine kovalente Bindung entsteht. Diese Kräfte sind zum Beispiel elektrostatische Abstoßungs-, Anziehungsreaktionen, Dipolwirkungen, hydrophobe oder hydrophile Interaktionen.

Eines dieser zwei Moleküle ist in der Regel körperfremd, es wird **Antigen**, Immunogen oder Hapten genannt, das andere wird vom Körper gebildet und heißt **Antikörper**, wenn es im Serum gelöst vorkommt, oder **Rezeptor**, wenn es in einer Zelloberfläche integriert ist (zur Terminologie siehe ▣ **13**, S. 40). Als Immunreaktion ist letztendlich die Bereitstellung von Molekülen zu verstehen, deren stereochemischer Aufbau eine möglichst große Affinität zum Fremdmolekül besitzt.

Die Zahl der stereochemischen Muster, die als **Epitope** wirken (das sind diejenigen molekularen Regionen der Antigene, die mit den entsprechenden Regionen der Antikörper – diese heißen **Paratope** – reagieren) beträgt viele Millionen.

Struktur der Immunglobuline

Die bei der Immunreaktion gebildeten Antikörper sind biochemisch **Gammaglobuline** und werden generell als Immunglobuline bezeichnet. Alle Antikörper sind Glykoproteine und nach dem gleichen Grundschema aufgebaut: Ca. 110 Aminosäuren bilden eine **Domäne**. Mehrere (mindestens 2) Domänen können kovalent miteinander binden und einen Peptidstrang mit einem N-Ende und einem C-Ende ausbilden. Dabei bestehen folgende Möglichkeiten:

- Je 2 kovalent verbundene Domänen bilden die **leichte Kette** (light chain L-Kette). Die L-Ketten erscheinen in 2 Varianten, die als Lambda (λ) oder Kappa (κ) bezeichnet werden. Pro Antikörper existieren zwei leichte Ketten, die immer identisch sind (also entweder λ oder κ).
- Jeweils 4 bis 5 kovalent verbundene Domänen bilden die **schwere Kette** (heavy chain, H-Kette). Bei den H-Ketten werden 5 Hauptvarianten und mehrere Nebenvarianten unterschieden. Die Hauptvarianten werden als Alpha-(α-), Delta-(δ-), Epsilon-(ϵ-), Gamma-(γ-) und Mü-(μ-)Ketten bezeichnet. Sie sind der Ordnungsfaktor für die Bildung von Immunglobulinklassen (▤ **7**). Jeder Antikörper hat zwei schwere Ketten, die immer identisch sind.

Die humorale Immunreaktion

Jede Immunreaktion ist stereochemischer Natur, wobei zwischen den Molekülen kleinste physikalische Kräfte wirksam werden. Das körperfremde Molekül wird **Antigen** genannt, das vom Körper gebildete Molekül **Antikörper** (im Serum) oder **Rezeptor** (auf der Zelloberfläche).

Struktur der Immunglobuline

Antikörper sind biochemisch **Gammaglobuline** und werden als Immunglobuline bezeichnet. Sie sind nach dem gleichen Grundschema aufgebaut: Ca. 110 Aminosäuren bilden jeweils eine sog. **Domäne**. Mehrere Domänen können sich kovalent verbinden zu **Ketten**:

- 2 Domänen bilden die leichte **L-Kette**, von der es 2 Varianten gibt (λ und κ).

- 4 – 5 Domänen bilden die schwere **H-Kette** mit insgesamt 5 Hauptvarianten (▤ **7**).

• Jeder Antikörper besitzt je 2 gleiche leichte und 2 gleiche schwere Ketten, die γ-förmig miteinander verbunden sind (⚬ 18).

• Disulfidbrücken innerhalb jeder Domäne verbinden die schweren Ketten miteinander und die L-Ketten mit den H-Ketten, so daß die Form eines γ entsteht (⚬ 18).

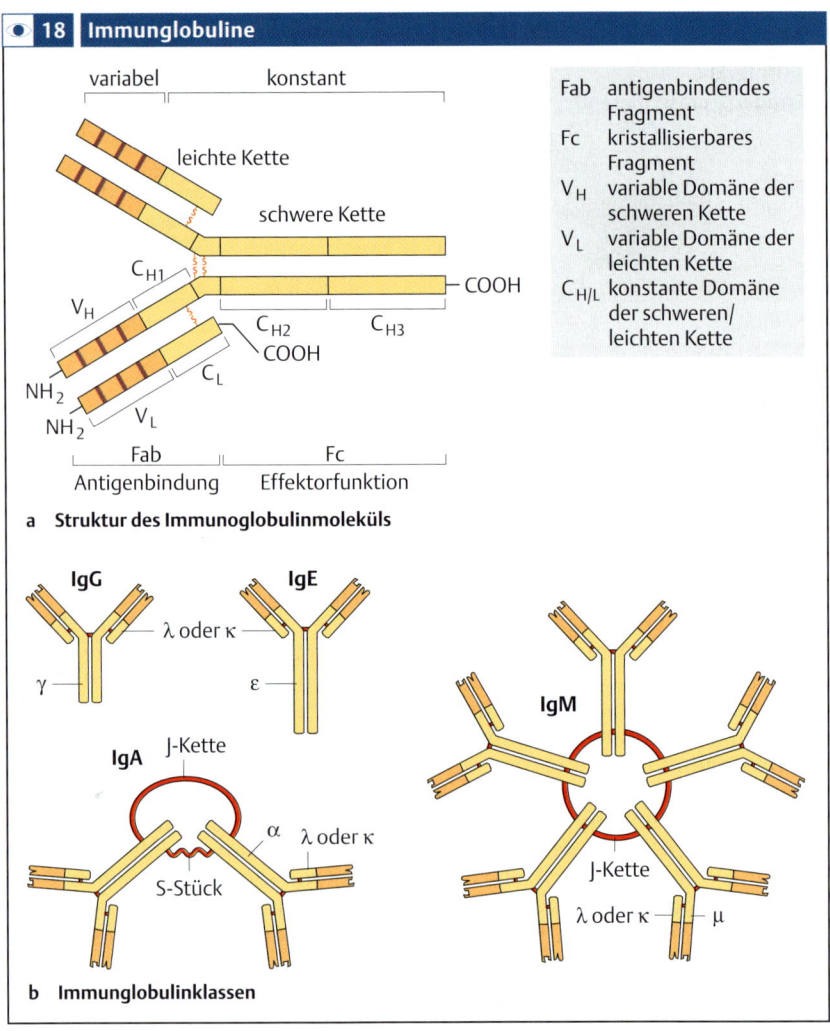

⚬ 18 Immunglobuline

Fab	antigenbindendes Fragment
Fc	kristallisierbares Fragment
V_H	variable Domäne der schweren Kette
V_L	variable Domäne der leichten Kette
$C_{H/L}$	konstante Domäne der schweren/ leichten Kette

a **Struktur des Immunoglobulinmoleküls**

b **Immunglobulinklassen**

Die Y-Form der Antikörper kann durch Papain in 3 Teile zerlegt werden:
zwei **Fab-Teile**
einen **F$_c$-Teil**
Die **Paratope**, d. h. die Antigenerkennungsteile, liegen auf dem **Fab**-Stück. Sie gehen mit den **Epitopen** der Antigene Wechselwirkungen ein.

• Die N-Enden sowohl der L- als auch der H-Ketten zeigen in ihren Aminosäuresequenzen große Variabilitäten, während die C-Enden und die Mittelstücke der H-Ketten eine konstante Zusammensetzung aufweisen.

• Die Y-Form der Antikörper kann durch Papain in drei Teile zerlegt werden: zwei kurze Arme, die aus einer L-Kette mit V_L und C_L und einem Teil der H-Kette mit V_H und C_{H1} bestehen und **Fab** genannt werden (F_{ab} = antigen-binding fragment), und einem Stiel, der aus jeweils 3 oder 4 konstanten Domänen besteht und **F$_c$** heißt (F_c = crystallizable fragment, wegen der Kristallisierbarkeit dieses Teils).

• Die variablen Aminosäuresequenzen der L-Kette (V_L) und der H-Kette (V_H) liegen sich in den Fab-Stücken unmittelbar gegenüber. Sie sind die **Paratope**, die eigentlichen immunreagierenden Molekülstrukturen, die mit der Konfiguration der **Epitope** der Antigene Wechselwirkungen eingehen können. Jedes natürliche Antikörper-Monomer besitzt somit zwei identische Paratope.

• Die Bereitstellung einer extrem großen Vielfalt an unterschiedlichen Aminosäuresequenzen in den B-Zellen zur Schaffung entsprechender Paratope wird in weit auseinander liegenden Genabschnitten kodiert. Für die H-Ketten existieren z. B. mehrere hundert variable Genloci (V), ca. ein Dutzend diverse (D) und einige verbindende (J). Aus den Kombinationen von V, D und J, zusätzlichen Basenverschiebungen und Mutationen entstehen die vielfältigen Bindungsstellen an den Immunglobulinen.

▦ 7	Klassen der menschlichen Immunglobuline				
H-Kette	**IgG** **Gamma**	**IgA** **Alpha**	**IgM** **Mü**	**IgD** **Delta**	**IgE** **Epsilon**
▷ L-Kette	κ oder λ	κ oder λ	κ oder λ	κ oder λ	κ oder λ
▷ Unterklassen	$IgG_1 – IgG_4$	IgA_1, IgA_2	IgM_1, IgM_2	–	–
▷ Molekulargewicht (kDa)	150 monomer	180 monomer oder dimer	900 pentamer	150–380 monomer	195 monomer
▷ spez. Antigenbindungsstellen	2	2 oder 4	10	2	2
▷ Komplementfixierung	+	–	+	–	–
▷ Plazentagängigkeit	+	–	–	–	–
▷ Verteilung					
• Blut	+++	++	+++	±	±
• Interstitium	+++	+	+	±	±
• Sekrete	±	+++	++	±	±
▷ Serumhalbwertszeit (Tage)	21	< 4	< 4	< 4	< 4
▷ Bindung an Zellrezeptoren					
• Neutrophile	++	±	–	–	–
• Makrophagen	++	–	–	–	±
• Basophile	±	–	–	–	++
• Mastzellen	±	–	–	–	++

Wenn eine B-Zelle das Rearrangement vollzogen hat, so ist sie damit fixiert. Bei Präsentation eines entsprechenden Epitops durch Antigen präsentierende Zellen (Makrophagen) kommt es zu einer klonalen Vermehrung eben dieser Zelle, welche nun ihr spezifisches Produkt massenhaft synthetisiert.

• Meistens enthält ein Antigen eines mikrobiellen Erregers mehrere verschiedene Epitope, so daß unter natürlichen Bedingungen gleichzeitig mehrere Klone expandieren. Spezifische Antikörper gegen einen Erreger sind also in der Regel **polyklonalen** Ursprungs, d. h., manche enthalten κ-Ketten, andere λ-Ketten, manche erkennen Epitop A, andere Epitop B usw.

Spezifische Antikörper gegen einen Erreger sind meist **polyklonalen** Ursprungs.

Biologie der Immunglobuline

Manche Antigene, z. B. Zuckermoleküle mit repetitiven Epitopen, etwa das LPS aus der äußeren Membran von gramnegativen Bakterien, können spezifisch dafür vorgesehene B-Lymphozyten direkt zur klonalen Expansion und zur massiven Produktion ihrer Immunglobuline anregen. Unter einem solchen Einfluß ändert die Zelle nicht nur ihre Funktion von einer ruhenden Zelle in eine Proteinsynthesefabrik, sondern auch ihre äußere Erscheinung. Ein ruhender B-Lymphozyt wandelt sich nach Antigenstimulierung in eine **Plasmazelle** um. Zunächst werden nur Antikörper der Klasse IgM synthetisiert und sezerniert.

Wenn zusätzlich zu dem Antigenkontakt auch weitere Signale von spezialisierten T-Lymphozyten, sog. Lymphokine, treten, ändert der B-Lymphozyt seine Reaktion. Diese Helfer-T-Lymphozyten (Th-Zellen) sind durch eine bestimmte Oberflächenstruktur, die CD4, gekennzeichnet (▣ **15**, S. 41). Subpopulationen dieser CD4⁺-T-Lymphozyten produzieren unterschiedliche Lymphokinmuster. Th_1-Zellen sezernieren hauptsächlich IL-2 und Gamma-Interferon, so daß die Immunglobulinproduktion der B-Lymphozyten in Richtung IgG driftet. Wenn dagegen Th_2-Zellen im Spiel sind, werden sie neben IL-2 auch IL-4 sezernieren. Diese Zytokinkonstellation treibt B-Lymphozyten zur Produktion von IgE.

Biologie der Immunglobuline

Einige wenige Antigene können B-Lymphozyten direkt zur Proliferation und zur Produktion von Immunglobulinen anregen, wobei dabei ausschließlich Antikörper der Klasse IgM entstehen. Dabei wird aus dem ruhenden B-Lymphozyt eine **Plasmazelle**.

Wenn Helfer-T-Lymphozyten (CD4⁺) das Antigensignal von Makrophagen erhalten, so sezernieren sie Lymphokine, welche die B-Lymphozyten stimulieren. Th_1-Zellen produzieren hauptsächlich IL-2 und Gamma-Interferon, so daß ein Wechsel der Immunglobulinklasse von IgM nach IgG stattfindet. Th_2-Zellen, die hauptsächlich IL-4 produzieren, bahnen den Wechsel von IgM zu IgE.

Unter natürlichen Gegebenheiten erfolgt meist eine **polyklonale Antikörperproduktion**. Im Laufe der Zeit findet nicht nur ein Klassenwechsel der Immunglobuline von IgM nach IgG, IgA oder IgE statt, sondern auch eine Steigerung der **Affinität der Antikörper** zum Antigen.

Unter natürlichen Bedingungen werden bei einer Immunreaktion gegen ein großes Antigen mit mehreren Epitopen und selbst bei der Präsentation von nur einem immundominanten Epitop immer mehrere Lymphozyten gleichzeitig zur Aktivierung und zur Proliferation (Expansion) gebracht. Die Folge ist, daß eine Mischung von **polyklonalen Antikörpern** entsteht, die eine unterschiedliche kurze Kette (κ oder λ), haben können, aber alle die gleiche antigene Spezifität besitzen. Auch im Verlauf einer Immunreaktion ändern sich die Antikörper. So wird zu Beginn zunächst IgM produziert, was aber nach und nach durch IgG, durch IgA oder IgE ersetzt wird. Auch die **Affinität der Antikörper** zu dem Epitop ändert sich; so sind die Antikörper anfangs nur recht grob an die Struktur des Epitops angepaßt. Klone, die solche »schlechten« Antikörper produzieren, werden später durch solche Klone ersetzt, die Antikörper mit großer Affinität synthetisieren.

Monoklonale Antikörper sind nicht nur in ihrer Antigenspezifität, sondern auch in ihrer Struktur völlig identisch.

Unter künstlichen Laborbedingungen (durch Fusion eines Antikörper produzierenden B-Lymphozyten mit einer immortalisierten Krebszelle) gelingt es, einen einzigen Klon von B-Lymphozyten zur Proliferation und zur Sekretion seiner Immunglobuline zu bringen. Diese **monoklonalen Antikörper** sind untereinander in der Struktur und in der Affinität alle identisch.

Verteilung von Immunglobulinklassen in den verschiedenen Kompartimenten:
• IgM: nur Serum
• IgG: Serum und Lymphe
• IgA: hauptsächlich auf Schleimhäuten
• IgE: gebunden an basophile Granulozyten und Mastzellen.

IgM ist so groß, daß es aus der Blutbahn kaum entweichen kann. IgG-Moleküle sind dagegen im Serum ebenso wie in der Gewebslymphe vorhanden; sie können sogar über die Plazentabarriere hinweg (durch aktiven Transport) in den Fötus gelangen ($\boxplus$ 7). IgA-Moleküle werden zu einem Großteil durch einen aktiven Mechanismus durch Epithelzellen hindurch auf Schleimhäute sezerniert ($\boxdot$ 21, S. 48) und nehmen an der lokalen Immunität teil. IgE-Moleküle binden an Rezeptoren von wenigen Zellen, z.B. basophilen Granulozyten im peripheren Blut oder an Mastzellen im Gewebe; sie sind also weitgehend sessil.

Die Halbwertszeit der Immunglobulinklassen ist unterschiedlich, z.B. für IgG 21 Tage.

Die Halbwertszeit ist recht unterschiedlich. IgA muß ständig in großer Menge neu gebildet werden ($\boxplus$ 7). IgG hat dagegen eine Halbwertszeit von 21 Tagen, d.h., daß bei einem passiven Transfer (im Fötus; nach passiver Immunisierung mit Gammaglobulin) solche Antikörper in abnehmender Konzentration über Monate ihre Funktion aufrechterhalten können.

Funktion der Immunglobuline

• **Neutralisation**

Funktion der Immunglobuline

Neutralisation: Nach Bindung an das entsprechende Epitop eines Antigens ist dessen Funktion behindert. So können Toxine unwirksam gemacht, Adhäsine von Erregern maskiert werden.

• **Aggregation (Präzipitation** von löslichen Antigenen bzw. **Agglutination** von partikulären Antigenen)

• Durch die bivalenten (IgA, IgG) bzw. pentavalenten (IgM) Eigenschaften von Immunglobulinen können mikrobielle Strukturen **aggregiert** werden, was entweder als **Präzipitation** (von löslichen Produkten) oder als **Agglutination** (von partikulären Strukturen) imponiert. Auch dies hindert die Entfaltung der biologischen Aktivität der Mikroben.

• **Opsonisierung**

• **Opsonisierung:** Da Phagozyten an ihrer Oberfläche Fc-Rezeptoren besitzen (deren Zahl durch Zytokine reguliert werden), können antikörperbeladene Mikroben besser phagozytiert werden.

• **Komplementaktivierung**

Komplementaktivierung: Wenn Antikörper der Klasse IgG und IgM mit dem Fab-Stück an das entsprechende Antigen gebunden sind, wird durch Molekülumstrukturierung am Fc-Stück eine Komplementbindungsstelle frei (IgA-Antikörper besitzen diese nicht). Da Phagozyten neben F_c-Rezeptoren auch noch C3-Rezeptoren besitzen, wird die Opsonisierung von Mikroben noch weiter gesteigert.

Das lokale Immunsystem der Schleimhäute

Die Schleimhäute sind an vielen Stellen mit Flora aus Bakterien, Pilzen, Protozoen und Viren besiedelt. Deshalb sind diese Gewebe mit einem hochleistungsfähigen Abwehrsystem abgeschirmt.

Das lokale Immunsystem der Schleimhäute

Da die Schleimhäute an vielen Stellen mit residenter bzw. transienter Flora aus Bakterien, Pilzen, Protozoen und Viren dicht besiedelt sind, und diese Mikroorganismen auch die anatomische Barriere gelegentlich überwinden können, sind diese Gewebe mit einem hochleistungsfähigen Abwehrsystem aus unspezifischen und spezifischen Mechanismen abgeschirmt.

Das **schleimhautassoziierte Immunsystem** ist gleich an mehreren Positionen eingeschaltet und ist mehr oder weniger ähnlich auf allen Schleimhäuten zu finden. Intraepithelial liegen bereits zwischen den Epithelzellen versprengt Lymphozyten, die zum größten Teil T-Lymphozyten mit einem γ/δ-Rezeptor sind. (Die meisten sind CD4$^+$, CD8$^+$. Sie erkennen u. a. Proteinantigene, und dies auch schon von vornherein, also ohne Priming!) In der normalen Darmschleimhaut findet man ca. 6–40 Lymphozyten pro 100 Epithelzellen, was in der gesamten Darmlänge etwa eine Zellmasse darstellt, die dem Pankreas gleich kommt. Bei einer chronischen Darmentzündung ist ihre Zahl stark vermehrt. Unterhalb des Epithels sind Lymphozyten aus der T- und B-Zellreihe, darunter auch einige Plasmazellen, diffus verstreut vorhanden oder sammeln sich zu kleineren Lymphfollikeln (Solitärfollikel) (siehe ◉ **19**). Solche Zellen können auch aus der Darmschleimhaut auswandern und andere Körperregionen aufsuchen.

Das **schleimhautassoziierte Immunsystem** findet sich nicht oder weniger ausgeprägt auf allen Schleimhäuten. Zwischen den Epithelzellen liegen vereinzelt Lymphozyten, die v. a. zu den T-Zellen gehören. Unterhalb des Epithels liegen T-, B- und Plasmazellen diffus verstreut oder in kleinen Lymphfollikeln.

◉ 19 Schleimhautassoziiertes Immunsystem

An manchen Stellen der Schleimhaut sind große Ansammlungen als Folliculi lymphatici aggregati zu finden, die im Dünndarm und etwas weniger im Dickdarm als **Peyer-Plaques** bekannt sind. Hier sind B-Lymphozyten in den Follikeln angereichert; dazwischen liegen Regionen mit T-Lymphozyten und außerdem sind überall noch zahlreiche Makrophagen vorhanden, so daß alle Zellen präsent sind, die an der Immunreaktion teilnehmen. Diese lymphknotenähnlichen Strukturen haben jedoch keine afferenten, sondern nur efferente Lymphbahnen. Viele Antigene überwinden nämlich leicht die Epithelbarriere über den Peyer-Plaques. Die Peyer-Plaques liegen tief in den Krypten der Schleimhaut, umgeben von hochragenden Zotten. Während die Schleimhaut sonst immer von einem hochzylindrischen Epithel mit Bürstensaum begrenzt ist, sind manche Zellen, die sogenannten M-Zellen, in dem Epithel über den Peyer-Plaques ganz dünn und ohne Bürstensaum. Wenn Antigene, aus Nahrungsbestandteilen und der mikrobiellen Flora des Darmes, also sowohl totes wie lebendes Material, hier durchdringen, so werden sie sogleich vom Immunsystem in Empfang genommen. Die Peyer-Plaques sind also so etwas wie die drainierenden Lymphknoten der Darmschleimhaut (s. ◉ **20**).

Größere Ansammlungen finden sich z. B. als **Peyer-Plaques** in der Darmschleimhaut.

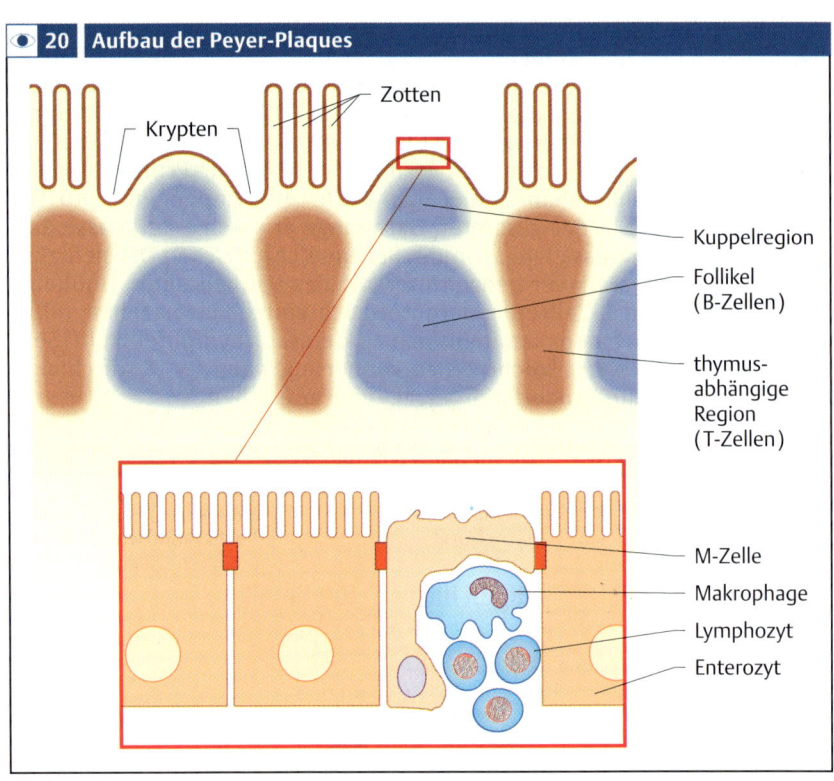

20 Aufbau der Peyer-Plaques

Zotten

Krypten

Kuppelregion

Follikel (B-Zellen)

thymus-abhängige Region (T-Zellen)

M-Zelle

Makrophage

Lymphozyt

Enterozyt

IgA-bildende Plasmazellen finden sich meist in Schleimhäuten. **Dimere** IgA-Moleküle werden transzellulär durch Schleimhautepithelzellen ins Lumen transportiert, wobei sie mittels eines zusätzlich aufgenommenen Peptids **(secretory piece)** eine Resistenz gegen Proteasen der proteolytischen Enzyme im Darm erwerben, d. h. sie können eine längere Zeit funktionstüchtig bleiben.
Diese sekretorischen IgA-Moleküle bilden so einen »immunologischen Anstrich« auf der Schleimhaut (⊡ 21).

Plasmazellen in der Submukosa von Schleimhäuten bilden speziell Antikörper der Klasse **IgA**, entweder in monomerer oder **dimerer** Form, was durch eine Brückenbildung zwischen zwei monomeren Molekülen mittels eines J-Stückes (**j**oining) geschieht. Während die monomeren Moleküle allesamt über die Lymphe ins Blut gelangen, kann ein Teil der sezernierten dimeren IgA-Moleküle mit Hilfe seines J-Stückes an spezielle Rezeptoren auf der Rückseite von Epithelzellen (z. B. Enterozyten) binden. Zusammen mit dem Rezeptor werden die dimeren IgA-Moleküle in die Zelle aufgenommen und durch die Zelle transportiert, um auf die Lumenseite ausgeschleust zu werden. Diese IgA-Moleküle im Lumen sind durch die zusätzliche Anlagerung des Rezeptors **(secretory piece)** in den Sekreten stabil, d. h., das sekretorische IgA kann dort trotz proteolytischer Enzyme längere Zeit funktionstüchtig bleiben, sogar im Dünndarm. Diese sekretorischen IgA-Moleküle bilden so einen »immunologischen Anstrich« auf der Schleimhaut (⊡ 21).

21 Ausschleusen von IgA in das Darmlumen

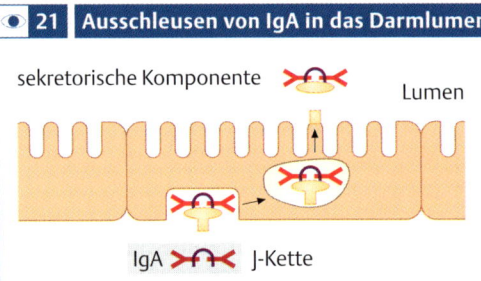

sekretorische Komponente
Lumen
IgA   J-Kette

Zunächst wird von einer Plasmazelle in der Submukosa **monomeres IgA** hergestellt. Solche Immunglobuline gelangen nur ins Blut. Wenn jedoch zwei monomere IgA-Moleküle mittels eines **J-Stücks** zu einem Großmolekül verbunden werden, so findet dieses **dimere IgA** einen passenden Rezeptor an der Rückseite der Epithelzellen. Nach Bindung an diesen Zellrezeptor wird das dimere IgA zusammen mit dem Zellrezeptor als zusätzliches Gelenkstück internalisiert und transzellulär auf die Frontseite transportiert. Dort wird es ausgeschieden, wobei es den Zellrezeptor als **secretory piece** mitnimmt. Dieses neuartige Gesamtmolekül ist nun ziemlich stabil gegenüber Proteasen und kann so längere Zeit auf der Schleimhaut bestehen. Auf der Schleimhaut unmittelbar noch vor den Epithelzellen entsteht somit ein »immunologischer Anstrich«.

Ein Teil der dimeren IgA-Moleküle, der via Lymphe in die Blutbahn gelangt ist, kann in den Sinus der Leber durch Lücken in der Endothelwand (Lamina cribrosa) in den Disse-Raum gelangen und dort an die Rückseite der Hepatozyten. Da diese Zellen ebenfalls, wie die Enterozyten, ontogenetisch vom Entoderm abstammen, besitzen auch sie die Rezeptoren für dimeres IgA und können diese Moleküle transzellulär als sekretorisches IgA mit der Galle in den Dünndarm schicken, was zusätzlich zur lokalen Immunität der Schleimhaut beiträgt. Nicht nur derjenige Darmabschnitt, der mit dem Antigen direkten Kontakt hatte, sondern auch andere Darmabschnitte profitieren somit von der Immunreaktion.

Außerdem können auch IgA-bildende Plasmazellen ihren primären Standort in der Schleimhaut verlassen und in andere Areale einwandern. Bestimmte Adressine an ihrer Oberfläche bestimmen jedoch, daß sie sich wiederum in Schleimhautareale einnisten. Eine stillende Mutter, die mit Erregern im Darm Kontakt hatte und zunächst dort IgA gebildet hat, wird nach einiger Zeit auch IgA-Plasmazellen derselben Spezifität z. B. in den Laktationsdrüsen haben, so daß mit der Muttermilch spezifische Antikörper der Klasse IgA auf das Kind übertragen werden. (Dies bedingt den Vorteil einer Brustmilchernährung gegenüber einer Gabe von Milchpulver; in den Tropen sind Kleinkinder entschieden auf diese mütterliche Leihimmunität angewiesen.)

Die zelluläre Immunreaktion

T-Lymphozyten werden hauptsächlich im Kindesalter angelegt. Da diese Zellen aber langlebig sind und bei Bedarf proliferieren können, gibt es auch später keinen Mangel. 70 – 80 % der Lymphozyten im Blut gehören dazu; sie sind ständig auf Patrouille im Körper und stellen das eigentliche **immunologische Gedächtnis** dar.

Die CD4+-Zellen (Helfer-Zellen) sind in erster Linie regulatorische Zellen, welche die Funktion anderer Lymphozyten und assoziierter Zellen kontrollieren. CD8+-Zellen haben ebenfalls eine regulatorische Rolle, hauptsächlich in der Suppression von Immunreaktionen; aber sie haben auch eine direkte Effektorfunktion, und zwar eine zytostatische Wirkung gegen Bakterien, Pilze, Protozoen, Würmer, aber auch gegen Zellen, z. B. virusinfizierte Zellen bzw. Tumorzellen.

Auch die **Natural Killer Cells** (NK-Zellen) spielen eine Rolle in der zellulären Immunabwehr. Obwohl sie kein CD3 und auch keinen T-Zellrezeptor (und auch kein Immunglobulin) besitzen, sondern durch andere Zelloberflächenrezeptoren charakterisiert sind (▣ 15, S. 41), erkennen sie verschiedene Antigene, auch ohne Kontext mit MHC I oder MHC II, und zwar schon ohne vorherige Immunstimulierung, d. h. also sofort und nicht erst nach Tagen. Sie haben sowohl eine zytotoxische wie auch eine regulatorische Funktion.

Die Zytotoxizität von Lymphozyten wird nach engem Kontakt mit der Zielzelle durch Sekretion von **Perforinen** und anderen Proteinen mit zytotoxischer Wirkung (z. B. Granzym, NK-Lysin) erreicht. Diese Produkte oligomerisieren und bilden membrangängige Kanäle, wodurch **Löcher** entstehen, welche die Barrierefunktion der Membran aufheben. Wenn auf einer Zielzelle das Fas-Antigen ausgeprägt ist, z. B. auf einem Hepatozyten, so kann ein T-Lymphozyt – nachdem er mit seinem T-Zellrezeptor an das entsprechende Antigen auf der Oberfläche der Zielstelle gebunden hat – mit Hilfe seines Fas-Liganden eine enge Verbindung eingehen, was in der Zielzelle die Signale für **Apoptose** aktiviert, so daß auch dadurch die Zielzelle abstirbt.

Die regulatorische Funktion der T-Lymphozyten und der NK-Zellen erfolgt über die Freisetzung verschiedenster **Zytokine** mit aktivierender oder auch bremsender Wirkung (▣ 8), wobei jede Zelle ein charakteristisches Muster hat und damit unterschiedliche Effekte auslösen kann.

Dimere IgA-Moleküle, die in irgendeinem Abschnitt einer Schleimhaut gebildet wurden und danach nicht gleich lokal sezerniert wurden, sondern ins Blut gelangt sind, können durch die Hepatozyten in die Galle als sekretorisches IgA ausgeschleust werden und zur Immunität der Darmschleimhaut beitragen.

Auch IgA-bildende Plasmazellen können vom primären Ort auswandern und andere Schleimhäute aufsuchen.

Die zelluläre Immunreaktion

CD4+- und CD8+-T-Lymphozyten sowie NK-Zellen sind Träger der zellulären Immunreaktion.

CD4+-, CD8+- und NK-Zellen haben eine regulatorische Funktion, indem sie mittels Zytokinen die Aktivität der assoziierten Zellen beeinflussen. CD8+- und NK-Zellen haben aber auch eine direkte Effektorfunktion.

Natural Killer Cells (NK-Zellen) haben sowohl eine zytotoxische wie auch eine regulatorische Funktion. Sie erkennen die Antigene sofort und schon ohne vorherige Immunstimulierung.

Bakterienzellen, Pilze, Protozoen und Würmer und sogar Wirtszellen, welche die entsprechenden Antigene an der Oberfläche tragen, entweder nach Infektion oder nach Entartung, werden lysiert. Diese Zytotoxität geschieht durch eine **Sekretion zytotoxischer Substanzen (z. B. Perforine)** in der Membran mittels chemischer Mediatoren oder durch Auslösen von **Apoptose**.

Die regulatorische Funktion der T-Lymphozyten und der NK-Zellen erfolgt über die Freisetzung von **Zytokinen** (▣ 8).

8 Das Konzept der Zytokine: Herkunft und Funktion

Zytokin	Herkunft	Hauptsächliche Zielzellen	Wirkung
▷ IL-1	Monozyten Makrophagen Epithelzellen Endothelzellen Fibroblasten	Monozyten Makrophagen T-Zellen Endothelzellen Epithelzellen Hypothalamus Leberzellen etc.	Aktivierung verschiedener Funktionen TNFα ↑ IL-2 ↑ IL-2 ↑ Fieber
▷ IL-2	Th$_1$-Zellen	T- und B-Zellen NK-Zellen	Aktivierung Proliferation von T-Zellen Proliferationssteigerung
▷ IL-3	T-Zellen, Thymus	verschiedene Leukozyten	
▷ IL-4	Th$_2$-Zellen Mastzellen Basophile	T- und B-Zellen Mastzellen	stimuliert Th$_2$-Zellen steigert IgE-Produktion hemmt die zelluläre Immunreaktion
▷ IL-5	Th$_2$-Zellen Mastzellen	Eosinophile B-Zellen Thymozyten	aktiviert Eosinophile stimuliert Wachstum von B-Zellen
▷ IL-6	Th$_2$-Zellen Monozyten Makrophagen Epithelzellen Endothelzellen	Hepatozyten B-Zellen	steigert die Produktion von Akute-Phase-Proteinen steigert die IgM-Produktion steigert die IgA-Produktion
▷ IL-8	Monozyten Makrophagen Epithelzellen	Neutrophile Eosinophile Basophile Monozyten CD8$^+$-T-Zellen	Chemotaxis und Aktivierung
▷ IL-10	Monozyten Makrophagen Th$_2$-Zellen Epithelzellen	Monozyten Makrophagen Th$_1$-Zellen B-Zellen	hemmt die Produktion von IL-1, TNF-α und IL-2
▷ IL-12	Monozyten Makrophagen	T-Zellen NK-Zellen	Aktivierung
▷ Interferon-α/β	Fibroblasten Epithelzellen Granulozyten	viele Zielzellen	antivirale Aktivität Proliferationshemmung Hochregulierung von MHC Klasse II
▷ Interferon-γ	Th$_1$-Zellen NK-Zellen Makrophagen	viele Zielzellen	MHC Klasse I und II werden hochreguliert Stimulierung der antimikrobiellen Effektorfunktion von Zellen
▷ TNF-α	Makrophagen NK-Zellen Epithelzellen Mastzellen	Monozyten Makrophagen Hypothalamus	Aktivierung von Makrophagen und Granulozyten Fieber Anti-Tumorwirkung
▷ TNF-β	T-Zellen	parakrine Effekte	zytotoxische Wirkung
▷ TGF-β	T-Zellen Monozyten Makrophagen	Monozyten Makrophagen B-Zellen T-Zellen Epithelzellen	Reduktion der Entzündung Verminderte IgE-Produktion
▷ G-CSF ▷ M-CSF ▷ GM-CSF }	viele Zellen	Neutrophilen-Precursor Monozyten-Precursor Neutrophilen- und Monozyten-Precursor	Stimulierung von Wachstum und Reifung

Hervorzuheben ist die Funktion von **Gamma-Interferon**, dem Immuninterferon, das nicht nur Information zwischen den Lymphozyten vermittelt, sondern auch Makrophagen und selbst parenchymatöse Zellen zu einer erhöhten antimikrobiellen Aktivität treibt. Solche aktivierten Makrophagen, z. B. epitheloide Zellen in Granulomen (siehe z. B. ⊡ **27**, S. 59), können besser mit phagozytierten Erregern fertig werden.

Gamma-Interferon ist eines der wichtigsten Zytokine für die Aktivierung von Makrophagen.

Parenchymatöse Zellen werden durch Gamma-Interferon unter anderem dazu gebracht, die Anzahl der MHC-I-Moleküle an der Oberfläche zu erhöhen. Damit wird die Erkennung durch CD8⁺-T-Lymphozyten erleichtert, so daß die Effizienz der zellulären Immunreaktion verstärkt wird.

Gamma-Interferon induziert eine verstärkte Expression von MHC I auf Parenchymzellen

> ▶ *Merke.* Gamma-Interferon stammt aus T-Lymphozyten und ist das Immuninterferon. Alpha- und Beta-Interferon werden von Fibroblasten und Granulozyten produziert und haben eine antivirale und antizellproliferative Wirkung. Es handelt sich jeweils um ganz verschiedene Moleküle.

◀ Merke

Da diese Kooperation von Immunzellen und assoziierten Zellen nicht sofort zur Aktivierung der Effektorzellen führt, sondern erst nach Tagen, nennt man diese Art der Reaktion eine **Immunreaktion »vom verzögerten Typ«** (delayed type hypersensitivity = DTH) im Gegensatz zum Soforttyp der humoralen Immunität. Während eine humorale Immunität meistens eine akute, heftige Entzündungsreaktion auslöst, die sich gelegentlich überschießend bis hin zum anaphylaktischen Schock entwickeln kann, verläuft die DTH protrahierter. Wenn dann diese Abwehrreaktion ihr Ziel, die Erreger oder die Antigene zu eliminieren, nicht erreicht, so entwickelt sich eine chronisch entzündliche Reaktion, eine eher negative Folge der Immunreaktion.

Die Kooperation von Immunzellen und assoziierten Zellen führt erst nach Tagen zur Aktivierung der Effektorzellen: **Reaktion vom verzögerten Typ** (delayed type hypersensitivity = DTH). Während eine humorale Immunität meistens eine akute, heftige Entzündungsreaktion auslöst, die sich gelegentlich überschießend bis hin zum anaphylaktischen Schock entwickeln kann, verläuft die DTH protrahierter.

5.1.3 Impfung

Geschichtliches. 1794 hat Edward Jenner, ein englischer Landarzt und naturkundlicher Forscher, eine erste Impfung gegen die Pocken eingeführt. Er vermehrte die Kuhpocken, die beim Menschen nur eine schwache Infektion erzeugen, auf der Haut einer Kuh (lat. vacca) und übertrug diesen Impfstoff auf die Haut von Menschen (Vaccination).

5.1.3 Impfung

◀ Geschichtliches

Der Geimpfte mußte dann selbst, d. h. aktiv, eine Immunreaktion gegenüber diesem lebenden und attenuierten (d. h. abgeschwächten) Impfstoff bewerkstelligen.

Neben dieser **Aktivimpfung mit Lebendimpfstoff** gibt es heute auch noch viele **Totimpfstoffe** und daneben auch noch die Möglichkeit einer **passiven Impfung**, wobei Antikörper von immunen Spendern auf Nichtimmune übertragen werden.

Passive Impfung

Die Verabreichung von monoklonalen Antikörpern zur Impfung spielt heute noch keine große Rolle. Meist werden Gammaglobulinfraktionen von Seren eines großen Pools von Spendern verwendet. Die Gabe von **heterologem Antiserum**, d. h. also **vom Tier**, z. B. vom Pferd, beinhaltet die Gefahr, daß das Immunsystem des Empfängers gegen einzelne Domänen des Fc-Stückes der Immunglobuline reagiert und somit Antikörper des Menschen gegen die tierischen Antikörper entstehen. Nach ca. 9 Tagen (»exanthème du neuvième jour«) kann dann eine Komplexbildung der bereits entstandenen menschlichen Antikörper und der noch zirkulierenden tierischen Antikörper erfolgen, die sich nun als Antigen-Antikörper-Komplex im Gewebe (Haut, Gelenke, Niere) niederschlagen können und noch Komplement dabei aktivieren. An diesen Orten kommt es zu einer entzündlichen Reaktion mit Fieber, lokalen Entzündungen, Schmerzen, Erythem etc., der sog. **Serumkrankheit**.

Passive Impfung

Passive Impfung bedeutet die Übertragung von Antikörpern von Spendern auf einen nichtimmunen Empfänger. **Heterologe Antiseren vom Tier** beinhalten die Gefahr einer Immunreaktion des Empfängers gegen das artfremde Eiweiß der Immunglobuline, was zur **Serumkrankheit** führt, einer entzündlichen Reaktion mit Fieber, Schmerzen, Erythem etc.

Die Gabe von **homologem Antiserum (menschliche Spender)** ist vorzuziehen.

Einfache **Gammaglobulinpräparationen** enthalten nur die übliche Mischung von Antikörpern in der durchschnittlichen Konzentration, so daß der durchschnittliche Mensch von der passiven Übertragung nicht profitiert, außer in Ausnahmefällen.

Besser ist die Applikation eines **Hyperimmunserums**, das einen hohen Antikörpertiter gegenüber einer speziellen Antigenspezifität besitzt, wie z. B. Tetagam, das neben den üblichen Antikörpern hohe Antikörper gegen Tetanustoxin enthält.

Vorteil der **passiven Immunisierung** ist, daß der **Immunschutz sofort zur Verfügung steht.**
Von **Nachteil** ist, daß der **Schutz nach 3 – 6 Monaten verschwindet.** Aufgrund der Infektionsgefahr sollte die passive Impfung einer strengen Indikationsstellung unterliegen.

Aktive Impfung

Man muß unterscheiden zwischen **Lebend-** und **Totimpfstoff.**
Die Beschaffenheit der **Totimpfstoffe** ist unterschiedlich. Sie bestehen aus ganzen Partikeln, Bruchstücken davon oder nur aus einzelnen Molekülen. Der verwendete Impfstoff enthält jedoch nicht ausschließlich nur das Antigen, sondern auch Fremdstoffe (Adjuvanzien, Konservierungsstoffe).

Aus diesem Grunde ist eine Gabe von **homologem Antiserum**, d. h. **von menschlichen Spendern**, immer vorzuziehen, wenn es zur Verfügung steht (derzeit gibt es immer noch kein homologes Antiserum gegen Diphtherietoxin). Die Entstehung von anti-idiotypischen Antikörpern, die gegen die Paratope der Immunglobuline gerichtet sind, spielt in der Praxis noch keine Rolle.

Die menschlichen Antiseren enthalten aber recht unterschiedliche Mengen der jeweiligen Antikörper, da sie ja immer polyklonalen Ursprungs sind. Ein Antiserum, welches nur als »**Gammaglobulin**« spezifiziert ist, enthält also durch die Poolbildung von vielen Spendern einen durchschnittlichen Wert der Antikörpertiter gegen nahezu alle der üblichen Krankheitserreger. Ein durchschnittlicher Mensch hat also keinen Nutzen davon, da er ja nur das durchschnittliche Antikörperspektrum erhält. Nur wenn die Spender – oder zumindest einige davon – Antikörper gegen bestimmte Erreger besitzen, die nicht in der Allgemeinbevölkerung existieren, so kann mit einer solchen Gammaglobulingabe ein Schutz vermittelt werden, z. B. ein Schutz gegen Hepatitis A.

Viel besser allerdings ist, wenn man ein **Hyperimmunserum** appliziert. Dabei werden in den Spenderpool nur solche Menschen (Tiere) aufgenommen, die mit Sicherheit einen hohen Antikörpertiter gegenüber einer speziellen Antigenspezifität besitzen. Beispielsweise enthält Tetagam, ein humanes Antiserum, hohe Antikörper gegen Tetanustoxin – und daneben natürlich auch die durchschnittliche Mischung der üblichen Antikörper eines erwachsenen Menschen.

Der Vorteil der **passiven Immunisierung** ist, daß dieser **Immunschutz sofort zur Verfügung steht**. Der **Nachteil** ist jedoch, daß er aber auch **bald wieder verschwindet**, nämlich nach 3 – 6 Monaten, bedingt durch die Halbwertszeit von 21 Tagen der IgG-Moleküle. Ein weiterer Nachteil ist die Infektionsgefahr, die prinzipiell von menschlichen und tierischen Produkten ausgeht. Zwar wurde durch verschiedene Produktionsschritte (Präzipitation, Erhitzen auf 60 °C über 10 Stunden, Zugabe von desinfizierenden Stoffen etc.) eine weitgehende Reduktion von Infektionserregern erreicht, doch sind solche Präparationen nicht absolut steril! Im Prinzip bleibt die Möglichkeit, daß z. B. manche Viren (Parvovirus B19, Hepatitis C u. a.) und andere infektiöse Agenzien persistieren. Daraus folgt, daß die Gabe von passiven Impfstoffen einer strengen Indikationsstellung unterliegen sollte (ähnlich wie bei Bluttransfusion).

Aktive Impfung

Im Prinzip können zwei verschiedene Arten von aktiven Impfstoffen verwendet werden, die **Totimpfstoffe** und die **Lebendimpfstoffe.**
Totimpfstoffe bestehen entweder aus ganzen (partikulären) Erregern, oder es sind Bruchstücke bzw. Produkte von diesen, wovon manche toxische Wirkung haben können. (Bei der Herstellung und Reinigung der Impfstoffe können auch Fremdstoffe hinzukommen.) Wenn auch bislang meist natürliche Produkte aus kultivierten Erregern gewonnen werden, gibt es bereits einige Impfstoffe, die gentechnisch produziert werden. So wird das Surface-Antigen von Hepatitis-B-Viren durch Rekombination von Sproßpilzen (Saccharomyces cerevisiae) hergestellt. Obwohl die Pilzantigene durch Reinigungsschritte weitgehend entfernt wurden, sind doch immer noch ausreichend Fremdstoffe vorhanden, die bei empfindlichen Personen eine Reaktion auslösen können. Wenn es sich bei Impfstoffen um Haptene handelt, müssen sie an Trägermoleküle gebunden werden, wie z. B. das Kapselantigen von Haemophilus influenzae b. Da manche der Antigene zuvor detoxifiziert werden müssen, z. B. Diphtherietoxin und Tetanustoxin, geht auch ein Teil ihrer Antigenkapazität verloren, so daß eine ausreichende Immunreaktion nur entsteht, wenn man ein immunologisches Adjuvans als Verstärker hinzugibt. Tetanustoxin und Diphtherietoxin werden zunächst durch Formalin denaturiert und damit inaktiviert; die Antigenität dieses **Toxoids** bleibt aber weiterhin – wenn auch in reduziertem Maße – bestehen. Diese Antigene werden an Aluminiumhydroxid-Salze

gebunden. Dieser **Toxoid-Adsorbatimpfstoff** mit zusätzlichen Konservierungsstoffen wird dann i. m. appliziert.

Erst nach 10 – 14 Tagen führt die Immunreaktion zur Produktion spezifischer Antikörper. Diese Antikörper sind zunächst nur wenig affin und nur in geringer Zahl vorhanden (▣ 22). Auch ist die Reaktion zeitlich limitiert, so daß bald eine **Zweitimpfung (Boosterinjektion)** nachfolgen muß. Dann wird das immunologische Gedächtnis restimuliert, und der Antikörperanstieg im Serum ist schneller und steiler; auch die **Affinität** der gebildeten Antikörper zu ihrem speziellen Antigen nimmt zu. Bei schwachen Antigenen wie Diphtherietoxoid und Tetanustoxoid muß die Boosterung bereits nach 4 – 8 Wochen, bei anderen, viralen Antigenen, z. B. Hepatitis A, muß sie erst nach 6 – 9 Monaten erfolgen. Die schwachen Antigene erfordern sogar dann noch einmal eine 3. Injektion nach ca. 12 Monaten, um die **Grundimmunisierung** abzuschließen. In größeren Abständen, ca. 10 – 15 Jahre, sollte dann aber wieder eine Restimulierung (Auffrischimpfung) geschehen, um einen ständigen Schutz zu besitzen. (Die optimalen Zeitabstände können von Antigen zu Antigen variieren.)

> ▶ **Merke.** Ist einmal eine solche Grundimmunisierung erfolgt, so muß später nur eine einmalige **Auffrischimpfung** gegeben werden, selbst wenn die letzte Impfung Jahrzehnte zurückliegt.

Wenn die Boosterinjektionen zu häufig erfolgen, kann dies zu **Nebenwirkungen** führen. Wenn nämlich noch hohe Antikörpertiter in der Zirkulation sind und bereits wieder lokal an der Impfstelle ein Antigendepot gesetzt wird, so kann eine Antigen-Antikörper-Reaktion zu einer lokalen entzündlichen Reaktion (Arthus-Reaktion), begleitet von Fieber und Allgemeinsymptomen, führen. Eine richtige Allergie (getragen durch IgE-Antikörper) ist eher selten. Auch an die Unverträglichkeit der Zusatzstoffe und der Fremdstoffe ist zu denken.

Die **Immunreaktion erfolgt erst nach einer zeitlichen Verzögerung** von mehreren Tagen nach der Erstimmunisierung. Die Antikörpermenge ist anfangs gering, die Affinität mäßig (▣ 22).

Die Dauer der Immunreaktion ist begrenzt, so daß eine **Zweitimmunisierung (Boosterinjektion)** nachfolgen muß. Die darauffolgende Immunreaktion ist schneller, höher, besser. Evtl. ist eine dritte Antigeninjektion für eine **Grundimmunisierung** erforderlich. Weitere Auffrischimpfungen folgen in weiteren Abständen.

◀ Merke

Nebenwirkungen der Totimpfstoffe sind neben der – geringen – Toxizität, vor allem Reaktionen auf Begleitstoffe und eine Überimmunisierung.

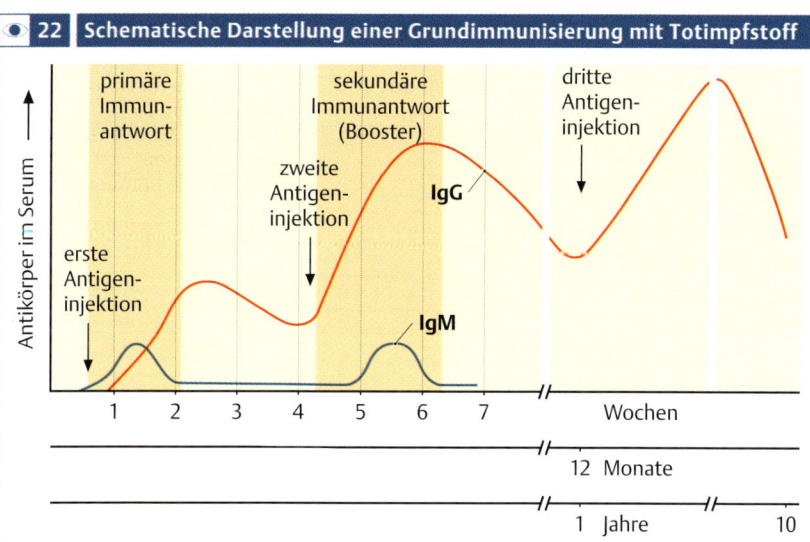

◉ 22 Schematische Darstellung einer Grundimmunisierung mit Totimpfstoff

Erst 10 – 14 Tage nach einer ersten Injektion von bestimmten Totimpfstoffen kommt es zu einer Antikörperproduktion, und diese ist auch nur recht schwach (**Primärantwort**), selbst wenn ein immunologisches Adjuvans, wie etwa Aluminiumhydroxid, dazugegeben wurde, um das Priming zu verstärken. Wenn nach einem zeitlichen Abstand von mehreren Wochen eine Zweitinjektion desselben Antigens erfolgt (**Boosterinjektion**), verläuft diese **Sekundärantwort** deutlich rascher und steiler und besser ab, denn nicht nur die Menge, sondern auch die **Affinität** der Antikörper nimmt zu; jetzt werden vor allem Antikörper der Klasse IgG gebildet. Spätestens jetzt kann man auch mit einem Schutz rechnen, obwohl der nicht lange anhält. Folglich muß dann nach einem längeren Abstand von mehreren Monaten eine weitere Antigeninjektion erfolgen, um wirklich über Jahre hinweg über einen zuverlässigen Schutz zu verfügen. Nach einer solchen **Grundimmunisierung** hält das immunologische Gedächtnis über Jahrzehnte an, so daß dann immer nur noch in langen Intervallen Einzelinjektionen als **Auffrischimpfung** verabreicht werden müssen.

Polysaccharidantigene induzieren schützende Antikörpertiter bereits nach der Erstinjektion für ca. 3 Jahre.

Lebendimpfstoffe sind zwar abgeschwächt, aber im Prinzip in der Lage, eine fortschreitende Infektion zu erzeugen.
Der Vorteil der **Lebendimpfung** liegt darin, daß die Immunreaktion stärker ist und länger anhält als bei Verwendung von Totimpfstoff. Auch die Art der ausgelösten Immunreaktion ist anders, es entsteht nicht nur eine humorale, sondern auch eine zelluläre Immunreaktion.

Zu den Vor- und Nachteilen von aktiver und passiver Impfung siehe ⊞ **9**.

Jedoch ist die Antikörperproduktion auf andere Totimpfstoffe, wie z. B. auf die Polysaccharide aus der Kapsel von Meningokokken der Serogruppen A und C sowie von Pneumokokken, anders. So existieren bereits 10 Tage nach der Erstinjektion von diesen Impfstoffen hohe Antikörpertiter, die auch mindestens 3 Jahre in ausreichender Höhe bestehen bleiben.

Lebendimpfstoffe bestehen aus attenuierten (tenuis, lat. = zart, schwach), d. h. in ihrer Virulenz abgeschwächten, aber im Prinzip vermehrungsfähigen Erregern. Die Vermehrung im Körper des Impflings ist auch in der Tat erforderlich, damit dadurch eine Immunreaktion angeregt wird. Allerdings droht im Prinzip die Gefahr, daß in einzelnen Geimpften, besonders bei abwehrgeschwächten Personen, die Vermehrung übermäßig stark ist und schwerwiegende Krankheitssymptome auftreten können.
Die ausgelöste Immunität ist jedoch stärker und länger anhaltend als bei Totimpfstoff, so daß oft eine lebenslange oder doch zumindest jahrelang anhaltende Immunität entsteht. Während Totimpfstoffe allenfalls eine humorale Immunität induzieren können, kommt es nach Lebendimpfung auch zu einer zellulären Immunität, die bei manchen Infektionen, z. B. bei der Tuberkulose, die eigentlich protektive Immunität ist.
Vor- und Nachteile der aktiven und passiven Impfung sind in ⊞ **9** gegenübergestellt.

⊞ 9	Vor- und Nachteile der passiven und aktiven Impfung		
		Vorteile	**Nachteile**
▷	**Passive Impfung**	sofort wirksam, auch bei Immunschwäche	nur humorale Immunität nur kurzfristig Infektrisiko Allergisierung Unverträglichkeit
▷	**Aktive Impfung**		erst nach Verzögerung wirksam nur wenn Immunsystem reaktiv
▷	Totimpfstoff	Verträglichkeit gut	evtl. toxische Komponenten Mehrfachgaben Zusätze von Adjuvanzien Arthus-Reaktion nur humorale Immunität
▷	Lebendimpfstoff	lange anhaltender Schutz humorale **und** zelluläre Immunität	evtl. Infektionsgefahr, vor allem bei Abwehrschwäche

6 Diagnostik

6.1 Anamnese

Berufliche Exposition, Reiseanamnese, Alter (»Kinderkrankheiten«), Kontakt mit Erkrankten, genetische oder erworbene Prädisposition und Impfstatus können hilfreiche Hinweise für oder wider das Vorliegen einer bestimmten Infektionskrankheit sein.

6.2 Klinische Zeichen

Einige Infektionskrankheiten gehen mit ganz charakteristischen Symptomen einher, so daß der Arzt ohne weiteres eine ziemlich sichere Diagnose stellen kann. Bei Röteln, Masern, Windpocken, u.a. bestehen typische Hauteffloreszenzen (⊡ 23 a, b, c). Ikterus ist ein starker Verdachtsmoment für das Vorliegen einer Hepatitis, aber eben kein endgültiger Beweis, weil ganz andere Ursachen ebenfalls dieses Symptom induzieren.

Der stakkatoartige Husten bei Infektion mit Bordetella pertussis erlaubt zumindest eine annähernde Diagnose, vor allem, wenn ein solcher Fall während einer Epidemie auftritt. Allerdings gibt es auch Fälle, die nicht so klassisch verlaufen, und daneben können eben manche Viren ganz ähnliche Symptome induzieren, wobei aber die Konsequenzen ganz unterschiedlich wären. Deswegen ist in vielen Fällen eine Bestätigung der Verdachtsdiagnose durch eine eingehende Labordiagnostik sinnvoll.

Die Schwellung von peripheren, drainierenden Lymphknoten und der Milz, den drainierenden Lymphknoten des Blutes, beobachtet man bei vielen Infektionen.

6 Diagnostik

6.1 Klinische Zeichen

Charakteristische klinische Zeichen können Hinweise für eine spezifische Krankheit geben (⊡ 23 a, b, c). Einige Infektionskrankheiten gehen mit ganz charakteristischen Symptomen einher, so daß der Arzt ohne weiteres eine ziemlich sichere Diagnose stellen kann. Allerdings gibt es auch Fälle, die nicht so klassisch verlaufen, und daneben können eben manche Viren ganz ähnliche Symptome induzieren.

⊡ 23 Synopsis Typische Hauteffloreszenzen bei Röteln, Masern und Windpocken

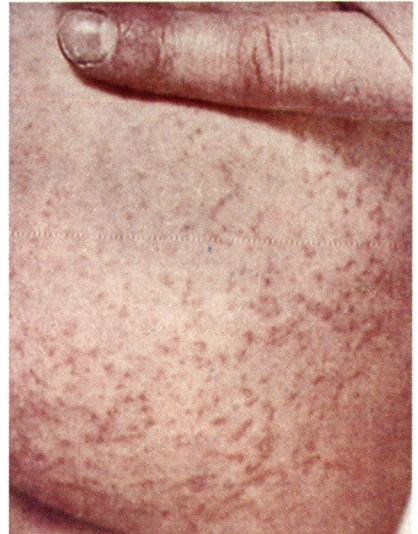 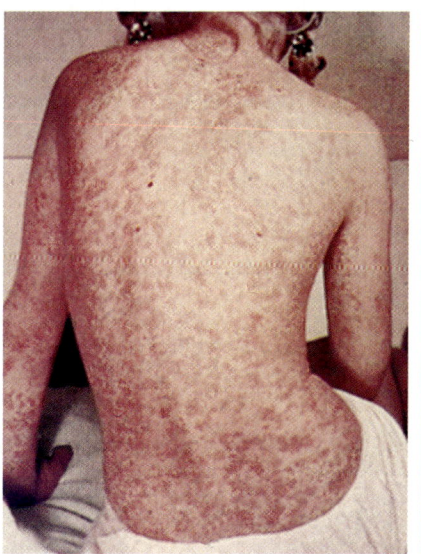 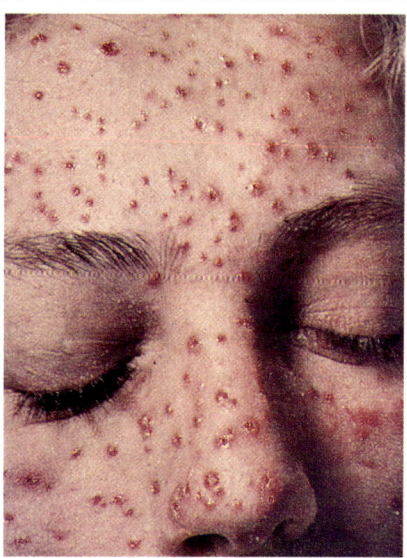

a Bei Röteln sieht man zuerst ein Erythem (d. h. Rötung im Niveau der Haut) und später entwickeln sich Papeln, die leicht das Niveau der Haut überragen (beim Tasten spürt man die Unebenheiten der Haut). Die Einzeleffloreszenz ist etwa stecknadelkopfgroß. Alle Effloreszenzen sind in etwa demselben Entwicklungsstadium.

b Bei Masern besteht ebenfalls ein Erythem und eine leichte Papelbildung; die Einzeleffloreszenz ist jedoch stecknadelspitzengroß; jedoch können gelegentlich die Einzeleffloreszenzen konfluieren und sind dann wie bei Röteln stecknadelkopfgroß. Alle Effloreszenzen sind im gleichen Entwicklungsstadium.

c Bei den Windpocken sieht man gleichzeitig alle Stadien der Effloreszenzen nebeneinander, nämlich Erythem, Papel, Pustel, geplatzte und verschorfte Pusteln.

Fieber ist ein Leitsymptom für viele Infektionen, wobei neben der Höhe der erreichten Temperaturen auch der Verlauf der Fieberkurve bewertet werden muß (▣ 24).

Fieber ist für viele Infektionskrankheiten ein Leitsymptom, wobei neben der Höhe der erreichten Temperaturen auch der Verlauf der Fieberkurve bewertet werden muß. Während bei den meisten Fieberaktionen ein abendlicher Temperaturanstieg erwartet wird, entsteht beim Typhus, einer zyklischen Infektion mit kontinuierter Freisetzung von Endotoxin, über 1 – 2 Wochen eine Kontinua auf hohem Niveau (▣ 24). Ein ondulierendes Fieber, welches abfällt, um nach Tagen wieder anzusteigen, ist typisch für die Brucellose. Allgemein bekannt ist auch der zyklische Fieberanfall bei Malaria, nämlich an jedem 3. Tag (Malaria tertiana) oder 4. Tag (Malaria quartana).

▶ **Merke.** Das Warnsignal Fieber kann fehlen, z.B. im Alter oder unter Therapie.

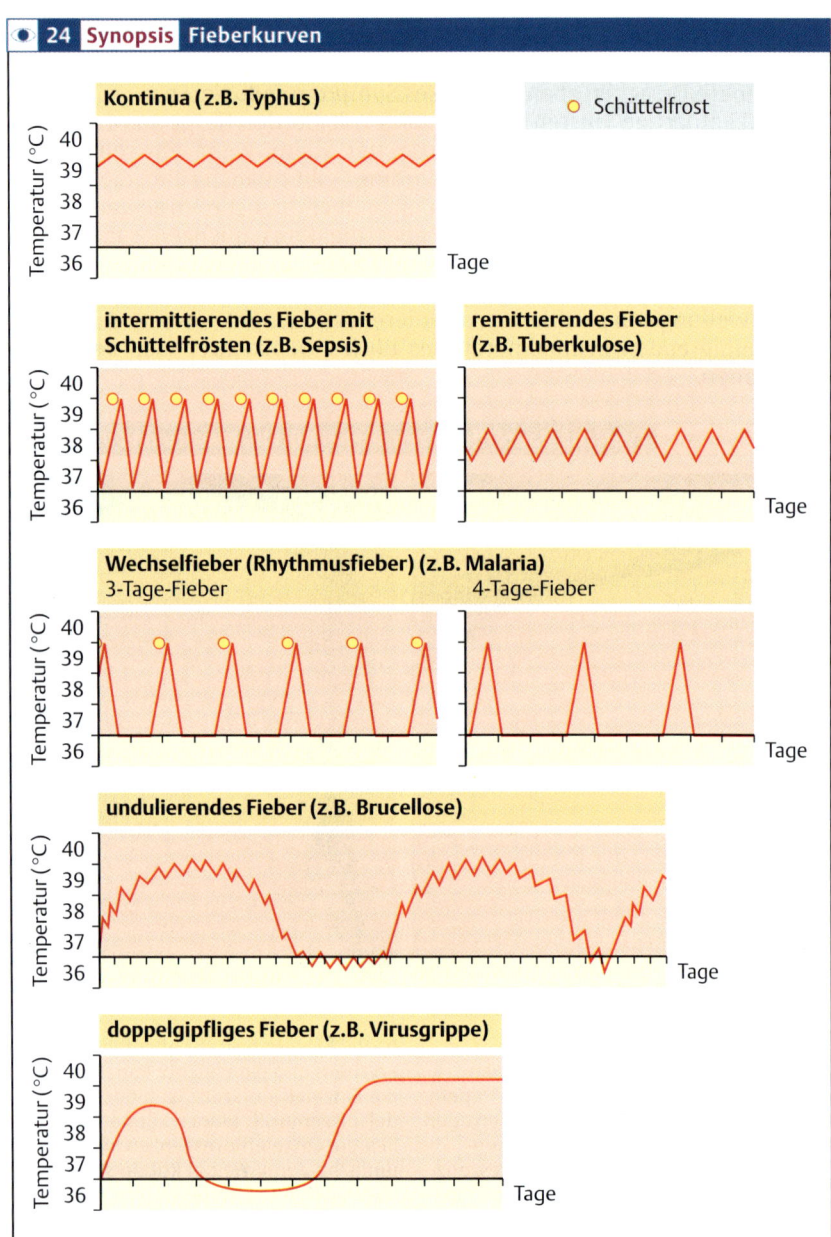

▣ 24 Synopsis Fieberkurven

Kontinua (z.B. Typhus)

○ Schüttelfrost

intermittierendes Fieber mit Schüttelfrösten (z.B. Sepsis)

remittierendes Fieber (z.B. Tuberkulose)

Wechselfieber (Rhythmusfieber) (z.B. Malaria)
3-Tage-Fieber   4-Tage-Fieber

undulierendes Fieber (z.B. Brucellose)

doppelgipfliges Fieber (z.B. Virusgrippe)

Manche Infektionskrankheiten induzieren typische Fieberverlaufskurven, wobei die Höhe der Temperatur, die Dauer der Fieberschübe und die zeitlichen Intervalle zwischen den einzelnen Schüben variieren können.

Vor 2 000 Jahren von Celsus beschrieben und später von Galen ergänzt, gelten **Rubor, Calor, Tumor, Dolor** und **Functio laesa** als Kardinalzeichen der Entzündung, hervorgerufen durch mikrobielle Erreger. Durch Freisetzung von Entzündungsmediatoren (Prostaglandine, Kinine u. a.) werden die Gefäße weitgestellt, so daß diese Areale besser durchblutet werden, was Rubor und Calor zur Folge hat. Da auch die Permeabilitätsbarriere des Endothels betroffen ist, kommt es zu einer Extravasation von Lymphe und zu einer Diapedese von Entzündungszellen, so daß das Gewebe an Zellmasse und Turgor zunimmt (Tumor). Dieser gesteigerte Druck, zusammen mit Entzündungsmediatoren, stimuliert die sensiblen Nervenendigungen, was den Schmerz (Dolor) erzeugt. Zur Schonung werden solche entzündliche Gebiete (z. B. Gelenke) ruhiggestellt, was eine Funktionseinschränkung (Functio laesa) bedeutet.

Die Kardinalzeichen der Entzündung sind **Rubor, Calor, Tumor, Dolor** und **Functio laesa**.

6.3 Klinisch-chemische Merkmale

6.3 Klinisch-chemische Merkmale

- Bei Infektionen ganz generell ist der **Eisenspiegel** (und auch der Kupferspiegel) im Serum erniedrigt, weil diese Elemente aus der Zirkulation in die Gewebsmakrophagen transportiert werden, um so unter anderem den Bakterien einen essentiellen Wachstumsfaktor vorzuenthalten. Eine Hyposiderinämie steigert die unspezifische Infektabwehr, während eine Eisenüberladung, z. B. nach Bluttransfusionen, zu einer Infektanfälligkeit führt.

- Der **Eisenspiegel** im Serum ist bei Infektionen meist erniedrigt.

- Das **C-reaktive Protein (CRP)** ist das auffälligste der **Akute-Phase-Proteine**, neben Serumamyloid A, Haptoglobin, α-Antitrypsin, Fibrinogen, Coeruloplasmin sowie den Komplementfaktoren C3, C4 (● **25**). Unter dem Einfluß hauptsächlich von IL-1 und IL-6, welche z. B. aus Makrophagen bei Kontakt mit Bakterien freigesetzt werden, kommt es innerhalb von wenigen Stunden in den Leberzellen zu einer gesteigerten Synthese und Freisetzung von CRP, einem Protein, das definitionsgemäß mit dem C-Polysaccharid aus der Kapsel von Pneumokokken reagiert.

- Die **Akute-Phase-Proteine**, vorweg das **CRP**, sind bei Infektionen erhöht. Die Serumspiegel von CRP reagieren empfindlicher als die Blutsenkungsgeschwindigkeit.

Darüber hinaus funktioniert es aber als generelles Opsonin und Stimulans für weitere Entzündungsmediatoren und verstärkt somit die unspezifische Infektabwehr. Wenige Stunden bis Tage nach dem Stimulus wird die Synthese von CRP wieder gedrosselt. Die quantitative Bestimmung erlaubt also eine zeitnahe Objektivierung von Entzündungsgeschehen. Die Höhe der **CRP-Spiegel** geht parallel zum Ausmaß der Gewebsschäden. Eine Verlaufskontrolle der Spiegel gibt ein objektives Maß zur Bewertung von Therapieerfolgen; diese Meßwerte sind somit aussagekräftiger als z. B. die Blutsenkungsgeschwindigkeit (BSG), die immer 2 Tage hinter dem CRP-Spiegel herhinkt (● **26**).

Die Höhe der **CRP-Spiegel** geht parallel zum Ausmaß der Gewebsschäden und ist aussagekräftiger als z. B. die Blutsenkungsgeschwindigkeit (BSG).

Auch bei manchen, nichterregerbedingten Entzündungen steigt das **CRP** an, z. B. bei der rheumatoiden Arthritis (primär chronischen Polyarthritis), Morbus Still, Morbus Reiter, Morbus Crohn, Morbus Bechterew, während bei anderen, klinisch ähnlichen Bildern der CRP-Spiegel unauffällig bleibt, z. B. bei Lupus erythematodes, Sklerodermie, Colitis ulcerosa. Hier trägt also das CRP zur Differentialdiagnose bei.

Aber selbst bei nichtentzündlichen Ursachen wird CRP produziert, z. B. bei Herzinfarkt mit Gewebsnekrosen und überhaupt nach chirurgischen Eingriffen, so daß dann die CRP-Spiegel leider kein Maß für den Infektionsverlauf mehr sind.

CRP kann aber auch bei nichtinfektiösen Prozessen erhöht sein (z. B. bei rheumatoider Arthritis, M. Still, M. Reiter, M. Crohn, M. Bechterew). Da CRP auch bei nichtentzündlichen Ursachen (z. B. nach chirurgischen Eingriffen) produziert wird, ist sein Spiegel dann kein Maß für den Verlauf mehr.

25 | **Serumproteine während einer »akuten Phase«**

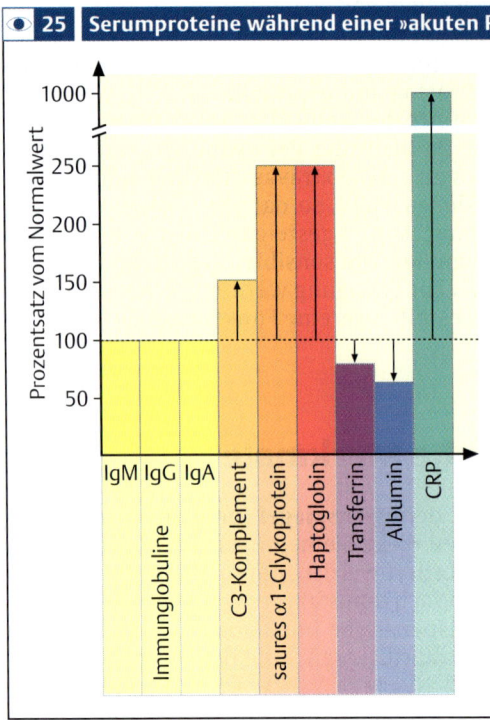

Unmittelbar nach einer Infektion, einem Trauma, einem Herzinfarkt, einem operativen Eingriff oder nach einem Marathonlauf ändert sich die Zusammensetzung der Serumproteine. Der Gehalt mancher Proteine, darunter vor allem das CRP (C-reaktives Protein), steigt rasch und sehr stark an, wogegen andere Werte, wie etwa Komplementfaktor C3, nur wenig erhöht sind.

26 | **Wertigkeit von CRP und BSG**

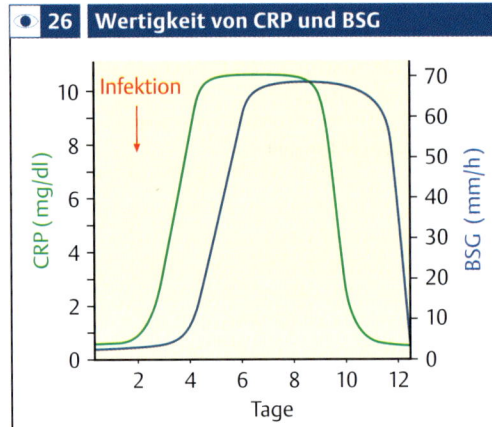

Der Serumgehalt an CRP (C-reaktives Protein) steigt innerhalb weniger Stunden nach dem Reiz an, abhängig vom Ausmaß der Schädigung. Nach dem Geschehen sinkt der Wert bald wieder ab. Dagegen erhöht sich die BSG (Blutsenkungsgeschwindigkeit) erst Tage später und fällt auch erst später wieder ab. Somit ergibt die Bestimmung von CRP ein aktuelleres Bild als die BSG.

• Das **Differentialblutbild** zeigt bei bakteriellen Infekten meist eine **Leukozytose** mit **Linksverschiebung**. Manche Infektionen, z. B. Typhus, gehen aber geradezu typischerweise mit einer **Leukopenie** einher.
In anderen Fällen kommt es zu einer Veränderung in der Zahl (z. B. **Lymphozytose** bei Keuchhusten) und dem Aussehen der Lymphozyten (z. B. Zellveränderungen bei Mononukleose). Bei HIV-Infektion gehen vor allem CD4⁺-T-Lymphozyten zugrunde; die Relation zu den CD8⁺-T-Lymphozyten verschiebt sich.

• Das **Differentialblutbild** gibt oft wichtige Hinweise. Eine **Leukozytose**, bestehend aus polymorphkernigen Granulozyten, evtl. noch charakterisiert durch eine Häufung von jugendlichen Granulozyten (**Linksverschiebung**), tritt wenige Stunden nach einem bakteriellen Reiz auf, zunächst durch rasche Mobilisierung dieser Zellen aus einer Reserve, sofern der Körper dazu noch überhaupt in der Lage ist. (Bei alten Menschen und chronisch Kranken muß man mit einer Knochenmarkinsuffizienz rechnen; auch Neugeborene haben nur einen begrenzten Pool an bereitstellbaren Leukozyten.) Später, d. h. nach Tagen, kommen dann auch neugebildete Granulozyten nach. Manche Infektionen, z. B. Typhus, gehen aber geradezu typischerweise mit einer **Leukopenie** einher.
In anderen Fällen kommt es zu einer Veränderung in der Zahl und dem Aussehen der Lymphozyten. Absolute und relative **Lymphozytose** sind geradezu klassisch für Keuchhusten, auch bei vielen viralen Infektionen sind mononukleäre lymphozytäre Zellen stärker vermehrt als Granulozyten. Ganz charakteristische **Zellveränderungen** sieht man im peripheren Blut bei Mononukleose. Nach fortschreitender Infektion mit HIV kommt es zu einem Verlust der CD4⁺-T-Lymphozyten. Die Relation zu den CD8⁺-Zellen ist verschoben.

6.4 Histologische Verfahren

Eine allererste Gewebsreaktion auf eine mikrobielle Noxe hin ist die **erhöhte Permeabilität der Kapillarwand**, so daß aus dem Blut verstärkt eiweißreiche Flüssigkeit ins Gewebe gelangt (Extravasation durch **Schrankenstörung**). Die verletzten Areale schwellen dadurch an und die ortsständigen Strukturen werden verdrängt – es bildet sich ein **Ödem**.

Eiter, bestehend aus Granulozyten, die ins infizierte Gewebe eingewandert sind, aus Zelldetritus und eiweißreicher Lymphe, ist charakteristisch für eine akute, meist bakterielle Entzündung. Im Verlauf von Tagen und Wochen wird der Anteil von Makrophagen größer. Am Ende, wenn die Infektion schon fast überwunden ist, treten gehäuft eosinophile Granulozyten auf (»eosinophile Morgenröte«).

Durch Bakterien und ihre Produkte kann die Konsistenz, Farbe und Geruch des Eiters beeinflußt werden, was der erfahrene Kliniker mit zur Diagnose heranzieht. Klassisch ist der blaugrüne Eiter, der nach Lindenblüten duftet, bei Infektionen mit Pseudomonas aeruginosa.

Granulome entstehen bei länger anhaltenden Reizen; bei der Tuberkulose ist das Tuberkulom mit zentraler Verkäsung (wo schon das Gewebe homogenisiert ist) einem Rand mit epitheloiden Zellen, d.h. aktivierten Makrophagen und einem Wall von Lymphozyten (▣ **27**) pathognomonisch.

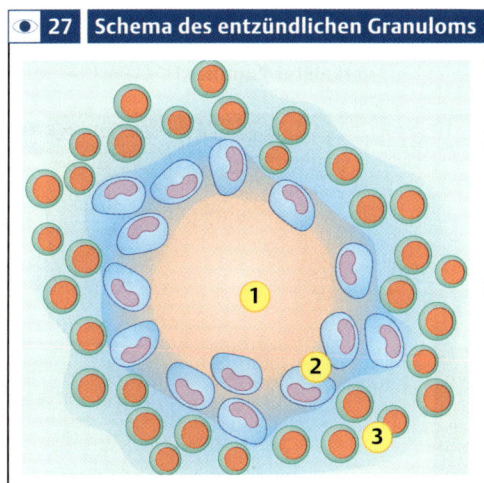

▣ 27 Schema des entzündlichen Granuloms

1 Zentrale Nekrose mit vollständiger Homogenisierung der zellulären Elemente (Verkäsung)
2 Rand mit epitheloiden Zellen, d.h. aktivierten Makrophagen, erkennbar an dem großen, gelappten Zellkern und dem großen, zartgefärbten Zytoplasma
3 Wall von kleinzelligen Lymphozyten mit rundem Kern und wenig Zytoplasmasaum. Meist T-Lymphozyten.

Gelegentlich sind einzelne Gewebszellen durch den Erreger in ganz charakteristischer Weise umgebaut, z.B. die Eulenaugenzellen bei Zytomegalie oder die Negri-Körperchen im Zytoplasma der Neurone bei Infektion mit Tollwutvirus.

6.5 Röntgenologische Verfahren

Der Gewebsumbau, der im Verlauf einer Infektion erfolgt (Extravasation, Infiltration, Destruktion), läßt sich auch im Röntgenbild erfassen (▣ **28**). Die Lokalisation und die Art der Zeichnung geben Hinweise für die Ursache, und die Ausdehnung ist ein Maß für die Entwicklung der Erkrankung. Auch Folgezustände, z.B. Verkalkungen als Zeichen einer abgelaufenen, chronischen Entzündung, lassen sich erkennen (▣ **29**).

6.4 Histologische Verfahren

Durch eine Schädigung der Kapillarwand wird die **Permeabilität** für eiweißreiche Flüssigkeit erhöht, Folge ist eine **Ödembildung** im Gewebe.

Typisch für eine akute bakterielle Infektion ist die Bildung von **Eiter**, bestehend aus Granulozyten, Zelldetritus, lebenden und toten Bakterien und eiweißreicher Lymphe.

Bei chronischen Entzündungsprozessen bilden sich oft **Granulome** mit Makrophagen als vorherrschender Zelle, umgeben von Lymphozyten (▣ **27**).

Gelegentlich zeigen infizierte Einzelzellen charakteristische Veränderungen (z.B. Eulenaugenzellen bei Zytomegalie).

6.5 Röntgenologische Verfahren

Das Röntgenbild zeigt gelegentlich typische Veränderungen (Extravasation, Infiltration, ▣ **28**). Auch Folgezustände, z.B. Verkalkungen als Zeichen einer abgelaufenen, chronischen Entzündung, lassen sich erkennen (▣ **29**).

28 | Infiltration und Extravasation im Röntgenbild

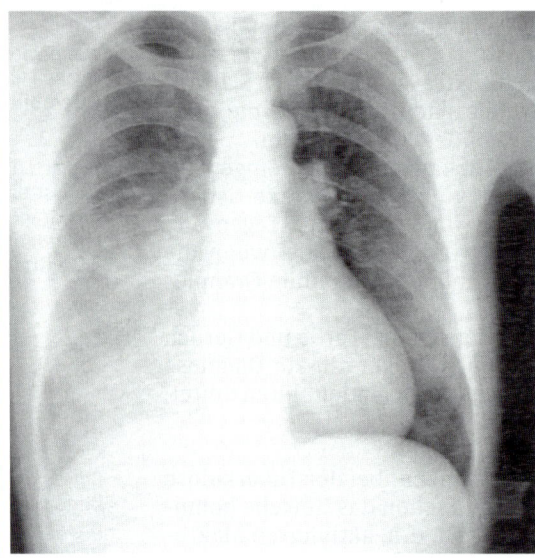

Breitflächige, diffuse Verschattung des rechten Mittel- und Unterlappens bei »Lobär«-Pneumonie.

29 | Verkalkung nach Infektion

verkalkter Rundherd   verkalkter Rundherd

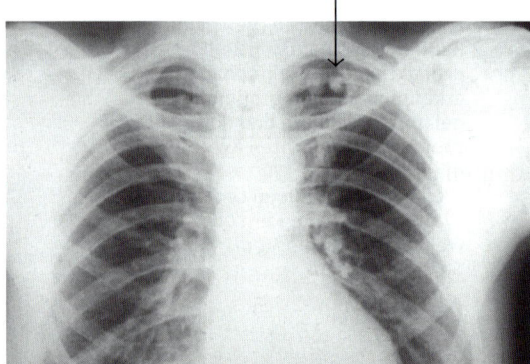
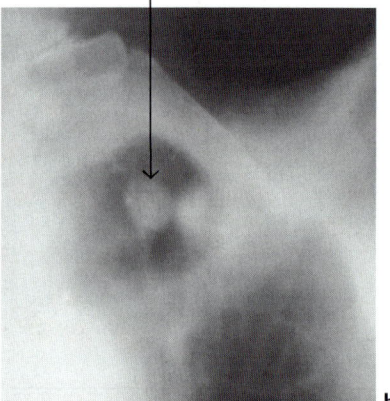

a   b

a und **b** Röntgenaufnahme des Thorax von einem 46jährigen Mann nach ausgeheilter Tuberkulose. In der linken Lungenspitze 2 ca. 1 cm große kalkdichte Rundschatten (**a**), im Tomogramm deutlich erkennbar (**b**).

6.6 Mikrobiologische Diagnostik

Zur endgültigen Klärung einer Diagnose, speziell aber auch für eine gezielte Chemotherapie, ist eine mikrobiologische Untersuchung erforderlich.

Das Vorliegen einer Infektionskrankheit kann **direkt** bewiesen werden durch:
- die Isolierung des Krankheitserregers mittels Anzucht aus geeignetem Untersuchungsmaterial
- den mikroskopischen Nachweis nichtanzüchtbarer Organismen
- den Nachweis von Erregerbestandteilen, d.h. erregerspezifischen Antigenen
- den Nachweis erregertypischer Toxine oder Enzyme
- den Nachweis charakteristischer Genabschnitte, die entweder gruppenspezifisch oder stammspezifisch sein können.

oder **indirekt**
- durch den Nachweis erregerspezifischer Antikörper im Patientenserum
- durch zelluläre Empfindlichkeitsreaktionen (»Hauttests«).

Für jede diagnostische Methode, sei sie direkt oder indirekt, muß die Zuverlässigkeit hinterfragt werden. Die Treffsicherheit und damit der Wert einer Methode wird durch die Parameter
- Sensitivität
- Spezifität und
- Prädikativwert

charakterisiert.

Sensitivität. Die Sensitivität gibt an (in %), wieviele an einer Infektion erkrankten Personen mit dem Test sicher erfaßt werden, und berechnet sich nach der Formel:

$$\frac{\text{Zahl der im Test positiv erkannten Kranken} \times 100}{\text{Gesamtzahl aller Erkrankten}}$$

Die höchste Sensitivität liegt theoretisch bei 100%.

Spezifität. Die Spezifität gibt an (in %), wieviele gesunde Personen mit dem Test sicher als gesund erkannt werden. Sie berechnet sich nach der Formel:

$$\frac{\text{Zahl der im Test negativ Erkannten} \times 100}{\text{Gesamtzahl aller Negativen}}$$

Die höchste Spezifität liegt theoretisch bei 100%.

Prädikativwert. Der Prädikativwert bezeichnet die Wahrscheinlichkeit, mit der ein positives Testergebnis für das Vorliegen einer Infektion spricht (**positiver Prädikativwert**), die Wahrscheinlichkeit, mit der ein negativer Testausfall eine Infektion sicher ausschließt (**negativer Prädikativwert**). Untersuchungsmethoden, bei denen sowohl Sensitivität als auch Spezifität 100% aufweisen, existieren nur theoretisch. In der Praxis geht eine hohe Sensitivität immer zu Lasten der Spezifität und umgekehrt. Die Differenzen sind heute bei sehr vielen Testverfahren sehr gering und nähern sich sehr stark der Ideallinie von 100%. Der Prädikativwert ist abhängig von der Häufigkeit der zu diagnostizierenden Erkrankung. Gibt es nur wenige Krankheitsfälle (geringe Prävalenz), so wird der Prädikativwert trotz hoher Sensitivität und Spezifität eines Untersuchungsverfahrens gering (Bayes Theorem).

6.6 Mikrobiologische Diagnostik

Das Vorliegen einer Infektionskrankheit kann **direkt** bewiesen werden durch:

- Isolierung des Erregers mittels Anzucht
- Mikroskopie
- erregerspezifische Antigene

- erregertypische Toxine oder Enzyme
- Nachweis von charakteristischen Genabschnitten.

Indirekte Nachweise sind:
- Erregerspezifische Antikörper im Patientenserum
- Hauttests.

Die Treffsicherheit eines Nachweisverfahrens wird charakterisiert durch dessen Sensitivität, Spezifität und Prädikativwert.

Sensitivität Gibt an, wieviele erkrankte Personen sicher mit dem Test erfaßt werden.

Spezifität Gibt an, wieviele gesunde Personen mit dem Test sicher als gesund erkannt werden.

Prädikativwert Bezeichnet die Wahrscheinlichkeit, mit der ein positives Testergebnis für das Vorliegen einer Infektion spricht.

6.6.1 Probenentnahme

Zu achten ist auf eine sachkundige Probengewinnung, einen sachkundigen Transport und die exakte Information an das Labor.

6.6.1 Probenentnahme

Generell sind notwendig:
- sachkundige Gewinnung der Proben
- sachkundiger Transport ins Labor
- exakte Information an das Labor (Untersuchungsauftrag).

Die Proben können als Tupferabstriche, mittels direkter Materialentnahme oder mittels indirekter Materialentnahme durch Spülen gewonnen werden.

Bei einer Infektion der unteren Luftwege ist »Sputum« recht wenig aussagekräftig, da oft gar kein Sputum, also Sekret aus dem Bronchialtrakt, sondern allenfalls Speichel (eben »Spucke«) geliefert wird, was leicht im mikroskopischen Bild zu erkennen ist, da im Speichel allenfalls Plattenepithelzellen, im Sputum jedoch Eiterzellen und Zylinderepithelzellen zu finden sind. Vor allem beim Schwerkranken werden heute aufwendigere Abnahmemethoden eingesetzt, die entsprechend bessere Resultate erbringen.

Tupferabstriche

Tupferabstriche

Es handelt sich um ein steriles Aufnahmemedium (in der Regel Watte, aber auch bürstenförmig geformte Kunststoffe, oder sich in einem Medium auflösende Biomaterialien, z.B. auf Gelatinebasis), das auf einen Holz- oder Kunststoffstiel aufgetragen ist (Stieltupfer).
- Vorteil: einfache Handhabung, Zugang auch zu kleinen Körperhöhlen (Gehörgang, Nase etc.).
- Nachteil: kleine Menge an Untersuchungsmaterial, keine Quantifizierung der Keimflora.

- Vorteil: einfache Handhabung, Zugang auch zu kleinen Körperhöhlen.
- Nachteil: kleine Menge, keine Quantifizierung der Keimflora.

Direkte Materialentnahme

- **Blut:** 2 × 5 – 10 ml Venenblut bei Verdacht auf Bakteriämie oder Sepsis.

Direkte Materialentnahme

- **Blut:** 2 × 5 – 10 ml Venenblut zum aeroben und anaeroben Keimnachweis bei Verdacht auf Bakteriämie oder Sepsis (vorher Haut sorgfältig desinfizieren, da sonst eine Kontamination mit residenter Flora erfolgt; dennoch bleibt eine Kontaminationsgefahr durch Keime in den Hautkrypten bestehen, z.B. durch Propionibakterien, die durch oberflächliche Desinfektion nicht beseitigt werden).
- **Urin:** Die Gewinnung von Mittelstrahlurin ist oft fehlerhaft. Der Patient muß zuvor genau instruiert werden! Vor allem bei Frauen besteht die Möglichkeit der Kontamination mit Hautkeimen; deswegen müssen die Labien vor dem Auffangen des Urins gereinigt und gespreizt werden. Katheterurin nur, wenn der Blasenkatheter bereits wegen anderer Indikation liegt. Alleinige Katheterisierung der Blase nur zum Zwecke einer Uringewinnung ist nicht sinnvoll (Gefahr iatrogener Infektionen).
- **Stuhl:** pflaumengroße Probe mit handelsüblichem Entnahmesystem (Röhrchen mit Löffelchen) aus Toilette entnehmen, dabei Urinbeimengungen vermeiden.
- **Lungensekret:** expektoriertes Sputum oder besser bronchoskopisch entnommenes Sekret, weiterhin transtracheales Aspirat oder Lungenpunktionsmaterial.
- **Eiter, Wundsekrete, Punktate, Exsudate, Transsudate, Liquor:** flüssiges Material mit Spritze entnehmen.
- **Duodenalsekret und Galle:** flüssiges Material in sterilen Röhrchen auffangen.
- **Gewebe:** Biopsiematerial in sterile Behältnisse ohne Fixierlösung geben.

- **Urin:** Mittelstrahl- oder Blasenurin nach suprapubischer Punktion. Die Gewinnung von Mittelstrahlurin ist oft fehlerhaft. Vor allem bei Frauen besteht die Möglichkeit der Kontamination mit Hautkeimen.

- **Stuhl:** Probe mit handelsüblichem System entnehmen.

- **Lungensekret:** Sputum oder bronchoskopisch entnommenes Sekret.

- **Eiter, Wundsekret, Punktate, Exsudate, Transsudate, Liquor:** mit Spritze entnehmen.
- **Duodenalsekret, Galle:** im sterilen Röhrchen auffangen.
- **Gewebe:** Biopsiematerial in sterile Behältnisse geben.

10	**Wertigkeit von verschiedenen Abnahmetechniken von Material aus den Atemwegen zur Diagnostik von Infektionen (am Beispiel des Nachweises von Pneumocystis carinii)**		
Materialgewinnung	**Vorteil/Nachteil**	**Erfolg**	**Bewertung**
▷ Trachealsekret	Vermischung von lokaler Flora der Trachea mit Mundflora	53 %	+
▷ Bronchialspülung	nur Spülung, dabei Vermischung von lokaler Flora der Trachea mit Mundflora	53 %	+
▷ bronchoalveoläre Lavage (BAL)	mechanische Blockade der Bronchien: Spülung distal davon	82 %	+++
▷ transbronchiale Biopsie	Mundflora wird abgetrennt stark belastend	83 %	+++

Indirekte Materialentnahme durch Spülen

- Nasennebenhöhlen
- Lunge (BAL = bronchoalveoläre Lavage).

6.6.2 Probentransport

Tupferabstriche

Tupferabstriche müssen immer in ein Transportmedium verbracht werden, es sei denn, sie werden unmittelbar weiter bearbeitet, was in der Praxis jedoch nur sehr selten der Fall sein dürfte. Je nach Fragestellung können dabei Universaltransportmedien (zahlreiche handelsübliche Systeme), Medien für empfindliche Keime oder Spezialmedien für bestimmte Keime (z.B. zur Frage Gonokokken, Helicobacter pylori etc.) verwendet werden. Die Universalmedien sind so ausgelegt, daß bei Bedarf sowohl nach aeroben als auch nach anaeroben Erregern gesucht werden kann. In der Regel sind Transportmedien so zusammengesetzt, daß die eingebrachten Keime dort eine Zeitlang überleben können, wobei jedoch keine Vermehrung stattfindet.

Blut

Bei Verdacht auf Sepsis oder Bakteriämie muß die Blutprobe sofort in zweifacher Ausführung in ein Anreicherungsmedium (Blutkulturflaschen) überführt werden. Die eine Flasche wird belüftet und dient dem Nachweis von Aerobiern, die andere wird anaerob bebrütet. **Der Vorgang ist mehrfach im Abstand von einigen Stunden vorzunehmen.** Wenn der Patient bereits mit Antibiotika behandelt war, können diese auch in der Blutkulturflasche weiterwirken und das Wachstum der Bakterien unterdrücken. Um solche Fehlerquellen auszuschließen, werden Kunstharze und andere Stoffe dem Nährmedium zugegeben, womit zumindest einige Antibiotika absorbiert werden können. Andererseits können solche Zusätze das Wachstum von hochempfindlichen Keimen behindern.
Das **Lysisverfahren** (Isolator-System) umgeht elegant solche Probleme, indem das Blut durch Saponin lysiert wird, während die Zellwände von Bakterien und Pilzen dagegen resistent sind. Man kann dann nach Zentrifugieren die Erreger von Blutbestandteilen trennen und mikroskopisch sowie kulturell (sogar quantitativ) nachweisen. Da man dafür auch Spezialnährböden einsetzen kann, gelingt auf diese Weise sogar der Nachweis von Problemkeimen, z.B. Mykobakterien.

Indirekte Materialentnahme durch Spülen

- Nasennebenhöhlen
- Lunge

6.6.2 Probentransport

Tupferabstriche

Tupferabstriche müssen immer in ein Transportmedium verbracht werden. Die Keime können darin eine Zeitlang überleben, ohne sich aber zu vermehren.

Blut

Bei Sepsisverdacht wird die Blutprobe in zwei Kulturflaschen überführt. Eine wird belüftet, die andere anaerob bebrütet. **Der Vorgang ist mehrfach im Abstand von einigen Stunden vorzunehmen.** Um Fehler durch eine Antibiotikavorbehandlung auszuschließen, werden Kunstharze zugegeben.

Das **Lysisverfahren** (Isolator-System) umgeht elegant solche Probleme, indem das Blut durch Saponin lysiert wird, während die Zellwände von Bakterien und Pilzen dagegen resistent sind.

Urin

Die Untersuchung erfolgt meist vor Ort mit der Eintauchmethode (beschichteter Objektträger). Damit ist eine grobe Quantifizierung möglich.

Urin

Urin wird häufig nicht transportiert, sondern an Ort und Stelle mit der Eintauchmethode untersucht. Dabei wird ein vorgefertigter, mit zwei festen Nährmedien beschichteter Objektträger (eine Seite Universalmedium, andere Seite Spezialmedium für gramnegative Bakterien bzw. Pilze) in den Urin eingetaucht und anschließend bebrütet. Ziel ist die Erfassung der Koloniezahl unter der Fragestellung Harnwegsinfekt. Koloniezahlen im Morgenurin unter 1000/ml sprechen eher für eine Kontamination (Keimspektrum der vorderen Harnröhre), Koloniezahlen von mehr als 100000/ml und/oder der Nachweis unphysiologischer Keime für die Harnwegsinfektion.

Stuhl

Die bunte Normalflora im Stuhl kann das Wachstum von pathogenen Erregern behindern.

Stuhl

Je schneller der Stuhl im Labor ist, desto größer ist die Ausbeute bei der mikrobiologischen Diagnostik. Schon die durch die Abkühlung der Fäzes bedingte pH-Verschiebung, aber auch Harnbeimengungen und die ungehemmte Vermehrung der relativ unempfindlichen Normalflora während des Transportes behindern den Nachweis pathogener Keime, wie Salmonellen, Shigellen oder Yersinien, erheblich.

Lungensekret

Anaerobier sind nur im bronchoskopisch oder durch Punktion gewonnenen Material nachweisbar, das in einem speziellen Transportsystem aufbewahrt werden muß.

Lungensekret

Sputum wird nicht auf Anaerobier untersucht. Bei Verdacht auf Anaerobierinfektion muß deshalb bronchoskopisch entnommenes Sekret, transtracheales Aspirat, Lungenpunktionsmaterial oder bronchoalveoläre Lavage in speziellen Anaerobier-Transportsystemen verwendet werden.

Liquor, Punktate, Exsudate, Transsudate

Bei der Probenentnahme und dem Versand muß **Sterilität gewahrt** werden.

Merke ▶

Liquor, Punktate, Exsudate, Transsudate

Hier ist besonders auf die Wahrung der Sterilität bei der Probenentnahme und Versendung zu achten.

> ▶ *Merke.* Generell gilt für alle anderen direkt oder indirekt gewonnenen Untersuchungsproben: Spezielle Transportmedien sind angezeigt bei Verdacht auf Anaerobierinfektionen oder spezifische Infektionskrankheiten.

6.6.3 Informationen an das Labor

Die Proben sind mit einem detaillierten Untersuchungsauftrag zu versehen.

6.6.3 Informationen an das Labor

Die Untersuchungsmaterialien sind eindeutig zu kennzeichnen und einem Untersuchungsauftrag unverwechselbar zuzuordnen. Dieser sollte enthalten:
- eine klare Aufgabenstellung (Zielauftrag) oder eine Verdachtsdiagnose oder eine Schilderung der wichtigsten anamnestischen und klinischen Daten (Mitwirkungsauftrag)
- Angaben über eine bereits erfolgte Medikation, besonders bezüglich Antibiotika und Chemotherapeutika
- Hinweise auf eventuelle Vorbefunde (auch negativer Art)
- Zeit der Probenentnahme
- Art der Probenentnahme.

Praktischer Tip ▶

> ▶ *Praktischer Tip.* Einzelheiten der Probenentnahme, des Transportsystems und des Transportweges sollten prinzipiell für den Routinebetrieb und speziell bei besonderen Fragestellungen immer **vorher** mit dem mikrobiologischen Labor abgeklärt werden.

Bei Versand mit der Post müssen strenge Vorschriften eingehalten werden, um die Gefährdung der Umgebung – auch bei einer Beschädigung – zu minimieren. Das Untersuchungsmaterial muß in einem bruchsicheren, verschraubbaren Gefäß aufgefangen werden. Dieses wird in ein saugfähiges Fließpapier gewickelt und in ein Übergefäß aus bruchsicherem Plastik mit Schraubverschluß gepackt. Diese Probe muß in einem Kuvert verschickt werden, das außen mit einem Standardetikett kenntlich gemacht wurde (▣ **30**).

Bei Postversand gelten strenge Auflagen für die Verpackung, um das Entweichen von potentiell gefährlichen Keimen zu verhindern.

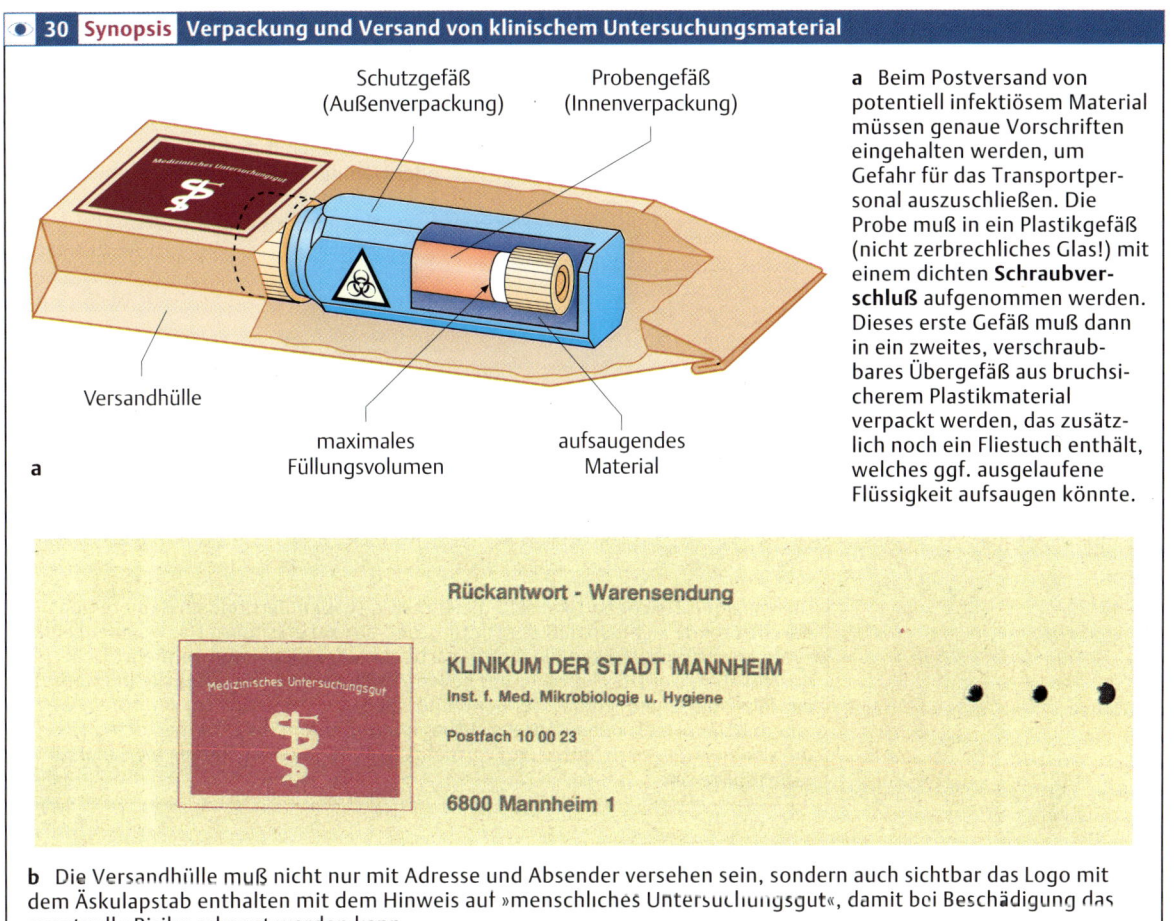

⬤ 30 Synopsis Verpackung und Versand von klinischem Untersuchungsmaterial

Schutzgefäß (Außenverpackung)

Probengefäß (Innenverpackung)

Versandhülle

maximales Füllungsvolumen

aufsaugendes Material

a

a Beim Postversand von potentiell infektiösem Material müssen genaue Vorschriften eingehalten werden, um Gefahr für das Transportpersonal auszuschließen. Die Probe muß in ein Plastikgefäß (nicht zerbrechliches Glas!) mit einem dichten **Schraubverschluß** aufgenommen werden. Dieses erste Gefäß muß dann in ein zweites, verschraubbares Übergefäß aus bruchsicherem Plastikmaterial verpackt werden, das zusätzlich noch ein Fliestuch enthält, welches ggf. ausgelaufene Flüssigkeit aufsaugen könnte.

Rückantwort - Warensendung

KLINIKUM DER STADT MANNHEIM

Inst. f. Med. Mikrobiologie u. Hygiene

Postfach 10 00 23

6800 Mannheim 1

Medizinisches Untersuchungsgut

b Die Versandhülle muß nicht nur mit Adresse und Absender versehen sein, sondern auch sichtbar das Logo mit dem Äskulapstab enthalten mit dem Hinweis auf »menschliches Untersuchungsgut«, damit bei Beschädigung das eventuelle Risiko erkannt werden kann.

6.6.4 Mikroskopie

Bakterien sind im Lichtmikroskop bei 1000facher Vergrößerung gerade noch sichtbar. Hierbei wird eine 100fache Vergrößerung am Objektiv (Linse, die dem Objekt zugewandt ist) durch eine 10fache Vergrößerung am Okular (Linse, durch die eingesehen wird) verstärkt. Wichtig ist eine zusätzliche Bündelung des Lichtes im Bereich des Objektives. Zu diesem Zweck wird der Luftraum zwischen Objekt und Linse durch ein spezielles Öl, das Immersionsöl, ersetzt, das die Lichtbrechung verändert. Pilze und Protozoen sind sehr viel größer und können bereits bei 400facher und kleinerer Vergrößerung sichtbar gemacht werden, wobei hierzu die Verwendung von Immersionsöl nicht erforderlich ist.

Im Lichtmikroskop können Bakterien, Pilze und Protozoen im lebenden oder toten Zustand besehen werden. Wir unterscheiden Nativ- (in der Regel ungefärbte mit lebenden Keimen) und fixierte (gefärbte mit abgetöteten Keimen) Präparate.

6.6.4 Mikroskopie

Im Lichtmikroskop sind Bakterien bei 1000facher Vergrößerung gerade noch sichtbar. Die Auflösung wird durch Immersionsöl verbessert. Pilze und Protozoen sind bereits bei 400facher Vergrößerung gut erkennbar.

Nativpräparate

Ungefärbte Präparate dienen der Betrachtung lebender Mikroorganismen. Zur Darstellung von Kryptokokken werden Tuschepartikel zugegeben (▪ 31).

Nativpräparate

Sie dienen der Betrachtung lebender Mikroorganismen, oftmals zur Fragestellung der aktiven Beweglichkeit. Solche Präparate sind in der Regel ungefärbt (Ausnahme: seltene Vitalfärbungen) und deshalb kontrastarm. Zur Darstellung von Kryptokokken werden Tuschepartikeln (nicht Tinte) zugegeben. Die großen, kapseltragenden Pilze verdrängen die Tuschepartikel und sind somit als große, helle Löcher in der Tusche zu sehen (▪ 31). Die Dunkelfeldmikroskopie erleichtert das Auffinden von beweglichen Bakterien, wie z.B. **Treponema pallidum**.

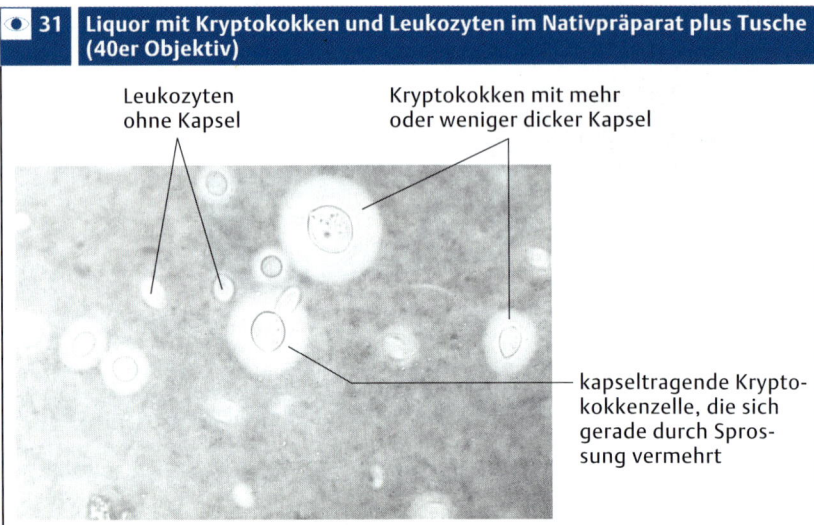

▪ 31 Liquor mit Kryptokokken und Leukozyten im Nativpräparat plus Tusche (40er Objektiv)

Leukozyten ohne Kapsel

Kryptokokken mit mehr oder weniger dicker Kapsel

kapseltragende Kryptokokkenzelle, die sich gerade durch Sprossung vermehrt

Die winzigen Tuschepartikel sind gleichmäßig suspendiert und absorbieren das durchtretende Licht, so daß der Hintergrund dunkel erscheint. Da, wo aber Leukozyten bzw. Kryptokokken die Tuschepartikel verdrängen, kann vermehrt Licht durchtreten. Der Durchmesser der hellen Zonen variiert je nach Dicke der Kapsel der Pilze; die Leukozyten in dem entzündeten Liquor sind dort zu vermuten, wo in einem hellen Fleck keine Kapsel sichtbar ist. Außerdem erkennt man eine Zelle, die sich gerade durch Sprossung vermehrt, was eben ein wichtiges Merkmal für »Sproßpilze« ist

Gefärbte Präparate

Erst nach Lufttrocknung werden die Objektträger **hitzefixiert**.

Gefärbte Präparate

Die zumeist flüssigen Proben müssen auf dem Objektträger zunächst in der Luft trocknen. Danach werden die Träger dreimal durch die leuchtende Flamme des Bunsenbrenners gezogen, um somit die Materialien zu **fixieren**. Dies bedeutet, daß die Mikroorganismen dadurch inaktiviert werden und daß gleichzeitig das Material mit der Oberfläche des Trägers verklebt und darauf festhaftet (gewisse Strukturveränderungen werden in Kauf genommen).

> **▶ Merke.** Mykobakterien sind nicht leicht durch Hitze zu inaktivieren. Also Vorsicht auch mit fixierten Objektträgern!

Merke ▶

Zum Nachweis von Parasiten im Stuhl und Blut werden andere Verfahren der Fixierung verwendet.

Die fixierten Objektträger werden gefärbt, wobei für bestimmte Zwecke spezielle Verfahren eingesetzt werden:

Färbemethoden:

- **Methylenblaufärbung** ist schnell und zeigt die Formen der Bakterien deutlich (▪ 32).
- **Fuchsin** färbt zarte Bakterienstrukturen deutlich an (▪ 33).

- **Methylenblaufärbung:** monochrome Färbung, die eine rasche, orientierende Information bringt. Dabei sind vor allem die Formen der Körperzellen und der Mikroben zu beurteilen (▪ 32).
- **Fuchsinfärbung:** monochrome Färbung, wobei manch zartes Bakterium, z.B. Campylobacter und Borrelien, besser zur Darstellung gelangt (▪ 33).

32 Methylenblau (Gonokokkeneiter)

Diplokokken

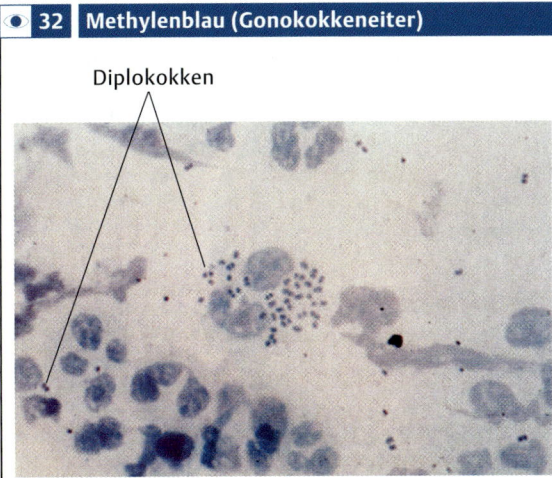

Die monochrome Färbung mit einem Farbstoff, in diesem Falle mit Methylenblau, läßt **alle** proteinhaltigen Strukturen blau erscheinen. Im Eiter sind die Strukturen und Formen der Entzündungszellen klar zu erkennen, wobei die gelappten Zellkerne (»Polymorphkernige«) stark und das Zytoplasma nur schwach angefärbt sind. Die kleinen, aber intensiv gefärbten Bakterien sind rund (»Kokken«) und liegen öfters in Zweiergruppen zusammen (»Diplokokken«); gelegentlich sind diese Kokken noch innerhalb einer Wirtszelle festgehalten.

33 Fuchsinfärbung (Zellkultur)

Zellkern

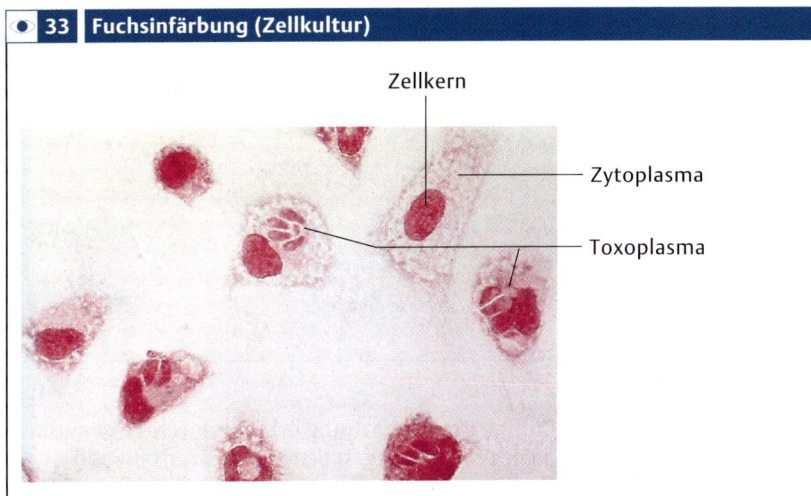

Zytoplasma

Toxoplasma

Die monochrome Färbung, diesmal mit Fuchsin, färbt **alle** proteinhaltigen Strukturen rötlich. Man erkennt in der infizierten Zellkultur die Mausperitonealmakrophagen mit ihrem großen, zart angefärbten Zytoplasma und einem ganz intensiv gefärbten Zellkern. Die intrazellulären **Toxoplasmen** sind ebenfalls stark gefärbt und heben sich deutlich vom Zytoplasma ab. Manche der Toxoplasmen haben sich verdoppelt und manche schon vervierfacht.

34	**Gramfärbung**

Vorgehensweise:

1. Schritt: nach Fixierung		
2. Schritt: Färbung mit Gentianaviolett **3 Minuten**		
3. Schritt: Beizung mit Lugolscher Lösung **1 Minute**		
4. Schritt: Differenzierung mit 96 % Alkohol		
5. Schritt: Gegenfärbung mit Safranin **1 Minute**		

Ergebnis:

grampositive Bakterien werden blau (**a**), gramnegative rot (**b**) gefärbt

a   b

- Die **Gramfärbung** färbt **grampositive Bakterien blau** und **gramnegative Bakterien rot** (▣ 34).

- In der **Neisserfärbung** zeigt **Corynebacterium diphtheriae** deutliche Polkörperchen.
- Bei der **Ziehl-Neelsen-Färbung** wird unter Hitze der rote Farbstoff Karbolfuchsin durch die wachshaltige Wand in die Bakterienzelle gebracht. Später schützt die Wand selbst vor aggressiven Entfärbungsmitteln, vor Salzsäure; sie bleibt rot gefäbt (▣ 35) und ist **säurefest** (z.B. Mykobakterien).

- Die **Giemsafärbung** wird zum Nachweis einiger Parasiten verwendet (▣ 36).

- **Gramfärbung:** Diese geläufige Routinefärbung erlaubt durch Verwendung mehrerer Farbstoffe und Differenzierungsschritte eine Trennung der Bakterien in zwei große Gruppen, nämlich die grampositiven (blau) und die gramnegativen (rot) Bakterien. Gefärbt wird der Zelleib; entscheidend für das Halten der Farbe bei der Differenzierung mit Alkohol ist die Zellwandstruktur (siehe hierzu S. 242). Zusätzlich kann man noch die Bakterienform (Kokken, Stäbchen, Spiralen) erkennen. L-Formen, ebenso wie Mykoplasmen und einige andere Bakterien, bleiben jedoch ungefärbt (▣ 34).
- **Neisserfärbung:** Differentialfärbung von metachromatischen »Polkörperchen« (dunkelbraun) und dem Zelleib (gelb) von **C. diphtheriae**.
- **Ziehl-Neelsen-Färbung:** Da **Mykobakterien** in ihrer Zellwand Wachse enthalten, bleiben diese Bakterien in wäßrigen Farbstofflösungen ungefärbt und entgehen somit der Darstellung in konventionellen Färbemethoden. Robert Koch hat gezeigt, daß die Wachsschicht bei Erwärmung durchlässig wird und diese Bakterien dann Farbstoff, z.B. Karbolfuchsin, aufnehmen, den sie dann auch nicht wieder durch Diffusion abgeben. Da sogar die Behandlung mit Salzsäure/Acetonlösung nicht dekolorisieren kann (▣ 35), gelten diese roten Mykobakterien als **»säurefest«**. Da aber alle Mykobakterien säurefest sind, kann man nicht nur spezifisch die pathogenen Tuberkelbakterien sehen.
  Auch manche andere Bakterienarten, z.B. Nocardinen, erscheinen zumindest partiell säurefest.
- **Giemsafärbung:** Plasmodien und Trypanosomen im peripheren Blut sowie Leishmanien in Knochenmark und Lymphknotenausstrichen lassen sich gut mit dieser Differentialfärbung erkennen, wobei die Kerne rot und das Zytoplasma der Protozoen blau erscheinen (▣ 36).

- **Grocott-Gomori-Färbung:** Pilzelemente im Gewebe lassen sich mit den Silbersalzen schwarz anfärben (◙ **37**).
- **Warton-Starr-Färbung:** Durch Silberimprägnierung lassen sich auch Bakterien, z. B. Helicobacter pylori auf der Magenschleimhaut, und andere Bakterien, z. B. Nocardien, im Gewebe nachweisen.

- **Grocott-Gomori-Färbung:** Silbersalze imprägnieren Pilzelemente, die dann schwarz erscheinen (◙ **37**).
- **Warton-Starr-Färbung:** Silberimprägnierung von Bakterien.

◉ 35 │ Ziehl-Neelsen-Färbung

»säurefeste« Stäbchen   Kerne von Entzündungszellen

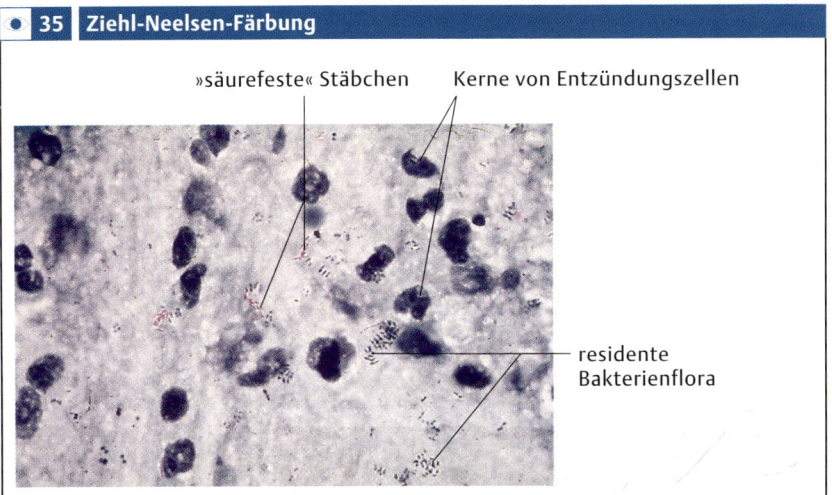

residente Bakterienflora

In dem eitrigen Sputum sind die blau gefärbten Entzündungszellen an dem gelappten Kern deutlich zu erkennen. Auch die residente, bunte Bakterienflora der oberen Luftwege ist blau gefärbt, obwohl nach dem ersten Färbeschritt mit Karbolfuchsin alle Strukturen rot waren. Die »säurefesten« Stäbchen von **Mycobacterium tuberculosis**, die trotz Entfärbung mit starker Säure den aufgenommenen roten Farbstoff nicht wieder abgegeben haben, bleiben rot.

◉ 36 │ Giemsafärbung (Blutausstrich)

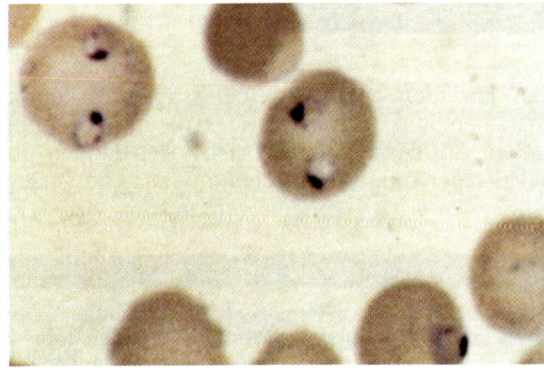

Blutausstrich eines Patienten mit **Malaria tropica**. In einigen Erythrozyten sind intensiv gefärbte Ringformen von **Plasmodium falciparum** sichtbar.

◉ 37 │ Grocott-Gomori-Färbung (Nierenschnitt)

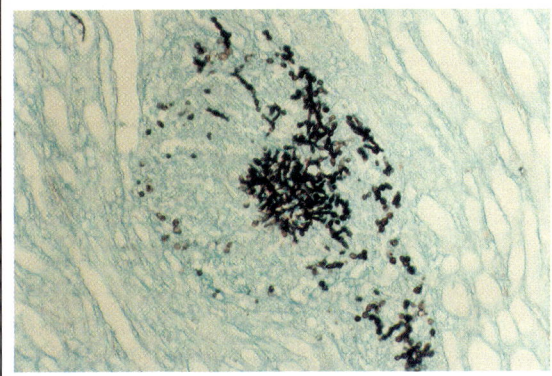

In diesem Gewebsschnitt durch eine Niere sieht man im Bereich des Glomerulums eine nestförmige Ansammlung von Pilzelementen (**Candida albicans**), die mit Silber schwarz imprägniert sind.

● **Immunfluoreszenz:** Fluoreszenzmarkierte Antikörper reagieren spezifisch mit entsprechenden Antigenen. Im Fluoreszenzmikroskop sieht man diese Bindung als leuchtende Stellen (▪ 38).

● **Immunfluoreszenz:** Wenn eine Kultur der Erreger nicht möglich ist und wenn ein Nachweis schnell erfolgen soll, besteht die Möglichkeit, die Erreger aufgrund ihrer charakteristischen Antigenstruktur zu entdecken. Spezifische Antikörper können an die jeweiligen Antigene binden, so daß man den Erreger damit aufspürt. Diese Bindung wird entweder dadurch im Fluoreszenzmikroskop sichtbar gemacht, daß der spezifische Antikörper direkt mit Fluoreszein markiert ist oder daß in einem zweiten Schritt (Sandwich-Technik) ein gegen diesen Antikörper gerichteter fluoreszierender Antikörper das Antigen anzeigt (▪ 38). (Erkennt der spezifische Antikörper nur ein Epitop auf dem Erreger, wie dies bei einem monoklonalen Antikörper der Fall ist, besteht das Risiko, daß bei einer Mutation in diesem Antigenbereich der Erreger nicht erfaßt wird; deswegen ist ein Cocktail von verschiedenen monoklonalen Antikörpern oder ein polyklonaler Antikörper besser.)

Die Erkennung und Interpretation der Fluoreszenz verlangt viel Erfahrung, so daß solche Ergebnisse kritisch gewertet werden müssen. (Auch zum Nachweis von Autoimmunkrankheiten wird dieses Verfahren oft eingesetzt.)

● **38** | **Immunfluoreszenz (Bläscheninhalt von der Haut)**

In dem Punktat einer Hautpustel von einem Patienten mit **Lues** Stadium II können mit Hilfe fluoreszeinmarkierter polyklonaler Antikörper Bakterien der Art **Treponema pallidum** nachgewiesen werden. Unter dem Fluoreszenzmikroskop leuchten die schraubenförmigen, langen Bakterien grün-gelblich auf.

10 µm

● **Elektronenmikroskopie:** Submikroskopische Erreger, z. B. Viren, können im **Elektronenmikroskop** erkannt werden (▪ 39).

● **Elektronenmikroskopie:** Für den Nachweis der submikroskopisch kleinen Viren wird in manchen Speziallabors die Elektronenmikroskopie eingesetzt. Mit spezifischen Antikörpern lassen sich Viren fangen und anreichern, so daß mit Hilfe der Immunelektronenmikroskopie geringe Mengen an Viren im Stuhl bei Enteritis gefunden werden können.

● **39** | **Viren im EM-Bild**

Aus dem Kot eines 1jährigen Kindes konnten durch Ultrazentrifugation **Rotaviren** angereichert werden, die dann mit dem Elektronenmikroskop dargestellt werden.

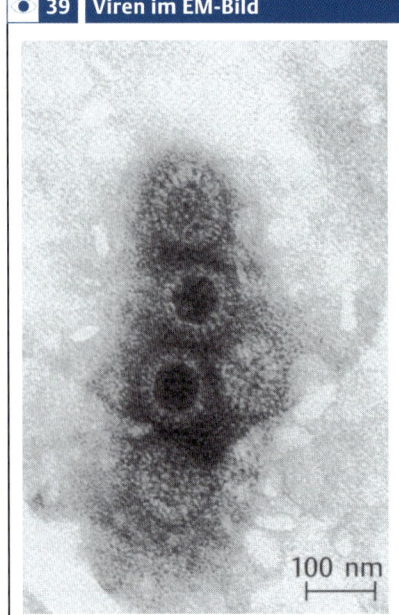

100 nm

In speziellen Situationen, wo die Erreger selbst nicht zu entdecken sind, kann man aber wegen **charakteristischer Veränderungen an den Wirtszellen bzw. an der Gewebsreaktion** die Anwesenheit von Krankheitserregern vermuten. Typisch sind die Eulenaugenzellen im Urin, in Lunge, Nieren oder Darmgewebe bei Infektion mit Zytomegalie oder die Negri-Körperchen bei Infektion der Neuronen mit Tollwutvirus. Aufgrund von »spezifischen« granulomatösen Reaktionen mit zentraler Verkäsung, umgeben von epitheloiden Zellen (aktivierten Makrophagen), gegebenenfalls auch mehrkerniger Riesenzellen und einem Wall von Lymphozyten kann die Pathologie den Verdacht auf eine Tuberkulose äußern.

Charakteristische Veränderungen an Einzelzellen oder am Gewebe geben Hinweise auf spezifische Erreger (Eulenaugenzellen bei Zytomegalie, Negri-Körperchen bei Tollwut), zentrale Verkäsung bei Tbc.

6.6.5 Kultur

Die Kochschen Postulate fordern für den exakten Beweis einer kausalen Verknüpfung zwischen Krankheit und Erreger eine Anzüchtung. Erst dies bringt also den unumstößlichen Befund, wobei in der Praxis die Schwierigkeit darin besteht, den positiven Befund richtig zu werten. Eine Präsenz von Erregern in unsterilem Gewebe, z.B. auf Haut und Schleimhäuten, kann nicht zwischen bloßer Besiedelung und einer Infektion unterscheiden. Bei der Untersuchung von Sputum, Rachenabstrichen, Urinen stellen sich solche Fragen automatisch. Auch bei sterilem Gewebe, z.B. Blut, kann ein positiver Befund entweder durch Kontamination mit residenter Flora der Haut oder durch Kontamination im Labor entstehen.
Die Differenzierung und Typisierung sind dann weitere Schritte zur Bewertung des Befundes. Zunehmend wird auch der Nachweis von Virulenzfaktoren wichtig, unerläßlich sind z.B. der Toxinnachweis bei Corynebacterium diphtheriae oder der Nachweis von Verotoxin bei einem Isolat von Escherichia coli aus dem Stuhl.

6.6.5 Kultur

Der kulturelle Nachweis eines Erregers ist erst der endgültige Beweis für die Ursache einer Erkrankung.

Es folgen Differenzierung und Typisierung, z.B. der Nachweis bestimmter Virulenzfaktoren.

6.6.6 Serologie

Wenn der direkte Nachweis der Erreger nicht gelingt, weil evtl. das infizierte Gebiet für eine Probenentnahme unerreichbar ist, der Keim schon längst verschwunden oder der Erreger nicht anzüchtbar ist, bleibt allein der indirekte Beweis mittels **Nachweis von spezifischen Antikörpern**.
Bei Antigenkontakt kommt es zunächst zur **IgM-Produktion**, die nur kurze Zeit anhält. (Zumindest bei Proteinantigenen ist dies der Fall, nicht aber bei Kohlenhydrat- und Lipidantigenen.) Später werden dann **IgG-Antikörper** gebildet, wobei die Subklassen unterschiedliche chemische Strukturen bevorzugen (Teichonsäuren führen zur Bildung von IgG_2). Auch die Affinität der Antikörper nimmt im Verlaufe einer Immunreaktion zu.
Wenn auch in der unmittelbaren Folge nach Antigenexposition große Mengen von Antikörpern gebildet werden, nimmt danach im Laufe von Wochen, Monaten und Jahren die Produktion wieder ab. Die Bestimmung der exakten Menge an spezifischen Antikörpern im Serum oder Liquor ist aber technisch schwierig. Früher wurden meist Titer bestimmt, d.h. die höchste Serumverdünnung, die gerade noch in der Lage ist, eine positive Reaktion zu erreichen. **Beweisend ist meist nur ein Titerverlauf.** In den meisten Fällen erlaubt erst eine Titerveränderung in einer zweiten Probe, 2–3 Wochen später abgenommen, die Entscheidung, ob die Antikörperproduktion beginnt, anhält oder bereits abfällt.

6.6.6 Serologie

Der **Nachweis von spezifischen** Antikörpern gegen einen Erreger kann zumindest als **indirekter Beweis** gelten. **IgM-Antikörper** gelten als Hinweis für eine **frische Infektion**. Später, im Verlauf einer Erkrankung werden auch **Antikörper der Klasse IgG** gebildet.

Die Bestimmung der exakten Menge an spezifischen Antikörpern im Serum oder Liquor ist aber technisch schwierig. Früher wurden meist Titer bestimmt, d.h. die höchste Serumverdünnung, die gerade noch in der Lage ist, eine positive Reaktion zu erreichen. **Beweisend ist meist nur ein Titerverlauf.**

> ▶ *Merke.* Ein Titer ist keine absolute Antikörpermenge, sondern abhängig von Laborpersonal, Antigenpräparation, Technik. **Beweisend ist meist nur ein Titerverlauf**.
> Heute werden zunehmend Einheiten/ml (bzw. International Units/ml) angegeben, wofür man Standardseren mit definierten Antikörpermengen mitführen muß.

◀ **Merke**

Da die Antikörperproduktion erst mit zeitlicher Verzögerung auf den Antigenreiz hin erfolgt, ist die **Serologie in der akuten Phase wenig hilfreich.** Zum Nachweis von Antikörpern dienen verschiedene Tests:

Der Nachteil ist, daß die Immunreaktion erst mit zeitlicher Verzögerung (ca. 5 Tage) zum Antigenkontakt erfolgt, d.h., daß **in der akuten Phase oft noch keine Antikörper meßbar sind**, sondern erst nach der Genesung, so daß die Information für den Patienten zu spät kommt. Für epidemiologische Erkenntnisse, d.h. für die Mitmenschen, mag dies dennoch wichtig sein.

Merke ▶

> ▶ *Merke.* Andererseits ist das Vorhandensein von spezifischen Antikörpern nur ein Beweis einer früheren, abgelaufenen Infektion (Seronarbe).

Zum Nachweis von spezifischen Antikörpern werden verschiedene Techniken eingesetzt:
- **Neutralisationstests**

Zum Nachweis von spezifischen Antikörpern werden verschiedene Techniken eingesetzt:

- **Neutralisationstests:** Wenn die Epitope auf einem Antigen durch den spezifischen Antikörper blockiert sind, so wird auch deren Funktion neutralisiert. Ein Toxin verliert somit seine Gefährlichkeit (das Streptolysin O von Streptococcus pyogenes, ein Zytotoxin, welches auch Erythrozytenmembranen durchlöchert, kann durch Patientenserum neutralisiert werden, so daß dann die Lysis nicht mehr gelingt). Ein Virus verliert seine Infektiosität, weil schon die Adsorption der Oberflächenstrukturen an die Rezeptoren der Wirtszelle unterbunden wird.

- **Präzipitationsreaktionen (▣ 40)**

- **Präzipitationsreaktionen:** Da jedes Antikörpermolekül 2 (oder sogar mehrere, z.B. IgM) Antigenbindungsstellen besitzt, kann also ein einziger Antikörper je 1 Epitop auf 2 verschiedenen Antigenmolekülen binden. Bei Antigen und Antikörpermischungen in äquivalen Verhältnissen können somit Vernetzungen entstehen (▣ **40**). Solche Molekülverbände sind als Präzipitate mit dem bloßen Auge sichtbar, z.B. in der Ouchterlony-Technik, wo sowohl Antigen als auch Antikörper in einem Agargel allmählich aufeinander zu diffundieren und bei Äquivalenz eine Präzipitationslinie entsteht. Zur Identifikation von unbekannten Antikörpern, aber viel öfter noch für die Erkennung von unbekannten Antigenen (z.B. Immunelektrophorese, Elek-Test) ist dieser Test einsetzbar.

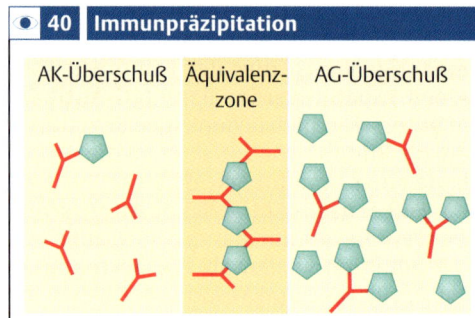

▣ 40 | Immunpräzipitation

AK-Überschuß   Äquivalenzzone   AG-Überschuß

Die schematische Darstellung zeigt, daß nur im Äquivalenzbereich von Antikörper und passendem Antigen eine Vernetzung der Partner stattfindet. Sowohl bei Antikörperüberschuß als auch bei Antigenüberschuß bleiben die Proteinmoleküle in Lösung.

- **Agglutinationsreaktionen (▣ 41)**

- **Agglutinationsreaktionen:** Kommen die Epitope nicht auf löslichen Antigenen vor, sondern als Teile von ganzen Partikeln (Bakterien, Pilze, Erythrozyten), entwickelt sich durch die Antikörperbrücken eine Agglutination (▣ **41a**). Wenn Latexpartikel, d.h. Polystyrolpartikel mit einer Größe von 0,2 – 0,8 μ, als Träger von Antigen fungieren, können sie durch Antikörper im Patientenserum agglutiniert werden (▣ **41b**). Natürlich können umgekehrt auch bekannte Antikörper an diese Kunststoffpartikel gebunden werden, so daß dann unbekannte Antigene identifiziert werden können. Auch Erythrozyten (vom Hammel oder von Vögeln) können mit Fremdantigen beladen werden und durch Patientenantikörper agglutiniert werden. Beim TPHA (**T**reponema-**p**allidum-**H**äm**a**gglutinations-Test) werden Erythrozyten mit Treponemen-Antigen beschickt; hatte der Patient jetzt oder irgendwann früher eine Infektion mit diesen Bakterien, so würden diese die Erythrozyten mit dem fremden Antigen agglutinieren (▣ **41c**).

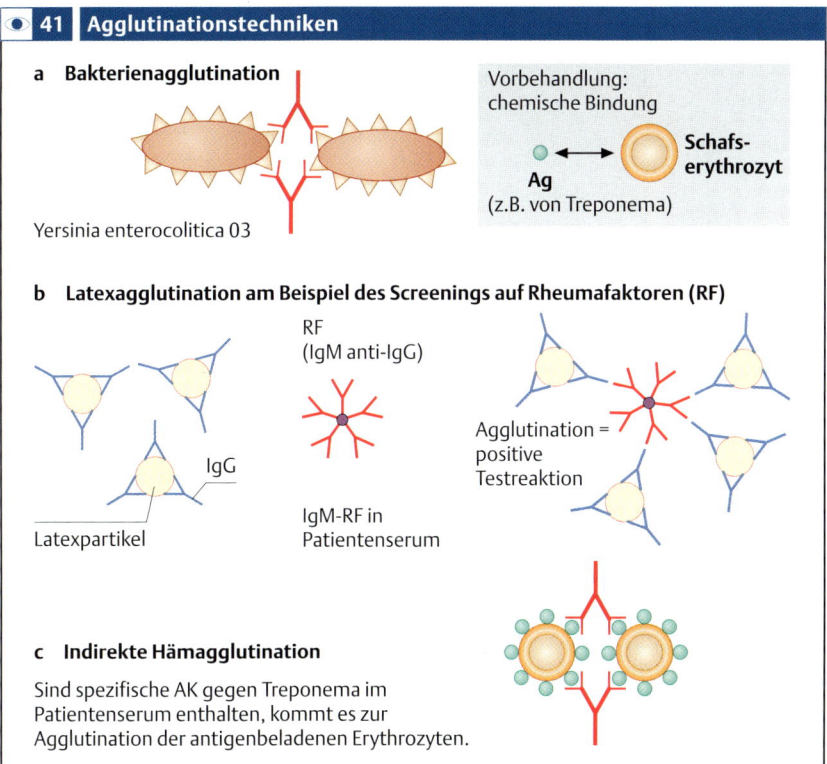

41 Agglutinationstechniken

a Bakterienagglutination

Yersinia enterocolitica 03

Vorbehandlung: chemische Bindung

Ag (z.B. von Treponema)

Schafs-erythrozyt

b Latexagglutination am Beispiel des Screenings auf Rheumafaktoren (RF)

RF (IgM anti-IgG)

IgG

Latexpartikel

IgM-RF in Patientenserum

Agglutination = positive Testreaktion

c Indirekte Hämagglutination

Sind spezifische AK gegen Treponema im Patientenserum enthalten, kommt es zur Agglutination der antigenbeladenen Erythrozyten.

- **Komplementbindungsreaktion (KBR):** Nach Bindung eines spezifischen Antikörpers der Klasse IgM, aber auch von IgG, an das entsprechende Antigen, wird am Fc-Stück des Antikörpers eine Komplementbindungsstelle frei, so daß zugefügtes Meerschweinchenkomplement verbraucht wird. Dieses steht dann nicht mehr für die Indikatorreaktion, bestehend aus Hammelerythrozyten und Ambozeptor (Antikörper gegen Hammelerythrozyten vom Kaninchen) zur Verfügung. Obwohl diese zweite Immunreaktion im Reagenzglas abläuft, werden die Erythrozyten mangels Komplement nicht lysiert (⊡ **42**).

  Dieses Prinzip der KBR kann für viele, z.B. für die Wassermannsche Reaktion zum Nachweis von Antikörpern gegen Treponema pallidum, doch nicht für alle Antigene verwendet werden.

  Die praktische Anwendung der KBR scheitert auch dann, wenn das Patientenserum selbst Komplement verbraucht, ohne vorher mit Antigen reagiert zu haben, z.B. wenn bestimmte Medikamente (Zytostatika) oder mikrobielle Produkte mit Komplement direkt interferieren. Ein Serum, was solche **Eigenhemmung** aufweist, ist für eine KBR untauglich.

- **Enzymimmunoassay (ELISA):** Wenn eine Antigen-Antikörperreaktion stattgefunden hat, kann man die gebundenen Antikörper mit markierten Anti-Humanglobulinen detektieren. Diese markierten Antikörper können entweder gezielt gegen IgM, IgG oder IgA gerichtet sein. Die Markierung der Antikörper erfolgt mit einem Enzym, z.B. alkalische Phosphatase oder Meerrettichperoxidase; die Menge der gebundenen Antikörper kann danach mittels einer Enzymreaktion quantitativ bestimmt werden (⊡ **43**).

- **Komplementbindungsreaktion** (KBR, ⊡ **42**)

- **Enzymimmunoassay** (ELISA, ⊡ **43**)

42 Synopsis Schema Komplementbindungsreaktion

Prinzip: Konkurrenz eines Testsystems (Ag + AK) und eines Indikators (mit Test-AK beladene Erythrozyten) um Komplement

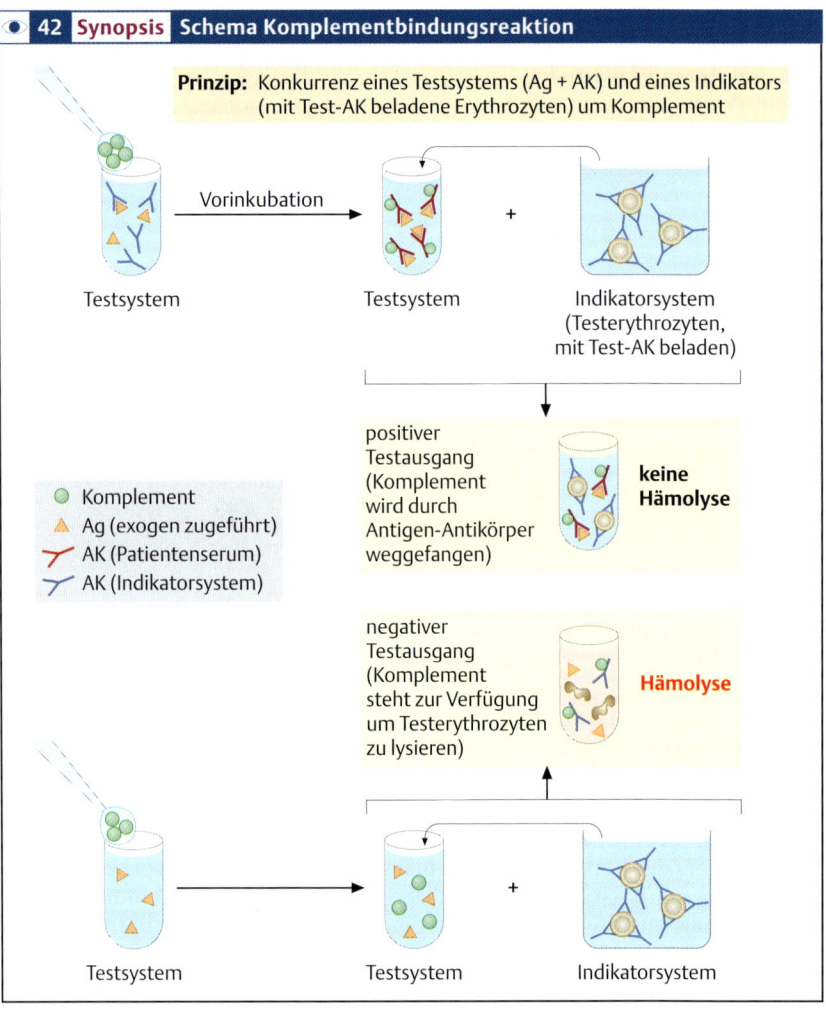

○ Komplement
△ Ag (exogen zugeführt)
⅄ AK (Patientenserum)
⅄ AK (Indikatorsystem)

43 Schema Enzymimmunoassay (ELISA = Enzyme-linked immunosorbent assay)

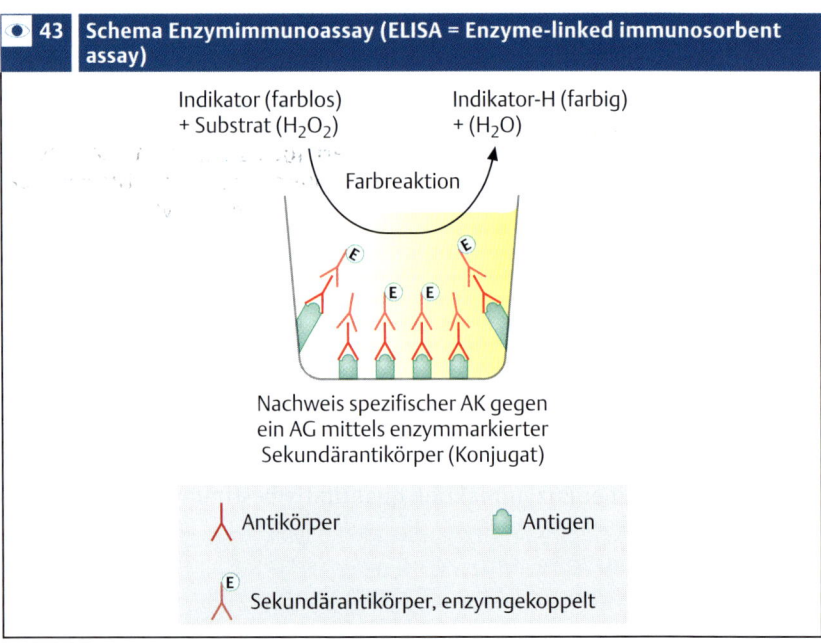

- **Indirekter Immunfluoreszenztest (IFT):** Wenn Antigene auf einem Objektträger fixiert sind, so können spezifische Antikörper im Patientenserum daran binden. Diese Patientenantikörper werden dann im zweiten Schritt mit fluoreszeinmarkierten Antikörpern gegen IgM, IgG oder IgA erkannt. Eine Titerbestimmung erlaubt eine semiquantitative Bestimmung (▪ **44**).

- Indirekter Immunfluoreszenztest (IFT, ▪ 44)

| ▪ 44 | **Indirekter Immunfluoreszenztest** |

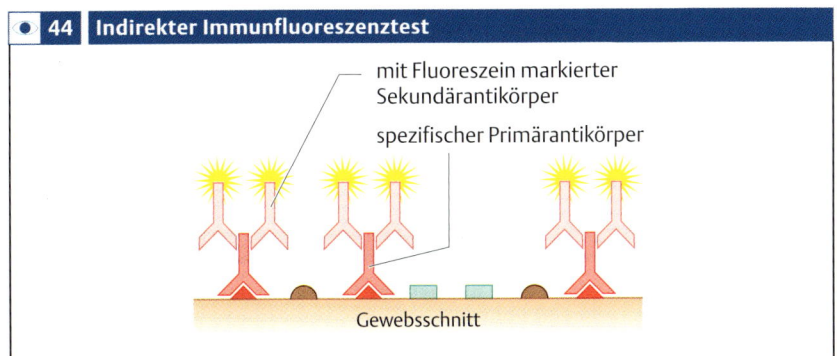

- **Immunoblot (Western Blot):** Hierbei werden einzelne Antigene im Agargel elektrophoretisch nach Größe und Ladung getrennt und im zweiten Schritt in derselben Reihenfolge durch Elektrophorese auf Nitrozellulosefilterpapier übertragen. Diese Filterstreifen können mit Patientenserum inkubiert werden. Wenn spezifische Antikörper gegen die einzelnen Antigene vorhanden sind, so werden diese an die jeweiligen Antigenbanden gebunden. Mittels enzymmarkiertem Antihuman-Antikörper können diese gebundenen Antikörper sichtbar gemacht werden (▪ **45**).

- Immunoblot (Western Blot, ▪ 45)

| ▪ 45 | **Immunoblot (Western Blot)** |

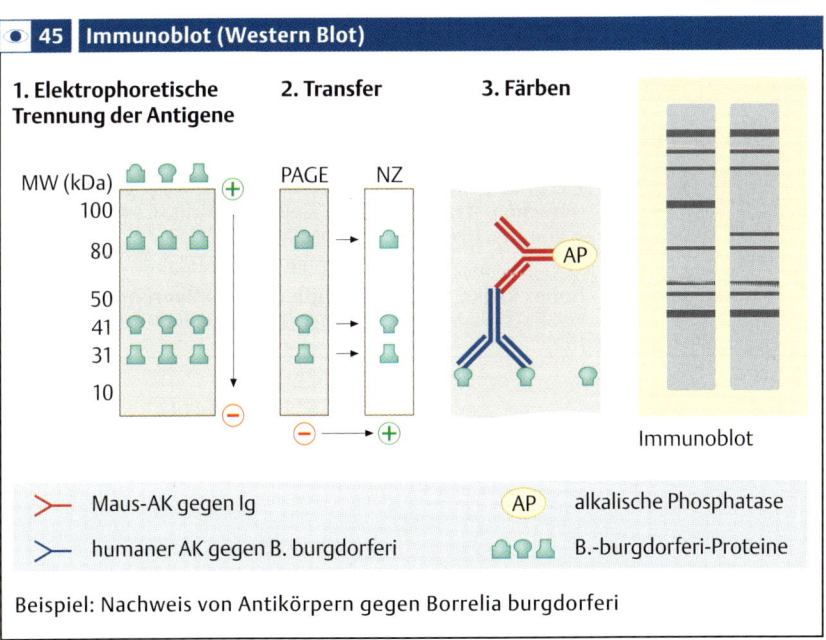

6.7 Umgang mit potentiell pathogenen Mikroorganismen

Mikroorganismen werden aufgrund ihrer Gefährlichkeit für medizinisches Personal und für die Bevölkerung in 4 Kategorien eingestuft (⊞ 11).

6.7 Umgang mit potentiell pathogenen Mikroorganismen

Mikroben werden nach ihrer Gefährlichkeit für den Menschen in 4 Kategorien eingestuft (⊞ 11). Dabei wird berücksichtigt, daß einerseits die Person, die mit dem Keim direkt umgeht, gefährdet sein kann, aber andererseits bei akzidenteller Freisetzung diese Erreger auch für die Bevölkerung eine Gefahr darstellen könnten. Im Bundesseuchengesetz § 19 ist die Erlaubnispflicht und in § 20 die Anzeigepflicht für den Umgang mit solchen Keimen geregelt. Die fachliche Qualifikation der Personen sowie die räumlichen Gegebenheiten sind für die Genehmigung ausschlaggebend.

Der Umgang mit gentechnisch veränderten Organismen (GVO) unterliegt noch weitergehenderen Auflagen.

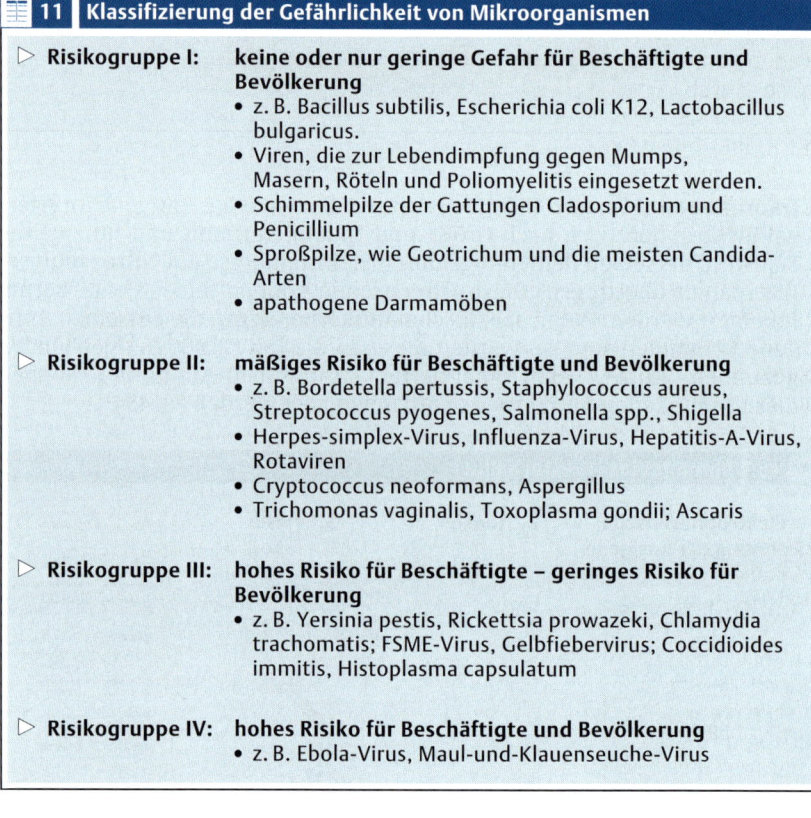

⊞ 11 Klassifizierung der Gefährlichkeit von Mikroorganismen

▷ **Risikogruppe I:** **keine oder nur geringe Gefahr für Beschäftigte und Bevölkerung**
- z. B. Bacillus subtilis, Escherichia coli K12, Lactobacillus bulgaricus.
- Viren, die zur Lebendimpfung gegen Mumps, Masern, Röteln und Poliomyelitis eingesetzt werden.
- Schimmelpilze der Gattungen Cladosporium und Penicillium
- Sproßpilze, wie Geotrichum und die meisten Candida-Arten
- apathogene Darmamöben

▷ **Risikogruppe II:** **mäßiges Risiko für Beschäftigte und Bevölkerung**
- z. B. Bordetella pertussis, Staphylococcus aureus, Streptococcus pyogenes, Salmonella spp., Shigella
- Herpes-simplex-Virus, Influenza-Virus, Hepatitis-A-Virus, Rotaviren
- Cryptococcus neoformans, Aspergillus
- Trichomonas vaginalis, Toxoplasma gondii; Ascaris

▷ **Risikogruppe III:** **hohes Risiko für Beschäftigte – geringes Risiko für Bevölkerung**
- z. B. Yersinia pestis, Rickettsia prowazeki, Chlamydia trachomatis; FSME-Virus, Gelbfiebervirus; Coccidioides immitis, Histoplasma capsulatum

▷ **Risikogruppe IV:** **hohes Risiko für Beschäftigte und Bevölkerung**
- z. B. Ebola-Virus, Maul-und-Klauenseuche-Virus

Virologie

1 Allgemeine Virologie

1.1 Ursprünge der Virologie und ihr Weg zur modernen Biowissenschaft

Im ausgehenden 19. Jahrhundert äußerten Wissenschaftler die Vermutung, daß es infektiöse Krankheitserreger geben müsse, die sich in ihren Eigenschaften sehr deutlich von den Bakterien unterscheiden. Zu diesem Zeitpunkt war bereits klar, daß sich Bakterien selbständig in Kulturmedien vermehrten, daß sie im Mikroskop sichtbar waren und sie aufgrund ihrer Größe durch Filter kleiner Porengröße zurückgehalten wurden. Diese unbekannte Art von Erregern, die Erkrankungen wie die Tollwut, die Maul- und Klauenseuche oder die Pocken verursachten, waren in vitro nicht zu züchten, sondern konnten nur im Experiment von Tier zu Tier durch Inokulation infektiöser Gewebe oder Flüssigkeiten weitergegeben werden. Da sich durch Passagen in Tieren die Infektiosität des Krankheitserregers nicht **ausverdünnen** ließ, wurde schon bald die Vermutung laut, daß diese Erreger in dem frisch inokulierten Tier replizieren. Es waren die **Schüler von Robert Koch, Friedrich Löffler** und **Paul Frosch**, denen ein für die weitere Entwicklung der medizinischen Virologie entscheidendes Experiment gelang. Sie konnten die Maul- und Klauenseuche von einem Tier auf das andere übertragen, obwohl sie das Inokulat vor Einbringen in das gesunde Tier durch einen bakteriendichten Filter gegeben hatten. Wie auf alle Infektionserreger wurde damals auch auf diese neuartigen Agenzien der Begriff Virus (lat. Schleim, Gift) angewendet. Zur Abgrenzung zu den Bakterien wurden sie jedoch als **ultravisible, ultrafiltrierbare und nicht züchtbare Viren** bezeichnet.

Nach diesem sehr wichtigen Schritt der experimentellen Virologie vor etwa 100 Jahren konnte zu Beginn des 20. Jahrhunderts in rascher Reihenfolge die Ätiologie verschiedener Erkrankungen auf ultrafiltrierbare Erreger zurückgeführt werden: **Gelbfieber** (Reed 1901), **Tollwut** (Remlinger und Riffat-Bey 1903), **Poliomyelitis** (Landsteiner und Popper 1909) und **Masern** (Goldberger und Anderson 1911). Das erste Virus, das im Bindegewebe von Geflügel Tumoren auslösen konnte, wurde 1911 von Rous nachgewiesen (**Rous-Sarkom-Virus**).

Je mehr Erkrankungen als virusinduzierbar erkannt wurden, desto dringlicher wurde der Wunsch der Wissenschaftler, diese Erreger ohne die aufwendigen Inokulationen in Tiere nachweisen und vermehren zu können. **Färbemethoden** in infiziertem Gewebe ließen immerhin schon um die Jahrhundertwende intrazelluläre Einschlußkörperchen sichtbar werden, die aus Ablagerungen viraler Partikel oder Proteine stammten (z. B. die nach **Negri** benannten Einschlußkörper in tollwutinfizierten Nervenzellen). Bis zur routinemäßigen Vermehrung von Viren vergingen jedoch noch weitere 30 Jahre, als der Erreger der verheerenden Spanischen Grippe, das Influenzavirus, im bebrüteten Hühnerei gezüchtet werden konnte. Mit der Erfindung des **Elektronenmikroskops** wurde ein weiteres Enigma der Viren enthüllt: die ultravisiblen Agenzien wurden sichtbar. Vacciniavirus wurde 1938 durch **Ruska** elektronenmikroskopisch dargestellt. Ein weiterer Durchbruch für die humanmedizinische Virologie gelang **Enders** und Mitarbeitern zum Ausgang der vierziger Jahre dieses Jahrhunderts. **Sie konnten das Poliomyelitisvirus in embryonalen menschlichen Zellkulturen vermehren und legten damit die Grundlagen zur Herstellung der meisten heute gebräuchlichen Vakzinen gegen virale Infektionen.**

1 Allgemeine Virologie

1.1 Ursprünge der Virologie und ihr Weg zur modernen Biowissenschaft

Vor etwa 100 Jahren wurden Viren als **unsichtbare** und **ultrafiltrierbare** Agenzien von den Bakterien abgegrenzt.

Anfang des 20. Jahrhunderts wurden **wesentliche Infektionserkrankungen wie Gelbfieber, Tollwut, Poliomyelitis oder Masern** den ultrafiltrierbaren und unsichtbaren Viren zugeordnet.

Von der histochemischen Darstellung viraler Einschlußkörper in Zellen um 1900 vergingen 30 – 40 Jahre bis zur routinemäßigen Anzucht von Viren im bebrüteten Hühnerei und zur Sichtbarmachung im Elektronenmikroskop. Erst mit Beginn der 50er Jahre konnten sie in animalen Gewebekulturen vermehrt werden.

Die Kristallisation von Viren zeigte, daß sie **keine selbstreplizierenden Lebewesen** sein konnten.
Der Nachweis, daß die proteinfreie Nukleinsäure eines Virus zur Synthese kompletter infektiöser Viruspartikel ausreicht, war ein wichtiger Schritt in die moderne molekulare Virologie.

Parallel zu den Methoden der Vermehrung von Viren in Gewebekultur entwickelten sich auch **Techniken zu ihrer Anreicherung und Reinigung** (z. B. die Ultrazentrifugation), und damit wurde Zug um Zug auch ihre Ultrastruktur aufgeklärt. Schon 1935 gelang die **Kristallisation des Tabakmosaikvirus** (Stanley) und damit der **Nachweis, daß Viren keine Lebewesen sind**. Wenig später zeigte sich, daß kristallisierbare Viren nicht nur aus Proteinen, sondern stets auch aus Nukleinsäuren, entweder DNA oder RNA bestehen, und schließlich wurde zu Beginn der 50er Jahre klar, daß die reine Nukleinsäure ohne die verpackenden Nukleoproteine ausreicht, um in einer Zelle die Synthese eines kompletten infektiösen Virus zu ermöglichen (1952 und 1956; Hershey, Chase, Fraenkel-Conrat, Gierer und Schramm).

Die Entwicklung **gentechnologischer Verfahren** hat die Aufklärung der viralen Genomorganisation und der Vermehrungsstrategien von Viren möglich gemacht.

Mit dem **Nachweis des Prinzips der »infektiösen Nukleinsäure«** waren die ersten Schritte auf dem Weg zur molekularen Virologie getan, auf dem in den folgenden vier Jahrzehnten ganz entscheidende Erkenntnisse auch über die Organisation und Regulation der eukaryoten Genexpression gewonnen wurden. Die schnelle Entwicklung und Anwendung von Verfahren wie »Restriktionsmapping«, Klonierung, Sequenzierung und gezielte Mutagenese in der Virologie haben die Grundlagen zu den modernen biotechnologischen Techniken gelegt. Die **gentechnische Herstellung rekombinanter Impfstoffe, die Vakzinierung mit DNA-Molekülen und die Gentherapie mit Hilfe viraler Vektoren** sind nur einige Beispiele **innovativer Verfahren, die aus der Virologie kamen** oder zumindest von der Virologie stark geprägt sind.

Die intrazellulären Wechselwirkungen zwischen viralen und zellulären Proteinen und die damit verbundenen pathologischen Veränderungen der Wirtszelle tragen zur Aufklärung zellulärer Regulationsmechanismen bei.

Heute und in Zukunft **wird uns die molekulare Virologie vieles über den Ablauf intrazellulärer Prozesse lehren, die über das Schicksal einer Vertebratenzelle entscheiden**. Beispiele dafür sind virusspezifische Proteine, die den Zellzyklus steuern, indem sie Suppressoren der Zellteilung inaktivieren und den programmierten Selbstmord (Apoptose) einer Zelle durch Inaktivierung der dabei wirksamen Enzyme verhindern. Solche Eingriffe in den Zellzyklus haben uns die Entstehung von Tumoren verständlich gemacht und damit den Weg zu ihrer Therapie geebnet, und die Strategien, die Viren im Laufe ihrer Evolution entwickelt haben, um dem Druck der Immunantwort zu entgehen, helfen uns komplexe Vorgänge wie die Antigenpräsentation in der Immunabwehr besser zu verstehen.

1.2 Virion und Virus

> ▶ *Definition.* Unter Virion wird ausschließlich das extrazelluläre, physikalisch-chemisch definierte und komplette Partikel verstanden. Seine biologischen Eigenschaften bleiben unberücksichtigt. Bei dem Begriff Virus werden die infektiösen Eigenschaften eines Virions mit eingeschlossen. Ein Virus ist ein mindestens aus Proteinen und Nukleinsäure zusammengesetztes Partikel, das in der Lage ist, in eine Wirtszelle einzudringen und unter Schädigung dieser Zelle die Produktion von Nachkommenviren auszulösen.

1.2   Virion und Virus

Definition ▶

1.2.1 Zusammensetzung und Struktur
Chemische Zusammensetzung

1.2.1 Zusammensetzung und Struktur
Chemische Zusammensetzung

Strukturanalysen haben ergeben, daß Viren mindestens aus **Nukleinsäuren und Proteinen**, manchmal auch **Lipiden** zusammengesetzt sind. Die verschiedenen Bausteine kommen in unterschiedlicher Form und Mengenverhältnissen vor.

Bei hohem Reinheitsgrad viraler Präparationen können gängige biochemische Methoden angewendet werden, um die stoffliche Zusammensetzung von Viren zu analysieren. Solche Analysen haben ergeben, daß die verschiedenen Bausteine (**Nukleinsäure, Proteine, Lipide**) in unterschiedlicher Form und Mengenverhältnissen vorkommen.

• Nukleinsäuren

Die Nukleinsäure liegt in einem Viruspartikel **entweder als DNA oder RNA** vor. Niemals finden sich beide Arten gemeinsam in einem Partikel. Der Anteil der Nukleinsäure am Gesamtgewicht eines Virions schwankt zwischen 1 und 30 %.

Die **DNA ist in der Regel doppelsträngig** (dsDNA). Ausnahmen bilden die Parvoviren, die eine einzelsträngige DNA (ssDNA) besitzen und die Hepatitis-B-Viren, deren DNA im Prinzip doppelsträngig, aber zu einem großen Teil als inkompletter Einzelstrang vorhanden ist. Die Form ist entweder linear oder zirkulär, wobei die Zirkel an ihren Enden kovalent geschlossen sein können (Papovaviren) oder durch Basenpaarung nur kohäsiv aneinandergelagert sind (Hepatitis-B-Virus).

Die **RNA ist häufig einzelsträngig** (ssRNA). Hat sie die **Polarität einer mRNA** (die virale RNA kann sofort von der Zelle in Protein translatiert werden), wird der **Zusatz (+)** verwendet, hat sie **anti-mRNA-Polarität**, wird sie als Negativstrang- oder **ss(–)RNA** bezeichnet. Bei (–)Strang-Polarität muß eine virale RNA-Polymerase subgenomische (+)Strang-Kopien herstellen, die dann als mRNA für die Herstellung des virusspezifischen Proteins dienen. In wenigen Fällen, etwa bei den Bunyaviren oder Arenaviren, trägt sie einen Ambisense-Charakter, das heißt, ein Teil desselben RNA-Moleküls ist ss(+)RNA ein anderer Teil ss(–)RNA. Reoviridae besitzen schließlich eine Doppelstrang-RNA, in der beide Polaritäten auf zwei gepaarten Strängen vertreten sind (ds(±)RNA).

Wesentlich für die Genetik der RNA-haltigen Viren ist die Tatsache, daß manche von ihnen, unabhängig von der Art der RNA, ein segmentiertes Genom besitzen. Beispiele dafür sind die Orthomyxoviridae (6–8 ss(–)RNA-Moleküle) oder die Reoviridae (10 ds(±)RNA-Moleküle).

• Proteine

Die auf der viralen Nukleinsäure kodierten Proteine dienen zur **Verpackung (Strukturproteine), zur Vervielfältigung** und zur **Transkription der Erbinformation (Enzyme und regulatorische Proteine)**. Proteine tragen in der Hauptsache zur Masse des Virions bei.

Die Verpackung des Genoms muß einerseits stabil genug sein, um die Nukleinsäure gegenüber Umwelteinflüssen effektiv zu schützen, gleichzeitig muß sie die Freisetzung der Nukleinsäure nach Eindringen des Virus in die Zelle erlauben. Im einfachsten Fall kodiert ein Virus für nur ein einziges Strukturprotein, wie etwa das Tabakmosaikvirus, im kompliziertesten Fall, wie etwa beim Pockenvirus oder den Herpesviren, werden mehr als 30 verschiedene Strukturproteine auf dem Genom kodiert. Bei manchen Viren werden außer dem Genom auch **Enzyme** in das komplette Partikel verpackt. Beispiele hierfür sind RNA-Transkriptasen der Orthomyxoviren, die ss(–)RNA in eine mRNA transkribieren, oder die RNA-abhängige DNA-Polymerase (reverse Transkriptase) der Retroviren, die eine Kopie des ss(+)RNA-Genoms in Form einer dsDNA herstellen kann. Neben diesen nukleinsäurespezifischen Enzymen gibt es auch strukturelle Enzyme, die etwa in der Hülle des Virus lokalisiert und für die Interaktion des Partikels mit der Wirtszelle von Bedeutung sind. Hier ist die Neuraminidase der Orthomyxoviren zu nennen, die zur Abspaltung von Neuraminsäureresten an gezuckerten Rezeptoren für das Virus dient.

Insbesondere bei den Viren mit relativ großem DNA-Genom (Herpesviren mit bis zu 220 Kilobasenpaaren [Kbp]), sind nicht nur virusspezifische Strukturproteine und Enzyme kodiert, sondern auch solche Proteine, die für die Replikation in einer Zelle zwar nicht essentiell, wohl aber für das Überleben des Virus im Wirt extrem wichtig sind. Hierbei handelt es sich häufig um funktionell analoge Wirtsproteine, wie etwa Zytokine oder deren Rezeptoren in löslicher Form.

• **Nukleinsäuren**
Die genomische Nukleinsäure liegt in einem Viruspartikel **entweder als DNA oder RNA** vor. Niemals finden sich beide Arten gemeinsam in einem Partikel.

Die **DNA ist in der Regel doppelsträngig**, die **RNA meistens einzelsträngig**. Ausnahmen sind möglich: Parvoviren haben eine einzelsträngige DNA und Reoviren eine doppelsträngige RNA.

Das einzelsträngige RNA-Genom kann verschiedene Polaritäten haben:
Bei **(+)Strang-Polarität** hat das Genom mRNA-Qualität (die virale RNA kann sofort von der Zelle in Protein translatiert werden).
Bei **(–)Strang-Polarität** muß eine virale RNA-Polymerase subgenomische (+)Strang-Kopien herstellen, die als mRNA für die Herstellung des virusspezifischen Proteins dienen.

• **Proteine**
Die auf der viralen Nukleinsäure kodierten Proteine dienen zur **Verpackung**, zur **Vervielfältigung** und zur **Transkription der Erbinformation**. Sie tragen in der Hauptsache zur Masse des Virions bei.
Die Verpackung des Genoms muß einerseits stabil genug sein, um die Nukleinsäure gegenüber Umwelteinflüssen effektiv zu schützen, gleichzeitig muß sie die Freisetzung der Nukleinsäure nach Eindringen des Virus in die Zelle erlauben.
Unter den virusspezifischen Proteinen befinden sich neben den verpackenden Strukturproteinen manchmal auch **Enzyme**, die in das komplette Partikel verpackt werden. Beispiele hierfür sind RNA-Transkriptasen der Orthomyxoviren, die (–)Strang-RNA in eine mRNA transkribieren, oder die RNA-abhängige DNA-Polymerase (Reverse Transkriptase) der Retroviren.

Viren mit großem Genom kodieren unter Umständen Proteine, die funktionelle Wirtszellanaloga darstellen (z. B. Zytokine).

● Lipide

Manche Viren umhüllen beim Verlassen ihrer Wirtszelle das in Protein verpackte Genom mit einer **doppelten Lipidhülle**, die aus der Membran der Wirtszelle stammt. Viren, die eine Lipidhülle zur Verpackung benutzen, sind extrem empfindlich gegen fettlösende Chemikalien, wie etwa Detergenzien oder Äther.

Größe und Baupläne

Aufgrund der sehr beschränkten Erbinformation von Viren gibt es nur einige wenige mögliche Baupläne, die alle Notwendigkeiten für eine erfolgreiche Vermehrung der Erbinformation in sich vereinigen (■ 46).

● Lipide

Manche Viren umhüllen beim Verlassen ihrer Wirtszelle das in Protein verpackte Genom mit einer **doppelten Lipidhülle**, die aus der Membran der Wirtszelle stammt. In diese Lipidhülle, die bis zu 40 % der Masse eines Partikels ausmachen kann, werden **virale Glykoproteine** eingelagert, die einen zytoplasmatischen, einen transmembranen und einen extrazellulären Teil besitzen. Viren, die eine Lipidhülle zur Verpackung benutzen, sind extrem empfindlich gegen fettlösende Chemikalien, wie etwa Detergenzien oder Äther. Der Verlust der Hülle bei Behandlung mit solchen Chemikalien ist stets auch mit dem Verlust der Infektiosität verbunden, da die in der Hülle befindlichen viralen Glykoproteine ebenfalls verloren gehen.

Größe und Baupläne

Alle Viren sind aus den oben genannten Bausteinen (Nukleinsäure, Proteine und gegebenenfalls Lipide) aufgebaut. Sowohl die Ermittlung ihrer Größe als auch die Aufklärung ihrer Baupläne wurden wesentlich durch die Möglichkeiten der Elektronenmikroskopie bestimmt. Aufgrund der doch sehr beschränkten Erbinformation von Viren gibt es nur einige wenige mögliche Konstruktionen, die alle Notwendigkeiten für eine erfolgreiche Vermehrung der Erbinformation in sich vereinigen. Die Bauelemente und Konstruktionsprinzipien, die sich bei allen Viren wiederfinden, sind in ■ 46 zusammengefaßt.

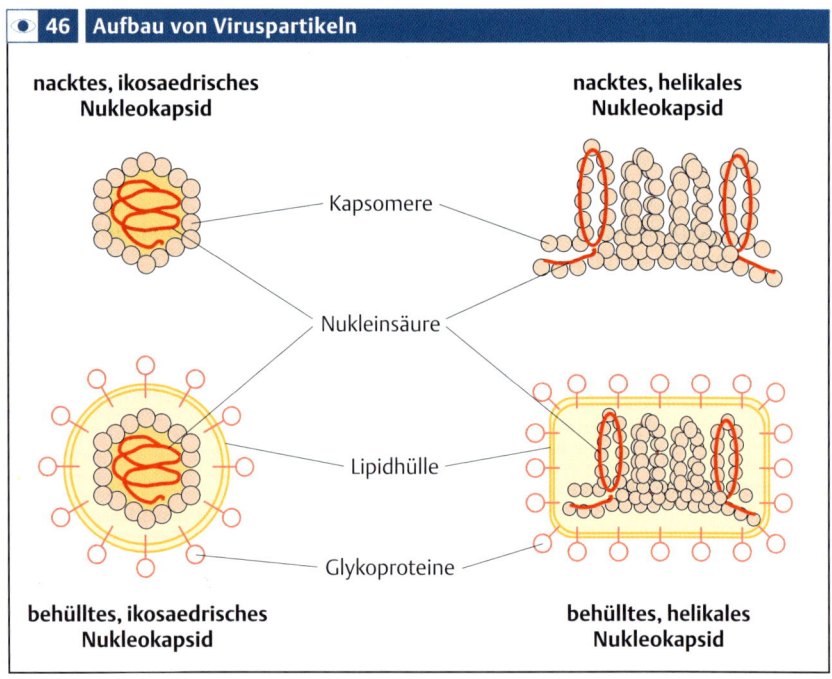

■ 46 Aufbau von Viruspartikeln

nacktes, ikosaedrisches Nukleokapsid

nacktes, helikales Nukleokapsid

Kapsomere

Nukleinsäure

Lipidhülle

Glykoproteine

behülltes, ikosaedrisches Nukleokapsid

behülltes, helikales Nukleokapsid

Das in Protein verpackte virale Genom wird als **Nukleokapsid** bezeichnet. **Kapside** setzen sich aus symmetrisch angeordneten Bausteinen zusammen, den **Kapsomeren**. Der Komplex aus Kapsid und Nukleinsäure wird als **Nukleokapsid** eines Virus bezeichnet.

Je nach Anzahl der verwendeten Proteine und dem Typ der Nukleinsäure ergeben sich bei den Nukleokap-

Das virale Genom liegt nicht ungeschützt vor, sondern ist stets mit Protein verpackt. Die Proteinhülle des Genoms stellt das **Kapsid** dar. Kapside setzen sich aus symmetrisch angeordneten Bausteinen zusammen, die als **Kapsomere** bezeichnet werden. Kapsomere können aus nur einer einzigen Polypeptidkette bestehen (Tabakmosaikvirus) oder aus mehreren verschiedenen Polypeptiden zusammengesetzt sein, wie etwa beim Poliovirus. Der Komplex aus Kapsid und Nukleinsäure wird als **Nukleokapsid** eines Virus bezeichnet.

Je nach Anzahl der verwendeten Proteine und dem Typ der Nukleinsäure ergeben sich bei den Nukleokapsiden **zwei typische Formen**: die **helikale Symmetrie einer spiralförmig angeordneten Nukleinsäure**, die in nur einem Protein verpackt ist, und die **kubische Symmetrie in Form eines Ikosaeders**, welche durch Verwendung von Kapsomeren aus mehreren Polypeptidketten zu einem Vieleck mit verschiedenen Symmetrieachsen führt, mit dessen Innenseiten die Nukleinsäure direkt assoziiert ist.

In manchen Fällen, wie etwa dem HIV, ist die Nukleinsäure nicht direkt mit dem Kapsid verbunden, sondern zunächst mit einem Nukleoprotein beladen. Dieser Komplex ist erst mit einer weiteren kapselähnlichen Proteinstruktur umgeben, die dann als **»core«**, Kern oder Kapsid bezeichnet wird.

Die Kapside oder Nukleokapside können wie beim Tabakmosaikvirus oder beim Poliovirus die gesamte Virusstruktur darstellen (**nackte Viren**) oder mit einer doppelten Lipidhülle umgeben sein, in die virale Glykoproteine eingelagert sind (**behüllte Viren**). Beispiele dafür sind das Masern-, Mumps-, Röteln- oder das ausgerottete Pockenvirus. Der zelluläre Ursprung dieser Lipidhülle bedingt, daß in ihr durchaus auch zelluläre Transmembranproteine enthalten sein können. So ist bekannt, daß das humane Immundefizienzvirus HIV in seiner Lipidhülle menschliche Transplantationsantigene trägt. Während die viral kodierten Glykoproteine in der Lipidhülle überwiegend der Bindung des Virus an seinen zellulären Rezeptor dienen, ist die funktionelle Bedeutung der zufällig mitgenommenen zellulären Proteine nicht klar.

Trotz der sehr beschränkten Vielfalt an Bausteinen und Konstruktionsprinzipien umfaßt die **Größe der verschiedenen Viruspartikel** einen weiten Bereich, von den Kleinsten mit nur 20 nm (Parvoviren) bis hin zu den Riesen, wie dem Pockenvirus, die mit 300–400 nm an die untere Grenze der Bakterien anschließen und mit bestimmten Techniken auch im Lichtmikroskop sichtbar gemacht werden können.

1.2.2 Abgrenzung zu anderen Mikroorganismen

Aus den geschilderten Eigenschaften von Viren lassen sich relativ leicht Differenzierungskriterien zu anderen Mikroorganismen wie Bakterien, Pilzen und Parasiten ableiten. Zwei wesentliche Charakteristika sind Viren eigen und werden nicht mit anderen Mikroorganismen geteilt:
1. Viren **enthalten entweder RNA oder DNA als Erbinformation, niemals beide Molekülarten gleichzeitig**.
2. Viren sind **nicht zur eigenständigen Replikation befähigt**. Sie benötigen zwingend den Biosyntheseapparat und die verschiedenen morphologischen Kompartimente einer Zelle, um Nachkommen zu produzieren.

Aus diesen Eigenschaften ergibt sich eine wichtige therapeutische Konsequenz: **Im Gegensatz zu Bakterien sind Viren völlig unempfindlich gegenüber Antibiotika**.

1.3 Molekulare Virologie und Genetik

1.3.1 Methoden zur Analyse der Genomstruktur

In den 70er und 80er Jahren wurden **bakterielle Endonukleasen** entdeckt, **die DNA sequenzspezifisch schneiden** (restringieren) können. In ▤ 12 sind einige Beispiele solcher Enzyme mit ihren Erkennungssequenzen aufgelistet. Der Name leitet sich stets von der Bakterienart ab, aus der das Enzym isoliert wurde (z. B. Eco R1 = ein Enzym aus **E. coli**). Heute ist eine Vielzahl solcher Enzyme bekannt. Mit Hilfe dieser Enzyme können physikalische Genomkarten von Viren angefertigt werden. ▣ **47** skizziert die Vorgehensweise bei einer solchen **Restriktionsanalyse**.

siden zwei typische Formen: die **helikale Symmetrie** und die **kubische Symmetrie**, d. h. ein Vieleck mit verschiedenen Symmetrieachsen.

Die Nukleokapside können die gesamte Virusstruktur darstellen (**nackte Viren**) oder mit einer doppelten Lipidhülle umgeben sein, in die virale Glykoproteine eingelagert sind (**behüllte Viren**).

Trotz der sehr beschränkten Vielfalt an Bausteinen und Konstruktionsprinzipien umfaßt die **Größe der verschiedenen Viruspartikel** einen weiten Bereich, von etwa 20 nm (Parvoviren) bis 300 nm (Pockenviren).

1.2.2 Abgrenzung zu anderen Mikroorganismen

1. Viren **enthalten entweder RNA oder DNA als Erbinformation,** niemals beide Molekülarten gleichzeitig.
2. **Viren sind nicht zur eigenständigen Replikation befähigt**. Sie benötigen zwingend den Biosyntheseapparat und die verschiedenen morphologischen Kompartimente einer Zelle, um Nachkommen zu produzieren. Sie sind gegenüber **Antibiotika** völlig **unempfindlich**.

1.3 Molekulare Virologie und Genetik

1.3.1 Methoden zur Analyse der Genomstruktur

DNA kann **sequenzspezifisch** durch bakterielle Endonukleasen zerschnitten werden (▤ 12). Bei der **Restriktionsanalyse** wird genomische virale DNA einem Verdau mit einem solchen Restriktionsenzym unterworfen. Je nachdem, wie häufig die vom Enzym erkannte Sequenz im Gesamtgenom auftritt, gibt es mehr oder wenige Genomfragmente unterschiedlicher Länge, die in einem Gel elektrophoretisch aufgetrennt werden können (▣ 47).

▦ 12 | Restriktionsenzyme

Name	Quelle	Erkennungssequenz
▷ Alu I	**A**rthrobacter **lu**teus	A G C ↑T
▷ Bam HI	**B**acillus **am**yloliquefaciens	G G A↑T C C
▷ Eco RI	**E**scherichia **co**li	G A A↑T T C
▷ Pvu I	**P**roteus **vu**lgaris	C G A T C↑G
▷ Sal I	**S**treptomyces **al**bus	G T C↑G A C
▷ Xma I	**X**anthomonas **ma**lvacerum	C C C↑G G G

↑ = Schnittstelle

● 47 | Restriktionsanalyse einer DNA

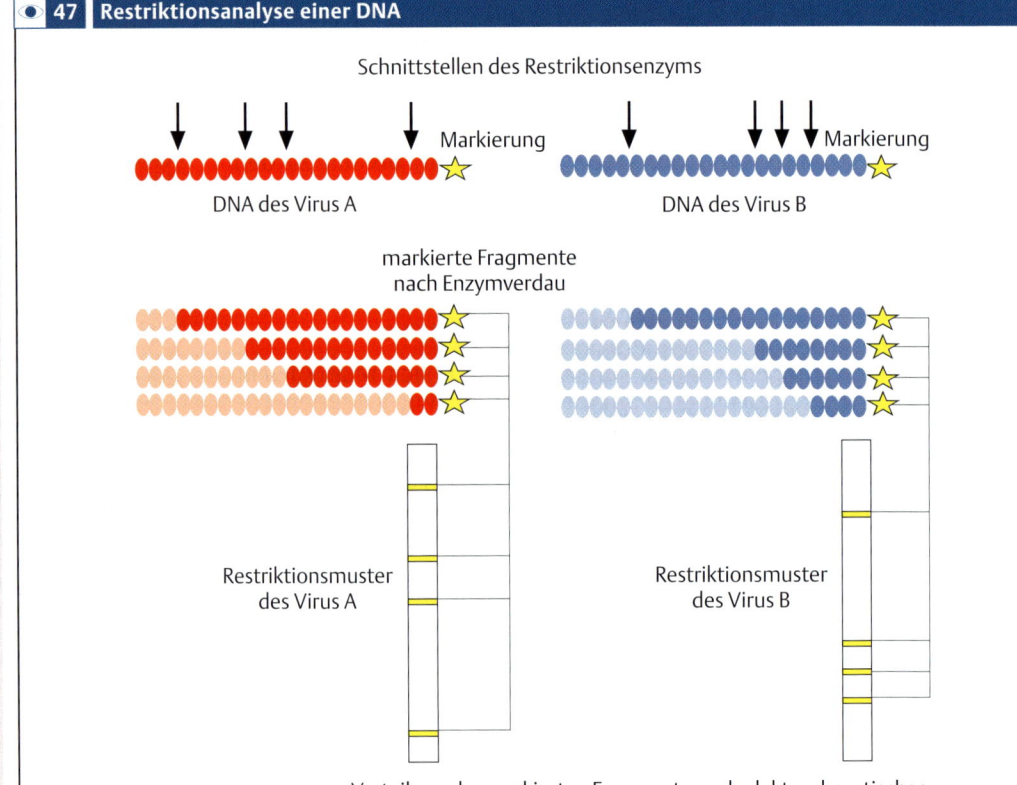

Schnittstellen des Restriktionsenzyms

Markierung

DNA des Virus A   DNA des Virus B

markierte Fragmente
nach Enzymverdau

Restriktionsmuster
des Virus A

Restriktionsmuster
des Virus B

Verteilung der markierten Fragmente nach elektrophoretischer
Auftrennung im Agarosegel

Nach Isolierung und Reinigung der DNA kann ihr Ende mit einem detektierbaren Molekül **markiert** werden (solche Markierungen können radioaktiv, aber auch kleine Moleküle wie das Biotin sein). Anschließend wird die so markierte DNA einem Verdau mit einem **Restriktionsenzym** unterworfen. Je nachdem, wie häufig die vom Enzym erkannte Sequenz im Gesamtgenom auftritt, gibt es mehr oder wenige **Genomfragmente unterschiedlicher Länge**. Werden diese Fragmente in einer Elektrophorese der Größe nach aufgetrennt, anschließend auf einem Nitrozellulosefilter transferiert und mit Hilfe der endständigen Markierung detektiert, ergibt sich ein für dieses Genom **typisches Bandenmuster**. Schneidet man mit dem gleichen Enzym die DNA zweier verwandter, aber nicht identischer Viren, ergeben sich aufgrund der Sequenzunterschiede unterschiedliche Restriktionsmuster. Das Restriktionsmapping ist daher eine ausgezeichnete Technik, um DNA-Viren relativ unkompliziert und schnell innerhalb einer Familie auf ihre genomische Verwandtschaft hin zu untersuchen. **RNA-Viren** können diesem Verfahren natürlich nicht direkt unterzogen werden. Die Isolierung der bei Retroviren vorhandenen **reversen Transkriptase** (RT) macht jedoch auch die Erbinformation von RNA-Viren auf dem indirekten Weg der Restriktionsanalyse zugänglich. Dieses Enzym nutzt RNA als Matrize, um eine doppelsträngige, der RNA komplementäre DNA anzufertigen (cDNA), die dann von Restriktionsenzymen geschnitten werden kann.

Das sequenzabhängige Schneiden von DNA bildet auch die Grundlage zur **Klonierung viraler Gene**. Da Restriktionsenzyme DNA unabhängig von ihrer Herkunft schneiden, kann man mit einem Enzym eine virale DNA schneiden und eine identische Schnittstelle etwa in einer bakteriellen DNA produzieren. Diese Tatsache bildete die Grundlage für die Klonierung und Rekombination von viralen Genen mit bakterieller Erbinformation. Bakterien tragen zirkuläre, extrachromosomale DNA, die sogenannten Plasmide. In ihnen sind für das Bakterium wesentliche biologische Informationen gespeichert, wie etwa Antibiotikaresistenzen. Plasmide werden ebenso wie die genomische DNA bei der Zellteilung dupliziert und an die Nachkommen weitergegeben. Plasmide haben die Fähigkeit, relativ große Stücke an Fremd-DNA aufzunehmen, ohne daß ihre Vervielfältigung und Funktionalität darunter leidet (▪ **48**).

Die **Klonierung** von viralen Genen, z. B. durch Rekombination mit bakterieller Erbinformation, ist mit Hilfe von Restriktionsenzymen möglich. Die technischen Einzelheiten sind in ▪ **48** erklärt.

▪ 48 | **Die Klonierung viraler DNA**

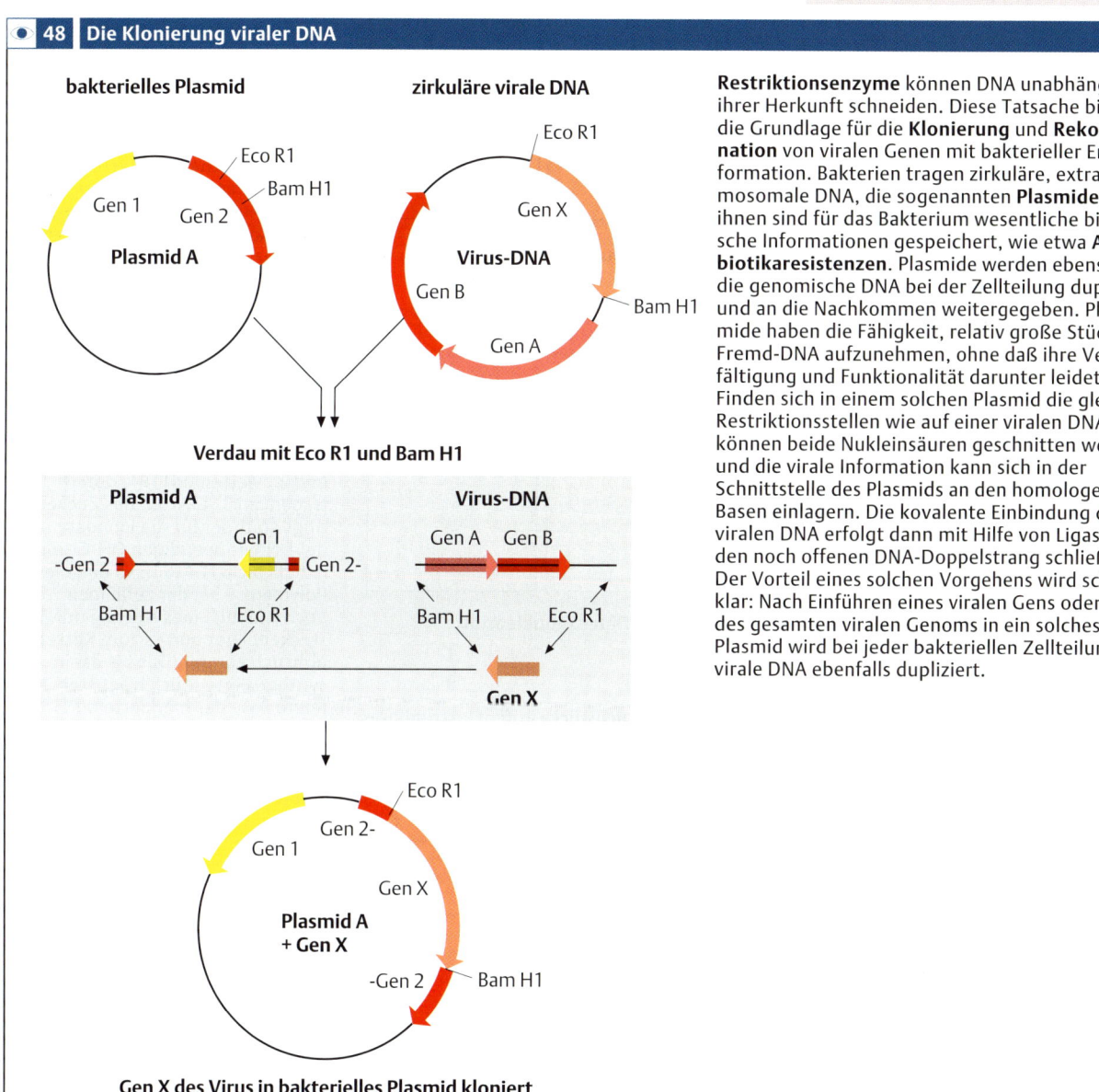

Restriktionsenzyme können DNA unabhängig von ihrer Herkunft schneiden. Diese Tatsache bildete die Grundlage für die **Klonierung** und **Rekombination** von viralen Genen mit bakterieller Erbinformation. Bakterien tragen zirkuläre, extrachromosomale DNA, die sogenannten **Plasmide**. In ihnen sind für das Bakterium wesentliche biologische Informationen gespeichert, wie etwa **Antibiotikaresistenzen**. Plasmide werden ebenso wie die genomische DNA bei der Zellteilung dupliziert und an die Nachkommen weitergegeben. Plasmide haben die Fähigkeit, relativ große Stücke an Fremd-DNA aufzunehmen, ohne daß ihre Vervielfältigung und Funktionalität darunter leidet. Finden sich in einem solchen Plasmid die gleichen Restriktionsstellen wie auf einer viralen DNA, können beide Nukleinsäuren geschnitten werden und die virale Information kann sich in der Schnittstelle des Plasmids an den homologen Basen einlagern. Die kovalente Einbindung der viralen DNA erfolgt dann mit Hilfe von Ligasen, die den noch offenen DNA-Doppelstrang schließen. Der Vorteil eines solchen Vorgehens wird schnell klar: Nach Einführen eines viralen Gens oder gar des gesamten viralen Genoms in ein solches Plasmid wird bei jeder bakteriellen Zellteilung die virale DNA ebenfalls dupliziert.

Gen X des Virus in bakterielles Plasmid kloniert

Zur vollständigen Entschlüsselung der viralen Erbinformation und zur Zuordnung phänotypischer Eigenschaften zum Genotyp des Virus muß die exakte Sequenz der Basen in einer viralen Nukleinsäure bestimmt werden.

Mit der **Kettenabbruchreaktion nach Sanger** kann relativ rasch und präzise die Basenabfolge in einer DNA bestimmt werden. Die technischen Details der **Sequenzierung** sind in ▪ **49** erläutert.

Die **Polymerase-Kettenreaktion (PCR)** erlaubt die millionenfache selektive Vervielfältigung einer ausgesuchten DNA-Sequenz. Die technischen Einzelheiten sind in ⦿ **50** dargestellt.

Die **Sequenzierung von DNA nach Sanger**, die auch die **Kettenabbruchreaktion** genannt wird, erlaubt die relativ rasche und präzise Bestimmung der Basenabfolge. Das Prinzip ist in ⦿ **49** gezeigt. Das Verfahren der Sequenzierung wurde durch die Entwicklung der **Polymerase-Kettenreaktion (PCR)** wesentlich beschleunigt. Wie in ⦿ **50** dargestellt, erlaubt diese Technik die millionenfache selektive Vervielfältigung einer ausgesuchten DNA-Sequenz.

⦿ **49** | **Sequenzierung einer Nukleinsäure**

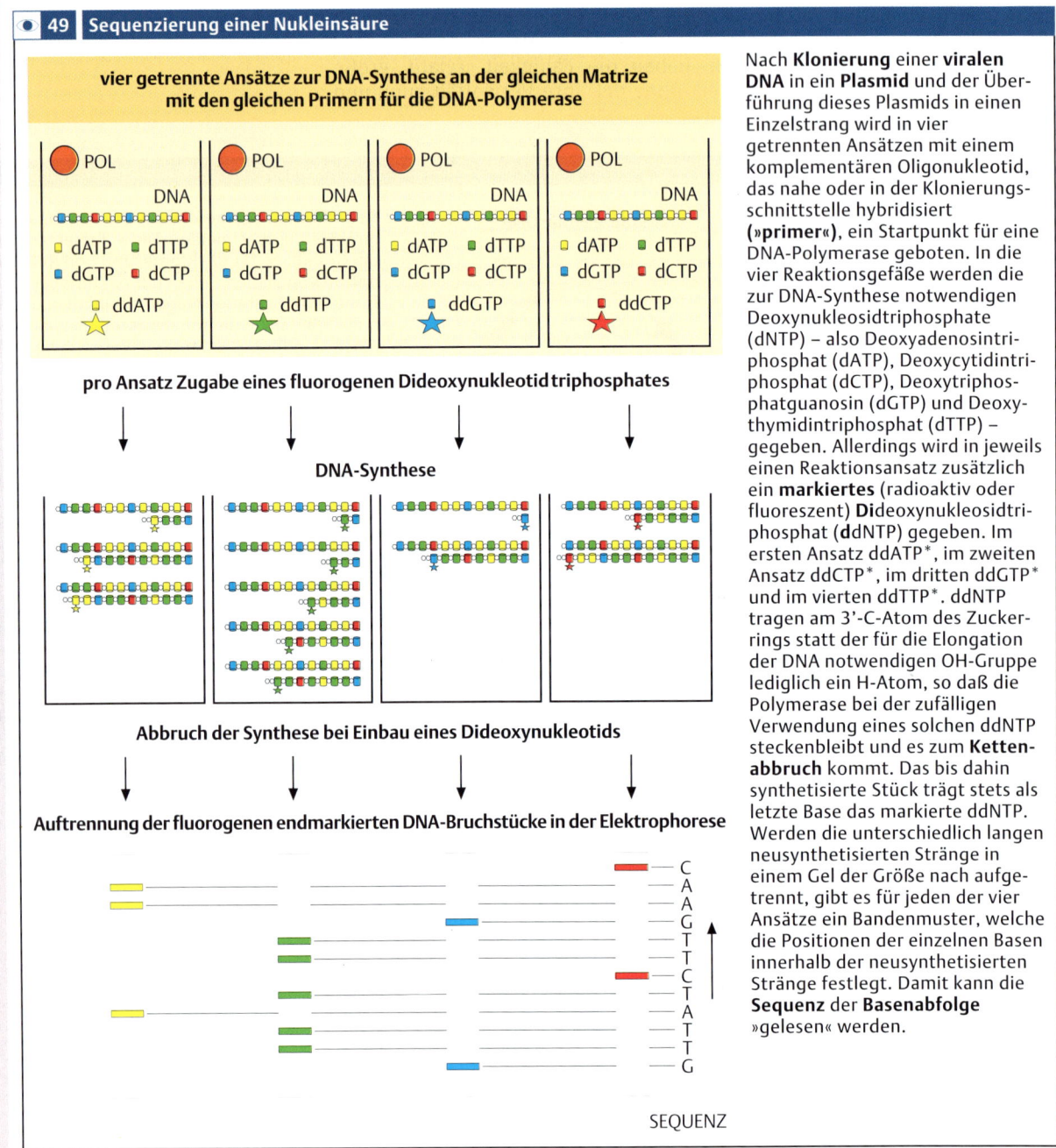

vier getrennte Ansätze zur DNA-Synthese an der gleichen Matrize mit den gleichen Primern für die DNA-Polymerase

POL — DNA — ☐ dATP ☐ dTTP ☐ dGTP ☐ dCTP — ☐ ddATP

POL — DNA — ☐ dATP ☐ dTTP ☐ dGTP ☐ dCTP — ☐ ddTTP

POL — DNA — ☐ dATP ☐ dTTP ☐ dGTP ☐ dCTP — ☐ ddGTP

POL — DNA — ☐ dATP ☐ dTTP ☐ dGTP ☐ dCTP — ☐ ddCTP

pro Ansatz Zugabe eines fluorogenen Dideoxynukleotidtriphosphates

DNA-Synthese

Abbruch der Synthese bei Einbau eines Dideoxynukleotids

Auftrennung der fluorogenen endmarkierten DNA-Bruchstücke in der Elektrophorese

C A A G T T C T A T T G

SEQUENZ

Nach **Klonierung** einer **viralen DNA** in ein **Plasmid** und der Überführung dieses Plasmids in einen Einzelstrang wird in vier getrennten Ansätzen mit einem komplementären Oligonukleotid, das nahe oder in der Klonierungsschnittstelle hybridisiert (**»primer«**), ein Startpunkt für eine DNA-Polymerase geboten. In die vier Reaktionsgefäße werden die zur DNA-Synthese notwendigen Deoxynukleosidtriphosphate (dNTP) – also Deoxyadenosintriphosphat (dATP), Deoxycytidintriphosphat (dCTP), Deoxytriphosphatguanosin (dGTP) und Deoxythymidintriphosphat (dTTP) – gegeben. Allerdings wird in jeweils einen Reaktionsansatz zusätzlich ein **markiertes** (radioaktiv oder fluoreszent) **Di**deoxynukleosidtriphosphat (**dd**NTP) gegeben. Im ersten Ansatz ddATP*, im zweiten Ansatz ddCTP*, im dritten ddGTP* und im vierten ddTTP*. ddNTP tragen am 3'-C-Atom des Zuckerrings statt der für die Elongation der DNA notwendigen OH-Gruppe lediglich ein H-Atom, so daß die Polymerase bei der zufälligen Verwendung eines solchen ddNTP steckenbleibt und es zum **Kettenabbruch** kommt. Das bis dahin synthetisierte Stück trägt stets als letzte Base das markierte ddNTP. Werden die unterschiedlich langen neusynthetisierten Stränge in einem Gel der Größe nach aufgetrennt, gibt es für jeden der vier Ansätze ein Bandenmuster, welche die Positionen der einzelnen Basen innerhalb der neusynthetisierten Stränge festlegt. Damit kann die **Sequenz** der **Basenabfolge** »gelesen« werden.

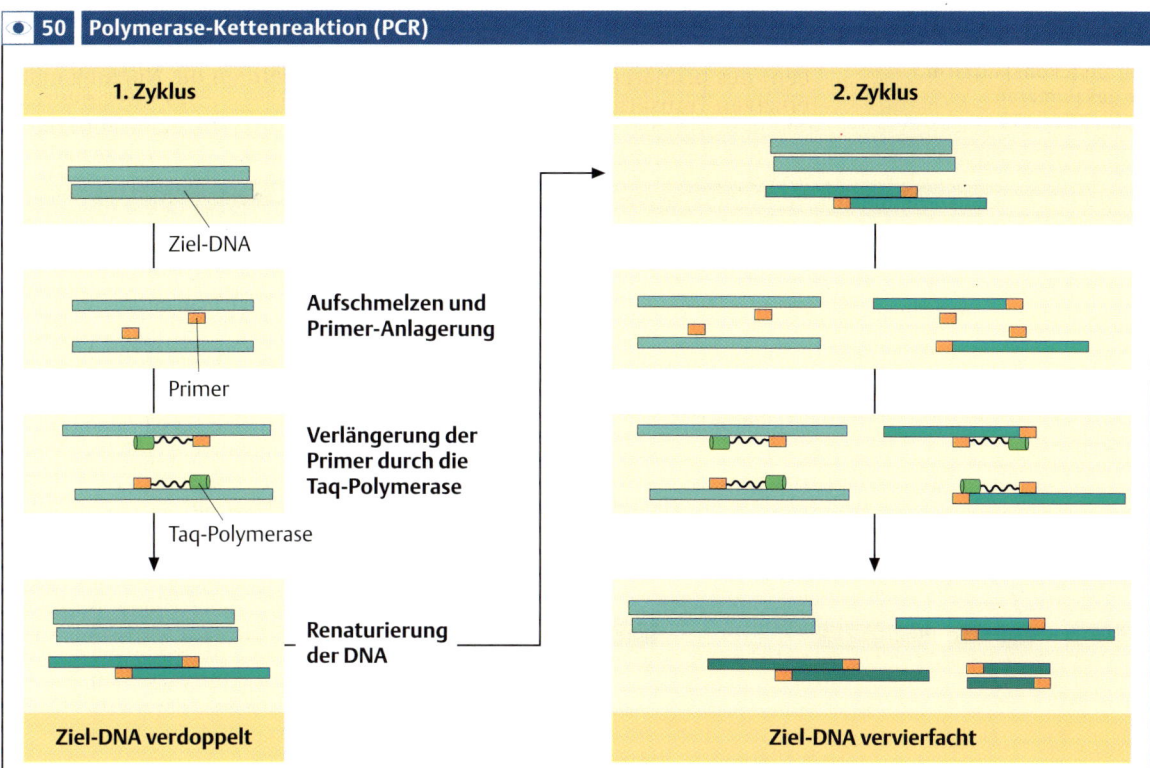

50 | Polymerase-Kettenreaktion (PCR)

1. Zyklus

Ziel-DNA

Aufschmelzen und Primer-Anlagerung

Primer

Verlängerung der Primer durch die Taq-Polymerase

Taq-Polymerase

Renaturierung der DNA

Ziel-DNA verdoppelt

2. Zyklus

Ziel-DNA vervierfacht

Die **PCR** erlaubt die millionenfache selektive **Vervielfältigung** einer bestimmten **DNA-Sequenz**. Die Spezifität dieser Reaktion für eine ausgesuchte Sequenz in der Ziel-DNA wird durch die Verwendung von **spezifischen Oligonukleotidprimern** erreicht, die die ausgesuchte Sequenz sowohl auf dem (+)- als auch auf dem (–)Strang der Ziel-DNA begrenzen. Nach Aufschmelzen der Ziel-DNA in zwei Einzelstränge lagern sich die Oligonukleotidprimer an ihre komplementären Sequenzen in der DNA an und die zugesetzte DNA-Polymerase synthetisiert ausgehend von beiden Primern neue DNA-Stränge. Dieser Vervielfältigungsschritt kann in einem Reaktionsansatz mehrfach wiederholt werden, da durch die Thermoresistenz der verwendeten DNA-Polymerase die neusynthetisierten DNA-Stücke aufgeschmolzen werden können und die in der Lösung im Überschuß vorhandenen Oligonukleotidprimer dadurch nicht nur wieder an die parentalen DNA-Stränge, sondern auch an die neusynthetisierten Stränge anlagern. Nach einer 40fachen Wiederholung dieses Zyklus liegen etwa 1 Milliarde Kopien der ausgesuchten DNA-Sequenz vor. Das Produkt der Amplifikation kann in einem Agarosegel nach elektrophoretischer Auftrennung sichtbar gemacht werden, indem in den Elektrophoresepuffer ein DNA-interkalierendes Agens wie Ethidiumbromid (EtBr) eingeschlossen wird. EtBr lagert sich in den DNA-Doppelstrang ein, so daß die DNA nach Bestrahlung mit UV ein rosafarbenes sichtbares Licht ausstrahlt. Da von der Positionierung der Oligonukleotidprimer die exakte Größe des amplifizierten Abschnittes bekannt ist, kann im Vergleich zu einem DNA-Größenstandard überprüft werden, ob das erwartete Amplicon entstanden ist.

Kombiniert man die Technik der PCR mit der Kettenabbruchreaktion nach Sanger, kann eine **zyklische Sequenzierungsreaktion** einer ausgesuchten DNA-Sequenz durchgeführt werden.

1.3.2 Genomorganisation von Viren der Vertebraten

Unter Nutzung der beschriebenen molekularbiologischen Techniken ist es gelungen, die Genomorganisation der Vertebratenviren weitgehend aufzuklären. Viren nutzen ihre in der Größe sehr beschränkte Erbinformation extrem effizient. Die wesentlichen Prinzipien sind nachfolgend zusammengefaßt:

• Wie bei den Eukaryonten auch ist bei den Viren der Vertebraten die **im Genom gespeicherte Information für ein Protein (Gen) nicht kolinear mit der mRNA**. Das heißt, daß die Information für ein Protein nicht unbedingt ununterbrochen an einer Stelle des Genoms liegt, sondern durchaus in mehreren Fragmenten über das Genom verteilt sein kann. Die Expression des korrekten Proteins wird wie bei den Eukaryonten durch »**splicen**« des primären RNA-Transkripts in eine funktionelle mRNA erreicht. Dabei

1.3.2 Genomorganisation von Viren der Vertebraten

• Wie bei den Eukaryonten auch ist bei den Viren der Vertebraten die **im Genom gespeicherte Information für ein Protein (Gen) nicht notwendigerweise kolinear mit der mRNA**. Die Expression des korrekten Proteins wird durch Entfernen nicht kodierender Sequenzen (**Introns**) aus dem primären RNA-Transkript und erneutem Verknüpfen der kodierenden Sequenzen **(Exons)** erreicht. Zum »Splicen« des primären RNA-Transkripts siehe ▣ **51**.

werden nichtkodierende Sequenzen **(Introns)** entfernt und die kodierenden Sequenzen **(Exons)** miteinander verknüpft (▣ **51**). Alternatives »Splicen« des primären RNA-Transkripts erlaubt außerdem die Nutzung eines einzigen Transkripts für mehrere Proteine.

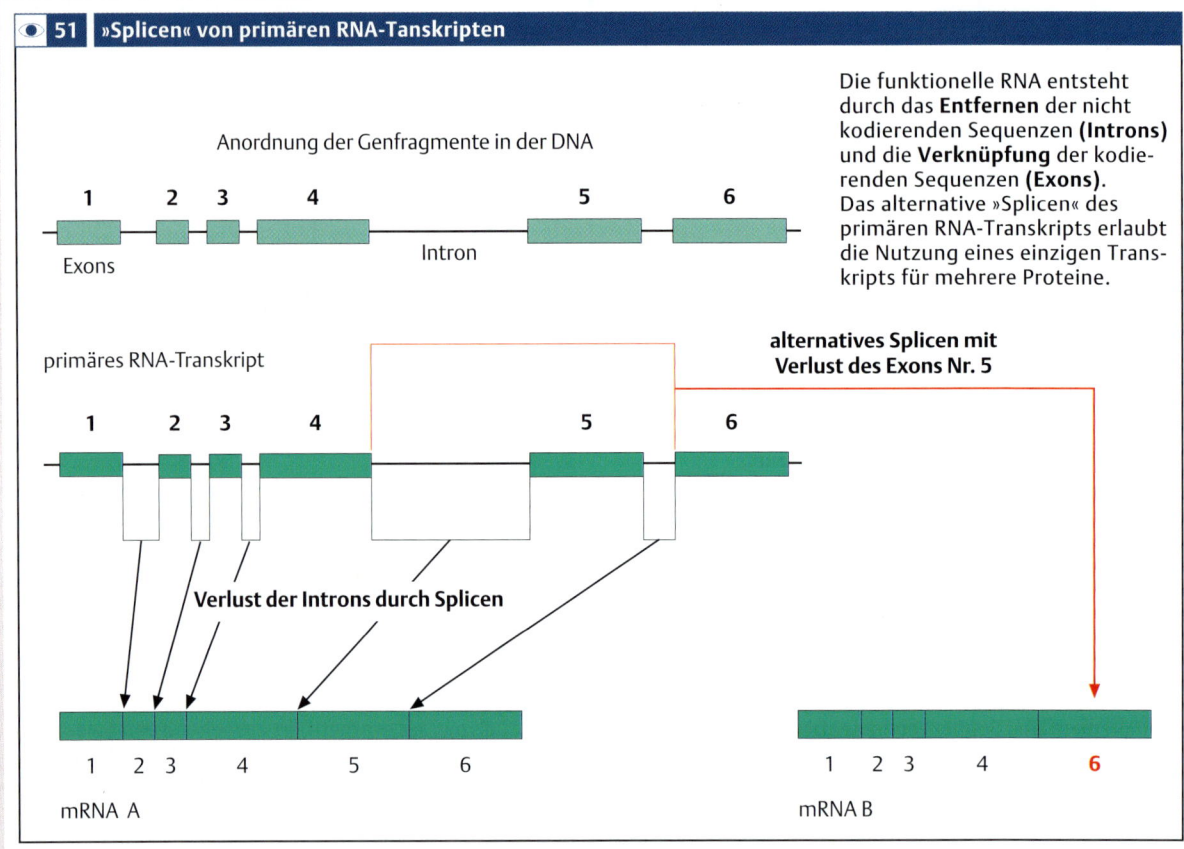

▣ 51 | **»Splicen« von primären RNA-Tanskripten**

Anordnung der Genfragmente in der DNA

1 2 3 4 5 6

Exons

Intron

Die funktionelle RNA entsteht durch das **Entfernen** der nicht kodierenden Sequenzen **(Introns)** und die **Verknüpfung** der kodierenden Sequenzen **(Exons)**. Das alternative »Splicen« des primären RNA-Transkripts erlaubt die Nutzung eines einzigen Transkripts für mehrere Proteine.

primäres RNA-Transkript

alternatives Splicen mit Verlust des Exons Nr. 5

1 2 3 4 5 6

Verlust der Introns durch Splicen

1 2 3 4 5 6

mRNA A

1 2 3 4 **6**

mRNA B

- Außerdem wird durch **überlappende Gene die in der Basensequenz des Genoms gespeicherte Information mehrfach genutzt**. Überlappungen entstehen
1. durch zusätzliche Startcodons in einem Leserahmen oder
2. durch Verschiebung des Leserasters (▣ **52**).

- **Durch überlappende Gene wird die in der Basensequenz gespeicherte Information mehrfach genutzt.** Solche Überlappungen können auf zwei Ebenen beobachtet werden:
  1. Innerhalb des Leserahmens für ein Protein ist ein alternatives Startcodon für ein zweites Protein enthalten. Dieses zweite Protein macht dann also nur einen Teil des ersten aus (▣ **52**) und
  2. durch Verschiebung des Leserasters um eine Base bei der Translation kann die Erbinformation auf einem Nukleinsäurestrang in verschiedenen Leserahmen genutzt werden.

Abhängig von der Natur des viralen Genoms (Einzel- oder Doppelstrang, DNA oder RNA, positive oder negative Polarität des RNA-Genoms, segmentiertes Genom) sind die Strategien zu seiner Transkription und Replikation sehr unterschiedlich. Auf die verschiedenen Wege zur Umsetzung der Erbinformation wird im Rahmen des Kapitels 1.5.1 näher eingegangen, in dem die vollständigen Replikationszyklen unterschiedlicher Viren vorgestellt werden.

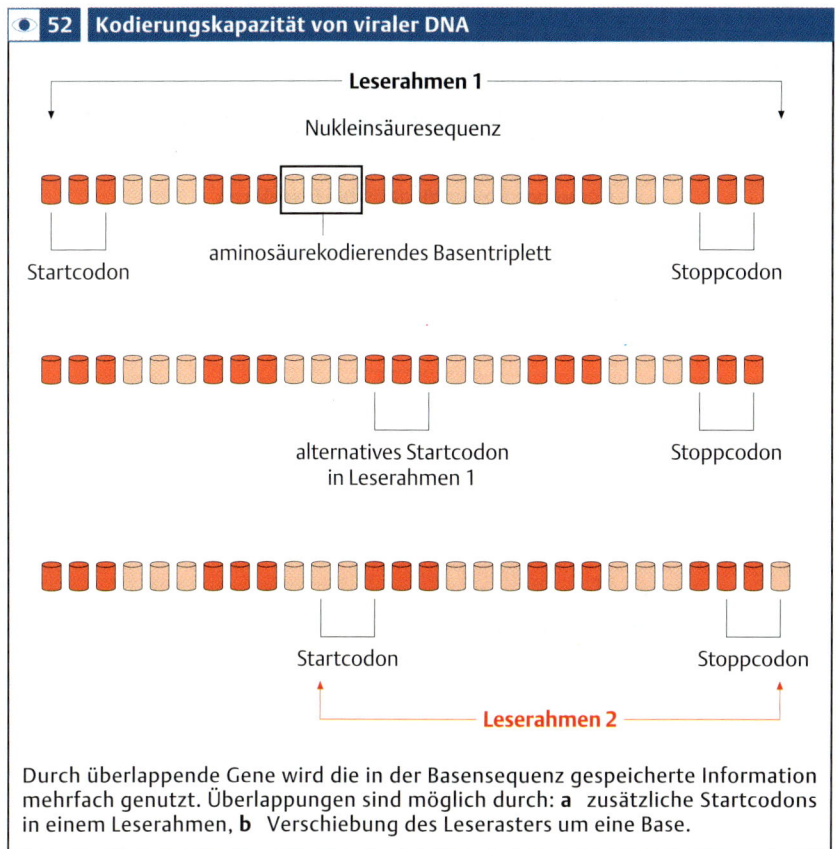

52 Kodierungskapazität von viraler DNA

Durch überlappende Gene wird die in der Basensequenz gespeicherte Information mehrfach genutzt. Überlappungen sind möglich durch: **a** zusätzliche Startcodons in einem Leserahmen, **b** Verschiebung des Leserasters um eine Base.

1.3.3 Evolution viraler Erbinformationen

Die Sequenzierung viraler Genome hat sehr schnell klar gemacht, daß diese Nukleinsäuren zur erfolgreichen Durchsetzung ein hohes Maß an Flexibilität und Anpassungsfähigkeit haben müssen. Insbesondere dem steten Selektionsdruck durch das Immunsystem der Vertebraten kann nur durch konstante Evolution des Genoms begegnet werden. In diesem Entwicklungsprozeß werden solche Genomvarianten erfolgreich sein, die geeignet sind, sich der humoralen und zellulären Immunantwort ihres Wirtes weitgehend zu entziehen (»immune evasion«). Dabei hat sich eine Eigenschaft der Viren als besonders vorteilhaft erwiesen: Aufgrund ihrer extrem kurzen Replikationszeiten können in einem Wirt sehr viele Nachkommenviren erzeugt werden. Damit steigt die Chance für die Entstehung varianter Formen, die möglicherweise eine bessere Anpassung an den Wirt aufweisen.

Fehler bei der Replikation des Genoms. Diese Fehler entstehen bei Viren, die eine RNA als Genom tragen, relativ häufiger als bei DNA-haltigen Viren. Der Grund liegt darin, daß RNA synthetisierende Enzyme (RNA-Polymerasen) keine Möglichkeit haben, die Richtigkeit ihres neu-synthetisierten Stranges zu kontrollieren, während DNA replizierende Enzyme (DNA-Polymerasen) zu solchen Überprüfungen fähig sind. Daher wird bei RNA-Replikationsvorgängen je $10^3 - 10^6$ Basen eine falsch eingebaut, während dies bei DNA-Polymerasen alle $10^8 - 10^{11}$ Basen geschieht. Diese durch Lesefehler entstehenden Mutationen bilden die Grundlage für genetisch variante Formen der Virusart. Viele von den Mutationen sind wahrscheinlich letal für das Virus, andere haben keine Konsequenzen, manchmal jedoch ändert schon der Austausch einer einzigen Aminosäure die pathogenen Eigenschaften des Virus grundlegend.

1.3.3 Evolution viraler Erbinformationen

Dem steten Selektionsdruck durch das Immunsystem der Vertebraten, können Viren nur durch konstante Evolution ihres Genoms begegnen. In diesem Entwicklungsprozeß werden solche Genomvarianten erfolgreich sein, die geeignet sind, sich der humoralen und zellulären Immunantwort ihres Wirtes weitgehend zu entziehen (»immune evasion«).

Fehler bei der Replikation des Genoms Da RNA-Polymerasen im Gegensatz zu DNA-Polymerasen keine Kontrolle über die Korrektheit der von ihr synthetisierten neuen Nukleinsäurestränge haben, wird bei RNA-Replikationsvorgängen je $10^3 - 10^6$ Basen eine falsch eingebaut (bei DNA-Polymerasen nur etwa alle $10^8 - 10^{11}$ Basen). Diese durch Lesefehler entstehenden Mutationen bilden die Grundlage für genetisch variante Formen der Virusart. Ob diese jedoch von biologischer Bedeutung sind, ist ungewiß und wird sich erst in der Auseinandersetzung mit den Abwehrmechanismen des Wirtes zeigen.

Austausch genetischer Information Der Austausch genetischer Information zwischen DNA-haltigen Viren ist **durch homologe Rekombination** möglich (■ 53).

Austausch genetischer Information. Der Austausch genetischer Information zwischen DNA-haltigen Viren ist **durch homologe Rekombination** möglich (■ 53a).

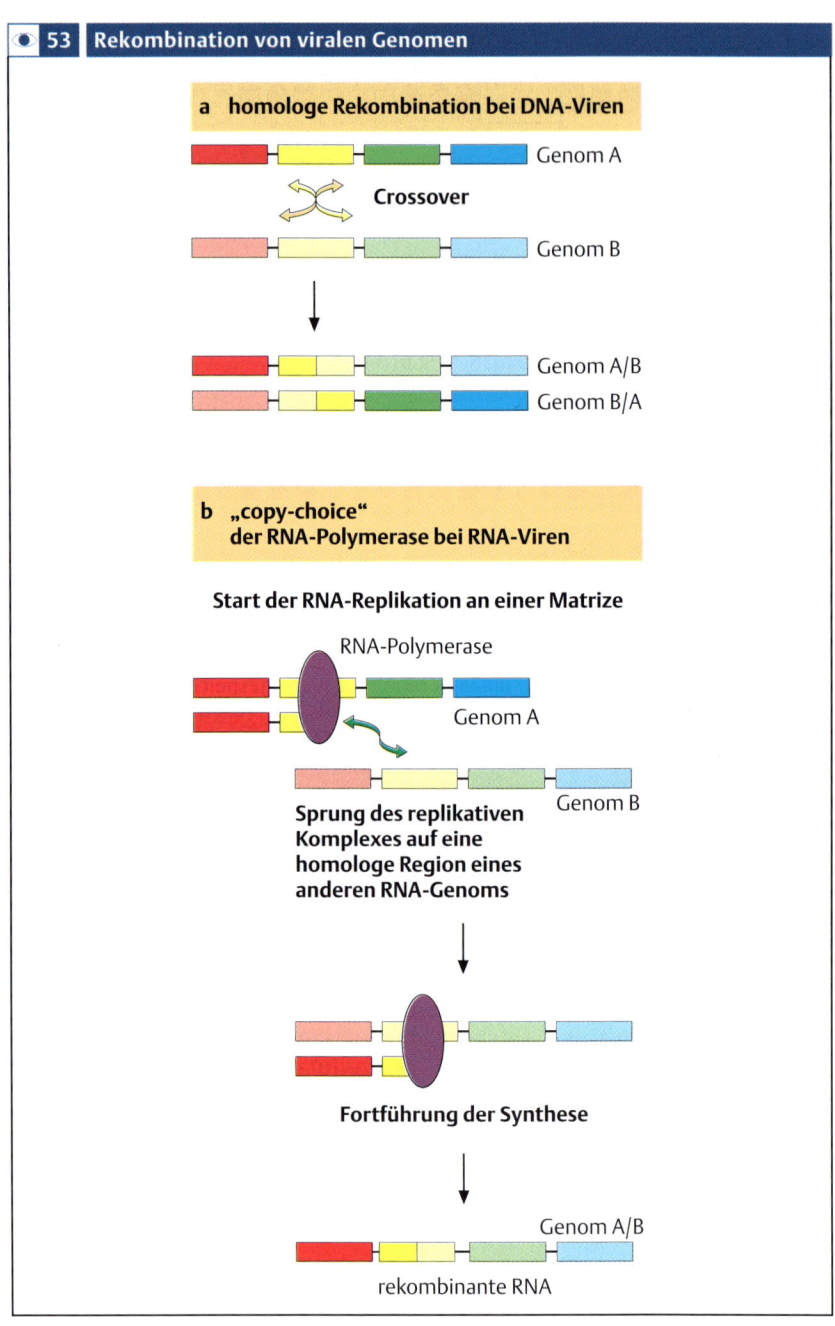

● 53 | Rekombination von viralen Genomen

a homologe Rekombination bei DNA-Viren

Genom A

Crossover

Genom B

Genom A/B
Genom B/A

**b „copy-choice"
der RNA-Polymerase bei RNA-Viren**

Start der RNA-Replikation an einer Matrize

RNA-Polymerase

Genom A

Genom B

**Sprung des replikativen
Komplexes auf eine
homologe Region eines
anderen RNA-Genoms**

Fortführung der Synthese

Genom A/B

rekombinante RNA

Der »Copy-choice«-Mechanismus erlaubt vor allem (+)Strang-RNA-Viren die Rekombination ihres Genoms. Dabei kann eine RNA-abhängige RNA-Polymerase unter Mitnahme des naszierenden RNA-Stranges auf die homologe Region einer andere RNA-Matrize überspringen und dort die Synthese des neuen Stranges zu Ende bringen.

Auch RNA-haltige Viren können durch einen besonderen Mechanismus der Rekombination Erbinformation austauschen. Beim sogenannten **»Copy-choice«-Mechanismus** kann eine RNA-abhängige RNA-Polymerase unter Mitnahme des naszierenden RNA-Stranges auf eine andere RNA-Matrize überspringen und dort die Synthese des neuen Stranges zu Ende bringen (■ **53b**). Diese Art der Rekombination ist bei (+)Strang-RNA-Viren häufiger als bei (−)Strang-RNA-Viren, da die letztere Gruppe zur Replikation des Genoms nicht nur eine RNA-abhägige Polymerase benötigt, sondern einen dichtgepackten Komplex von Nukleinsäure, Polymerase und Nukleoprotein. Dieses komplexe Arrangement macht den Wechsel der Matrize während des Synthesevorgangs nahezu unmöglich.

Die Verwendung von fragmentierten Genomen (mehrere Stücke Nuklein-säure bilden die gesamte Erbinformation) erlaubt den Austausch von ein-zelnen Fragmenten zwischen Viren der gleichen Spezies (**Reassortment**). Damit ist eine hohes Maß an genetischer Variabilität möglich (⊡ **54**).

Die Verwendung von fragmentierten Genomen (mehrere Stücke Nuklein-säure bilden die gesamte Erbinforma-tion) erlaubt den Austausch von einzelnen Fragmenten zwischen Viren der gleichen Spezies (**Reassortment**) (⊡ **54**).

54 Reassortment viraler Erbinformation bei segmentierten Genomen

Doppelinfektion einer Zelle mit zwei Viren, die drei Gensegmente besitzen

durch Verpacken unterschiedlicher Gensegmente sind $2^3 (= 8)$ Neukombinationen möglich

parentale Kombination   neukombinierte Viren

1.4 Taxonomie

1.4.1 Ordnungen, Familien, Genera und Arten

Auf der Basis der gesammelten morphologischen, molekularen und biolo-gischen Eigenschaften von Viren wurde eine Klassifikation von Viren vom »International Committee on Taxonomy of Viruses« (ICTV) erarbeitet. Fol-gende Ordnungsbegriffe werden genutzt:

● **Ordnung**
Sie faßt Virusfamilien zusammen, die sich ähnlich sind und von Mitglie-dern anderer Ordnungen und Familien abgegrenzt werden können. **Ord-nungen enden mit der Bezeichnung -virales.** Beispiel: Die **Mononegavi-rales**, eine Gruppe von Einzelstrang-(**Mono-**)RNA-Viren, deren Genom negative (**nega**) Polarität hat und daher nicht direkt als mRNA translatiert werden kann. Drei Familien bilden die Ordnung, nämlich die **Paramyxovi-ridae**, die **Rhabdoviridae** und die **Filoviridae**.

● **Ordnung**
Sie faßt Virusfamilien zusammen, die sich ähnlich sind und von Mitgliedern anderer Ordnungen und Familien abge-grenzt werden können. **Ordnungen enden mit der Bezeichnung -virales.**

• Familie und Subfamilie
In einer Virusfamilie werden Gattungen von Viren zusammengefaßt, die ähnliche Eigenschaften aufweisen und sich von Mitgliedern anderer Familien durch ihre Morphologie, ihr Genom und ihre Vermehrungsstrategie abgrenzen lassen.
Familien enden mit der Bezeichnung -viridae.

Subfamilien tragen die Bezeichnung -virinae.

• Gattung
In einer Gattung werden Virusarten zusammengefaßt, die gemeinsame Eigenschaften besitzen und von Mitgliedern anderer Genera unterschieden werden können. **Eine Virusgattung endet mit der Bezeichnung -virus.**

• Art
Die Virusart ist eine **polythetische Klasse von Viren**, die durch Replikation einen Stammbaum ausbildet und eine ökologische Nische einnimmt. Arten werden mit -virus bezeichnet (im Gegensatz zur Gattung jedoch nicht kursiv geschrieben).

• Familie und Subfamilie
In einer Virusfamilie werden Gattungen von Viren zusammengefaßt, die ähnliche Eigenschaften aufweisen und sich von Mitgliedern anderer Familien durch ihre Morphologie, ihr Genom und ihre Vermehrungsstrategie abgrenzen lassen. **Familien enden mit der Bezeichnung -viridae.** Beispiel: Die **Picornaviridae**. Ihr Name leitet sich von **pico** (klein) und **RNA** (das Genom aller Mitglieder der Familie) her, umfaßt also eine Gruppe von kleinen RNA-haltigen Viren. Die Familie setzt sich aus den Gattungen **Entero-, Cardio-, Rhino-, Aphtho-** und **Hepatovirus** zusammen.
Subfamilien tragen die Bezeichnung -virinae. Die Einführung dieses Taxons trägt der Tatsache Rechnung, daß sich selbst innerhalb einer Familie noch systematische Unterschiede zusammenfassen lassen, die mehrere Gattungen betreffen. Beispiel: Die Familie **Herpesviridae** wird in drei Subfamilien unterteilt, die **Alpha-, Beta-** und **Gammaherpesvirinae**, wobei die Subfamilie *Alpha* die schnell replizierenden Herpes-simplex-Virus-ähnlichen Viren, die Subfamilie **Beta** die sehr langsam replizierenden Zytomegalievirus-ähnlichen Viren und die Subfamilie **Gamma** lymphotrope Viren enthält.

• Gattung
In einer Gattung werden Virusarten zusammengefaßt, die gemeinsame Eigenschaften besitzen und von Mitgliedern anderer Genera unterschieden werden können. **Eine Virusgattung endet mit der Bezeichnung -virus.** Beispiel: **Hepatovirus**. Diese zu den *Picornaviridae* gehörende Gattung enthält zur Zeit nur eine Art, nämlich das Hepatitis-A-Virus.

• Art
Die Virusart oder auch -spezies ist eine nur sehr schwierig zu definierende Kategorie. Der Begriff der Spezies hat seinen Ursprung in der Biologie und umschreibt eine Gruppe von Lebewesen, die durch Verpaarung Nachkommen gleicher Art erzeugen können. Da in dieser Form der Begriff nicht auf eine Virusart angewendet werden kann, hat das ICTV 1991 eine Definition getroffen, die auf dem Vorschlag von van Regenmortel basiert. Danach ist eine Virusart eine **polythetische Klasse von Viren**, die durch Replikation einen Stammbaum ausbildet und eine ökologische Nische einnimmt. Polythetisch heißt, daß verschiedene Eigenschaften bei einzelnen Mitgliedern der Klasse in unterschiedlichen Kombinationen auftreten können. **Arten werden mit -virus bezeichnet (im Gegensatz zur Gattung jedoch nicht kursiv geschrieben).** Beispiel: Mumpsvirus, Masernvirus oder auch Herpes-simplex-Virus.

Neuauftretende Viren werden unter Berücksichtigung ihrer biochemischen, biologischen, strukturellen und genetischen Eigenschaften entweder bestehenden Familien oder einer neuen, eigenen Familie zugeordnet. In ▪ **55** sind die wichtigsten humanpathogenen Virusfamilien zusammengefaßt.

55 | **Synopsis** | Übersicht über die wichtigsten humanpathogenen Virusfamilien

a RNA-Viren

Familie	Gattung	wichtige Arten	Eigenschaften	schematischer Bauplan
Picornaviridae	Enterovirus Hepatovirus Rhinovirus Cardiovirus	Polio-, Echo-,Coxsackie-Viren Hepatitis-A-Virus Rhinovirus 1-117 Mengo-, EMC-Virus	Größe: 24–30 nm Kapsid: kubisch Hülle: nein Genom: RNA,ss (+)	
Caliciviridae	Calicivirus	Hepatitis-E-Virus	Größe: 33 nm Kapsid: kubisch Hülle: nein Genom: RNA,ss (+)	
Reoviridae	Coltivirus Reovirus Rotavirus	Colorado-Zeckenfieber-Virus Reovirus 1–3 Rotaviren	Größe: 60–80 nm Kapsid: kubisch Hülle: nein Genom: RNA,ds segmentiert	
Coronaviridae	Coronavirus	Coronaviren	Größe: 80–220 nm Kapsid: helikal Hülle: ja Genom: RNA,ss (+)	
Togaviridae	Alphavirus Rubivirus	Sindbis-Virus Rötelnvirus	Größe: 60–70 nm Kapsid: kubisch Hülle: ja Genom: RNA,ss (+)	
Flaviviridae	Flavivirus	Gelbfiebervirus Hepatitis-C-Virus	Größe: 40 nm Kapsid: kubisch Hülle: ja Genom: RNA,ss (+)	
Arenaviridae	Arenavirus	LCM-, Lassa-Virus	Größe: 50–300 nm Kapsid: ? Hülle: ja Genom: RNA,ss (+/−) segmentiert	
Filoviridae	Filovirus	Marburg-, Ebolavirus	Größe: 80xFilament (nm) Kapsid: helikal Hülle: ja Genom: RNA,ss (−)	
Bunyaviridae	Bunyavirus Nairovirus Phlebovirus Hantavirus	Bunyamwera-Virus Krim-Kongo-Virus Phlebotomus-Fieber-Virus Hantaan-Virus	Größe: 100 nm Kapsid: helikal Hülle: ja Genom: RNA,ss (−) segmentiert	
Orthomyxo- viridae	Influenzavirus	Influenza-A-, -B-, -C-Virus	Größe: 80–120 nm Kapsid: helikal Hülle: ja Genom: RNA,ss (−) segmentiert	
Paramyxo- viridae	Pneumovirus Paramyxovirus Rubulavirus Morbillivirus	Respiratory syncytial virus Parainfluenzavirus 1 und 3 Mumpsvirus Masernvirus	Größe: 150–300 nm Kapsid: helikal Hülle: ja Genom: RNA,ss (−)	
Rhabdoviridae	Lyssavirus	Tollwutvirus	Größe: 60–180 nm Kapsid: helikal Hülle: ja Genom: RNA,ss (−)	
Retroviridae	HTLV-Retrovirus Spumavirus Lentivirus	HTLV I und II Spumavirus HIV 1 und 2	Größe: 100 nm Kapsid: ? Hülle: ja Genom: RNA,ss (+) segmentiert	

55 **Synopsis** Fortsetzung

b DNA-Viren

Familie	Gattung	wichtige Arten	Eigenschaften	schematischer Bauplan
Herpesviridae	Simplexvirus Varicellavirus Zytomegalovirus Roseolovirus Lymphocryptovirus	Herpes-simplex-Virus Varicella-Zoster-Virus Zytomegalievirus Humanes Herpesvirus 6 Epstein-Barr-Virus	Größe: 100/200 nm Kapsid: kubisch Hülle: ja Genom: DNA, ds	
Papovaviridae	Papillomavirus Polyomavirus	Warzenvirus SV 40, BK, JC	Größe: 55/45 nm Kapsid: kubisch Hülle: nein Genom: DNA, ds	
Parvoviridae	Erythrovirus	Parvovirus B 19	Größe: 19–25 nm Kapsid: kubisch Hülle: nein Genom: DNA, ss	
Adenoviridae	Mastadenovirus	Adenoviren	Größe: 70–90 nm Kapsid: kubisch Hülle: nein Genom: DNA, ds	
Poxviridae	Orthopox Parapox	Variola-, Vacciniavirus Orf	Größe: 230–350 nm Kapsid: komplex Hülle: ja Genom: DNA, ds	
Hepadnaviridae	Orthohepadnavirus	Hepatitis-B-Virus	Größe: 27/42 nm Kapsid: kubisch Hülle: ja Genom: DNA, ds/ss	

1.4.2 Klassifizierung nach Biosicherheit

Neben der systematischen Klassifikation nach ICTV-Richtlinien besteht eine Einteilung der Viren unter dem Aspekt der Biosicherheit. Die Kriterien für die Einordnung einzelner Virustypen sind **Virulenz des Erregers, Häufigkeit und Verlauf der ausgelösten Erkrankungen, Übertragungsweg und Epidemiologie, physikochemische Stabilität des Erregers, Mindestinfektionsdosis und Möglichkeiten der Therapie und Prophylaxe.** Zur Zeit sind vier Risikogruppen definiert:

• Risikogruppe 1
Von Viren dieser Gruppe geht keine oder allenfalls eine sehr geringe Gefährdung aus. Typische Vertreter dieser Gruppe sind attenuierte Impfviren und solche Erreger, die weder für Mensch noch Tier pathogen sind. Außer den Impfviren sind keine humanpathogenen Viren in Risikogruppe 1 enthalten.

• Risikogruppe 2
Bei Viren dieser Einstufung besteht ein geringes bis mäßiges Risiko. Die Majorität der humanpathogenen Viren ist in diese Gruppe eingestuft. So finden sich hier die Mitglieder aller DNA-haltigen Virusfamilien (bis auf das Pockenvirus) und viele der bekannten RNA-haltigen Familien wie die **Orthomyxo-, Paramyxo-, Picorna-, Corona-** und **Caliciviridae**.

• Risikogruppe 3
Personen, die mit Viren dieser Risikogruppe aus beruflichen Gründen umgehen, tragen ein mäßiges bis hohes Risiko. Die Bevölkerung ist dagegen nur mäßig gefährdet. Typische Vertreter dieser Gruppe sind das Immundefizienzvirus HIV, das Gelbfiebervirus, die Hepatitis-D- und -E-Viren, sowie einige Mitglieder der **Togaviridae**.

1.4.2 Klassifizierung nach Biosicherheit
Die Kriterien für die Einordnung einzelner Virustypen sind **Virulenz des Erregers, Häufigkeit und Verlauf der ausgelösten Erkrankungen, Übertragungsweg und Epidemiologie, physikochemische Stabilität des Erregers, Mindestinfektinsdosis und Möglichkeiten der Therapie und Prophylaxe.**

• Risikogruppe 1
Von Viren dieser Gruppe geht keine oder allenfalls eine sehr geringe Gefährdung aus. Typische Vertreter dieser Gruppe sind attenuierte Impfviren.

• Risikogruppe 2
Bei Viren dieser Einstufung besteht ein geringes bis mäßiges Risiko. Die Majorität der humanpathogenen Viren ist in diese Gruppe eingestuft.

• Risikogruppe 3
Personen, die mit Viren dieser Risikogruppe aus beruflichen Gründen umgehen, tragen ein mäßiges bis hohes Risiko. Die Bevölkerung ist dagegen nur mäßig gefährdet (HIV, Gelbfieber-Virus, Hepatitis-D- und -E-Viren u. a. m.).

- **Risikogruppe 4**
Viren dieser Einstufung stellen ein hohes Risiko dar. Der Umgang mit ihnen im Labor wird sehr restriktiv gehandhabt und ist nur bei Erfüllung hoher technischer und baulicher Sicherheitsmaßnahmen möglich. In der Bundesrepublik Deutschland gibt es bisher nur in Hamburg und Marburg Laboratorien, die diesen Auflagen gerecht werden. Vertreter dieser Gruppe sind z. B. Lassa-, Ebola-, Marburg-, Affenherpes-B- und Pockenvirus.

Kulturen von Zellen und Gewebe, die virusinfiziert sind, werden in die gleiche Risikogruppe eingestuft wie das enthaltene Virus. Für die komplette Liste der Risikobewertungen sind die einschlägigen Publikationen zu Rate zu ziehen.

> ▶ **Merke.** Der Umgang mit und die Abgabe von Viren unterliegen behördlicher Genehmigung und Überwachung. Die Erlaubnis wird nur erteilt, wenn die baulichen und technischen Sicherheitsvorkehrungen der Risikogruppe des Virus entsprechen und der Umgehende dazu die nötige Sachkenntnis hat.

1.5 Virus und Wirtszelle

1.5.1 Vermehrungszyklus

Bei der obligat intrazellulären Vermehrung von Viren können verschiedene Stadien des Replikationszyklus voneinander abgegrenzt werden. Abhängig vom Bauplan des Virus treten dabei zelluläre und virale Proteine in Wechselwirkung, die mit sehr unterschiedlichen Konsequenzen für die Wirtszelle verbunden sein kann (hierzu siehe Kapitel 1.5.2 Zytopathogener Effekt). Im folgenden werden die subsequenten Schritte besprochen, die von der Bindung des Virus an seine Wirtszelle bis zur Ausschleusung neu synthetisierter Nachkommenviren führen.

Adsorption

Die Bindung eines Virus an seine Wirtszelle wird durch ein Rezeptor-Liganden-Paar vermittelt, das für jedes Virus spezifisch ist. **Als zelluläre Bindungsstrukturen dienen dabei häufig membranständige Proteine**, deren normale Funktion in der Übertragung extrazellulärer Signale in die im Zytoplasma lokalisierten Signalkaskaden der Zelle besteht, wie z. B. Moleküle der Immunglobulin-Superfamilie (CD4, ICAM-1) oder der Komplement-(C3-)Rezeptor. **Auf viraler Seite wird zur Anbindung an solche zellulären Rezeptoren eine Polypeptidstruktur ausgebildet**, die aufgrund ihrer dreidimensionalen Struktur und ihrer elektrostatischen Ladungen geeignet ist, an einer Domäne des zellulären Proteins zu binden. Diese Bindungsvorgänge sind sicherlich ähnlich zu verstehen wie die Bindung eines antigenen Epitops in seine Bindungsstelle am Antikörper (Schlüssel-Schloß-Prinzip). Die physikochemischen Grundlagen und die sehr hohe Spezifität der Adsorption eines Virus an seine Wirtszelle bestimmen den Charakter dieses Ereignisses. Der Vorgang der Adsorption
- ist ein statistisches Ereignis, das **keine chemotaktische Grundlage hat**
- führt zu keiner kovalenten Bindung und ist daher **bis zum Beginn der Penetration** ohne Schädigung des Partikels **reversibel**, wenn nicht die Bindung irreversible Strukturveränderungen im Viruskapsid auslöst
- **bestimmt** über seine Spezifität für solche Zellen, die den entsprechenden Rezeptor ausbilden (Zellspezifität), auch **die hohe Spezifität vieler Viren für ihren Wirt** (Speziesspezifität)
- **kann** häufig auf zwei Ebenen **verhindert werden**:
  1. durch Bindung des physiologischen oder eines artifiziellen Liganden für den zellulären Rezeptor und

◀ Merke

1.5 Virus und Wirtszelle

1.5.1 Vermehrungszyklus

Adsorption

Die Bindung eines Virus an seine Wirtszelle wird durch ein Rezeptor-Liganden-Paar vermittelt, das für jedes Virus spezifisch ist. **Als zelluläre Bindungsstrukturen dienen dabei häufig membranständige Proteine**, deren normale Funktion in der Übertragung extrazellulärer Signale in die im Zytoplasma lokalisierten Signalkaskaden der Zelle besteht. **Auf viraler Seite wird zur Anbindung an solche zellulären Rezeptoren eine Polypeptidstruktur ausgebildet**, die aufgrund ihrer dreidimensionalen Struktur und ihrer elektrostatischen Ladungen geeignet ist, an einer Domäne des zellulären Proteins zu binden (Schlüssel-Schloß-Prinzip).

Die Adsorption
- hat **keine chemotaktische Grundlage**
- ist **bis** zum **Beginn** der **Penetration reversibel**
- bestimmt die **hohe Spezifität** vieler Viren für ihren Wirt
- kann **verhindert** werden 1. durch Bindung eines Liganden für den Rezeptor oder 2. durch Bindung eines Antikörpers an die Domäne des Liganden oder Rezeptors (▪ **56**).

Risikogruppe 4
Viren dieser Einstufung stellen ein hohes Risiko dar. Der Umgang mit ihnen im Labor wird sehr restriktiv gehandhabt und ist nur bei Erfüllung hoher technischer und baulicher Sicherheitsmaßnahmen möglich. Vertreter dieser Gruppe sind z. B. Lassa-, Ebola-, Marburg-, Affenherpes-B- und Pockenvirus.

2. durch Bindung eines Antikörpers mit Spezifität für die beteiligte Domäne auf dem viralen Liganden oder die Bindungsdomäne des zellulären Rezeptors (■ **56**).

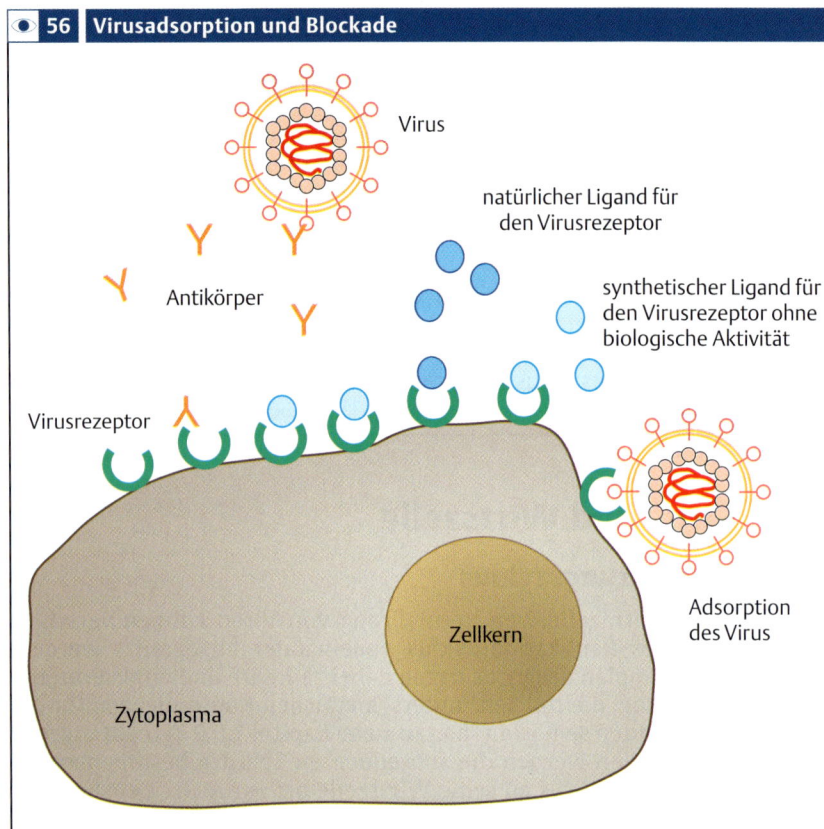

● 56   Virusadsorption und Blockade

Virus

natürlicher Ligand für den Virusrezeptor

synthetischer Ligand für den Virusrezeptor ohne biologische Aktivität

Antikörper

Virusrezeptor

Zellkern

Zytoplasma

Adsorption des Virus

Die Adsorption des Virus kann verhindert werden durch die Bindung **a** eines natürlichen oder synthetischen Liganden für den Rezeptor oder **b** eines Antikörpers mit Spezifität für die Domäne des viralen Liganden bzw. zellulären Rezeptors.

Die für die Adsorption genannten Charakteristika gelten sowohl für nackte Viren, die Proteine ihres Nukleokapsids zur Bindung verwenden, als auch für behüllte Viren, die für diesen Vorgang ein funktionell eigenständiges Protein in die Lipidhülle eingelagert haben. In den meisten Fällen handelt es sich dabei um Glykoproteine, wobei Form und Art des Zuckeranteils die Spezifität der Bindung mitbestimmen. Aus der Einlagerung der für die Adsorption notwendigen Glykoproteine in die Lipidhülle erklärt sich auch die hohe Empfindlichkeit der behüllten Viren gegenüber Detergenzien und andere fettlösende Chemikalien. **Mit dem Verlust der Lipidhülle gehen auch die für die Adsorption notwendigen Glykoproteine verloren; das verbleibende Nukleokapsid ist nicht in der Lage, an die Wirtszelle zu adsorbieren.**

Penetration

Penetration

Sie erfolgt bei nackten und behüllten Viren auf unterschiedliche Weise.

Für das weitere Vordringen in die Zelle muß nach der Adsorption die Zellmembran der Wirtszelle mindestens vom Nukleokapsid des Virus überwunden werden. Dabei gehen nackte und behüllte Viren zum Teil unterschiedliche Wege.

Bei **nackten Viren** löst die Bindung an den zellulären Rezeptor häufig die Destabilisierung der Nukleokapsidstruktur aus. Der Durchtritt durch die

Bei **nackten Viren** löst die Bindung an den zellulären Rezeptor häufig die Destabilisierung der Nukleokapsidstruktur aus. Damit wird die intrazelluläre Freisetzung der im Inneren des Nukleokapsids verpackten Nukleinsäure vorbereitet. Der Durchtritt durch die Membran kann nun auf zweierlei Weise erfolgen. Zum einen durch die energieabhängige Translokation des gesamten Viruspartikels in das Zytoplasma, wobei die Integrität des Kapsids völlig verlorengeht und damit der Vorgang der Penetration nahtlos in das »uncoating«, das Freisetzen der Nukleinsäure, übergeht. Ein Beispiel dafür ist die Invasion der Zelle durch Poliovirus. Der andere Weg führt über den physiologischen Vorgang der Endozytose, bei dem die Zelle den Virus-Rezeptor-Komplex in ein zytoplasmatisches Vesikel aufnimmt. Die anschließende Destabilisierung des Nukleoproteins wird häufig durch eine Verschiebung des pH-Milieus in solchen Vesikeln eingeleitet.

Behüllte Viren weisen dagegen einen anderen Penetrationsweg auf, der mit der Fusion der eigenen Lipidhülle mit Membranen der Wirtszelle einhergeht. Ein Weg, den z. B. die Herpes-, Masern-, oder auch Retroviren gehen, ist die Fusion ihrer Lipidhülle mit der Zellmembran. Diese Viren sind dazu in der Lage, weil sie in ihrer Lipidhülle Proteine tragen, die extrem hydrophob sind und damit in die Zellmembran eindringen können. Obwohl auch behüllt und mit einem fusogenen Glykoprotein ausgestattet, geht das zu den **Orthomyxoviridae** gehörende Influenzavirus einen anderen Weg der Penetration (⚫ **57**). Nach der Adsorption über das virale Hämagglutinin wird das Virus von der Zelle endozytiert. Die fusogene Domäne des Hämagglutinins wird erst im Endosom freigelegt, da zu diesem Zweck die proteolytische Abspaltung des äußeren Teils des Hämagglutinins durch trypsinähnliche Proteasen notwendig ist, wie sie im Endosom vorhanden sind. Nach Abspaltung des äußeren Teils des Hämagglutinins führt der verbleibende Teil des Proteins eine Fusion der Virushülle mit der Membran des Endosoms durch und setzt damit das Nukleokapsid in das Zytoplasma frei.

Membran kann nun auf zweierlei Weise erfolgen: 1. durch die Translokation des gesamten Viruspartikels in das Zytoplasma, wobei die Integrität des Kapsids völlig verlorengeht und damit der Vorgang der Penetration nahtlos in das Freisetzen der Nukleinsäure übergeht; 2. durch Endozytose, bei der die Zelle den Virus-Rezeptor-Komplex in ein zytoplasmatisches Vesikel aufnimmt. Die anschließende Destabilisierung des Nukleoproteins wird häufig durch eine Verschiebung des pH-Milieus in solchen Vesikeln eingeleitet.
Die Penetration von **behüllten Viren** ist mit der Fusion der eigenen Lipidhülle mit Membranen der Wirtszelle verbunden.

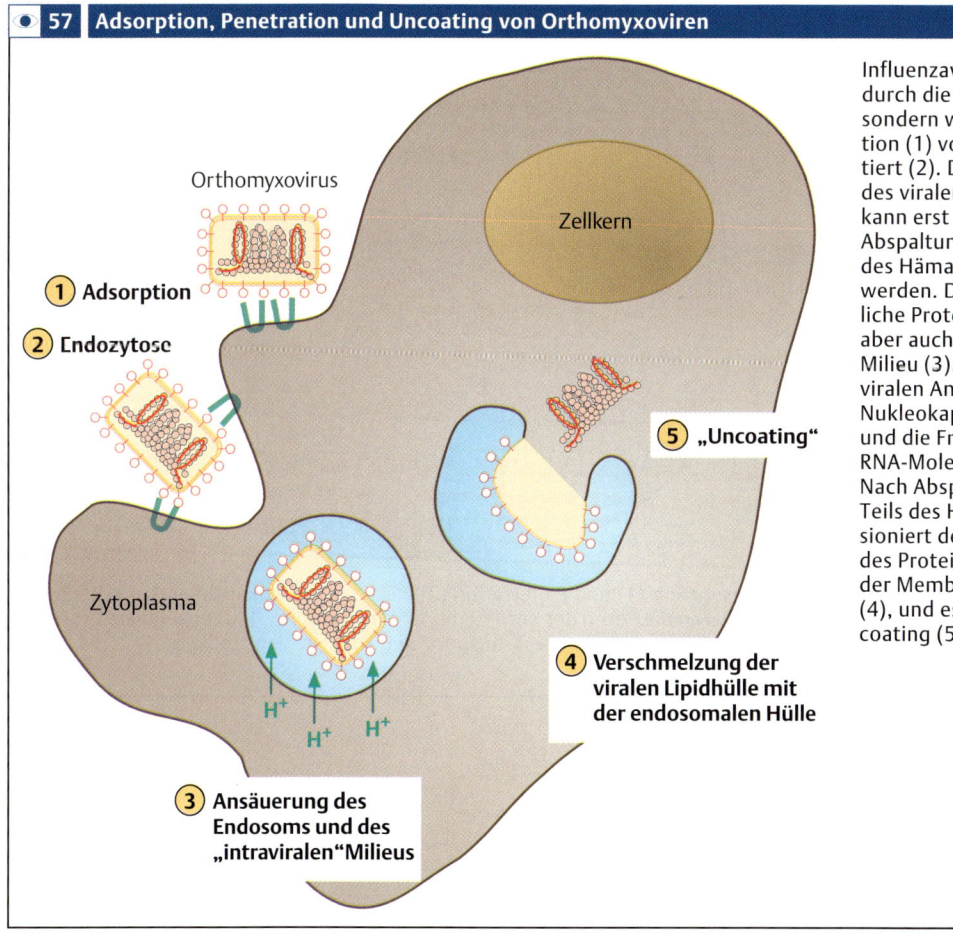

⚫ **57** | **Adsorption, Penetration und Uncoating von Orthomyxoviren**

Orthomyxovirus

Zellkern

① **Adsorption**

② **Endozytose**

⑤ „Uncoating"

Zytoplasma

④ **Verschmelzung der viralen Lipidhülle mit der endosomalen Hülle**

H⁺ H⁺ H⁺

③ **Ansäuerung des Endosoms und des „intraviralen"Milieus**

Influenzavirus penetriert nicht durch die Zellmembran, sondern wird nach der Adsorption (1) von der Zelle endozytiert (2). Die fusogene Domäne des viralen Hämagglutinins kann erst nach proteolytischer Abspaltung des äußeren Teils des Hämagglutinins freigelegt werden. Dazu sind trypsinähnliche Proteasen notwendig, aber auch ein sehr saures Milieu (3). Als Folge der intraviralen Ansäuerung wird das Nukleokapsid destabilisiert und die Freisetzung der RNA-Moleküle vorbereitet. Nach Abspaltung des äußeren Teils des Hämagglutinins fusioniert der verbleibende Teil des Proteins der Lipidhülle mit der Membran des Endosoms (4), und es kommt zum Uncoating (5).

Uncoating

Penetration und »uncoating« (Freisetzen der Nukleinsäure aus dem Nukleokapsid) gehen häufig nahtlos ineinander über. Im Zuge der Penetration von **RNA-Viren** wird das Nukleokapsid derartig destabilisiert, daß es unmittelbar nach Eindringen in die Zelle zerfällt und die Nukleinsäure damit freigesetzt wird.

DNA-haltige Viren müssen dagegen ihr Genom unbeschadet durch das Zytoplasma mindestens bis an die Kernmembran bringen, um dort ihre DNA durch die Poren der Membran in den Nukleus zu entlassen. Nur hier finden sich die zellulären Enzyme, die zur »Handhabung« von DNA geeignet sind. Dazu wird das Nukleokapsid entlang des Zytoskeletts bis an die Kernporen transportiert. Dort wird über zelluläre Proteine ein virusspezifischer Transport der DNA in den Kern ausgelöst (■ 58).

Uncoating

Penetration und »uncoating« (Freisetzen der Nukleinsäure aus dem Nukleokapsid) gehen häufig nahtlos ineinander über. Dabei wird das Nukleokapsid durch die Penetration derartig destabilisiert, daß es unmittelbar nach Eindringen in die Zelle zerfällt und die Nukleinsäure damit freigesetzt wird. Das gilt insbesondere für **RNA-haltige Viren**, da die weitere Prozessierung ihrer Nukleinsäure in der Regel im Zytoplasma der Zelle stattfindet.

DNA-haltige Viren müssen dagegen ihr Genom unbeschadet durch das Zytoplasma mindestens bis an die Kernmembran bringen, um dort ihre DNA durch die Poren der Membran in den Nukleus zu entlassen. Nur hier finden sich die zellulären Enzyme, die zur »Handhabung« von DNA geeignet sind. Eine Ausnahme bildet lediglich das Pockenvirus, das eine eigene DNA-Transkriptions- und Synthesemaschinerie mitbringt, die im Zytoplasma einer Zelle funktionell ist. Nach der Penetration beispielsweise der Herpesviren wird daher das Nukleokapsid entlang des Zytoskeletts bis an die Kernporen transportiert. Dort wird über zelluläre Proteine ein virusspezifischer Transport der DNA in den Kern ausgelöst; die leere Proteinhülle zerfällt (■ 58).

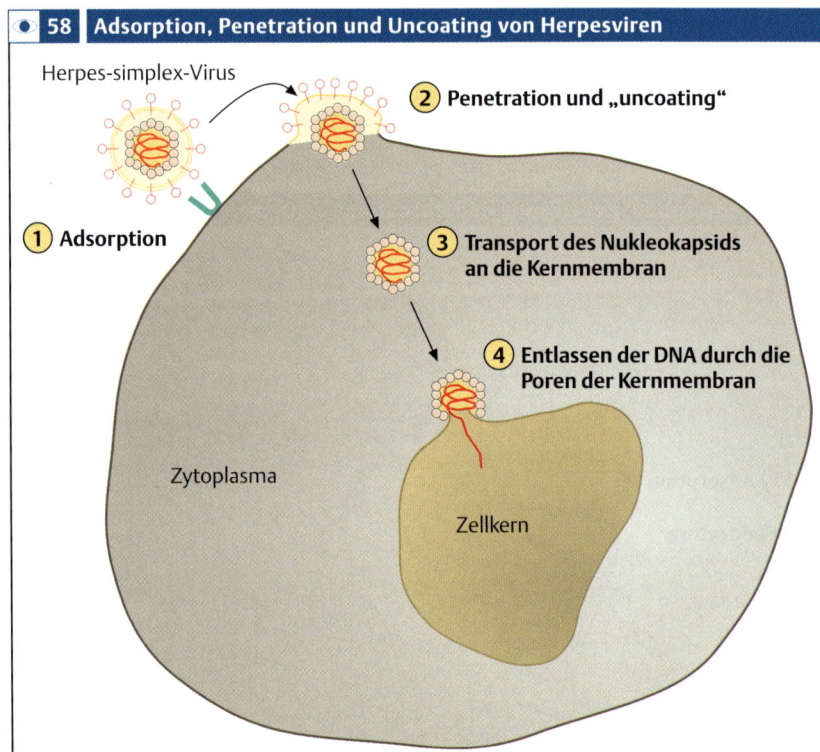

■ 58 Adsorption, Penetration und Uncoating von Herpesviren

Herpes-simplex-Virus

① **Adsorption**

② **Penetration und „uncoating"**

③ **Transport des Nukleokapsids an die Kernmembran**

④ **Entlassen der DNA durch die Poren der Kernmembran**

Zytoplasma

Zellkern

Nach Adsorption (1) und Penetration (2) wird das Nukleokapsid entlang des Zytoskeletts bis an die Poren der Kernmembran tansportiert (3). Über zelluläre Proteine erfolgt ein virusspezifischer Transport der DNA in den Zellkern (4); die leere Proteinhülle zerfällt.

Vermehrung

Im Verlauf ihrer Evolution haben Viren unterschiedliche Strategien umgesetzt, die zu ihrer erfolgreichen intrazellulären Vermehrung führen. Bei allen Unterschieden müssen drei Dinge gewährleistet sein:
1. die Replikation des kompletten viralen Genoms
2. die Expression virusspezifischer Proteine durch Transkription und Translation viraler Erbinformation und
3. die Morphogenese neuer kompletter Viruspartikel aus den synthetisierten virusspezifischen Bausteinen.

Die Art des viralen Genoms bestimmt den Ablauf der Ereignisse bis zum Zusammenbau eines kompletten neuen Viruspartikels (☐ **59a – c**).

• Viren mit ss(+)RNA-Genom

Typische Vertreter dieses Typs sind die Mitglieder der **Picornavirusfamilie**. Da die genomische RNA in ihrer Polarität einer mRNA entspricht, kann sie nach ihrer Freisetzung sofort an zelluläre Ribosomen binden und in einer ersten Runde in ein einziges großes Polyprotein translatiert werden. Aus diesem Polyprotein wird eine RNA-abhängige RNA-Polymerase ausgeschnitten, die von der einzigen vorhandenen ss(+)RNA viele ss(–)RNA-Kopien herstellt. Diese Kopien dienen als Matrize sowohl zur Produktion von mRNA für die virale Proteinsynthese (Transkription und Translation) als auch zur Produktion der neuen ss(+)RNA-Genome für die Nachkommenviren (Replikation). Bei der Proteinsynthese wird von der genomgroßen mRNA ein großes Polyprotein produziert, das autokatalytisch in die notwendigen Strukturproteine und Enzyme zerkleinert wird. Sind neue ss(+)RNA und virale Strukturproteine in ausreichender Menge vorhanden, beginnt die Morphogenese neuer Viruspartikel (☐ **59a**).

Vermehrung

Zur erfolgreichen intrazellulären Vermehrung müssen gewährleistet sein:
1. die Vervielfältigung des kompletten viralen Genoms
2. die Expression virusspezifischer Proteine durch Transkription und Translation viraler Erbinformation
3. die Morphogenese neuer kompletter Viruspartikel aus den synthetisierten virusspezifischen Bausteinen.

Die Art des viralen Genoms bestimmt den Ablauf der Ereignisse bis zum Zusammenbau eines kompletten neuen Viruspartikels (☐ **59**).

• **Viren mit ss(+)RNA-Genom** (☐ **59a**)

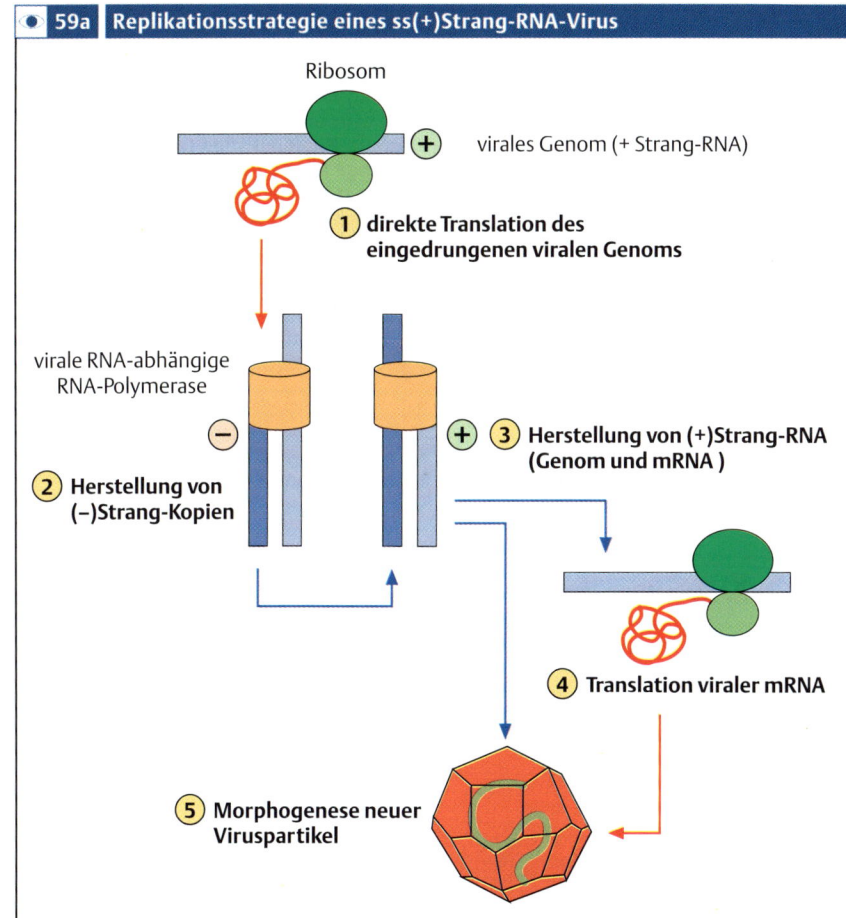

☐ 59a Replikationsstrategie eines ss(+)Strang-RNA-Virus

Ribosom

virales Genom (+ Strang-RNA)

① **direkte Translation des eingedrungenen viralen Genoms**

virale RNA-abhängige RNA-Polymerase

② **Herstellung von (–)Strang-Kopien**

③ **Herstellung von (+)Strang-RNA (Genom und mRNA)**

④ **Translation viraler mRNA**

⑤ **Morphogenese neuer Viruspartikel**

Die genomische RNA entspricht in ihrer Polarität einer mRNA und wird sofort nach dem Eindringen translatiert (1). Unter den synthetisierten Proteinen ist eine RNA-abhängige RNA-Polymerase, die von der einzigen ss(+)RNA ss(–)RNA-Kopien herstellt (2). Diese dienen als Matrize für die Synthese der neuen ss(+)RNAs für die Nachkommenviren (Replikation [3]) sowie von mRNA, die für die weitere Synthese virusspezifischer Proteine benötigt wird (Transkription [3] und Translation [4]). Sind genügend ss(+)RNA und Proteine produziert, beginnt die Morphogenese der neuen Viruspartikel (5).

Obwohl **Retroviren** ebenfalls eine ss(+)RNA als Genom aufweisen, bringen sie ein Paket von Enzymen im Nukleokapsid in die Zelle, die in der Lage sind, aus dem Genom eine ds(±)DNA zu synthetisieren und diese in das zelluläre Genom zu integrieren. Eine wesentliche Rolle spielt dabei das Enzym reverse Transkriptase (RT), das entgegen dem biologischen Dogma von einer mRNA eine komplementäre (c)DNA synthetisieren kann. Im Zuge dieses Synthesevorganges wird die genomische ss(+)RNA vollständig abgebaut. Die (c)DNA kann anschließend mit Hilfe einer virusspezifischen Integrase in das zelluläre Genom integriert werden. In diesem Zustand, der auch als **Provirus** bezeichnet wird, kann das Virus für lange Zeit **latent persistieren** (es werden keine infektiösen Partikel produziert). Bei Stimulation der Wirtszelle, etwa durch Zytokine und ihren Eintritt in die Proliferation, wird auch die Transkription des Provirus begonnen. Die von zellulären Enzymen transkribierte virale RNA ist von (+)Strang-Polarität und wird zum einen als neues Genom für neu synthetisierte Partikel benutzt, zum anderen nach Transport in das Zytoplasma und »Splice«-Vorgängen auch als mRNA für virusspezifische Proteine. Darunter befinden sich auch solche, die zur Morphogenese neuer Partikel notwendig sind.

• Viren mit ss(–)RNA-Genom (☐ 59b)

• Viren mit ss(–)RNA-Genom

Viren, die ein (–)RNA-Genom besitzen (z. B. **Masern-** oder **Tollwutvirus**), haben grundsätzlich das Problem, daß nach dem »uncoating« keine zellulären Enzyme vorhanden sind, die ein Umschreiben in mRNA erlauben. Sie entlassen daher beim »uncoating« einen Komplex aus RNA und damit asso-

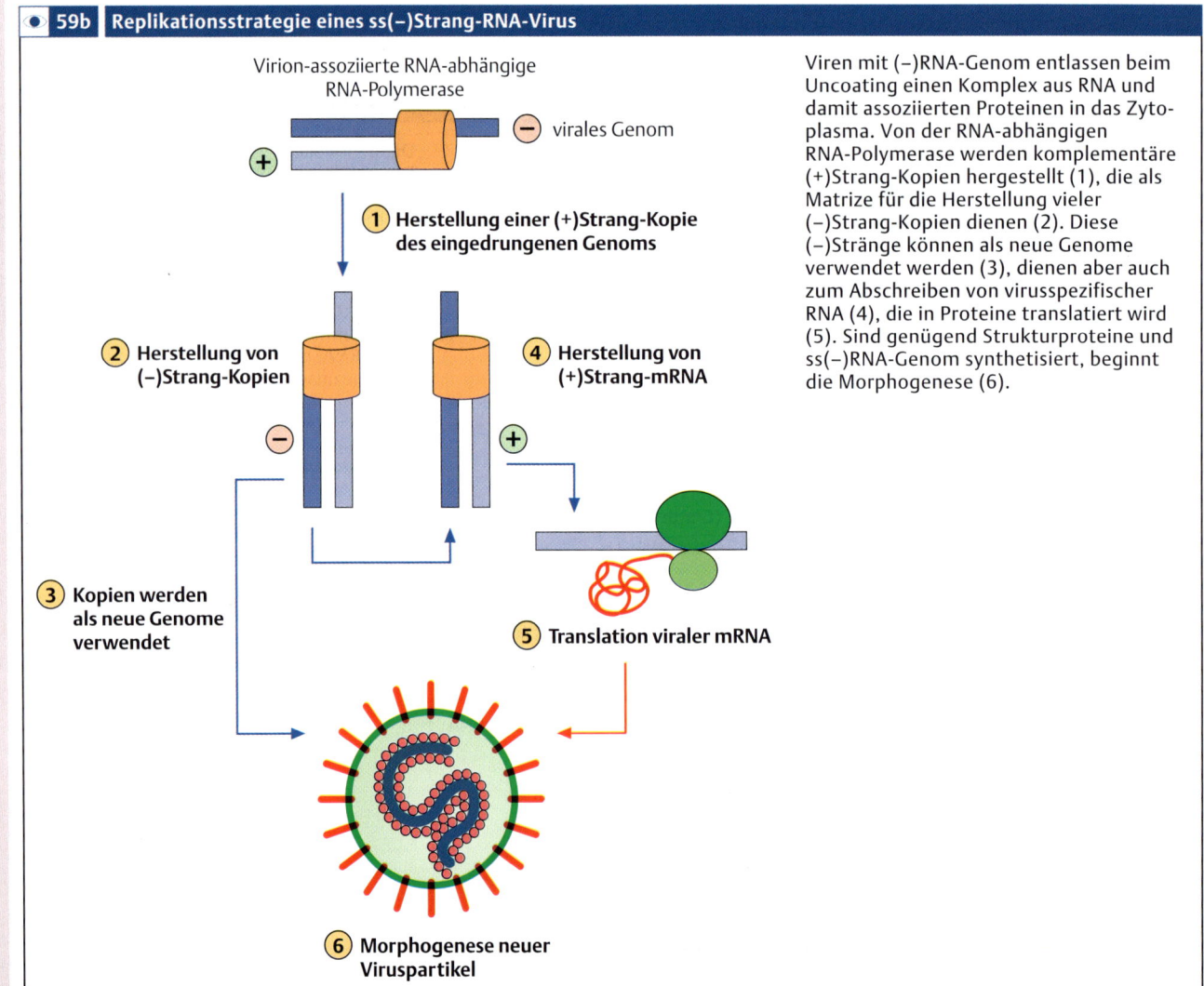

☐ 59b   Replikationsstrategie eines ss(–)Strang-RNA-Virus

Virion-assoziierte RNA-abhängige RNA-Polymerase

⊖ virales Genom

① Herstellung einer (+)Strang-Kopie des eingedrungenen Genoms

② Herstellung von (–)Strang-Kopien

④ Herstellung von (+)Strang-mRNA

③ Kopien werden als neue Genome verwendet

⑤ Translation viraler mRNA

⑥ Morphogenese neuer Viruspartikel

Viren mit (–)RNA-Genom entlassen beim Uncoating einen Komplex aus RNA und damit assoziierten Proteinen in das Zytoplasma. Von der RNA-abhängigen RNA-Polymerase werden komplementäre (+)Strang-Kopien hergestellt (1), die als Matrize für die Herstellung vieler (–)Strang-Kopien dienen (2). Diese (–)Stränge können als neue Genome verwendet werden (3), dienen aber auch zum Abschreiben von virusspezifischer RNA (4), die in Proteine translatiert wird (5). Sind genügend Strukturproteine und ss(–)RNA-Genom synthetisiert, beginnt die Morphogenese (6).

ziierten Proteinen (Ribonukleoprotein oder RNP) in das Zytoplasma, in dem sich auch eine RNA-abhängige RNA-Polymerase befindet, die in der Lage ist, (+)Strang-RNA zu synthetisieren (■ **59b**). Die RNA-Polymerase stellt von dem eingedrungenen Genom zunächst eine vollständige (+)Strang-Kopie her, die als Matrize für die Herstellung vieler (–)Strang-Kopien dient. Diese (–)Stränge können einerseits als neue Genome verwendet werden, dienen andrerseits jedoch auch zum Abschreiben von virusspezifischer mRNA, von der schließlich die viralen Proteine durch den zellulären Syntheseapparat translatiert werden. Die Morphogenese beginnt, wenn genügend ss(–)RNA-Genom und Strukturproteine synthetisiert wurden.

● Viren mit ds(±)RNA-Genom

Rotaviren sind ein typisches Beispiel für dsRNA-Viren. Bei ihnen kann die eigene RNA-Polymerase in einem unsymmetrischen Transkriptionsvorgang nur den (–)Strang der dsRNA in proteinkodierende mRNAs abschreiben. Von den mRNA-Molekülen werden Proteine translatiert, die unter Bildung charakteristischer Ansammlungen sogenannte Virusfabriken im Zytoplasma bilden. In den **Virusfabriken** werden von den (+)Strang-mRNA-Molekülen neue genomische dsRNA-Moleküle synthetisiert. Über eine Reihe von weiteren Reifungsschritten, bei denen die Strukturproteine (Glykoproteine) der äußeren Proteinhülle eingebaut werden, kommt es zur Ausbildung und Ausschleusung des kompletten Partikels.

● Viren mit ds(±)DNA-Genom

Hierzu gehört die große Familie der **Herpesviridae**. Sie müssen nach der Penetration zunächst ihre dsDNA in den Zellkern verbringen, da nur hier die für die primäre Transkription notwendigen RNA-Polymerasen vorhanden sind. Dies wird dadurch erreicht, daß das Nukleokapsid entlang der intrazellulären Aktinfäden an die Kernmembran transportiert und die DNA dann unter Beteiligung virusspezifischer Proteine durch die Membranporen in den Kern verbracht wird. Hier werden die zur viralen Proteinsynthese notwendigen mRNAs transkribiert und nach Transport in das Zytoplasma in virale Proteine translatiert. Unter diesen Proteinen befinden sich neben den Strukturproteinen auch solche, die nach Rückkehr in den Kern die virale genomische DNA duplizieren (virale DNA-Polymerase). Schließlich erfolgt die Morphogenese neuer Viruspartikel in einer komplexen Sequenz von Verpackungsereignissen im Kern, am endoplasmatischen Retikulum und an der Zellmembran (■ **59c**).

Eine absolute Sonderstellung unter den DNA-Viren nimmt das **Hepatitis-B-Virus** (HBV) ein. Es besitzt ein ds(±)DNA-Genom, das jedoch über einen weiten Abschnitt nur unvollständig doppelsträngig ist. Nur der (–)Strang hat die volle Genomlänge, während der (+)Strang der DNA inkomplett ist. Nach dem »uncoating« wird mit dem Kapsid die DNA durch das Zytoplasma an den Kern transportiert. Im Zellkern wird dann der Doppelstrang durch die zelluläre DNA-Synthesemaschinerie komplettiert. Anschließend beginnt die Transkription durch die zelluläre RNA-Polymerase. Die produzierten RNA-Spezies umfassen einmal subgenomische mRNAs, die exklusiv für die Hüllproteine und das mit dem Zellzyklus interagierende x-Protein kodieren, und mRNAs von genomischer Größe, die einmal zur Herstellung des genomischen (–)Strangs der DNA dienen und zum anderen als mRNA für die Polymerase (P) und das »Core«-HBc-Protein. Die RNA mit Genomgröße wird einschließlich der Polymerase im Zytoplasma in einen Kern verpackt. Die Polymerase hat eine Reverse-Transkriptase-Funktion, wie sie auch bei den Retroviridae bekannt ist. Sie schreibt von dem verpackten RNA-Strang einen (–)DNA-Strang unter Abbau der RNA-Matrize. Schließlich wird der (–)DNA-Strang durch Synthese des (+)Stranges ergänzt. Die Gründe für die inkomplette (+)Strang-Synthese sind nicht verstanden. Möglicherweise setzt zu diesem Zeitpunkt bereits die Umhüllung des Virus am endoplasmatischen Retikulum ein, in dessen Membranen die viralen Glykoproteine bereits eingelagert sind.

● Viren mit ds(±)RNA-Genom

● Viren mit ds(±)DNA-Genom (■ 59c)

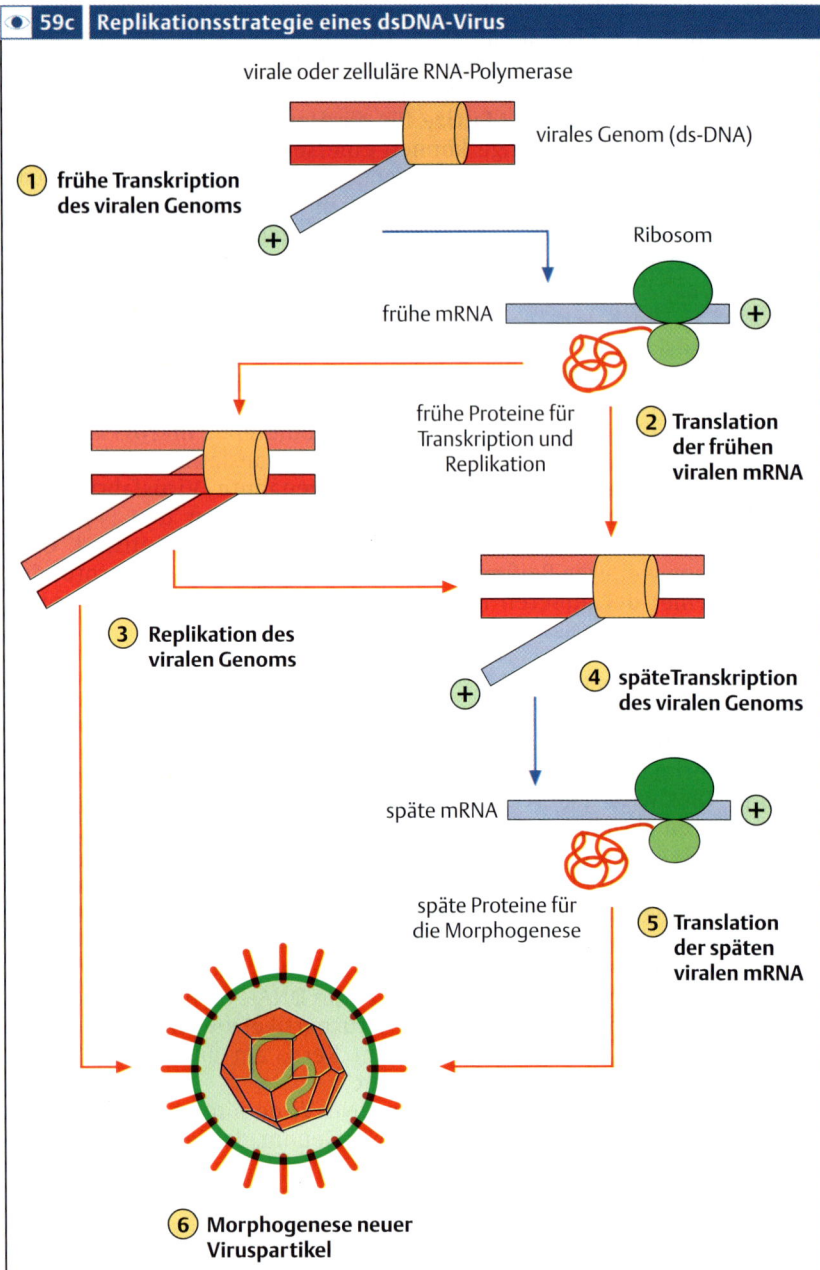

59c **Replikationsstrategie eines dsDNA-Virus**

virale oder zelluläre RNA-Polymerase

virales Genom (ds-DNA)

1 **frühe Transkription des viralen Genoms**

Ribosom

frühe mRNA

2 **Translation der frühen viralen mRNA**

frühe Proteine für Transkription und Replikation

3 **Replikation des viralen Genoms**

4 **späte Transkription des viralen Genoms**

späte mRNA

späte Proteine für die Morphogenese

5 **Translation der späten viralen mRNA**

6 **Morphogenese neuer Viruspartikel**

Bei Herpesviren wird das Genom in zeitlich gestaffeltem Ablauf gebildet. In der »Immediate-early«-(IE-)Phase transkribieren zelluläre RNA-Polymerasen Genombereiche, die für wichtige regulatorische Proteine kodieren (1). Die mRNAs werden im Zytoplasma translatiert (2) und die synthetischen Regulatoren zurück in den Kern transportiert. Sie wirken dort als Aktivatoren für die Transkription der »Early«-(E-)Proteine. Unter diesen Proteinen befinden sich vor allem solche, die an die virale Nukleinsäure binden und das Genom duplizieren können (virale DNA-Polymerase [3]). Während der Genomduplikation werden auch die »late« (späten) mRNAs transkribiert (4) und im Zytoplasma in die vielen Strukturproteine translatiert (5), die für die Morphogenese (6) erforderlich sind.

Morphogenese und Ausschleusung

Die Grenzen zwischen Replikation, Morphogenese (Zusammenbau und Reifung) und Ausschleusung von Nachfolgeviren sind nicht in allen Fällen scharf zu definieren. Während der auf die Replikation folgenden Morphogenese müssen neu synthetisierte Genome mit Struktur- und Nichtstrukturproteinen zu einem kompletten Virion verpackt werden. Ein kritischer Punkt bei diesem Prozeß ist die **Zuordnung der Nukleinsäure zu dem entstehenden Kapsid.** Als Verpackungssignal für Proteine dienen kurze spezifische Nukleinsäuresequenzen, die z. B bei einzelsträngigen RNA-Viren zur Ausbildung charakteristischer Faltungen führen. Bei ds($\pm$)DNA-Viren wirken bestimmte Basensequenzen als Erkennungssignal für Verpackungsproteine, ähnlich wie es für die Anlagerung von Transkriptionsfaktoren bekannt ist. Im Gegensatz zu dieser initialen Anlagerung zwischen viralem Genom und einem oder mehreren Strukturproteinen ist die sich anschließende **Verpackung** des gesamten Genoms nicht an eine definierte Sekundär- oder Tertiärstruktur gebunden. Entscheidende Kriterien sind hier vielmehr die Größe der zu verpackenden Nukleinsäure und ihre elektrostatische Interaktion mit geladenen Gruppen der Kapsidproteine. Dabei kann die Nukleinsäure über ihre gesamte Größe mit Nukleokapsidproteinen in Wechselwirkung treten, wie bei helikal angeordneten Nukleokapsiden, oder nur an einigen wenigen Punkten Kontakte mit den Kapsidproteinen aufweisen, wie bei der Verpackung in Form eines Ikosaeders (Beispiel: Poliovirus). Orte solcher Verpackungsprozesse können entweder das Zytoplasma sein (z. B. Picornaviridae) oder auch der Zellkern (z. B. Polyomaviren).

Für **nackte Viren** sind mit der kompletten Verpackung der Nukleinsäure alle notwendigen Reifungsschritte abgeschlossen und die Phase der **Ausschleusung** beginnt. In der Regel wird dies bei nackten Viren durch den Tod und die Disintegration der Wirtszelle erreicht, wobei die Akkumulation von viralen Proteinen häufig eine toxische Wirkung auf die Zelle hat (siehe auch Zytolyse).

Im Gegensatz dazu **ist bei behüllten Viren** der letzte Schritt der Morphogenese, nämlich die **Umhüllung des Kapsids mit einer zellulären Lipidmembran, gleichzeitig auch mit der Ausschleusung des Partikels verbunden.** Die Orte der Umhüllung können unterschiedlich sein (»Budding« an der Zellmembran, Kernmembran oder an den Membranen des endoplasmatischen Retikulums [■ 60]). Im Gegensatz zu den nackten Viren muß es bei diesem Ausschleusungsverfahren nicht zum sofortigen Tod der Zelle kommen.

Morphogenese und Ausschleusung

Während der Morphogenese müssen neu synthetisierte Genome mit Struktur- und Nichtstrukturproteinen zu einem kompletten Virion verpackt werden. Zur korrekten Verpackung dienen Signale, wie kurze spezifische Nukleinsäuresequenzen, die zur Wechselwirkung mit den Verpackungsproteinen führen. Nach der initialen Anlagerung zwischen viralem Genom und einem oder mehreren Strukturproteinen sind für die sich anschließende Verpackung des gesamten Genoms in das Kapsid die Größe der zu verpackenden Nukleinsäure und ihre elektrostatische Interaktion mit geladenen Gruppen der Kapsidproteine entscheidend.

Für **nackte Viren** sind mit der kompletten Verpackung der Nukleinsäure alle Reifungsschritte abgeschlossen und die **Ausschleusung** beginnt. In der Regel wird diese bei nackten Viren **durch den Tod** und die **Disintegration der Wirtszelle** erreicht.
Im Gegensatz dazu **ist bei behüllten Viren** der letzte Schritt der Morphogenese, nämlich die **Umhüllung des Kapsids mit einer zellulären Lipidmembran, gleichzeitig auch mit der Ausschleusung des Partikels verbunden.** Die Orte der Umhüllung können unterschiedlich sein (■ 60).

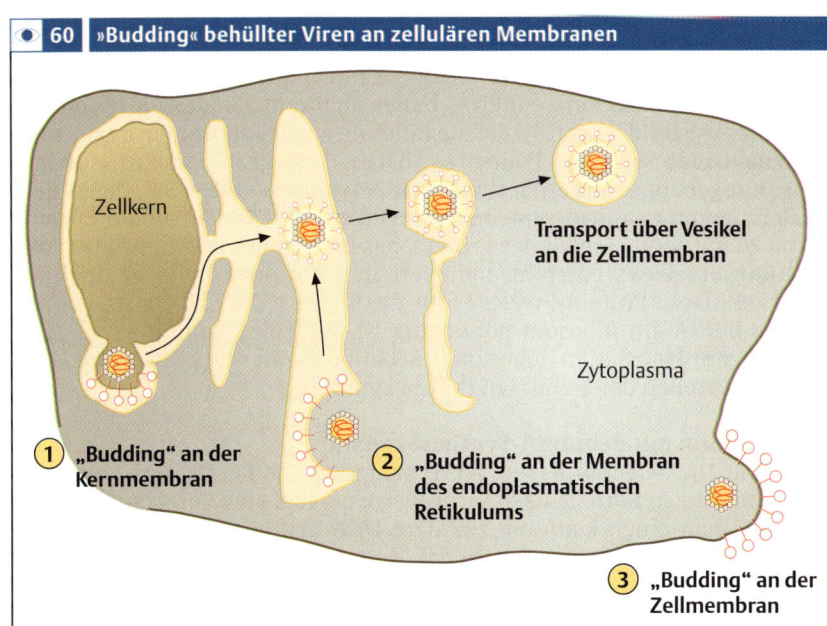

■ 60 | »Budding« behüllter Viren an zellulären Membranen

Zellkern

Transport über Vesikel an die Zellmembran

Zytoplasma

① „Budding" an der Kernmembran

② „Budding" an der Membran des endoplasmatischen Retikulums

③ „Budding" an der Zellmembran

Die Umhüllung des Kapsids mit einer zellulären Lipidmembran ist gleichzeitig mit der Ausschleusung bzw. Abschnürung (= »budding«) eines neuen Virions verbunden. Die Orte der Umhüllung können unterschiedlich sein: Herpesviridae knospen in den Raum zwischen innerer und äußerer Kernmembran (1) in die zytoplasmatischen Zisternen und gelangen dann in Vesikeln an die Zelloberfläche. Coronaviridae lagern sich an die Membran des endoplasmatischen Retikulums an (2) und werden ebenfalls in Vesikeln an die Zellmembran transportiert. Paramyxoviridae umhüllen ihr Nukleokapsid beim Austritt aus der Zelle an der äußeren Zellmembran (3).

1.5.2 Zytopathogener Effekt

Das Spektrum der zytopathogenen Effekte reicht vom Zelltod innerhalb weniger Stunden nach Infektion (Poliovirus) bis hin zur Immortalisierung der Zelle durch Deregulierung des Zellzyklus (Papillomaviren). Viren haben Möglichkeiten entwickelt, den kompletten Syntheseapparat der Zelle (Nukleinsäure- und Proteinsynthese) so zu beeinflussen, daß vorzugsweise virale Produkte hergestellt werden.

Intrazelluläre Ereignisse

• **Interaktion mit dem Transkriptionsapparat**
Ein sehr direkter Weg des Eingriffs in den zellulären Stoffwechsel ist die Blockade der zellulären Transkription durch RNA-Viren.
DNA-Viren integrieren mit zellulären Transkriptionsfaktoren z. B. durch Einbringen virusspezifischer Proteine, was die Transkription der viralen DNA ermöglicht

• **Interaktion mit der zellulären RNA-Prozessierung**
Der Transport zellulärer mRNA aus dem Kern kann durch virale Proteine blockiert werden.

• **Interaktion mit dem Translationsapparat**
Zelluläre mRNAs haben an ihrem 5'-Ende eine besondere Struktur ausgebildet (»cap«), die die Bindung an die Ribosomen begünstigt. **Picornaviridae** wie das Poliovirus blockieren die Bindung zellulärer mRNA durch Zerstörung eines dazu notwendigen Proteins. Das Genom des Virus hat mRNA-Qualität und kann über spezielle RNA-Strukturen ohne cap an den Ribosomen binden.

• **Interaktion mit dem DNA-Syntheseapparat**
Viren mit DNA-Genom haben Wege gefunden, die Replikation von DNA-Molekülen zu steuern. Dabei kann die zelluläre DNA-Synthese reduziert oder stimuliert werden.

1.5.2 Zytopathogener Effekt

Die Konsequenzen einer viralen Infektion für die Wirtszelle hängen ganz entscheidend von der Vermehrungsstrategie des infizierenden Agens ab. Neben der zunächst folgenlosen latenten Persistenz episomaler Genome, wie beim Herpes-simplex-Virus, reicht das Spektrum der zytopathogenen Effekte vom Zelltod innerhalb weniger Stunden nach Infektion (Poliovirus) bis hin zur Immortalisierung der Zelle durch Deregulierung des Zellzyklus (Papillomaviren). In jedem Fall haben Viren Möglichkeiten entwickelt, den kompletten Syntheseapparat der Zelle (Nukleinsäure- und Proteinsynthese) so zu beeinflussen, daß vorzugsweise virale Produkte hergestellt werden.

Intrazelluläre Ereignisse

Die Ebenen, auf denen Viren steuernd in die zellulären Stoffwechselvorgänge eingreifen, sind sehr vielschichtig. Prinzipiell lassen sich dabei fünf große Bereiche erkennen:

• **Interaktion mit dem Transkriptionsapparat**
Ein sehr direkter Weg des Eingriffs ist die Blockade der zellulären Transkription durch **RNA-Viren**. Als Konsequenz werden keine neuen zellulären mRNA-Moleküle gebildet, und damit steht der intrazelluläre Pool an Nukleotiden vorzugsweise der viralen RNA-Synthese zur Verfügung. Verursacher von schweren Seuchen bei Pferden und Rindern produzieren zum Beispiel eine kleine RNA, die in den Zellkern transportiert wird und dort durch Bindung an einem für die Transkription wichtigen zellulären Protein die weitere Transkription blockiert.

DNA-Viren haben eine ganze Palette von sehr subtilen Interaktionsmöglichkeiten mit der zellulären Transkriptionsaktivität entwickelt. Eine sehr erfolgreiche Strategie ist z. B. das Einbringen virusspezifischer Proteine, die mit zellulären Transkriptionsfaktoren in einer Weise wechselwirken, daß die Transkription der viralen DNA möglich wird.

• **Interaktion mit der zellulären RNA-Prozessierung**
Neben der direkten Beeinflussung der Transkription haben Viren Möglichkeiten, die posttranskriptionelle Prozessierung zellulärer RNA entscheidend zu beeinflussen. So wird beispielsweise der Transport zellulärer mRNA aus dem Kern durch Proteine des Herpes-simplex-Virus blockiert.

• **Interaktion mit dem Translationsapparat**
Auch die Translation zellulärer mRNA kann Angriffspunkt einer viralen Intervention sein. Zelluläre mRNAs haben an ihrem 5'Ende eine besondere Struktur ausgebildet (»cap«), die die Bindung an die Ribosomen begünstigt. **Picornaviridae**, wie das Poliovirus, haben keine cap-Struktur, sondern weisen sogenannte »internal ribosomal entry sites« (IRES) auf, die es dem viralen Genom erlauben, ohne »cap« am Ribosom zu binden und die Translation zu initiieren. Ein virales Protein, das im Lauf des posttranslationalen Spaltungsprozesses entsteht, induziert nun die proteolytische Spaltung eines zellulären Proteins, welches für die Bindung der cap-tragenden zellulären mRNA am Ribosom notwendig ist. Als Folge kommt es zu einer bevorzugten Translation ungecapter RNA und damit schließlich zum kompletten Abstellen der zellulären Proteinsynthese.

• **Interaktion mit dem DNA-Syntheseapparat**
Viren mit DNA-Genom haben Wege gefunden, die Replikation von DNA-Molekülen zu steuern. Je nach Virus werden dabei zum Teil konträre Ziele verfolgt. Zum einen kann die zelluläre DNA-Synthese reduziert werden. Sinn dieser Vorgehensweise wäre z. B., den intrazellulären »Pool« der DNA-Bausteine vorzugsweise der viralen DNA-Synthese zuzuführen oder zelluläre DNA-replizierende Proteine für die Synthese viraler DNA freizuhalten. Zum anderen können Viren aber auch durch Interaktion mit zellulären Pro-

teinen eine unkontrollierte Zellproliferation auslösen, wenn die Replikation ihres eigenen Genoms davon abhängig ist. Diese ist insbesondere bei den tumorauslösenden Viren wie den **Papilloma-, Polyoma-** oder bestimmten **Herpesviren** der Fall.

• **Modifikation zellulärer Proteine**
Obwohl Viren bei ihrer Reifung sehr wohl an den zahlreichen zellulären proteinmodifizierenden Enzymen partizipieren, stellen einige von ihnen doch eigene Enzyme bereit, die oftmals auch zelluläre Proteine modifizieren, ein Vorgang, der durchaus nicht folgenlos für die Zelle sein kann. Beispiele dafür wären etwa die Produkte von viral kodierten Onkogenen, die häufig Proteinkinaseaktivität besitzen, oder virale Proteasen der Myxo- und Retroviren, die auch zelluläre Proteine spalten.

• **Modifikation zellulärer Proteine**
Viren können für Enzyme kodieren, die zelluläre Proteine modifizieren. Die Produkte von viral kodierten Onkogenen sind häufig Proteinkinasen oder virale Proteasen. Diese sind in der Lage, auch zelluläre Proteine zu spalten.

Morphologische Veränderungen

Äußeres Zeichen aller dieser pathologischen Veränderungen im Stoffwechsel einer viralen Wirtszelle sind die zum Teil dramatischen Veränderungen ihrer Morphologie, mit der klassischerweise die zytopathogenen Effekte einer viralen Infektion umschrieben werden. Bei **zytolytischen Infektionen** wird der normale Zellstoffwechsel durch die virale Replikation derartig gestört, daß die betroffene Zelle ihre Integrität nicht mehr aufrechterhalten kann und unter Freisetzung neuer Viruspartikel stirbt. Grund dafür kann z. B. der Abbruch der zellulären Proteinsynthese sein, der irgendwann die Zelle zerstören muß, da wichtige Erhaltungsfunktionen nicht mehr wahrgenommen werden können. Aber auch die Anhäufung viraler Produkte, wie Strukturproteine, die zum Teil intrazellulär kristallisieren können, kann den Tod der Zelle aufgrund toxischer Wirkung zur Folge haben. Erst in den letzten Jahren ist klar geworden, daß Viren auch **Auslöser der zellulären Apoptose** sein können. Dieses zelluläre Selbstmordprogramm ist ein durchaus physiologischer Vorgang, der z. B. die heftige klonale Expansion von Lymphozyten beenden kann oder bei fehlgeschlagenen Versuchen, eine geschädigte DNA zu reparieren, zur Aufgabe dieser Zelle durch Selbstmord führt. Frühe mikroskopisch sichtbare Zeichen des Zelltodes sind die Abrundung der Zelle, die Anhäufungen von granulären Strukturen oder von Vakuolen im Zytoplasma und ihr Lösen aus dem Geweberverband.

Morphologische Veränderungen

Äußeres Zeichen aller dieser pathologischen Veränderungen im Stoffwechsel einer viralen Wirtszelle sind die Veränderungen ihrer Morphologie, die als zytopathogener Effekt einer viralen Infektion umschrieben werden. Bei **zytolytischen Infektionen** wird der normale Zellstoffwechsel durch die virale Replikation derartig gestört, daß die betroffene Zelle ihre Integrität nicht mehr aufrechterhalten kann.

Ein sehr typischer zytopathogener Effekt ergibt sich bei den viralen Infektionen, die zur **Synzytienbildung** führen. Viren, die zum Eintritt in die Zelle oder zum »uncoating« ein fusogen wirkendes Glykoprotein in ihrer Hülle tragen (z. B. Masernvirus oder HIV), sind damit in der Lage, Verschmelzungen zwischen Zellmembranen durchzuführen. Da diese Glykoproteine im Verlauf der viralen Replikation intrazellulär gebildet und zum Zwecke der Ausschleusung in die Zellmembran eingelagert werden, können Verschmelzungen mit nicht infizierten Nachbarzellen auftreten. So eröffnet sich dem Virus eine Ausbreitungsform, die den extrazellulären Raum meidet und damit das Risiko einer Neutralisation durch Antikörper ausschließt. Setzt sich dieser Prozeß fort, können in vitro zum Teil riesige Fusionsprodukte (Synzytien) mit sehr vielen Zellkernen beobachtet werden.

Ein sehr typischer zytopathogener Effekt ergibt sich bei den viralen Infektionen, die zur **Synzytienbildung** führen. Viren, die zum Eintritt in die Zelle oder zum »uncoating« ein fusogen wirkendes Glykoprotein in ihrer Hülle tragen (z. B. Masernvirus oder HIV), sind damit in der Lage, Verschmelzungen zwischen Zellmembranen durchzuführen.

Führt die Infektion einer Zelle zu ihrer **Immortalisierung**, werden damit auch die Regelmechanismen der Kontaktinhibition außer Kraft gesetzt. In Gewebekulturen bei nichttransformierten Zellen führt der Kontakt zu Nachbarzellen zum Einstellen der Proliferation. Daher bildet sich ein nur einschichtiger Zellrasen aus. Die Aufhebung dieses Mechanismus führt bei transformierten Zellen zum Überwachsen nichttransformierter Zellen in Form von Anhäufungen von Zellen und Ablösungen großer Zellklumpen.

Führt die Infektion einer Zelle zu ihrer **Immortalisierung**, werden damit auch die Regelmechanismen der Wachstumsinhibition durch Zell-zu-Zell-Kontakt außer Kraft gesetzt. Die Aufhebung dieses Mechanismus führt bei transformierten Zellen zum Überwachsen nichttransformierter Zellen in Form von Anhäufungen von Zellen und Ablösungen großer Zellklumpen.

Auf der Basis dieser Beobachtung lassen sich transformierende Viren in Form von fokusbildenden Einheiten (FFU) quantifizieren. Nach Aussaat einer verdünnten Virussuspension auf suszeptible Zellen wird der Zell–

rasen durch ein halbfestes Medium in Weichagar überschichtet. Transformierte Zellen wachsen zu kleinen sichtbaren Kolonien aus, die sich durch die Überlagerung mit Agar nicht als sekundäre Foci aussäen können. Jeder Focus ist daher aus einem Viruspartikel entstanden. Aus dem Verdünnungsfaktor läßt sich auf die Viruskonzentration in der Ausgangssuspension schließen.

1.6 Pathogenese

1.6.1 Eindringen in den Wirt

1.6 Pathogenese

1.6.1 Eindringen in den Wirt

Da Viren obligat intrazelluläre Parasiten sind, müssen sie zunächst in ihren Wirt eindringen, um eine für sie geeignete Zielzelle zu finden, in der sie ihren kompletten Vermehrungszyklus durchführen können (siehe Kapitel 1.5.1).

Die Schleimhäute des Auges, des Respirations-, des Gastrointestinal- und des Urogenitaltraktes sind die häufigsten Eintrittspforten für Viren.

Die **Schleimhäute des Auges, des Oropharynx, des Respirations-, des Gastrointestinal- und des Urogenitaltraktes sind die häufigsten Eintrittspforten für Viren**. Wesentlich für den Erfolg des Virus ist dabei eine genügend hohe Dosis an infektiösen Partikeln, die sicherstellt, daß einigen wenigen Partikeln das Durchdringen von Schleimschichten gelingt und darunterliegende Epithelzellen infiziert werden können.

Im Gegensatz zu unverletzten Schleimhäuten stellt die unverletzte verhornte Haut des Menschen eine für Viren undurchdringliche Barriere dar. Bei **Verletzung ist dieser Schutz jedoch nicht mehr gegeben** (Eindringen von Warzen- und Hepatitisviren).

Im Gegensatz zu unverletzten Schleimhäuten stellt die unverletzte verhornte Haut des Menschen eine für Viren undurchdringliche Barriere dar. Bei Verletzung ist dieser Schutz jedoch nicht mehr gegeben. Für warzenauslösende Papillomaviren ist die auch marginal verletzte Haut eine regelmäßige Eintrittspforte. Aber auch solche Viren, die bei parenteralem Eindringen in den Blutkreislauf erfolgreich ihren Wirt infizieren (Hepatitis B, C und D, HIV), können die **verletzte Epidermis als Invasionsweg** nehmen.

Vektoren können **durch Stich** oder **Biß** die Epidermis durchdringen und dabei das Virus in den Wirt einbringen (Gelbfieber, Tollwut).
Unter den verletzungsbedingten Invasionswegen müssen auch das **parenterale Eindringen** bei intravenösem Drogenabusus und bei medizinischen oder paramedizinischen Tätigkeiten subsumiert werden.

Virusinfizierte Vektoren, die in der Lage sind, die unverletzte Haut zu durchdringen, stellen ebenfalls eine potentielle virale Infektionsquelle dar. Hierunter sind Vektoren zu verstehen, die **durch Stich** oder **Biß** die Epidermis durchdringen und dabei das Virus in den Wirt einbringen können. Beispiele dafür sind das durch Mücken übertragene Gelbfiebervirus oder das durch warmblütige Wirbeltiere übertragene Tollwutvirus. Unter den verletzungsbedingten Invasionswegen muß in diesem Zusammenhang sicherlich aber auch das **parenterale Eindringen** bei intravenösem Drogenabusus und bei medizinischen oder paramedizinischen Tätigkeiten subsumiert werden (Transfusion, Gabe von Blutprodukten, Transplantationen, Akupunktur, Tätowieren, Ohrlochstechen).

▪ **61** faßt die wichtigsten Invasionswege zusammen.

In ▪ **61** sind die wichtigsten Invasionswege von humanmedizinisch wichtigen Viren zusammengefaßt.

61 Virale Invasionswege humanmedizinisch bedeutsamer Viren

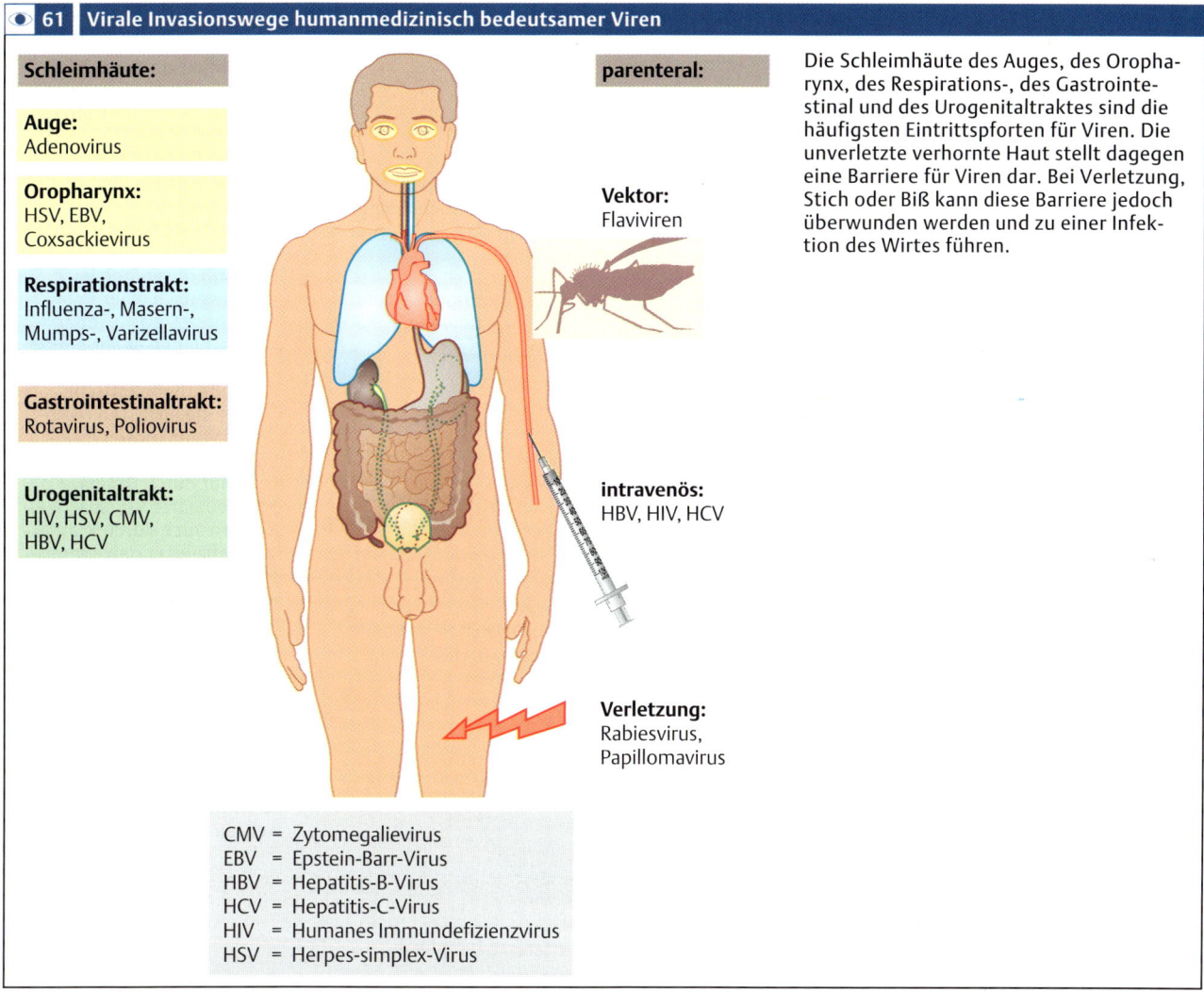

Schleimhäute:

Auge:
Adenovirus

Oropharynx:
HSV, EBV,
Coxsackievirus

Respirationstrakt:
Influenza-, Masern-,
Mumps-, Varizellavirus

Gastrointestinaltrakt:
Rotavirus, Poliovirus

Urogenitaltrakt:
HIV, HSV, CMV,
HBV, HCV

parenteral:

Vektor:
Flaviviren

intravenös:
HBV, HIV, HCV

Verletzung:
Rabiesvirus,
Papillomavirus

Die Schleimhäute des Auges, des Oropharynx, des Respirations-, des Gastrointestinal und des Urogenitaltraktes sind die häufigsten Eintrittspforten für Viren. Die unverletzte verhornte Haut stellt dagegen eine Barriere für Viren dar. Bei Verletzung, Stich oder Biß kann diese Barriere jedoch überwunden werden und zu einer Infektion des Wirtes führen.

CMV	= Zytomegalievirus
EBV	= Epstein-Barr-Virus
HBV	= Hepatitis-B-Virus
HCV	= Hepatitis-C-Virus
HIV	= Humanes Immundefizienzvirus
HSV	= Herpes-simplex-Virus

1.6.2 Primärreplikation

Nach der Überwindung der äußeren Barrieren und dem Eindringen in eine Zielzelle an der Eintrittspforte werden zunächst einige Replikationsrunden durchlaufen, um eine genügend hohe Anzahl von Nachkommenviren für die weitere Invasion des gleichen Wirtes oder für den sofortigen Übertritt auf einen neuen Wirt bereitzustellen.

1.6.3 Ausbreitung im Körper

Wesentlich für die weitere Verbreitung des Virus ist an dieser Stelle seine Fähigkeit, die meist stark polarisierten Zellen der Eintrittspforte (z.B. Flimmerepithel des Respirationstraktes) nicht nur apikal, sondern auch basolateral in das unterliegende Gewebe zu verlassen (◉ **62**). Gelingt dies, werden damit in der Regel auch die **drainierenden (afferenten) lymphatischen Gefäßsysteme** erreicht. Auch die Infektion von **Gewebemakrophagen**, wie etwa den Langerhanszellen in den Haut- und Schleimhautbereichen, eröffnet über die Wanderung dieser Zellen in die nächsten regionalen Lymphknoten den Weg in das afferente lymphatische System. Selten, aber denkbar, ist auch der Eintritt in **kleinste Blutkapillaren**, insbesondere bei verletzungsbedingtem Eintritt.

1.6.2 Primärreplikation

Nach der Überwindung der äußeren Barrieren und dem Eindringen des Virus in eine Zielzelle am Eintrittsort werden zunächst einige Replikationsrunden durchlaufen.

1.6.3 Ausbreitung im Körper

Verläßt das Virus seine primären Zielzellen nicht nur apikal, sondern auch basolateral in das unterliegende Gewebe, werden damit in der Regel auch die **drainierenden (afferenten) lymphatischen Gefäßsysteme** erreicht (◉ **62**). Entweder zellassoziiert oder als freies Partikel erreicht das Virus über die Lymphbahn die nächstgelegenen lymphatischen Gewebe.

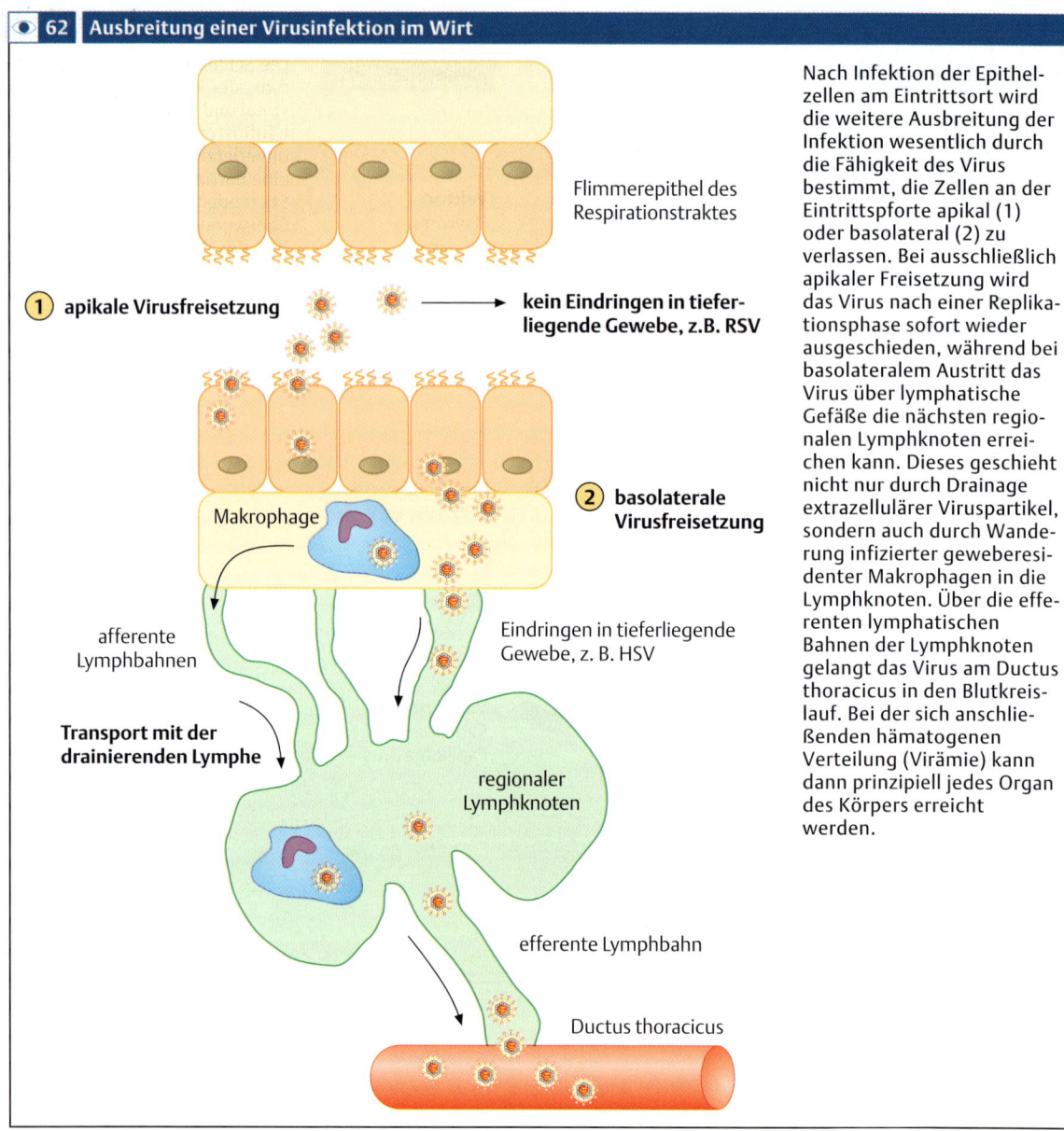

62 Ausbreitung einer Virusinfektion im Wirt

Flimmerepithel des Respirationstraktes

① apikale Virusfreisetzung → kein Eindringen in tieferliegende Gewebe, z.B. RSV

Makrophage

② basolaterale Virusfreisetzung

afferente Lymphbahnen

Eindringen in tieferliegende Gewebe, z. B. HSV

Transport mit der drainierenden Lymphe

regionaler Lymphknoten

efferente Lymphbahn

Ductus thoracicus

Nach Infektion der Epithelzellen am Eintrittsort wird die weitere Ausbreitung der Infektion wesentlich durch die Fähigkeit des Virus bestimmt, die Zellen an der Eintrittspforte apikal (1) oder basolateral (2) zu verlassen. Bei ausschließlich apikaler Freisetzung wird das Virus nach einer Replikationsphase sofort wieder ausgeschieden, während bei basolateralem Austritt das Virus über lymphatische Gefäße die nächsten regionalen Lymphknoten erreichen kann. Dieses geschieht nicht nur durch Drainage extrazellulärer Viruspartikel, sondern auch durch Wanderung infizierter geweberesidenter Makrophagen in die Lymphknoten. Über die efferenten lymphatischen Bahnen der Lymphknoten gelangt das Virus am Ductus thoracicus in den Blutkreislauf. Bei der sich anschließenden hämatogenen Verteilung (Virämie) kann dann prinzipiell jedes Organ des Körpers erreicht werden.

Insbesondere bei solchen Viren, die in der Lage sind, Zellen des Immunsystems bzw. dessen Hilfszellen wie z. B. Makrophagen zu infizieren, ist nach **Erreichen der regionalen Lymphknoten** oftmals eine **weitere Replikationsphase** zu beobachten.
Mit der abfließenden Lymphe erreicht das Virus schließlich durch die efferenten Gefäßsysteme den Ductus thoracicus und **tritt** dort **in den Blutkreislauf ein**. Damit hat das Virus **Zugangsmöglichkeit zu praktisch allen Organsystemen des Körpers.**

Insbesondere bei solchen Viren, die in der Lage sind, Zellen des Immunsystems bzw. dessen Hilfszellen wie z. B. Makrophagen zu infizieren, ist **nach Erreichen der regionalen Lymphknoten oftmals eine weitere Replikationsphase** zu beobachten. Gleichzeitig wird zu diesem Zeitpunkt ein erster Kontakt der eindringenden Viren mit dem spezifischen Immunsystem stattfinden, der zur Proliferation der daran beteiligten Lymphozyten führt. Mit der abfließenden Lymphe erreicht das Virus schließlich durch die efferenten Gefäßsysteme den Ductus thoracicus und **tritt** dort **in den Blutkreislauf ein**. Damit beginnt eine **erste Virämie, die dem Virus Zugangsmöglichkeit zu praktisch allen Organsystemen des Körpers verschafft**. Für die Verbreitung im Blutkreislauf werden zwei Wege gewählt:
1. in Form freier Viruspartikel im Plasma (z. B. Enteroviren oder Togaviren) oder
2. zellgebunden (Lentiviren mit Monozyten/Makrophagen, Epstein-Barr-, Zytomegalie- und Masernvirus mit Lymphozyten, Herpes-simplex-Virus mit Blutplättchen).

Abhängig von der Rezeptorspezifität oder den besonderen Ansprüchen an das intrazelluläre Milieu können Viren bis zum Erreichen ihres endgültigen Zielorgans noch in einem weiteren Organ eine Replikationsphase durchführen. Betroffen sind davon stark durchblutete Organe wie Leber und Milz, aber auch die Schleimhäute des Gastrointestinaltraktes. Im Zuge einer **sekundären Virämie manifestiert sich die Infektion** dann häufig unter Ausbildung der typischen klinischen Symptome in dem finalen Organ.

Einen besonderen Weg der Ausbreitung im Wirt nehmen **neurotrope Viren**, wie Herpes- oder Tollwutviren. Nach lokaler Primärreplikation treten sie in Nervenzellfortsätze ein und **wandern retrograd in Richtung Zentralnervensystem**. Während Herpesviren in der Regel in den nächstgelegenen Ganglien diesen Invasionsweg unterbrechen und in die Latenz eintreten, setzen Rabiesviren ihren Weg bis in die Neurone des Gehirns fort.

1.6.4 Organmanifestation

Bei massiver Vermehrung von Viren in einem Organ kommt es zu funktionellen Störungen, die bis hin zum Organversagen und damit zum Tod des Patienten führen können. Die Ursachen für solche Schädigungen können in Abhängigkeit vom infizierenden Virus auf verschiedenen Ebenen gesucht werden. Handelt es sich bei dem Virus um ein **schnell replizierendes Virus**, wie etwa das Poliovirus, **werden die infizierten Zellen bei der Virusfreisetzung lysiert**. Wird die Ausbreitung einer solchen Infektion nicht schnell genug über das Immunsystem eingedämmt, werden große Bereiche des Organs durch viral ausgelöste Zytolyse beeinträchtigt. Bei **langsam replizierenden Viren**, die wenig zytopathogene Effekte ausüben, **trägt die einsetzende zelluläre Immunantwort mit zur Schädigung des Organs bei**, da sie virusinfizierte Zellen zerstört und über die Attraktion und Aktivierung entzündlicher Mono- und Granulozyten zur lokalen Ausschüttung toxischer Substanzen beiträgt. Dieses ist der wesentliche Grund für Störungen der Leberfunktion bei der viralen Hepatitis durch das HBV.

1.6.5 Ausscheidung und Transmission

Zur erfolgreichen Durchsetzung seiner genetischen Information muß ein Virus nach der Vermehrung der eingedrungenen Partikel so schnell wie möglich viele neue Wirte infizieren. Je nach Vermehrungsstrategie verbleiben dem Virus dafür nur wenige Tage bis hin zu Jahren und Jahrzehnten. Da auch bei den unempfindlichsten Viren der **Erhalt der Infektiosität außerhalb eines Wirtes zeitlich begrenzt** ist, muß der extrakorporale Zeitraum möglichst kurz gehalten werden.

Die Ausscheidungs- und Übertragungswege sind in ▦ **13** zusammengefaßt. Prinzipiell wird zwischen einem horizontalen und einem vertikalen Übertragungsmodus unterschieden. **Horizontale Übertragungen** umschreiben den Vorgang der Infektion von Individuum zu Individuum, die **vertikale Übertragung** findet immer von den Eltern auf die Nachkommen statt. Bei Übertragungen zwischen menschlichen Wirten können sämtliche Körperflüssigkeiten und Ausscheidungen das Übertragungsmedium sein. Manche Viren werden dagegen über **Vektoren**, wie z. B. Insekten, von Mensch zu Mensch übertragen. Einige Virusinfektionen des Menschen stellen **Zoonosen** dar, d. h., aus einem tierischen Reservoir dringt das Virus akzidentell in den Menschen ein, der dann allerdings Endwirt ist und das Virus nicht weiter überträgt.

Um nicht auszusterben, besteht für manche Viren ein sehr **hoher »Übertragungsdruck«**. Betroffen sind davon solche Viren, die entweder **sehr schnell am Eintrittsort replizieren und dort auch wieder ausgeschieden werden**, ohne weiter in den Wirt vorzudringen (Rhinoviren), und solche Viren, die **kein extrahumanes Reservoir** haben und **keine Persistenz**

Bis zum Erreichen ihres endgültigen Zielorgans können Viren noch in einem weiteren Organ eine Replikationsphase durchführen (z. B. Milz oder Leber). Im Zuge einer sich anschließenden **sekundären Virämie manifestiert sich die Infektion** dann häufig in dem finalen Organ.

Neurotrope Viren wie Herpes- oder Tollwutviren treten nach lokaler Primärreplikation in Nervenzellfortsätze ein und **wandern retrograd in Richtung Zentralnervensystem**.

1.6.4 Organmanifestation

Bei massiver Vermehrung von Viren in einem Organ kommt es zu funktionellen Störungen, die bis hin zum Organversagen und damit zum Tod des Patienten führen können.
Handelt es sich bei dem Virus um ein **schnell replizierendes Virus**, wie etwa das Poliovirus, **werden die infizierten Zellen bei der Virusfreisetzung lysiert**. Bei **langsam replizierenden Viren** mit geringem zytopathogenem Effekt **trägt die einsetzende zelluläre Immunantwort mit zur Schädigung des Organs bei**, da sie virusinfizierte Zellen zerstört.

1.6.5 Ausscheidung und Transmission

Da auch bei den unempfindlichsten Viren der **Erhalt der Infektiosität außerhalb eines Wirtes zeitlich begrenzt** ist, muß der extrakorporale Zeitraum möglichst kurz gehalten werden.

Die Ausscheidungs- und Übertragungswege sind in ▦13 zusammengefaßt. Prinzipiell wird zwischen einem horizontalen und einem vertikalen Übertragungsmodus unterschieden. **Horizontale Übertragungen** umschreiben den Vorgang der Infektion von Individuum zu Individuum, die **vertikale Übertragung** findet immer von den Eltern auf die Nachkommen statt. Manche Viren werden über **Vektoren** wie Insekten von Mensch zu Mensch übertragen. Einige Virusinfektionen des Menschen stellen **Zoonosen** dar, d. h., aus einem tierischen Reservoir dringt das Virus akzidentell in den Menschen ein.
Viren, die entweder **sehr schnell am Eintrittsort replizieren und dort auch wieder ausgeschieden** werden (Rhinoviren), und solche Viren, die kein extra-

humanes Reservoir haben oder keine Persistenz etablieren können, haben ein **enges Zeitfenster**, in dem sie auf einen neuen nichtimmunen Wirt treffen müssen, wenn sie sich weiter ausbreiten wollen.

etablieren können. Entweder besitzen solche Viren eine hohe physikochemische Stabilität, um für lange Zeiträume auch außerhalb eines Wirtes infektiös zu bleiben (Picornaviridae), oder sie sind sehr kontagiös und werden daher außerordentlich effizient übertragen. Ein typisches Beispiel dafür ist das Masernvirus, dessen einziges Reservoir der Mensch ist und das, bis auf eine extrem seltene Situation, nicht im Wirt persistieren kann. Dieses Virus würde aussterben, wenn die Menschheit nur für wenige Wochen soweit vereinzelt werden könnte, daß die Distanz groß genug ist, um eine aerogene Übertragung auf einen suszeptiblen Menschen zu verhindern. Das heißt, daß dieses Virus in einem **relativ kurzen Zeitraum** auf den Kontakt mit einem nichtimmunen Menschen angewiesen ist, wenn es seine genetische Information weitertragen will.

Weniger eng ist das Zeitfenster für eine erfolgreiche Übertragung bei **lang persistierenden Viren** (z. B. Zytomegalievirus oder HIV) oder bei Viren, die die Möglichkeit haben, neben der Zirkulation im Menschen sich **auch in einem tierischen Reservoir** aufzuhalten, um von dort wieder in die menschliche Population eindringen zu können (Influenzaviren, wahrscheinlich auch Rotaviren).

Weniger eng ist das Zeitfenster einer erfolgreichen Übertragung bei **lang persistierenden Viren**, die auf dem sexuellen Weg übertragen werden können (z. B. Zytomegalievirus oder HIV), oder bei Viren, die die Möglichkeit haben, sich neben der Zirkulation im Menschen **auch in einem tierischen Reservoir** aufzuhalten und von dort wieder in die menschliche Population eindringen zu können (Influenzaviren, wahrscheinlich auch Rotaviren). Persistierende Viren können sich für viele Jahre in einem einzigen Wirt aufhalten ohne den Zwang einer Übertragung. Diese Strategie erlaubt es dem Virus auch, in relativ kleinen menschlichen Populationen zu überleben, in denen sich bei geringem Austausch relativ schnell eine Immunität in allen Individuen etabliert. Der Kontakt zu nur einem einzigen nichtimmunen Individuum innerhalb vieler Jahre kann die erfolgreiche Übertragung für das Virus bedeuten. Geradezu perfekt haben sich die **humanen Retroviren** an ihren Wirt angepaßt. Abgesehen davon, daß die exogenen Retroviren wie HIV oder HTLV sich in das Genom ihres Wirtes integrieren können und somit bei jeder Zellteilung ebenfalls dupliziert werden, haben endogene Retroviren durch **Integration ihres Genoms in die Keimbahn** sichergestellt, daß diese Information offensichtlich seit vielen Millionen Jahren immer auf die Nachfolgegeneration übertragen wird. Allerdings handelt es sich hier um Fragmente von Retroviren, die zwar häufig noch ihre typischen genombegrenzenden Sequenzen aufweisen, ansonsten aber replikationsdefizient sind. Man schätzt, daß etwa 1 % des menschlichen Genoms aus solchen retroviralen Genfragmenten besteht. Ob diese in der Evolution konservierten retroviralen Sequenzen für den Menschen eine funktionelle Bedeutung haben, ist nicht bekannt.

1.7 Immunabwehr

1.7 Immunabwehr

Prinzipiell ist zwischen **unspezifischen** und **spezifischen** Abwehrmaßnahmen zu unterscheiden (⊟ 14).

In allen Phasen einer viralen Infektion von Wirbeltieren einschließlich des Menschen bestimmen Effektormechanismen der Immunantwort Verlauf und Ausgang. Die Prinzipien von Induktion und Differenzierung immunologischer Abwehrmechanismen wurden bereits an anderer Stelle in diesem Buch erläutert (siehe Kapitel Allgemeine Grundlagen 5). Hier soll daher nur auf die Besonderheiten der viralen Abwehr eingegangen werden. Prinzipiell ist wie bei bakteriellen Infektionen auch zwischen **unspezifischen und spezifischen Abwehrmaßnahmen** zu unterscheiden. Die wesentlichen Unterscheidungsmerkmale sind in ⊟ 14 zusammengefaßt. Während die unspezifischen Reaktionen sofort beim viralen Eindringen zur Verfügung stehen, benötigen spezifische Reaktionen bis zu ihrer voll ausgebildeten Effektorphase im Durchschnitt etwa 12 Tage. Welchen Charakter diese Abwehrreaktion dann hat, protektiv oder pathogenetisch, hängt entscheidend vom infizierenden Virustyp ab.

13	Ausscheidungs- und Übertragungswege viraler Infektionen		
Übertragung von Mensch zu Mensch			
Quelle des Virus	**Weg**	**Medium**	**Typische Beispiele**
▷ Respirationstrakt	aerogen	feinste Aerosole	Influenzavirus, Rhinovirus
▷ Oropharynx	Schmierinfektion bei engem Körperkontakt	Speichel	EBV, CMV, Mumpsvirus, HSV, HHV 6
▷ Urogenitaltrakt	Geschlechtsverkehr (GV)	Samenflüssigkeit, Zellen hämatopoetischen Ursprungs	HIV, CMV, Hepatitis-B-Virus
▷ Haut und Schleimhaut	Schleimhautkontakt (GV, perinatal), epidermale Zellen	Bläscheninhalt, infizierte Zellen	HSV, Papillomaviren
▷ Intestinaltrakt	fäkal-oral	Fäzes	Rotavirus, Enterovirus, Hepatovirus
▷ Brustdrüsen	oral	Milch	exogene Retroviren (HIV, HTLV)
▷ Blut	parenteral (Injektion) transplazentar	Blut oder Blutprodukte infizierte Plazentazellen	Hepatitis B, C und D
▷ Ei- oder Samenzelle	Befruchtung	DNA	endogene Retroviren (HERV)
▷ Organe	Transplantation	im Organ verbliebene Zellen hämatopoetischen Ursprungs oder infizierte Zellen des Organs	CMV, Tollwut, Erreger der Creutzfeldt-Jakob-Erkrankung
Übertragung auf den Menschen durch Vektoren			
Vektor	**Weg**	**Medium**	**Typische Beispiele**
▷ Arthropoden	Stich oder Biß	Speichel, Blut	Bunyavirus, FSME-Virus, Gelbfiebervirus
▷ Wild-, Haus- und Weidetiere	Biß, Belecken der verwundeten Haut, aerogen	Speichel, Urin	Tollwutvirus, Lassa-Fieber-Virus

14	Vergleich von angeborener und erworbener Immunabwehr	
	angeboren (»natürlich«)	**erworben**
▷ **Spezifität**	breit	hoch
▷ **Kinetik**	sofort bis wenige Tage	> 3 Tage
▷ **Gedächtnis**	nein	ja
▷ **Humorale Mediatoren**	Lysozym Komplement Akute-Phase-Proteine	Antikörper
▷ **Zelluläre Mediatoren**	NK-Zellen Phagozyten γ/δ-T-Zellen	α/β-T-Zellen

1.7.1 Unspezifische Abwehr

Ein erster, sehr schnell bereits am Eintrittsort des Virus rekrutierter Abwehrmechanismus des Wirtes ist die **Induktion der Synthese von Interferonen**. Während die Interferone-α und -β (IF-α und IF-β) eine ausgesprochen virostatische und proliferationshemmende Wirkung haben, ist das Interferon-γ (IF-γ) ein wichtiges Zytokin der immunologischen Signalübertragung und der Effektorphase von T-Lymphozyten. Bei der Replikation von Viren wird die Transkription der Interferongene durch virale Produkte selbst oder durch virusveränderte zelluläre Transkriptionsfaktoren induziert. Die Proteine werden von der produzierenden Zelle sezerniert und können in Nachbarzellen durch Signaltransduktion über zellmembrangebundene Rezeptoren ebenfalls die Synthese von Interferonen indu-

1.7.1 Unspezifische Abwehr

Ein erster, sehr schnell bereits am Eintrittsort des Virus rekrutierter Abwehrmechanismus des Wirtes ist die **Induktion der Synthese von Interferonen** (α und β).

Bei der Replikation von Viren wird die Transkription der Interferongene durch virale Produkte selbst oder durch virusveränderte zelluläre Transkriptionsfaktoren induziert (▪ 63).

Interferone führen zur Expression von zwei Enzymen, die mit der Proteinsynthese der Zelle interferieren, nämlich die **Proteinkinase C** (PKC) und die **2'5'-Oligo-Adenylat-Synthetase**. Die PKC blockiert durch Phosphorylierung von Initiationsfaktoren die Proteinsynthese, während das Produkt der Adenylat-Synthetase eine Ribonuklease stimuliert, die einzelsträngige RNA (einschließlich der zellulären mRNA) zerschneidet.

zieren und damit einen antiviralen Status schon in der uninfizierten Zelle herstellen. Der Wirkmechanismus ist in ▣ 63 dargestellt. Interferone führen zur Expression von zwei Enzymen, die mit der Proteinsynthese der Zelle interferieren, nämlich die **Proteinkinase C** (PKC) und die **2'5'-Oligo-Adenylat-Synthetase**. Die PKC blockiert durch Phosphorylierung von Initiationsfaktoren die Proteinsynthese, während die Adenylat-Synthetase einen eher indirekten Weg der Hemmung auslöst. Sie polymerisiert Adenosintriphosphate, die an ein RNA-abbauendes Enzym (Ribonuklease L) anlagern und dieses Enzym dadurch stimulieren. Die RNAse zerschneidet einzelsträngige RNA-Moleküle und zerstört dadurch sowohl mRNA-Moleküle der Zelle als auch Einzelstrang-RNA-Genome von eingedrungenen Viren. In der Konsequenz ist durch die Blockade der Proteinsynthese ein vollständiger Replikationszyklus für das infizierende Virus in dieser und den Nachbarzellen nicht mehr möglich. Die virostatische Wirkung von Interferonen hat zu dessen gentechnischer Herstellung und teilweise erfolgreichen Verwendung in der Therapie persistierender Virusinfektionen geführt (siehe Kapitel 1.10.3).

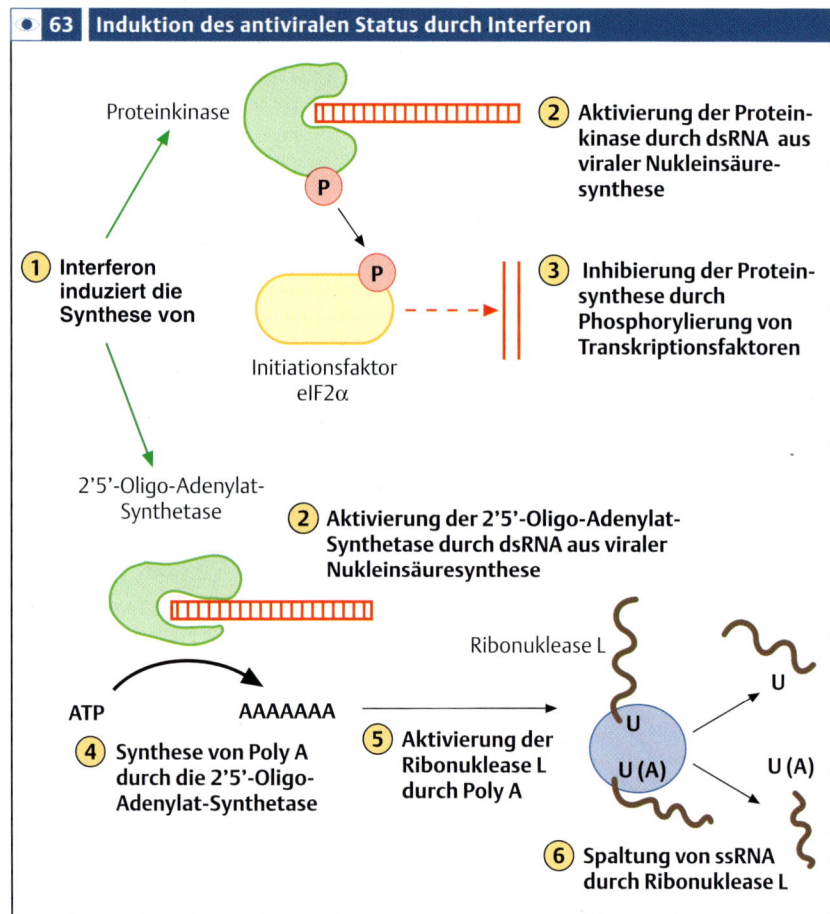

▣ 63   Induktion des antiviralen Status durch Interferon

Interferone induzieren die Synthese von zwei Enzymen, die mit der Proteinsynthese der Zelle interferieren (1): die Proteinkinase C (PKC) und die 2'-5'-Oligo-Adenylat-Synthetase. Diese werden nach Bindung doppelsträngiger RNA aktiv (2). Die PKC blockiert durch Phosphorylierung die Proteinsynthese (3), die Adenylat-Synthetase bewirkt die Polymerisation von Adenosintriphosphat zu Poly A (4), das an die Ribonuklease L anlagert. Dadurch wird dieses Enzym dazu stimuliert, einzelsträngige RNA-Moleküle zu zerschneiden (5), so daß Einzelstrang-RNA-Genome von eingedrungenen Viren zerstört werden, gleichzeitig aber auch zelleigene mRNA-Moleküle (6).

Neben diesen humoralen unspezifischen Abwehrmaßnahmen haben die höheren Wirbeltiere auch ein **zelluläres unspezifisches Abwehrsystem** entwickelt. Sogenannte **natürliche Killerzellen** (NK-Zellen) sind in der Lage, Zellen zu zerstören. Sie sind eng mit der humoralen unspezifischen Abwehr vernetzt, da die Interferone α und β ihre Aktivität wesentlich steigern. Die Rezeptoren der NK-Zellen entsprechen nicht der klassischen Struktur eines Antigenrezeptors der T-Lymphozyten, folglich erkennen sie ihre Zielzellen auch nicht über MHC-Klasse-I-Antigen-/Peptid-Komplexe. Dennoch ist die Expression der MHC-Klasse-I-Moleküle für die Regulation von Killerzellen von Bedeutung, da die Abwesenheit oder eine verminderte Expressionsdichte von MHC-Klasse-I-Antigenen zur Auslösung der zytolytischen Aktivität von NK-Zellen führt.

Aus diesem Wirkprinzip ist ohne Zweifel zu erkennen, daß **NK-Zellen sehr wichtige Überwacher unserer körperlichen Integrität** sind, da sie über ein ständiges »Abfragen« der MHC-Klasse-I-Expression die Unversehrtheit und Originalität unserer Zellen überprüfen. Ihr wesentlicher Vorteil gegenüber den antigenspezifischen T-Lymphozyten ist ihre sofortige Aktionsbereitschaft nach erfolgter Signalübertragung. T-Lymphozyten müssen nach Erkennung ihres Antigens dagegen noch expandiert und differenziert werden, ein Vorgang, der erhebliche Zeit in Anspruch nehmen kann. Dafür arbeiten sie jedoch sehr spezifisch und können auch Gedächtniszellen ausbilden, die bei einer zweiten Attacke mit dem gleichen Agens ein schnelleres Ansprechen der Antwort garantieren. In diesem Zusammenhang ist es von besonderem Interesse, daß verschiedene Viren in der Lage sind, die Expression von MHC-Antigenen der Klasse I zu verhindern, um der Erkennung durch spezifische T-Lymphozyten zu entgehen (siehe ▪ **67**, S. 117). In diesem Fall kann davon ausgegangen werden, daß solche Zellen durch NK-Zellen getötet werden könnten.

1.7.2 Spezifische Abwehr

Aufgrund des obligat intrazellulären Replikationsmodus aller Viren kommt der zellulären Abwehr bei viralen Infektionen eine ungleich höhere Bedeutung zu als bei bakteriellen Infektionen. Dies bedeutet jedoch nicht, daß die humorale Abwehrreaktion durch spezifische Antikörper bei Virusinfektionen bedeutungslos wäre. Vielmehr kommt es sehr auf die Vermehrungs- und Ausbreitungsstrategie des Virus an, welcher der beiden Effektorarme zu einem bestimmten Zeitpunkt der Infektion am wirksamsten ist. In ▪ **64** sind die wesentlichen Schaltpunkte der afferenten (Induktionsphase) und efferenten (Effektorphase) Arme einer Immunreaktion bei viralen Infektionen aufgezeigt.

Afferente Phase. Nach dem erfolglosen Versuch der unspezifischen Immunantwort, die Ausbreitung der Infektion vom Primärinfektionsherd zu begrenzen, treten zunächst die **lokalen antigenprozessierenden Zellen** in Aktion. Solche dendritischen, makrophagenähnliche Zellen gibt es wahrscheinlich in vielen Organen; am besten sind die **Langerhanszellen** der Haut und Schleimhäute untersucht. Sie bilden ein dichtes Netzwerk und sind zur Phagozytose befähigt. Nach Aufnahme von Zelltrümmern, einschließlich viraler Proteine oder gar Partikel, lösen sich Langerhanszellen aus dem Gewebeverband, regeln massiv MHC-Antigene der Klassen I und II hoch und beginnen mit der drainierenden Lymphe abzufließen. Im Verlauf dieses Wanderungsprozesses in die nächsten lokalen Lymphknoten dedifferenzieren sie zu **antigenpräsentierenden Zellen** (APCs) und verlieren alle typischen Oberflächenmoleküle einer Langerhanszelle. Dafür nimmt die Expressionsdichte der MHC-Moleküle sehr stark zu, und auch andere immunologisch wichtige Moleküle der Zellinteraktion werden hochreguliert. In diesem Zustand können die Zellen nicht mehr phagozytieren und Antigene prozessieren; sie sind ausschließlich mit der Präsentation der bereits verdauten Polypeptide beschäftigt, von denen sie kleine Peptide in den Taschen ihrer MHC-Moleküle präsentieren (siehe auch Seite 112). So wandern sie in den Lymphknoten ein, siedeln sich in den parakortikalen Bereichen an und werden zu **interdigitierenden Zellen** (IDCs).

Die höheren Wirbeltiere haben auch ein **zelluläres unspezifisches Abwehrsystem** entwickelt. **Natürliche Killerzellen** (NK-Zellen) sind in der Lage, Zellen zu zerstören.
Die zytolytische Aktivität von Killerzellen wird durch die Abwesenheit oder eine verminderte Expressionsdichte von MHC-Klasse-I-Antigenen ausgelöst. Daher sind **NK-Zellen sehr wichtige Überwacher unserer körperlichen Integrität**.

1.7.2 Spezifische Abwehr

Je nach Ausbreitungsstrategie des Virus kommt der afferenten und der efferenten Phase der Immunreaktion eine unterschiedliche Bedeutung zu (▪ **64**).

Afferente Phase Lokale antigenprozessierende Zellen (z. B. **Langerhanszellen** der Haut) phagozytieren am Ort der viralen Primärreplikation Zelltrümmer und virale Bausteine. Nach Phagozytose lösen sich Langerhanszellen aus dem Gewebeverband, regeln massiv MHC-Antigene der Klassen I und II hoch und beginnen mit der drainierenden Lymphe abzufließen. Auf ihrem Weg dedifferenzieren sie unter Verlust ihrer typischen Oberflächenantigene zu **antigenpräsentierenden Zellen** (APCs) mit sehr hoher Expression von MHC-Klasse-I- und -II-Antigenen, in denen kleine virale Peptide enthalten sind. Sie wandern in die parakortikalen Lymphknotenbereiche und werden zu **interdigitierenden Zellen** (IDCs).

● 64 Synopsis Afferente und efferente Achsen der antiviralen Immunantwort

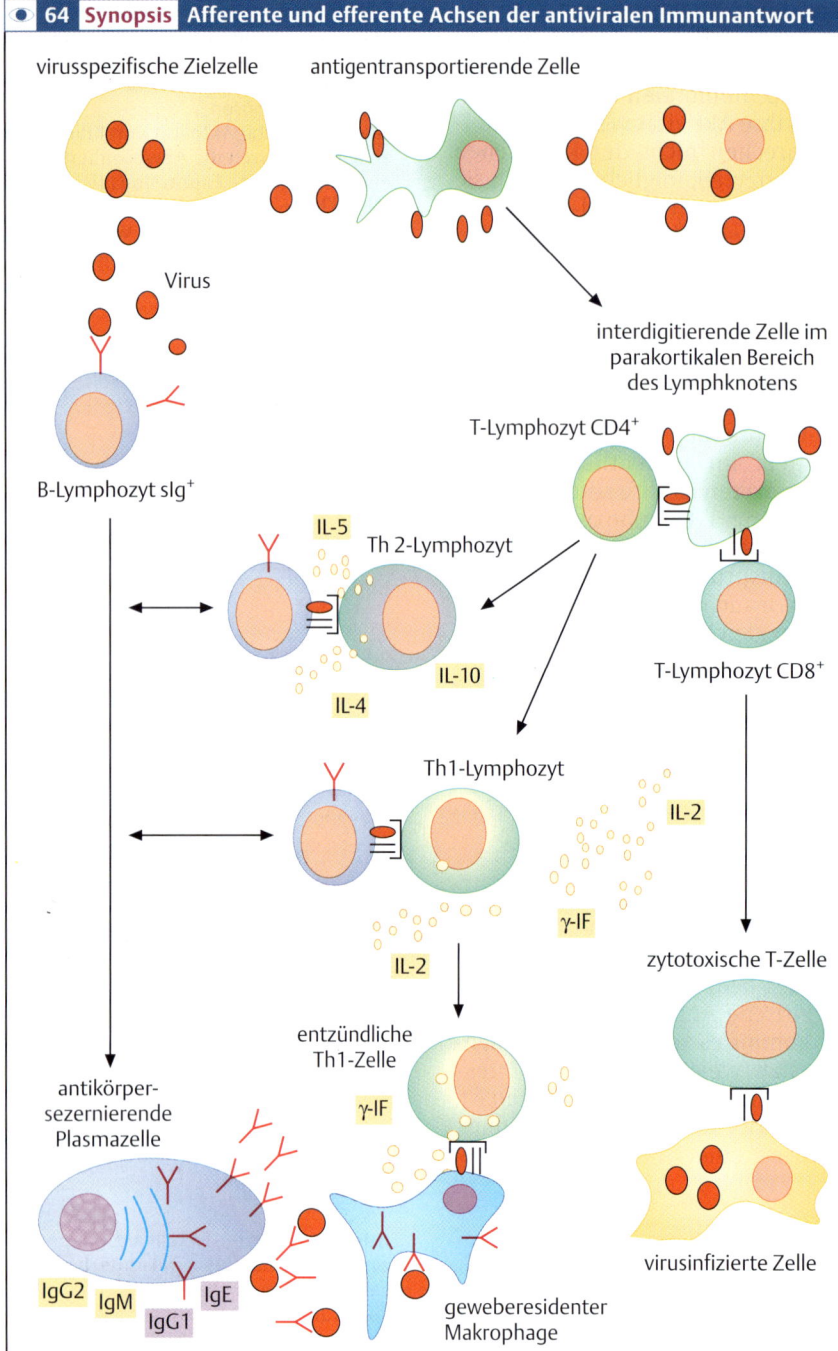

virusspezifische Zielzelle

antigentransportierende Zelle

Virus

interdigitierende Zelle im parakortikalen Bereich des Lymphknotens

B-Lymphozyt sIg⁺

T-Lymphozyt CD4⁺

IL-5

Th 2-Lymphozyt

IL-10

IL-4

T-Lymphozyt CD8⁺

Th1-Lymphozyt

IL-2

γ-IF

IL-2

zytotoxische T-Zelle

antikörper-sezernierende Plasmazelle

entzündliche Th1-Zelle

γ-IF

IgG2 IgM IgE

IgG1

virusinfizierte Zelle

geweberesidenter Makrophage

Lokale antigenprozessierende Zellen phagozytieren Zelltrümmer und virale Bausteine. Sie lösen sich aus dem Geweberverband und wandern in den nächsten **Lymphknoten**. Dort werden sie zu **interdigitierenden Zellen**, die MHC-/Peptidkomplexe präsentieren. Werden diese vom Antigenrezeptor eines T-Lymphozyten erkannt, setzt ein komplizierter Differenzierungsprozeß ein: **Regulatorische T-Lymphozyten**, die sich durch die Expression des Korezeptors **CD4** auszeichnen, erkennen Peptid-/MHC-Klasse-II-Komplexe, die **zytotoxischen, CD8**-tragenden T-Lymphozyten binden dagegen den Peptid-/MHC-Klasse-I-Komplex mit ihrem Antigenrezeptor. CD8⁺-Zellen differenzieren nach Erkennung ihres MHC-Klasse-I-/Peptid-Komplexes in **zytotoxische Effektorzellen**, die virusinfizierte Zellen erkennen und zerstören. Die regulatorischen CD4⁺-T-Lymphozyten wandeln sich in ein Spektrum funktionell unterschiedlicher Typen um. Die Eckpunkte nehmen dabei die Subtypen **Th1** und **Th2** ein, die sich durch das sezernierte Zytokinmuster unterscheiden: Th1-Zellen produzieren überwiegend IL-2, TNF-α und IF-γ, Th2-Zellen dagegen die Interleukine 4, 5 und 10. Beide Zelltypen supprimieren sich gegenseitig über die von ihnen ausgeschütteten Zytokine.

Im Gegensatz zu den T-Lymphozyten können B-Lymphozyten ihr Antigen in löslicher Form mit ihrem membranständigen Antigenrezeptor, einem monomeren IgM, binden. Die Komplexe aus Antigenrezeptor und Antigen werden endozytiert, und nach proteolytischem Verdau werden Peptide des Antigens in MHC-Klasse-II-Molekülen präsentiert. CD4⁺-T-Lymphozyten, die solche Komplexe erkennen, binden an den B-Zellen und treiben durch Sekretion von Zytokinen deren weitere Differenzierung voran. Insbesondere **Th2-Zellen binden** präferentiell an **antigenpräsentierende B-Lymphozyten** und fördern durch ihre Zytokine die Entwicklung von **Plasmazellen**, die die Antikörpersubklassen IgE und IgG1 synthetisieren. **Th1-Zellen** interagieren dagegen vorzugsweise mit Klasse-II-präsentierenden **Makrophagen** und stimulieren diese zur Phagozytose. Ihre Zytokine fördern die Synthese von IgG2a und IgG3. Die Mediatoren dieses Regelvorganges sind die von den T-Lymphozyten überwiegend produzierten Zytokine. Sie bestimmen den Klassenwechsel (»switch«) von IgM zu den anderen Immunglobulinklassen. So ist IL-4 (Th2) z. B. das »Switch«-Zytokin für IgE und IgG1, während IF-γ (Th1) den »switch« zu IgG2a und IgG3 auslöst.

Induktionsphase In den parakortikalen Bereichen des Lymphknotens verlassen **T-Lymphozyten** den Blutkreislauf über besonders geformte Endothelzellen im venösen Teil des Gefäßsystems (HEVs). Bei diesen T-Lymphozyten handelt es sich in den meisten Fällen um reife rezirkulierende Zellen, die jedoch keinen Kontakt mit

Induktionsphase. In den parakortikalen Bereichen des Lymphknotens verlassen **T-Lymphozyten** über besonders geformte Endothelzellen im venösen Teil des Gefäßsystems (»high endothelial venules« [HEVs]) den Blutkreislauf. Bei diesen T-Lymphozyten handelt es sich in der Mehrzahl um reife rezirkulierende Zellen, die jedoch noch keinen Antigenkontakt hatten und deshalb auch als **naive Zellen** bezeichnet werden. Präsentieren nun die IDC einen MHC-/Peptidkomplex, der vom Antigenrezeptor einer naiven T-Zelle erkannt wird, beginnt ein klonaler Expansions- und Differenzierungsprozeß, der diese erkennende T-Zelle und ihre identischen Nachfolgezellen zu Effektorzellen der spezifischen Immunantwort machen wird (siehe auch ▪ 64).

Im Gegensatz zu den T-Lymphozyten können B-Lymphozyten ihr Antigen in löslicher Form mit ihrem membranständigen Antigenrezeptor binden. Ihr Antigenrezeptor ist ein monomeres IgM-Molekül, das in seiner Antigenspezifität exakt den später synthetisierten und sezernierten Antikörpern entspricht. Dieser Rezeptor ist für die Erkennung nicht auf die Präsentation eines kleinen Peptids im Kontext mit MHC-Molekülen angewiesen. Das bedeutet, daß B-Lymphozyten durchaus ein komplettes Viruspartikel binden können. Die Komplexe aus Antigenrezeptor und Antigen werden endozytiert, und nach proteolytischem Verdau werden Peptide des Antigens in MHC-Molekülen präsentiert, so daß regulatorische **CD4⁺-T-Lymphozyten**, die solche Komplexe erkennen, an den B-Zellen binden und durch Sekretion von Zytokinen die weitere Differenzierung der B-Zellen vorantreiben (siehe ▪ **64**, S. 112).

Efferente Phase. Nach der Differenzierung und Reifung antigenspezifischer B- und T-Lymphozyten im Lymphknoten verlassen die Effektorzellen diesen Ort über die efferenten lymphatischen Bahnen und treten am Ductus thoracicus in den Blutkreislauf ein. Von hier müssen sie bis in das Organ vordringen, in dem die Virusinfektion lokalisiert ist. Die Regelmechanismen, die zu ihrer Extravasation führen, wurden erst in den letzten Jahren im Detail analysiert. Interessanterweise spielt beim Austritt aus dem Gefäßsystem die antigene Spezifität der beteiligten Lymphozyten keine Rolle. Lediglich die Interaktion zwischen bestimmten Adhäsionsmolekülen auf lymphoiden und Endothelzellen in einer bestimmten Abfolge ist für die Penetration der Effektorzellen durch die Gefäßwand notwendig. Entscheidend für die Fokussierung des Geschehens auf den virusinfizierten Ort ist der Durchtritt von regulatorischen **CD4⁺-T-Lymphozyten**, die aufgrund des von ihnen sezernierten Zytokinmusters besonders geeignet sind, die **Attraktion anderer entzündlicher Zellen** (Monozyten, Granulozyten, zytotoxischen T-Zellen und B-Lymphozyten) zu steuern.

Nach der Akkumulation von Effektorzellen am Ort der Virusinfektion werden die humoralen und zellulären Effektormechanismen die Infektion eindämmen und schließlich beenden. Obwohl die Majorität der **antikörperproduzierenden Plasmazellen** sich im Knochenmark ansiedelt und Antikörper in großer Menge in den Blutkreislauf entläßt, sammeln sich doch auch einige direkt am Ort der Infektion. Ihre Funktion liegt darin, die extrazelluläre Verbreitung neu synthetisierter Viruspartikel durch neutralisierende Antikörper zu unterbinden. Virusproduzierende Zellen werden von **CD8⁺-T-Lymphozyten** über MHC-Klasse-I-Viruspeptidkomplexe identifiziert und eliminiert. Die lytischen Effektorsysteme, die der CD8⁺-T-Zelle dafür zur Verfügung stehen, setzen sich aus Perforinen und Serinproteasen, den »granzymes«, zusammen. Perforine bilden in der Membran der attackierten Zelle Poren, durch die die Serinproteasen in das Zytoplasma der Zielzelle eintreten können. Sie leiten den programmierten Zelltod (die Apoptose) der Zelle ein, in dessen Verlauf es zur Auflösung der Kernstruktur und zu einer charakteristischen Fragmentierung der DNA kommt.

1.7.3 Immunevasion

Die effizienten Abwehrmaßnahmen der unspezifischen und spezifischen Immunantwort üben einen sehr starken Selektionsdruck auf das infizierende Virus aus. Es verwundert daher nicht, daß in der Evolution des genetischen Materials von Viren Möglichkeiten zur Flucht aus diesem Selektionsdruck entstanden sind.

Antigen hatten (sog. **naive Zellen**). Wird der MHC-/Peptidkomplex auf den ICD vom Antigenrezeptor einer naiven T-Zelle erkannt, beginnt ein klonaler Expansions- und Differenzierungsprozeß, der diese erkennende T-Zelle und ihre identischen Nachfolgezellen zu Effektorzellen der spezifischen Immunantwort machen wird.

Im Gegensatz zu den T-Lymphozyten können B-Lymphozyten ihr Antigen in löslicher Form mit ihrem membranständigen Antigenrezeptor, einem monomeren IgM, binden. Die Komplexe aus Antigenrezeptor und Antigen werden endozytiert, und nach proteolytischem Verdau werden Peptide des Antigens in MHC-Klasse-II-Molekülen präsentiert. CD4⁺-T-Lymphozyten, die solche Komplexe erkennen, binden an den B-Zellen und helfen durch Sekretion von T-Zytokinen den B-Zellen bei der weiteren Differenzierung in Plasmazellen.

Efferente Phase Nach der Differenzierung und Reifung antigenspezifischer B- und T-Lymphozyten im Lymphknoten verlassen die Effektorzellen diesen Ort über die efferenten lymphatischen Bahnen, treten am Ductus thoracicus in den Blutkreislauf ein und dringen in das virusinfizierte Gewebe vor. Beim Austritt aus dem Gefäßsystem spielt die antigene Spezifität der beteiligten Lymphozyten keine Rolle. Lediglich die Interaktion zwischen bestimmten Adhäsionsmolekülen auf lymphoiden und Endothelzellen in einer bestimmten Abfolge ist für die Penetration der Effektorzellen durch die Gefäßwand notwendig.

Nach der Akkumulation von Effektorzellen am Ort der Virusinfektion werden die humoralen und zellulären Effektormechanismen die Infektion eindämmen und schließlich beenden.

Die Funktion von **antikörpersezernierenden B-Zellen** liegt in der Beschränkung der extrazellulären Verbreitung neu synthetisierter Viruspartikel. Virusproduzierende Zellen werden von **CD8⁺-T-Lymphozyten** über MHC-Klasse-I-/Viruspeptidkomplexe identifiziert und eliminiert. Die lytischen Effektorsysteme, die der CD8⁺-T-Zelle dafür zur Verfügung stehen, leiten den programmierten Zelltod (die Apoptose) der Zelle ein.

1.7.3 Immunevasion

Flucht aus der immunologischen Kontrolle

Die Kombination aus sehr hoher Reproduktionsfrequenz des Genoms und den dabei gemachten Fehlern erlaubt es, eine Vielzahl von varianten Genomen zu produzieren. Darunter können solche sein, die durch eine oder mehrere Mutationen zwar noch replikationsfähig sind, aber eine für die immunologische Erkennung wichtige Determinante verloren haben.

Ein sehr erfolgreiches Entkommen aus der immunologischen Überwachung ist bei der **Infektion von Zellen** gegeben, **die regelmäßig kein MHC Klasse I exprimieren**. Zu solchen Zellen gehören **Nervenzellen**.

Herpesviren persistieren in Nervenzellen, und **Rabiesvirus** tritt nach wenigen Replikationsrunden in den Muskelzellen des Inokulationsortes in Nervenzellfortsätze ein. Dadurch entziehen sich diese Viren dem Risiko einer MHC-Klasse-I-vermittelten Lyse ihrer Wirtszelle durch CD8[+]-T-Lymphozyten.

Die **latente Infektion einiger Herpesviren** wird durch das Immunsystem **nicht bemerkt**, da in diesem Zustand keine Proteine synthetisiert werden, deren Bruchstücke bei Präsentation in MHC-Klasse-I-Molekülen die Zerstörung der Zelle durch zytotoxische T-Lymphozyten auslösen könnten.

Immunsuppression

Viren können zeitweise oder dauerhaft die **Immunantwort ihres Wirtes durch Infektion der Lymphozyten oder der antigenpräsentierenden Zellen** supprimieren. Zu diesen Viren gehört sicherlich das HIV, aber auch Masern-, Epstein-Barr-, Zytomegalie-, Varicella- und Mumpsvirus können durch Infektion immunologisch wichtiger Zellen eine transiente Immunsuppression verursachen.

Flucht aus der immunologischen Kontrolle

Ein ganz wesentlicher Fluchtweg von Viren wurde bereits bei der Evolution viraler Genome beschrieben (siehe Kapitel 1.3.3). Die Kombination aus sehr hoher Reproduktionsfrequenz des Genoms und den dabei gemachten Fehlern erlaubt es, abhängig von der Natur des viralen Genoms, eine mehr oder weniger große Anzahl von varianten Genomen zu produzieren. Damit steigt die Wahrscheinlichkeit, daß Fluchtvarianten entstehen, die durch eine oder mehrere **Mutationen** zwar noch replikationsfähig sind, aber eine für die immunologische Erkennung wichtige Determinante verloren haben. Allein die Veränderung der 3-D-Faltung einer Polypeptidkette durch einen einzigen Aminosäureaustausch kann das Binden eines neutralisierenden Antikörpers unmöglich machen.

Neben den statistisch eintretenden Ereignissen der Mutation, die für eine kurze Zeit ein Entkommen aus der immunologischen Kontrolle ermöglichen, haben sich aber auch dauerhafte virale Maßnahmen zum Unterlaufen der Immunabwehr entwickelt. So ist ein sehr erfolgreiches Entkommen aus der immunologischen Überwachung bei der **Infektion von Zellen** gegeben, **die das Privileg besitzen, kein MHC Klasse I zu exprimieren**. Zu solchen Zellen gehören **Nervenzellen**. Zwar kann man in ihnen durchaus die mRNA für die schwere Kette des MHC-Klasse-I-Moleküls nachweisen, doch verhindert ein sehr strikter Kontrollmechanismus die Expression so lange, bis nicht reversible Schäden in der Reizleitungsfähigkeit der Zelle auftreten. Hierin drückt sich die besondere Stellung von Nervenzellen im Körper aus. Als differenzierte Zellen können sie keine Zellteilung mehr durchführen. Ihr Tod bedeutet den unwiederbringlichen Verlust in einem Organ, dessen funktionelle Integrität für das Überleben unabdingbar ist. Die mögliche Zerstörung von Nervenzellen durch zytotoxische T-Lymphozyten würde bei einer ausgedehnten Virusinfektion im Nervensystem ein sehr großes Risiko für den Wirt bedeuten. **Herpesviren**, die in Nervenzellen persistieren, und **Rabiesvirus**, das nach wenigen Replikationsrunden in den Muskelzellen des Inokulationsortes in Nervenzellfortsätze eintritt, entziehen sich also durch ihre Zielzelle der immunologischen Überwachung durch zytotoxische T-Lymphozyten. Dieser Zustand wird beim Tollwutvirus bis zum Tod des Wirtes aufrechterhalten, indem das Virus durch retrograden Transport die Nervenzellen des ZNS erreicht, dort repliziert und über die Nervenzellfortsätze wieder in die Peripherie transportiert wird. Durch Ausscheidung über die Speicheldrüsen ist dann die Übertragung zum nächsten Wirt möglich.

Ein anderer sehr effizienter Weg, dem Immunsystem die eigene Präsenz zu verheimlichen, ist in der **latenten Infektion einiger Herpesviren** verwirklicht. In der Latenz werden keine virusspezifischen Proteine synthetisiert, deren Bruchstücke bei Präsentation in MHC-Klasse-I-Molekülen sofort die Zerstörung der Zelle durch zytotoxische T-Lymphozyten auslösen würden. Vielmehr liegt das virale Genom episomal in unterschiedlicher Kopienzahl im Kern der Zelle vor. Bis zum erneuten Eintritt in den produktiven Zyklus ist diese Zelle nicht als virusinfiziert für T-Lymphozyten erkennbar.

Immunsuppression

Ein sehr direktes Vorgehen gegen die spezifische Immunantwort haben solche Viren entwickelt, die zeitweise oder dauerhaft die **Immunantwort ihres Wirtes durch Infektion der Lymphozyten oder der antigenpräsentierenden Zellen supprimieren**. Zu diesen Viren gehört sicherlich das HIV, aber auch Masern-, Epstein-Barr-, Zytomegalie-, Varicella- und Mumpsvirus können durch Infektion immunologisch wichtiger Zellen eine transiente Immunsuppression verursachen. Häufig handelt es sich dabei um Infektionen der regulatorisch wichtigen T-Lymphozyten, aber auch Infektionen der antigenpräsentierenden Dendriten und Makrophagen können zu erheblichen Störungen der Immunantwort führen, da solche Zellen nach Infektion häufig keine koordinierte Signalübertragung bei der Stimulation von T-Lymphozyten mehr vornehmen können.

Manipulation der Immunantwort

Andere Viren haben sehr viel subtilere Formen der Interferenz mit der immunologischen Abwehr entwickelt. Die Sequenzierung und Manipulation weiter Teilbereiche der DNA großer Viren, wie etwa der Herpes- oder Pockenviren, hat nämlich gezeigt, daß solche Viren in ihrem Genom zahlreiche Informationen tragen, die sie für einen vollständigen Replikationszyklus in vitro nicht benötigen, wohl aber für eine erfolgreiche Durchsetzung in ihrem Wirt. Aber auch RNA-Viren haben sogenannte nichtessentielle Gene, in denen sich häufig Informationen verbergen, deren Realisierung im Wirt zu funktionellen Veränderungen in der infizierten Zelle führen kann oder Konsequenzen für die Regulation der immunologischen Abwehr hat.

• Interferenz mit dem Komplementsystem

Neben der lytischen Funktion bei Bakterien haben bestimmte intermediäre Untereinheiten des Komplementsystems auch eine stimulierende Wirkung auf die phagozytische Aktivität von Makrophagen. Im Verlauf einer Virusinfektion bilden sich Immunkomplexe aus Viruspartikeln und virusspezifischen Antikörpern, die zu einer Aktivierung der Komplementkaskade und zur Ausbildung dieser stimulatorischen Untereinheiten führen können. Weiterhin binden Antikörper an virusspezifischen Glykoproteinen in der Zellmembran und lösen die Komplementkaskade aus, ein Vorgang, der zumindestens in vitro zur Lyse der infizierten Zelle führen kann. Der Ablauf dieser Kaskade wird sehr sorgfältig von Faktoren im Serum kontrolliert, die in der Regel den Aktivierungspfad negativ regulieren. Vaccinia- und Herpesviren kodieren für Proteine, die diesen negativen Regulierungsfaktoren sehr ähnlich sind. Das Vacciniaprotein des Gens C21L wird von den infizierten Zellen sezerniert und bindet extrazellulär sowohl C3b- als auch C4b-Komponenten des Komplementsystems. Damit werden sowohl klassische als auch alternative Aktivierungswege des lytischen C9-(»membrane attack complex«-)Komplexes blockiert und möglicherweise die infizierte Zelle dadurch vor Lyse geschützt. Ähnliche Funktionen übt das Glykoprotein C des Herpes-simplex-Virus aus.

• Blockade der Interferonwirkung

Eine wesentliche Abwehrmaßnahme der unspezifischen Immunantwort ist die Synthese von Interferonen, welche die virale Replikation über die Blockade der Proteinsynthese und Destruktion von (ss)RNA hemmen können. Wie im Abschnitt 1.7.1 »Unspezifische Abwehr« geschildert, beruht diese Hemmung auf der Induktion zweier Enzyme, die jedoch erst nach Bindung doppelsträngiger RNA-Moleküle aktiv werden (vgl. ▪ 63, S. 110). Adenoviren, EBV und HIV kodieren für kleine RNA-Moleküle, die durch entsprechende Sekundärstrukturen in die Bindungsstelle der Proteinkinase PKR passen, ohne jedoch damit das Enzym in einen aktiven Zustand zu versetzen. Damit kann die Proteinsynthese ungehindert fortgesetzt werden. Einen noch wirkungsvolleren Weg der Interferonblockade haben z. B. Vaccinia- und Reoviren gefunden, die kleine, dsRNA-bindende Proteine synthetisieren. Durch die Komplexierung der dsRNA mit diesen Proteinen ist die RNA weder in der Lage, die Proteinkinase PKR noch die Adenylat-Synthetase zu aktivieren, womit die virostatische Effektorfunktion von Interferon vollständig blockiert ist (▪ 65).

• Homologe von immunregulatorischen Wirtsproteinen

Erst in den letzten Jahren wurde zunehmend deutlich, daß insbesondere große DNA-Viren eine Vielzahl von Proteinen synthetisieren, die regulatorisch in die spezifische Immunantwort eingreifen können. Dabei werden von Viren zwei Wege verfolgt. Zum einen produzieren sie Homologe zu Zytokinen oder Chemokinen des Wirtes, und zum anderen tragen sie die Information zur Synthese von Zytokin- oder Immunglobulinrezeptoren in ihrer löslichen Form. Damit bietet sich ihnen die Möglichkeit, in den völlig physiologischen Regulationsvorgang von Zytokinausschüttung und ihrer Inaktivierung durch Bindung an lösliche Rezeptoren gezielt einzugreifen.

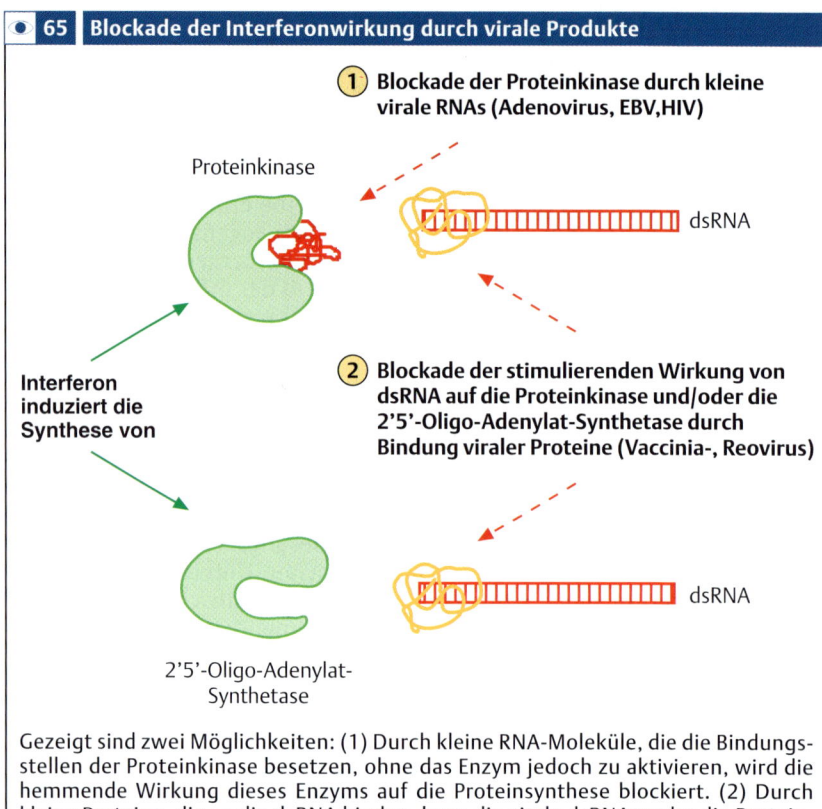

65 Blockade der Interferonwirkung durch virale Produkte

① **Blockade der Proteinkinase durch kleine virale RNAs (Adenovirus, EBV,HIV)**

Proteinkinase

dsRNA

Interferon induziert die Synthese von

② **Blockade der stimulierenden Wirkung von dsRNA auf die Proteinkinase und/oder die 2'5'-Oligo-Adenylat-Synthetase durch Bindung viraler Proteine (Vaccinia-, Reovirus)**

dsRNA

2'5'-Oligo-Adenylat-Synthetase

Gezeigt sind zwei Möglichkeiten: (1) Durch kleine RNA-Moleküle, die die Bindungsstellen der Proteinkinase besetzen, ohne das Enzym jedoch zu aktivieren, wird die hemmende Wirkung dieses Enzyms auf die Proteinsynthese blockiert. (2) Durch kleine Proteine, die an die dsRNA binden, kann die virale dsRNA weder die Proteinkinase noch die 2'-5'-Oligo-Adenylat-Synthetase aktivieren, so daß die Interferonwirkung vollständig blockiert ist.

kin 10 (IL-10). Dieses Zytokin ist ein Wachstums- und Differenzierungsfaktor für B-Lymphozyten (Wirtszelle für EBV) und gleichzeitig ein starker Suppressor für den T-Lymphozytentyp (Th1), der die Abwehr gegen das EBV steuert.

● **Blockade der Antigenpräsentation**
Viren haben verschiedene Möglichkeiten gefunden, die Präsentation ihrer Peptide in den MHC-Molekülen einer infizierten Zelle zu unterbinden. Damit ist die infizierte Zelle für das Immunsystem nicht mehr als solche erkennbar und ihr Erhalt als Virusproduktionsstätte sichergestellt. Grundsätzlich werden zwei Prinzipien dabei verfolgt:
1. die Blockade des Peptidtransports in das endoplasmatische Retikulum und
2. die Blockade oder Veränderung des Transportweges von Peptid/MHC-Komplexen in die Zellmembran (☐ **67**).

Die DNA des B-lymphotropen Epstein-Barr Virus (EBV) kodiert zum Beispiel für ein Homologon des Zytokins Interleukin 10 (IL-10). Dieses Zytokin ist ein Wachstums- und Differenzierungsfaktor für B-Lymphozyten (Wirtszelle für EBV) und gleichzeitig ein starker Suppressor für einen T-Lymphozytentyp, der die Abwehr gegen das EBV steuert.

● **Blockade der Antigenpräsentation**
Die Zerstörung virusproduzierender Zellen durch MHC-Klasse-I-restringierte zytotoxische T-Lymphozyten ist ein wesentliches Werkzeug der spezifischen Immunantwort, das dazu geeignet ist, eine Virusinfektion endgültig zu beenden. Deshalb haben Viren verschiedene Möglichkeiten gefunden, die Präsentation ihrer Peptide in den MHC-Molekülen einer infizierten Zelle zu unterbinden. Damit ist die infizierte Zelle für das Immunsystem nicht mehr als solche erkennbar und ihr Erhalt als Virusproduktionsstätte sichergestellt. Die Präsentation viraler Peptide (☐ **66**) wird an verschiedenen Schaltstellen des Prozesses unterbunden. Grundsätzlich sind zwei Wege erkennbar:
1. die Blockade des Peptidtransports in das endoplasmatische Retikulum und
2. die Blockade oder Veränderung des Transportweges von Peptid-/MHC-Komplexen in die Zellmembran.
Herpes-simplex-Virus Typ 1 ist ein Vertreter der ersten Strategie. Ein virales Protein »verstopft« die Poren des Transportkomplexes in der Membran des endoplasmatischen Retikulums (ER) (☐ **67**), so daß die neu entstehenden MHC-Klasse-I-Moleküle nicht mehr mit Peptiden beladen werden können und deshalb instabil werden.
Adenovirus und Zytomegalovirus sind in der Lage, den Transportweg bereits beladener MHC-Klasse-I-Moleküle umzudirigieren und damit der immunologischen Erkennung zu entgehen. Die Strategien, die beide Viren gewählt haben, sind jedoch unterschiedlich (☐ **67**).

● 66 **Prozessierung und Präsentation von Peptiden in MHC-Klasse-I-Molekülen**

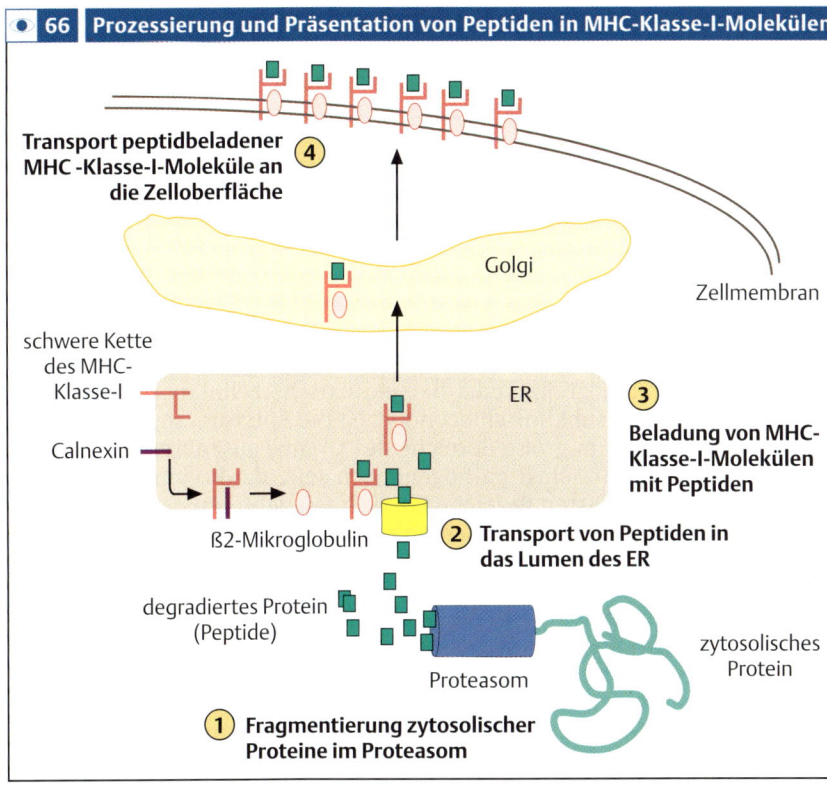

Transport peptidbeladener
MHC-Klasse-I-Moleküle an
die Zelloberfläche ④

Golgi

Zellmembran

schwere Kette
des MHC-
Klasse-I

Calnexin

ER

③ Beladung von MHC-
Klasse-I-Molekülen
mit Peptiden

ß2-Mikroglobulin

② Transport von Peptiden in
das Lumen des ER

degradiertes Protein
(Peptide)

zytosolisches
Protein

Proteasom

① Fragmentierung zytosolischer
Proteine im Proteasom

Nicht mehr benötigte zelluläre Proteine, aber auch im Zytoplasma synthetisierte Proteine fremden Ursprungs (z. B. virale Proteine), werden durch Aggregate von Proteasen (Proteasomen) in Peptide degradiert (1). Die Peptide werden mit Hilfe eines aktiven Transportmechanismus in das endoplasmatische Retikulum (ER) verbracht (2) und bei ausreichender Paßform in die Präsentationstasche der schweren Kette des MHC-Klasse-I-Moleküls eingelagert (3). Der trimere Komplex aus β2-Mikroglobulin, der schweren Kette des MHC-Moleküls und des eingelagerten Peptids werden über den Golgi-Apparat an die Zelloberfläche transportiert (4). CD8-tragende T-Lymphozyten, deren Antigenrezeptor den präsentierten Komplex erkennen kann, sind in der Lage, in der Zelle den programmierten Selbstmord auszulösen.

● 67 **Interferenz viraler Proteine mit der Präsentation von Peptiden in MHC-Klasse-I-Molekülen**

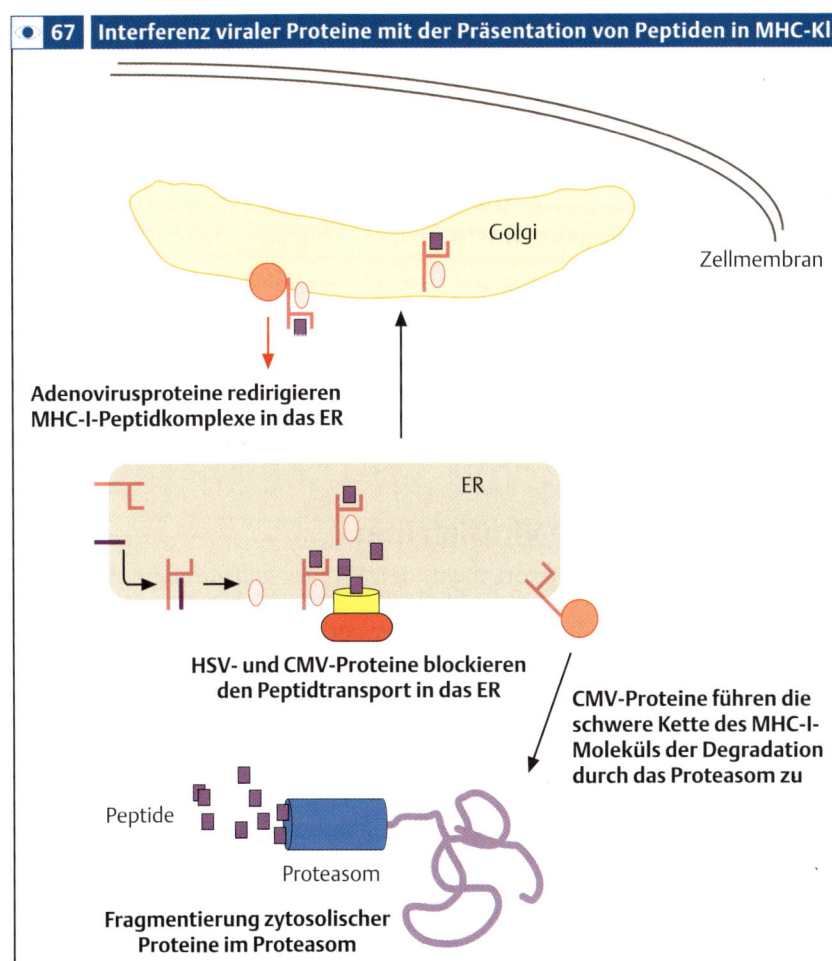

Golgi

Zellmembran

Adenovirusproteine redirigieren
MHC-I-Peptidkomplexe in das ER

ER

HSV- und CMV-Proteine blockieren
den Peptidtransport in das ER

CMV-Proteine führen die
schwere Kette des MHC-I-
Moleküls der Degradation
durch das Proteasom zu

Peptide

Proteasom

Fragmentierung zytosolischer
Proteine im Proteasom

Viren können der immunologischen Erkennung entgehen durch: **1.** Blockade des Peptidtransportes in das endoplasmatische Retikulum (ER), z. B. bei HSV durch Verstopfen der Poren des Transportkomplexes mit einem Protein. Dadurch werden die neu entstehenden MHC-Klasse-I-Moleküle nicht mehr mit Peptiden beladen. **2.** Veränderung des Transportweges von Peptid-/MHC-Komplexen in die Zellmembran, z. B. bei Adenoviren und Zytomegalievirus (CMV). Das E3-19k-Protein des Adenovirus ist ein Transmembranprotein mit einem etwa 100 Aminosäuren großen Teil im Lumen des ER. Darauf befinden sich zwei wichtige funktionelle Domänen, einmal die Fähigkeit an MHC-Klasse-I-Moleküle zu binden, und zum anderen eine Signalstruktur, die das Zurückhalten des Moleküls im ER bewirkt (Retentionssignal). Lagert sich nun E3-19K an das MHC Klasse-I-Molekül an, wird dieser Komplex nur bis in das cis-Golgi-Netzwerk vordringen und von dort in das ER zurücktransportiert. Das Produkt des US11-Gens des humanen CMV verhindert dagegen wahrscheinlich die Ablösung der naszierenden schweren Kette des MHC-Klasse-I-Moleküls vom ribosomalen Translokationskomplex in das ER. Die schweren Ketten verbleiben im Zytosol, wo diese sehr schnell proteolytisch abgebaut werden und damit die Entstehung funktioneller MHC-Klasse-I-Peptid-Komplexe verhindert wird.

1.8 Verlaufsformen viraler Infektionen

Der Verlauf der Virusinfektion hängt u. a. ab von:
- dem genetischen Hintergrund des Wirtes
- der Geschwindigkeit, mit der die virusspezifische Effektorphase rekrutiert wird
- evtl. bestehenden Schäden des Immunsystems
- der Zytopathogenität des Virus
- den viralen Strategien, die Abwehrmaßnahmen zu unterlaufen.

1.8 Verlaufsformen viraler Infektionen

Wie das Wettrennen zwischen dem infizierenden Virus und der immunologischen Abwehr des Wirtes ausgeht, hängt von einem komplexen Wechselspiel der beteiligten Partner ab.

Wichtig ist zunächst einmal der genetische Hintergrund des Wirtes, auf den das Virus trifft. Die Paßform der generierten viralen Peptide in die allele Form der genetisch determinierten MHC-Moleküle des Wirtes ist dabei genauso von Bedeutung wie eine genetisch fixierte Tendenz, eher humoral oder zellulär zu antworten. Auch die Geschwindigkeit, mit der die virusspezifische Effektorphase rekrutiert wird, prägt den klinischen Verlauf einer Virusinfektion ganz entscheidend. Ist die Antwort schnell und sehr spezifisch, wird die Infektion über Antikörper im Zielorgan auf sehr kleine Bereiche eingegrenzt, und die zytotoxische zelluläre Antwort kann die Infektion häufig subklinisch beenden. Ist die Antwort langsam und gibt dem Virus Zeit, sich in große Bereiche des Organs auszubreiten, kann die zytotoxische Abwehr selbst pathogenetisch sein, da die immunologische Zerstörung der infizierten Bereiche klinisch relevante Ausfälle des Organs verursacht (z. B. Hepatitis B). Auch genetisch bestimmte, durch Infektion erworbene oder iatrogene Schäden des Immunsystems beeinflussen, abhängig von ihrem Ausmaß, den Verlauf einer viralen Infektion. Bei totaler Immuninkompetenz (»severe combined immunodeficiency«, SCID) stellen die meisten Virusinfektionen eine tödliche Bedrohung dar, während bei einem klinisch kaum wahrnehmbaren Defekt in der IgA-Produktion allenfalls Probleme bei Schleimhautinfektionen auftreten.

Auf der anderen Seite bestimmt der Virustyp den Verlauf. Schnell replizierende Viren mit starker Zytopathogenität und Tropismus für essentielle Organe (Myokarditis durch Coxsackieviren) verursachen bei der Primärinfektion größere klinische Probleme als solche Viren, die sich eher langsam ausbreiten und eine geringe Zytopathogenität aufweisen (CMV) und/oder sich auf die Replikation an der Eintrittspforte beschränken (Rhinoviren). Auch die mehr oder weniger ausgefeilten viralen Strategien, die Abwehrmaßnahmen des Immunsystems zu unterlaufen, haben natürlich Einfluß.

Es gibt zwei typische Formen einer Virusinfektion: a) die **akute Infektion** und b) die **persistierende Infektion**.

Aus all diesen in ihrer Vollständigkeit schwer zu erfassenden Wechselwirkungen zwischen Virus und Wirt bilden sich zwei typische Formen einer Virusinfektion: a) die **akute Infektion** und b) die **persistierende Infektion**.

1.8.1 Akute Virusinfektion

Die akute Infektion ist von begrenzter Dauer, und an ihrem Ende stehen in der Regel die vollständige Eliminierung des Virus durch die Immunantwort und die Etablierung eines immunologischen Gedächtnisses für das verursachende Virus.

1.8.1 Akute Virusinfektion

Die akute Infektion ist von begrenzter Dauer, und an ihrem Ende stehen in der Regel die vollständige Eliminierung des Virus durch die Immunantwort und die Etablierung eines immunologischen Gedächtnisses für das verursachende Virus.

1.8.2 Persistierende Virusinfektion

Gelingt es der Immunantwort nicht, den Erreger vollständig zu eliminieren, entzieht sich das Virus einer immunologischen Kontrolle oder zerstört es das Immunsystem, kommt es zu einer persistierenden Form der Infektion, die durchaus lebenslang andauern kann (□ 15).

Es lassen sich zwei Formen der Persistenz differenzieren:
- eine **chronische Persistenz**, bei der komplette infektiöse Viruspartikel synthetisiert werden, und
- eine **latente Persistenz**, bei der kein infektiöses Virus entsteht, aber die virale Erbinformation erhalten, und unter Umständen sogar vermehrt wird.

1.8.2 Persistierende Virusinfektion

Gelingt es der Immunantwort nicht, den Erreger vollständig zu eliminieren, entzieht sich das Virus einer immunologischen Kontrolle oder zerstört es das Immunsystem, kommt es zu einer persistierenden Form der Infektion, die durchaus lebenslang andauern kann. In □ 15 sind die bekanntesten persistierenden Virusinfektionen zusammengefaßt.

Grundsätzlich lassen sich zwei Formen der Persistenz differenzieren:
- eine **chronische Persistenz**, bei der komplette infektiöse Viruspartikel synthetisiert werden, und
- eine **latente Persistenz**, bei der kein infektiöses Virus entsteht, aber die virale Erbinformation erhalten und unter Umständen sogar vermehrt wird. Die Latenz kann in gänzlicher Abwesenheit viraler Proteinexpression stattfinden oder nur die Synthese von einigen wenigen viralen Nichtstrukturproteinen erlauben, die zur Handhabung des viralen Genoms notwendig sind.

Bei persistenten Infektionen kommt es nach einer klinisch mehr oder weniger ernsthaften Primärinfektion zu einer vollständigen Erholung des Patienten, die auch mit einem deutlichen Rückgang der Produktion infektiöser Partikel bis hin zur Latenz verbunden ist. Je nach Niveau der verbleibenden Virusproduktion und dem Virustyp besteht ein **Übertragungsrisiko auf bisher uninfizierte Personen**. Dieses Risiko ist dann hoch, wenn sich die Produktion und Ausscheidung infektiöser Partikel mit einer subklinischen Persistenz paaren, wie es etwa in der Frühphase der Infektion mit HIV oder der parenteral übertragenen Hepatitis C der Fall ist und der Patient sich durch Abwesenheit einer wahrnehmbaren Erkrankung subjektiv als nicht kontagiös ansieht.

Während bei einigen persistierenden Infektionen die Viruslast im Patienten über die Jahre nur geringen Schwankungen unterworfen ist, steigt sie bei anderen stetig an und kann nach vielen Jahren zu einem erneuten klinischen Ausbruch mit Todesfolge führen. Beispiele für die letztgenannte Form der Persistenz, die auch mit dem Begriff **»slow virus infection«** (langsame Virusinfektion) belegt wird, sind die subakute sklerosierende Panenzephalitis (SSPE) nach Masernvirusinfektion, die progressive Rubellapanenzephalitis (PRPE) und AIDS nach Infektion mit HIV.

Die molekularen Mechanismen, die zur Etablierung und Aufrechterhaltung der Persistenz führen, sind bei einigen Viren relativ gut verstanden, bei anderen jedoch nur sehr bruchstückhaft. In jedem Fall muß bei einer persistenten Infektion der Erreger Wege gefunden haben, die immunologischen Effektormechanismen zu unterlaufen. Während bei einer Infektion mit dem HIV das Immunsystem über die Jahre systematisch zerstört wird und damit eine persistente Infektion verständlich wird, sind persistierende Infektionen bei immunologisch gesunden Menschen nicht so offenkundig erklärbar. Sehr wahrscheinlich hängt die erfolgreiche lebenslange Persistenz eines Virus in einem immunkompetenten Wirt von einer sehr differenzierten Strategie der viralen Genexpression ab, die aus einem Wechsel zwischen einem nichtproduktiven, immunologisch unerkannten Status der Latenz mit einem produktiven Zyklus in einem Organ eingeschränkter immunologischer Überwachung wie etwa dem zentralen Nervensystem besteht. Beispiele hierfür sind das Epstein-Barr-Virus (HHV4) oder das **Herpes-simplex-Virus (HHV1)**, wobei letzteres einen besonderen Weg der Persistenz geht:

Nach peripherer Infektion der Mund- oder Genitalschleimhäute wandert HHV1 retrograd in den innervierenden Nervenzellfortsätzen in die nächsten Ganglien und etabliert dort eine latente Infektion. Im Mundbereich sind das die Ganglien des Trigeminus. Soweit die Latenz bis heute verstanden ist, wird durch Transkription des viralen Genoms eine besondere Art von RNA synthetisiert, die in ihrer Polarität eine zur mRNA gegenläufige Orientierung hat (»anti-sense«) und komplementär zu mRNAs von ganz frühen Proteinen des Virus ist. Diese sogenannten LATs (»latency associated transcripts«) verhindern also durch Hybridisierung an die entsprechende mRNA deren Translation. Da HHV 1 auf diese sehr frühen Transkripte zur Replikation unbedingt angewiesen ist, wird also keine Virusvermehrung in den Ganglien stattfinden. Bei aller Plausibilität dieser Beobachtungen muß allerdings erwähnt werden, daß dies sicherlich nicht der einzige Kontrollmechanismus ist. Vielmehr spielt auch die Bindung verschiedener zellulärer Transkriptionsfaktoren an die virale DNA eine wesentliche Rolle bei der Aufrechterhaltung der Latenz.

Diese subklinische Latenz kann durch bisher nicht vollständig verstandene Regulationsmechanismen aufgehoben werden. Zum Beispiel können die erhöhte Exposition des Wirtes mit UV-Licht und hormonelle Umstellungen zu einer Reaktivierung der Replikation führen. Viruspartikel werden dann entlang der Nervenbahnen wieder in die Peripherie transportiert und infizieren dort wiederum Zellen der Schleimhaut an der ursprünglichen Eintrittspforte. Sind damit klinische Zeichen einer starken Entzündung verbunden, spricht man von **Rekrudeszenz**, bei Abwesenheit solcher Symptome von **Rekurrenz**. Einer möglichen Attacke von seiten des

Je nach Niveau der verbleibenden Virusproduktion und dem Virustyp besteht ein **Übertragungsrisiko auf bisher uninfizierte Personen**, insbesondere dann, wenn sich die Produktion und Ausscheidung infektiöser Partikel mit einer subklinischen Persistenz paaren, wie es etwa in der Frühphase der Infektion mit HIV oder der parenteral übertragenen Hepatitis C der Fall ist und der Patient sich durch Abwesenheit einer wahrnehmbaren Erkrankung subjektiv als nicht kontagiös ansieht.

Während bei einigen persistierenden Infektionen die Viruslast im Patienten über die Jahre nur geringen Schwankungen unterworfen ist, steigt sie bei anderen stetig an und kann nach vielen Jahren zu einem erneuten klinischen Ausbruch mit Todesfolge führen. Diese Form der Persistenz wird auch mit dem Begriff **»slow virus infection«** (langsame Virusinfektion) belegt. Ein typisches Beispiel dafür ist die subakute sklerosierende Panenzephalitis (SSPE) nach jahrelang zurückliegender akuter Masernvirusinfektion.

Einen besonderen Weg der Persistenz geht das **Herpes-simplex-Virus 1 (HHV 1)**. Nach peripherer Infektion der Mund- oder Genitalschleimhäute wandert das Virus retrograd in den innervierenden Nervenzellfortsätzen in die nächsten Ganglien und etabliert dort eine latente Infektion.

Eine mögliche Erklärung für die Abwesenheit von viraler Proteinsynthese und Replikation bei der HHV-1-Latenz könnte die Synthese von sog. LATs (»latency associated transcripts«) sein. Hierbei handelt es sich um eine virale RNA, die in ihrer Polarität eine zur mRNA gegenläufige Orientierung hat und komplementär zu mRNAs von ganz frühen Proteinen des Virus ist. Durch Hybridisierung an die entsprechende mRNA wird deren Translation verhindert. Da HHV 1 auf diese sehr frühen Transkripte zur Replikation unbedingt angewiesen ist, wird also keine Virusvermehrung in den Ganglien stattfinden.

Die subklinische Latenz des HHV 1 kann durch bisher nicht vollständig verstandene Regulationsmechanismen aufgehoben werden. Z. B. können die erhöhte Exposition des

15	**Persistierende Virusinfektion**	
DNA-Viren	**hauptsächliche Orte der Persistenz**	**mögliche klinische Konsequenz**
▷ Herpes-simplex-Virus (HHV1 und 2)	Neurone von sensorischen Ganglien	bei Reaktivierung Herpes labialis oder genitalis
▷ Varizella-Zoster-Virus	Neurone von sensorischen Ganglien	bei Reaktivierung Herpes zoster
▷ Zytomegalievirus	Zellen und Organe des Immunsystems?	akut: Pneumonie, Retinitis bei Immuninkompetenz: Enzephalitis, Pneumonie, Transplantatabstoßung
▷ Epstein-Barr-Virus	B-Lymphozyten	lymphoide Tumoren, Nasopharynxkarzinom
▷ humane Herpesviren 6 und 7	T-Lymphozyten	akut: Exanthema subitum bei Immuninkompetenz: Enzephalitiden durch HHV 6 bei HHV 7 bisher keine gesichert
▷ Hepatitis-B-Virus	Leberzellen, Zellen des Immunsystems?	chronische Hepatitis Leberkarzinom
▷ Adenovirus	Zellen und Organe des Immunsystems	bisher keine gesichert
▷ Papillomaviren	epitheliale Haut- und Schleimhautzellen	benigne und maligne Tumoren der Haut
▷ Parvovirus B19	erythroide Vorläuferzellen im Knochenmark	aplastische Krise bei hämolytischer Anämie
▷ Polyomavirus (JC und BK)	Niere, Zentralnervensystem, lympoide Zellen	bei Immuninkompetenz oder Tumor: progressive multifokale Leukenzephalopathie (PML)
RNA-Viren	**hauptsächliche Orte der Persistenz**	**mögliche klinische Konsequenzen**
▷ humanes T-Zell-Leukämievirus	Zellen und Organe des Immunsystems, u. a. Gewebe	adulte Leukämie, zentralnervöse Erkrankungen
▷ humanes Immundefizienzvirus (HIV)	Zellen und Organe des Immunsystems	AIDS, opportunistische Infektionen und Tumoren
▷ Masernvirus	Zentralnervensystem (seltenes Ereignis)	subakute sklerosierende Panenzephalitis
▷ Rubellavirus	Zentralnervensystem (seltenes Ereignis)	progressive Rubellapanenzephalitis
▷ Hepatitis-C-Virus	Leberzellen, Zellen des Immunsystems?	chronische Hepatitis Leberkarzinom

Wirtes mit UV-Licht und hormonelle Umstellungen zu einer Reaktivierung der Replikation führen.

zellulären Immunsystems während dieser replikativen Phase in den Schleimhäuten kann das Virus wirksam mit einer Blockade der Peptidpräsentation in den MHC-Klasse-I-Antigenen begegnen.

1.9 Diagnose

1.9.1 Klinik und Probengewinnung

In den Frühstadien einer Virusinfektion sind die Symptome häufig sehr unspezifisch (Fieber, Abgeschlagenheit, Glieder- und Muskelschmerzen), so daß zu diesem Zeitpunkt eine exakte klinische Diagnose meistens nicht möglich ist. Für eine schnelle und präzise Diagnose ist die Laboruntersuchung notwendig.
Der Erfolg der labordiagnostischen Maßnahmen hängt entscheidend von der Qualität der eingesandten Untersuchungsproben ab (Art der Probe, Zeitpunkt der Entnahme, ihre Menge, Sterilität, Transport).

1.9 Diagnose

1.9.1 Klinik und Probengewinnung

Zwar geben bei einigen Virusinfektionen die typischen klinischen Symptome einen guten Hinweis auf den Erreger (z. B. Mumps, Windpocken oder Masern), doch gilt dies meist nur bei voller klinischer Ausprägung der Infektion. Insbesondere in den Frühstadien der Infektion oder der Prodromalphase sind die Symptome häufig sehr unspezifisch (Fieber, Abgeschlagenheit, Glieder- und Muskelschmerzen), so daß zu diesem Zeitpunkt für eine schnelle und präzise Diagnose nur die Laboruntersuchung in Frage kommt. **Der Erfolg der labordiagnostischen Maßnahmen hängt entscheidend von der Qualität der eingesandten Untersuchungsproben ab.** Die qualitätsbestimmenden Parameter sind:

- Art der Probe
- Zeitpunkt ihrer Entnahme
- ihre Menge
- ihre Sterilität
- ihr Transport

Die Art der klinischen Probe richtet sich in erster Linie nach der Verdachtsdiagnose. In ▦ **16** sind die wesentlichen klinischen Proben aufgeführt, die
bei bestimmten Symptomen gewonnen werden sollten.

▦ 16	Auswahl klinischer Proben für die Virusdiagnostik	
klinische Manifestationen	**ätiologische Virusgattungen**	**klinische Proben**
▷ Myokarditis, Perikarditis	Enterovirus	Rachensekret, Rektalabstrich, Stuhl
	Influenzavirus	Nasopharynxsekret, Rachensekret
▷ Enzephalitis, Meningitis	Alphavirus	Serum, CSF
	Flavivirus	Serum, CSF
	Enterovirus	Rachensekret, Fäzes, CSF
	Rubulavirus	Rachensekret, CSF, Urin
	Lentivirus	CSF, Blut
	Herpes-simplex-Virus	Rachensekret, CSF
	Lyssavirus	Speichel, Hirnautopsie
	Polyomavirus	CSF, Hirnbiopsie
	Arenavirus	CSF, Serum
▷ prä- und perinatale Komplikationen	Zytomegalievirus	Blut, Rachensekret, Urin,
	Herpes-simplex-Virus	Blut, Rachensekret, Hautvesikel-flüssigkeit, CSF
	Enterovirus	Blut, Rachensekret, Rektalabstrich, Stuhl
	Hepatitis B	Blut
	Erythrovirus	Blut
	Rubivirus	Rachensekret, Urin, CSF
▷ Konjunktivitis	Adenovirus	Konjunktivalabstriche
	Herpes-simplex-Virus	Konjunktivalabstriche
▷ Hautläsionen		
• vesikulär	Herpes-simplex-Virus	Vesikelflüssigkeit
	Enterovirus	Vesikelflüssigkeit
• makulopapulös	Varizellavirus	Vesikelflüssigkeit, Blut
	Roseolovirus	Blut
	Enterovirus	Rachensekret, Rekatalabstrich, Stuhl
	Morbillivirus	Rachen- und respiratorische Sekrete, Urin
	Erythrovirus	Blut
	Rubivirus	Rachen- und respiratorische Sekrete, Urin
▷ gastrointestinale Komplikationen	Mastadenovirus	Rektalabstrich, Stuhl
	Rotavirus	Stuhl
	Zytomegalievirus	Stuhl, Kolonbiopsie
▷ genitale Läsionen und Warzen	Herpes-simplex-Virus	Vesikelinhalt
	Papillomavirus	Gewebeprobe
▷ Hepatitis	Hepatovirus	Blut
	Hepatitis-B-Virus	Blut
	Hepacivirus	Blut
	Hepatitis-E-Virus	Blut
▷ Parotitis, Orchitis	Rubulavirus	Speichel, Rachensekret, Urin
▷ respiratorische Komplikationen	Influenzavirus	Rachen- und Nasopharynxsekret
	Mastadenovirus	Rachen- und Nasopharynxsekret
	Zytomegalievirus	Bronchoalveolarlavage
	Paramyxovirus	Rachen- und Nasopharynxsekret
	Rubulavirus	Rachen- und Nasopharynxsekret
	Pneumovirus	Rachen- und Nasopharynxsekret
	Rhinovirus	Rachen- und Nasopharynxsekret
▷ undifferenziertes Fieber	Zytomegalievirus	Blut, Urin
	Lymphocryptovirus	Blut
	Lentivirus	Blut
	Enterovirus	Blut, Rachensekret, Rektalabstrich, Stuhl
	Flavivirus	Blut
▷ urologische Probleme	Mastadenovirus	Urin, Stuhl, Rektalabstriche
	Polyomavirus	Urin

Die Art der klinischen Probe richtet sich in erster Linie nach der Verdachtsdiagnose. In ▦ 16 sind die wesentlichen klinischen Proben aufgeführt.

Die Diagnose einer akuten Virusinfektion **über den direkten Nachweis des infektiösen Agens** ist nur bei möglichst frühzeitiger Abnahme der Probe nach Beginn der klinischen Symptomatik möglich, da infektiöses Virus in der Regel innerhalb weniger Tage nach Beginn der Erkrankung vom Wirt eliminiert wird. Beim **Nachweis viraler Bausteine** wie Antigenen oder Nukleinsäuren ist das diagnostische Fenster etwas breiter.
Bei persistierenden Virusinfektionen werden zur **Verlaufskontrolle** bei möglicher Chemotherapie regelmäßig klinische Proben gewonnen.

Sollen mehrere Fragestellungen mit einer klinischen Probe bearbeitet werden, ist es vorteilhaft mit dem diagnostizierenden Labor darüber zu sprechen, welche **Volumina** benötigt werden und inwieweit es für bestimmte Untersuchungsverfahren notwendig ist, die Probe in **getrennten Gefäßen** zu sammeln. Die **Sterilität** der Probe ist von großer Bedeutung.

Proben, die für die PCR bestimmt sind, sollten ausschließlich dafür reserviert sein. Unmittelbar nach der Abnahme sollten sie verschlossen und bis zur Untersuchung im Labor nicht mehr geöffnet werden. Mögliche Kontaminationen mit exogenen Nukleinsäuren können zu falsch positiven Ergebnissen führen! **Aufbewahrung** und **Transport** der Probe sind bei 4°C günstiger als bei Raumtemperatur.

Da jede menschliche Körperflüssigkeit oder Ausscheidung als potentiell infektiös anzusehen ist, muß beim Versand der Probe sichergestellt sein, daß von ihre keine Gefährdung ausgeht.

1.9.2 Labordiagnostik

Direkter Erregernachweis

Viren und ihre Bausteine können mit verschiedenen Techniken entdeckt werden:

● **Nachweis der Infektiosität**
Der Nachweis der Infektiosität nutzt die biologischen Eigenschaften eines Virus,

---

Die Diagnose einer akuten Virusinfektion über den **direkten Nachweis des infektiösen Agens** ist nur bei möglichst frühzeitiger Abnahme der Probe nach Beginn der klinischen Symptomatik möglich, da infektiöses Virus in der Regel innerhalb weniger Tage nach Beginn der Erkrankung vom Wirt eliminiert wird. Beim **Nachweis viraler Bausteine** wie Antigenen oder Nukleinsäuren ist das diagnostische Fenster etwas breiter als bei Nachweis der Infektiosität, doch auch in diesem Fall ist mit dem Einsetzen einer Immunantwort etwa 12–14 Tage nach Infektion mit Empfindlichkeitsverlusten zu rechnen, da zu diesem Zeitpunkt extrazelluläres Virus mit Antikörpern komplexiert und phagozytiert wird und virusinfizierte Zielzellen durch zytotoxische T-Lymphozyten eliminiert werden. Bei persistierend-produktiven Virusinfektionen werden zum Zwecke der **Verlaufskontrolle** insbesondere dann regelmäßig klinische Proben gewonnen und untersucht, wenn die Möglichkeit einer Chemotherapie besteht und die virale Beladung des Patienten unter der Therapie überwacht werden soll.

Sollen mehrere Fragestellungen mit einer klinischen Probe bearbeitet werden, ist es vorteilhaft mit dem diagnostizierenden Labor darüber zu sprechen, welche **Volumina** dazu notwendig sind und inwieweit es für bestimmte Untersuchungsverfahren notwendig ist, die Probe in **getrennten Gefäßen** zu sammeln bzw. einer **unterschiedlichen Behandlung** zu unterziehen. Die **Sterilität der Probe** spielt in der virologischen Diagnostik aus zwei Gründen eine sehr wesentliche Rolle:
1. bei Kontaminationen mit Bakterien ist der Erfolg eines viralen Anzuchtversuchs stark eingeschränkt, da bei Überwachsen der Gewebekultur durch bakterielle Keime eine sichere Beurteilung nicht mehr möglich ist
2. die sehr hohe Empfindlichkeit der Polymerasekettenreaktion erlaubt den Nachweis von nur wenigen viralen Genomkopien, so daß bei einer theoretisch denkbaren exogenen Kontamination der Probe etwa durch Herpesvirus-DNA bei reaktiviertem Herpes labialis zu einem falsch positiven Befund führen würde.

Proben, die für die PCR bestimmt sind, sollten daher **ausschließlich dafür reserviert sein.** Unmittelbar nach der Abnahme sollten sie verschlossen und bis zum Zeitpunkt der Untersuchung im Labor nicht mehr geöffnet werden. Generell kann in der virologischen Diagnostik davon ausgegangen werden, daß die **Aufbewahrung** und der **Transport** der Probe bei 4°C günstiger sind als bei Raumtemperatur. Da dies in manchen Fällen mit den Notwendigkeiten der bakteriologischen Diagnostik kollidiert, sollten für virologische und bakteriologische Untersuchungen separate Proben verwendet werden.

Da jede menschliche Körperflüssigkeit oder Ausscheidung als potentiell infektiös anzusehen ist, muß beim Versand der Probe sichergestellt sein, daß von ihr keine Gefährdung ausgeht. Damit scheiden Glasgefäße als Transportgefäß aus. Der Primärbehälter, in dem sich die Probe befindet, muß von einem sekundären Behälter umgeben sein, in dem flüssigkeitabsorbierendes Material enthalten ist, welches das gesamte Flüssigkeitsvolumen der Probe aufnehmen kann. Weiterhin ist sie eindeutig als medizinisches, potentiell infektiöses Untersuchungsmaterial zu kennzeichnen.

1.9.2 Labordiagnostik

Direkter Erregernachweis

Der Nachweis des kompletten Virus oder seiner Bausteine in Geweben oder Körperflüssigkeiten eines Patienten ist ein direkter und eindeutiger Beweis für eine virale Infektion. Viren und ihre Bausteine können mit Hilfe verschiedener Techniken entdeckt werden.

● **Nachweis der Infektiosität**
Der Nachweis der Infektiosität nutzt die biologischen Eigenschaften eines Virus, seine Wirtszellen auch in vitro infizieren zu können. Da manche

Viren aufgrund ihres Bauprinzips sehr fragil sind, stellt dieses Nachweisverfahren sehr hohe Ansprüche an die Qualität des Untersuchungsmaterials. Der Versuch der Virusanzucht kann prinzipiell aus allen Körpersekreten und Flüssigkeiten des Patienten unternommen werden. In der Regel wird dazu eine geringe Menge des Untersuchungsmaterials unter sterilen Bedingungen auf Einschichtrasen von Zellen verschiedener Herkunft gegeben. Zur Adsorption des Virus wird von den Zellen das Kulturmedium entfernt und gerade so viel Probenmenge auf die Zellen gegeben, daß sie nicht austrocknen. Nach einer Stunde ist die Majorität aller eventuell vorhandener Viruspartikel an seinen Rezeptor gebunden. Nach einmaligem vorsichtigem Waschen der Kultur wird wieder Kulturmedium aufgefüllt, und die Zellen werden in den nächsten Tagen mindestens alle 24 Stunden auf die Entwicklung eines **zytopathogenen Effekts** hin überprüft. Da bei unbekanntem Erreger der zur Anzucht geeignete Zelltyp nicht bestimmt werden kann und nicht alle Viren auf nur einem Typ von Zellrasen anwachsen, wird die Probe auf eine Serie verschiedener Zellen verimpft. Natürlich werden auch Zellrasen zur Kontrolle ausschließlich mit sterilem Kulturmedium scheininfiziert bzw. mit einem Laborstamm des unter Verdacht stehenden Virus inokuliert.

Bei manchen Viren gibt der sich entwickelnde zytopathogene Effekt (CPE) erste Hinweise auf das im Inokulat enthaltene Virus. So zeigen große Synzytien mit vielen Zellkernen ein Virus mit fusogenen Eigenschaften an. Trotz solcher Eingrenzungsmöglichkeiten muß zur exakten Identifikation des Virus eine **Typisierung mit Hilfe von spezifischen Antikörpern** vorgenommen werden. Dabei haben sich solche Antikörper besonders gut bewährt, die die Infektiosität des Virus neutralisieren können, da sie meistens eine typspezifische Determinante auf dem Virus erkennen. Dazu wird das angezüchtete Virusmaterial seriell verdünnt und mit einem Satz neutralisierender Antikörper inkubiert. Nach einer Stunde wird das Inokulat auf einen Zellrasen plattiert und die Entwicklung eines CPE überprüft. Diejenige Antikörperpräparation, die einen CPE verhindert, definiert den Serotyp des Virusisolats.

Aus der beschriebenen Vorgehensweise ist ersichtlich, daß die Isolation und Typisierung eines Virus sehr **arbeitsaufwendig** sind und **keinesfalls als ein schnelles Verfahren** gelten können. In Extremfällen, bei sehr langsam wachsenden Viren wie dem Zytomegalievirus können bis zur Identifikation Wochen vergehen. Daher sind Anzuchtversuche keine Maßnahme der schnellen Akutdiagnostik, sondern dienen eher der Bestätigung eines Verdachts oder eines anderen Testsystems. Von allergrößter Bedeutung ist die exakte Identifikation bestimmter viraler Serotypen für die Epidemiologie des betreffenden Erregers.

> ▶ **Merke.** Virale Serotypen sind über ihre Neutralisierbarkeit durch homotypische Antikörperpräparate definiert.

◀ Merke

- **Nachweis viraler Proteine**
Die relative Langsamkeit der Virusanzucht, ihre hohen Ansprüche an die Infrastruktur des Labors und den technischen Standard der ausführenden Personen hat zur Entwicklung von Nachweisverfahren geführt, die weit weniger aufwendig und innerhalb weniger Stunden einen viralen Erreger identifizieren können. Diese Verfahren beruhen alle darauf, daß virale Proteine antigene Eigenschaften haben und sie daher geeignet sind, im Tier eine Antikörperantwort zu provozieren. Die hohe Spezifität solcher Antikörper für das virale Antigen erlaubt es, mit ihnen in klinischen Proben nach viralen Proteinen zu suchen. Dabei häufig angewendete Verfahren sind der **»capture enzyme immunoassay«** (EIA) und die **indirekte Immunfluoreszenz (IF)**.

Beim **EIA** (⊡ 68) werden virale Partikel oder Proteine durch einen virusspezifischen Antikörper gebunden, der am Boden eines Kunststoffnapfes adsorbiert ist. Nach Entfernen ungebundenen Materials durch Waschen wird das gebundene virale Antigen mit einem zweiten virusspezifischen Antikörper aufgesucht, an dem in der Regel ein Enzym wie Meerrettichperoxidase (POD) oder Alkalische Phosphatase (AP) kovalent gekoppelt ist. Nach einem erneuten Waschvorgang wird ein farbloses Substrat in den Napf gegeben, das durch die Aktivität des am Antikörper gebundenen Enzyms in ein farbiges Produkt umgewandelt wird. Als Maß für die Substratumwandlung wird die optische Dichte der Lösung herangezogen. Je stärker die Farbentwicklung, desto mehr Antigen ist in der Patientenprobe vorhanden. Mit diesem Testverfahren werden z.B. Rotaviren in Stuhlproben nachgewiesen.

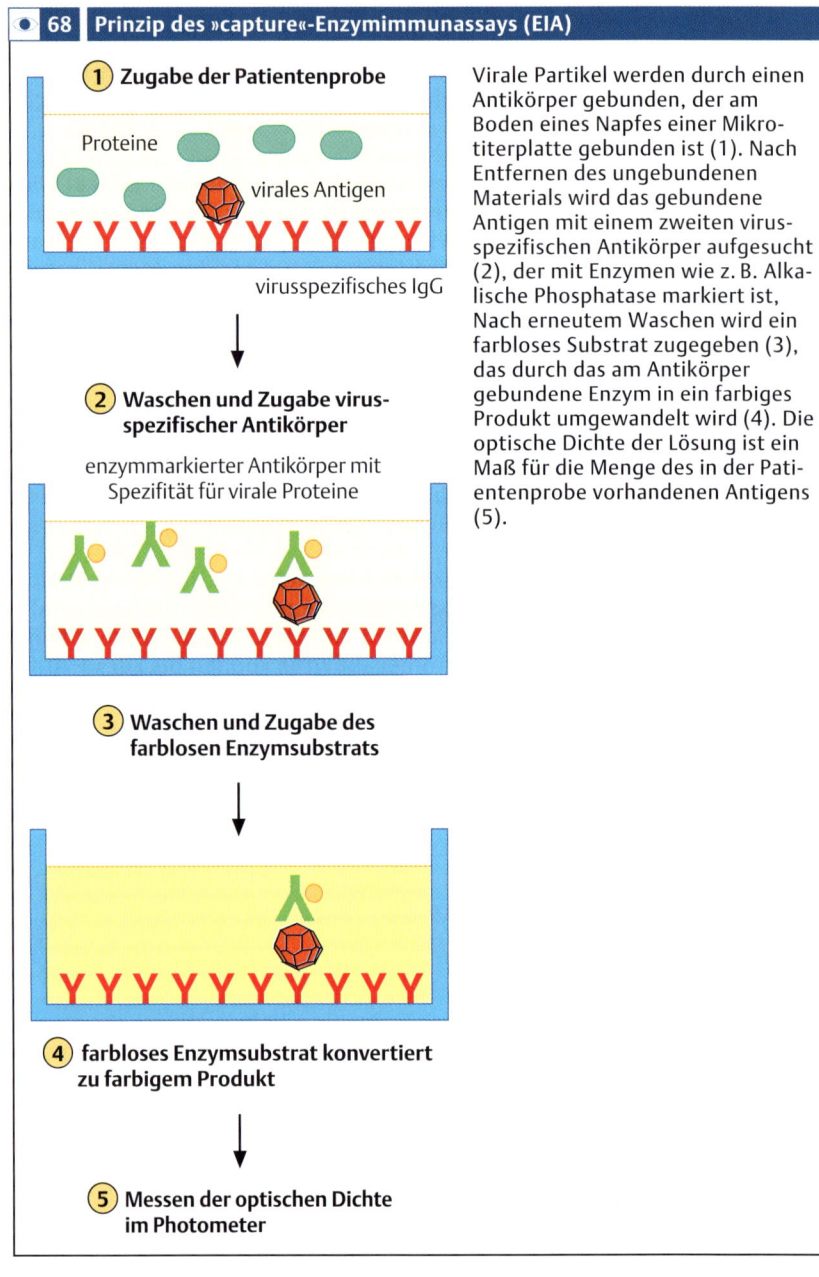

⦿ 68 │ Prinzip des »capture«-Enzymimmunassays (EIA)

① Zugabe der Patientenprobe

Proteine

virales Antigen

virusspezifisches IgG

② Waschen und Zugabe virusspezifischer Antikörper

enzymmarkierter Antikörper mit Spezifität für virale Proteine

③ Waschen und Zugabe des farblosen Enzymsubstrats

④ farbloses Enzymsubstrat konvertiert zu farbigem Produkt

⑤ Messen der optischen Dichte im Photometer

Virale Partikel werden durch einen Antikörper gebunden, der am Boden eines Napfes einer Mikrotiterplatte gebunden ist (1). Nach Entfernen des ungebundenen Materials wird das gebundene Antigen mit einem zweiten virusspezifischen Antikörper aufgesucht (2), der mit Enzymen wie z. B. Alkalische Phosphatase markiert ist, Nach erneutem Waschen wird ein farbloses Substrat zugegeben (3), das durch das am Antikörper gebundene Enzym in ein farbiges Produkt umgewandelt wird (4). Die optische Dichte der Lösung ist ein Maß für die Menge des in der Patientenprobe vorhandenen Antigens (5).

Der **IFT** (● **69**) wird vorwiegend zur Darstellung viraler Antigene verwendet, die mit Zellen des Patienten assoziiert sind oder nach Anzucht eines Virus zu seiner Identifikation. Basis dieser Methode ist die Expression viraler Proteine in einer infizierten Zelle. Diese Proteine können sowohl intrazellulär während ihrer Synthese als auch als in die Zellmembran eingelagerte Glykoproteine entdeckt werden. Die infizierten Zellen werden mit

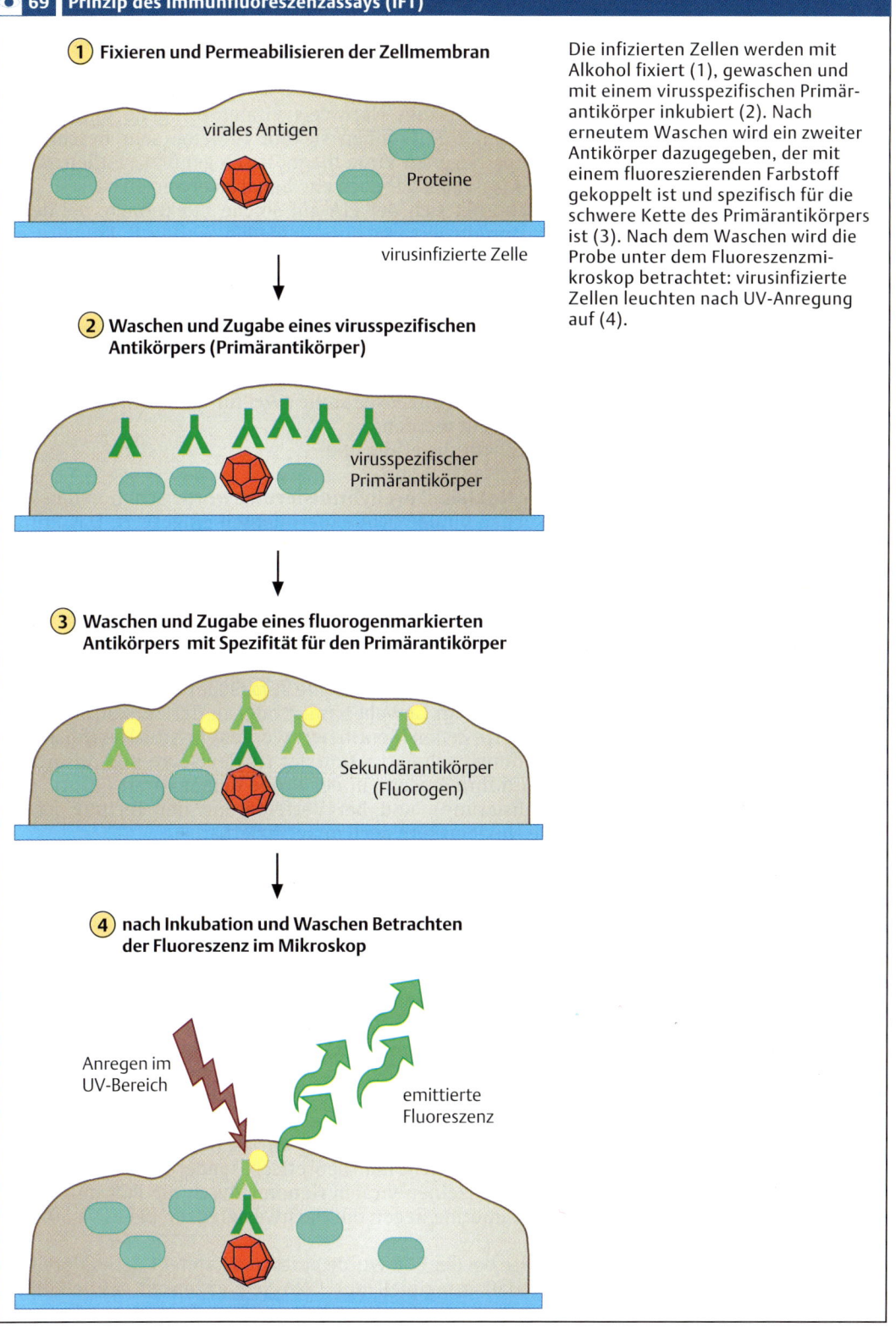

● 69 | **Prinzip des Immunfluoreszenzassays (IFT)**

① Fixieren und Permeabilisieren der Zellmembran

virales Antigen

Proteine

virusinfizierte Zelle

② Waschen und Zugabe eines virusspezifischen Antikörpers (Primärantikörper)

virusspezifischer Primärantikörper

③ Waschen und Zugabe eines fluorogenmarkierten Antikörpers mit Spezifität für den Primärantikörper

Sekundärantikörper (Fluorogen)

④ nach Inkubation und Waschen Betrachten der Fluoreszenz im Mikroskop

Anregen im UV-Bereich

emittierte Fluoreszenz

Die infizierten Zellen werden mit Alkohol fixiert (1), gewaschen und mit einem virusspezifischen Primärantikörper inkubiert (2). Nach erneutem Waschen wird ein zweiter Antikörper dazugegeben, der mit einem fluoreszierenden Farbstoff gekoppelt ist und spezifisch für die schwere Kette des Primärantikörpers ist (3). Nach dem Waschen wird die Probe unter dem Fluoreszenzmikroskop betrachtet: virusinfizierte Zellen leuchten nach UV-Anregung auf (4).

einem Alkohol fixiert und mit einem Primärantikörper inkubiert, der spezifisch für das gesuchte virale Produkt ist. Nach Waschen wird ein zweiter Antikörper (Sekundärantikörper) gegeben, der mit einem fluoreszierenden Farbstoff wie etwa Fluoreszeinisothiocyanat (FITC) gekoppelt ist und Spezifität für die schwere Kette des Primärantikörpers aufweist. Nach einem weiteren Waschen kann die Probe unter dem Fluoreszenzmikroskop betrachtet werden. Im Falle des FITC-gekoppelten Sekundärantikörpers leuchten virusinfizierte Zellen mit einer grünen Fluoreszenz. Mit Hilfe dieser Technik wird z. B. das Zytomegalievirus nachgewiesen, das mit Leukozyten assoziiert ist und im »buffy coat« des Blutes bei Reaktivierung aus der Persistenz nachgewiesen werden kann.

Aufgrund mangelnder Sensitivität beschränken sich die Testsysteme zum Nachweis viraler Antigene auf solche Infektionen, bei denen sehr viel Virus produziert und ausgeschieden wird.

Obwohl die Testsysteme zum Nachweis viraler Antigene einfach und schnell durchzuführen sind, können sie nur für eine sehr beschränkte Anzahl von humanpathogenen Viren diagnostisch genutzt werden, da die kritische antigene Masse, bei der noch ein Signal zu erwarten ist, sehr hoch sein muß. So beschränkt sich der EIA auf solche Infektionen, bei denen exzessiv viel Virus produziert und ausgeschieden wird (z. B. Rotavirusenteritiden mit bis zu 10^{12} Viruspartikeln pro Gramm Stuhl).

• Nachweis viraler Nukleinsäuren
Wesentlich empfindlicher als der Nachweis eines viralen Antigens ist die Detektion des viralen Genoms, seiner Bruchstücke oder der Nachweis viraler RNA.

• Nachweis viraler Nukleinsäuren
Wesentlich empfindlicher als der Nachweis eines viralen Antigens ist die Detektion des viralen Genoms, seiner Bruchstücke oder der Nachweis viraler RNA-Transkripte. Von den zahlreichen Techniken, die zu diesem Zweck entwickelt wurden, sollen an dieser Stelle zwei für die Diagnostik bedeutsame Ansätze vorgestellt werden:
1. die Nukleinsäurehybridisierung und
2. die Polymerasekettenreaktion

Das Verfahren der **Nukleinsäurehybridisierung** wurde schon in den 70er Jahren zum Aufsuchen viraler DNA experimentell eingesetzt. Das Prinzip ist in ▣ **70** dargestellt. Virale Nukleinsäure, die entweder im Zellkern oder im Zytoplasma der infizierten Zelle vorliegt, kann nach Denaturierung in Einzelstränge mit einem synthetischen komplementären Oligonukleotid unter Renaturierungsbedingungen Doppelstränge ausbilden (**Hybridisierung**). Wird dieses Oligonukleotid mit einem detektierbaren Marker versehen (radioaktiv- oder fluoreszenzmarkierte Nukleotide, chemisch modifizierte Nukleotide), können solche Hybride aufgesucht werden. Bei Anwendung dieses Verfahrens im Gewebeschnitt oder in der Zellkultur können einzelne virusinfizierte Zellen identifiziert werden (In-situ-Hybridisierung [ISH]). Bei Anwendung nach Extraktion der Nukleinsäure und Adsorption an einen Filter wird ihre Präsenz in der Probe demonstriert (»Dot«- oder »Slot-blot«-Hybridisierung), und bei Verfeinerung der Technik ist die extrahierte virale Nukleinsäure auch quantifizierbar.

Nukleinsäurehybridisierung
Virale Nukleinsäure, die entweder im Zellkern oder im Zytoplasma der infizierten Zelle vorliegt, kann nach Denaturierung in Einzelstränge mit einem synthetischen komplementären Oligonukleotid unter Renaturierungsbedingungen Doppelstränge ausbilden (Hybridisierung). Wird dieses Oligonukleotid mit einem detektierbaren Marker versehen (radioaktiv- oder fluoreszenzmarkierte Nukleotide, chemisch modifizierte Nukleotide), können solche Hybride aufgesucht werden (▣ **70**).

Prinzipiell kann die Hybridisierung natürlich sowohl zum Nachweis viraler RNA als auch DNA verwendet werden, wobei die Detektion von RNA aufgrund ihrer höheren Fragilität und dem verbreiteten Vorkommen von RNA-abbauenden RNAsen technisch diffiziler ist. Die Empfindlichkeit dieser Methodik wird ganz entscheidend durch die Anzahl der vorhandenen viralen Kopien in der klinischen Probe bestimmt.

Die Polymerasekettenreaktion (PCR) ist durch den millionenfachen Amplifikationsschritt der gesuchten Nukleinsäure in ihrer Empfindlichkeit weitgehend unabhängig von der Anzahl der in der Probe vorliegenden viralen Genomkopien. In der diagnostischen Routine liegen die Nachweisgrenzen bei etwa 50–200 Genomkopien/ml. Die Vorgehensweise bei der PCR wurde bereits unter 1.3.1 erklärt.

Die **Polymerasekettenreaktion (PCR)** hat die Nachweisempfindlichkeit für virale Nukleinsäuren weit über das Maß der Hybridisierung hinausgeschoben. Dies wurde möglich, da die PCR durch den millionenfachen Amplifikationsschritt der gesuchten Nukleinsäure in ihrer Empfindlichkeit weitgehend unabhängig von der Anzahl der in der Probe vorliegenden viralen Genomkopien ist. Nicht nur theoretisch, sondern auch praktisch ist der Nachweis eines einzelnen viralen Genoms durch die PCR möglich. In der diagnostischen Routine liegen die Nachweisgrenzen bei etwa 50–200 Genomkopien/ml.

Die Vorgehensweise bei der PCR wurde bereits in Kapitel 1.3.1 erklärt. Daraus geht hervor, daß prinzipiell nur DNA-Sequenzen zu vervielfältigen sind. Dennoch kann durch das Vorschalten eines Transkriptionsschritts

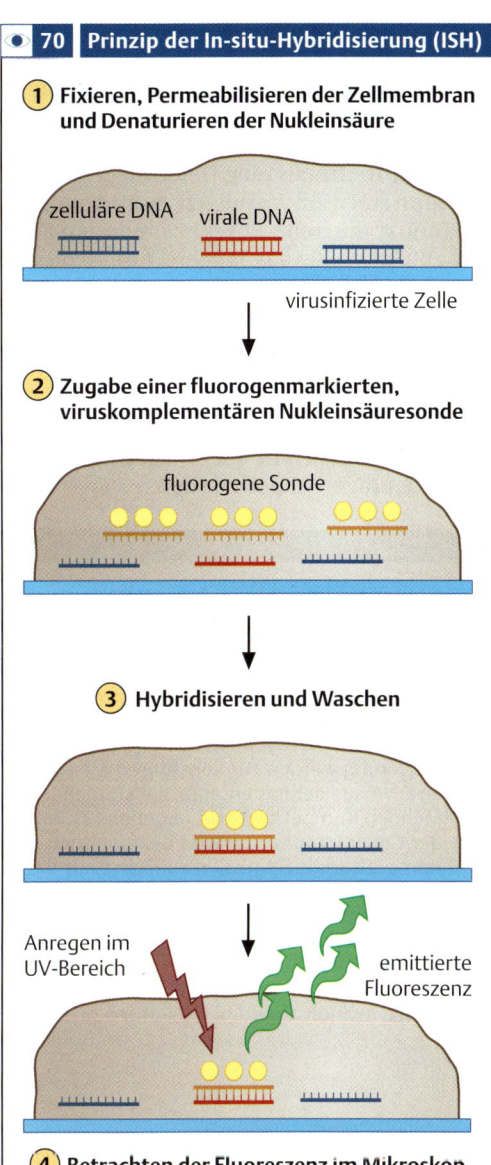

70 Prinzip der In-situ-Hybridisierung (ISH)

1 Fixieren, Permeabilisieren der Zellmembran und Denaturieren der Nukleinsäure

zelluläre DNA   virale DNA

virusinfizierte Zelle

2 Zugabe einer fluorogenmarkierten, viruskomplementären Nukleinsäuresonde

fluorogene Sonde

3 Hybridisieren und Waschen

Anregen im UV-Bereich

emittierte Fluoreszenz

4 Betrachten der Fluoreszenz im Mikroskop

Virale Nukleinsäure wird nach Denaturieren in Einzelstränge (1) mit einem synthetischen komplementären Oligonukleotid versetzt, das fluoreszenzmarkierte Nukleotide enthält (2). Die gebildeten Doppelstränge (Hybridisierung (3) können im Fluoreszenzmikroskop identifiziert werden (4).

auch die Erbinformation von RNA-Viren mit Hilfe der PCR amplifiziert werden. Nach Extraktion der RNA aus der klinischen Probe wird diese mit Hilfe des retroviralen Enzyms reverse Transkriptase (RT) in eine ds($\pm$)cDNA umgeschrieben, die anschließend der PCR unterzogen wird. Bei der reversen Transkription der RNA können je nach Wahl der Oligonukleotidprimer für die RT ausschließlich virale RNA-Moleküle umgeschrieben werden oder die gesamte mRNA, die in der Probe enthalten ist.

Zunächst wurde die PCR nur bei solchen Virusinfektionen als diagnostisches Werkzeug verwendet, bei denen die Anzucht des Virus unmöglich war oder nur sehr wenig Viruspartikel in die Körperflüssigkeiten abgegeben wurden. In den letzten Jahren hat sich durch die Verfeinerung der Technik die Möglichkeit ergeben, die Zahl der Genomkopien pro Volumeneinheit mit Hilfe der PCR zu bestimmen. **Damit wurde die PCR zu einem wichtigen Werkzeug bei der Bestimmung der viralen Beladung eines Patienten.** Insbesondere bei den persistierenden Virusinfektionen, die einer Chemotherapie zugänglich sind, wird sie verwendet, um den Erfolg der Therapie zu kontrollieren (HIV, virale Hepatitiden). Die Methodik ist in 71 dargestellt. Die Quantifizierung beruht auf einem kompetitiven System. Zu einer konstanten Menge an DNA aus der Patientenprobe

In den letzten Jahren hat sich durch die Verfeinerung der Technik die Möglichkeit ergeben, die Zahl der Genomkopien pro Volumeneinheit mit Hilfe der PCR zu bestimmen. Die Methodik ist in 71 dargestellt. **Damit wurde die PCR zu einem wichtigen Werkzeug bei der Bestimmung der viralen Beladung eines Patienten.**

werden steigende Mengen einer DNA gegeben, die um die gleichen Oligo-nukleotidprimer kompetieren wie die DNA der klinischen Probe. In den meisten Fällen ist eine solche kompetitive DNA in ein Plasmid kloniert, so daß beliebige Mengen davon produziert werden können. Um nach der PCR zu unterscheiden, welche DNA amplifiziert wurde – die des Patienten oder der Kompetitor –, wird in den Kompetitor oftmals eine Deletion gesetzt, so daß bei identischen Oligonukleotidprimern im Vergleich zum Amplikon der Patienten-DNA ein kürzeres Produkt entsteht. Bei sehr niedrigen Konzentrationen an Kompetitor wird zunächst nur das längere Amplikon des Patienten bei der Analyse im Gel sichtbar sein. Mit steigenden Mengen des Kompetitors wird er auch zunehmend amplifiziert (im Gel erscheinen 2 Amplikons, das kürzere des Kompetitors und das längere des Patienten). Schließlich wird es einen Punkt geben, an dem gleich viel Kompetitor und Patienten-DNA amplifiziert wurden (zwei Banden identischer Stärke im Gel). Da die Konzentration des zugegebenen Kompetitors exakt bekannt ist, kann an diesem 50%-Punkt die Konzentration der Patientenprobe abgeschätzt und in Genomäquivalente umgerechnet werden.

● 71 | Prinzip der kompetitiven PCR

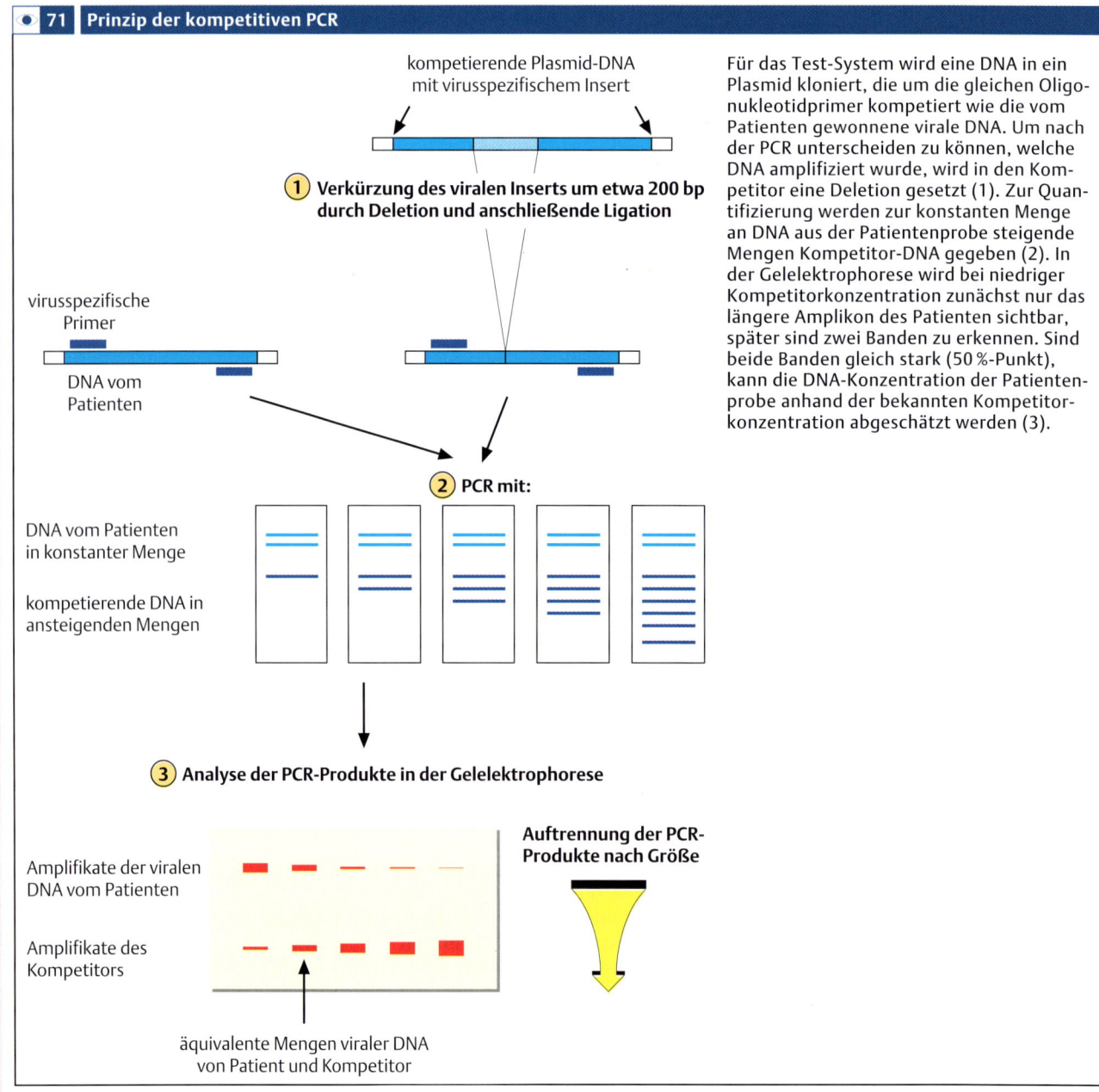

kompetierende Plasmid-DNA
mit virusspezifischem Insert

① **Verkürzung des viralen Inserts um etwa 200 bp durch Deletion und anschließende Ligation**

virusspezifische
Primer

DNA vom
Patienten

② **PCR mit:**

DNA vom Patienten
in konstanter Menge

kompetierende DNA in
ansteigenden Mengen

③ **Analyse der PCR-Produkte in der Gelelektrophorese**

Amplifikate der viralen
DNA vom Patienten

Amplifikate des
Kompetitors

äquivalente Mengen viraler DNA
von Patient und Kompetitor

Auftrennung der PCR-Produkte nach Größe

Für das Test-System wird eine DNA in ein Plasmid kloniert, die um die gleichen Oligonukleotidprimer kompetiert wie die vom Patienten gewonnene virale DNA. Um nach der PCR unterscheiden zu können, welche DNA amplifiziert wurde, wird in den Kompetitor eine Deletion gesetzt (1). Zur Quantifizierung werden zur konstanten Menge an DNA aus der Patientenprobe steigende Mengen Kompetitor-DNA gegeben (2). In der Gelelektrophorese wird bei niedriger Kompetitorkonzentration zunächst nur das längere Amplikon des Patienten sichtbar, später sind zwei Banden zu erkennen. Sind beide Banden gleich stark (50%-Punkt), kann die DNA-Konzentration der Patientenprobe anhand der bekannten Kompetitorkonzentration abgeschätzt werden (3).

Diagnostische Wertigkeit. Prinzipiell ist der Nachweis eines viralen Erregers oder seiner Bausteine in klinischen Proben von sehr hoher diagnostischer Aussagekraft, da die Präsenz solcher viralen Produkte unzweifelhaft eine Infektion des Patienten anzeigt. Mit zunehmender Sensitivität der Testsysteme (PCR) treten jedoch immer häufiger Schwierigkeiten auf, aus der Präsenz des Erregers auch zwingend auf ein bestimmtes Erkrankungsbild schließen zu können. Gerade bei solchen Infektionen, die lebenslang im Menschen persistieren, wie etwa Herpes- oder·Polyomavirusinfektionen, ist der **Nachweis viraler DNA nicht unbedingt auch mit einer klinischen Symptomatik verbunden**, da es offensichtlich im Verlauf des Lebens häufiger zu subklinischen Aktivierungen der Persistenz kommt, die keine sichtbaren Konsequenzen für den Patienten haben. Daher müssen positive Befunde aus der PCR immer sehr sorgfältig im Zusammenhang mit dem klinischen Zustand des Patienten gesehen und die Plausibilität des Befundes mit dem klinisch tätigen Arzt abgestimmt werden.

Serologischer Nachweis

Im Zuge der immunologischen Abwehr einer Virusinfektion werden humorale und zelluläre Effektormechanismen generiert, die aufgrund ihrer Spezifität für das infizierende Virus geeignet sind, indirekte Hinweise auf das ätiologische Agens zu geben.

Während zum Nachweis einer **virusspezifischen Antikörperantwort** zahlreiche Testsysteme in der diagnostischen Routine zur Verfügung stehen, ist der Nachweis einer **virusspezifischen zellulären Reaktion** mit erheblichem experimentellem Aufwand verbunden und bleibt daher nur ganz besonderen Fragestellungen vorbehalten, wie etwa die Untersuchung der zellulären virusspezifischen Immunität bei Patienten mit angeborener Agammaglobulinämie. Die Schwierigkeiten beim Nachweis einer zellulären virusspezifischen Immunantwort liegen vor allen Dingen darin, daß die beteiligten T-Lymphozyten keine löslichen Substanzen produzieren, die in ihrer Spezifität Rückschlüsse auf das Virus zulassen; ihre meßbare Reaktion beschränkt sich auf die Einleitung der Zellproliferation oder die Zytotoxizität für virusinfizierte Wirtszellen.

Anders dagegen die Antwort der B-Lymphozyten. Sie erkennen mit ihrem Antigenrezeptor lösliche virale Strukturen und sezernieren nach ihrer Aktivierung exakte Kopien ihres virusspezifischen Antigenrezeptors in Form von Antikörpern, die relativ unkompliziert in Körperflüssigkeiten nachgewiesen werden können.

• Neutralisations- und Hämagglutinationshemmtest

Zwei bedeutsame Nachweissysteme für virale Antikörper beruhen auf deren Fähigkeit, mit den biologischen Eigenschaften eines Virus zu interferieren (Infektiosität, Hämagglutination). Das Prinzip von Neutralisations- und Hämagglutinationshemmtest ist daher identisch, nur das Messen des Ergebnisses beruht auf unterschiedlichen Phänomenen.

Beim **Neutralisationstest (NT)** (■ 72) wird eine bestimmte Menge an infektiösen Viruspartikeln mit Verdünnungen der Patientenprobe (in der Regel Serum) inkubiert. Befindet sich in dieser Probe eine ausreichende Menge an Antikörpern, die die Infektiosität aller Viruspartikel neutralisieren kann, wird bei einer anschließenden Inkubation dieses Proben-Virus-Gemisches auf einer für das Virus empfänglichen Zellkultur kein zytopathogener Effekt entstehen. Mit zunehmender Verdünnung der klinischen Probe nimmt die Konzentration der Antikörper so weit ab, daß nicht mehr alle Viruspartikel neutralisiert werden können und im Zellrasen erste virusinduzierte Zerstörungen bemerkbar sind. Diese Zerstörungen können sichtbar gemacht werden, wenn etwa mit einem Farbstoff gefärbt wird, der nur von lebenden Zellen aufgenommen wird. Die letzte Verdünnung der Probe, die noch einen über 50 %igen Schutz der Zellkultur vor Infektion bewirken konnte, wird als **Neutralisationstiter** ausgewiesen.

Diagnostische Wertigkeit Die Präsenz viraler Produkte in der klinischen Probe zeigt unzweifelhaft eine Infektion des Patienten an. Mit zunehmender Sensitivität der Testsysteme (PCR) treten jedoch immer häufiger Schwierigkeiten auf, aus der Präsenz des Erregers auch zwingend auf ein bestimmtes Erkrankungsbild schließen zu können. Bei lebenslang persistierenden Infektionen, wie etwa Herpes- oder Polyomavirusinfektionen, ist der **Nachweis viraler DNA nicht unbedingt auch mit einer klinischen Symptomatik verbunden**, da es offensichtlich im Verlauf des Lebens häufiger zu subklinischen Aktivierungen der Persistenz kommt.

Serologischer Nachweis

Während zum Nachweis einer **virusspezifischen Antikörperantwort** zahlreiche Testsysteme in der diagnostischen Routine zur Verfügung stehen, ist der Nachweis einer **virusspezifischen zellulären Reaktion** mit erheblichem experimentellem Aufwand verbunden und bleibt daher nur ganz besonderen Fragestellungen vorbehalten.

• Neutralisations- und Hämagglutinationshemmtest
Zwei bedeutsame Nachweissysteme für virale Antikörper beruhen auf deren Fähigkeit, mit den biologischen Eigenschaften eines Virus zu interferieren (Infektiosität, Hämagglutination).

Beim **Neutralisationstest** (NT, ■ 72) wird eine bestimmte Menge an infektiösen Viruspartikeln mit Verdünnungen der Patientenprobe inkubiert. Befinden sich in dieser Probe virusneutralisierende Antikörper, wird bei einer anschließenden Inkubation dieses Proben-Virus-Gemisches auf einer für das Virus empfänglichen Zellkultur die Zahl der infektiösen Einheiten verringert sein.
Die letzte Verdünnung der Probe, die noch einen über 50 %igen Schutz der Zellkultur vor Infektion bewirken konnte, wird als **Neutralisationstiter** ausgewiesen.

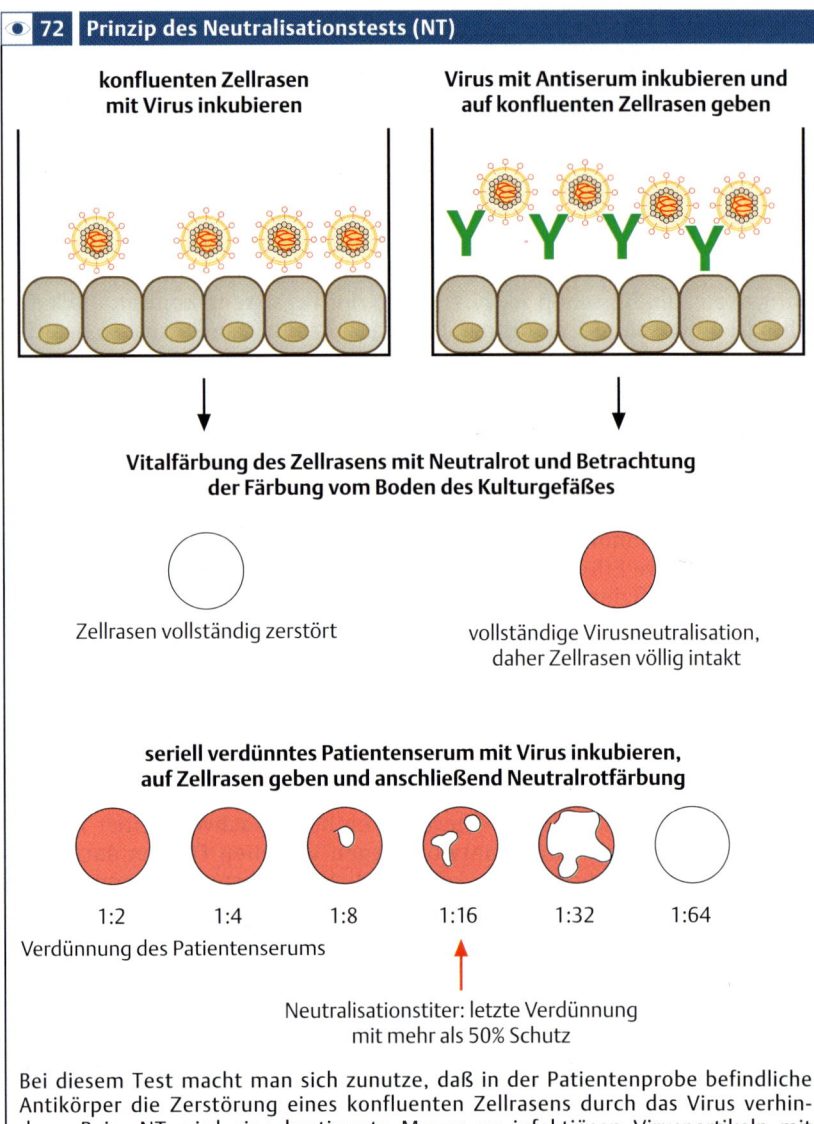

72 Prinzip des Neutralisationstests (NT)

konfluenten Zellrasen mit Virus inkubieren

Virus mit Antiserum inkubieren und auf konfluenten Zellrasen geben

Vitalfärbung des Zellrasens mit Neutralrot und Betrachtung der Färbung vom Boden des Kulturgefäßes

Zellrasen vollständig zerstört

vollständige Virusneutralisation, daher Zellrasen völlig intakt

seriell verdünntes Patientenserum mit Virus inkubieren, auf Zellrasen geben und anschließend Neutralrotfärbung

| 1:2 | 1:4 | 1:8 | 1:16 | 1:32 | 1:64 |

Verdünnung des Patientenserums

Neutralisationstiter: letzte Verdünnung mit mehr als 50% Schutz

Bei diesem Test macht man sich zunutze, daß in der Patientenprobe befindliche Antikörper die Zerstörung eines konfluenten Zellrasens durch das Virus verhindern. Beim NT wird eine bestimmte Menge an infektiösen Viruspartikeln mit Verdünnungen des Patientenserums inkubiert und die Mischung auf eine empfindliche Zellkultur gegeben. Die letzte Verdünnung der Probe, die noch einen über 50%igen Schutz der Zellkultur vor Infektion bewirken konnte, wird als Neutralisationstiter bezeichnet.

Der **Hämagglutinationshemmtest (HAH)** wird wie der NT durchgeführt, mit dem Unterschied, daß die in der Patientenprobe nachzuweisenden Antikörper nicht mit der Zerstörung eines suszeptiblen Zellrasens interferieren, sondern die Agglutination von Erythrozyten durch ein virales Glykoprotein, das Hämagglutinin (HA), verhindern (🔲**73**).

Der **Hämagglutinationshemmtest (HAH)** wird wie der NT durchgeführt, mit dem Unterschied, daß die in der Patientenprobe nachzuweisenden Antikörper nicht mit der Zerstörung eines suszeptiblen Zellrasens interferieren, sondern die Agglutination von Erythrozyten durch ein virales Glykoprotein, das Hämagglutinin (HA), verhindern (🔲**73**). Damit ist die Verwendung dieses Tests natürlich nur bei solchen Infektionen möglich, die von hämagglutinierenden Viren verursacht werden. Da das Hämagglutinin dieser Viren für die Adsorption an die Wirtszelle und damit für eine Infektion unerläßlich ist, haben Antikörper, die an das Hämagglutinin binden, in den meisten Fällen auch virusneutralisierende Eigenschaften. Als **Hämagglutinationshemmtiter** wird die Probenverdünnung bezeichnet, die eine Hämagglutination durch eine bestimmte Virusmenge gerade noch verhindern kann.

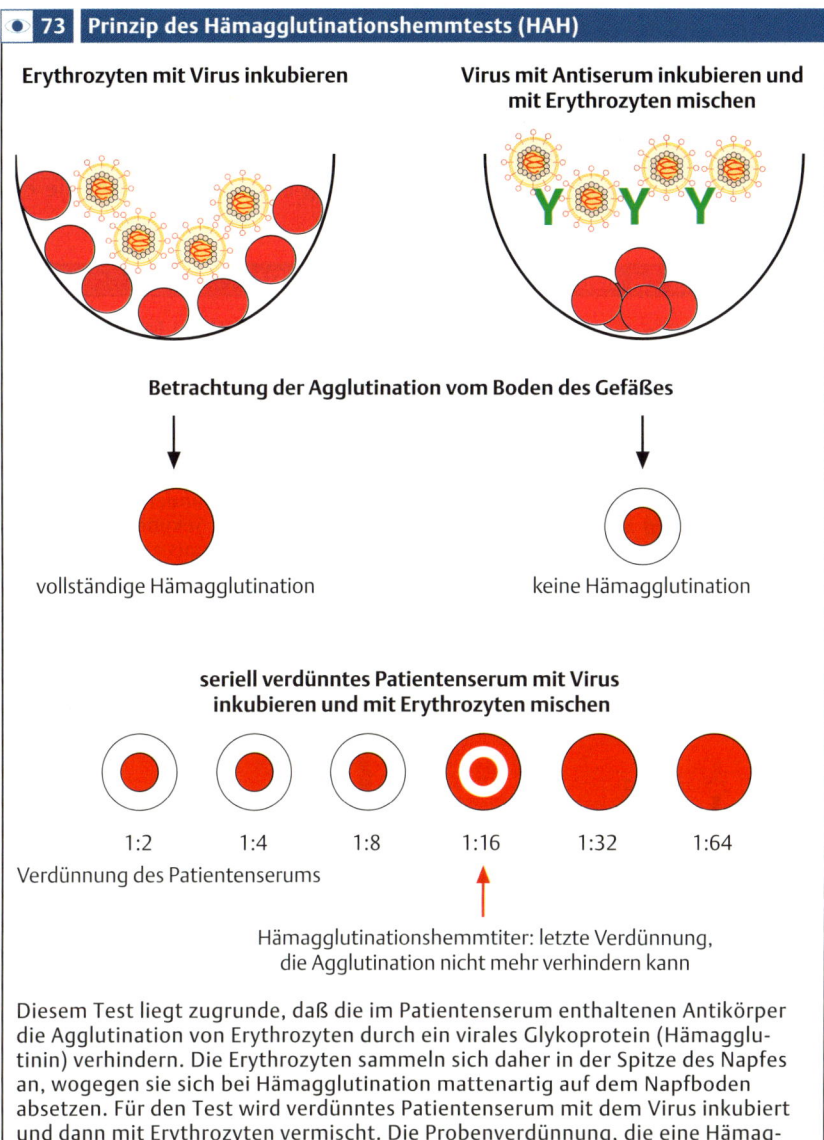

73 Prinzip des Hämagglutinationshemmtests (HAH)

Erythrozyten mit Virus inkubieren

Virus mit Antiserum inkubieren und mit Erythrozyten mischen

Betrachtung der Agglutination vom Boden des Gefäßes

vollständige Hämagglutination

keine Hämagglutination

seriell verdünntes Patientenserum mit Virus inkubieren und mit Erythrozyten mischen

| 1:2 | 1:4 | 1:8 | 1:16 | 1:32 | 1:64 |

Verdünnung des Patientenserums

Hämagglutinationshemmtiter: letzte Verdünnung, die Agglutination nicht mehr verhindern kann

Diesem Test liegt zugrunde, daß die im Patientenserum enthaltenen Antikörper die Agglutination von Erythrozyten durch ein virales Glykoprotein (Hämagglutinin) verhindern. Die Erythrozyten sammeln sich daher in der Spitze des Napfes an, wogegen sie sich bei Hämagglutination mattenartig auf dem Napfboden absetzen. Für den Test wird verdünntes Patientenserum mit dem Virus inkubiert und dann mit Erythrozyten vermischt. Die Probenverdünnung, die eine Hämagglutination durch eine vorgegebene Virusmenge gerade noch verhindern kann, wird als Hämagglutinationshemmtiter bezeichnet.

● Enzymimmunoassay
Während beim NT und dem HAH nur solche Antikörper nachgewiesen werden, die mit der Infektiosität des Virus interferieren (und damit für den Patienten von essentieller Bedeutung sind), können bei Durchführung des heute üblichen Enzymimmunoassays (EIA) keine Aussagen über die biologischen Qualitäten der vom Patienten synthetisierten Antikörper getroffen werden. Mit diesen Nachweissystemen **werden alle Antikörper entdeckt**, sofern ihre Avidität hoch genug ist, um die Bindung an das Antigen während des Testverfahrens aufrechtzuerhalten.
Das am häufigsten verwendete Testsystem, der **indirekte Festphasenassay**, ist in ● **74** dargestellt. Virales Antigen ist am Boden eines Mikrotiterplattennapfes adsorbiert. Verdünnungen der Patientenprobe werden auf diesem Antigen inkubiert. Sind virusspezifische Antikörper in der Probe enthalten, binden sie am Antigen. Nach einem Waschvorgang wird der gebundene Antikörper des Patienten mit einem Sekundärantikörper aufgesucht. Dieser Sekundärantikörper stammt aus einem Tier, das mit menschlichen Immunglobulinen immunisiert wurde. Bei Verwendung von bestimmten Antikörperisotypen zur Immunisierung können Sekundär-

● Enzymimmunoassay
Mit dem Enzymimmunoassay (EIA) **werden alle virusspezifischen Antikörper unabhängig von ihren biologischen Eigenschaften entdeckt**, sofern ihre Avidität hoch genug ist, um die Bindung an das virale Antigen während des Testverfahrens aufrechtzuerhalten.

Das am häufigsten verwendete Testsystem, der **indirekte Festphasenassay**, ist in ● **74** dargestellt.

antikörper mit Spezifität für die verschiedenen Antikörperklassen des Menschen gewonnen werden. Die Sekundärantikörper werden mit einem Enzym konjugiert (POD oder AP), das ein farbloses Substrat in ein lösliches farbiges Produkt konvertieren kann. Die optische Dichte der konvertierten Substratlösung gilt als Maß für die Menge an gebundenem Patientenantikörper. Nach Bestimmung eines negativen Grenzwertes, kann der Antikörpertiter einer Probe als die letzte Verdünnung bestimmt werden, die ein Signal über dem Grenzwert gibt.

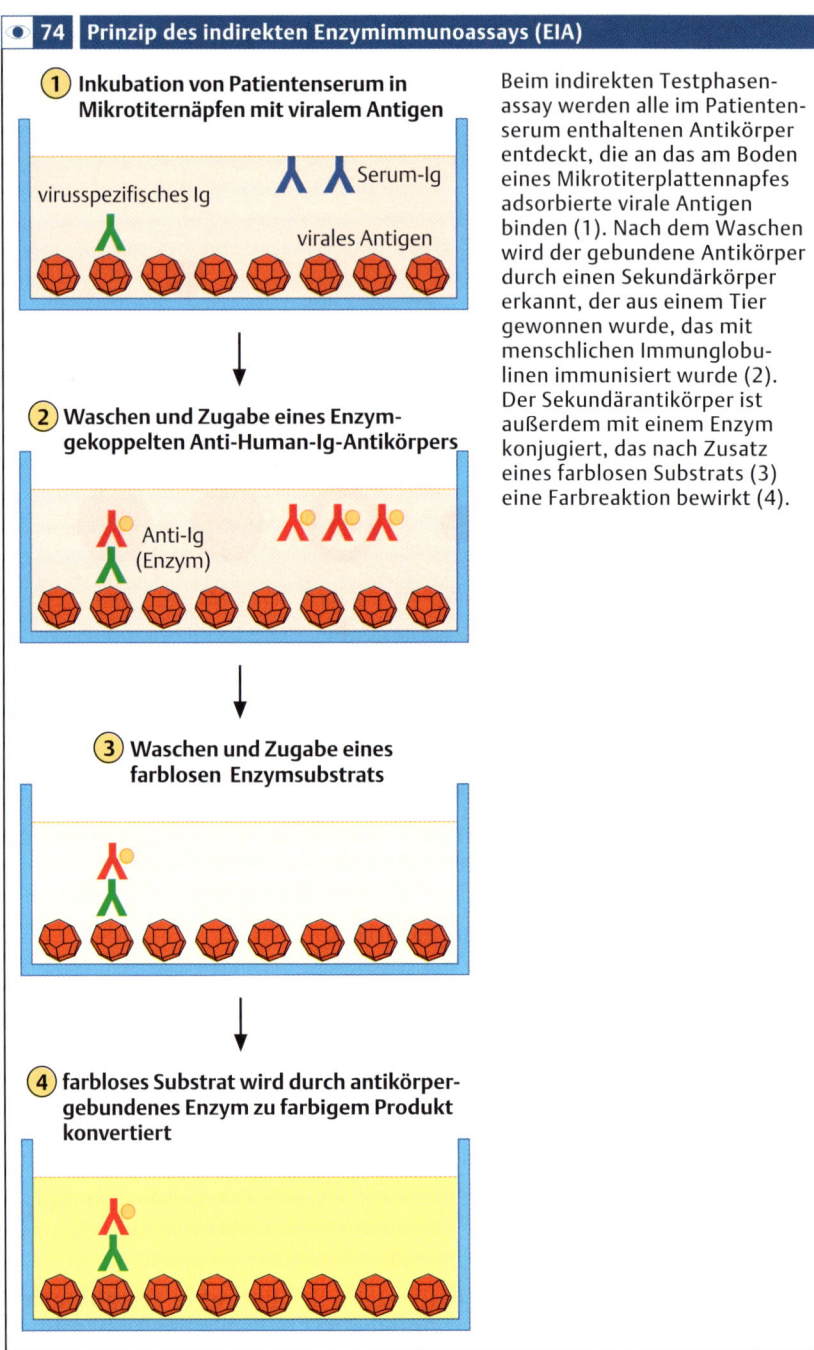

● 74 | Prinzip des indirekten Enzymimmunoassays (EIA)

① **Inkubation von Patientenserum in Mikrotiternäpfen mit viralem Antigen**

virusspezifisches Ig   Serum-Ig

virales Antigen

② **Waschen und Zugabe eines Enzym-gekoppelten Anti-Human-Ig-Antikörpers**

Anti-Ig (Enzym)

③ **Waschen und Zugabe eines farblosen Enzymsubstrats**

④ **farbloses Substrat wird durch antikörper-gebundenes Enzym zu farbigem Produkt konvertiert**

Beim indirekten Testphasenassay werden alle im Patientenserum enthaltenen Antikörper entdeckt, die an das am Boden eines Mikrotiterplattennapfes adsorbierte virale Antigen binden (1). Nach dem Waschen wird der gebundene Antikörper durch einen Sekundärkörper erkannt, der aus einem Tier gewonnen wurde, das mit menschlichen Immunglobulinen immunisiert wurde (2). Der Sekundärantikörper ist außerdem mit einem Enzym konjugiert, das nach Zusatz eines farblosen Substrats (3) eine Farbreaktion bewirkt (4).

• Western Blot

Ursprünglich wurde der »western blot« Anfang der 70er Jahre entwickelt, um die Frage zu beantworten, gegen welche einzelnen Strukturkomponenten eines komplex aufgebauten Antigens die Antikörper bei einer Immunantwort gerichtet sind. Der Name wurde in Anlehnung an die in der Nukleinsäureanalytik bereits etablierten Verfahren gewählt (»northern blot« zur Darstellung von bestimmten RNA-Spezies und »southern blot« zur Darstellung von bestimmten DNA-Spezies). **Das Verfahren beruht auf der Auftrennung eines proteinhaltigen Antigens** (z. B. eines Viruspartikels) **in seine einzelnen Untereinheiten in einem vertikalen denaturierenden Polyacrylamidgel** (● 75). Zu diesem Zweck wird das Protein in einer Lösung mit einem starken Detergens gekocht und die einzelnen Bausteine anschließend elektrophoretisch der Größe nach aufgetrennt. Es ist wichtig zu bemerken, daß unter diesen Umständen die Proteinuntereinheiten ihre natürliche globuläre Faltung nicht mehr aufrechterhalten können und in einer weitgehend linearisierten Form in das Gel einwandern, das durch seinen Vernetzungsgrad ein Sieb für Moleküle unterschiedlicher Größe darstellt. Nach der vertikalen Elektrophorese werden die aufgetrennten Polypeptidketten in einer zweiten Elektrophorese im

• Western Blot

Das Verfahren des »western blot« beruht auf **der Auftrennung eines viralen Partikels in seine einzelnen Untereinheiten** in einem vertikalen denaturierenden Polyacrylamidgel (● 75). Nach der vertikalen Elektrophorese werden die aufgetrennten Polypeptidketten in einer zweiten Elektrophorese im 90°-Winkel zur Laufrichtung der ersten Elektrophorese auf ein Nitrozellulosefilter transferiert, wo sie für Antikörper der Patientenprobe frei zugänglich sind. Die an den einzelnen Komponenten gebundenen Antikörper aus der Patientenprobe werden wie in einem EIA mit einem Sekundärantikörper nachgewiesen.

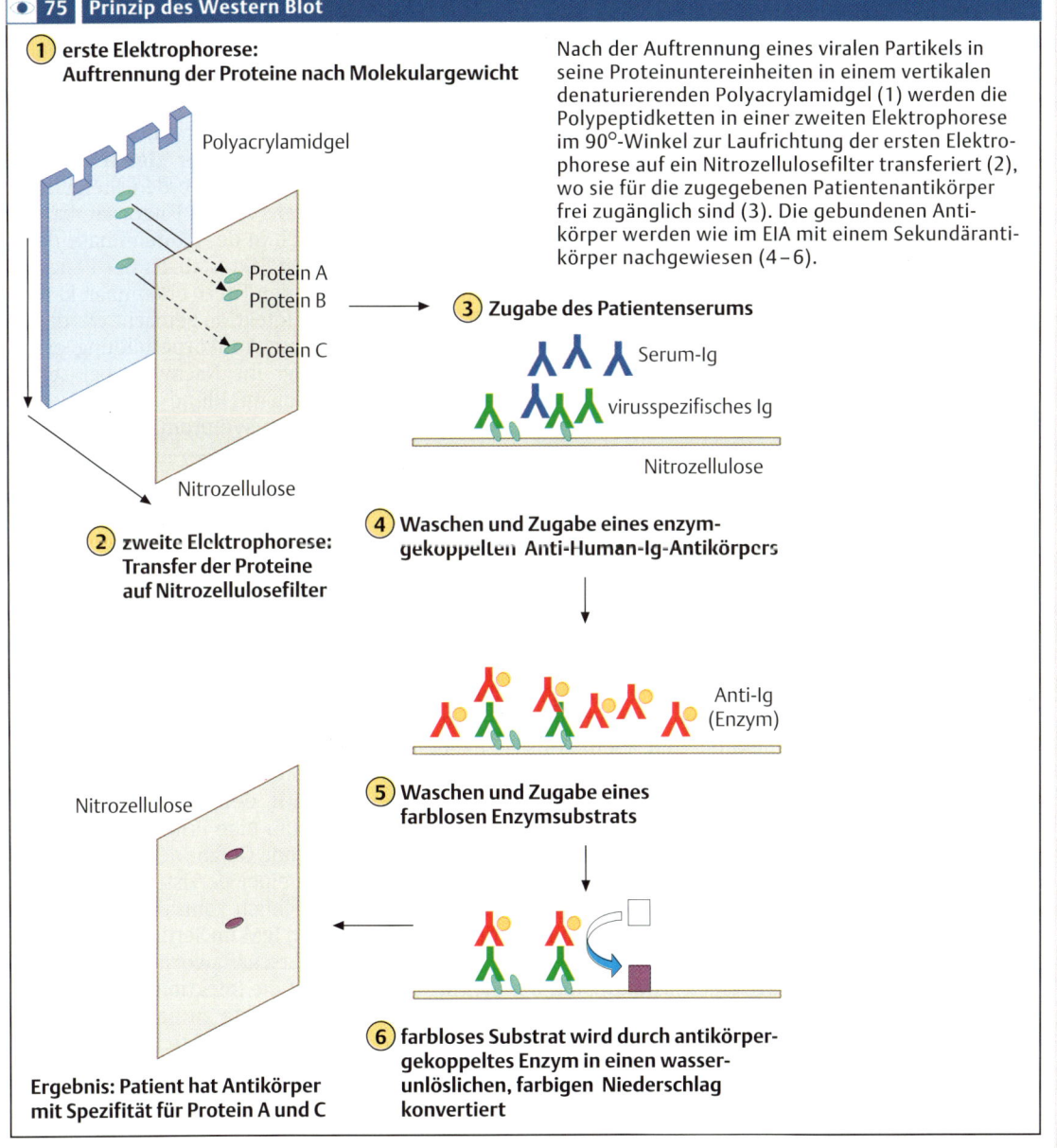

● 75 | Prinzip des Western Blot

① **erste Elektrophorese: Auftrennung der Proteine nach Molekulargewicht**

Polyacrylamidgel

Protein A
Protein B
Protein C

Nitrozellulose

② **zweite Elektrophorese: Transfer der Proteine auf Nitrozellulosefilter**

Nach der Auftrennung eines viralen Partikels in seine Proteinuntereinheiten in einem vertikalen denaturierenden Polyacrylamidgel (1) werden die Polypeptidketten in einer zweiten Elektrophorese im 90°-Winkel zur Laufrichtung der ersten Elektrophorese auf ein Nitrozellulosefilter transferiert (2), wo sie für die zugegebenen Patientenantikörper frei zugänglich sind (3). Die gebundenen Antikörper werden wie im EIA mit einem Sekundärantikörper nachgewiesen (4–6).

③ **Zugabe des Patientenserums**

Serum-Ig
virusspezifisches Ig

Nitrozellulose

④ **Waschen und Zugabe eines enzymgekoppelten Anti-Human-Ig-Antikörpers**

Anti-Ig (Enzym)

⑤ **Waschen und Zugabe eines farblosen Enzymsubstrats**

Nitrozellulose

Ergebnis: Patient hat Antikörper mit Spezifität für Protein A und C

⑥ **farbloses Substrat wird durch antikörpergekoppeltes Enzym in einen wasserunlöslichen, farbigen Niederschlag konvertiert**

90°-Winkel zur Laufrichtung der ersten Elektrophorese auf ein Nitrozellulosefilter transferiert. Hier adsorbieren die Proteine und sind damit für Antikörper frei zugänglich. Wird nun die Probe eines Patienten auf den Nitrozellulosefilter gegeben, binden eventuell vorhandene Antikörper an ihren jeweiligen Antigenen. Dieses gilt jedoch nur für Antikörper, die ein Epitop erkennen, das sich durch die primäre Aminosäuresequenz ausgebildet hat. Alle Antikörper, die spezifisch für dreidimensionale Epitope sind, können nicht detektiert werden, da diese Epitope durch die Denaturierung des Proteins vor der Elektrophorese zerstört wurden. Diese Tatsache ist insbesondere bei Auftrennung viraler Proteine von Bedeutung, da viele neutralisierende Antikörper gegen 3-D-Strukturen gerichtet sind.

Der ursprünglich für wissenschaftliche Fragestellungen entwickelte Western Blot wird heute oftmals in der Virusdiagnostik als Bestätigungstest für einen positiven Befund im EIA herangezogen. Dies gilt insbesondere für die Diagnostik von Infektionen mit HIV.

Diagnostische Wertigkeit

Merke ▶

Diagnostische Wertigkeit.

> ▶ **Merke.** Der Nachweis virusspezifischer Antikörper in einer klinischen Probe ist nur ein indirekter Hinweis auf eine virale Infektion. Da virusspezifische Antikörper oftmals lebenslang persistieren, ist ihr Nachweis in einer einzelnen Serumprobe kein ausreichender Beweis für eine akut stattfindende Infektion. Wird auf die Bestimmung des Antikörperisotyps verzichtet und die Antikörper in ihrer Gesamtheit gemessen (z.B. beim NT oder HAH), kann nur die Bestimmung der Titer in zwei aufeinanderfolgenden Proben (**mindestens 14 Tage Abstand**) über den Zustand der Infektion Auskunft geben. Nur **Titerunterschiede**, die **größer oder gleich einem Faktor 4** sind, können bei der Bewertung berücksichtigt werden. Steigt der Titer zwischen den beiden Proben um mindestens diesen Faktor an, kann davon ausgegangen werden, daß der Patient sich in der akuten Phase der Infektion befindet, fällt er um mindestens diesen Faktor ab, ist der Patient in der postakuten Phase. Ist keine Bewegung bei den Titern erkennbar, kann keine Aussage über die Akuität einer möglichen Infektion gemacht werden. Da bei vielen Virusinfektionen eine signifikante Antikörperbildung erst 8–12 Tage nach der Infektion einsetzt, erfolgt ihr Nachweis bei sehr kurzen Inkubationszeiten, wie etwa nach Infektion mit Rhino- oder Influenzaviren, oftmals erst nach Abklingen der klinischen Symptomatik.

Die Präsenz hoher virusspezifischer IgM-Titer in einer einzigen Serumprobe wird als Hinweis für eine aktuelle Infektion verstanden.
Vorsicht ist bei dieser Interpretation jedoch geboten, wenn es sich um eine Infektion mit Viren handelt, die eine lebenslange Persistenz etablieren. Hier kann es auch bei Aktivierungen einer seit langem subklinisch persistierenden Infektion zu erneuter IgM-Synthese kommen, wie z.B. beim Zytomegalievirus.

Eine **intrauterine Infektion** kann durch Bestimmung des virusspezifischen IgM im Serum des Embryos festgestellt werden, da ab der 19.–20. Schwangerschaftswoche dieser in der Lage ist, selbständig mit der Synthese von IgM auf die Infektion zu antworten. Da diese Antikörperklasse zu groß ist, um die Plazenta zu passieren, ist ihr Nachweis im kindlichen Blutkreislauf (prä- oder postnatal durch Nabelschnurpunktion) ein eindeutiger Hinweis auf eine akute Infektion.

Die Möglichkeit im EIA, durch Verwendung isotypenspezifischer Sekundärantikörper die vom Patienten gebildeten Antikörper zu differenzieren, hat die serologische Diagnose akuter Virusinfektionen wesentlich verbessert. **So wird die Präsenz hoher virusspezifischer IgM-Titer in einer einzigen Probe als Hinweis für eine aktuelle Infektion verstanden.** Vorsicht ist bei dieser Interpretation jedoch geboten, wenn es sich um eine Infektion mit Viren handelt, die eine lebenslange Persistenz etablieren. Hier kann es auch bei Aktivierungen einer seit langem subklinisch persistierenden Infektion zu erneuter IgM-Synthese kommen. In diesem Fall würde es sich nicht um eine Primärinfektion mit dem Agens handeln. Diese sehr spitzfindig anmutende Differenzierung hat einen hohen prognostischen Stellenwert, wenn etwa **während der Schwangerschaft eine Infektion mit dem Zytomegalievirus** serologisch diagnostiziert wird. Handelt es sich um eine Primärinfektion der Mutter, besteht für den Fötus eine ernstzunehmende Gefahr der intrauterinen Schädigung, handelt es sich um eine Aktivierung einer persistierenden Infektion, ist dieses Risiko wesentlich geringer. Tatsächlich kann die intrauterine Infektion durch Bestimmung des virusspezifischen IgM im Serum des Embryos festgestellt werden, da ab der 19.–20. Schwangerschaftswoche dieser in der Lage ist, selbständig mit der Synthese von IgM auf die Infektion zu antworten. Da diese Antikörperklasse zu groß ist, um die Plazenta zu passieren, ist ihr Nachweis im kindlichen Blutkreislauf (prä- oder postnatal durch Nabelschnurpunktion) ein eindeutiger Hinweis auf eine akute Infektion. Im Gegensatz dazu sind Antikörper der IgG-Klasse plazentagängig. Maternale IgG sind bis zu 8 Monate nach der Geburt noch nachweisbar. Daher ist ihre Demonstration bei Säuglingen zunächst kaum zu deuten, wenn nicht auch der Status der Mutter bezüglich der IgG-Titer bekannt ist.

Weitere Probleme, die bei der diagnostischen Verwertung von Antikörperbestimmungen auftreten können, sind immunsuppressive Behandlungen von Patienten, vorangegangene Impfungen oder die Gabe von Immunglobulinpräparaten zu therapeutischen oder prophylaktischen Zwecken. Es muß an dieser Stelle daher nachdrücklich betont werden, daß die Plausibilität eines Antikörperbefundes nur in enger Abstimmung mit dem behandelnden Arzt bzw. bei ausreichender Information des Laborarztes über den Patienten geprüft werden kann.

Die Plausibilität eines Antikörperbefundes kann nur in enger Abstimmung mit dem behandelnden Arzt bzw. bei ausreichender Information des Laborarztes über den Patienten geprüft werden.

1.10 Prophylaxe und Therapie von Virusinfektionen

1.10.1 Hygienemaßnahmen

Allgemeine Hygienemaßnahmen sind bei Virusinfektionen nur in bestimmten Fällen von Erfolg gekrönt. Hierbei handelt es sich überwiegend um solche Infektionen, die **fäkal-oral übertragen** werden, wie etwa das Hepatitis-A-, Polio- und Coxsackievirus sowie ECHO- und Rotaviren. Ein hoher persönlicher Hygienestandard, die fachgerechte Aufbereitung von Abwässern und die Vermeidung der Kontamination von Lebensmitteln können die Infektkette wirksam unterbinden.

Das Resultat chemischer oder physikalischer Desinfektionsmaßnahmen hängt wesentlich von der Beschaffenheit des Virions und des umgebenden Mediums ab. Für alle Virusspezies gleichermaßen gültige Regeln gibt es nicht, jedoch läßt sich sagen, daß hochgereinigte, behüllte Viren empfindlicher gegenüber Desinfektionsverfahren sind als nackte Viren in stark proteinhaltiger Umgebung.

1.10 Prophylaxe und Therapie von Virusinfektionen

1.10.1 Hygienemaßnahmen

Allgemeine Hygienemaßnahmen sind nur bei solchen Virusinfektionen erfolgreich, die **fäkal-oral übertragen** werden.

Das Resultat chemischer oder physikalischer Desinfektionsmaßnahmen hängt wesentlich von der Beschaffenheit des Virions und des umgebenden Mediums ab.

Chemische Desinfektion

Die hohe Empfindlichkeit behüllter Viren gegenüber chemischer Desinfektion läßt sich durch den schnellen Verlust der Lipidhülle (und damit der für die Adsorption notwendigen Glykoproteine) bei Behandlung mit fettlösenden Detergenzien oder Alkoholen erklären. So wird die Infektiosität eines **gereinigten** HIV-Präparates in weniger als 5 Minuten bei Behandlung mit 80 % Äthanol um mehr als $4\,\log_{10}$-Stufen vermindert. Diese Werte sind jedoch nicht direkt in die im Alltag notwendigen Desinfektionsmaßnahmen zu übertragen, da hier das Virus in der Regel in Körperflüssigkeiten mit hohen organischen Beimengungen vorliegt und damit die Einwirkdauer erheblich länger sein muß.

Nackte Viren sind in der Regel umweltresistenter als behüllte Viren. Mitglieder der Picornaviridae (z. B. Poliovirus, Hepatitisvirus A) können mehrere Monate in Abwässern ihre Infektiosität erhalten und sind in der Lage, die Magen-Darm-Passage bei pH-Werten bis zu 3,0 unbeschadet zu überstehen. Da sie relativ resistent gegenüber Alkoholen sind, müssen zu ihrer effektiven chemischen Inaktivierung daher proteindenaturierende Reagenzien, wie Halogene, Aldehyde, Phenole oder Gase wie Äthylenoxid eingesetzt werden. Liegen diese Viren in Flüssigkeiten mit hoher organischer Belastung vor (Kulturmedium, Stuhl, Blut), müssen sowohl Konzentration wie auch Einwirkdauer der gewählten Reagenzien erhöht werden, da ein großer Teil der proteindenaturierenden Kapazität durch nichtvirale Proteine erschöpft wird (**Proteinfehler**). Bei Verwendung kationaktiver Desinfektionsmittel ist die Wirkung wesentlich eingeschränkt, wenn sich in der Lösung anionische Substanzen, wie etwa Seife befinden (**Seifenfehler**).

Chemische Desinfektion

Die hohe Empfindlichkeit behüllter Viren gegenüber chemischer Desinfektion läßt sich durch den schnellen Verlust der Lipidhülle (und damit der für die Adsorption notwendigen Glykoproteine) bei Behandlung mit fettlösenden Detergenzien oder Alkoholen erklären.

Nackte Viren sind in der Regel umweltresistenter als behüllte Viren. Liegen diese Viren in Flüssigkeiten mit hoher organischer Belastung vor (Kulturmedium, Stuhl, Blut), müssen sowohl Konzentration wie auch Einwirkdauer der gewählten Reagenzien erhöht werden, da ein großer Teil der proteindenaturierenden Kapazität durch nichtvirale Proteine erschöpft wird (**Proteinfehler**). Bei Verwendung kationaktiver Desinfektionsmittel ist die Wirkung wesentlich eingeschränkt, wenn sich in der Lösung anionische Substanzen, wie etwa Seife befinden (**Seifenfehler**).

> ▶ **Merke.** Die derzeit zugelassenen und wirksamen Desinfektionsmittel bei viralen Kontaminationen sind einer aktuellen Liste des Robert-Koch-Instituts in Berlin zu entnehmen.

◀ Merke

Physikalische Desinfektion

Viren sind empfindlich gegenüber Einwirkung von Hitze, UV- oder Röntgenbestrahlung.
Es gilt jedoch zu beachten, daß starke organische Verunreinigungen und der Entzug von Wasser (etwa nach Gefriertrocknung) einen für die Infektiosität protektiven Charakter haben. Die üblichen Verfahren des **Autoklavierens** (Dampfsterilisation bei 121°, 1 atü, 15 min) sind geeignet, virale Infektiosität vollständig zu inaktivieren.

Wenig aussichtsreich bis unmöglich ist die hygienische Kontrolle **aerogener oder durch Insekten übertragener Virusinfektionen.** Aerogen übertragene Viren werden schon vor Auftreten der klinischen Symptomatik ausgeschieden und Maßnahmen, die zur Bekämpfung des Vektors getroffen werden, haben in vielen Fällen gesundheitsschädliche Folgen (Insektizide).

Beim Umgang mit menschlichem **Blut** oder **Blutprodukten** haben präventive Maßnahmen, wie Reihenuntersuchungen von Blutkonserven, verfeinerte Sterilisierungsmaßnahmen und Aufklärung über Risiken auch zu einer beträchtlichen Reduktion der Infektionen mit Hepatitis- und Immundefizienzviren geführt.

1.10.2 Vakzinierung

Synopsis der Entwicklung von virusspezifischen Vakzinen

Ein wesentlicher Schritt hin zum adaptierten Lebendimpfstoff, d. h. Passage des Virus in einem anderen Wirt, wurde durch Philipp Jenner getan, der 1796 den Pustelinhalt einer an **Kuhpocken** erkrankten Frau einem Jungen in die Haut applizierte und das Kind später mit einer Infektion mit Wildtyp-Pockenvirus aussetzte.

Physikalische Desinfektion

Viren sind empfindlich gegenüber Einwirkung von Hitze, UV- oder Röntgenbestrahlung. Wie bei der chemischen Inaktivierung gilt auch hier, daß allgemeingültige Regeln nicht aufgestellt werden können. In gereinigter Form und in wäßriger Umgebung genügen oftmals wenige Minuten bei 60 °C (bei HIV 2 – 5 Minuten), um durch Hitzedenaturierung der viralen Proteine die Infektiosität eines Viruspräparates zu vernichten. Es gilt jedoch zu beachten, daß starke organische Verunreinigungen und der Entzug von Wasser (etwa nach Gefriertrocknung) einen für die Infektiosität protektiven Charakter haben. Die üblichen Verfahren des **Autoklavierens** (Dampfsterilisation bei 121 °C, 1 atü, 15 min) sind geeignet, virale Infektiosität vollständig zu inaktivieren.
Die schädigende Wirkung von kurzwelliger oder ionisierender Strahlung auf die Infektiosität eines Virus beruht zum großen Teil auf nichtreparablen Veränderungen im Genom, UV-Bestrahlung ist jedoch aufgrund seiner geringen Eindringtiefe als alleinige Desinfektionmaßnahme bei Viren nicht zu empfehlen.

Weniger aussichtsreich bis unmöglich ist die hygienische Kontrolle **aerogen übertragener Viren**, wie etwa der Rhino- oder Influenzaviren, da zum einen diese Viren schon vor Auftreten der klinischen Symptomatik ausgeschieden werden und zum anderen nicht jeder infizierte Mensch unter Quarantäne gestellt werden kann. Auch die **durch Insekten übertragenen Virusinfektionen** sind nur schwer zu kontrollieren. Maßnahmen, die zur Bekämpfung des Vektors getroffen werden, haben in vielen Fällen gesundheitsschädliche Folgen (Insektizide) oder führen zu keiner vollständigen Ausrottung des Vektors. Erfolgreicher sind zumindestens in den Industrienationen Maßnahmen zur Kontrolle der **durch Nager oder Haustiere übertragenen Viruserkrankungen**. So ist durch gezielte Vakzinierungsprogramme in der Fuchspopulation Mitteleuropas die Tollwut in verschiedenen Bereichen fast vollständig verschwunden.

Beim Umgang mit menschlichem **Blut** oder **Blutprodukten** haben präventive Maßnahmen, wie Reihenuntersuchungen von Blutkonserven, verfeinerte Sterilisierungsmaßnahmen und Aufklärung über Risiken auch zu einer beträchtlichen Reduktion der Infektionen mit Hepatitis- und Immundefizienzviren geführt. Schwierigkeiten bestehen hier allerdings immer noch in einer möglichst breiten Erfassung derjenigen, die chronische Träger solcher Viren sind und damit ein latentes Risiko für Uninfizierte darstellen. Weitere intensive Aufklärungsarbeit, besonders in den Hochrisikogruppen, kann hier zu einer weiteren Eindämmung führen.

1.10.2 Vakzinierung
Synopsis der Entwicklung von virusspezifischen Vakzinen

Die Vakzinierung als prophylaktische Maßnahme wurde schon vor etwa 2000 Jahren im Nahen und Fernen Osten praktiziert, um die Folgen einer Infektion mit dem damals gefürchteten Pockenvirus zu mildern. Dies war natürlich eine empirische Maßnahme, ohne daß über die Natur des Erregers noch über die Wirkungsweise der Impfmaßnahme Klarheit bestand. Immerhin können diese Impfungen als eine der ersten uns bekannten aktiven Impfungen mit Lebendimpfstoff verstanden werden. Es wurde nämlich Wildtyp-Pockenvirus in Form von eingetrocknetem Pustelmaterial von Erkrankten entweder oral gegeben oder durch Verletzung der Haut in den Impfling eingebracht. Diese unüblichen Invasionswege für das Pockenvirus haben wohl Impfzwischenfälle im großen Ausmaß vermieden. Die sogenannte »**Variolation**« wurde Anfang des 18. Jahrhunderts auch an Europäern praktiziert und **1725 in Deutschland eingeführt**. Ein wesentlicher Schritt hin zum adaptierten Lebendimpfstoff, d. h. Passage des Virus in einem anderen Wirt, wurde durch **Edward Jenner** getan, der 1796 von der an **Kuhpocken** erkrankten Magd Sarah Nelmes den Inhalt einer Pustel entnahm und dem Jungen James Phipps in die Haut applizierte. Nach Abheilen der Kuhpocken wurde James Phipps einer Infektion mit dem Wildtyp-Pockenvirus ausgesetzt und erkrankte nicht. In den darauffolgenden 100 Jahren wurden parallel zu den rasch fortschreitenden Entdeckungen in den Grundlagen der Virologie ständig neue Impfstoffe entwickelt. Schon in den 30er und 40er Jahren dieses Jahrhunderts gelang die Herstellung von **Gelbfieber-, Influenza- und Mumpsvirusimpfstoffen**, gefolgt von **Vakzinen gegen Polio, Masern und Rabies** in den 50er und 60er Jahren. Die 60er und 70er Jahre waren geprägt durch die Fortentwicklung bereits bestehender Impfstoffe von den nichtinfektiösen, inaktivierten (Totimpfstoffe) zu den attenuierten, infektiösen Vakzinen (Lebendimpfstoffen), die in menschlichen Zellkulturen hergestellt wurden (Polio-, Masern-, Mumps- und Rubellavirus). In den letzten 20 Jahren kam es dann dank der schnellen technologischen Entwicklung der molekularen Biologie zur Darstellung der ersten **rekombinanten Impfstoffe** (Hepatitis-B-Vakzine in Hefe). Heute konzentrieren sich große Anstrengungen darauf, um die Praktizierbarkeit von sogenannten **DNA-Vakzinen** zu erproben. Bei diesen Vakzinen wird, zunächst noch im Tier, die genetische Information für das immunogene Protein in Form eines rekombinanten Plasmids in den Muskel appliziert, wo es exprimiert wird. Gegen diese neu synthetisierten Proteine entwickelt sich sowohl eine protektive humorale als auch zelluläre Immunantwort.

Indikationen für eine Vakzinierung

Zur Eindämmung virusverursachter Erkrankungen werden zur Zeit zwei Wege gegangen:

● **Regelimpfung**
Nach Abschaffung der Pockenvirusimpfung **gibt es in Deutschland zur Zeit keine Impfpflicht, wohl aber Impfempfehlungen**. Der aufklärenden Arbeit des Arztes kommt daher in diesem Bereich eine ganz große Bedeutung zu. Regelimpfungen sollten alle Menschen erhalten, unabhängig von einer individuellen Indikationsstellung. Welche Impfungen dazu zählen und in welchem Zeitschema sie erfolgen sollten, ist in ▤ **17** zusammengefaßt.

▤ **17**	**Virologische Regelimpfung**						
Impfstoff	**Zeitpunkt Lebensmonate**					**Zeitpunkt Lebensjahre**	
	Geburt	2	3	5	12–15	5–6	11–18
inaktivierte Polio-Vakzine (IPV)*			1°	2°	3°		
Hepatitis B (HB)	–	–	1°	2°	3°		Auffrischung
Mumps, Masern Röteln (MMR)					1°	2°	Grundimmunisierung, wenn bisher ungeimpft bzw. inkomplett geimpft

* Anzahl der Impfungen je nach Präparat
(Quelle: Epidemiologisches Bulletin des Robert-Koch-Instituts 2/00)

▶ **Merke.** Der aktuellste Stand der Impfempfehlungen kann aus den Veröffentlichungen der ständigen Impfkommission am Robert-Koch-Institut (RKI) entnommen werden.

In den 30er und 40er Jahren dieses Jahrhunderts gelang die Herstellung von **Gelbfieber-, Influenza- und Mumpsvirusimpfstoffen**, gefolgt von **Vakzinen gegen Polio, Masern und Rabies** in den 50er und 60er Jahren. Nach der Entwicklung der attenuierten, infektiösen Vakzine, die in menschlichen Zellkulturen hergestellt wurden (Polio-, Masern-, Mumps- und Rubellavirus), gelang es in den letzten 20 Jahren, **rekombinante Vakzine** zur Anwendung zu bringen.

Indikationen für eine Vakzinierung

● **Regelimpfung**
Regelimpfungen sollten alle Menschen erhalten, unabhängig von einer individuellen Indikationsstellung. Welche Impfungen dazu zählen und in welchem Zeitschema sie erfolgen sollten, ist in ▤ **17** zusammengefaßt.

◀ Merke

● Prä- und postexpositionelle Indikationsimpfung

Bei absehbarer oder möglicher Exposition sollte durch planvolle Impfung das Risiko einer Viruserkrankung vermindert werden, so z. B. bei **Reiseimpfungen**, bei denen die Reise selbst einzige Indikation ist.

Präexpositionelle Impfungen aus beruflichen Gründen sind insbesondere bei Personen in medizinischen Berufen angezeigt (Hepatitis-A- und -B-Impfung). Bei Tierärzten und Berufen im Forstwesen sind vorbeugende Impfungen gegen Tollwut und Frühsommer-Meningo-Enzephalitis empfehlenswert.

Postexpositionelle Impfungen werden nach tatsächlicher oder vermeintlicher Infektion durchgeführt. Ihre Wirkung hängt ganz entscheidend vom Zeitpunkt nach der Exposition ab. Prinzipiell kann formuliert werden, daß **je kürzer der Abstand, desto erfolgversprechender die Impfung**. Dies gilt insbesondere für lebensbedrohliche Infektionen wie mit dem Rabiesvirus, bei denen unmittelbar (d. h. im Stundenbereich) nach verdächtigem Kontakt mit einem Tier das empfohlene Impfschema begonnen werden sollte.

Bei Postexpositionsimpfungen werden besonders häufig **passive Impfungen mit Immunglobulinpräparaten** durchgeführt, da hier der Wirkungseintritt besonders schnell ist. In einigen Fällen ist jedoch eine **Simultanimpfung** notwendig, bei der mit der ersten Gabe des Immunglobulinpräparates gleichzeitig eine aktive Impfung begonnen wird, um den passiven Schutz durch Antikörper zum Aufbau einer eigenen Immunantwort durch den Infizierten zu nutzen.

Zukünftige Entwicklungen

Zukünftig werden bei der Entwicklung neuer viraler Impfstoffe **gentechnologische Verfahren** in den Vordergrund rücken. Durch gentechnische Methoden werden auch Kombinationsimpfstoffe möglich sein (»Designervakzine«), in denen von verschiedenen infektiösen Erregern immunogene Teile enthalten sind, so daß sich mit einer einzigen

---

Wichtig ist bei den Regelimpfungen, daß die empfohlenen Auffrischungsimpfungen eingehalten werden. Dieses gilt um so mehr, als durch verstärkte Reiseaktivitäten immer mehr Menschen dem Risiko einer Exposition mit Viren ausgesetzt sind, deren klinisches Erkrankungsbild in Deutschland praktisch nicht mehr vorkommt (Poliovirus), wodurch der Eindruck entstehen könnte, daß dieser Erreger nicht mehr vorkommt.

● Prä- und postexpositionelle Indikationsimpfung

Bei absehbarer oder einer möglichen Exposition sollte durch planvolle Impfung das Risiko einer Viruserkrankung vermindert werden. Zu solchen präexpositionellen Impfungen zählen sicherlich die sogenannten **Reiseimpfungen**, bei denen die Reise selbst einzige Indikation ist (Gelbfieber). Wie oben erwähnt, sollte dabei jedoch auch auf einen ausreichenden Schutz durch Auffrischung von Regelimpfungen geachtet werden.

Präexpositionelle Impfungen aus beruflichen Gründen sind insbesondere bei Personen in medizinischen Berufen angezeigt. Hier sind die Impfungen gegen HBV und HAV zu erwähnen, bei Tierärzten sicherlich eine Impfung gegen Tollwutvirus. Diese Impfung empfiehlt sich im übrigen auch für Berufe im Forstwesen, wie Waldarbeiter oder Förster. Sie sollte in den Naturherden für die Frühsommer-Meningo-Enzephalitis noch durch eine Impfung gegen diesen durch Zecken übertragenen Erreger ergänzt werden.

Postexpositionelle Impfungen werden nach tatsächlicher oder vermeintlicher Infektion durchgeführt. Ihre Wirkung hängt ganz entscheidend vom Zeitpunkt nach der Exposition ab. Prinzipiell kann formuliert werden, daß **je kürzer der Abstand, desto erfolgversprechender die Impfung**. Dies gilt insbesondere für lebensbedrohliche Infektionen wie mit dem Rabiesvirus, bei denen unmittelbar (d. h. im Stundenbereich) nach verdächtigem Kontakt mit einem Tier das empfohlene Impfschema begonnen werden sollte. Obwohl Erkrankungen nach Rabiesinfektion in der Bundesrepublik Deutschland extrem selten sind, gibt es doch immer wieder Fälle von importierten Infektionen, besonders aus Südostasien und Indien. In diesen Fällen ist eine Postexpositionsimpfung nicht mehr erfolgreich, weil in der Regel mehrere Tage bis Wochen zwischen Exposition und Rückkehr von der Reise verstrichen sind und am Expositionsort häufig keine Impfung durchgeführt wurde.

Bei Postexpositionsimpfungen werden besonders häufig **passive Impfungen mit Immunglobulinpräparaten** durchgeführt, da hier der Wirkungseintritt besonders schnell ist. In einigen Fällen ist jedoch eine **Simultanimpfung** notwendig, bei der mit der ersten Gabe des Immunglobulinpräparates gleichzeitig eine aktive Impfung begonnen wird, um den passiven Schutz durch Antikörper zum Aufbau einer eigenen Immunantwort durch den Infizierten zu nutzen. Beispiele dafür sind die Tollwutimpfung oder die HBV-Impfung bei Säuglingen HBV-infizierter Mütter. Auch hier gilt es, das Impfschema so früh wie möglich zu beginnen, um den Erfolg sicherzustellen. Dies bedeutet, daß Neugeborene von HBV-infizierten Müttern während der ersten 12 Stunden nach der Geburt vakziniert werden müssen.

Zukünftige Entwicklungen

Nachdem schon heute rekombinante Totimpfstoffe in der täglichen Impfpraxis verwendet werden, ist absehbar, daß zukünftig bei der Entwicklung neuer viraler Impfstoffe **gentechnologische Verfahren** in den Vordergrund rücken. Ein Grund dafür ist sicherlich die sehr viel bessere Kontrolle der Kontaminationen von Impfstoffen durch Fremdsubstanzen, wie zellulären Proteinen, aber auch Verunreinigungen mit anderen unbekannten Viren, wie es bei der Herstellung der ersten Poliovirusvakzinen geschah. Das Impfvirus wurde in Affenzellen attenuiert, wobei ein bis dahin nicht gekanntes Affenvirus, das Polyomavirus SV40, in die Impfchargen gelangte. Weiterhin lassen sich durch gentechnische Methoden auch Kombinationsimpfstoffe gezielt zusammenbauen (»Designervakzine«), in denen von verschiedenen infektiösen Erregern immunogene Teile enthalten sind, so daß sich mit einer einzigen Impfung ein Schutz gegen mehrere Erreger erreichen läßt. Vielversprechende experimentelle Ansätze sind zur Zeit auf folgenden Gebieten zu verzeichnen:

• Rekombinante Lebendvakzine als Vektor
Ziel dieser Versuche ist es, ein Virus mit möglichst geringer Pathogenität als lebenden Vektor zum Einbringen eines immunogenen Teilprodukts eines anderen Virus zu nutzen. Die Konstruktion solcher Chimärenviren ist vielfach gelungen, und experimentelle Untersuchungen in Tiermodellen haben ihren immunisierenden Charakter erwiesen. So wurde z. B. in das Virusprotein VP1 des Polioimpfvirus eine Sequenz des HIV env-Proteins kloniert, von der bekannt war, daß sie neutralisierende Antikörper gegen HIV induziert. Andere Viren, die als Vektoren zur Diskussion stehen, sind das Adenovirus und das Vacciniavirus. Diese Viren haben gegenüber Poliovirus den Vorteil, daß sie größere Insertionen von fremden Nukleotidsequenzen ohne Verlust ihrer Infektiosität verkraften.
Auch der Gedanke, den Organtropismus eines Virus als Vektor zu nutzen, um z. B. eine besonders gute Schleimhautimmunität im Respirationstrakt gegen ein anderes Virus zu erzielen, spielt zunehmend beim Entwurf solcher potentiellen Vakzine eine Rolle. So werden Überlegungen angestellt, ob nicht das klinisch relativ harmlose humane Coronavirus als Vektor für immunogene Proteine des für Kleinkinder sehr gefährlichen »respiratory syncytial virus« (RSV) genutzt werden könnte.

• DNA-Vakzine
Ein völlig neuer experimenteller Weg wurde mit der DNA-Vakzinierung beschritten, bei der **Plasmide als Vehikel** benutzt werden, um die Expression bestimmter Virusproteine im immunisierten Tier hervorzurufen. Das bekannteste Beispiel ist die Klonierung des Hämagglutinins von Influenzavirus in ein Plasmid und seine Expression durch einen starken viralen Promoter. Solche in die Haut von Mäusen applizierte Plasmide werden offensichtlich von Muskelzellen endozytiert, und es kommt zur Expression des Hämagglutiningens. In der Folge entsteht eine starke humorale und zelluläre Immunantwort gegen das Hämagglutinin, die sogar bei der Exposition der Tiere mit einer letalen Dosis von Influenzavirus protektiv ist.

1.10.3 Chemotherapie

Obwohl nicht zuletzt durch die HIV-Pandemie die Anstrengungen zur Chemotherapie von Virusinfektionen in den letzten Jahren wesentlich erhöht wurden und dabei deutliche Fortschritte zu verzeichnen sind, ist eine kausale Chemotherapie viraler Infektionen noch weit von den Möglichkeiten der antibiotischen Behandlung bakterieller Infektionen entfernt. Ein Grund dafür ist sicherlich die Tatsache, daß Viren als obligat intrazelluläre Parasiten wesentliche Signal- und Synthesewege ihrer Wirtszelle nutzen und damit ein Eingriff häufig auch eine empfindliche Störung der Wirtszelle nach sich zieht. Erst in den letzten Jahren wurden Möglichkeiten aufgedeckt, spezifische virale Funktionen zu stören, ohne damit die Zelle und den Wirt zu sehr zu belasten.
Rekapituliert man an dieser Stelle noch einmal kurz den Replikationszyklus eines Virus (▪ 76) und hinterfragt, an welcher Stelle des Zyklus ein chemisches Eingreifen in diesen Prozeß möglich ist, kann festgestellt werden, daß **die überwiegende Anzahl an virostatischen Drogen auf der Ebene der Nukleinsäurereplikation eingreift.** Zwar gibt es In-vitro-Ansätze, die schon die **Adsorption** des Virus an seine Zelle unterbinden können, doch sind diese noch nicht am Patienten anwendbar (z. B. Blockade der HIV-Adsorption an seinem Korezeptor durch nicht funktionelle Chemokinanaloga).

Impfung ein Schutz gegen eine Vielzahl von Erregern erreichen läßt.

• Rekombinante Lebendvakzine als Vektor
Ziel bei der Herstellung einer rekombinanten Lebendvakzine, die als Vektor genutzt werden kann, ist es, ein Virus mit möglichst geringer Pathogenität als lebenden Vektor zum Einbringen eines immunogenen Teilprodukts eines anderen Virus zu nutzen.
Experimentell ist es z. B. gelungen, in das Virusprotein VP1 des Polioimpfvirus eine Sequenz des HIV env-Proteins zu klonieren, von der bekannt war, daß sie neutralisierende Antikörper gegen HIV induziert.

• DNA-Vakzine
Ein völlig neuer Weg der Vakzineentwicklung wurde mit dem Weg des DNA-Impfstoffes beschritten, bei der **Plasmide als Vehikel** benutzt werden, um die Expression bestimmter Virusproteine im immunisierten Tier hervorzurufen.
Experimentell ist die Induktion einer protektiven humoralen und zellulären Immunreaktion gegen das Hämagglutinin des Influenzavirus in Mäusen mit dieser Technik gelungen.

1.10.3 Chemotherapie

Eine kausale Chemotherapie viraler Infektionen ist noch weit von den Möglichkeiten der antibiotischen Behandlung bakterieller Infektionen entfernt.

Die überwiegende Anzahl an virostatischen Drogen greift auf der Ebene der Nukleinsäurereplikation ein (▪ 76).

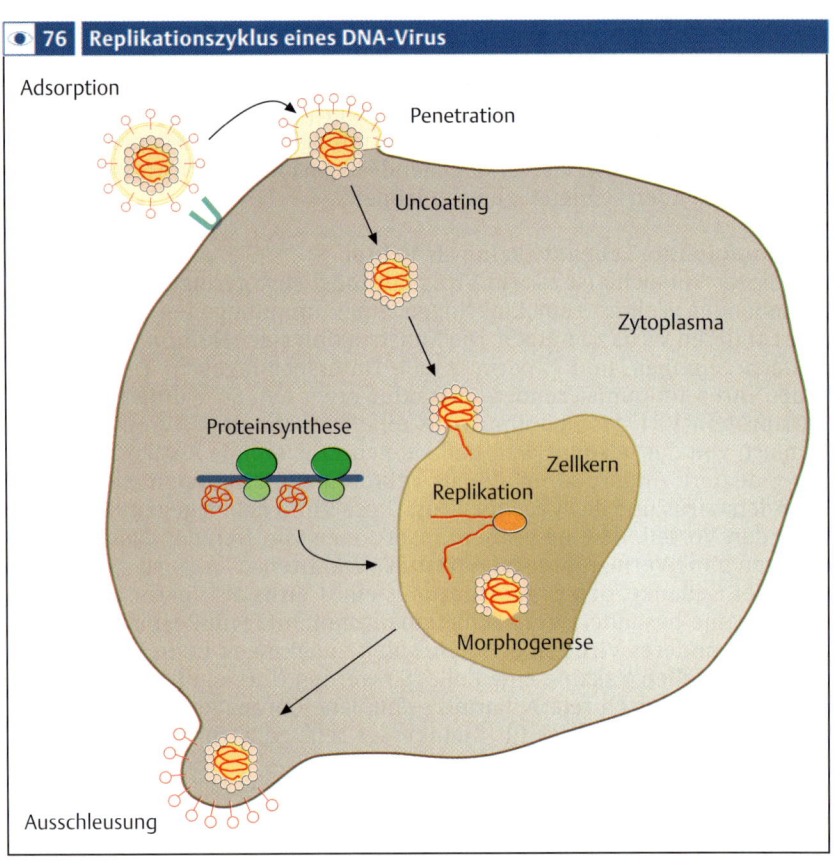

76 Replikationszyklus eines DNA-Virus

Adsorption
Penetration
Uncoating
Zytoplasma
Proteinsynthese
Zellkern
Replikation
Morphogenese
Ausschleusung

Bei der **Penetration** und dem »**uncoating**« steht mit dem **Amantadin** zumindestens für Influenzaviren eine wirksame Droge zur Verfügung, die prophylaktisch als auch therapeutisch wirkt (▪ **77**).
Amantadin blockiert die zur Freisetzung des Nukleokapsids notwendige intravirale Ansäuerung durch Blockade des H⁺-Ionen Kanals, der in der Virushülle durch das virale M2-Protein gebildet wird.
Amantadin wirkt gegen Influenza A, nicht aber gegen Influenza B.

Bei der **Penetration** und dem »**uncoating**« gibt es zumindest für Influenzaviren eine wirksame Droge, die sowohl prophylaktisch als auch therapeutisch wirkt: das **Amantadin** (▪ **77**). Influenzaviren benötigen zum erfolgreichen Freisetzen ihres Nukleokapsids eine Ansäuerung des »intraviralen« Milieus, d. h., es müssen H⁺-Ionen durch die Lipidhülle des Virions einströmen können. Um dies zu ermöglichen, ist in der Lipidmembran durch Polymere des viralen Proteins M2 ein säureabhängiger Kationenkanal ausgebildet. Die saure Umgebung des Endosoms öffnet diesen Kanal für den Durchtritt von H⁺-Ionen. Amantadin, mit seiner ausgesprochenen Käfigstruktur, tritt ebenfalls in diesen Kanal ein, bleibt durch Interaktion mit definierten Aminosäureresten in der Pore stecken und blockiert damit den Influx von H⁺-Ionen. In der Konsequenz kann damit der Replikationszyklus des Influenzavirus nicht ablaufen, da die Freisetzung der Nukleinsäure nicht möglich ist.

Allerdings bilden sich relativ schnell innerhalb weniger Therapietage resistente Viren, so daß eine langfristige Therapie mit Amantadin nicht möglich ist. Das Medikament eignet sich jedoch durchaus im Zuge einer Grippeepidemie, die Infektionsfolgen zu mildern bzw. eine klinische Manifestation zu verhindern, wenn es innerhalb der ersten 48 Stunden nach Auftreten der ersten Symptome verabreicht wird. Außerdem kann das Medikament verwendet werden, wenn die Impfung gegen Influenza A kontraindiziert ist, oder zur Überbrückung der Zeit, die zum Eintritt der Schutzwirkung nach Impfung nötig ist.

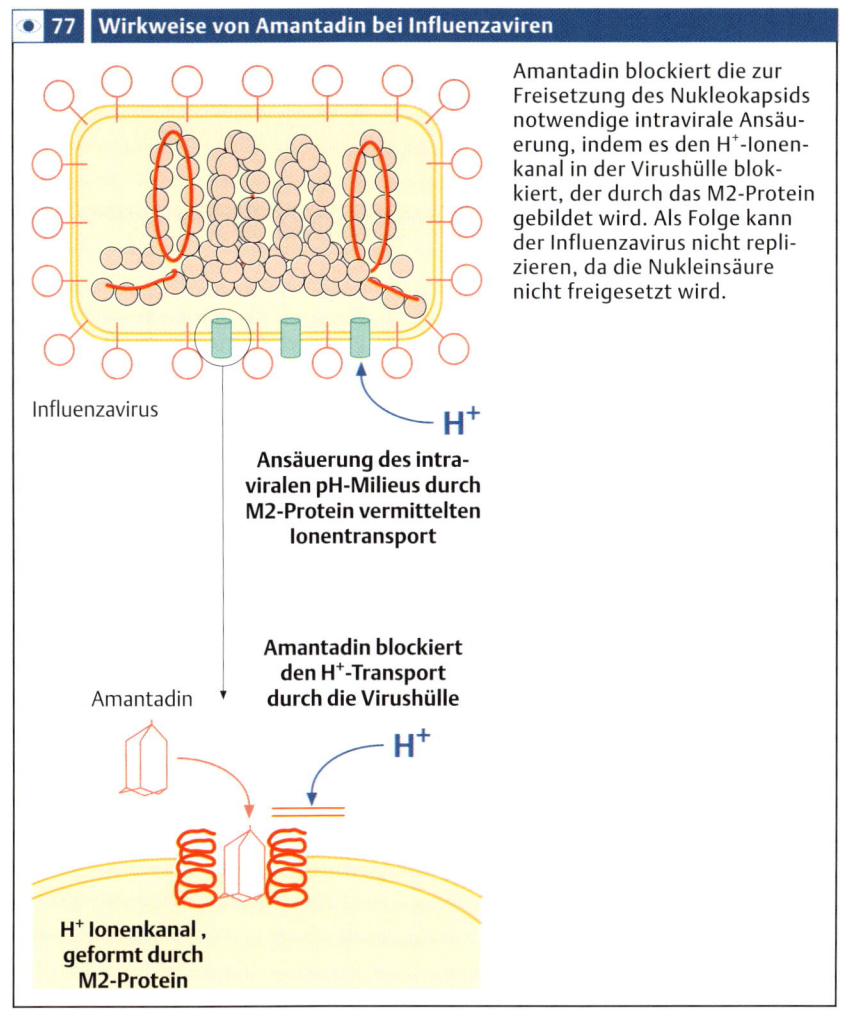

77 **Wirkweise von Amantadin bei Influenzaviren**

Amantadin blockiert die zur Freisetzung des Nukleokapsids notwendige intravirale Ansäuerung, indem es den H^+-Ionenkanal in der Virushülle blockiert, der durch das M2-Protein gebildet wird. Als Folge kann der Influenzavirus nicht replizieren, da die Nukleinsäure nicht freigesetzt wird.

Influenzavirus

H^+

Ansäuerung des intraviralen pH-Milieus durch M2-Protein vermittelten Ionentransport

Amantadin blockiert den H^+-Transport durch die Virushülle

Amantadin

H^+

H^+ Ionenkanal , geformt durch M2-Protein

Die weitaus meisten Chemotherapeutika greifen in die **Replikation** der viralen Nukleinsäure ein. Dieser Ansatz ist bei den Herpesviren besonders erfolgreich, da sie über eigene Enzyme verfügen, die die Nukleoside für die DNA-Synthese vorbereiten. Es handelt sich dabei fast ausnahmslos um Nukleosidanaloga, die bei Verwendung zur DNA-Synthese zum Kettenabbruch am neusynthetisierten Strang führen. Der therapeutische Einsatz dieser Substanzen ist nur möglich, weil virale Enzyme wesentlich promiskuitiver in bezug auf die von ihnen akzeptierten Substrate sind und die wirksame Konzentration zu ihrer effektiven Inhibierung deutlich niedriger liegt als bei den analogen zellulären Enzymen.

Am Beispiel von **Aciclovir** soll die Wirkweise bei der Infektion mit Herpes-simplex-Virus verdeutlicht werden (■ **78**). Aciclovir ist ein Guanosinanalogon, das von der Thymidinkinase (TK) des HHV1 als Substrat zur Phosphorylierung zum Aciclovirmonophosphat (Ac-MP) akzeptiert wird. Die TK des HHV1 bindet Aciclovir etwa 200mal besser als die zellulären TKs. Ac-MP wird anschließend über zelluläre Kinasen weiter zum Triphosphat phosphoryliert und ist in dieser Form ein Substrat für DNA-Polymerasen. Die DNA-Polymerase von HHV1 hat eine wesentlich höhere Affinität für dieses Substrat als die zelluläre DNA-Polymerase. Die DNA-Synthese bricht bei Verwendung des Ac-TP als Baustein ab, da aufgrund der inkompletten Ribose keine 3'-5'-Verknüpfung stattfinden kann. Eine weitere Folge ist auch das »Festfrieren« der DNA-Polymerase auf dem inkompletten DNA-Strang, so daß dieses Enzym auch nicht mehr für einen erneuten Syntheseversuch zur Verfügung steht. Die Wirksamkeit dieses Medikaments ist außerordentlich gut, und Aciclovir stellt das **Medikament der Wahl zur Therapie der HHV 1 verursachten Enzephalitis** dar. Allerdings kann es recht schnell zur Ausbildung einer Resi-

Die meisten Chemotherapien greifen in die **Replikation** der viralen Nukleinsäure ein.

Aciclovir ist ein Guanosinanalogon, das von der Thymidinkinase (TK) des HHV1 als Substrat zur Phosphorylierung zum Aciclovirmonophosphat (Ac-MP) akzeptiert wird. Ac-MP wird anschließend über zelluläre Kinasen weiter zum Triphosphat phosphoryliert und hat in dieser Form eine wesentlich höhere Affinität für die virale als für die zelluläre DNA-Polymerase. Die virale DNA-Synthese bricht bei Verwendung des Ac-TP als Baustein ab, da aufgrund der inkompletten Ribose keine 3'-5'-Verknüpfung stattfinden kann und gleichzeitig die DNA-Polymerase auf dem inkompletten DNA-Strang »festgeklebt« wird (■ **78**).

Aciclovir ist das Medikament der Wahl bei der Herpes-simplex-Virus-Enzephalitis.

stenz kommen, die in den meisten Fällen in einer Mutation der TK zu suchen ist. Da die TK für das Virus nicht essentiell ist, produzieren die Virusvarianten entweder gar keine TK mehr und überlassen die gesamte Phosphorylierung den zellulären TKs, oder die virale TK ist so mutiert, daß sie das originale Guanosin dem Aciclovir vorzieht. Auch Mutationen in der viralen DNA-Polymerase können zur Resistenzbildung führen.

78 Abbruch der DNA-Synthese von Herpes-simplex-Virus durch Aciclovir

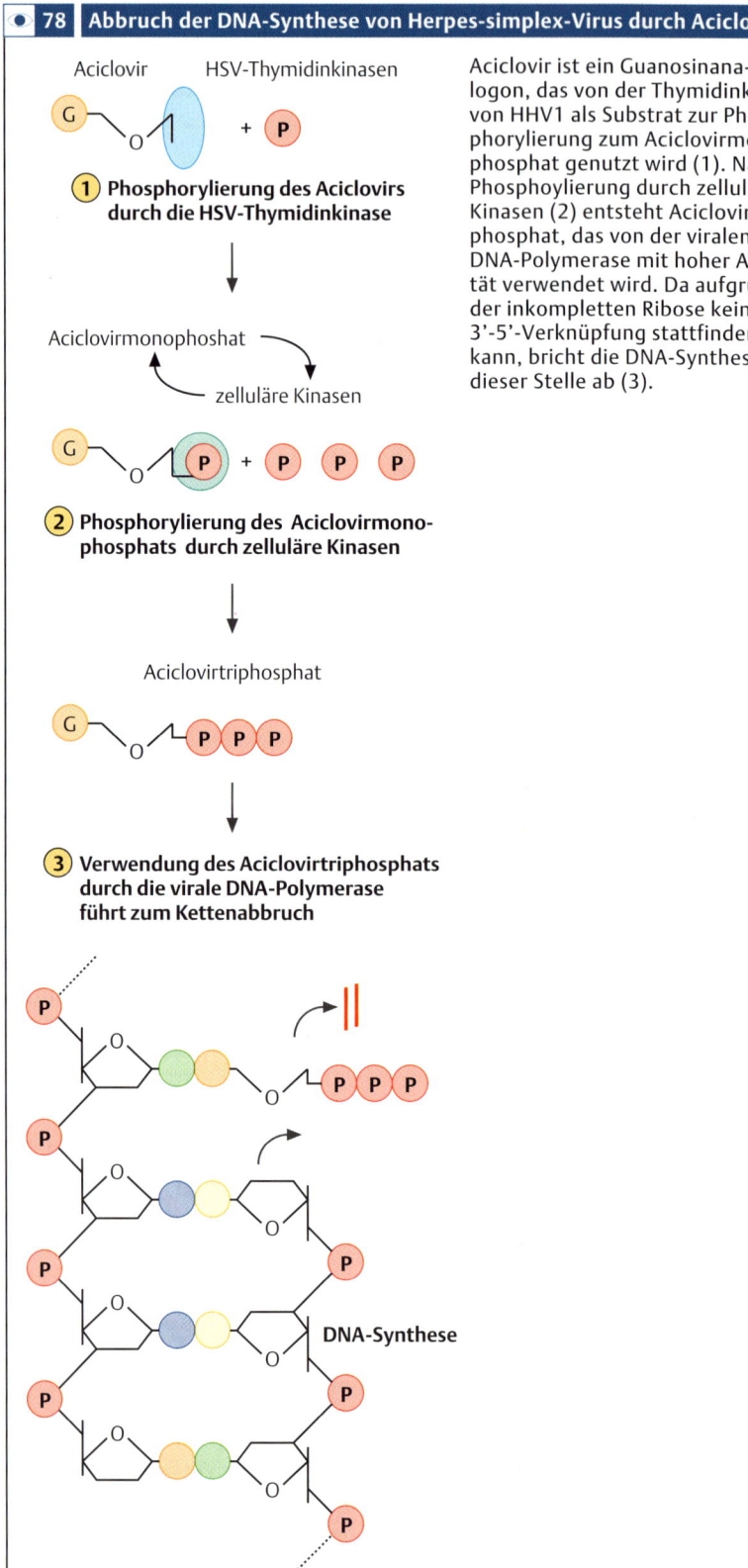

Aciclovir ist ein Guanosinanalogon, das von der Thymidinkinase von HHV1 als Substrat zur Phosphorylierung zum Aciclovirmonophosphat genutzt wird (1). Nach Phosphoylierung durch zelluläre Kinasen (2) entsteht Aciclovirtriphosphat, das von der viralen DNA-Polymerase mit hoher Affinität verwendet wird. Da aufgrund der inkompletten Ribose keine 3'-5'-Verknüpfung stattfinden kann, bricht die DNA-Synthese an dieser Stelle ab (3).

Die Verträglichkeit von Aciclovir ist gut, doch die Resorption ist langsam. Deshalb geht man heute mehr und mehr dazu über, Aciclovir als sog. »Prodrug« in Form von **Valaciclovir** zu verabreichen. Valaciclovir ([▪ **79**) wird in der Leber rasch in L-Valin und Aciclovir umgesetzt. Dadurch erhöht sich die Bioverfügbarkeit im Vergleich zu Aciclovir um das 3- bis 5fache.

Andere Herpesviren wie etwa das Zytomegalievirus (CMV) sind weit weniger empfindlich gegenüber Aciclovir, da sie keine Thymidinkinase besitzen. Allerdings hat sich das **Ganciclovir** ([▪ **79**) als gutes Therapeutikum bei Infektionen mit CMV erwiesen. Das Produkt des CMV-Gens UL 97 hat die Eigenschaften einer Kinase, die Ganciclovir phosphoryliert und damit der viralen DNA-Polymerase verfügbar macht. Auch hier kommt es zum Kettenabbruch bei der DNA-Synthese.

Andere Herpesviren wie etwa das Zytomegalievirus (CMV) sind weit weniger empfindlich gegenüber Aciclovir, da sie keine Thymidinkinase besitzen. Allerdings hat sich das **Ganciclovir** ([▪ **79**) als gutes Therapeutikum bei Infektionen mit CMV erwiesen.

▪ 79 Strukturformeln einiger wichtiger Virostatika

Nukleoside: Deoxyguanosin, Deoxyadenosin, Deoxythymidin

Nukleosidanaloga: Aciclovir, Vidarabin, Zidovudin (Azidothymidin), Ribavirin, Ganciclovir, Valaciclovir

Ribavirin ist ein synthetisches Nukleosidanalogon, das Guanosin ähnelt (▪ 80). Es hat sich bei der Therapie von Infektionen mit RNA-Viren bewährt. Unter mehreren möglichen Inhibierungsmechanismen ist die Blockade des Enzyms Guanylyltransferase hervorzuheben. Dieses Enzym ist an der Ausbildung der 5'-»cap«-Struktur, an den eukaryoten und einigen viralen mRNAs beteiligt, indem es an das 5'-Ende der RNA ein Guanosintriphosphat unter Beibehaltung der drei Phosphatgruppen in einer unüblichen 5'-5'C-Atom-Brücke bindet (▪ 80).

Ein Pharmakon mit einem breiteren Wirkspektrum ist **Ribavirin** (▪ 80). Ribavirin ist ein synthetisches Nukleosidanalogon, das Guanosin ähnelt. Es inhibiert sowohl RNA- als auch DNA-Viren, hat sich aber insbesondere bei der Therapie von Infektionen mit RNA-Viren wie RSV, HIV, HAV, Masern-, Influenza-, Parainfluenza-, Lassa- und Bunyavirus bewährt. Ein wesentlicher Wirkmechanismus ist die Blockade des Enzyms Guanylyltransferase. Dieses Enzym ist an der Ausbildung der 5'-»cap«-Struktur an den eukaryoten und einigen viralen mRNAs beteiligt, indem es an das 5'-Ende der RNA ein Guanosintriphosphat unter Beibehaltung der drei Phosphatgruppen in einer unüblichen 5'-5'C-Atom-Brücke bindet (▪ 80). Die Wirkung von Ribavirin ist daher nicht virusspezifisch, sondern blockiert generell die Ausbildung von »caps«, so daß auch die Wirtszelle massiv geschädigt wird. Bei lebensbedrohlichen Infektionen, wie mit dem Lassavirus oder dem RSV bei Kleinkindern wird diese Schädigung in Kauf genommen.

▪ 80   Einfluß von Ribavirin auf die cap-Bildung

Der wesentliche Wirkmechanismus besteht in der Blockade der Guanylyltransferase. Dieses Enzym ist an der Ausbildung der 5'-cap-Struktur von eukaryoten und einigen viralen mRNAs beteiligt, indem es an das 5'-Ende der RNA ein Guanosintriphosphat bindet, wobei eine unübliche 5'-5'C-Atom-Brücke unter Beibehaltung der drei Phosphatgruppen entsteht. Ribavirin blockiert die cap-Bildung generell, so daß auch die Wirtszelle massiv geschädigt wird.

Die virostatische Wirkung von **Interferon-α (IF-α)** wird nach der Klonierung und rekombinanten Expression dieses Zytokins auch therapeutisch genutzt. Bei persistierenden Hepatitiden nach Infektion mit HBV und HCV kann der Versuch unternommen werden, das Virus durch IF-α dauerhaft zu eliminieren.

Die virostatische Wirkung von **Interferon-α (IF-α)** wird nach der Klonierung und rekombinanten Expression dieses Zytokins auch therapeutisch genutzt. Bei persistierenden Hepatitiden nach Infektion mit HBV und HCV kann der Versuch unternommen werden, das Virus durch IF-α dauerhaft zu eliminieren. Allerdings gelingt dieses bestenfalls bei 25 % der Patienten mit chronischer Hepatitis C. Gründe dafür sind bekannte Resistenzen bestimmter HCV-Genotypen, aber sicherlich auch die Tatsache, daß Interferone eine sehr frühe Abwehrmaßnahme des Körpers darstellen und eher geeignet sind, die Manifestation einer akuten Infektion zu verhindern als eine bereits etablierte persistierende Infektion zu beenden. Daher nimmt man an, daß die immunmodulatorischen Effekte von IF-α möglicherweise für die Überwindung der Infektion wichtiger sind als die direkten antiviralen Wirkungen.

Azidothymidin (AZT) wird zur Behandlung der HIV-Infektion eingesetzt. Es inhibiert die Elongation des komplementären DNA-Moleküls durch die retrovirale reverse Transkriptase (▪ 81).

Besonders große Fortschritte wurden in den letzten Jahren bei der Therapie der HIV-Infektion gemacht. Die Tatsache, daß dieses Virus ein Enzym benutzt, das der Mensch nicht verwendet, hat das Interesse sehr früh auf die Inhibierung dieses Enzyms fokussiert. Dieses Enzym, reverse Transkriptase (RT), nutzt das Virus, um sein RNA-Genom in einen DNA-Doppelstrang umzuschreiben. Schon bald wurde das **Azidothymidin (AZT)** entwickelt, das die Elongation des komplementären DNA-Moleküls verhindert (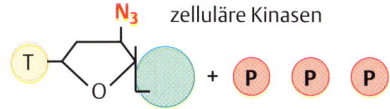**81**). AZT trägt als Thymidinanalogon am 3'-Kohlenstoff des Zuckers statt einer OH- eine Azidogruppe. Dadurch kann die zur Elongation notwendige Brücke zwischen den 3'- und 5'-C-Atomen der benachbarten Nukleotide nicht gebildet werden und die weitere Synthese von komplementärer DNA bricht ab.

AZT trägt als Thymidinanalogon am 3'-Kohlenstoff des Zuckers statt einer OH- eine Azidogruppe. Dadurch kann die zur Elongation notwendige Brücke zwischen den 3'- und 5'-C-Atomen der benachbarten Nukleotide nicht gebildet werden, und die weitere Synthese von komplementärer DNA bricht ab.

■ 81 Blockade der retroviralen reversen Transkription durch Azidothymidin (AZT)

Azidothymidin

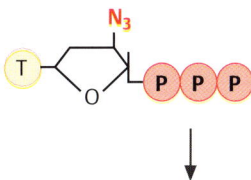

Phosphorylierung des Azidothymidins durch zelluläre Kinasen

AZT ist ein Thymidinanalogon, das am 3'-C-Atom des Zuckers statt einer OH- eine Azidogruppe trägt. Dadurch kommt es beim Umschreiben des viralen RNA-Genoms in einen DNA-Doppelstrang durch die reverse Transkriptase zum Kettenabbruch. Allerdings gibt es bereits AZT-resistente Viren mit mutierter reverser Transkriptase, die keine Affinität für AZT besitzt.

Azidothymidintriphosphat

bei Verwendung des Azidothymidintriphosphates durch die reverse Transkriptase bei der DNA-Synthese erfolgt Kettenabbruch

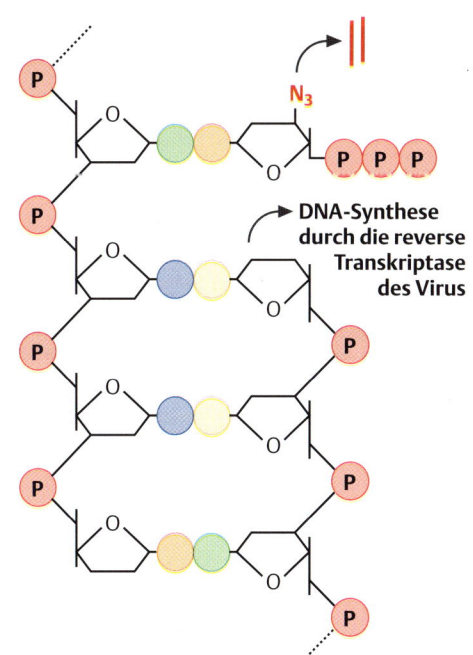

DNA-Synthese durch die reverse Transkriptase des Virus

HIV bildet allerdings AZT-resistente Varianten aus. Daher ist man heute gezwungen, immer neue RT-Inhibitoren zu entwickeln und diese in Kombination zur Therapie zu verwenden. Heute wird zu diesen Kombinationen auch noch ein **Proteasehemmer** zugesetzt. Die viral kodierte Protease ist für HIV unerläßlich, um ein korrektes posttranslationales Arrangieren der viralen Struktur zu erlauben. Bei Verabreichung der **Dreifachkombination aus zwei RT-Hemmern und einem Proteasehemmer** erfahren manche Patienten eine nachdrückliche Verbesserung ihrer Lebensqualität. Bei aller Euphorie muß jedoch im Bewußtsein bleiben, daß mit dieser Therapie zwar die Kontrolle über das Virus möglich ist, nicht jedoch dessen Eliminierung aus dem Wirt.

Da AZT sozusagen paßgenau auf das Enzym geschneidert wurde, ist es nicht verwunderlich, daß sich bei einem derartig essentiellen Protein bald resistente Virusvarianten mit einer mutierten RT entwickelt haben. Daher ist man heute gezwungen, immer neue RT-Inhibitoren zu entwickeln und diese bei der Behandlung kombiniert einzusetzen. Ein ganz entscheidender Durchbruch kam schließlich, als ein **Hemmer der viralen Protease** entwickelt wurde. Diese Protease ist für das Virus unerläßlich, um ein korrektes posttranslationales Arrangieren der viralen Struktur zu erlauben. Werden nun in **Dreifachkombinationen zwei RT-Hemmer mit einem Proteasehemmer** zur Therapie verwendet, führt dies zu erstaunlichen Erfolgen. Die CD4$^+$-T-Lymphozyten erreichen sehr schnell fast normale Werte, und durch die Wiederherstellung der immunologischen Kompetenz reduzieren sich die Probleme mit opportunistischen Infektionen. Die Patienten erfahren eine nachdrückliche Verbesserung ihrer Lebensqualität. Bei aller Euphorie muß jedoch im Bewußtsein bleiben, daß mit dieser Therapie zwar die Kontrolle über das Virus möglich ist, nicht jedoch dessen Eliminierung aus dem Wirt. Nach Absetzen der Pharmaka kommt es sehr schnell zum Wiederanstieg der viralen Beladung auf prätherapeutische Werte. Außerdem muß bei der extremen Variabilität dieses Virus mit der Ausbildung von Resistenzen auch gegen diese drei Medikamente gerechnet werden.

2 Spezielle Virologie

2.1 RNS-Viren

2.1.1 Picornaviridae

Klassifikation. ▤ 18 und ▤ 19.

18	Klassifikation der Picornaviridae
▷ Nukleinsäure	Einzelstrang-RNA, linear Plus-Strang, 7,2 – 8,4 Kb*
▷ Kapsidtyp	Ikosaeder
▷ Virusgröße	22 – 30 nm
▷ Hülle	nackt
* Kilobasen als Maß für die Größe des Genoms	

19	Humanmedizinisch wichtige Gattungen und Arten		
Gattung	**Art**		**Serotypen***
▷ Enterovirus	Poliovirus		3
	Coxsackievirus A		23
	Coxsackievirus B		6
	ECHO-Virus		31
	Enterovirus		4
▷ Rhinovirus	Rhinovirus		mehr als 110
▷ Cardiovirus			1 oder mehr
▷ Aphthovirus	Maul- und Klauenseuche-Virus		mindestens 7
▷ Hepatovirus	Hepatitis-A-Virus		1
* Serotypen: Virusarten einer Gattung oder einer Serogruppe, die mit Hilfe von monospezifischen Antiseren individuell neutralisierbar sind.			

Enterovirus

Polioviren

Bedeutung. Polioviren sind die Verursacher der Poliomyelitis (griech. polios = grau, myelos = Rückenmark); d. h., die Erkrankung betrifft die graue Substanz des Rückenmarks.

Epidemiologie. Poliovirus kommt weltweit vor. Es werden **3 Serotypen** unterschieden, die mit I bis III bezeichnet werden. Jeder Serotyp für sich allein ist in der Lage, die Poliomyelitis zu verursachen. Polioepidemien werden meist von Typ I (ca. 85 % der Fälle) und Typ II (ca. 3 %) verursacht. Sporadische Fälle gehen auf das Konto von Typ III.

Gegen jeden Serotyp können spezifische Antikörper gebildet und somit eine Immunität erzeugt werden. Es kommt jedoch nicht zur Ausbildung einer Kreuzneutralisation. **Ein sicherer Schutz vor Poliomyelitis existiert also erst, wenn Immunität gegen alle drei Serotypen besteht.**

Die Infektion erfolgt durch orale Aufnahme des Virus über kontaminiertes Trinkwasser und Lebensmittel.

Jährlich erkranken nach WHO-Schätzung ca. 80000 Menschen (Zahl der 1995 gemeldeten Fälle: 6179). Die Viren werden in großen Mengen mit dem Stuhl ausgeschieden, und zwar nicht nur von klinisch Erkrankten, sondern auch von der Masse der Infizierten mit inapparentem Verlauf.

Die Poliomyelitis ist in Ländern mit geringem Hygienestandard als Erkrankung im Kleinkindalter eher selten. Die hohe Durchseuchungsrate der Bevölkerung (Infizierte mit inapparentem klinischem Verlauf erfahren eine stille Feiung) bewirkt, daß Neugeborene einen entsprechenden »Nestschutz« besitzen (plazentagängige, mütterliche spezifische Antikörper der Klasse IgG schützen für ca. 6 Monate den Säugling). Der geringe Hygienestandard bedingt, daß sich das Kind innerhalb dieser Zeit selbst infiziert und immunisiert, ohne Gefahr zu laufen, krank zu werden.

Polioerkrankungen treten in den gemäßigten Zonen bevorzugt in der warmen Jahreszeit auf (Häufungsgipfel August).

Pathogenese. Die weitaus meisten Infektionen verlaufen subklinisch (98 – 99 %). Nach **oraler Aufnahme** vermehrt sich das Virus zunächst in den Zellen des Oropharynx, des Intestinaltraktes und der mesenterialen Lymphknoten. Durch hämatogene Streuung können die Viren das Zentralnervensystem erreichen, wo sie ihre eigentlichen Zielzellen finden (**motorische Neuronen** in den **Vorderhörnern** des **Rückenmarks** und in der **Hirnrinde**).

Klinik. Nach einer Inkubationszeit von durchschnittlich 1 – 3 Wochen (2 Tagen bis 5 Wochen) beginnt die Krankheit mit uncharakteristischen Allgemeinsymptomen wie Fieber, Kopf- und Gliederschmerzen. Nach ca. 3 Tagen entwickeln sich Pharyngitis und Tonsillitis. Eine abdominelle und neurologische Symptomatik schließt sich an, die unter Umständen differentialdiagnostische Schwierigkeiten bereitet. Auf dieses **Initialstadium** folgt das **präparalytische Stadium** (⊡ 82), in dem sich unter erneutem Fieberanstieg eine abakterielle Meningitis mit erhöhtem Liquordruck, Pleozytose (bis 500/3 Zellen) und Eiweißvermehrung (30 – 70 mg %) ausbildet. Daneben kann auch ein adynamisches Stadium mit Areflexie, Tremor und allgemeiner Muskelschwäche beobachtet werden. Das präparalytischmeningitische Stadium dauert wenige Stunden bis maximal 3 Tage, das adynamische Stadium 2 – 4 Tage. Die Krankheit kann dann in das **paralytische Stadium** einmünden. Charakteristisch sind die Morgenlähmungen. Eigenreflexe fehlen, die Muskulatur ist schlaff und schmerzhaft. Mit dem Eintritt der Lähmungen kommt es zur lytischen Entfieberung. Je nach Lokalisation (Kombinationen sind möglich) unterscheidet man:

- **spinale Form** (ca. 80 % der paralytischen Verlaufsform) mit schlaffen Lähmungen hauptsächlich der Extremitätenmuskulatur. Wird die Interkostalmuskulatur oder das Zwerchfell betroffen, tritt unbehandelt der Tod durch Erstickung ein (künstliche Beatmung)

Enterovirus

Polioviren

Bedeutung Poliovirus ist Verursacher der Poliomyelitis.

Epidemiologie Vom Erreger der Polio existieren **3 Serotypen** (Typ I – III). Jeder von ihnen kann eine Polio verursachen. Gegen jeden einzelnen Typ kann der Wirt neutralisierende Antikörper produzieren. Kreuzneutralisation ist, wenn überhaupt, dann geringfügig zwischen Poliovirus Typ I und II gegeben. **Ein sicherer Schutz vor Polio ist erst gegeben, wenn Immunität gegen alle drei Serotypen besteht.** Der Kontagionsindex ist für jeden Serotyp unterschiedlich, insgesamt aber gering. Alle drei Serotypen kommen weltweit vor. Bei Erkrankten und bei Infizierten mit inapparentem Verlauf werden große Mengen der umweltresistenten Viren mit den Fäzes freigesetzt. Polioerkrankungen treten bevorzugt im Sommer auf. In Ländern mit geringem Hygienestandard tritt die Poliomyelitis im Kleinkindalter eher selten, da sich die Krankheit wegen des hohen Durchseuchungsgrades der Bevölkerung (stille Feiung schon der Neugeborenen noch während des »Nestschutzes«) nicht durchsetzen kann.

Pathogenese Die Viren vermehren sich in den Zellen des Intestinaltraktes und der Mesenteriallymphknoten. Durch hämatogene Streuung erreichen sie das ZNS, wo sie sich in den **motorischen Neuronen** der grauen Substanz des **Rückenmarks** und der **Hirnrinde** vermehren können.

Klinik Das **Initialstadium** beginnt mit uncharakteristischen Allgemeinsymptomen. Während des **präparalytischen** Stadiums können sich eine Meningitis und ein adynamisches Stadium mit Areflexie u. a. entwickeln. Das präparalytische Stadium kann nach ca. 1 Woche in das klassische **paralytische Stadium** übergehen (⊡ 82). Dieses ist gekennzeichnet durch schlaffe Lähmungen der Muskulatur, die sich vor allem in den Morgenstunden ausprägen. Je nach Lokalisationsort unterscheidet man:

- **spinale Form** (häufigste Form, ca. 80 % schlaffe Lähmung): hauptsächlich der Extremitätenmuskulatur. Bei Beteiligung von Interkostalmuskulatur und Zwerchfell muß künstlich beatmet werden.

- **bulbopontine Form** (schwerste Form der Polio): Durch Befall der Gehirnnerven kommt es zu Störungen des Atem- und Kreislaufzentrums, was rasch zum Tode führen kann
- **enzephalitische Form** (sehr selten): Enzephalitis mit allen Folgeerscheinungen.

Merke ▶

- **bulbopontine Form**, die besonders bei Erkrankungen im Erwachsenenalter oder bei älteren Kindern beobachtet wird. Es ist die gefährlichste Form der Poliomyelitis, bei der die Hirnnerven X, XI und XII betroffen sind. Durch Störung des Atem- und Kreislaufzentrums kann rasch der Exitus eintreten
- **enzephalitische Form**, die sehr selten ist und sich durch eine Enzephalitis mit Bewußtseinstrübungen, Krampfanfällen, psychopathologischen Wesensveränderungen u. a. manifestiert.

> ▶ *Merke.* **Mehr als 90 %** aller Infektionen mit Poliovirus verlaufen **klinisch inapparent**. Die klinisch manifeste Erkrankung kann während jeder Phase enden, muß also keineswegs bis zum klassischen paralytischen Stadium gehen. **Mehr als 99 %** der klinisch manifesten Erkrankungen enden als nicht paralytische Form (**minor illness**). **Weniger als 1 %** entwickeln die paralytische Form (**major illness**).

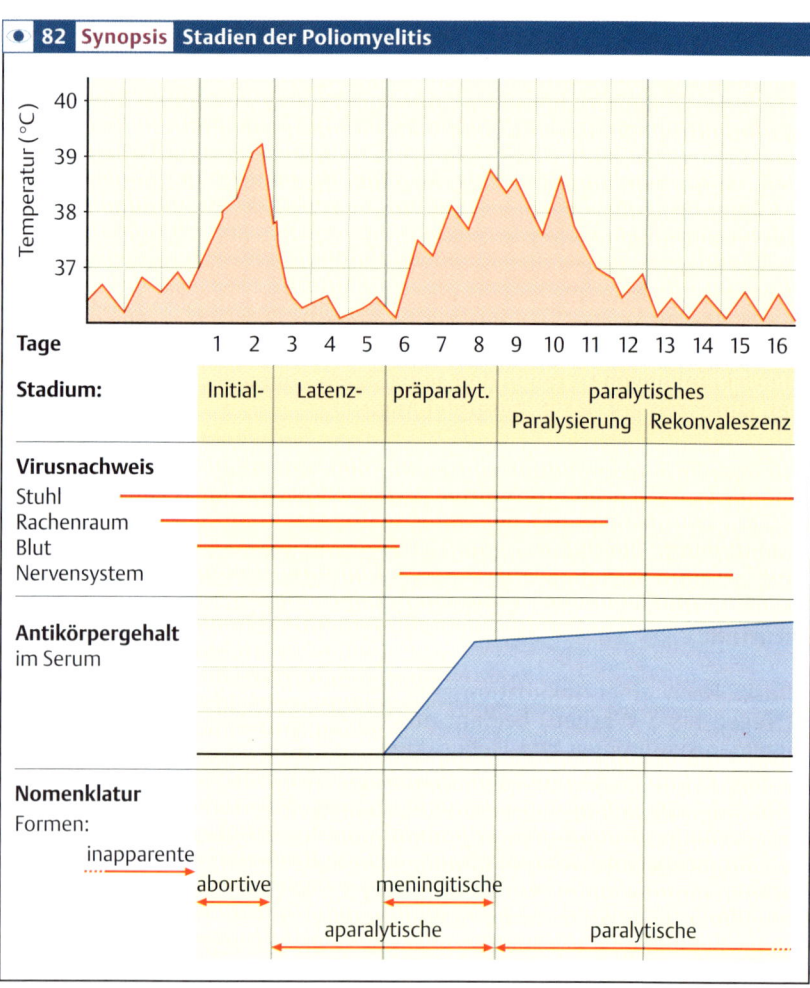

● 82 Synopsis **Stadien der Poliomyelitis**

Krankheitsfolgen Im Zuge einer Post-Poliomyelitis-Atrophie kann sich der Zustand auch nach Jahren noch verschlimmern.

Krankheitsfolgen. Die Lähmungserscheinungen bilden sich innerhalb von Stunden bis maximal 3 Tagen aus, selten später. Bis zur 8. Krankheitswoche können sich die Ausfallerscheinungen geringfügig bessern. Im allgemeinen ist nach 2 Jahren der irreversible Endzustand der Krankheit erreicht. Es kann jedoch noch nach Jahren eine weitere Verschlimmerung eintreten, entweder im Zuge einer langsamen progredienten Post-Poliomyelitis-Atrophie oder als akuter Schub mit weiteren Nerven- und Muskelschäden.

Diagnostik. Die Viren können in Zellkulturen aus Rachenspülwasser (in den ersten Tagen der Infektion), Stuhl, Blut und Liquor isoliert werden. Im Serum kann ein KBR-Titeranstieg oder ein Anstieg neutralisierender Antikörper die klinische Diagnose absichern.

> ▶ ***Praktischer Tip.*** Bei einem Versuch der direkten Virusisolierung muß das Untersuchungsmaterial (Rachenspülflüssigkeit, Stuhl, Blut, Liquor) möglichst schnell gekühlt in ein virologisches Labor gebracht werden. Bei serologischen Untersuchungen sollte sofort nach Krankheitsverdacht eine Serumprobe genommen werden, da sich nur so Titerverläufe mit der KBR oder neutralisierenden Antikörpern im Laufe des weiteren Krankheitsgeschehens beobachten lassen.

Therapie. Eine spezifische kausale Therapie ist nicht möglich. Es muß symptomatisch behandelt werden (evtl. künstliche Beatmung, orthopädische Versorgung der bleibenden Schäden etc.).

Prophylaxe. Die Kleinheit der Erreger (Trinkwasserfilter wirkungslos) sowie ihre große Umweltpersistenz, die besonders bei niedrigen Temperaturen (Trinkwasser) ein monatelanges Überleben garantiert, machen expositionsprophylaktische Maßnahmen außerordentlich unsicher. Um so wichtiger sind dispositionsprophylaktische Maßnahmen im Sinne der Schutzimpfung.
Es existieren zwei Arten von Schutzimpfungen gegen Poliomyelitis:
- Impfung nach **Sabin** (Lebendimpfstoff, **oral**)
- Impfung nach **Salk** (Totimpfstoff, **parenteral**).

Bei der Impfung nach Sabin handelt es sich um einen **Lebendimpfstoff**, bei dem **alle drei Typen** von Poliovirus oral verabreicht werden. Eine Grundimmunisierung liegt vor, wenn die Impfdosis im Abstand von 6–8 Wochen (Mindestabstand!) zweimal verabreicht wurde. Eine dritte Dosis nach 12 Monaten wird empfohlen.

> ▶ ***Merke.*** Nach 10 Jahren sollte eine Auffrischung erfolgen. Weitere Auffrischungen im Abstand von jeweils 10 Jahren sind angezeigt bei erhöhtem Expositionsrisiko (Reisen in warme Länder).

Die Gefahr, daß nach der Impfung passagere Paresen auftreten, ist gering (1 Fall bei 6,7 Millionen Impfungen). Nach der Impfung scheidet der Impfling Polioviren mit dem Stuhl aus. Eine prinzipielle Gefahr für die häusliche Gemeinschaft kann nicht generell verneint werden, vor allem wenn immundefiziente Personen in ihr leben.
Mit Hilfe dieses Impfstoffes gelang weltweit eine anhaltende Verdrängung der Poliomyelitis. In den Industrienationen werden seit vielen Jahren keine autochthonen Poliomyeliden mehr beobachtet. Alle Erkrankungsfälle in diesen Ländern sind entweder auf importierte Infektionen oder auf Impfzwischenfälle (siehe der klinische Fall) zurückzuführen. Um zukünftig solche Zwischenfälle zu vermeiden, hat sich die ständige Impfkommission am Robert-Koch-Institut (RKI) entschlossen, ab März 1998 in Deutschland **zur Regelimpfung den Impfstoff nach Salk (Totimpfstoff)** zu empfehlen.

> ▶ ***Merke.*** Bei Poliomyelitisausbrüchen wird die gefährdete Bevölkerung durch eine **aktive Schutzimpfung** immunisiert (**Riegelungsimpfung**).
> Eine der wenigen Ausnahmen von der allgemeinen Impfregel: »Keine aktive Schutzimpfung bei Inkubationsverdacht!«.

Diagnostik Isolierung der Viren in Zellkulturen aus Rachenspülwasser, Stuhl, Blut oder Liquor ist möglich. KBR- und neutralisierende Antikörpertiter stützen den klinischen Befund.

◀ Praktischer Tip

Therapie Eine kausale Therapie ist nicht möglich.

Prophylaxe Es existieren zwei Schutzimpfungen gegen Poliomyelitis:
- ein **Lebendimpfstoff (Sabin)**, bei dem alle drei Serotypen oral verabreicht werden
- ein **Totimpfstoff (Salk)**, der seit März 1998 zur **Regelimpfung** von der STIKO empfohlen wird. Nach zweimaliger Injektion im Abstand von 8 Wochen besteht eine Grundimmunisierung, die ebenfalls nach 10 Jahren aufgefrischt werden soll.

◀ Merke

◀ Merke

Klinischer Fall

Ein 58jähriger Mann bemerkte eine zunehmende Bewegungsschwäche und Schmerzen im Bereich der unteren Extremität. 3 Tage nach dem Auftreten der ersten Symptome suchte er einen Arzt auf. Am 5. Krankheitstag hatte sich eine schlaffe proximale Lähmung entwickelt, so daß ein Aufstehen aus der Hocke nicht mehr möglich war. Unter dem Verdacht einer Parese wurde er zunächst in ein allgemeines Krankenhaus eingewiesen und 2 Tage später in ein Fachkrankenhaus verlegt. Anamnestisch wurde bekannt, daß der Patient 15 Tage vor Auftreten der ersten Symptome im Rahmen der Vorbereitung einer Reise in die Türkei eine erstmalige Impfung mit trivalenter oraler Poliovakzine (OPV) erhalten hatte. Frühere Impfungen konnten nicht eruiert werden. Die darauf erhobene Verdachtsdiagnose auf eine vakzineassoziierte paralytische Poliomyelitis (VAPP) konnte durch Untersuchungen am Nationalen Referenzzentrum für Poliomyelitis und Enteroviren bestätigt werden: Aus Stuhlproben konnte wiederholt Poliovirus Typ 3 isoliert und als sabinähnlich, d. h. als Impfvirus, bestimmt werden. Die Diagnose gründet sich auf dem zeitlichen Zusammenhang zwischen Impfung und Auftreten der ersten Krankheitszeichen (mögliches Intervall 7 – 30 Tage nach Impfung) und der Isolierung des Impfvirus.

(Quelle: Epidemiologisches Bulletin 26/98 des Robert-Koch-Institutes, Berlin)

Coxsackieviren, ECHO-Viren, Enteroviren

Coxsackieviren, ECHO-Viren, Enteroviren

Bedeutung Coxsackie-, ECHO- und Enteroviren können eine Vielzahl unterschiedlicher Erkrankungen auslösen, die sich nicht auf ein Organ beschränken.

Bedeutung. Im Gegensatz zu den Polioviren verursachen die übrigen humanpathogenen Enteroviren keine organspezifischen Infektionskrankheiten, sondern sind Verursacher einer Reihe unterschiedlicher, aber gleichartiger Erkrankungen, die nachfolgend besprochen werden sollen. Die Nomenklatur der drei Virusarten ist deshalb auch in stetigem Fluß. So wurde z. B. das Coxsackie-A-23-Virus zum ECHO-Virus 9; das ECHO-Virus 34 zum Coxsackie A 24, das ECHO-Virus 10 zum Reovirus Typ 1 und das ECHO-Virus 28 zum Rhinovirus 1 A erklärt. 1969 hat man schließlich beschlossen, neue Typisolate nicht mehr als Coxsackie- oder ECHO-Viren zu klassifizieren, sondern sie als Enteroviren-Spezies fortlaufend zu numerieren. Unter diesen Umständen scheint es vertretbar und sinnvoll, Coxsackie-, ECHO- und Enteroviren gemeinsam zu besprechen.

Epidemiologie Die Übertragung erfolgt fäkal-oral.

Epidemiologie. Die Übertragung aller Enteroviren erfolgt fäkal-oral durch Schmutz- und Schmierinfektionen über Trinkwasser und kontaminierte Lebensmittel.

Definition ▶

▶ **Definition. Coxsackieviren** wurden 1948 aus dem Stuhl Polioverdächtiger in der Stadt Coxsackie im US-Bundesstaat New York isoliert, und zwar in neugeborenen Mäusen. Interessanter Hintergrund für diese Entdeckung war das Bemühen, für den Nachweis von Polioviren, der damals noch ausschließlich in Affen erfolgte, ein billigeres Tier, z. B. Mäuse, zu finden. Die neu isolierten Viren unterschieden sich jedoch eindeutig von den Polioviren. Aufgrund ihrer spezifischen Pathogenität für das Mäusebaby unterscheidet man heute die Gruppe A mit 23 und die Gruppe B mit 6 Serogruppen.
Der Begriff **ECHO-Viren** ist das Akronym aus »**e**nteric **c**ytopathogenic **h**uman **o**rphan«. Beschrieben werden damit Enteroviren, die in Zellkulturen einen zytopathogenen Effekt erzeugen. In der virologischen Forschung bezeichnete man humane Virusisolate, die keiner Krankheit zugeordnet werden konnten, also auch bei Gesunden gefunden wurden, als »Waisen«.

Pathogenese Coxsackie- und ECHO-Viren sind zytolytisch. Nach primärer Vermehrung in den lymphatischen Geweben des Oropharynx und des Darms erreichen sie auf dem hämatogenen Weg ihre Zielorgane.

Pathogenese. Ebenso wie Polioviren verursachen Coxsackie- und ECHO-Viren eine Zytolyse ihrer Zielzellen. Die Viren treten in den Verdauungstrakt ein, vermehren sich zunächst oropharyngeal und erreichen über eine Virämie je nach Tropismus unterschiedliche Organe des Wirtes. Die Inkubationszeit liegt zwischen 2 und 40 Tagen.

Klinik.
- **Epidemische Myalgie** (Pleurodynie, Bornholmer Krankheit) wird bevorzugt von **Coxsackie-B-Viren** verursacht, jedoch sind auch schon Coxsackie-A-Viren und ECHO-Viren isoliert worden. Typisch ist ein stechender Brustschmerz, der sich bei Bewegungen verstärkt und von Fieber begleitet wird. Die Symptome dauern 2 – 4 Tage und verschwinden dann in der Regel vollständig. Rückfälle sind möglich.
- **Jugendlicher Diabetes mellitus** dürfte in 10 % aller Fälle Folge einer Infektion mit Coxsackie-B-Viren sein.
- **Infektionen des Respirationstraktes** werden von Coxsackie A, Coxsackie B, ECHO-Viren und Enterovirus 71 (bei Kindern auch Enterovirus 68) verursacht und können Krankheitsbilder von der Bronchitis bis zur Pneumonie erzeugen.
- **Infektionen des Gastrointestinaltraktes** sind häufig von Enteroviren verursacht. Daneben können auch ECHO-Viren und Coxsackie-A-Viren als Verursacher isoliert werden.
- **Infektion des Rachenraumes** ist die **Herpangina** (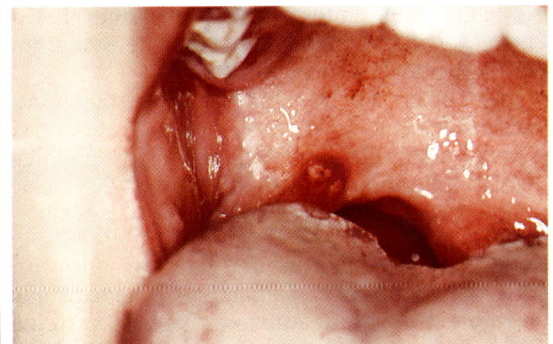 83), die vor allem Kleinkinder in den Sommermonaten betrifft, jedoch nicht von Herpesviren, sondern ausschließlich von Coxsackie-A-Viren verursacht wird. Klinisch dominieren plötzlich einsetzendes hohes Fieber, Rachenentzündung und gastrointestinale Beschwerden. Im hinteren Gaumenbereich können kleine Bläschen mit rotem Hof beobachtet werden, die zur Eruption neigen und sich nach 10 – 14 Tagen zurückbilden, wobei auch die übrigen Symptome verschwinden.

Eine ähnliche Erkrankung wird speziell durch Coxsackie A 10 verursacht, bei der jedoch keine Bläschen, sondern feste, weißgelbliche Papeln im Rachenraum zu sehen sind. Klinisch dominiert eine **Pharyngitis mit lokaler Lymphknotenschwellung**.

83 Herpangina (Coxsackie-A-Virusinfekt), Anamnese 3 Tage

Typisch sind die weißlichen Bläschen mit entzündetem Rundhof im Bereich des weichen Gaumens, der Tonsillen und der Uvula.

Klinik Eine typische Erkrankung ist die **epidemische Myalgie** (Pleurodynie, Bornholmer Krankheit), die hauptsächlich durch Coxsackie-B-Viren verursacht wird. Coxsackie-B-Viren sollen auch an der Entstehung des **jugendlichen Diabetes mellitus** beteiligt sein.

Die **Herpangina** (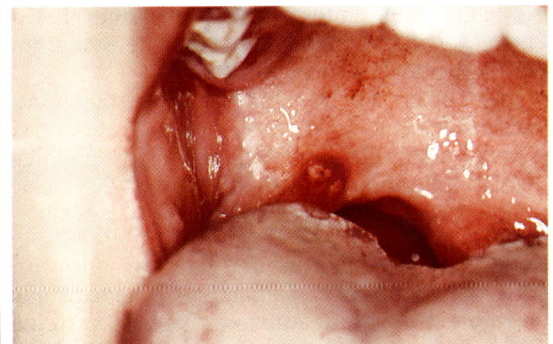 83) wird ausschließlich von Coxsackie-A-Viren verursacht und trifft vor allem Kleinkinder in den Sommermonaten.

Coxsackie-, ECHO- und Enteroviren sind in wechselnder Bedeutung darüber hinaus Erreger von **Infektionen des Respirations- und Gastrointestinaltraktes**, des **Rachenraumes**, der **Haut** (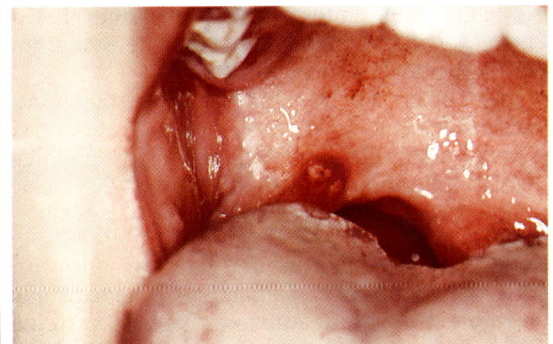 83), des **Auges** und des **Herzens**. Sie verursachen **poliomyelitisartige Krankheitsbilder** mit Meningitis und Paralysen.

- **Makulopapulöse Hautinfektionen** können verursacht werden durch Coxsackie-A-Viren, Coxsackie-B-Viren und ECHO-Viren (»Boston«-Exanthem). Eine Sonderform ist das **kombinierte »Hand- und Fußexanthem mit Mundenanthem«**. Es handelt sich um Bläschen, die auf der Haut von Händen (besonders Daumen) und Füßen (besonders Großzehen) sowie in der Mundschleimhaut auftreten (■ **84**). In der Regel kommt es innerhalb von 2 Wochen zur narbenlosen Abheilung. Ursache sind Coxsackie-A-Viren A4, 5, 9, 10, 16 sowie Enterovirus 71.

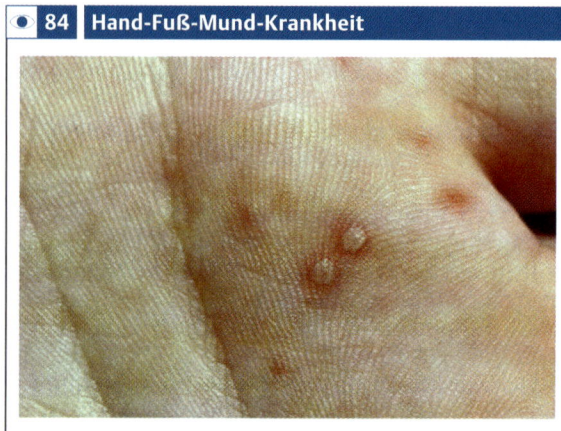

● 84 Hand-Fuß-Mund-Krankheit

Coxsackie-Viren verursachen palmare Pusteln mit erythematösem Randsaum, die gleichzeitig auch in der Mundschleimhaut auftreten.

- **Augeninfektionen** im Sinne einer hämorrhagischen Konjunktivitis werden durch ECHO-Virus 7 und 11, Coxsackie A14, A24 und B2 und Enterovirus 70 verursacht.
- **Polioähnliche Erkrankungen mit Meningitis** und **Paralyse** werden von Coxsackie-A-, Coxsackie-B-, ECHO- und Enteroviren (Typ 70 und 71) verursacht. Für die Praxis bedeutet dies: Poliomyelitisähnliche Symptome können von allen Enterovirus-Arten verursacht werden.
- **Kardiale Erkrankungen**, speziell Peri- und Myokarditiden, werden bevorzugt von Coxsackie-B-Viren verursacht.
- **»Sommergrippe«** ist die Bezeichnung für eine uncharakteristische, fiebrige Erkrankung, die in den Sommermonaten auftritt und von Coxsackie- und ECHO-Viren verursacht wird.

Diese Viren verursachen auch in den Sommermonaten eine uncharakteristische Erkrankung (»Sommergrippe«).

Diagnostik. Eine Virusisolierung in Zellkulturen und die Typisierung durch neutralisierende Antikörper sind prinzipiell möglich, jedoch muß stets abgewogen werden, ob der extrem große Aufwand (über 60 verschiedene Antiseren müssen teilweise eingesetzt werden) angesichts der therapeutischen Konsequenz wirklich lohnt. Die Diagnose erfolgt häufig klinisch als Ausschlußdiagnose. Serologische Bestimmungen sind dabei hilfreich, aber in der Regel spezifisch nicht beweisend. Für den Nachweis von Viren der Gattung Enterovirus steht ein RT-PCR-Test* zur Verfügung.

Diagnostik Die Anzüchtung in Zellkulturen ist möglich, aufwendig und in der Praxis wenig gebräuchlich. Serologische Befunde unterstützen die klinische Diagnose, sind jedoch in der Regel nicht beweisend. Die Diagnose erfolgt häufig klinisch als Ausschlußdiagnose.

Therapie. Eine kausale Therapie ist in keinem der Fälle möglich.

Prophylaxe. Eine gezielte Prophylaxe ist nicht möglich.

Therapie Keine kausale Therapie möglich.

Prophylaxe Nicht möglich.

---

* RT-PCR = »reverse transcription-polymerase chain reaction«. Zum Nachweis von Viren mit RNA-Genom durch die PCR muß die RNA zunächst in eine komplementäre DNA durch das retrovirale Enzym reverse Transkriptase umgeschrieben werden. Die komplementäre DNA wird anschließend in einer PCR amplifiziert und durch Hybridisierung mit einem markierten Sonden-Oligonukleotid nachgewiesen.

Rhinovirus

Bedeutung. Rhinoviren sind die **Erreger des banalen Schnupfens** (common cold).

Epidemiologie. Rhinoviren sind weltweit verbreitet. Die Infektion erfolgt durch Tröpfchenübertragung oder Schmierinfektionen direkt von Mensch zu Mensch. Einige Serotypen zirkulieren in umgrenzten Patientenpopulationen zum Teil für Jahre. Geschätzt werden etwa 2 – 5 Infektionen/Individuum/Jahr. Die Infektionen haben einen Häufigkeitsgipfel im Spätsommer und Frühjahr.

Pathogenese. Rhinoviren haben zytolytische Eigenschaften für Epithelzellen des Nasen-Rachen-Raumes. Nach Eintritt des Virus kommt es innerhalb von 48 Stunden zu fokalen Zerstörungen des Epithels. Großflächige Nekrosen bleiben aus. Die Infektion bleibt in der Regel lokalisiert. Nur in Ausnahmefällen kommt es bei Kindern zur Abwanderung in die tieferen Atemwege mit der Ausbildung einer Bronchitis oder Bronchopneumonie.

Klinik. Nach einer Inkubationszeit von 1 – 4 Tagen kommt es zur Rhinitis mit anfangs wäßriger, später schleimig-eitriger Sekretion. Bakterielle Superinfektionen sind häufig und können das Krankheitsbild bedeutend verschlimmern.

Krankheitsfolgen. Eine sich ausbildende Immunität ist typenspezifisch und bietet bei über 110 Serotypen keine Sicherheit vor erneuter Infektion.

Diagnostik. In der Praxis wird eine Erregerdiagnostik des Schnupfens nicht durchgeführt.

Therapie. Eine kausale Therapie ist nicht möglich.

Prophylaxe. Auch wenn es sich beim Schnupfen nur um eine medizinisch harmlose Erkrankung handelt, wird das subjektive Wohlbefinden des Betroffenen doch erheblich beeinträchtigt. Gezielte prophylaktische Maßnahmen, etwa durch eine Schutzimpfung, sind zur Zeit nicht möglich.

Hepatovirus
Hepatitis-A-Virus (HAV)

Bedeutung. HAV ist der **Erreger der Hepatitis epidemica (Hepatitis A)**. Der Begriff Hepatitis A wurde in den 40er Jahren ohne Kenntnis des ätiologischen Agens zur Abgrenzung gegen die durch Serum übertragbare und anders verlaufende Hepatitis B eingeführt. Erst in den 70er Jahren konnte HAV als Auslöser der Hepatitis A identifiziert werden.

Epidemiologie. HAV ist weltweit verbreitet. Die Prävalenz der durch HAV verursachten Hepatitis ist jedoch nur in Ländern mit schlechten hygienischen Verhältnissen hoch. In Deutschland hat sich aufgrund des deutlich verbesserten hygienischen Standards die Durchseuchungsrate in den letzten 2 Jahrzehnten von ehemals 50 auf etwa 10 % gesenkt. Die fäkal ausgeschiedenen Viren sind sehr resistent gegen physikochemische Beeinträchtigungen und können wie andere Enteroviren auch über Monate in Ab- und Trinkwasser stabil bleiben. Durch orale Aufnahme verseuchten Wassers oder kontaminierter Lebensmittel kommt es zur Infektion. Da Viruspartikel bereits 14 Tage vor Ausbruch der Krankheit ausgeschieden werden und ca. zwei Drittel der Infizierten in der Regel nicht hospitalisiert werden, kann die Infektion nicht allein durch seuchenhygienische Maßnahmen eingedämmt werden.

Pathogenese. Die Schritte, die vom Eintritt des Virus in den Gastrointestinaltrakt zur Infektion der Hepatozyten führen, sind nicht komplett ver-

Rhinovirus

Bedeutung Erreger des banalen Schnupfens.

Epidemiologie Rhinoviren sind weltweit verbreitet. Die Infektion erfolgt durch Tröpfchenübertragung oder Schmierinfektionen direkt von Mensch zu Mensch. Besonders häufig kommt es im Spätsommer und Frühjahr zu Infektionen.

Pathogenese Nach Eintritt des Virus in den Nasen-Rachen-Raum kommt es innerhalb von 48 Stunden zu fokalen Zerstörungen des Schleimhautepithels.

Klinik Rhinitis. Bakterielle Superinfektionen sind häufig.

Krankheitsfolgen Die Immunität ist nur kurzzeitig und typenspezifisch und bietet daher bei über 110 Serotypen keine Sicherheit.

Diagnostik Wird in der Praxis nicht durchgeführt.

Therapie Nur symptomatisch.

Prophylaxe Gezielte prophylaktische Maßnahmen sind zur Zeit nicht möglich.

Hepatovirus

Hepatitis-A-Virus (HAV)

Bedeutung HAV ist der **Erreger der Hepatitis epidemica (Hepatitis A)**.

Epidemiologie HAV ist weltweit verbreitet. Besonders häufig tritt die Hepatitis A jedoch in Ländern mit schlechten hygienischen Verhältnissen auf. Aufgrund seiner außerordentlichen Stabilität bleibt das Virus über Monate in Abwässern infektiös und erreicht so auf dem fäkal-oralen Weg seinen Wirt.

Pathogenese Nach oraler Aufnahme erreicht HAV über den Gastrointestinaltrakt die Leber. Die Replikation in Hepatozyten führt zur Ausschüttung viraler Partikel über die Gallenwege in den Darm und zur Ausscheidung im Stuhl. Die Nekrosen in der Leber sind nicht ausschließlich auf die Zytopathogenität des Virus zurückzuführen, sondern auch auf die zelluläre Immunantwort des Wirtes, die zur Zerstörung infizierter Hepatozyten beiträgt.

standen. Das Maximum der Virusausscheidung wird noch vor Auftreten der klinischen Symptome erreicht, wobei die Viruspartikel über die Gallenwege in den Darm gelangen und von dort mit dem Stuhl den infizierten Wirt verlassen. Zu diesem Zeitpunkt findet sich auch eine Virämie, in deren Folge das Virus in extrahepatischen Orten wie Milz, Niere, Tonsillen und Speichel gefunden wird. Diese Befunde deuten an, daß HAV möglicherweise zu einem frühen Zeitpunkt der Infektion in den sekundären lymphatischen Geweben des Oropharynx replizieren kann. Obwohl HAV zu den Picornaviridae gehört, zeigt das Virus in vivo zum Zeitpunkt der maximalen Virusproduktion nicht das typische histopathologische Bild, welches bei Mitgliedern dieser Virusfamilie durch massive zytolytische Gewebeschädigungen auffällt. Infizierte Zellen zeigen ballonartige Veränderungen, sind geschwollen und weisen ein undifferenziertes Zytoplasma auf. Erst mit Einsetzen der inflammatorischen Reaktion finden sich Nekrosen im periportalen Bereich mit mononukleären Infiltraten. Daher wird von einer erheblichen immunpathogenetischen Komponente bei der Hepatitis A ausgegangen. Der entstehende zelluläre Debris wird von Kupferzellen phagozytiert, die auch Wochen nach Rekonvaleszenz noch eine Hypertrophie aufweisen können. Gelegentlich kann sich diese fokale Nekrose zu weiträumigen Zerstörungen des Leberlappens ausweiten. Sind etwa drei Viertel aller Hepatozyten betroffen, führt dies zum Tode.

Klinik Bei Kindern verläuft die Infektion mehrheitlich subklinisch (ca. 90 %), während nur 10 % der Erwachsenen ohne Symptome bleiben. **Nach einer 2 – 6wöchigen Inkubationszeit treten abrupt Übelkeit, Fieber, Müdigkeit und Myalgien auf**, die von einem **Ikterus (gelbliche Verfärbung der Haut)** und einer **Bilirubinurie** gefolgt werden.

Klinik. Abhängig vom Lebensalter bei Infektion sind sehr unterschiedliche klinische Verläufe zu beobachten. Bei Kindern verläuft die Infektion in der überwiegenden Mehrzahl der Fälle subklinisch (ca. 90 %), während bei Erwachsenen nur etwa 10 % der Infektionen ohne Symptome bleiben. In beiden Fällen kommt es jedoch in mehr als 99 % zu einer vollständigen Ausheilung. Chronifizierungen können nicht beobachtet werden, wohl aber gelegentlich eine protrahierte Virusausscheidung und die Präsenz viraler RNA im Patienten über Monate. Die Mortalität der fulminanten Hepatitiden ist im Kindesalter extrem niedrig und steigt bei den über 40jährigen auf etwa 2 %. **Typische Symptome nach einer 2 – 6wöchigen Inkubationszeit sind abrupt einsetzende Übelkeit, Fieber, Müdigkeit und Myalgien**. Der typische **Ikterus** wird durch die Ausscheidung von dunkelbraunem Urin (**Bilirubinurie**) eingeleitet und von einer **gelblichen Färbung von Haut und Schleimhäuten** gefolgt.

Diagnostik Methode der Wahl ist der **Antikörpernachweis im Serum** (⊡ 85).

Diagnostik. Methode der Wahl ist der **Antikörpernachweis im Serum**. Bereits zu Beginn der Krankheit lassen sich spezifische IgM- und meist auch IgG-Antikörper nachweisen (Anti-HAV). Das Hepatitis-A-Antigen (HAV-Ag) läßt sich bereits 14 Tage vor Ausbruch der Krankheit im Stuhl nachweisen (Antigen-ELISA, ⊡ 85).

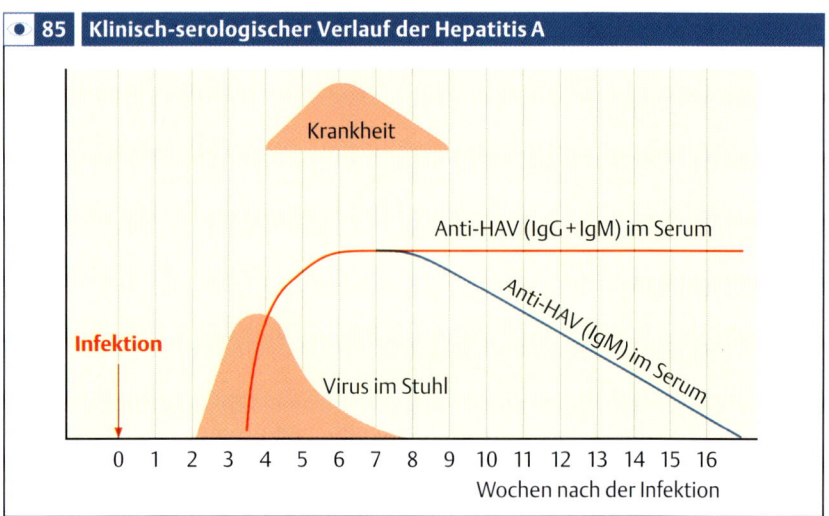

⊡ 85 **Klinisch-serologischer Verlauf der Hepatitis A**

Krankheit

Anti-HAV (IgG + IgM) im Serum

Anti-HAV (IgM) im Serum

Infektion

Virus im Stuhl

0 1 2 3 4 5 6 7 8 9 10 11 12 13 14 15 16

Wochen nach der Infektion

Prophylaxe. Es existiert seit jüngstem ein **Totimpfstoff**, der nach dreimaliger Applikation (Schema: 0–6 Wochen – 5 Monate) eine mindestens 10 Jahre andauernde Immunisierung gewährleistet. Kurzfristig kann auch eine i. m. Gabe von 5 ml NIG (Normalimmunglobulin) für den Erwachsenen (2 ml für Kinder) für ca. 6 Wochen Schutz bieten. Ein im Handel befindliches, mit Anti-HAV angereichertes Immunglobulin kann niedriger dosiert werden.

2.1.2 Caliciviridae

Klassifikation. Caliciviren haben ihren Namen von kelchförmigen Vertiefungen, die sich auf der Kapsidoberfläche befinden (calix, lat. Kelch).

▦ **20** zeigt die Klassifikation der Caliciviren. Sie beinhalten humanmedizinisch wichtige Gattungen und Arten. Die Klassifikation der Caliciviren ist im Fluß, da bis heute nur wenige Untersuchungen vorliegen. Nach molekularbiologischen Analysen wurden das Norwalkvirus und die norwalkähnlichen Viren der Familie Caliciviridae zugeordnet.

▦ 20	Klassifikation der Caliciviridae
▷ Nukleinsäure	Einzelstrang-RNS, linear Plus-Strang, 7,4–7,7 Kb
▷ Kapsidtyp	Ikosaeder
▷ Virusgröße	35–40 nm
▷ Hülle	nackt

Calicivirus
Norwalkvirus

Bedeutung. Für die Identifizierung erwies sich eine epidemische Gastroenteritis 1968 in Norwalk, Ohio, als sehr wichtig. Obwohl damals kein Erreger identifizierbar war, konnte nach Filtration von Stuhlproben durch bakteriendichte Filter in Freiwilligen innerhalb von 24 Stunden eine Gastroenteritis ausgelöst werden, die mit Übelkeit und heftigem Erbrechen verbunden war. Aus diesen Stuhlproben gelang erst 1972 die Identifikation des Erregers mit Hilfe der Immunelektronenmikroskopie. Das Norwalk-Agens zählt als das erste, das im Zusammenhang mit nichtbakteriellen Gastroenteritiden sichtbar gemacht wurde.

Epidemiologie. Die Übertragung erfolgt oral durch Schmierinfektionen von Mensch zu Mensch oder über kontaminierte Lebensmittel. Das Virus wird von Erkrankten in hoher Anzahl mit dem Stuhl ausgeschieden. Die Infektion betrifft vor allem Kinder im Schulalter. Die Prävalenz von Antikörpern mit Spezifität für Norwalkvirus steigt jedoch deutlich langsamer im Verlauf des Lebens an als bei den Rotaviren und erreicht in Industrienationen etwa 50 % im Alter von 40–50 Jahren.

Pathogenese. Bioptisches Material von Freiwilligen nach Calicivirusinfektion zeigt verkürzte und verbreiterte Villi im Jejunum. Die Epithelzellen der unterliegenden Mukosa sind jedoch nicht infiziert und bleiben intakt. Bei Rekonvaleszenz kommt es zur vollständigen Rückbildung der Mikrovilli in den präinfektiösen Normalzustand.

Klinik. Nach der Infektion kommt es urplötzlich zu einem 1–2 Tage während Brechdurchfall mit abdominellen Krämpfen. Das Krankheitsbild verläuft gutartig und kommt ohne Therapie nach ca. 48 Stunden zum Stillstand. Im Gegensatz zu den Rotaviren, die im Kindesalter Gastroenteritiden mit einer schweren Diarrhö auslösen, überwiegen bei den Caliciviren Übelkeit und Erbrechen als klinische Zeichen der Infektion.

Prophylaxe Es existiert ein **Totimpfstoff** der nach dreimaliger Applikation eine mindestens 10 Jahre andauernde Immunisierung gewährleistet.

2.1.2 Caliciviridae

Klassifikation Humanmedizinisch wichtige Gattungen und Arten: Norwalk-Gruppe (▦ 20).

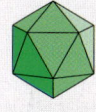

Calicivirus

Norwalkvirus

Bedeutung Norwalkvirus verursacht akute Gastroenteritiden.

Epidemiologie Die Infektion erfolgt oral durch kontaminierte Lebensmittel oder direkte Schmierinfektionen. Betroffen sind vor allem Kinder im Schulalter.

Pathogenese Der zytopathogene Effekt durch Caliciviren führt zu verkürzten und verbreiterten Villi im Jejunum bei intakten Epithelzellen der unterliegenden Mukosa.

Klinik Kurzzeitiger Brechdurchfall mit abdominellen Krämpfen. Gutartiger, ca. 48 Stunden anhaltender Verlauf.

Krankheitsfolgen

Diagnostik Durch Elektronenmikroskopie oder Antigennachweis oder RT-PCR im Stuhl.

Therapie Symptomatisch.

Prophylaxe Hoher Hygienestandard.

Hepatitis-E-Virus (HEV)

Bedeutung HEV ist weltweit gesehen der wichtigste Verursacher von enteral übertragbaren Non-A-non-B-Hepatitiden.

Epidemiologie HEV wird fäkal-oral übertragen und tritt klinisch in Ländern mit geringem Hygienestandard in Form großer Ausbrüche von NANB-Hepatitiden auf. In Deutschland erscheint die Hepatitis E eher sporadisch und dann häufig als Reiseinfektion.

Pathogenese Nach Aufnahme des Virus dringt HEV in die Leber vor und wird bei Replikation in den Hepatozyten über die Gallengänge in den Darm abgegeben. Histopathologisch zeigen sich Infiltrationen von Lymphozyten im Portalbereich und damit assoziiert fokale Nekrosen des Gewebes. Die besonders schweren Verläufe der Infektion bei Schwangeren mit einer Todesrate von bis zu 20 % sind noch nicht befriedigend erklärt.

Klinik Eine HEV-induzierte Hepatitis gleicht klinisch anderen viral bedingten Hepatitiden. Nach etwa 30 Tagen Inkubation werden **prodromale Zeichen wie Abgeschlagenheit** bei etwa einem

Krankheitsfolgen. Bei alten, sehr jungen oder geschwächten Patienten kann die Krankheit zum Tode führen.

Diagnostik. Caliciviren sind bis heute nicht anzüchtbar. Der Erregernachweis erfolgt mittels Immunelektronenmikroskopie, durch Antigennachweis (RIA, EIA) oder durch RT-PCR im Stuhl. Allerdings scheint die RT-PCR unempfindlicher als der Antigennachweis zu sein, da im Stuhl zwar viel Antigen, aber wenig komplette Viruspartikel vorhanden sind.

Therapie. Eine kausale Therapie ist nicht möglich.

Prophylaxe. Wie bei allen fäkal-oral übertragenen Erregern von Gastroenteritiden, kann nur ein hoher Hygienestandard die Infektionskette unterbrechen.

Hepatitis-E-Virus (HEV)

Bedeutung. HEV ist – wie HAV auch – Auslöser von akuten Hepatitiden. Weltweit gesehen ist es der **wichtigste Verursacher von enteral übertragbaren Non-A-non-B-Hepatitiden**. Trotz der Ähnlichkeiten zwischen HAV und HEV im Hinblick auf Übertragungsmodus und der verursachten klinischen Symptome bestehen keine Verwandtschaften zwischen den Viren auf der genomischen Ebene.

Epidemiologie. HEV wird fäkal-oral übertragen und stellt daher vorwiegend in Ländern mit schlechten hygienischen Verhältnissen ein Problem dar. Direkte, von Person zu Person stattfindende Übertragungen scheinen möglich; ihre Bedeutung ist jedoch noch unklar. Klinisch tritt die durch HEV verursachte Hepatitis meistens in Form großer Ausbrüche in Erscheinung. In den Industrienationen sind dagegen nur sporadisch auftretende Fälle, häufig als Importinfektion nach Auslandsaufenthalt, beschrieben. Nach Einführung der ersten EIA zum Nachweis HEV-spezifischer Antikörper konnten genauere Bilder zur weltweiten Seroprävalenz entworfen werden. Überraschenderweise liegen die gewonnenen Werte in den geographischen Regionen mit häufigen Ausbrüchen deutlich niedriger als erwartet (maximal 25 % Seroprävalenz) und in den Regionen mit vereinzeltem Auftreten einer Hepatitis E deutlich höher als vorausgesagt (bis zu 3 % Seroprävalenz).

Pathogenese. Nach Aufnahme des Virus meist über kontaminiertes Trinkwasser dringt HEV auf bisher noch unbekanntem Wege in die Leber vor und wird bei Replikation über die Gallengänge in den Darm abgegeben. Eine Virämie besteht schon vor Ausbruch der Erkrankung, und Studien mit Hilfe der PCR in freiwillig Infizierten deuten an, daß die maximale Viruskonzentration im Stuhl kurz vor Auftreten des Ikterus erreicht ist. Histopathologisch zeigen sich Infiltrationen von Lymphozyten im Portalbereich und damit verbunden fokale Nekrosen des Gewebes. An der Entzündungsreaktion sind offensichtlich auch Kupfferzellen beteiligt, und virusinfizierte Hepatozyten zeigen ballonartige Aufblähungen. Insgesamt wird der virusspezifischen Immunantwort durchaus eine pathogenetische Komponente zugerechnet. Die besonders schweren Verläufe der Infektion bei Schwangeren mit einer Todesrate von bis zu 20 % sind noch nicht befriedigend erklärt. Es erscheint jedoch möglich, daß dabei die Zerstörung von Kupfferzellen eine wichtige Rolle spielt. Mit der Schädigung dieser Zellen verlieren Hepatozyten zum einen ihre Protektion vor Toxinen, und zum anderen kommt es zu einer erhöhten endotoxinvermittelten lokalen Ausschüttung von Zytokinen.

Klinik. Eine HEV-induzierte Hepatitis läßt sich klinisch nicht von den anderen viral ausgelösten Hepatitiden abgrenzen. Die Inkubationszeit beträgt ungefähr 30 Tage, nach denen die Krankheit schleichend mit **unspezifischen Symptomen wie Abgeschlagenheit und Appetitlosigkeit** beginnt. Nur ein Viertel der Infizierten zeigt schließlich einen **Ikterus**. Im

Kleinkindalter verlaufen HEV-Infektionen meistens subklinisch. Besonders gefährdet sind Schwangere im letzten Trimenon, bei denen häufig fulminante Verläufe mit Todesfolge auftreten.

Diagnostik. Zur Serodiagnostik können EIA herangezogen werden, die die Bestimmung von HEV-spezifischen IgM- und IgG-Antikörpern erlauben. Bei etwa 90 % der Infizierten kann 1–4 Wochen nach Beginn der Symptome IgM nachgewiesen werden. Außerdem bietet sich der Nachweis viraler RNA mit Hilfe der RT-PCR im Stuhl an. Die elektronenmikroskopische Darstellung der Viruspartikel im Stuhl ist zwar prinzipiell möglich, doch nicht sehr empfindlich.

Therapie. Es gibt keine Therapie für die Hepatitis E.

Prophylaxe. Die hygienischen Maßnahmen zur Prophylaxe entsprechen denen bei der Hepatitis A. Sauberes Trinkwasser und hohe persönliche Hygiene sind unerläßliche Voraussetzung für die erfolgreiche Kontrolle.

2.1.3 Reoviridae

Klassifikation. ▦ 21 und ▦ 22.

▦ 21	Klassifikation der Reoviridae
▷ Nukleinsäure	Doppelstrang-RNS, linear, 10–12 Segmente, 16–27 Kbp*
▷ Kapsidtyp	Ikosaeder, 10–12
▷ Virusgröße	60–80 nm
▷ Hülle	nackt
* Kilobasenpaare	

▦ 22	Humanmedizinisch wichtige Gattungen der Reoviridae	
Gattung	**Serogruppen***	**Serotypen**
▷ Reovirus		3
▷ Rotavirus	A	10
	B	
	(C)	
▷ Coltivirus	Coloradozeckenfieber	4
▷ Orbivirus	Changuinola	
	Kemerova	4
	Lembombo	
	Orungo	

* Die Serogruppe faßt die Serotypen zusammen, die neben ihren individuellen serologisch abgrenzbaren Antigenen noch ein gruppenspezifisches Antigen ausbilden, das allen Serotypen gemein ist, z. B. die Rotaviren mit den Serogruppen A–F, wobei die Gruppe A 10 Serotypen enthält. Das gruppenspezifische Antigen ist auf dem viralen Protein VP6, die typenspezifischen Antigene sind auf dem VP7 und dem VP4 lokalisiert.

Viertel der Infizierten von einem **Ikterus** gefolgt.

Diagnostik Zur Serodiagnostik können EIA herangezogen werden. Der Nachweis des Erregers ist mit Hilfe der RT-PCR in Stuhlproben möglich.

Therapie Eine kausale Therapie gibt es nicht.
Prophylaxe Hoher öffentlicher und persönlicher Hygienestandard.

2.1.3 Reoviridae

Klassifikation

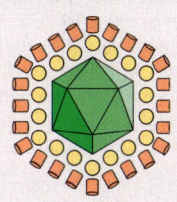

Reovirus

Bedeutung Reoviren lassen sich nur schwer bestimmten Krankheiten zuordnen. Sie verursachen beim Menschen **Infektionen der oberen Atemwege oder des Intestinums.**

Epidemiologie Das Reovirus ist global verbreitet. Die Übertragung erfolgt aerogen und fäkal-oral. Bis zum 3. Lebensjahr sind 75 % der Kinder seropositiv für reovirusspezifische Antikörper.

Pathogenese Wahrscheinlich tritt das Virus nach oraler oder aerogener Aufnahme durch die lokalen lymphatischen Gewebe von Darm und Lunge in die benachbarten Epithelzellen ein. In der Regel bleibt die Infektion lokalisiert, die gelegentliche Ausbreitung vom Darm bis hin in das ZNS kann über die Infektion benachbarter Nervenzellen am Eintrittsort und Transport über den Nervus vagus vorkommen. Eine hämatogene Aussaat des Virus in andere Organsysteme ist ebenfalls möglich.

Klinik Eine milde **Rhinitis** oder **Pharyngitis** sowie **gastrointestinale** Probleme können auftreten.

Diagnostik Kultureller Nachweis, Bestimmung spezifischer Antikörper mit KBR, HHT oder NT.

Therapie und Prophylaxe Weder therapeutische noch prophylaktische Maßnahmen sind möglich.

Rotavirus

Bedeutung Rotaviren gehören zu den häufigsten Verursachern von **Gastroenteritiden bei Kindern.**

Reovirus

Bedeutung. Eine Zuordnung zu bestimmten Krankheiten ist schwierig. Der Name ist das Akronym von »respiratory enteric orphan«, was ausdrückt, daß das Virus bei Erkrankungen des Respirationstraktes, des Intestinaltraktes, aber eben auch bei symptomlosen Personen isoliert werden kann (orphan = Waise, Bezeichnung für Viren, die sich keiner Krankheit zuordnen lassen).

Epidemiologie. Reovirus ist weltweit verbreitet und infiziert wahrscheinlich viele Säugerspezies einschließlich der domestizierten Tiere. Inwieweit Haustiere als Reservoir für die humane Infektion dienen, ist unklar. Die Übertragung des Virus erfolgt auf dem aerogenen und dem fäkal-oralen Weg. Im Alter von 1 Jahr findet sich eine Serokonversion von etwa 25 %, die bis zum 3. Lebensjahr auf 75 % ansteigt. Die Mehrheit der Infektionen tritt sporadisch auf. Eine saisonale Häufung der Infektionen ist nicht zu beobachten.

Pathogenese. Da die überwiegende Mehrheit der humanen Reovirusinfektionen subklinisch oder sehr mild verläuft, ist über die Pathogenese solcher Infektionen wenig bekannt. Untersuchungen bei experimentellen Infektionen der Maus geben folgendes Bild: Nach oraler Aufnahme bindet das Virus an M-Zellen in den Peyerschen Plaques. Diese Zellen sind für den Transport von Makromolekülen aus dem Lumen des Darms in die interzellulären Räume des unterliegenden Gewebes verantwortlich. Reoviren nutzen diesen Transportweg, um in die Peyerschen Plaques vorzudringen. Ähnlich überwinden sie die Mukosa des Lungengewebes, wo sie die dort ansässigen M-Zellen zum Eindringen in den Wirt verwenden.
Nach Transport in die Peyerschen Plaques werden die benachbarten epithelialen Zellen des Ileums infiziert. Für die gelegentlich weitere Ausbreitung im Körper können verschiedene Wege beschritten werden. So ist die Assoziation mit den lymphatischen Wegen von den Peyers Patches über die mesenterialen Lymphknoten in die Milz beschrieben, aber auch die Infektion von Neuronen in der Umgebung der Peyers Patches. Von dort erreicht das Virus über den Nervus vagus den Hirnstamm. Der hämatogenen Ausbreitung kann der Befall verschiedener Organsysteme wie Herz, Leber und Lunge folgen.

Klinik. Nach einer Inkubationszeit von 1–3 Tagen kommt es je nach Lokalisation entweder zu einer Infektion des oberen Respirationstraktes, die von einer milden **Rhinitis** (Reovirus Typ 3) bis zu einer fiebrigen **Pharyngitis** reicht, oder zu **Durchfällen** mit kolikartigen Schmerzen.
Typ 3 wird angeschuldigt, während der Schwangerschaft Gallengangatresien zu verursachen. Reovirusisolationen bei Hepatitis, Meningitis und Enzephalitis sind beschrieben, ihre Bedeutung jedoch unklar.

Diagnostik. Der kulturelle Nachweis aus Stuhl, Rachensekret, Blut, Liquor und anderen Materialien ist möglich. Serologisch können Reovirusinfektionen mit KBR, neutralisierenden Antikörpern und Hämagglutinationstest aufgezeigt werden.

Therapie. Eine kausale Therapie ist nicht möglich.

Prophylaxe. Spezielle prophylaktische Maßnahmen sind nicht möglich.

Rotavirus

Bedeutung. Rotaviren sind die häufigsten Verursacher von hospitalisierungspflichtigen **Gastroenteritiden bei Kindern.** Im Erwachsenenalter sind klinisch overte Infektionen selten, aber nicht ausgeschlossen (geriatrische Patienten, Gruppe-B-Ausbrüche in China). Der Name leitet sich vom runden, radförmigen Aussehen der Viren ab (rota, lat. = Rad).

Epidemiologie. Rotaviren sind weltweit verbreitet. Die Übertragung des Virus erfolgt auf dem fäkal-oralen Weg, obwohl auch aerosole Übertragungswege diskutiert werden. Die Viren haben eine hohe Kontagiosität, und erkrankte Personen scheiden sehr große Mengen des Virus mit dem Stuhl aus ($10^9 - 10^{12}$ Partikel/g Stuhl). Seroepidemiologische Untersuchungen zeigen **eine Prävalenz** $\approx 90\%$ von spezifischen Antikörpern **bis zum 3. Lebensjahr**. Da diese hohe Seroprävalenz bis in das Erwachsenenalter aufrechterhalten wird, kann von wiederholten, subklinischen Infektionen im Verlauf des Lebens ausgegangen werden. Nosokomiale Infektionen sind auf Säuglingsstationen häufig, wobei Neugeborene eher subklinisch infiziert werden.

Pathogenese. Nach oraler Aufnahme infiziert das Virus die Dünndarmzotten, wobei ausschließlich die Enterozyten der Villusspitze und nicht diejenigen der Krypten infiziert werden. Die Infektion ist zytolytisch. Die betroffenen Zellen weisen eine starke Vakuolisierung auf; sie lösen sich aus dem Gewebeverband. Als Folge ist eine drastische Verkürzung der Villi des Duodenums zu verzeichnen, damit verbunden sind Resorptionsstörungen. Nach Einsetzen der Immunantwort wird das Virus eliminiert, und nach 6 – 7 Tagen sind die Villi durch kryptische Enterozyten wieder vollständig aufgebaut.

Klinik. Nach einer Inkubationszeit von 1 – 3 Tagen kommt es zu wäßrigen bis schleimigen, farblosen bis gelbbraunen **Durchfällen** (kein Blut!), welche mit Erbrechen vergesellschaftet sein können. Die Temperatur ist nur geringfügig erhöht (38 °C).

Diagnostik. Die Diagnose wird in der Regel durch **direkten Virusnachweis im Stuhl** (ELISA oder elektronenoptisch) gestellt. Serologisch lassen sich spezifische Antikörper nachweisen (sowohl IgM wie IgG). Die Virustypisierung erfolgt durch Gelelektrophorese des Virusgenoms.

Therapie. Eine kausale Therapie ist nicht möglich, doch läßt sich durch Substitution des Flüssigkeitsverlustes die Dehydrierung bei Kleinkindern und u. U. der tödliche Ausgang der Infektion verhindern.

> ▶ **Merke.** Von den geschätzten 125 Mio. durch Rotavirus verursachten Gastroenteritiden in den Entwicklungsländern verlaufen 18 Mio. Fälle sehr schwer (Altersgruppe < 5 Jahre) mit etwa 900 000 jährlichen Todesfällen. Die entsprechenden Zahlen der Industrieländer (Beispiel USA): 1 Mio. schwere Erkrankungen (Altersgruppe 1 – 4 Jahre) mit 150 Todesfällen jährlich.

Prophylaxe. Rotavirusinfektionsausbrüchen in Krankenhäusern, Kinderheimen und ähnlichen Einrichtungen kann nur durch peinlich eingehaltene Hygiene begegnet werden. Verschiedene Rotavirusvakzine befinden sich zur Zeit in der klinischen Erprobung. Am vielversprechendsten stellen sich dabei Reassortanten zwischen animalen und humanen Virustypen dar, die auf einem animalen Hintergrund das virale Protein VP 7 eines humanen Erregers exprimieren.

Orbi- und Coltivirus

Bedeutung. Orbi- und Coltiviren werden durch Arthropoden (z. B. Zecken und Stechmücken) übertragen. Die menschenpathogenen Arten sind in ▣ **22** aufgeführt. Mit Ausnahme der Eyach-Viren (Neckartal), des Tribec- (Tschechien, Slowakei, Italien) und des Lipovnik-Virus kommen sie in Europa nicht vor.
Größte Bedeutung hat das **Colorado-Zeckenfiebervirus** (CTF-Virus) aus dem Genus Coltivirus. Nur dieses soll hier besprochen werden.

Epidemiologie Rotaviren sind weltweit verbreitet. Die Übertragung des Virus erfolgt auf dem fäkal-oralen Weg. Viruskonzentrationen im Stuhl erkrankter Personen, eine sehr gute Resistenz des Virus gegenüber Umwelteinflüssen und hohe Kontagiosität führen **bis zum 3. Lebensjahr zu** einer **Durchseuchung** von **über 90%**.

Pathogenese Nach oraler Aufnahme infiziert das Virus die Enterozyten der Dünndarmzotten. Die Infektion ist zytolytisch und führt zu einer signifikanten Verkürzung der duodenalen Zotten. Resorptionsstörungen sind die Folge.

Klinik Es kommt zu wäßrigen bis schleimigen, farblosen bis gelbbraunen Durchfällen (kein Blut!).

Diagnostik Die Diagnose erfolgt durch **direkten Virusnachweis im Stuhl** (elektronenoptisch oder ELISA) oder serologisch durch Nachweis von IgM und IgG.

Therapie Eine kausale Therapie ist nicht möglich.

◀ Merke

Prophylaxe Hoher Hygienestandard.

Orbi- und Coltivirus

Orbi- und Coltiviren werden durch Arthropoden (z. B. Zecken und Stechmücken) übertragen. Große Bedeutung hat das **Colorado-Zeckenfiebervirus**.

Zwar wurde mit dem Eyach-Virus ein naher Verwandter des CTF-Virus in Deutschland und Frankreich aus Ixodes ricinus (gemeiner Holzbock) isoliert, doch ist die Humanpathogenität des Virus umstritten.

Epidemiologie Das CTF-Virus ist in den Rocky Mountains verbreitet. Es wird durch die Zecke Dermacentor andersoni übertragen. 90 % der Infektionen treten zwischen April und Juli auf.

Epidemiologie. Das CTF-Virus ist in den bewaldeten Teilen der Rocky Mountains zwischen 1000 und 3000 Meter in den USA und Kanada verbreitet. Dieses entspricht dem Lebensraum der Zeckenart Dermacentor andersoni. Das Virus wird durch Stich der Zecke auf den Menschen übertragen. Am häufigsten treten CTF-Infektionen zwischen März und September (90 % zwischen April und Juli) auf. Der Mensch ist Endwirt; ein Fall der Übertragung von Mensch zu Mensch durch Bluttransfusion ist beschrieben. Etwa 70 % der Fälle treten bei Erwachsenen auf (höchste Inzidenz zwischen 20 – 29 Jahren). Der Grund dafür liegt im Freizeitverhalten dieser Altersgruppe, die besonders häufig bei »Outdoor«-Aktivitäten vertreten ist.

Pathogenese Das Virus infiziert Knochenmarksvorläufer der Erythrozyten. Während der monatelangen Virämie sind Butbildveränderungen zu beobachten.

Pathogenese. Das Virus infiziert im Menschen Knochenmarksvorläufer der Erythrozyten. Es repliziert in Erythroblasten und wird auf Retikulozyten und Erythrozyten passagiert. In der Folge ist eine über Monate andauernde prolongierte Virämie zu beobachten, bei der das Virus in Erythrozyten rezirkuliert. Begleitend sind Veränderungen des Blutbildes zu beobachten (Leukopenie, Thrombozytopenie, toxische Granulierung von Neutrophilen), histopathologische Schäden finden sich im Herzen, Skelettmuskeln selten im ZNS mit Schwellungen endothelialer Zellen und milden perivaskulären Infiltraten.

Klinik Die Symptomatik gleicht der beim Rocky Mountain spotted fever, allerdings fehlt das typische Exanthem. Die akute Phase mit abruptem Fieber, Kopfschmerz und Übelkeit dauert 5 – 10 Tage.

Klinik. Die Krankheitssymptomatik hat große Ähnlichkeit mit dem durch Rickettsien verursachten Rocky Mountain spotted fever, kann von diesem jedoch leicht durch das Fehlen des typischen Exanthems unterschieden werden. Die Inkubationszeit beträgt zwischen 1 und 15 Tage. Der Beginn der akuten Phase ist durch ein abruptes Einsetzen von Fieber, Kopfschmerz und Übelkeit gekennzeichnet. Sie dauert 5 – 10 Tage und ist manchmal von 1 – 2 remittierenden Fieberschüben gefolgt. Bei etwa der Hälfte der Patienten kommt es zu einer verlängerten Rekonvaleszenz, die von allgemeinem Unwohlsein, Myalgien und Arthralgien begleitet ist. Die Krankheit verläuft in der Regel mild, nur selten wird eine Einbeziehung des ZNS beobachtet.

Diagnostik Serologisch durch KBR, ELISA oder Hämagglutinationstest.

Diagnostik. Die Diagnose wird in der Regel serologisch durch KBR, ELISA oder Hämagglutinationstest gestellt. Die Virusanzüchtung ist häufig erfolgreich.

Therapie Es gibt keine kausale Therapie.
Prophylaxe Zeckenrepellents.

Therapie. Eine kausale Therapie ist nicht möglich.

Prophylaxe. Sinnvoll wäre der Einsatz von Zeckenrepellents (z. B. Diethyltoluamid) zur Abwehr des Zeckenbefalls.

2.1.4 Coronaviridae

Klassifikation ▶

2.1.4 **Coronaviridae**

Klassifikation. ▦ 23 und ▦ 24.

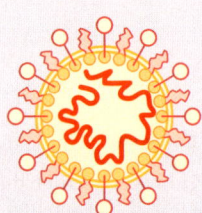

▦ 23	**Klassifikation der Coronaviridae**	
▷ Nukleinsäure	Einzelstrang-RNA Plus-Strang	
▷ Kapsidtyp	helikal	
▷ Virusgröße	80 – 220 nm	
▷ Hülle	ja	

24 Humanmedizinisch wichtige Gattungen und Arten der Coronaviridae		
Gattung	**Serogruppen**	**Serotypen**
▷ Coronavirus	I, II, III	14, davon 2 humanpathogene
▷ Torovirus	–	5

Der Genus Coronavirus kennt 3 Serogruppen mit zahlreichen Serotypen, die jedoch fast alle tierpathogen sind. Zwei humanpathogene Typen sind serologisch und genotypisch charakterisiert (OC 43 und 229-E). Es erscheint jedoch sicher, daß weitere Typen in der menschlichen Population kursieren. Die Erreger haben ihren Namen von dem keulenförmigen, in der Lipidhülle verankerten Glykoprotein (Spike), dessen Anordnung dem Virus ein charakteristisches elektronenmikroskopisches Bild gibt (corona, lat. = Kranz).

Der Genus Torovirus hat seinen Namen von der typischen Form seines Nukleokapsids (torus, lat. = Wulst). Da Toroviren überwiegend tierpathogen sind, soll an dieser Stelle nicht näher auf sie eingegangen werden (Anmerkung: Es gibt Hinweise, daß Toroviren im Menschen respiratorische Komplikationen und Enteritiden auslösen können.)

Coronavirus

Bedeutung. Humanes Coronavirus ist der Verursacher **banaler Infekte des Respirationstraktes**. Es tritt hauptsächlich bei Erwachsenen in den Wintermonaten auf und ist für ca. 10 – 15 % der Erkältungskrankheiten verantwortlich.

Pathogenese. Die Übertragung erfolgt durch Tröpfcheninfektionen. Die Viren befallen die Flimmerepithelien des Respirationstraktes, wo sie die Zilienbewegung lähmen.

Klinik. Nach einer Inkubationszeit von ca. 3 Tagen entsteht eine Rhinitis mit Kopfschmerz und Husten. Fieber kann auftreten, ist aber nicht obligat. Selten kommt es zur Ausbildung einer Pneumonie oder Pleuritiden.

Diagnostik. Die Anzüchtung der Viren gelingt nur auf Flimmerepithelien in menschlichen embryonalen Tracheakulturen und ist deshalb für die Routinediagnostik nicht praktikabel. Die Diagnose erfolgt serologisch durch KBR oder Immunfluoreszenztest an epithelialen Zellen des Respirationstraktes.

Therapie. Eine kausale Therapie ist nicht möglich.

2.1.5 Togaviridae

Klassifikation. ▦ 25 und ▦ 26.

25 Klassifikation der Togaviridae	
▷ Nukleinsäure	Einzelstrang-RNA Plus-Strang, 9,7 – 11,8 Kb
▷ Kapsidtyp	Ikosaeder
▷ Virusgröße	40 – 70 nm
▷ Hülle	ja

Coronavirus

Das humane Coronavirus ist Verursacher **banaler Infekte des Respirationstraktes**. Es tritt hauptsächlich in den Wintermonaten auf, betrifft Erwachsene und ist für ca. 10 – 15 % der Erkältungskrankheiten verantwortlich. Die Übertragung erfolgt durch Tröpfcheninfektionen. Eine kausale Therapie ist nicht möglich. Der Nachweis der Infektion erfolgt serologisch durch KBR oder Immunfluoreszenz an den Epithelzellen des Respirationstraktes.

2.1.5 Togaviridae

◀ Klassifikation

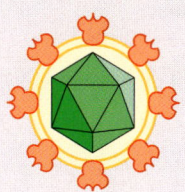

26	Humanmedizinisch wichtige Gattungen und Arten der Togaviridae	
Gattung	**Art**
▷ Alphavirus	siehe ▦ 27
▷ Rubivirus	Rubellavirus

Togaviren besitzen eine Lipidhülle, die das Virion wie mit einer Toga umhüllen (Name!).

Bis vor kurzem wurden Alphaviren als **ARBO-Viren** (**ar**thropode **bo**rne) bezeichnet. Diese Nomenklatur wurde aufgegeben, da sich Übertragungswege einerseits und molekulargenetische Zuordnungen andererseits nicht miteinander verbinden lassen.

Alphavirus

Bedeutung. Mit insgesamt 25 Arten und zahlreichen geographischen Varianten stellen Alphaviren eine große Virusgattung dar. Alphaviren sind human- und tierpathogen. Die Folgen einer Infektion reichen von subklinischen Verläufen über wenig differenzierte fieberhafte Erscheinungen bis hin zur Enzephalitis. Alphavirusinfektionen sind in Europa selten, müssen aber als Import- oder Reiseinfektionen beachtet werden.

Epidemiologie. Alphaviren werden durch verschiedene **blutsaugende Vektoren** auf zahlreiche Vertebraten übertragen und bei Stich oder Biß an den Vektor zurückgegeben. Sie sind als Gattung, nicht jedoch als einzelne Art weltweit anzutreffen. Die größte Verbreitung haben Sindbisvirus und seine Verwandten, die in Europa, Afrika, Süd- und Südostasien und auf dem indischen Subkontinent Infektionen verursachen.

Pathogenese. Alphaviren können in zwei Gruppen aufgeteilt werden, solche, die vornehmlich **Arthropathien** verursachen, und solche, die zu einer **Enzephalitis** führen (▦ 27). Über die Pathogenese im Menschen ist relativ wenig bekannt, doch Rückschlüsse aus Infektionen bei Tieren erlauben die Annahme, daß Virämie und Erreichen der Zielorgane im Menschen ähnlich ablaufen. Die Enzephalitis auslösenden Viren infizieren sehr wahrscheinlich zentralnervöse Endothelzellen. Da Alphaviren starke zytolytische Eigenschaften haben, erreichen sie das zentralnervöse Gewebe durch Zerstörung der Endothelzellen. Im ZNS infizieren sie vorwiegend Nervenzellen. Gelenkinfiltrierende Virusarten lösen durch zytolytische Infektion eine Arthritis aus. In beiden Fällen, der zentralnervösen und der Infektion der Gelenke, sind u. U. immunologische Abwehrreaktionen an den pathogenetischen Prozessen beteiligt.

Klinik. Die klinischen Erscheinungsformen einer Alphavirusinfektion sollen an zwei typischen Vertretern verdeutlicht werden, dem Arthritis auslösenden Chikungunya-Virus (CHIK-Virus) und den Enzephalitis verursachenden **W**estern- und **E**astern-**E**quine-**E**nzephalitisviren (WEE- und EEE-Virus).

CHIK-Infektionen wurden als Importinfektionen nach Rückkehr aus Indonesien beobachtet. Nach 1 – 6 Tagen Inkubationszeit beginnt die Erkrankung mit abrupt einsetzenden Gelenkschmerzen, häufig Fieber (bis 39 °C) mit biphasischem Verlauf, Myalgien und Übelkeit. Im weiteren Verlauf entwickelt sich ein makulopapulöses Exanthem, und die Gelenkbeschwerden können für Monate persistieren. In ganz seltenen Fällen kann es zu Hämorrhagien kommen.

Alphavirus

Bedeutung Alphavirusinfektionen sind in Europa selten, müssen aber als Import- oder Reiseinfektionen beachtet werden.

Epidemiologie Alphaviren werden durch **blutsaugende Vektoren** auf zahlreiche Vertebraten übertragen. Sindbisvirus und seine Verwandten haben die größte Verbreitung (Europa, Afrika, Süd-, Südostasien und indischer Subkontinent).

Pathogenese Enzephalitis auslösende Viren erreichen wahrscheinlich durch zytolytische Infektion zentralnervöser Endothelzellen das ZNS und infizieren dort vorwiegend Nervenzellen. Gelenkinfiltrierende Virusarten lösen durch zytolytische Infektion **Arthritis** aus. In beiden Fällen sind auch immunologische Abwehrreaktionen Teil der Pathogenese.

Klinik
• **Arthritis:** Nach 1 – 6 Tagen Inkubationszeit beginnt die Erkrankung mit abrupt einsetzenden Gelenkschmerzen, häufig Fieber (bis 39 °C) mit biphasischem Verlauf. Myalgien und Übelkeit.

Klinischer Fall

Nach einer einmonatigen Indonesienreise stellt sich eine 36jährige Frau in einer tropenmedizinischen Ambulanz mit Hand- und Kniegelenksbeschwerden vor. Sie berichtete von plötzlich auftretendem Fieber bis 39 °C, ein leicht juckendes, makulopapulöses Exanthem an Brust, Rücken und den Oberschenkelinnenseiten sowie über Arthralgien der Hand und Sprunggelenke. Die Patientin war bei bereits abgeheiltem Exanthem schon nach 3 Tagen wieder fieberfrei, die Gelenkbeschwerden persistierten jedoch. Die Schmerzintensität stieg nach einer Phase der Rückläufigkeit wieder an. Die Anamnese zeigte keine Auffälligkeiten während der Reise. Für die Diagnose war ein serologischer Befund wesentlich, der einen stark erhöhten Antikörpertiter gegen das Chikungunyavirus ergab (1 : 128). In Verbindung mit den Arthralgien wurde die Diagnose einer CHIK-Infektion gestellt. Neben den hier dargestellten monatelang persistierenden Arthralgien können auch Arthritiden (Schwellung, Rötung, Funktionseinschränkungen) das Erkrankungsbild komplexieren. Die Beschwerden lassen sich in der Regel durch nichtsteroidale Antiphlogistika beherrschen.

(Quelle: Epidemiologisches Bulletin 40/96 des Robert-Koch-Institutes, Berlin)

EEE-Virus kann in den USA zu schweren Enzephalitiden mit einer Mortalität von etwa 50 – 75 % führen. Nach einem fiebrigen Prodromalstadium von bis zu 11 Tagen kommt es zum Einsetzen enzephalitischer Symptome, wie Fieber, Benommenheit und Bewußtseinsstörungen. Komatöse Patienten zeigen Tremor und Muskelzucken, Krämpfe und Herdsymptome. Der Tod tritt wenige Tage nach Hospitalisierung ein.

Diagnostik. In Deutschland gibt es nur sehr wenige Laboratorien, die eine Diagnostik von Alphavirusinfektionen durchführen. Viele der Viren können in der Akutphase der Infektion in Gewebekultur angezüchtet werden. Weiterhin stehen EIA zum Antigennachweis und die RT-PCR als Nukleinsäurenachweis für manche Viren zur Verfügung. Verschiedene serologische Methoden zum virusspezifischen IgG- und IgM-Nachweis können durchgeführt werden.

Therapie. Eine kausale Therapie ist nicht möglich.

Prophylaxe. Verwendung von Insektenrepellents und schützende Kleidung.

- **Enzephalitis:** Nach einem fiebrigen Prodromalstadium von bis zu 11 Tagen kommt es zum Einsetzen enzephalitischer Symptome, wie Fieber, Benommenheit und Bewußtseinsstörungen. Komatöse Patienten zeigen Tremor und Muskelzucken, Krämpfe und Herdsymptome.

Diagnostik Erregernachweis durch Anzucht, Antigen-EIA oder RT-PCR. Virusspezifische Antikörper können mit verschiedenen serologischen Methoden ebenfalls nachgewiesen werden.

Therapie und Prophylaxe Keine kausale Therapie. Prophylaxe durch Vermeidung von Insektenstichen.

27	**Humanpathogene Alphaviren**			
Virusart	**Krankheitsbild**	**Überträger**	**Vorkommen**
▷ Virus der östlichen Enzephalitis	Enzephalitis	Aedes, Culex, Culiseta	östliches Nord- und Südamerika
▷ Virus der westlichen Enzephalitis	Enzephalitis	Aedes, Culex. Anopheles	westliches Nord- und Südamerika
▷ Sinbis-Virus	Dengue-Syndrom	Culex	Afrika, östlicher Mittelmeerraum, Sizilien, Süd- und Südostasien, Australien
▷ Virus der venezuelischen Enzephalitis	Enzephalitis	Aedes, Culex, Mansonia, Psorophora	Nord- und Südamerika
▷ Everglades-Virus	Enzephalitis	Aedes, Culex, Mansonia	Florida
▷ Mucambo-Virus	Enzephalitis	Aedes, Culex, Mansonia	Südamerika
▷ Semliki-Forest-Virus	Enzephalitis	Aedes	Afrika
▷ Chikungunya-Virus	Fieber, Exanthem, Arthritis	Aedes	Afrika, Indien, Südostasien
▷ Mayaro-Virus	Fieber, Exanthem, Arthritis	Haemagogus	Amazonasgebiet, Trinidad
▷ O'nyong-nyong-Virus	Fieber, Exanthem, Arthritis	Anopheles	Afrika
▷ Ross-River-Virus	Fieber, Exanthem, Arthritis	Culex	Australien, Westpazifik

Praktischer Tip ▶

> ▶ **Praktischer Tip.** Erkrankung und Tod an virusbedingten Meningo-enzephalitiden sowie Verdacht, Erkrankung und Tod an virusbedingtem hämorrhagischem Fieber sind nach Bundesseuchengesetz meldepflichtig.

Rubivirus
Rubellavirus

Bedeutung. Der Genus Rubivirus kennt nur eine Art, das **Rubellavirus**. Dieses verursacht die relativ harmlose Infektionskrankheit **Röteln** (engl. German measles), die besonders bei Kindern und Jugendlichen auftritt. Infektionen während der Schwangerschaft können **schwere Embryomyopathien** hervorrufen.

Epidemiologie. Rubellavirus ist weltweit verbreitet. Einziges Erregerreservoir ist der Mensch. Die Übertragung erfolgt aerogen durch Tröpfchen. Im Gegensatz zu Infektionen mit Masern- und Varizellavirus ist die Suszeptibilität niedriger, und es kommt **häufig** zu **subklinischen** Infektionsverläufen. Die Durchseuchung erreicht etwa 50 % in der Altersgruppe der 10jährigen. In den Ländern gemäßigter Klimazonen treten neben sporadischen Infektionen auch kleinere Epidemien auf. Alle 3 – 4 Jahre zeigt sich eine erhöhte Inzidenz akuter Rubellavirusinfektionen.

Pathogenese. Rubellavirus tritt in den Respirationstrakt ein. Nach initialer Replikation in den lymphoiden Geweben des Nasopharynx kommt es zur Ausbreitung in die regionalen Lymphknoten. Nach einer weiteren Replikationsphase, die zur klinisch wahrnehmbaren **Lymphodenopathie** führt, erscheint das Virus etwa 8 Tage nach Primärinfektion im Blut und wird in den Nasopharynx und mit dem Stuhl ausgeschieden. Mit der virämischen Phase wird schließlich die Haut erreicht, wo es zur Ausbildung des typischen Exanthems kommt, und das Virus wird im Urin ausgeschieden. Obwohl mit der einsetzenden Immunantwort zellfreies Virus im Blut kaum noch nachweisbar ist, bleibt auch nach Abklingen des Exanthems eine Virusausscheidung in Sekreten des Nasopharynx bestehen.

Klinik. Infektionen mit dem Rubellavirus werden sowohl im frühen Kindesalter als auch beim Erwachsenen von milden Symptomen begleitet. Prodromale Zeichen der Infektion wie Konjunktivitis oder Kopfschmerzen sind nicht immer zu beobachten. Etwa 5 – 6 Tage nach Eintritt des Virus in den Körper können sich Schwellungen der zervikalen Lymphknoten zeigen, die beim Erwachsenen schmerzhaft sein können. Nach weiteren 10 Tagen tritt das typische Exanthem auf (▣ 86), das von mildem Fieber begleitet sein kann (▣ 87). Es besteht klassischerweise aus kleinen, nicht konfluierenden hellroten Flecken, die zuerst hinter dem Ohr sichtbar werden und sich dann von kranial nach kaudal über den ganzen Körper ausbreiten. In der Mehrzahl der Fälle ist das Exanthem das erste klinische Zeichen der Infektion; es kann aber auch vollständig fehlen. In der Regel tritt dann in wenigen Tagen die Genesung ein. Komplikationen der Infektion sind selten, doch sind chronisch persistierende Arthropathien und eine spät einsetzende Enzephalitis (progressive Rubellapanenzephalitis, PRP) beschrieben.

Rubivirus

Rubellavirus

Bedeutung Das **Rubellavirus** ist Verursacher der **Röteln** und **schwerer Embryomyopathien** bei Infektionen während der Schwangerschaft.

Epidemiologie Einziges Erregerreservoir ist der Mensch. Die Übertragung erfolgt aerogen durch Tröpfchen. Die 10jährigen sind zu etwa 50 % seropositiv für rubellavirusspezifische Antikörper.

Pathogenese Rubellavirus tritt in den Respirationstrakt ein, befällt die regionalen lymphoiden Gewebe und erreicht schließlich auf dem hämatogenen Weg die Haut, wo es zur Ausbildung des typischen Exanthems kommt. Die Ausscheidung erfolgt über Sekrete des Nasopharynx und den Urin. Die Ansteckungsgefahr beginnt ca. 1 Woche vor Ausbruch des Exanthems.

Klinik Etwa 5 – 6 Tage nach Eintritt des Virus in den Körper können sich Schwellungen der zervikalen Lymphknoten zeigen und weitere 10 Tage später tritt das typische Exanthem, begleitet von mildem Fieber, auf (▣ 86, 87). Das Exanthem beginnt hinter dem Ohr und breitet sich von kranial nach kaudal über den ganzen Körper aus, kann aber auch völlig fehlen. Komplikationen wie Enzephalitis sind sehr selten.

86 | **Makulopapulöser Anschlag**

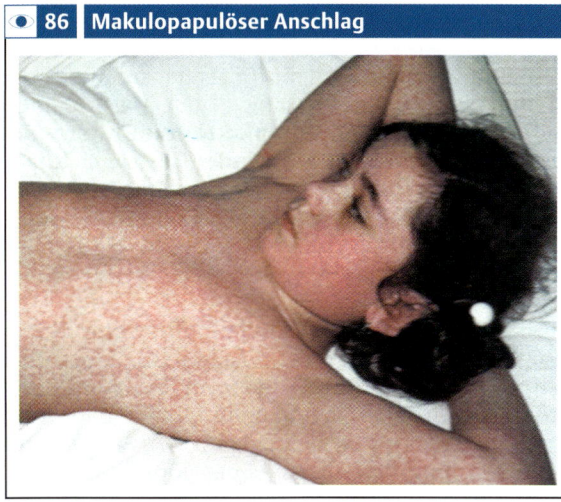

Runde und ovale, relativ kleine und gering erhabene, weit auseinanderstehende, mitunter von einem anämischen Hof umgebene, rosarote Flecken.

87 | **Synopsis** | **Verlauf der Röteln**

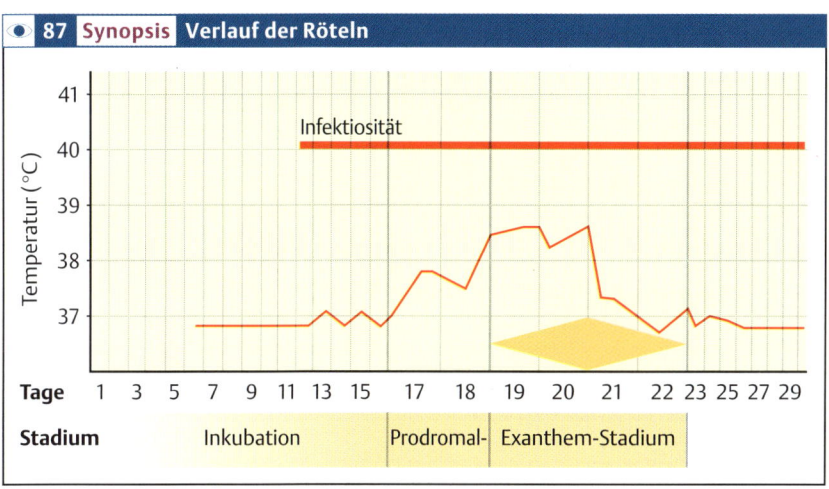

Erfolgt eine Rötelninfektion in der Schwangerschaft und ist die Frau nicht immun, so muß in Abhängigkeit vom Schwangerschaftsstand (je früher, desto schwerer) mit mehr oder minder schweren Embryopathien gerechnet werden. 1941 wurden diese rötelnbedingten Mißbildungen von Gregg erstmals beschrieben. Betroffen sind alle Organe, die sich gerade in der Entwicklung befinden (Organogenese). Das klassische **Gregg-Syndrom** ist gekennzeichnet durch Taubheit, Katarakt und Fallot-Tetralogie. Neben Ohr, Auge und Herz können auch innere Organe, Zähne, Skelett, Muskulatur und ZNS betroffen sein. Entwicklungsstörungen allgemeiner Art (geringes Geburtsgewicht, offene vordere Fontanelle, Wachstumsretardierung) sind häufig.

Diagnostik. Der Erregernachweis durch Virusanzucht ist schwierig und wird in der Routine selten durchgeführt. Mit Hilfe der RT-PCR kann virale Nukleinsäure zur pränatalen Diagnostik in intrauterin entnommenem kindlichem Blut, der Amnionzottenbiopsie oder im Fruchtwasser nachgewiesen werden. Virusspezifische Antikörper können mit dem Hämagglutinationshemmtest oder EIA bestimmt werden.

Therapie. Eine kausale Therapie ist nicht möglich, eine symptomatische in der Regel nicht nötig.

Bei einer Rötelninfektion muß eine nicht immune Frau mit einer Embryopathie rechnen. In Abhängigkeit vom Schwangerschaftsstand werden die im Entstehen begriffenen Organe des Kindes geschädigt. Das klassische **Gregg-Syndrom** ist gekennzeichnet durch Taubheit, Katarakt und Fallot-Tetralogie.

Diagnostik Der Erregernachweis kann durch RT-PCR geführt werden. In der Regel werden virusspezifische Antikörper mit EIA oder HAH bestimmt.

Therapie Falls notwendig, symptomatisch.

Prophylaxe

Merke ▶

Erwachsene können geimpft werden
(Lebendimpfstoff), eine Schwanger-
schaft muß dann zum Zeitpunkt der
Impfung und für die beiden folgenden
Zyklen ausgeschlossen werden.

Praktischer Tip ▶

2.1.6 Flaviviridae

Klassifikation ▶

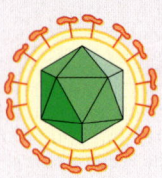

Flavivirus

Bedeutung Mitglieder der Flavivirusfamilie sind Verursacher von **Frühsommer-Meningo-Enzephalitis
(FSME)**, von Gelbfieber, Dengue-Fieber
und Hepatitis C (☰ 30).

Prophylaxe.

> ▶ *Merke.* Nach einer Immunisierung ab dem 15. Lebensmonat, am
> besten in Kombination mit einer Schutzimpfung gegen Masern und
> Mumps, empfiehlt sich dringend eine **zweite Impfaktion im Alter von
> ca. 12 Jahren**. Hier sollten nach Möglichkeit **alle Kinder** (also auch Kna-
> ben als Überträger der Krankheit) ohne Ansehen des Immunstatus
> durchgeimpft werden. Frauen im gebärfähigen Alter (und mit Kinder-
> wunsch) sollten gegen Röteln immunisiert sein.

Auch im Erwachsenenalter kann eine aktive Schutzimpfung mit einem
Lebendimpfstoff vorgenommen werden. In diesem Falle muß jedoch eine
Schwangerschaft zum Zeitpunkt der Impfung (Schwangerschaftstest) und
für zwei Zyklen ausgeschlossen werden. Dabei handelt es sich jedoch um
eine reine Vorsichtsmaßnahme. Es ist bis heute kein einziger Fall bekannt
geworden, bei dem eine Rötelnschutzimpfung eine Embryopathie begründet hätte.

> ▶ *Praktischer Tip.* Eine nachgewiesene Rötelninfektion während
> einer Schwangerschaft wird bis zum 3. bis 4. Schwangerschaftsmonat
> als Indikation für eine Interruptio anerkannt. Eine Schutzimpfung nach
> oder kurz vor Eintritt einer Schwangerschaft bedingt hingegen keinen
> Schwangerschaftsabbruch. Erkrankung und Tod an einer Rötelnem-
> bryopathie sind meldepflichtig.

2.1.6 Flaviviridae

Klassifikation. ☰ 28 und ☰ 29.

☰ 28	Klassifikation der Flaviviridae
▷ Nukleinsäure	Einzelstrang RNS Plus-Strang, 9,5 – 10,7 Kb
▷ Kapsidtyp	sphärisch, genaue Form nicht bekannt
▷ Virusgröße	45 – 60 nm Durchmesser
▷ Hülle	ja

☰ 29	Humanmedizinisch wichtige Gattungen der Flaviviridae
Gattung	**Art**
▷ Flavivirus	siehe ☰ 30, bedeutsam: Virus der Frühsommer- Meningo-Enzephalitis, Gelbfiebervirus, Dengue-Virus
▷ Hepacivirus	Hepatitis C

Flavivirus

Bedeutung. Bedeutende Erkrankungen bei den Flaviviren sind die **Frühsommer-Meningo-Enzephalitis (FSME)**, das Gelbfieber und das Dengue-
Fieber (☰ 30). Ein Mitglied der Familie ist der Verursacher der Hepatitis C,
einer Komponente der ehemaligen Non-A-non-B-Hepatitiden. Ein weiterer Genus der Flaviviren, Pestvirus, ist ohne humanpathologische Bedeutung, enthält jedoch wichtige tierpathogene Erreger wie das Virus der
Schweinepest.

☷ 30	Humanpathogene Flaviviren			
Gattung	**Virusart**	**Krankheitsbild**	**Überträger**	**Vorkommen**
▷ **Flavivirus**	**bedeutend** Virus der zentral-europäischen FSME	Enzephalitis	Ixodes ricinus	Europa
	Gelbfieber-Virus	Gelbfieber	Aedes	Zentralafrika, Mittel- und Südamerika
	Dengue-Virus (1–4)	Dengue-Fieber	Aedes	weltweit
	wichtig Virus der russischen FSME	Enzephalitis	Ixodes ricinus	Eurasien
	Louping-ill-Virus	Enzephalitis	Ixodes ricinus	England, Irland
	Japanisches B-Enzephalitis-Virus	Enzephalitis	Aedes, Culex, Anopheles	Japan, China, Indien, Südostasien
	weitere Kyasanur-Forest-Virus	hämorrhagisches Fieber, Enzephalitis	Zecken	Indien
	Murray-Valley-Enzephalitis-Virus	Enzephalitis	Culex	Australien
	Omsk-hämorrhagisches Fieber-Virus	hämorrhagisches Fieber	Zecken	Rußland
	Powassan-Virus	Enzephalitis	Ixodes, Dermacentor	Nordamerika, Rußland
	Rocio-Virus	Enzephalitis	Aedes	Südamerika
	St.-Louis-Enzephalitis-Virus	Enzephalitis	Culex	Mittelwesten der USA
	West-Nile-Virus	Fieber	Culex, Mansonia	Afrika, Eurasien
▷ **Hepacivirus**	Hepatitis-C-Virus	Hepatitis	–	weltweit

Virus der Frühsommer-Meningo-Enzephalitis (FSME)

Epidemiologie. Die europäische Frühsommer-Meningo-Enzephalitis kommt in Deutschland, Österreich, der Schweiz, in Ungarn, in der Tschechischen Republik, Slowakischen Republik, im ehemaligen Jugoslawien, in Polen, in den baltischen Staaten, Rußland und Skandinavien vor. Die Übertragung erfolgt überwiegend durch die Schildzecke **Ixodes ricinus** (gemeiner Holzbock) in unterschiedlich großen und geographisch gestreuten Endemiegebieten. Die Viren werden von Kleinsäugern, wie Igeln, Mäusen, Maulwürfen etc. beherbergt. Die meisten Infektionen erfolgen im Mai und Juni. Ein weiterer Häufungsgipfel wird im September beobachtet. Eine Übertragung durch Rohmilch (Kuh-, Schaf- und Ziegenmilch) ist möglich, jedoch sehr selten.

Pathogenese. Nach Inokulation in die Haut vermehrt sich das Virus zunächst lokal und erreicht über die drainierenden lymphatischen Gefäße die regionalen Lymphknoten. Von hier tritt es über efferente Lymphbahnen in den Ductus thoracicus und damit in den Blutkreislauf. In der sich anschließenden Virämie besiedelt das Virus extraneurale Organe wie Binde-, Muskel- und Drüsengewebe. Nach einer weiteren Replikationsphase wird das zentrale Nervensystem auf dem hämatogenen Weg erreicht. Der Eintritt in das ZNS erfolgt wahrscheinlich durch Infektion zerebraler Endothelzellen. Histopathologisch äußert sich die ZNS-Infektion durch meningiale und perivaskuläre Entzündungsreaktionen, neurale Degeneration und Gliaknötchen. Besonders empfindlich gegenüber FSME-Virus sind die Nervenzellen der Vorderhörner des Rückenmarks.

Virus der Frühsommer-Meningo-Enzephalitis (FSME)

Epidemiologie Die Übertragung des Virus erfolgt durch die Zecke **Ixodes ricinus**, Reservoir sind Kleinsäuger.

Pathogenese Nach Inokulation in die Haut und erster lokaler Vermehrung erreicht das Virus über die drainierenden lymphatischen Gefäße die regionalen Lymphknoten, von wo es über den Ductus thoracicus zu einer Aussaat in verschiedene extralymphatische Organe kommt. Die Histopathologie zentralnervöser Komplikationen ist durch neuronale Degeneration und Gliaknötchen charakterisiert.

Klinik Die Krankheit zeigt einen **typischen biphasischen Verlauf:**
1. Phase: grippeartige Symptome (Virämie). Danach beschwerdefreies Intervall
2. Phase: Meningoenzephalitis

Klinik. Die weitaus meisten Infektionen (80 – 90 %) verlaufen subklinisch. Klinisch relevante Infektionen zeigen einen **typischen zweiphasigen Verlauf**. Nach einer Inkubationszeit von ca. 1 Woche (3 – 14 Tagen) entwickeln sich unspezifische grippeartige Symptome (leichtes Fieber, Kopf-, Muskel- und Gliederschmerzen, gastrointestinale Beschwerden), die meist weniger als 1 Woche andauern. Nach einem beschwerdefreien Intervall von 1 Woche (kann auch fehlen) kommt es zu hohem Fieber (bis 40 °C) und zum Befall des ZNS. Die akute Meningitis tritt hauptsächlich bei Kindern auf, dauert ca. 1 Woche und heilt meist ohne Spätfolgen aus. Bei über 40jährigen kommt es häufig zur Meningoenzephalitis mit Somnolenz, akuten Psychosen und Koma. Diese Phase dauert 1 – 2 Wochen (biphasischer Krankheitsverlauf).

Krankheitsfolgen
Die Letalität liegt bei ca. 1 %. Bei Erwachsenen können paralytische Spätformen auftreten.

Krankheitsfolgen. Die Letalität liegt bei ca. 1 %. Bei Erwachsenen können paralytische Spätformen auftreten. 5 – 10 Tage nach der Entfieberung kommt es zu Lähmungen vorwiegend der oberen Extremitäten, die sich differentialdiagnostisch von Poliolähmungen nicht unterscheiden lassen.

Diagnostik Serologische Verlaufsbeobachtungen (Titeranstieg) sichern die klinische Diagnose.

Diagnostik. Während der Virämie in der ersten Phase der Krankheit können die Viren in Zellkulturen oder Babymäusen isoliert werden, jedoch wird die Krankheit zu diesem Zeitpunkt meist noch nicht erkannt. Serologischen Aussagen (Titeranstieg) bei verschiedenen Untersuchungsmethoden (Neutralisations-, Hämagglutinationshemmtest, KBR, IgG- und IgM-ELISA etc.) kommt die größere Bedeutung zu.

Therapie Symptomatisch.

Therapie. Eine kausale Therapie ist nicht möglich.

Prophylaxe Eine **aktive** Schutzimpfung **(Totimpfstoff)** gibt nach dreimaliger Grundimmunisierung (Schema: 0 – 1 Monat – 1 Jahr) **Schutz für ca. 3 Jahre.** Für Nichtimmunisierte existiert ein **Hyperimmunserum**, das spätestens 4 Tage nach Zeckenstich verabreicht werden muß.

Prophylaxe. Es existiert eine **aktive** Schutzimpfung mit einem **Totimpfstoff**, der nach dreimaliger Verabreichung (Schema: 0 – 1 Monat – 1 Jahr; Variationen möglich) einen **Schutz für 3 Jahre** gibt. Für Nichtimmunisierte steht weiterhin ein Hyperimmunserum zur Verfügung, das jedoch möglichst frühzeitig nach dem Zeckenstich (spätestens nach 4 Tagen) verabreicht werden muß. Spätere Gaben des Immunglobulins können zu einer Verstärkung der klinischen Symptomatik führen. Nach Anordnung des Paul-Ehrlich-Institutes darf derzeit (1997) eine **passive Immunisierung** (Immunoglobulingabe) bei Kindern gegen FSME bis 14 Jahre grundsätzlich nicht durchgeführt werden. Dieses betrifft nicht die aktive Schutzimpfung.

Merke ▶

> ▶ **Merke.** Erkrankung und Tod an FSME ist als Virus-Meningoenzephalitis nach dem Bundesseuchengesetz meldepflichtig.

Gelbfiebervirus

Gelbfiebervirus

Epidemiologie Gelbfieber ist in den Tropen von Afrika und Südamerika endemisch. Asien, Australien und Ozeanien sind gelbfieberfrei. Vektoren sind **Aedes-** und **Haemagogus-Arten**. Wirt ist der erkrankte Mensch (Stadtgelbfieber), auch Affen können infiziert werden (Dschungelgelbfieber).

Epidemiologie. Gelbfieber ist im tropischen Afrika (zwischen dem 15. nördlichen und dem 16. südlichen Breitengrad) sowie im tropischen Mittel- und Südamerika endemisch. Ganz Asien, Australien und Ozeanien sind gelbfieberfrei.
Vektoren für Gelbfieberviren sind **Aedes-** und **Haemagogus-Arten**. Wirt ist entweder der erkrankte Mensch **(Stadtgelbfieber)** oder Affen **(Dschungelgelbfieber)**.

Pathogenese Wesentliches Zielorgan ist die Leber, die auf dem hämatogenen Weg erreicht wird. Nekrosen in der Mitte des Leberlappens sind auf die zytolytische Infektion von Hepatozyten zurückzuführen.

Pathogenese. Die pathogenetischen Ereignisse einer Gelbfiebervirusinfektion werden weitgehend aus experimentellen Infektionen von Rhesusaffen abgeleitet. Über den von Flaviviren bekannten Ausbreitungsmodus im infizierten Wirt (Haut → regionaler Lymphknoten → Duktus → Virämie) kommt es zu manifesten Organinfektionen (Leber, Milz, Knochenmark, Herz- und Skelettmuskel), bei denen die Leber das wesentliche Ziel darstellt. Nach initialer Präsenz des Virus in den Kupfferzellen werden Hepatozyten zytolytisch infiziert. Histopathologisch sind nekrotische Zellen in der Mitte des Leberlappens zu erkennen.

Klinik. Der Krankheitsverlauf ist **typischerweise biphasisch**: Nach einer Inkubationszeit von 3 – 6 Tagen entwickelt er sich **uncharakteristisch** mit Schüttelfrost (bis 40 °C Fieber), Kopf-, Muskel-, Gliederschmerzen und Erbrechen. Dieses Stadium dauert etwa 3 – 4 Tage. Nach einem relativ beschwerdefreien Intervall von 1 – 2 Tagen, in dem die Krankheit auch zum Stillstand kommen kann, beginnt die zweite Phase. Hier dominieren **Schädigungen von Leber und Niere**, in besonders schweren Fällen auch des Herzens. Die Schädigung der Leber führt zur Bilirubinämie mit Ikterus. Gerinnungsstörungen verursachen Haut- und Organblutungen. Blutige Stühle und Kaffeesatzerbrechen können vorkommen. Die Nierenschädigung manifestiert sich in Albumin-, Zylinder- und Mikrohämaturie. Oligo- und selten Anurie kommen vor. Der toxische Herzmuskelschaden führt zu einem Pulsanstieg bei sinkender Körpertemperatur (**Faget-Syndrom**). Das ZNS ist bei dieser Krankheit nicht betroffen, obwohl selbstverständlich Angst- und Erregungszustände vorkommen. Das klinische Bild bietet differentialdiagnostisch enorme Schwierigkeiten.

Krankheitsfolgen. Bei Erkrankungen mit Manifestation der zweiten Phase liegt die Letalität bei 60 – 70 %. Bedingt durch die leichteren Fälle wird die Gesamtletalität für das Gelbfieber mit 2 – 5 % angegeben.

Diagnostik. Während der Virämie in der ersten Phase der Krankheit können die Viren in Zellkulturen oder Babymäusen isoliert werden, jedoch wird die Krankheit zu diesem Zeitpunkt meist noch nicht erkannt. Serologischen Aussagen (Titeranstieg) bei verschiedenen Untersuchungsmethoden (Neutralisations-, Hämagglutinationshemmtest, KBR, IgG- und IgM-ELISA etc.) kommt die größte Bedeutung zu.

Therapie. Eine kausale Therapie ist nicht möglich.

Prophylaxe. Für exponierte Personen (Reisende in tropischen Regionen Afrikas, Mittel- und Südamerikas) existiert eine **aktive Impfung** mit einem Lebendimpfstoff. Eine einmalige Injektion schützt für 10 Jahre. Die Gelbfieberimpfung ist gut verträglich. Da jedoch kein stabiler Impfstoff existiert, dieser vielmehr unmittelbar vor der Impfung aus einer Virusaufschwemmung (Stamm 170) hergestellt werden muß, bleibt die Gelbfieberimpfung auf spezielle, von der WHO autorisierte Impfstellen beschränkt.

> ▶ *Merke.* Gelbfieberkranke müssen **isoliert** werden, um eine Weiterverbreitung der Viren durch Stechmücken zu unterbinden.

Dengue-Fieber-Virus

Epidemiologie. Dengue-Viren sind weltweit verbreitet. Noch 1920 kam es zu Epidemien in Griechenland. Heute ist Europa von Dengue frei. Dengue-Fieber ist in Süd- und Mittelamerika, Westafrika, Südostasien und im westpazifischen Ozean endemisch. Die Zahl der Erkrankungsfälle ist weltweit im Anstieg begriffen. Man rechnet mit 10000 bis 100000 Kranken pro Jahr.
Von den Dengue-Viren existieren vier Serotypen. Reservoir der Viren ist der Mensch. Die Übertragung erfolgt durch **Aedes aegypti**.

Pathogenese. Die Pathogenese von Dengue-Virusinfektionen ist nicht vollständig verstanden. Die gängigste Arbeitshypothese geht von einer Infektion der Monozyten aus, die eine Dengue-Virus-spezifische Aktivierung von CD4⁺- und CD8⁺-T-Lymphozyten zur Folge hat. Als Konsequenz der von CD8⁺-T-Zell-vermittelten Attacke auf infizierte Monozyten und der Interaktion dieser Zellen mit CD4⁺-T-Lymphozyten kommt es zu einer massiven Zytokinausschüttung (IL-1, IL-2, TNF-α). Die systemische Wirkung dieser Zytokine erhöht die Kapillarpermeabilität; Folge sind Hämorrhagien und Schocksymptome. Möglicherweise werden diese Effekte noch gesteigert, wenn eine zweite Infektion mit einem kreuzreaktiven Virustyp

Klinik Die Krankheit zeigt einen **typischen biphasischen Verlauf**:
- 1. Phase: **grippeartige Symptome** (Virämie). Danach beschwerdefreies Intervall
- 2. Phase: Eine **massive Schädigung der Leber** führt zu Gerinnungsstörungen, die sich in Haut- und Organblutungen manifestieren, eine **Nierenbeteiligung** zur Oligo- und Anurie. Toxische Myokardschäden sind möglich. Das ZNS ist nicht betroffen.

Krankheitsfolgen Mit Eintritt der 2. Phase liegt die Letalität bei 60 – 70 %.

Diagnostik Serologischen Verlaufsbedingungen (Titeranstieg bei verschiedenen Untersuchungsmethoden) kommt die größte Bedeutung zu.

Therapie Symptomatisch.

Prophylaxe Eine **aktive Impfung** (Lebendimpfstoff), die jedoch nur in speziellen, von der WHO lizensierten Impfstellen verabreicht wird, schützt für 10 Jahre. Schwangere im 1. Trimenon und Kinder unter 1 Jahr sollten nicht geimpft werden.

◀ Merke

Dengue-Fieber-Virus

Epidemiologie Europa ist von Dengue frei. Weltweit ist die Krankheit im Anstieg begriffen.
Die Übertragung erfolgt durch **Aedes aegypti**.

Pathogenese Die Pathogenese von Dengue-Virusinfektionen ist nicht vollständig verstanden. Am wahrscheinlichsten kommt es zur Zerstörung von infizierten Monozyten und/oder durch ihre Interaktion mit CD4⁺-T-Lymphozyten zu systemisch wirkenden Zytokinausschüttungen.

erfolgt, da die bereits vorhandenen Antikörper eine verstärkte Aufnahme des Virus in die Monozyten über Fc-Rezeptor-vermittelte Phagozytose von Immunkomplexen ermöglicht (antikörperabhängiges Enhancement).

Klinik. Klinisch können drei Krankheitsbilder unterschieden werden:
- das **Dengue-Fieber**, das sich nach einer Inkubationszeit von 1 – 2 Wochen mit Schüttelfrost (bis 40 °C Fieber), Kopf-, Glieder- und Muskelschmerzen manifestiert. Die Krankheit ist insgesamt gutartig. Nach dem 7. Tag setzen die Entfieberung und Genesung ein (Synonym: 7-Tage-Fieber). Während der Krankheitsphase kommt es charakteristischerweise zu einem flüchtigen makulopapulösen Exanthem sowie zu starken Muskelschmerzen in den Beinen, denen die Patienten nur mit einem eigentümlich gestelzten, steifen »dandyhaften« Gang begegnen können. Im angelsächsischen Schrifttum wird das Dengue-Fieber deshalb auch als Dandy Fever bezeichnet
- das **hämorrhagische Dengue-Fieber**, das durch Haut- und Organblutungen imponiert, verläuft weitaus schwerer. Klinisch finden sich Petechien, starkes Nasenbluten, Bluterbrechen, Meläna und Hämaturien. Eine weitere Steigerung des Krankheitsbildes führt zum
- **Dengue-Schocksyndrom.** Es kommt es zu massiven Organblutungen, die auch das ZNS erfassen (Massenblutung ins Gehirn) und dann häufig (10 – 40 %) letal enden.

Klinik Es werden drei Krankheitsbilder unterschieden:
- das **Dengue-Fieber**, das insgesamt als gutartig eingestuft werden kann und sich durch eine grippeartige Symptomatik manifestiert
- das schwerere **hämorrhagische Dengue-Fieber**, bei dem Haut- und Organblutungen imponieren
- das häufig durch Gehirnmassenblutungen letal endende **Dengue-Schocksyndrom**.

Klinischer Fall

Nach einer Geschäftsreise nach Indien erkrankte ein 58jähriger Mann mit Unwohlsein, Erbrechen und Fieber. Bei anhaltendem Fieber wurde er zum Ausschluß einer Malaria in einer Infektionsklinik aufgenommen. Das Fieber hielt mit einer Unterbrechung bis zum 7. Tag nach Erkrankungsbeginn an. Es bestanden eine Thrombozyto- und eine Leukopenie. Am 3. Krankheitstag entwickelte sich ein feinfleckiges stammbetontes Exanthem. 11 Tage nach Krankheitsbeginn konnte der Patient beschwerdefrei entlassen werden.

Eine Infektion mit Dengue-Virus wurde sowohl durch Anstieg des virusspezifischen Antikörpertiters in zwei Serumproben mittels IFT nachgewiesen als auch durch nested PCR.

(Quelle: Epidemiologisches Bulletin 44/96 des Robert-Koch-Institutes, Berlin)

Krankheitsfolgen Die Letalität liegt bei 1 – 3 %, kann jedoch bei den schweren Verlaufsformen erheblich höher sein.

Krankheitsfolgen. Wegen der unterschiedlich schweren Verlaufsformen der Krankheit variiert die Letalität erheblich. Im Mittel liegt sie bei 1 – 3 %, kann bei den schweren Formen jedoch bis auf 80 % ansteigen.

Diagnostik Der Erregernachweis kann durch Anzucht aus dem Blut geführt werden. Serologisch können Antikörper mit dem HAH, CF und EIA nachgewiesen werden.

Diagnostik. Das Virus läßt sich aus dem Blut akut erkrankter Personen isolieren. Serologisch können Antikörper mit dem HAH, CF und EIA nachgewiesen werden, doch aufgrund der starken Kreuzreaktivität zwischen den Serotypen ist die exakte Identifizierung des Virustyps kaum möglich.

Therapie Symptomatisch.

Therapie. Eine kausale Therapie ist nicht möglich. Gezielte unterstützende Maßnahmen wie Ersatz von Plasma, Heparinbehandlung bei massiver Blutgerinnung und Bluttransfusionen bei schweren Hämorrhagien können bei rechtzeitigem Beginn die Letalität bei schweren Schocksyndromen auf ca. 1 % senken.

Prophylaxe Eine spezielle Prophylaxe existiert nicht. Gebrauch von Repellents.

Prophylaxe. Eine spezielle Prophylaxe existiert nicht. Isolierung der Erkrankten und Bekämpfung der Vektoren, besonders in den Elendsvierteln, kann langfristig zum Erfolg führen. Touristen kann nur der Gebrauch von Repellents empfohlen werden.

Virus der japanischen B-Enzephalitis

Diese Erkrankung, deren Erreger durch Stechmücken übertragen wird, ist im gesamten ostasiatischen Raum verbreitet. Eine aktive Schutzimpfung wird von Reisenden zunehmend nach-

Virus der japanischen B-Enzephalitis

Diese Erkrankung ist im gesamten ostasiatischen Raum verbreitet. Sie setzt abrupt mit Fieber, Unwohlsein und Erbrechen ein. Später kann der Patient desorientiert und hypererregbar sein. Bei schweren Verläufen folgen verschiedene neurologische Symptome (Muskelsteifheit, grober Tremor der Extremitäten, Paresen, zitternde Augenbewegungen, pathologische Reflexe), die in den komatösen Zustand übergehen. Nach 5 – 9 Tagen tritt der Tod ein. Die Übertragung des Virus erfolgt durch Aedes-, Anopheles- und Culex-Arten. Die Letalität (ca. 40 %) und die Rate bleibender ZNS-Schäden (ca. 30 %) sind hoch. Eine aktive Immunisierung ist prinzipiell möglich, der Impfstoff ist in Deutschland jedoch nicht zugelassen.

Hepacivirus
Hepatitis-C-Virus (HCV)

Bedeutung. Hepatitis-C-Virus wird für 80 – 90 % aller **Posttransfusionshepatitiden** verantwortlich gemacht. Weiterhin besteht eine hohe Assoziation zwischen der chronischen HCV-Infektion und dem Auftreten eines **hepatozellulären Karzinoms**. Der Nachweis des Virus gelang erst 1989 und zunächst ausschließlich auf dem molekularbiologischen Weg. Ein Non-A-non-B-(NANB-)kontaminiertes Faktor-VIII-Präparat wurde auf Schimpansen verimpft und aus dem Plasma dieser Tiere nach Nukleinsäurereextraktion eine Expressionsbibliothek angelegt. Unter 10^6 Expressionsklonen wurde der Klon 5-1-1 von Antikörpern eines NANB-Patienten erkannt. Dieser Klon bildete die Grundlage zur Aufklärung der genomischen Organisation des HCV und zur Herstellung der ersten Enzymimmunoassays für die Serodiagnostik.

Epidemiologie. HCV ist weltweit verbreitet. Hauptübertragungsweg für HCV ist die perkutane Exposition mit kontaminiertem Blut. Daher stellen Transfusionen von HCV-haltigem Blut, Blutprodukten und »needle sharing« bei Drogenabusus ein hohes Risiko dar. Weiterhin kommt es gelegentlich bei Transplantationen zur Infektion des Organempfängers. Inokulationen durch Nadelstichverletzung im Krankenhausbereich führen in etwa 3 % der Fälle zu einer HCV-Infektion, wenn das Blut von einem Anti-HCV-positiven-Patienten stammt. Nichtperkutane Übertragungswege sind möglich; der genaue Mechanismus ist jedoch nicht in allen Fällen verstanden. So besteht ein erhöhtes Risiko einer HCV-Infektion bei Prostituierten und männlichen Homosexuellen, aber auch Haushaltskontakte mit HCV-positiven Personen führen unter Umständen zu einer HCV-Infektion. Bei etwa 40 % der HCV-Infektionen treffen keine der bisher bekannten Risikofaktoren zu. Prinzipiell ist die perinatale Mutter-Kind-Übertragung möglich. Sie ist jedoch sicher weniger häufig als bei HBV-tragenden Müttern und hängt sehr von der viralen Beladung der Mutter ab. Bei Doppelinfektionen der Mutter mit HIV und HCV steigt das Risiko der perinatalen Infektion von HCV jedoch stark an (bis zu 30% sind berichtet).

Pathogenese. Die frühe Phase der HCV-Infektion ist wenig verstanden. Aus experimentellen Infektionen des Schimpansen ist bekannt, daß schon 3 Tage nach Inokulation die ersten HCV-Genome im Blut nachweisbar sind. HCV-RNA persistiert dann im Blut mindestens bis zum Auftreten erhöhter Transferasespiegel, die Ausdruck der ablaufenden Leberschädigung sind. Nach Infektion der Hepatozyten entwickelt sich ein typischer zytopathogener Effekt, der durch intraplasmatisches Antigen und der ›Ausbildung von mikrotubulären Strukturen im Zytoplasma gekennzeichnet ist. Obwohl anzunehmen ist, daß HCV als Mitglied der Flavivirusfamilie eine starke Zytopathogenität aufweist, trägt die virusspezifische Immunantwort im Lebergewebe sicherlich erheblich zur Pathogenese bei. Dieses drückt sich durch eine deutlich erhöhte Expression von MHC-Klasse-I-Antigenen im entzündeten Gewebe und die Infiltration von CD8$^+$-zytotoxischen T-Lymphozyten mit Spezifität für HCV-Peptide aus.
Extrahepatische Orte der Infektion erscheinen möglich, da mit Hilfe der In-situ-Hybridisierung und der RT-PCR HCV-RNA in enger Assoziation mit mononukleären Zellen des Blutes gefunden werden kann. Ob es sich dabei jedoch um eine wirklich produktive Infektion handelt, kann aufgrund der sehr geringen Zahl an positiven Zellen bis jetzt noch nicht zweifelsfrei bestätigt werden.

gefragt. Der entsprechende Impfstoff ist in der Bundesrepublik Deutschland jedoch nicht im Handel.

Hepacivirus

Hepatitis-C-Virus

Bedeutung Hepatitis-C-Virus wird für 80 – 90 % aller **Posttransfusionshepatitiden** verantwortlich gemacht. Chronische HCV-Infektionen **tragen zur Entstehung eines Leberkarzinoms (HCC) bei.**

Epidemiologie HCV ist weltweit verbreitet. Hauptübertragungsweg für HCV ist die perkutane Exposition mit kontaminiertem Blut. Nichtperkutane Übertragungswege sind jedoch auch möglich. Mutter-Kind-Übertragungen kommen perinatal vor, wobei das Risiko deutlich unter dem von HBV liegt.

Pathogenese Nach Infektion der Hepatozyten zeigt sich der zytopathogene Effekt durch virales Antigen und mikrotubuläre Strukturen im Zytoplasma. Der Tod der infizierten Hepatozyten wird sicherlich auch durch die intensiv in das Lebergewebe infiltrierenden zytotoxischen T-Lymphozyten verursacht.

Klinik Nach einer mittleren Inkubationszeit von 7 – 8 Wochen kommt es in der Mehrzahl der Fälle zu einer unspezifischen grippeähnlichen Erkrankung bzw. zu einem anikterischen Verlauf der Infektion. Nur bei einem Viertel der Patienten ist eine klinisch wahrnehmbare, aber dennoch milde Hepatitis mit typischen Zeichen eines Ikterus festzustellen. Bei chronischen Verläufen ist mit der Entstehung eines **hepatozellulären Karzinoms** zu rechnen.

Diagnostik EIA zur Serodiagnostik und Nachweis des Erregers mit der RT-PCR. Zur Therapieüberwachung ist die quantitative RT-PCR notwendig.

Therapie Die Behandlung mit Interferon-α erreicht nur bei einem Viertel der Patienten eine dauerhafte Unterdrückung der viralen Replikation.

Prophylaxe Sorgfältige Überwachung von Blutkonserven und -produkten sowie Vermeidung einer perkutanen Exposition

2.1.7 Arenaviridae

Klassifikation ▶

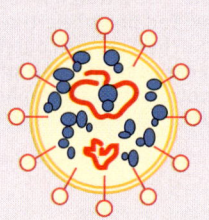

Klinik. Nach einer mittleren Inkubationszeit von 7 – 8 Wochen kommt es in der Mehrzahl der Fälle zu einer unspezifischen grippeähnlichen Erkrankung bzw. zu einem anikterischen Verlauf der Infektion. Nur bei einem Viertel der Patienten ist eine klinisch wahrnehmbare, aber dennoch milde Hepatitis mit typischen Zeichen eines Ikterus und dem Anstieg der Transaminasen festzustellen. Fulminante Verläufe sind sehr selten (< 1 %). Typisch für die HCV-Infektion ist die **langanhaltende Virämie**, die in eine **chronische Hepatitis** übergehen kann. Hiervon sind etwa 50 % der Patienten betroffen, die eine HCV-Infektion nach Transfusion erleben. Diese chronische Verlaufsform kann durch klinische Schübe auffällig werden, und unter Umständen entwickelt sich das Bild einer chronisch aktiven Hepatitis mit schweren Veränderungen der Transaminasen, verbunden mit einer schlechten Prognose. Schließlich muß auch noch etwa 20 – 30 Jahre nach Primärinfektion mit einer Leberzirrhose und einem sich daraus entwickelnden **hepatozellulären Karzinom** gerechnet werden.

Diagnostik. Zur Serodiagnostik stehen **EIA** zur Verfügung, die auf der Basis von rekombinanten oder Peptidantigenen die Bestimmung HCV-spezifischer Antikörper erlauben. Eindeutig sensitiver ist jedoch der **Nachweis viraler RNA** mit Hilfe der **RT-PCR**. Mit dieser Technik kann die virale Beladung des Patienten bestimmt werden. Sie bildet die Grundlage zur Therapieüberwachung bei Behandlung chronischer HCV-Hepatitiden mit Interferon. Gleichzeitig ist es möglich, die Infektion mit therapieresistenten HCV-Genotypen zu erkennen.

Therapie. Obwohl HCV durchaus sensitiv für eine Behandlung mit **Interferon-α** ist, wird nur in einem Viertel aller Behandlungen eine dauerhafte Unterdrückung der HCV-Replikation und damit auch eine Normalisierung der Lebertransaminasen erreicht. In vielen Fällen einer primär erfolgreichen Unterdrückung der viralen Vermehrung und bei anschließendem Absetzen der Therapie steigt sowohl die virale Beladung als auch die Transaminasenaktivität wieder an. Möglicherweise spielt dabei die Ausbildung von Antikörpern gegen das verabreichte Interferon im Patienten eine Rolle. Bei solchen Patienten, bei denen die Therapie wirkungslos bleibt, kann ein interferonresistenter Genotyp des Virus vorliegen.

Prophylaxe. Prophylaktische Maßnahmen sind bisher auf sorgfältige Untersuchungen von Blutkonserven und Vermeidungsstrategien bezüglich einer perkutanen Exposition beschränkt.

2.1.7 Arenaviridae

Klassifikation. ▦ 31 und ▦ 32.

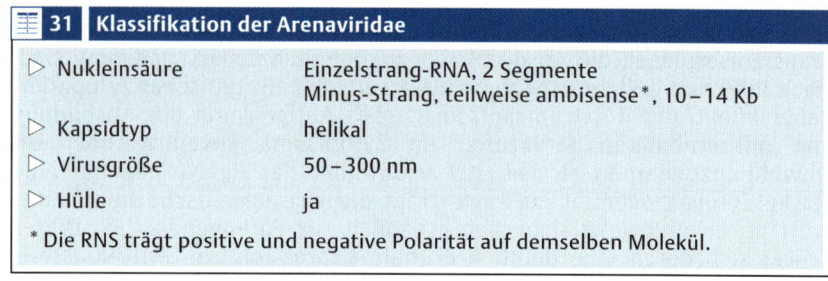

▦ 31	**Klassifikation der Arenaviridae**	
▷	Nukleinsäure	Einzelstrang-RNA, 2 Segmente Minus-Strang, teilweise ambisense*, 10 – 14 Kb
▷	Kapsidtyp	helikal
▷	Virusgröße	50 – 300 nm
▷	Hülle	ja
* Die RNS trägt positive und negative Polarität auf demselben Molekül.		

32 Humanmedizinisch wichtige Arten der Arenaviridae		
Art	**Vorkommen**	**Krankheit**
▷ Virus der lymphozytären Choriomeningitis (LCM)	Europa, Asien Amerika	lymphozytäre Choriomeningitis
▷ Lassavirus	Westafrika	Lassa-Fieber
▷ Juninvirus	Argentinien	argentinisches hämorrhagisches Fieber
▷ Machupavirus	Bolivien	bolivianisches hämorrhagisches Fieber

Außerdem gibt es neun nicht humanpathogene Arten.
Arenaviren enthalten »sandartige« Granula (Name: arenosus, lat. = sandig). Durch das Studium der Arenaviren konnten wichtige Mechanismen der infektionsbedingten, besonders der zellvermittelten Immunität gewonnen werden.

Arenavirus

Virus der lymphozytären Choriomeningitis (LCM-Virus)

Epidemiologie. Das LCM-Virus kommt nur in Europa, Amerika und Asien vor (Isolate aus Afrika sind umstritten).
Die Übertragung der Viren erfolgt durch infizierte Hausmäuse und gelegentlich durch syrische Goldhamster, die durch Mäuse infiziert wurden. Direkte Übertragungen von Mensch zu Mensch kommen nicht vor, andere Zwischenwirte als die Hausmaus sind nicht bekannt.

Pathogenese. Die pathologischen Ereignisse einer LCMV-Infektion im Menschen sind kaum bekannt. Bei den wenigen gut dokumentierten schweren und tödlich verlaufenden Infektionen zeigt sich ein ähnliches Bild wie bei den Arenavirusinfektionen, die sich als hämorrhagisches Fieber äußern (siehe Lassavirus). Ein histopathologisch aufgearbeiteter Fall einer LCMV-induzierten Meningoenzephalitis zeigt mononukleäre Zellinfiltrate in den Meningen und um die zerebralen Gefäße. In den tiefen ZNS-Bereichen treten Gliaknötchen auf, und virales Antigen kann in kortikalen Neuronen entdeckt werden.

Klinik. Das Vollbild der lymphozytären Choriomeningitis (LCM) ist selten. Leichte Fälle bleiben meist unerkannt. Nach einer Inkubationszeit von 1–2 Wochen entwickelt sich die Krankheit unter den uncharakteristischen Symptomen eines **grippalen Infekts**. Schmerzen beim Bewegen der Augen und geschwollene Lymphknoten sind differentialdiagnostische Hinweise. Selten kommt es zu einer einseitigen Parotitis oder einer Pneumonie. Nach einigen Tagen heilt die Krankheit aus. In einer zweiten Phase kann eine Meningitis auftreten, die in der Regel komplikationslos überstanden wird. Die lymphozytäre Choriomeningitis kann jedoch in diesem Stadium in eine **enzephalitische oder meningoenzephalitische Form** übergehen. Vermehrtes Schlafbedürfnis, Blasen- und Mastdarmstörungen sowie Bewußtseinstrübungen sind klinische Zeichen.

Krankheitsfolgen. Die Prognose ist insgesamt gut. Todesfälle treten selten auf. Während der langen Rekonvaleszenz können eine schmerzhafte Orchitis und eine Alopezie auftreten. Infektionen während der Schwangerschaft führen zu Abort oder Embryopathien.

Diagnostik. In der Frühphase der Krankheit kann der Erreger aus Blut oder Liquor in der Babymaus angezüchtet werden. Serologische Bestimmungen sind im Fluoreszenztest bereits nach einer Woche, bei der KBR ab der 2. und im Neutralisationstest ab der 6. Woche positiv.

Arenavirus

Virus der lymphozytären Choriomeningitis (LCM-Virus)

Epidemiologie Die Übertragung erfolgt durch infizierte Hausmäuse oder Goldhamster.

Pathogenese Die pathologischen Ereignisse einer LCMV-Infektion im Menschen sind kaum bekannt. Tödlich verlaufende Infektionen gleichen denen des Lassavirus.

Klinik Das Vollbild LCM ist selten. Typisch ist ein **biphasischer Verlauf**, der mit **grippeartiger Symptomatik** beginnt und in einer zweiten Phase in eine **meningitische oder enzephalitische Form** übergehen kann.

Krankheitsfolgen Die Prognose ist insgesamt gut. Bei Infektionen während der Schwangerschaft Abort oder Embryopathie.

Diagnostik
Sowohl Virusanzüchtung als auch serologische Diagnostik kommen zum Einsatz.

Therapie Versuche mit Ribavirin sind erfolgversprechend.

Prophylaxe Kontakt mit Hausmäusen vermeiden.

Lassavirus

Epidemiologie Lassafieber kommt nur in Westafrika vor. Die Erreger werden in der Regel durch Nager übertragen, aber auch von Mensch zu Mensch.

Pathogenese Hinweise auf die Pathogenese der Lassavirusinfektion kommen aus experimentellen Infektionen von Meerschweinchen mit dem Pichindevirus. Wesentliche Zielzelle des Virus sind Makrophagen, die wahrscheinlich über die Ausschüttung von Zytokinen wie TNF-α und IL-6 zu den Nekrosen in Leber und Milz beitragen.

Klinik Ein grippeartiges Krankheitsgeschehen wird durch eine gastrointestinale und pulmonale Symptomatik erweitert. Ein Ganzkörperexanthem kann auftreten. Petechien und Organeinblutungen müssen als prognostisch schlecht bis infaust eingestuft werden.

Krankheitsfolgen Die Letalität ist mit 15–40 % sehr hoch. Pleura- und Perikarderguß, Nierenversagen, ZNS-Beteiligung und Pneumonie.

Diagnostik Virologische und serologische Untersuchungen dürfen wegen der hohen Infektiosität des Erregers nur in speziellen Hochsicherheitslabors durchgeführt werden.

Therapie. Eine kausale Therapie ist nicht möglich. Versuche mit Ribavirin sind erfolgversprechend.

Prophylaxe. Besonders Schwangere sollten keinen direkten Kontakt mit Hausmäusen haben.

Lassavirus

Epidemiologie. Lassafieber kommt natürlicherweise nur in Westafrika, hauptsächlich in Liberia und Sierra Leone, vor. Bis zu 50 % der Bevölkerung sind seropositiv. Die Übertragung erfolgt durch den Kleinnager Mastomys natalensis, eine Art Hausmaus. Untersuchungen haben gezeigt, daß mehr als 50 % der Kleinnager Mastomys natalensis Virusträger sind, besonders solche, die in menschlichen Siedlungsbereichen gefangen werden. Infektionen von Mensch zu Mensch sind möglich.

Pathogenese. Ähnlichkeiten zwischen der Pathologie der Lassafieberinfektionen im Menschen und der experimentellen Infektion von Meerschweinchen mit dem Pichindevirus (Mitglied der Arenaviridae, aber nicht humanpathogen) geben Hinweise auf die Pathogenese des Lassafiebers. Etwa 7 Tage nach Primärinfektion, in denen Fieber und Gewichtsverlust zu beobachten sind, beginnt die virämische Phase. Zu diesem Zeitpunkt sind Makrophagen am häufigsten infiziert. Im Verlauf der Infektion steigt die Zahl der infizierten Makrophagen an, bis schließlich auch epitheliale Zellen virales Antigen tragen. Da Bereiche nekrotischer Schäden in den betroffenen Geweben (Leber, Milz) weitaus größer sind als die Verteilung viraler Antigene und die intestinalen Infektionen vorwiegend durch infizierte Makrophagen charakterisiert sind, wird angenommen, daß die Ausschüttung entzündlicher Mediatoren wie TNF-α und IL-6 eine wichtige pathogenetische Komponente ist. Diese und andere lösliche Mediatoren wie Leukotriene, PAF oder Endorphine könnten auch zu den beobachteten Beeinträchtigungen der Herz- und Lungenfunktion in den infizierten Tieren beitragen.

Klinik. Die Inkubationszeit beträgt 1 – 2 Wochen. Dann kommt es für ca. 11 Tage zu einer grippeähnlichen Symptomatik mit Fieberspitzen am Morgen und Abend bis 40 °C. Ab dem 2. Krankheitstag dominieren retrosternale Schmerzen, Abdominalkrämpfe, Arthralgien, Kopfschmerzen und Erbrechen. Häufig findet sich eine pharyngitische Komponente mit Tonsillitis und trockenem Husten. Ein makulopapulöses Exanthem, das den ganzen Körper, am Kopf beginnend, erfaßt, ist nicht obligat. Konjunktivitis, Petechien und Organeinblutungen müssen prognostisch schlecht bis infaust eingestuft werden.

Krankheitsfolgen. Pleura- und Perikardergüsse sowie Nierenversagen, ZNS-Beteiligung und Pneumonien können das Krankheitsbild erheblich komplizieren. Die Letalität beträgt im Durchschnitt ca. 15 %, bei den schweren hospitalisierten Fällen ca. 40 %.

Diagnostik. Der direkte Erregernachweis ist in Zellkulturen möglich, EIA zum Nachweis des viralen Antigens im Blut sind vorhanden. Allerdings wird der Antigennachweis mit der Serokonversion des Patienten negativ. Auch die RT-PCR ist zum Nachweis der viralen RNA geeignet. Für isotypspezifische Antikörperbestimmungen wurden EIA und IFT etabliert. Aus Sicherheitsgründen wegen der extrem hohen Infektiosität des Untersuchungsmaterials dürfen die Untersuchungen jedoch nur in Hochsicherheitslabors durchgeführt werden.

Therapie. Eine kausale Therapie ist nicht möglich. Bei Einsatz von **Ribavirin** im Anfangsstadium der Krankheit kann die Rate an schweren Verläufen gesenkt werden.

Prophylaxe. Erkrankte müssen strikt isoliert werden. Ihre Ausscheidungen müssen desinfiziert werden, um die Infektionskette (Hausmaus – Mensch) zu durchbrechen. Bei der Pflege der Kranken ist größte Vorsicht geboten. Hygienerichtlinien sind strengstens zu beachten (Schutzkleidung, Gesichtsschutz, Unterdruckzelte etc.).

Juninvirus, Machupovirus

Das Juninvirus ist der Erreger des **argentinischen hämorrhagischen Fiebers**, das in den ländlichen Provinzen von Argentinien auftritt.
Das Machupovirus verursacht das **bolivianische hämorrhagische Fieber**, das auf den Osten Boliviens beschränkt ist.
In beiden Fällen sind frei lebende Mäuse und sonstige Kleinnager Virusträger. Betroffen sind Landarbeiter, die bei der Ernte auf den Mais- und Kornfeldern von den Tieren gebissen werden oder mit ihrem Urin in Kontakt kommen. Übertragungen von Mensch zu Mensch sind nicht möglich.
Klinisch resultiert ein hämorrhagisches Fieber mit Gerinnungstörungen, Haut- und Organblutungen. Die Letalität beim argentinischen hämorrhagischen Fieber liegt zwischen 10 und 20 %. Das bolivianische hämorrhagische Fieber verläuft insgesamt weniger dramatisch. Spezifische therapeutische und prophylaktische Maßnahmen sind nicht möglich.

2.1.8 Filoviridae

Klassifikation. 33 und 34.

33	Klassifikation der Filoviridae
▷ Nukleinsäure	Einzelstrang-RNA Minus-Strang, 19,1 Kb
▷ Kapsidtyp	helikal
▷ Virusgröße	60–80 nm Durchmesser, 1000–14000 nm Länge
▷ Hülle	ja

34	Humanmedizinisch wichtige Arten der Filoviridae	
Art	**Vorkommen**	
▷ Marburgvirus	Zentralafrika	
▷ Ebolavirus	Sudan (Virustyp Sudan) Zaire (Virustyp Zaire)	

Filoviren sind sehr lange, filamentöse Partikel. Sie weisen teilweise Verzweigungen auf oder bilden U- und 6er-Formen.

Filovirus
Marburgvirus, Ebolavirus

Epidemiologie. Das Virusreservoir ist bei beiden Viren unbekannt. Erkrankungen mit diesen Erregern sind ausgesprochen selten, verlaufen aber spektakulär. Das **Marburgvirus** wurde 1967 entdeckt, als 31 Personen in Marburg, Frankfurt und Belgrad erkrankten, die mit der labormäßigen Bearbeitung von Organen aus afrikanischen Meerkatzen beschäftigt waren. Bei einigen konnte eine direkte Ansteckung von Mensch zu Mensch nachgewiesen werden. Die Letalität betrug 20 %.

Therapie Im Anfangsstadium **Ribavirin**.

Prophylaxe Erkrankte müssen strikt isoliert werden.

Juninvirus, Machupovirus

Das Juninvirus ist der Erreger des **argentinischen hämorrhagischen Fiebers**, das Machupovirus verursacht das **bolivianische hämorrhagische Fieber**. In beiden Fällen sind frei lebende Mäuse und sonstige Kleinnager Virusträger. Betroffen sind Landarbeiter, die bei der Ernte auf den Mais- und Kornfeldern von den Tieren gebissen werden oder mit deren Urin in Kontakt kommen. Übertragungen von Mensch zu Mensch sind nicht möglich.

2.1.8 Filoviridae
◀ Klassifikation

Filovirus

Marburgvirus, Ebolavirus

Es handelt sich um Erreger, die noch wenig erforscht sind, sehr selten auftreten, dann jedoch ein **starkes hämorrhagisches Fieber** verursachen, das mit hoher Letalität behaftet ist. Untersuchungen dürfen nur in speziellen Hochsicherheitslabors durchgeführt werden. Eine kausale Therapie ist nicht möglich.

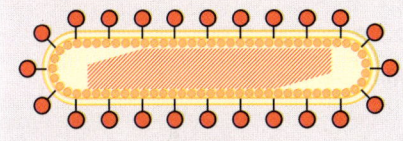

Ebolaviren (Ebola ist ein Fluß in Zaire) verursachten 1976 zwei gleichartige Epidemien im Norden von Zaire und im Südsudan. Insgesamt erkrankten mindesten 600 Menschen, mehr als 50 % verstarben. In der ersten Hälfte des Jahres 1995 kam es ebenfalls in Zaire zu einem Ausbruch, in dessen Folge 316 Personen infiziert wurden, von denen 245 verstarben. Zu Beginn des Jahres 1996 wurden in Gabun 27 Fälle diagnostiziert. Als Übertragungsweg dominierten Schmierinfektionen. Der ursprüngliche Ausgangspunkt konnte nicht eruiert werden.

Pathogenese. Die pathogenetischen Grundlagen dieser für den Menschen sehr gefährlichen Virusinfektion sind nur teilweise und vorwiegend aus experimentellen Infektionen im Affen bekannt. In diesen Tieren sind nekrotische Schäden im Leberparenchym mit der Präsenz viraler Antigene verbunden, Makrophagen sind früh nach experimenteller Infektion infiziert, und Endothelzellen können ebenfalls die Virusreplikation unterstützen. In situ können intravaskuläre Fibrinablagerungen beobachtet werden. Erhöhte Gefäßpermeabilität, interstitielle pulmonäre Ödeme und eine Fehlfunktion der Nierentubuli mit begleitendem Schocksyndrom lassen sich möglicherweise durch die verstärkte Ausschüttung systemisch wirkender Zytokine wie TNF-α erklären. In vitro konnte die Sekretion von TNF-α durch mit Ebolavirus infizierte Makrophagen demonstriert werden.

Klinik. Beide Viren verursachen ein **starkes hämorrhagisches Fieber** mit Verbrauchskoagulopathie und massiven Organ- und Hautblutungen, die terminal zum Exitus im Schockzustand führen.

Diagnostik. Virusisolierungen, -züchtungen und serologische Untersuchungen sind möglich, dürfen jedoch nur in Hochsicherheitslaboratorien vorgenommen werden.

Therapie. Eine kausale Therapie ist nicht möglich.

2.1.9 Bunyaviridae

2.1.9 Bunyaviridae

Klassifikation. ▦ 35 und ▦ 36.

Klassifikation ▶

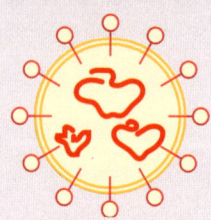

▦ 35	Klassifikation der Bunyaviridae
▷ Nukleinsäure	Einzelstrang-RNA, 3 Segmente Minus-Strang, teilweise ambisense, 11–21 Kb
▷ Kapsidtyp	helikal
▷ Virusgröße	80–100 nm
▷ Hülle	ja

▦ 36	Humanmedizinisch wichtige Gattungen und Arten der Bunyaviridae	
Gattung		**Art**
▷ Bunyavirus		mehr als 150 Arten oder Subtypen, die in 19 Serogruppen zusammengefaßt werden, von Bedeutung in Europa: Tahyna- und Inkoo-Virus
▷ Phlebovirus		3 Serogruppen, mehr als 45 Arten, von Bedeutung in Europa: Pappataci-Fieber
▷ Nairovirus		34 Arten, die in 6 Serogruppen untergliedert sind, von Bedeutung in Europa: Krim-Kongo-hämorrhagisches Fieber
▷ Hantavirus		Von Bedeutung in Europa: Hantaan-Virus, Puumula-Virus

Bedeutung. Die Vielfalt der mehr als 200 Bunyavirusarten spiegelt sich auch in ihrer klinischen Bedeutung wider. Von kurzen, ungeklärten Fieberattacken über Meningitiden und Enzephalitiden bis zu schwerem hämorrhagischem Fieber mit renalem Syndrom erstrecken sich die Krankheitsbilder. Nachfolgend soll nur auf einige wesentliche Aspekte eingegangen werden.

Bunyavirus

In Europa sind nur die **Tahyna-Viren** (Vorkommen in Mitteleuropa, Erregerreservoir: Igel und Kaninchen) und die **Inkoo-Viren** (Vorkommen in Finnland, Erregerreservoir: Elche, Rentiere) von Interesse. Sie werden durch **Aedes** und **Culiseta** übertragen, gehören zur California-Serogruppe und verursachen eine **grippeartige Symptomatik**, selten eine **Pneumonie** oder **Meningitis**.

Im Mittelwesten der USA sind das **California-Enzephalitis-Virus**, das **La-Crosse-Virus**, das **Jamestown-Canyon-Virus** und das **Snowshoe-hare-Virus** endemisch. Besonders Kinder werden häufig betroffen. Ein Drittel aller dort durch Arthropoden verursachten virusbedingten **Enzephalitiden** geht auf das Konto dieser Bunyaarten. Die Enzephalitis ist mit hohem Fieber und Krampfanfällen – die in etwa 10 % der Fälle auch nach Heilung weiterbestehen – vergesellschaftet.

Das **Oropouche-Virus** führt regelmäßig während der Regenzeit in Brasilien zu Epidemien mit Tausenden von Erkrankten. Für 2 – 5 Tage stellt sich eine grippeartige Symptomatik ein, die durch Lichtscheu und meningitische Zeichen erschwert wird. Die Prognose ist insgesamt gut.

Phlebovirus

Wie der Name sagt, fungieren als Überträger Schmetterlingsmücken (Phlebotomusarten). Das **Phlebotomus-Fieber-Virus** ist heute in Europa nur noch mit seinem Typ Toskana vertreten. Es verursacht das **Pappataci-Fieber** (engl. sandfly fever), eine Krankheit, die sich u. a. durch Fieber (bis 40 °C), Lichtscheu, Nackensteife und Arthralgien auszeichnet. Der Krankheitsverlauf ist jedoch gutartig.

Bedeutung Die Krankheitsbilder erstrecken sich von kurzen, ungeklärten Fieberattacken über Meningitiden und Enzephalitiden bis zu schwerem hämorrhagischem Fieber mit renalem Syndrom.

Bunyavirus

In Europa sind nur **Tahyna-Viren** (Vorkommen in Mitteleuropa, Erregerreservoir: Igel und Kaninchen) und **Inkoo-Viren** (Vorkommen in Finnland, Erregerreservoir: Elche, Rentiere) von Interesse. Sie werden durch **Aedes** und **Culiseta** übertragen, gehören zur **California-Serogruppe** und verursachen eine **grippeartige Symptomatik**, selten eine **Pneumonie** oder **Meningitis**.

Phlebovirus

Überträger sind Schmetterlingsmücken. Der Typ Toskana verursacht das **Pappataci-Fieber** (Fieber bis 40 °C, Lichtscheu, Nackensteife, Arthralgien). Der Krankheitsverlauf ist gutartig.

Klinischer Fall

Zwei Wochen nach mehreren Sandfliegenstichen in der Toskana erkrankte ein 47jähriger Mann an einem akuten allgemeinen Krankheitsgefühl, zu dem nach zwei weiteren Tagen schwere Kopfschmerzen und Lichtscheu traten. Die am 3. Krankheitstag beginnende Nackensteifigkeit führte zur Einweisung in ein Krankenhaus. Im folgenden bildete sich eine einseitige Parese des Nervus abducens mit Doppelbildern aus. Im Liquor ergab sich eine Lymphozytose; Blutbild und übrige Laborparameter verblieben im Normbereich.

Eine Sandfliegenfieberinfektion vom Serotyp Toskana (SFTOS) wurde durch Titerverläufe im IFT und bei einer Nachuntersuchung der Seren mittels EIA bestätigt. Ein Virusnachweis war nicht möglich. Nach 15 Tagen wurde der Patient entlassen und litt noch einige Wochen unter Kopfschmerzen, Doppelbildern, Müdigkeit und Schlafstörungen.

(Quelle: Epidemiologisches Bulletin 32/96 des Robert-Koch-Instituts, Berlin)

Das **Rift-Valley-Fieber-Virus** wurde lange Zeit ausschließlich als tierpathogen betrachtet. 1977 kam es dann jedoch zu einer Epidemie in Ägypten, wobei ca. 20 000 Menschen erkrankten und ungefähr 600 starben. Neben einem relativ harmlosen, grippeartigen Krankheitsbild kommt es zu Komplikationen, die mit hoher Letalität behaftet sind: Enzephalitis (Letalität 10 %) und hämorrhagische Diathese (Letalität 50 %). Erblindungen, die auch nach Überstehen der Krankheit bleiben, sind häufig.

Nairovirus

Nairoviren werden durch Zecken übertragen. Das **Krim-Kongo-hämorrhagisches-Fieber-Virus** äußert sich außer im hämorrhagischen Fieber auch als benigne fieberhafte Infektion.

Hantavirus

Hantaviren verursachen nach Schmierinfektion **hämorrhagisches Fieber mit renalem Syndrom** bis zum Nierenversagen.

Diagnostik In der virämischen Anfangsphase könnten die Viren isoliert werden, sofern man in dieser Phase an diese Erkrankung denkt. Dies ist in der Praxis unüblich und aufwendig. Serologische Untersuchungen sind Speziallabors vorbehalten.

Therapie Symptomatisch.

Prophylaxe Repellents.

Nairovirus

Nairoviren werden durch Zecken übertragen. Bedeutsam ist das **Krim-Kongo-hämorrhagisches-Fieber-Virus**, das ein mit hoher Letalität behaftetes hämorrhagisches Fieber verursachen kann oder sich als benigne fieberhafte Infektion manifestiert.

Hantavirus

Hantaviren unterscheiden sich von allen anderen Bunyaviren dadurch, daß die Infektion nicht durch Arthropoden, sondern durch Schmierinfektionen auf den Menschen kommt. Die weltweit vorkommenden Hantaviren (**Hantaan-Virus** und **Puumala-Virus**) verursachen das **hämorrhagische Fieber mit renalem Syndrom**. Die Krankheit beginnt mit Kopf-, Glieder-, Abdominalschmerzen, Diarrhö und Erbrechen. Am 3.–4. Krankheitstag entwickelt sich eine hämorrhagische Diathese, verbunden mit einer progressiven Oligurie. Die Letalität der Erkrankung wird ausschlaggebend durch die hämorrhagische Symptomatik oder das Eintreten eines akuten Nierenversagens bestimmt. In der Regel bessert sich die Symptomatik nach weiteren drei Tagen, und die Patienten genesen. Im Frühjahr 1993 traten im Südwesten der USA erste Fälle eines akuten Lungensyndroms auf, welches einem Hantavirus (Sin-Nombre-Virus) zugeordnet werden konnte. Das Virus wird von infizierten Nagern über Exkremente wie Urin, Stuhl und Speichel übertragen. Nach einem grippeähnlichen Prodromalstadium kommt es innerhalb weniger Tage zur Ateminsuffizienz mit einer hohen Mortalität (ca. 60 %).

Diagnostik. Bei sehr vielen Bunyavirusinfektionen wird die Diagnose, wenn überhaupt, klinisch gestellt. Prinzipiell können in der virämischen Anfangsphase der Krankheiten die Viren isoliert und in der Regel auch gezüchtet werden, jedoch ist dieses Verfahren in der Praxis unüblich und auch wirklich aufwendig. Serologische Untersuchungen führen meist zu erheblichen Interpretationsschwierigkeiten und können in der Praxis nur in Speziallabors durchgeführt werden.

Therapie. Eine kausale Therapie ist nicht möglich.

Prophylaxe. Eine spezifische Prophylaxe ist nicht möglich. Der Einsatz von Repellents ist empfehlenswert.

Klinischer Fall

Ein 46jähriger Mann erkrankte an Sehstörungen und eine Woche später an einer schweren Lumbago. In den folgenden Tagen kamen sich steigernde starke Kopfschmerzen, allgemeine Schwäche und schließlich hohes Fieber dazu. Wegen eines akuten Infektes und einem beginnenden Nierenversagen wurde der Patient in ein Krankenhaus eingewiesen. Hier manifestierte sich ein akutes Nierenversagen, und eine Hantavirusinfektion wurde serologisch gesichert. Zwei Wochen nach Aufnahme konnte der Patient, wenn auch geschwächt, als geheilt entlassen werden.
Anamnestisch ergab sich, daß der Patient sich mit sehr hoher Wahrscheinlichkeit mehrere Wochen vorher beim Umgang mit Gartenerde infiziert hat. Die industriell hergestellte sehr grobe Gartenerde wurde längere Zeit in aufgeschnittenen Plastiksäcken unter dem Balkon des Patienten gelagert, in einem Bereich, aus dem aufgrund von Geräuschen auf die Gegenwart von Mäusen schließen ließ. Das relativ grobe Material wurde vom Patienten vor dem Ausbringen mit bloßen Händen zerkleinert. Hierbei kam es möglicherweise zum Eindringen des Virus über Mikrotraumen der Haut oder durch Inhalation von feinem Staub.

(Quelle: Epidemiologisches Bulletin 32/96 des Robert-Koch-Instituts, Berlin)

2.1.10 Orthomyxoviridae

Klassifikation. 🔲 37 und 🔲 38.

🔲 37	Klassifikation der Orthomyxoviridae
▷ Nukleinsäure	Einzelstrang-RNA Minus-Strang segmentiertes Genom: – Influenza A und B 8 Moleküle – Influenza C 7 Moleküle – Thogotovirus 6 Moleküle 10–13,6 Kb
▷ Kapsidtyp	helikal
▷ Virusgröße	80–120 nm
▷ Hülle	ja

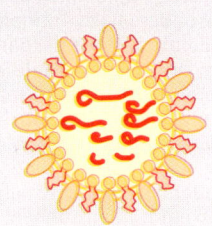

🔲 38	Humanmedizinisch wichtige Gattungen u. Arten der Orthomyxoviridae	
Gattung	**Art**	**Serotypen**
▷ Influenzavirus A, B	Influenza	A und B
▷ Influenzavirus C	Influenza	C

Orthomyxoviridae zeichnen sich durch ein **segmentiertes Genom** aus. Die Influenzaviren A und B besitzen 8 RNA-Moleküle, wovon jedes Molekül für ein einzelnes virales Protein kodiert. Das Nukleokapsidprotein induziert bei Immunisierung im Tier typspezifische Antikörper, mit deren Hilfe die einzelnen Serotypen differenziert werden können. In der Lipidhülle des Virus sind zwei weitere Proteine lokalisiert, das Hämagglutinin (H) und eine Neuraminidase (N). H und N sind auf verschiedenen RNS-Molekülen kodiert, können also bei Doppelinfektionen verschiedener Virustypen im gleichen Wirt untereinander getauscht werden. Dieser Vorgang wird als **Reassortment** bezeichnet und stellt die Grundlage für eine erhebliche Variabilität bei den Influenzaviren dar.

Man unterscheidet bei Influenza-A-Viren bis heute 14 verschiedene Hämagglutinine (H1 bis H14) und 9 unterschiedliche Neuraminidasen (N1 bis N9), die allerdings nicht alle bei menschlichen Infektionen gefunden werden. Aus der Vielzahl der Kombinationsmöglichkeiten zwischen H- und N-kodierenden RNA-Molekülen resultieren die einzelnen Virussubtypen (Beispiel: H1N1 war 1918 der Verursacher der »spanischen Grippe«, H2N2 1957 Verursacher der »asiatischen Grippe«, H3N2 1968 Verursacher der »Hongkong-Grippe«). Bei Influenza-A-Viren entstehen besonders zahlreiche Varianten durch Reassortment, da neben dem Menschen auch zahlreiche Tierarten, vor allem Vögel, vom Virus als Wirt akzeptiert werden. Die Neukombination von N- und H-Antigen wird als **Antigen-Shift** bezeichnet.

Daneben kommt es durch mangelnde Präzision der RNA-duplizierenden, virusspezifischen Polymerase auch zu Veränderungen innerhalb der H- und N-Antigene (Veränderungen in der Aminosäurensequenz infolge von Punktmutationen). Dabei bekommen solche Virusvarianten einen Selektionsvorteil, deren H- und/oder N-Proteine so verändert sind, daß eine Neutralisation durch Antikörper des Wirtes nicht mehr möglich ist. Die kontinuierliche Veränderung bestehender Antigenmuster bezeichnet man als **Antigen-Drift**.

Die Typisierung in **Influenza-A-, -B- und -C-Viren** erfolgt durch die Antigenität des Nukleoproteins. Weiterhin sind in der Lipidhülle der Viren die Proteine Hämagglutinin (Antigen H) und Neuraminidase (Antigen N) spikeförmig angeordnet.

Aus der Vielzahl der Kombinationsmöglichkeiten zwischen H- und N-kodierenden RNA-Molekülen resultieren die einzelnen Virussubtypen. Die Neukombination von N- und H-Antigen wird als **Antigen-Shift** bezeichnet Daneben kommt es auch zu Veränderungen innerhalb der H- und N-Antigene (Veränderungen in der Aminosäurensequenz infolge von Punktmutationen). Die kontinuierliche Veränderung bestehender Antigenmuster bezeichnet man als **Antigen-Drift**.

> ▶ **Merke.** Der **Antigen-Shift** wird für die großen Grippepandemien verantwortlich gemacht, die im Abstand von 10–20 Jahren stattfinden. Der **Antigen-Drift** macht sich durch kleine Grippeepidemien bemerkbar, die in Wellen von 2–3 Jahren auftreten.

Bedeutung Influenzaviren verursachen weltweit Grippe.

Bedeutung. Die Genera Influenzavirus A, B, und C enthalten die humanmedizinisch wichtigen Influenzaviren. Sie sind Auslöser der Influenza oder Grippe.

Epidemiologie Influenzaviren lösen explosionsartige Epidemien aus, die sich insbesondere nach Antigen-Shift zu einer Pandemie ausweiten können. Unter dem Druck der neutralisierenden Antikörperantwort werden Virusvarianten begünstigt (Antigen-Drift), die durch Mutationen im Hämagglutinin schlechter neutralisierbar sind und damit wieder in eine bereits infizierte Population eindringen können.

Epidemiologie. Es gibt keine Hinweise für persistierende Infektionen durch Influenzaviren. Das Virus wird von einem infizierten Individuum in eine Population eingebracht und löst dann eine explosionsartige, in der Regel aber begrenzte Epidemie aus. Nachfolgende Epidemien entstehen durch Eindringen der gleichen oder einer neuen Virusvariante in die Population. Insbesondere nach Antigen-Shift kann es zu Pandemien kommen, die mit einer erheblichen Mortalität verbunden sein können. So hat 1918 die Pandemie mit einem H1N1-Virus weltweit ca. 18 Millionen Opfer gefordert. Die Immunitätslage spielt für den klinischen Verlauf einer Influenzavirusinfektion eine bedeutende Rolle. Bei Ausbruch der H3N2-Virus-(Hongkong-Virus-)Pandemie 1968 war nur etwa die halbe Mortalitätsrate zu verzeichnen wie 1957 bei der H2N2-Pandemie. Grund dafür war sicherlich die protektive Wirkung der N2-spezifischen immunologischen Gedächtnisreaktion in den Individuen, die 1957 bereits mit dem H2N2-Virus infiziert wurden und 1968 mit dem H3N2-Virus wiederum mit dem gleichen N-Molekül Kontakt bekamen.

Pathogenese Zielzellen für das Virus sind die epithelialen zilientragenden Zellen des Respirationstraktes, die sich durch zytopathogene Effekte aus dem Gewebeverband lösen. Begleitend tritt eine entzündliche Reaktion in der Submukosa auf.

Pathogenese. Influenza A verursacht im gesamten Respirationstrakt pathologische Veränderungen (▣ **88**). Unkomplizierte Infektionen sind durch entzündliche Bereiche in Larynx, Trachea und Bronchi gekennzeichnet, die von Ödemen in der Mukosa begleitet sein können. Zielzellen für das Virus sind die epithelialen zilientragenden Zellen, die durch zytopathogene Effekte der viralen Replikation so geschädigt werden, daß sie sich aus dem Gewebeverband lösen. Es stellt sich eine Entzündungsreaktion ein, die durch in die Submukosa einwandernde Neutrophilen und monokuläre Zellen charakterisiert ist. Etwa eine Woche nach Infektion beginnt die Wiederherstellung des zilientragenden Epithels.

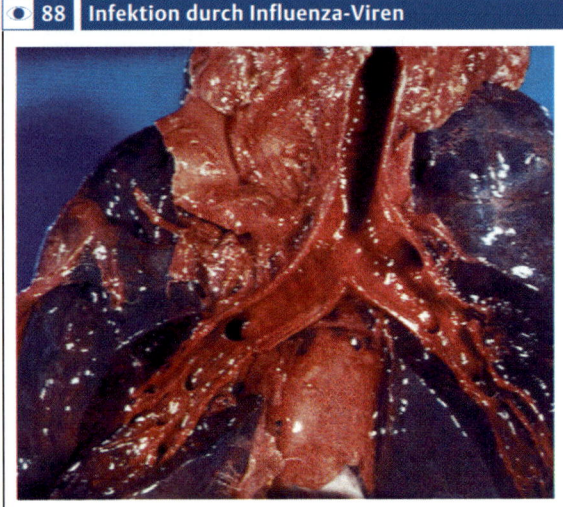

◉ 88 Infektion durch Influenza-Viren

Hämorrhagische Grippe-Tracheitis.

Klinik
• **Influenza-A-Viren** besitzen unter den Influenzaviren die höchste Pathogenität. Neben einer fiebrigen Rhinitis und Pharyngitis dominieren Myositis und häufig bakterielle Superinfektionen. Primäre Pneumonien und Komplikationen bei anderen inneren Organen sowie des ZNS werden prognostisch als ungünstig betrachtet.

Klinik.
• **Influenza-A-Viren**: Unter den Influenzaviren besitzen sie die höchste Pathogenität für den Menschen. Nach einer Inkubationszeit von 1–5 Tagen, in der sich die Viren in den Schleimhäuten des Nasopharynx vermehren, setzen eine fiebrige (bis 41 °C) Rhinitis und Pharyngitis ein. Kopf-, Glieder- und Muskelschmerzen (Myositis), verbunden mit Übelkeit und Appetitlosigkeit, werden vom Patienten subjektiv als besonders belastend betrachtet. Die Myositis in den unteren Extremitäten führt bei Kindern häufig zur Gehunfähigkeit. Bakterielle Superinfektionen, vor allem mit Kokken und Hämophilus, die früher die hohe Letalität der Grippe be-

stimmten, sind heute antibiotisch beherrschbar. Nach 6 Tagen sollten die Patienten wieder fieberfrei sein. Rhinitis, Husten und allgemeine Schwäche bleiben jedoch noch für 1 – 2 Wochen bestehen. Eine Beteiligung der unteren Atemwege wird prognostisch als ungünstig betrachtet, wenn es sich dabei um eine primäre Influenza-A-Pneumonie handelt. Gefürchtet sind Verlaufsformen, bei denen innere Organe oder das ZNS in Mitleidenschaft gezogen werden.

- **Influenza-B-Viren:** Influenza-B-Virusinfektionen sind klinisch nicht von Influenza-A-Infektionen zu unterscheiden. Sie verlaufen jedoch etwas milder und sind seltener.
- **Influenza-C-Viren** werden sehr selten isoliert. Der Krankheitsverlauf ist im allgemeinen sehr mild und auf die oberen Atemwege beschränkt. Das Influenza-C-Virus spielt humanmedizinisch im Spektrum der Influenzaviren die geringste Rolle.

Diagnostik. Obwohl die Diagnose, vor allem bei epidemieartigem Auftreten der Krankheit, klinisch gestellt wird, ist es wichtig, **Virusisolationen** vorzunehmen. Durch ein internationales Programm, an dem zahlreiche Labors überall in der Welt beteiligt sind, sollen möglichst schnell und zuverlässig die jeweils aktuellen Erregerantigene erfaßt werden und in die nationalen Impfstoffproduktionen eingehen.
Influenzaviren können in der Allantoishöhle von Hühnerembryonen sowie in Zellkulturen isoliert werden. Als Untersuchungsmaterial eignen sich Rachenspülwasser und Nasensekret. Wichtig ist, daß diese Isolation nur in der Frühphase der Krankheit gelingt (1. bis 2. Krankheitstag, Untersuchungsmaterial möglichst in Trockeneis verpackt schnellstens in ein virologisches Labor bringen!). Später kann die Krankheit auch serologisch diagnostiziert werden. Dazu stehen sowohl der Hämagglutinationstest als auch Enzymimmunsassays zur Verfügung.

Therapie. Eine kausale Therapie ist bedingt möglich. Die antiviralen Substanzen **Amantadin** (100 mg/d über 4 Wochen) oder **Rimantadin** werden sowohl zur erweiterten **Prophylaxe** – neben der Schutzimpfung – als auch zur Therapie mit gutem Erfolg eingesetzt. Es handelt sich um Wirkstoffe, die die Freisetzung des viralen Genoms verhindern.
Die häufig eintretenden bakteriellen Superinfektionen müssen je nach Erregerisolation antibiotisch behandelt werden.

Prophylaxe. Eine Influenza-Schutzimpfung ist zu empfehlen für alle Personen über 60 Jahre, Personen, die wegen einer bestehenden Grunderkrankung durch eine Influenzainfektion besonders gefährdet sind, Berufsgruppen mit einem besonderen Expositionsrisiko (hierzu zählen »öffentliche« Berufe und medizinisches Personal) sowie Patienten mit Immunschwäche jeder Art (angeboren, erworben, iatrogen). Es handelt sich um einen Totimpfstoff, dessen Antigene jeweils jährlich nach den Empfehlungen der WHO neu zusammengestellt werden. Kinder unter 6 Monaten und Schwangere im ersten Trimenon sollten nicht geimpft werden. Die Impfung ist jährlich im Frühherbst zu wiederholen (0,5 ml i.m. jeweils des aktuellen Impfstoffes). Kinder von 6 Monaten bis 6 Jahren erhalten die Dosis als Grundimmunisierung geteilt ($2 \times 0,25$ ml i.m. im Abstand von mindestens 4 Wochen); zur jährlichen Auffrischung genügt dann $1 \times 0,25$ ml i.m. Die Immunisierung sollte im Spätherbst möglichst sofort nach Bereitstellung der aktuellen Impfstoffe durch die Hersteller erfolgen.

> ▶ *Merke.* Influenza gehört nur insoweit zu den allgemeinen meldepflichtigen Erkrankungen, als der Tod an Virusgrippe meldepflichtig ist. Allerdings unterliegt die Krankheit der Meldepflicht in besonderen Fällen. § 9 Bundesseuchengesetz sagt: »Die Leiter von Medizinaluntersuchungsämtern und sonstigen öffentlichen oder privaten Untersuchungsstellen haben jeden Untersuchungsbefund, der auf einen meldepflichtigen Fall oder eine Erkrankung an Influenza schließen läßt, unverzüglich dem für den Aufenthaltsort des Betroffenen zuständigen Gesundheitsamt zu melden …«

- **Influenza-B-Virusinfektionen** sind von denen der A-Viren klinisch nicht zu unterscheiden, verlaufen aber milder.
- **Influenza-C-Viren** spielen klinisch eine untergeordnete Rolle.

Diagnostik Obwohl die Diagnose, vor allem bei epidemieartigem Auftreten der Krankheit, klinisch gestellt wird, ist es wichtig, **Virusisolationen** vorzunehmen. Durch ein internationales Programm, an dem zahlreiche Labors überall in der Welt beteiligt sind, sollen möglichst schnell und zuverlässig die jeweils aktuellen Erregerantigene erfaßt werden und in die nationalen Impfstoffproduktionen eingehen.

Therapie Die antiviralen Substanzen Amantadin (100 mg/d über 4 Wochen) oder Rimantadin werden sowohl zur erweiterten Prophylaxe, als auch zur Therapie mit gutem Erfolg eingesetzt.

Prophylaxe Eine Schutzimpfung (Totimpfstoff) ist zu empfehlen bei:
- Personen > 60 Jahre
- Personen, die durch eine Grunderkrankung besonders gefährdet sind
- Berufsgruppen mit besonderem Expositionsrisiko (öffentliche Berufe, medizinisches Personal)
- Patienten mit Immunschwäche jeder Art

◀ Merke

Klinischer Fall

Ein 11jähriges Mädchen mußte beim schulischen Schwimmunterricht aus dem Wasser gezogen werden, nachdem es zu einem starken Kräfteverlust kam. Zuvor hatte das Kind über Halsschmerzen geklagt. Zwei Tage später (Sonntag) wurde das Kind von einem diensthabenden Arzt unter der Diagnose Virusinfekt behandelt, ohne daß es Hinweise auf einen ernstzunehmenden Verlauf gab. Am nächsten Tag wurde das Mädchen in moribundem Zustand dem Hausarzt vorgestellt, der die sofortige notärztliche Versorgung veranlaßte. Bereits 10 Minuten nach Einlieferung in die Kinderklinik verstarb das Mädchen.

Bei der Obduktion fand sich eine schwere hämorrhagische Pneumonie mit Pleuraerguß. Daneben bestand eine eitrige Tonsillitis. Aus dem Lungengewebe konnte

Influenza-B-Virus angezüchtet werden, und bakteriologisch wurde massenhaft Staphylococcus aureus aus Lunge, Pleuraexsudat, Perikarderguß, der Bronchial-, Tracheal- und Mundschleimhaut angezüchtet. In den Schleimhäuten des Respirationstraktes und im Herzpunktionsblut wurde außerdem Streptococcus pyogenes A gefunden.

Bei dieser Erkrankung handelte es sich um eine akute hämorrhagische Tracheobronchitis und Pneumonie aufgrund einer Infektion mit Influenzavirus B und bakterieller Überinfektion mit Staphylokokken und Streptokokken, die zu einer fulminanten Sepsis führten.

(Quelle: Epidemiologisches Bulletin 8/97 des Robert-Koch-Institutes, Berlin.

2.1.11 Paramyxoviridae

Klassifikation ▶

2.1.11 Paramyxoviridae

Klassifikation. ▦ **39** und ▦ **40**.

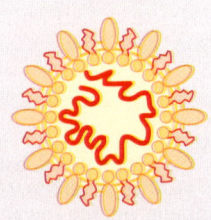

▦ 39	Klassifikation der Paramyxoviridae
▷ Nukleinsäure	Einzelstrang-RNA Minus-Strang, 16 – 20 Kb
▷ Kapsidtyp	helikal
▷ Virusgröße	150 – 300 nm
▷ Hülle	ja

▦ 40	Humanmedizinisch wichtige Gattungen und Arten der Paramyxoviridae	
Gattung	**Art**	**Serotypen**
▷ Paramyxovirus	Parainfluenzavirus	1, 3
▷ Rubulavirus	Newcastle disease virus Mumpsvirus Parainfluenzavirus	2, 4
▷ Morbillivirus	Masernvirus	
▷ Pneumovirus	Respiratory syncytial virus (RSV)	

Außerdem gibt es einige tierpathogene Arten, darunter das Hundestaupevirus, das 1988 für das große Seehundsterben an der Nord- und Ostsee verantwortlich gemacht wurde.

Paramyxovirus
Parainfluenzavirus

Bedeutung. Parainfluenzaviren verursachen einen beträchtlichen Anteil akuter respiratorischer Infektionen bei Kleinkindern.

Epidemiologie. Die Übertragung erfolgt aerogen durch Tröpfcheninfektion. Betroffen sind vorwiegend Kleinkinder bis zu 3 Jahren in den gemäßigten Klimazonen. Eine saisonale Häufung der Infektionen ist in der kühleren Jahreszeit zu erkennen. Die Durchseuchung schreitet im Kindesalter rasch voran, und im Alter von 10 Jahren sind 90 % der Kinder seroposi-

Paramyxovirus

Parainfluenzavirus

Bedeutung Parainfluenzaviren sind wesentliche Auslöser respiratorischer Probleme im Kleinkindalter.

Epidemiologie Die Übertragung erfolgt aerogen durch Tröpfcheninfektion. Kinder bis zu 3 Jahren sind häufig betroffen. Im Alter von 10 Jahren sind 90 % der Kinder seropositiv für parainfluenzaspezifische Antikörper.

tiv für parainfluenzaspezifische Antikörper. Nosokomiale Infektionen kommen auf Säuglingsstationen durchaus vor. Insbesondere bei Beatmung der Patienten im Sauerstoffzelt ist zu beachten, daß die Abluft hohe Viruskonzentrationen in Aerosolen enthält.

Pathogenese. Parainfluenzaviren infizieren primär die Schleimhäute des Nasen-Rachen-Raumes, können sich jedoch auf den gesamten Tracheobronchialraum ausbreiten. Es kommt zu starken Entzündungsreaktionen mit Ausschüttung proinflammatorischer Zytokine, wie Interferon-γ und TNF-α. Damit kann eine Epiglottitis verbunden sein, und durch übermäßige Schleimbildung sind gerade bei Kleinkindern Obstruktionen der Atemwege möglich.

Klinik. Parainfluenzavirus Typ 1 und 3 verursachen vor allem bei Kindern eine grippeartige Erkrankung mit Fieber, Husten, Rhinitis, Bronchitis und Pseudokrupp. Pneumonien können vorkommen. Bakterielle Superinfektionen sind häufig.
Infektionen mit Parainfluenzavirus Typ 2 führen zu ähnlichen klinischen Bildern wie bei Typ 1, verlaufen jedoch in der Regel milder.

Diagnostik. Parainfluenzaviren lassen sich problemlos in Zellkulturen anzüchten. In der Regel wird die Diagnose jedoch klinisch gestellt.

Therapie. Eine kausale Therapie ist nicht möglich.

Prophylaxe. Ein Impfschutz existiert nicht. Bei der hohen Durchseuchungsquote in der Bevölkerung sind expositionsprophylaktischen Maßnahmen kein Erfolg beschieden.

Rubulavirus
Newcastle disease virus

Es handelt sich primär um den Erreger der **Geflügelpseudopest**. Beim Menschen verursacht er **Konjunktivitiden**. Die Infektion erfolgt durch Kontakt mit erkrankten Tieren und betrifft fast ausschließlich Landwirte, Geflügelzüchter und ähnliche Berufe.

Mumpsvirus

Bedeutung. Das Mumpsvirus ist der Erreger der **Parotitis epidemica** oder Mumps (mump, engl. = schmollen), volkstümlich auch Ziegenpeter genannt.

Epidemiologie. Mumps ist weltweit verbreitet. Die Krankheit tritt meist epidemisch im Kindesalter auf, bevorzugt in der kalten Jahreszeit. Bei ca. 30 % der Infizierten verläuft die Krankheit inapparent. Die Infektion erfolgt aerogen durch Tröpfchen, selten durch Schmierinfektionen (Speichel, Urin) – direkt von Mensch zu Mensch.

Pathogenese. Mumpsvirus infiziert primär die Epithelien des oberen Respirationstraktes, des Gastrointestinaltraktes oder der Augen. Nach initialer Replikation kommt es zur Aussaat in die regionalen Lymphknoten, von wo aus nach weiteren Replikationsschritten eine erste Virämie zur Infektion weiterer Organe wie Speicheldrüsen, Brustdrüsen, Testes, Ovarien, ZNS und Pankreas führt. Kurz nach Beginn der klinischen Symptomatik kann das Virus aus dem Blut isoliert werden, ein Anzeichen dafür, daß sich eine weitere virämische Phase anschließt, bei der das Virus von den bereits infizierten Organen in den Blutkreislauf abgegeben wird. Mit dem Eintreten in die klinische overte Phase der Infektion wird das Virus im Urin und in der Brustmilch ausgeschieden. Auf der mikroskopischen Ebene zeigen sich in der Speicheldrüse Infiltrate von polymorphnukleären Zellen, und in den Testes treten Hämorrhagien auf.

Pathogenese Parainfluenzaviren können sich von den Schleimhäuten des Nasen-Rachen-Raumes auf den gesamten Tracheobronchialraum ausbreiten. Entzündungen mit übermäßiger Schleimbildung und Schwellungen der Kehlkopfschleimhaut führen zu Obstruktionen der Atemwege.

Klinik Grippeähnliche Symptome mit Fieber, Husten, Bronchitis und Pseudokrupp bestimmen bei Kleinkindern den klinischen Verlauf der Infektion.

Diagnostik Die Diagnose wird in der Regel klinisch gestellt. Anzucht des Erregers und Bestimmung virusspezifischer Antikörper sind jedoch ebenfalls möglich.

Therapie und Prophylaxe Keine wirksamen Maßnahmen bekannt.

Rubulavirus

Newcastle disease virus

Der Erreger der **Geflügelpseudopest** kann gelegentlich auch Menschen befallen und **Konjunktivitiden verursachen**.

Mumpsvirus

Bedeutung Das Mumpsvirus ist der Erreger der **Parotitis epidemica**.

Epidemiologie Mumps ist weltweit verbreitet. Das Virus wird aerogen übertragen und verursacht überwiegend im Kindesalter eine Erkrankung. Asymptomatische Infektionen sind möglich.

Pathogenese Nach Eintritt des Virus über die Epithelien des oberen Respirationstraktes, des Gastrointestinaltraktes oder der Augen und Übertritt in die regionalen Lymphknoten folgt eine Virämie, bei der verschiedene Organe erreicht werden. Nach Replikation schließt sich eine weitere Virämie an, und bei Auftreten der typischen Symptome wird das Virus auch über Urin und Brustmilch ausgeschieden.

Klinik Diagnostisches Leitsymptom ist die beidseitige schmerzhafte Schwellung der Parotis (▣ 89; abstehende Ohren!). Prinzipiell können die Viren alle drüsigen Organe des Körpers befallen. Ungefähr ein Viertel der männlichen postpubertären Patienten erkrankt an einer schmerzhaften Orchitis mit Gefahr der Hodenatrophie.

Klinik. Die Inkubationszeit beträgt 12 – 26 Tage. Fieber tritt für 3 – 5 Tage auf, steigt jedoch selten über 39 °C. Diagnostisches Leitsymptom ist die schmerzhafte Schwellung erst der einen, nach 1 – 2 Tagen auch der anderen Parotis (▣ 89; abstehende Ohren!).

Prinzipiell können die Viren alle drüsigen Organe des Körpers befallen. Häufig sind neben der Parotis auch die Glandulae sublinguales und submandibulares befallen. Ungefähr ein Viertel der männlichen postpubertären Patienten erkrankt an einer schmerzhaften Orchitis mit Gefahr der Hodenatrophie und Unfruchtbarkeit. Bei weiblichen Erkrankten sind in ca. 15 % die Ovarien und die Brustdüsen betroffen. In 5 – 10 % der Fälle ist eine Meningoenzephalitis oder Meningitis zu beobachten. Der Befall des Pankreas ist schmerzhaft und mit Übelkeit und Erbrechen verbunden. Die Diagnose der Pankreatitis kann durch Bestimmung der Amylase im Serum gestützt werden (Ca. 5 % der Erkrankungsfälle).

▣ 89 Mumps (Parotitis epidemica)

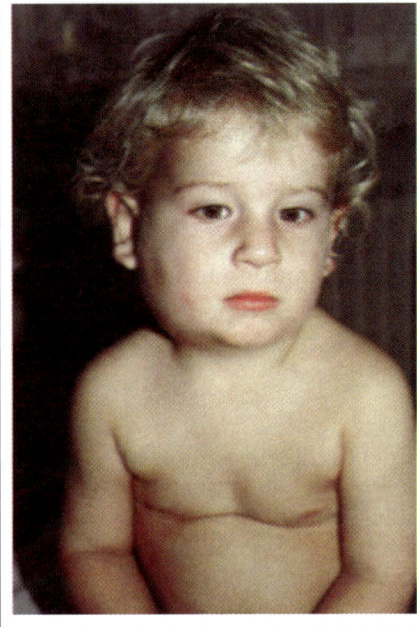

Der Befall der Ohrspeicheldrüse beginnt fast immer einseitig mit einer teigigen, nicht scharf abgrenzbaren, schmerzhaften Schwellung vor und unter dem Ohr, die oft das Ohrläppchen abstehen läßt.

Diagnostik Die Diagnose wird klinisch gestellt.

Diagnostik. Die Virusisolierung aus Speichel, Urin, Blut und eventuell Liquor ist in Zellkulturen möglich, jedoch nicht gebräuchlich. Eine Reihe gebräuchlicher Testsysteme (KBR, HAH, NT, EIA, HIG) stehen zur Bestimmung mumpsvirusspezifischer Antikörper zur Verfügung. Die Diagnose wird häufig klinisch gestellt.

Therapie Symptomatisch.

Therapie. Eine kausale Therapie ist nicht möglich.

Prophylaxe Es steht ein Lebendimpfstoff zur Verfügung.

Prophylaxe. Es steht ein Lebendimpfstoff zur Verfügung, sowohl als Monopräparat als auch als Kombinationsimpfstoff gegen Mumps und Masern oder gegen Mumps, Masern und Röteln.

Merke ▶

▶ **Merke.** Zur Abwendung der Mumpskomplikationen sollten alle Kinder ab dem 15. Lebensmonat geimpft werden.

Morbillivirus
Masernvirus

Bedeutung. Masernvirusinfektionen treten typischerweise in der Kindheit auf. In den entwickelten Industrienationen sind schwerwiegende Komplikationen selten, in den Entwicklungsländern stellt Masernvirus jedoch insbesondere bei Mangelernährung eine ernsthafte Gefahr für Kinder dar. Noch heute werden weltweit etwa 2 Millionen Todesfälle durch Masernvirusinfektion angenommen.

Epidemiologie. Der einzige Wirt für Masernvirus ist der Mensch. Da das Virus nur eine geringe genomische Variabilität aufweist, erscheint seine komplette Ausrottung möglich. Die Suszeptibilität nichtimmuner Menschen ist sehr hoch. In 95 – 98 % aller Fälle kommt es bei Infektion ohne Altersbeschränkung und ohne Geschlechterprävalenz auch zum klinischen Bild der Masern. Die Übertragung erfolgt auf aerogenem Weg durch Tröpfchen.

Pathogenese. Nach Eintritt des Virus in den Nasen-Rachen-Raum und eher geringer initialer Replikation erreicht das Virus die regionalen Lymphknoten. Da Masernvirus **ausgesprochen lymphotrop** ist, führt die sich nun anschließende Replikationsphase zu einer transienten Lymphopenie, die mit Defiziten des Immunsystems einhergeht. So ist die Stimulierbarkeit von T-Lymphozyten durch Mitogene reduziert und die In-vitro-Antwort von Gedächtnis-T-Lymphozyten auf Antigene stark beeinträchtigt. Nach hämatogener Aussaat infiziert das Virus schließlich seine typischen Zielorgane wie **Haut** und obere **Atemwege**. Das Exanthem ist wahrscheinlich kein direkter Effekt viraler Zytopathogenität, sondern eher das Resultat einer virusspezifischen zellulären Immunantwort mit den dazugehörigen lokalen Zytokinausschüttungen. Bei komplikationsreichen Verläufen wird auch das **ZNS** infiziert, und sowohl der **untere Respirationstrakt** als auch das **Mittelohr** kann in Mitleidenschaft gezogen werden.

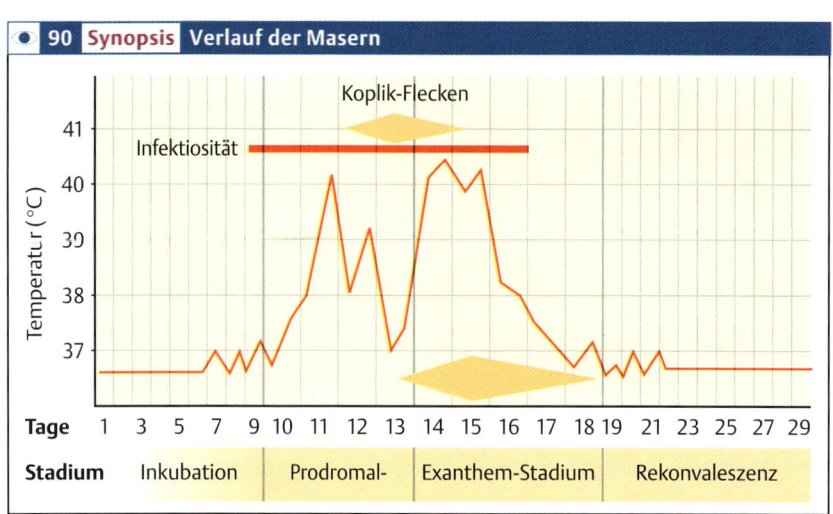

◉ 90 Synopsis Verlauf der Masern

Koplik-Flecken

Infektiosität

Temperatur (°C)

41
40
39
38
37

Tage 1 3 5 7 9 10 11 12 13 14 15 16 17 18 19 21 23 25 27 29

Stadium Inkubation | Prodromal- | Exanthem-Stadium | Rekonvaleszenz

Klinik. Nach einer Inkubationszeit von ca. 2 Wochen entwickelt sich eine unspezifische katarrhalische Symptomatik. Bereits in diesem Stadium scheidet der Patient Viren aus, ist also infektiös. Es entwickelt sich nun eine **Entzündung der oberen Atemwege** mit Rhinitis, Pharyngitis, Laryngitis, Tracheitis und Bronchitis. Pneumonien sind möglich, jedoch selten. Häufig bestehen auch eine **Konjunktivitis** mit Lichtscheu und eine Blepharitis. Die Temperatur steigt auf über 39 °C (◉ 90).
In der Mundschleimhaut erscheinen die **Koplik-Flecken.** Es handelt sich dabei um ca. 2 mm große, weiße, »kalkspritzerartige« Makulä in der Wangenschleimhaut, beidseits gegenüber den Molaren (◉ 91).

Morbillivirus

Masernvirus

Bedeutung Infektionen mit dem Masernvirus können insbesondere in Ländern mit Mangelernährung zu einer lebensbedrohlichen Erkrankung führen.

Epidemiologie Der einzige Wirt für Masernvirus ist der Mensch. Die Übertragung erfolgt auf aerogenem Weg. In fast 100 % aller Infektionen nichtimmuner Menschen kommt es zum klinischen Bild der Masern.

Pathogenese Das Virus ist sehr **lymphotrop** und verursacht nach Replikation in den lymphatischen Geweben eine transiente Lymphopenie mit begleitender Immunsuppression. Nach hämatogener Aussaat erreicht das Virus die **Haut** und obere **Atemwege**. Die einsetzende zelluläre Immunantwort führt schließlich zu dem typischen Exanthem (◉ 90).

Klinik Zunächst katarrhalische Symptomatik. In diesem Stadium scheidet der Patient Viren aus und entwickelt eine **Entzündung der oberen Atemwege**, häufig auch eine **Konjunktivitis**. Pneumonien sind selten. In der Mundschleimhaut erscheinen die **Koplik-Flecken** (ca. 2 mm große, weiße, »kalkspritzerartige« Makulä in der Wangenschleimhaut, ◉ 91).

Unter Temperaturanstieg bis 41 °C entsteht das makulopapulöse **Masernexanthem** (▪ 92). An der Stirn oder hinter den Ohren beginnend, erfaßt es das ganze Integument.

Krankheitsfolgen Komplikationsreich sind die **Masernenzephalitiden:**
- akute, postinfektiöse Form
- akute, progressive Form. Ihr Auftreten gilt als infaust
- subakute, sklerosierende Panenzephalitis: sie betrifft ausschließlich Kinder und Jugendliche, die nach wenigen Monaten unter Persönlichkeitsveränderungen und Abbau geistiger Leistungen versterben.

Unter Anstieg der Temperatur bis 41 °C entsteht das makulopapulöse **Masernexanthem** (▪ 92). An der Stirn oder hinter den Ohren beginnend, erfaßt es das ganze Integument, wo es nach ca. 10 Tagen bräunlich abblaßt und kleieförmig schuppt. Als Komplikation können Hämorrhagien auftreten, die als sogenannte »schwarze Masern« meist an den Extremitäten dominieren.

Krankheitsfolgen. Eine Masernerkrankung kann vorübergehend die zelluläre Immunität so unterdrücken, daß eine Tuberkulose exazerbiert, wobei der Tuberkulintest vorübergehend negativ wird (fehlende zelluläre Reaktion).

Komplikationsreich sind die **Masernenzephalitiden**. Man unterscheidet drei Formen:
- die akute, postinfektiöse Form: sie wird mit einer Autoimmunreaktion gegen Neuralgewebe erklärt, da aus dem Liquor betroffener Patienten T-Lymphozyten mit Spezifität für basisches Myelinprotein (Strukturprotein der Myelinscheiden im ZNS) isoliert werden können, ohne daß Masernvirus im ZNS nachzuweisen ist. Die Letalität ist mit durchschnittlich 25 % hoch
- die akute, progressive Form: ihr Auftreten gilt als infaust. Sie ist eine seltene Komplikation bei Patienten mit eingeschränkter Immunkompetenz
- die subakute, sklerosierende Panenzephalitis (SSPE): sie betrifft ausschließlich Kinder und Jugendliche, die nach wenigen Monaten unter Persönlichkeitsveränderungen und Abbau geistiger Leistungen versterben.

● 91 Koplik-Flecken bei Masern

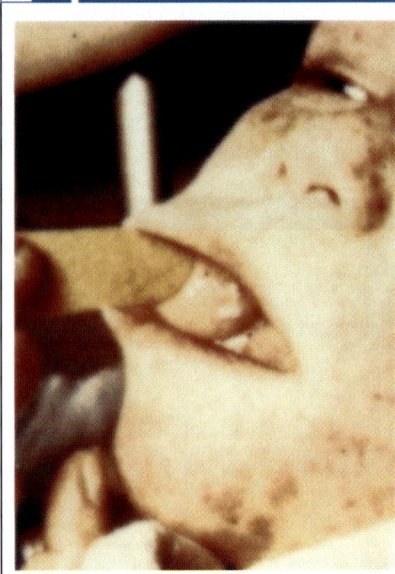

Weißliche, kalkspritzerähnliche, festhaftende Stippchen mit leicht gerötetem Hof an der Wangenschleimhaut in Höhe der vorderen unteren Backenzähne, seltener an anderen Stellen der Mundschleimhaut oder im Bereich der Konjunktiven.

92 | **Masernexanthem**

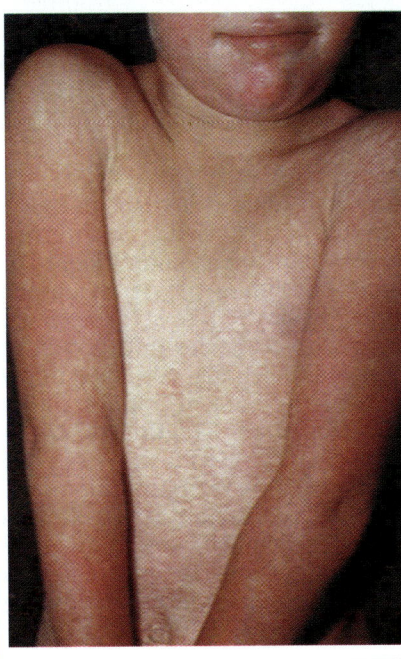

Großfleckiger, unregelmäßig begrenzter, rotvioletter, leicht erhabener, teilweise konfluierender Ausschlag, der am 4. Krankheitstag hinter den Ohren, am Hals und im Gesicht mit hellroten, klein- bis mittelgroßen Flecken beginnt und sich innerhalb von 3 Tagen abwärts über Stamm und Extremitäten ausbreitet.

Die sehr seltene SSPE ist das Resultat einer typischen »slow virus infection«, da sie etwa 7 – 8 Jahre nach Primärinfektion mit Masernvirus als eine entzündliche Erkrankung des ZNS auftritt, bei der im Hirnparenchym große Mengen an Masernvirus nachweisbar sind. Typischerweise findet sich eine extrem hohe intrathekale virusspezifische Antikörpersynthese, die sich elektrophoretisch in Form eines restringierten Bandenmusters in der Immunglobulinfraktion des Liquors nachweisen läßt. Trotz dieser heftigen lokalen Antikörpersynthese ist der Verlauf dieser Erkrankung progredient und endet stets tödlich.

Diagnostik. Die Diagnose wird in der Regel klinisch gestellt. Der Erreger ist in Affennierenzellen aus Nasen-Rachen-Sekret oder einem Konjunktivalabstrich anzuzüchten. Zum Nachweis masernvirusspezifischer Antikörper stehen die KBR, der HAH, der NT und der EIA zur Verfügung. Mit Hilfe des EIA ist die Differenzierung virusspezifischer Antikörperisotypen (IgG, IgM) möglich.

Therapie. Eine kausale Therapie ist nicht möglich.

Prophylaxe. Es steht ein Lebendimpfstoff zur Verfügung, sowohl als Monopräparat als auch als Kombinationsimpfstoff gegen Masern und Mumps oder gegen Masern, Mumps und Röteln. Die Empfehlungen der STIKO (Ständige Impfkommission am Robert-Koch-Institut) sehen eine zweite Masernimpfung zur Einschulung vor, um Impflücken zu schließen und Impfversager abzusichern.
Kleinkinder im ersten Lebensjahr, die gegenüber Masern exponiert sind, sollten prophylaktisch mit Standardimmunglobulinpräparaten behandelt werden. In diesem Lebensalter sind Masern mit hoher Letalität behaftet, und eine aktive Schutzimpfung ist nicht möglich.

> ▶ *Merke.* Zur Abwendung der Masernkomplikationen sollten alle Kinder ab dem 15. Lebensmonat geimpft werden.

Diagnostik Die Diagnose wird klinisch gestellt. Anzucht des Erregers ist zwar aus Nasen-Rachen-Sekret möglich, in der Regel wird jedoch mit serologischen Testsystemen die virusspezifische Antikörperantwort bestimmt.

Therapie Symptomatisch.

Prophylaxe Es steht ein Lebendimpfstoff zur Verfügung. Die neuesten Empfehlungen sehen eine zweite Masernimpfung zur Einschulung vor, um Impfversager abzusichern.

◀ Merke

Pneumovirus
Respiratory syncytial virus (RS-Virus)

Bedeutung Das Virus befällt epidemieartig hauptsächlich Säuglinge und Kleinkinder im Spätherbst und führt zu **Atemwegsinfektionen**.

Epidemiologie RSV ist global verbreitet und hochkontagiös. Ab dem 3. Lebensjahr liegt eine 100%ige Serokonversion für RSV-spezifische Antikörper vor. **Das Risiko nosokomialer Infektionen ist auf Säuglingsstationen hoch.**

Pathogenese RSV infiziert die Epithelzellen des oberen Respirationstraktes und führt durch Zellfusionen zu Nekrosen, die in Verbund mit entzündlichen Exsudaten erhebliche Probleme bei der Atmung verursachen.

Klinik Die Infektion verläuft häufig als harmlose Rhinitis; schwere Komplikationen wie **Bronchiolitis** und **Pneumonie mit Dyspnoe** können auftreten.

Diagnostik Üblicherweise werden RSV-spezifische Antikörper mit Hilfe von KBR, IFT oder EIA nachgewiesen. Die Anzucht ist aus Rachenspülflüssigkeit möglich, aber aufgrund der Labilität des Virus schwierig.

Therapie Versuche mit **Ribavirin** sind vielversprechend, aber sehr aufwendig, da die Substanz vorzugsweise als Aerosol zugeführt werden sollte.

2.1.12 Rhabdoviridae

Klassifikation ▶

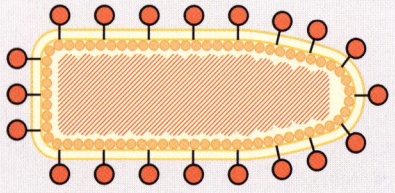

Pneumovirus

Respiratory syncytial virus (RS-Virus)

Bedeutung. Das Virus kommt weltweit vor und bedingt in Zellkulturen die Ausprägung von Synzytien vielkerniger Riesenzellen (Name!). Es befällt epidemieartig hauptsächlich Säuglinge und Kleinkinder und führt zu **Atemwegsinfektionen**.

Epidemiologie. RSV ist global verbreitet und führt jedes Jahr mit einer gewissen saisonalen Häufigkeit (Spätherbst) zu klinischen Ausbrüchen. Das Virus ist hochkontagiös, mehr als 50 % der Kinder unter einem Jahr werden exponiert, wovon etwa 40 % unter Ausbildung overter Symptome infiziert werden. Ab dem 3. Lebensjahr liegt eine 100 %ige Serokonversion für RSV-spezifische Antikörper vor. Dennoch ist mit der Infektion keine lebenslange Protektion verbunden, obwohl nachfolgende Infektionen deutlich milder verlaufen. Aufgrund der hohen Kontagiosität besteht ein **deutliches Risiko für nosokomiale Infektionen auf Säuglingsstationen**.

Pathogenese. RSV infiziert die Epithelzellen des oberen Respirationstraktes. Da das Virus ausgesprochen starke Fusionskapazität besitzt, ist eine Ausbreitung durch Zell-zu-Zell-Fusion wahrscheinlich. Die Nekrose solcher Synzytien, entzündliche Exsudate und die Versperrung der Luftwege durch Verengung können zu erheblichen Problemen führen. Bei Abstieg des Virus in den unteren Respirationstrakt sind Ödembildung und Kollaps der Alveolen möglich.

Klinik. Drei Viertel aller Infektionen bei Säuglingen verlaufen im Nasopharynxbereich als Rhinitis harmlos. Komplikationen wie Otitis media werden öfter beobachtet. Schwerere Verlaufsformen mit **Bronchiolitis** und **Pneumonie** sind möglich.
Bei der Bronchiolitis zeigt sich Hyperinflation. Charakteristisch für Infektionen des unteren Respirationstraktes sind ein sich verschlechternder Husten, Tachypnoe und manchmal Dyspnoe (postnatal).

Diagnostik. Die Viren sind aus Nasensekret und Rachenspülflüssigkeit in menschlichen Zellkulturen kultivierbar (Ausbildung von Synzytien aus Riesenzellen). Sie sind allerdings außerordentlich labil. Das **Untersuchungsmaterial darf nicht eingefroren werden**, da hierbei die Erreger inaktiviert werden. Diese Untersuchungsmethode bleibt deshalb Sonderfällen vorbehalten. Serologisch sind die KBR, der IFT und der EIA üblich.

Therapie. Die Therapie kann bislang nur symptomatischer Natur sein. Versuche mit **Ribavirin** sind zwar erfolgversprechend, aber sehr aufwendig, da das Chemotherapeutikum vorzugsweise bei Sauerstoffbeatmung **als Aerosol** zugeführt werden sollte.

2.1.12 Rhabdoviridae

Klassifikation. ▤ **41** und ▤ **42**.

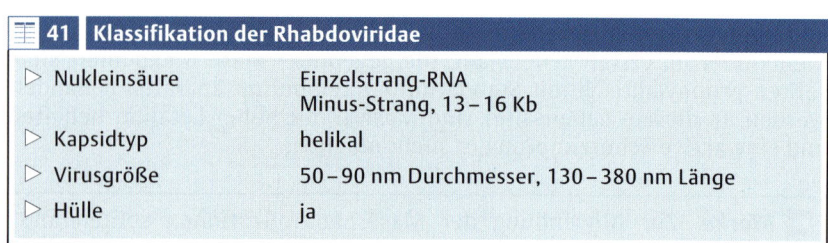

▤ 41	Klassifikation der Rhabdoviridae	
▷	Nukleinsäure	Einzelstrang-RNA Minus-Strang, 13 – 16 Kb
▷	Kapsidtyp	helikal
▷	Virusgröße	50 – 90 nm Durchmesser, 130 – 380 nm Länge
▷	Hülle	ja

42	Humanmedizinisch wichtige Gattungen und Arten der Rhabdoviridae	
Gattung	**Art**	**Krankheit**
▷ Rabiesvirus	Lyssavirus	Tollwut
▷ Vesikulovirus	VS-Virus	Vesikuläre Stomatitis (= VS)

Lyssavirus

Rhabdoviren sind in der Natur weit verbreitet und können in zahlreichen Tier- und Pflanzenarten nachgewiesen werden. Für den Menschen sind das **Rabiesvirus** als Erreger der **Tollwut** und das Virus der vesikulären Stomatitis (VS-Virus) von Interesse. Letzteres verursacht bei Tieren Schleimhautinfektionen im Maul und befällt gelegentlich auch Menschen.

Rabiesvirus

Bedeutung. Rabiesvirus ist der Erreger der stets tödlich verlaufenden Tollwut.

Epidemiologie. Das Tollwutvirus zeigt eine weite, wenn auch keine globale Verbreitung. In jüngster Zeit mußte die Annahme aufgegeben werden, daß Australien frei von Tollwut ist. Die erste autochthone in Australien stattgefundene Tollwutübertragung wurde 1996 bei einer Frau dokumentiert, die verletzte Fledermäuse der Gattung Pteropus gepflegt hat und dabei gebissen wurde. Bei dem Virus handelt es sich um einen bisher nicht bekannten Serotyp, der vorläufig mit Lyssavirus-7 bezeichnet wird. In Europa sind nur Skandinavien, England, Irland und die iberische Halbinsel frei von Tollwutvirus. Generell wird unterschieden zwischen der **silvatischen Tollwut**, bei der Wildtiere (Füchse, Rehe, Marder etc.) das Erregerreservoir stellen, und der **urbanen Tollwut**, bei der (streunende) Haustiere, hauptsächlich Hunde, eine Gefahr für den Menschen darstellen.
Während Kontakt mit dem Virus und der klinische Ausbruch einer Tollwutinfektion in Deutschland selbst ein seltenes Ereignis sind, werden in den letzten 10 Jahren zunehmend Importinfektionen aufgrund der gestiegenen Reiseaktivitäten registriert. Insbesondere Reisende in Indien und dem südostasiatischen Raum sollten das Risiko beachten, da hier eine sehr hohe Prävalenz der Tollwut unter den streunenden Hunden zu verzeichnen ist.
Das Virus wird in der Regel durch den Biß eines tollwütigen Tieres übertragen. Möglich ist auch eine Infektion durch Belecken von Hautwunden (Mikroläsionen!) durch tollwütige Tiere. Aerogene Infektionen durch Einatmen fledermauskothaltigen Staubes sind beschrieben, ebenso orale Infektionen durch Genuß kontaminierten rohen Fleisches. Die einzige bislang bekannte Übertragung von Mensch zu Mensch erfolgte über Hornhauttransplantate.

Lyssavirus

Bedeutung Aus der Familie der Rhabdoviren hat nur das **Rabiesvirus** als Erreger der **Tollwut** praktische humanmedizinische Bedeutung.

Rabiesvirus

Bedeutung Die Krankheit verläuft stets tödlich.

Epidemiologie Das Tollwutvirus zeigt eine weite, wenn auch keine globale Verbreitung. In Deutschland ist die Infektion extrem selten. Zunehmend treten jedoch klinische Fälle nach Übertragung des Virus in Übersee (Indien, Südostasien) auf.
Man unterscheidet die **silvatische** von der **urbanen Tollwut**.

Das Virus wird in der Regel durch den Biß eines tollwütigen Tieres übertragen. Möglich, jedoch selten ist auch eine Infektion durch andere Übertragungswege, z. B. durch Genuß kontaminierten rohen Fleisches.

Klinischer Fall

Ein 32jähriger Italiener entwickelte etwa einen Monat nach seiner Rückkehr aus Nepal ein Krankheitsbild mit hohem Fieber, Laryngealspasmen und einer Hydrophobie. Der Patient wurde in eine Infektionsklinik eingewiesen wo er 2 Tage später verstarb.
Der Mann wurde etwa 4 Wochen zuvor von einem streunenden Hund in Pokara, Nepal, gebissen. Der vor Ort konsultierte Arzt hielt nach Reinigung und Desinfektion der Wunde und Überprüfung des Tetanusstatus weitere Maßnahmen für nicht angezeigt. Die Diagnose Tollwut konnte post mortem durch Virusnachweis gesichert werden, der isolierte Virusstamm konnte als indischer Typ des Rabiesvirus eingeordnet werden. Der Ehefrau, engen Verwandten des Erkrankten und einem Krankenpfleger im häuslichen Bereich wurde zu einer postexpositionellen Tollwutimmunisierung geraten. (Quelle: Epidemiologisches Bulletin 3/96 des Robert-Koch-Institutes, Berlin).

Pathogenese Das Virus verharrt zunächst für 3 Tage an der Eintrittspforte, wo es sich in der Muskulatur und im Bindegewebe vermehrt. Es wandert dann im Axoplasma der Nervenfasern in das ZNS, wo eine zweite Vermehrungsphase stattfindet. Vom ZNS aus streuen die Erreger, wiederum die Nervenbahnen benutzend, in periphere Organe.

Klinik Die Krankheit verläuft in mehreren Stadien, die jedoch nicht alle auftreten müssen:
- **Prodromal- und sensorisches Stadium** sind durch unspezifisches Krankheitsgefühl, Schmerzen oder Juckreiz im Bereich der Verletzungsstelle und Depressionen gekennzeichnet
- **Exzitationsstadium:** Krämpfe und schmerzhafte Spasmen des Larynx und Pharynx, die durch den Anblick von Wasser – Hydrophobie – ausgelöst werden, sind charakteristisch. Geringste Umweltreize führen zu unkontrollierten Wutanfällen mit Schreien, Beißen und Schlagen. Der Tod tritt frühestens nach 3 Tagen ein, oder die Krankheit geht in das
- **paralytische Stadium** über, das jedoch auch unter Umgehung des Exzitationsstadiums erreicht werden kann. Es ist gekennzeichnet durch eine aufsteigende Paralyse, die nach spätestens 14 Tagen durch Exitus infolge Asphyxie endet

Krankheitsfolgen Infektionen des Menschen mit Rabiesvirus **führen immer zum Tod**, der bei vollem Bewußtsein über Tage erlebt wird.

Diagnostik Die Diagnose erfolgt in erster Linie anamnestisch und klinisch. Die Beobachtung und Untersuchung des tollwutverdächtigen Tieres sind sehr hilfreich.

Da die Antikörperproduktion erst sehr spät einsetzt sind serologische Untersuchungen nicht sinnvoll. In Speziallabors können Überprüfungen nach Schutzimpfungen durchgeführt werden.

Therapie Symptomatisch.

Prophylaxe Beste Prophylaxe ist die Schutzimpfung, die mit einem Totimpfstoff (inaktiven Viren aus Zellkulturen) heute komplikationslos vorgenommen werden kann. Hierbei ist zu unterscheiden zwischen einer **prä-** und einer **postexpositionellen Immunisierung:**

Pathogenese. Das Wildvirus (»**Straßenvirus**«) verharrt zunächst für 3 Tage an der Eintrittspforte, wo es sich in der Muskulatur und im Bindegewebe vermehrt. Es wandert dann im Axoplasma der Nervenfasern in das ZNS, wo eine zweite Vermehrungsphase stattfindet. Die Wanderungsgeschwindigkeit beträgt etwa 3 mm pro Stunde. Vom ZNS aus streuen die Erreger, wiederum die Nervenbahnen benutzend, in periphere Organe.

Klinik. Die Inkubationszeit ist unterschiedlich lang. Sie liegt zwischen 10 Tagen und 6 Monaten, aber auch von einem einzelnen Extremfall von 7 Jahren wurde berichtet. Je näher die Eintrittspforte dem Gehirn liegt, desto kürzer ist die Inkubationszeit (Verletzungen im Gesichtsbereich). Die Krankheit verläuft in **mehreren Stadien**, die jedoch nicht alle auftreten müssen:
- **Prodromalstadium:** Für 2 – 4 Tage tritt allgemeines, jedoch unspezifisches Krankheitsgefühl auf mit Fieber, Erbrechen, Kopfschmerz u. ä. **Sensorisches Stadium:** es kann, muß jedoch nicht auftreten. Bis zu 6 Tagen kommt es zu Schmerzen oder Juckreiz im Bereich der Verletzungsstelle. Depressionen, Angstgefühle und vegetative Verstimmungen sind Vorboten des
- **Exzitationsstadiums:** Krämpfe und schmerzhafte Spasmen des Larynx und Pharynx, die durch den Anblick von Wasser – Hydrophobie – ausgelöst werden, sind charakteristisch. Geringste Umweltreize, wie Geräusche, Licht und selbst Luftbewegungen, führen zu unkontrollierten Wutanfällen mit Schreien, Beißen und Schlagen. Der Tod tritt frühestens nach 3 Tagen ein, oder die Krankheit geht in das
- **paralytische Stadium** über, das jedoch in 20 % der Fälle auch unter Umgehung des Exzitationsstadiums erreicht wird. Es ist gekennzeichnet durch eine aufsteigende Paralyse, die der Patient bei vollem Bewußtsein erlebt und die nach spätestens 14 Tagen durch Exitus infolge Asphyxie endet.

Manifestiert sich das Exzitationsstadium, so spricht man von der **wilden Wut**, tritt das paralytische Stadium auf, von der **stillen Wut**.

Krankheitsfolgen. Klinisch overte Infektionen des Menschen mit Rabiesvirus **führen immer zum Tod**, der bei vollem Bewußtsein über Tage erlebt wird. In der Literatur sind weltweit nur zwei Fälle von Heilungen zu finden, die jedoch nicht unumstritten sind.

Diagnostik. Wird die Diagnose gestellt, ist es zu spät. Bei Verdacht kann gegebenenfalls die Beobachtung des tollwutverdächtigen Tieres Klarheit bringen. Dieses geht spätestens nach 14 Tagen zugrunde. Post mortem können im Hirn von Mensch und Tier charakteristische zytoplasmatische Zelleinschlüsse histologisch dargestellt werden (Negri-Körperchen). Intra vitam kann das Virus durch Immunfluoreszenz aus Hautbiopsaten u. ä. in Speziallabors dargestellt werden.
Da die Antikörperproduktion erst sehr spät einsetzt, sind serologische Untersuchungen zu diagnostischen Zwecken nicht sinnvoll. Sie werden jedoch in Speziallabors zur Überprüfung nach Schutzimpfungen durchgeführt. Dabei kommt der »Rapid Fluorescent Focus Inhibition Test« (RFFIT) zum Einsatz. Eine durch Immunfluoreszenz sichtbar gemachte Virusvermehrung in Zellkulturen wird durch Anwesenheit von Antikörpern aus menschlichem Untersuchungsserum gehemmt.

Therapie. Eine kausale Therapie ist nicht möglich.

Prophylaxe. Das Tollwutvirus ist relativ labil. Temperaturen von 60 °C zerstören es innerhalb von 5 Minuten. Durch Kochen wird es in Sekundenschnelle inaktiviert. Auch Sonneneinstrahlung vernichtet es. In Tierkadavern kann es jedoch längere Zeit aktiv bleiben. Beste Prophylaxe ist die Schutzimpfung, die mit einem Totimpfstoff (inaktive Viren aus Zellkulturen) heute komplikationslos vorgenommen werden kann. Hierbei ist zu unterscheiden zwischen einer **prä- und einer postexpositionellen Immunisierung**:

- **präexpositionelle Tollwutimpfung:** Impfung an den Tagen 0–28–56 oder (Schnellimmunisierung) 0–7–21. Eine vierte Dosis nach einem Jahr erzeugt einen Impfschutz für 2 – 5 Jahre
- **Postexpositionelle Tollwutimpfung:** Impfung an den Tagen 0–3–7–14–30–90. Erfolgte ein Kontakt der Schleimhäute mit Tierspeichel, bestehen größere Bißverletzungen, besonders im Gesichts- oder Halsbereich, oder ist die Tollwut des Tieres bewiesen, so folgt **zusammen** mit der Gabe des **aktiven Impfstoffes** eine **Simultanbehandlung mit Tollwut-Hyperimmunglobulin.** Dieses wird zur Hälfte in die Umgebung der Wunde infiltriert und zur Hälfte i. m. appliziert.

> ▶ *Praktischer Tip.* Von großer Wichtigkeit ist die sofortige Reinigung der Wunde. Tollwutviren werden von 70 %igem Ethylalkohol oder 0,1 % quaternärer Ammoniumbase inaktiviert. Genauso wichtig wie die Tollwutprophylaxe ist die Tetanusprophylaxe!
> Nach dem Bundesseuchengesetz sind der Verdacht, die Erkrankung und der Tod an Tollwut zu melden. Weiterhin die Verletzung eines Menschen durch ein tollwutkrankes oder -verdächtiges Tier sowie die Berührung eines solchen Tierkörpers.

Die präexpositionelle Immunisierung erfordert 4, die postexpositionelle 6 Impfdosen. Bei entsprechender Indikation (größeren Verletzungen etc.) muß **simultan zur aktiven Immunisierung** eine **passive mit Hyperimmunglobulin** durchgeführt werden.

◄ **Ein praktischer Tip**

2.1.13 Retroviridae

Klassifikation. ▦ 43 und ▦ 44.

2.1.13 Retroviridae

◄ **Klassifikation**

▦ 43	Klassifikation der Retroviridae
▷ Nukleinsäure	Einzelstrang-RNA Plus-Strang, 2 identische Moleküle, 7 – 11 Kb
▷ Kapsidtyp	Ikosaeder oder konisch
▷ Virusgröße	80 – 100 nm
▷ Hülle	ja

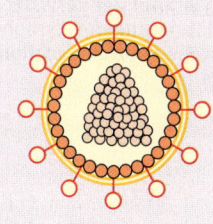

Retroviren besitzen eine reverse Transkriptase, die es ihnen ermöglicht, die Information ihrer Plus-Einzelstrang-RNA auf die DNA zu übertragen und damit eine RNA-abhängige DNA-Synthese zu betreiben.

▦ 44	Humanmedizinisch wichtige Gattungen und Arten der Retroviridae	
Gattung	**Art**	
▷ unbenannt	HTLV I, HTLV II	
▷ Lentivirus	HIV 1, HIV 2	
▷ Spumavirus	HFV	

Abkürzungen:
HTLV Humanes-T-Zell-Leukämie-Virus
HIV Humanes Immundefizienz-Virus
HFV Humanes Foamy-Virus

Unbenannte Gattung der Retroviridae
Humanes T-Zell-Leukämie-Virus (HTLV)

Bedeutung. HTLV I wurde 1980 als erstes pathogenes Retrovirus des Menschen von R. Gallo entdeckt. Sein nächster Verwandter, das HTLV II, konnte 1982 ebenfalls von Gallo aus einem Patienten mit Haarzell-Leukämie isoliert werden. HTLV I und II sind Mitglieder einer bisher unbenannten Gattung der Retroviridae, zu denen auch die onkogenen Viren Simian-T-Zell-

Unbenannte Gattung der Retroviridae

Humanes T-Zell-Leukämie-Virus (HTLV)

Bedeutung HTLV ist Verursacher einer T-Zell-Leukämie, die **ausschließlich im Erwachsenenalter auftritt.**

Leukämie-Virus und Bovines Leukämie-Virus gerechnet werden. HTLV ist Verursacher einer **T-Zell-Leukämie, die ausschließlich im Erwachsenenalter auftritt**.

Epidemiologie Verbreitungsgebiete für HTLV sind **vorwiegend Japan**, die Karibik, Südamerika und Afrika.
Das Virus wird übertragen durch:
1. diaplazentar auf den Fötus bei HTLV-tragender Mutter
2. durch Geschlechtsverkehr und
3. durch Bluttransfusion.

Epidemiologie. Infektionen mit dem HTLV I kommen **vor allem in Japan** vor. Weitere Verbreitungsgebiete sind Asien, die Karibik, Südamerika und Afrika. In Japan sind etwa 1 Mio. Menschen infiziert, die Seropositivität für HTLV-spezifische Antikörper schwankt je nach Region zwischen 35 % und 1 % in endemischen Gebieten. In Europa kommt HTLV selten vor und ist auf Risikogruppen, wie intravenöse Drogenkonsumenten und Menschen aus den Verbreitungsgebieten beschränkt.
Das Virus wird auf drei Wegen übertragen:
1. vertikale Übertragung von HTLV-infizierten Müttern auf den Fötus durch transplazentare Passage HTLV-infizierter Lymphozyten oder postnatale Infektion über die Brustmilch
2. durch Geschlechtsverkehr, wobei offensichtlich die Übertragung von Mann zu Frau die Regel, der umgekehrte Weg die Ausnahme darstellt, und
3. durch Bluttransfusion. Hierbei ist bemerkenswert, daß im Gegensatz zu HIV, Blutplasma offensichtlich nicht infektiös ist, da HTLV stark zellassoziiert ist.

Pathogenese HTLV integriert in das Genom von T-Lymphozyten. Durch die Infektion wird eine heftige Proliferation ausgelöst, bei der die transaktivierende Wirkung des viralen tax-Proteins von Bedeutung ist. Auf der Basis der polyklonal proliferierenden T-Lymphozytenklone entstehen einzelne maligne T-Zellklone.

Pathogenese. HTLV integriert sich bei Patienten in das Genom von T-Lymphozyten. Bei Infektion integriert das Virus wahrscheinlich in vielen T-Lymphozyten an verschiedenen Stellen der DNA (polyklonale Verteilung). Im Verlauf der Jahre werden dann bestimmte Lymphozytenklone selektioniert, so daß bei einem individuellen Leukämiepatienten in der Regel nur noch T-Zellen zu finden sind, bei denen das Virus entweder immer an der gleichen Stelle (monoklonale Verteilung) oder nur an sehr wenigen verschiedenen Stellen der DNA inseriert ist (oligoklonal). Zwischen einzelnen Patienten sind die Insertionsstellen jedoch immer unterschiedlich. Daraus ist zu schließen, daß die Integrationsstelle in der DNA keine Rolle für die Entartung der betroffenen Zellen spielt. Chromosomenabnormitäten sind in HTLV-infizierten Lymphozyten häufig zu beobachten, insbesondere dann, wenn es sich um eine akute Verlaufsform der Leukämie handelt. Durch die HTLV-Infektion wird eine heftige Proliferation ausgelöst, wobei das viral kodierte tax-Protein eine transaktivierende Wirkung auf zelluläre Promotoren hat. Diese proliferierenden Klone stellen dann die Grundlage für die sich entwickelnden malignen T-Zellklone dar.

Klinik Eine **akute Leukämie** kann sich 20 – 30 Jahre nach Primärinfektion entwickeln, die nach etwa 6 Monaten zum Tode führt. Weniger aggressiv sind **chronische Leukämien** ohne Beteiligung von Leber und Milz. Selten sind tropische spastische Paraparese (TSP) und HTLV-I-assoziierte Myelopathie (HAM) mit einer Entmarkungsmyelitis bzw. Enzephalomyelitis.

Klinik. Nach asymptomatischer Primärinfektion bleiben die meisten Patienten lebenslang symptomfrei (asymptomatische Träger), können das Virus aber übertragen. Eine **akute Leukämie** entwickelt sich etwa 20 – 30 Jahre nach Primärinfektion. Die Patienten weisen mehr als 5 % abnorme Lymphozyten (Zellen mit blütenförmigem oder gelapptem Kern) und eine Hyperkalzämie auf. Die mittlere Überlebenszeit beträgt 6 Monate. Milz, Lymphknoten und Leber sind vergrößert und Hautläsionen durch infiltrierende, leukämische Zellen häufig. Weniger aggressiv sind die **chronischen Verlaufsformen**, bei denen bis zu 5 % abnormale Lymphozyten auftreten und eine Hyperkalzämie fehlt. Typischerweise treten Hautläsionen auf, aber eine Beteiligung von Leber und Milz wie bei der akuten Leukämie ist nicht zu beobachten. Allerdings kann die chronische Form der Erkrankung in einen akuten Verlauf übergehen. Die selten mit einer HTLV-Infektion verbundene tropische spastische Paraparese (TSP) oder auch HTLV-I-assoziierte Myelopathie (HAM) zeichnet sich durch Schwäche und Spasmen der Extremitäten aus. Außerdem treten Harn- und Stuhlinkontinenz, Babinski-Zeichen und periphere Sensibilitätsstörungen auf. Die neurologische Symptomatik läßt sich wahrscheinlich auf Infiltrationen von T-Lymphozyten in das Rückenmark der betroffenen Patienten erklären, die zu einer Entmarkungsmyelitis führen. Bei manchen Patienten bestehen auch paraventrikuläre Entmarkungen des Gehirns.

Diagnostik. Obwohl EIA und Agglutinationsteste zum Nachweis HTLV-spezifischer Antikörper zur Verfügung stehen, ist die Serodiagnostik mit Problemen verbunden. Diese sind vor allen Dingen darin begründet, daß die Antikörpertiter bei Patienten relativ niedrig sind und dadurch Virusträger nicht zuverlässig entdeckt werden. Bei positivem Antikörpernachweis ist der Befund immer mit einem weiteren Testsystem, wie etwa dem Western Blot, zu bestätigen. Wesentlich **empfindlicher ist die PCR**, mit der provirale Gensequenzen von HTLV in Lymphozyten nachgewiesen werden können. Außerdem erlaubt diese Technik durch Wahl der entsprechenden Primer die Differentialdiagnose zwischen HTLV-I- und -II-Infektionen.

Prophylaxe und Therapie. Zur Zeit stehen weder Impfstoff noch wirksame Chemotherapeutika zur Verfügung.

Lentivirus
Humanes Immundefizienz-Virus (HIV)

Bedeutung. HIV 1 und 2 lösen im Menschen eine **tödlich verlaufende Immundefizienz (AIDS)** aus. Während HIV 2 im wesentlichen ein Virus Westafrikas ist und durch seinen Genotyp als ein näherer Verwandter des affenspezifischen »simian immunodeficiency virus« (SIV) charakterisiert werden konnte, hat HIV 1 eine Pandemie ausgelöst, deren Konsequenz aufgrund der jahrelangen subklinischen Persistenz des Virus jedoch erst in den kommenden Jahren zur vollen Geltung kommen wird. Dies trifft vor allem die Länder des afrikanischen Kontinents und Südostasiens, in denen 85 % aller HIV-Infizierten leben. Weltweit waren Ende 1996 etwa 30 Millionen Menschen mit HIV infiziert; seit Beginn der lokalen Epidemien sind 8,5 Millionen Menschen an AIDS erkrankt, von denen 6,5 Millionen bereits verstorben sind.

Epidemiologie. HIV wird insbesondere durch Geschlechtsverkehr und bei intravenösem Drogenabusus durch blutkontaminierte Kanülen übertragen. Weitere Infektionsmöglichkeiten bestehen während der Schwangerschaft durch transplazentares Eindringen des Virus in den Fötus, bei Brusternährung von Säuglingen durch HIV-infizierte Mütter, iatrogen bei Transplantation oder Transfusion von Blut bzw. Blutprodukten, bei künstlicher Insemination und bei paramedizinischen Tätigkeiten wie z. B. Tätowieren. Der Ausgangspunkt der HIV-Pandemie ist bis heute nicht exakt festlegbar, doch läßt die globale Verteilung bestimmter Virussubtypen, die über die Sequenz des Hüllproteins »env« definiert wurden (45), Rückschlüsse auf die Ausbreitungswege des Virus zu. Während die Verbreitung des Subtyps B in den Industrieländern (Amerika, Europa, Japan, Ozeanien) wahrscheinlich ihren Ausgangspunkt in der Anfang der 80er Jahre ablaufenden Epidemie in den Vereinigten Staaten hat, sind die in Asien vertretenen Subtypen C und E möglicherweise aus dem südlichen und zentralen Afrika eingeschleppt worden.
In Deutschland sind 1996 nach wie vor die männlichen Homo- und Bisexuellen Hauptrisikogruppe (75 % der AIDS-Fälle), gefolgt von den intravenösen Drogenkonsumenten (11 % der AIDS-Fälle). Fast 90 % der AIDS-Erkrankten sind Männer, wobei bei insgesamt rückläufiger Inzidenz eine Zunahme weiblicher Infizierter zu verzeichnen ist.

Diagnostik Der Nachweis HTLV-spezifischer Antikörper scheitert häufig an der sehr schwach ausgebildeten humoralen Immunantwort der Patienten. Erfolgreicher ist der Virusnachweis proviraler Gensequenzen mit der **PCR**.

Prophylaxe und Therapie Zur Zeit sind keine Maßnahmen bekannt.

Lentivirus

Humanes Immundefizienz-Virus (HIV)

Bedeutung HIV 1 und 2 lösen im Menschen eine **tödlich verlaufende Immundefizienz (AIDS)** aus.

Epidemiologie HIV wird insbesondere durch Geschlechtsverkehr und bei intravenösem Drogenabusus durch blutkontaminierte Kanülen übertragen. In Deutschland sind 1996 nach wie vor die männlichen Homo- und Bisexuellen Hauptrisikogruppe, gefolgt von den intravenösen Drogenkonsumenten. Fast 90 % der AIDS-Erkrankten sind Männer.

45 informiert über die globale Verbreitung bestimmter Virussubtypen.

45 Globale Verteilung von genetischen HIV-Typen und -Subtypen			
	HIV 1		**HIV 2**
Region	**Gruppe M (major)**	**Gruppe O (outlier)**	**–**
▷ Nordafrika	vereinzelt B		
▷ Ostafrika	C		
▷ Zentralafrika	A, C, D, E, G, H	O	
▷ Westafrika	A	O	A, B, C, D, E
▷ Südafrika	C		
▷ Nordamerika	B		
▷ Mittelamerika	B		
▷ Südamerika	B		
▷ Europa mit Rußland	B		
▷ Naher Osten	B		
▷ Indien	C		
▷ Südostasien	B, E		
▷ Japan	B		
▷ Ozeanien (einschl. Australien)	B		

A – H = Einzelne HIV-Subtypen, O = faßt alle Viren der hochvarianten »Outlier«-Gruppe zusammen.

Pathogenese Die Pathogenese des HIV-verursachten AIDS ist nur unvollständig aufgeklärt. Möglicherweise kommt es durch Infektion antigenpräsentierender Zellen zu einer gestörten Rekrutierung und Differenzierung von CD4-T-Lymphozyten, so daß der tägliche durch Infektion und physiologischen Zelltod verursachte Verlust dieser Lymphozyten nicht mehr kompensiert werden kann (= »Tap-and-drain«-Hypothese).

Pathogenese. Die Pathogenese des AIDS ist nur unvollständig aufgeklärt, Nach Eindringen des Virus – insbesondere über Schleimhäute – werden sicherlich die dort residenten Langerhanszellen infiziert, die als antigentransportierende Zellen das Virus in die regionalen Lymphknoten weitertragen und sich hier in den parakortikalen Bereichen als antigenpräsentierende Zelle (APC) für T-Lymphozyten ansiedeln. Da das Virus das CD4-Molekül als Korezeptor nutzt, kommt es in den lymphatischen Geweben zur massiven Infektion der CD4-tragenden T-Lymphozyten, die bei ihrer Rezirkulation durch das lymphatische Gewebe Kontakt zu den APC haben. Über die lymphatischen Bahnen und den Blutkreislauf breitet sich das Virus in andere primäre und sekundäre lymphatische Organe aus (Milz, Thymus, Knochenmark) und infiltriert möglicherweise unter Nutzung von Monozyten als »Trojanisches Pferd« das zentrale Nervensystem. Neuere Kalkulationen gehen von einer täglichen Produktion von ca. 10^9 Viruspartikeln aus. Ebensoviele CD4-tragende T-Lymphozyten werden täglich zerstört, wobei nicht nur die zytopathogenen Eigenschaften von HIV selbst, sondern auch die Zerstörung durch CD8-tragende T-Lymphozyten und die Induktion von Apoptose durch HIV-infizierte APC eine wesentliche Rolle spielen. Dieser Zustand bleibt solange subklinisch, bis die in Mitleidenschaft gezogenen lymphatischen Gewebe nicht mehr in der Lage sind, den täglichen Verlust an CD4-tragenden T-Lymphozyten durch Produktion naiver Zellen oder Expansion von Gedächtniszellen zu kompensieren. Nach der »Tap-and-drain«-Hypothese läuft sozusagen das Reservoir an CD4-tragenden T-Zellen leer (drain), da die zerstörte Architektur der Rekrutierungsstätten für diese Zellen (Knochenmark, Thymus, Lymphknoten) keinen Zufluß (tap) mehr erlaubt. Mit dem Tod der CD4-T-Lymphozyten fällt der Regulator aller spezifischen Immunreaktionen aus, und der Infizierte wird daher in zunehmendem Maße sowohl mit einer Vielzahl opportunistischer Infektionen als auch mit Tumoren konfrontiert, die schließlich zum Tode führen.

Klinik. Die Infektion mit HIV wird in mehrere klinische Stadien eingeteilt (⊞ **46**):

- **akute Infektion:** Die Primärinfektion bleibt häufig unbemerkt, da sie entweder subklinisch oder mit einer milden, **mononukleoseähnlichen** Erkrankung verbunden ist. Nur in jedem 3. bis 5. Fall treten auch vorübergehende Schwellungen der Lymphknoten auf
- **subklinische Persistenz:** Nach Abklingen der Symptomatik der Primärinfektion wird der Patient wenige Wochen später seropositiv für HIV-spezifische Antikörper, und eine oft jahrelang andauernde klinisch stumme Persistenz kann beginnen. In dieser Zeit ist das Immunsystem zwar noch in der Lage, die Infektion zu kontrollieren, doch der Patient ist, wenn auch mitunter auf niedrigem Niveau, Virusproduzent und kann die Infektion weitergeben
- **Lymphadenopathie:** Der Beginn der klinisch overten Phase der Infektion zeigt sich häufig mit einer über Monate persistierenden Anschwellung von einem oder mehreren Lymphknoten. Diese Phase kann übergehen in den
- **»AIDS-related complex« (ARC):** Hierbei sind die ersten opportunistischen Infektionen zu verzeichnen, aber auch chronische Fieberzustände, Diarrhöen, Nachtschweiß und Gewichtsverlust sind charakteristisch. Schließlich kommt es zum Vollbild des
- **AIDS:** Dieses Stadium ist gekennzeichnet durch eine Vielzahl opportunistischer Infektionen (⊡ **93, 94**), durch das Auftreten des möglicherweise von HHV 8 (Humanes Herpesvirus 8) verursachten **Kaposi-Sarkoms** (⊡ **95**) und mitunter durch eine zentralnervöse Symptomatik, die sich durch zunehmenden geistigen Verfall bis hin zur **Demenz** auszeichnet.

Klinik Einteilung der klinischen Stadien siehe ⊞ **46**. Die klinische Manifestation des AIDS ist durch eine Vielzahl **opportunistischer Infektionen**, dem Auftreten von **malignen Tumoren** und häufig durch zentralnervöse Komplikationen gekennzeichnet.

⊙ 93 Pneumocystis-carinii-Pneumonie bei einem HIV-positiven Patienten

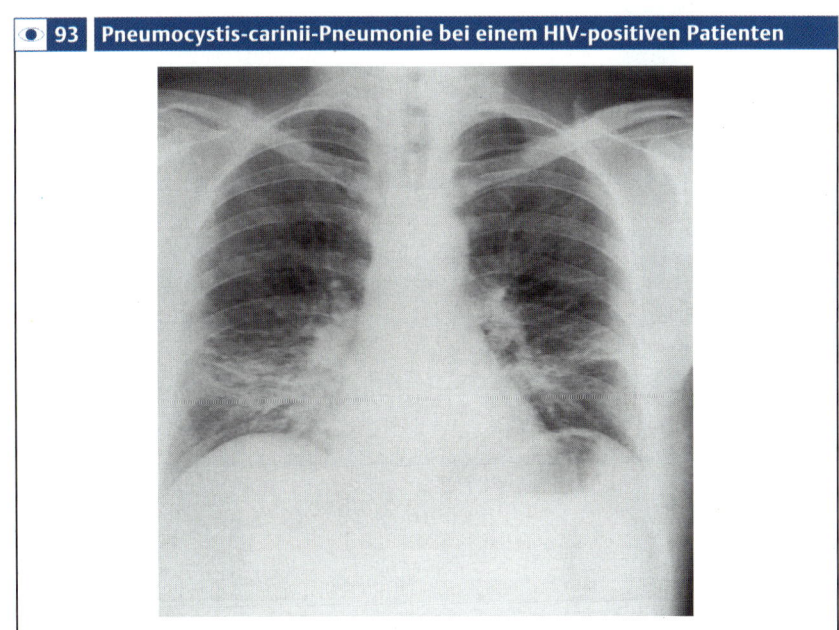

94 Chorioretinitis durch Zytomegalie-Virus bei HIV-Infektion

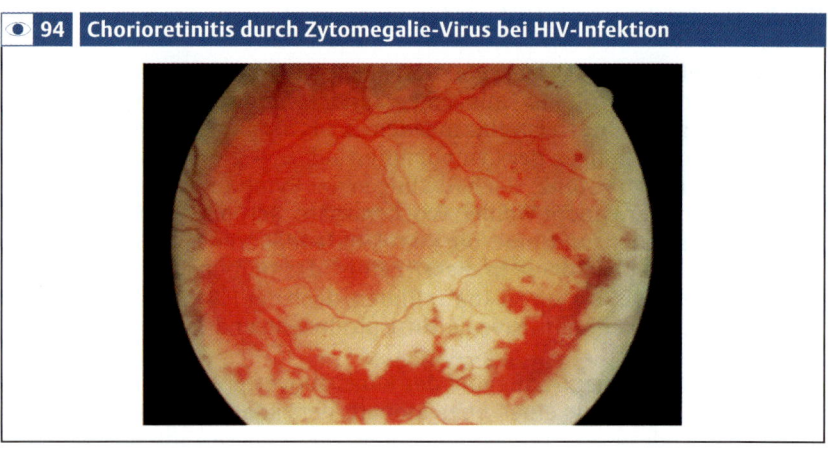

95 Kaposi-Sarkom

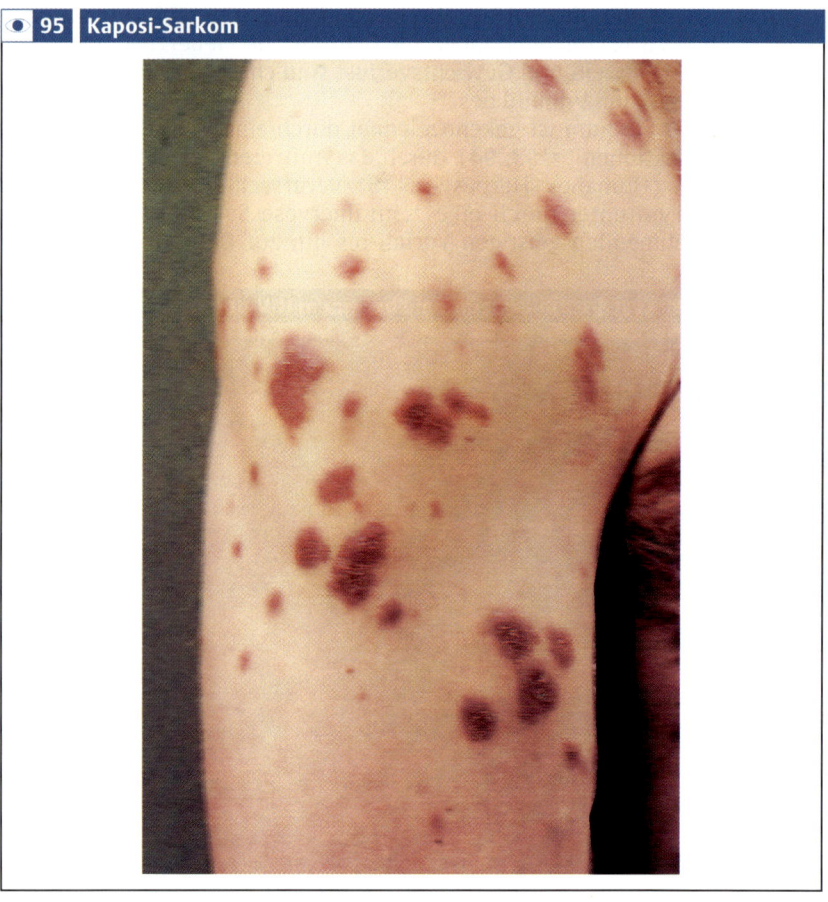

📑 46	Klinische Kategorien der HIV-Infektion
Kategorie	**Erkrankung**
▷ A	• asymptomatische HIV-Infektion • persistierende generalisierte Lymphadenopathie (LAS) • akute, symptomatische (primäre) HIV-Infektion (auch in der Anamnese)
▷ B	• bakterielle Pneumonien, Meningitiden oder Septikämien • oropharyngeale Candida-Infektionen • vulvovaginale Candida-Infektionen, die entweder chronisch (länger als einen Monat) oder nur schlecht therapierbar sind • zervikale Dysplasien oder Karzinom • konstitutionelle Symptome wie Fieber über 38,5 °C, Diarrhö länger als 4 Wochen oder ungewollter Gewichtsverlust von 5 – 10 % • orale Haarleukoplakie • Herpes zoster bei Befall mehrerer Dermatome oder nach Rezidiven • idiopathische thrombozytopenische Purpura • Lungentuberkulose • periphere Neuropathien
▷ C	• Pneumocystis-carinii-Pneumonie (▪ 93) • Toxoplasma-Enzephalitis • ösophageale Candida-Infektion oder Befall von Bronchien, Trachea oder Lungen • chronische Herpes-simplex-Ulzera oder Herpes-Bronchitis, -Pneumonie oder -Ösophagitis • CMV-Retinitis (▪ 94) • generalisierte CMV-Infektion (nicht von Leber oder Milz) • rezidivierende Salmonellen-Septikämien • extrapulmonale Kryptokokkeninfektionen • chronische intestinale Infektion mit Isospora belli • disseminierte oder extrapulmonale Histoplasmose • Infektionen mit Mycobacterium avium complex oder M. kansasii, disseminiert oder extrapulmonal • Kaposi-Sarkom (▪ 95) • maligne Lymphome (Burkitt-, immunoblastisches oder primäres zerebrales Lymphom) • HIV-Enzephalopathie • progressive multifokale Leukenzephalopathie • Wasting-Syndrom

Diagnostik. Folgende Möglichkeiten werden diagnostisch eingesetzt:
- **HIV-Antikörpernachweis:** Mittels gentechnisch hergestellter Antigenpräparationen werden IgG-Antikörper gegen HIV nachgewiesen. Es handelt sich um einen einfachen Screening-Test mittels Enzymimmunoassay, der bei positivem Ausfall durch einen anderen Test (z. B. Western Blot) bestätigt werden muß. Die heute verwendeten Tests werden bereits 3 Wochen nach Infektion positiv
- **HIV-Antigennachweis:** Dieser wird 2 – 3 Wochen nach Infektion positiv, kann also die »Diagnostiklücke« nicht schließen. Nachgewiesen wird ebenfalls mittels Enzymimmunoassay das Kapsidprotein p24. Der Test wird 2 – 3 Monate nach Infektion negativ, um irgendwann später wieder positiv zu werden, oft im Zusammenhang mit klinischen Symptomen von AIDS
- **HIV-Nukleinsäurenachweis:** Wie alle Retroviren hat HIV eine Replikationsstrategie, die das Umschreiben der genomischen viralen RNA in eine komplementäre Doppelstrang-DNA beinhaltet (cDNA). Dieser Schritt wird von einem viral kodierten Enzym der reversen Transkriptase (RT) durchgeführt. Die cDNA wird in das Genom der Wirtszelle integriert, ein Zustand, der als Provirus bezeichnet wird. Bei Aktivierung der Zelle wird vom Provirus virale mRNA und genomische Plus-Strang-RNA geschrieben. Der Nukleinsäurenachweis von HIV kann also auf zwei Ebenen durchgeführt werden: 1. als DNA im Genom der Wirtszelle und 2. als virale genomische RNA im Viruspartikel. Zum Nachweis der proviralen DNA

Diagnostik
- **HIV-Antikörpernachweis:** wird 3 Wochen nach Infektion positiv, muß aber durch einen anderen Test bestätigt werden.

- **HIV-Antigennachweis:** 2 – 3 Wochen nach Infektion positiv, 2 – 3 Monate später negativ, um im Stadium des manifesten AIDS wieder positiv zu werden.

- **HIV-Nukleinsäurenachweis:** Der Nukleinsäurenachweis von HIV ist möglich: 1. als DNA im Genom der Wirtszelle und 2. als virale genomische RNA im Viruspartikel. Zum Nachweis der proviralen DNA wird die PCR gewählt, zum Nachweis der viralen RNA wird diese in vitro mit Hilfe einer exogen zugegebenen RT zunächst in cDNA umgeschrieben und dann das Produkt einer PCR unterzogen (RT-PCR).

Die virale Beladung des Patienten hat hohe prognostische Bedeutung und dient als Parameter zum Therapiemonitoring (⊞ 47 und ⊞ 48).
- **HIV-Isolierung:** wird nur in wenigen Einzelfällen durchgeführt

wird die PCR gewählt, zum Nachweis der viralen RNA wird diese in vitro mit Hilfe einer exogen zugegebenen RT zunächst in cDNA umgeschrieben und dann das Produkt einer PCR unterzogen (RT-PCR). Beide Verfahren sind wesentlich empfindlicher als der Antigennachweis und schließen daher weitgehend das diagnostische Fenster (Abwesenheit von Antikörpern) in den ersten Wochen nach der Primärinfektion. Die RT-PCR wird in ihrer quantitativen Version zur Bestimmung der Menge der viralen Genkopien im Blut benutzt. Die virale Beladung des Patienten hat hohe prognostische Bedeutung und dient als Parameter zum Therapiemonitoring (⊞ 47 und ⊞ 48)
- **HIV-Isolierung:** Die Virusisolierung ist möglich, wird für die Routinediagnose jedoch selten durchgeführt.

⊞ 47	Laborkategorien der HIV-Infektion	
Laborkategorien	**CD4-positive Lymphozyten pro mm³**	**Lymphozyten pro mm³**
▷ 1	> 500	> 2000
▷ 2	< 499 > 200	< 1999 > 1000
▷ 3	< 200	< 1000

⊞ 48	Klassifikation der durch HIV verursachten Krankheitsbilder nach CDC/WHO		
	Klinische Kategorien		
Laborkategorien	**A**	**B**	**C**
▷ 1	A1	B1	C1
▷ 2	A2	B2	C2
▷ 3	A3	B3	C3
Stadium I: A1, A2, B1 Stadium II: A3, B2, B3 Stadium III: C1, C2, C3			

Therapie Zur Chemotherapie wird eine **Kombination von Nukleosidanaloga und Proteasehemmern** verwendet. Während die **Nukleosidanaloga** die virale RT blockieren, wird durch die **Proteasehemmer** die HIV-spezifische Protease blockiert, die für den korrekten Zusammenbau des Virus unerläßlich ist. Bei klinischen Studien konnte so die Virusbeladung im Blut auf unter 20 Kopien/ml reduziert werden.

Therapie. Stand noch vor wenigen Jahren die Beherrschung der opportunistischen Infektionen im Mittelpunkt aller therapeutischer Bemühungen, so hat die Entwicklung von Pharmaka in den letzten Jahren eine kausale Therapie der HIV-Infektion immer erfolgreicher gemacht. Heute können durch Verwendung mehrerer Substanzen bei der Behandlung von AIDS-Patienten erstaunliche Verbesserungen des klinischen Bildes herbeigeführt werden und damit sowohl die Lebensqualität verbessert als auch die Überlebenszeit verlängert werden. An die Stelle von pauschalen Therapieplänen treten mehr und mehr **individuell abgestimmte Strategien**, die als Grundlage stets die virale Beladung des Patienten haben. Bei 10 000 Viruskopien/ml Blut wird mit einer Kombinationstherapie begonnen. Zur Chemotherapie wird eine **Kombination von Nukleosidanaloga und Proteasehemmern** verwendet. Während die Nukleosidanaloga die virale RT blockieren, wird durch die Proteasehemmer die HIV-spezifische Protease blockiert, die für den korrekten Zusammenbau des Virus unerläßlich ist. Bei klinischen Studien konnte so die Virusbeladung im Blut auf unter 20 Kopien/ml reduziert werden. Als Resultat kommt es zu einem deutlichen Anstieg an CD4-Zahlen, opportunistische Infektionen treten in den Hintergrund und die Überlebenszeit steigt. Bei allem Optimismus muß jedoch davon ausgegangen werden, daß zur Zeit jedenfalls ein vollständiges Verdrängen des Virus aus dem Patienten nicht möglich ist, und neuere Daten berichten auch von einer zunehmenden Resistenzbildung des Virus. Daher kommt der Prophylaxe nach wie vor eine herausragende Bedeutung zu.

Prophylaxe. Geschlechtsverkehr mit unbekannten Partnern oder Partnern, die noch andere Intimkontakte pflegen, sollte nur mit Kondom erfolgen.
Bereitstellung von sterilem Instrumentarium für spritzende Drogenkonsumenten.
Paare mit einem positiven Partner sollten vor der Zeugung eines Kindes das Risiko einer Übertragung des Virus auf den Fötus sehr genau bedenken. Etwa 15–20 % aller Neugeborenen HIV-positiver Mütter sind ebenfalls infiziert.
Für Medizinalberufe: Alle Schutzmaßnahmen gegen Hepatitis B decken auch das Infektionsrisiko gegen HIV. Hierzu gehören das Tragen von Schutzhandschuhen, wenn Kontakt mit menschlichen Körpersekreten besteht, Tragen von Gesichtsschutz und gegebenenfalls Schutzbrille bei Aerosolbildung und die Benutzung von Desinfektionsmitteln, die nachweislich gegen Hepatitis B wirksam sind.

> ▶ ***Merke.*** AIDS ist nicht hochkontagiös. Der Umgang mit HIV-Infizierten erfordert keine außergewöhnlichen Schutzmaßnahmen.

Spumavirus
Humanes Spumavirus

Zur Zeit sind keine Krankheitsbilder mit einer Infektion durch humane Spumaviren verbunden. Die Bedeutung solcher Infektionen für den Menschen ist unklar.

2.2 DNS-Viren

2.2.1 Herpesviridae

Klassifikation. ▦ 49 und ▦ 50.

Prophylaxe
- Kein Geschlechtsverkehr mit unbekannten Partnern oder Partnern, die noch andere Intimkontakte pflegen, ohne Kondom.
- Bereitstellung von sterilem Instrumentarium für Drogenabhängige.
- Schutzmaßnahmen wie gegen Hepatitis B.

◀ Merke

Spumavirus

Humanes Spumavirus

Die Bedeutung der Infektion für den Menschen ist unklar.

2.2 DNS-Viren

2.2.1 Herpesviridae

◀ Klassifikation

▦ 49	Klassifikation der Herpesviridae
▷ Nukleinsäure	Doppelstrang-DNA, linear, 124–235 Kbp
▷ Kapsidtyp	Ikosaeder
▷ Virusgröße	150–200 nm
▷ Hülle	ja

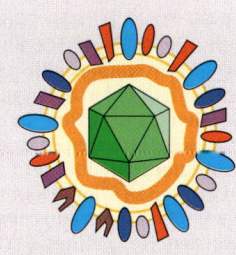

▦ 50	Humanmedizinisch wichtige Gattungen und Arten der Herpesviridae	
Subfamilie	**Gattung**	**Art**
▷ Alphaherpesvirinae	Simplexvirus	Herplex-simplex-Virus 1, 2 (HHV* 1 und 2) Herpes B
	Varicellavirus	Varicella-Zoster-Virus (HHV 3) Pseudorabiesvirus
▷ Betahaherpesvirinae	Zytomegalievirus	Zytomegalievirus (HHV 5)
	Roseolovirus	HHV 6A, 6B, 7
▷ Gammaherpesvirinae	Lymphocryptovirus	Epstein-Barr-Virus (HHV 4)
	Rhadinovirus	HHV 8
* HHV = humanes Herpesvirus		

Bedeutung Die Humanpathogenität der Herpesviren ist sehr vielschichtig. Man unterscheidet:
- **Alphaherpesviren:** (zellzerstörend, breites Wirtsspektrum)
- **Betaherpesviren:** (vergrößern die befallene Zelle, Zytomegalie!)
- **Gammaherpesviren:** (enges Wirtsspektrum, lymphotrop)

Herpesviren persistieren im Körper **lebenslang** und können durch exo- und endogene Einflüsse Ursache unterschiedlichster rezidivierender Erkrankungen werden.

Simplexvirus

Herpes-simplex-Virus Typ 1 (HHV 1)

Bedeutung HHV 1 ist Erreger des **Herpes labialis** und anderer Infektionen im Gesichts- und Kopfbereich.

Epidemiologie Der Mensch ist das einzige bekannte Reservoir für das ubiquitäre HSV 1. Die Primärinfektion findet am häufigsten im Säuglings- und Kindesalter durch reaktivierte Infektionen bei engen Kontaktpersonen statt.

Pathogenese Nach initialer Replikation in Haut- und Schleimhautzellen dringt das Virus in Nervenzellfortsätze ein und wird retrograd in die assoziierten **Ganglien** transportiert, in denen das Virus in einen **latenten Status in Form episomaler DNA** übergeht. Bei endo- und exogenen Stimuli kann der produktive Replikationszyklus angeschaltet werden. Neusynthetisiertes Virus wandert über die Nervenzellfortsätze in die Peripherie und infiziert erneut Haut-, bzw. Schleimhautzellen. Man unterscheidet:
- **Rekurrenz** = asymptomatische Virusvermehrung
- **Rekrudeszenz** = Exazerbation, d. h. klinisch manifeste Läsionen

Klinik Nur bei 1 % aller Primärinfektionen kommt es zum klassischen Krankheitsbild: Aufschießen kleiner Bläschen auf der Schleimhaut, die rasch ulzerieren und Krusten bilden, Fieber und Schmerzen.

Bedeutung. Herpesviren kommen weltweit bei Mensch und Tier mit ca. 100 klassifizierten Arten vor. Die humanpathogenen Herpesviren verteilen sich auf drei Subfamilien:
- **Alphaherpesvirinae:** kurzer Replikationszyklus, breites Wirtsspektrum, Zellzerstörung
- **Betaherpesvirinae:** längerer Replikationszyklus, eingeschränktes Wirtsspektrum, Vergrößerung der befallenen Zellen (Zytomegalie!)
- **Gammaherpesvirinae:** starke Einschränkung des Wirtsspektrums (vorwiegend B- und T-lymphotrop), unterschiedlich langer Replikationszyklus, Zellzerstörung und mögliche unkontrollierte Zellvermehrung.

Nach häufig subklinischer oder milder Primärinfektion **persistieren Herpesviren lebenslang** in einer latenten oder chronischen Form. Durch bisher nicht vollständig verstandene Mechanismen kann die Persistenz in eine reaktivierte Infektion überführt werden. Als Folge solcher Reaktivierungen kann es zu rezidivierenden Erkrankungen kommen.

Simplexvirus

Herpes-simplex-Virus Typ 1 (HHV 1)

Bedeutung. Herpes-simplex-Virus Typ 1 ist der Erreger des **Herpes labialis** und anderer Infektionen im Gesichts- und Kopfbereich (Gingivostomatitis, Keratokonjunktivitis, Ösophagusulzerationen, Enzephalitis).

Epidemiologie. HSV 1 ist weltweit verbreitet. Der Mensch ist das einzige bekannte Reservoir. Übertragungen des Virus setzen einen **engen körperlichen Kontakt** voraus. Die Primärinfektion findet am häufigsten im Säuglings- und Kindesalter statt und hat meistens ihre Quelle in Rezidiven der Mutter oder auch des Pflegepersonals auf Säuglingsstationen. Übertragungen im Jugend- oder Erwachsenenalter erfolgen auch bei sexuellen Kontakten. Bevorzugte Eintrittspforte für das Virus sind Zellen der verletzten Haut oder Schleimhaut im Lippenbereich. Die Durchseuchungsrate mit HSV 1 liegt je nach Alter und sozioökonomischem Umfeld zwischen 50 und 90 %.

Pathogenese. Nach Eintritt in den Mundbereich repliziert das Virus zunächst lokal in Haut- und Schleimhautzellen. Es kann sich dann entweder durch Ausschleusen neuer Viruspartikel oder aber durch Fusion infizierter mit uninfizierten Nachbarzellen weiter ausbreiten. Bei Fusionsereignissen werden unbehüllte Nukleokapside in die fusionierten Zellen weitergegeben. Das Virus dringt schließlich in Nervenzellfortsätze ein und wird durch retrograden Transport in die entsprechenden Ganglien transportiert (Ganglion trigeminate bei Eintritt in den Mundbereich). Die **Ganglien sind Orte der Latenz**. In den infizierten Nervenzellen liegt das Genom zirkularisiert in episomaler Form vor, und nur wenige virale Produkte sind zum Erhalt dieses nichtreplikativen Zustandes notwendig. Verschiedene endogene (Streß, hormonelle Veränderungen) und exogene (UV-Einstrahlung, immunsuppressive Medikamente) Stimuli können einen erneuten vollständigen Replikationszyklus auslösen. Neugebildete Partikel erreichen über die Nervenfortsätze die Peripherie und führen zu Reinfektion von Schleimhautzellen, von denen das Virus auf Kontaktpersonen übertragen werden kann. Solche **endogenen Reinfektionen (Rezidive) können asymptomatisch ablaufen (Rekurrenz) oder mit klinischen Symptomen** wie ulzerierenden Bläschen auf der Lippenschleimhaut **verbunden sein (Rekrudeszenz).**

Klinik. Nach einer Inkubationszeit von ca. 1 Woche kommt es nur in ca. 10 % aller Primärinfektionen zu klinischen Erscheinungen. Nur bei 1 % treten die klassischen klinischen Symptome zutage: Aufschießen kleiner Bläschen auf der Schleimhaut, die rasch ulzerieren und zu Krustenbildung neigen und mit allgemeinem – bei Kindern oftmals schwerem – Krankheitsgefühl, Fieber (»Fieberbläschen«), Schluckbeschwerden und einer lokalen Lymphadenopathie vergesellschaftet sind.

Häufigste Form der Erstmanifestation ist eine **Gingivostomatitis (Stomatitis aphthosa**, ▣ **96**) mit Pharyngitis. Betroffen sind hauptsächlich Kinder. Die Krankheit kommt in der Regel nach 2, in schweren Fällen nach 3 Wochen zur »Heilung«, worunter jedoch nur ein Verschwinden der klinischen Symptome zu verstehen ist.
Häufigste Form der Exazerbationen manifester HHV-1-Infektionen ist der **Herpes labialis**.

Häufigste Form der Erstmanifestation ist die **Stomatitis aphthosa** und Pharyngitis. Betroffen sind hauptsächlich Kinder.
Häufigste Form der Exazerbation ist der infektiöse **Herpes labialis** (HHV 1).

● 96 | Gingivostomatitis herpetica

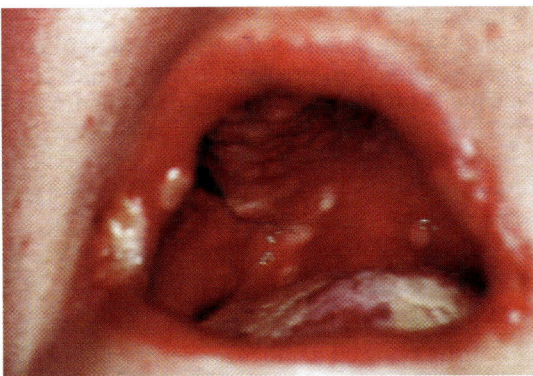

Intensive, schmerzhafte Rötung der Mund-, Lippen- und Zungenschleimhaut mit zahlreichen, fibrinbedeckten Aphthen, die sich aus schubweise auftretenden Bläschen entwickeln.

▶ **Merke.** Die Virusausscheidung über den Bläscheninhalt (Infektionsgefahr!) besteht für ca. 1 Woche.

◀ **Merke**

Exazerbationen verlaufen kürzer und leichter als die Primärinfekte. Sie sind streng auf die Lippen und die Mundwinkel lokalisiert und heilen ohne Narbenbildung ab.

Krankheitsfolgen. Als Komplikationen oder Sonderformen einer Herpes-simplex-Typ-1-Infektion können auftreten:
- **Eczema herpeticatum:** Die durch ein Ekzem vorgeschädigte Haut ist besonders empfänglich für Herpesviren (▣ **97**). Häufig durch Verschleppung (Autoinokulation), werden mehr oder minder große Hautpartien befallen, wobei nicht selten bakterielle Superinfektionen Ursache letaler Verläufe sind.

Krankheitsfolgen Sonderformen der Herpes-simplex-1-Infektion können sein:
- **Eczema herpeticatum** (▣ 97)

● 97 | Eczema herpeticatum

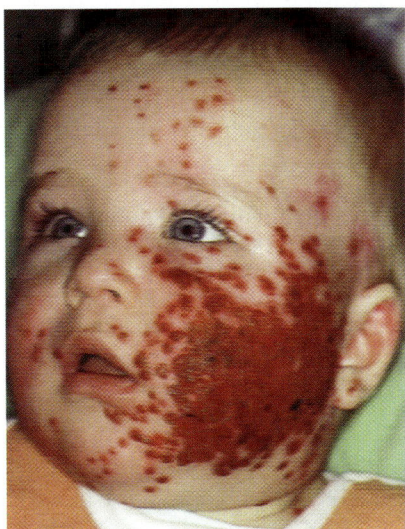

Im Ekzembereich finden sich zahlreiche, linsengroße, einzeln oder in Gruppen stehende Bläschen und Pusteln, die durch Platzen ulzerieren und verkrusten.

- **Erythema multiforme:** Durch Ekzeme, Verbrennungen oder andere Traumatisierungen (im Medizinalbereich Panaritien an den Fingern!) geschädigte Haut ist besonders empfänglich für Herpesvirusinfektionen.

HHV-1-Infektionen manifestieren sich am Auge als **Keratitis dendritica** oder als **Keratitis disciformis**.

HSV-1-Infektionen im ZNS bedingen eine mit hoher Letalität behaftete **Enzephalitis**.

Diagnostik, Therapie und Prophylaxe s. S. 204.

Herpes-simplex-Virus Typ 2 (HHV 2)

Bedeutung   Herpes genitalis, Hautinfektionen unterhalb des Nabels und **Herpes neonatorum** werden hauptsächlich vom HSV Typ 2 verursacht.

Epidemiologie Überwiegende Eintrittspforte für HSV 2 ist die Genitalschleimhaut, seltener der orale Bereich. Die Durchseuchung steigt mit Eintritt in die Pubertät stetig auf etwa 15 % in Mitteleuropa an. Präpubertäre Infektionen sind perinatal möglich.

Pathogenese Die Übertragung erfolgt in der Regel durch Sexualkontakt aus bestehenden Herpesläsionen. Rekurrenz und Rekrudeszenz erfolgen in analoger Weise wie bei HSV-Typ-1-Infektionen.

Klinik Bläschen und kleine Ulzera auf Haut und Schleimhaut treten beim Mann bevorzugt am Präputium und der Glans auf, bei der Frau sind vor allem Vulva und Vagina betroffen.

- **Weitere Hautmanifestationen:** Häufig wird ein **Erythema multiforme** durch eine HSV-Infektion ausgelöst. Traumatische Herpesinfektionen finden sich immer wieder bei Verbrennungsopfern sowie an den Fingern (Panaritien) von Personen, die in Medizinalberufen tätig sind.
  Beschrieben ist weiterhin der **Herpes gladiatorum,** der sich gelegentlich bei Ringern beobachten läßt.
- **Infektion am Auge:** Bei Befall der Kornea kommt es zur **Keratitis dendritica,** bei Beteiligung tieferer Hornhautschichten zur **Keratitis disciformis.** Im ersteren Fall kommt es zu typischen, verästelten, sehr schmerzhaften Hornhautulzerationen, im zweiten Fall zu einer scheibenförmigen Keratitis, oftmals ohne Hornhautgeschwür.
- **Enzephalitis:** In sehr seltenen Fällen kann sowohl als Folge einer Erstinfektion als auch durch Exazerbation persistierender Herpesinfektionen eine Enzephalitis auftreten, meist im Bereich der Temporallappen. Neurologische Dauerschäden nach Überstehen der Krankheit und eine hohe Letalität (70 % bei unbehandelten Patienten) sind charakteristisch für diese Form der Enzephalitis.

Diagnostik, Therapie und Prophylaxe siehe S. 204.

Herpes-simplex-Virus Typ 2 (HHV 2)

Bedeutung. Herpes-simplex-Virus Typ 2 ist der Erreger des **Herpes genitalis** und hauptsächlicher (jedoch nicht ausschließlicher) Verursacher des **Herpes neonatorum.**

Epidemiologie. Wie HSV 1 wird auch HSV 2 durch Schmierinfektion übertragen. Überwiegende Eintrittspforte ist jedoch die Genitalschleimhaut (85 %), seltener der orale Bereich (15 %). Die Präferenz von HSV 2 für Infektionen des Genitaltraktes liegt nicht in der Unfähigkeit des Virus, Hautzellen im Oropharynx zu infizieren, sondern eher in den sakralen Ganglienzellen, die für die Aufrechterhaltung der HSV-2-Latenz offensichtlich geeigneter sind als die Trigeminusganglien. Aufgrund der Übertragung beim Geschlechtsverkehr steigt die Durchseuchung mit der Pubertät an und erreicht etwa 15 % in Mitteleuropa. Meistens handelt es sich bei HSV-2-Infektionen um sogenannte »initiale« oder Sekundärinfektionen, die als exogene Neuinfektion bei bereits bestehender orofazialer HSV-1-Infektion auftreten. Präpubertäre Übertragungen sind perinatal möglich, wenn die Mutter zur Geburt an einer Primärinfektion oder einem Rezidiv erkrankt ist.

Pathogenese. Die Viren vermehren sich zunächst in der Schleimhaut und gelangen dann innerhalb weniger Tage über axonalen Transport in die Lumbosakralganglien, wo sie nach Ausheilung der peripheren Läsionen latent persistierend verbleiben können. Reaktivierung, Rekurrenz und Rekrudeszenz erfolgen in analoger Weise wie bei HSV 1. Die Rezidivhäufigkeit ist allerdings bei HSV-2-Infektionen (über 60 %) deutlich höher als bei HSV-1-Infektionen (ca. 10 – 20 %). Infolge Schmierinfektionen können HSV-2-Läsionen auch im Mund- und Gesichtsbereich oder in anderen Körperregionen auftreten.

Klinik. Neben Fieber und Schwellung der Inguinallymphknoten sind bei beiden Geschlechtern Bläschen und kleine Ulzera auf Haut und Schleimhaut der Genitale, eventuell aber auch perianal und rektal zu beobachten (▪ 98). Beim Mann finden sich die Läsionen bevorzugt an Präputium und Glans, bei der Frau im Bereich der Vulva und Vagina. Daneben können auch Urethra, Zervix, Endometrium und Eileiter betroffen sein. Beim Mann kann es neben einer Urethritis zu einer Prostatitis kommen.

● 98 Herpes genitalis

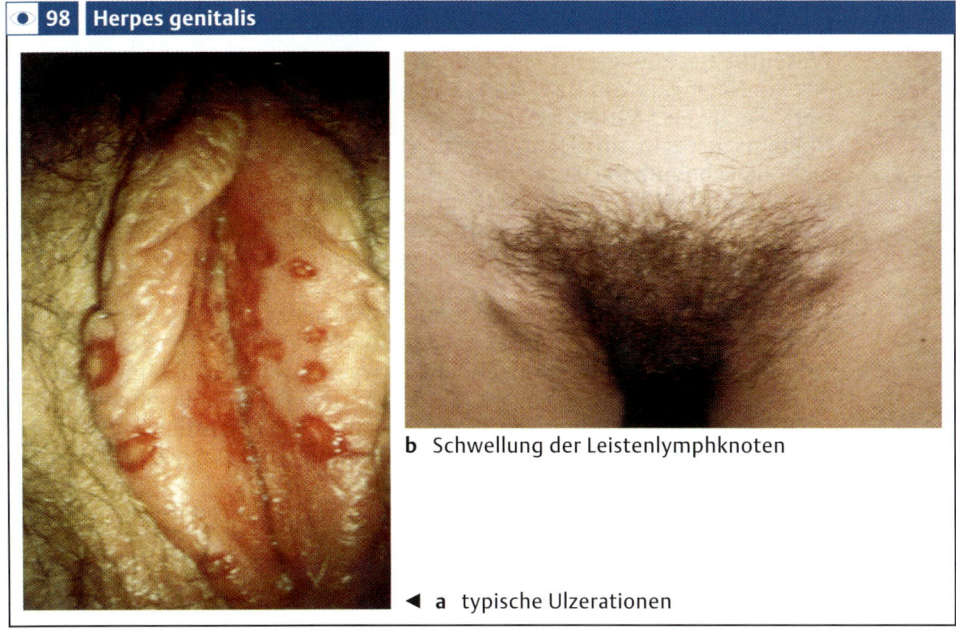

b Schwellung der Leistenlymphknoten

◀ **a** typische Ulzerationen

Krankheitsfolgen. Schwerwiegende Folge einer HSV-Infektion im Genitalbereich der Frau ist der **Herpes neonatorum**. Die Häufigkeit dieser Infektion liegt bei ca. 8 pro 100 000 Neugeborene. Frühgeborene und unreife
Säuglinge sind besonders gefährdet. In der Regel erfolgt die Infektion im
Geburtskanal, wenn die Mutter während der Entbindung unter einer
Erstinfektion leidet. Bei Rezidiven liegt das Risiko, an den Folgen einer
generalisierten Herpesinfektion zu erkranken, für den Säugling bedeutend
niedriger, da maternale Antikörper eine Virämie unterbinden können.
Diese Antikörper schützen jedoch nicht vor der neuronalen Ausbreitung
des Virus, womit für das Neugeborene eine ernstzunehmende Bedrohung
in Form einer Enzephalitis mit schwersten Folgen entsteht. Bei Verdacht
ist unverzüglich eine Therapie einzuleiten (▣ **99**). Pränatale Infektionen
des Feten oder nosokomiale Übertragung des Virus auf das Neugeborene
sind selten, jedoch prinzipiell möglich.

> ▶ ***Merke.*** Wird eine HSV-Infektion präpartal erkannt, empfiehlt sich
> eine Kaiserschnittentbindung.

Die klinische Symptomatik reicht von der leichten lokalen Infektion bis zu
tödlichen Verlaufsformen. Bei Infektionen bis zur 7. Lebenswoche liegt die
Letalität bei 65 %, sofern das ZNS oder innere Organe betroffen sind.
Die Beteiligung von HSV Typ 2 an der Entstehung des Zervixkarzinoms
wird diskutiert.

Krankheitsfolgen   Schlimmste Folge
einer HSV-Infektion im Genitalbereich
der Frau ist der **Herpes neonatorum**,
bei dem sich das Neugeborene in den
Geburtswegen infiziert, besonders bei
Erstinfektionen der Mutter. Bei Rezidiven ist infolge diaplazentar übertragener Antikörper das Infektionsrisiko
für das Kind geringer.

◀ **Merke**

Die Beteiligung von HSV Typ 2 an der
Entstehung des Zervixkarzinoms wird
diskutiert.

● 99 Herpes neonatorum

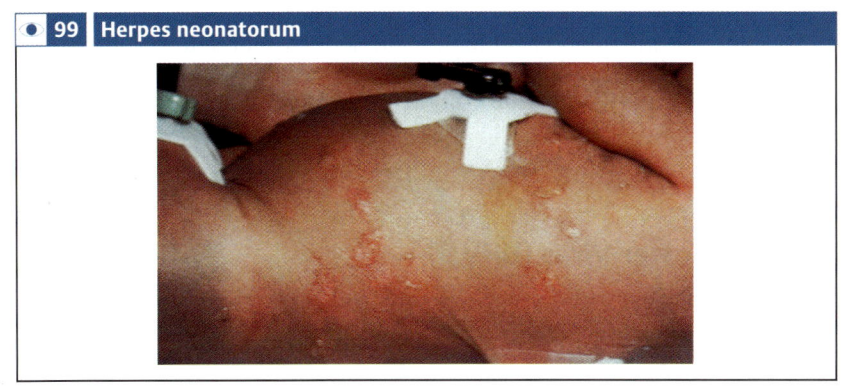

Diagnostik Bei Verdacht auf HSV-Enzephalitis ist eine Anzüchtung aus Liquor meist nicht möglich. Hier muß die virale Nukleinsäure durch PCR nachgewiesen werden. Serologische Untersuchungen sind in der Regel wegen der hohen Durchseuchungsrate der Bevölkerung nicht aussagekräftig. Der direkte Nachweis von Virusantigen im Gewebe und die elektronenoptische Virusdarstellung sind ebenfalls möglich.

Diagnostik. Herpes-simplex-Viren können aus Bläscheninhalt angezüchtet werden. Dabei sind erste Ergebnisse nach ca. 3 Tagen zu erwarten. Wesentlich schneller, insbesondere bei Verdacht auf Enzephalitis, ist der direkte Nachweis von HSV-DNA in der klinischen Probe mit Hilfe der PCR. Der Nachweis virusspezifischer Antigene (Immunfluoreszenz) und Nukleinsäure (In-situ-Hybridisierung) aus infiziertem Gewebe (Zellen, nicht Bläscheninhalt) ist möglich.

Der direkte elektronenmikroskopische Nachweis gelingt nur bei sehr hoher Virusdichte (10^7 Partikel/ml) und hat den Nachteil, daß eine Klassifizierung innerhalb der Familie Herpesviridae morphologisch nicht möglich ist.

Serologische Untersuchungen sind nicht aussagekräftig. Antikörper gegen HSV sind wegen der hohen Durchseuchungsrate in der Bevölkerung weit verbreitet. Auch Beobachtungen von Titerverläufen geben keine Garantie für eine beweisende Diagnose, da die Antikörperbildung offensichtlich auch unspezifisch stimuliert werden kann. Bei Erstinfektionen führt jedoch die Beobachtung einer Serokonversion, vor allem der Nachweis spezifischer IgM-Antikörper, zur Diagnose.

Merke ▶

> ▶ *Merke.* Bei Verdacht auf HSV-Enzephalitis unbedingt frühzeitig Therapie einleiten und Diagnose durch PCR im Liquor cerebrospinalis sicherstellen.

Therapie Aciclovir ist das Mittel der Wahl bei akuten Infektionen. Rezidive werden dadurch jedoch nicht verhindert!

Therapie. Mittel der Wahl bei HSV-Infektionen ist **Aciclovir** (Acycloguanosin), das als Guanosinanalogon in die virale DNA eingebaut wird und zum DNA-Kettenabbruch führt. Persistierende Viren in den Ganglien bleiben unbeeinflußt, so daß nach Absetzen des Medikamentes Rezidive möglich sind. Resistente HSV-Stämme sind beschrieben.

Epidemiologie Durchseuchung der Bevölkerung:
- **HSV Typ 1:** 95 % (Schmierinfektion im Kindesalter)
- **HSV Typ 2:** 15 % (Infektion nach der Geschlechtsreife)

Epidemiologie. 90 % der erwachsenen Bevölkerung sind mit **HSV Typ 1** durchseucht. Primärkontakte mit dem Virus erfolgen durch Tröpfchen- und Schmierinfektionen bereits in der Kindheit. **HSV-Typ-2-Infektionen** werden erst nach der Geschlechtsreife in größerem Umfang erworben. Ca. 15 % unserer Bevölkerung weisen Antikörper auf.

Prophylaxe Keine spezifische Prophylaxe möglich.

Prophylaxe. Eine spezifische Immunprophylaxe ist nicht möglich. Die vorbeugende Therapie mit Aciclovir bei immunsupprimierten Patienten ist wegen möglicher Nebenwirkungen nicht unumstritten.

Praktischer Tip ▶

> ▶ *Praktischer Tip.* Zellen im nach Papanicolaou gefärbten Zervixabstrich mit typischen intranukleären Einschlußkörperchen können eine Herpesinfektion nicht beweisen, sind jedoch ein wichtiges Verdachtsmoment.

Herpesvirus simiae

Es handelt sich um einen Erreger einer meist letal verlaufenden Enzephalitis, die durch Affen auf den Menschen übertragen wird.

Herpesvirus simiae

Dieses Virus aus der Subfamilie der Alphaherpesvirinae ist Erreger einer meist letal verlaufenden Enzephalitis, die jedoch sehr selten auftritt und erst seit 1932 bekannt ist. Der Mensch infiziert sich über Affenbiß oder -kratzer; eine direkte Infektion von Mensch zu Mensch wurde bislang nur einmal (1987) beschrieben.

Varicellavirus

Varicella-Zoster-Virus (HHV 3)

Bedeutung Das VZV ist für zwei Infektionskrankheiten verantwortlich:
- Windpocken (Varizellen)
- Gürtelrose (Zoster)

Varicellavirus
Varicella-Zoster-Virus (HHV 3)

Bedeutung. Das Varicella-Zoster-Virus ist ein weltweit verbreitetes Virus, das für zwei Infektionskrankheiten verantwortlich zeichnet: die **Varizellen** oder **Windpocken** (engl. chicken pox) und den **Zoster** (**Gürtelrose**).

Epidemiologie. Varicella-Zoster-Virus ist ein sehr kontagiöses Agens, das sowohl durch Kontakt mit dem infektiösen Inhalt der typischerweise auftretenden Bläschen auf der Haut als auch aerogen übertragen wird. Mehr als 95 % der Infektionen werden klinisch apparent. Der Durchseuchungsgrad steigt steil vom etwa 3. Lebensjahr bis auf 80 – 90 % im Erwachsenenalter an. Wie alle Herpesviren verursacht auch VZV eine lebenslange Persistenz, die bei Rezidiven aus der latenten Form zu dem typischen Bild des Zoster überwiegend bei älteren Patienten jenseits des 5. Lebensjahrzehnts führt.

Pathogenese. Die Eintrittspforten in den menschlichen Körper sind die Schleimhaut des oberen Respirationstraktes und die Konjunktiven. Nach Replikation in den regionalen Lymphknoten kommt es noch während der Inkubationszeit zu einer ersten Virämie, in deren Folge das Virus Milz und Leber besiedelt. Von hier aus breitet sich das Virus über infizierte mononukleäre Zellen in einer zweiten virämischen Phase mukokutan aus. Infektiöses Virus wird anschließend als Aerosol ausgeschieden, und die Infektion epidermaler Zellen endet durch ausgeprägte zytopathogene Effekte in den **bei Windpocken typischen makulopapulären Hautläsionen**. In dieser Phase werden auch die Zellen der Lumbosakralganglien infiziert. Viele Jahre später (typischerweise nach dem 45. Lebensjahr) kommt es zur **Reaktivierung des Virus mit Entzündung des befallenen Ganglions**. Typisch ist die scharf begrenzte einseitige Lokalisation der sehr schmerzhaften Läsionen der Haut im Bereich der sie versorgenden sensiblen Nerven (häufig in den mittleren Thorakalsegmenten, daher der Name **»Gürtelrose«**). Auslösend für einen Zoster kann auch eine Neuinfektion sein.

Klinik. Nach einer Inkubationszeit von ca. 2 Wochen tritt ein **Exanthem** auf, das sich vom Stamm über das Gesicht und die Extremitäten ausbreitet. Da sich die Effloreszenzen rasch ausbilden, kommt es zum »bunten Bild«, bei dem neben Bläschen (elliptische Form, parallel zur Längsachse der Hautfalten) auch Pusteln, Papeln und Krusten dominieren (**100**). Ein Wangenschleimhautenanthem ist obligat, Handflächen und Fußsohlen bleiben frei, das Allgemeinbefinden ist in der Regel nicht wesentlich gestört. Fieber tritt in ca. einem Drittel der Erkrankungsfälle auf. Das Krankheitsbild dauert etwa eine Woche. Die Hauterscheinungen heilen dann juckend narbenlos ab.

Epidemiologie Varicella-Zoster-Virus ist ein sehr kontagiöses Agens, das sowohl durch Kontakt mit dem infektiösen Inhalt von Hautläsionen als auch aerogen übertragen wird. Die Durchseuchung erreicht 80 – 90 % im Erwachsenenalter.

Pathogenese Eintrittspforten sind die Schleimhäute des oberen Respirationstraktes und die Konjunktiven. Über die regionalen Lymphknoten erreicht das Virus Milz und Leber. Infizierte mononukleäre Zellen tragen zur weiteren Verbreitung des Virus bei, und der zytopathogene Effekt in Epidermiszellen führt schließlich zu den **typischen makulopapulären Hautläsionen**. Viele Jahre später (typischerweise nach dem 45. Lebensjahr) kommt es zur **Reaktivierung des Virus mit Entzündung des befallenen Ganglions**. Typisch ist die scharf begrenzte einseitige Lokalisation der sehr schmerzhaften Läsionen der Haut im Bereich der sie versorgenden sensiblen Nerven (häufig in den mittleren Thorakalsegmenten, daher der Name **»Gürtelrose«**).

Klinik Typisch für die Krankheit ist ein **Exanthem**, das nach einer Inkubationszeit von ca. 2 Wochen auftritt. Die Vielfältigkeit der Effloreszenzen (gleichzeitig Bläschen, Pusteln, Papeln, Krusten) ist charakteristisch (**100**). Handflächen und Fußsohlen bleiben frei. Die Hauterscheinungen heilen juckend narbenlos ab.

100 | **Varizellen**

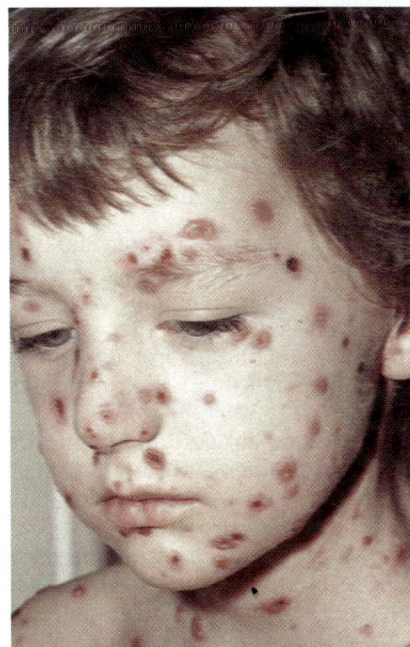

Das Bild zeigt die Polymorphie des Windpockenausschlages: rote Flecken, Papeln, Bläschen, Krusten.

Krankheitsfolgen Häufig ist eine bakterielle Superinfektion der Hauteffloreszenzen.

Bei Immunsupprimierten ist ein Organbefall oder die generalisierte Infektion mit hoher Letalität behaftet. Embryopathien sind selten. Infiziert sich das Kind unter der Geburt (Varizellenerkrankung der Mutter 7 Tage vor bis 2 Tage post partum), führt dies zu schweren Windpocken beim Neugeborenen.
Eine **generalisierte Infektion** tritt bei stark reduzierter Abwehr auf.

Die **rekurrente Infektion** ist streng auf das Hautsegment lokalisiert, das von den sensiblen Nerven versorgt wird, dessen Ganglion befallen ist. Sie manifestiert sich mit Hyperästhesien und dem Aufschießen eines Exanthems, das mit dem bei Windpocken identisch ist (☉ 101). Beim **Zoster ophthalmicus** ist der das Auge versorgende Trigeminusast befallen, beim **Zoster oticus** das Corpus geniculatum.

Krankheitsfolgen. Häufigste Komplikation ist eine bakterielle Superinfektion der Hauteffloreszenzen, die wegen starken Juckreizes aufgekratzt werden, sich entzünden und dann unter Narbenbildung abheilen. Bei immunkompetenten Patienten treten spezifische Komplikationen nur sehr selten auf. Solche sind: Pneumonie, Otitis, Nephritis, Meningoenzephalitis und Polyradikuloneuritis.

Bei Immunsupprimierten kann die Krankheit als generalisierte Infektion mit hoher Letalität (bis 40 %) behaftet sein.

Äußerst selten sind Embryopathien, wenn Gravide an Windpocken erkranken (ZNS-, Augenschäden, Extremitätenhypoplasien). In der Frühphase der Schwangerschaft führt eine Varizelleninfektion zum Abort. Eine Infektion des Kindes in utero in der Spätphase der Schwangerschaft führt bei diesen zu Bläschen- und Narbenbildung. Tritt eine Windpockenerkrankung 7 Tage vor oder 2 Tage nach der Geburt bei der Mutter zutage, so besteht das Risiko, daß das Kind eine schwere Varizellenerkrankung durchmacht. Bei stark reduzierter Abwehr kann eine **lebensbedrohliche generalisierte Infektion** unter Befall der Lunge (Pneumonie) auftreten.

Die **Reaktivierung** des Varicella-Zoster-Virus kündigt sich durch intermittierende oder auch kontinuierliche Schmerzen und Hyper- oder Parästhesien in den betroffenen Hautarealen an. Einige Tage später kommt es zum Aufschießen des Exanthems, das sich morphologisch nicht von den Varizellen unterscheidet, im Regelfall aber streng auf das Hautareal lokalisiert ist, das der befallene Nerv sensibel versorgt (☉ 101). Gleichzeitig wird das Allgemeinbefinden deutlich reduziert. Fieber, Lichtscheu, Kopfschmerzen und lokale Lymphknotenschwellung sind charakteristische Krankheitszeichen. Beim **Zoster ophthalmicus** ist der Ast des Trigeminus betroffen, der das Auge versorgt. Andere Trigeminusäste erkranken selten. **Zoster oticus** entsteht bei Befall des Corpus geniculatum. Neben Hauterscheinungen am äußeren Ohr dominieren Schädigungen des Gehörs (Taubheit, Tinnitus).

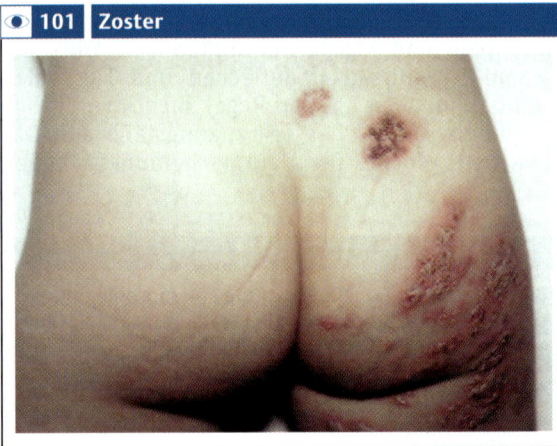

☉ 101 Zoster

Kleinere und größere, dicht stehende, z. T. konfluierende Bläschen mit wäßrigem Inhalt, die halbseitig segmental auf gerötetem Grund lokalisiert sind.

Diagnostik Das Krankheitsbild bei Windpocken oder des Zosters ist so charakteristisch, daß sich in der Regel eine Labordiagnose erübrigt.

Varizellenerkrankungen hinterlassen eine langjährige Immunität. Der Nachweis entsprechender Antikörper zur Klärung der Abwehrlage ist in der Schwangerschaft und für epidemiologische Studien geeignet

Diagnostik. Das klinische Bild bei Varizellen und Zoster ist so charakteristisch, daß sich eine Virusanzucht erübrigt. Auch auf den direkten Virusnachweis mittels Elektronenmikroskopie aus Bläscheninhalt zur Differenzierung von echten Pocken und Windpocken kann heute verzichtet werden. Bei Verdacht auf zentralnervöse Invasion durch Varicella-Virus ist der Nachweis viraler DNA im Liquor cerebrospinalis durch PCR zu empfehlen.

Varizellenerkrankungen hinterlassen eine langjährige Immunität. Der Nachweis spezifischer Antikörper kann mittels eines IgM- und IgG-ELISA vorgenommen werden. Kommt es zum Zoster, so ist in der Regel ein deutlicher Anstieg der IgG-Antikörper nachweisbar.

Mit der KBR sind häufig bereits wenige Monate nach der Primärinfektion keine Antikörper mehr nachweisbar. Die Methode eignet sich deshalb nicht für epidemiologische Studien oder zur Klärung der Abwehrlage, z. B. in der Schwangerschaft.

Therapie. Prinzipiell ist ein Einsatz von Aciclovir (Acycloguanosin), teilweise in Kombination mit Interferon oder Zoster-(Hyper-)Immunglobulin (ZIG), möglich. Eine solche Behandlung wird jedoch nur empfohlen bei immunsupprimierten Kindern, Varizellenpneumonie, Windpockenerkrankung bei Erwachsenen und sehr schmerzhaften Verläufen von Zoster. Neuerdings hat sich Valaciclovir, eine Prodroge des Aciclovirs, bei der Behandlung von Zoster als vorteilhaft erwiesen. Valaciclovir hat eine deutlich höhere Bioverfügbarkeit als Aciclovir.

Prophylaxe. Patienten, für die eine Varizelleninfektion eine besondere Gefährdung darstellt (z. B. akute Leukämie, Immunschwächen jeder Art, immunsuppressive Therapie etc.), können sich durch eine einmalige Injektion mit einem Lebendimpfstoff aktiv immunisieren lassen. Eine solche Impfung schützt nicht vor Zoster. Vielmehr kann offensichtlich auch das Impfvirus latent werden und Ursache des Zosters sein.

Bei Expositionsgefährdung für nichtimmune, jedoch gefährdete Personen sollte eine passive Immunprophylaxe mit Zosterimmunglobulin (ZIG) durchgeführt werden (z. B. Neugeborene von Müttern, die 7 Tage vor bis 2 Tage nach der Geburt an Varizellen erkrankt sind, oder Schwangere nach Varizellenkontakt innerhalb von 48 Stunden).

Pseudorabiesvirus

Das Virus ist in Europa weit verbreitet, gehört ebenfalls zur Subfamilie der Alphaherpesvirinae und führt bei sehr vielen Säugetieren zu schweren Erkrankungen. Durch Kontakt mit erkrankten Tieren (Schmutz- und Schmierinfektion) kann sich auch der Mensch infizieren. Es kommt dann zur **Aujeszky-Krankheit** (»mad itch«), die sich u. a. durch diffuse Parästhesien, eine generalisierte Lymphadenopathie, massiven Gewichtsverlust und Schmerzen an der Zunge, den Gelenken und der Muskulatur auszeichnet.

Zytomegalievirus
Zytomegalievirus (HHV 5)

Bedeutung. Das Zytomegalievirus (CMV) ist das größte Virus innerhalb der Herpesviridae, unterscheidet sich jedoch sonst morphologisch nicht von den anderen Viren dieser Familie. Eine Infektion führt zur Riesenzellbildung (Name: griech. cytos = Zelle, megas = groß) und langsam einsetzender Zytopathologie.

Epidemiologie. Das humane CMV ist weltweit verbreitet. In den Industrieländern bleibt die Durchseuchung bis zur Pubertät auf relativ gleichbleibendem Niveau, um dann mit Aufnahme sexueller Kontakte bis etwa 70 % im Erwachsenenalter anzusteigen. Die Infektionen erfolgen durch Zellen des Speichels, Blut, Samenflüssigkeit und Zervixsekret. Weiterhin kann das Virus iatrogen bei Gewebetransplantationen und/oder Gabe von Blutprodukten übertragen werden.

Pathogenese. Nach häufig inapparenter Infektion, meistens durch Speichel, infiziert das Virus primär Zellen der Speicheldrüse. In vivo sind duktale Epithelzellen das präferentielle Ziel des Virus. Der zytopathogene Effekt entwickelt sich langsam und ist durch typische Einschlußkörper charakterisiert, die CMV-infizierten Zellen oftmals ein charakteristisches Aussehen im Lichtmikroskop geben (**Eulenaugenzellen**). Die weitere sehr langsame Ausbreitung in fast alle Organe des Körpers bleibt im immunologisch kompetenten Wirt in der Regel klinisch inapparent. Das Virus bleibt lebenslang persistent, wobei der genaue Ort der Persistenz unbekannt ist. Da jedoch in vielen Organen CMV-DNS nachweisbar ist (Speicheldrüsen, Leukozyten, Myokard, Nebenniere, Endothelien, Leber, Milz, Knochenmark, Lunge), muß man von einer generalisierten Infektion des Wirtes ausgehen.

Therapie Der Einsatz von Aciclovir evtl. in Verbindung mit Interferon oder Zosterimmunglobulin ist nur bei besonders gefährdeten Personenkreisen indiziert.

Prophylaxe Eine aktive Immunisierung mit einem Lebendimpfstoff wird nicht generell, sondern nur für gefährdete Personenkreise empfohlen. Eine passive Immunisierung mit Zosterimmunglobulin ist möglich.

Pseudorabiesvirus

Dieser Erreger einer Zoonose führt zur **Aujeszky-Erkrankung**, die sich neben einer generalisierten Lymphadenopathie durch Schmerz an den Gelenken, der Muskulatur und der Zunge manifestiert.

Zytomegalievirus

Zytomegalievirus (HHV 5)

Bedeutung Eine Zytomegalievirus-(CMV-)Infektion führt zur Riesenzellbildung und langsam einsetzender Zytopathologie.

Epidemiologie Das humane CMV ist weltweit verbreitet. In den Industrienationen steigt ab der Pubertät durch zunehmende Sexualkontakte die Durchseuchung stetig bis etwa 70 % an. Iatrogene Übertragungen sind möglich.

Pathogenese Das Virus repliziert primär in Zellen der Speicheldrüse. Es entwickelt sich ein typischer zytopathogener Effekt (**Eulenaugenzellen**), und das Virus breitet sich langsam auf fast alle Organe des Körpers aus. Die lebenslange Persistenz des Virus verläuft in der Regel subklinisch.

Klinik Man unterscheidet:

* **Pränatale CMV-Infektionen:** Nur bei 5 – 10% aller infizierten Feten treten nach der Geburt schwere körperliche und geistige Schäden auf, während bei 90 % keinerlei Symptome zu verzeichnen sind. Eine Risikozuordnung zum Schwangerschaftsmonat, in dem die Infektion erfolgt, ist nicht möglich.

* **Perinatale Infektionen** verlaufen bei reifen Neugeborenen asymptomatisch. Etwa ein Viertel aller Neugeborenen wird während der Geburt infiziert.

* **Postnatale CMV-Infektionen** verlaufen fast immer asymptomatisch oder werden durch leichte unspezifische Krankheitsbilder manifest. Anders liegen die Verhältnisse bei Personen mit Immunschwäche, Malignomen oder nach Organtransplantationen. Hier können schwerste generalisierte Infektionen letal enden.

Diagnostik Die Virusanzüchtung aus Urin, Bronchiallavage u. a. ist möglich. In Granulozyten kann durch Immunfluoreszenz das virale pp68-Antigen nachgewiesen werden. Noch schneller und wesentlich empfindlicher ist der Nachweis viraler Nukleinsäure mit Hilfe der PCR.

Therapie Bei Pneumonie, Retinitis und Enzephalitis Ganciclovir.

Prophylaxe Hyperimmunseren stehen zur passiven Immunisierung für gefährdete Personenkreise zur Verfügung.

Praktischer Tip ▶

Klinik. Aus didaktischen Gründen empfiehlt sich eine Einteilung der Krankheitsverläufe nach dem Zeitpunkt der Primärinfektion: prä-, peri- und postnatal.

* **Pränatale CMV-Infektion:** Findet während einer Schwangerschaft eine Primärinfektion bei der Frau statt, so muß in bis zu 40 % mit einer intrauterinen Infektion des Feten gerechnet werden. 90 % der konnatal infizierten Kinder sind bei der Geburt symptomlos, davon zeigen 10 – 15 % Spätfolgen in Form von Hörschäden. 5 % zeigen uncharakteristische Zeichen, wie geringes Geburtsgewicht, Ikterus u. ä. Bei 5 % treten schwere Störungen, wie Hepatosplenomegalie, Gerinnungsstörungen, Mikrozephalie, und im späteren Leben geistige (Lernstörungen) und körperliche Behinderungen (Hörschaden, Zahndefekte etc.) zutage.

* **Perinatale CMV-Infektion:** Etwa ein Viertel aller Neugeborenen wird während der Geburt infiziert. Ursache dafür ist die relativ häufige Reaktivierung einer persistierenden CMV-Infektion der Mutter während der Schwangerschaft. Bei reifen Kindern verläuft die Infektion asymptomatisch.

* **Postnatale CMV-Infektion:** Bei Kindern verläuft eine CMV-Infektion in der Regel meist asymptomatisch.
  Bei Erwachsenen verläuft eine CMV-Erstinfektion fast immer symptomatisch, wobei in schweren Fällen eine Hepatitis oder eine Pneumonie auftreten kann. Meistens werden jedoch auch hier nur sehr milde, unspezifische Krankheitsbilder ausgeprägt.
  Anders liegen die Verhältnisse bei Patienten mit Immunschwäche, Malignomen und nach Organtransplantationen. Hier können schwerste generalisierte Infektionen letal enden. Als Krankheitsbilder besonders hervorzuheben sind die CMV-bedingte Retinitis bei AIDS und die Infektion der Mesangialzellen der Niere, die bei Transplantaten die Abstoßung herbeiführt.

Diagnostik. Die Virusanzüchtung aus Urin, Bronchiallavage u. a. ist möglich. Während zytopathische Effekte in der Zellkultur erst nach 3 – 4 Wochen eine positive Anzucht bestätigen, kann durch Bestimmung von sehr frühen viralen Antigenen (immediate early antigens) in der Zellkultur bereits nach 18 Stunden eine Diagnose erhoben werden. In Granulozyten kann durch Immunfluoreszenz das virale pp68-Antigen nachgewiesen werden. Noch schneller und wesentlich empfindlicher ist der Nachweis viraler Nukleinsäure mit Hilfe der PCR. Dieses Verfahren empfiehlt sich bei Verdacht von CMV-Komplikationen bei AIDS (Retinitis, Pneumonie, Enzephalitis, Schleimhautulzera) und bei Organ- und Knochenmarkstransplantationen.
Die serologische Diagnostik ist bei CMV-Infektionen nicht selten mit Fehlern behaftet, und ihre klinische Interpretation macht häufig Schwierigkeiten. Der Nachweis spezifischer IgM-Antikörper oder IgG-Titeranstieg mittels ELISA ist für eine akute Infektion beweisend, eine negative Serologie schließt sie jedoch nicht aus. Wegen der hohen Durchseuchungsrate ist der alleinige Nachweis von IgG-Antikörpern nicht aussagekräftig.

Therapie. Zur Behandlung der CMV-induzierten Pneumonie, Retinitis und Enzephalitis hat sich Ganciclovir bewährt.

Prophylaxe. Für immunsupprimierte Patienten, insbesondere vor Organ- oder Knochenmarktransplantationen, stehen Hyperimmunseren zur i. m. oder i. v. Applikation zur Verfügung. Allgemeinen hygienischen Maßnahmen zur Expositionsprophylaxe ist in der Regel kein Erfolg beschieden.

> ▶ **Praktischer Tip.** Häufigste Ursache intrauteriner Fruchtschädigungen sind heute nicht etwa Toxoplasmose oder Rötelnerkrankungen während der Schwangerschaft, sondern CMV-Infektionen. Im Rahmen der Schwangerschaftsvorsorge sollte deshalb bei allen Frauen eine CMV-Antikörperbestimmung vorgenommen werden (Titerverlauf, Serokonversion).

Roseolovirus
Humanes Herpesvirus 6 (HHV 6)

Bedeutung. HHV 6 wurde erst in jüngerer Zeit entdeckt (1986). Das Virus zeigt eine gewisse Verwandtschaft mit CMV auf der genomischen Ebene. Zwei Subtypen 6A und 6B sind beschrieben. Während HHV 6B eindeutig mit dem klinischen Bild des **Exanthema subitum** verbunden ist, konnten HHV 6A bisher keine krankheitsauslösenden Eigenschaften zugeordnet werden.

Epidemiologie. Bereits im Alter von 3 Jahren liegt eine fast 100 %ige Durchseuchung vor. Das Virus wird sehr wahrscheinlich durch Speichel von Erwachsenen auf Säuglinge übertragen. Das Virus wurde außerdem in 10 – 20 % von untersuchten Vaginalsekreten gefunden.

Pathogenese. HHV 6 ist lymphotrop und infiziert vorzugsweise CD4-tragende T-Lymphozyten. In vitro zeigt sich nach Infektion Synzytienbildung. Da das Virus offensichtlich die gleichen Zielzellen wie das humane Immundefizienzvirus HIV nutzt und Doppelinfektionen mit beiden Viren vorkommen, erscheint es nicht unwahrscheinlich, daß zwischen beiden Viren intrazelluläre Wechselwirkungen auf molekularer Ebene bestehen, zumal frühe HHV-6-Proteine den HIV-Promotor im LTR transaktivieren können. Das Virus persistiert sowohl latent als auch produktiv, da offenbar permanent infektiöses Virus im Speichel nachzuweisen ist.

Klinik. Die im frühen Kindesalter verlaufenden Primärinfektionen bleiben in den meisten Fällen asymptomatisch. Das **Exanthema subitum** ist durch einen raschen Fieberanstieg (nicht selten mit Fieberkrampf) gekennzeichnet, welcher in ca. 7 – 17 Tagen nach Infektion einsetzt (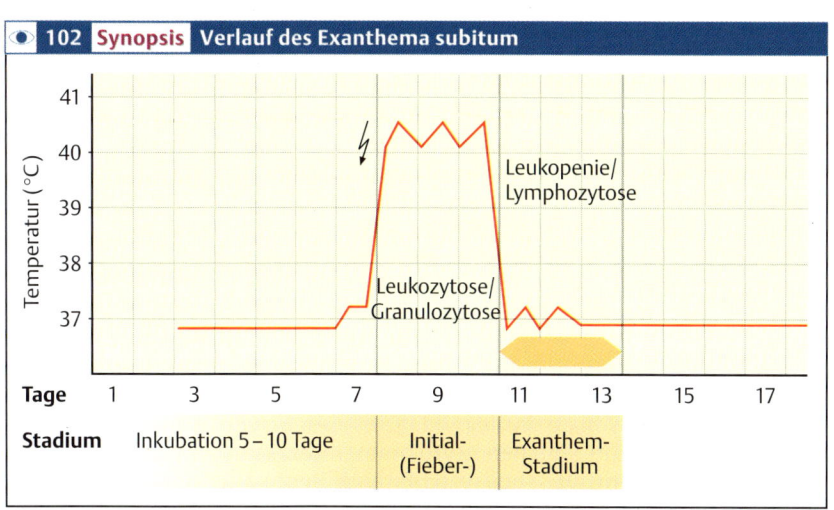 **102**). Mit dem Abklingen des Fiebers nach 3 Tagen kommt es zu einem kurzzeitigen Exanthem; Lymphknotenschwellungen sind möglich, und sehr selten ist eine zentralnervöse Beteiligung zu verzeichnen. **Unter Immunsuppression**, z. B. bei Transplantationspatienten, kann es zu **Reaktivierungen** aus der Latenz kommen. Als Folge treten Abstoßungsreaktionen bei Nierentransplantaten auf (Infektion der tubulären Epithelzellen) und interstitielle Pneumonie bei knochenmarktransplantierten Patienten.

102 Synopsis Verlauf des Exanthema subitum

Temperatur (°C) / Tage / Stadium: Inkubation 5 – 10 Tage, Initial-(Fieber-), Exanthem-Stadium. Leukopenie/Lymphozytose, Leukozytose/Granulozytose.

Diagnose. Das Virus kann aus Speichel oder Rachenspülwasser in Lymphozytenkulturen angezüchtet oder seine Nukleinsäure in Blutlymphozyten mit der PCR nachgewiesen werden. Zur serologischen Diagnostik sind mit der indirekten Immunfluoreszenz sowohl IgM- als auch IgG-Antikörper durch Bindung an HHV-6-infizierte Lymphozyten nachweisbar.

Roseolovirus
Humanes Herpesvirus 6 (HHV 6)

Bedeutung Infektionen mit HHV 6A sind bisher mit keiner Erkrankung verbunden; HHV 6B verursacht das **Exanthema subitum**.

Epidemiologie Das Virus wird vermutlich durch Speichel von Erwachsenen auf Säuglinge übertragen. Im Alter von 3 Jahren liegt beinahe vollständige Durchseuchung vor.

Pathogenese HHV 6 ist lymphotrop und infiziert vorzugsweise CD4-tragende T-Lymphozyten. Durch seine fusogenen Eigenschaften werden vielkernige Synzytien ausgebildet.

Klinik Infektionen im frühen Kindesalter bleiben in den meisten Fällen asymptomatisch. Das **Exanthema subitum** ist durch einen raschen Fieberanstieg, kurzzeitiges Exanthem und Lymphknotenschwellungen gekennzeichnet (**102**). **Komplikationen** können **bei Transplantationspatienten unter Immunsuppression** auftreten.

Diagnose Die Virusanzucht aus Speichel und Rachenspülwasser ist möglich. Die virale Nukleinsäure kann mit der PCR in Lymphozyten entdeckt werden, und Antikörper sind mit dem IFT nachweisbar.

Therapie Ganciclovir und Foscarnet inhibieren die Replikation von HHV 6.

Prophylaxe Nicht möglich.

Humanes Herpesvirus 7 (HHV 7)

Bedeutung Mit HHV 7 konnten bisher keine Erkrankungen in Verbindung gebracht werden.

Lymphokryptovirus

Epstein-Barr-Virus (HHV 4)

Bedeutung EBV ist der Erreger der **infektiösen Mononukleose (Pfeiffersches Drüsenfieber)** und an der **Entstehung maligner Tumoren** beteiligt.

Epidemiologie Das ubiquitäre EBV wird durch Speichel übertragen (»kissing disease«) und infiziert seinen Wirt persistent. In den Industrienationen erreicht die Durchseuchung bis zum 15. Lebensjahr etwa 40 %, um dann steil auf 80–90 % im Erwachsenenalter anzusteigen.

Pathogenese Nach initialer Replikation in undifferenzierten Zellen des Rachens und Zungenrandes infiziert das Virus gewebeinfiltrierende B-Lymphozyten in der Speicheldrüse. Durch Immortalisation wird die infizierte B-Zelle klonal expandiert. Die meisten dieser Zellen werden zwar von zytotoxischen CD8-T-Lymphozyten eliminiert, doch kann in den wenigen überlebenden Zellen ein latente Infektion etabliert werden. Latent infizierte B-Zellen werden nicht vom Immunsystem erkannt. Nach immunologischer Stimulation produzieren sie jedoch erneut infektiöse Viruspartikel.

Klinik und Krankheitsfolgen

- **Infektiöse Mononukleose:** Das Krankheitsbild wird durch eine **fiebrige Angina** dominiert (⊡ 103), die durch Lymphknoten- und Milzschwellung ergänzt wird. Milzruptur und Hepa-

Therapie. Wie bei CMV auch, scheinen Ganciclovir und Foscarnet virostatisch zu wirken.

Prophylaxe. Es steht kein Impfstoff zur Verfügung, daher beschränken sich prophylaktische Maßnahmen auf die Vermeidung der Exposition.

Humanes Herpesvirus 7 (HHV 7)

Bedeutung. Da mit HHV-7-Infektionen bisher keine erkennbare Erkrankung verbunden ist, bleibt seine Bedeutung zunächst unklar. Offensichtlich ist es wie HHV 6 auch T-lymphotrop und benutzt wie HIV das CD4-Molekül zur Adsorption an seine Zielzelle. Aufgrund seiner bisherigen Apathogenität soll nicht näher auf das Virus eingegangen werden.

Lymphokryptovirus
Epstein-Barr-Virus (HHV 4)

Bedeutung. EBV ist der Erreger der **infektiösen Mononukleose (Pfeiffersches Drüsenfieber)** und spielt eine wesentliche **Rolle bei der Entstehung maligner Erkrankungen**, wie dem Burkitt-Lymphom (BL), dem Nasopharynxkarzinom (NPC) und verschiedenen lymphoproliferativen Syndromen.

Epidemiologie. Wie alle Herpesviren ist EBV ubiquitär verbreitet und infiziert seinen Wirt persistent. Es wird über den Speichel ausgeschieden und auch übertragen. Der **hauptsächliche Übertragungsmodus liegt im Küssen**, daher wurde der mit der Primärinfektion auftretenden Mononukleose auch der Name **»kissing disease«** gegeben. In den Industrienationen erreicht die Durchseuchung bis zum 15. Lebensjahr etwa 40 %, um dann mit der Pubertät steil auf 80–90 % im Erwachsenenalter anzusteigen. In den Entwicklungsländern beträgt die Durchseuchung aufgrund der niedrigeren Hygienestandards schon bei den unter 3jährigen praktisch 100 %. Iatrogene Übertragungen bei Transplantationen sind berichtet. Insbesondere EBV-seronegative Empfänger sind gefährdet.

Pathogenese. Nach Eintritt in den Mundraum infiziert das Virus zunächst undifferenzierte Zellen des Rachens und Zungenrandes. Hier kommt es auch zur Weitergabe an gewebeinfiltrierende B-Lymphozyten, die unmittelbar nach Infektion immortalisiert werden. Offensichtlich stellen diese unbegrenzt wachsenden B-Lymphozyten ein ausgezeichnetes Ziel für virusspezifische zytotoxische T-Lymphozyten (CTL) des Wirtes dar, so daß im Immunkompetenten der allergrößte Teil der EBV-infizierten Lymphozyten eliminiert wird. In einigen wenigen Zellen gelingt es dem Virus jedoch, einen latenten Zustand zu etablieren. Durch ein ausgefeiltes System streng kontrollierter viraler Genexpression wird in ruhenden, rezirkulierenden B-Lymphozyten nur ein einziges Protein, das LMP2, exprimiert. Solche Zellen werden offensichtlich nicht durch CTL eliminiert. Sie stellen das Reservoir für Reaktivierungen und erneute Infektionen von Epithelzellen dar. Werden solche latent infizierten B-Lymphozyten in den lymphatischen Geweben stimulierenden Signalen durch T-Lymphozyten ausgesetzt, kann die Latenz des Virus zunächst teilweise aufgehoben werden, indem das episonale vorliegende DNA-Genom vermehrt wird. Abhängig von den weiteren Signalen (Zytokinen, Interaktion mit T-Zelliganden) kann dies zu einem lytischen produktiven Replikationszyklus und/oder wieder in die Latenz in ruhenden Gedächtniszellen führen.

Klinik und Krankheitsfolgen

- **Infektiöse Mononukleose:** Nach einer Inkubationszeit von 2–8 Wochen (Faustregel: je jünger der Patient, desto kürzer die Inkubationszeit) kommt es zu einer **fiebrigen Angina**, die sich häufig durch einen ausgeprägten Foetor ex ore auszeichnet (⊡ 103). Schwellungen der zervikalen, axillären und inguinalen Lymphknoten sowie ein weicher Milztumor folgen. Es besteht die Gefahr einer Milzruptur und einer Hepatitis mit Ikterus. Andere Organbefälle, z. B. des Herzens, der Nieren, der Gelenke, der Lunge oder des Gehirns, sind selten. Sie werden in der Literatur als Folge einer »chronisch aktiven EBV-Infektion« bezeichnet.

titis sowie selten Befall anderer Organe können auftreten.

---

103 Rachenbefund bei Mononucleosis infectiosa (Pfeiffersches Drüsenfieber)

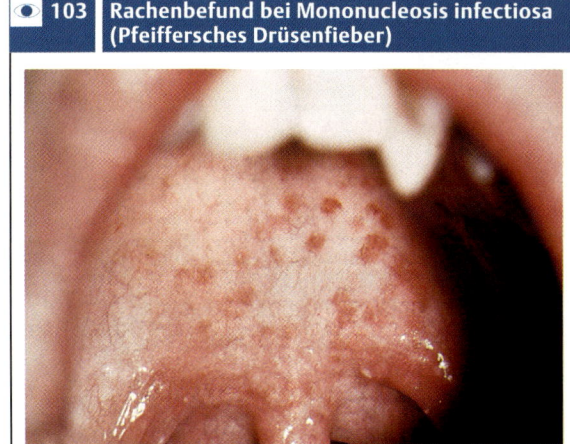

Teils aphthöses, teils polsterartig erhabenes Exanthem, leichtes Uvulaödem.

Klinischer Fall

Eine 63jährige Patientin entwickelte über 3 Wochen Halsschmerzen, Schluckbeschwerden, Gewichtsabnahme, Appetitlosigkeit und subfebrile Temperaturen. Sie wurde mit dem typischen Bild einer infektiösen Mononukleose in eine Infektionsklinik aufgenommen. Alle Befunde, wie der typische Rachenbefund, Schwellungen der zervikalen und nuchalen Lymphknoten, Hepato- und Splenomegalie, entsprachen denen einer Primärinfektion eines jugendlichen Patienten. Es bestand eine begleitende Hepatitis mononucleosa.

Serologisch konnten heterophile Antikörper und im EIA IgM-Antikörper gegen das EBV-EA und VCA nachgewiesen werden. Diese und die klinischen Befunde sprachen eindeutig für eine Primärinfektion mit EBV. Sehr wahrscheinlicher Infektionsgrund war die Angewohnheit der Patientin, die Essensreste ihrer Enkel mit demselben Besteck aufzuessen und auch die restlichen Getränke auszutrinken.
(Quelle: Epidemiologisches Bulletin 45/97 des Robert-Koch-Institutes, Berlin)

- **Burkitt-Lymphom:** Das Burkitt-Lymphom ist ein in **Äquatorialafrika endemischer Tumor**, der in anderen Teilen der Welt nur sporadisch auftritt. Auffällig ist, daß die afrikanische Form geographisch auf die Bereiche beschränkt ist, in denen auch die Malaria endemisch ist. Die Tatsache, daß in den Gegenden Afrikas, in denen die Malaria zurückgedrängt wird, es auch zu einer deutlich niedrigen Inzidenz des Burkitt-Lymphoms kommt, zeigt die enge pathogenetische Verzahnung der beiden Erkrankungen an. Der Tumor tritt hauptsächlich bei Jungen im Lebensalter von 6 – 7 Jahren auf (etwa 15 pro 100 000 Kinder). In fast allen afrikanischen Burkitt-Lymphomen läßt sich das EBV-Genom finden, während bei den sporadisch auftretenden Erkrankungen nur in jedem fünften Fall EBV nachgewiesen werden kann. Die offensichtlichen **Zusammenhänge zwischen Auftreten von Malaria und Burkitt-Lymphom** sind noch nicht geklärt, doch hat sich gezeigt, daß mit einer Malariaattacke eine deutlich verringerte EBV-spezifische Zytotoxizität verbunden ist. Daher erscheint es möglich, daß EBV-transformierte B-Lymphozyten nicht wie üblicherweise durch CTL eliminiert werden, sondern prolongiert proliferieren. Dadurch erhöht sich die Chance, daß B-Lymphozytenklone entstehen, die die in Burkitt-Lymphom-Zellen regelmäßig beobachteten chromosomalen Translokationen des zellulären c-myc-Gens aufweisen. Die Translokation dieses für die Zellproliferation wichtigen Gens in die Nähe eines Immunglobulinlokus und seine unregulierte konstitutionelle Expression mögen den Grundstein für die Entstehung eines monoklonalen Burkitt-Lymphoms legen (**104**).

- **Burkitt-Lymphom** Das Burkitt-Lymphom ist ein **in Äquatorialafrika endemischer Tumor**, der in anderen Teilen der Welt nur sporadisch auftritt. Während fast alle afrikanischen Tumoren das EBV-Genom enthalten, trägt nur jedes fünfte sporadisch auftretende Burkitt-Lymphom EBV-DNA. In diesem Fall sind Translokationen des c-myc-Gens in die Nähe eines Immunglobulinlokus zu beobachten.

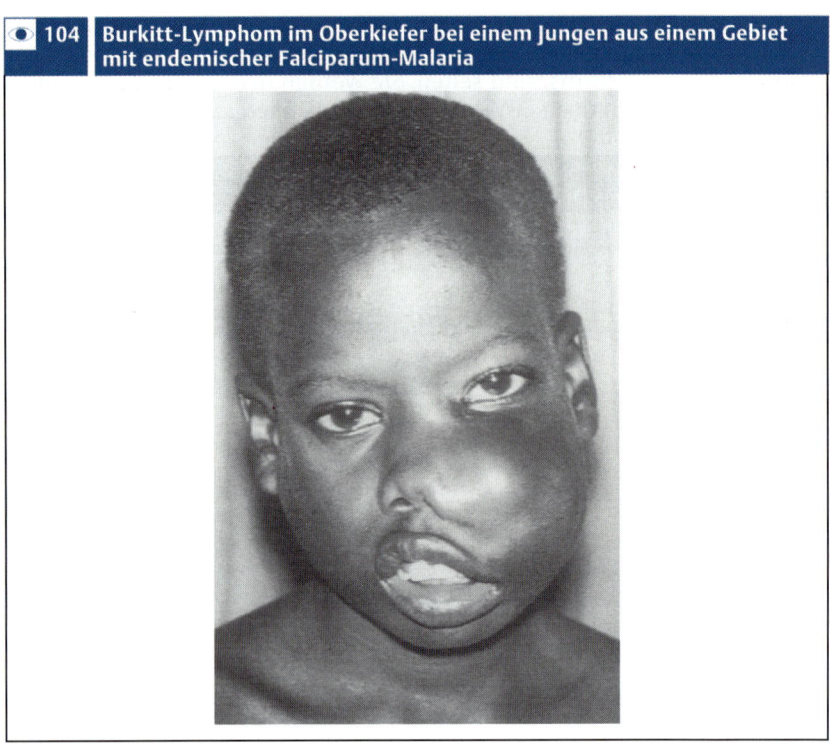

104 Burkitt-Lymphom im Oberkiefer bei einem Jungen aus einem Gebiet mit endemischer Falciparum-Malaria

- **Nasopharynxkarzinom (NPC):** Das NPC tritt als monoklonaler Tumor mit einer Inzidenz von 98 pro 100 000 der Bevölkerung Südchinas auf. In allen Tumoren wird EBV-DNA gefunden. Als Cofaktor für die Entstehung des NPC werden genetische Gründe und spezifische Ernährungsgewohnheiten in Südchina angenommen.

- **B-Lymphoproliferatives Syndrom:** Bei immundefizienten Kindern kann es nach ausbleibender Antwort der zytotoxischen T-Lymphozyten zu uneingeschränkter Expansion EBV-transformierter B-Lymphozyten kommen.

Diagnostik In der Hauptsache dient die Bestimmung verschiedener EBV-spezifischer Antikörper im EIA der Diagnose und Eingrenzung des Stadiums der Infektion (📖 51 und 💿 105).

- **Nasopharynxkarzinom (NPC):** NPC tritt als monoklonaler Tumor mit einer Inzidenz von 98 pro 100 000 der Bevölkerung **Südchinas** auf. Die Assoziation von NPC und EBV ergibt sich aus der Tatsache, daß in den undifferenzierten Tumoren EBV-DNA gefunden werden kann und daß maligne Epithelzellen virale Antigene exprimieren. Alle Seren von Patienten mit undifferenziertem NPC haben hochtitrige Antikörper gegen EBV-Antigene, und explantierte maligne Epithelzellen aus NPC können Viruspartikel produzieren. Als Cofaktor für die Entstehung des NPC werden einmal genetische Gründe angenommen, da südchinesische Immigranten in den USA noch sehr lange das erhöhte Risiko eines NPC tragen, und zum anderen auch spezifische Ernährungsgewohnheiten in Südchina wie starker Konsum von gepökeltem Fleisch (Nitrosamine) und phorbolesterhaltigem Kräutertee. Beide Substanzklassen können in vitro die latente EBV-Infektion in einen produktiven Zyklus treiben.
- **B-Lymphoproliferatives Syndrom:** Bei Kindern mit angeborener Immundefizienz kommt es manchmal zu einer massiven polyklonalen Expansion EBV-transformierter B-Lymphozyten, die rasch tödlich verläuft. Grund dafür könnte die ausbleibende CTL-Antwort sein, die in Immunkompetenten zur Zerstörung der transformierten B-Zellen führt.

Diagnostik. Die Anzucht des Virus in Nabelschnurleukozyten ist zwar prinzipiell möglich, wird in der Routine aber kaum genutzt. Mit Hilfe der PCR ist das EBV-Genom in Biopsien gut darstellbar. In der Hauptsache dient die Bestimmung verschiedener EBV-spezifischer Antikörper im EIA der Diagnose und Eingrenzung des Stadiums der Infektion (📖 51 und 💿 105).

🔢 51	Nachweis von Antikörpern gegen spezifische Epstein-Barr-Virusantigene	
▷ VCA	Virus-Kapsid-Antigen	Bildung von Antikörpern in der Frühphase der Erkrankung: IgM: 4–12 Wochen nachweisbar IgG: lebenslang nachweisbar
▷ EA	»early antigen« (Frühantigen)	Bereits wenige Tage nach Infektion lassen sich Antikörper nachweisen, allerdings produzieren 10–20 % aller Patienten keine Antikörper gegen EA. Die Antikörper gegen EA sind ca. 12 Monate nach Infektion nicht mehr nachweisbar
▷ EBNA	Epstein-Barr nuclear antigen	späte Ausbildung von IgG-Antikörpern ca. 6–8 Wochen nach der Infektion, dann lebenslang persistierend
▷ MA	Membran-Antigene	virale Glykoproteine, die in der Zellmembran infizierter, virusproduzierender Zellen eingebaut sind. Antikörper gegen diese Antigene wirken neutralisierend und sind sowohl in der Früh- als auch in der Spätphase der Infektion nachweisbar
▷ Paul-Bunnell-Test:	Nachweis von früh auftretenden heterophilen Antikörpern durch Agglutinationsreaktion	
▷ Henle-Test:	fluoreszenztechnischer Nachweis spezifischer Antikörper unter Verwendung der entsprechenden Antigene des Epstein-Barr-Virus	

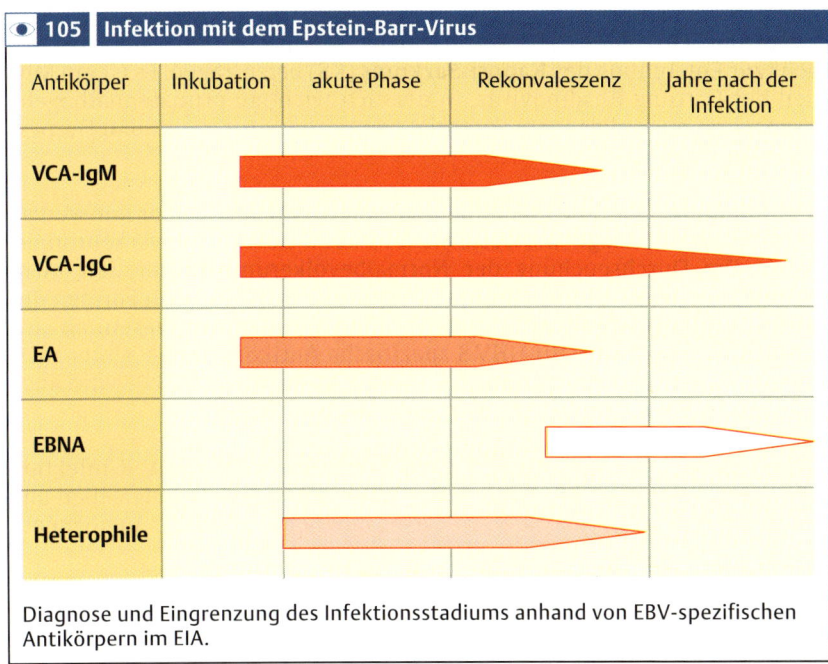

105 Infektion mit dem Epstein-Barr-Virus

Antikörper	Inkubation	akute Phase	Rekonvaleszenz	Jahre nach der Infektion
VCA-IgM				
VCA-IgG				
EA				
EBNA				
Heterophile				

Diagnose und Eingrenzung des Infektionsstadiums anhand von EBV-spezifischen Antikörpern im EIA.

Therapie. Der Einsatz von Nukleosidanaloga befindet sich noch in klinischer Erprobung.

Prophylaxe. Dispositionsprophylaktische Maßnahmen (Schutzimpfungen) existieren zur Zeit noch nicht. Bei der hohen Durchseuchungsrate der Bevölkerung ist expositionsprophylaktischen Maßnahmen in der Regel kein Erfolg beschieden.

Therapie Zur Zeit noch keine spezifische Therapie.

Prophylaxe Erfolgversprechende prophylaktische Maßnahmen existieren nicht.

▶ **Praktischer Tip.** Die bei infektiöser Mononukleose im Blutbild auftretenden mononukleären Zellen werden von unerfahrenen Untersuchern gerne mit Paramyeloblasten verwechselt. Die daraus resultierende Diagnose: »akute Leukämie« sollte deshalb niemals – auch nicht verdachtsweise – ausgesprochen werden; es sei denn, sie ist von einem Fachmann bestätigt worden (🔘 **106**).

◀ **Praktischer Tip**

⊙ 106 **Blutbild bei infektiöser Mononukleose: Pfeiffer-Zellen**

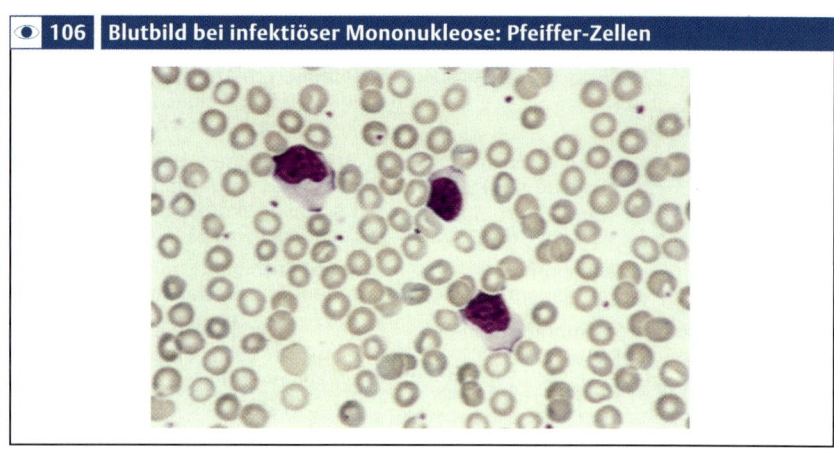

Rhadinovirus

Humanes Herpesvirus 8 (HHV 8)

Bedeutung. HHV 8 wurde 1994 erstmalig beschrieben und steht in Verdacht zur Entstehung des **Kaposi-Sarkoms** (KS) beizutragen. Es ist ein Mitglied der Gattung Rhadinovirus, in der sich wichtige primatenpathogene Herpesviren mit onkogenem Potential wie Herpesvirus ateles und Herpesvirus saimiri befinden.

Epidemiologie. Über die Epidemiologie von HHV 8 sind bisher nur wenige Daten verfügbar. Möglicherweise wird es beim Geschlechtsverkehr übertragen. Die Durchseuchung der Normalbevölkerung ist zur Zeit nicht geklärt. Es scheint jedoch, daß das Virus aus allen bekannten Formen des Kaposi-Sarkoms isolierbar ist und fast alle Patienten mit diesem an sich seltenen Tumor positiv für HHV 8 spezifische Antikörper sind. Unter AIDS kommt es jedoch zu einer deutlich erhöhten KS-Inzidenz; HHV 8 wird auch in diesen Fällen regelmäßig in den Tumorzellen gefunden.

Pathogenese. Die pathogenetischen Ereignisse einer HHV-8-Infektion sind nur unzulänglich verstanden. Das Virus läßt sich in Spindelzellen und Endothelien der Haut nachweisen, wo es möglicherweise die Angiogenese über bisher unbekannte Mechanismen stimuliert.

Diagnostik. Zur Zeit stehen noch keine routinemäßigen Testsysteme zur Verfügung. In wissenschaftlichen Labors kommen Western Blot zur Charakterisierung der Antikörperantwort und die PCR zum Virusnachweis zum Einsatz.

Therapie und Prophylaxe. Es gibt weder therapeutische noch präventive Maßnahmen gegen die HHV-Infektion. Das Kaposi-Sarkom ist sehr strahlensensibel, Hautläsionen werden meist radiotherapeutisch behandelt. Bei aggressivem Verlauf und Organbefall werden auch Zytostatika eingesetzt. Die Behandlung hat beim HIV-assoziierten Kaposi-Sarkom nur palliativen Charakter.

Rhadinovirus

Humanes Herpesvirus 8 (HHV 8)

Bedeutung HHV 8 wurde 1994 erstmalig beschrieben und steht in Verdacht, zur Entstehung des **Kaposi-Sarkoms** (KS) beizutragen.

Epidemiologie Möglicherweise wird HHV 8 beim Geschlechtsverkehr übertragen. Die Durchseuchung der Normalbevölkerung ist zur Zeit nicht geklärt.

Pathogenese Das Virus stimuliert möglicherweise über bisher unbekannte Mechanismen die Angiogenese.

Diagnostik Zur Zeit nur in wissenschaftlichen Labors durch PCR und Western Blot möglich

Therapie und Prophylaxe der HHV 8-Infektion: zur Zeit keine Maßnahmen bekannt. Kaposi-Sarkom: Strahlentherapie, evtl. Chemotherapie.

2.2.2 Papovaviridae

Klassifikation. ▤ 52 und ▤ 53.

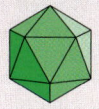

▤ 52	Klassifikation der Papovaviridae
▷ Nukleinsäure	Doppelstrang-DNA, zirkulär, 5 – 8 Kbp
▷ Kapsidtyp	Ikosaeder
▷ Virusgröße	45 – 55 nm
▷ Hülle	nackt

▤ 53	Humanmedizinisch wichtige Gattungen der Papovaviridae	
Gattung	**Typen**	
▷ humanes Papillomavirus	1 – 46	
▷ Polyomavirus	BK-Virus	
	JC-Virus	

Der Name Papovaviren ist ein Kunstprodukt, gebildet aus den Anfangs-
buchstaben von **Pa**pillomavirus, **Po**lyomavirus und des **va**kuolisierenden
Agens (SV 40), wobei letzteres natürlicherweise nur beim Affen und daher
auch in Affenzellkulturen vorkommt.

Papillomavirus
Humane Papillomaviren (HPV)

Bedeutung. HPV sind Verursacher einer Vielzahl von in der Regel **gutartigen Haut- und Schleimhauttumoren (Warzen)**. Von den heute mehr als
70 bekannten Serotypen tragen einige als ein **Cofaktor ursächlich zu der
Entstehung maligner Entartungen bei**.

Epidemiologie. Bei Kindern unter 5 Jahren sind Hautwarzen eher selten,
doch schon bei 10 % der schulpflichtigen Kinder finden sich Hautwarzen an
irgendeiner Körperstelle, und bei etwa 50 % der Jugendlichen finden sich
HPV-spezifische Antikörper. Die Übertragung derjenigen HPV-Typen, die
Warzen im kutanen Bereich verursachen, geschieht durch Kontakt mit
erregerhaltigem Warzenmaterial. Aufgrund ihrer physikalisch sehr stabi-
len Form sind diese Viren aber auch durch viruskontaminierte Gegenständen im familiären Bereich, in Schwimmbädern oder Sportstätten mit
gemeinschaftlichen Duschbädern übertragbar. HPV-Typen, die Warzenbildung im Genitalbereich auslösen, werden durch Geschlechtsverkehr übertragen und gelegentlich bei der Geburt auf das Neugeborene. Solche Infektionen können sich später im jugendlichen Alter in Form von Papillomen
im Nasopharynx und Larynx äußern.

Pathogenese.
- **Benigne Tumoren:** Zum Eintritt von HPV in die äußere Haut sind geringste Läsionen ausreichend. Das Virus besiedelt Zellen der epithelialen
Basalschicht. Durch eine exakt kontrollierte virale Genexpression kommt
es zur Replikation des Genoms in Form einiger weniger Kopien, die episomal in der Zelle vorliegen. Bei der Teilung virusgenomhaltiger, undifferen-
zierter Zellen des Stratum basale auf dem Weg zur Differenzierung in
Keratinozyten werden multiple virale Genomkopien an die Nachkommen-
zellen weitergegeben. Erst die differenzierten Zellen des Stratum corneum erlauben den vollen viralen Replikationszyklus. Voraussetzung für
den produktiven Vermehrungszyklus des Virus ist allerdings die Proliferation der Wirtszelle. Durch Interaktion der viralen Proteine E6 und E7 mit
wirtszellspezifischen antiproliferativen Tumorsuppressorproteinen wie
p53 und RB 105 wird deren Funktion behindert und somit die Zellteilung

Papillomavirus
Humane Papillomaviren (HPV)

Bedeutung HPV sind Verursacher
einer Vielzahl von meist **gutartigen
Haut- und Schleimhauttumoren
(Warzen)**, tragen jedoch **auch zur
Entstehung maligner Entartungen der
Haut bei**.

Epidemiologie Bei 50 % der Jugendlichen finden sich HPV-spezifische Antikörper. Erreger kutaner Warzen werden
durch Kontakt mit virushaltigem
Warzenmaterial übertragen, Erreger
genitaler Warzen durch Geschlechtsverkehr.

Pathogenese
- **Benigne Tumoren:** HPV-spezifische
Proteine inhibieren antiproliferativ
wirkende zelluläre Proteine (Tumorsuppressorproteine). Die infizierten
Keratinozyten werden in der S-Phase
gehalten und produzieren infektiöse
Viruspartikel. Die ungehemmte Proliferation führt zur Ausbildung einer
Warze, deren oberste Zellen durch die
virale Replikation absterben.

• **Maligne Tumoren:** Im Gegensatz zu den benignen Warzen, ist bei den malignen Tumoren HPV-DNA häufig in die zelluläre Nukleinsäure integriert. Dadurch werden die viralen Proteine überexprimiert, die zelluläre Tumorsuppressorproteine inaktiviert. In der Folge kommt es zur Transformation der Zielzelle. Diese langandauernde Transformation bildet die Grundlage, die in Verbund mit exogenen Faktoren schließlich nach 20 – 30 Jahren zur Entstehung eines malignen Tumors führt.

aufrechterhalten. Als Folge kommt es zur Ausbildung der Warze und gleichzeitig zu einer massiven Virusproduktion in den obersten Zellschichten. Damit verbunden sind Zelltod und Freisetzung infektiöser Viruspartikel.

• **Maligne Tumoren:** In den letzten Jahren wurden wesentliche Fortschritte bei der Aufklärung der molekularen Mechanismen erzielt, die zur bösartigen Transformation von HPV-infizierten Hautzellen insbesondere im Genitalbereich führen. Ein wesentlicher Punkt ist dabei, daß in den meisten malignen Tumorzellen das virale Genom in die Wirtszell-DNA integriert und nicht wie bei den gutartigen Tumoren episomal vorliegt. Bei dieser Integration wird häufig ein wichtiges virales Gen zerstört, welches zum einen für den vollen Replikationszyklus von HPV notwendig ist und zum anderen die Expression der viralen E6- und E7- Proteine kontrolliert. Durch die daraus folgende Überexpression von E6 und E7 werden vermehrt die zellulären Tumorsuppressorproteine inhibiert; es kommt zur Transformation der Zelle. Neben diesen direkt auf der viralen Genomebene wirkenden Mechanismen zur Überexpression von E6/E7 sind noch weitere Zusammenhänge mit der Expression zellulärer Gene bekannt, die zur einer vermehrten Expression von E6/E7 führen, auf deren detaillierte Besprechung jedoch an dieser Stelle verzichtet werden soll. Abschließend muß betont werden, daß allein die Infektion mit HPV nicht ausreichend für die Entstehung eines Tumors ist. Vielmehr müssen weitere bisher noch nicht vollständig verstandene exogene Einflüsse hinzukommen, die schließlich aus einer transformierten eine Tumorzelle werden lassen. Dies drückt sich auch in der sehr langen Zeit zwischen Infektion und Entstehung eines Tumors aus, die mehrere Dekaden betragen kann. Es bleibt also festzuhalten, daß die Infektion mit bestimmten HPV-Typen nicht zwingend zu einem Tumor führt, das Risiko dafür jedoch wesentlich erhöht.

○ 107 | Warzen

a Verrucae planae juveniles in dichter Aussaat am Kinn eines Mädchens.
b Verrucae vulgares in streifiger Aufreihung am Handrücken.
c Condylomata acuminata mit blumenkohlartigen, großen und kleinen Gebilden am männlichen Genitale.

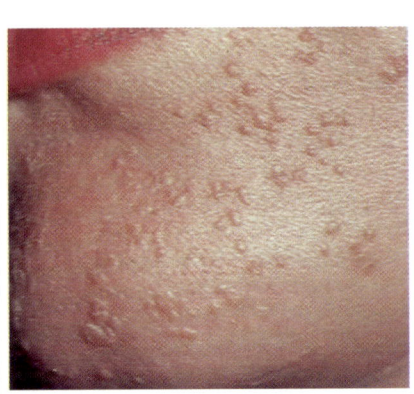

a

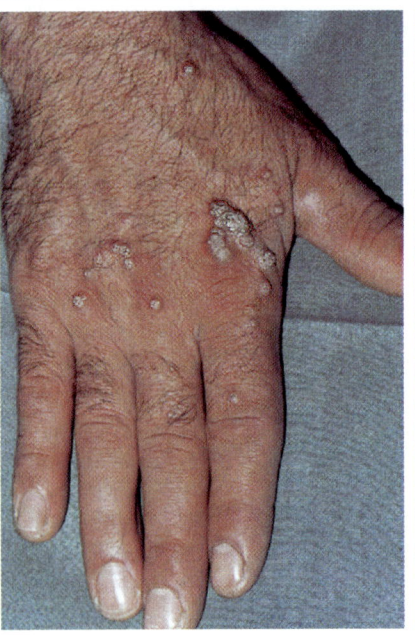

b

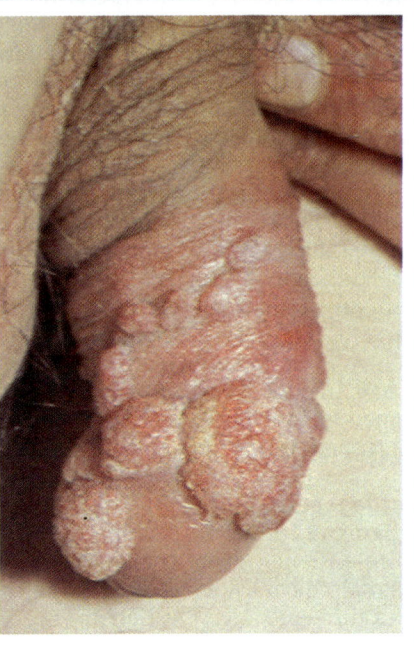

c

Klinik. Die von HPV verursachten warzenförmigen Veränderungen der Haut (▪ 107) sind in der Regel gutartig und bilden sich spontan zurück. Diese Rückbildung wird auch der Aktivität einfließender CTL zugeschrieben, die insbesondere bei kleineren Läsionen im Warzenbereich die Chance erhalten, in die Haut oberhalb der Basalmembran vorzudringen. Die klinischen Formen HPV-assoziierter benigner und maligner Tumoren sind in ▤ **54** zusammengefaßt. Grob läßt sich eine Unterteilung in solche HPV-Typen vornehmen, die präferentiell Warzenbildung in der Haut verursachen, und solchen, die als Primärinfektionsort die Schleimhäute vorziehen. Unter den letzteren können wiederum Virustypen ausfindig gemacht werden, die den Oropharynx und Larynx besiedeln, und solche, die im Anogenitaltrakt Warzenbildungen verursachen.

Klinik Die von HPV verursachten warzenförmigen Veränderungen der Haut (▪ 107) sind in der Regel gutartig und bilden sich spontan zurück. Grob läßt sich eine Unterteilung in solche HPV-Typen vornehmen, die präferentiell Warzenbildung in der Haut verursachen, und solchen, die als Primärinfektionsort die Schleimhäute vorziehen. Die benignen und malignen HPV-assoziierten Tumoren sind in ▤ 54 zusammengefaßt.

▤ 54	Krankheitsbilder durch Papillomaviren		
Ohne Entartungstendenz	**Dominante HPV-Typen**	**Mit Entartungstendenz**	**Dominante HPV-Typen**
▷ Verruca vulgaris (vulgäre Warze)	2, 4	▷ Epidermolysis verruciformis (Flachwarzen)	5, 8, 14, 17, 20, 47
▷ Verruca plantis (tiefe Fußsohlenwarze)	1, 4	▷ Condyloma acuminatum (Spitzenkondylom)	6, 11, 40, 42 – 44
▷ Verruca plana (Flachwarze)	3, 10, 28, 41	▷ Condyloma planum (flaches Kondylom)	6, 11, 16, 18, 31 u. a.
▷ Mosaikwarzen	2	▷ Riesenkondylom (Buschke-Löwenstein)	6, 11
▷ filiforme Warzen (oft bei Metzgern!)	7	▷ Larynxpapillom	6, 11
▷ fokale, epitheliale Hyperplasie (Heck)	13, 32	▷ bowenoide Papulose	16, 18
▷ Konjunktivalpapillome	6, 11	▷ zervikale intraepitheliale Neoplasien	16, 18, 31, 45

Diagnostik. Eine Infektion mit HPV wird in Biopsiematerial durch Nachweis der viralen DNA entweder mit Hilfe der In-situ-Hybridisierung oder der PCR bestätigt. Zur Risikoabschätzung hinsichtlich einer möglichen malignen Entartung sollte auch der Zustand der viralen DNA untersucht werden (episomal oder integriert in das zelluläre Genom).

Diagnostik Eine Infektion mit HPV wird in Biopsiematerial durch Nachweis der viralen DNA bestätigt.

Therapie. Die chirurgische Abtragung ist sicherlich die Ultimo ratio, wird jedoch nicht selten von Patienten abgelehnt. Ätzungen und Kryotherapie werden ebenso eingesetzt wie Interferon-α oder Fluorouracil.

Therapie Ätzungen, Kryotherapie, Interferon-α, Fluorouracil, evtl. chirurgische Entfernung.

Prophylaxe. Ein direkter Übertragungsweg von Papovaviren durch Warzen ist sicher. Auch Autoinokulationen kommen häufig vor. Hygienische Maßnahmen, z. B. in Schwimmbädern oder anderen Stätten mit indirektem Hautkontakt, sind deshalb angezeigt.

Prophylaxe Hygienische Maßnahmen zur Verhinderung der Übertragung von Papillomaviren sind zu empfehlen.

Polyomavirus

BK- und JC-Virus (BKV, JCV)

Bedeutung. Die beiden einzigen humanpathogenen Mitglieder der Gattung Polyomavirus sind die mit dem Affenpolyomavirus SV40 eng verwandten BKV und JCV. Ihren Namen erhielten beide Viren von den Initialen der Patienten, von denen sie erstmals isoliert wurden. Während BKV verschiedene **Komplikationen der Harnwege** auslösen kann, ist die einzige Erkrankung, die mit JCV verbunden ist, die tödlich verlaufende **progressive multifokale Leukoenzephalopathie** (PML).

Polyomavirus

BK- und JC-Virus (BKV, JCV)

Bedeutung Das Polyomavirus BKV ist Auslöser verschiedener **Harnwegskomplikationen**, JCV verursacht eine **tödlich verlaufende primäre Entmarkung des ZNS** (progressive multifokale Leukoenzephalopathie).

Epidemiologie. Über den Verbreitungsmodus beider Viren ist sehr wenig bekannt. Auffällig ist die sehr hohe Durchseuchung der Bevölkerung mit

Epidemiologie Über den Verbreitungsmodus beider Viren ist sehr wenig bekannt. Auffällig ist die sehr hohe Durchseuchung der Bevölkerung mit BKV und JCV (100 %, resp. 80–90 % im Erwachsenenalter).

BKV und JCV (100 %, resp. 80–90 % im Erwachsenenalter). Beide Viren etablieren nach Primärinfektion eine lebenslange Persistenz; Orte dieser Persistenz sind in beiden Fällen die Niere, sicherlich auch das zentrale Nervensystem, und neuere Daten sprechen auch für Leukozyten. Da BKV und JCV regelmäßig bei Beeinträchtigungen der immunologischen Kompetenz (z. B. Schwangerschaft) im Urin ausgeschieden werden, kann man annehmen, daß die Übertragung oral durch Schmierinfektion erfolgt.

Pathogenese Nach primärer Infektion und hämatogener Ausbreitung in verschiedene Organe persistiert die zirkuläre virale DNA episomal in den Zielzellen. Unter schwerer Immunsuppression kommt es zur intensiven viralen Replikation, die bei JCV mit einer lytischen Infektion der Oligodendrogliazellen und damit mit einer progressiven Leukoenzephalopathie (PML) enden kann.

Pathogenese. Nach primärer Infektion und hämatogener Ausbreitung in verschiedene Organe persistiert die zirkuläre virale DNA episomal in den Zielzellen. Über die Regulation der Latenz ist bisher wenig bekannt. Durch noch unbekannte Signalwege kann diese persistierend latente Form in eine produktive Replikationsphase überführt werden. Bei JCV kann es dabei zu einer zytolytischen Zerstörung der zentralnervösen Oligodendrogliazelle kommen, die in bildgebenden Verfahren **multifokale primäre Entmarkungsherde** erkennen läßt und in dem **klinischen Bild der PML** endet. Voraussetzung für eine solche letal verlaufende Aktivierung der JCV-Replikation ist in der Regel eine schwere Immunsuppression oder eine lymphoproliferative Erkrankung wie Leukämie. Daher ist verständlich, daß die an sich seltene Komplikation PML unter AIDS deutlich zugenommen hat (etwa 5 – 8 % der AIDS-Patienten versterben an einer PML).

Klinik Symptome einer primären Polyomavirusinfektion fehlen bei JCV, bei BKV sind sie gelegentlich im Kindesalter mit respiratorischen Problemen und Zystitis verbunden. Bei aktivierten Infektionen unter Immunsuppression zeigen sich bei BKV u.U. hämorrhagische Zystitis oder Meningoenzephalitis, bei JCV als einziges klinisches Bild die progressive Leukenzephalopathie (PML).

Klinik. Symptome einer primären Polyomavirusinfektion fehlen bei JCV, bei BKV sind sie gelegentlich im Kindesalter mit respiratorischen Problemen und Zystitis verbunden. Bei Immunsupprimierten kommen durch Aktivierung einer BKV-Infektion hämorrhagische Zystitis und Stenosen der Harnleiter, bei AIDS-Patienten subakute Meningoenzephalitiden vor. Die durch JCV-Aktivierung verursachte PML zeigt eine graduelle Entwicklung mit Beeinträchtigung der mentalen Fähigkeiten sowie mit Seh-, Sprach- und Bewegungsstörungen. Dann folgt eine schnelle Progression zu Dementia, Blindheit, Paralyse und Tod (etwa 6 Monate nach Beginn).

Diagnostik Der Nachweis viraler DNA durch PCR ist zur Zeit der einzige, in der Routine gangbare Weg. Die diagnostische Wertigkeit eines positiven PCR-Befundes ist zur Zeit jedoch durch die lebenslange Persistenz der Viren auch im ZNS noch unklar.

Diagnostik. Beide Viren lassen sich im Prinzip in Gewebekultur anzüchten, doch sind die Ansprüche insbesondere von JCV an die Wirtszellen derartig hoch (primäre menschliche Amnion- oder zentralnervöse Zellen), daß ein solches Vorgehen in der Routine nicht praktikabel ist. Der Nachweis viraler DNA mit Hilfe der PCR stellt dagegen keine Schwierigkeit dar, obwohl aufgrund der sehr nahen Verwandtschaft von BK und JCV auf der genomischen Ebene Vorkehrungen getroffen werden müssen, um eine Differentialdiagnostik zu erlauben (z. B. Amplifikation von DNA-Abschnitten, die nur für eines der beiden Viren eine Schnittstelle für ein Restriktionsenzym besitzen).

Die diagnostische Wertigkeit eines positiven PCR-Befundes ist zur Zeit jedoch durch die lebenslange Persistenz der Viren auch im ZNS noch umstritten. Da JCV nur unter sehr schwierigen Bedingungen vermehrt werden kann, stehen bis jetzt keine EIA zur Bestimmung von virusspezifischen Antikörpern zur Verfügung. Abhilfe steht allerdings durch die Expression des viralen Proteins VP1 in rekombinanter Form in Aussicht.

Post mortem läßt sich der Nachweis von JCV-DNA im zentralnervösen Gewebe von PHL-Patienten mit Hilfe der In-situ-Hybridisierung führen.

Therapie und Prophylaxe Zur Zeit nicht möglich.

Therapie und Prophylaxe. Es sind weder therapeutische noch prophylaktische Maßnahmen bekannt.

2.2.3 Parvoviridae

Klassifikation. 🗏 55 und 🗏 56.

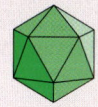

🗏 55	Klassifikation der Parvoviridae	
▷	Nukleinsäure	Einzelstrang-DNA, linear Plus- oder Minusstrang, ~ 5 Kb
▷	Kapsidtyp	Ikosaeder
▷	Virusgröße	18 – 26 nm
▷	Hülle	nackt

🗏 56	Humanmedizinisch wichtige Gattungen der Parvoviridae und ihre Bedeutung	
Gattung	**Art**	**Bedeutung**
▷ Erythrovirus	humanes Parvovirus B 19	Erreger des Erythema infectiosum (Ringelröteln)
▷ Dependovirus	adeno-assoziiertes Virus 2	unklar

Erythrovirus
Humanes Parvovirus B 19

Bedeutung. Humanes Parvovirus B19 ist der Verursacher des **Erythema infectiosum** im Kindesalter. Es kann schwere aplastische Krisen bei chronischen Anämien auslösen und bei Infektionen in der Schwangerschaft zum Fruchttod führen.

Epidemiologie. Parvovirus B 19 ist weltweit verbreitet. Die Seroprävalenz B 19-spezifischer Antikörper liegt in den westlichen Industrieländern zwischen 40 und 60 %. Aerogen übertragene Infektionen treten besonders häufig bei Kindern und Jugendlichen auf. Da das Virus während der Virämie extrem hohe Konzentrationen im Blut erreicht (bis zu 10^{13} Partikel/ml) und physikochemischen Umwelteinflüssen gegenüber sehr stabil ist, kommen iatrogene Übertragungen bei Gabe von Blutprodukten vor.

Pathogenese. Parvovirus B 19 infiziert vorzugsweise die knochenmarksständigen erythropoiden Vorläuferzellen. Diese exquisite Wahl der Zielzelle beruht sicherlich darauf, daß das Virus als einzelsträngiges DNA-Virus besondere Ansprüche an das intrazelluläre Milieu seiner Wirtszelle stellt. Insbesondere ist die produktive Infektion von einer sich teilenden Zelle abhängig, und im Gegensatz etwa zu den Papillomaviren ist Parvovirus nicht in der Lage, die Wirtszelle in der S-Phase zu halten. Daher sind die »burst«-(BFU) und »colony«-formenden (CFU) Differenzierungsstadien der erythropoiden Vorläuferzelle besonders geeignete Orte der Replikation. Das Virus ist direkt zytotoxisch und führt dadurch zu einer **transienten Anämie** im infizierten Wirt. Histologisch erkennt man im Knochenmark riesige Pronormoblasten mit nukleären Einschlußkörpern und zytoplasmatischen Vakuolen.

Klinik.
- **Erythema infectiosum:** Die Inkubationszeit beträgt 1 – 12 Wochen. Ohne Prodromi manifestiert sich ein Exanthem, das im Gesicht beidseits der Nase beginnt, die Mundpartie freiläßt, um dann an den Streckseiten der Extremitäten ring- und girlandenförmige Muster auszubilden, die in Form und Farbe fast täglich wechseln (🖵 **108**). Nach 7 – 10 Tagen kommt es zur folgenlosen Ausheilung (🖵 **109**).

Erythrovirus

Humanes Parvovirus B 19

Bedeutung Humanes Parvovirus B 19 ist der Verursacher des **Erythema infectiosum** im Kindesalter.

Epidemiologie Parvovirus B 19 wird bei Kindern und Jugendlichen häufig aerogen übertragen. Durch extrem hohe Konzentrationen an Viruspartikeln während der Virämie sind Übertragungen durch Blutprodukte möglich.

Pathogenese Parvovirus B 19 infiziert vorzugsweise die knochenmarksständigen erythropoiden Vorläuferzellen und führt durch seine Zytotoxizität zu einer **transienten Anämie**.

Klinik
- **Erythema infectiosum:** Charakteristisch sind die ring- und girlandenförmigen Exantheme an den Streckseiten der Extremitäten, die in Form und Farbe fast täglich wechseln (🖵 **108**).

- Infektionen während der Schwangerschaft führen zum Fruchttod.

- Patienten mit chronischen hämolytischen Anämien können in eine aplastische Krise kommen.

- Weitere Manifestationen, besonders Arthralgien bei Frauen, sind beschrieben worden.

- Infektionen während der Schwangerschaft führen in 25 % der Fälle zur Ausbildung eines **Hydrops fetalis** und davon in 70 % zum intrauterinen Fruchttod.
- Patienten mit einer chronischen hämolytischen Anämie können in eine aplastische Krise kommen, da die Zellen des erythropoetischen Systems die Zielzellen der Viren sind.
- Arthralgien (besonders bei Frauen), Pseudoappendizitis, Enteritis, influenzaartige Symptome u. a. sind im Zusammenhang mit Parvovirus-B 19-Infektionen beschrieben worden.

● 108 Erythema infectiosum (Ringelröteln)

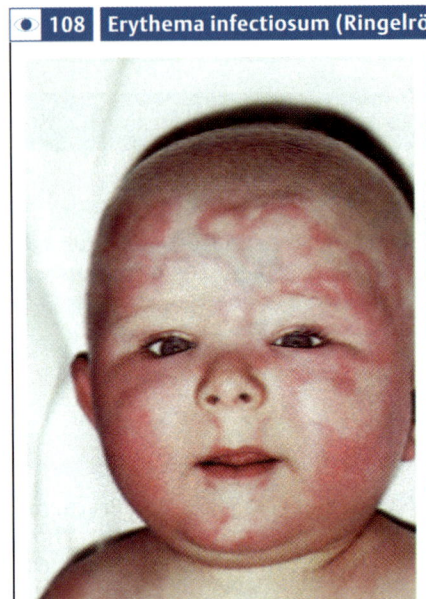 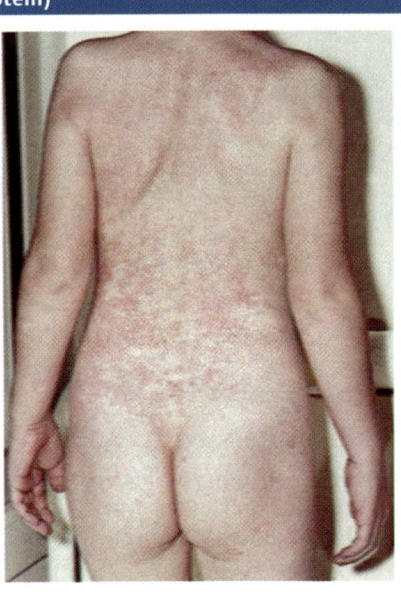

a Schmetterlingsförmiges Gesichtserythem unter Aussparung von Kinn, Lippen und knorpeliger Nase.

b Anschließend makulopapulöse, girlanden- oder ringförmige Exantheme auch am Stamm und besonders an den Streckseiten der Extremitäten.

● 109 Synopsis Verlauf des Erythema infectiosum (Ringelröteln)

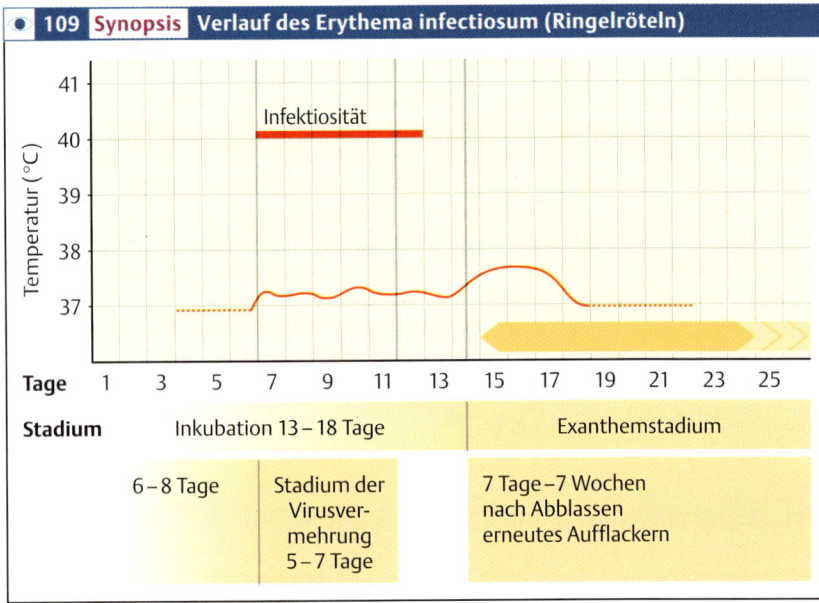

Diagnostik. Antikörper (IgG und IgM) können mittels ELISA nachgewiesen werden. Humanes Parvovirus B19 kann mit Hilfe der PCR im Blut oder bei pränatalen diagnostischen Maßnahmen ab der 16. Schwangerschaftswoche im Fruchtwasser nachgewiesen werden.

Therapie. Mit Immunglobulinpräparaten, die einen hohen Parvo-B19-spezifischen Antikörpertiter aufweisen, kann bei Infektionen in der Schwangerschaft der Übertritt auf den Embryo verhindert werden. Der intrauterine Blutaustausch sollte beim infizierten Feten in Betracht gezogen werden.

Prophylaxe. Schwangere sollten keinen Kontakt mit Erkrankten haben (Ausbruch von Ringelröteln im Kindergarten!).

> **▶ Merke.** Infektionen während des zweiten Trimenons einer Schwangerschaft können bei Anstieg des Alpha-Fetoproteins vermutet werden.

Dependovirus
Adenovirusassoziierte Viren (AAV)

Bedeutung. Da AAV-Infektionen bisher keinem Krankheitsbild zugeordnet werden konnten, ist ihre Bedeutung für den Menschen noch unklar.

Epidemiologie. AAV finden sie sich als Kontaminanten in Adenovirusisolaten. Aufgrund ihrer engen Vergesellschaftung mit Adenoviren werden AAV wahrscheinlich auf gleichem Weg, nämlich aerogen als Tröpfchen, von Mensch zu Mensch verbreitet. Wie bei Adenoviren auch erfolgt die Infektion im frühen Kindesalter. Etwa 90 % der Erwachsenen sind seropositiv für AAV-spezifische Antikörper.

Pathogenese. AAV etablieren einen latenten Status im Wirt, der durch die Integration der genomischen DNA als Provirus in das Wirtszellgenom charakterisiert ist. Zu einem vollständigen permissiven Replikationszyklus ist die Hilfe regulatorischer Proteine von anderen Viren (Adeno- oder Herpesviren) nötig. Zwar ist grundsätzlich bekannt, welche »Fremdproteine« dazu notwendig sind, die genauen Wechselwirkungen sind jedoch nur unvollständig verstanden. Neuere Daten zeigen jedoch auch, daß die Induktion des replikativen Zyklus nicht zwingend von einer Coinfektion mit Helferviren abhängt, sondern zumindestens in vitro auch durch bestimmte toxische Substanzen möglich ist. Die bevorzugten Zielzellen der AAV in vivo sind bisher nicht bekannt. Interessant ist die Tatsache, daß bestimmte AAV-Proteine die **Proliferation von Tumorzellen hemmen** können. Als Ursache dafür werden zwei sich nicht ausschließende Mechanismen diskutiert: 1. Die viralen Proteine haben eine reprimierende Wirkung auf die zelluläre Transkription und 2. die viralen Proteine haben bei massiver Expression eine zytotoxische Wirkung, so daß es zur Zerstörung der Tumorzellen kommt (Onkolyse).

Klinik. Bisher sind keine klinischen Konsequenzen mit einer AAV-Infektion verbunden.

Therapie und Prophylaxe. Angesichts des asymptomatischen Verlaufs einer AAV-Infektion sind weder therapeutische noch prophylaktische Maßnahmen bekannt.

Diagnostik Serologie und Virusnachweis sind möglich (EIA und PCR).

Therapie Mit Immunglobulinpräparaten kann bei Infektion in der Schwangerschaft einer intrauterinen Infektion des Feten begegnet werden.

Prophylaxe Schwangere sollten den Kontakt mit Erkrankten meiden.

◀ Merke

Dependovirus

Adenovirusassoziierte Viren (AAV)

Bedeutung Die Bedeutung von AAV-Infektionen für den Menschen ist unklar.

Epidemiologie Aufgrund ihrer engen Vergesellschaftung mit Adenoviren werden AAV ebenfalls aerogen übertragen. Etwa 90 % der Erwachsenen sind seropositiv für AAV-spezifische Antikörper.

Pathogenese AAV integrieren genomische DNA als Provirus in das Wirtszellgenom. Zur vollständigen Replikation werden regulatorische Proteine von Adeno- oder Herpesviren benötigt. Da die Infektion im Menschen bisher keiner Erkrankung zugeordnet werden konnte, gibt es keine Vorstellungen über bestimmte Pathomechanismen.

Klinik Klinische Symptomatik bisher unbekannt.

Therapie und Prophylaxe Keine Maßnahmen bekannt.

2.2.4 Adenoviridae

Klassifikation ▶

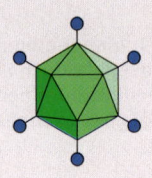

Mastadenoviren

Humane Adenoviren (Serotypen) 1 – 47

Bedeutung Adenoviren sind häufige Verursacher von Erkrankungen, die mit Infektionen des Respirations- und Gastrointestinaltraktes einhergehen.

Epidemiologie Adenovirusinfektionen betreffen meist Kinder und junge Erwachsene. Schwimmbad- und Hospitalinfektionen stellen besondere Anforderungen an die Hygiene.

Pathogenese Adenovirusinfektionen sind zytozidal und verursachen Läsionen in den Schleimhäuten von Augen, Pharynx, Respirations- und Gastrointestinaltrakt.

2.2.4 Adenoviridae

Klassifikation. 🖩 57 und 🖩 58.

🖩 57	Klassifikation der Adenoviridae
▷ Nukleinsäure	Doppelstrang-DNA, linear, 36 – 38 Kbp
▷ Kapsidtyp	Ikosaeder
▷ Virusgröße	70 – 90 nm
▷ Hülle	nackt

🖩 58	Humanmedizinisch wichtige Gattungen der Adenoviridae	
Genus	**Subgenus**	**Serotypen**
▷ Mastadenovirus	A	12, 18, 31
	B	3, 7, 11, 14, 16, 21, 34, 35
	C	1, 2, 5, 6
	D	8, 9, 10, 13, 15, 17, 19, 20, 22 – 30, 32, 33, 36 - 39, 42
	E	4
	F	40, 41

1953 wurde das Adenovirus erstmals aus Tonsillen und Adenoidgewebe (daher der Name) von Rowe isoliert. Mehr als 80 Adenoviren sind derzeit bekannt, von denen 47 für Menschen pathogen sind.

Mastadenoviren

Humane Adenoviren (Serotypen) 1 – 47

Bedeutung. Adenoviren sind Verursacher zahlreicher Erkrankungen verschiedener Organsysteme. Hauptsächlich betroffen sind Augen, Pharynx, Respirationstrakt und Gastrointestinaltrakt

Epidemiologie. Adenovirusinfektionen betreffen meist Kleinkinder, Kinder und Jugendliche. Etwa 5 % aller »Erkältungskrankheiten« bei Kleinkindern unter 5 Jahren dürften durch Adenoviren verursacht sein. Akute respiratorische Infektionen treten oft epidemisch bei jungen Erwachsenen in enger Gemeinschaft auf (Soldaten). Schwimmbad- und Hospitalinfektionen im augenärztlichen Bereich stellen besondere Anforderungen an die Hygiene (ausreichende Chlorung des Schwimmbadwassers, subtile Desinfektion augenärztlicher Instrumente). Einige Serotypen werden bei bestimmten klinischen Manifestationen gehäuft isoliert (z. B. Serotyp 5 beim Pertussissyndrom etc.).

Pathogenese. Adenoviren infizieren bevorzugt die Epithelzellen des Auges, des Pharynx, des Respirations- und des Gastrointestinaltraktes. Die Infektion ist zytozidal, da ADV die zelluläre mRNA und Proteinsynthese der Wirtszelle fast vollständig unterbindet. Als Folge der überwiegend viralen Proteinsynthese zeigen sich imponierende intranukleäre Einschlußkörper, die sich elektronenmikroskopisch als Vorstufen des viralen Nukleokapsids erkennen lassen. Durch den Zelltod kommt es zu Läsionen in den infizierten Schleimhäuten. Eine Virämie mit anschließender Enzephalitis oder Multiorganmanifestation ist nur gelegentlich bei Immunsupprimierten zu beobachten.

Klinik. Jede zweite Adenovireninfektion verläuft subklinisch. Nach einer Inkubationszeit von 5 – 10 Tagen können auftreten:

- **Infektionen der Atemwege:**
  - Tonsillitis
  - Pharyngitis
  - Bronchitis
  - Pneumonie (etwa 10 % aller Pneumonien im Kindesalter)
  - Pertussissyndrom (klinisch vom echten Keuchhusten nicht zu unterscheiden)
  - Pharyngokonjunktivalfieber (kombiniert fiebrige Pharyngitis/Konjunktivitis)
- **Infektionen des Auges:**
  - epidemische Keratokonjunktivitis (Auftreten oftmals im Zusammenhang mit Schwimmbadbesuch)
  - akute hämorrhagische Konjunktivitis
- **Infektionen im Urogenitalbereich:**
  - Zystitis
  - akute hämorrhagische Zystitis (gutartige Makrohämaturie; betroffen sind fast ausschließlich Knaben)
  - Genitalulzera (sexuell übertragbare Infektion)
- **Weitere Infektionen**
  - Säuglingsenteritis (nach Rotavirus ist Adenovirus der zweithäufigste Auslöser)
  - Meningitis

Bei Immunsuppression sind schwere Verläufe von Adenovirusinfektionen beobachtet worden.

Diagnostik. Die Virusanzüchtung in Zellkulturen hat besondere Bedeutung bei Erkrankung der Atemwege und des Auges. Bei Enteritiden lassen sich Adenoviren elektronenmikroskopisch als Erreger nachweisen. Schnelltests, die Adenoviren im Untersuchungsmaterial nachweisen, beruhen auf Agglutinationsreaktionen, RIA und ELISA. Serologische Untersuchungen sind in der Regel nur bei Kindern sinnvoll, da Erwachsene meist kreuzreaktive Antikörper gegen verschiedene Serotypen aufweisen und die Untersuchungsergebnisse meist schwer interpretierbar sind.

Therapie. Eine antibiotische Therapie, vor allem bei Augeninfektionen indiziert, dient der Unterdrückung bakterieller Superinfektionen. Bei gesicherter Diagnose kann am Auge auch der Einsatz von Kortikosteroiden sinnvoll sein.

Prophylaxe. Ausschließlich die schon erwähnten speziellen hygienischen Präventionsmaßnahmen können Adenovirusinfektionen verhindern. Ein in den USA entwickelter Impfstoff, der in Deutschland nicht zugelassen ist, wird wegen der großen Anzahl der Serotypen für breite Bevölkerungskreise keine Bedeutung haben.

2.2.5 Poxviridae

Klassifikation. Poxviren (pox, engl. = Blattern, Pocken) sind die größten Viren, die wir kennen (▤ **59** und ▤ **60**).

Klinik Hauptmanifestationsorte für Adenovirusinfektionen sind:
- die Atemwege mit Tonsillitis, Pharyngitis, Bronchitis, Pneumonie, Pertussissyndrom

- das Auge mit Konjunktivitis und Keratokonjunktivitis

- der Urogenitalbereich mit Zystitis und Genitalulzera

Weiterhin können auftreten:
- Säuglingsenteritis
- Meningitis

Bei Immunsuppression sind schwere Verläufe beobachtet worden.

Diagnostik Der Virusdirektnachweis im Untersuchungsmaterial mit entsprechend markierten Antikörperpräparationen ist die Regel. Die Virusanzucht ist komplizierter, serologische Untersuchungen sind meist schwer interpretierbar.

Therapie Verhinderung von bakteriellen Superinfektionen durch Antibiose ist sinnvoll.

Prophylaxe In Deutschland existiert kein Impfstoff gegen Adenovirusinfektionen. Ein Schutz ist nur durch Hygienemaßnahmen gewährleistet.

2.2.5 Poxviridae

◀ **Klassifikation**

▤ **59**	**Klassifikation der Poxviridae**	
▷	Nukleinsäure	Doppelstrang-DNA, linear, 130 – 375 Kbp
▷	Kapsidtyp	bikonkav oder zylindrisch
▷	Virusgröße	170 – 450 nm
▷	Hülle	ja

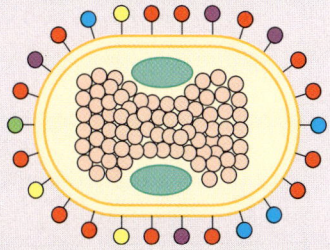

Die Familie Poxviridae zerfällt in die Subfamilien Entomopoxviridae und Chordopoxviridae. Nur in letzterer finden sich humanpathogene Spezies. Aus diesem Grund ist in ⊞ **60** nur von ihr die Rede.

⊞ 60	Humanmedizinisch wichtige Gattungen und Arten der Poxviridae	
Gattung	**Art**	**Primärwirt**
▷ Orthopoxvirus	Variolavirus	Mensch
	Vacciniavirus	Mensch
	Kuhpockenvirus	Kleinnager, evtl. Rind
	Affenpockenvirus	Affen
▷ Parapoxvirus	Melkerknotenvirus	Rind
	Orfvirus	Schafe
▷ ohne Gattung	Tanapockenvirus	wahrscheinlich Affen
	Yaba-Affentumor-Virus	Affen
	Molluscum-contagiosum-Virus	Mensch
	Zheng-Zhang-Virus	ungeklärt

Weiterhin existieren etliche Spezies der Gattungen Ortho-, Para-, Avi-, Capri-, Leporie- und Suipoxvirus, die von veterinärmedizinischer Bedeutung sind.

Orthopoxvirus

Variolavirus

Bedeutung. Das Variolavirus war der **Erreger der menschlichen Pocken** (Blattern). Einziges Erregerreservoir war der pockenkranke Mensch. In Deutschland wurde 1972 zum letzten Mal eine eingeschleppte Pockenerkrankung gemeldet. Im Oktober 1977 erkrankte in Somalia Ali Maow Maalin als letzter Mensch natürlicherweise an Pocken. Das von der WHO 1967 gestartete Ausrottungsprogramm wurde am 8. Mai 1980 für erfolgreich beendet erklärt. Aus historischen, wissenschaftlichen und epidemiologischen Gründen soll im Rahmen dieses Buches dennoch auf die Besprechung des Variolavirus nicht verzichtet werden. Insbesondere die Tatsache, daß 1997 in Zaire eine begrenzte, von Affenpockenvirus verursachte Epidemie im Menschen auftrat, die sich von vorangegangenen Episoden deutlich im Hinblick auf Verbreitung, Ablauf und Übertragung unterschied, gab Anlaß zu Diskussionen, ob Mitglieder der Familie Poxviridae über diesen zoonotischen Weg wieder in die menschliche Population eintreten könnten.

Epidemiologie. Erkrankungen durch Variola major traten weltweit auf. Bis in die 50er Jahre dieses Jahrhunderts wurden in weiten Gebieten Südamerikas, Afrikas und Asiens noch jährlich über 5 Pockenfälle pro 100000 Menschen der WHO gemeldet. Im Gegensatz zu der lange verbreiteten Annahme, Pockenvirus sei ein hochkontagiöses Agens, welches sich bei Eintritt in eine nichtimmune Population explosionsartig ausbreitet, haben sorgfältige epidemiologische Studien gezeigt, daß das Virus eher langsam übertragen wurde. Bis zu 80 Tage konnten in einer kleinen Gruppe von 15 Menschen zwischen erstem und letztem klinischen Fall beobachtet werden. Auch die Übertragungsraten schwankten je nach Zustand des Infizierten und der Kontaktpersonen erheblich. Kam es in bestimmten Gebieten Pakistans bei 96 % der ungeimpften Haushaltskontakte zu klinisch manifesten Übertragungen, konnten auch sehr niedrige Übertragungsraten von nur 4 % beobachtet werden, wenn sowohl infizierte Personen als auch Haushaltsmitglieder geimpft waren. In Westeuropa wiesen die letzten Erkrankungen durch Importinfektionen in den 60er und 70er Jahren eine deutliche saisonale Verteilung mit Häufung in den Monaten Dezember bis Mai auf. Das größte Risiko trugen dabei Beschäftigte im Gesundheitswesen, die mit der Pflege des Infizierten betreut waren. Da das Virus während des sichtbaren Exanthems regelmäßig auch ein Enanthem im Mund- und

Orthopoxvirus

Variolavirus

Bedeutung   Das Variolavirus war der **Erreger der menschlichen Pocken.** Einziges Erregerreservoir war der pockenkranke Mensch. Seit 1980 ist die Welt pockenfrei.

Epidemiologie   Infektionen mit dem Pockenvirus traten weltweit auf. Entgegen früherer Annahmen breitete sich das Virus eher langsam und nicht explosionsartig auf dem aerogenen Weg aus. Die Übertragungsrate schwankte zwischen 96 % bei ungeimpften und 4 % bei immunen Personen. Die Eradikation der Erkrankung gelang durch eine konsequent durchgeführte Impfkampagne.

Rachenbereich ausbildete, waren **Speicheltröpfchen das häufigste Übertragungsmedium**. Daher traten Erkrankungen nach körperlichem Kontakt
mit Infizierten, nach Eindringen von viruskontaminierten Aerosolen in den
Respirationstrakt und durch viruskontaminierte Bettwäsche von Patienten
auf.

Pathogenese. Die Pathogenese der Pockenvirusinfektion konnte nur durch
vergleichende Studien in Tiermodellen verstanden werden. Nach Eintritt
in den Respirationstrakt und möglicherweise wenigen initialen Replikationsrunden in der Mukosa dringt das Virus in das unterliegende Gewebe
vor und wird von Makrophagen in den nächsten regionalen Lymphknoten
transportiert. Hier findet eine intensive Replikation statt, und in einer
ersten virämischen Phase infiziert das Virus Zellen des organresidenten
Makrophagen-/Phagozyten-Systems in Milz, Lymphknoten, Knochenmark,
Leber und Lunge. In diesen 10–12 Tagen der Inkubation ist der Patient
nicht infiziös, doch nach Freisetzung von Viruspartikeln aus sterbenden
Zielzellen siedelt sich das Virus in einer zweiten Virämie in der Haut und
den Schleimhäuten des Oropharynx und der Lunge an. Nach Vasodilata-
tion, Anschwellen der Endothelien und vermehrter perivaskulärer
Ansammlung von Monozyten dringt das Virus in die Epidermis vor. Die
infizierten epidermalen Zellen zeigen ballonartige Veränderungen und
Einschlußkörperchen, und ihre Degeneration führt schließlich zu dem charakteristischen Exanthem, welches von einem Enanthem im Oropharynx
begleitet wird. Zu diesem Zeitpunkt ist der Patient kontagiös.

Klinik. Nach einer Inkubationszeit von 1–2 Wochen kam es zum klassischen Krankheitsbild: Aus völligem Wohlbefinden entwickelte sich ein
schweres Krankheitsgefühl mit Kopf- und Gliederschmerzen, Temperaturanstieg bis 40 °C und katarrhalischen Symptomen. Zwischen dem 6. und
10. Krankheitstag setzte das Eruptionsstadium ein, bei dem eine Exanthem
aufschießt, das sich wie folgt entwickelte: Macula – Papula – Vesicula –
Pustula – Crusta. Im Gegensatz zu den Windpocken zeigten die Effloreszenzen alle das gleiche Stadium (⦿ 110). Mit dem Abfall der Krusten nach
1–3 Wochen begann das Rekonvaleszenzstadium. Ansteckungsgefahr
bestand 2 Tage vor dem Eruptionsstadium bis zum Abfall der infiziösen
Krusten. Als Krankheitsfolgen konnten Narben verbleiben, die sich vor

Pathogenese Nach Eintritt in den
Körper breitete sich das Virus zunächst
in die Makrophagen der lymphatischen
Organe, der Leber und der Lunge aus.
Nach Replikation in diesen Zellen
wurden im Zuge einer weiteren Virämie
Zellen der Haut und der Schleimhäute
von Oropharynx und Lunge befallen. Die
Degeneration der infizierten Zielzellen
äußerte sich schließlich in dem typischen Exanthem und in einem Enanthem der Mundschleimhäute.

Klinik Klassisch ist der Beginn aus
völligem Wohlbefinden mit schwerem
Krankheitsgefühl und dem Aufschießen
eines Exanthems nach dem 6. Krankheitstag (Eruptionsstadium). Typisch ist
das gleiche Stadium der Effloreszenzen
mit der Entwicklung: Macula – Papula –
Vesicula – Pustula – Crusta.
Ansteckungsgefahr besteht 2 Tage vor
dem Eruptionsstadium bis zum Abfall
der Krusten.

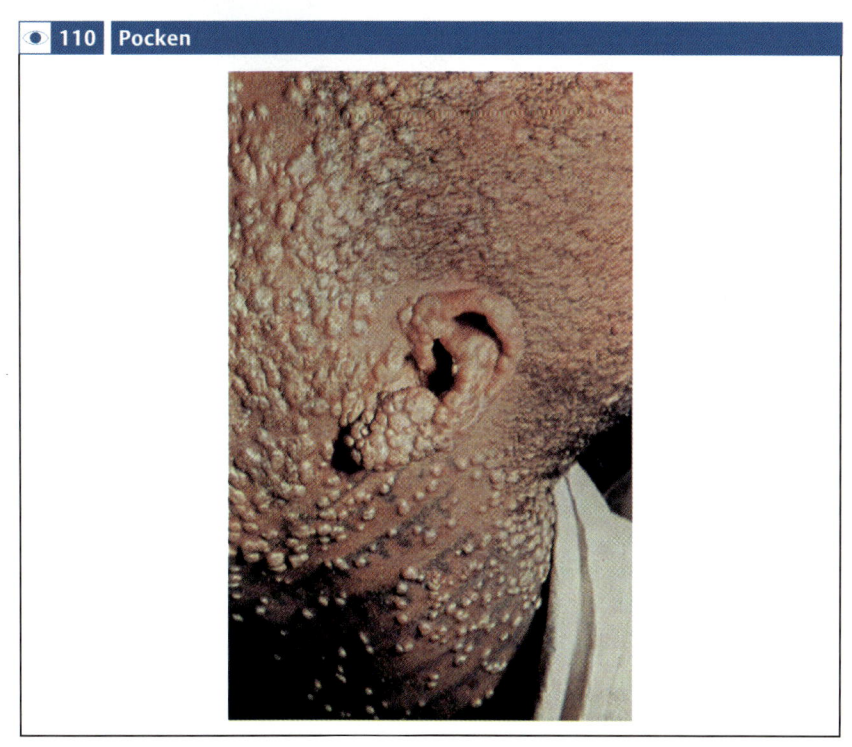

⦿ 110 Pocken

Man unterscheidet drei Verlaufsformen der Pocken:
- Variola major (klassische Form)
- Variolois (infolge bestehender Teil- oder Restimmunität abgeschwächte Form)
- Variola minor (milde Verlaufsform, verursacht durch das Alastrimvirus)

allem im Gesicht manifestierten. Man unterscheidet drei Verlaufsformen der Pocken:

- **Variola major**, klassische Pocken, wie beschrieben
- **Variola mitigata** oder **Variolois**, eine abgeschwächte Form, die infolge von Teil- oder Restimmunität in ca. 5 % der Fälle beobachtet wurde. Die Variolois zeigte ein »buntes Bild« der Effloreszenzen, was zur Folge hatte, daß immer eine Abklärung der Diagnose Windpocken/echte Pocken erfolgen mußte
- **Variola minor** wurde vom **Alastrimvirus**, einer Subspezies des Variolavirus, verursacht. Die Krankheit verlief sehr viel milder und kürzer. Das Exanthem war nur schwach ausgeprägt und die Letalität geringer.

Vacciniavirus

Vacciniavirus

Das Pockenimpfvirus ist für Menschen schwach pathogen. Durch generalisierte Streuung oder Verschleppung von der Impfstelle (Oberarm), z. B. durch Waschen oder Duschen, kam es zu Augeninfektionen, einem **Eczema vaccinatum** (vor allem bei Ekzematikern), einer **Vaccinata generalisata** (vor allem bei Immungeschwächten) oder der gefürchteten **postvakzinalen Enzephalitis**.

1796 führte Edward Jenner die erste Pockenschutzimpfung durch (bereits im Altertum gab es in China, Afrika und der Türkei Versuche, die Pockenerkrankungen durch intrakutane »Immunisierungen« zu verhindern oder abzuschwächen). 1874 wurde die Pockenschutzimpfung in Deutschland Pflicht. Jedes Kind mußte innerhalb der ersten 2 Lebensjahre und im 12. Lebensjahr geimpft werden. Genau 100 Jahre später – 1974 – wurde diese gesetzliche Zwangsimpfung aufgehoben. Die Impfung wurde mit einem Pockenvirus vorgenommen, das seit mehr als 100 Jahren in zahlreichen Kulturpassagen bei Mensch und Tier (besonders der Kuh) gezüchtet worden war und im Laufe der Zeit ein breites Wirkungsspektrum erworben hatte. Es besitzt die grundlegenden Eigenschaften des Variola- und des Kuhpockenvirus. Dieses Impf- oder Vacciniavirus ist für Menschen schwach pathogen. Durch generalisierte Streuung oder Verschleppung von der Impfstelle (Oberarm), z. B. durch Waschen oder Duschen, kam es zu Augeninfektionen, einem **Eczema vaccinatum** (vor allem bei Ekzematikern), einer **Vaccinata generalisata** (vor allem bei Immungeschwächten) oder der gefürchteten **postvakzinalen Enzephalitis**. Letztere war mit einer Letalität von 25 – 50 % behaftet (⊡ **111**).

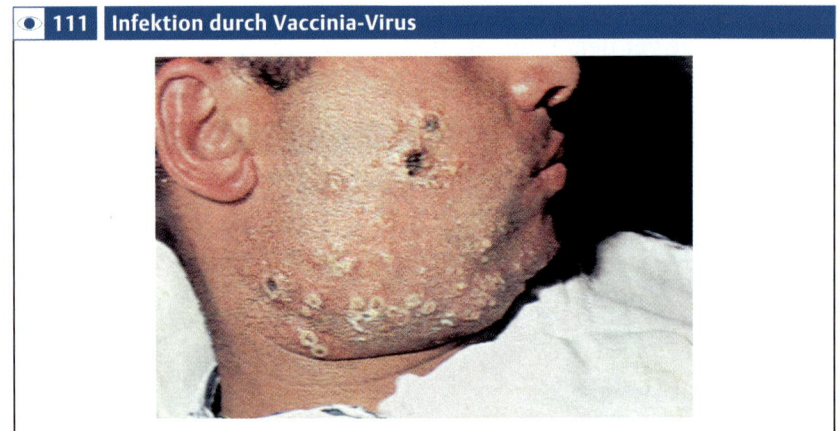

⊡ **111** Infektion durch Vaccinia-Virus

Kuhpockenvirus

Kuhpockenvirus

In jüngster Zeit werden Infektionen des Menschen über Katzen beschrieben. Die möglichen Krankheitsbilder sind dem des Vacciniavirus ähnlich.

Das Kuhpockenvirus ist nicht mit dem Vacciniavirus identisch, wie fälschlicherweise angenommen, obwohl es ähnliche Krankheitsbilder hervorrufen kann. Der primäre Wirt sind nicht Rinder, sondern vielmehr Kleinnager. In jüngster Zeit wurden Infektionen des Menschen durch Katzen beschrieben.

Parapoxvirus
Melkerknotenvirus

Dieses Virus kommt weltweit bei Rindern vor, wo es am Euter oberflächliche Infektionsherde bildet. Durch intensiven Kontakt kann bei Melkern eine Infektion beobachtet werden, die sich als gutartige, 4 – 8 Wochen andauernde Knotenbildung an den Händen manifestiert.

Orfvirus

Das weltweit vorkommende Virus befällt Lippen, Nüstern und Augen von Schafen und Ziegen. Beim Kontakt können beim Menschen ähnliche Symptome wie bei den Melkerknoten entstehen (▣ 112).

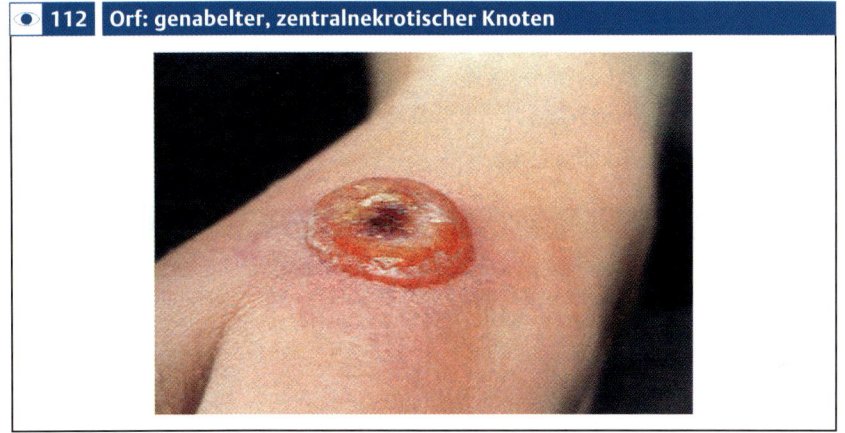

▣ 112 Orf: genabelter, zentralnekrotischer Knoten

Yabapoxvirus
Tanapox- und Yabavirus

Das Tanapoxvirus wurde am Tanafluß (Name!) in Kenia 1957 erstmals beobachtet. Nach Verletzungen durch Affen, vielleicht auch durch Stechmücken sowie durch direkten Kontakt mit erkrankten Menschen, entsteht beim Menschen eine pockenähnliche Symptomatik. Die Erkrankung findet sich in Zentralafrika und Malaysia.

Yabaviren wurden in Nigeria aus asiatischen Rhesusaffen isoliert. Es besteht eine serologische Kreuzantigenität mit Tanapoxviren. Natürliche Infektionen beim Menschen wurden bislang nicht beobachtet.

Molluscipoxvirus
Molluscum-contagiosum-Virus

Der weltweit vorkommende Erreger befällt vor allem Kinder und Jugendliche. Die Übertragung erfolgt direkt oder indirekt, z.B. in Hallenbädern. Nach einer Inkubationszeit von mehreren Wochen (2 – 20) entwickeln sich ca. 0,5 cm große, weißliche, eingedellte Papeln (**Dellwarzen**, ▣ 113), aus denen sich bei Druck eine breiige Masse entleert. Die Effloreszenzen können am ganzen Körper auftreten, Fußsohlen und Handteller bleiben jedoch in der Regel frei. Therapeutisch werden die Papeln mit dem scharfen Löffel entfernt oder eröffnet und mit Silbernitrat oder Jodtinktur verätzt.

Parapoxvirus

Melkerknotenvirus

Verursacht gutartige, reversible Hauttumoren. Übertragung durch Rinder.

Orfvirus

Melkerknotenvirus, jedoch Übertragung durch Schafe und Ziegen.

Yabapoxvirus

Tanapox- und Yabavirus

Von Affen auf den Menschen übertragene Pockenerkrankung, die bislang nur in Zentralafrika und Malaysia beobachtet wurde.

Molluscipoxvirus

Molluscum-contagiosum-Virus

Das Virus verursacht die sogenannten **Dellwarzen** (▣ 113), Papeln, die mit einer breiigen Zellmasse gefüllt sind. Die Übertragung erfolgt direkt oder indirekt (z. B im Hallenbad). Kinder und Jugendliche sind bevorzugt betroffen.

Dellwarzen mit typischen Molluscum-Körperchen in der Kuppel der Papeln.

2.2.6 Hepadnaviridae

Klassifikation. 🗐 **61** und 🗐 **62**.

🗐 61	Klassifikation der Hepadnaviridae
▷ Nukleinsäure	Doppelstrang-DNA, teilweise Einzelstrang, zirkulär durch Basenpaarung an den Enden, 3,2 KbP als kompletter Doppelstrang
▷ Kapsidform	Ikosaeder
▷ Virusgröße	100 – 200 nm
▷ Hülle	ja

🗐 62	Gattungen und Arten der Hepadnaviridae	
Genus		**Art**
▷ Orthohepadnavirus		Hepatitis-B-Virus des Menschen (HBV)
		Hepatitis-B-Virus des Eichhörnchens (GSHV)
		Hepatitis-B-Virus des Waldmurmeltiers (WHV)
▷ Avihepadnavirus		Hepatitis-B-Virus der Enten (DHBV)
		Hepatitis-B-Virus der Reiher (HHBV)

Orthohepadnavirus

Hepatitis-B-Virus (HBV)

Bedeutung. Das Hepatitis-B-Virus verursacht **akute und chronische Hepatitiden** und trägt ursächlich zur Entstehung **hepatozellulärer Karzinome** bei. Mit weltweit etwa 350 Millionen chronisch HBV-infizierter Menschen stellt dieses Virus ein sehr bedeutendes humanpathogenes Agens dar.

Epidemiologie. Der Mensch ist das einzige bekannte Reservoir für HBV. Das Virus ist in Blut, Sperma, Zervixsekret, Tränenflüssigkeit, Speichel und Muttermilch enthalten, wird aber überwiegend **durch Blut, Blutprodukte und bei Sexualverkehr übertragen**. Iatrogene Übertragungen sind überall dort möglich, wo ungenügende Aufbereitung ärztlicher Instrumente oder mangelhaft kontrollierte Blutkonserven zur Verwendung kommen. Auch intravenöser Drogenabusus mit blutkontaminierten Injektionsnadeln trägt zur Verbreitung des Virus bei. Weitere Risikofaktoren sind Homosexualität mit häufig wechselnden Geschlechtspartnern und Prostitution. Während in den Industrienationen die Seropositivität für HBV bei lediglich etwa 5 % liegt, sind in bestimmten Gebieten Asiens und Afrikas bis zu 80 % der Men-

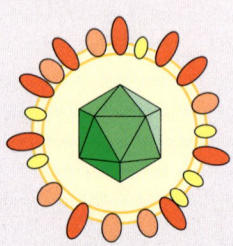

schen seropositiv. Die Infektion erfolgt hier sehr häufig perinatal durch chronisch infizierte Mütter.

Pathogenese. HBV kommt auf dem Blutwege in die Leber. Stärker noch als bei den anderen viral ausgelösten Hepatitiden bestimmt bei der Hepatitis B die antivirale Immunantwort das pathogenetische Geschehen. HBV selbst weist eine sehr geringe Zytopathogenität auf, aber die sehr heftige, durch zytotoxische CD8$^+$-T-Lymphozyten vermittelte Zytolyse infizierter Hepatozyten führt zu starken Gewebsschädigungen. Sicherlich tragen auch die von T-Lymphozyten ausgeschütteten Zytokine wie etwa TNF-α zu den Nekrosen bei. Verschiedene extrahepatische Zellen können offensichtlich ebenfalls durch HBV infiziert werden. So ist das Virus in mononukleären Zellen des Blutes nachweisbar. Von besonderem Interesse ist der Befall des Knochenmarks, da es hierbei zu Störungen der Hämatopoese kommen kann.

Histopathologisch gleicht die HBV-induzierte Hepatitis den durch HAV verursachten Gewebeschädigungen. In der akuten Verlaufsform zeigen sich bei der Hepatitis B jedoch stärkere parenchymale Leberveränderungen und Entzündungsreaktionen als bei der Hepatitis A. Im Gegensatz dazu sind die periportalen Entzündungen bei der Hepatitis A ausgeprägter als bei der Hepatitis B. Die histopathologischen Bilder einer chronischen Hepatitis B werden folgendermaßen eingestuft und kombiniert: (a) minimale bis schwere entzündlich-nekrotische Reaktion mit (b) keiner bis schwerer Fibrose und Zirrhose.

Klinik. Die Inkubationszeit beträgt 6 Wochen bis 6 Monate, inapparente oder subklinische Verläufe sind häufig. Man schätzt ca. 6 inapparente Fälle auf eine manifeste Erkrankung. Dem Ikterus (⬤ 114) geht meist ein Prodromalstadium mit allgemeinem Krankheitsgefühl, Erbrechen und Übelkeit voraus. Die ikterische Phase währt 2 – 4 Wochen, das Genesungsstadium ebenfalls mehrere Wochen.

Pathogenese HBV kommt auf dem Blutwege in die Leber. Das Virus ist nur gering zytopathogen, doch die durch zytotoxische CD8$^+$-T-Lymphozyten vermittelte Zytolyse infizierter Hepatozyten führt zu starken Nekrosen im Leberparenchym. Neben der direkten Zytolyse tragen auch toxische Zytokine wie TNF-α zu den Gewebeschädigungen bei.

Klinik Die Inkubationszeit beträgt 6 Wochen bis 6 Monate, inapparente oder subklinische Verläufe sind häufig. Dem Prodromalstadium folgen klassischerweise eine 2 – 4 Wochen dauernde ikterische Phase (⬤ 114) und eine mehrere Wochen während Genesungsphase.

⬤ 114 | **Ikterus bei Hepatitis B**

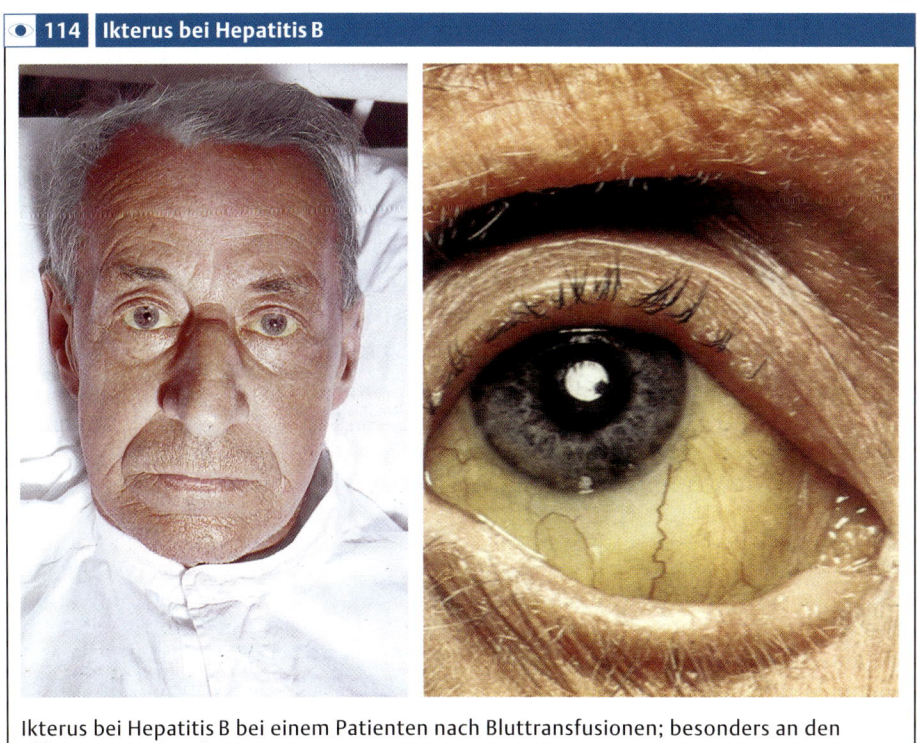

Ikterus bei Hepatitis B bei einem Patienten nach Bluttransfusionen; besonders an den Skleren gut erkennbar.

Bezüglich des Krankheitsverlaufes bestehen die in 🗒 **63** genannten Möglichkeiten.

Kinder von Müttern mit chronischem Trägerstatus oder akuter HBV-Infektion während der Schwangerschaft unterliegen einem hohen Infektionsrisiko bei der Geburt. Fruchtschäden sind bislang nicht beschrieben.

Merke ▶

Diagnostik Eine Virusanzucht gelang nur in Speziallabors. Elektronenoptisch lassen sich HBV darstellen (sog. DANE-Partikel). Mittel der Wahl ist die Serologie (🗒 **64**).

Als Faustregel gilt: je jünger der Patient, desto leichter zwar der Krankheitsverlauf, aber desto höher die Chronifizierungsrate. Perinatale Infektionen verlaufen fast immer subklinisch, führen aber in 80 – 90 % zu einer chronischen Hepatitis B. Bezüglich des Krankheitsverlaufes bestehen die in 🗒 **63** genannten Möglichkeiten.

🗒 **63**	**Mögliche Krankheitsverläufe einer Hepatitis B**

▷ gutartiger Verlauf mit völliger Heilung und Elimination des Virus

▷ bösartiger Verlauf mit hoher Letalität (0,5 – 1 % der Fälle)

▷ chronischer Verlauf (5 – 10 % der Fälle) mit folgenden Möglichkeiten:
- gesunder Virusträger ohne klinische Symptome
- chronisch persistierende Hepatitis mit Virusvermehrung und geringen Leberschäden
- chronisch aggressive Hepatitis mit Virusvermehrung und schweren Leberschäden (Entwicklung einer Leberzirrhose). Auf dem Boden einer chronisch aggressiven Hepatitis kann sich ein primäres Leberkarzinom entwickeln

Hepatitis und Schwangerschaft: Kinder von Müttern mit chronischem Trägerstatus oder mit akuter HBV-Infektion unterliegen einem hohen Infektionsrisiko bei der Geburt. Es können dann beim Kind alle Hepatitis-B-Verlaufsformen auftreten. Fruchtschäden infolge einer mütterlichen Infektion sind bislang nicht beschrieben.

▶ *Merke.* Wegen des hohen Risikos eines hepatozellulären Karzinoms bei chronischer Hepatitis B nach perinataler Übertragung empfiehlt sich die sofortige (innerhalb von 12 Stunden nach der Geburt) kombinierte aktive und passive Impfung aller Neugeborenen von HBs-Antigen-positiven Müttern.

Diagnostik. Eine Virusanzucht ist schwierig und gelang bislang nur in Speziallabors (Anzucht auf transfizierten Hepatomzellen). Elektronenoptisch läßt sich das HBV darstellen und wird dann auch als DANE-Partikel bezeichnet. Mittel der Wahl ist der serologische Nachweis verschiedener Virusantigene und der dagegen gebildeten Antikörper (🗒 **64**).

🗒 **64**	**Hepatitis-B-Nachweis serologisch durch Virusantigene und dagegen gebildete Antikörper**	
Prokaryonten	**Struktur**	**Eukaryonten**
▷ Hepatitis-B-Surface-Antigen		HBsAg (»Australia-Antigen«)
▷ Hepatitis-B-Core-Antigen		HBcAg
▷ Hepatitis-B-e-Antigen		HBeAg
▷ IgM- und IgG-Antikörper dagegen		Anti-HBs, Anti-HBc, Anti-HBe

115 zeigt den zeitlichen Verlauf des Auftretens dieser Hepatitismarker während einer akuten Infektion. ⊞ **65** gibt die Labordiagnose und Interpretation bei HBV-Infektionen wieder.

⊡ **115** zeigt den zeitlichen Verlauf des Auftretens der Hepatitismarker während der akuten Infektion. Siehe auch ⊞ **65** Labordiagnose und Interpretation bei HBV-Infektionen.

⊙ 115	Zeitlicher Verlauf des Auftretens der Hepatitismarker

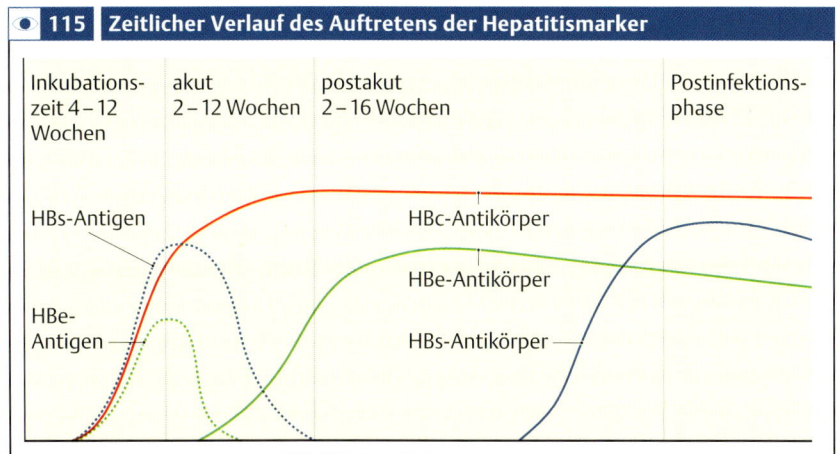

HBs-Ag	HBe-Ag	Anti-HBe	Anti-HBc-IgM	Anti-HBc-IgG	Anti-HBs	Interpretation	Infektiosität (Blut)
pos.	pos.	neg.	(pos.)	pos.	neg.	Inkubationszeit	hoch
pos.	pos.	neg.	pos.	pos.	neg.	Akute Hepatitis B	hoch
neg.	neg.	pos.	(pos.)	pos.	pos.	Rekonvaleszenz	keine
neg.	neg.	neg.	neg.	pos.	(pos.)	Jahre nach Erkrankung	keine
neg.	neg.	neg.	neg.	neg.	pos.	Zustand nach Schutzimpfung	keine
pos.	pos.	neg.	pos.	pos.	neg.	chronisch aktive Hepatitis	hoch
pos.	neg.	pos.	pos.	pos.	neg.	chronisch aktive Hepatitis	gering
pos.	neg.	(pos.)	neg.	pos.	neg.	persistierende Hepatitis	gering
pos.	neg.	neg.	neg.	pos.	neg.	HBs-Ag-Träger	sehr gering

Table title: | 65 | Labordiagnose und Interpretation bei HSV-Infektion |

Zur Überwachung der viralen Beladung und als Hinweis für eine mögliche Infektiosität des Patienten bzw. der Kontamination einer Blutkonserve wird in zunehmendem Maße die PCR eingesetzt. Durch diese sehr empfindliche Methode kann z. B. im Blut einiger HBe-Antigen-negativer Patienten doch noch HBV-DNA und damit ein Infektionsrisiko nachgewiesen werden.

Zur Überwachung der viralen Beladung wird in zunehmendem Maße die PCR eingesetzt

Therapie. Die Behandlung chronischer HBV-Infektionen mit hohen Dosen von Interferon-α ist nur partiell erfolgreich. Nur etwa ein Viertel der Behandelten weist eine deutliche Reduktion der Viruslast auf, die mit einer Serokonversion zu Anti-HBe-Antikörpern einhergeht.

Therapie Die Behandlung chronischer HBV-Infektionen mit hohen Dosen von Interferon-α ist nur in einem Viertel der Patienten erfolgreich.

Prophylaxe. Die strenge Kontrolle von Blutkonserven und Medikamenten, die aus Blutprodukten hergestellt werden, sowie der Gebrauch von Einmalspritzen und -kanülen hat die Rate an iatrogen übertragener Hepatitis B drastisch gesenkt. Subtile Desinfektions- und Sterilisationsmaßnahmen, z. B. im Bereich der Endoskopie, und eine gutfunktionierende Klinik- und Praxishygiene geben zusätzliche Sicherheit. Prinzipiell muß die Devise in Klinik, Praxis und Labor lauten: Jedes Blut, jeder Speichel, aber auch sonstige Körpersekrete sind potentiell infektiös. Der Einmalschutzhandschuh, der nicht steril zu sein braucht, ist deshalb ein unverzichtbares Utensil für jeden, der in medizinischen Bereichen tätig ist. Besteht die Gefahr einer sekrethaltigen Aerosolentwicklung (z. B. zahnärztlicher Bereich), sollte zusätzlich ein Gesichtsschutz getragen werden, um die Atemwege abzuschirmen.

Prophylaxe Die strenge Kontrolle von Blutkonserven und Medikamenten, die aus Blutprodukten hergestellt werden, sowie der Gebrauch von Einmalspritzen und -kanülen hat die Rate an iatrogen übertragener Hepatitis B drastisch gesenkt Sichere Desinfektions- und Sterilisationsmaßnahmen schützen den Patienten, Schutzhandschuhe und evtl. Atemmasken den Behandler.

Aktive Schutzimpfung: Es existiert ein **Totimpfstoff**. Die Immunisierung erfolgt durch 3 Injektionen. Aus der Höhe des Antkörpertiters läßt sich ungefähr abschätzen, wann eine Auffrischimpfung zu erfolgen hat. Ist der Titer sehr niedrig (< 10 IU/l), muß sofort eine 4. Impfung vorgenommen werden. Ansonsten gelten die in ▤ 66a aufgelisteten Empfehlungen.

Aktive Schutzimpfung: Es existiert ein **Totimpfstoff**, bei dem HBsAg verabreicht und eine entsprechende Antiköperbildung initiiert wird. Der Impfstoff, der ursprünglich aus Seren von HBsAg-Trägern gewonnen wurde, wird heute gentechnisch aus Hefezellkulturen hergestellt. Die Immunisierung erfolgt durch 3 Injektionen in den Musculus deltoideus im Abstand von 6 Wochen und 6 Monaten.

4 Wochen nach der letzten Impfung sollte eine serologische Untersuchung durchgeführt werden. Aus der Höhe des Antikörpertiters läßt sich ungefähr abschätzen, wann eine Auffrischimpfung zu erfolgen hat. Ist der Titer sehr niedrig (< 10 IU/l), muß sofort eine vierte Impfung vorgenommen werden. ▤ **66a** gibt Empfehlungen zur Auffrischimpfung in Abhängigkeit vom Antikörpertiter.

▤ 66a **Empfehlung zur Hepatitis-B-Auffrischimpfung**	
Antikörper IU/l	**Auffrischimpfung**
▷ 10–100	nach 3–6 Monaten
▷ 100–1000	nach 12 Monaten
▷ 1000–10000	nach 3,5 Jahren
▷ >10000	nach 7 Jahren

Die Hepatitis-B-Schutzimpfung wird für die in ▤ 66b aufgeführten Personengruppen empfohlen.

Neben dem normalen Erwachsenenimpfstoff gibt es einen Kinderimpfstoff (für Kinder bis 10 Jahre) mit reduzierter Antigendosis und einen Spezialimpfstoff für Dialysepatienten mit erhöhtem Antigenanteil.

Die aktive Schutzimpfung wird von der Ständigen Impfkommission des Robert-Koch-Institus für die in ▤ **66b** aufgeführten Personengruppen empfohlen.

▤ 66b **Personengruppen, für die eine aktive Hepatitis-B-Schutzimpfung empfohlen wird**
▷ HB-gefährdetes medizinisches und zahnmedizinisches Personal; Pflegepersonal in psychiatrischen Einrichtungen und andere Personen mit Infektionsrisiko durch Blutkontakte mit möglicherweise infizierten Personen wie Ersthelfer, Polizisten u. a.
▷ Dialysepatienten, Patienten mit häufiger Übertragung von Blut oder Blutbestandteilen, vor ausgedehnten chirurgischen Eingriffen (z. B. Operationen unter Verwendung der Herz-Lungen-Maschine)
▷ Patienten in psychiatrischen Anstalten oder vergleichbaren Fürsorgeeinrichtungen für Zerebralgeschädigte oder Verhaltensgestörte
▷ Personen mit engem Kontakt mit HBsAg-positiven Personen (z. B. Sexualpartner)
▷ besondere Risikogruppen, wie z. B. Homosexuelle, Drogenabhängige, Prostituierte, länger einsitzende Strafgefangene
▷ Reisende in HB-Endemiegebiete bei engen Kontakten zur einheimischen Bevölkerung (Sextourismus)

Passive Immunisierung: Die simultane Verabreichung von aktivem Impfstoff und HB-Immunglobulinpräparat ist angezeigt bei:
- Infektionsverdacht bei ungeschützten Personen
- Neugeborenen HBsAg-positiver Mütter

Passive Immunisierung: Für die passive Immunisierung stehen spezielle HB-Immunglobulinpräparate (HBIg) zur Verfügung. Diese sollten als Simultanimpfung (zusammen mit der aktiven Immunisierung) bei folgenden Indikationen verabreicht werden:
- ungeschützte Personen, bei Verletzungen mit möglicherweise erregerhaltigen Gegenständen (z. B. Kanülen)
- Neugeborene HBsAg-positiver Mütter (in der Regel simultan mit der aktiven Impfung)

Praktischer Tip ▶

▶ **Praktischer Tip.** Selbstverständlich schützt ein Handschuh nicht vor Stichverletzungen. Deshalb: Niemals die Kunststoffkappe wieder auf die gebrauchte Kanüle stecken, dabei entstehen nachweislich die meisten Stichverletzungen mit kontaminierten Nadeln.

Deltavirus

Hepatitis-D-Virus (HDV)

Bedeutung. HDV ist Auslöser von **akuten und chronischen Hepatitiden**. Zum vollständigen Replikationszyklus werden Strukturproteine des HBV benötigt, daher sind durch HDV verursachte Hepatitiden **stets mit einer HBV-Infektion verbunden**.

Epidemiologie. Hepatitis-D-Virus ist kein komplettes Virus. Dieses subvirale Partikel kann sich nur in Gegenwart eines anderen Hepadnavirus vermehren und ist daher natürlicherweise **immer mit HBV vergesellschaftet**. Der Grund dafür liegt in der Tatsache, daß das Genom von HDV kein eigenes Hüllprotein kodiert und für den kompletten Zusammenbau eines infektiösen HDV-Partikels das s-Antigen des HBV verwendet wird. HDV wird daher in analoger Weise zu HBV übertragen. Die Infektion kann simultan mit beiden Viren erfolgen, sich aber auch als HDV-Superinfektion auf eine bestehende HBV-Infektion aufpropfen. Risikogruppen und geographische Regionen der HDV-Prävalenz decken sich mit denen der HBV-Verteilung. Dennoch gibt es bei HBs-Antigen-positiven Personen eine regional unterschiedliche Häufigkeit der Coinfektion mit HDV. Auffällig ist außerdem, daß HDV-Infektionen in den Hochrisikogruppen für HBV und HIV weniger verbreitet sind, ein Umstand, der gegen die häufige Übertragung durch Geschlechtsverkehr spricht.

Pathogenese. HDV repliziert ausschließlich in der Leber und verursacht die gleichen histopathologischen Schäden wie alle anderen Hepatisviren auch. Entzündliche Nekrosen im Parenchym und/oder im Portalbereich weisen die typischen geschwollenen Hepatozyten auf. Schwere und Ausmaß dieser Veränderungen sind jedoch durch simultane Infektion mit HBV oder Superinfektion bei chronischer Hepatitis B häufig dramatischer als bei anderen viral bedingten Hepatitiden. Je nach Infektionszeitpunkt mit HDV können in bioptischen Proben Anzeichen einer akuten Hepatitis (Simultaninfektion mit HBV), einer akuten und chronischen Hepatitis (Superinfektion bei chronischer HBV-Infektion) oder einer ausschließlich chronischen Hepatitis (persistierende HDV- und HBV-Infektion) gefunden werden. Im Gegensatz zu den anderen Hepatisviren wird die immunpathogenetische Komponente der HDV-Infektion als etwas geringer eingeschätzt.

Klinik. Nach einer Inkubationszeit von 3 – 7 Wochen äußert sich die HDV-Infektion nach einer Phase unspezifischer Symptome wie Müdigkeit und Unwohlsein mit dem typischen Zeichen eines viral induzierten **Ikterus und erhöhten Transaminasen im Blut**. Die Simultaninfektion mit HBV führt häufiger als bei HBV allein zu einem fulminanten Verlauf mit einer deutlich erhöhten Mortalität. Superinfektionen bei bestehender chronischer Hepatitis B enden häufig auch in einer chronischen Hepatitis D, und in mehr als der Hälfte der chronischen HDV- und HBV-Hepatitiden entwickelt sich eine **Leberzirrhose**.

Diagnostik. Mit dem EIA kann die Antikörperantwort des Patienten gegen HDV erfaßt werden. Allerdings lassen sich HDV-spezifische Antikörper ohne Differenzierung der Antikörperisotypen oft erst spät in der akuten Phase der Infektion und mit niedrigem Titer nachweisen. Besser zur Eingrenzung einer akuten HDV-Infektion eignen sich daher der Nachweis von HDV-spezifischen IgM-Antikörpern oder die Detektion des HD-Antigens bzw. der HDV-RNA im Blut.

Therapie. Zur Zeit gibt es keine zufriedenstellende Therapie einer HDV-Infektion. Zwar ist das Virus Interferon-α-sensitiv, doch zeigt die Behandlung chronischer HDV-Infektionen, ähnlich wie bei der Hepatitis B, nur mäßigen Erfolg.

Deltavirus

Hepatitis-D-Virus (HDV)

Bedeutung HDV ist Auslöser von akuten und chronischen Hepatitiden. Die HDV-Hepatitis ist immer mit einer **HBV**-Infektion verbunden.

Epidemiologie HDV wird in analoger Weise zu HBV übertragen, da HDV das s-Hüllprotein des HBV als Baustein verwendet. Die Infektion kann simultan mit beiden Viren erfolgen, sich aber auch als HDV-Superinfektion auf eine bestehende HBV-Infektion aufpropfen.

Pathogenese HDV repliziert ausschließlich in der Leber und verursacht die gleichen histopathologischen Schäden wie andere Hepatisviren auch. Schwere und Ausmaß dieser Veränderungen sind jedoch durch simultane Infektion mit HBV oder Superinfektion bei chronischer Hepatitis B häufig dramatischer als bei anderen viral bedingten Hepatitiden.

Klinik Eine durch HDV verursachte Hepatitis äußert sich mit dem typischen **Ikterus und erhöhten Transaminasen im Blut**. Fulminante Verläufe sind bei Simultaninfektion mit HBV häufiger als bei alleiniger HBV-Infektion. Superinfektionen führen nicht selten zu einer chronischen Hepatitis D mit einer hohen Rate an **Leberzirrhose**.

Diagnostik Mit dem EIA kann die Antikörperantwort des Patienten gegen HDV erfaßt werden. Akute Infektionen sind durch den Nachweis des HD-Antigens oder der viralen RNA im Blut nachzuweisen.

Therapie Zur Zeit gibt es keine wirkungsvolle Therapie einer HDV-Infektion.

Prophylaxe Das Vermeiden einer parenteralen Exposition mit Blut und die Vakzinierung gegen HBV-Infektion sind wirksame prophylaktische Maßnahmen.

2.3 Virusoide, Viroide und Prionen

Erreger, die teilweise oder nicht dem viralen Bauplan entsprechen. Sie sind übertragbar und lösen z. T. schwere Krankheiten aus.

2.3.1 Virusoide und Viroide

Bei diesen Erregern handelt es sich um kleine RNA-Elemente, die zum Teil mit Proteinen komplexiert sind. Sie stellen die kleinsten vermehrungsfähigen Nukleinsäuren dar, benötigen zur Replikation jedoch fremde Polymerasen (virale oder zelluläre). Unter den Virusoiden und Viroiden finden sich viele pflanzenpathogene Arten.

2.3.2 Viroide

Sie stellen die kleinsten vermehrungsfähigen Nukleinsäuren dar. Wie bei den Virusoiden finden sich auch unter den Viroiden wichtige pflanzenpathogene Arten.

Merke ▶

2.3.3 Prionen

Prionen sind sehr wahrscheinlich das auslösende Agens von **transmissiblen spongioformen Enzephalopathien (TSE)** bei Tier und Mensch.
- sie sind sehr klein (10 – 15 nm)
- sie rufen im infizierten Wirt keine Immunantwort hervor
- sie widerstehen allen herkömmlichen Desinfektionsverfahren

Prophylaxe. Präventionsstrategien, die eine Exposition mit kontaminiertem Blut oder Blutprodukten vermeiden, und die Vakzinierung gegen Hepatitis-B-Virus werden auch die HDV-Infektion weiter zurückdrängen.

2.3 Virusoide, Viroide und Prionen

Neben den bisher besprochenen konventionellen Viren gibt es noch eine Reihe von Erregern, die nur teilweise oder gar nicht dem typischen Bauplan eines Virus entsprechen. Da sie jedoch ebenfalls übertragbar sind, ähnliche Strukturelemente wie ein Virus aufweisen und zum Teil schwerwiegende Krankheiten auslösen können, sollen sie im Rahmen dieses Buches kurz besprochen werden.

2.3.1 Virusoide

Virusoide sind kleine, zirkuläre RNA-Elemente, die mit ein oder zwei Proteinen komplexiert sind. Diese Proteine werden nicht von der eigenen Nukleinsäure kodiert, sondern stammen von einem Helfervirus. Die RNA wird vollständig im Zytoplasma entweder von zellulären Polymerasen oder Polymerasen eines Helfervirus vermehrt. Im Gegensatz zu tierischen Zellen kommen Virusoide sehr häufig in Pflanzenzellen vor und stellen bedeutende Pflanzenpathogene dar.

2.3.2 Viroide

Viroide sind kovalent geschlossene zirkuläre RNA-Moleküle, die mit keinem Protein komplexiert sind. Ihre Vermehrung wird von zellulären Polymerasen im Zellkern durchgeführt. Sie stellen die kleinsten vermehrungsfähigen Nukleinsäuren dar, und man geht heute davon aus, daß sie sich aus zellulären RNA-Molekülen entwickelt haben, die sich ein »origin of replication« (Startpunkt der Nukleinsäurereplikation) angeeignet haben. Wie bei den Virusoiden finden sich auch unter den Viroiden wichtige pflanzenpathogene Arten.

> ▶ **Merke.** Obwohl im strengen Sinne das Hepatitis-D-Virus (siehe S. 233) weder die Definition eines Virusoids noch die eines Viroids erfüllt, zeigt es eindeutige Ähnlichkeiten mit diesen kleinsten replikationsfähigen RNA-Molekülen. HDV besitzt ein einzelsträngiges RNA-Genom, das mit zwei Proteinen komplexiert ist, die im Gegensatz zu einem wirklichen Virusoid in der eigenen RNA kodieren. Die Replikation seiner RNA ist wie bei einem Viroid nicht von einem Helfervirus, sondern von zellulären Polymerasen abhängig. Um sich zu einem infektiösen Partikel zu entwickeln, benötigt HDV außerdem beim Abknospen aus den infizierten Zellen das Hüllprotein des Hepatitis-B-Virus (HBs-Antigen). Nur in dieser Form kann HDV unter Nutzung des zellulären Rezeptors für HBV in neue Wirtszellen eindringen. HDV-Infektionen kommen daher **nur in Kombination mit HBV** vor. Daher kann HDV am besten als Satellitenvirus des HBV umschrieben werden.

2.3.3 Prionen

Im Menschen und etwas häufiger im Tier sind **übertragbare spongioforme Enzephalopathien (transmissible spongioform encephalopathy = TSE)** beschrieben, deren Erreger bis heute kontrovers diskutiert werden. Sie weisen für übertragbare Agenzien folgende einzigartige Eigenschaften auf:
- sie sind sehr klein (10 – 15 nm)
- sie rufen im infizierten Wirt keine Immunantwort hervor
- sie widerstehen allen herkömmlichen Desinfektionsverfahren

- sie sind extrem widerstandsfähig gegenüber Hitze, UV- und γ-Bestrahlung
- bis heute konnte ihnen weder eine Nukleinsäure noch ein ihnen originäres Protein zugeordnet werden.

Insbesondere der letzte Punkt hat dazu geführt, daß heute die **Hypothese von den Prionen** (proteinaceous infectious particles) als Verursacher von TSE verbreitet akzeptiert ist. Dennoch muß betont werden, daß hierüber kein generelles Einverständnis besteht und die Existenz einer dem infektiösen Agens zugehörigen Nukleinsäure zur Zeit sehr kontrovers diskutiert wird.

Die Prionhypothese geht davon aus, daß die irreversible strukturelle Veränderung eines normalen zellulären Proteins (Prionprotein = PrP^c) dieses Protein in die Lage versetzt, die Umlagerung von »gesundem« PrP in pathologisch verändertes = PrP^sc zu katalysieren. Da PrP^sc resistent gegen Abbau durch Proteinasen ist und nicht mehr normal verstoffwechselt werden kann, wird es im Nervensystem in Form fibrillärer Ablagerungen sichtbar. In Konsequenz führt dieser Prozeß zu einer **Degeneration von Nervenzellen**, die im Gewebe durch schwammartige Veränderungen auffällig wird und regelmäßig in wenigen Monaten zum Tod des befallenen Organismus führt. Klinisch äußert sich das Bild dieser **Enzephalopathie** in psychischen Auffälligkeiten, die in eine rasch progrediente Demenz übergehen, Ataxien und klonischen Muskelzuckungen.

TSE bei Schafen. Bei Schafen ist die Klinik einer TSE schon seit 200 Jahren »Scrapie« beschrieben, da sich diese Tiere in der klinisch overten Phase sehr intensiv an den Pfosten ihrer Zäune rieben und abstützten, möglicherweise als Ausdruck ihrer Ataxien. Bei Inokulation von Nervenzellgewebe bzw. gereinigtem PrP^sc aus Scrapieschafen kann die Erkrankung auf andere Schafe, aber auch über die Speziesgrenze hinweg auf Ziegen, Hamster und Mäuse übertragen werden. Außerdem wurde sie durch Verfütterung von kontaminiertem Fleisch auf Hauskatzen und verschiedene Zootiere (Großkatzen, Huftiere u.a.) übertragen. In Mäusen wurde schließlich die unzweifelhafte Beteiligung des PrP an der Erkrankung nachgewiesen. Sogenannte »Knockout«-Mäuse, bei denen das PrP molekularbiologisch zerstört wurde, können weder mit PrP^sc infiziert werden, noch produzieren sie selbst infektiöses PrP^sc. Transgene Mäuse, denen das PrP-Gen des Hamsters eingepflanzt wurde, können, im Gegensatz zu solchen Tieren, die ihr eigenes PrP exprimieren, durch infiziertes Hamstergewebe erkranken.

TSE beim Menschen. Auch bei einer menschlichen TSE, der Creutzfeldt-Jakob-Krankheit (CJK), ist aus dem Nervengewebe ein kontagiöses Agens zu isolieren, welches die typische Erkrankung auf andere Lebewesen übertragen kann. Dies funktioniert besonders gut, wenn der Empfänger eine transgene Maus ist, der das menschliche PrP-Gen implantiert wurde. Die CJK wurde erstmals 1920 von den Neurologen Creutzfeldt und Jakob beschrieben. Spätere epidemiologische Untersuchungen haben ergeben, daß es sich um eine seltene Erkrankung handelt (0,5 – 1 Fall pro 1 Mio. Einwohner). Es werden spontane und familiär bedingte Fälle unterschieden. Die letzteren werden autosomal dominant vererbt. Analysen des PrP-Gens haben in solchen Fällen stets Mutationen oder Insertionen gezeigt. Auch diese vererbten Erkrankungen führen zu einem PrP, welches kontagiös ist. Eine einfache Übertragung von Mensch zu Mensch scheint es bei der CJK nicht zu geben, doch haben iatrogene Inokulationen die prinzipielle Übertragbarkeit des Erregers unter Menschen aufgezeigt. Sowohl bei Hornhaut- und Duratransplantationen als auch bei Nutzung kontaminierter Elektroden für stereotaktische Eingriffe wurde CJK schon übertragen.

Eine weitere Form der menschlichen TSE wurde unter dem Begriff »Kuru« bekannt. Hierbei handelt es sich um die orale Übertragung des Erregers durch Kannibalismus, wie er in Neuguinea üblich war. Ausgangspunkt war vermutlich ein sporadisch aufgetretener Fall von CJK. Da aus rituellen Gründen das Gehirn von Verstorbenen von den Frauen bestimmter Stämme Neuguineas verzehrt wurde, kam es zu eine Häufung von CJK-

Fällen unter den weiblichen Mitgliedern der betroffenen Familien. Nachdem der Übertragungsweg identifiziert und der Kannibalismus unterbunden werden konnte, ist Kuru unter Kontrolle.

TSE bei Rindern. Die insbesondere unter britischen Rindern aufgetretene und immer noch präsente **»bovine spongioform encephalopathy« (BSE)** ist das Resultat einer ungenügenden Inaktivierung des Scrapie-Erregers in Schafkadavern, die in Britannien in großem Ausmaß zu Fleischmehl verarbeitet und zur Rindermast eingesetzt wurden. Die befallenen Tiere zeigen das typische klinische Bild einer TSE mit Ataxien und verändertem Verhalten. Histopathologisch finden sich post mortem die typischen Ablagerungen des PrP^{sc}. Mit Hilfe des Western Blots kann das pathologische Protein in Hirnmaterial gefunden werden. Der Höhepunkt der Epidemie lag 1992/93; durch das erlassene Verfütterungsverbot von Tiermehl sinken die Fallzahlen stetig ab. Der Erreger der BSE fiel vor allen Dingen durch seine Fähigkeit auf, die Speziesbarriere relativ leicht zu überwinden.

Zusammenhänge zwischen tierischen und menschlichen TSE-Formen

Die Möglichkeit des TSE-Erregers, auf oralem Weg die Speziesgrenzen zu überwinden, hat zur berechtigten Sorge um seine Übertragbarkeit auf den Menschen durch Nahrungsaufnahme geführt.

Scrapie und CJK. Aufgrund der geringen Zahl der sporadisch auftretenden Fälle von CJK ist die direkte Übertragung durch Verzehr von mit Scrapie kontaminiertem Schaffleisch sehr unwahrscheinlich. Dennoch gibt es Verdachtsmomente, die nicht unberücksichtigt bleiben können. Eine bestimmte familiär bedingte Form der CJK, die sich durch eine Mutation im Codon 200 des PrP auszeichnet, tritt in bestimmten Bevölkerungsgruppen überdurchschnittlich häufig auf, wenn zu den Lebensgewohnheiten ein hoher Konsum von Schaffleisch gehört (sephardische Juden in Libyen). Möglicherweise zeigt sich hier eine genetische Prädisposition, die dem Erreger die pathologische Umformung des PrP erleichtert.

BSE und CJK. Nachdem die BSE als potentielle Gefahrenquelle für den Menschen in das Zentrum des öffentlichen Interesses gerückt war, kam es in ganz Europa zur Intensivierung von Forschungs- und Überwachungsarbeiten auf dem Gebiet der TSE. Im März 1996 wurden in Großbritannien mehrere Fälle einer **unüblichen Verlaufsform der CJK** beschrieben. Auffällig war vor allen Dingen das sehr jugendliche Alter der Patienten, es lag mit einem Mittel von 28 Jahren deutlich unter dem der typischen CJK-Fälle (65 Jahre). Auch das klinische Bild war deutlich verschieden: ein protrahierter Verlauf (bis zu 2 Jahre), später Auftritt der Demenz und histopathologisch das typische Bild einer »Kuru«-TSE. Schließlich konnte im Western Blot gezeigt werden, daß das Proteinmuster des »neuen« CJK-Erregers sich von dem der klassischen CJK unterscheidet und mit dem Profil von BSE in Affen, Rind und Katze identisch ist. **Diese Befunde machen die Übertragbarkeit des BSE-Erregers auf den Menschen wahrscheinlich.**

Diagnose einer TSE

Bisher kann die Diagnose einer TSE intra vitam nur bei Auftreten der typischen klinischen Symptome gestellt werden. Stützenden Charakter hat beim Menschen der Nachweis von zwei Proteinen im Liquor cerebrospinalis, der **neuronspezifischen Enolase und des p130**. Nur beim Schaf konnte PrP^{sc} bisher in den Tonsillen auch in der klinischen Latenzphase entdeckt werden. Post mortem ist der Nachweis des PrP^{sc} mit Hilfe immunchemischer Methoden in Hirnmaterial möglich und gilt als pathognomonisch.

TSE bei Rindern   Die insbesondere unter britischen Rindern aufgetretene und immer noch präsente **»bovine spongioform encephalophathy« (BSE)** ist das Resultat einer ungenügenden Inaktivierung des Scrapie-Erregers in Schafkadavern, die in Britannien in großem Ausmaß zu Fleischmehl verarbeitet und zur Rindermast eingesetzt wurden. Der Erreger der BSE fiel vor allen Dingen durch seine Fähigkeit auf, die Speziesbarriere relativ leicht zu überwinden.

Zusammenhänge zwischen tierischen und menschlichen TSE-Formen

Die Möglichkeit des TSE-Erregers, auf oralem Weg die Speziesgrenzen zu überwinden, hat zur berechtigten Sorge um seine Übertragbarkeit auf den Menschen durch Nahrungsaufnahme geführt.

Scrapie und CJK   Die direkte Übertragung durch den Verzehr von mit Scrapie kontaminiertem Schaffleisch ist sehr unwahrscheinlich.

BSE und CJK   Die Isolierung und Charakterisierung von PrP aus dem Gehirn **unüblicher CJK-Fälle** haben 1996 gezeigt, daß diese Erreger eher dem in Affen und Katzen übertragbaren BSE-Erreger ähnelt als dem klassischen CJK-Erreger. **Diese Befunde machen die Übertragbarkeit des BSE-Erregers auf den Menschen wahrscheinlich.**

Diagnose einer TSE

Die Diagnose TSE kann intra vitam nur bei Auftreten der typischen klinischen Symptome gestellt werden. Stützenden Charakter hat beim Menschen der Nachweis von zwei Proteinen im Liquor cerebrospinalis, der **neuronspezifischen Enolase und des p130**.

Bakteriologie

1 Allgemeine Bakteriologie

1.1 Struktur und Funktion der Bakterienzelle

Bakterien haben einen zellulären Aufbau (□ 116). Im Vergleich zu den Zellen höherer Lebewesen sind Bakterienzellen jedoch einfacher strukturiert.

1 Allgemeine Bakteriologie

1.1 Struktur und Funktion der Bakterienzelle

Bakterien haben einen zellulären Aufbau (□ 116).

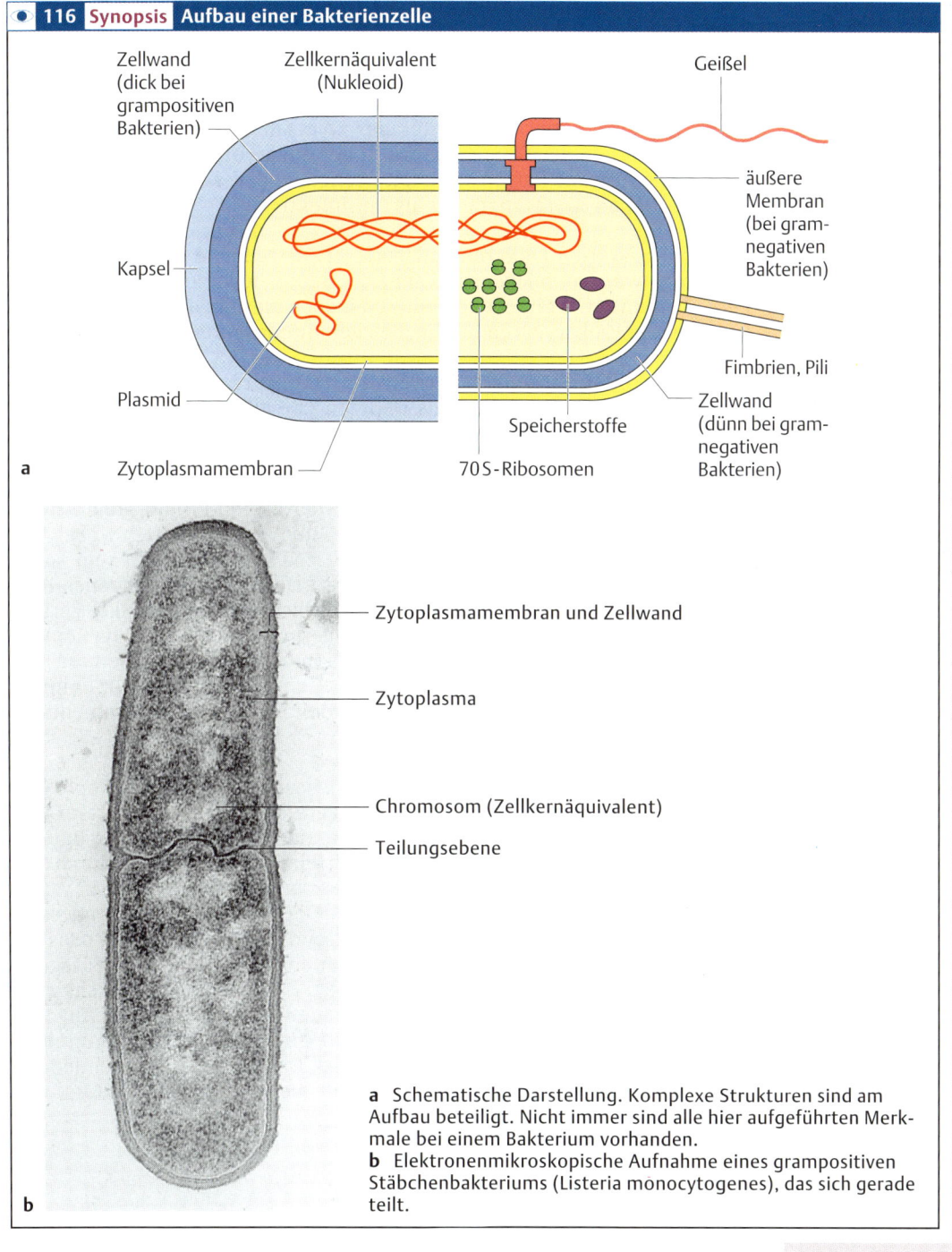

□ 116 Synopsis Aufbau einer Bakterienzelle

a Schematische Darstellung. Komplexe Strukturen sind am Aufbau beteiligt. Nicht immer sind alle hier aufgeführten Merkmale bei einem Bakterium vorhanden.
b Elektronenmikroskopische Aufnahme eines grampositiven Stäbchenbakteriums (Listeria monocytogenes), das sich gerade teilt.

1.1.1 Genetische Struktur und Organisation

Nukleoid (Kernäquivalent)

Bakterien besitzen ein **einziges, ringförmiges Chromosom**. Die DNA enthält etwa 10^6 Basenpaare, d. h. ca. 1000 Gene. Im Gegensatz zu den menschlichen Genen sind Bakteriengene in der Regel **singulär**, d. h., bei einem Ausfall kann der Mangel nicht kompensiert werden.

Das bakterielle Chromosom ist nicht geschützt durch Histone oder durch eine Kernmembran, daher bezeichnet man Bakterien als **Prokaryonten**.

Bakterien nutzen z. T. andere Codons als Eukaryonten.

Auf der Bakterien-DNA gibt es keine Introns, sondern nur Exons. Der überwiegende Teil des Genoms ist in **Funktionseinheiten**, sog. **Operons**, gegliedert. Sie enthalten Regulator- und Strukturgene.

Außer für ribosomale RNA liegt jede genetische Information nur ein einziges Mal vor. Eine **Mutation** in diesem Gen hat also immer eine phänotypische Konsequenz, da dieser Defekt nicht vom Allel kompensiert werden kann.

1.1.1 Genetische Struktur und Organisation

Nukleoid (Kernäquivalent)

Bei Bakterien ist die gesamte genetische Information auf einem **einzigen, ringförmigen Chromosom** in Form von doppelsträngiger DNA gespeichert. Die Kette ist relativ kurz, nämlich nur etwa 1 mm mit etwa 10^6 Basenpaaren; dies entspricht ca. 1000 Genen. Im Vergleich dazu ist das menschliche Genom etwa 1 m lang und enthält 6×10^9 Basenpaare mit etwa 100000 – 150000 Genen. Während in dem großen menschlichen Genom einige Gene mehrfach (redundant) vorkommen, sind die bakteriellen Gene – bis auf Ausnahmen – **singulär**, das heißt, bei Ausfall eines Gens kann dieser Mangel nicht kompensiert werden.

Die bakterielle DNA liegt fast nackt, ohne Schutz von Histonen und ohne eine Kernmembran im Zytoplasma. Da also bei Bakterien nur ein Kernäquivalent und kein richtiger Zellkern existiert, bezeichnet man diese primitiven Lebewesen als **Prokaryonten**. Die DNA wäre in gestreckter Form erheblich zu lang für die kleine Bakterienzelle und muß somit kompakt verknäuelt werden. Diese energetisch ungünstige Maßnahme gelingt nur durch die enzymatische Aktivität der Gyrasen, wobei die bakteriellen Enzyme sich von der Topoisomerase II der eukaryotischen Zelle, die dort die gleiche Aufgabe hat, so stark unterscheidet, daß sie selektiv gehemmt werden können (Gyrasehemmer als Antiinfektiva).

Auch bei Bakterien kodieren Nukleotid-Tripletts für je eine Aminosäure, allerdings werden gelegentlich andere Codons bevorzugt verwendet als bei Eukaryonten. Weitgehend kodieren jedoch dieselben Codons bei Eukaryonten und Prokaryonten für die gleichen Aminosäuren.

Der Vorgang der Ablesung ist anders als bei eukaryoten Zellen: Während menschliche Zellen viele Introns besitzen, die eigentlich keine nutzbare genetische Information enthalten und nur die eigentlichen informationsenthaltenden Abschnitte (Exons) trennen, fehlen diese bei Bakterien. Ein Splicing der mRNA entfällt demnach. Typisch ist die Aufteilung von ca. 75 % des Genoms in **Funktionseinheiten**, d. h. **Operons** mit Promotorbereichen, Repressorsequenzen, Operatorabschnitte und Strukturgene, wobei ein Promotor auch gleichzeitig für mehrere Gene verantwortlich sein kann, so daß also eine polycistronische Ablesung erfolgt. Die entstandenen Proteine müssen später z. T. noch in die eigentlich aktiven Produkte zerlegt werden. Die Promotoraktivität wird gesteuert durch Einflüsse von Repressor- bzw. Operatoraktivitäten, die wiederum von außen (Temperatur, pH, Ionenstärke, Substratkonzentrationen) in Gang gesetzt werden. Genprodukte, z. B. Enzyme, können also durch Induktion oder Repression entstehen.

Die Gene, die für ribosomale RNA kodieren, liegen in mehrfacher Kopie vor, weil diese Information oft und rasch abgerufen wird. Die meisten Gene sind jedoch nur in einer Kopie vorhanden. Eine **Mutation** führt damit zu einem durchschlagenden Effekt, da eben eine Kompensation durch ein Allel von einem diploiden Chromosomensatz nicht möglich ist. Wenn allerdings nur auf einem Strang der DNA-Doppelhelix eine Veränderung des Leserasters auftritt, z. B. durch Adduktbildung zwischen zwei benachbarten Nukleotiden – ausgelöst durch Strahlung oder chemische Mutagene –, wird diese Störung sehr genau registriert. Das SOS-Repair-System wird aktiviert, das den Defekt weit im Gesunden herausschneidet. An dem erhaltenen komplementären Strang wird eine komplette Restauration erreicht und die Lücke wieder geschlossen. Dabei schleichen sich jedoch Webfehler ein, also ein »error prone repair mechanism«, so daß Mutationen zurückbleiben.

Zusätzlich zu den originären Genen können noch fremde Gene in das Chromosom inkorporiert werden:

- Ein **Transposon**, ein sog. springendes Gen, besitzt flankierende Nukleotidsequenzen, welche für die Integration ins Genom sorgen. Auf solchen Genabschnitten können z.B. Antibiotikaresistenzen kodiert sein. Wenn sich ein Transposon unvorhergesehenerweise mitten in ein chromosomales Gen inseriert, führt das zu einer Mutation.
- **Bakteriophagen** sind Viren, die sich speziell an eine Bakterienart oder sogar speziell an eine bestimmte Gruppe innerhalb einer Art adaptiert haben. Sie können nach Penetration an einer definierten Stelle im Genom ihre DNA in das Chromosom integrieren und als **Prophagen** (temperente Phagen) persistieren. Neben den eigentlichen viralen Gensequenzen können auch zusätzliche Gene auf dem Bakteriophagengenom lokalisiert sein. Bei Staphylococcus aureus kann so ein Fibrinolysin, bei Corynebacterium diphtheriae das Diphtherietoxin und bei Streptococcus pyogenes das erythrogene Toxin, d.h. das Scharlachtoxin, gebildet werden.

Durch **Transduktion** können solche Phagen von einem Donor auf empfindliche Bakterienzellen (Rezeptor) übertragen werden. Man kann heute durch genetische Manipulation in die Bakteriophagen-DNA gezielt neue Gensequenzen integrieren und diese Information mit Hilfe dieses Vehikels transferieren (■ 117).

Unter bestimmten Umweltbedingungen kann diese Phagen-DNA wieder mobilisiert werden, die Bakterienzelle produziert neue Bakteriophagen, oft zum Schaden des Bakteriums, welches dadurch lysiert werden kann.

Zusätzlich zu den originären Genen können fremde Gene inkorporiert werden:

- **Transposons:** springende Gene, die sich ins Chromosom integrieren. Sie tragen oft Resistenzmerkmale.

- **Bakteriophagen,** die Viren der Bakterien, können ihre DNA in das Bakteriengenom integrieren. Sie tragen oft Informationen für Toxine.

Durch **Transduktion** lassen sich gezielt DNA-Sequenzen mit Hilfe von Phagen von einem Donor-Bakterium auf eine Rezeptorzelle übertragen (■ 117).

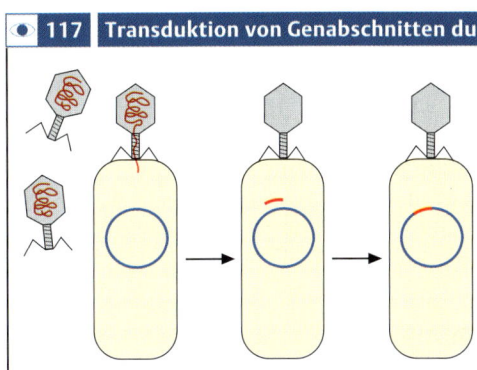

● 117 | Transduktion von Genabschnitten durch Bakteriophagen

Die Bakteriophagen (Viren) binden mittels Liganden an hochspezifische Rezeptoren auf der Oberfläche von Bakterien. Danach kommt es zu einer Injektion der viralen DNA in die Bakterienzelle. Entweder es kommt zu einer massiven Vermehrung der Viren, so daß die Wirtszelle dadurch zerstört wird (lytischer Phage) oder die virale DNA integriert sich in das bakterielle Chromosom und verbleibt zunächst in Ruhe (temperenter Phage), wenn nicht durch besondere Reize eine Replikation der Viren induziert wird. Auf diese Art erwirbt ein Bakterium zusätzliche genetische Information.

Plasmide (extrachromosomale Gene)

Die Mehrzahl der Bakterien enthält zusätzlich zur chromosomalen DNA auch noch extrachromosomale Erbmaterialien, nämlich Plasmide. Manchmal kommen gleich von einem Plasmid mehrere Kopien vor, aber manchmal können auch mehrere Plasmide unterschiedlicher Größe und Art nebeneinander auftreten. Die Expression der genetischen Information auf der Plasmid-DNA unterliegt nur bedingt der Regulation durch chromosomale Steuerung. Durch **Konjugation**, bei der sich zwei Bakterienzellen aneinander lagern, kann Plasmid-DNA übertragen werden. Somit besteht die Möglichkeit, daß Plasmide sich ausbreiten, und das entweder nur innerhalb sämtlicher Bakterienzellen einer Art oder aber sogar über Speziesgrenzen hinaus. Wenn auf solchen Plasmiden die genetische Information für **Virulenzfaktoren** (Toxine, Fimbrien) oder für **Antibiotikaresistenzen** vorhanden sind, so können sich solche Eigenschaften ausbreiten. Wenn in einem Patienten anfangs nur eine Bakterienart eine plasmidkodierte Antibiotikaresistenz besitzt, so können im Verlauf einer Therapie mit diesem Antibiotikum nach und nach viele Bakterien resistent werden. In einer Klinik, in der ein bestimmtes Antibiotikum häufig eingesetzt wird, kann sich ein Plasmid, das eine Resistenz dagegen vermittelt, schnell ausbreiten, da alle Keime, die dieses Plasmid tragen, einen Selektionsvorteil haben. **Hospitalkeime** besitzen oft solche plasmidkodierten Eigenschaf-

Plasmide (extrachromosomale Gene)

Plasmide sind ringförmige, extrachromosomale DNA-Ketten, deren genetische Information weitgehend unabhängig vom Chromosom exprimiert wird. Durch **Konjugation** können sie auf andere Bakterien übertragen werden. Sie tragen oft Gene für **Virulenz** oder **Antibiotikaresistenzen**.

Hospitalkeime besitzen oft solche plasmidkodierten Eigenschaften. Dort, wo ein Antibiotikum häufig in falscher Indikation bzw. in falscher Dosierung eingesetzt wird, treten resistente Stämme gehäuft auf.

Definitionen ▶

ten. Dort, wo ein Antibiotikum häufig in falscher Indikation bzw. in falscher Dosierung eingesetzt wird, treten resistente Stämme gehäuft auf.

> ▶ *Definitionen*. Gentransfer von einem Bakterium auf ein anderes kann erfolgen durch:
> - **Transformation:** künstliches Verfahren, bei dem gereinigte »nackte« DNA mit Hilfe von physikalischen oder chemischen Prozessen durch die Zellwand in die Bakterienzelle übertragen wird
> - **Transduktion:** Übertragung von genetischem Material mit Hilfe von Bakteriophagen
> - **Konjugation:** Nach Annäherung zweier Bakterien und Zell-zu-Zell-Kontakt wird DNA in Form von Plasmiden oder Transposons von einer Donorzelle auf eine Rezeptorzelle übertragen.

1.1.2 Zytoplasma – Proteinsyntheseapparat

Bakterien haben **70S** (Svedberg-Einheiten) große **Ribosomen**, die aus einer 30S- und einer 50S-Untereinheit bestehen (▪ **118**). Da sie sich hinsichtlich ihres Proteinaufbaus von den 80S-Ribosomen der Eukaryonten unterscheiden, bieten sie für bestimmte Antibiotika einen selektiven Angriffspunkt (Makrolide, Clindamycin, Streptogramine, Chloramphenicol, Tetrazykline, Aminoglykoside).

1.1.2 Zytoplasma – Proteinsyntheseapparat

Das Zytoplasma einer Bakterienzelle enthält eine große Anzahl in Wasser gelöster nieder- und hochmolekularer Stoffe, RNA und etwa 20 000 Ribosomen, die für die Eiweiß- und Enzymproduktion verantwortlich sind.

Die **Ribosomen** von eu- bzw. prokaryotischen Zellen unterscheiden sich deutlich. Im Vergleich zu den 80S (Svedberg-Einheiten) großen Ribosomen der menschlichen Zellen, sind die bakteriellen Ribosomen kleiner, nämlich nur **70S**. Auch die beiden Untereinheiten (30S und 50S) besitzen eine andere ribosomale RNA-Struktur und einen anderen Proteinaufbau (▪ **118**). Darauf basiert die selektive Wirkung einiger Antibiotika, die die Funktion bestimmter ribosomaler Proteine hemmen, ohne jedoch die Proteinsynthese des Wirtes zu stören. Makrolide, Clindamycin und Chloramphenicol greifen beispielsweise an der 50S-Untereinheit an. Dabei können sie sich gegenseitig behindern, so daß ihre Wirkung nicht additiv bzw. synergistisch ist. Eine Besonderheit stellen die Streptogramine dar, wo einzelne Partner nebeneinander an unterschiedlichen Insertionsstellen am 50S-Ribosom ansetzen und somit einen synergistischen Effekt ausüben. Tetrazykline und Aminoglykoside finden ihr Target an der 30S-Untereinheit und konkurrieren also nicht mit den übrigen Antibiotika, dafür aber wirken sie untereinander antagonistisch.

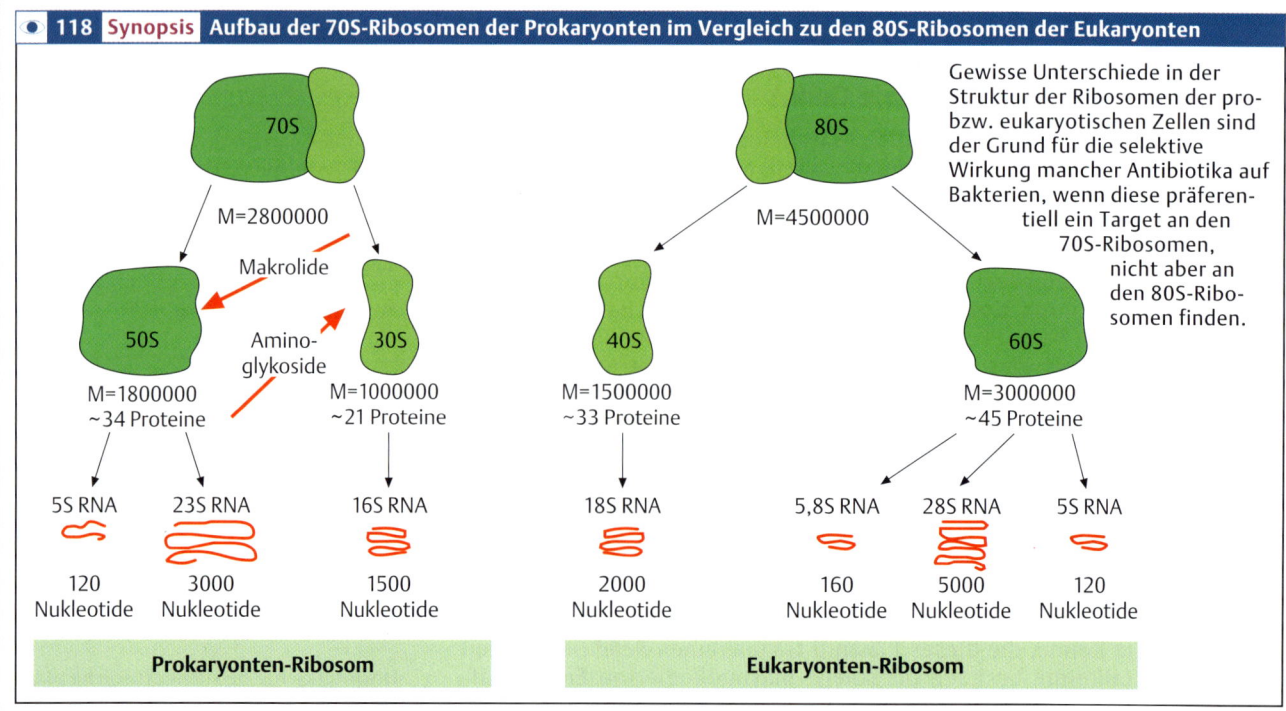

● 118 | Synopsis | Aufbau der 70S-Ribosomen der Prokaryonten im Vergleich zu den 80S-Ribosomen der Eukaryonten

Gewisse Unterschiede in der Struktur der Ribosomen der pro- bzw. eukaryotischen Zellen sind der Grund für die selektive Wirkung mancher Antibiotika auf Bakterien, wenn diese präferentiell ein Target an den 70S-Ribosomen, nicht aber an den 80S-Ribosomen finden.

Wie in einer eukaryotischen Zelle dienen die Ribosomen auch in der Bakterienzelle als Ort der Proteinsynthese. Ein wichtiger Unterschied besteht jedoch darin, daß bei Bakterien die Proteinsynthese immer mit einem f-Methionin (fMet) startet.

1.1.3 Zytoplasmatische Membran – Energieproduktionsapparat

Entsprechend einer biologischen Elementarmembran ist die Struktur der Zytoplasmamembran von Bakterien eine **Phospholipiddoppelschicht**, wobei im Unterschied zur menschlichen Zelle **kein Cholesterin** als Lipid erscheint, sondern strukturell andere, verwandte Substanzen (☰ **67**). Manche bakteriellen Toxine, z. B. Hämolysine, haben als Target Cholesterin und können somit die Membran eukaryotischer Zellen angreifen, während der bakterielle Produzent selbst nicht attackiert werden kann. Einige Fettsäuren bei Bakterien sind bezüglich Länge, Verzweigung und Doppelbindungen recht eigentümlich, so daß man ihr Vorkommen sogar mittels Gaschromatographie zur Charakterisierung einzelner Arten heranziehen kann.

Diese Membran ist entscheidend für den Erhalt der Individualität der Zelle, da sie die Grenze nach außen darstellt (Barrierefunktion) und durch **selektive Permeabilität** die Stabilität des internen Milieus gewährleistet. Membranassoziierte Proteine gewähren und kontrollieren den Durchlaß von Stoffen: Permeasen transportieren Nährstoffe selektiv von außen nach innen, Transferproteine ermöglichen die Sekretion von Proteinen aus der Zelle.

Neben der Barrierenfunktion erfüllt diese Membran bei Bakterien auch noch die Funktion der **Energieproduktion**, denn sie ist bestückt mit den Enzymen der Atmungskette, welche ATP freisetzen. Die aerobe Respiration entspricht im Prinzip der Zellatmung von Eukaryonten, bei Anaerobiern findet man ein anderes Enzymsystem als bei Aerobiern.

☰ 67	Ungefähre Lipid-Zusammensetzung verschiedener Zellmembranen (in %)				
	Leberzelle	**Erythrozyt**	**Mitochondrien**	**Sproßpilze**	**E. coli**
▷ Cholesterin	17	23	3	0	0
▷ Ergosterin	–	–	–	70	–
▷ Phosphatidyl-ethanolamin	7	18	35	–	70
▷ Phosphatidyl-cholin	24	17	39	–	–
▷ Sphingomyelin	19	18	–	–	–
▷ andere	33	24	23	30	30

Bakterienzellen besitzen keine Mitochondrien. Die Mitochondrien der menschlichen Zellen haben einen ähnlichen Aufbau wie Bakterien mit einem autochthonen, ringförmigen DNA-Faden, mit 70S-Ribosomen und eben einer zytoplasmatischen Membran als Träger der Atmungskettenenzyme. Mitochondrien sind also wahrscheinlich atavistische Bakterien, die in Symbiose mit der Wirtszelle leben.

Mit der Zytoplasmamembran assoziiert sind auch andere Enzymsysteme, z. B. für die Synthese der Zellwand. **Transpeptidasen** nehmen hier die Vorstufen auf und schleppen sie während Wachstum und Vermehrung an den Ort der Neusynthese der Zellwand. Die Aktivität der Zellwandsynthese ist nicht gleichmäßig über die gesamte Membran verteilt, sondern fleckförmig dort am größten, wo die Trennung der beiden Bakterienzellen bei der binären Spaltung erfolgt, nämlich am Septum. Diese Transpeptidasen sind das Ziel für die Betalaktamantibiotika, welche an diese Strukturen binden

1.1.3 Zytoplasmatische Membran – Energieproduktionsapparat

Die Zytoplasmamembran der Bakterienzelle besteht aus einer **Phospholipiddoppelschicht**. Im Unterschied zur menschlichen Zelle enthält sie **kein Cholesterin**, sondern andere, verwandte Lipide (☰ **67**).

Funktionen der Zellmembran:
• **Selektive Permeabilitätsbarriere**

• **Produktion von Energie** mittels Enzymen der Atmungskette

Bakterienzellen besitzen keine Mitochondrien. Da die Mitochondrien einen bakterienähnlichen Aufbau haben, sind sie wahrscheinlich atavistische Bakterien, die in Symbiose mit der Wirtszelle leben.

• Enzymsysteme für die Synthese der Zellwand **(Transpeptidasen)** sind mit der Zytoplasmamembran assoziiert. Transpeptidasen sind das Ziel für Betalaktamantibiotika. Die Penicilline binden an diese **Penicillinbindeproteine** (PBP) und hemmen ihre Funktion, wodurch der Zellwandaufbau gestört wird.

(deswegen werden sie auch **Penicillinbindeproteine [PBP]** genannt) und damit ihre Funktion hemmen. Dies führt schlußendlich zur Störung des Zellwandaufbaus. Die Wand wird schwach, durchlässig und labil.

Jedes Bakterium hat mehrere verschiedene solcher PBP, z. B. Neisserien 3, Kolibakterien 6, grampositive Bakterien zwischen 5 und 8. Von jedem PBP sind pro Bakterienzelle viele Moleküle präsent, mehrere Dutzend bis mehrere Tausend Kopien. Nicht alle PBPs sind gleichermaßen essentiell; jedes hat eine etwas andere Funktion, d. h., die Blockade führt jeweils zu unterschiedlichen Konsequenzen. Wenn z. B. PBP 2 von Kolibakterien behindert wird, dann runden sich die Stäbchenbakterien ab und sehen aus wie Kokken, wenn dagegen PBP 3 gehemmt wird, dann unterbleibt die Bildung von Septen, die Einzelzellen trennen sich nicht mehr und es entstehen filamentöse, mehrzellige Verbände.

1.1.4 Zellwand

1.1.4 Zellwand

Die meisten Bakterien besitzen eine Zellwand (● 119) aus einem Baustein, der sonst in der Natur nicht vorkommt, nämlich Peptidoglykan **(Murein)** (● 120).

Die meisten Bakterien schützen ihre Zelle durch eine strapazierfähige Zellwand (● 119), die nur getrennt durch einen mehr (gramnegativ) oder weniger (grampositiv) deutlichen **periplasmatischen Spalt** der Zytoplasmamembran aufliegt. Das Grundgerüst besteht aus **Peptidoglykan (Murein)**, das netzartig wie ein Korsett die Zelle umgibt (Sacculus) und sie stabilisiert (● 120). Die langen Polysaccharidketten (Glykane) werden durch Quervernetzung mittels kurzer Aminosäurestücke verfestigt. Einige dieser Aminosäuren, z. B. die meso-Diaminopimelinsäure, sind ganz charakteristisch und kommen bei Eukaryonten nicht vor. Bei grampositiven Bakterien liegen viele Mureinschichten übereinander; gramnegative Bakterien dagegen haben nur ganz wenige Lagen. Die Textur verleiht der Wand eine äußerst hohe Zerreißfestigkeit. In einer Bakterienzelle besteht ein Überdruck von bis zu 2 atü (wie in einem Autoreifen)! Daher lysiert die Zelle, wenn die Zellwand z. B. durch Antibiotika geschädigt wird. Wegen der starren Zellwand erübrigt sich auch ein inneres Zytoskelett, wie dies menschliche Zellen in Form von Aktinfilamenten besitzen.

● 119 Bakterienzellwand

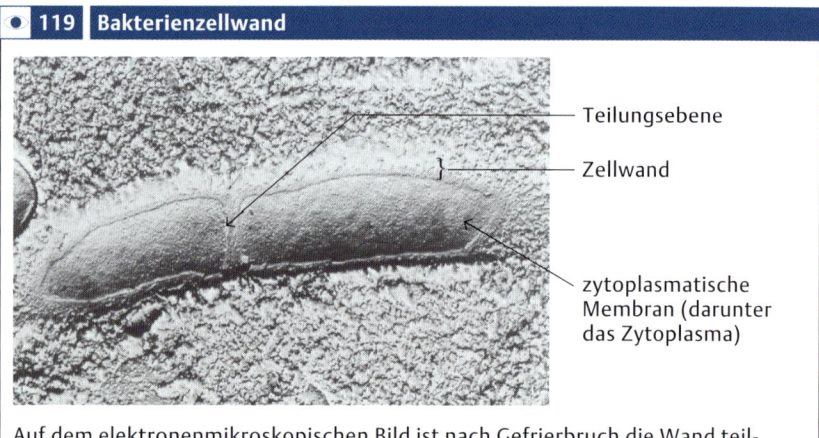

Teilungsebene

Zellwand

zytoplasmatische Membran (darunter das Zytoplasma)

Auf dem elektronenmikroskopischen Bild ist nach Gefrierbruch die Wand teilweise abgebrochen, so daß die darunterliegende zytoplasmatische Membran frei wird.

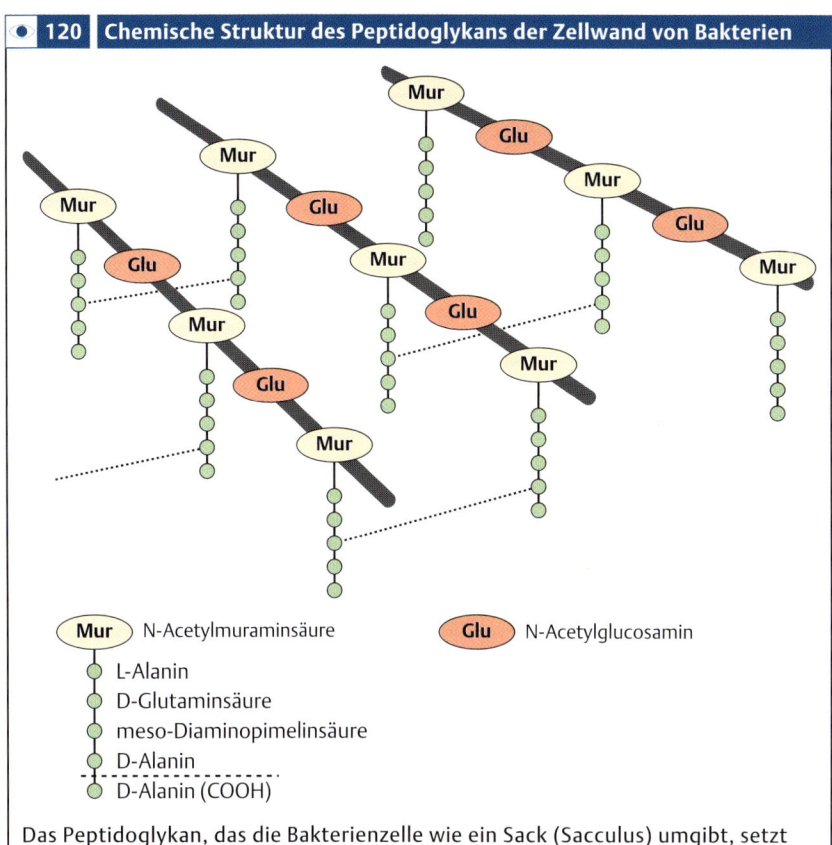

120 **Chemische Struktur des Peptidoglykans der Zellwand von Bakterien**

| Mur | N-Acetylmuraminsäure |
| Glu | N-Acetylglucosamin |

L-Alanin
D-Glutaminsäure
meso-Diaminopimelinsäure
D-Alanin
D-Alanin (COOH)

Das Peptidoglykan, das die Bakterienzelle wie ein Sack (Sacculus) umgibt, setzt sich aus zahlreichen, identischen Untereinheiten zusammen. Zunächst bilden sich lange Polysaccharidfäden aus repetitiven Teilstücken, und zwar N-Acetylmuraminsäure und N-Acetylglucosamin. Diese Stränge werden durch Quervernetzung der kurzen Peptidseitenketten an der N-Acetylmuraminsäure zu einem einzigen, netzförmigen Riesenmolekül verwebt.

Je nach Dicke der Zellwand, also nach der Anzahl der Peptidoglykanschichten, lassen sich Bakterien mit der **Gram-Färbung** (siehe Kapitel Allgemeine Grundlagen 6.4, S. 68) in zwei Gruppen trennen:

- Bei **grampositiven Bakterien** kann das Peptidoglykannetz bis zu 40 Schichten dick sein (≙ 15 – 80 nm) und 30 – 70 % des Trockengewichts des Bakteriums ausmachen (▪ **121a**).
- Dagegen ist das Peptidoglykan bei **gramnegativen Bakterien** nur 10 – 20 nm dick, was einen Anteil an der Trockenmasse von ca. 10 % entspricht (▪ **121b**).

Ein weiterer wichtiger Baustein der Zellwand von grampositiven Bakterien sind **Teichonsäuren**, die 20 – 30 % ausmachen. Dabei sind Glycerolstrukturen (3 C-Atome) bzw. Ribitol (5 C-Atome) über Phosphatbrücken zu langen Ketten verbunden, die kovalent mit dem Peptidoglykangerüst verknüpft sind (manche grampositive Bakterien haben auch einige Teichuronsäuremoleküle verwendet). Durch Veresterung mit Lipiden entstehen **Lipoteichonsäuren**, die ebenfalls die Zellwand durchspannen. Ihr Lipidanteil verankert das lange Molekül in der Lipidschicht der Zytoplasmamembran. Diese Strukturen sind bei der Interaktion der Bakterienzelle mit den Wirtszellen, z. B. bei der Adhäsion der Bakterien an Epithelzellen, beteiligt.

Die Teichonsäuren und Lipoteichonsäuren bewirken im Menschen eine fieberhafte Reaktion, sie stellen also ein **exogenes Pyrogen** dar. Darüber hinaus lösen sie in manchen Gewebszellen eine ganze Lawine von unterschiedlichen Zytokinen aus. Da diese Bestandteile sich bereits schon beim lebenden Erreger in gewissem Umfange aus dem Verband der Zellwand

Bei **grampositiven Bakterien** umfaßt das Mureinnetz bis zu 40 Schichten, bei **gramnegativen Bakterien** ist es wesentlich dünner (▪ **121**).

Das Peptidoglykan wird bei grampositiven Bakterien durch **Teichonsäuren** und **Lipoteichonsäuren** verstärkt.

Diese beiden Bestandteile sind **pyrogen**, das heißt, sie bewirken im Menschen eine fieberhafte Reaktion.

● **121** **Synopsis** Aufbau der Bakterienzellwand

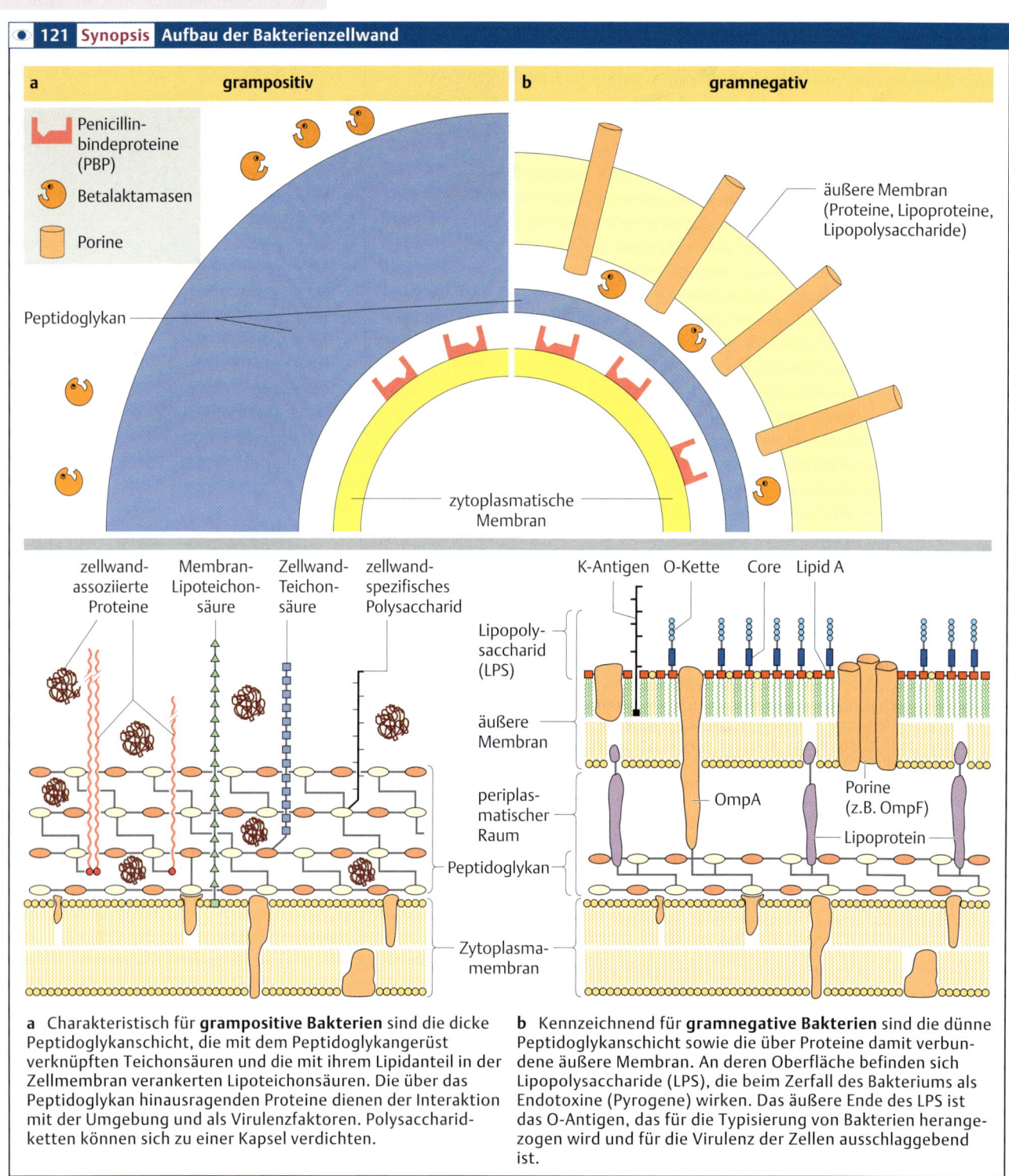

a Charakteristisch für **grampositive Bakterien** sind die dicke Peptidoglykanschicht, die mit dem Peptidoglykangerüst verknüpften Teichonsäuren und die mit ihrem Lipidanteil in der Zellmembran verankerten Lipoteichonsäuren. Die über das Peptidoglykan hinausragenden Proteine dienen der Interaktion mit der Umgebung und als Virulenzfaktoren. Polysaccharidketten können sich zu einer Kapsel verdichten.

b Kennzeichnend für **gramnegative Bakterien** sind die dünne Peptidoglykanschicht sowie die über Proteine damit verbundene äußere Membran. An deren Oberfläche befinden sich Lipopolysaccharide (LPS), die beim Zerfall des Bakteriums als Endotoxine (Pyrogene) wirken. Das äußere Ende des LPS ist das O-Antigen, das für die Typisierung von Bakterien herangezogen wird und für die Virulenz der Zellen ausschlaggebend ist.

lösen und in den Überstand gelangen, stellen diese Bausteine einen **entscheidenden Reiz für eine entzündliche Reaktion** dar.

Zusätzlich enthält die Zellwand noch **Proteine**, die für die Interaktion mit der Umgebung (z. B. Adhäsion) und als Virulenzfaktoren fungieren.

Assoziiert mit der Zellwand können oberflächlich noch **Proteine** liegen, z. B. das M-Protein bei Streptococcus pyogenes, das Protein A bei Staphylococcus aureus oder das Protein p60 bei Listeria. Solche Proteine an der Oberfläche können zur Kontaktaufnahme mit der Umgebung dienen, wie z. B. das p60, oder diese auch verhindern, wie z. B. das M-Protein, das die Phagozytose durch Leukozyten hemmt. Das Protein A bindet Antikörper am Fc-Stück und verhindert somit die Reaktion mit dem Fab-Stück und stört folglich die Opsonisation, da die antikörpertragenden Bakterien nicht mehr von den Fc-Rezeptoren der Phagozyten gebunden werden können.

Trotz der vielen Schichten ist diese schwammige, poröse Wand für Makromoleküle recht gut zu penetrieren:

- **Stoffe, die im Innern gebildet werden**, z. B. Toxine, Enzyme, werden in großer Menge durchgeschleust. Grampositive Bakterien zeichnen sich dadurch aus, daß sie eine Vielzahl solcher **Exotoxine** bilden, die in großer Quantität im Überstand erscheinen. Auch die Menge an extrazellulären **Betalaktamasen** (Enzyme, die Betalaktamantibiotika abbauen) ist beträchtlich.

Die Zellwand ermöglicht den **Stoffaustausch:**
- von innen nach außen (z. B. Toxine, Enzyme),

> ▶ **Praktischer Tip.** Schmutzwäsche nicht unbedingt kochen!
> Das grampositive Bakterium Bacillus subtilis produziert riesige Mengen von Peptidasen, die in den Überstand sezerniert und großtechnisch hergestellt werden. Solche Enzyme sorgen als Zusätze in den »bioaktiven« Waschmitteln dafür, daß auch Eiweißreste in kleine, wasserlösliche Stücke gespalten werden. Bei 30 °C und bei 60 °C sind solche Enzyme aktiv: Wenn man diese Waschmittel auf 90 °C erhitzt, werden auch diese bakteriellen Proteine denaturiert und dann ist nur noch der Seifen- und Detergenzienanteil wirksam, der eben nur Fettreste löst. Bleiben solche bakteriellen Proteine in der Wäsche zurück, können sie prinzipiell allergische Reaktionen auslösen.

◀ Praktischer Tip

- **Stoffe, die von außen in die Bakterienzelle streben**, werden nur bedingt zurückgehalten. Beispielsweise dringt **Penicillin G** ohne Schwierigkeiten durch die Peptidoglykanschicht und gelangt ungehindert an die PBP. Auch **Farbstoffe** gelangen relativ leicht in die Zelle, so z. B. das bei der Gramfärbung verwendete Gentianaviolett, das nach Vernetzung mit Jod bei grampositiven Zellen durch die dicke Peptidoglykanschicht zurückgehalten wird und durch Alkohol nicht mehr herausgelöst werden kann. Daher erscheinen grampositive Zellen im mikroskopischen Bild dunkelblau. Die dünne Peptidoglykanschicht der gramnegativen Bakterien ermöglicht dagegen die Farbstoffextraktion. Nach Gegenfärbung mit einem Fuchsinfarbstoff erscheinen gramnegative Zellen unter dem Mikroskop daher rot.

- von außen nach innen (z. B. Penicillin G, Farbstoffe)

Die Zellwand bestimmt außerdem die **Form eines Bakteriums**. Ist der **Sacculus** kugelförmig, so erscheint die Zelle als **Kokkus**, ist die Peptidoglykanschicht gestreckt, so erscheinen diese Bakterien als **Stäbchen**. Wenn noch zusätzlich »Kurven« eingebaut werden, so liegen **schraubenförmige** Bakterien vor. Dies sind also die 3 Grundformen der Bakterien (▫ **122**).

Da Bakterien kein inneres Skelett haben, brauchen sie ein Korsett von außen, die Zellwand. Sie verleiht dem Bakterium die typische Form (▫ 122)
- Kugel (Kokkus)
- Stäbchen
- Schraube

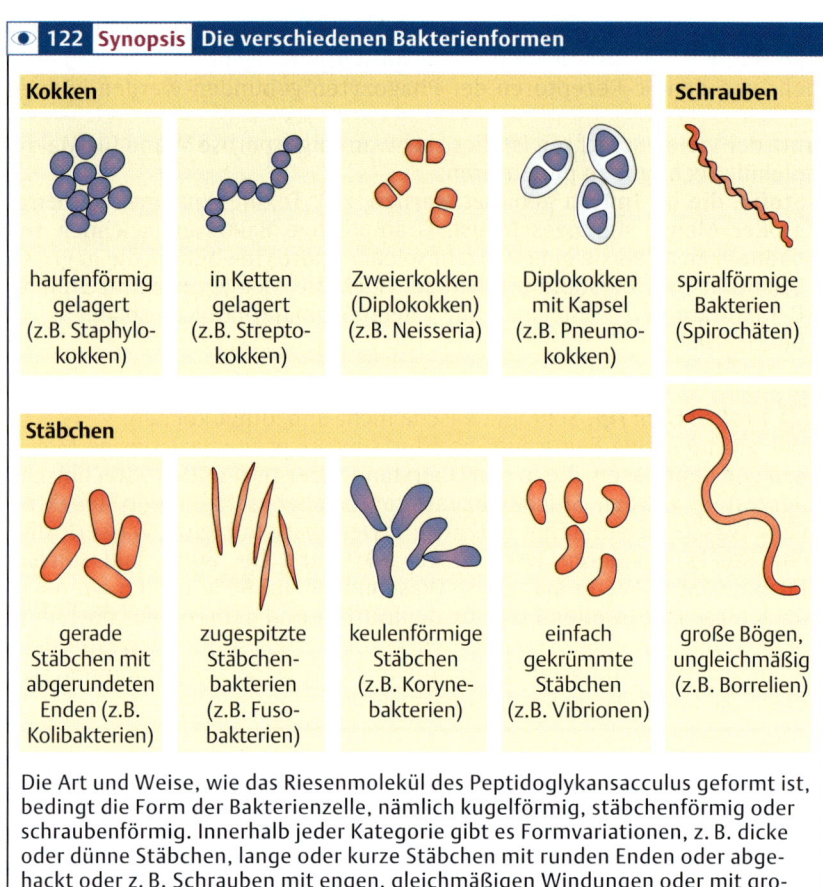

122 Synopsis Die verschiedenen Bakterienformen

Kokken

				Schrauben
haufenförmig gelagert (z.B. Staphylokokken)	in Ketten gelagert (z.B. Streptokokken)	Zweierkokken (Diplokokken) (z.B. Neisseria)	Diplokokken mit Kapsel (z.B. Pneumokokken)	spiralförmige Bakterien (Spirochäten)

Stäbchen

gerade Stäbchen mit abgerundeten Enden (z.B. Kolibakterien)	zugespitzte Stäbchenbakterien (z.B. Fusobakterien)	keulenförmige Stäbchen (z.B. Korynebakterien)	einfach gekrümmte Stäbchen (z.B. Vibrionen)	große Bögen, ungleichmäßig (z.B. Borrelien)

Die Art und Weise, wie das Riesenmolekül des Peptidoglykansacculus geformt ist, bedingt die Form der Bakterienzelle, nämlich kugelförmig, stäbchenförmig oder schraubenförmig. Innerhalb jeder Kategorie gibt es Formvariationen, z. B. dicke oder dünne Stäbchen, lange oder kurze Stäbchen mit runden Enden oder abgehackt oder z. B. Schrauben mit engen, gleichmäßigen Windungen oder mit groben, ungleichen Windungen.

1.1.5 Äußere Membran bei gramnegativen Bakterien

Gramnegative Bakterien haben nur wenige Schichten von Peptidoglykan. Dafür aber zusätzlich noch eine äußere Membran, eine Lipiddoppelschicht (s. 121).

Die äußere Membran enthält **spezialisierte Proteinkanäle**, welche selektiv die Durchlässigkeit regulieren. Diese outer membrane proteins (**OMP** oder **Porine**) sind auch gute Antigene und Rezeptoren für Bakteriophagen.

1.1.5 Äußere Membran bei gramnegativen Bakterien

Die dünne Zellwand der gramnegativen Bakterien wird komplettiert durch eine **äußere Membran**, eine Lipiddoppelschicht, die neben der Zellmembran eine weitere Barriere darstellt (s. 121).

Für hydrophile Stoffe, die im Zellinnern gebildet werden und nach außen wollen, ist die Lipidschicht unüberwindbar. So bleiben also Betalaktamasen, andere Enzyme und Toxine im periplasmatischen Spalt zurück. Im Vergleich zu grampositiven Bakterien gelangen nur recht wenige Toxine nach außen (Exotoxine). Im Zuge der Expression von Proteinen durch gentechnisch veränderte Mikroorganismen ist deren mangelhafte Freisetzung gelegentlich ein Problem, da die synthetisierten Proteine im periplasmatischen Spalt bleiben.

Nur über bestimmte, **spezialisierte Proteinkanäle** (**Porine** oder auch **OMP** – outer membrane proteins – genannt), welche die Lipiddoppelschicht durchziehen, ist ein geregelter Stoffaustausch möglich. Aminopenicilline, noch besser Ureidopenicilline, und auch Cephalosporine und Peneme passieren in der Regel leicht, wogegen Penicillin G draußen bleibt. Bei Pseudomonas aeruginosa sind diese Porine aber eng und selbst für diese Betalaktamantibiotika schwierig zu passieren. Auch Nahrungsstoffe, z. B. komplexiertes Eisen, wird über Porine transportiert. Unter äußeren Einflüssen, etwa pH-Wert, Ionenstärke und Ionenkonstellation, öffnen oder schließen sich die Porine. Außerdem sind diese OMPs gute Antigene. So entwickelt jeder Erwachsene im Laufe seines Lebens entsprechende Antikörper als Folge einer stillen Feiung. Allerdings besitzen manche Bakterien, z. B. Gonokokken, genetisch kodierte Variationen der OMP, so daß im Wirt einfach eine neue Antigenvariation exprimiert wird und die Immunreaktion ins Leere geht. OMP dienen auch Bakteriophagen, Bacteriocinen und konjugativen Pili als Rezeptoren.

Im Gegensatz zur inneren (zytoplasmatischen) Membran enthält die äußere Membran auch Polysaccharide. Hierzu gehört das medizinisch besonders wichtige **Lipopolysaccharid (LPS)**. Sein Lipidanteil, das **Lipid A**, ist fest in der Lipidschicht verankert, während der lange Polysaccharidrest aus der äußeren Membran herausragt. Aus einer lebenden Zelle wird nur wenig vom LPS durch shedding abgegeben. Dieses **Endotoxin** wird aber nach dem Tod der Zelle frei und ist für den Menschen (noch mehr für das Kaninchen, weniger für Maus und Ratte) ein extrem aktives **exogenes Pyrogen**, das im Makrophagen die Produktion von IL-1 und TNF anregt, welche ihrerseits als endogene Pyrogene für den Fieberanstieg schlußendlich verantwortlich werden (☐ **123**). Der Hauptanteil an der Toxinwirkung kommt dem Lipidanteil zu, welcher bei allen Bakterien gleich ist, die Menge an Endotoxin pro Zelle kann allerdings von Art zu Art variieren.

> ▶ *Merke.* **Endotoxin wird bei der Dampfsterilisation nicht inaktiviert**. Infusionsflüssigkeiten müssen daher nicht nur frei von lebenden, vermehrungsfähigen Bakterien sein, d. h. **steril**, sondern auch **pyrogenfrei** sein, was bedeutet, daß auch die Bakterienleichen – etwa durch Sterilfiltration – entfernt sein müssen und das Vorhandensein von freiem LPS ausgeschlossen sein muß.

Die Polysaccharidkette gliedert sich in einen **Kernteil (»Core«)**, der für ganze Gruppen von Bakterien identisch ist – so haben alle Salmonellen die gleiche Struktur – und eine variable **O-spezifische Kette**. Diese Oligosaccharidkette kann repetitiv vielfach nacheinander liegen, wodurch die Kettenlänge beeinflußt wird. Je länger, desto glatter (schleimiger) erscheint die Kolonie. Wenn die Kette nur kurz ist oder ganz fehlt, dann erscheinen die Kolonien rauh. **Rauhe Bakterien** können Komplement auf dem alternativen Pathway aktivieren, werden somit opsonisiert und schnell eliminiert. Sie sind also **apathogen**. Bei infektiösen Prozessen findet man dagegen **glatte Bakterien**.
Die O-Seitenketten sind aufgrund der verschiedenen Zuckermoleküle jeweils sehr spezifisch und induzieren eine Antikörperproduktion, weshalb sie auch **O-Antigen** (Oberflächenantigen) genannt werden. Bei Salmonellen findet man ca. 600 verschiedene O-Antigene. Auch Kolibakterien kann man aufgrund ihrer O-Antigene unterscheiden. Wenn die Antigenexpression mit der Produktion von Virulenzfaktoren korreliert, kann dies zum indirekten Nachweis pathogener Bakterien verwendet werden: So ist z. B. der Stamm O 157 ein gefürchteter Enteritiserreger, da er in der Regel Toxine produziert. Bei Neisserien, Bordetella und Hämophilus fehlen die repetitiven O-Antigen-Stücke des LPS; diese Lipooligosaccharide sind jedoch ebenfalls toxisch.

In der äußeren Membran ist das **Lipopolysaccharid (LPS)** verankert, das nach Zerfall des Bakteriums im Wirt stark toxisch wirkt, hauptsächlich wegen seines Lipidanteils **(Lipid A)**.
Dieses **Endotoxin** ist für den Menschen ein extrem aktives **exogenes Pyrogen**, das im Makrophagen die Produktion von IL-1 und TNF anregt, welche ihrerseits als endogene Pyrogene für den Fieberanstieg schlußendlich verantwortlich werden (☐ **123**).

◀ Merke

Die Polysaccharidkette gliedert sich in einen **Kernteil (»Core«)** und eine **O-spezifische Kette**. Die Länge dieser Oligosaccharidkette ist entscheidend für die Virulenz. Kurze Ketten bedeutet avirulent **(rauhe Kolonie)**, lange Ketten bedeutet virulent **(glatte Kolonie)**.
Rauhe Bakterien können Komplement auf dem alternativen Pathway aktivieren, werden somit opsonisiert und schnell eliminiert. Sie sind also **apathogen**. Bei infektiösen Prozessen findet man dagegen **glatte Bakterien**. Vom Immunsystem werden die Polysaccharidreste als **O-Antigen** erkannt. Bei der serologischen Typisierung werden solche Variationen nachgewiesen.

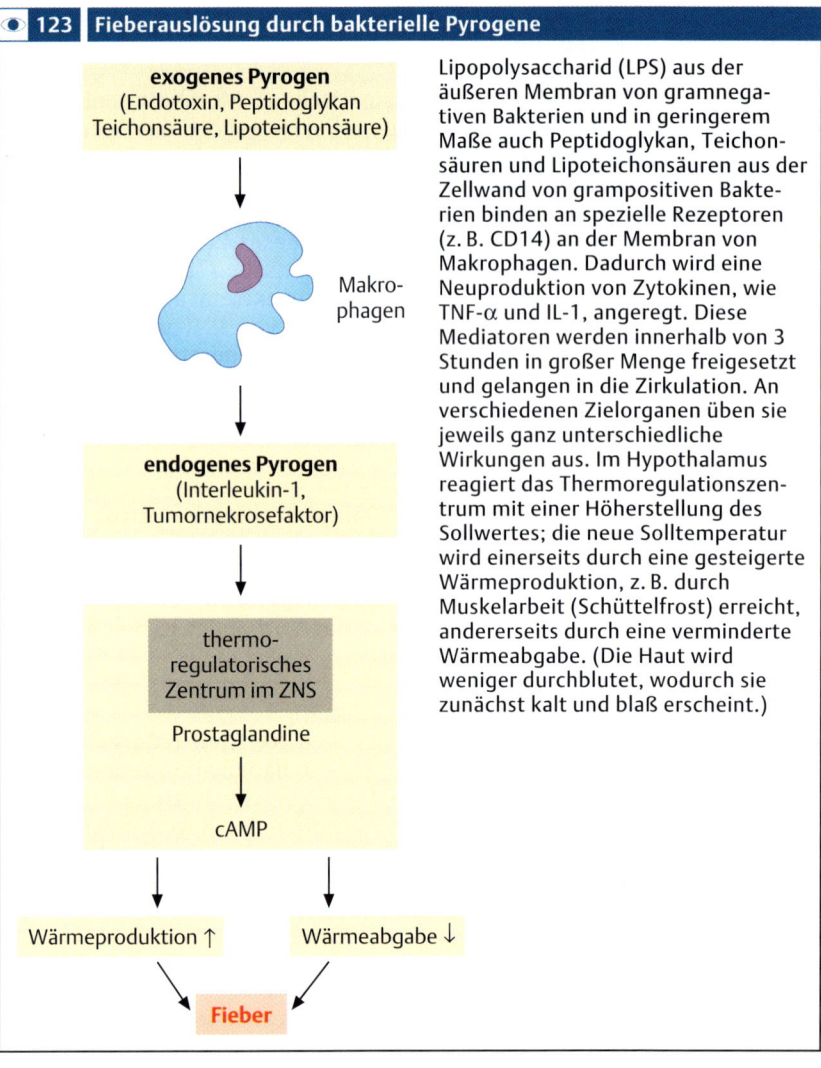

123 Fieberauslösung durch bakterielle Pyrogene

Lipopolysaccharid (LPS) aus der äußeren Membran von gramnegativen Bakterien und in geringerem Maße auch Peptidoglykan, Teichonsäuren und Lipoteichonsäuren aus der Zellwand von grampositiven Bakterien binden an spezielle Rezeptoren (z. B. CD14) an der Membran von Makrophagen. Dadurch wird eine Neuproduktion von Zytokinen, wie TNF-α und IL-1, angeregt. Diese Mediatoren werden innerhalb von 3 Stunden in großer Menge freigesetzt und gelangen in die Zirkulation. An verschiedenen Zielorganen üben sie jeweils ganz unterschiedliche Wirkungen aus. Im Hypothalamus reagiert das Thermoregulationszentrum mit einer Höherstellung des Sollwertes; die neue Solltemperatur wird einerseits durch eine gesteigerte Wärmeproduktion, z. B. durch Muskelarbeit (Schüttelfrost) erreicht, andererseits durch eine verminderte Wärmeabgabe. (Die Haut wird weniger durchblutet, wodurch sie zunächst kalt und blaß erscheint.)

1.1.6 Zellwanddefekte

Mykoplasmen haben gar keine Zellwand, dafür ein inneres Stützkorsett.

Manchmal verlieren normale Bakterien ihre Zellwand ganz oder teilweise. Solche **L-Formen** verhalten sich atypisch. Sie sind gegen zellwandaktive Antibiotika resistent (eine Erklärungsmöglichkeit für **Persister**), außerdem antigenetisch different und können vom Immunsystem nicht erkannt werden.

Chlamydien haben kein Peptidoglykan, sondern nur eine äußere Membran.

1.1.6 Zellwanddefekte

Mykoplasmen sind überhaupt nicht in der Lage, eine Zellwand zu produzieren. Sie haben statt dessen ein inneres Stützkorsett, das aber keine konstante, charakteristische Form und Größe der Zellen bedingt. In der Gramfärbung erscheinen Mykoplasmen gramnegativ.

Die meisten zellwandhaltigen Bakterien können unter bestimmten Bedingungen, wie z. B. nach Antibiotikaeinwirkung, ihre Zellwand ganz oder teilweise verlieren und in einer sog. **L-Form*** überleben, ohne daß sie deshalb Mykoplasmen sind. Damit verhalten sie sich atypisch: Sie sind gegen zellwandaktive Antibiotika resistent (eine Erklärungsmöglichkeit für **Persister**), außerdem antigenetisch different und können vom Immunsystem nicht erkannt werden. Das Fehlen der Zellwandbestandteile verringert eine entzündliche Reaktion. Im Gegensatz zu Mykoplasmen regenerieren L-Formen ihre Zellwand bei Wegfallen der Antibiotikawirkung aber wieder, d. h. revertieren in die normale Bakterienform und können dadurch einen Rückfall verursachen.

Chlamydien sind gramnegative Bakterien, insofern aber atypisch, daß sie zwar eine äußere Membran, aber kein Peptidoglykan besitzen.

---

* von Lister-Institut in London, wo die zellwandfreien Formen zuerst entdeckt wurden

1.1.7 Fimbrien und Pili

Zusätzlich zu den Adhäsionsmolekülen der Zellwand bzw. der äußeren Membran können manche gramnegative Bakterien spezielle **Mikrofibrillen** ausbilden, auf denen Adhäsionsmoleküle konzentriert sind und die über die Zelloberfläche hinausragen, was die Interaktion mit Wirtszellen begünstigt.

Diese Fimbrien bzw. Pili bestehen aus mehreren Proteinuntereinheiten, die antigenetisch jeweils charakteristisch sind, aber auch innerhalb eines einzigen Bakterienstammes variieren können, wodurch ein Antigenwechsel und damit eine chronische Besiedelung trotz Immunreaktion möglich wird. Meist sind sie in Vielzahl an der Oberfläche der Bakterien sichtbar (▣ **124**).

1.1.7 Fimbrien und Pili

Gramnegative Bakterien können **Mikrofibrillen** ausbilden, auf denen Adhäsionsmoleküle konzentriert sind. Diese Fimbrien bzw. Pili bestehen aus mehreren Proteinuntereinheiten und ragen aus der Zellwand heraus, was die Interaktion mit Wirtszellen begünstigt (▣ **124**).

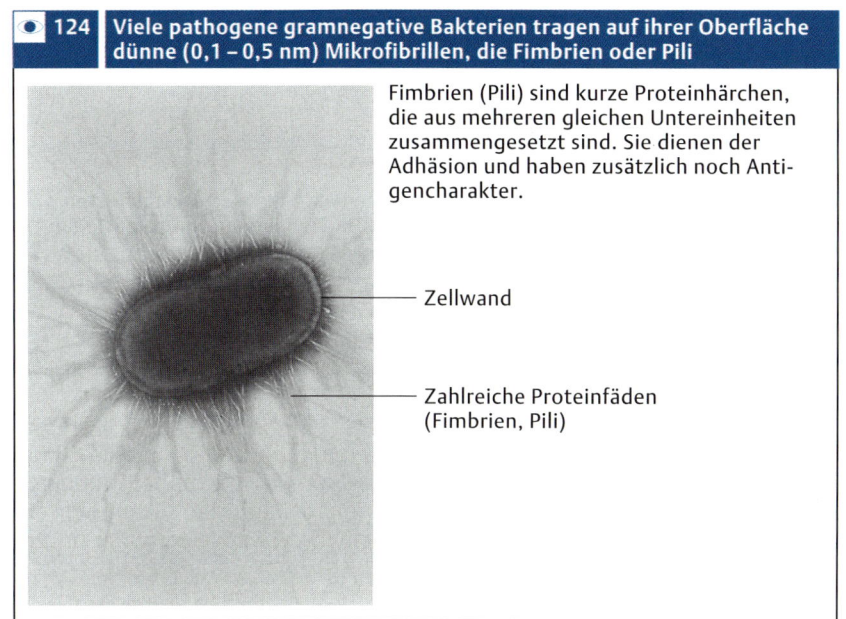

▣ 124 | **Viele pathogene gramnegative Bakterien tragen auf ihrer Oberfläche dünne (0,1 – 0,5 nm) Mikrofibrillen, die Fimbrien oder Pili**

Fimbrien (Pili) sind kurze Proteinhärchen, die aus mehreren gleichen Untereinheiten zusammengesetzt sind. Sie dienen der Adhäsion und haben zusätzlich noch Antigencharakter.

— Zellwand

— Zahlreiche Proteinfäden (Fimbrien, Pili)

Die in Vielzahl vorhandenen **Fimbrien** sind notwendig für eine **Adhäsion an Schleimhautzellen**, in vielen Fällen ein erster Schritt für eine Infektion, d. h. für eine Passage der Schleimhautbarriere. Aber auch für den effizienten Einsatz von Toxinen ist eine Annäherung an das Target von Bedeutung. Unbehaarte Bakterien sind meist weniger virulent. **Sexualpili** sind länger als normale Fimbrien und kommen meist nur in Ein- bzw. Zweizahl pro Zelle vor. Sie sind für den Prozeß der Konjugation (»mating«) und für den Transfer von Plasmiden notwendig.

Fimbrien sind notwendig für eine Adhäsion an Schleimhautzellen, **Sexualpili** für das »mating« und den Plasmidtransfer.

1.1.8 Kapseln

Manche Bakterien haben als Hülle eine polysaccharidhaltige Kapsel (▣ **125a**), welche die Kolonie meist glatt und schleimig, erscheinen läßt (▣ **125b**) (nur bei Bacillus anthracis ist die Kapsel aus Protein). Der Durchmesser der Schleimkapsel kann ein Vielfaches des Bakteriendurchmessers erreichen.

Die Kapsel stellt eine weitere Barriere für den Stoffaustausch dar, verhindert das Austrocknen der Zelle und behindert z. B. auch in einigen Fällen die Penetration von Antibiotika. Die wichtigste Eigenschaft ist jedoch der **Schutz vor Phagozytose** durch Verhinderung der Opsonierung durch Komplement. Dadurch sind bekapselte Bakterien (z. B. Haemophilus influenzae, Klebsiella pneumoniae, Streptococcus pneumoniae) virulenter als unbekapselte. Einzelne, humorale Abwehrstoffe, etwa das CRP, reagieren aber auch mit diesen Polysaccharidkapseln und opsonieren die Erreger, die dann besser phagozytiert werden können.

1.1.8 Kapseln

Polysaccharidkapseln sind wichtige Virulenzfaktoren, denn sie verleihen den schleimigen Bakterien (▣ **125**) einen **Schutz vor Phagozytose** und vermitteln die **Adhärenz**. Unterschiedliche Antigeneigenschaften der Kapselbausteine ermöglichen eine **Serotypisierung**.

Kapseln vermitteln darüber hinaus auch **Adhärenz**, z. B. bei Streptococcus mutans an den Zahnschmelz.

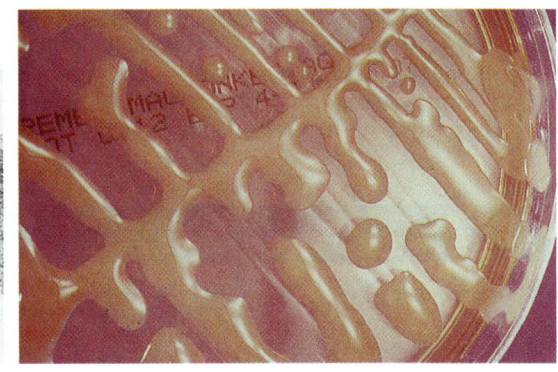

125 Synopsis **Kapselbildende Bakterien**

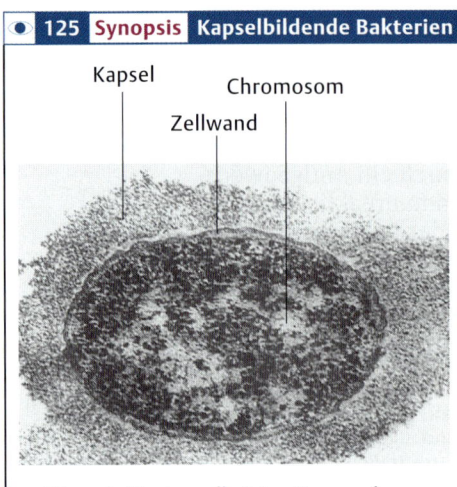

Kapsel   Chromosom

Zellwand

a Diese Bakterienzelle ist außen noch von einer dicken Schicht aus Polysaccharid umgeben. Sie dient als Adhäsin; sie verhindert die Phagozytose, so daß bekapselte Bakterien virulenter sind. Das Immunsystem erkennt diese Strukturen als Antigen und bildet spezifische Antikörper dagegen.

b Solche bekapselten Bakterien wachsen auf festen Nährböden als glatte und schleimige (»muköse«) Kolonien, wie etwa Klebsiella pneumoniae.

Unterschiedliche antigenetische Eigenschaften der Kapselbausteine erlauben eine **Serotypisierung der Kapselträgerbakterien**, z. B. bei Meningokokken. Aber auch innerhalb einer Bakterienart kann die Zusammensetzung der Kapsel variieren, so daß sich verschiedene **Kapselserovare** unterscheiden lassen.

1.1.9 Geißeln (Flagellen)

Geißeln sind lange Proteinfäden aus repetitiven **Flagellin-Untereinheiten**, die Stäbchenbakterien Beweglichkeit verleihen (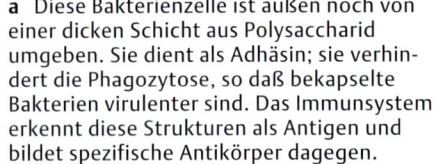 **126**).

Als **H-Antigene** dienen Geißeln der Serotypisierung.

1.1.9 Geißeln (Flagellen)

Während die Kokken alle unbegeißelt und daher unbeweglich sind, haben manche Stäbchenbakterien lange, proteinhaltige Geißeln, entweder in Einzahl (monotrich) oder in Mehrzahl, wobei diese entweder in einem Büschel zusammenstehen (lophotrich) oder ringsum (peritrich) verteilt sind. (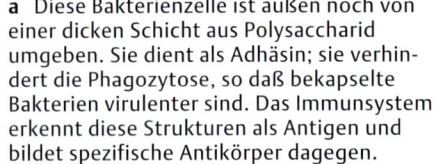 **126**). Geißeln sind über einen komplizierten Halteapparat in der Zellwand und Zytoplasmamembran verankert, der ihnen ermöglicht, wie ein Propeller um die eigene Achse zu rotieren.

Die Geißeln, die aus repetitiven Proteineinheiten, dem **Flagellin**, bestehen, sind so fein, daß sie in den üblichen Färbeverfahren gar nicht sichtbar werden. Da sie den Bakterien Motilität verleihen, daß diese sich sogar auf der Oberfläche einer Agarplatte wie mit einem Hauch ausbreiten können, werden sie auch als **H-Antigene** bezeichnet, die zur Serotypisierung von Bakterien beitragen.

Schraubenbakterien sind selbst ohne Geißeln beweglich, indem sie sich um ihre eigene Achse drehen.

126 Synopsis Begeißelte Bakterien, Begeißelungstypen

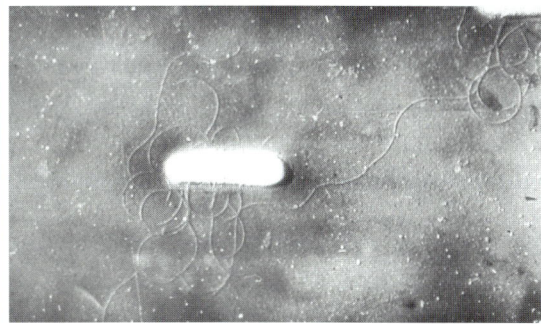

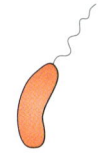
monotrich
(z.B. Vibrio)

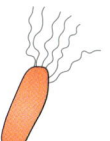
lophotrich
(z.B. Pseudo-
monas)

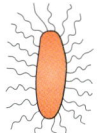
peritrich
(z.B. Proteus)

a Peritrich begeißeltes Stäbchenbakterium. Die langen Proteinfäden entspringen an mehreren Stellen aus der Zellwand, in der sie fest verankert sind. Sie dienen der Beweglichkeit. Die Fäden bestehen aus vielen gleichen Untereinheiten, dem Flagellin, das als Antigen (»H-Antigen«) wirkt.

b Die Geißeln können in Einzahl oder Mehrzahl vorhanden sein; sie können an einer Stelle, evtl. sogar gebündelt, oder an mehreren Positionen aus der Zellwand austreten.

1.1.10 Sporen

Manche Bakteriengattungen aus der Gruppe der Aerobier (z.B. Bacillus) und Anaerobier (z.B. Clostridium) bilden unter schlechten Wachstumsbedingungen **Sporen**, d.h. **Dauerformen**. Die lebensnotwendigen Zellstrukturen werden dabei auf engstem Raum gespeichert und mit einer wenig durchlässigen Sporenwand umgeben, die vor Austrocknung und anderen Umwelteinflüssen schützt. Selbst Hitze halten solche Sporen aus, trockene Hitze deutlich besser als feuchte (siehe Sterilisation). Wenn solche Sporen in das menschliche Gewebe getragen werden und dort gute Wachstumsbedingungen gegeben sind, keimen die Sporen zu vegetativen Bakterienzellen aus. Die Sporenwand gewährt auch wäßrigen Farblösungen keinen Zutritt, so daß Sporen bei Färbung als nichtgefärbte Stellen ausgespart bleiben (▪ **127**).

127 Endständige Sporen bei Clostridium tetani

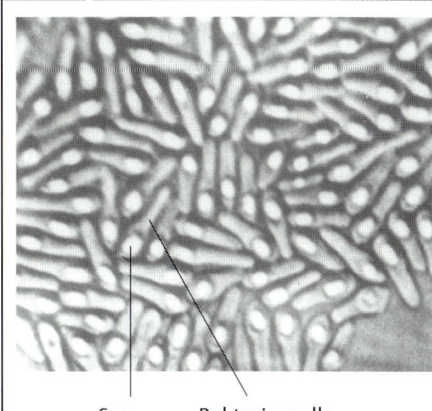

Spore   Bakterienzelle

An einem Pol der Bakterienzelle hat sich eine runde Spore entwickelt, wodurch der Leib der Bakterienzelle aufgetrieben erscheint und die Form eines Tennisschlägers annimmt. Die Spore selbst fällt im Lichtmikroskop durch den hohen Brechungsindex in den ungefärbten Bakterienzellen auf. Die Spore enthält alle genetische Information in kompakter Form und auch etwas vom Zytoplasma (z.B. Ribosomen) und hat eine dicke, stabile und wachshaltige Wand, wodurch sie eine gute Überlebenschance in der Umwelt hat. Sie stellt die Dauerform mancher Bakterien dar.

1.1.10 Sporen

Sporen (▪ 127) werden von manchen Bakterien unter ungünstigen Lebensbedingungen produziert (z.B. Clostridium, Bacillus). In dieser **Dauerform** können alle genetischen Informationen besser überstehen. Später kann aus einer Spore wieder ein vegetatives Bakterium auskeimen.

1.2   Physiologie der Bakterien

1.2   Physiologie der Bakterien

Die Wachstums- und Vermehrungsbedingungen der unterschiedlichen Gattungen sind äußerst variabel.

1.2.1 Ansprüche an das Nähr-medium

Die meisten Bakterien geben sich mit einem komplexen Gemisch von anorganischen und organischen Stoffen zufrieden (Universalnährmedien). Nicht jeder Nährboden ist für jedes Bakterium geeignet. Daher gibt es Spezialnährböden für einzelne Erreger, ferner Elektivnährmedien, die bestimmte Keime fördern, oder Selektivnährmedien, die unbeliebte Keime unterdrücken.

1.2.1 Ansprüche an das Nährmedium

Das Genom der Bakterien ist nur recht klein, so daß neben den Grundstoffen wie Wasser und Elektrolyte auch komplexe Faktoren aus der chemischen Gruppe der Kohlenhydrate, Lipide, Proteine und Vitamine vorhanden sein müssen, um ein Überleben zu gewährleisten. Einzelne Bakterien sind so anspruchsvoll, daß es bis heute nicht gelungen ist, sie auf künstlichen Nährböden zu züchten, z. B. Tropheryma whippelii.

Üblicherweise wird zur Anzucht ein Set von diversen Universalnährmedien verwendet, wobei die Erfahrung zeigt, daß dem Gros der medizinisch relevanten Erreger diese Angebote genügen. Daneben müssen aber auch Spezialnährböden für einzelne Erreger bereitgehalten werden. Manchmal ist es wichtig, in Elektivnährmedien das Wachstum einzelner Erreger zu fördern, bzw. in Selektivnährmedien andere zu unterdrücken. Außerdem werden chemische Inhibitoren, pH-Wert-Unterschiede, bestimmte Salzkonzentrationen oder Antibiotikazusätze verwendet, um einzelnen Bakterien Vorteile zu verschaffen. Endo-Agar bzw. Mc Conkey-Agar verhindern durch Zugabe von bestimmten Farbstoffen und Gallensalzen das Wachstum grampositiver Bakterien.

1.2.2 Temperaturoptimum

Die meisten pathogenen Bakterien haben ein Wachstumsoptimum bei 37 °C, daher wirkt Fieber hemmend auf ihre Vermehrung.

1.2.2 Temperaturoptimum

Pathogene Keime haben ihr Wachstumsoptimum meist um 37 °C. Höhere Temperaturen hemmen das Wachstum der meisten Erreger, was die Wirkung von Fieber erklärt. Ein vermindertes Wachstum zeigen manche Bakterien bei niedrigeren Temperaturen, wobei einige, z. B. Yersinien und Listerien, sich sogar noch bei 4 °C vermehren, was als Selektivvorteil bei der Kälteanreicherung genutzt wird.

1.2.3 pH-Wert

Die meisten Bakterien bevorzugen einen neutralen pH-Wert. Stark saure Verhältnisse, d. h. pH-Werte < 4,5, sind für pathogene Bakterien tödlich. Der Säuremantel der Haut und das physiologischerweise saure Milieu der Scheide stellen Barrieren für pathogene Erreger dar.

1.2.3 pH-Wert

Die meisten Bakterien bevorzugen einen neutralen pH-Wert. Stark saure Verhältnisse, d. h. pH-Werte < 4,5, sind für pathogene Bakterien tödlich. Dies ist auch der Grund, warum der Magen normalerweise keimarm ist und dort nur spezialisierte Bakterien, wie etwa Helicobacter pylori, überleben. Der Säuremantel der Haut und das physiologischerweise saure Milieu der Scheide stellen Barrieren für pathogene Erreger dar. In einer Phagozytosevakuole entstehen durch die Wirkung von H^+-Pumpen ebenfalls recht schnell niedrige pH-Werte, was die Abtötung der internalisierten Bakterien begünstigt. Dagegen haben Keime, welche die Ansäuerung der Vakuole verzögern (Salmonella) oder verhindern (Legionella) eine Chance, in der Vakuole zu überleben. Manche Spezialisten, wie etwa Coxiella burnetii lieben jedoch den niedrigen pH in der Phagozytosevakuole. Durch Ansäuerung der In-vitro-Kultur lassen sich die meisten Bakterien unterdrücken, während z. B. Sproßpilze noch ungestört wachsen (Sabouraud-Agar, pH 5,6). Einige Bakterien lieben dagegen ein leicht alkalisches Milieu, z. B. Choleravibrionen.

1.2.4 Sauerstoff (aerob/anaerob)

Aerobe Bakterien wachsen bei Anwesenheit von Sauerstoff, den sie als essentiellen Protonenakzeptor verwenden.
Anaerobe Bakterien verwenden dagegen organische Protonenakzeptoren. Sauerstoff ist für sie schädlich.

1.2.4 Sauerstoff (aerob/anaerob)

Aerobe Bakterien nutzen Sauerstoff als Akzeptor für Protonen, die im Stoffwechsel anfallen und in überschüssiger Menge toxisch wären. Die Anaerobier dagegen nutzen organische Stoffe (Pyruvat, Laktat) als Protonenakzeptoren. O_2 ist für sie schädlich, wobei einige extrem empfindlich reagieren (obligate Anaerobier). Gelegentlich können auch externe antibiotisch wirksame Stoffe, z. B. 5-Nitroimidazole (Metronidazol, Ornidazol), als Protonenakzeptoren dienen. Dabei wird die Nitrogruppe zu toxischen Intermediärprodukten reduziert, welche die DNA der betroffenen Bakterienzelle schädigen. Solche Substanzen sind also Mittel mit ausschließlicher Wirkung gegen Anaerobier (einschließlich Protozoen, wie Trichomonas, Giardia, Amöben). Die medizinisch relevanten Anaerobier sind allerdings ziemlich aerotolerant, d. h., daß sie eine kurzzeitige O_2-Exposition überleben. Erst nach einigen Stunden werden sie irreversibel gestört. Viele aerobe Bakterien, z. B. Darmbakterien, können aber auch auf anaerobe Stoffwechselwege umschalten, sie heißen dann **fakultativ anaerob**.

Andere, die **capnophilen Bakterien**, bevorzugen reduzierte O_2-Spannungen, z. B. 10 % CO_2-Anteil im Gasgemisch, d. h., sie wachsen schlechter in Raumluft.

1.2.5 Agar

Historie. Die MTA Lina Hesse, Ehefrau von Walter Hesse, Assistent bei Robert Koch, verwendete alte Familienrezepte der holländischen Verwandtschaft, die sie früher in Indonesien von Einheimischen übernommen hatten. Danach wurden Puddingspeisen nicht mit Gelatine, sondern mit Agar verfestigt. Diese agarhaltigen Nährböden waren Voraussetzung für den Erfolg des Labors von Robert Koch. Agar ist ein Polysaccharid aus getrockneten Fäden von Meerestangpflanzen, die zu feinem Pulver zerrieben werden. In Wasser ist Agar zunächst unlöslich, nach Erhitzen auf 100 °C wird dieses Polysaccharid löslich. Bei Temperaturen unter 45 °C wird die agarhaltige Lösung schlagartig fest, d. h., bei Brutschranktemperatur von 37 °C hat Nährlösung mit Agar eine ideale Konsistenz, während Gelatine bei dieser notwendigen Temperatur bereits flüssig zu werden beginnt.

In einer flüssigen Kultur, die durch Bakterien getrübt ist, können sich durchaus mehrere Erreger nebeneinander vermehrt haben. Die Zugabe von 0,5 – 1,5 % pulverisierten Agars verfestigt das Nährmedium so, daß das Material an der Oberfläche ausgestrichen werden kann, wobei sich dann am Ort der Inokulation eine Kolonie entwickelt. Durch das **fraktionierte Ausstreichen** (▫ 128) gelingt es, auch aus dichten Bakteriensuspensionen **Einzelkolonien** zu isolieren.

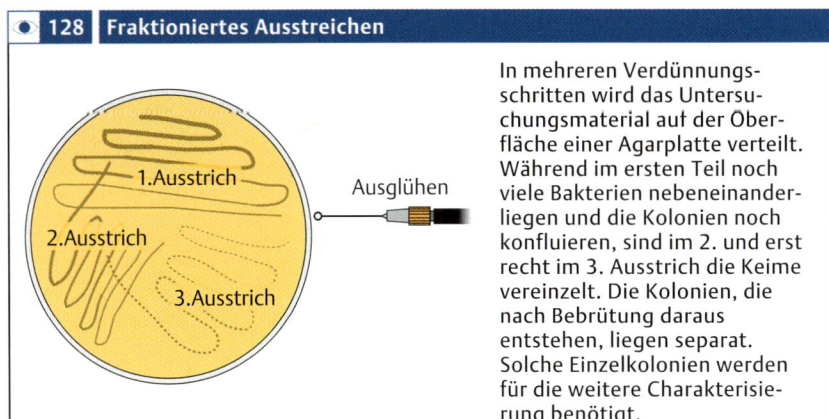

▫ 128 Fraktioniertes Ausstreichen

1.Ausstrich

2.Ausstrich

3.Ausstrich

Ausglühen

In mehreren Verdünnungsschritten wird das Untersuchungsmaterial auf der Oberfläche einer Agarplatte verteilt. Während im ersten Teil noch viele Bakterien nebeneinanderliegen und die Kolonien noch konfluieren, sind im 2. und erst recht im 3. Ausstrich die Keime vereinzelt. Die Kolonien, die nach Bebrütung daraus entstehen, liegen separat. Solche Einzelkolonien werden für die weitere Charakterisierung benötigt.

Gelegentlich können auch externe antibiotisch wirksame Stoffe, z. B. 5-Nitroimidazole (Metronidazol, Ornidazol), als Protonenakzeptoren dienen. Solche Substanzen sind also Mittel mit ausschließlicher Wirkung gegen Anaerobier (einschließlich Protozoen, wie Trichomonas, Giardia, Amöben). Viele aerobe Bakterien, z. B. Darmbakterien, können aber auch auf anaerobe Stoffwechselwege umschalten, sie heißen dann **fakultativ anaerob**.

1.2.5 Agar

Historie Agar ist ein Polysaccharid aus Tang; es wirkt als Geliermittel und verfestigt flüssige Nährmedien. Auf solchen festen Nährböden kann man durch **fraktioniertes Ausstreichen** Einzelkolonien züchten (▫ 128). Durch das **fraktionierte Ausstreichen** gelingt es, auch aus dichten Bakteriensuspensionen **Einzelkolonien** zu isolieren.

Die einzelnen Bakterienarten haben oft charakteristische **Koloniemorphologien** auf einem Nähragar (● 129). Die Oberfläche kann zerklüftet und trocken (rauh) oder speckig-glänzend (glatt) oder schleimig sein. Die Kolonie kann erhaben oder flach sein, groß oder stecknadelspitzenklein. Der Rand kann rund und glatt oder auch unscharf bis zirzinös sein. Die Farbe einer Kolonie, ebenso wie der Geruch, kann schon auf ein bestimmtes Bakterium hinweisen.

Die einzelnen Bakterienarten haben oft charakteristische Koloniemorphologien auf einem Nähragar (● 129).

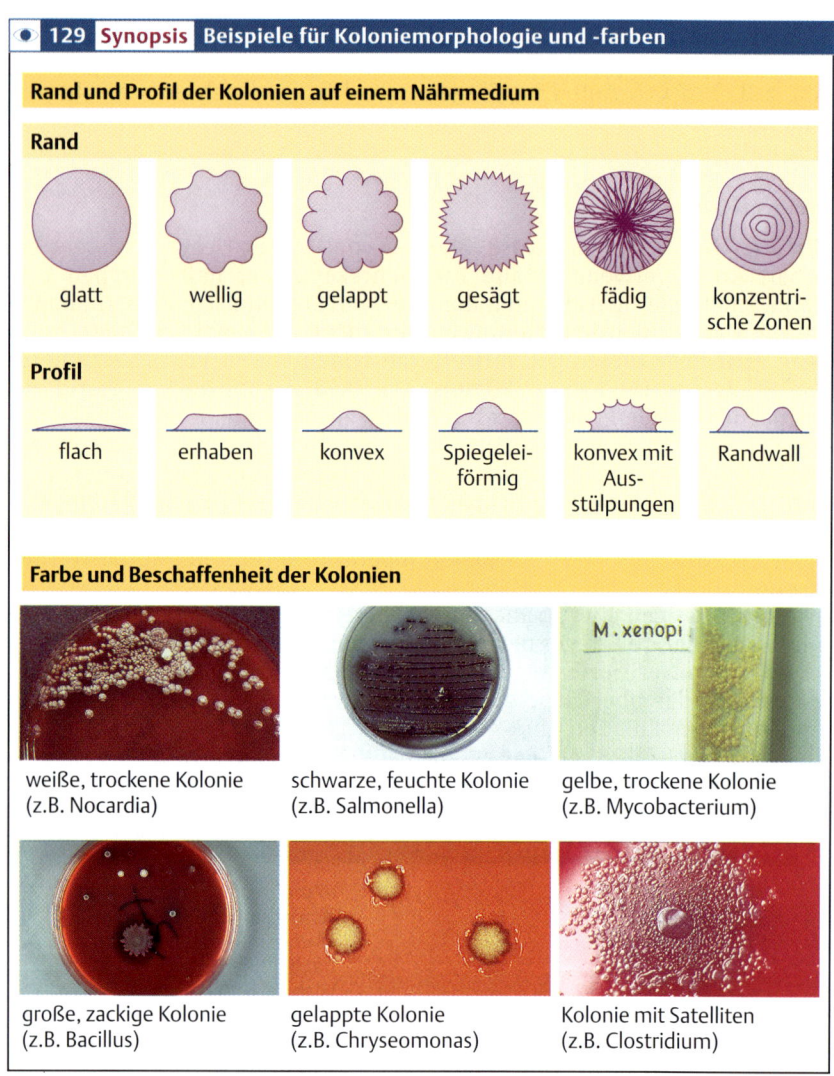

● 129 Synopsis **Beispiele für Koloniemorphologie und -farben**

Rand und Profil der Kolonien auf einem Nährmedium

Rand

glatt — wellig — gelappt — gesägt — fädig — konzentrische Zonen

Profil

flach — erhaben — konvex — Spiegeleiförmig — konvex mit Ausstülpungen — Randwall

Farbe und Beschaffenheit der Kolonien

weiße, trockene Kolonie (z.B. Nocardia)

schwarze, feuchte Kolonie (z.B. Salmonella)

M. xenopi
gelbe, trockene Kolonie (z.B. Mycobacterium)

große, zackige Kolonie (z.B. Bacillus)

gelappte Kolonie (z.B. Chryseomonas)

Kolonie mit Satelliten (z.B. Clostridium)

1.2.6 Reduplikation

1.2.6 Reduplikation

Die übliche Reduplikationszeit beträgt 20 – 30 Minuten, d. h., daß in dieser extrem kurzen Zeit alle Strukturen neu gebildet werden.

Die Reduplikationszeit der schnellwüchsigen Bakterien beträgt unter günstigen Bedingungen ca. 20 Minuten, was bedeutet, daß in dieser kurzen Zeit alle der essentiellen Strukturen neu gebildet werden! Schnellwüchsig sind die allermeisten der medizinisch relevanten Bakterien, wie Staphylokokken, Streptokokken, Enterobacteriaceae. Solche Keime wachsen also innerhalb von 24 Stunden durch **binäre Teilung** zu Milliarden von Einzelzellen (▦ 68), die alle untereinander identisch sind, weil sie aus einer Mutterzelle entstanden sind. Solche Zellansammlungen erscheinen auf festem Nährboden als eine Kolonie, in flüssigem Nährmedium entsteht eine Trübung.

📋 **68**	**Durch binäre Teilung wachsen Bakterien innerhalb von 24 Stunden zu Milliarden von Einzelzellen**

Pro Stunde = 2 Teilungen

Anfangskeimzahl	1
▷ 1 Stunde	4
▷ 2 Stunden	16
▷ 3 Stunden	64
▷ 4 Stunden	256
▷ 5 Stunden	1 024
▷ 6 Stunden	4 096
▷ 7 Stunden	16 384
▷ 8 Stunden	65 536
▷ 9 Stunden	262 144
▷ 10 Stunden	1 048 576
▷ 11 Stunden	4 194 304
▷ 12 Stunden	16 777 216
▷ 13 Stunden	67 108 864
▷ 14 Stunden	268 435 456
▷ 15 Stunden	1 073 741 824
▷ 16 Stunden	4 294 967 296
▷ 17 Stunden	17 179 869 184

Einzelne Bakterien, z. B. Nocardien, und vor allem Mykobakterien, haben deutlich längere Generationszeiten, nämlich bis zu 24 Stunden, so daß erkennbare Kolonien erst nach mehreren Tagen und sogar Wochen entstehen.

1.3 Differenzierung und Typisierung von Bakterien

Aufgrund genetischer und biochemischer Differenzierungsmerkmale werden Bakterien in **Familien, Gattungen (Genus)** und **Arten (Species)** eingeteilt. Die vollständige Bezeichnung eines Bakteriums besteht in einem Gattungsnamen (Großbuchstabe) und einem Epitheton ornans, der Artenbezeichnung, z. B. Listeria monocytogenes. Häufig ist es erforderlich, eine Art noch in **Vare** (Typen) einzuteilen, wobei Kulturen mit gemeinsamen Merkmalen zusammengefaßt werden.

Zur Differenzierung von Bakterien werden herangezogen:

- **Morphologische Merkmale**
  - Form (Kugel, Stäbchen, Schraube)
  - Größe, Zellverband (Haufen, Ketten)
  - Färbeverhalten (grampositiv, -negativ)
  - Kapsel (ja/nein)
  - Geißel (Zahl, Anordnung)
  - Sporen (ja/nein, Form).

  Diese Merkmale werden mit dem Lichtmikroskop festgestellt.

- **Physiologische Merkmale**
  Jedes Bakterium ist durch ein typisches Muster von bestimmten Enzymen charakterisiert. Der Nachweis dieser Enzyme oder einfach die Verwertung bestimmter Substrate durch solche Enzyme kann zur Differenzierung beitragen. Der Substratabbau wird oft mittels einer Farbreaktion sichtbar gemacht, z. B. durch eine Änderung des pH-Wertes, welche durch einen Umschlag eines Farbindikators erkennbar wird (»bunte Reihe«, ⬛ **130**).

Einzelne Bakterien, wie Nocardien und Mykobakterien, teilen sich langsam, etwa alle 24 Stunden.

1.3 Differenzierung und Typisierung von Bakterien

Aufgrund genetischer und biochemischer Differenzierungsmerkmale werden Bakterien in **Familien, Gattungen (Genus)** und **Arten (Species)** eingeteilt. Häufig ist es erforderlich, eine Art noch in **Vare** (Typen) einzuteilen, wobei Kulturen mit gemeinsamen Merkmalen zusammengefaßt werden.

Die Differenzierung erfolgt durch:

- **Morphologische Merkmale**, mit dem Lichtmikroskop feststellbar, sind: Form, Größe, Zellverband, Färbeverhalten, Kapsel, Geißel, Sporen.

- **Physiologische Merkmale** werden mit Indikatormedien nachgewiesen (»bunte Reihe«, ⬛ **130**).

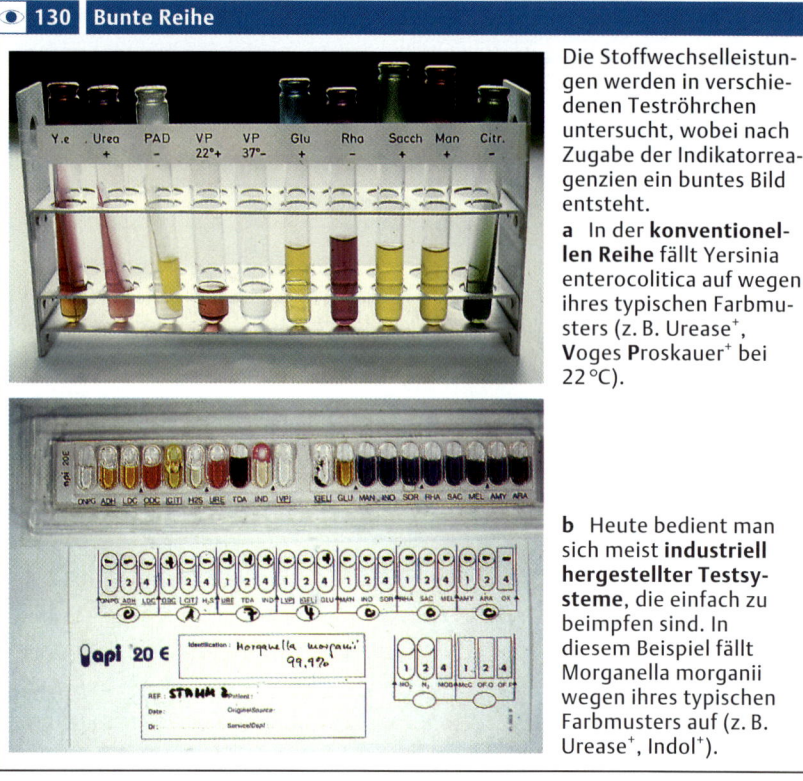

130 | **Bunte Reihe**

Die Stoffwechselleistungen werden in verschiedenen Teströhrchen untersucht, wobei nach Zugabe der Indikatorreagenzien ein buntes Bild entsteht.

a In der **konventionellen Reihe** fällt Yersinia enterocolitica auf wegen ihres typischen Farbmusters (z. B. Urease⁺, **V**oges **P**roskauer⁺ bei 22 °C).

b Heute bedient man sich meist **industriell hergestellter Testsysteme**, die einfach zu beimpfen sind. In diesem Beispiel fällt Morganella morganii wegen ihres typischen Farbmusters auf (z. B. Urease⁺, Indol⁺).

- **Chemische Merkmale**
Muster an kurzkettigen Fettsäuren (gaschromatographisch bestimmbar).

- **Serologische Merkmale**
Antigenstrukturen (serologisch bestimmbar) erlauben die Differenzierung verschiedener **Serovarietäten** innerhalb einer Art.

- **Biotypisierung**
Bakterienarten kann man noch feiner in Untergruppen einteilen z. B. durch **Phagentypisierung**, wofür man ein Panel von definierten Phagen benötigt (= **Lysotypie**).

Manche Untergruppe von Bakterien läßt sich daran erkennen, ob sie mit speziellen Bakteriophagen latent infiziert ist (**Lysogenotypie**).

- **Chemische Merkmale**
Das **Muster an kurzkettigen Fettsäuren** ist vor allem bei anaeroben Bakterien ein wichtiges Differenzierungskriterium. Diese flüchtigen Fettsäuren lassen sich gaschromatographisch bestimmen.

- **Serologische Merkmale**
Antigenstrukturen werden durch den Einsatz verschiedener Antiseren bestimmt, die durch Injektion des Antigens in Tieren gewonnen wurden. Die Antigen-Antikörper-Reaktion wird durch verschiedene serologische Verfahren sichtbar gemacht (s. Kapitel Grundlagen 6.6). Der Nachweis von O-Antigenen und H-Antigenen erlaubt eine weitere Feintypisierung von Bakterienarten. Beispielsweise gibt es innerhalb der Art Salmonella enterica fast 3000 verschiedene **Serovarietäten**. Für die pathogenetische Wertung wie auch für Klärung epidemiologischer Zusammenhänge sind solche Befunde wertvoll.

- **Biotypisierung**
Bakterienarten lassen sich außerdem in verschiedene **Phagovare** differenzieren, wozu spezifische Phagen eingesetzt werden (**Phagentypisierung** oder **Lysotypie**). Bakteriophagen sind Viren, welche die Bakterienzelle zur Multiplikation nutzen. Die Adhäsion der Phagen an die Bakterienoberfläche, der erste Schritt für eine erfolgreiche Infektion, ist dabei kritisch abhängig von ganz speziellen Rezeptor-Liganden-Verhältnissen. Mit einem Set bekannter Phagen gelingt es, Einzelisolate zu charakterisieren, indem diese Zellen durch solche Phagen lysiert werden. So kann man selbst noch innerhalb einer Serovarietät mehrere Phagentypen antreffen. Beispiel: Die aktuelle Salmonellenpandemie in Europa wird hervorgerufen durch S. enterica Serovarietät Enteritidis, Phagtyp 4, während in USA der Phagtyp 8 vorherrscht.

Eine ähnliche Methode ist die **Lysogenotypie**: Manche Bakterienzellen sind stumm infiziert mit temperenten Phagen. Unter bestimmten chemischen oder physikalischen Bedingungen können solche Prophagen, die sich im Genom des Bakteriums versteckt haben, induziert werden, sich zu vermehren, was dann zur Lysis der Bakterien führt. Die freigesetzten Phagen können dann identifiziert werden.

• Genetische Merkmale (genetic fingerprinting)

Jedes Bakterium hat ein eigenes Muster der **Nukleotidsequenzen** im Genom. Wenn das gesamte Genom durch **Restriktionsenzyme**, die ganz speziell immer nur zwischen exakt definierten Nukleotidsequenzen ansetzen, zerschnitten wird, dann zerfällt die DNA in unterschiedlich lange Bruchstücke, die sich in der **Gelelektrophorese** aufgrund von Länge und Ladung trennen lassen (= restriction fragment length polymorphism, RFLP). Das **Muster der DNA-Banden** kann zur Identifikation eines Bakteriums herangezogen werden (⊡ **131**).

● 131 | Restriction fragment length polymorphism (RFLP):

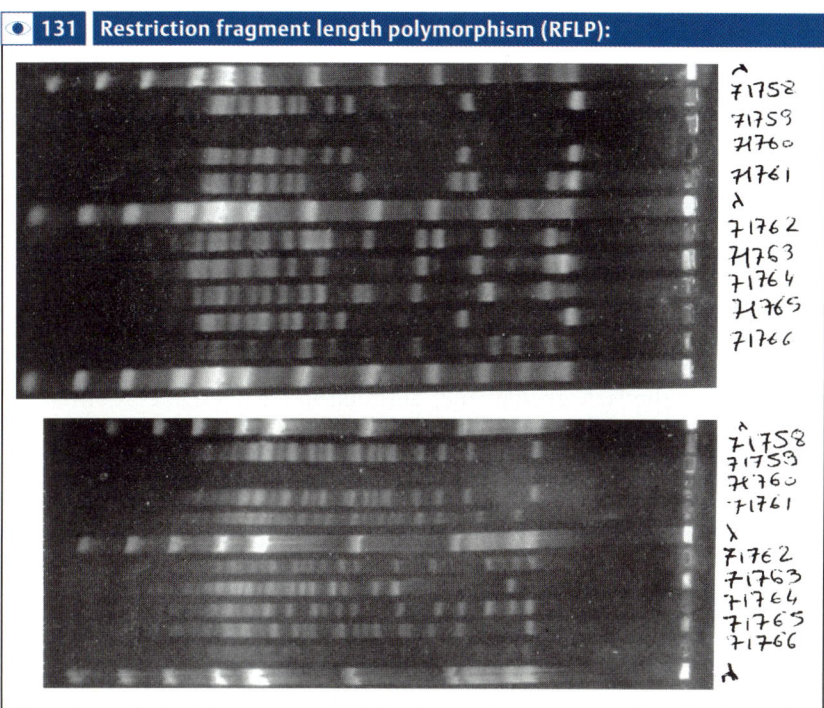

Charakteristische Muster von DNA-Banden entstehen nach Zerschneiden der bakteriellen DNA von Listeria monocytogenes mittels Apa 1 bzw. Sma 1, speziellen Restriktionsenzymen, die nur an bestimmten Oligonukleotidsequenzen angreifen. Die unterschiedlich langen DNA-Stücke werden danach in der Gelelektrophorese getrennt.
Nach Schneiden mit Apa 1 sehen die Isolate 71758, 71760 und 71765 ähnlich aus. Nach Schneiden mit Sma 1 scheint der Stamm 71765 anders als die beiden vorigen. Folglich dürften nur die Stämme 71758 und 71760 identisch sein, also aus der gleichen Quelle stammen.

Ein weiteres Verfahren zur Feintypisierung anhand der DNA-Struktur ist das **Ribotyping**: Die RNA-Sequenzen, die beim Aufbau von Ribosomen als rRNA in Protein verpackt werden, sind auf dem DNA-Strang vorgegeben, wovon es gleich mehrere Kopien gibt. Praktisch wichtig ist die 16S-rRNA, die einige Sequenzen besitzt, die hochkonserviert und bei allen Bakterien identisch sind. Daneben liegen Abschnitte, die semikonserviert und somit charakteristisch für einzelne Bakteriengruppen sind. Der Nachweis solcher kodierender Regionen auf der DNA erfolgt mittels Gensonden, d. h. durch Hybridisierung mit spezifischen DNA-Fragmenten.

Die wichtigste Methode zur Erfassung bestimmter Genabschnitte, die spezifisch für einen Bakterienstamm, eine Gattung oder eine Art sind, ist die **Polymerasekettenreaktion (PCR)**. Sie wird auf S. 126 ausführlich beschrieben.

• Genetische Merkmale
Das Genom eines Bakteriums läßt sich durch **Restriktionsenzyme** in Stücke schneiden. Die Länge der Bruchstücke ist typisch für ein Bakterium. In der **Gelelektrophorese** können **spezifische DNA-Bandmuster** nachgewiesen werden (⊡ 131).

Die DNA-Sequenzen, die für die ribosomale RNA kodieren, enthalten bakterienspezifische, gruppenspezifische und individuelle Abschnitte, die durch das **Ribotyping** nachgewiesen werden.

Die **Polymerasekettenreaktion (PCR)** erlaubt die Analyse einzelner Genabschnitte, die spezifisch für den Stamm, die Gattung oder die Art sind (siehe S. 126).

• Pathogenitätsfaktoren

Der kulturelle Nachweis von Bakterien reicht allein oft nicht aus, um eine Wertung eines solchen Befundes abzugeben. Manchmal muß der **Nachweis von speziellen Virulenzfaktoren**, z. B. **Toxinen**, geführt werden.

Durch Bioassays oder durch genetische Analysen lassen sich solche Merkmale bestimmen.

1.4 Grundlagen der antibakteriellen Chemotherapie

Definitionen ▶

1.4.1 Wirkspektrum

Die verschiedenen Antibiotika unterscheiden sich mehr oder weniger in ihrem Wirkspektrum. Manche haben ein **breites Wirkspektrum** (z. B. Tetrazykline) andere nur ein **schmales** (z. B. Sulfone nur gegen Lepra-Erreger).

⊟ **69** und ⊟ **70** geben eine Übersicht über die gebräuchlichsten Antibiotika.

• Pathogenitätsfaktoren

Zunehmend wird beobachtet, daß zur Beurteilung eines Bakterienisolates nicht nur der Name, sondern zusätzlich auch noch die **Präsenz von Virulenzfaktoren** notwendig ist. Allein der Nachweis von Escherichia coli im Stuhl, die dort ja ganz natürlicherweise in großer Zahl leben, läßt nicht erkennen, daß durch Präsenz von Fimbrien, Toxinen und anderen akzessorischen Eigenschaften einige Kolibakterien als gefährliche Krankheitserreger einzustufen wären. Der Nachweis von Corynebacterium diphtheriae im Rachenabstrich reicht nicht aus, die Gefahr völlig abzuschätzen, denn allein toxinbildende Stämme sind lebensbedrohlich.

Durch Bioassays oder durch genetische Analysen lassen sich solche Merkmale bestimmen.

1.4 Grundlagen der antibakteriellen Chemotherapie

▶ *Definitionen.* Als antibakterielle Chemotherapie bezeichnet man die gezielt gegen den Erreger einer Infektionskrankheit gerichtete Behandlung mit dem Vorsatz, diesen zu vernichten oder wenigstens seine Vermehrung zu unterbinden. Hierzu kommen Medikamente zum Einsatz, die nach dem Prinzip der **selektiven Toxizität** die Zelle des Mikroorganismus möglichst effektiv schädigen und die körpereigene Zelle möglichst unbeeinflußt lassen sollen.

Als **Antibiotika** werden antibakteriell wirksame Stoffe bezeichnet, die natürlicherweise vorkommen und von Pilzen oder Bakterien gebildet werden. Synthetisch gewonnene, antimikrobiell wirkende Pharmaka werden unter dem Begriff **antibakterielle Chemotherapeutika** zusammengefaßt. Die Nomenklatur ist jedoch nicht streng, sondern vielmehr fließend. In der Regel werden alle Medikamente der antibakteriellen Chemotherapie als »Antibiotika« bezeichnet, was sich schon deswegen empfiehlt, weil der Begriff »Chemotherapie« beim Laien mit der außerordentlich nebenwirkungsreichen chemischen Krebsbehandlung gleichgesetzt wird und entsprechend negativ besetzt ist.

Die rationelle Auswahl des jeweils am besten (auch unter Kostenüberlegungen) geeigneten Therapeutikums setzt folgende Kenntnisse über das Pharmakon voraus:

1.4.1 Wirkspektrum

Ein einziges Antibiotikum für alle Bakterien gibt es nicht. Jedes Antibiotikum hat ein bestimmtes Wirkspektrum. Chemisch nah verwandte Agenzien haben meist ein ähnliches Spektrum; vor allem für die Praxis sind kleinere Unterschiede irrelevant.

Beispielsweise haben alle Substanzen aus der Gruppe der Betalaktamantibiotika in dem gemeinsamen Betalaktamring die eigentlich reaktive Gruppe, deren Aktivität jedoch erheblich durch weitere Ringstrukturen beeinflußt wird (⊡ **132**). Aber auch innerhalb dieser Untergruppen hat wiederum jede der zahllosen Seitenkettenmodifikationen unterschiedliche Eigenschaften zur Folge (⊡ **133**). Allein in der Gruppe der Cephalosporine gibt es bereits 4 Generationen mit jeweils mehreren Präparaten. Diese unterscheiden sich womöglich bezüglich ihrer direkten antibakteriellen Wirkung, aber auch bezüglich des pharmakologischen Verhaltens.

Sogenannte **Breitspektrumantibiotika** (Prototyp Tetrazykline) sind gegenüber einer Vielzahl von verschiedenen Bakterien wirksam, wogegen andere Substanzen, die **Schmalspektrumantibiotika**, speziell nur wenige Erreger angreifen (z. B. Sulfone nur gegen Lepra-Erreger). Die ⊟ **69** und **70** geben eine Übersicht über die gebräuchlichsten Antibiotika, wobei die Frage »Breit- oder Schmalspektrum?« zum Ordnungskriterium erhoben wurde.

132 Grundstrukturen der wichtigsten Antibiotika

Die gebräuchlichen Antibiotika gehören zu ganz unterschiedlichen chemischen Verbindungen. Innerhalb einer Gruppe gibt es dann aber oft mehrere Varianten, so daß die Zahl der eingesetzten Antibiotika unüberschaubar geworden ist.

Betalaktam-Antibiotika

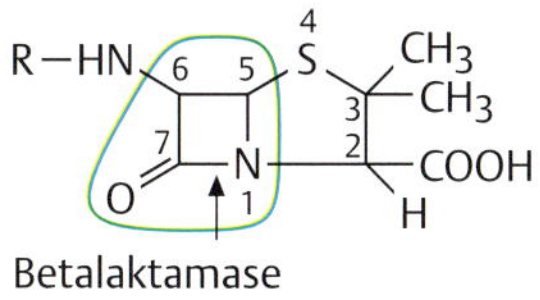

Betalaktamase

Penicilline

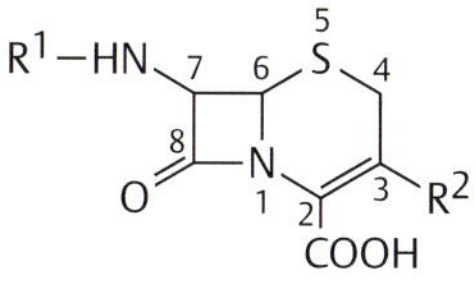

Cephalosporine

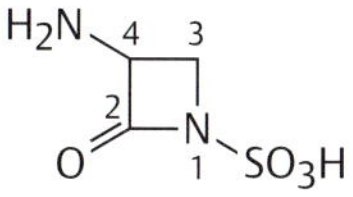

Monobactame

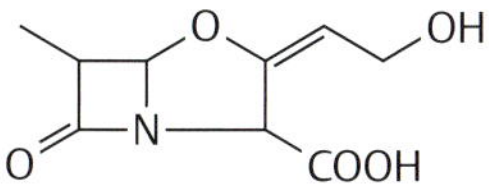

Oxapename
(Clavulansäure)

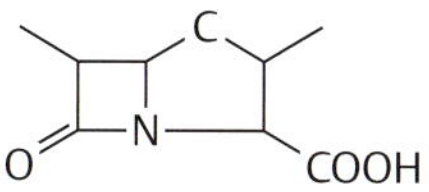

Carbapeneme
(Thienamycin)

Aminoglykoside

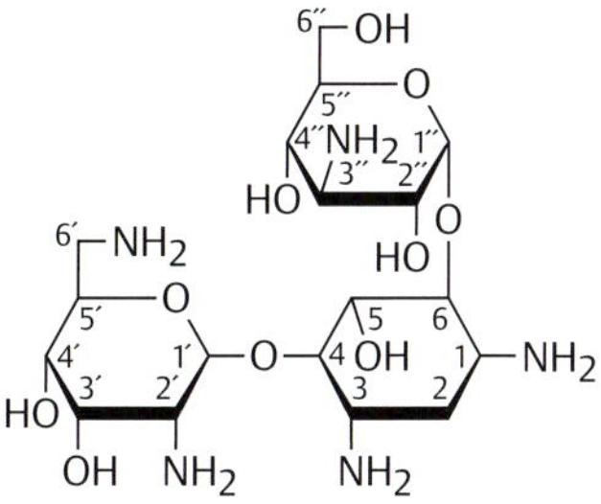

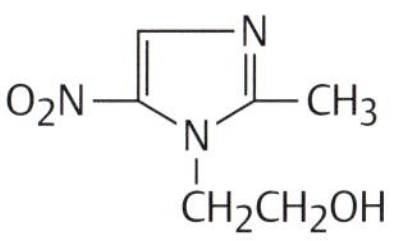

Tobramycin

Tetrazykline

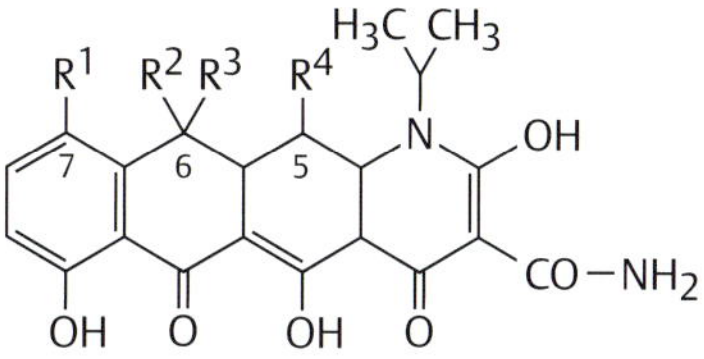

Lincosamide

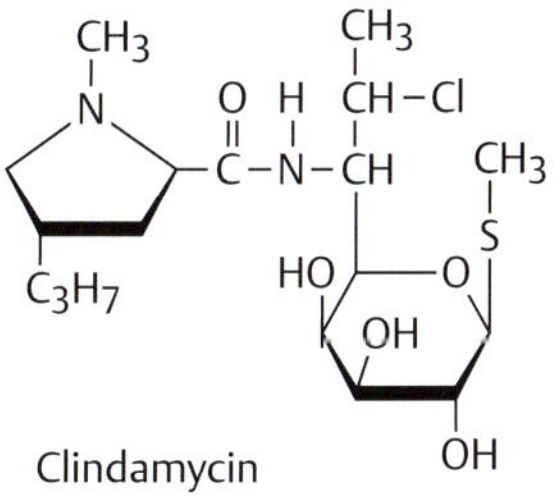

Clindamycin

Makrolide

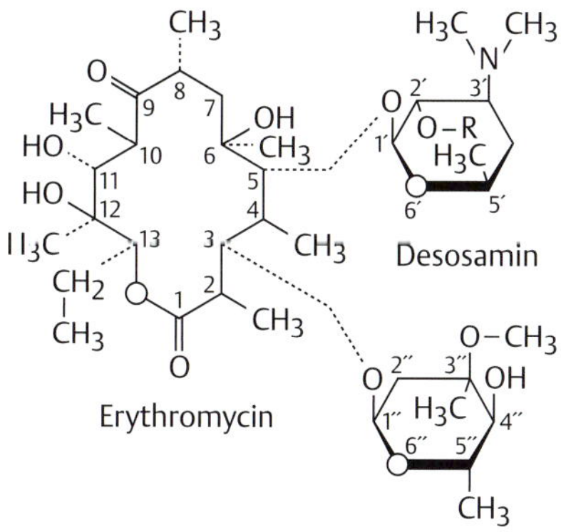

Desosamin

Erythromycin

Cladinose

4-Chinolone

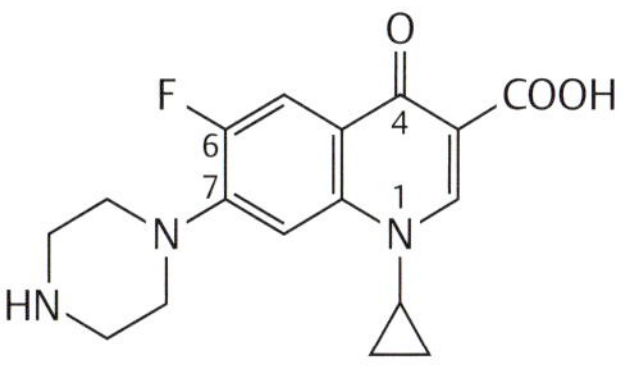

Ciprofloxacin

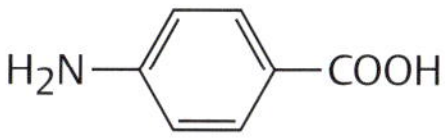

5-Nitroimidazole

Metronidazol

Sulfonamide

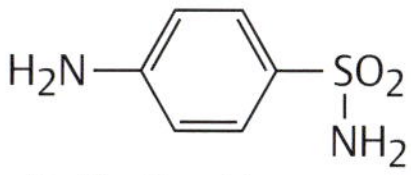

Sulfanilamid

Sulfonamide sind Antagonisten der p-Aminobenzoesäure

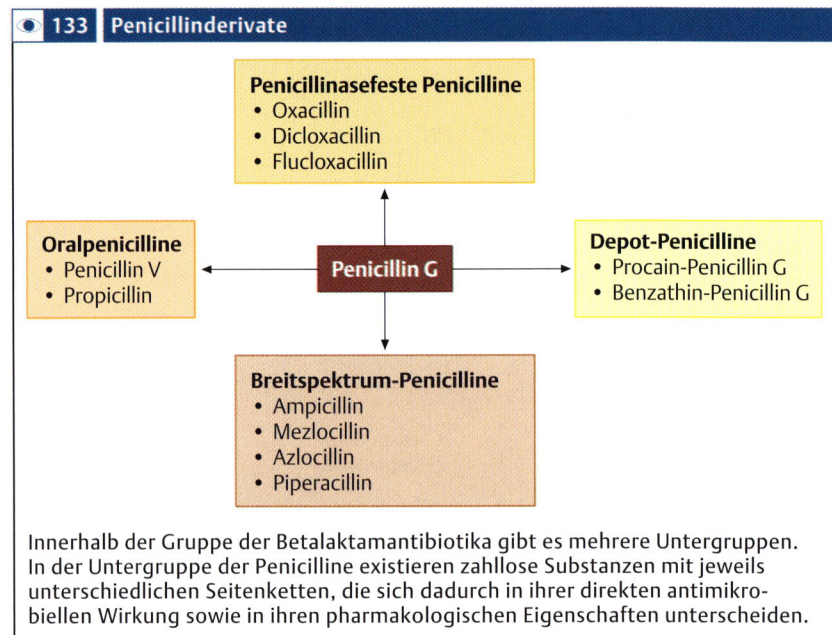

133 Penicillinderivate

Penicillinasefeste Penicilline
- Oxacillin
- Dicloxacillin
- Flucloxacillin

Oralpenicilline
- Penicillin V
- Propicillin

Penicillin G

Depot-Penicilline
- Procain-Penicillin G
- Benzathin-Penicillin G

Breitspektrum-Penicilline
- Ampicillin
- Mezlocillin
- Azlocillin
- Piperacillin

Innerhalb der Gruppe der Betalaktamantibiotika gibt es mehrere Untergruppen. In der Untergruppe der Penicilline existieren zahllose Substanzen mit jeweils unterschiedlichen Seitenketten, die sich dadurch in ihrer direkten antimikrobiellen Wirkung sowie in ihren pharmakologischen Eigenschaften unterscheiden.

69 Antibakterielle Chemotherapeutika mit breitem Wirkspektrum (»Breitbandantibiotika«)

Klasse	Wirkstoff	Wirkmechanismus	Sicherheit	Vorsicht!
▷ **Aminoglykosid-antibiotika** (s. auch ▦ **70**)	Gentamicin Tobramycin Amikacin Netilmicin Sisomicin	Hemmung der bakteriellen Proteinsynthese durch Störung der Translation	keine Wirkung gegen Anaerobier, Strepto-kokken und Entero-kokken (als Einzelsub-stanz)	Nephrotoxizität Neurotoxizität Ototoxizität **cave:** Schwangerschaft 1. Trimenon
▷ **Chloramphenicol**		Störung der Translation		verursacht aplastische Anämie **cave:** Schwangerschaft 1. Trimenon kontraindiziert bei Neugeborenen
▷ **Cephalosporine**	**1. Generation** Cefalotin Cefazolin u. a.	Störung der bakteriellen Zellwandsynthese	penicillinasefest, empfindlich gegen Cephalosporinasen	
	2. Generation Cefamandol Cefoxitin Cefuroxim Cefotiam		stabil gegen Penicil-linase und viele Cephalosporinasen	
	3. Generation Cefoperazon Ceftazidim Cefotaxim Ceftizoxim Ceftriaxon Cefmenoxim Cefotetan		Reserveantibiotika für komplizierte Infektionen mit resistenten Erregern	
	4. Generation Cefpirom Cefepim			

es geht noch weiter ... ▶

69 | Fortsetzung

Klasse	Wirkstoff	Wirkmechanismus	Sicherheit	Vorsicht!
	Orale Cephalosporine verschiedener Generationen Cefaclor Cefadroxil Cefalexin Cefpodoxim Cefuroxim Cefixim Cefdinir Cefetamet		alle Cephalosporine haben eine Lücke bei Enterokokken!	
▷ **Diaminobenzyl-Pyrimidine Sulfamethoxazol/ Trimethoprim**	Trimethoprim Co-trimoxazol	Hemmung der bakteriellen Folsäuresynthese	Kombination mit Sulfonamiden sinnvoll: Synergismus	**cave:** Schwangerschaft 1. Trimenon kontraindiziert bei Neugeborenen und bei schwerer Niereninsuffizienz
▷ **Fosfomycin**		Hemmung der bakteriellen Zellwandsynthese		schnelle Resistenzentwicklung
▷ **Makrolide**	Erythromycin Oleandomycin Josamycin Roxithromycin Clarithromycin Azithromycin Spiramycin	Hemmung der bakteriellen Proteinsynthese durch Störung der Translation	wirksam auch gegen intrazelluläre Bakterien unwirksam gegen Enterobacteriaceae	Erythromycin steigert die Motilität der oberen Darmabschnitte; Folge: Bauchgrimmen. Die neueren Derivate haben diese Nebenwirkungen nicht mehr
▷ **Peneme**	Imipenem Meropenem	Hemmung der bakteriellen Zellwandsynthese	oft wirksam bei Keimen, die gegen Cephalosporine resistent sind	Inaktivierung von Imipenem durch Nierenenzyme (Applikation zusammen mit Cilastatin, einem Enzyminhibitor)
▷ **Sulfonamide**	Sulfanilamid Sulfamethoxazol Sulfafurazol u. a.	Hemmung der bakteriellen Folsäuresynthese		häufige Resistenzen **cave:** Schwangerschaft 1. Trimenon kontraindiziert bei Neugeborenen und schwerer Niereninsuffizienz; Allergie
▷ **Tetrazykline**	Tetracyclin Oxytetracyclin Rolitetracyclin Doxycyclin Minocyclin	Hemmung der bakteriellen Proteinsynthese durch Störung der Translation		häufige Resistenzen Ablagerung in den Milchzähnen und Knochen **cave:** Schwangerschaft 1. Trimenon kontraindiziert bei Kindern und schwerer Niereninsuffizienz

70 | **Antibakterielle Chemotherapeutika mit eingeschränktem Wirkspektrum (»Schmalspektrumantibiotika«)**

Klasse	Wirkstoff	Wirkmechanismus	Anwendung	Sicherheit	Vorsicht!
▷ **Aminoglykosid-antibiotika** (s. auch ▤ 69	Streptomycin	Hemmung der bakteriellen Proteinsynthese durch Störung der Translation	Tuberkulose		häufige Resistenzen Neurotoxisch **cave:** Schwangerschaft, 1. Trimenon kontraindiziert bei Neugeborenen und schwerer Niereninsuffizienz
	Neomycin Paromomycin Kanamycin		topische und orale Anwendung		
	Spectinomycin		penicillinasepositive Gonokokken		
▷ **Chinolone**	Nalidixinsäure Pipemidsäure Norfloxacin	Störung der bakteriellen DNA-Gyrase	Harnwegsinfekte durch Enterobacteriaceae		**cave:** Schwangerschaft, 1. Trimenon (kontraindiziert bei Neugeborenen; gilt für alle Chinolone)
	Enoxacin Fleroxacin Ciprofloxacin Ofloxacin Levofloxacin Sparfloxacin		systemische Infektionen	wirksam gegen Enterobacteriaceae und mäßig gegen Pseudomonaden, grampositive Kokken	
▷ **Ethambutol**			Tuberkulose		neurotoxisch
▷ **Fusidinsäure**		Hemmung der bakteriellen Proteinsynthese durch Störung der Translation	grampositive Bakterien		rasche Resistenzentwicklung
▷ **Glykopeptide**	Vancomycin Teicoplanin	Hemmung der bakteriellen Zellwandsynthese	nur grampositive Bakterien		Nephrotoxizität Ototoxizität Thrombophlebitis
▷ **Isonicotinamid**	Isoniazid (INH)	Hemmung der bakteriellen Enzyme, die Pyridoxal oder Pyridoxamin benötigen	Tuberkulose		neurotoxisch
▷ **Lincomycine**	Lincomycin Clindamycin		grampositive Aerobier und Anaerobier sowie gramnegative Anaerobier	gute Penetration ins Knochengewebe	**cave:** Achten auf pseudomembranöse Enterokolitis!
▷ **Monobactame**	Aztreonam Carumonam	Hemmung der bakteriellen Zellwandsynthese	Enterobacteriaceae	Nicht wirksam gegen grampositive Bakterien	
▷ **Nitrofurane**	Nitrofurantoin Furazolidon Nitrofurazon u. a.		Harnwegsinfekte		**cave:** Schwangerschaft, 1. Trimenon kontraindiziert bei Neugeborenen und schwerer Niereninsuffizienz neurotoxisch, allergisierend

es geht noch weiter … ▶

70 Fortsetzung

Klasse	Wirkstoff	Wirkmechanismus	Anwendung	Sicherheit	Vorsicht!
▷ Nitroimidazole	Metronidazol Tinidazol Ornidazol	Störung der Nuklein-säure	strikte Anaerobier und verschiedene Protozoen		**cave:** Schwanger-schaft, 1. Trimenon
▷ Oxalactame	Clavulansäure Sulbactam Tazobactam	Inhibitor von Betalak-tamasen hat selbst nur sehr geringe antibakterielle Aktivitäten	Kombination mit Amoxicillin und anderen Penicillin-derivaten		anfällig gegen spontane Hydrolyse ($\rightarrow$ angesetzte Lö-sungen nicht lange stehen lassen!)
▷ Paraamino-salicylsäure	PAS	Störung der bakteriellen Folsäuresynthese	Tuberkulose		
▷ Penicilline	**klassische Penicilline** Penicillin G = Benzylpenicillin Penicillin V = Phenoxymethyl-penicillin (säure-stabil) Propicillin	Hemmung der bakteriel-len Zellwandsynthese	wirksam gegen grampositive Keime und gram-negative Kokken u. sogar Pasteu-rella multocida	nicht wirksam gegen penicillina-seaktive Staphylo-kokken u. Hämo-philus-Arten	
	penicillinasefeste Penicilline Methicillin Oxacillin Flucloxacillin		Mittel der Wahl gegen Staphylo-kokken	nicht wirksam gegen Hospi-talstaphylo-kokken (MRSA)	Kontraindikation: schwere Nieren-insuffizienz
	Aminopenicilline Ampicillin Amoxicillin u. a.		wirksam auch gegen Entero-bacteriaceae		nicht penicillinase-fest, allergisierend
	Carboxylpenicilline Carbenicillin Ticarcillin u. a.		wirksam auch gegen Entero-bacteriaceae u. Pseudomonaden		nicht penicillinase-fest
	Acylureïdopenicilline Azlocillin Mezlocillin Piperacillin		wirksam auch gegen Entero-bacteriaceae u. Pseudomonaden	gute Penetra-tionsfähigkeit	nicht betalaktamase-fest
▷ Polypeptide	Bacitracin	Hemmung der bakteriel-len Zellwandsynthese	grampositive Bakterien		zur Systemtherapie nicht geeignet
▷ Polymyxin B, Colistin		Störung der zytoplasma-tischen Membran	gramnegative Stäbchen		Neuro- und Nephro-toxizität rasche Resistenz-entwicklung
▷ Rifamycine	Rifampicin Rifamycin Rifabutin	Hemmung der bakteriel-len Proteinsynthese durch Störung der RNA-Polymerase	grampositive Erreger, Myko-bakterien	wirksam auch gegen intrazellu-läre Bakterien	
▷ Sulfone	Dapson		atypische Myko-bakterien (Lepra)		

1.4.2 Wirkqualität

Antimikrobielle Chemotherapeutika können für den Erreger direkt tödlich sein, dann sprechen wir von **Bakterizidie**. Andere Antibiotika unterdrücken das Wachstum der Keimpopulation. Sie sind **bakteriostatisch**.

Weiterhin werden unterschieden:
- **primär bakterizide Antibiotika,** das sind solche, die auch gegen ruhende Keime wirksam sind, und
- **sekundär bakterizide Antibiotika,** die nur bei proliferierenden Bakterienpopulationen zum Zuge kommen.

1.4.3 Wirkmechanismus

134 zeigt in einer Übersicht die wichtigsten Wirkmechanismen der Antibiotika.

1.4.2 Wirkqualität

Antimikrobielle Chemotherapeutika können für den Erreger direkt tödlich sein, dann sprechen wir von **Bakterizidie**. Diese ist naturgemäß irreversibel. Andere Antibiotika unterdrücken nur das Wachstum der Keimpopulation. Sie sind **bakteriostatisch**. Die Bakteriostase hält nur so lange vor, wie eine ausreichende Konzentration des Wirkstoffes am Wirkort vorhanden ist (sog. post antibiotic effect, PAE). Die Wirkung ist somit reversibel. Zwischen Bakterizidie und Bakteriostase gibt es fließende Übergänge, die von der eingesetzten Substanz, ihrer Konzentration im Gewebe, der Erregerart und anderen Faktoren abhängig ist.

Bakterizide Antibiotika werden weiterhin unterteilt in
- **primär bakterizide Antibiotika**, das sind solche, die auch gegen ruhende Keime wirksam sind (Prototyp: Aminoglykoside), und
- **sekundär bakterizide Antibiotika**, die nur bei proliferierenden Bakterienpopulationen zum Zuge kommen (Prototypen: Penicilline, Cephalosporine).

Bei den bakteriostatisch wirkenden Antibiotika finden sich solche, die immer zur Bakteriostase führen (Prototyp: Sulfonamide), und solche, die eben vorwiegend diese Form der Bakterienelimination bewirken (Prototyp: Tetrazykline).

1.4.3 Wirkmechanismus

134 zeigt in einer Übersicht die wichtigsten Wirkmechanismen der Antibiotika.

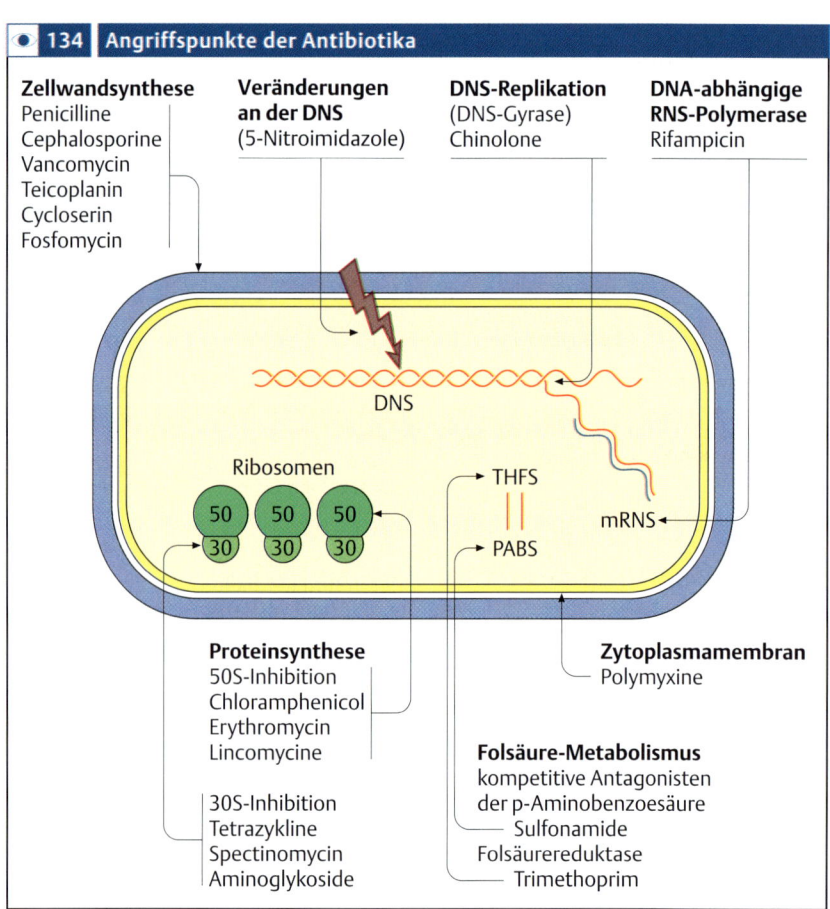

134 | Angriffspunkte der Antibiotika

Zellwandsynthese
Penicilline
Cephalosporine
Vancomycin
Teicoplanin
Cycloserin
Fosfomycin

Veränderungen an der DNS
(5-Nitroimidazole)

DNS-Replikation
(DNS-Gyrase)
Chinolone

DNA-abhängige RNS-Polymerase
Rifampicin

DNS

Ribosomen

THFS

PABS

mRNS

Proteinsynthese
50S-Inhibition
Chloramphenicol
Erythromycin
Lincomycine

30S-Inhibition
Tetrazykline
Spectinomycin
Aminoglykoside

Zytoplasmamembran
Polymyxine

Folsäure-Metabolismus
kompetitive Antagonisten
der p-Aminobenzoesäure
Sulfonamide
Folsäurereduktase
Trimethoprim

- **Störung der bakteriellen Zellwandsynthese**
Die Betalaktamantibiotika (Penicilline, Cephalosporine, Peneme, Monobactame) stören die Mureinbiosynthese:
- keine Quervernetzung des Mureins durch irreversible Hemmung der Transpeptidase, die den Vorgang steuert,
- enzymatische Zerstörung des Mureins am falschen Ort zur falschen Zeit durch Autolysine,
- Lyse der Zelle aufgrund des hohen osmotischen Druckes, bedingt durch die fehlerhafte Zellwand.
Glykopeptide, Fosfomycin und Polypeptide führen ebenfalls zur Störung der Mureinbiosynthese auf verschiedenen molekularen Ebenen.

- **Störung der bakteriellen Proteinsynthese**
Aminoglykoside, Tetrazykline, Chloramphenicol und Makrolide sowie Rifampicin hemmen die bakterielle Proteinsynthese durch Störung der Translation:
- Falschablesen des genetischen Codes (Miscoding)
- Blockierung des Initialribosoms durch Aminoacyl-tRNA
- Blockierung des Elongationsribosoms durch Aminoacyl-tRNA
- Blockierung der DNA-abhängigen RNA-Polymerase.

- **Störung der bakteriellen Folsäuresynthese**
Während menschliche Zellen »fertige« Folsäure aus der Umgebung beziehen, sind Bakterienzellen abhängig von ihrer eigenen Folsäuresynthese, da ihre Zellwände für diesen Stoff undurchlässig sind.
- Sulfonamide haben eine starke Ähnlichkeit in ihrer chemischen Struktur mit p-Aminobenzoesäure, welche unter Einbeziehung des Enzyms Dihydropteroinsäure-Synthetase zur Tetrahydrofolsäure (H_4-Folsäure) benötigt wird. Sulfonamide nehmen ihren Platz ein und stören so die bakterielle Folsäuresynthese.
- Trimethoprim blockiert direkt das Enzym Dihydrofolsäure-Reduktase. In beiden Fällen resultiert eine erhebliche Störung des bakteriellen Stoffwechsels, da die Folsäure als wichtige Vorstufe für die Nukleinsäurebildung nicht zur Verfügung steht.

- **Störung der bakteriellen DNA-Struktur**
- Chinolone hemmen die DNA-Gyrase, ein Enzym, das für die Verdrillung der rechtsgewundenen DNA-Doppelhelix nach links verantwortlich ist. Durch diese Linksverdrillung entsteht in der Bakterienzelle die für die Replikation und Transkription günstigste DNA-Struktur. Chinolone haben eine erheblich höhere Affinität für bakterielle als für zelluläre Gyrase.
- 5-Nitroimidazole sind primär inaktiv. Wenn sie aber nach Aufnahme in die Bakterienzelle von Nitroreduktasen – solche Enzyme sind speziell in Anaerobiern vorhanden – reduziert werden, entstehen Intermediärprodukte: Radikale, Nitroso- und Nitrosamingruppen. Diese binden spezifisch an Thymidinnukleotide in der bakteriellen DNA, die ja nicht durch eine Zellkernmembran geschützt ist. Zwischen zwei auf einem der beiden Stränge gelegenen Nukleotiden bildet sich ein Addukt, wodurch das Leseraster verschoben und das Ablesen der genetischen Information empfindlich gestört wird. Bis zu einem gewissen Grad können Bakterien solche induzierten Mutationen wieder rasch reparieren (SOS-repair-System), wobei allerdings dann »Webfehler« auftreten, d. h. bleibende Mutationen.

- **Inhibition von Resistenzmechanismen**
Gelegentlich werden antimikrobiell wirksame Antibiotika mit Inhibitoren von Resistenzmechanismen kombiniert. Praktisch wichtig sind die **Betalaktamaseinhibitoren.** Diese Substanzen, wie Clavulansäure, Sulbactam und Tazobactam, besitzen selbst einen Betalaktamring, aber nur eine ganz geringfügige antimikrobielle Aktivität. Sie binden fest an die Betalaktamasen und verhindern so die Zerstörung der Betalaktamantibiotika durch diese bakteriellen Enzyme. Die einzelnen Inhibitoren unterscheiden sich in ihrem Spektrum der Betalaktamasen, die damit interagieren, und auch in der Geschwindigkeit, mit der die Hemmung eintritt. Sie haben also unterschiedliche Effizienz und klinische Wertigkeit.

Es sind dies:
- **Störung der bakteriellen Zellwandsynthese** (Störung der Mureinquervernetzung)

- **Störung der bakteriellen Proteinsynthese** (Störung der Translation oder Transkription im genetischen Apparat)

- **Störung der bakteriellen Folsäuresynthese** (Enzymblockade)

- **Störung der bakteriellen DNA-Struktur** (»Gyrasehemmer«)

- **Inhibition von Resistenzmechanismen**
Einige Derivate der Betalaktamantibiotika, die selbst keine direkte antimikrobielle Aktivität mehr besitzen, können aber irreversibel mit der Betalaktamase von Bakterien reagieren und diese blockieren.
Diese **Betalaktamaseinhibitoren** haben unterschiedliche Spektren und Geschwindigkeiten.

1.4.4 Pharmakokinetik

Über die therapeutische Wirkung entscheiden Höhe und Dauer des Blut- und des Gewebespiegels am Ort der Infektion (■ 135). Dabei ist es günstig, wenn bei bakteriostatisch wirkenden Substanzen ein möglichst gleichbleibender Spiegel über längere Zeit besteht. Schnelle Resorption, lange Halbwertszeit und gute Diffusion gewährleisten dies. Bei bakteriziden Antibiotika ist oft eine hohe Konzentrationsspitze von Vorteil (i. v. Applikation), die eine rasche Elimination der Erreger einleitet.

1.4.4 Pharmakokinetik

Die Gesetzmäßigkeiten von Resorption, Verteilung im Organismus, Abbau und Ausscheidung sind für die einzelnen Antibiotikagruppen sehr unterschiedlich. Eine genaue Darstellung muß deshalb den Lehrbüchern der Pharmakologie überlassen bleiben.

Generell gilt: **Über die therapeutische Wirkung entscheiden Höhe und Dauer des Blut- und des Gewebespiegels am Ort der Infektion.** Das Ziel ist, daß man Serumwerte erreicht, die höher sind als die minimale Hemmkonzentration (MHK) für das jeweilige Bakterium (■ 135). Dabei ist es günstig, wenn bei bakteriostatisch wirkenden Substanzen ein möglichst gleichbleibender Spiegel über längere Zeit besteht. Schnelle Resorption bei oraler Applikation, nicht zu kurze Halbwertszeit und gute Diffusionseigenschaften können dies gewährleisten. Bei bakteriziden Antibiotika ist oftmals die intravenöse Verabreichung günstiger, da es dann am Infektionsort zu einer hohen Konzentrationsspitze kommt, die eine rasche Elimination der Erreger einleitet.

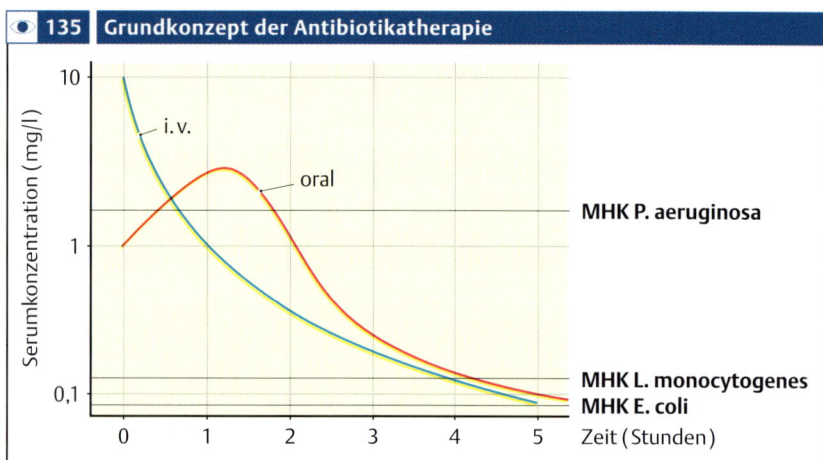

■ 135 Grundkonzept der Antibiotikatherapie

Der Serumwert eines Antibiotikums sollte über dem Wert der MHK liegen. Da die MHK-Werte für die verschiedenen Bakterien aber deutlich differieren, wird in dem virtuellen Beispiel klar, daß eine sichere therapeutische Wirksamkeit bei Infektionen mit E. coli eher erreicht wird als bei Infektionen mit P. aeruginosa. Darüber hinaus wäre es bei manchen Antibiotika (z. B. Betalaktamantibiotika) wichtig, daß die Serumwerte lange Zeit über der MHK liegen, während bei anderen (z. B. Aminoglykoside, Chinolone) vor allem die Höhe des Spitzenwertes für den therapeutischen Erfolg entscheidend ist. Entsprechend muß das Applikationsintervall angepaßt werden.

Antibiotika werden an Serumproteine gebunden und damit inaktiviert, sie werden außerdem metabolisiert und damit antibakteriell inaktiv. Ausscheidung erfolgt über die Nieren, in einigen Fällen auch über die Galle und Fäzes.

Antibiotika werden zu einem bestimmten Anteil an Serumproteine gebunden und damit inaktiviert, solange die Bindung hält. Im Organismus werden die meisten Antibiotika mehr oder minder stark metabolisiert und damit ebenfalls antibakteriell inaktiv. Die Ausscheidung erfolgt vorwiegend über die Nieren, zum Teil auch über die Galle und Fäzes. Im letzteren Fall kann es zur Rückresorption im Darm kommen. Von Fall zu Fall ist auch eine Ausscheidung über Sekrete (z. B. Muttermilch) zu beachten. So ist es auch effektiver, Antibiotika wie z. B. Doxycyclin oder Rifampicin zur Eradikation einer oberflächlichen Besiedelung des Rachens mit Meningokokken einzusetzen als z. B. Penicillin, da die erstgenannten Substanzen deutlich stärker über den Schleim der oberen Luftwege eliminiert werden.

1.4.5 Unerwünschte Wirkungen

Auch bei sachgerechter Anwendung, erst recht bei Überdosierung, können unter einer Antibiotikatherapie Nebenwirkungen auftreten (siehe auch ▦ **69** und ▦ **70**). Man unterscheidet:

1.4.5 Unerwünschte Wirkungen

(siehe auch ▦ **69** und ▦ **70**).

• Toxische Wirkungen

Etliche Antibiotika (z. B. Aminoglykoside, Vancomycin, Rifampicin, Isoniazid) sind potentiell toxisch. Diese Toxizität tritt bei Kumulierung des Antibiotikums infolge Ausscheidungsstörungen auf und kann verschiedene Organe betreffen (blutbildendes System, Leber, Niere, ZNS). Bei entsprechender Kontrolle des aktuellen Blutspiegels sind toxische Nebenwirkungen bei Antibiotikatherapie vermeidbar. Pleiotrope Effekte mancher Antibiotika, z. B. der Makrolide, die zusätzlich zu den direkt antimikrobiellen Wirkmechanismen noch andere Wirkungen haben, können auch die körpereigenen Infektabwehrmaßnahmen stimulieren oder hemmen.

Wir unterscheiden:
• Toxische Wirkungen
(Kumulierung bei Ausscheidungsstörungen)

Bei entsprechender Kontrolle des aktuellen Blutspiegels sind toxische Nebenwirkungen bei Antibiotikatherapie vermeidbar.

• Allergische Wirkungen

Allergische Nebenwirkungen, die sich als polymorphe Exantheme bis hin zum Lyell-Syndrom oder als tödlicher anaphylaktischer Schock manifestieren, können bei der Therapie mit Penicillinen, Sulfonamiden, Vancomycin, Streptomycin und Nitrofuranen auftreten. Andere Antibiotikaallergien sind selten und finden sich dann fast immer als Kontaktallergie nach lokaler Applikation.

• Allergische Wirkungen
Exantheme bis zum anaphylaktischen Schock.

• Interaktionen mit anderen Pharmaka

Die Kombination von zwei verschiedenen Antibiotika kann **synergistische, aber auch antagonistische Effekte** haben, ebenso die Kombination mit Nicht-Antibiotika. Andererseits kann eine direkte chemische Interaktion zur gegenseitigen Minderung der Aktivität führen, z. B. bei gleichzeitiger Infusion von Aminoglykosid mit Betalaktamantibiotika. Auch die Pharmakokinetik kann in vielfältiger Weise beeinflußt werden, z. B. durch Änderung der Resorption und Ausscheidung, der Verteilung im Körper und der Metabolisierung. Antibiotika ihrerseits können wesentlich die pharmakologische Wirkung von anderen Medikamenten beeinflussen.

• Interaktionen mit anderen Pharmaka
Möglich sind Aktivitätsminderung, synergistische und antagonistische Effekte sowie Einflüsse auf die Pharmakokinetik.

> ▶ *Praktischer Tip.* Östrogene in der Pille werden nach Resorption aus dem Dünndarm in der Leber glukuronisiert und mit der Galle ausgeschieden. Die Bakterien der physiologischen Darmflora produzieren in großer Menge Glukuronidasen, die eine Spaltung des Moleküls bewirken. Das freie Östrogen kann nun wieder resorbiert werden. Diese Rückresorption trägt erheblich zum notwendigen Serumspiegel bei. Wird nun durch Antibiotika, die entweder nicht resorbiert oder mit der Galle intestinal ausgeschieden werden, die Darmflora massiv reduziert, unterbleibt die Deglukuronisierung der Östrogene und die verfügbare Menge im Serum sinkt ab. Auf diese Weise soll es schon zu ungewollten Schwangerschaften gekommen sein.

◀ Praktischer Tip

• Biologische Wirkungen

Sie entstehen durch die unvermeidliche Beeinflussung der normalen Körperflora und treten häufig unter der Behandlung mit Breitspektrumantibiotika auf. Sekundärinfektionen mit Sproßpilzen oder resistenten Bakterien sind nicht selten.

• Biologische Wirkung
Störung der Normalflora; Sekundärinfektionen mit Sproßpilzen oder resistenten Bakterien sind möglich.

1.4.6 Resistenz

Definition ▶

Ursachen für Resistenzen

• Natürliche Resistenz
Der Wirkmechanismus eines bestimmten Antibiotikums kommt nicht zum Zuge, da die natürlichen, genetisch fixierten Eigenschaften des Bakteriums **keinen Angriffspunkt für das Antibiotikum** bieten.

In jeder Bakterienpopulation existieren **Persister** (gegen Antibiotika unempfindliche Individuen). Sie vermehren sich unter Antibiose aufgrund des Selektionsvorteils und werden dann zum Problem.

• Erworbene (übertragene, sekundäre) Resistenz
Resistenz-Transfer-Faktoren, auch **Plasmide** genannt, sind DNA-Elemente, die sich außerhalb des Nukleoids in der Zelle befinden und Information für Antibiotikaresistenz tragen. Dieses extrachromosomale DNA-Material wird von einer Bakterienart auf eine andere übertragen. Auf diese Weise können Keime Mehrfachresistenzen ausbilden.

• Induzierte Resistenz
Alle gramnegativen Bakterien besitzen eine **chromosomal kodierte Betalaktamase**, doch wird diese genetische Information nur bei wenigen Arten konstitutiv exprimiert, allenfalls nach Induktion.

1.4.6 Resistenz

> ▶ **Definition.** Eine Bakterienresistenz liegt vor, wenn Bakterien in Anwesenheit therapeutisch relevanter Konzentrationen eines Chemotherapeutikums (Antibiotikums) ihre Vermehrung **nicht** einstellen. Sie sind gegenüber der Wirksubstanz **unempfindlich**.

Ursachen für Resistenzen

• Natürliche Resistenz

Der Wirkmechanismus eines bestimmten Antibiotikums kommt nicht zum Zuge, da die natürlichen, genetisch fixierten Eigenschaften des Bakteriums **keinen Angriffspunkt für das Antibiotikum** bieten. Es handelt sich also um eine bekannte, immer vorhandene Unempfindlichkeit, die bei der Therapie zu berücksichtigen ist. Beispiel: Penicillin G wirkt nicht bei gramnegativen Bakterien, da diese Substanz die äußere Membran nicht überwinden kann. Die Penicillinderivate wie Aminopenicilline (Ampicillin, Amoxicillin) und noch besser die Ureidopenicilline (Azlocillin, Mezlocillin, Piperacillin) passieren diese Schranke recht gut, und zwar zwängen sie sich durch die Porine (Proteinkanäle) dieser Lipiddoppelschicht. Diese Penicillinderivate wirken also auch auf gramnegative Stäbchen wie Escherichia coli und haben somit ein breiteres Spektrum als Penicillin G. Pseudomonas aeruginosa hat allerdings so enge Poren, daß allenfalls nur noch Azlocillin und Piperacillin hindurchpassen. Die Cephalosporine und Peneme penetrieren deutlich besser.

In jeder Bakterienpopulation existieren einzelne Individuen, die durch natürliche, zufällige, sehr seltene, aber immer vorhandene Mutationen gegen bestimmte Wirkmechanismen von Antibiotika resistent geworden sind. Es besteht dabei kein Zusammenhang mit vorausgegangenen oder bestehenden Therapiemaßnahmen. Diese **Persister** vermehren sich unter einer Antibiotikatherapie aufgrund ihres Selektionsvorteils und werden dann zum Problem.

• Erworbene (übertragene, sekundäre) Resistenz

Die sekundäre Resistenz steht im Zusammenhang mit der Antibiotikatherapie. Neben dem bereits oben beschriebenen Selektionsmechanismus spielt hier der Austausch genetischen Materials zwischen einzelnen Bakterienzellen eine wichtige Rolle. Resistenz-Transfer-Faktoren, auch **Plasmide** genannt, sind DNA-Elemente, die sich außerhalb des Nukleoids in der Zelle befinden und die Information für Antibiotikaresistenz tragen. Dieses extrachromosomale DNA-Material wird durch Konjugation von einer Bakterienart auf eine andere übertragen. Auf diese Weise können primär gegen bestimmte Antibiotika empfindliche Keime Mehrfachresistenzen ausbilden.

• Induzierte Resistenz

Alle gramnegativen Stäbchenbakterien (außer Salmonella) besitzen zumindest eine **chromosomal kodierte Information für eine Betalaktamase**. Nur wenige Bakterien (Enterobacter, Serratia) exprimieren dieses Gen konstitutiv und sind somit von vornherein gegen die meisten Betalaktamantibiotika resistent. Unter einer Therapie mit solchen Stoffen, wenn diese z. B. unzureichend dosiert sind, können nach und nach auch bis dahin empfindlich erscheinende Bakterien ohne neue Resistenzgene ihr Verhalten ändern.

Die Produktion plasmidkodierter Betalaktamase unterliegt nicht der Regulation durch das Chromosom. Solche Enzyme werden also ständig produziert, und zwar in großer Menge, ganz besonders wenn das Plasmid in mehrfacher Kopie in einer Bakterienzelle vorliegt.

Resistenzmechanismen

Die vier wichtigsten Mechanismen sind in ▦ **71** dargestellt. Die Strategie der Bakterien besteht
– in der Produktion antibiotikaabbauender Enzyme
– in der Ausbildung antibiotikaunempfindlicher Zielstrukturen
– in der Abriegelung der Zelle, damit Antibiotika nicht eindringen können (Permeabilitätsbarriere)
– im Mechanismus, eingedrungene Antibiotika sofort wieder aus der Zelle herauszubefördern (aktiver Efflux).

Resistenzmechanismen

Die vier wichtigsten Mechanismen sind in ▦ **71** dargestellt.

▦ **71**	**Strategien der Bakterien zur Ausbildung von Resistenzen**	
Strategie	**Mechanismus**	**Erklärung**
Produktion antibiotika-abbauender bzw. modifizierender Enzyme	Betalaktamasen	Hydrolysierung des Betalaktamrings, mehr als 100 Varianten sind bekannt, z. B. Penicillinasen und Cephalosporinasen. Die Bildung erfolgt entweder ungeregelt oder wird durch das Antibiotikum induziert
	Aminoglykosidasen	Inaktivierung des Antibiotikums durch verschiedene Bakterienenzyme (Acetyl-, Phospho-, Nukleotidyltransferasen)
	Chloramphenicol-Acetyl-transferasen	Inaktivierung des Chloramphenicols durch Acetylierung mittels Bildung des Enzyms Acetyltransferase (z. B. durch Haemophilus sp.)
Ausbildung antibiotika-unempfindlicher Ziel-strukturen		Penicillinbindeproteine (PBP) mit geringer Affinität zu Betalaktamantibiotika verhindern deren Wirkung. Die Untereinheit »A« der DNA-Gyrase wird so strukturiert, daß störende Chinolone (»Gyrasehemmer«) nicht zum Zuge kommen können
Permeabilitätsbarriere	Störung des aktiven Transports durch die Zytoplasmamembran oder Störung der passiven Diffusion	z. B. verhindert die äußere Membran fast aller gramnegativer Bakterien das Eindringen von Benzylpenicillin, wogegen Ampicillin oder noch besser Ureïdopenicilline diese Barriere meist gut überwinden
aktiver Efflux	in der Zytoplasmamembran lokalisierte Proteine befördern die eingedrungenen Antibiotika wieder aus der Zelle (»Pumpen«)	z. B. Unwirksamkeit von Tetrazyklinen, Makroliden u. a.

Resistenztestung/Antibiogramm

• **Kalkulierte Therapie**
Solange unklar ist, welche Erreger an einer Infektion beteiligt sind, muß noch vor einer definitiven Abklärung eine Chemotherapie begonnen werden. Die Erfahrung lehrt, daß in speziellen Situationen aller Voraussicht nach ein Standardregime nützlich sein dürfte (▦ **72**).

Resistenztestung/Antibiogramm

• Eine **kalkulierte Therapie** basiert auf Erfahrungen; oft werden **Antibiotika-kombinationen** eingesetzt (▦ **72**).

▦ **72**	**Mittel der ersten Wahl**
Keime	**Empfohlenes Antibiotikum**
Streptokokken (außer Enterokokken) auch Pneumokokken	Penicillin
Neisserien	Penicillin
Treponema	Penicillin
Hämophilus	Ampicillin
Anaerobier	Metronidazol
Mykoplasmen	Erythromycin/Tetrazyklin
Chlamydien	Erythromycin/Tetrazyklin
Die Empfehlung beruht auf klinischer Erfahrung, nicht auf In-vitro-Testung der Antibiotikaempfindlichkeit. Man kann primär von der Wirksamkeit dieser Antibiotika ausgehen. Bei klinischem Mißerfolg (nach 3–4 Tagen) ist allerdings eine Überprüfung erforderlich (evtl. auch Überprüfung der Diagnose!)	

Die rationalen Begründungen für **Antibiotikakombinationen** sind (☰ 72):
1. **Erweiterung des Spektrums.**
2. Bei **Mischinfektionen** werden gleich mehrere Erreger erreicht.
3. Manche Antibiotika wirken **synergistisch.**
4. Die **Entstehung von Resistenzen** wird verhindert.

Oft werden **Kombinationen** eingesetzt, wofür es mehrere Begründungen gibt (☰ 73):
1. Man erreicht eine **Erweiterung des Spektrums**, denn kein Antibiotikum ist in der Lage, alle Erreger anzugreifen, und bei einer kalkulierten Therapie muß man im Zweifelsfall zunächst mit ganz unterschiedlichen Keimarten rechnen.
2. Bei einer **Mischinfektion** aus ganz unterschiedlichen Keimarten ist selbst ein Breitspektrumantibiotikum nicht in der Lage, alle Erreger gleichermaßen zu erfassen. Beispielsweise muß man bei einer Peritonitis mit gramnegativen Stäbchenbakterien, Enterokokken und Anaerobiern rechnen. Selbst wenn es nicht gelingt, absolut alle Erreger zu attackieren, so sollte man aber zumindest die hauptsächlichen Erreger angreifen. Wenn diese beseitigt sind, haben Begleitkeime kaum mehr eine Chance, allein eine Infektion fortzusetzen.
3. Zwei verschiedene Antibiotika können sich in ihrer Wirkung verstärken und einen **Synergismus** zeigen.
4. Die **Entstehung von resistenten Mutanten** ist bei Präsenz von mehreren Antibiotika statistisch unwahrscheinlich.

☰ 73	**Feste Standard-Therapie-Schemata**
▷ z. B. **Tuberkulose:**	INH + Streptomycin + PAS (besser Ethambutol oder Pyrazinamid) als Dreierkombination; evtl. Rifampicin als 4. Substanz.
Die Kombination hat bessere antibakterielle Wirkung (Synergismus) und verhindert rasche Resistenzentwicklung. Unbedingt!!!	
▷ z. B. **Meningitis:**	(solange Erreger und Antibiogramm noch nicht bekannt sind): Cephalosporin + Aminoglykosid (+ Chloramphenicol)
▷ z. B. **Peritonitis** (Appendizitis):	Mezlocillin + Metronidazol (+ Aminoglykosid)
▷ z. B. **Enterokokkenendokarditis:**	Ampicillin + Aminoglykosid (obwohl **in vitro** alle Enterokokken resistent gegen Aminoglykoside sind; trotzdem Synergismus)
Allerdings erfordert im Einzelfall das Nichtansprechen auf die Therapie eine kritische Prüfung!	

• Eine **gezielte Therapie** beruht auf einer klaren Diagnose und einem Antibiogramm.

• **Gezielte Therapie**

Wenn der Erreger bekannt ist, fällt es naturgemäß leichter, die richtige Wahl für ein Antibiotikum zu treffen. In manchen Situationen ist die Konsequenz vorgegeben (vgl. ☰ 73). In den meisten Fällen sollte jedoch eine Bestimmung der Empfindlichkeit gegenüber Antibiotika mittels In-vitro-Testung versucht werden (Antibiogramm).

Die **Bestimmung der minimalen Hemmkonzentration (MHK)** ergibt das exakte Maß für die Empfindlichkeit eines Erregers gegenüber einem bestimmten Präparat (◾ 136). Diese exakten Werte kommen aber unter artefiziellen Bedingungen zustande. Für die praktische Beurteilung des Wertes eines Antibiotikums ist nicht allein die MHK, sondern die Tatsache wichtig, ob im Serum eines Menschen überhaupt ausreichende Wirkspiegel erreicht werden können.

Bestimmung der minimalen Hemmkonzentration (MHK). In geeignetem Nährmedium wird eine arithmetische Verdünnungsreihe eines Antibiotikums angelegt. Danach wird eine definierte, geringe Menge an Bakterien eingeimpft und bebrütet. Nach 24 Stunden wird abgelesen, ob die Keime sich vermehrt haben (◾ 136). Die niedrigste Konzentration, die das Wachstum unterdrückt hat, gilt als minimale Hemmkonzentration (MHK). Bei der kritischen Beurteilung dieses Wertes muß man jedoch bedenken, daß die Entstehungsbedingungen doch recht artefiziell sind (kontinuierliche Konzentration über 24 Stunden, neutraler pH, niedriges Inokulum etc.).

Weiterhin sagt der absolute Wert allein nichts aus über den zu erwartenden Therapieerfolg, denn dieser hängt darüber hinaus auch von den pharmakologischen Eigenschaften eines Medikamentes ab. Deswegen werden zur Bewertung sog. **Breakpoints** herangezogen. Das sind Serumspiegel, die nach der Hälfte des üblichen Applikationsintervalls erreicht werden können. Unter Zuhilfenahme dieser normativen Maßstäbe kann man unter

Vorbehalt dann eine Aussage über die Empfindlichkeit des Erregers machen.

Die Erfahrung lehrt, daß eine gewisse Korrelation zwischen MHK und dem therapeutischen Erfolg besteht.

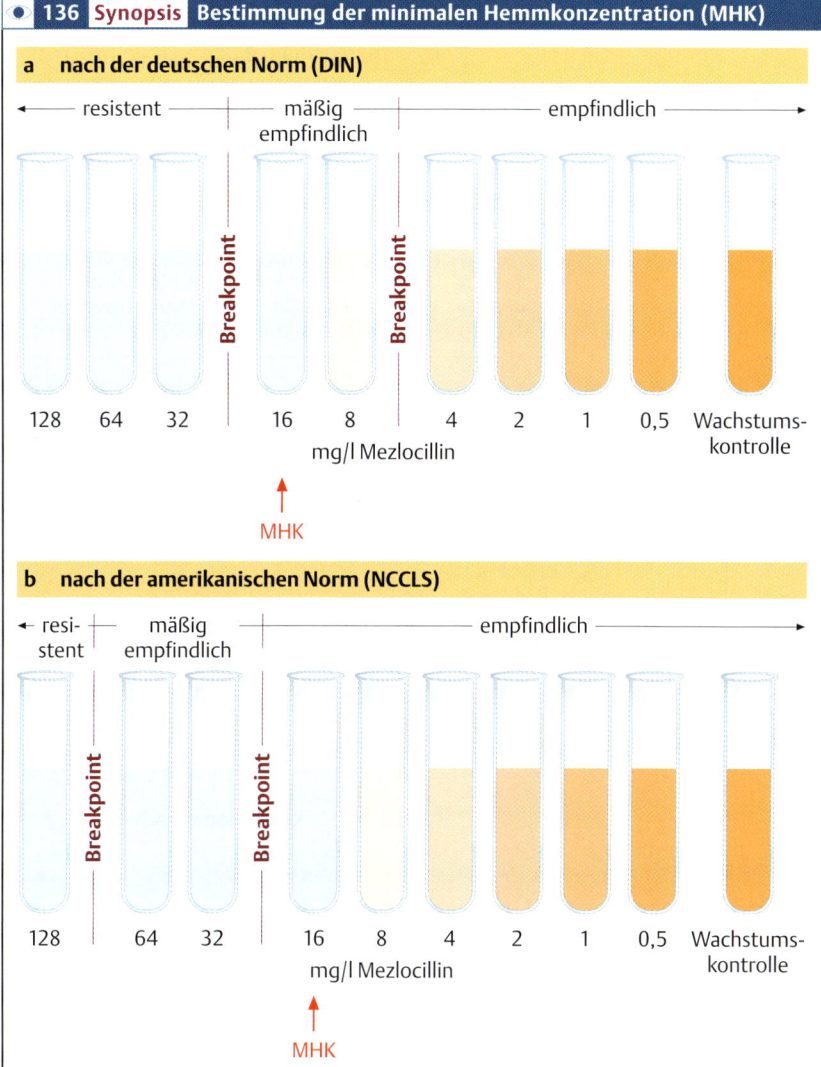

● 136 Synopsis Bestimmung der minimalen Hemmkonzentration (MHK)

a nach der deutschen Norm (DIN)

resistent | mäßig empfindlich | empfindlich

128 64 32 | 16 8 | 4 2 1 0,5 | Wachstumskontrolle

mg/l Mezlocillin

MHK

b nach der amerikanischen Norm (NCCLS)

resistent | mäßig empfindlich | empfindlich

128 | 64 | 32 | 16 8 4 2 1 0,5 | Wachstumskontrolle

mg/l Mezlocillin

MHK

Im **Bouillondilutionstest** werden Nährlösungen mit absteigenden Konzentrationen des Antibiotikums hergestellt und mit jeweils der gleichen Anzahl von Bakterien beimpft. Während in der Wachstumskontrolle (ohne Antibiotikum) sowie bei ganz niedrigen Konzentrationen die Bakterien sich vermehren und nach 24 Stunden eine Trübung verursachen, können sich die Bakterien bei hohen Antibiotikakonzentrationen nicht mehr vermehren; die Bouillon bleibt klar. Diejenige Konzentration des Antibiotikums, die gerade eben noch das Wachstum der Keime vollständig hemmt, wird als **minimale Hemmkonzentration** bezeichnet. Das Schema zeigt die Bestimmung der minimalen Hemmkonzentration (MHK) von Mezlocillin für einen Stamm von E. coli. Die MHK beträgt 16 mg/l, da dies die niedrigste Konzentration ist, bei der noch eine nahezu vollständige Hemmung der Vermehrung (keine Trübung) eintritt.

Die Wertung dieses Meßergebnisses ist jedoch je nach Definition der **Breakpoints** durch Normierungsgremien unterschiedlich.

a In der deutschen **DIN** wurden die Breakpoints für Mezlocillin von Experten bei > 4 mg/l bzw. < 16 mg/l festgelegt. Danach erscheint dieser Keim mäßig empfindlich zu sein.

b Nach der amerikanischen **NCCLS** werden die Breakpoints für Mezlocillin bei > 16 mg/l bzw. < 64 fixiert. Danach wird dieser Keim als empfindlich bewertet. Die Festlegung der Breakpoints hängt ab von den definierten Bedingungen der MHK-Bestimmung (Nährmedium, Bakteriendichte, etc.) sowie der erreichbaren Serumkonzentration bei einem Menschen, der mit einer Standarddosis eines Antibiotikums behandelt wird. (Die jeweiligen Dosierungsempfehlungen, die auf klinischen Erfahrungen basieren, können eben von Land zu Land schwanken.) Da in anderen Körperflüssigkeiten, z. B. Urin, Schleim, etc., vielleicht ganz andere Konzentrationen erreicht werden können, gilt die Aussage über die Empfindlichkeit eines Stammes nicht unbedingt für jede klinische Situation.

Fazit: Die Empfindlichkeitsprüfung und die Einteilung in die Kategorien empfindlich, mäßig empfindlich oder resistent muß kritisch gewertet werden. Der optimale Einsatz eines Antibiotikums hängt darüber hinaus auch noch von anderen Parametern ab.

Diffusionstest. Für die Routine ist die exakte Bestimmung der MHK meist zu aufwendig, so daß der einfachere Diffusionstest zur Anwendung kommt. Dabei werden Papierblättchen, die mit einer definierten Menge Antibiotikum getränkt sind, auf eine beimpfte Agarplatte gelegt, wobei das Antibiotikum diffundieren kann und ein Konzentrationsgefälle entsteht. Solange die Wirkstoffkonzentration ausreicht, das Wachstum der Bakterien zu hemmen, bildet sich eine Zone ohne Keimwachstum (● 137). Der Durchmesser der Hemmzone steht in einem linearen Verhältnis zur MHK (● 138). Die Werte sind jedoch leicht durch äußere Bedingungen zu beeinflussen.

Der **Diffusionstest** ist ein Ersatz für die Bestimmung der MHK in der Praxis (● 137 und ● 138).

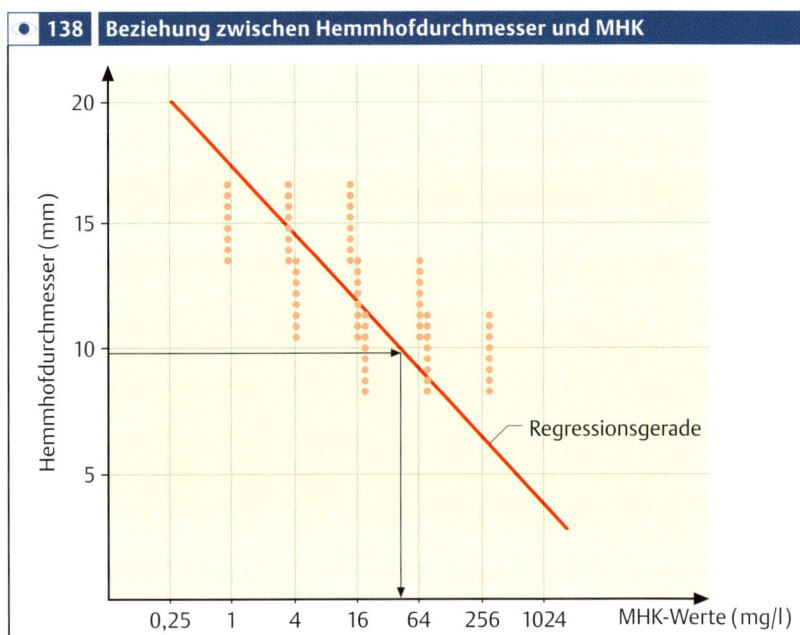

137 Agardiffusionstest zum Nachweis der Empfindlichkeit von Bakterien

Nachdem die Oberfläche einer Nähragarplatte gleichmäßig mit einer passenden Bakterienmenge beimpft ist, werden **Filterpapierblättchen** aufgelegt, die mit einer vorgegebenen Menge eines **Antibiotikums** getränkt sind. Wenn das Antibiotikum in den Agar diffundiert, so entsteht ein Konzentrationsgefälle. In der Nähe des Blättchens, wo hohe Konzentrationen herrschen, wird das Wachstum der empfindlichen Keime gehemmt; sobald aber die Konzentration unter einen kritischen Wert absinkt, können die Bakterien sich wieder vermehren. Die **Größe des Hemmhofes** kann exakt gemessen werden und steht in gewissem Verhältnis zur MHK.

138 Beziehung zwischen Hemmhofdurchmesser und MHK

Mit Hilfe von mehreren Bakterienisolaten wurden von Experten für jedes der üblichen Antibiotika und für jedes gängige Bakterium eine Regressionsgerade erstellt (die Angaben dazu schwanken also von Land zu Land). Im Labor läßt sich dann auf Grund eines exakt gemessenen Hemmhofdurchmessers auf die eigentliche MHK zurückschließen.

Wenn ein Antibiotikum fest an sein Target bindet, kann über längere Zeit hinweg die Wirkung bestehen, ohne daß im externen Milieu noch ausreichend Wirkstoff vorhanden ist (**post-antibiotic effect**).

Auch in **niedrigen Konzentrationen**, die gar nicht mehr in der Lage sind, die Vermehrung zu hemmen, können manche Antibiotika die Produktion von Virulenzfaktoren beeinträchtigen.

Post-antibiotic effect. Bei der Entscheidung über die Länge der Applikationsintervalle spielt die Kenntnis über einen post-antibiotic effect eine Rolle. Wenn Aminoglykoside und Makrolide einmal an ihr Target am Ribosom gebunden haben, bleiben sie mehrere Stunden haften und blockieren in dieser Zeit die Vermehrung, selbst wenn im externen Milieu die Antibiotikakonzentration abgesunken ist.

Wirkung von subinhibitorischen Konzentrationen. Die Hemmung der Vermehrung ist für die Praxis der wichtigste Parameter zur Beurteilung der Effizienz eines Antibiotikums. Manche Substanzen können jedoch bereits in Bereichen weit unter diesen Hemmkonzentrationen die Bildung von Virulenzfaktoren (Fimbrien, Toxinen) behindern und somit zu einem therapeutischen Erfolg beitragen. In einzelnen Konstellationen kommt es dabei jedoch zu einer Stimulierung der Produktion von Toxinen.

Bakterizidie/Bakterizidiekinetik. Vor allem im abwehrgeschwächten Wirt wäre es wichtig, die Bakterien nicht nur zu hemmen, sondern auch irreversibel zu schädigen, d.h. zu töten. Eine solche Aktivität kann in vitro geprüft werden.

Definitionsgemäß gilt ein Antibiotikum als **bakterizid**, wenn es nach 24 Stunden in Konzentrationen, die allenfalls doppelt so hoch sind wie die MHK, 99,9 % der Bakterien abtöten. Wichtig ist aber zudem der Zeitpunkt der Abtötung nach Exposition. Betalaktamantibiotika sind im Prinzip zwar bakterizid, sie erreichen dieses Ziel aber erst nach 6 – 8 Stunden, Aminoglykoside und Chinolone dagegen schon in 1 Stunde.

Synergismus/Antagonismus. Wenn mehrere Antibiotika gleichzeitig auf ein Bakterium einwirken, so kann dies synergistische, additive (indifferente) oder antagonistische Auswirkungen haben.

Wenn z.B. Ampicillin die Zellwandsynthese von Enterokokken gestört hat, kommt es zu strukturellen Veränderungen, so daß dann Aminoglykoside durch diese ansonsten impermeable Membran hindurchgelangen und bakterizid wirken, obwohl Enterokokken gegenüber Aminoglykosiden allein immer resistent sind.

Wenn dagegen z.B. eine bakteriostatisch wirksame Substanz, wie Tetrazyklin, die Vermehrung der Bakterien hemmt und somit die Bakterien keine neue Zellwand mehr synthetisieren, ist ein eigentlich bakterizid wirkendes Betalaktamantibiotikum unwirksam.

Als Maß für die Wirksamkeit eines Antibiotikums ist nicht nur die Hemmung der Vermehrung, sondern möglichst auch eine Abtötung zu beurteilen (**Bakterizidie**).

Kombinationen von verschiedenen Antibiotika können **synergistische, additive (indifferente)** oder **antagonistische Wirkungen** haben (▪ 139).

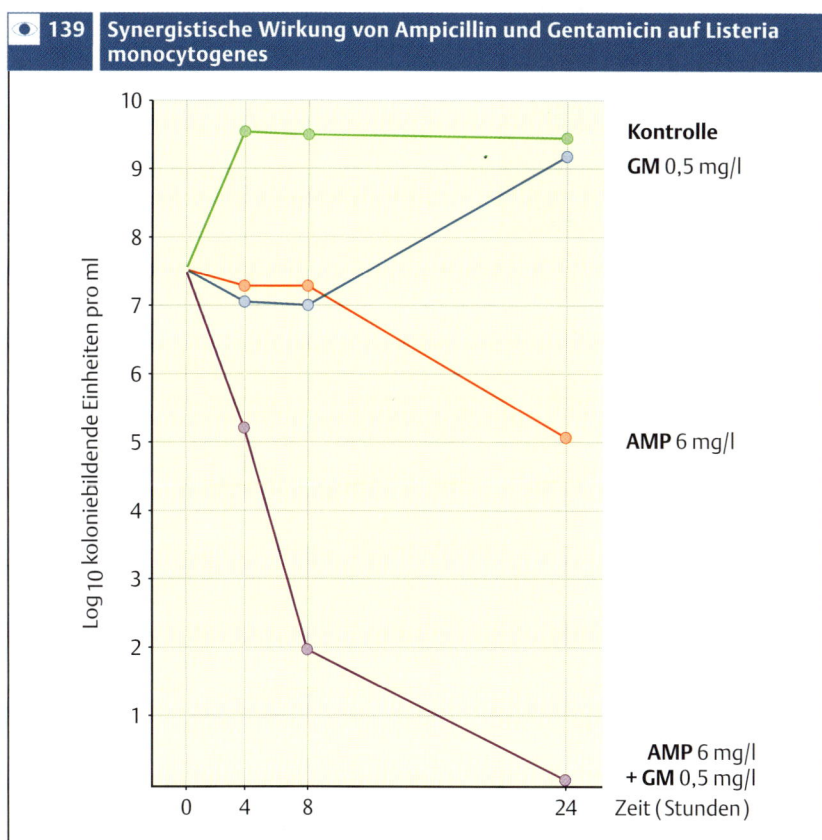

139 Synergistische Wirkung von Ampicillin und Gentamicin auf Listeria monocytogenes

Ohne Antibiotika können sich die Bakterien in einer Flüssigkultur vermehren. Gegenüber dem Ausgangswert steigen die Keimzahlen noch an. Gentamicin (GM) in niedriger Konzentration kann kurzzeitig das Keimwachstum hemmen, bevor dann doch die Vermehrung beginnt. Ampicillin (AMP) allein in einer relativ niedrigen Konzentration kann das Wachstum ebenfalls nur hemmen; erst nach vielen Stunden kommt es zu einer Keimzahlreduktion. Die bakterizide Wirkung von Ampicillin ist also nur schwach. Bei Kombination der beiden schwachen Partner kommt es zu einem Synergismus, so daß die Keimzahl deutlich und rasch abfällt.

Die **Effizienz einer Antibiotikatherapie** läßt sich überprüfen durch:

- **Wirkspiegelbestimmung** in diversen Flüssigkeiten mittels chemischer Methoden

- **mikrobiologische Assays** (▢ 140).

Prüfung auf antimikrobielle Wirkstoffe bzw. Spiegelbestimmungen.
Exakte Wirkspiegel von Antibiotika in Serum, Liquor, Lymphe oder Gewebe werden meist mit Hilfe von chemischen Methoden, z. B. HPLC, bestimmt. Aber auch mit mikrobiologischen Methoden kann die antimikrobielle Aktivität erfaßt werden:

- **Pauschaler Nachweis von antimikrobiellen Wirkstoffen in Urin oder Liquor:** Ein trockenes, steriles Filterblättchen wird mit der Flüssigkeitsprobe des Patienten getränkt und auf die Oberfläche einer Agarplatte gedrückt, so daß der Wirkstoff in den Agar diffundieren kann; es entsteht ein Diffusionsgefälle. Wenn die Hemmkonzentration zu gering wird, können die Sporen von Bacillus subtilis, die zuvor in dem Agar suspendiert worden waren, auskeimen. Die Bakterien vermehren sich bei Bebrütung innerhalb von 24 Stunden zu sichtbaren Kolonien. Wenn hohe Antibiotikakonzentrationen vorhanden sind, wird eine Hemmzone um das Blättchen herum sichtbar (▢ 140). Auf diese Art läßt sich relativ einfach auch die Compliance eines Patienten überprüfen, d. h., ob er in der Tat regelmäßig seine vorgeschriebenen Antibiotika eingenommen hat.

| ▢ 140 | **Nachweis antibakterieller Wirkstoffe in Urin oder Liquor** |

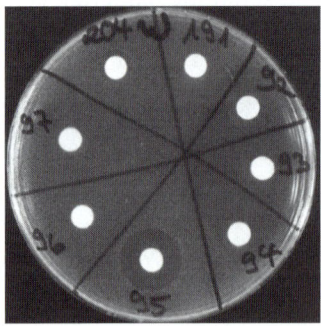

In einem Nähragar werden Sporen von **Bacillus subtilis** als Indikatorkeim eingegossen. Solche Platten können dann bei 4 °C mehrere Wochen aufbewahrt werden, wo ein Auskeimen der Sporen und eine Vermehrung der Bakterien nicht stattfindet. Wenn Filterpapierblättchen mit einer Körperflüssigkeit eines Patienten, z. B. Urin oder Liquor, getränkt und auf die Oberfläche einer Agarplatte aufgelegt werden, so können die vorhandenen Antibiotika diffundieren. Wenn eine Agarplatte dann bei 37 °C über 24 Stunden bebrütet wird, so können sich die Bakterien vermehren und den Agar gleichmäßig trüben. Da B. subtilis praktisch gegen alle üblichen Antibiotika empfindlich ist, wird sein Wachstum unterdrückt, wenn in dem entsprechenden Material (hier z. B. in der Probe 95) antimikrobielle Hemmstoffe vorhanden waren. Die Hemmzone zeigt an, daß antimikrobieller Wirkstoff vorhanden war; man kann aber allein daraus nicht erkennen, welches Antibiotikum vorliegt.

- **Serumbakterizidietest**

- **Serumbakterizidietest:** In manchen Situationen, z. B. bei Endokarditis, ist es zwingend erforderlich, daß eine ausreichend hohe Antibiotikakonzentration im Serum erreicht wird, um ein optimales Therapieergebnis zu erzielen. So wird kurz vor einer Antibiotikagabe Blut abgenommen (Talspiegel), eine Verdünnungsreihe in Nährbouillon angelegt und eine Suspension der vom Patienten isolierten Bakterien zugegeben. Nach Bebrütung kann man feststellen, ob eine Hemmung oder sogar eine Abtötung der patienteneigenen Erreger erfolgte. Wenn auch in Verdünnungen über 1 : 16 wirksame Spiegel nachweisbar sind, ist ein Therapieerfolg zu erwarten.

2 Spezielle Bakteriologie

2.1 Grampositive Kokken

Klassifikation. Für die Humanmedizin wichtige Vertreter unter den grampositiven Kugelbakterien (Kokken) findet man in der Familie **Micrococcaceae** (Staphylococcus, Micrococcus, Stomatococcus) und **Streptococcaceae** (Streptococcus, Enterococcus, Aerococcus, Leuconostoc, Gemella), wobei die Staphylokokken und Streptokokken von allergrößter Bedeutung sind.

2.1.1 Staphylokokken

Geschichtliches. Berühmte Bakteriologen, wie Robert Koch (1878) und Louis Pasteur (1880), beschäftigten sich mit Staphylokokken. Der schottische Arzt A. Ogston hielt am 9. April 1880 den grundlegenden Vortrag beim 9. Kongreß der Deutschen Chirurgischen Gesellschaft in Berlin, in dem er den Begriff Staphylococcus prägte und seine klinische Bedeutung als Eitererreger aufzeigte.

> ▶ **Definition.** Staphylokokken (griech. staphyle, die Traube) sind grampositive, nichtsporenbildende Kugelbakterien von annähernd 1 μm Durchmesser, die sich in allen Ebenen des Raumes teilen und sich wegen ihrer Unbeweglichkeit somit in dichten Haufen oder Trauben anordnen (◉ 141).

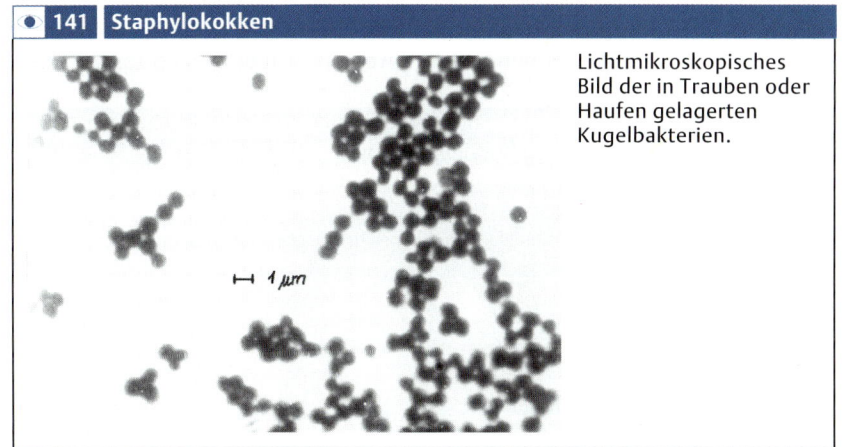

◉ 141 | Staphylokokken

Lichtmikroskopisches Bild der in Trauben oder Haufen gelagerten Kugelbakterien.

Klassifikation. Von klinischem Interesse ist die Unterteilung der Staphylokokken in **koagulasepositive** und **koagulasenegative** Spezies. ▦ 74 gibt einen Überblick.

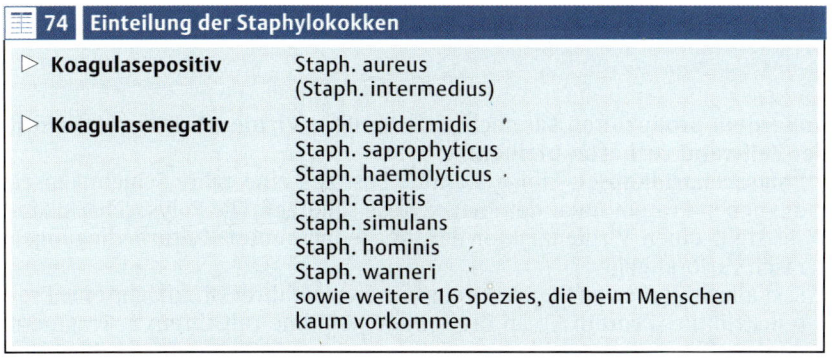

▦ 74 | Einteilung der Staphylokokken

▷ Koagulasepositiv	Staph. aureus (Staph. intermedius)
▷ Koagulasenegativ	Staph. epidermidis Staph. saprophyticus Staph. haemolyticus Staph. capitis Staph. simulans Staph. hominis Staph. warneri sowie weitere 16 Spezies, die beim Menschen kaum vorkommen

2 Spezielle Bakteriologie

2.1 Grampositive Kokken

Klassifikation Die medizinisch wichtigsten grampositiven Kokken sind
• Staphylokokken (Haufenkokken) und
• Streptokokken (Kettenkokken)

2.1.1 Staphylokokken

◀ Geschichtliches

◀ Definition

Klassifikation Zu unterscheiden ist zwischen **koagulasepositiven** und **koagulasenegativen** Staphylokokken (▦ 74).

Nachweis Meistens können Staphylokokken unproblematisch kultiviert werden.

Koagulasepositive Staphylokokken (Staphylococcus aureus)

Geschichtliches ▶

Besonderheiten
- Staph. aureus produziert das extrazelluläre Enzym **Koagulase**. Damit und mit dem zellwandständigen Enzym **Clumpingfaktor** ist er in der Lage, Fibrin zur Ausfällung zu bringen. Diese Eigenschaft ist ein **wichtiger Pathogenitätsfaktor**, der auch in der Diagnostik eine wichtige Rolle spielt (Objektträgertest zum Schnellnachweis des Clumpingfaktors von Staph. aureus, ▣ 142).

Nachweis. Staphylokokken sind auf gewöhnlichen Nährmedien bei 37 °C gut kultivierbar. Charakteristische Pigmentierungen der Kolonien (porzellanweiß oder elfenbeinfarbig) und spezielles Hämolyseverhalten auf bluthaltigen Nährböden geben wichtige labordiagnostische Hinweise.

Koagulasepositive Staphylokokken (Staphylococcus aureus)

Geschichtliches. J. v. Daranyi erkannte 1926 die Zusammenhänge zwischen der Plasmakoagulaseaktivität der Staphylokokken und ihrer pathogenetischen Bedeutung. Erst 1948 wurde diese Erkenntnis allgemein akzeptiert.

Besonderheiten/Virulenzfaktoren. Pathogene koagulasepositive Staphylokokken unterscheiden sich von den weniger gefährlichen, koagulasenegativen Arten durch eine Reihe von Faktoren, die z. T. ausgeschieden werden und z. T. an der Zellwand haften bleiben.
- Für die Trennung von pathogenen und weniger pathogenen Arten ist in der Praxis das extrazelluläre Enzym **Koagulase** von Bedeutung, das sich im Serum an Prothrombin bindet und dann die Entstehung von Fibrin aus Fibrinogen aktiviert. Nachweis: 0,5 ml Kaninchenplasma wird mit der fraglichen Bakterienkolonie beimpft und bei 37 °C inkubiert. Nach 4, spätestens nach 24 Stunden ist eine Koagulation des Plasmas zu beobachten!
- Ähnliche Effekte zeigt der »Clumpingfaktor«, ein an die Zelloberfläche gebundenes Enzym, das zur Ausfällung von Fibrin führt. Verreibt man auf einem Objektträger einen Tropfen Kaninchenserum mit Staph. aureus, so kommt es zu einer Verklumpung (Ausfällung von Fibrin, worin die Staphylokokken eingebettet werden), die mit bloßem Auge beobachtet werden kann. Dieser einfache Test wird häufig (teilweise in leicht modifizierter Art) als Schnellnachweis von Staph. aureus im Labor eingesetzt (▣ 142).

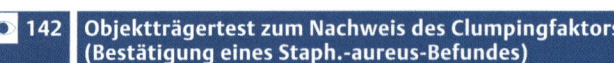

▣ 142 Objektträgertest zum Nachweis des Clumpingfaktors (Bestätigung eines Staph.-aureus-Befundes)

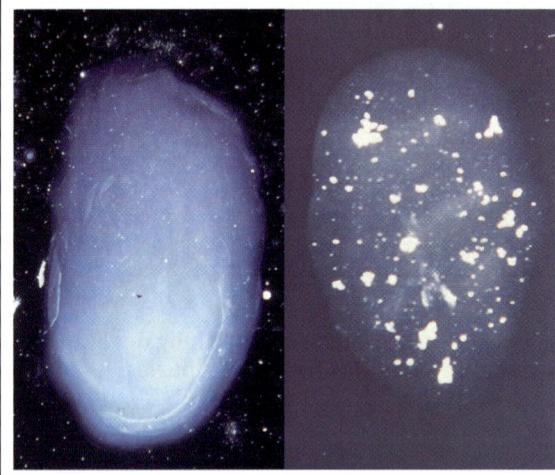

Die verdächtige Kolonie wird in physiologischer NaCl-Lösung verrieben, parallel dazu auch in Kaninchenplasma. Staph. aureus wird sich in der NaCl-Lösung homogen suspendieren lassen (links), im Plasma jedoch durch Fibrinausfällung koagulieren (rechts). Ein koagulasenegativer Stamm wäre auch hier homogen zu suspendieren.

Zellgebundene Virulenzfaktoren:
- Einige Stämme bilden eine **Polysaccharidkapsel** aus, die neben dem Protein A ein zusätzlicher Schutz vor Phagozytose ist.

- Interessant ist das **Protein A**, eine Oberflächenstruktur, die eine »verkehrte« Bindung der Immun-

Außerdem produzieren sie noch viele weitere **Virulenzfaktoren, die mit der Zellwand verhaftet bleiben:**
- **Polysaccharidkapsel:** Einige Stämme besitzen eine echte Schleimkapsel, die neben Protein A vor der Phagozytose schützen. Die Polysaccharidkapsel stellt einen Virulenzfaktor dar, der jedoch unter Kulturbedingungen rasch verlorengeht.
- Fast alle Stämme von Staph. aureus besitzen auf ihrer Oberfläche eine Proteinstruktur (**Protein A**), an die Immunglobuline mit ihrem F_c-Fragment binden. Durch diese »verkehrte« Bindung entzieht sich das Bakterium der

Phagozytose, da das F_c-Stück als Opsonin, d. h. als Rezeptor für die Makrophagen, nicht mehr zur Verfügung steht. Diese Eigenschaft kann in der Labordiagnostik zur Identifizierung von Staph. aureus verwendet werden.
- Fast alle Staphylokokken, eben auch Staph.-aureus-Stämme, können ein **interzelluläres Adhäsin** aus linearen Glucosaminglycanen produzieren. Solche Schleimsubstanzen sind Grundlage für eine **Biofilm**bildung; innerhalb der Schleimschicht wachsen Mikrokolonien. Hinter dieser Schutzwand sind die Keime vor der körpereigenen Abwehr sicher.

globuline bewirkt (mit dem F_c-Teil) und den Erreger so vor der Phagozytose schützt.
- Produkte, wie interzelluläres Adhäsin, tragen zur **Biofilm**bildung bei.

Extrazelluläre Virulenzfaktoren:
- Neben der **Plasmakoagulase** und dem zellwandgebundenen **Clumpingfaktor** kann Staph. aureus auch Fibrinolysin bilden und somit ein selbst erzeugtes Fibringerinnsel wieder auflösen. Während am Anfang einer Staph.-aureus-Invasion in den menschlichen Körper die Fibrinausfällung den Erreger schützt, kann Staph. aureus später – nach entsprechender Vermehrung – durch das produzierte Fibrinolysin den Fibrinschutzwall auflösen, um sich ungestört im Gewebe verbreiten zu können. Dem gleichen Zweck dient die
- **Hyaluronidase**, eine Depolymeridase, mit der sich der Erreger durch Auflösung der Interzellurarsubstanzen im Gewebe ausbreiten kann.
- **Hämolysine:** Staph. aureus kann vier verschiedene Hämolysine bilden (α-, β-, γ- und δ-Hämolysin), die zur Auflösung von Erythrozyten führen.
- **Leukocidin:** Ein wichtiger Virulenzfaktor, der Makrophagen und Granulozyten schädigt (Degranulierung).
- **Exfoliatintoxine:** Biochemisch lassen sich zwei Proteine unterscheiden (Exfoliatin A und B). Es handelt sich um ein relativ selten von Staph.-aureus-Stämmen gebildetes epidermolytisches Toxin (ca. 5 % der Stämme), das eine blasenförmige Abhebung der Haut (Spaltung von Stratum spinosum und Stratum granulosum, staphylokokkenbedingtes Lyell-Syndrom) bewirkt.
- **Enterotoxine:** Fünf Enterotoxine (A–E) lassen sich nachweisen. Nur wenige Stämme von Staph. aureus (ca. 5 %) können eines oder mehrere dieser Enterotoxine bilden. Diese Enterotoxine sind hitzestabil, so daß sie einen außerordentlich wichtigen Faktor in der Lebensmittelhygiene darstellen (**Lebensmittelvergiftungen!**). Häufigste Vergiftungsquellen sind Milch- und Eiprodukte in allen Variationen sowie Schweinefleisch.
- **Toxic shock syndrome toxin:** Das TSST-1 wird nur von ca. 1 % der Staph.-aureus-Stämme produziert. Es wirkt wie ein »Superantigen«, d. h., viele Lymphozyten werden – unabhängig von ihrer Antigenspezifität – dadurch zur Produktion von vielen Zytokinen stimuliert; diese führen zum Bild des toxischen Schocksyndroms.
Neben diesen Substanzen wird noch eine Reihe anderer Enzyme und Toxine gebildet, darunter auch solche, die spezifisch bakterientoxisch sind und somit eine Hemmung der umgebenden Keimflora bewirken.

- Der Auf- und Abbau von Fibrinschutzwällen erfolgt durch die **Plasmakoagulase**, den **Clumpingfaktor** (beide bewirken eine Fibrinausfällung) und das **Fibrinolysin** (Auflösung von Fibrin).
- Die **Hyaluronidase** ermöglicht die Ausbreitung der Erreger im Gewebe.
- **Hämolysine** und **Leukocidin** schädigen Erythrozyten, Granulozyten und Makrophagen.
- **Exfoliatine** sind epidermolytische Toxine. Es kommt zur blasenförmigen Abhebung der Haut, z. B. beim staphylokokkenbedingten Lyell-Syndrom.
- Fünf **Enterotoxine** (A–E) sind hitzestabil und spielen eine wichtige Rolle bei **Lebensmittelvergiftungen**.
- Das **Toxic shock syndrome toxin** (TSST-1) ist der Auslöser des toxischen Schocksyndroms.

> ▶ **Merke.** Zahlreiche Stämme bilden das Enzym **Penicillinase (Betalaktamase)**, das Benzylpenicillin (Penicillin G), Ampicillin und Ureïdopenicillin durch Spaltung des ß-Laktamringes zerstört und eine Therapie unwirksam macht. Oxacillin, Cephalosporine, Peneme und Oxalactame sind dagegen stabil.

◀ Merke

Nachweis. Der kulturelle Nachweis ist meist problemlos möglich. Da Staph. aureus eine hohe NaCl-Toleranz aufweist, kann durch Zusatz von Kochsalz (bis 10 %) zum Nährmedium eine Unterdrückung der Begleitflora erreicht werden. Dies ist vor allem für Lebensmittel- und Stuhluntersuchungen unerläßlich. Die typische Kulturmorphologie, das »goldgelbe«, meistens eher elfenbeinfarbige Pigment und die Beta-Hämolyse (▪ **143**) sind keine zuverlässigen diagnostischen Kriterien. **Beweisend ist der Nachweis der Plasmakoagulase oder des Clumpingfaktors**. Daneben wird auch eine biochemische Typisierung (»bunte Reihe«) möglich.

Nachweis Durch Zusatz von NaCl läßt sich Staph. aureus auch aus Materialien mit üppiger Begleitflora relativ einfach isolieren. Die Speziesdiagnostik erfolgt durch Nachweis der **Plasmakoagulase** oder des **Clumpingfaktors**.

143 Staphylococcus aureus auf Blutagar

Deutlich ist die Hämolyse um die elfenbeinfarbenen relativ großen Kolonien (Unterschied zu Streptokokken: kleine Kolonien) zu erkennen.

Pathogenese und Klinik Koagulasepositive Staphylokokken verursachen nur unter bestimmten Bedingungen Infektionen (z. B. Abwehrschwäche des Organismus).

Pathogenese und Klinik. Koagulasepositive Staphylokokken verursachen eine Reihe klassischer Infektionskrankheiten. Ihre pathogene Potenz wird aber nur unter bestimmten Rahmenbedingungen voll wirksam. Oftmals manifestieren sich Krankheiten bei Abwehrschwächen des Organismus, manchmal müssen bei Gesunden mehrere Pathogenitätsfaktoren des Erregers gemeinsam auftreten, um klinische Befunde zu verursachen.

Merke ▶

▶ **Merke.** Insgesamt muß unterschieden werden zwischen Erkrankungen, die durch das invasive Auftreten der Erreger begründet werden, und solchen, die durch Staph.-aureus-Toxine bedingt sind, auch wenn der Übergang fließend ist (▦ **75**).

75 Staphylokokkenerkrankungen werden unterschieden in solche, die durch das invasive Auftreten der Erreger begründet werden, und solche, die durch die Toxinbildung der Erreger begründet werden. Der Übergang ist fließend.

Staphylokokkenerkrankungen		
invasiver Natur	**Übergangsformen**	**toxinbedingt**
Abszeßbildung in der Haut, den Schleimhäuten und inneren Organen: z. B. Impetigo follicularis, Mastitis puerperalis, Furunkel, Karbunkel »Plastikinfektionen«, Osteomyelitis, Ostitis, Endokarditis etc.	Dermatitis exfoliativa	Lebensmittelvergiftungen durch Bildung von fünf hitzestabilen Enterotoxinen
	Pemphigus neonatorum	
	Staphylococcal Scalded Skin Syndrome	Staphylokokken-Enteritis
	staphylokokkenbedingtes Lyell-Syndrom	Staphylokokken-Enterokolitis
	Impetigo contagiosa	
	toxisches Schocksyndrom	

• Invasive Erkrankungen

Lokale Infektionen der Haut und ihrer Anhangsgebilde äußern sich in bekapselten Eiterherden (Abszessen) wie die **Impetigo follicularis** oder die **Mastitis puerperalis**. Von den Haarbalgfollikeln ausgehende Furunkel können konfluieren (Karbunkel) (▣ **144**). Hier ist die Gefahr der **metastatischen Absiedelung** der Keime und der Entstehung

• Invasive Staph.-aureus-Erkrankungen

– Lokale Infektionen der Haut und Schleimhäute:
Infektionen der Haut und ihrer Anhangsgebilde (hauptsächlich Haarfollikel und Schweißdrüsen) führen zur **klassischen Abszeßbildung**. Die Staphylokokken kapseln sich durch Ausbildung eines Fibrinwalles ab. Die Abszesse können von Stecknadelkopfgröße (bei der **Impetigo follicularis**) bis zur Apfelsinengröße bei der **Mastitis puerperalis** reichen. Im Bereich der behaarten Haut entstehen Furunkel (Entzündungen der Haarbalgfollikel). Konfluierende Furunkel werden Karbunkel genannt (▣ **144**). Bei

ihnen besteht immer die Gefahr einer **metastatischen Absiedelung** der Keime in tiefere Körperregionen. **Staphylokokken-Abszeßeiter** ist meist reichlich in den Infektionsherden vorhanden; er ist gelb, rahmig und geruchlos (⊡ **145**).

einer Ostitis und Osteomyelitis besonders groß (⊞ 76).
Staphylokokken-Abszeßeiter ist meist reichlich in den Infektionsherden vorhanden (⊡ 145).

| ● 144 | Oberlippenkarbunkel mit zahlreichen eitrigen Einschmelzungsherden |

| ● 145 | Staphylokokkeneiter, hier aus einer infizierten Hautwunde, ist gelb, rahmig und geruchlos |

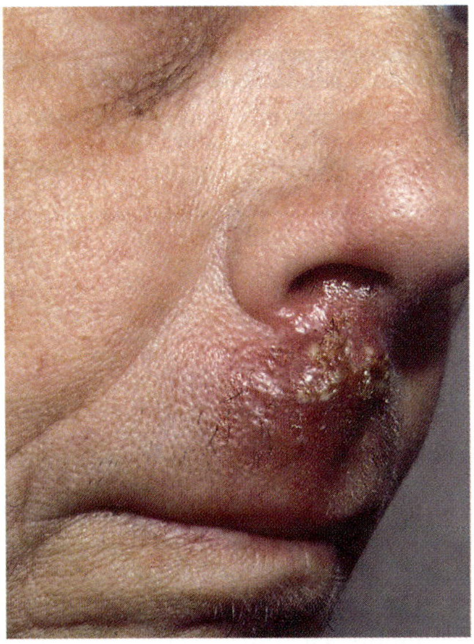

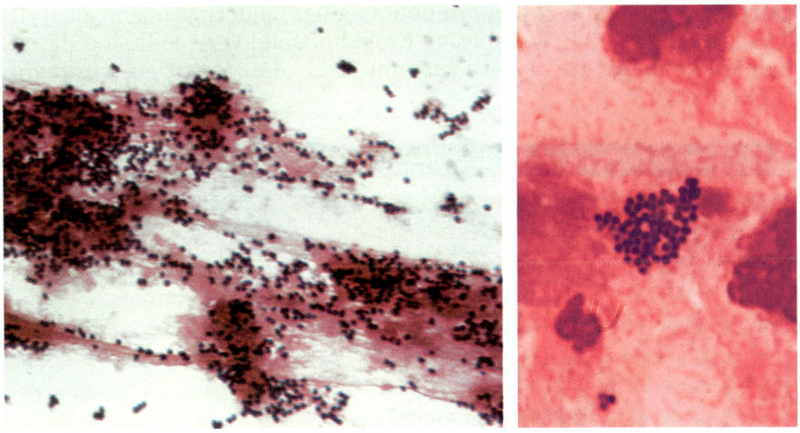

a In der Gramfärbung sieht man massenhaft grampositive Kokken, die meist in Haufen zusammenliegen.

b Neben den grampositiven Kokken in Haufen sind einige Eiterzellen erkennbar.

– Infektionen innerer Organe:

Innere Organe können durch Staphylokokken entweder endogen, d. h. lymphogen/hämatogen von peripheren Entzündungsherden aus, oder exogen, d. h. posttraumatisch oder im Zuge operativer Eingriffe, besiedelt werden. Ausgehend von großen Furunkeln oder Karbunkeln kann es zur **Osteomyelitis** oder Ostitis kommen (⊞ **76**). Als »posttraumatische« Infektion ist die staphylokokkenbedingte Rechtsherzendokarditis Drogensüchtiger zu nennen. Inkorporierte Plastikmaterialien (z. B. Herzklappen, intravasale Katheter, Gefäßprothesen, Hämodialyseshunts) können zum Ausgangspunkt der berüchtigten **»Plastikinfektionen«** werden, die häufig von Staph. aureus verursacht werden. Im Zuge solcher Infektionen kommt es

Auch posttraumatische oder postoperative Infektionen können innere Organe betreffen. Bekannt sind die Rechtsherzendokarditis Drogenabhängiger oder die berüchtigten **»Plastikinfektionen«**, bei denen medizinische Kunststoffimplantate Ausgangspunkt von Septikämien sind.

In Einzelfällen kann Staph. aureus lokal symptomlos persistieren und nach Monaten exazerbieren.

leicht zur Septikämie mit nachfolgend multiplen Metastasen. Diese kann in einen irreversiblen Schock einmünden (»Peptidoglykan-Schock«).

In einigen Fällen kann S. aureus zunächst am Ort der Infektion in eine Ruhephase übergehen und sogar monatelang in der Form von »small colony variants« symptomlos persistieren, bevor dann – auch ohne erkennbaren Anlaß – eine Exazerbation geschieht, die dann wieder zu einer akut-eitrigen Infektion führt.

🗏 76	Ätiologie und Pathogenese der Osteomyelitis	
hämatogen	**postoperativ**	**posttraumatisch**
Staph. aureus	Staph. aureus	Mischinfektionen:
Streptokokken	Staph. epidermidis	Staph. aureus,
Hämophilus		Enterobacteriaceae etc.
Salmonella typhi		

• **Übergangsformen zwischen invasiven und toxinbedingten Erkrankungen**

Staphylokokken, die das Toxin **Exfoliatin** bilden, verursachen eine Reihe von Erkrankungen, die sich alle in einer großflächigen, blasigen Abhebung der Epidermis manifestieren (**Dermatitis exfoliativa, Lyell-Syndrom, Impetigo contagiosa** u. a.; ⊡ 146 und 147).

• **Übergangsformen zwischen invasiven und toxinbedingten Erkrankungen**

– Die **Dermatitis exfoliativa**, auch als **Morbus Ritter von Rittershain, Pemphigus neonatorum** oder **Staphylococcal Scalded Skin Syndrome** (SSS) benannt, betrifft häufig, jedoch nicht ausschließlich, Säuglinge und Kleinkinder. Verursacher sind Staphylokokken, die das Toxin **Exfoliatin** bilden. Das Krankheitsbild ist durch eine großflächige Epidermolyse gekennzeichnet. Das Krankheitsgeschehen setzt unvermittelt mit einem generalisierten Erythem und Fieber ein. Ähnlich wie bei einer Verbrühung hebt sich die Haut in **großen Blasen** ab. Soweit keine Komplikationen durch Elektrolyt- und Flüssigkeitsverluste auftreten, kommt es zu einem gutartigen Verlauf mit rascher Neubildung der Epidermis (siehe dazu »Der klinische Fall«, S. 284). Mit diesem Krankheitsbild verwandt sind das **staphylokokkenbedingte Lyell-Syndrom** und die **Impetigo contagiosa** (⊡ 146 und 147).

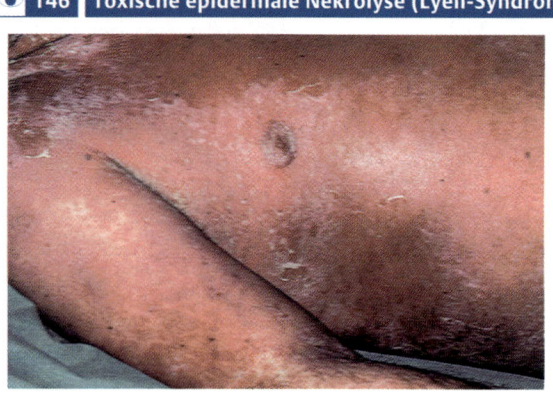

⊙ 146	Toxische epidermale Nekrolyse (Lyell-Syndrom)

Großflächige Epitheldefekte der Haut bei schwerer Allgemeinsymptomatik. Oft tödlicher Verlauf.

147 Staphylokokkenbedingte Impetigo contagiosa

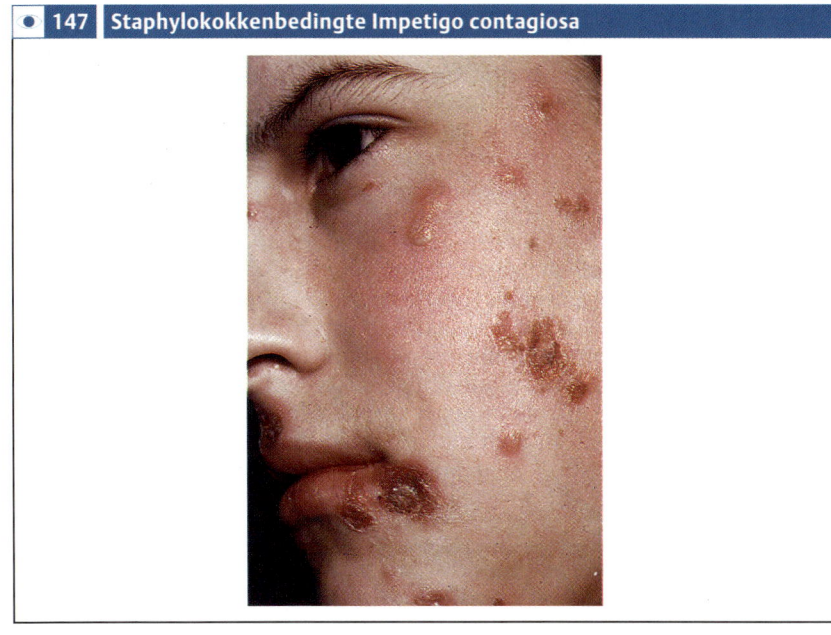

– Das **toxische Schocksyndrom** wurde erstmals 1978 in den USA beschrieben. Betroffen sind junge Frauen, die zur Menstruationshygiene Tampons benutzen, die aufgrund ihrer hohen Saugfähigkeit lange intravaginal liegen bleiben können. Einige dieser Tampons verursachen eine starke Bindung von Magnesiumionen. Unter der Magnesiumverarmung im Scheidenmilieu können dort vorkommende Staph.-aureus-Stämme (ca. 20 % aller Frauen beherbergen diesen Keim in der Scheide symptomlos) vermehrt Exotoxine produzieren. Das für den toxischen Schock verantwortliche Toxin, das bei ca. 1 % der Stämme vorkommt, wird als TSS-1 (toxisches Schocksyndrom-Toxin-1) bezeichnet. Das klinische Bild ist gekennzeichnet durch plötzlich einsetzende Brechdurchfälle, hohes Fieber, eitrigen Fluor vaginalis, Hautablösungen und eine mehr oder minder ausgeprägte Schocksymptomatik (● **148**).

148 Toxic shock syndrome

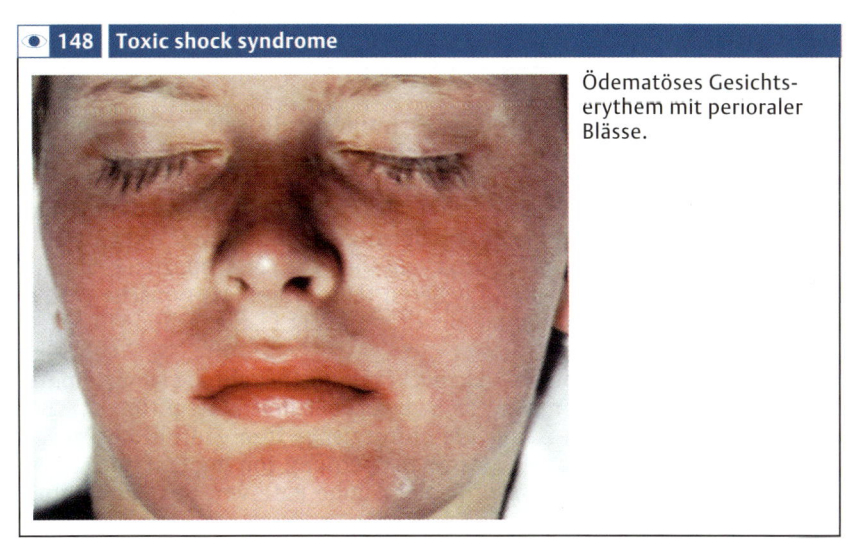

Ödematöses Gesichtserythem mit perioraler Blässe.

– Das **Thukydides-Syndrom** ist eine Sonderform des toxischen Schocksyndroms. Betroffen sind hauptsächlich Jugendliche beiderlei Geschlechts, die im Zuge einer Influenza eine Staphylokokken-Superinfektion der Atemwege erfahren. Die Letalität ist extrem hoch (> 50 %). Die Symptomatik – respiratorische und gastrointestinale Syndrome – ist identisch mit dem von Thukydides 430 v. Chr. als Pest von Athen beschriebenen Krankheitsbild.

– Das **toxische Schocksyndrom** betrifft junge Frauen, die zur Menstruationshygiene Tampons benutzen, die aufgrund ihrer hohen Saugfähigkeit lange intravaginal liegen bleiben können. Einige dieser Tampons verursachen eine starke Bindung von Magnesiumionen. Unter der Magnesiumverarmung im Scheidenmilieu können dort vorkommende Staph.-aureus-Stämme (ca. 20 % aller Frauen beherbergen diesen Keim in der Scheide symptomlos) vermehrt Exotoxine produzieren. Das für den toxischen Schock verantwortliche Toxin, das bei ca. 1 % der Stämme vorkommt, wird als TSS-1 (toxisches Schocksyndrom-Toxin-1) bezeichnet.

– Eine Sonderform ist das **Thukydides-Syndrom**, das im Zuge einer Influenza entstehen kann, beide Geschlechter betrifft und sich neben respiratorischen auch durch gastrointestinale Symptome manifestiert.

● **Toxinbedingte Erkrankungen**

● **Toxinbedingte Erkrankungen**

Durch Staphylokokkentoxine verursachte Enteropathien sind bei uns die **häufigste Folge von Lebensmittelvergiftungen** (⊞ 77). Diese Toxine können sowohl exogen wie endogen gebildet werden:

– Bei der **Staphylokokken-Enteritis** werden die hitzestabilen Toxine in der Regel exogen gebildet und mit der Nahrung aufgenommen
– Bei der **Staphylokokken-Enterokolitis** erfolgt die Toxinbildung im Darm.

Die durch Staphylokokkentoxine verursachte Enteropathie ist bei uns die **häufigste Folge von Lebensmittelvergiftungen** (⊞ 77). Neben kalt genossenen Speisen, wie Mayonnaisen, Salaten und Puddings, können auch gegarte Gerichte Ausgangspunkt einer solchen Lebensmittelvergiftung sein, da die Toxine hitzestabil sind und durch Kochtemperaturen nicht inaktiviert werden. Weiterhin ist zu berücksichtigen, daß diese Toxine nicht nur exogen in den Lebensmitteln, sondern auch endogen im Darm produziert werden können. Man unterscheidet:
– die **Staphylokokken-Enteritis**, bei der nur die oral mit der Nahrung aufgenommenen Enterotoxine wirksam sind und die sich in der Regel durch einen kurzen und komplikationslosen Verlauf auszeichnet
– die **Staphylokokken-Enterokolitis**, die entweder durch die Toxinbildung sehr großer oral aufgenommener stoffwechselaktiver Keimmengen ($> 10^5$/g Nahrung) oder durch eine extreme Vermehrung von Staphylokokken im Darm (2–30 % aller Menschen sind Keimträger), z. B. infolge einer Antibiotikatherapie, entsteht.

⊞ 77	Lebensmittelintoxikationen
▷	Staphylococcus aureus Enterotoxin (A–E)
▷	Clostridium perfringens
▷	Bacillus cereus
▷	Clostridium botulinum
▷	Mykotoxine (Aspergillus flavus, Penicillium roquefortii, Fusarium sp.)

Merke ▶

▶ *Merke.* Staphylokokkenbedingte Lebensmittelvergiftungen sind gekennzeichnet durch eine kurze Inkubationszeit, die meist nur 1–2 Stunden beträgt. Der Zusammenhang mit einer vorausgegangenen Nahrungsaufnahme wird vom Patienten fast immer erkannt und ist ein wichtiges differentialdiagnostisches Kriterium. Fieber, Übelkeit, Erbrechen und Diarrhö sind Kardinalsymptome. Eine spezifische Therapie existiert nicht.

Nachweis Der Keimnachweis erfolgt stets **kulturell**. Toxine werden in vitro aus Kulturüberständen nachgewiesen. Für epidemiologische Fragestellungen eignet sich die **Phagendiagnostik**. Dabei werden Bakteriophagen eingesetzt, die nur spezifische Bakterienstämme befallen.

Nachweis. Der Erregernachweis muß **immer kulturell** aus geeignetem Untersuchungsgut (Nahrungsmittelresten, Wundabstrichen, Stuhl, Blut etc.) geführt werden. Der Nachweis der Toxinbildung erfolgt in vitro aus Kulturüberständen mit spezifischen Antiseren. Für epidemiologische Untersuchungen ist die **Phagentypisierung** das Mittel der Wahl. Dabei werden Bakteriophagen eingesetzt, die jeweils nur spezielle Staph.-aureus-Typstämme befallen und lysieren (Lysotypie). Als typische Hospitalismuserreger gelten Staph.-aureus-Stämme der Phagengruppe III.

Therapie Neben der **symptomatischen Therapie** (bei den meisten toxinbedingten Staphylokokkenerkrankungen) und der chirurgischen Intervention (Spaltung von Abszessen, Entfernung von Kunststoffimplantaten) gestaltet sich die **Chemotherapie** schwierig. Ein **Antibiogramm ist bei invasiven Erkrankungen unverzichtbar**, da zahlreiche Stämme Penicillinase produzieren und damit gegen Penicillin resistent sind.

Therapie. Bei vielen Staphylokokkenerkrankungen steht die **symptomatische Therapie** im Vordergrund (z. B. bei Lebensmittelvergiftungen). Bei lokalisierten Infektionen ist oft die chirurgische Intervention angezeigt: Spaltung und Drainage von Abszessen, Entfernung von Implantaten.
Bei der **Chemotherapie** müssen die sehr hohe Rate von penicillinasebildenden Erregern (ca. 75 %) sowie Resistenzen gegen Oxacillin und Aminoglykoside berücksichtigt werden. Eine erfolgversprechende Therapie setzt immer ein **gezieltes Antibiogramm voraus** sowie im klinischen Bereich die Konsultation des zuständigen Hospitalhygienikers, der über die ortsüblichen Resistenzmuster Auskunft geben kann.

▶ **Merke.** Die Wirkung von Chemotherapeutika in einem Abszeß ist gering, da die Diffusion der Wirkstoffe durch die Abszeßkapsel hindurch erschwert ist. Hohe und lang anhaltende Serumspiegel sind Voraussetzung, daß ausreichend Wirkstoff in den Abszeß gelangt. Zudem ist auch das Milieu für Antibiotika suboptimal.

◀ Merke

Keimträger sollten primär durch Hygienemaßnahmen (Händedesinfektion [s. S. 18], Tragen von Mundschutz beim Umgang mit gefährdeten Patienten, Tragen von Kopfhaube bei Küchenarbeiten etc.) die Übertragung verhindern. Die Dichte der Keimbesiedelung kann durch Verwendung von antimikrobiellen Seifen und Lotionen reduziert werden. An besonders kritischen Orten, z. B. Nasenvorhöfe, kann die Eliminierung durch antimikrobielle Stoffe, wie Mupirocin, versucht werden.

Epidemiologie und Prophylaxe. Staphylokokken sind außerordentlich widerstandsfähig gegenüber Austrocknung, Sonnenlicht (UV-Resistenz), Hitze (60 °C werden in der Regel für mindestens 15 Minuten toleriert), pH-Veränderungen und Salz. Sie sind gegenüber chemischen Desinfektionsmitteln (z. B. Chlor) widerstandsfähiger als andere Mikroorganismen und werden deshalb gerne als Testkeime verwendet.

10–90 % aller Menschen beherbergen Staph. aureus auf der Haut (◉ 149) oder den Schleimhäuten. Besonders häufig siedeln Staphylokokken im Bereich von Nasenvorhof, Kopfhaar, Achseln und Rima ani. Von hier aus kann der opportunistisch pathogene Erreger über Händekontakt, direkt über Tröpfchenemission oder indirekt über Staub verbreitet werden und nosokomiale Infektionen begründen. Eine spezielle Rolle spielen dabei **o**xacillin**r**esistente **S**taph. **a**ureus (ORSA), die hartnäckige Epidemien – vor allem auf Intensivstationen – auslösen. Besonders gefährdet sind Diabetiker, HIV-Infizierte und Patienten mit Leberzirrhose.

Lebensmittel werden fast immer anthropogen infolge ungenügender Personalhygiene mit Staph. aureus kontaminiert.

Epidemiologie und Prophylaxe
Staphylokokken sind gegenüber Umwelteinflüssen recht unempfindlich. In Medizinalberufen ist die Keimträgerrate außerordentlich hoch. Tragen von Kopfschutz, Abschirmung der Atemwege (Gesichtsmaske) und die Händedesinfektion dienen der Sicherheit des Patienten. Diese dispositionsprophylaktische Maßnahme sollte auch für Personal in Großküchen und lebensmittelverarbeitenden Betrieben selbstverständlich sein.
10–90 % aller Menschen beherbergen Staph. aureus auf der Haut (◉ 149) oder den Schleimhäuten. Besonders häufig siedeln Staphylokokken im Bereich von Nasenvorhof, Kopfhaar, Achseln und Rima ani. Eine spezielle Rolle spielen dabei **o**xacillin**r**esistente **S**taph. **a**ureus (ORSA), die hartnäckige Epidemien – vor allem auf Intensivstationen – auslösen. Besonders gefährdet sind Diabetiker, HIV-Infizierte und Patienten mit Leberzirrhose.

149 Schematische Darstellung der Ökologie der Haut

An der Oberfläche der Haut herrschen aerobe Verhältnisse. **Staphylococcus aureus** ist hier fast immer zu finden, neben anderen Keimen wie **Staphylococcus epidermidis**. Dieser Keim kann auch in den Krypten der Haut wachsen, wo anaerobe Verhältnisse bestehen; hier gedeihen speziell die anaeroben Korynebakterien, die **Propionibakterien**. Selbst bei ganz sorgfältiger Hautdesinfektion, z. B. mit Alkohol, können in den Krypten einige Keime überleben. Folglich wird es verständlich, daß bei einer Venenpunktion solche Keime über die Nadel in die Blutprobe gelangen. Oft sind also Blutkulturen falsch positiv durch S. epidermidis und Propionibakterien.

▶ **Merke.** Personen mit Entzündungen im Bereich der Hände haben in einer Küche nichts zu suchen! Kopfhaube und Gesichtsschutz sind für Personal in Großküchen und lebensmittelverarbeitenden Betrieben dringend zu empfehlen.

◀ Merke

Klinischer Fall

Ein katholischer Ordensgeistlicher der Benediktinerabtei Brauweiler, nahe Köln, erkrankt plötzlich aus völligem Wohlbefinden. Sein gesamter Körper »… von den Fußsohlen bis zum Scheitel« wird von einer schweren Epidermolyse befallen. »… Am ganzen Körper geschwollen, kein Glied mehr normal, glich er eher einem Baumstamm als einem menschlichen Körper«. Der Kranke hat starke Schmerzen. Alle Bemühungen, seine Leiden zu lindern, sind vergeblich. Schließlich, als er von seinen Mitbrüdern bereits aufgegeben ist, fällt er ins Koma. Hier hat er eine religiöse Vision: Er sieht eine verstorbene Nonne, die für ihn betet und mit ihren Händen seinen Körper streichelt. Als der Kranke wieder zu sich kommt, geht die Heilung rasch voran. Er »… streifte

seine ganze Haut ab, so, als zöge man einen alten Menschen aus, und zog sich mit seiner Genesung eine neue Haut über.« Dies alles geschah irgendwann zwischen 1065 und 1091 und ist in der Lebensbeschreibung des Abtes Wolfhelm (»Vita Wolfhelmi abbatis Brunwilarensis«). Hier wird in nahezu klassischer Weise ein – wahrscheinlich durch Staphylokokken verursachtes – Lyell-Syndrom beschrieben. Dabei wird die gesamte Epidermis des Körpers großflächig abgehoben. Der Patient ist schwerstkrank. Soweit dieser Zustand überlebt wird (Letalität des Lyell-Syndroms ca. 25 %), geht die Heilung rasant vonstatten. Die abgestoßene Haut wird schnell regeneriert; innerhalb von drei Wochen sind die Befallenen beschwerdefrei.

Koagulasenegative Staphylokokken

Koagulasenegative Staphylokokken gehören zur normalen Flora der Haut und der Schleimhäute. Die wichtigste Spezies ist **Staph. epidermidis** (150). Neben »Plastikinfektionen« ist dieser Keim zunehmend für **nosokomiale Infektionen** verantwortlich. **Staph. saprophyticus** ist häufig Verursacher von Harnwegsinfektionen.

Koagulasenegative Staphylokokken

Koagulasenegative Staphylokokken gehören zur normalen Flora der Haut und Schleimhäute des Menschen. Der wichtigste Vertreter dieser Gruppe ist **Staph. epidermidis** (150). Lange Zeit galten koagulasenegative Staphylokokken als apathogen. Heute weiß man, daß diese Keime, vor allem Staph. epidermidis, häufig an **»Plastikinfektionen«** und an **nosokomialen Infektionen** beteiligt sind. Sie besitzen nämlich die Fähigkeit, Schleim zu produzieren; darunter bilden sich Mikrokolonien auf den Plastikkathetern (Biofilm, 151), in denen die Erreger dann vor der Abwehr sowie vor Antibiotika geschützt sind.
Staph. saprophyticus ist sehr häufig Verursacher von Harnwegsinfekten bei jungen Frauen, weil die Erreger am Uroepithel haften und große Mengen von Urease produzieren.

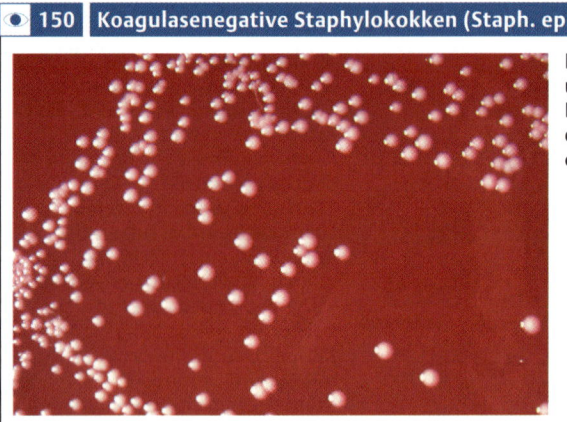

150 Koagulasenegative Staphylokokken (Staph. epidermidis) auf Blutagar

Die fehlende Hämolyse und die weiße Farbe der Kolonien ermöglichen eine grobe Unterscheidung zu Staph. aureus.

Therapeutisch sind Infektionen mit koagulasenegativen Staphylokokken oft problematisch, da zahlreiche Antibiotikaresistenzen auftreten können und die Isolation des tatsächlichen Erregerstammes wegen der häufig vorhandenen Begleitflora nicht immer einfach ist.

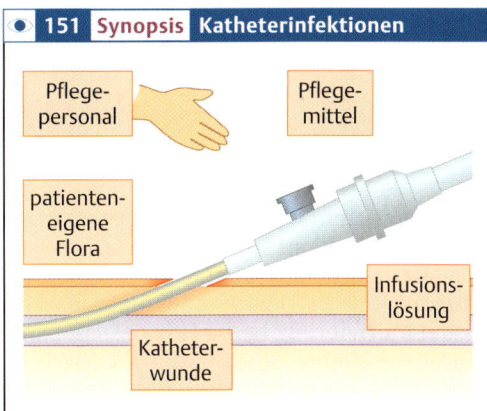

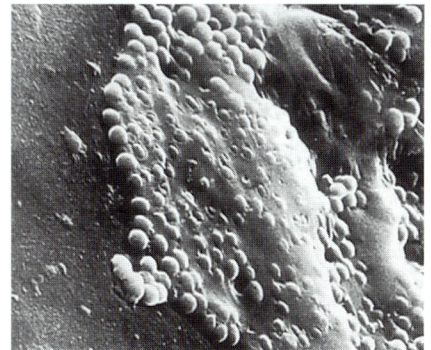

● 151 Synopsis Katheterinfektionen

a Infektionswege katheterinduzierter Infektionen.
Durch die Hände des Arztes oder durch die eigene Flora des Patienten kann bei der Punktion Staph. epidermidis leicht in den Katheter gelangen (Plastikinfektion), wodurch bald auch eine Reizung der Vene erfolgt, so daß schlußendlich der Katheter entfernt werden muß.

b Schleimproduzierende Staph. epidermidis auf der Innenseite eines Plastikkatheters (Biofilm).
In dieser Umgebung sind die Keime vor der Körperabwehr und vor Antibiotika weitgehend geschützt. Von solchen Streuquellen kann die umliegende Venenwand infiziert werden oder sogar eine Disseminierung erfolgen.

2.1.2 Streptokokken

Geschichtliches. Streptokokken, d. h. in Kettenform angeordnete Kugelbakterien, verdanken ihren Namen dem Chirurgen Theodor Billroth, der 1874 diese Keime erstmals im mikroskopischen Präparat eines Wundeiters sah und sich dabei an eine Halskette erinnert fühlte.

▶ *Definition.* Streptokokken sind kugelige bis eiförmige Kokken, die sich in gewundenen Ketten (streptos = gewunden) anordnen. Sie sind grampositiv, unbeweglich und zur Sporenbildung nicht befähigt (● **152**).

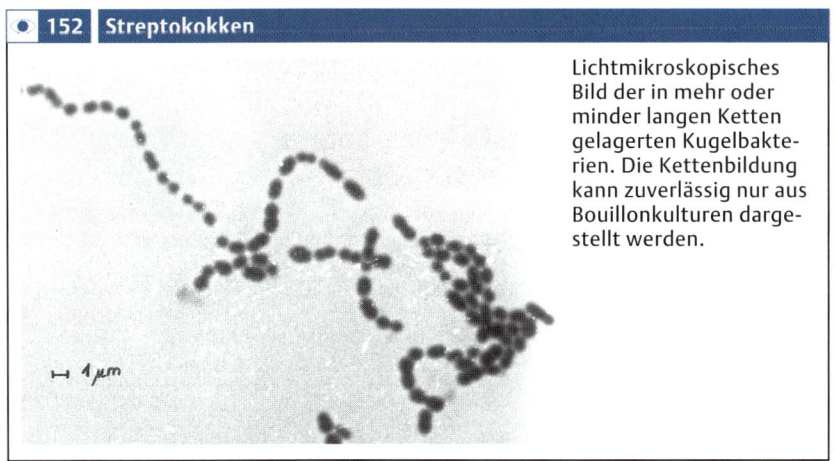

● 152 Streptokokken

Lichtmikroskopisches Bild der in mehr oder minder langen Ketten gelagerten Kugelbakterien. Die Kettenbildung kann zuverlässig nur aus Bouillonkulturen dargestellt werden.

Klassifikation. Die Gattung Streptococcus setzt sich aus zahlreichen Arten zusammen, die meist zur Normalflora der menschlichen Haut und Schleimhaut gehören. Nomenklatur und Klassifikation sind bislang im Fluß. In der Praxis hat sich eine Einteilung bewährt, die auf dem Hämolyseverhalten, der Antigenstruktur und dem Sauerstoffbedürfnis beruhen. Hier unterscheiden wir:

2.1.2 Streptokokken

Geschichtliches

◀ Definition

Klassifikation Die Gattung Streptococcus setzt sich aus zahlreichen Arten zusammen:

- pyogene hämolysierende Streptokokken
- orale Streptokokken
- Pneumokokken
- Laktokokken
- anaerobe Streptokokken
- andere Streptokokken.

Nachweis   Streptokokken sind **fakultativ anaerob, d. h., sie wachsen mit und ohne Sauerstoff.**
Ein besonderes diagnostisches Kriterium ist das **Hämolyseverhalten** auf Blutagar:
es werden 3 Hämolysearten unterschieden (⊡ **153**):

- α-**Hämolyse** oder »**Vergrünung**«: Durch den Abbau von Hämoglobin entsteht eine Zone von schmutziggraugrüner Farbe um die Bakterienkolonien.
- β-**Hämolyse**: Die Streptokokken sondern Hämolysine ab, die die Erythrozyten auflösen. Um die Kolonien erscheint ein klarer, durchscheinender Hof.
- γ-**Hämolyse**: Es ist keine hämolytische Aktivität zu beobachten.

Serologie: In der Zellwand der Streptokokken befindet sich eine Polysaccharid-Antigenstruktur **(C-Substanz)**, die es gestattet eine serologische Einteilung der meisten dieser Keime vorzunehmen: **Gruppierung nach Lancefield** (A–W) (⊡ **154**).

- pyogene hämolysierende Streptokokken
- orale Streptokokken
- Pneumokokken
- Laktokokken
- anaerobe Streptokokken
- andere Streptokokken.

Nachweis. Der Streptokokken-Nachweis stellt hohe Anforderungen an die Kulturmedien und -bedingungen. **Streptokokken sind fakultativ anaerob, d. h., sie wachsen sowohl mit als auch ohne Luftsauerstoff.** Einige Arten benötigen für ihr Wachstum 5 bis 10 Vol.-% CO_2. Die humanpathogenen Arten wachsen alle bei 37 °C. Für die Kultivierung besonders geeignet sind bluthaltige Nährböden, da hier durch das Hämolyseverhalten wichtige diagnostische Hinweise gegeben werden. Es werden drei **Hämolysearten** unterschieden (⊡ **153**), die jedoch besonders bei Streptokokken sehr stark von den Kulturbedingungen und der Nährbodenzusammensetzung abhängen:

- α-**Hämolyse oder »Vergrünung«:** Durch Freisetzung von H_2O_2 kommt es zur Reduktion des Hämoglobins in den Erythrozyten, welche im Nährboden eingegossen sind. Die Erythrozytenmembran bleibt intakt. Durch die Bildung biliverdinähnlicher Substanzen entsteht eine Zone von schmutzig-graugrüner Farbe um die Bakterienkolonien. Typische Vertreter: **Streptococcus salivarius, Streptococcus pneumoniae** (Pneumokokken).
- β-**Hämolyse:** Die Streptokokkenkolonien sondern **Hämolysine** ab, die die Erythrozyten vollständig auflösen. Um die Kolonien erscheint ein klarer, durchscheinender Hof. Typische Vertreter: **Streptococcus pyogenes** (A-Streptokokken), **Streptococcus agalactiae** (B-Streptokokken).
- Es ist keine hämolytische Aktivität zu beobachten. Dieser Umstand wird merkwürdigerweise als γ-**Hämolyse** bezeichnet.

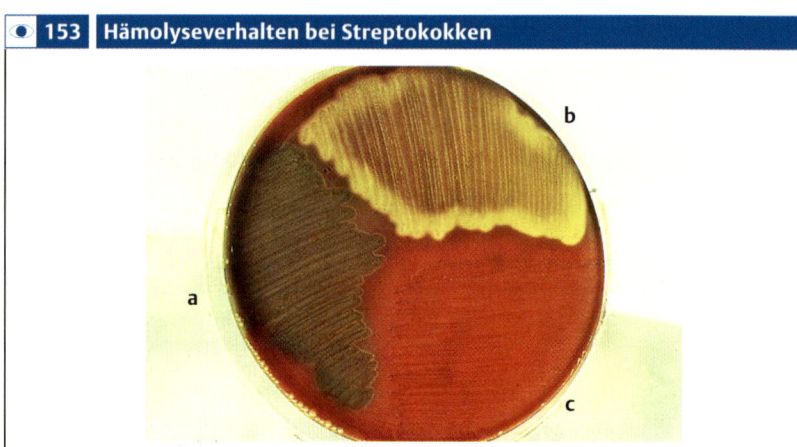

⊡ **153**   **Hämolyseverhalten bei Streptokokken**

a α-**Hämolyse (Vergrünung):** Kolonien auf Blutagar sind infolge der Reduktion des Hämoglobins zu einer biliverdinähnlichen Verbindung von einer graugrünen Zone umgeben.
b β-**Hämolyse:** Die Erythrozyten werden vollständig aufgelöst, um die Kolonien bildet sich ein durchscheinender Hof.
c γ-**Hämolyse:** Die Kolonien zeigen keinerlei hämolytische Aktivität, es finden sich daher keine Hämolysezonen.

Serologie: Rebecca C. Lancefield schuf eine Einteilung der Streptokokken aufgrund des Antigenmusters von Zellwandbestandteilen. Als wichtigstes Differenzierungsantigen findet sich dabei ein Polysaccharid, das als **C-Substanz** (C = engl. carbohydrate) bezeichnet wird. Nach der **Lancefield-Gruppierung** lassen sich die Streptokokken in die Serogruppen A bis W und in solche einteilen, die kein Gruppenantigen besitzen (z. B. Oralstreptokokken und Pneumokokken) (⊡ **154**).

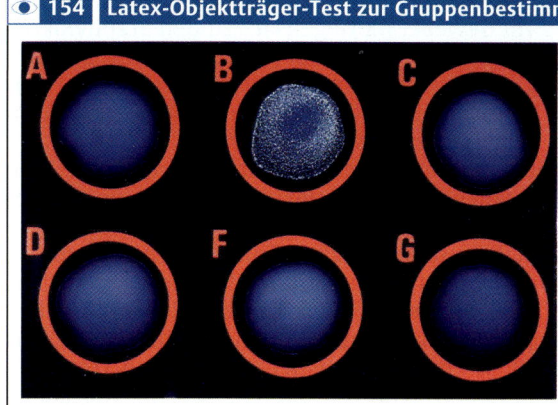

154 Latex-Objektträger-Test zur Gruppenbestimmung von Streptokokken

Einreiben des zu prüfenden Isolates in die Suspension aus mit Antikörpern beschichteten Latexpartikeln. Eine positive Reaktion zeigt sich in einer Verklumpung (Antigen-Antikörper-Reaktion). Im Bild ist die Identifizierung von Streptokokken der Serogruppe B dargestellt.

Bedeutung. Die klassischen Streptokokkenerkrankungen des Menschen werden von A-Streptokokken, B-Streptokokken und Pneumokokken (Streptococcus pneumoniae) verursacht. Die anderen Streptokokken sind als opportunistisch pathogene Keime einzuordnen.

Therapie. Streptokokken sind meist empfindlich gegen Benzylpenicillin (Penicillin G). Restistenzen kommen praktisch nur bei vergrünenden Streptokokken vor.

Streptococcus pyogenes (Streptokokken der Serogruppe A)

Virulenzfaktoren. A-Streptokokken produzieren eine Reihe **extrazellulärer Substanzen**, die das Erscheinungsbild bei invasiven und toxinbedingten Infektionskrankheiten prägen:
- **Streptokinase** (Fibrinolysin) löst Fibrinausfällungen auf, die im Rahmen der unspezifischen Infektabwehr vom Körper gebildet werden, um Bakterien zu »fesseln«, und sorgt somit im Zusammenspiel mit anderen gewebeabbauenden Enzymen wie **Hyaluronidase** und **DN-asen** für die flächenhafte Ausbreitung der Erreger. Streptokinase wird als wertvolles Therapeutikum zur **Lyse frischer Blutgerinnsel** (Herzinfarkt, Lungenembolie, Venenthrombosen etc.) eingesetzt. Zu Beginn der Behandlung muß die Streptokinase sehr hoch dosiert werden, um die – bei fast allen Menschen vorhandenen – Antikörper zu neutralisieren.
- **Streptolysin O** und **Streptolysin S** schädigen Erythrozyten (Hämolyse), Leukozyten, Makrophagen und andere Zellen.
- **Erythrogene Toxine (A, B, C)** erzeugen die typischen Haut- und Schleimhauterscheinungen beim Scharlach. Diese werden jedoch nur von Streptokokken gebildet, die von einem lysogenen Phagen infiziert sind. Auch diese Toxine wirken als **Superantigene**, d. h., sie lösen in T-Lymphozyten eine massive Produktion von Zytokinen aus, die einen toxischen Schock verursachen können.

Auch **zellgebundene Strukturen** wirken als Virulenzfaktoren:
- C-Polysaccharid in der **Kapsel**.
- Zusätzlich liegt auf der Zellwand noch eine Proteinschicht aus **M-Protein**, wovon es 80 verschiedene Serovarietäten gibt. Dieses M-Protein wirkt stark antiphagozytär.

▶ **Merke.** Die C-Substanz dient der Gruppeneinteilung, die M-Substanz der Typeneinteilung.

Bedeutung Medizinisch wichtig sind A-Streptokokken, B-Streptokokken und Pneumokokken. Andere Streptokokken sind opportunistisch pathogen.

Therapie Die wichtigsten pathogenen Streptokokken sind gegen Penicillin empfindlich.

Streptococcus pyogenes (Streptokokken der Serogruppe A)

Virulenzfaktoren Folgende **Enzyme** prägen die streptokokkenbedingten Krankheitsbilder:

- **Streptokinase** (Auflösung von Fibrin, z. B. als Therapeutikum zur **Lyse frischer Blutgerinnsel** bei Herzinfarkt, Lungenembolie oder Venenthrombose)

- **Streptolysin O und S** (Zellschädigungen)
- **Erythrogene Toxine** (Scharlachexanthem)

Auch **zellgebundene Strukturen** wirken als Virulenzfaktoren:
- Kapsel
- M-Protein

◀ **Merke**

Pathogenese und Klinik Typisch für Streptokokkeninfektionen ist ihre **Ausbreitung im Gewebe**, Hauptmanifestationsort von akuten Erkrankungen mit A-Streptokokken ist der **obere Respirationstrakt**:

- **Streptokokkenpharyngitis:** Durch Tröpfcheninfektion verursachte **häufigste** A-Streptokokkenerkrankung. Während der Erkrankung immunisiert sich der Organismus gegen den Erreger über dessen M-Antigenstruktur. Trotzdem können nach überstandener Krankheit Erreger im Nasopharynx persistieren.

- **Scharlach** (⊟ 78): Eine Sonderform der Streptokokkenpharyngitis ist der Scharlach. Hier produzieren die Streptokokken **erythrogene Toxine** (A, B, C). Verantwortlich hierfür ist ein lysogener Phage, mit dem die Bakterien infiziert sind. Infektionsquelle sind Erkrankte sowie gesunde Keimträger. Es kommt infolge der Toxinwirkung zur **systemischen Erkrankung** Scharlach. Diese ist begleitet von einem typischen **feinfleckigen Scharlachexanthem** (◉ 155). Gegen die erythrogenen Toxine entwickelt sich eine Immunität, die jedoch nicht den Erreger betrifft

Merke ▶

Pathogenese und Klinik. Typisch für Streptokokkeninfektionen ist ihre Tendenz zur **Ausbreitung im Gewebe**. Im Gegensatz zu den Staphylokokken lösen sie abkapselnde Fibrinwälle sofort auf (Streptokinase). Streptokokkeneiter ist dünnflüssig, spärlich und von schmutzig-bräunlicher Farbe (Blutbeimengungen). Ein Hauptmanifestationsort von akuten Erkrankungen mit A-Streptokokken ist der **obere Respirationstrakt**:

- **Streptokokkenpharyngitis:** Durch Tröpfcheninfektion verursachte **häufigste** A-Streptokokkenerkrankung, von der vor allem Kinder jenseits des 6. Lebensjahres betroffen sind. Nach einer Inkubationszeit von ca. 3 Tagen kommt es zu einer fieberhaften, schmerzhaften Tonsillitis (Angina tonsillaris). Als Komplikationen können eine Otitis media, ein Peritonsillar- oder Retropharyngealabszeß entstehen. Nach überstandener Krankheit können Erreger im Nasopharynx trotz einer Immunreaktion gegen Oberflächenstrukturen, wie z. B. M-Protein, persistieren und durch Tröpfchen auf ein anderes Individuum übertragen werden. 10–20 % der Normalbevölkerung sind asymptomatische Träger von A-Streptokokken.

- **Scharlach** (⊟ 78): Eine Sonderform der Streptokokkenpharyngitis ist der Scharlach. Hier produzieren die Streptokokken **erythrogene Toxine** (A, B, C). Verantwortlich hierfür ist ein lysogener Phage, mit dem die Bakterien infiziert sind. Betroffen sind nicht nur A-Streptokokken, sondern – allerdings viel seltener – auch solche der Lancefield-Gruppe C und G. Infektionsquelle sind Erkrankte sowie gesunde Keimträger. Neben der Streptokokkenangina (Lokalinfektion) kommt es infolge der Toxinwirkung zur **systemischen Erkrankung** Scharlach. Die erythrogenen Toxine wirken wie Superantigene und stimulieren eine ganze Kaskade von Zytokinen, welche die entzündliche Reaktion verstärken, manchmal sogar exzessiv bis zum Tod. Diese hochfieberhafte Erkrankung ist begleitet von einem typischen **feinfleckigen Scharlachexanthem**, das am Hals beginnt und sich über den Rumpf auf die Beugeseiten der Extremitäten ausdehnt (◉ 155a). Neben dem charakteristischen blassen Mund-Nasen-Dreieck (exanthemfreie Haut) bieten Erdbeer- oder Himbeerzunge auch für den Laien wichtige diagnostische Hinweise (◉ 155b und c). Mit Beginn der Krankheit ist die Zunge weißlich belegt, am 3. Krankheitstag beginnt sich dieser Belag abzustoßen, und die Zungenpapillen scheinen durch den Restbelag. Am 6. Krankheitstag ist die Abstoßung komplett, und die stark hypertrophierten Papillen geben der Zunge das charakteristische, himbeerartige Aussehen. Gegen die erythrogenen Toxine entwickelt sich eine Immunität, die jedoch nicht den Erreger betrifft.

> ▶ **Merke.** Da die Immunität gegen die einzelnen Toxine nur teilweise kreuzreaktiv ist, kann man Scharlach auch **wiederholt** entwickeln.

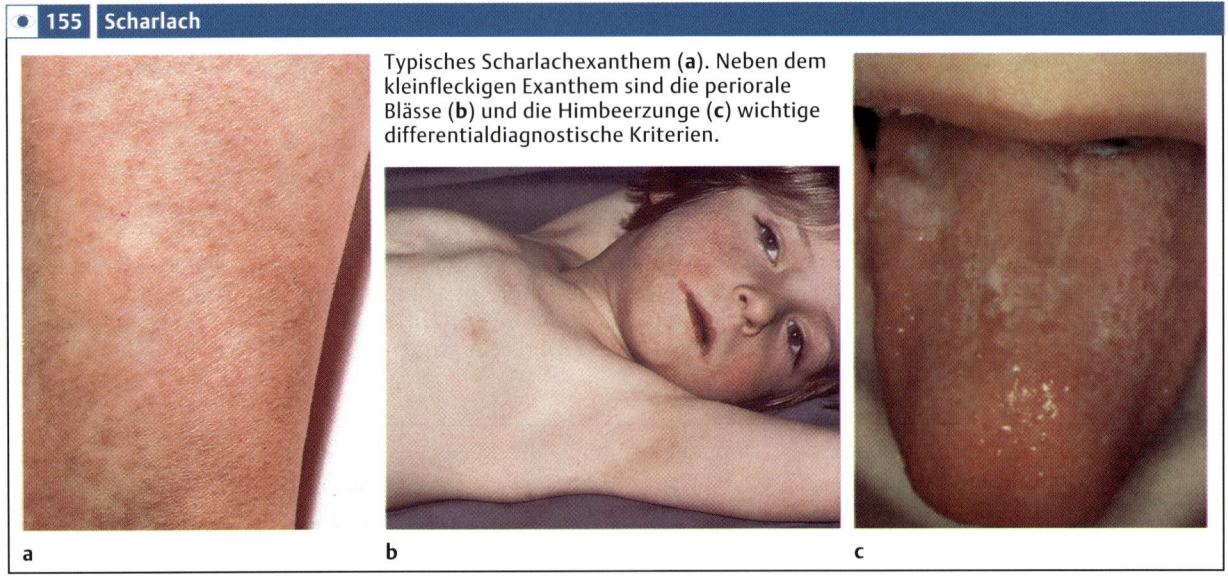

◉ 155 | Scharlach

Typisches Scharlachexanthem (**a**). Neben dem kleinfleckigen Exanthem sind die periorale Blässe (**b**) und die Himbeerzunge (**c**) wichtige differentialdiagnostische Kriterien.

a   b   c

78	Scharlach auf einen Blick			
Inkubations-zeit	Direkte Ansteckungs-fähigkeit von Mensch zu Mensch	Meldepflicht	Wiederzulassung der Erkrankten zu Gemeinschafts-einrichtungen	
1–3 Tage	≥ 3 Wochen	Tod an Scharlach Tod an Puerperal-sepsis	sofort nach Abklingen der klinischen Symptome unter antibiotischer Therapie oder 3 Wochen nach Ab-klingen der klinischen Symp-tome, wenn keine Anti-biotikatherapie erfolgt ist	

▶ **Merke.** Werden immunisierte Personen von »Scharlachstreptokok-ken« befallen, entwickelt sich eine Pharyngitis, nicht jedoch das Schar-lachexanthem. Trotzdem sind diese Menschen Scharlachüberträger.

◀ Merke

Neben den üblichen Streptokokkenfolgeerkrankungen sind toxisch bedingte **Endo-, Myo-** und **Perikarditis** gefürchtete Scharlachkomplikatio-nen.

Gefürchtete Scharlachkomplikationen: Endo-, Myo- und Perikarditis.

Weiterer Lokalisationsort für Streptokokkeninfektionen ist die **Haut**:
- **Impetigo contagiosa** (☐ **156**) ist eine kontagiöse, durch A-Streptokokken verursachte Pyodermie (eitrige Infektion der Epidermis, die nicht mit der staphylokokkenbedingten Impetigo contagiosa verwechselt werden darf).
- Beim **Erysipel** (☐ **157**) hingegen werden auch die tieferen Hautschichten befallen. Die Wundrose geht mit Fieber und Schüttelfrost, schwerem Krankheitsgefühl und Schmerzen einher. Die befallenen Hautstellen sind rot und heiß, sie grenzen sich scharf vom nichtbetroffenen Gewebe ab und breiten sich flächenhaft aus. Tritt das Erysipel im Gesicht auf, so ist stets auch die Ohrmuschel miterfaßt (Milan-Zeichen), ein wichtiges differenti-aldiagnostisches Kriterium zur Abgrenzung einer Lymphadenitis.
- Noch tiefere Infektionen der Haut führen zur **Phlegmone** (☐ **158**), die ent-weder aus einer Wundinfektion oder durch hämatogene Streuung ent-steht.

Streptokokkeninfektionen der Haut:
- **Impetigo contagiosa** ist eine eitrige Infektion der Epidermis (☐ **156**).

- Beim Erysipel **(Wundrose) werden auch tiefere Hautschichten be-troffen. Neben typischen Hauter-scheinungen** (☐ **157**) treten Schüttel-frost, Schmerzen und schweres Krank-heitsgefühl auf.

- Bei der **Phlegmone** sind tiefere Bereiche des Gewebes betroffen (☐ **158**).

☐ 156	Impetigo contagiosa durch A-Streptokokken

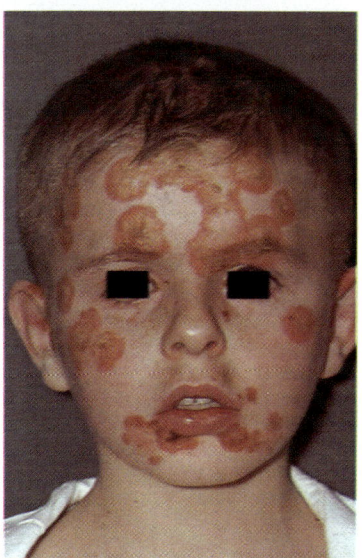

157 **Gesichtserysipel**

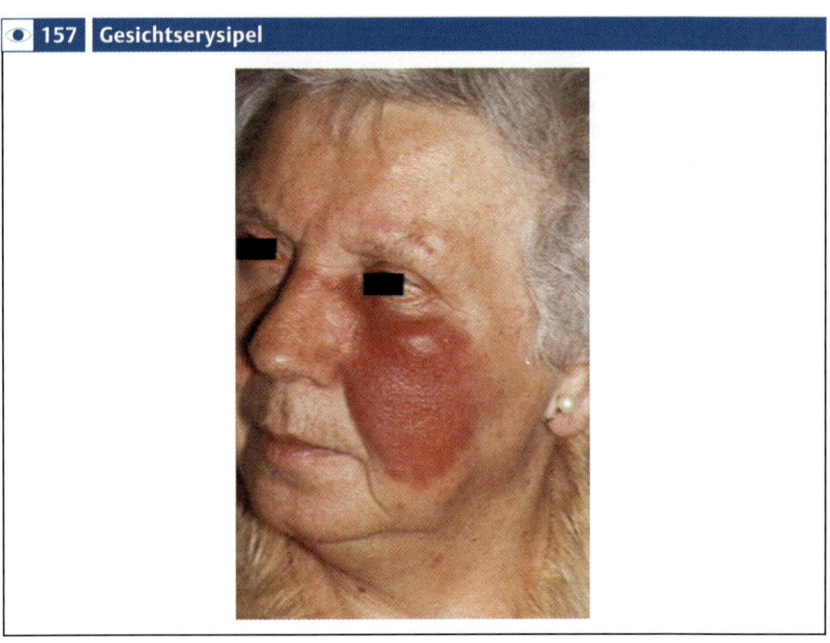

158 **Phlegmone mit eitriger Einschmelzung am Zeigefinger**

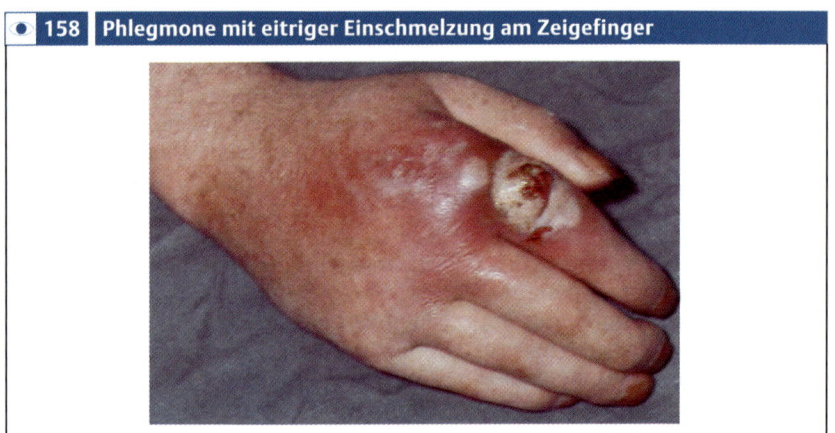

159 **Nekrotisierende Fasziitis durch A-Streptokokken (sog. »fleisch-fressende Bakterien«)**

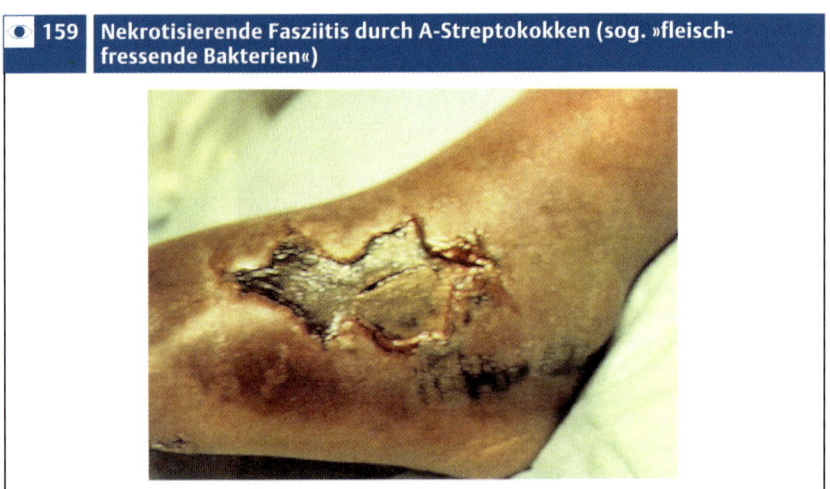

- Werden Wunden mit Erythrotoxin produzierenden Streptokokken infiziert, so entsteht ein **Wundscharlach**, der sich vom »normalen« Scharlach durch die fehlende Angina tonsillaris unterscheidet.
- Neuerdings werden sog. »Killerbakterien« beschrieben, die besonders gefährlich sind, weil sie gleichzeitig mehrere Virulenzfaktoren besitzen, z. B. Proteasen und Superantigene, die dem Staphylokokkenenterotoxin ähnlich sind, wodurch sie eine rasch fortschreitende, penetrierende Fasziitis (**»flesh eating bacteria«**), Myositis und Schock auslösen (⊡ **159**).
- Die von A-Streptokokken verursachte **Puerperalsepsis** ist heute – dank der Hygienebemühungen von Ignaz Semmelweis im letzten Jahrhundert – selten geworden.

Krankheitsfolgen. Im Anschluß an eine invasive Streptokokkenerkrankung des Respirationstraktes kann es mit einer Latenzzeit von durchschnittlich 18 Tagen zu einer Folgekrankheit kommen. In dieser Zeit sind nämlich Antikörper gegen das M-Protein der Streptokokken entstanden. Vorausgesetzt, daß die Infektion im Rachen abgelaufen ist und daß bestimmte M-Typen beteiligt waren, kann sich ein **akutes rheumatisches Fieber** entwickeln. Offensichtlich haben manche M-Proteine in einer variablen Domäne eine kurze Aminosäurensequenz, die als Epitop erkannt werden kann; die entstehenden Antikörper reagieren dann mit ähnlichen Epitopen (**antigenic mimicry**) auf den Zellmembranen von Muskel- und Bindegewebszellen. Es hat sich also eine Autoimmunkrankheit entwickelt. Durch die Antigen-Antikörper-Reaktion kommt es zu einer entzündlichen Antwort, die mit Knötchenbildung (Rheumaknötchen) einhergeht. Dies führt zur lokalen Schwellung, zu Schmerz, begleitet von hohem Fieber. Je nach Lokalisation spricht man von **Weichteilrheumatismus** (z. B. Herz) oder von **Gelenkrheumatismus**. Im Laufe von Monaten, nach Abklingen der akuten Entzündung, kommt es zur narbigen Umwandlung. Solche Narben neigen dazu zu schrumpfen. An den Herzklappen führt dies zu Strikturen. Solche morphologischen Veränderungen haben oft schwerwiegende funktionelle Störungen zur Folge. Durch die frühzeitige antibiotische Behandlung eitriger Anginen ist das akute rheumatische Fieber heute selten geworden.
Eine zweite Folgekrankheit ist die **akute Glomerulonephritis**. Sie wird auch nach Streptokokkeninfektionen der Haut beobachtet und tritt 10–21 Tage nach dem Infekt auf. Es handelt sich dabei um eine Immunkomplexvaskulitis, hervorgerufen durch kreuzreagierende Antikörper gegen ein bestimmtes M-Protein (meist M 12) der Streptokokken, die mit antigenen Epitopen der Glomerula reagieren.

Nachweis. Die Diagnose erfolgt durch Kultur und Differenzierung des Erregers aus **Wund- und Rachenabstrich** bzw. **Blut**. A-Streptokokken wachsen auf Blutagar bei 37 °C in relativ kleinen, von einer β-Hämolyse umgebenen grauweißen Kolonien. Das Wachstum, besonders aber die Hämolyse, sind in einer 5 %igen CO_2-Atmosphäre besser (⊡ **160a**). Die typische Kettenform ist nur in mikroskopischen Präparaten aus Flüssigmedien in klassischer Weise zu sehen (⊡ **160b**). Für die Differenzierung der A-Streptokokken im Labor eignet sich neben der biochemischen Charakterisierung auch der Bacitracin-Agardiffusionstest. A-Streptokokken zeigen von den ß-hämolysierenden Streptokokken die größte Empfindlichkeit gegenüber Bacitracin. Eine **Agglutination** von **Latexpartikeln**, die mit Antikörpern gegen das Kapselpolysaccharid A (nach Lancefield) beschichtet sind, kann die Zugehörigkeit der Streptokokken zur Serogruppe A beweisen. Unter den ß-hämolysierenden Streptokokken kann auch nur S. pyogenes eine Pyrrolidonyl-aryl-amidase (Pyr) produzieren.
Zur Erkennung von Folgekrankheiten nach abgelaufener Infektion, wenn der direkte Nachweis von Bakterien gar nicht mehr gelingt, werden Antikörper im Serum bestimmt. In 80 % der Fälle kommt es zur Bildung von Anti-Streptolysin O (ASL-O) und anderen Produkten. Speziell bei Hautinfektionen (z. B. Erysipel) steigt der Titer gegen Streptokokken DN-ase B an. Da Infektionen mit hämolysierenden Streptokokken der Serogruppe A recht häufig – auch inapparent – ablaufen, besitzen die meisten Erwachse-

---

- Infektionen von Wunden mit Erythrotoxin produzierenden Streptokokken können einen **Wundscharlach** auslösen.
- »Killerbakterien« mit mehreren Virulenzfaktoren lösen eine penetrierende Fasziitis, Myositis und Schock aus (⊡ **159**).

- Die **Puerperalsepsis** als klassische Streptokokkenerkrankung ist heute selten.

Krankheitsfolgen Das **akute rheumatische Fieber** und die **akute Glomerulonephritis** sind typische Erkrankungen, die 10–21 Tage nach Streptokokkeninfektionen als immunologische Fehlreaktion auftreten können.
Die frühzeitige antibiotische Behandlung eitriger Anginen verhindert diese Erkrankungen.

Nachweis Aus **Wund- und Rachenabstrich** bzw. **Blut**. Charakteristisch ist die β-Hämolyse auf Blutagar (⊡ **160a**). Die typische Kettenform ist nur im Mikroskop zu sehen (⊡ **160b**). Neben dem Bacitracintest wird die **Latexagglutination** (antikörperbeschichtete Partikel) zur Differenzierung eingesetzt. Bestimmungen des Antikörpertiters gegen Streptolysin und DN-ase als Nachweis abgelaufener Infektionen finden in der **Rheumadiagnostik** Verwendung.

Zur Erkennung von Folgekrankheiten nach abgelaufener Infektion, wenn der direkte Nachweis von Bakterien gar nicht mehr gelingt, werden Antikörper im Serum bestimmt. In 80 % der Fälle kommt es zur Bildung von Anti-Streptolysin O (ASL-O) und anderen Produkten. Speziell bei Hautinfektionen (z. B. Ery-

sipel) steigt der Titer gegen Streptokokken DN-ase B an.
Die meisten Erwachsenen
besitzen bereits einen Basiswert an Antikörpern gegen
ASL-O, der dann nach einer
erneuten Infektion über die
Normgrenze von 200 IE/ml
ansteigt.

nen bereits einen Basiswert an Antikörpern gegen ASL-O, der dann nach einer erneuten Infektion über die Normgrenze von 200 IE/ml ansteigt.

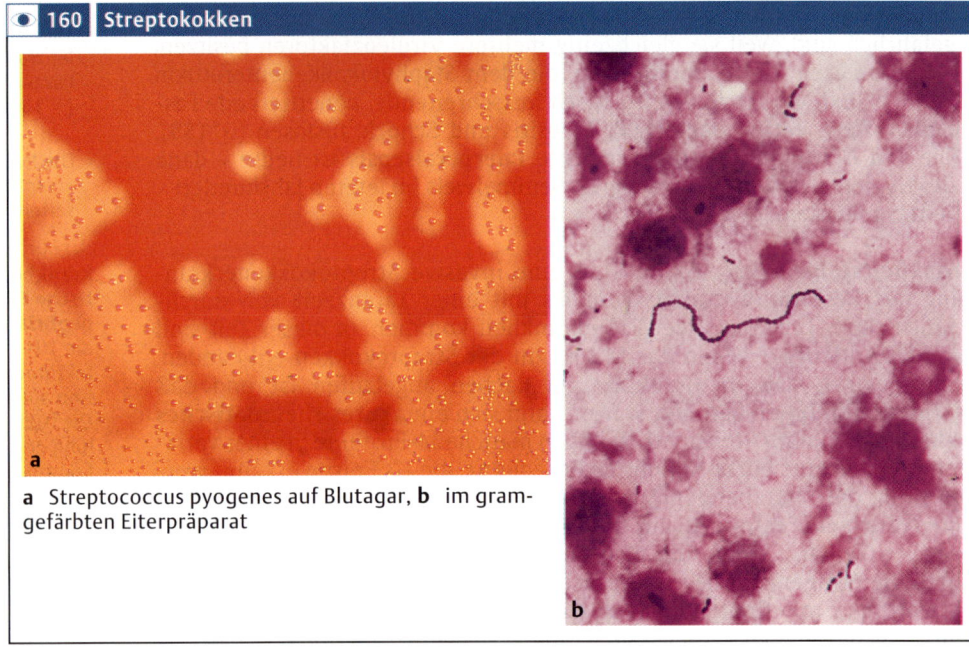

160 Streptokokken

a Streptococcus pyogenes auf Blutagar, **b** im gramgefärbten Eiterpräparat

Die Scharlachdiagnose an Patienten mittels **Dick-Test** (erythrogenes Toxin führt bei Nichtimmunisierten nach intrakutaner Injektion zum lokal begrenzten Scharlachexanthem) und des Schultz-Charlton-Auslöschversuches (intrakutane Injektion von Antikörpern gegen erythrogenes Toxin löscht das Scharlachexanthem lokal aus) wird heute nicht mehr praktiziert.

Therapie Mittel der Wahl ist **Benzyl-penicillin**, das zur Abwendung der Folgeerkrankungen bei allen Streptokokken-A-Infektionen sofort **(Antibiogramm nicht nötig)** und **für mindestens 10 Tage gegeben** werden soll.

Therapie. **Bei allen Streptokokken-A-Erkrankungen ist die rechtzeitige und mindestens 10 Tage andauernde Antibiotikatherapie zur Abwendung der Folgeerkrankungen dringend angezeigt.** Entscheidend ist der klinische Befund. Die Therapie kann bei Pharyngitiden, wenn bei der Inspektion eitrige Stippchen gesehen werden und somit ein bakterieller Infekt wahrscheinlich ist, vor dem Erregernachweis begonnen werden. Ein Antibiogramm ist nicht erforderlich. Mittel der Wahl ist **Benzylpenicillin** (Penicillin G), bei Unverträglichkeit Erythromycin oder ein Cephalosporin.

Epidemiologie Einziges Erregerreservoir ist der Mensch, der die Keime durch **Tröpfchen- oder Schmierinfektionen** verbreitet.

Epidemiologie. Einziges Erregerreservoir ist der Mensch, der die Keime direkt durch **Tröpfchen- oder Schmierinfektion** verbreitet. Indirekte Infektionen über Lebensmittel oder Bedarfsgegenstände sind beschrieben, jedoch sehr selten.

Prophylaxe Unspezifische prophylaktische Maßnahmen gegen Streptokokken-A-Infektionen, z. B. Gurgeln u. ä., sind nicht überzeugend. Evtl. Langzeittherapie mit Penicillin.

Prophylaxe. Unspezifische prophylaktische Maßnahmen, z. B. Gurgeln u. ä., gegen Streptokokken-A-Erkrankungen sind nicht überzeugend. Wenn allerdings eine Infektion mit Folgekrankheit abgelaufen ist, so droht bei einer Wiederinfektion eine heftige Immunreaktion, noch schlimmer als zuvor. Deswegen ist in solchen Fällen als Rezidivprophylaxe eine Langzeittherapie mit Penicillin angezeigt, oft sogar über viele Jahre!

Praktischer Tip ▶

▶ *Praktischer Tip.* Treten in einer Klinik vermehrt Infektionen mit A-Streptokokken auf, so ist durch Untersuchung des Personals (Rachenabstrich) der Keimträger ausfindig zu machen. Dieser kann durch eine antibiotische Therapie in 80 % saniert werden.

Klinischer Fall

In der Kleinkinderabteilung einer pädiatrischen Klinik tritt plötzlich ein Fall von Scharlach auf. Da man an dieser Klinik besonders auf der Kleinkinderstation ein strenges Besuchsverbot für Kinder unter 14 Jahren beachtet (Begründung: Abwendung von Ansteckungen sogenannter Kinderkrankheiten während der infektiösen Inkubationszeit), steht man zunächst vor einem Rätsel. Auf Anraten des Klinikhygienikers werden von allen Ärzten und Pflegepersonen Rachenabstriche mit der Fragestellung β-hämolysierende Streptokokken abgenommen. Alle Abstriche sind negativ. Auf intensives Nachfragen findet sich eine Pflegerin, die sich seit ca. 5 Tagen wegen Rachenentzündung im Krankenstand befindet und deshalb nicht erfaßt worden ist. Die jetzige Untersuchung bringt zutage, daß die betreffende Frau »Scharlachstreptokokken«-Trägerin ist. Sie selbst ist nach einer durchgemachten Scharlacherkrankung in der Kindheit gegen Scharlach immun geworden, nicht jedoch gegen die Bakterien selbst, die nunmehr eine eitrige Angina tonsillaris verursachen. Eine 10tägige Penicillintherapie saniert die Pflegerin.

Streptococcus agalactiae, Streptokokken der Serogruppe B

Bedeutung. B-Streptokokken sind primär tierpathogen, können jedoch auch beim Menschen Sepsis, Wund- und Harnwegsinfekte erzeugen. Eine besondere Bedeutung aber erlangen sie in der Geburtshilfe, denn sie besiedeln die Geburtswege und gehen intra partum auf das Kind über.

Klinik. Streptokokken-B-Infektionen des Neugeborenen finden sich in einer Häufigkeit von ca. 1:1000. Man unterscheidet den **»early onset type«** (innerhalb der ersten Woche post partum), der insbesonders bei Frühgeburten mit geringem Geburtsgewicht auftritt (keine ausreichende Leihimmunität durch die Mutter). Neben einer **Sepsis** ist vor allem die **Meningitis** gefürchtet, die in etwa der Hälfte aller Fälle nach 24–48 Stunden letal endet. Bei der Spätform **(late onset type)** erfolgt die Infektion nicht unbedingt von der Mutter, sondern kann auch durch das Pflegepersonal verursacht werden. Sie tritt jenseits der ersten Lebenswoche auf. Auch hier dominiert eine Meningitis mit einer Letalität von ca. 25 %.

Nachweis. Kulturell aus geeignetem Untersuchungsmaterial des Neugeborenen wie Blut, Liquor und Abstrichen von vielen Körperstellen als Zeichen einer generellen Besiedelung. Sonst findet man sie oft im Vaginalabstrich oder im Eiter. Die **Typisierung** erfolgt mittels **Latex-Agglutination** (vgl. ▪ 161). Typisch für B-Streptokokken ist auch der **CAMP-Faktor**, der zusammen mit einer Phospholipase von Staph. aureus die Hämolyse noch verstärkt.

Therapie. Penicillin, eventuell in Kombination mit einem Aminoglykosid, ist das Mittel der Wahl. Auch Ampicillin wirkt noch gut.

Epidemiologie. B-Streptokokken können bei 30–40 % aller Frauen in der Scheide nachgewiesen werden. Umstritten ist, ob eine Trägerin unbedingt vor der Geburt des Kindes antibiotisch saniert werden soll.

Streptococcus agalactiae, Streptokokken der Serogruppe B

Bedeutung Streptokokken-B-Infektionen spielen besonders in der Geburtshilfe eine Rolle.

Klinik Streptokokken-B-Infektionen des Neugeborenen, die innerhalb der ersten Lebenswoche auftreten, stammen immer aus den Geburtswegen der Mutter. Spätere Manifestationen können auch durch das Pflegepersonal verursacht sein. Gefürchtet sind die **Sepsis** und die **Meningitis**, die mit hoher Letalität behaftet ist.

Nachweis Kulturell aus Blut, Liquor u. ä.

Therapie Mittel der Wahl ist Penicillin, evtl. in Kombination mit einem Aminoglykosid.

Epidemiologie B-Streptokokken können bei 30–40 % aller Frauen in der Scheide nachgewiesen werden.

Streptococcus pneumoniae (Pneumokokken)

Definition ▶

Klassifikation Str. pneumoniae besitzt keine Lancefield-Gruppenantigene. Es existieren 84 Serogruppen.

Virulenzfaktoren
• **Kapsel:** nur bekapselte Pneumokokken lösen Infektion aus.

Merke ▶

• **Hämolysin**
Es ist fast identisch mit dem Streptolysin O u. a. Es lysiert z. B. das Epithel der Nasenhöhle und erlaubt ein Eindringen.

Bedeutung Streptococcus pneumoniae ist der **klassischen Erreger der Lobärpneumonie.** Der Erreger spielt eine Rolle bei **Infektionen der Lunge, des Ohres** (Otitis media) und **des Auges** (Ulcus serpens corneae).
Die **Pneumokokken-Meningitis** ist die zweithäufigste Form der Hirnhautentzündung beim Erwachsenen. Das **OPSI-Syndrom** (fulminante Sepsis nach Splenektomie) wird meist durch Pneumokokken verursacht.

Merke ▶

Streptococcus pneumoniae (Pneumokokken)

> ▶ **Definition.** Pneumokokken sind grampositive, ovale bis lanzettförmige Diplokokken, die von einer Polysaccharidkapsel umgeben sind, welche sich durch geeignete Färbemethoden indirekt darstellen läßt (⊡ 161).

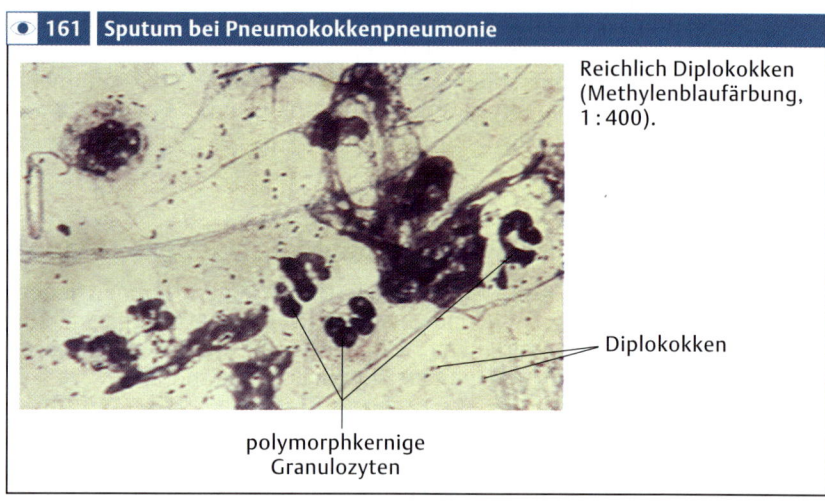

⊙ 161 Sputum bei Pneumokokkenpneumonie

Reichlich Diplokokken (Methylenblaufärbung, 1 : 400).

Diplokokken

polymorphkernige Granulozyten

Klassifikation. Str. pneumoniae besitzt keine Lancefield-Gruppenantigene. Die Antigenstrukturen der Polysaccharidkapsel gestatten aber eine Unterteilung in 84 Serovare.

Virulenzfaktoren.
• Die **Polysaccharidkapsel** ist der wichtigste Pathogenitätsfaktor; sie wirkt antiphagozytär.

> ▶ **Merke.** Je dicker die Kapsel, desto virulenter der Erreger.

• Das **Hämolysin** der Pneumokokken ist fast identisch mit dem Streptolysin O, dem Listeriolysin, dem Tetanolysin u.a.m. Es lysiert z. B. das Epithel der Nasenhöhle und erlaubt ein Eindringen. Außerdem ist es für Abwehrzellen zytotoxisch und wirkt inflammatorisch.

Bedeutung. Streptococcus pneumoniae ist der **klassische Erreger der Lobärpneumonie,** einer Lungenentzündung, die sich streng innerhalb eines Lungenlappens lokalisiert und von dort in die Blutbahn streut. Diese Art der Infektion ist sehr selten geworden. Dennoch spielt der Erreger auch heute noch eine Rolle bei kleinherdigen Bronchopneumonien, Emphysemen und Lungenabszessen.
Ein weiterer wichtiger Lokalisationsort ist das Ohr; hier verursacht Str. pneumoniae nicht selten eine **Otitis media** (⊞ 79) und Mastoiditis.
Auch das **Ulcus serpens corneae** wird durch Pneumokokken verursacht. Aber auch an anderen Körperstellen, z. B. im Darm, kommen Pneumokokken vor. Dort können sie auch Infektionen induzieren, z. B. Appendizitis, Peritonitis.

> ▶ **Merke.** Nach **Splenektomie** besteht durch Wegfall dieses »drainierenden Lymphknotens der Blutbahn« eine erhöhte Anfälligkeit gegenüber bekapselten Bakterien, speziell gegen Pneumokokken. In einer solchen Situation kann sich eine **fulminante Sepsis** entwickeln, die innerhalb von Stunden zum Tod führt, noch bevor eine Diagnose oder Therapie erfolgte (overwhelming post splenectomy infection = OPSI).

Als sekundäre Folge einer Infektion, selten auch primär, kommt es durch hämatogene Streuung zur **Pneumokokken-Meningitis**, nach der Meningokokken-Meningitis der beim Erwachsenen häufigsten Form der Hirnhautentzündung.

79	Erreger von Otitis media	
Streptococcus pneumoniae		30 %
Haemophilus influenzae		20 %
Streptococcus pyogenes (A-Streptokokken)		10 %
Staphylococcus aureus		5 %
Branhamella catarrhalis		5 %
Enterobacteriaceae		1 %
Andere		29 %

Nachweis. Bei Meningitis kann bereits das mikroskopische Liquorpräparat eine Diagnose ermöglichen (▣ **162**). Die Bakterienkultur erfolgt auf Blutagar, wo Pneumokokken als glatte, oft schleimige Kolonien mit einer zentralen Eindellung wachsen (▣ **163**). Es zeigt sich eine α-Hämolyse, eine 5–10 %ige CO_2-Atmosphäre begünstigt das Wachstum. Als zusätzliches diagnostisches Kriterium zur Abgrenzung anderer α-hämolysierender Streptokokken wird die Empfindlichkeit gegen Optochin® geprüft (▣ **164**).

● 162	Pneumokokken im Liquor bei Meningitis; links Methylenblau-, rechts Gramfärbung

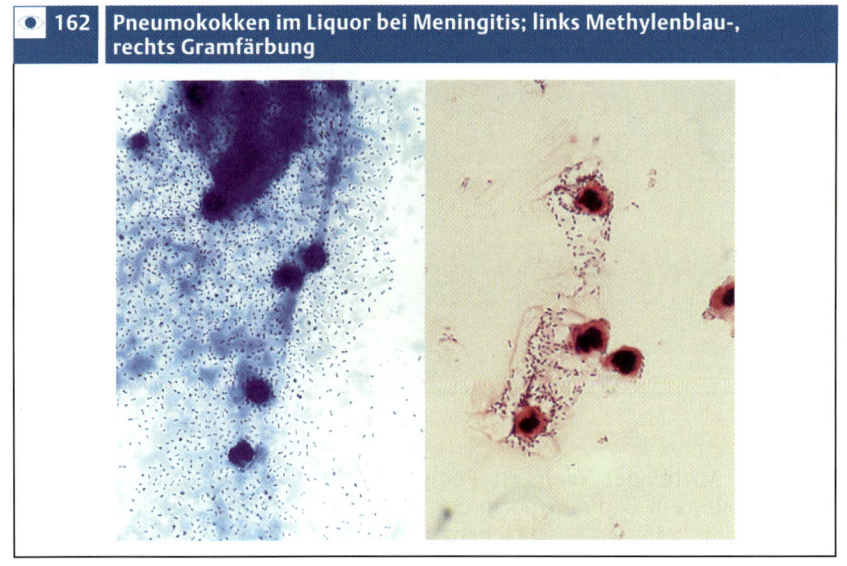

Als sekundäre Folge einer Infektion, selten auch primär, kommt es durch hämatogene Streuung zur **Pneumokokken-Meningitis**.

Nachweis Bei Meningitis kann bereits das **mikroskopische Liquorpräparat** (▣ 162) eine Diagnose ermöglichen. Sonst erfolgt die Diagnose **kulturell** (▣ 163) mit Prüfung der Optochin®-Empfindlichkeit.

163 **Typische Kulturmorphologie von Streptococcus pneumoniae auf Blutagar**

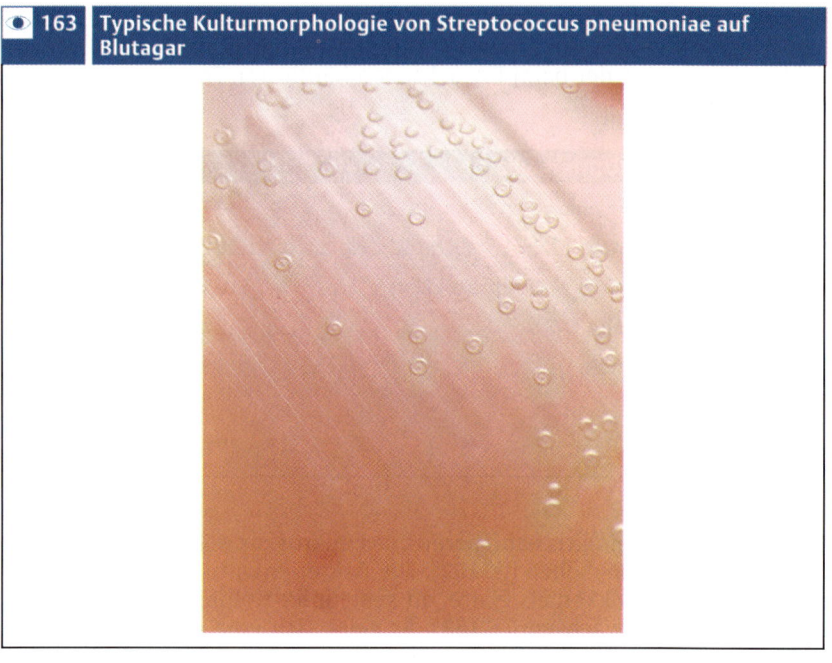

164 **Optochintest zur Schnelldifferenzierung von vergrünenden Streptokokken und Pneumokokken**

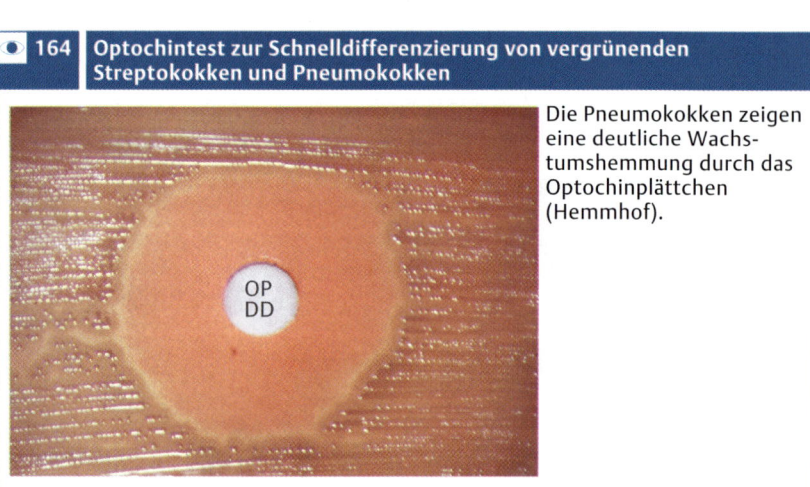

Die Pneumokokken zeigen eine deutliche Wachstumshemmung durch das Optochinplättchen (Hemmhof).

Therapie Mittel der Wahl ist Penicillin, alternativ Erythromycin oder ein Cephalosporin der III. Generation.

Epidemiologie Ungefähr 40–70 % aller Menschen sind symptomlose Träger von Pneumokokken. Natürlicher Standort dieser Keime ist der Oropharynx.

Prophylaxe Als Sonderimpfung für Risikopatienten steht ein **Totimpfstoff zur aktiven Immunisierung** zur Verfügung. Der Impfstoff enthält die gereinigten Kapselpolysaccharide der 23 am häufigsten vorkommenden Serogruppen.

Therapie. Mittel der Wahl ist Penicillin, alternativ wird Erythromycin gegeben oder ein Cephalosporin der III. Generation (Resistenzen sind bei uns nur in Einzelfällen beschrieben, dann Einsatz von Vancomycin).

Epidemiologie. Ungefähr 40–70 % aller Menschen sind symptomlose Träger von Pneumokokken. Natürlicher Standort dieser Keime ist der Oropharynx. Krankheitsausbrüche sind fast immer endogener Natur. Prädisponierende Faktoren wie Lungenerkrankungen oder Immundefekte müssen vorhanden sein. Pneumokokken-Septikämien treten häufig nach Splenektomien auf.

Prophylaxe. Risikopatienten, z.B. mit chronischen Lungen- und Herzkrankheiten, Diabetes mellitus, Leberzirrhose, Erkrankungen der Niere, der blutbildenden Organe, nach **Splenektomie** u. a., können mit einem **Totimpfstoff aktiv immunisiert** werden. Der Impfstoff enthält die gereinigten Kapselpolysaccharide der 23 am häufigsten vorkommenden Serogruppen. Die Impfung erfolgt bei Erwachsenen in einer Dosis (0,5 ml), bei Kindern in 2 Injektionen von jeweils 0,25 ml im Abstand von 6 Monaten. **Eine Auffrischimpfung wird wegen möglicher schwerer lokaler Reaktionen nur in Einzelfällen und frühestens nach 5 Jahren vorgenommen.**

Oralstreptokokken

Oralstreptokokken

◄ Definition

▶ **Definition.** Es handelt sich um unterschiedliche Streptokokkenspezies, deren natürlicher Standort der Rachenraum ist, darüber hinaus aber auch der Intestinaltrakt und die Vagina. Ihre Systematik und Nomenklatur ist im Fluß. Die meisten Oralstreptokokken besitzen kein Antigen nach der Lancefield-Gruppierung. Viele haben α-hämolytische Aktivitäten. Orale Streptokokken werden deshalb auch oft mit dem Sammelbegriff **»vergrünende Streptokokken«** oder **»Viridans-Streptokokken«** belegt. Die Vergrünung ist jedoch nicht obligat, etliche Spezies zeigen keinerlei Hämolyse (γ-Hämolyse).

Klassifikation. Zu den Oralstreptokokken werden die in ▦ 80 angeführten Streptokokkenspezies gezählt:

Klassifikation Die in ▦ 80 aufgeführten Streptokokkenspezies werden zu den Oralstreptokokken gezählt.

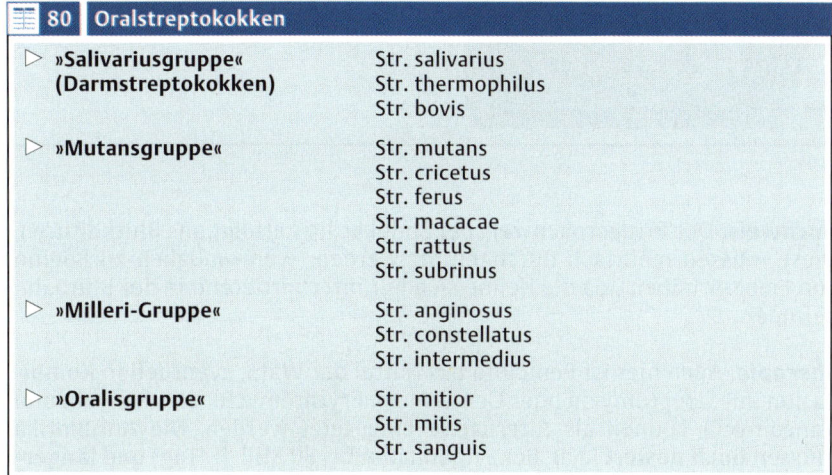

▦ 80	Oralstreptokokken
▷ **»Salivariusgruppe«** (Darmstreptokokken)	Str. salivarius Str. thermophilus Str. bovis
▷ **»Mutansgruppe«**	Str. mutans Str. cricetus Str. ferus Str. macacae Str. rattus Str. subrinus
▷ **»Milleri-Gruppe«**	Str. anginosus Str. constellatus Str. intermedius
▷ **»Oralisgruppe«**	Str. mitior Str. mitis Str. sanguis

Bedeutung. Orale Streptokokken erlangen in der Medizin in zweifacher Hinsicht Bedeutung:
- sie sind die häufigsten **Appendizitis-Erreger**
- sie sind zu **über 50 % Ursache bakterieller Endokarditiden**
- sie sind ein wichtiger Faktor bei der Entstehung der **Zahnkaries**.

Bedeutung Orale Streptokokken sind die häufigsten **Appendizitis-Erreger**, zu über 50 % Ursache bakterieller Endokarditiden und ein wichtiger Faktor bei der Entstehung der **Zahnkaries**.

Pathogenese. Streptokokken der **Mutansgruppe** sowie **Str. sanguis** und **Str. mitior** werden neben einigen Actinomycesspezies als **Initiatoren der Zahnkariesbildung** betrachtet. Diese Bakterienarten zeigen eine besondere Adhärenz für die Glykoproteinstrukturen des Zahnschmelzoberhäutchens. Dort angeheftet, produzieren sie einen Belag aus extrazellulären Polysacchariden, der zahlreichen anderen Bakterien als Lebensraum dient. Diese Plaquekeime bilden ihrerseits organische Säuren, die den Zahnschmelz angreifen und die Kariesentstehung einleiten.
Streptokokken der **Milleri-Gruppe** gelangen bei Zahnextraktionen, beim Zähneputzen, aber auch beim normalen Kauen in die Blutbahn, wo sie normalerweise sehr schnell eliminiert werden. Sie können sich jedoch auf rheumatisch vorgeschädigten Herzklappen und dem Endokard absiedeln und dort eine **chronisch verlaufende Endokarditis (Endocarditis lenta)** begründen (⊡ 165). Von dort streuen die Bakterien schubweise, so daß man an verschiedenen Körperstellen – z. B. an der Haut – mit septischen Metastasen rechnen muß.

Pathogenese Streptokokken der **Mutansgruppe** sowie **Str. sanguis** und **Str. mitior** werden neben einigen Actinomycesspezies als **Initiatoren der Zahnkariesbildung** betrachtet.

Streptokokken der **Milleri-Gruppe** gelangen z. B. bei Zahnextraktionen in die Blutbahn, wo sie sich auf vorgeschädigten Herzklappen und dem Endokard absiedeln und eine chronische Endokarditis (**Endocarditis lenta**) verursachen können (⊡ 165).

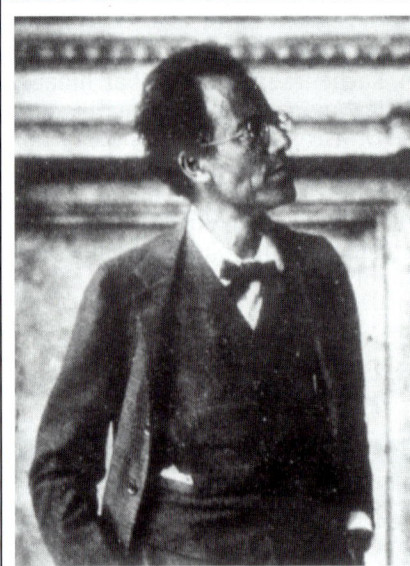

● 165 │ **Opfer einer Endocarditis lenta**

Der Komponist Gustav Mahler ist 1911 im Alter von 51 Jahren vermutlich an einer Endocarditis lenta verstorben.

Nachweis Bei Endokarditis erfolgt der Erregernachweis aus Blutkulturen **(mehrfach!)**, wenn möglich zu Beginn von Fieberschüben.

Therapie Penicillin **hoch dosiert** und **langzeitig** (4 – 6 Wochen).

Prophylaxe Bei Vorschädigung des Herzens ist z. B. eine Zahnbehandlung unter Antibiotikaschutz vorzunehmen.

Praktischer Tip ▶

2.1.3 Enterokokken

Definition ▶

Nachweis. Der Erregernachweis bei Endokarditis erfolgt aus Blutkulturen. Diese müssen mehrfach durchgeführt werden (wenn möglich zu Beginn von Fieberschüben), da die Keime sich nur intermittierend in der Blutbahn befinden.

Therapie. Auch hier ist Penicillin das Mittel der Wahl, eventuell in Kombination mit Streptomycin oder Gentamicin. Erythromycin, Clindamycin und Vancomycin können als Alternative eingesetzt werden. Die Antibiotika müssen **hoch dosiert** (z. B. Benzylpenicillin bis 80 Mill. IE/Tag) und **längerfristig** (für 4 bis 6 Wochen) verabreicht werden.

Prophylaxe. Es gehört zur Sorgfaltspflicht eines Zahnarztes, vor jeder Zahnextraktion eine Allgemeinanamnese zu erheben. Ergeben sich Hinweise auf Vorschädigungen des Herzens, ist die Behandlung unter Antibiotikaschutz vorzunehmen. Amoxicillin (am besten in Kombination mit Clavulansäure) oder Clindamycin werden empfohlen.

▶ *Praktischer Tip.* Bei der Isolierung von **Str. milleri** aus einer Blutkultur sollte unbedingt nach pyogenen Abszessen in Leber, Milz, Knochen etc. gefahndet werden. Der Nachweis von **Str. bovis** in der Blutkultur sollte die Suche nach einem Intestinaltumor (Dickdarmkarzinom) veranlassen.

2.1.3 Enterokokken

▶*Definition.* Enterokokken sind grampositive, meist paarweise angeordnete Streptokokken, die sich auch noch bei pH 9,6 in einem Medium mit 6,5 % Kochsalz vermehren. Sie sind gegen Temperatureinflüsse (10 – 45 °C) und Gallensalze weitgehend unempfindlich. Die Aesculinspaltung ist eine wichtige diagnostische Stoffwechselleistung.

Klassifikation. Alle humanpathogenen Enterokokken gehören zur Lancefield-Serogruppe D der Streptokokken. Wir unterscheiden:
- Enterococcus faecalis
- Enterococcus faecium
- Enterococcus durans
- Enterococcus casseliflavus

sowie fünf weitere, primär nicht humanpathogene Arten.

Bedeutung. **Enterococcus faecalis** und **Enterococcus faecium** machen bei ballast- und kohlenhydratreicher, fett- und eiweißarmer Ernährung bis 50 % der aeroben Darmflora aus. **Enterococcus durans** und **Enterococcus casseliflavus** kommen sehr viel seltener beim Menschen vor.
Neben vielen Lokalinfektionen sind Enterokokken vor allem bei **Harnwegsinfektionen** ursächlich beteiligt. Mehr als 50 % aller **chronischen** Harnwegsinfektionen werden durch Enterokokken verursacht. 10 – 20 % der **akuten** Harnwegsinfektionen sind enterokokkenbedingt, hauptsächlich solche, die nosokomialer Natur sind (□ **166**).

Nachweis. Blut- und aesculinhaltige Nährmedien sind zur Isolierung bzw. Charakterisierung der Erreger besonders geeignet (□ **167**).

Klassifikation Die wichtigsten Vertreter der Enterokokken sind:
- Enterococcus faecalis
- Enterococcus faecium.

Es handelt sich um normale Bewohner des menschlichen Darmes.

Bedeutung Neben vielen Lokalinfektionen spielen die Enterokokken vor allem bei den **Harnwegsinfektionen** eine große Rolle. Mehr als 50 % aller **chronischen** Harnwegsinfektionen werden durch Enterokokken verursacht, 10 – 20 % der **akuten** Harnwegsinfektionen sind enterokokkenbedingt (□ **166**).

Nachweis Kulturell auf blut- und aesculinhaltigen Nährmedien (□ **167**).

166 Harnwegsinfekte durch Enterokokken, Nachweis im Urinsediment (Methylenblaufärbung)

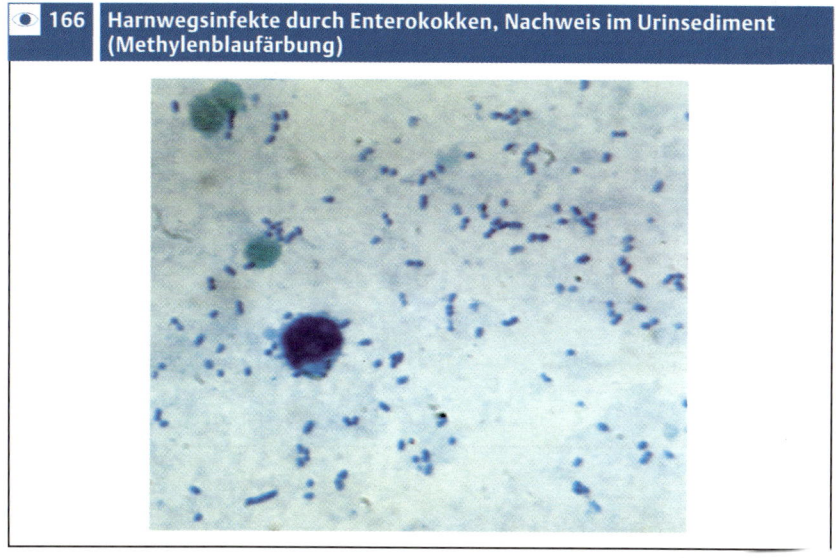

167 Enterokokken-Reinkultur auf Blutagar

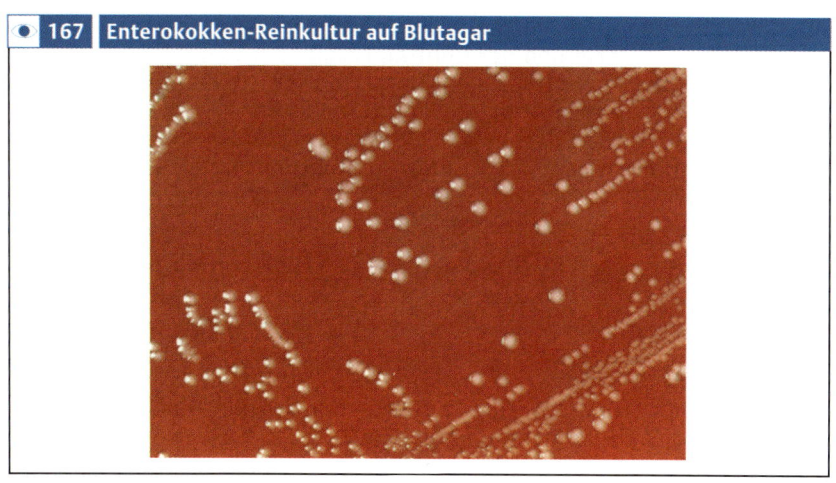

Therapie Alle Enterokokken sind resistent gegen Benzylpenicillin und **Cephalosporine**. Es sollten Breitbandpenicilline in Kombination mit Aminoglykosiden eingesetzt werden.

Praktischer Tip ▶

2.1.4 Sonstige grampositive Kokken (🗐 81)

Therapie. **Alle Enterokokken sind resistent gegen Benzylpenicillin** (Penicillin G). Antibiogramme sind unverzichtbar. Breitbandpenicilline (Ampicillin, Amoxicillin, Mezlocillin) können in Kombination mit Aminoglykosiden eingesetzt werden. Cephalosporine dagegen haben eine Lücke bei Enterokokken.

> ▶ ***Praktischer Tip.*** Der Nitritnachweis (Stäbchentest) als Schnelldiagnostik von Harnwegsinfektionen ist bei Enterokokkenbesiedelung stets negativ. Enterokokken sind nicht zur Nitratreduktion fähig. Die reine trockenchemische Diagnostik von Urin kann deshalb eine bakteriologische Untersuchung nicht ersetzen.

2.1.4 Sonstige grampositve Kokken

🗐 **81** zeigt grampositive Kokken, die von geringem medizinischem Interesse sind.

🗐 81	Grampositive Kokken von geringem medizinischem Interesse. Die genannten Gattungen gehören in der Regel entweder zur normalen Flora des Menschen oder sind Umweltkeime. Einige von ihnen (*) können gelegentlich Ursache menschlicher Infektionen sein.	
Gattung	**Spezies**	**Standort**
▷ **Staphylokokken**		
Micrococcus*	Micrococcus agilis	Haut
	Micrococcus kristinae	Haut
	Micrococcus sedentarius	Haut
Sarcina*	Sarcina ventriculi	Intestinum
	Sarcina maxima	Intestinum
Stomatococcus*	Stomatococcus mucilaginosus	Mundhöhle
▷ **Streptokokken**		
Lactococcus	Lactococcus lactis	Milch
	Lactococcus raffinolactis	Milch
	Lactococcus graviae	Milch
	Lactococcus plantarum	Milch

2.1.5 Anaerobe Kokken

Peptokokken (anaerobe grampositive Staphylokokken) und **Peptostreptokokken** (anaerobe grampositive Streptokokken) **gehören zur normalen Flora des Menschen** und können **gelegentlich Infektionen beim Menschen** begründen.

2.1.5 Anaerobe Kokken

Strikt anaerobe grampositive und gramnegative Kokken gehören zur Normalflora des Menschen. Ihr natürlicher Standort sind hauptsächlich die **Mundhöhle**, der **Darm** und der **Genitalbereich**. Bei Verschleppung in das Gewebe, z. B. durch Verletzungen, postoperative Wundinfektionen u. ä., können sie **Ursache menschlicher Infektionen** sein.
Grampositive anaerobe Staphylokokken werden als **Peptokokken**, grampositive anaerobe Streptokokken als **Peptostreptokokken** klassifiziert.

2.2 Grampositive aerobe Stäbchenbakterien

2.2.1 Listerien

Definition ▶

2.2 Grampositive aerobe Stäbchenbakterien

2.2.1 Listerien

> ▶ ***Definition.*** Listerien sind aerobe, grampositive, nichtsporenbildende, feine Stäbchenbakterien, die sich klassischerweise durch eine Beweglichkeit bei 20 °C (nicht bei 37 °C) auszeichnen.

Klassifikation und Bedeutung
L. monocytogenes und seltener **L. ivanovii** sind als **Erreger der Listeriosen** von

Klassifikation. Die Gattung Listeria umfaßt 6 Arten, von denen jedoch nur **L. monocytogenes** und – in ganz geringem Maße – **L. ivanovii** von humanmedizinischer Bedeutung sind (🗐 **82**). Alle übrigen Listerien sind in der

Umwelt weit verbreitet, werden teilweise auch im Darm gesunder Menschen gefunden, sind aber apathogen.

82	Die Arten der Gattung Listeria		
Spezies	**Humanpathogen**	**Serogruppen**	
▷ L. monocytogenes	ja	13	
▷ L. ivanovii	(ja)	1	
▷ L. innocua	nein	3 (vielleicht mehr)	
▷ L. seeligeri	nein	4 (vielleicht mehr)	
▷ L. welshimeri	nein	2	
▷ L. grayi	nein	–	

Bedeutung. **L. monocytogenes** und **L. ivanovii** (selten) sind die Verursacher von Listeriosen. Alle Listerien sind in der Umwelt weit verbreitet und können im Erdreich, im Wasser, auf Pflanzen und in Nahrungsmitteln tierischen (Milch, Käse, Wurst) und pflanzlichen Ursprungs (Salat, Pilze) isoliert werden. Auch im Darm gesunder Menschen werden sie gefunden.

▶ *Merke.* Die Exposition ist häufig, die Erkrankung ist selten.

◀ Merke

Listeria monocytogenes

Listerien sind relativ stabil gegen Säure und können somit die Magenpassage überstehen, besonders bei kleinen Kindern und alten und kranken Menschen. Ein Aperitif oder eine heiße Suppe lockt die Magensäure und reduziert also das Risiko einer Listeriose. Listerien im Dünndarm binden an Epithelzellen (vermutlich an M-Zellen in den Peyerschen Plaques) und induzieren eine Internalisierung. Im intrazellulären Milieu vieler verschiedener Zellen (Epithelzellen, Mesenchymzellen, professionellen Phagozyten) überleben pathogene Listerien und können sich sogar vermehren. Humorale Antikörper sind gegen solche **intrazellulären Bakterien** unwirksam. Erst wenn T-Lymphozyten mit Hilfe ihrer Zytokine die antibakterielle Aktivität der Wirtszellen erhöhen, gelingt die Elimination der Listerien. Ist diese zelluläre Immunabwehr gestört, bei Leukämie oder unter Cortisontherapie, haben Listerien eine Chance, sich zu halten und eine Erkrankung hervorzurufen.

Klinik. Werden große Keimmengen oral aufgenommen (Infektionsdosis unbekannt), so kann es zu einer Listeriose kommen, bei der die Symptome eines grippalen Infektes klinisch dominieren. Solche Erkrankungen werden in der Regel überhaupt nicht als Listeriose gedeutet. Bei erworbener, angeborener oder therapeutisch bedingter Abwehrschwäche können **Septikämien** und **Meningoenzephalitiden** entstehen. Schwangere jedoch sind deutlich anfällig. Die Infektion während der Schwangerschaft führt **intrauterin zur Infektion des Fetus**. Diese **Granulomatosis infantiseptica** bedingt in Abhängigkeit vom Zeitpunkt der Infektion einen Abort, eine Frühgeburt oder die Geburt eines mehr oder minder geschädigten Kindes. Bei dieser **konnatalen Listeriose** kommt es zu Abszessen und multipler Granulombildung in der Lunge, dem ZNS und der Haut. Die konnatale Listeriose ist meldepflichtig! (▣ **168**).

Nachweis. Bei Verdacht einer Listeriose ist der **kulturelle Erregernachweis beweisend**. Es werden heute spezielle Listeriennährböden eingesetzt, auf denen die Keime als kleine, graue Kolonien wachsen. Zur Anreicherung macht man sich die Tatsache zunutze, daß Listerien sich bei Kühlschranktemperatur (5–10 °C) vermehren können (Kälteanreicherung).

humanmedizinischem Interesse. Alle übrigen Listerien sind apathogen, aber in der Umwelt weit verbreitet (▣ 82).

Listeria monocytogenes

Pathogenese Listerien müssen als **opportunistisch pathogene Erreger** eingestuft werden, die sich fakultativ **intrazellulär** vermehren und durch eine zellvermittelte Immunreaktion abgewehrt werden. Ein Aperitif oder eine heiße Suppe lockt die Magensäure und reduziert also das Risiko einer Listeriose.

Klinik. Die Listeriose kann mit Symptomen eines grippalen Infektes dominieren. Bei Abwehrschwäche können Septikämien und Meningoenzephalitiden entstehen. Besonders **gefährlich ist die Infektion während der Schwangerschaft**. Diese **Granulomatosis infantiseptica** des Fetus kann einen Abort, eine Frühgeburt oder die Geburt eines geschädigten Kindes bedingen.

Die konnatale Listeriose ist meldepflichtig! (▣ **168**).

Nachweis Bei Verdacht einer Listeriose ist nur der **kulturelle Erregernachweis beweisend**. Serologische Untersuchungen führen in der Praxis meistens nicht zum Erfolg.

Serologische Untersuchungen sind prinzipiell möglich, der Nachweis von Antikörpern gegen Listerien-O- und -H-Antigene ist in der Praxis jedoch meistens wenig aussagekräftig. Denn erstens kommt diese Antikörperproduktion erst nach 10 – 14 Tagen richtig in Gang, so daß dieses Hilfsmittel in der akuten Phase versagt. Zweitens ist beim Abwehrgeschwächten die Antikörperproduktion sowieso behindert. Drittens gibt es viele kreuzreagierende Antigene bei anderen Bakterien, so daß selbst ein positiver Antikörpernachweis kein sicherer Beweis für die abgelaufene Listeriose ist.

Therapie Ampicillin und Aminoglykoside in Kombination.

Therapie. Die Therapie erfolgt mit Ampicillin kombiniert mit Aminoglykosiden, um die Bakterizidie zu verstärken. Auch Erythromycin, Co-trimoxazol und Tetracycline sind wirksam. Eine Antibiotikatherapie muß mindestens über 14 Tage lang erfolgen, weil sonst ein Rezidiv droht.

Epidemiologie Die Übertragungswege sind vielgestaltig, gehen **im Regelfall jedoch von Lebensmitteln aus.** Der Genuß rohen Fleisches, aber auch der Rinde von Rotschmierkäsearten (Romadur, Brie), Salaten, Gemüse u. a., kann eine Infektion bedingen. Gefürchtet ist die intrauterine Infektion.

Epidemiologie. Der Genuß rohen Fleisches, aber auch der Rinde von Rotschmierkäsearten (Romadur, Brie), Salaten, Gemüse u. a., kann eine Infektion bedingen. Karotten, Tomaten und Äpfel sind dagegen frei von Listerien. Die Übertragung erfolgt oral oder bei Tierkontakt direkt über die Haut oder die Konjunktiven. Während der Schwangerschaft ist eine intrauterine Keimübertragung möglich. Auch Infektionen intra partum sind beschrieben.

● **168** **Generalisierte Neugeborenenlisteriose**

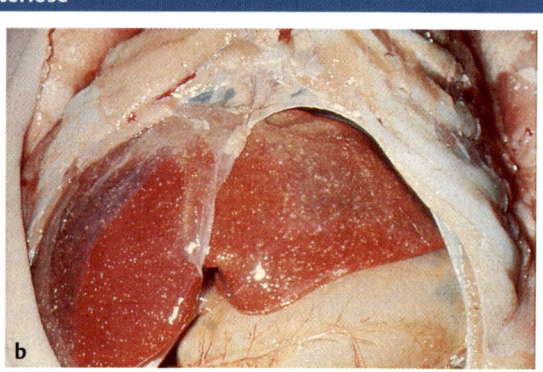

a Ein Neugeborenes, das kurz nach der Geburt an einer disseminierten Infektion mit Listeria monocytogenes verstorben ist (Granulomatosis infantiseptica). **b** Nicht nur in der Haut, sondern auch in verschiedenen inneren Organen, z. B. hier in der Leber, sind multiple granulomatöse Infektionsherde zu erkennen.

2.2.2 Erysipelothrix rhusiopathiae

Definition ▶

2.2.2 Erysipelothrix rhusiopathiae

▶ ***Definition.*** Es handelt sich um ein grampositives, unbewegliches, nichtsporenbildendes, feines Stäbchenbakterium (0,2 × 1,5 µm).

Klassifikation Humanmedizinisch bedeutend in der Gattung Erysipelothrix ist nur E. rhusiopathiae.

Klassifikation. Einzige humanmedizinisch bedeutende Spezies der Gattung Erysipelothrix ist **E. rhusiopathiae**. E. rhusiopathiae ist in der Umwelt weit verbreitet und wird vor allem bei zahlreichen Tieren als Kommensale gefunden.

Bedeutung. **E. rhusiopathiae** ist der **Erreger des Schweinerotlaufes**, einer meist letal endenden akut septischen Erkrankung des Schweines. Infektionen beim Menschen bedingen das Erysipeloid (■ 169).

Bedeutung und Pathogenese
E. rhusiopathiae ist der **Erreger des Schweinerotlaufs**. Infektionen beim Menschen – betroffen sind Personen mit Kontakt zu tierischen Produkten – begründen das **Erysipeloid** (■ 169).

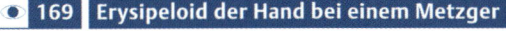

169 **Erysipeloid der Hand bei einem Metzger**

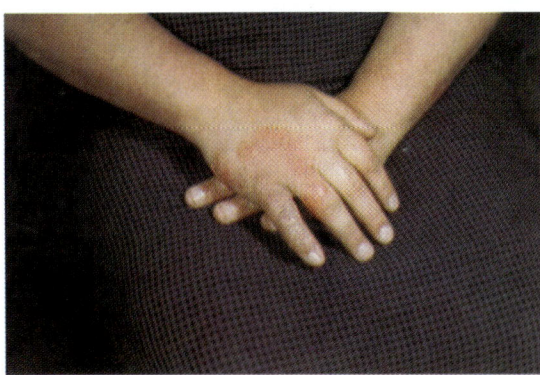

Nach Kontakt mit einem infizierten Schwein traten an den Händen schmerzhafte, entzündlich gerötete Stellen auf, die sich ausbreiteten. Nach 4 Tagen verschwanden die Läsionen wieder ohne Antibiotikatherapie.

Pathogenese. Die Hauptinfektionsquellen sind Tiere, deshalb sind Schlachter, Tierärzte, Landwirte, Fischer und Fischhändler, Hausfrauen und -männer besonders gefährdet.

Pathogenese. Hauptinfektionsquellen sind Tiere.

Klinik. Nach einer Inkubationszeit von 1 – 4 Tagen entsteht eine schmerzhafte, dunkelrötliche, eiterfreie Entzündung, die gewöhnlich nach 1 – 3 Wochen spontan verschwindet.

Klinik Beim Erysipeloid handelt es sich um eine nichteitrige, schmerzhafte Hautentzündung, die gewöhnlich nach 1 – 3 Wochen spontan abheilt.

Krankheitsfolgen. Sehr selten treten generalisierte Formen mit Sepsis und Endokarditis auf.

Krankheitsfolgen Sehr selten generalisierte Formen mit Sepsis und Endokarditis.

Nachweis. Mikroskopisch und kulturell ist der Erreger aus den Hautläsionen und ggf. aus Blut isolierbar.

Nachweis Der Erregernachweis erfolgt kulturell.

Therapie. Symptomatisch (feuchte Umschläge), ansonsten sind die Erreger empfindlich gegen Benzylpenicillin.

Therapie Benzylpenicillin.

2.2.3 Korynebakterien

2.2.3 Korynebakterien

> ▶ ***Definition.*** Es handelt sich um grampositive, nichtsporenbildende, unbewegliche, pleomorphe Stäbchenbakterien, die als besonderes Charakteristikum häufig – nicht immer – keulenförmige Auftreibungen zeigen (koryne, griech. Keule).

◄ **Definition**

Klassifikation. Korynebakterien sind in der Umwelt weit verbreitet. Einige Arten sind tier- und pflanzenpathogen. Neben apathogenen Haut- und Schleimhautbewohnern sind für den Menschen die opportunistisch pathogenen Spezies und die **Erreger der Diphtherie** von Interesse. ⊞ 83 gibt einen Überblick über die relevanten humanpathogenen Arten.
Neben den eigentlichen Korynebakterien werden andere grampositive aerobe Stäbchen summarisch als **koryneforme Bakterien** bezeichnet.

Klassifikation Neben apathogenen Haut- und Schleimhautbewohnern sind für den Menschen die opportunistisch pathogenen Spezies und der **Erreger der Diphtherie** von Interesse (⊞ 83).

Nachweis. Die meisten Spezies sind fakultative Anaerobier, einige wachsen nur anaerob. Die humanpathogenen Arten stellen spezifische Nährbodenansprüche.

Nachweis Die meisten Spezies sind fakultative Anaerobier, einige wachsen nur anaerob. Die humanpathogenen Arten stellen spezifische Nährbodenansprüche.

83	Relevante humanpathogene Korynebakterien	
Spezies	**Bedeutung**	
▷ C. aquaticum	fakultativ pathogen (Isolate bei Bakteriämie)	
▷ **C. diphtheriae** var. gravis	Erreger der Diphtherie	
▷ **C. diphtheriae** var. intermedius	Erreger der Diphtherie	
▷ **C. diphtheriae** var. mitis	Erreger der Diphtherie	
▷ **C. diphtheriae** var. ulcerans	Erreger der Diphtherie	
▷ **C. diphtheriae** (atoxinogen)	apathogener Schleimhautbewohner	
▷ C. jeikeium	fakultativ pathogen (Isolate bei Bakteriämie und Sepsis)	
▷ C. kutscheri	isoliert aus Nabelschnur- und anderen Lokalinfektionen	
▷ C. minutissimum	Erreger des Erythrasma (Pseudomykose der Haut)*	
▷ C. pseudodiphtheriticum	apathogen	
▷ C. renale	pathogen für Rinder	
▷ C. striatum	fakultativ pathogen (Isolate bei Pneumonien)	
▷ C. urealyticum	fakultativ pathogen (Isolate bei Harnwegsinfekten)	
▷ C. xerosis	apathogen	

* Es handelt sich um scharf begrenzte, rote bis braune, kaum schuppende Erytheme, die besonders an den Oberschenkelinnenseiten (Genitale wird nicht befallen!), den Leistenbeugen und Achselfalten auftreten.

Corynebacterium diphtheriae

Corynebacterium diphtheriae

Geschichtliches ▶

Geschichtliches. Die Diphtherie ist seit dem Altertum bekannt. Bis in die Neuzeit trat sie in bis heute ungeklärten periodischen Abständen immer wieder auf und forderte Tausende von Toten, hauptsächlich Kinder. 1765 prägte Francis Home den Begriff »croup« für die Diphtherie, ein schottisches Wort für Heiserkeit. Die als charakteristisches Kennzeichen der Diphtherie auftretenden weißen, durch Einblutungen oft schmutzigbraunen Beläge gaben der Krankheit den Namen »Halsbräune« und 1826 schließlich den Namen Diphtherie (diphthera, griech. die Haut, die Membran). Obwohl 1873 Edwin Klebs die Korynebakterien mikroskopisch beobachtete, gebührt der Verdienst der Erstisolation Friedrich Löffler, der 1884 auf seinem »Löfflerserum« die Erreger darstellen konnte.

Definition ▶

▶ *Definition.* C. diphtheriae sind grampositive schlanke Stäbchen mit terminalen keulenförmigen Auftreibungen. Hierbei handelt es sich um Metaphosphate und Calcium, die im Zellkörper abgelagert werden und in der Spezialfärbung nach Neisser als **Polkörperchen** dargestellt werden können (▫ **170**). Nur C. diphtheriae und seltener C. pseudodiphtheriticum haben diese Polkörperchen. In der Gramfärbung werden häufig` charakteristische Lagerungen der Bakterien in V- oder Y-Form beobachtet, die an chinesische Schriftzeichen erinnern.

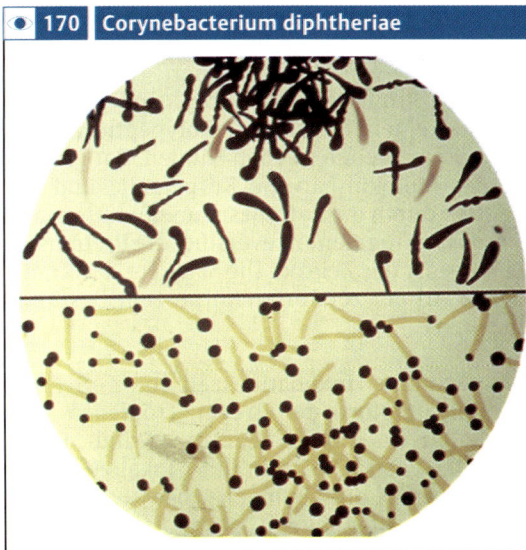

170 Corynebacterium diphtheriae

Oben: Die leicht gebogenen, keulenartigen grampositiven Stäbchen unterscheiden sich morphologisch nicht von anderen Korynebakterien. Einzelne Stäbchen haben den Gramfarbstoff schon abgegeben und erscheinen violett (»gramlabil«). Vermutlich sind dies tote Bakterien, bei denen die Zellwand schon teilweise degradiert ist.

Unten: In der Neisser-Färbung erscheinen die Zelleiber gelb gefärbt. Typisch für C. diphtheriae ist, daß die Bakterien viele schwarzgefärbte Polkörperchen ausbilden, manchmal sogar an beiden Polen der Bakterienzelle.

Klassifikation. Angehörige der Spezies C. diphtheriae, die ein Diphtherietoxin bilden, sind die Erreger der Diphtherie. Es handelt sich dabei um die **Biovarietäten mitis, intermedius** und **gravis.** Diese Bezeichnungen sind historisch gewachsen, da man annahm, mit diesen Bezeichnungen unterschiedliche Stufen der Virulenz von Corynebacterium diphtheriae beschreiben zu können, was jedoch nicht zutrifft. Die Varietät **ulcerans** produziert ein Diphtherietoxin, das zwar die gleiche Wirkung hat wie das klassische Diphtherietoxin, jedoch mit einer anderen Antigenstruktur, so daß es mit dem **Elek-Test** (s. ▣ 171) nicht nachgewiesen werden kann.

Klassifikation Die Unterscheidung der **Biovarietäten mitis, intermedius** und **gravis** hat keine klinische Bedeutung. Das Toxin der Varietät **ulcerans** unterscheidet sich strukturell von den anderen Toxinen von C. diphtheriae. Die Varietät **ulcerans** produziert ein Diphtherietoxin, jedoch mit einer anderen Antigenstruktur, so daß es mit dem **Elek-Test** (s. ▣ 171) nicht nachgewiesen werden kann.

171 Elek-Test

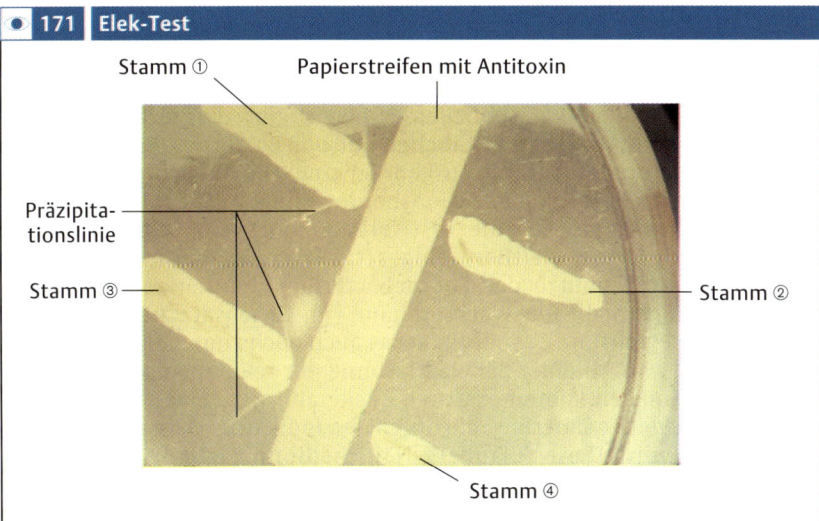

Stamm ①   Papierstreifen mit Antitoxin

Präzipitationslinie

Stamm ③   Stamm ②

Stamm ④

Unter Eisenmangelbedingungen wird verstärkt Diphtherietoxin gebildet. Das Toxin von dem positiven Kontrollstamm ① diffundiert in die Umgebung und trifft auf das spezifische Antitoxin, das auf dem Papierstreifen aufgetragen ist und ebenfalls in alle Richtungen diffundiert. Im Äquivalenzbereich kommt es zu einer Präzipitationslinie. Der negative Kontrollstamm ② bildet kein Toxin. Der Patientenstamm ③ ist toxigen, während der Patientenstamm ④ nicht in der Lage ist, Toxin zu bilden.

Pathogenese Nur Korynebakterien, die mit einem Phagen infiziert sind, erzeugen **Diphtherietoxin**. Dabei handelt es sich um ein Polypeptid, bei dem 2 Fragmente unterschieden werden:
- Fragment B bindet an die Zellmembran
- Fragment A blockiert nach Penetration die Proteinsynthese der Zelle und verursacht damit deren Tod.

Die Schwere der Krankheit wird von der Art der zerstörten Körperzelle bestimmt.

Klinik Nach der Eintrittspforte der Erreger entsteht eine Rachen-, Nasen-, Augen-, Wund-, Haut-, Nabel- oder Genitaldiphtherie. Abgestorbene Epithelzellen, Fibrin und Entzündungszellen bilden einen Belag, der der Mukosa ziemlich fest anliegt **(Pseudomembran)**. Im Rachenraum kann diese die Atemwege verlegen und zu schwerer Atemnot führen. Die Toxinwirkung begründet eine **systemische Intoxikation**, deren Schwere vom jeweiligen Organbefall abhängt (Herz, Leber, Nieren, Nerven). Diese **Spätfolge der Diphtherie** kann den Tod bedeuten (toxisches Kreislaufversagen).

Nachweis Der Nachweis erfolgt zunächst mikroskopisch und dann kulturell unter Einsatz tellurithaltiger Selektivnährmedien.

Reinkulturen werden in **Löfflerserum** weitergezüchtet Dort werden die klassischen Keulenbildungen und damit die Polkörperchen ausgebildet, die sich in der **Spezialfärbung nach Neisser** nachweisen lassen und ein wichtiges diagnostisches Kriterium darstellen.
Der Nachweis der Toxinbildung erfolgt im **Immundiffusionstest nach Elek** (⊡ **171**) oder im Meerschweinchenversuch (weitgehend verlassen).

Pathogenese. Die Pathogenität von Corynebacterium diphtheriae beruht auf der Bildung eines **Exotoxins**. Die genetische Information zur Bildung dieses Toxins wird durch einen lysogenen Phagen kodiert. Nur Stämme, die diesen oder einen verwandten Prophagen enthalten, sind pathogen. Das Toxin besteht biochemisch aus einem hitzelabilen Polypeptid, an dem zwei Untereinheiten (A und B) unterschieden werden können. Das größere B-Stück ist für die Bindung des Moleküls an die Körperzelle und den Durchtritt des kleineren A-Peptids durch die Zytoplasmamembran verantwortlich. In der Zelle blockiert das A-Fragment irreversibel die Proteinsynthese an den Ribosomen. Die Folge ist der Zelltod. Die Schwere des Krankheitsbildes wird letztlich von der Art der zerstörten Körperzelle bestimmt (z. B. Niere, Myokard, Nervenzellen).

Klinik. Die Krankheit beginnt nach einer Inkubationszeit von 3 – 5 Tagen als Lokalinfektion. Je nach der Eintrittspforte der Erreger (Tröpfchen- oder Schmierinfektion) entsteht eine Rachen-, Nasen-, Augen-, Wund-, Haut-, Nabel- oder Genitaldiphtherie. Das gebildete Toxin führt lokal zu Nekrosen, die einen ganz typischen **Foetor ex ore** bedingen. Abgestorbene Epithelzellen, Fibrin und Entzündungszellen bilden einen Belag, der der Mukosa ziemlich fest anliegt und deshalb als Pseudomembran bezeichnet wird. Im Rachenraum kann diese diphtherische **Pseudomembran** die Atemwege verlegen und zu schwerer Atemnot führen. Massives Krankheitsgefühl, Fieber und Schwellen der regionalen Lymphknoten (weicher Tastbefund) kommen hinzu. Nach 4 – 5 Tagen hat die Lokalinfektion ihren Höhepunkt erreicht. Bei der Rachendiphtherie kommt es dann innerhalb von Stunden zum massiven Anschwellen des Halses (»Cäsarenhals«: Schwellung der regionalen Halslymphknoten und Ausbildung eines periglandulären Ödems).
Das Diphtherietoxin wird auch in die Zirkulation eingeschwemmt und begründet eine **systemische Intoxikation,** deren Schwere vom jeweiligen Organbefall abhängig ist (Herz, Leber, Nieren, motorische Nerven). Dieses Stadium kann als **Spätfolge der Diphtherie** auftreten oder im Sinne einer progredienten, im schlimmsten Falle als maligne Diphtherie dominieren. Der Tod tritt im toxischen Kreislaufversagen ein.

Nachweis. Einen ersten, schnellen Hinweis gibt der **mikroskopische Nachweis von koryneformen Stäbchen** und von Polkörperchen, die jedoch im Originalmaterial nur wenig ausgeprägt sind. Die Anzüchtung der Erreger aus Abstrichen lokaler Infektionsherde gelingt auf blut- oder serumhaltigen Nährmedien. Für die Erstisolation muß ein Selektivagar zur Unterdrückung der Begleitflora eingesetzt werden. Hierbei macht man sich die Tatsache zunutze, daß Corynebacterium diphtheriae in Anwesenheit von Tellurit nicht nur wachsen kann (im Gegensatz zu den meisten Keimen der Begleitflora), sondern dieses auch zum metallischen Tellur reduziert, was zu einer Schwarzfärbung der tellurspeichernden Kolonien führt. Daneben kommt es durch Zuckerabbau zu einer pH-Verschiebung im Sinne einer Säuerung, die durch den Indikator »Wasserblau« sichtbar gemacht wird. Dieses **Clauberg-Nährmedium** zeigt Corynebacterium diphtheriae als schwarzgraue Kolonien mit blauem Hof. Die typischen Keulenformen und damit die Ausbildung der charakteristischen Polkörperchen werden am besten im klassischen **Löfflerserum** erzeugt. Zur Darstellung der Polkörperchen bedient man sich der Spezialfärbung nach Neisser. Die Polkörper werden schwarzblau, der Zelleib hellgelb angefärbt (erinnert an Streichhölzer).
Die Speziesdiagnose erfolgt mit Hilfe der »bunten Reihe«. Zur Sicherung der Diagnose sollte immer auch ein Nachweis der Toxinbildung erfolgen. Dies geschieht im **Immundiffusionstest nach Elek:** Der verdächtige Stamm wächst als strichförmige Kultur auf einem geeigneten Nährboden und sezerniert sein Toxin, das im Nährmedium diffundiert. Senkrecht zur Strichkultur liegt ein mit Antitoxin beschichteter Filterpapierstreifen. Auch das Antitoxin diffundiert in das Nährmedium. Treffen Toxin und Antitoxin aufeinander, so kommt es zur Präzipitation, die sich als feine

Linie makroskopisch sichtbar darstellt (▣ **171**). Kommen keine Präzipitationslinien zum Vorschein, so fehlt die Toxinbildung.

Der Toxinnachweis im Meerschweinchenversuch (subkutane Injektion einer Erregeraufschwemmung führt bei Toxinbildung zum Tod des Tieres mit entsprechenden Organbefunden) ist heute weitgehend verlassen.

Therapie. Bereits bei Verdacht auf Vorliegen einer Diphtherie muß mit einer Antitoxintherapie begonnen werden. Antitoxin steht nur in Form eines heterologen Serums (Pferdeserum) zur Verfügung (Diphtherie-Antitoxin-Behring). Je nach Schweregrad der Krankheit und Zeitpunkt des Therapiebeginns müssen zwischen 500 und 4000 IE/kg Körpergewicht appliziert werden. Gegebenenfalls ist die Serumgabe zu wiederholen. Wie bei allen Anwendungen heterologer Seren muß mit **anaphylaktischen Reaktionen** gerechnet werden. Die Angst davor darf die Serumtherapie aber nicht verzögern oder gar verhindern. Eine vorherige Intrakutantestung und die Bereitstellung aller Maßnahmen zur Bekämpfung eines anaphylaktischen Schocks sind selbstverständlich. Die Entscheidung für eine Serumtherapie muß meist noch **vor** einer endgültigen mikrobiologischen Diagnose fallen.

Gleichzeitig muß durch eine Chemotherapie der weiteren Erregervermehrung begegnet werden. Mittel der Wahl sind Penicillin oder ein Makrolid.

Epidemiologie. Die Keime werden durch Tröpfchen- oder Schmierinfektion übertragen. Ansteckungsquelle ist in der Regel ein Erkrankter. Gesunde Keimträger werden in der einheimischen Bevölkerung auf 0,07 % beziffert. Bei Ausländern ist die Trägerquote mit 2,3 % deutlich höher. Es handelt sich dabei um atoxinogenes Corynebacterium diphtheriae, das sein Phagengenom verloren hat, jedoch jederzeit wieder mit einem Phagen lysogenisiert werden kann. In Mitteleuropa ist die Rachendiphtherie, in den Tropen die Wunddiphtherie die häufigste Form der Krankheit. Nach Bundesseuchengesetz sind **Erkrankung und Tod meldepflichtig**. Die Inzidenz der Diphtherie ist heute sehr gering (Größenordnung ca. 5 Fälle pro Jahr, allerdings mit erheblichen Schwankungen), die Letalität jedoch immer noch erschreckend hoch (22 %).

Prophylaxe. Es existiert die Möglichkeit einer **aktiven Immunisierung mit einem Totimpfstoff**. Dieser Totimpfstoff ist an Aluminiumhydroxid adsorbiert und enthält zusätzlich noch Konservierungsstoffe, die für allergische Reaktionen verantwortlich sein können.

> ▶ *Praktischer Tip.* Die Schutzimpfung gegen Diphtherie erscheint auf den ersten Blick etwas kompliziert. Es existieren prinzipiell zwei Impfstoffe: ein Impfstoff für Kinder (gekennzeichnet in den Handelspräparaten mit »D«) und ein Impfstoff für Erwachsene (gekennzeichnet in den Handelspräparaten mit »d«). Der Impfstoff für Kinder (D) enthält eine **höhere** Antigendosis als der Impfstoff für Erwachsene (d).

Cave!

Niemals Erwachsene mit Kinderimpfstoff impfen! Komplikationsgefahr! Kinder ab dem 6. Lebensjahr dürfen nur noch mit Erwachsenenimpfstoff (d) geimpft werden.

Weiterhin existieren fertige Impfkombinationen für Tetanus (T) und Diphtherie, was sehr sinnvoll ist. Auch hier wird unterschieden zwischen DT (Diphtherie und Tetanus) für Kinder bis 6 Jahre und Td (Tetanus und Diphtherie) für Erwachsene bzw. Kinder über 6 Jahren. Weiterhin existiert die fertige Kombination DPT (Diphtherie-Pertussis-Tetanus), die wegen der Keuchhustenkomponente jedoch nur für Kinder im 1. Lebensjahr indiziert ist.

Therapie Bereits bei Verdacht auf Vorliegen einer Diphtherie muß mit einer **Antitoxintherapie** begonnen werden (Pferdeserum). Wie bei allen Anwendungen heterologer Seren muß mit **anaphylaktischen Reaktionen** gerechnet werden. Eine vorherige Intrakutantestung ist anzuraten. **Gleichzeitig** muß Penicillin oder ein Makrolid gegeben werden.

Epidemiologie Die Keime werden durch Tröpfchen- oder Schmierinfektion übertragen.
Gesunde Keimträger sind sehr selten. In Mitteleuropa ist die Rachen-, in den Tropen die Wunddiphtherie die häufigste Manifestation der Krankheit. Nach BSeuchG sind **Krankheit und Tod meldepflichtig**. Bei uns ist die Inzidenz klein, die Letalität aber erschreckend hoch.

Prophylaxe **Aktive Immunisierung** mit einem Totimpfstoff.

◀ **Praktischer Tip**

Impfschema ▶

Entsprechend dem Impfschema für Kinder (s. ◉ **172**) erfolgt eine Auffrischung im 6.–8. Lebensjahr und im 11.–15. Lebensjahr mit dem Erwachsenenimpfstoff, am besten in Kombination mit Tetanus (Td).

Nicht immunisierte Kinder über 6 Jahren sowie Erwachsene können mit d-Impfstoff (Erwachsenenimpfstoff) grundimmunisiert werden. Erwachsene sollten ihre Immunität durch regelmäßige Td-Auffrischung (alle 10–15 Jahre) erhalten.

Merke ▶

> ▶ *Merke.* **90 % der Erwachsenen sind nicht ausreichend geschützt!** Eine Titerbestimmung der protektiven Antikörper im Serum kann die Entscheidung für Impfung klären.

Ob eine Immunität besteht, kann durch den **Schick-Test** geklärt werden oder durch Antikörperbestimmung im Serum.

Die Frage nach dem Bestehen einer Immunität kann prinzipiell auch durch den **Schick-Test** geklärt werden. Nach intrakutaner Injektion von Diphtherietoxin kommt es bei fehlender Immunität zu einer Lokalreaktion. In der Praxis spielt dieser Test aber keine Rolle.

◉ **172**	**Impfschema für Kinder (nach Empfehlung der STIKO)**					
			Lebensmonat			
Impfstoff	Geburt	2	3	4	5	12-15
DTP (Diphtherie/Tetanus/Pertussis) Kombinationsimpfstoff			1.	2.	3.	4.
DTPa (Diphtherie/Tetanus/Pertussis azellulär) Kombinationsimpfst.			1.	2.	3.	4.
Hib (Haemophilus influenzae b)			1.	2.	3.	4.
HB (Hepatitis B)		1.			2.	3.
IPV (injizierbare Poliovaccine)			1.		2.	3.
MMR (Mumps/Masern/Röteln)						1.

2.2.4 Nocardien

Nocardien sind den Actinomyzeten ähnlich, unterscheiden sich jedoch von diesen durch ihre **aerobe** Lebensweise. Von medizinischem Interesse sind die Arten **N. asteroides** und **N. brasiliensis**, Erreger der seltenen Nocardiosen. Dabei handelt es sich um pyogene Entzündungen mit zentraler Nekrose. Je nach Lokalisation werden **pulmonale, oberflächliche** oder **systemische** Erkrankungen unterschieden.

2.2.4 Nocardien

Nocardien sind Bakterien, die in ihrer Morphologie große Ähnlichkeiten mit den Actinomyzeten aufweisen, sich von diesen jedoch durch ihre **aerobe** Lebensweise unterscheiden. Von medizinischem Interesse sind die Arten **Nocardia asteroides** und **Nocardia brasiliensis**, die Erreger der heute sehr seltenen Nocardiosen. Innerhalb der Art N. asteroides lassen sich noch einige Subspezies differenzieren, darunter **Nocardia farcinica**. Sie erzeugen pyogene Entzündungen mit zentraler Nekrotisierung, die meist bei Abwehrgeschwächten entstehen. Je nach Lokalisation unterscheidet man:
- pulmonale Nocardiosen: Lungenabszesse, Pneumonien etc.
- oberflächennocardiosen: Abszesse der Haut mit Lymphbahnbeteiligung
- systemische Nocardiosen: Abszeßbildung in inneren Organen, Sepsis.

Neben den eigentlichen Nocardien werden auch andere grampositive, aerobe Stäbchen dieser Bakteriengruppe unter dem Sammelbegriff **nocardiaforme Bakterien** subsumiert.

Als Krankheitserreger sind diese Bakterien wohl unterschätzt, da sie mehrere Tage brauchen, um eine sichtbare trockene, runzelige Kolonie auf den üblichen Nährböden zu bilden, so daß sie bei Routineuntersuchung einfach übersehen werden. Vielleicht ergibt sich bei der mikroskopischen Untersuchung ein Hinweis; doch sind diese Bakterien wegen ihrer Lipide in der Zellwand oft nur schwach angefärbt (■ 173).

● 173	**Eiter mit Nocardia asteroides**

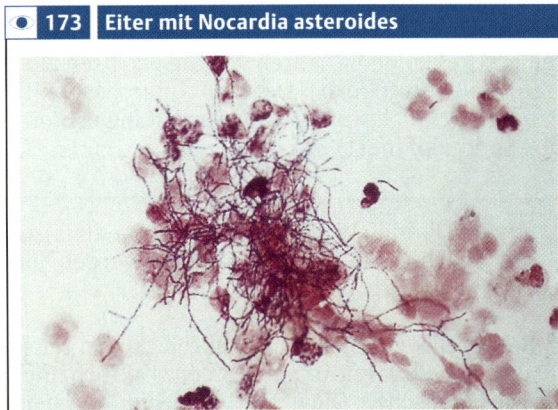

Verzweigte dünne Fäden, z. T. in Stäbchen, z. T. in kokkoide Formen zerfallend.

2.2.5 Andere grampositive, nichtsporenbildende, aerobe Stäbchenbakterien von minderer humanpathogener Relevanz

In ▦ 84 sind einige der sonstigen humanpathogen relevanten grampositiven, nichtsporenbildenden, aeroben oder mikroaerophilen Stäbchenbakterien aufgelistet.

2.5.5 Andere grampositive, nichtsporenbildende, aerobe Stäbchenbakterien von minderer humanpathogener Relevanz (▦ 84)

▦ 84	**Sonstige humanpathogen relevante grampositive, nichtsporenbildende, aerobe oder mikroaerophile Stäbchenbakterien**
Gattung	**Bedeutung**
▷ Actinomadura	Actinomadura madurae ist einer von mehreren Erregern, die den »Madurafuß« verursachen können, eine tumorartige Gewebswucherung, mit Abszeßbildung oder Beteiligung der Knochen
▷ Arachnia	Arachnia propionica wird in der Mundhöhle und im weiblichen Genitale gefunden. Der Keim kann lokale Gewebeinfektionen verursachen
▷ Arcanobacterium	Arcanobacterium haemolyticum wird gelegentlich bei Tonsillitiden, jedoch auch aus dem Rachenraum gesunder Menschen isoliert
▷ Nocardiopsis	Verursacher von Lungeninfektionen, septischen Prozessen und Abszeßbildungen
▷ Oerskovia	Verursacher von Lungeninfektionen, septischen Prozessen und Abszeßbildungen
▷ Rhodococcus	Rhodococcus equi ist als Verursacher von Lungeninfektionen, septischen Prozessen und Abszeßbildungen beschrieben, meist bei Abwehrgeschwächten
▷ Rothia	Rothia dentocariosa findet sich häufig in den Zahnplaques und bei Parodontalprozessen
▷ Streptomyces	Verursacher von Lungeninfektionen, septischen Prozessen und Abszeßbildungen. Große Bedeutung als Produzent von Antibiotika (z. B. Monobactamen)
▷ Tsukamurella	geringe klinische Bedeutung

2.3 Grampositive mikroaerophile bis anaerobe Stäbchenbakterien

2.3.1 Lactobacillus

Definition ▶

2.3 Grampositive mikroaerophile bis anaerobe Stäbchenbakterien

2.3.1 Lactobacillus

> ▶ **Definition.** Es handelt sich in der Regel um lange, schlanke, gerade, grampositive, nichtsporenbildende Stäbchen, jedoch kommen auch gekrümmte, koryneforme und kokkoide Varianten vor. Sie wachsen am besten unter reduziertem Sauerstoff, d. h., sie sind mikroaerophil (capnophil). Laktobazillen bilden Milchsäure, sind jedoch keine echten Bazillen (Bacillus = aerobe Sporenbildner!)

Klassifikation und Bedeutung Laktobazillen werden in über 40 Spezies in der Umwelt sowie als Angehörige der normalen menschlichen Flora beschrieben (▦ 85). Als Milchsäurebildner finden sie sich in Milchprodukten, Sauerkraut, Fleischwaren u. a.

Bedeutung Die in der Vagina natürlicherweise vorkommenden Arten werden als **Döderlein-Stäbchen** bezeichnet (⊙ 174). Sie dienen der Aufrechterhaltung des sauren Scheidenmilieus und hemmen so die Vermehrung von Fremdkeimen.

Klassifikation. ▦ 85 gibt einen Überblick über die humanmedizinisch interessanten Arten von Lactobacillus. 38 weitere Spezies werden nur außerhalb des Menschen gefunden (z. B. L. kefir).

Bedeutung. Über 40 bekannte Arten werden als Milchsäureproduzenten in Käse, Sauerkraut, Fleisch- und Wurstwaren u. a. gefunden. Laktobazillen gehören zur normalen Flora des Menschen. Die in der Vagina vorkommenden Arten werden als **Döderlein-Stäbchen** bezeichnet (⊙ 174). Sie sind für die Ausbildung eines sauren Scheidenmilieus verantwortlich und hemmen das Wachstum vieler anderer Erreger. Etwa 20 % Laktobazillen in der Scheide produzieren zusätzlich noch H_2O_2 und verstärken somit die Resistenz gegen fremde Mikroorganismen, die Entzündung hervorrufen könnten. Während alle anderen Bakterien für das Wachstum Eisenionen benötigen, sind Laktobazillen davon nicht abhängig, denn sie verwenden Cobalt und Molybdän als Kofaktor.

Bei der Joghurtproduktion sind sie neben Streptokokken beteiligt. Der oft verwendete **Lactobacillus bulgaricus** stammt aus dem Stuhl eines hundertjährigen Bulgaren (siehe Probiotika, S. 6).

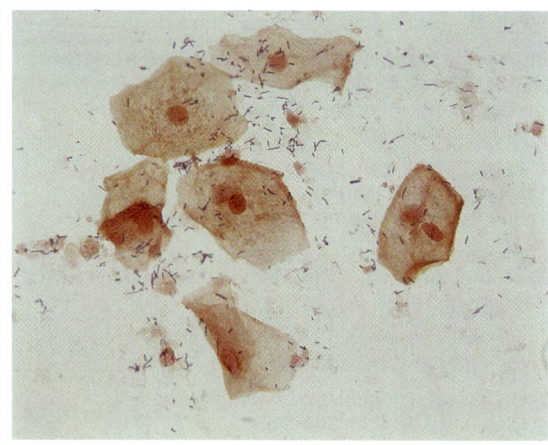

⊙ 174 Döderlein-Stäbchen im Vaginalabstrich (grampositive Laktobazillen)

Neben den großen, flachen Plattenepithelzellen mit einem kleinen, kompakten Zellkern, wie sie unter dem Einfluß von Östrogen in der Vagina in großer Zahl vorkommen, sind Laktobazillen als kurze, z. T. auch längere grampositive Stäbchen zu finden. Die Kultur ist zumeist negativ, wenn man nicht unter anaeroben Bedingungen bebrütet.

Generalisierte Infektionen mit Laktobazillen sind selten, aber beschrieben.

Therapie Zur Therapie können Penicilline oder Cephalosporine eingesetzt werden.

Generalisierte Infektionen mit Laktobazillen sind selten, aber beschrieben (Endokarditis, Urosepsis u. a.)

Therapie. Die meisten Erregerstämme sind empfindlich gegen Penicilline oder Cephalosporine.

▶ **Praktischer Tip.** Bei Frauen mit rezidivierenden Scheidenentzündungen (häufig Candidamykosen) ist in der Regel das normale saure, laktobazillenhaltige Scheidenmilieu hochgradig gestört. Zahlreiche naturmedizinisch orientierte Gynäkologen berichten von Heilungserfolgen, die sie mit der Applikation von Joghurt in die Scheide (jeweils über Nacht) erreicht haben.

◀ Praktischer Tip

85	Humanmedizinisch interessante Lactobacillusspezies und ihr natürlicher Standort im Menschen	
Spezies	**Natürlicher Standort**	**Vorkommen außerhalb des Menschen**
▷ L. acidophilus	Mundhöhle, Scheide, Darm	
▷ L. brevis	Mundhöhle, Darm	Milchprodukte
▷ L. buchneri	Mundhöhle	Milch
▷ L. casei	Mundhöhle, Scheide, Darm	Milchprodukte
▷ L. catenaforme	Darm	
▷ L. fermentum	Mundhöhle, Darm	Milchprodukte
▷ L. gaseri	Mundhöhle, Scheide, Darm	
▷ L. oris	Mundhöhle	
▷ L salivarius	Mundhöhle, Darm	

2.3.2 Bifidobacterium

2.3.2 Bifidobacterium

▶ **Definition.** Bifidobakterien sind anaerobe, unregelmäßig geformte, grampositive Stäbchenbakterien, die erst 1953 in den Blickpunkt des humanmedizinischen Interesses gelangten.

◀ Definition

Bedeutung. Es handelt sich um Bakteriengenera, die zwar in einer großen Speziesvielfalt in der menschlichen Normalflora und in der Umwelt vorkommen, insgesamt jedoch nur von geringem medizinischem Interesse sind.

Bedeutung Sie kommen in einer großen Speziesvielfalt in der menschlichen Normalflora und Umwelt vor, sind jedoch nur von geringem medizinischem Interesse.

▶ **Merke.** Die Zusammensetzung der Frauenmilch bewirkt, daß der Darm von gestillten Säuglingen mit Bifidobakerien besiedelt ist, die offensichtlich die Entstehung einer Dyspepsie verhindern. Der gestillte Säugling produziert einen Stuhl von aromatischem, nicht abstoßendem Geruch. Erst unter Kuhmilch- und Mischkosternährung kommt es zur Besiedelung des kindlichen Darmes mit Enterobacteriaceae und strikt anaeroben Bakterien.
Klinische Befunde mit Beteiligung von Bifidobakterien sind extrem selten.

◀ Merke

2.3.3 Propionibacterium

2.3.3 Propionibacterium

▶ **Definition.** Es handelt sich um koryneforme, pleomorphe, nur selten in Verzweigungen wachsende anaerobe Stäbchenbakterien.

◀ Definition

Klassifikation. ▦ 86 zeigt die humanmedizinisch interessanten Arten der Gattung Propionibacterium. Es existieren vier weitere, beim Menschen nicht vorkommende Arten.

Klassifikation ▦ 86 gibt einen Überblick über die relevanten Spezies.

☷ 86	Humanmedizinisch interessante, in der menschlichen Haut vorkommende Arten der Gattung Propionibacterium und ihre klinische Bedeutung	
Spezies		**Klinische Bedeutung**
▷ P. acnes		Akne, Komedonen, Abszesse
▷ P. avidum		apathogen
▷ P. granulosum		Akne, Komedonen, Abszesse

Bedeutung   P. acnes ist der häufigste Hautkeim des Menschen. Er ist an der **Entstehung der Akne** (☉ 175) und der **Ausbildung der Komedonen** beteiligt, aber nicht deren Ursache! P. acnes findet sich als **Verursacher von Spritzenabszessen.**

Bedeutung. **P. acnes** ist der häufigste Hautkeim des Menschen. Bis zu 100000 dieser Bakterien pro cm² können gefunden werden, besonders in den Krypten der Haut (☉ **149**, s. 283). **Sie sind an der Entstehung der Acne vulgaris und der Ausbildung von Komedonen beteiligt, nicht jedoch deren Ursache** (☉ 175). Bei erhöhtem Androgenspiegel in der Pubertät wird in den Talgdrüsen vermehrt Sekret produziert, das jedoch wegen einer Verhornungsstörung des mehrschichtigen Plattenepithels nicht abfließen kann. Unter den anaeroben Bedingungen können sich Propionibakterien gut vermehren. Da P. acnes das Enzym Lipase besitzt, kann es die Bestandteile im Talg abbauen.

P. acnes findet sich als **Verursacher von Spritzen- und sonstigen Abszessen**.

Therapie   Betalaktamantibiotika.

Therapie. Propionibakterien sind gut empfindlich gegen Betalaktamantibiotika und zahlreiche andere Chemotherapeutika.

◉ 175	Ausgedehnte Acne vulgaris mit zahlreichen Komedonen

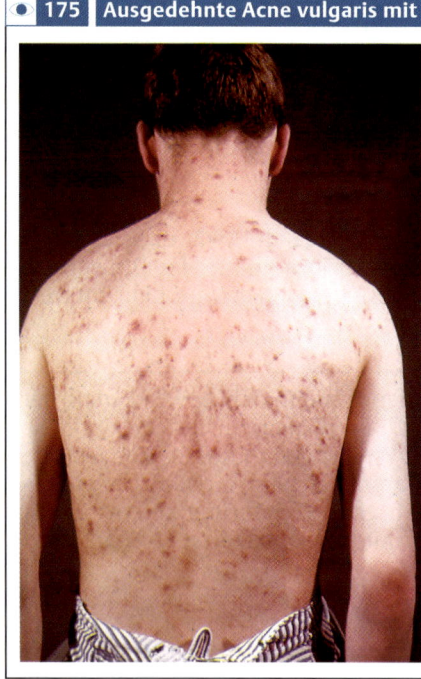

Vor allem an den Körperstellen, wo Talgdrüsen dicht stehen, kommt es zu einer Retention der Sekrete. Die Propionibakterien sitzen in der Tiefe der Hauptkrypten, wo fast anaerobe Verhältnisse herrschen; dort können sie sich vermehren und mit Hilfe von Enzymen den Talg zerlegen, wodurch entzündungsfördernde Stoffe entstehen. Dadurch kommt es zum Influx von Leukozyten und es entsteht Eiter.

2.3.4 Eubacterium

2.3.4 Eubacterium

Definition ▶

▶ **Definition.** Die Gattung Eubacterium enthält strikt anaerobe, grampositive, teilweise aber auch gramlabile Stäbchenbakterien, die nicht den Gattungen Actinomyces, Lactobacillus oder Bifidobacterium zugeordnet werden können.

Klassifikation. 87 zeigt einen kleinen Ausschnitt aus der Liste der humanmedizinisch relevanten Spezies und ihre klinische Bedeutung.

Klassifikation 87 gibt einen Überblick über die relevanten Spezies.

87	Humanmedizinisch relevante Arten der Gattung Eubacterium
Spezies	**Bedeutung**
▷ E. aerofaciens	ca. 10 % der menschlichen Darmflora besteht aus diesem Keim. Durch Streuung können Endokarditiden, Abszesse, Bakteriämien u. a. verursacht werden
▷ E. alactolyticum	Vorkommen in der Mundhöhle. Wundinfektionen, Periodontalerkrankungen sind beschrieben, ebenso Pleuritiden
▷ E. biforme	dieser Keim macht ca. 3 % der Darmflora aus; klinisch ist der Keim nur von geringer Bedeutung
▷ E. brachy	Standort: Mundhöhle. Beteiligt an Periodontalerkrankungen
▷ E. contortum	Standort: Darm. Wundinfektionen und Bakteriämie können vorkommen

2.3.5 Aktinomyzeten

2.3.5 Aktinomyzeten

▶ **Definition.** Aktinomyzeten sind grampositive, nichtsporenbildende, **anaerobe** Stäbchenbakterien mit sehr variabler Dicke und Länge (☉ **176c**). Charakteristisch ist die Tatsache, daß die Bakterien in Kultur Verzweigungen zeigen. (Allerdings nur in frischen Kulturen, in älteren entstehen eher koryneforme Strukturen.) Der Name (»Strahlenpilz«) ist äußerst irreführend, da es sich nicht um Pilze handelt!

◀ Definition

Klassifikation. 88 gibt einen Überblick über die humanmedizinisch interessanten Spezies. Außerdem gibt es noch weitere, für den Menschen apathogene Arten.

Klassifikation 88 gibt einen Überblick über die wichtigen Spezies.

88	Humanmedizinisch interessante Spezies der Bakteriengattung Actinomycetes
Gattung	**Bedeutung**
▷ A. israelii	Aktinomykoseerreger
▷ A. naeslundii	Aktinomykoseerreger
▷ A. viscosus	Aktinomykoseerreger (Genitalinfektion der Frau nach Intrauterinpessarapplikation, Infektionen am Auge)
▷ A. odontolyticus	Aktinomykoseerreger
▷ A. meyeri	Periodontalentzündung, Abszesse (nach Menschenbiß!)
▷ A. pyogenes	unspezifische Eiterungen (Pharyngitis, Urethritis)

Pathogenese. Die Vermehrung der Aktinomyzeten im Gewebe setzt eine Sauerstoffverarmung, ausgedrückt als niedriges Redoxpotential, voraus. Obwohl im Tierversuch Reinkulturen von Aktinomyzeten Aktinomykosen verursachen können, dominieren beim Menschen eindeutig die **Mischinfektionen**. Andere capnophile Bakterien, wie Actinobacillus actinomycetemcomitans, Anaerobier, wie Bacteroides- und Fusobakterienarten, sowie fakultative Anaerobier, wie Enterobacteriaceae, Staphylo- und Streptokokken schaffen entsprechende Lebensbedingungen. Es handelt sich um eine **lokale Eiterung**, die sich auf das umliegende Gewebe **ausbreitet** und dabei als Charakteristikum die **Ausbildung von Fisteln** bewirkt. Die Abszesse werden von Binde- und Granulationsgewebe umgeben und bilden **tumorartige, später nekrotisierende Gebilde derber Konsistenz** (☉ **176a**).

Pathogenese Aktinomykosen sind beim Menschen immer **Mischinfektionen**, bei denen Anaerobier und fakultative Anaerobier für die Bereitstellung des Milieus sorgen. Aktinomykosen sind **lokale, durch endogene Infektion entstehende Eiterungen**, die zu **Ausbreitungen**, zu **Fistelbildung** und **tumorartigen derben Wucherungen** führen (☉ **176a**).

Klinik Je nach Lokalisation unterscheidet man:
- zervikofaziale Aktinomykose (häufigste Form)
- thorakale Aktinomykose
- abdominale Aktinomykose (nach Darmverletzungen)
- kutane Aktinomykose (nach Menschenbiß).

Als Sonderformen:
- Aktinomykose des weiblichen Genitale (Intrauterinpessare!)
- Leber-Aktinomykose (hämatogene Streuung)
- Aktinomykose der Tränenkanälchen (Monoinfektion).

Weiterhin sind Aktinomyzeten an der Entstehung von Zahnkaries und Parodontits beteiligt.

Nachweis Eine Besonderheit der Aktinomyzeten-Infektion ist die Ausbildung von **Drusen** (Ansammlungen von Bakterien, umgeben von einem Lymphozytenwall, aus dem radiär filamentöse Aktinomyzeten herausragen; (▪ **176b**) (alter Name: **Strahlenpilz**). Das Auffinden der Drusen ist wichtig, da die Kultur und Identifizierung der Erreger aufwendig und lange dauern.

Klinik. Je nach Lokalisation unterscheidet man:
- die zervikofaziale Aktinomykose: sie ist die häufigste Form und wird meistens durch Actinomyces israelii verursacht. Es handelt sich um eine endogene Infektion, die in der Regel von einer Verletzung in der Mundhöhle ausgeht (▪ **176a**)
- die thorakale Aktinomykose: sie entwickelt sich entweder durch fortgeleitete zervikofaziale Aktinomykosen oder nach Speichelaspiration, seltener durch hämatogene Streuung der Erreger
- die abdominale Aktinomykose geht von Darmverletzungen oder dem weiblichen Genitale aus
- die kutane Aktinomykose ist sehr selten. Sie wird nach Menschenbiß oder anderen Verletzungen mit Speichelkontaminationen beobachtet.

Sonderformen sind:
- die Aktinomykose des weiblichen Genitale, die häufig von intrauterinen Verhütungsmaßnahmen ausgeht (z. B. A. viscosus)
- die Aktinomykose der Leber infolge hämatogener Streuung
- die Aktinomykose der Tränenkanälchen, die meist als Monoinfektion, z. B. von A. odontolyticus oder A. viscosus verursacht wird.

Aktinomyzeten sind auch an der Ätiologie der Zahnkaries und der Parodontitis beteiligt (A. naeslundii, A. meyeri, A. odontolyticus).

Nachweis. Eine Besonderheit der Aktinomyzeteninfektion ist die Ausbildung von **Drusen** (▪ **176b**). Dabei handelt es sich um – schon makroskopisch sichtbare – 1–2 mm große, steinharte Körnchen, die vor allem im Fisteleiter reichlich vorkommen. Mikroskopisch finden sich Ansammlungen von Bakterien, umgeben von einem Lymphozytenwall, aus dem radiär filamentöse Aktinomyzeten herausragen (alter Name: **Strahlenpilz!**). Das Auffinden der Drusen ist ein wichtiges differentialdiagnostisches Kriterium, zumal die Kultur und Identifizierung der Erreger sehr aufwendig sind und mehrere Wochen erfordern.

Der kulturelle Nachweis erfolgt unter anaeroben Bedingungen auf hochwertige Nährböden. Kontaminationen mit der Mundhöhlenflora sind problematisch und müssen ausgeschlossen werden.

▪ 176 Aktinomykose

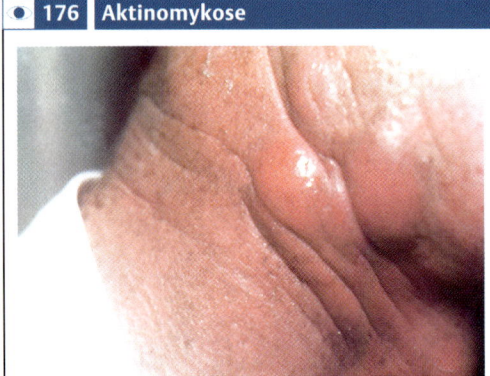 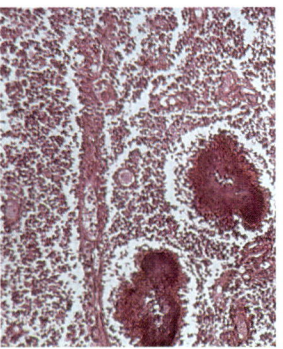 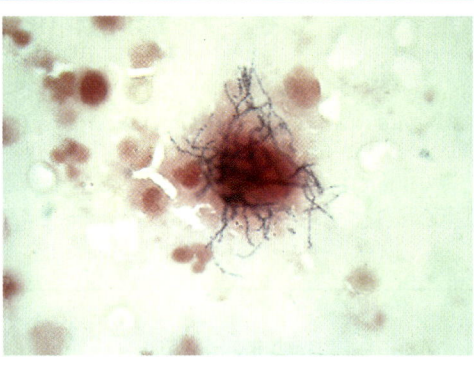

a   b   c

Klinisch tritt die Erkrankung als induzierte Entzündung mit Fistelgängen in Erscheinung, hier eine Schwellung am Hals (**a**). Im Fisteleiter fallen harte, verkalkte Körnchen auf, die sogenannten Drusen, die sich im histologischen Bild als kompakte Konglomerate aus Eiterzellen und Bakterien darstellen (**b**). In der Gramfärbung erkennt man neben den rot gefärbten Entzündungszellen die grampositiven, gekörnten Fäden, die wie ein Pilzgeflecht aussehen (**c**), daher die alte Bezeichnung »Strahlenpilz«.

Therapie. Die Therapie stellt eine Kombination aus chirurgischer und chemotherapeutischer Intervention dar. Beide Vorgehensweisen sind gleichwertig. Dennoch kommt der Chemotherapie zur Rezidivprophylaxe große Bedeutung zu. Zu bedenken ist, daß nicht nur die Aktinomyzeten, sondern **auch die Begleitflora bekämpft werden muß.** Mittel der Wahl ist ein Aminopenicillin oder ein Tetrazyklin.

Epidemiologie. Aktinomykosen kommen weltweit vor. Erkrankungsfälle bei Kindern, Jugendlichen oder Senioren sind ungewöhnlich. Dies und die Tatsache, daß Männer bei der zervikofazialen Form 2,5mal häufiger als Frauen betroffen sind, läßt den Schluß zu, daß möglicherweise hormonelle Einflüsse eine Rolle bei der Ätiologie der Aktinomykosen spielen.

Prophylaxe. Da es sich um endogene Infektionen handelt, ist prophylaktischen Maßnahmen kein Erfolg beschieden.

> ▶ **Merke.** Bei Verdacht auf eine Aktinomykose, z. B. bei Vorhandensein von Drusen, muß das Untersuchungsmaterial immer in Transportmedien verbracht werden, die für eine Anaerobierdiagnostik geeignet sind.

2.3.6 Tropheryma whippelii

> ▶ **Definition.** Ein neuartiges, grampositives Bakterium, **Thropheryma whippelii**, ist der Erreger des **M. Whippel**, einer chronischen Infektion mit Befall des Intestinaltraktes.

Klinik. Bei ausgeprägtem Krankheitsbild steht die Darmsymptomatik im Vordergrund, nämlich Bauchschmerzen, teilweise Fieber, Malabsorption, Diarrhö, Gewichtsverlust. Zu Beginn bei uncharakteristischen Zeichen, wie Lymphadenopathie, Arthritis, Pleuritis, Perikarditis, Hautpigmentierung und Anämie denkt man kaum an diese Krankheit.

Nachweis. Die Diagnose wird meist erst im fortgeschrittenen Stadium durch histologische Untersuchung einer Dünndarmbiopsie gestellt, wo man vor allem in der Lamina propria Ansammlungen von Schaumzellen (Foamy cells) erkennt. Dies sind Makrophagen, die in ihrem Zytoplasma PAS-positive Materialien gespeichert haben. Man sieht in diesen Arealen auch lebende sowie tote grampositive Bakterien. Teilweise – vor allem in der Submukosa – liegen die Bakterien auch außerhalb der Makrophagen, assoziiert mit Erythrozyten.
Kultiviert konnten diese Bakterien bislang noch nicht werden; mittels PCR-Amplifikation von ribosomaler RNS allerdings konnten diese Bakterien als eine neue, unbekannte Gattung, nämlich **Tropheryma whippelii**, charakterisiert werden, die mit den Aktinomyzeten verwandt sind.

Therapie. Unbehandelt verläuft diese Infektion oft tödlich. Die empirische Therapie mit einer Kombination von Penicillin plus Streptomycin für 2 Wochen, gefolgt von einer monatelangen Gabe von Co-trimoxazol, zeigt einige Erfolge.

Therapie Kombination aus chirurgischer und chemotherapeutischer Intervention. Nicht nur die Aktinomyzeten, sondern **auch die Begleitflora muß bekämpft werden.** Mittel der Wahl: ein Aminopenicillin oder ein Tetrazyklin.

Epidemiologie Erkrankungsfälle bei Kindern, Jugendlichen oder Senioren sind ungewöhnlich. Männer sind von der zervikofazialen Form 2,5mal häufiger als Frauen betroffen.

Prophylaxe Da es eine endogene Infektion ist, ist keine Prophylaxe möglich.

◀ Merke

2.3.6 Tropheryma whippelii

◀ Definition

Klinik Bei ausgeprägtem Krankheitsbild steht die Darmsymptomatik im Vordergrund, nämlich Bauchschmerzen, teilweise Fieber, Malabsorption, Diarrhö, Gewichtsverlust.

Nachweis In der Lamina propria liegen Makrophagen mit PAS-positiven, zytoplasmatischen Einschlüssen, darin auch Tropheryma. Ein kultureller Nachweis dieser Bakterien gelingt bislang nicht.

Therapie Unbehandelt verläuft diese Infektion oft tödlich. Die Kombination von Penicillin plus Streptomycin und Co-trimoxazol zeigt Erfolge.

2.4 Grampositive sporenbildende Stäbchenbakterien

Sporenbildende Bakterien sind eine Gruppe von Mikroorganismen, die in der Lage sind, **stoffwechselinaktive Dauerformen** (Sporen) auszubilden, die – theoretisch – unbegrenztes Leben sichern.

Bedeutung Bakteriensporen sind durch **höhere physikalische und chemische Widerstandsfähigkeit** ausgezeichnet als die sie erzeugende Zelle.

Merke ▶

Für die Resistenz der Sporen sind u. a. thermostabile Enzyme, die Abwesenheit von freiem Wasser sowie ungewöhnlich viele Disulfidbrücken in der Sporenwand verantwortlich.

Klassifikation ▶

Nachweis Die Sporen selbst können durch spezielle Färbebedingungen dargestellt werden. Kulturell ist der Nachweis der Sporenbildner in der Regel problemlos möglich, da sich unter geeigneten Kulturbedingungen aus den Sporen wieder vegetative Bakterienzellen ausbilden.

2.4.1 Bazillen

Definition ▶

Klassifikation Die Gattung Bacillus umfaßt zahlreiche Spezies. Nur **Bacillus anthracis** ist obligat pathogen. Die

2.4 Grampositive sporenbildende Stäbchenbakterien

Sporenbildende Bakterien stellen eine besondere Gruppe von Mikroorganismen dar, die sich dadurch auszeichnen, daß sie in der Lage sind, **stoffwechselinaktive Dauerformen** (Sporen, genauer Bakteriensporen, noch genauer Endosporen) auszubilden, die – zumindest theoretisch – unbegrenztes Leben sichern. Die Sporenbildung (Sporulation) wird durch sehr komplexe Faktoren ausgelöst.

Bedeutung. Bakteriensporen sind durch eine sehr viel **höhere pysikalische und chemische Widerstandsfähigkeit** ausgezeichnet als die sie erzeugende vegetative Bakterienzelle.

> ▶ *Merke.* Sporen sind gegen Austrocknung, Hitzeeinwirkung (Kochen), Strahlung und gegen Chemikalien (z. B. Desinfektionsmittel) weitgehend unempfindlich.

Für die Resistenz der Bakteriensporen sind thermostabile Enzyme, die Abwesenheit von freiem Wasser sowie der hohe Gehalt an Dipicolinsäure und Calcium verantwortlich. Die äußere Sporenwand enthält ungewöhnlich viele Disulfidbrücken, auf die die erhöhte Strahlenresistenz zurückgeführt wird. Von insgesamt 13 Gattungen sporenbildender Bakterien sind nur zwei von größerer humanmedizinischer Bedeutung.

Klassifikation. ▦ **89** gibt einen Überblick über die endosporenbildenden Bakteriengattungen und ihre humanmedizinische Bedeutung.

▦ 89	Gattung der endosporenbildenden Bakterien und ihre humanmedizinische Bedeutung
Genus	**Humanpathogene Bedeutung**
▷ Bacillus (aerob)	Infektionserreger, Lebensmittelvergifter
▷ Clostridium (anaerob)	Infektionserreger, Lebensmittelvergifter
▷ Thermoactinomyces (aerob)	als Atemwegsallergen beschrieben

Nachweis. Die Sporen selbst können nur durch spezielle Färbebedingungen dargestellt werden, weil die Wachse in der Sporenwand das Eindringen von wäßrigen Farbstofflösungen behindern. Kulturell ist der Nachweis der Sporenbildner in der Regel problemlos möglich, da sich unter geeigneten Kulturbedingungen aus den Sporen wieder vegetative Bakterienzellen ausbilden, die sich in konventioneller Weise, z. B. als Kolonie, darstellen. Spezielle Kulturverfahren (aerob, anaerob), typische Kulturmorphologien und mikroskopische Befunde werden in den entsprechenden Kapiteln dargestellt.

2.4.1 Bazillen

> ▶ *Definition.* Unter Bazillen (Bacillus spec.) versteht man grobe, plumpe, aerobe Stäbchenbakterien, die in der Lage sind, pro Zelle eine Endospore zu bilden. Die vegetativen Zellen stellen sich in der Gramfärbung meist als positiv dar, während die Spore ausgespart bleibt.

Klassifikation. Die Gattung Bacillus umfaßt zahlreiche Spezies. Nur eine davon ist für den Menschen obligat pathogen, nämlich **Bacillus anthracis**. Die meisten anderen sind als ubiquitär verbreitete Boden- und Wasserbakterien fakultativ pathogen oder absolut apathogen. Sie werden in der industriellen Mikrobiologie eingesetzt, z. B. als Antibiotikumproduzenten (**Bacillus polymyxa** erzeugt Polymyxine) oder als Produzenten von extrazellulären Proteasen (**B. subtilis**), die als »bioaktive« Zusätze für Waschmittel verwendet werden, weil sie große Eiweißreste in kleine, wasserlösliche Peptidbruchstücke spalten (Wirkungsoptimum bei 30 °C und allenfalls noch bis 60 °C, nicht mehr bei 90 °C). **B. thuringiensis** wird erfolgreich zur biologischen Bekämpfung gegen Insekten eingesetzt. Bei der Sporulation dieser Bakterien werden große Mengen (30 % des Gesamtproteins) von einer Proform des δ-Endotoxins gebildet. Werden solche Sporen auf Pflanzen gesprüht, so fressen Insektenlarven mit den Blättern auch die Bakteriensporen auf. Im Darm der Insektenlarve entsteht durch enzymatische Spaltung aus der Proform das aktive Toxin, das an ganz spezifische Rezeptoren der Darmepithelien von bestimmten Insekten, nämlich Lepidoptera (Schmetterlinge, Motten), Diptera (Mücken) und Coleoptera (Käfer), bindet. In der Membran der Wirtszelle entsteht dadurch ein Kanal für Elektrolyte, so daß die Zelle durch osmotische Schwellung zum Platzen gebracht wird. Das Insekt frißt nicht mehr und stirbt schlußendlich an einer Sepsis, weil durch die Epithelzerstörung die Darmbarriere durchbrochen ist. ▦ **90** gibt einige Bacillus-Arten von humanmedizinischem Interesse wieder.

meisten anderen sind als ubiquitär verbreitete Boden- und Wasserbakterien fakultativ pathogen oder absolut apathogen (▦ **90**).

▦ 90	**Auswahl einiger Bacillus-Spezies mit humanmedizinischer bzw. umwelthygienischer Bedeutung**
▷ B. anthracis	Erreger des Milzbrandes
▷ B. brevis	Antibiotikaproduzent
▷ B. cereus	Lebensmittelvergifter Antibiotikaproduzent fakultativ pathogener Erreger
▷ B. circulans	fakultativ pathogener Erreger Antibiotikaproduzent
▷ B. megaterium	Lebensmittelvergifter fakultativ pathogener Erreger
▷ B. polymyxa	Antibiotikaproduzent
▷ B. pumilis	fakultativ pathogener Erreger Antibiotikaproduzent (Bioindikator für Niedrigtemperatur-Plasmasterilisatoren)
▷ B. sphaericus	fakultativ pathogener Erreger biologisches Insektizid
▷ B. stearothermophilus	Bioindikator zur Überprüfung von Heißluft- und Formaldehydgas-Sterilisatoren sowie von Autoklaven
▷ B. subtilis	fakultativ pathogener Erreger Lebensmittelvergifter Antibiotikaproduzent Bioindikator zum Nachweis der Phenylketonurie (Guthrie-Test) Bioindikator zur Überprüfung von Ethylengas-Sterilisatoren liefert Proteasen (Subtilisin) als Bestandteil bioaktiver Waschmittel
▷ B. thuringiensis	biologisches Insektizid

Bacillus anthracis

Geschichtliches. 1849 beschrieb der Arzt Pollender das Milzbrandstäbchen. Robert Koch gebührt das Verdienst, 1876 die kausale Verknüpfung zwischen dem Erreger und der Krankheit aufgeklärt zu haben.
Im Zweiten Weltkrieg experimentierten die Engländer auf der Insel Gruinard mit Milzbrandsporen zur bakteriologischen Kriegsführung. Bis 1990

Bacillus anthracis

◀ **Geschichtliches**

war die Insel für Menschen unbewohnbar. Dieser Erreger wird heute immer wieder als potentielle biologische Waffe erwähnt. Obwohl die internationale Konvention über biologische Waffen selbst jegliche Forschung verbietet, geschweige denn Herstellung und Einsatz, ist ein Laborunfall bekannt geworden. 1979 sind 66 Personen in Jekaterinenburg/Rußland an einer Lungeninfektion gestorben, nachdem sie ein Aerosol von Bacillus anthracis eingeatmet hatten.

▶ **Definition** ▶

> ▶ **Definition.** B. anthracis ist ein ausgesprochen großes, unbewegliches Stäbchenbakterium (bis zu 10 μm lang), das sich grampositiv anfärbt. Die Spore ist mittelständig, oval und stark lichtbrechend. Sowohl in vivo wie unter Kulturbedingungen kommt es zur Kettenbildung. Die Stäbchen sind von einer Polyglutaminsäurekapsel umgeben, die einen bedeutenden Pathogenitätsfaktor darstellt. Im mikroskopischen Bild dominiert die »Bambusform« der Stäbchen, d. h., die Enden sind breiter als die Mitte. Hierbei handelt es sich jedoch um ein präparationsbedingtes Artefakt.

Nachweis Der kulturelle Nachweis ist in der Regel problemlos möglich, da der Milzbranderreger nur geringe Ansprüche stellt (▪ 177).

Nachweis. Der kulturelle Nachweis ist in der Regel problemlos möglich, da Milzbranderreger nur geringe Ansprüche stellen. Kulturmorphologisch zeigen sich grauweiße, lockige Ausläufer (Medusenhaupt) um die matt glänzende Kolonie. Dies ist jedoch kein Spezifikum, da auch andere Bacillusspezies diese Eigenheit aufweisen (▪ 177).

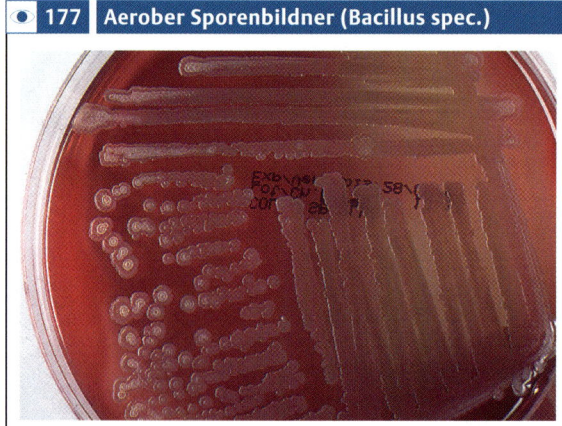

▪ 177 | Aerober Sporenbildner (Bacillus spec.)

Kulturmorphologie auf Festmedium. Typisch ist die große, unscharf begrenzte, bizarr geformte Kolonie mit trockener Oberfläche und leichter Hämolyse.

Bedeutung B. anthracis ist der Erreger des **Anthrax (Milzbrandes)**, einer kontagiösen Zoonose der Weidetiere.

Bedeutung. B. anthracis ist der Erreger des **Anthrax (Milzbrandes)**. Der Milzbrand ist eine kontagiöse Zoonose der Weidetiere. Die Tiere nehmen die über Jahrzehnte in der Erde überlebensfähigen Sporen oral auf und verenden an einer schweren generalisierten Sepsis. Bei der Untersuchung der Kadaver imponiert die dunkelrote, vergrößerte Milz.

Pathogenese Die Infektion des Menschen erfolgt direkt über kranke Tiere und indirekt über kontaminierte tierische Produkte. Die Pathogenität beruht auf einer Kapsel, die den Keim vor der Phagozytose schützt, sowie auf der Absonderung eines Exotoxins.

Pathogenese. Die Infektion des Menschen erfolgt direkt über kranke Tiere und indirekt über kontaminierte tierische Produkte. Die Pathogenität von B. anthracis beruht auf der bereits erwähnten Kapsel, die den Keim vor der Phagozytose schützt, sowie auf der Absonderung eines Exotoxins, das bislang noch nicht rein dargestellt werden konnte, von dem man aber weiß, daß es sich aus drei Faktoren zusammensetzt: einer ödembildenden Komponente, einem Letalitätsfaktor und einem Schutzantigen.

Klinik Je nach Eintrittspforte des Erregers unterscheiden wir:
• **Hautmilzbrand** (> 90 %): Aus einer lokalen Entzündung (▪ 178) können sich eine **Streuung und Absiedlung des Keimes in inneren Organen entwickeln.**

Klinik. Je nach Eintrittspforte des Erregers unterscheiden wir:
• **Hautmilzbrand** (mehr als 90 % aller humanen Infektionen mit B. anthracis): 8 – 72 Stunden nachdem der Keim durch kleine Hautverletzungen eingedrungen ist, entwickelt sich eine lokale **»Pustula maligna«** mit schwarzem, nekrotisch zerfallendem Zentrum (▪ 178). Von dieser Stelle

aus kann es zu einer **Streuung des Erregers** mit foudroyant verlaufender Septikämie, Meningitis und Absiedlung des Keimes in inneren Organen kommen.

- **Lungenmilzbrand:** Durch Inhalation erregerhaltigen Staubes kommt es zum Lungenmilzbrand, der unter den Symptomen einer atypischen schweren Bronchopneumonie verläuft, die mit Lungenblutungen einhergehen kann.
- **Darmmilzbrand:** Durch die orale Aufnahme kontaminierter Nahrungsmittel entwickelt sich der Darmmilzbrand, der durch Erbrechen und blutige Diarrhöen gekennzeichnet ist.

- **Lungenmilzbrand:** durch Inhalation erregerhaltigen Staubes.

- **Darmmilzbrand:** durch die orale Aufnahme des Keimes über kontaminierte Nahrungsmittel.

178	Milzbrand

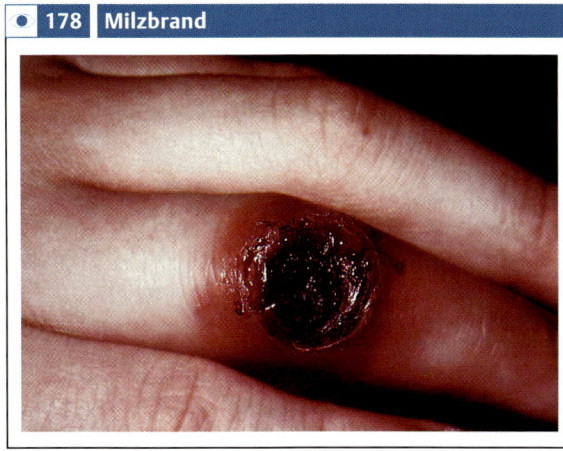

Schwarze, festhaftende Nekrose, von einem noch teilweise erkennbaren Pustelsaum sowie Rötung und Schwellung umgeben (Pustula maligna).

Krankheitsfolgen. Die Letalität des Hautmilzbrandes ist bei rechtzeitiger Behandlung heute gering. Lungenmilzbrand und Darmmilzbrand endeten früher fast immer tödlich, auch heute liegt die Letalität noch bei ca. 50 %.

Nachweis. Im Direktpräparat sieht man die typischen grampositiven Stäbchen mit eckigen Enden in kurzen Ketten (**179a**). Kulturell aus den Hautläsionen und im Blut (**179b**). Bei Lungenmilzbrand aus Sputum. Bei Darmmilzbrand aus Stuhl.

Krankheitsfolgen Die Letalität des Hautmilzbrandes ist gering. Für Lungenmilzbrand und Darmmilzbrand liegt sie bei ca. 50 %.

Nachweis Kulturell je nach Lokalisation aus Blut, Sputum, Stuhl etc. (**179a, b**).

179	Bacillus anthracis

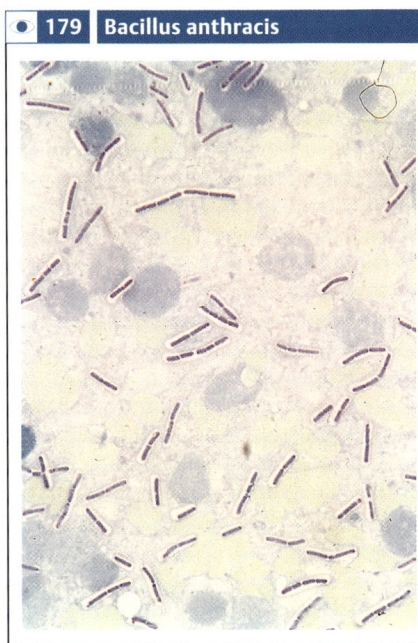

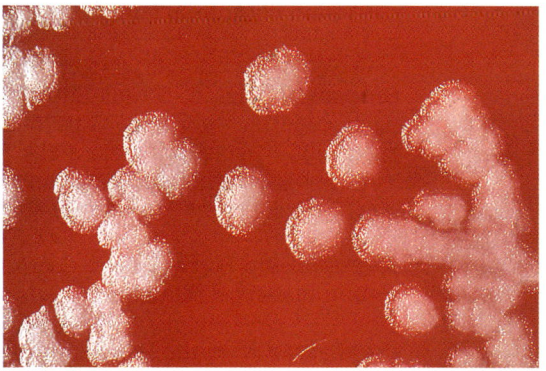

▲ **b Kultur auf Blutagar.** Die Einzelkolonie ist grauweiß und hat einen leicht gezackten Rand. Die Koloniemitte ist gegen den Rand abgesetzt und leicht erhaben.

◄ **a Methylenblaufärbung:** Die teilweise in Kettenform liegenden Stäbchen sind von der Kapsel (heller Hof) umgeben. Typisch sind die kantigen Ecken an den Enden der Stäbchen.

Therapie Benzylpenicillin.

Merke ▶

Prophylaxe Schutz vor den Toxinen bietet ein Totimpfstoff.

Epidemiologie Nur noch ganz vereinzelte Fälle.

Merke ▶

Bacillus cereus

Bedeutung Diese Bakterien produzieren eine Vielzahl extrazellulärer Enzyme. Für die Pathogenese bedeutungsvoll ist in erster Linie ein Enterotoxin.

Merke ▶

Diagnostik Der Nachweis des Enterotoxins im Lebensmittel gelingt mit Hilfe immunologischer Verfahren (ELISA).

Therapie Symptomatische Therapie.

Prophylaxe Ordentliche Küchenhygiene verhindert eine Produktion der Toxine.

2.4.2 Verschiedene »aerobe Aktinomyzeten«

Micropolyspora und **Thermoactinomyces** können bei Allergikern Rhinitis, Bronchitis und Pneumonien auslösen.

Therapie. Mittel der Wahl ist Benzylpenicillin (Penicillin G).

> ▶ *Merke.* Bei Hautmilzbrand sind chirurgische Maßnahmen kontraindiziert.

Prophylaxe. In den USA gibt es einen Totimpfstoff, der nach mehrmaliger Injektion eine Protektion vor den Toxinen dieser Bakterien vermittelt.

Epidemiologie. In der Bundesrepublik Deutschland wurden von 1970 bis 1979 insgesamt 29 Fälle von Anthrax gemeldet und seitdem nur noch ganz vereinzelt.

> ▶ *Merke.* Der Milzbrand ist eine **Berufskrankheit**. Nach Bundesseuchengesetz ist bereits der Krankheitsverdacht meldepflichtig. Milzbrandverdacht erfordert schärfste Sicherheitsmaßnahmen, um eine Verbreitung der Sporen zu verhindern.

Bacillus cereus

Bedeutung. Diese Bakterien produzieren eine Vielzahl von extrazellulären Enzymen (Lecithinase, Amylase, Kollagenase, Phospholipase, Protease, Urease) darunter auch ein Enterotoxin. Dieses Toxin kann bei unsachgemäßer Aufbewahrung von Lebensmitteln in großer Menge gebildet werden. Nach oraler Aufnahme dieser Toxine kommt es nach kurzer Zeit bereits zu Erbrechen, Diarrhö und Tenesmen, die nach 24 Stunden abklingen. Wenn eine solche Erkrankung bei Gemeinschaftsverpflegung auftritt, erfährt sie eine Publizität. In Einzelfällen jedoch wird die Spezifität der Erkrankung kaum erkannt und beachtet.

> ▶ *Merke.* Es handelt sich **nicht** um eine Lebensmittelinfektion, bei der lebende vermehrungsfähige, pathogene Keime in den Darm aufgenommen werden und sich dort vermehren, sondern um eine **Lebensmittelintoxikation**, wobei nur die bakteriellen Enterotoxine aufgenommen werden.
> Andere Beispiele: Staphylococcus aureus, Clostridium perfringens, Clostridium botulinum (siehe ⊞ **77**, S. 282).

Diagnostik. Das B.-cereus-Enterotoxin kann theoretisch im Tierversuch nachgewiesen werden, was aber praktisch nur selten erfolgreich geschieht. Neuerdings stehen ELISAs zum Nachweis in Lebensmitteln zur Verfügung. Bei Untersuchung von verdächtigen Speisen wären Keimzahlen von $> 10^5$ B. cereus pro Gramm alarmierend.

Therapie. Die Erkrankung ist selbstlimitiert und erfordert allenfalls eine symptomatische Therapie.

Prophylaxe. Wie alle Lebensmittelintoxikationen kann auch diese Erkrankung durch richtigen Umgang mit Lebensmitteln vermieden werden; gekochte Speisen sollten nicht mit unerhitzten Speisen und Gerätschaften nachträglich wieder kontaminiert werden; sie sollten ständig und ausreichend gekühlt werden.

2.4.2 Verschiedene »aerobe Aktinomyzeten«

Micropolyspora und **Thermoactinomyces** sind grampositive Stäbchen mit Verzweigungen, die Sporen enthalten können. Als Infektionserreger kommen sie eigentlich nicht in Betracht. Sie vermehren sich aber massiv in feuchtem Heu, in Kompost und ähnlichem organischem Material während der Verrottung. Bakterielle Antigene können dann bei allergischen Patienten Rhinitis, Bronchitis und sogar Pneumonie auslösen. Bei chronischer Exposition entwickeln sich schwere Krankheitsbilder (Pneumokoniosen), z. B. die **Farmerlunge**.

2.4.3 Clostridium

2.4.3 Clostridium

> ▶ *Definition.* Clostridien sind **anaerobe**, sporenbildende, in der Regel grampositive (oftmals gramlabile) Stäbchenbakterien.

◀ Definition

Klassifikation. Gegenwärtig sind etwa 100 Arten differenziert. Clostridien leben ubiquitär im Erdboden, manche Arten gehören zur normalen Darmflora des Menschen. Unter humanmedizinischen Gesichtspunkten sind folgende vier Erreger bzw. Erregergruppen von Interesse:
- Clostridium tetani als Erreger des Tetanus
- Clostridium botulinum als Erreger des Botulismus
- Clostridium perfringens u. a. als Erreger von Gasbrand und Gasödem
- Clostridium difficile als Erreger der pseudomembranösen Kolitis.

Klassifikation Clostridien leben im Erdboden, manche Arten gehören zur Darmflora des Menschen. Von medizinischem Interesse sind:
- Clostridium tetani
- Clostridium botulinum
- Clostridium perfringens
- Clostridium difficile.

Clostridium tetani

Clostridium tetani

Geschichtliches. Obwohl der Wundstarrkrampf als Krankheit bereits in der Antike bekannt war, konnte der Erreger erst 1886 von Rosenbach in menschlichem Untersuchungsmaterial gesehen und 1889 von Kitasato (einem Schüler von Robert Koch) reinkultiviert werden. 1890 gelang Faber mit dem Toxinnachweis der entscheidende Schritt, um zusammen mit Emil v. Behring und Kitasato ein antitoxisches Tetanusserum aus Kaninchen und Pferden zu gewinnen.

◀ Geschichtliches

> ▶ *Definition.* Clostridium tetani ist ein schlankes, durch peritriche Begeißelung lebhaft bewegliches, grampositives (in alten Kulturen auch gramnegatives) Stäbchenbakterium, das terminal runde Sporen ausbilden kann, so daß sich im mikroskopischen Bild die Form eines »Trommelschlegels« ergibt (⊡ **180**).

◀ Definition

⊙ 180 | Clostridium tetani, lichtmikroskopisches Bild

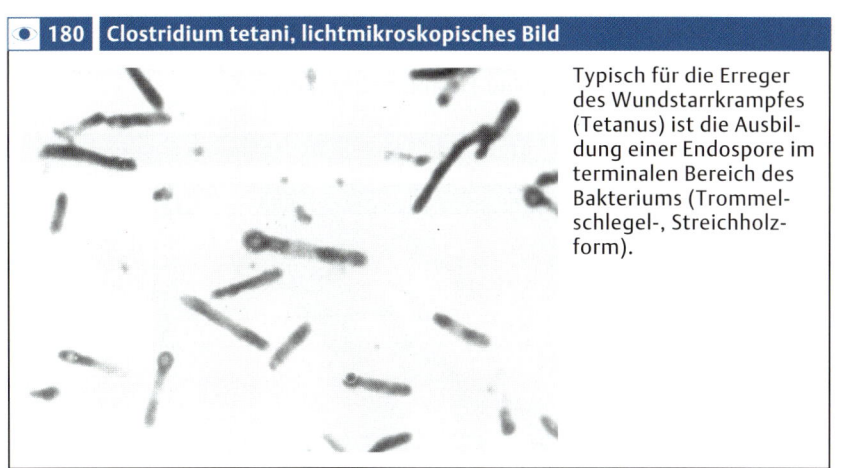

Typisch für die Erreger des Wundstarrkrampfes (Tetanus) ist die Ausbildung einer Endospore im terminalen Bereich des Bakteriums (Trommelschlegel-, Streichholzform).

Nachweis. Unter **anaeroben Kulturbedingungen** meist problemlos möglich. Selten kommt jedoch die richtige Materialprobe zur Untersuchung, so daß der Erregernachweis meist fehlt.

Nachweis Unter **anaeroben** Kulturbedingungen.

Bedeutung   C. tetani ist der Erreger des **Tetanus** (Wundstarrkrampf).

Pathogenese   Wundstarrkrampf (Tetanus) entsteht, wenn Tetanussporen in die Tiefe einer Wunde gelangen, dort **unter anaeroben Bedingungen** auskeimen und ihre Toxine absondern. Die klinische Manifestation der Erkrankung ist dabei primär nicht durch das invasive Verhalten der Erreger bedingt, sondern durch das Sezernieren eines starken Neurotoxins **(Tetanospasmin)**. Dieses Toxin hat eine besonders **hohe Affinität zum ZNS und blockiert die Hemmung der motorischen Endplatte**. Die Folge ist eine Übererregbarkeit der Muskulatur auf äußere Reize bei Erhöhung des Muskeltonus ohne Beeinträchtigung des Bewußtseins.

Klinik
- **Generalisierter Tetanus:** ungetrübtes Bewußtsein, **tonisch-klonische Krämpfe**, ausgelöst durch akustische und optische Reize. **Lähmungserscheinungen** beginnen oft in der Gesichtsmuskulatur. Der Mund kann infolge einer Kiefersperre **(Trismus)** nicht mehr geöffnet werden. Die Starre der mimischen Gesichtsmuskulatur führt zum **Risus sardonicus**, die Steifheit der Nacken- und Rückenmuskulatur zum **Opisthotonus** (▪ 181, 182). Durch Lähmung von Glottis und Zwerchfell Erstickungstod.
- **Lokalisierter Tetanus:** er kommt fast ausschließlich bei immunisierten Menschen vor und beschränkt sich auf die unmittelbare Umgebung der Verletzungsstelle. Als Sonderform ist der sogenannte **Kopftetanus** bekannt, der von Zahnextraktionen und Otitis media ausgeht.
- **Neugeborenentetanus** (»Krankheit des 8. Tages«). In unterentwickelten Ländern ist diese **Nabelinfektion** weit verbreitet.

Bedeutung. C. tetani ist der Erreger des **Tetanus** (Wundstarrkrampf).

Pathogenese. Wundstarrkrampf (Tetanus) entsteht, wenn Tetanussporen in die Tiefe einer Wunde gelangen, dort **unter anaeroben Bedingungen** – die durch Verschluß der Wunde, Mischinfektionen mit Aerobiern, die den Sauerstoff zehren, oder durch Gewebsuntergang entstehen – auskeimen und ihre Toxine absondern. Die klinische Manifestation der Erkrankung ist dabei primär nicht durch das invasive Verhalten der Erreger bedingt, sondern durch das Sezernieren eines starken Neurotoxins mit dem Namen **Tetanospasmin** (weitere beschriebene Toxine sind für das Krankheitsbild offensichtlich ohne Bedeutung), das auch durch Autolyse der Bakterienzellen freigesetzt wird. **Dieses Toxin blockiert die Hemmung der motorischen Endplatte** wahrscheinlich durch Verhinderung der Freisetzung von Neurotransmittern (Glycin und Gamma-Aminobuttersäure) an den Synapsen und hat eine besonders **hohe Affinität zum Zentralnervensystem**. Das produzierte Toxin gelangt entweder retrograd entlang der Nervenaxone (5 mm/Std.) oder auf dem Blutweg in das ZNS. Dort bindet es an den Vorderhörnern des Rückenmarks oder im Hirnstamm. Groß- und Kleinhirn werden nicht erfaßt. Die Folge ist eine Übererregbarkeit der Muskulatur auf äußere Reize bei einer prinzipiellen Erhöhung des Muskeltonus ohne Beeinträchtigung des Bewußtseins.

Klinik. Folgende Krankheitsbilder werden unterschieden:
- **Generalisierter Tetanus:** Bei ungetrübtem Bewußtsein erlebt der Betroffene das Krankheitsbild, das vor allem durch tonisch-klonische Krämpfe, ausgelöst durch akustische und optische Reize, gekennzeichnet ist. Lähmungserscheinungen beginnen oftmals in der Gesichtsmuskulatur. Der Mund kann infolge einer Kiefersperre **(Trismus)** nicht mehr geöffnet werden. Sprechen fällt schwer. Die Starre der mimischen Gesichtsmuskulatur führt zum **Risus sardonicus**, einem merkwürdigen Gesichtsausdruck, zwischen Lachen und Weinen angesiedelt. Die Steifheit der Nacken- und Rückenmuskulatur führt zum **Opisthotonus** (der Patient **liegt überstreckt auf Schultern** und Gesäß). Die Bauchmuskulatur ist bretthart. Durch Lähmung von Glottis und Zwerchfell tritt der Erstickungstod ein (▪ 181, 182).
- **Lokalisierter Tetanus:** Er kommt fast ausschließlich bei immunisierten Menschen vor und beschränkt sich auf die unmittelbare Umgebung der Verletzungsstelle. Die Letalität ist deutlich geringer als beim generalisierten Tetanus. Als Sonderform ist der sogenannte **Kopftetanus** bekannt, der von Zahnextraktionen und Otitis media ausgeht und mehrere Wochen andauert.
- **Neugeborenentetanus** (»Krankheit des 8. Tages«): Besonders in unterentwickelten Ländern ist die Infektion des nekrotischen Nabels (daher anaerobes Milieu) von Neugeborenen weit verbreitet, die am 8. Tag post partum auftritt und mit hoher Letalität verbunden ist.

▪ **181**   **Risus sardonicus bei Tetanus**

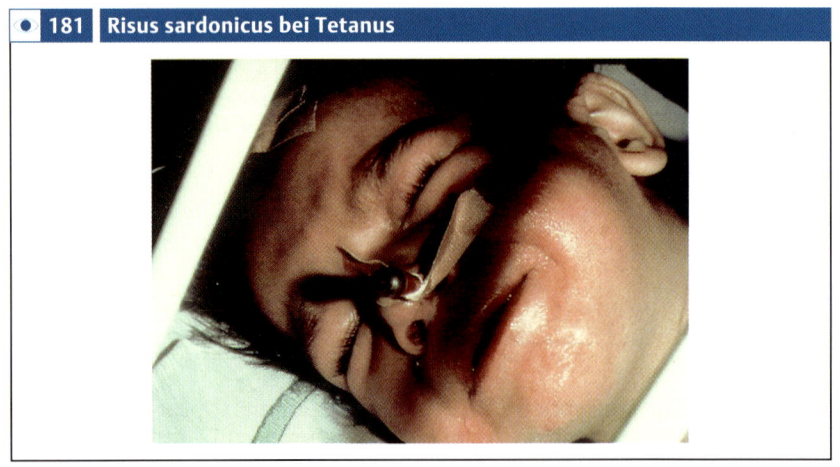

182 Tetanus nach Hautverletzung

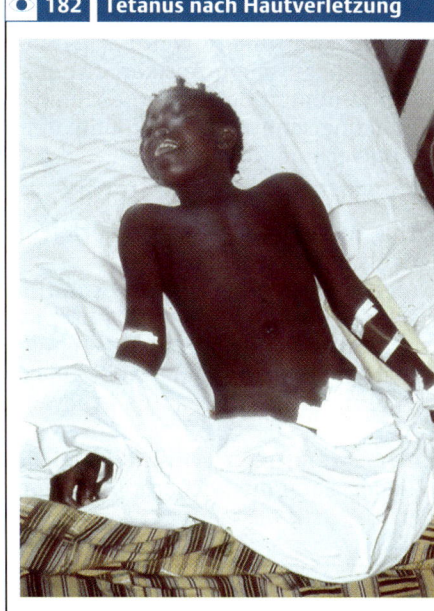

Tetanus nach Hautverletzung in der Leistenregion bei einem Jugendlichen. Erkennbar sind Opisthotorus (Anspannung der Streckmuskulatur des Stammes) und Risus sardonicus (Kontraktion der Gesichtsmuskulatur).

Krankheitsfolgen. Bei generalisiertem Tetanus liegt die Letalität bei jungen Menschen bei ca. 25 % und bei älteren Menschen bei ca. 55 %. Bei lokalisiertem Tetanus beträgt die Letalität ca. 1 %. Die Tetanussterblichkeit in den Entwicklungsländern ist angeblich geringer. Als mögliche Erklärung für dieses Phänomen wird eine stille Feiung durch oral – über kontaminierte Lebensmittel – aufgenommene Tetanustoxine vermutet.

Nachweis. Die Diagnose Tetanus erfolgt **klinisch** und anamnestisch. Ein kultureller Erregernachweis bleibt meist erfolglos. Der Nachweis des Toxins erfolgt im diagnostischen Tierversuch aus Wundmaterial. Hierzu wird das Untersuchungsmaterial zwei weißen Mäusen in einer Hauttasche in der Schwanzwurzel implantiert. Eine der Mäuse wurde vorher mit Tetanusantitoxin immunisiert. Nach 1 – 3 Tagen geht das nichtimmunisierte Tier unter dem Erscheinungsbild eines Tetanus zugrunde, die immunisierte Maus überlebt.

Therapie. Chirurgische Wundtoilette mit Entfernung des nekrotischen Gewebes, um die Vermehrung des Erregers und weitere Toxinbildung zu verhindern. Applikation des spezifischen **humanen Hyperimmunserums** (z. B. Tetagam®). Isolation zur Minderung optischer und akustischer Reize (nicht wegen einer Ansteckungsgefahr!). Sedierung und Gabe von Muskelrelaxanzien vom Curaretyp, Antibiotika (Penicillin oder Tetrazykline), um eine weitere Toxinproduktion zu verhindern.

Epidemiologie. Die Inzidenz der Erkrankung ist in den industrialisierten Ländern heute gering. Meistens sind Personen älter als 80 Jahre betroffen. In den Entwicklungsländern ist die Erkrankungshäufigkeit weitaus höher.

Prophylaxe. Aktive Schutzimpfung mit einem Totimpfstoff (z. B. Tetanol®), einem formolinaktivierten Tetanustoxin (Toxoid), das an Aluminiumhydroxidsalz adsorbiert ist, um die Depotwirkung zu verstärken, und zusätzlich versetzt mit Konservierungsmitteln, z. B. Natriumtimerfonat. Grundimmunisierung ab dem 3. Lebensmonat: (siehe Impfschema ▪ **172**, S. 308). **Auffrischungen ohne Verletzungsfälle** sollten nicht häufiger als im Abstand von 10 Jahren erfolgen. Die STIKO (Ständige Impfkommission des BGA-Nachfolgeinstituts) hält einen Abstand von 10 – 15 Jahren für ausreichend.

Krankheitsfolgen Beim generalisierten Tetanus liegt die Letalität bei jungen Menschen bei ca. 25 % und bei älteren Menschen bei ca. 55 %. Bei lokalisiertem Tetanus liegt die Letalität um 1 %.

Nachweis Die Diagnose Tetanus erfolgt **klinisch**. Ein kultureller Erregernachweis bleibt meist erfolglos. Der Nachweis des Toxins erfolgt im diagnostischen Tierversuch aus Wundmaterial.

Therapie Chirurgische Wundtoilette. Applikation des spezifischen **Hyperimmunserums**. Isolation zur Minderung optischer und akustischer Reize. Sedierung und Gabe von Muskelrelaxanzien vom Curaretyp. Penicillin oder Tetrazykline.

Epidemiologie Die Inzidenz ist in den industrialisierten Ländern heute gering, in den Entwicklungsländern weitaus höher.

Prophylaxe Aktive Schutzimpfung mit einem Totimpfstoff. Grundimmunisierung ab dem 3. Lebensmonat. **Auffrischungen ohne Verletzungsfälle:** nicht häufiger als im Abstand von 10 Jahren.

Merke ▶

> ▶ **Merke.** Alte Menschen sind häufig nicht ausreichend immunisiert! Der Impfstatus von Schwangeren sollte kontrolliert werden, damit durch transplazentare Übertragung von spezifischen Antikörpern der Klasse IgG die Neugeborenen eine Leihimmunität besitzen, die zumindest 3 – 6 Monate lang vor einer Erkrankung schützt. Somit könnte der lebensgefährliche **Tetanus neonatorum** verhindert werden.

Bei Verletzungsfällen: aktive Auffrischungsimpfung, wenn die letzte Tetanusimpfung länger als 5 Jahre zurückliegt.
Bei unbekanntem Impfstatus, fehlender oder unvollständiger Grundimmunisation oder fehlender Auffrischung: Immunserum und die 1. aktive Impfdosis.
Die Impfung entbindet nicht von einer **sorgfältigen Wundtoilette!**

Bei Verletzungsfällen sollte eine aktive Auffrischungsimpfung erfolgen, wenn die letzte Tetanusimpfung länger als 5 Jahre zurückliegt.
Bei unbekanntem Impfstatus, fehlender oder unvollständiger Grundimmunisierung oder fehlender Auffrischung sollte eine Simultanprophylaxe, d. h. Gabe des Immunserums (z. B. Tetagam®) und der 1. aktiven Impfdosis (z. B. Tetanol®), verabreicht werden (Injektionsstellen jeweils auf der kontralateralen Körperseite). Bei Zweifel über den Impfstatus kann eine Bestimmung der Serumantikörpertiter erfolgen.
Die Impfung entbindet nicht von einer **sorgfältigen Wundtoilette!** Bei chirurgisch schlecht versorgbaren Wunden kann die wiederholte Serumgabe nach 36 Stunden erwogen werden.

Merke ▶

> ▶ **Merke.** Erkrankung und Todesfälle sind meldepflichtig. Tetanuskranke sollten isoliert werden, nicht wegen einer Ansteckungsgefahr, sondern um sie vor allen sensorischen Reizen abzuschirmen.

Clostridium botulinum

Clostridium botulinum

Geschichtliches ▶

Geschichtliches. Der schwäbische Dichter Justinus Kerner beschrieb 1820 eine Wurstvergiftung, die er Botulismus (botulus = Wurst) nannte. Als der Privatdetektiv van Ermengen 1896 aus einem Schinken, an dessen Verzehr 3 Menschen unter verdächtigen Umständen gestorben waren, diese toxinbildenden Bakterien isolierte, war die Ätiologie geklärt.

Definition ▶

> ▶ *Definition.* Es handelt sich um große, grampositive, peritrich begeißelte Stäbchenbakterien, die subterminal eine ovale Spore ausbilden können, die dann das Bakterium auftreibt und ihm die Form eines »Tennisschlägers« gibt.

Klassifikation C. botulinum wird nach dem Typ des Toxins klassifiziert, das es phagenkodiert produziert. Wir unterscheiden 7 Typen, die als Typ A bis G bezeichnet werden. Für den Menschen sind Typ A, B, und E von besonderem Interesse.

Klassifikation. C. botulinum wird nach dem Typ des Toxins klassifiziert, das es phagenkodiert produziert. Wir unterscheiden sieben Typen, die als Typ A bis G bezeichnet werden. Für den Menschen sind Typ A, B und E von besonderem Interesse. Typ F wurde 1960 in Dänemark aus Leberpastete isoliert und hat bislang nur vereinzelt zu Lebensmittelintoxikationen geführt. Typ C und D sind tierpathogen und für den Menschen ohne Bedeutung.

Nachweis Der Erreger kann unter strikt **anaeroben** Bedingungen angezüchtet werden. **Toxinnachweis aus Serum, Erbrochenem oder asservierten Lebensmittelresten.**

Nachweis. Der Erreger kann unter strikt **anaeroben Bedingungen**, z. B. auf Blutagarplatten, in der Regel problemlos angezüchtet werden. Kulturmorphologisch, biochemisch und serologisch lassen sich C.-botulinum-Stämme in vier Gruppen einteilen, was jedoch für die klinische Praxis nicht sehr bedeutsam ist. Wichtig ist der **Toxinnachweis aus Serum, Erbrochenem oder asservierten Lebensmittelresten.** 0,5 ml Serum oder Probenextrakt werden einer Maus intraperitoneal injiziert. Eine zweite Maus erhält neben dem Untersuchungsmaterial eine äquivalente Menge polyvalentes C.-botulinum-Antitoxin. Bei positivem Toxinnachweis wird das ungeschützte Tier unter charakteristischen Symptomen sterben, das geschützte überleben.

Bedeutung Die Botulinumtoxine sind die **stärksten bakteriellen Gifte (Neurotoxin).** Durch Hemmung der Acetylcholinfreisetzung an der motori-

Bedeutung. Die Botulinumtoxine, vor allem das Toxin A, sind die **stärksten bakteriellen Gifte**, die wir kennen. Toxin A wirkt bereits in winzigsten Dosen (10^{-8} g) für den Menschen tödlich. Es handelt sich um ein **Neurotoxin**, dessen Wirkung durch die Hemmung der Acetylcholinfreisetzung an

der motorischen Nervenendplatte zustande kommt. Die dadurch erfolgte Blockierung der Muskelerregung führt zu entsprechenden Lähmungserscheinungen und letztendlich durch Paralyse der Atemmuskulatur zum Tode.
Toxin A wird sogar als spezifisches Muskelrelaxans therapeutisch eingesetzt, und zwar zur Behandlung von Muskelspasmen, z. B. Strabismus und fokalen Dystonien, wobei allerdings die extrem starke Potenz dieses Toxins peinlichste Sorgfalt erfordert.

schen Nervenendplatte kommt es zur Blockierung der Muskelerregung mit Lähmungserscheinungen und Paralyse der Atemmuskulatur.

Pathogenese. Wir unterscheiden neben der **klassischen lebensmittelbedingten Botulismusintoxikation** den **Säuglingsbotulismus** und den **Wundbotulismus**.

Pathogenese

- Am bedeutendsten ist der **lebensmittelbedingte Botulismus**, wobei nur die Toxine mit der Nahrung aufgenommen werden. Hierzu müssen die Sporen von C. botulinum, meist als Folge von Erdverunreinigungen, in ein anaerobes Milieu gebracht werden. Dieses findet sich in **Konservendosen** und **Einweckgläsern**, aber auch im **Inneren von Wurst, Schinken und Fleischwaren**. Für die Toxinbildung sind weiterhin ein gewisser Proteingehalt im Umgebungsmilieu und ein neutraler pH-Wert Voraussetzung. Gemüsekonserven (z. B. grüne Bohnen) und gekochte, nicht autoklavierte Wurstkonserven sind deshalb eher betroffen als eingemachtes Obst. Kühlung unterdrückt die Auskeimung der Sporen und die Toxinbildung der vegetativen Keime.

- Am bedeutendsten ist der **lebensmittelbedingte Botulismus**. Hierzu müssen die Sporen von C. botulinum, meist als Folge von Erdverunreinigungen, in ein anaerobes Milieu gebracht werden. Dies findet sich in **Konservendosen** und **Einweckgläsern**, aber auch im **Innern von Wurst, Schinken und Fleischwaren**.

> ▶ *Merke.* Die betroffenen Lebensmittel müssen nicht unbedingt geschmacklich verändert sein. Nicht alle C.-botulinum-Stämme besitzen Proteasen oder Lipasen. Auch die Gasbildung, die bei Konserven zu Bombagen und bei Einweckgläsern zum selbsttätigen Öffnen der Gefäße führt (stets Alarmzeichen für mikrobiologische Aktivitäten!), ist nicht die Regel.

◀ Merke

- **Wundbotulismus:** eine sehr seltene Form des Botulismus, bei der ähnlich wie beim Tetanus eine Wunde mit Sporen von C. botulinum kontaminiert wird. Unter anaeroben Bedingungen können diese **im Gewebe** in die vegetative Form übergehen und Toxine bilden.
- **Säuglingsbotulismus:** eine erstmals 1976 in den USA beschriebene Sonderform des Botulismus. Dabei wird nicht das Toxin mit der Nahrung aufgenommen, sondern die – für den Erwachsenen völlig ungefährlichen – Bakteriensporen. Diese können offensichtlich im Säuglingsdarm auskeimen und Toxine bilden. Die Sporen sollen besonders durch Verfütterung von Honig in den Darm des Säuglings gelangen.

- **Wundbotulismus:** sehr seltene Form des Botulismus, bei der die Wunde mit Sporen von C. botulinum kontaminiert wird.
- **Säuglingsbotulismus:** hierbei wird nicht das Toxin mit der Nahrung aufgenommen, sondern die – für den Erwachsenen völlig ungefährlichen – Bakteriensporen. Diese können offensichtlich im Säuglingsdarm auskeimen und Toxine bilden.

Klinik. Nach einer Inkubationszeit von 18 – 36 Stunden (in einigen Fällen aber auch erst nach Tagen) treten nur in ca. 30 % der Intoxikationen Übelkeit und Erbrechen auf. Die ersten Lähmungserscheinungen betreffen in der Regel die Augenmuskulatur und äußern sich in **Doppelsehen**, Pupillenstarre und Lichtscheu. Später erfolgt der Ausfall der Schlund- und Zungenmuskulatur. Versiegen der Speichelsekretion, Sprechschwierigkeiten und **Schluckstörungen** sind klassische Symptome. Fieber tritt nicht auf. Motilitätsstörungen der Extremitäten und ein Ileus können dem **Tod durch Atemlähmung** (meist nach 3 – 8 Tagen) vorausgehen. Ausprägung und Letalität des Krankheitsbildes hängen von der aufgenommenen Toxinmenge und der Art des Toxins ab.

Klinik Erste Lähmungserscheinungen betreffen i. d. R. die Augenmuskulatur. Später erfolgt der Ausfall der Schlund- und Zungenmuskulatur. Versiegen der Speichelsekretion und **Schluckstörungen** sind klassische Symptome. Ein Ileus kann dem **Tod durch Atemlähmung** vorausgehen.

Krankheitsfolgen. Die Letalität liegt zwischen 25 und 70 %, je nach Toxinart und -menge. Beim Säuglingsbotulismus liegt die Letalität niedriger (unter 1 %), vorausgesetzt, die Krankheit wird als solche erkannt und die Kinder werden entsprechend ärztlich versorgt.

Krankheitsfolgen Die Letalität liegt bei 25 – 70 %. Beim Säuglingsbotulismus unter 1 %.

Therapie. Möglichst frühzeitige Gabe eines **polyvalenten Antitoxins zur Neutralisierung freier Toxinmengen**. Entfernung von Toxin durch Magenspülung. Die symptomatische Behandlung steht im Vordergrund.

Therapie Möglichst frühzeitige Gabe eines **polyvalenten Antitoxins zur Neutralisierung freier Toxinmengen**.

Epidemiologie 1995 wurden in der BRD 12 Fälle gemeldet.

Prophylaxe Botulismustoxine sind **hitzelabil**. 10minütiges Kochen oder 30minütiges Erhitzen auf 80 °C inaktivieren sie.

Merke ▶

Epidemiologie. Der Botulismus ist eine relativ seltene Erkrankung. 1995 wurden in der Bundesrepublik Deutschland 12 Fälle gemeldet.

Prophylaxe. Botulismustoxine sind **hitzelabil**. Zehnminütiges Kochen oder 30minütiges Erhitzen auf 80 °C inaktivieren sie. Konserven aus bombierten Dosen (nach außen gewölbte Deckel- und Bodenflächen) oder aus selbsttätig geöffneten Einweckgläsern (= Aufhebung des beim Einwecken erzeugten »Vakuums« durch bakterielle Gasbildung) sowie Konserven mit geschmacklichen Veränderungen, wie Säuerung, ranzigem Geruch oder farblichen Veränderungen, sollten auf gar keinen Fall unerhitzt verzehrt werden. Sofern man sich nicht für ein Verwerfen dieser Nahrungsmittel entscheiden kann, müssen sie in der oben beschriebenen Weise hitzebehandelt werden, auch wenn sie später, z. B. als Salatbestandteil, wieder kalt verzehrt werden.

▶ *Merke.* Bereits der Verdacht auf Botulismus ist nach Bundesseuchengesetz meldepflichtig.

Klinischer Fall

Eine 52jährige Hausfrau will ihrem Ehemann zum Abendbrot eine Hausmacher-Rotwurstspezialität offerieren. Sie bemerkt eine eigentümliche graue Verfärbung der Wurstmasse und glaubt, einen befremdlichen Geruch wahrzunehmen. Der Ehemann, auf diese Umstände angesprochen, nimmt einen Bissen der Wurstmasse in den Mund, um zu kosten. Da die Probe einen widerlichen Geschmack hat, spuckt er sie aus und spült sich hinterher den Mund mit Wasser. Im Laufe des nächsten Tages klagt er über Müdigkeit und »Kreislaufbeschwerden«. Als er spät am Abend angibt, alles nur noch verschwommen zu sehen, holt die Frau den Hausarzt, der den Patienten im Zustand der weitgehenden Schluck- und Sprechunfähigkeit vorfindet. Erst auf intensives Nachfragen erinnert sich die Frau an den Vorfall mit der verdorbenen Wurstkonserve. Während der Hausarzt die sofortige Notfalleinweisung in die Klinik veranlaßt, kann die Frau die Wurstkonserve aus dem Mülleimer sicherstellen, woraus später C. botulinum gezüchtet wurde. In der Klinik gestaltet sich die Beschaffung eines polyvalenten Antitoxins unerwarteterweise schwierig. Dieses muß erst aus einem größeren Zentrum eingeflogen werden. Um die Zwischenzeit zu überbrücken, entschließen sich die Klinikärzte zu einer Hämodialyse, um restliche Toxinmengen aus dem Blut zu eliminieren. Alle Maßnahmen führen schließlich zur Genesung des Patienten. Bei späteren Literaturrecherchen zeigte sich, daß solche Fälle schon früher beschrieben wurden und leider auch tödlich ausgegangen sind. Nur die Tatsache, daß der erstzugezogene Hausarzt überhaupt die Idee hatte, daß hier ein Fall von Botulismus vorliegen könne, hat dem Patienten das Leben gerettet.

Erregergruppe des Gasbrandes/Gasödemes

Definition ▶

Erregergruppe des Gasbrandes/Gasödemes

▶ *Definition.* Unter Gasbrand, Gasödem, Gasgangrän, Gasphlegmone, malignem Ödem oder Emphysema malignum sive septicum versteht man eine bakterielle Infektionskrankheit mit einer rasch fortschreitenden, mit starken Ödem- und/oder Gasbildung einhergehenden Gewebsnekrose der Muskulatur, in der Regel hervorgerufen durch toxinbildende Clostridien.

Klassifikation Zu den Erregern dieses Krankheitsbildes gehören:
• Clostridium perfringens
• Clostridium histolyticum
• Clostridium septicum
• Clostridium novyi
• Clostridium haemolyticum
• Clostridium oedematiens.
Bedeutendster Erreger ist **Clostridium perfringens**.

Klassifikation. Zu den Erregern dieses Krankheitsbildes gehören:
• Clostridium perfringens
• Clostridium histolyticum
• Clostridium septicum
• Clostridium novyi
• Clostridium haemolyticum
• Clostridium oedematiens
und andere, die meist als Gemisch mehrerer Arten – auch aerober Bakterien – das Krankheitsbild verursachen. Bedeutendster und bestuntersuchter Erreger dieser Gruppe ist **Clostridium perfringens**, der im nachfolgenden besprochen werden soll.

▶ **Definition.** Clostridium perfringens ist ein unbewegliches, bekapseltes, sporenbildendes, grampositives Stäbchenbakterium, das ovale Sporen in subterminaler Lagerung ohne Auftreibung des Zelleibes bildet.

◀ Definition

Nachweis. Die Diagnose wird in der Regel klinisch gestellt. Die bakteriologische Anzüchtung des Erregers kann wegen des raschen Fortschreitens der Erkrankung nicht abgewartet werden und dient lediglich einer rückwirkenden Bestätigung. Eine rasche Bestätigung eines Gasbrandverdachts kann ein Grampräparat vom progressiven Rand der Läsion erbringen. Typischerweise liegt eine Mischinfektion mit Kokken und eben den großen, plumpen grampositiven Stäbchen vor. Unter den guten Wachstumsbedingungen im nekrotischen Gewebe des Patienten haben sich aber nur ganz selten Sporen gebildet (▪ 183)! Auf Blutagarplatten unter strikt **anaeroben** Bedingungen ist der Nachweis im Regelfall problemlos möglich. Innerhalb von wenigen Stunden läßt sich die typische Gasbildung in flüssigem Medium erkennen. Die Sporenbildung ist in der Kultur jedoch meist nicht beobachtbar.

Nachweis Die Diagnose wird klinisch gestellt. Die bakteriologische Anzüchtung des Erregers kann nicht abgewartet werden. In flüssigen Medien erfolgt innerhalb von Stunden eine intensive Gasbildung.
Auf Blutagarplatte unter strikt anaeroben Bedingungen.
Eine mikroskopische Untersuchung bringt bei Präsenz von plumpen grampositiven Stäbchen (oft in Mischinfektion mit anderen Bakterien) eine rasche Bestätigung.

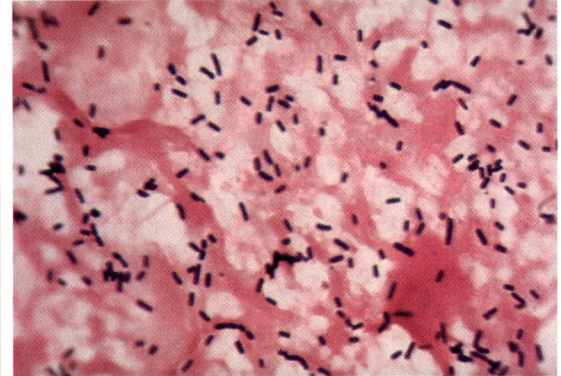

▪ 183 Clostridium perfringens

Lichtmikroskopisches Bild. Im nekrotischen Gewebe sind zahlreiche grampositive, plumpe Stäbchen erkennbar. Typischerweise werden unter den günstigen Wachstumsbedingungen im Gewebe keine Sporen gebildet. Während die Abbildung eine Reinkultur von Clostridium perfringens zeigt, liegt in der Praxis meist eine Mischinfektion vor.

Serologische Typisierung: Innerhalb der Spezies Clostridium perfringens lassen sich anhand serologischer und biochemischer Eigenschaften sowie unterschiedlicher Toxinbildungsmöglichkeiten fünf Typen unterscheiden, die mit A bis E bezeichnet werden. Unter Berücksichtigung der Bildung von acht sogenannten kleinen Toxinen (z. B. Kappa-Toxin = Kollagenase; Lambda-Toxin = Proteinase; My-Toxin = Hyaluronidase; Ny-Toxin = Desoxyribonuklease) lassen sich weitere Subtypen differenzieren.
Als große, letale Toxine werden das Alpha-Toxin (eine Lecithinase), das Beta-Toxin, das Epsilon-Toxin und das Jota-Toxin, die alle nekrotisierend wirken, bezeichnet.
Allein Clostridium perfringens Typ A läßt sich aufgrund von Kapselantigenen in über 100 serologische Varianten unterteilen. Die Differenzierung ist jedoch Speziallabors vorbehalten und nicht Gegenstand der Routinediagnostik.

Serologische Typisierung: Innerhalb der Spezies Clostridium perfringens lassen sich anhand serologischer und biochemischer Eigenschaften sowie unterschiedlicher Toxinbildungsmöglichkeiten 5 Typen unterscheiden (A – E).

Bedeutung. Humanmedizinische Bedeutung haben nur Clostridium perfringens Typ A (Welch-Fraenkel-Gasbrandbazillus) und Typ C.

Bedeutung Humanmedizinische Bedeutung haben nur Clostridium perfringens Typ A und Typ C.

Pathogenese. Wenn in einem nekrotischen Gewebe anaerobe Verhältnisse herrschen, können die Sporen auskeimen. Die vegetativen Bakterienzellen vermehren sich und bilden dabei ihre zahlreichen Enzyme und Toxine, die ins umliegende, gesunde Gewebe diffundieren und dort weitere Nekrosen erzeugen. Das nekrotische Gewebe wird als Nährstoff verwendet, wobei als Endprodukt CO_2-Gas entsteht. Ohne äußere Hilfe kommt es zu einem Fortschreiten der Gewebedestruktion.

Pathogenese Im Prinzip können sich 2 Verläufe entwickeln:

- **Die atoxische Infektion** kann als **lokalisierte eitrige Entzündung** praktisch alle Organe erfassen oder als anaerobe **Clostridien-Zellulitis** auftreten: Es resultiert keine Gewebsnekrose.

- **Gasbrand/Gasödem** kann exogener oder endogener Natur sein. Die Krankheit ist gekennzeichnet durch **Toxinämie** und **aggressive Myonekrose** mit hoher Letalität. Die Gasbildung kann als »Krepitus«-Zeichen wahrgenommen werden. Exogene Infektionen resultieren stets aus tiefen erdverschmutzten Wunden. Endogene, nicht traumatische Infektionen nehmen ihren Ausgang oft vom Darm, insbesondere bei Patienten mit Kolonkarzinom, anderen Grundkrankheiten und Immnsuppression.
Eine Sonderform des Gasbrandes stellt die **Enteritis necroticans**, der sogenannte **Darmbrand**, dar. Er wird durch das Beta-Toxin von C. perfringens verursacht.

- C. perfringens Typ A als **Lebensmittelvergifter**: Voraussetzung ist eine sehr hohe Keimzahl (10^6/g) im Lebensmittel. Es kommt zur **Enteritis** mit Übelkeit, Durchfall und Bauchschmerzen, jedoch ohne Erbrechen und Fieber, die nach 24–48 Stunden therapielos ausheilt.

Klinik   Nach einer Inkubationszeit von nur 5 Stunden kann bereits nach weiteren 5 Stunden der Tod eintreten. Jedoch variieren die Krankheitsbilder erheblich. Typisch sind der **starke Wundschmerz** und die gespannte, ödematös verquollene rotbraun verfärbte Haut um die Wunde.

Krankheitsfolgen   Trotz optimaler Therapie liegt die Letalität bei 40–60 %. Evtl. muß amputiert werden.

Therapie   Chirurgische Intervention: Das Infektionsgebiet muß weit eröffnet werden, um dem Luftsauerstoff Zutritt zu verschaffen. Unterstützung durch Antibiotika, z. B. Penicillin. Eine **hyperbare Sauerstofftherapie**, bei der der Patient in einer Druckkammer mehrmals über ca. 2 Stunden mit 300 kPa reinem Sauerstoff beatmet wird, hat sich nicht bewährt.

Epidemiologie   Angesichts einer guten chirurgischen Grundversorgung ist die Krankheit selten.

Im Prinzip können sich zwei Verläufe entwickeln:
- **Die atoxische Infektion** kann als **lokalisierte eitrige Entzündung** praktisch alle Organe erfassen. Neben Unfall- und Kriegsverletzungen sind Spritzenabszesse, Gallenblasenentzündungen, Infektionen im weiblichen Becken sowie Wundinfektionen nach Kolon- oder Rektumkarzinomoperationen häufig. Daneben unterscheiden wir die anaerobe oder **Clostridien-Zellulitis**, bei der sich der Erreger in einer Muskelfaszienloge vermehrt. Es resultiert keine Gewebsnekrose. Eine Toxinämie besteht nicht.
- **Gasbrand/Gasödem** kann exogener oder endogener Natur sein. Die Krankheit ist gekennzeichnet durch **Toxinämie** und **aggressive Myonekrose** mit hoher Letalität. Die Gasbildung kann als »Krepitus«-Zeichen (wie das Knirschen von Schnee beim Formen eines Schneeballs) wahrgenommen werden. Exogene Infektionen resultieren stets aus tiefen erdverschmutzten Wunden. Weitere Faktoren, wie mangelnde Durchblutung, z. B. durch Abbindung, Kälte, Schock sowie Mischinfektionen mit aeroben Keimen, die dann den Sauerstoff zehren, können zum Entstehen der Krankheit beitragen. Endogene, nicht traumatische Infektionen nehmen ihren Ausgang oft vom Darm, insbesondere bei Patienten mit Kolonkarzinom, anderen Grundkrankheiten und Immunsuppression. Ein uterines Gasödem wird sehr selten bei normalen Geburten, gelegentlich aber nach septischen Aborten beobachtet. Gasbrand und Gasödem können als Spätfolgen von Kriegsverletzungen nach Jahrzehnten an eingeheilten Fremdkörpern (Granatsplittern, Stoffetzen, Holzsplittern) entstehen.
Eine Sonderform des Gasbrandes stellt die **Enteritis necroticans**, der sogenannte **Darmbrand**, dar. Er wird durch das Beta-Toxin von C. perfringens verursacht, zeigt eine hohe Letalität und trat nach dem Zweiten Weltkrieg in Norddeutschland epidemisch auf.
- Nicht unerwähnt soll C. perfringens Typ A als **Lebensmittelvergifter** bleiben. Voraussetzung ist allerdings seine sehr hohe Keimzahl (mindestens 10^6 Keime pro Gramm). Durch das gebildete Enterotoxin entwickelt sich eine Enteritis mit Übelkeit, Durchfall und Bauchschmerzen, jedoch ohne Erbrechen und Fieber, die nach 24–48 Stunden auch ohne spezifische Therapie ausheilt (zur Lebensmittelvergiftung siehe auch 🖽 **77**, s. 282).

Klinik. Das Krankheitsgeschehen bei Gasbrand ist oftmals extrem kurz. Mit einer Inkubationszeit von nur 5 Stunden kann bereits nach weiteren 5 Stunden der Tod eintreten. Jedoch variieren die Krankheitsbilder erheblich, in Abhängigkeit vom betroffenen Organsystem, dem Zustand des Patienten und der Art ärztlicher Gegenmaßnahmen. Typisch sind der **starke Wundschmerz** und die gespannte, ödematös verquollene und rotbraun verfärbte Haut in der Umgebung einer Gasbrandwunde. Der Patient hat Fieber, ist unruhig, aber bei vollem Bewußtsein.

Krankheitsfolgen. Die Letalität liegt trotz optimaler Therapie bei 40–60 %. Im Zuge der Therapie können Amputationsmaßnahmen sinnvoll sein, die den Patienten aber natürlich als Krankheitsfolgen belasten.

Therapie. Die **chirurgische Intervention** ist die Therapie der Wahl. Sorgfältigste Wundtoilette muß so rasch wie möglich durchgeführt werden. Nach Manifestation des Gasödems/Gasbrandes muß das Infektionsgebiet weit eröffnet werden, um dem Luftsauerstoff Zutritt zu verschaffen. Dabei sind Amputationen oftmals unumgänglich. Eine **hyperbare Sauerstofftherapie**, bei der der Patient in einer Druckkammer mehrmals über ca. 2 Stunden mit 300 kPa reinem Sauerstoff beatmet wird, hat sich nicht bewährt. Die Gabe von Antibiotika (Benzylpenicillin = Penicillin G, Cephalosporine) ist als flankierende Maßnahme sinnvoll. Evtl. muß auch die Begleitflora antibiotisch behandelt werden. Die antitoxische Therapie mit Gasbrand-Antiseren ist heute weitgehend verlassen.

Epidemiologie. 1998 wurden in der Bundesrepublik Deutschland 114 Fälle von Gasbrand/Gasödem gemeldet. Angesichts einer guten chirurgischen Grundversorgung der Bevölkerung ist die Krankheit selten geworden.

Prophylaxe. Spezielle prophylaktische Maßnahmen sind nicht möglich. Am wirkungsvollsten wäre die Vermeidung von Wundverschmutzung.

> ▶ **Praktischer Tip.** Der Nachweis von Clostridium spec. aus infizierten Wunden bedeutet wegen des ubiquitären Vorkommens nicht automatisch, daß eine anaerobe Wundinfektion (Gasbrand/Gasödem/Tetanus) vorliegen muß. Andererseits sollte bei einem solchen Befund auch ohne entsprechende klinische Symptomatik an die Möglichkeit gedacht werden, daß ein Gasödem/Gasbrand im Entstehen ist. Nur Erkrankung und Tod sind nach Bundesseuchengesetz meldepflichtig.

Clostridium difficile

> ▶ **Definition.** Es handelt sich um ein peritrich begeißeltes, bewegliches, grampositives, sporenbildendes Stäbchenbakterium. Die Sporen werden terminal oder subterminal ausgebildet. Sie haben eine ovale Form.

98 % aller Stämme können in 15 Serogruppen eingeteilt werden, von denen sechs (A, G, H, K, S 1 – 4, X) zytotoxische Potenzen aufweisen.

Bedeutung. C. difficile findet sich in der Stuhlflora von 30 – 50 % aller Kinder im ersten Lebensjahr. Gesunde Erwachsene sind in 1 – 4 % Träger. C. difficile ist der Erreger der **pseudomembranösen Kolitis**. Dieses Krankheitsbild tritt häufig unter der Therapie mit Aminopenicillinen, Clindamycin und Cephalosporinen auf, jedoch sind auch Fälle bekannt geworden, bei denen der Krankheit keine Antibiotikagaben vorausgingen.

Pathogenese. Der Pathomechanismus wird durch zwei Toxine aufrechterhalten. Toxin A schädigt die Zellen des Kolons (Zytotoxin), Toxin B ist ein Enterotoxin, das den Elektrolyttransport stört und für Flüssigkeitsverlust und Funktionsstörungen des Darmes verantwortlich ist. Wenn sich durch Störung der üblichen Darmflora die Zahl von C. difficile stark vermehrt hat, können diese Toxinwirkungen in Erscheinung treten.

Klinik. Es kommt zu kolikartigen Bauchschmerzen mit Diarrhöen, in schweren Fällen unter Abgang von Pseudomembranen. Darmperforationen sind beschrieben. Die Kolonschleimhaut ist endoskopisch mit gelblichen Belägen überzogen (Leukozyten in einer Fibrinmatrix) und ödematös verquollen.

Krankheitsfolgen. Bei älteren Menschen liegt die Letalität mit ca. 40 % recht hoch.

Nachweis. Kulturell aus dem Stuhl. Wichtiger ist jedoch der Nachweis von Toxinen. Dieser erfolgt aus einem bakterienfreien Stuhlfiltrat, das in Zellkulturen (embryonalen Lungenfibroblasten) auf Zytotoxizität getestet wird, und zwar einmal vor und einmal nach Zugabe eines spezifischen Antiserums. Einfacher ist der immunologische Antigennachweis.

Therapie. In vielen Fällen ist eine spezifische Therapie nicht notwendig. Soweit eine Assoziation mit einer Antibiotikatherapie besteht, ist diese abzusetzen. In schweren Fällen kann C. difficile direkt angegangen werden. Mittel der Wahl hierfür ist Vancomycin (oral) oder Metronidazol.

Prophylaxe Sterile Wundversorgung, gute Operationstechnik.

◀ **Praktischer Tip**

Clostridium difficile

◀ **Definition**

Bedeutung C. difficile findet sich in der Stuhlflora. Es ist der Erreger der **pseudomembranösen Kolitis**. Dieses Krankheitsbild tritt häufig, jedoch nicht ausschließlich, unter antibiotischer Therapie auf.

Pathogenese Der Pathomechanismus wird durch zwei **Toxine** aufrechterhalten.

Klinik Es kommt zu **kolikartigen Bauchschmerzen mit Diarrhöen**, in schweren Fällen unter Abgang von **Pseudomembranen**.

Krankheitsfolgen Bei älteren Menschen liegt die Letalität bei 40 %.

Nachweis Kulturell aus dem Stuhl. Wichtiger ist jedoch der Nachweis von Toxinen (aus bakterienfreiem Stuhlfiltrat).

Therapie Soweit eine Assoziation mit einer Antibiotikatherapie besteht, ist diese abzusetzen. In schweren Fällen kann Vancomycin (oral) gegeben werden.

2.5 Mykobakterien

> ▶ *Definition.* Mykobakterien sind unbewegliche, nichtsporenbildende Stäbchenbakterien, die einen Zellwandaufbau wie grampositive Bakterien besitzen. Sie lassen sich jedoch mit der Gramfärbung eigentlich nicht oder nur extrem schlecht darstellen. Grund hierfür ist der hohe Lipidanteil in der Zellwand, der wäßrige Farblösungen nicht annimmt. Mykobakterien lassen sich nur unter Einsatz drastischer Methoden (z. B. durch Einwirkung heißer Farblösungen) anfärben. Haben sie jedoch erst einmal Farbstoff angenommen, können sie auch mit Salzsäure-Alkohol-Mischungen nicht wieder entfärbt werden. Aufgrund dieses Verhaltens werden Mykobakterien als **säurefeste Stäbchen** bezeichnet.

Klassifikation. ☷91 gibt einen Überblick über die humanpathogenen Arten.

☷ 91	Übersicht über die Spezies der Gattung Mycobacterium, soweit sie von humanmedizinischem Interesse sind
Gattung	**Bedeutung**
▷ M. africanum	Tuberkuloseerreger
▷ M. avium	MOTT
▷ M. bovis	Tuberkuloseerreger
▷ M. chelonae	MOTT
▷ M. fortuitum	MOTT
▷ M. genavense	MOTT
▷ M. gordonae	MOTT (?)
▷ M. intracellulare	MOTT
▷ M. kansasii	MOTT
▷ M. leprae	Erreger der Lepra
▷ M. lepraemurium	MOTT
▷ M. marinum	MOTT
▷ M. microti	Tuberkuloseerreger
▷ M. paratuberculosis	MOTT (M. Crohn?)
▷ M. scrofulaceum	MOTT
▷ M. simiae	MOTT
▷ M. szulgai	MOTT
▷ M. terrae	MOTT (?)
▷ M. tuberculosis	Tuberkuloseerreger
▷ M. ulcerans	MOTT
▷ M. xenopi	MOTT
sowie 32 weitere nicht humanpathogene Spezies	
MOTT = Nichttuberkulöse Mykobakterien (MOTT = mycobacteria other than tubercle bacilli) mit humanpathogener Bedeutung MOTT (?) = Nichttuberkulöse Mykobakterien mit fraglicher humanpathogener Bedeutung	

Nachweis. Mykobakterien lassen sich direkt mit Spezialfärbungen nach Ziehl-Neelsen, Kinyoun oder mit Fluorochrom darstellen. Die meisten Mykobakterien lassen sich auf Spezialnährböden unter strikt aeroben Bedingungen kultivieren. Für die Diagnose wichtig ist dabei ihre **Kulturmorphologie**, insbesonders das **Pigmentationsverhalten** und ihre **Wachstumsgeschwindigkeit**. Die Gruppeneinteilung nach **Runyon** berücksichtigt dies. Es werden unterschieden:

- Runyon-Gruppe I: langsam wachsende photochromogene Mykobakterien. Eine Farbstoffbildung findet nur nach Lichtexposition statt
- Runyon-Gruppe II: langsam wachsende skotochromogene Mykobakterien. Eine Farbstoffbildung findet auch im Dunkeln statt
- Runyon-Gruppe III: langsam wachsende, keinen Farbstoff bildende Mykobakterien
- Runyon-Gruppe IV: schnell wachsende Mykobakterien.

Als schnell wachsende Mykobakterien werden solche verstanden, die innerhalb einer Woche makroskopisch sichtbare Kolonien hervorbringen. Die langsam wachsenden Bakterien benötigen Kulturzeiten bis zu 8 Wochen, da die Verdopplungszeit bis zu 24 Stunden beträgt, während die meisten Bakterien sich innerhalb von 20 Minuten teilen. Die Kulturen werden bei Dunkelheit geführt und anschließend belichtet, um die Farbstoffbildung differenzieren zu können.

Tuberkuloseerreger sind langsam wachsende, keinen Farbstoff bildende Mykobakterien (= Runyon-Gruppe III).

Eine Differenzierung der Isolate erfolgt durch die Prüfung von biochemischen Leistungen, wie Katalase, Niacinbildung, Nitratreduktion. Direkt aus menschlichem Untersuchungsmaterial oder aus Kulturen läßt sich mit Hilfe der PCR ein Nachweis führen.

2.5.1 Tuberkuloseerreger

Geschichtliches. Als Robert Koch am 24. März 1882 vor der Berliner Physiologischen Gesellschaft über die Erreger der Tuberkulose berichtete, war dies etwas ungeheuer Revolutionäres. Nicht nur, daß die Tuberkulose, die bislang als rein konstitutionelle Krankheit angesehen wurde, nunmehr zur Infektionskrankheit wurde, nicht nur, daß zahlreiche andere Krankheitsbilder nunmehr als entsprechender Organbefall ein und desselben Erregers erkannt wurden, die Bedeutung der gedanklichen Vorstellungen, die zur Beweissicherung eingesetzt wurden, begründete eine neue Ära ärztlich-wissenschaftlicher Forschung.

Epidemiologie. Die Tuberkulose ist weltweit auf dem Vormarsch. Nach über 30jährigem kontinuierlichem Rückgang nehmen seit 1984 die Erkrankungen wieder zu. 1,7 Milliarden Menschen auf der Welt sind infiziert, 20 Millionen davon haben eine offene Tuberkulose und stecken an. 3 Millionen sterben weltweit jährlich an dieser Krankheit. Die höchsten Todeszahlen finden sich in den Entwicklungsländern, allen voran Asien, gefolgt von Afrika und Lateinamerika. Eine besondere Bedeutung erlangt die Tuberkulose im Zusammenhang mit HIV-Infektionen. Inaktive Tuberkulosen (Tuberkelträger) werden bei Vorliegen einer HIV-Infektion aktiv (Schwächung des zellulären Immunsystems). Aktive Tuberkulosen bedingen bei einer zusätzlichen HIV-Infektion die schnelle Ausbildung des Krankheitsvollbildes AIDS. Die WHO geht weltweit von 3 Millionen Doppelinfizierten aus. Afrika liegt hier an der Spitze, gefolgt von Lateinamerika, Asien und Europa.

Klassifikation. Als Erreger der menschlichen Tuberkulose gelten:
- M. tuberculosis
- M. bovis
- M. africanum
- M. microti.

Nachweis Mykobakterien lassen sich mit Spezialfärbungen direkt nachweisen. Für die Diagnose ist jedoch die **Anzucht unerläßlich**. Aufgrund der Kulturmorphologie, der Wachstumsgeschwindigkeit und des Pigmentationsverhaltens ist eine Gruppeneinteilung möglich (nach **Runyon**).

2.5.1 Tuberkuloseerreger

◄ Geschichtliches

Epidemiologie Die Tuberkulose ist weltweit auf dem Vormarsch. Dabei besteht offensichtlich ein Zusammenhang mit den HIV-Infektionen. Inaktive Tuberkulosen werden bei HIV-Infektion aktiv. Aktive Tuberkulose fördert die Ausbildung des Krankheitsvollbildes AIDS.

Klassifikation Als Erreger der menschlichen Tuberkulose besitzen nur **M. tuberculosis** und **M. bovis** praktische Bedeutung, wobei Infektionen mit M. bovis heute bei uns sehr selten geworden sind.

Die größte Bedeutung hat hierbei **M. tuberculosis**.

M. bovis wird durch Rinder auf den Menschen übertragen. Vor allem der Genuß roher Kuhmilch führte früher bei Kindern zur primären Darmtuberkulose. Mit der Eliminierung der Rindertuberkulose ist dieser Keim bei uns heute sehr selten geworden; er spielt aber noch eine Rolle in der dritten Welt.

M. africanum ist in Afrika ein weitverbreiteter Tuberkuloseerreger. Es handelt sich dabei jedoch wahrscheinlich nur um eine Variante des klassischen M. tuberculosis.

M. microti verursacht die Tuberkulose der Wühlmaus; von hier kann sie als echter Tuberkulose-Erreger auch den Menschen erreichen.

Pathogenese Der hohe Lipid- und Wachsanteil in der Zellwand der Tuberkuloseerreger ist verantwortlich für
- die schlechte Anfärbbarkeit
- die lange Generationszeit
- die erhöhte Widerstandsfähigkeit gegen chemische und physikalische Noxen
- die Resistenz gegen die meisten der üblichen Antibiotika.

Pathogenese. Die äußere Zellwand dieser Keime enthält neben dem üblichen mehrschichtigen Peptidoglykan noch Polysaccharide (Arabinogalactan), Proteine und Phospholipide, vor allem Glykolipide und Wachse (bis zu 60 % der Bakterientrockensubstanz). Nach ihrer biochemischen Struktur können vier verschiedene Wachse analysiert werden (A bis D). Ein wichtiger Bestandteil sind die Mycolsäuren, die z. T. sehr lange Ketten (z. B. 60 Glieder) bilden, wobei an wenigen Stellen Doppelbindungen vorkommen. Die endgültige Ausprägung wird durch die Wachstumsbedingungen gesteuert.

Eine chemische Variante, das Trehalose-6,6'-dimycolat, wird als »Cordfaktor« bezeichnet, ein in seiner Bedeutung nicht völlig geklärter jedoch nicht immunogener Virulenzfaktor, der sich im Wachs C findet und für die Ausbildung von Bakterienzellaggregaten verantwortlich sein soll, die dann zopfartige Strukturen bilden.

Wachs D hat eine besondere immunologische Fähigkeit: Die immunogene Wirkung anderer Antigene wird verstärkt (Adjuvanswirkung). Der amerikanische Pathologe Jules Freund konnte mit abgetöteten Mykobakterien in einer Wasser-in-Öl-Emulsion diesen Effekt im Tierexperiment nachweisen (Freund-Adjuvans).

Der hohe Wachs- und Lipidanteil in der Zellwand der Tuberkuloseerreger ist verantwortlich für
- die schlechte Anfärbbarkeit der Bakterien (Säurefestigkeit)
- das langsame Wachstum der Keime (Nährstoffe können nur sehr langsam in das Zellinnere diffundieren)
- die weitgehende Unempfindlichkeit gegenüber chemischen und physikalischen Noxen
- die Vorgänge im menschlichen Organismus nach der Infektion
- die geringe Permeabilität für Antibiotika.

Merke ▶

▶ *Merke.* Die nichtimmunogene Wirkung der Lipide und Wachse in der Zellwand und die sehr langsame Vermehrung bedingen, daß der Erreger beim primären Eindringen in das Gewebe nicht den klassischen Ablauf einer Infektion (= Entzündung) begründet.

Die Erreger lassen sich von Gewebsmakrophagen aufnehmen und in tiefere Organregionen verschleppen. Innerhalb dieser Zellen können sie sich auch vermehren. Erst die durch T-Lymphozyten bedingte Aktivierung der Makrophagen führt zu einer Elimination der Mykobakterien.

Das Eindringen von M. tuberculosis in die Lunge bedingt z. B. zunächst keine Pneumonie. Mykobakterien bilden keine Toxine. Sie lassen sich von Gewebsmakrophagen phagozytieren. In der Zelle verhindern sie die Verschmelzung von Phagosom und Lysosom. Folge ist, daß eine Inaktivierung nicht erfolgt, die Erreger sich im Phagosom vermehren können und so den Zelltod des Makrophagen verursachen, nachdem dieser sie möglicherweise in tiefere Organregionen, z. B. den Lymphknoten, transportiert hat. Erst wenn die Makrophagen durch T-Lymphozyten mittels Lymphokine (IFN-γ, TNF etc.) stimuliert werden, kommt es zur Abtötung der phagozytierten Mykobakterien.

Die Klinik der Tuberkulose wird bestimmt durch diesen Wettlauf zwischen Vermehrung und Abtötung der Erreger. Ein besonderes Charakteristikum der Tuberkulose ist die Ausbildung von **Tuberkeln**. Es handelt sich dabei um

Die Klinik der Tuberkulose wird bestimmt durch den Wettlauf zwischen Vermehrung und Abtötung der Erreger. Zugrunde gehende Phagozyten setzen lebende Mykobakterien frei, die auf dem Blut- und Lymphweg streuen, bis sie wieder phagozytiert werden und sich in nicht aktivierten Makrophagen weiter vermehren. Ein besonderes Charakteristikum der

Tuberkulose ist die Ausbildung von **Tuberkeln**. Es handelt sich dabei um verschmolzene Konglomerate von Makrophagen (Langhans-Riesenzellen), die von Epitheloidzellen (= unbeweglichen Abkömmlingen von Makrophagen), Lymphozyten, Plasmazellen, Fibroblasten und Makrophagen umhüllt werden. Im Zentrum dieses avaskulären **Granuloms** entsteht eine **verkäsende Nekrose**, die schließlich durch Calciumablagerungen verkalken kann (▣ **184**). Die Verkalkungsherde sind röntgenologisch nachweisbar. Dieser Versuch des Organismus, der Infektion Herr zu werden und die eingedrungenen Erreger lokal zu begrenzen, gelingt in über 90 % aller Fälle.

verschmolzene, mehrkernige Makrophagen (Langhans-Riesenzellen), die von Epitheloidzellen, Lymphozyten, Plasmazellen, Fibroblasten und Makrophagen umhüllt werden. Im Zentrum dieses avaskulären **Granuloms** entsteht eine **verkäsende Nekrose**, die schließlich durch Calciumablagerungen verkalken kann (▣ **184**).

> ▶ **Merke.** In solchen Tuberkeln können Tuberkuloseerreger innerhalb der Wirtszellen jahrelang überleben, d. h., es besteht Persistenz mit der Möglichkeit einer endogenen Exazerbation.

◀ Merke

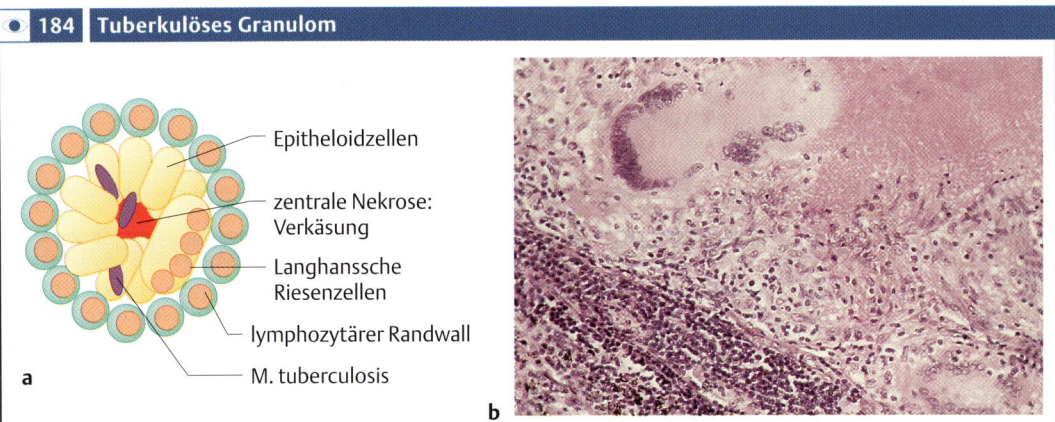

▣ 184 Tuberkulöses Granulom

Epitheloidzellen

zentrale Nekrose: Verkäsung

Langhanssche Riesenzellen

lymphozytärer Randwall

M. tuberculosis

a

b

a Schema, **b** histologischer Befund (Lymphknotentuberkulose). Im Zentrum der infektiösen Herde findet man eine Verkäsung, d. h. eine vollständige Zerstörung der anatomischen Strukturen; das nekrotische Material färbt sich homogen an. Am Rand der Nekrose geht der Kampf gegen die Erreger weiter, hier findet man mehrere Reihen von hellen Zellen, sog. Epitheloidzellen. Es handelt sich dabei um aktivierte Makrophagen, die gelegentlich Synzytien bilden, dabei entstehen mehrkernige Riesenzellen (Langhans-Riesenzellen). Den äußeren Randwall des Granuloms bilden Lymphozyten, die mittels ihrer Lymphokine die Makrophagen in einen Zustand erhöhter antibakterieller Aktivität bringen.

Eine Verflüssigung der verkäsenden Nekrose geht mit der Zerstörung der histologischen Organstruktur einher. Wenn solche Herde nach außen drainieren, kann es zur massiven Freisetzung von Erregern führen. Bei fehlender oder geschwächter Abwehr (HIV-Infektion, Alkoholismus, geringes oder hohes Alter) kommt es zur ungehinderten Ausweitung der Tuberkulose.

> ▶ **Merke.** Die immunologischen Abwehrmechanismen des Organismus gegen Tuberkuloseerreger sind **rein zellulärer Natur**; die humorale Abwehr tritt nicht in Erscheinung, wenngleich Antikörper gegen verschiedene Antigene der Erreger gebildet werden.

◀ Merke

Klinik. **Die Tuberkulose kann praktisch jedes Organ betreffen** und ist somit Gegenstand fast jeder klinischen Disziplin. Zu unterscheiden ist zwischen der Primärtuberkulose und den Sekundärtuberkulosen:
- **Primärtuberkulose:** Primäre Ansteckungen mit tuberkuloseerzeugenden Mykobakterien sind in den entwickelten Ländern heute selten und betreffen dann fast immer die Lunge (▣ **185**). Die Infektion erfolgt direkt aerogen durch Tröpfchen. In der Lunge entwickelt sich bei Erstinfektion ein Tuberkelgranulom das nach Verkalkung als erbsgroßer Schatten röntgenologisch nachweisbar bleibt. Meist ist auch eine Ausbreitung entlang der Lymphbahnen in die regionalen Hiluslymphknoten erkennbar, der sog. Primärkomplex. Klinisch verläuft eine solche Infektion oft symptomlos.

Klinik **Die Tuberkulose kann jedes Organ betreffen** und ist somit Gegenstand fast jeder klinischen Disziplin.
- Die **Primärtuberkulose** betrifft heute fast ausschließlich die Lunge (▣ **185**). Die Infektion erfolgt direkt durch Tröpfchenübertragung offen Tuberkulöser.

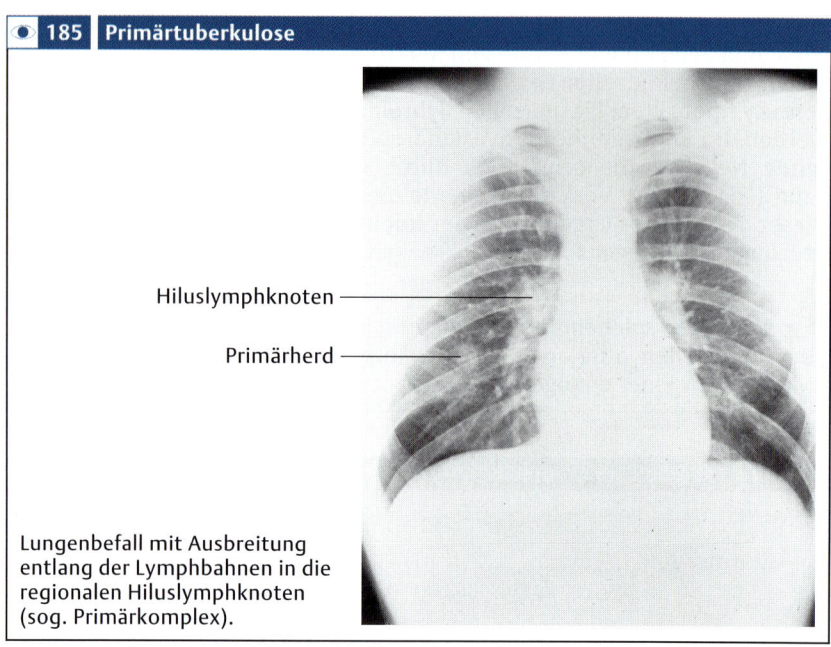

185 Primärtuberkulose

Hiluslymphknoten

Primärherd

Lungenbefall mit Ausbreitung entlang der Lymphbahnen in die regionalen Hiluslymphknoten (sog. Primärkomplex).

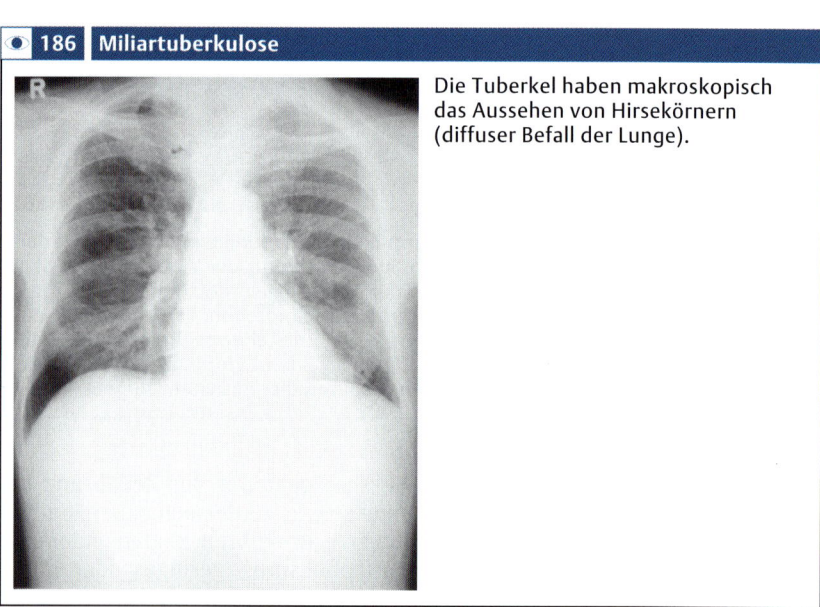

186 Miliartuberkulose

Die Tuberkel haben makroskopisch das Aussehen von Hirsekörnern (diffuser Befall der Lunge).

- **Sekundärtuberkulosen** sind endogene Streuungen der Erreger im abwehrgeschwächten Organismus. Gefürchtet sind die **Miliartuberkulose** (⊡ 186) und die **tuberkulöse Meningitis**.

- **Sekundärtuberkulosen:** Sekundärtuberkulosen sind immer endogener Natur und können mehrere Ursachen haben: Der in der Regel abwehrgeschwächte Körper (HIV-Infektion, Alkoholismus, Säuglingsalter etc.) kann die Primärtuberkulose nicht lokal begrenzen. Es kommt zur **disseminierten Aussaat des Erregers**. Die Folge ist das massenhafte Auftreten von Tuberkeln im Organismus. Tuberkel innerhalb von Organen haben makroskopisch das Aussehen von Hirsekörnern (⊡ 186). Hieraus leitet sich der Begriff **Miliartuberkulose** (milium = lat. das Hirsekorn) für diesen Zustand ab. Je nach Organbefall ist der Zustand des Patienten außerordentlich kritisch. Besonders gefürchtet ist die **tuberkulöse Meningitis**. Sie endet meist letal.

Kann die Infektion unter Kontrolle gehalten werden und ist die Keimaussaat gering, wird oft nur ein Organ betroffen (⊡ 187).

Kann die Infektion einigermaßen unter Kontrolle gehalten werden und ist die Keimaussaat relativ gering, so wird oftmals nur ein Organ betroffen. ⊡ 187 gibt die Häufigkeit der Lokalisationsorte wieder. Diese Organtuberkulosen werden in die **produktive** und die **exsudative** Form unterteilt. Produktive Tuberkulosen bedingen eine starke Proliferation des betroffenen

Gewebes mit dem Ziel einer Vernarbung und Ausheilung. Bei exsudativen Tuberkulosen ist die Abwehrbereitschaft des betroffenen Organs geringer. Es kommt zur weiteren Keimstreuung.

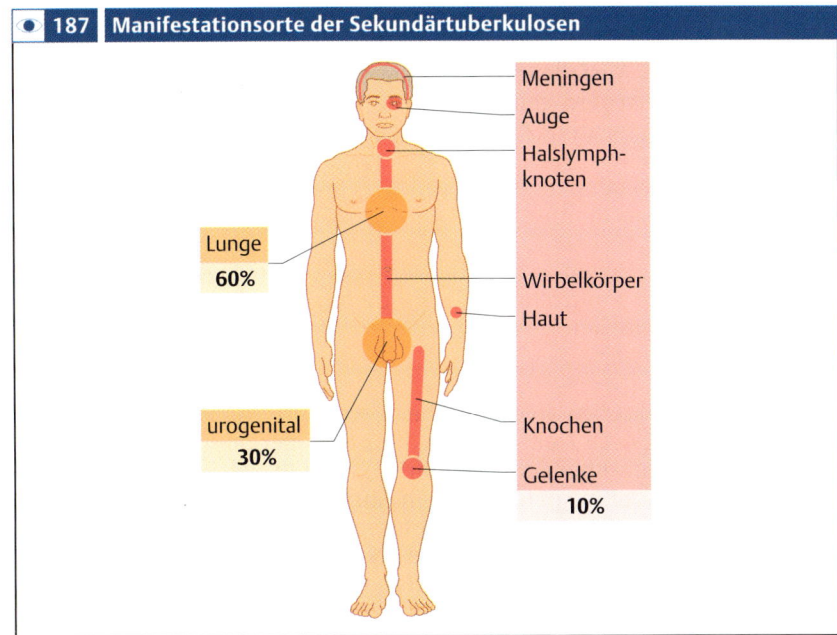

187 **Manifestationsorte der Sekundärtuberkulosen**

Meningen
Auge
Halslymph-knoten

Lunge
60%

Wirbelkörper
Haut

urogenital
30%

Knochen
Gelenke
10%

Produktive Organtuberkulosen neigen zur Vernarbung und Ausheilung, **exsudative** Formen zur weiteren Keimstreuung. 75 % aller klinisch manifesten Tuberkuloseerkrankungen sind **Reaktivierungstuberkulosen**, bei denen aus Primärtuberkeln Keime freigesetzt werden.

Eine besondere Form der Sekundärtuberkulosen sind **Reaktivierungstuberkulosen**. Dabei werden aus Primärtuberkeln – oftmals sehr viele Jahre später – Mykobakterien freigesetzt, die zu einer aktiven Tuberkulose führen. Bei uns sind ca. 75 % aller klinisch manifesten Tuberkulosen durch diese Reaktivierung bedingt. Betroffen sind vor allem ältere Menschen.

Zu unterscheiden ist weiterhin zwischen einer **offenen** und einer **geschlossenen** Tuberkulose. Eine Tuberkuloseerkrankung wird als »offen« bezeichnet, wenn der betroffene Patient infolge einer nach außen gehenden Keimstreuung anstecken kann. Dies betrifft vor allem die Lungentuberkulose, bei der durch Einbrechen von erregerhaltigen Tuberkeln in die luftführenden Systeme der Lunge ein keimhaltiges Sputum erzeugt wird, das als Tröpfchen an die Außenwelt gelangen kann.

Krankheitsfolgen. Bei 99 % der mit Tuberkuloseerregern infizierten Menschen entwickelt sich eine »Empfindlichkeit«. Schon Robert Koch beobachtete, daß nach einer Erstinfektion das Krankheitsgeschehen bei einer erneuten Infektion sehr viel milder verläuft. Der Körper ist dann ganz offensichtlich besser in der Lage, die Erreger zu lokalisieren (Koch-Phänomen). Es handelt sich dabei um die Ausbildung einer **zellulären Immunisierung** im Sinne einer Allergie. Diese Tatsache wird im **Tuberkulintest** für diagnostische Zwecke verwendet.

Tuberkulin ist klassischerweise eine Suspension von hitzeinaktivierten Tuberkuloseerregern in Glycerol (Koch-Alttuberkulin). Heute wird gereinigtes Tuberkulin (GT oder PPD = purified protein derivate of tuberculin) verwendet, eine Mischung von Mykobakterienproteinen geringen Molekulargewichtes. Hatte ein Organismus mit Tuberkuloseerregern Kontakt, so entwickelt sich nach intrakutaner Injektion von Tuberkulin ein makroskopisch sichtbarer Entzündungskomplex (Hautrötung und Induration). Es handelt sich dabei um die Folge einer zellulären Hypersensibilität vom verzögerten Typ. Der Test zeigt eine hohe Sensibilität. Er ist positiv, wenn der Organismus irgendwann Kontakt mit Tuberkuloseerregern hatte, also auch nach einer BCG-Impfung. Ein positiver Tuberkulintest gibt keine Auskunft darüber, ob eine klinische Manifestation der Tuberkulose oder – eine eventuell jahrelang zurückliegende, ausgeheilte – klinisch stumme Infektion angezeigt wird. Ein positiver Tuberkulintest kann auch nicht unbe-

Eine Tuberkulose wird als »offen« bezeichnet, wenn Keime nach außen abgegeben werden und der Patient somit andere anstecken kann. Dies betrifft vor allem die Lungentuberkulose.

Krankheitsfolgen   99 % der mit Tuberkuloseerreger infizierten Menschen entwickeln eine **zelluläre Immunisierung** (Allergie vom verzögerten Typ). Diese Tatsache wird im **Tuberkulintest** für diagnostische Zwecke verwendet.

Tuberkulin ist eine Suspension von hitzeinaktivierten Tuberkuloseerregern in Glycerol (Koch-Alttuberkulin). Heute wird gereinigtes Tuberkulin (GT oder PPD) verwendet eine Mischung von Mykobakterienproteinen geringen Molekulargewichtes. Hatte ein Organismus mit Tuberkuloseerregern Kontakt, so entwickelt sich nach intrakutaner Injektion von Tuberkulin ein makroskopisch sichtbarer Entzündungskomplex (Hautrötung und Induration). Der Test ist positiv, wenn der Organismus irgendwann Kontakt mit Tuberkuloseerregern hatte, also auch nach einer BCG-Impfung. Ein positiver Tuber-

kulintest gibt keine Auskunft darüber, ob eine klinische Manifestation der Tuberkulose oder eine – evtl. jahrelang zurückliegende, ausgeheilte – klinisch stumme Infektion angezeigt wird. Ein positiver Tuberkulintest kann auch nicht unbedingt im Sinne einer schützenden Allergisierung des Organismus gegenüber Mykobakterien betrachtet werden.
Eine wirklich sinnvolle Verwertung des Tuberkulintestes besteht nur bei dessen negativem Ausfall.

Nachweis Mit der mikroskopischen Untersuchung (Spezialfärbung, z. B. nach Ziehl-Neelsen) können nur **säurefeste Stäbchen nachgewiesen** werden. Die Diagnose »Tuberkuloseerreger« ist nur durch die Kultur (⊡ **188**) möglich, die allerdings 2 – 4 Wochen Zeit beansprucht (⊞ **92**).

Tierversuche mit dem empfänglichen Meerschweinchen werden heute nur noch in Ausnahmefällen durchgeführt. Von großer Bedeutung ist das **radiometrische Verfahren Bactec**, bei dem die Umsetzung radioaktiv markierten Kohlenstoffes in Kohlendioxid gemessen wird. Besonders die sehr zeitaufwendige Empfindlichkeitsbestimmung der Erreger wird so bedeutend verkürzt.

dingt im Sinne einer schützenden Allergisierung des Organismus gegenüber Mykobakterien betrachtet werden. Wie schon erwähnt, entstehen 75 % der klinisch manifesten Tuberkuloseerkrankungen endogen durch Reaktivierung alter Tuberkuloseherde bei in der Regel positivem Tuberkulintest.
Eine wirklich sinnvolle Verwertung des Tuberkulintestes besteht nur bei dessen negativem Ausfall; solche Personen haben noch niemals Kontakt mit Tuberkuloseerregern gehabt (oder er liegt schon sehr lange zurück). Zwar sind falsch negative Ausfälle bekannt, z. B. im Finalstadium einer aktiven Tuberkulose, bei Masern- und Scharlacherkrankungen, unter Kortikoidtherapie und bei einigen anderen Erkrankungen, in der Praxis stellt der negative Tuberkulintest jedoch eine Exklusivität dar, die möglichst erhalten werden sollte. BCG-Impfungen dürfen nur bei tuberkulinnegativen Personen durchgeführt werden. Für eine Person, dessen negativer Tuberkulintest bei Kontrolluntersuchung plötzlich positiv wird, ist eine Infektion mit Mykobakterien anzunehmen, Zur Durchführung des Tests siehe »Ein praktischer Tip«.

Nachweis. Die Bakterien werden in der Regel durch Zentrifugation angereichert und dann nach Ziehl-Neelsen, Kinyoun oder mit den Fluoreszenzfarbstoffen Auramin-Rhodamin angefärbt. Das Präparat muß mindestens 5 Minuten nach einem mäanderförmigen Muster abgesucht werden. Nachgewiesen werden dabei keine Tuberkuloseerreger, sondern **lediglich säurefeste Stäbchen**. Die mikroskopische Untersuchung kann nur zu einer Verdachtsdiagnostik benutzt werden. Negative Befunde schließen eine Tuberkulose niemals aus.
Die Kultivierung der Erreger setzt in der Regel eine Probenvorbereitung voraus. Das Untersuchungsmaterial muß homogenisiert und die Begleitflora weitgehend abgetötet werden. Hierzu stehen bewährte Labortechniken zur Verfügung. Die Kultur erfolgt auf lipidhaltigen Nährmedien, z. B. Gylcerol-Eier-Agar nach Löwenstein-Jensen (⊡ **188**) oder in Flüssigkulturen. Eine 5- bis 10 %ige CO_2-Atmosphäre fördert das Wachstum. Kulturzeit und -morphologie von M. tuberculosis und M. bovis sind ⊞ **92** zu entnehmen.

⊞ 92	Differenzierung von M. tuberculosis und M. bovis aufgrund der Kulturbedingungen	
Spezies	**Kulturzeit**	**Kulturmorphologie**
▷ M. tuberculosis	ca. 2 Wochen	eugones Wachstum: farblose (Runyon-Gruppe III), trockene, blumenartige Kolonien
▷ M. bovis	3 – 4 Wochen	dysgones Wachstum: farblose (Runyon-Gruppe III), glatte, feucht-glänzende Kolonien

Tierversuche mit Meerschweinchen werden heute nur noch in Ausnahmefällen durchgeführt, z. B. wenn bei bestehendem klinischem Verdacht andere Nachweismethoden mehrfach negative Ergebnisse brachten. Der diagnostische Einsatz von Tieren unterliegt der Anzeigepflicht des Tierschutzgesetzes (§ 8).
Von großer praktischer Bedeutung ist das **radiometrische Verfahren Bactec**. Dabei werden die Mykobakterien in einer Bouillon gezüchtet, deren Kohlenstoff radioaktiv markiert ist (^{14}C). Entwickelt sich über der Bouillon ^{14}C-Kohlendioxid, so ist dies ein Beweis für das Wachstum von Mykobakterien. Mit dieser Methode kann nicht nur sehr zuverlässig die Diagnose gestellt werden, es können auch sehr schnell Resistenzbestimmungen durchgeführt werden, ein Vorgang, der mit der konventionellen Methode sehr viel Zeit in Anspruch nimmt.

188 | **Kultur von Mycobacterium tuberculosis auf Löwenstein-Jensen-Agar**

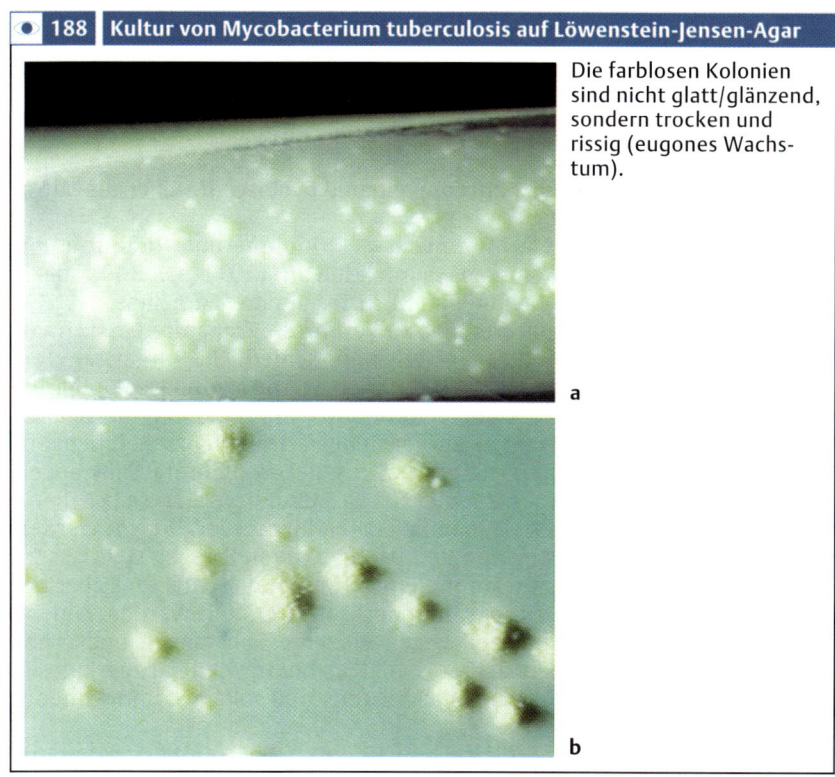

Die farblosen Kolonien sind nicht glatt/glänzend, sondern trocken und rissig (eugones Wachstum).

a

b

Therapie. Wegen der besonderen Zellwandstruktur der Mykobakterien, ihrer geringen Vermehrungsgeschwindigkeit und der teils intrazellulären Lagerung in den Phagozytosevakuolen von Makrophagen ergeben sich einige Unterschiede in der Antibiotikatherapie der Tuberkulose gegenüber anderen bakteriellen Infektionen.

Die eingesetzten Präparate finden z.T. speziell nur bei Mykobakterieninfektionen Anwendung:

- **Streptomycin:** Dieses Aminoglykosid der ersten Generation wird fast nur noch zur Behandlung der Tuberkulose eingesetzt. Es wirkt rasch bakterizid, aber ausschließlich nur auf solche Erreger, die sich in der akuten Phase der Infektion aktiv im extrazellulären Milieu bei neutralem pH-Wert vermehren.
- **Isonikotinsäurehydrazid (INH):** Nach Aktivierung durch die Katalase der INH-empfindlichen Mykobakterien wirkt es sehr stark gegen M. tuberculosis und M. bovis mit MHK-Werten von < 0,02 mg/l. Die MOTT haben eine 1000fach geringere Empfindlichkeit, ebenso wie die üblichen Bakterien. Diese Spezifität für Tuberkelbakterien beruht auf deren spezieller Zellwand. INH behindert nämlich ganz speziell die Synthese von langkettigen Fettsäuren (> 26 Glieder). In der akuten Phase der Infektion, wenn die Bakterien sich aktiv im extrazellulären Raum vermehren, kann INH die Erreger abtöten, gegen intrazelluläre Keime, die in den leicht angesäuerten Phagozytosevakuolen der Makrophagen liegen, kann INH dagegen nur wenig ausrichten.
- **Rifampicin:** Dieser Hemmer der RNS-Polymerase wirkt ebenfalls bakterizid, und zwar auf viele Mykobakterienarten. Dabei werden nicht nur die extrazellulären, sondern auch die intrazellulären Keime erfaßt, selbst wenn diese sich im feindlichen, sauren Milieu der Phagozytosevakuole nur noch langsam vermehren oder ruhen.
- **Pyrazinamid:** Nach Aktivierung in der Leber entsteht ein Metabolit, der ausschließlich auf M. tuberculosis bakterizid wirkt, allerdings nur im sauren Milieu der Phagozytosevakuole und auch nur gegen sich aktiv vermehrende Keime. Folglich ist bei einer Tuberkulose durch M. tuberculosis in der Anfangsphase (2 Monate lang) Pyrazinamid ein wirkungsvoller Partner. Wenn dann später, im sog. paucibacillären Stadium, nur noch

Therapie Infektionen mit Mykobakterien verlangen unkonventionelle Therapieansätze: Kombination von mehreren Medikamenten über mehrere Monate hinweg.

- **Streptomycin** wirkt bakterizid auf Mykobakterien während der aktiven Vermehrungsphase, also zu Beginn der Therapie.

- **Isonikotinsäurehydrazid (INH)** wird erst von der Katalase der Bakterien aktiviert. Es wirkt nur auf M. tuberculosis und M. bovis, indem es die Synthese der langkettigen Fettsäuren (> 26 Glieder) für die Zellwand hemmt.

- **Rifampicin** wirkt auf viele Mykobakterien, sowohl auf extra- wie intrazelluläre Bakterien.

- **Pyrazinamid** wird zunächst in der Leber aktiviert. Dieser Metabolit wirkt nur auf M. tuberculosis bakterizid, und zwar nur auf intrazelluläre Bakterien, die sich aktiv vermehren.

ganz wenige, »verschlafene« Keime vorhanden sind, nützt dieses Präparat nicht mehr viel.

- **Ethambutol** wirkt nur in Kombination.

- **Protionamid, Ethionamid, Capreomycin** und **Cycloserin** stehen als Mittel der 2. Wahl zur Verfügung.

- Neue **Derivate von Makroliden, Chinolonen und Rifampicin** haben gute Wirkung gegen MOTT (s. S. 340).

Eine **Mehrfachkombination wirkt synergistisch**, weil dadurch teils nur die extrazellulären und teils nur die intrazellulären Bakterien erfaßt werden. Am Bakterium greifen sie an unterschiedlichen Targets an. Die Entstehung von resistenten Varianten wird somit unterdrückt. Dennoch muß vor und auch während einer Therapie – spätestens aber bei Therapieversagen – ein **Antibiogramm** der Isolate erstellt werden.

- **Ethambutol:** Allein kann diese bakteriostatische Substanz, die den Einbau von Arabinogalactan in die Zellwand unterbindet, wenig ausrichten. In Kombination kann es sowohl die extra- wie intrazelluläre Vermehrung beeinträchtigen.

- **Protionamid, Ethionamid, Capreomycin** und **Cycloserin** stehen als Mittel der 2. Wahl zur Verfügung.

- **Makrolide** – vor allem Clarithromycin –, **Chinolone** und **Rifabutin**, ein Derivat von Rifampicin, kommen bei Infektion mit MOTT (s. S. 340), speziell bei Infektionen mit M. avium und M. intracellulare, zum Zuge.

Eine **Kombination** von mehreren der aufgeführten Präparate **ist sinnvoll und auch notwendig**, weil diese jeweils unterschiedliche Targets angreifen und auf unterschiedliche, extrazelluläre bzw. intrazelluläre Populationen wirken. Wichtig ist die **Mehrfachkombination** auch, um die Entstehung von resistenten Varianten zu verhindern. Die Wahrscheinlichkeit, daß eine einzelne Bakterienzelle gleichzeitig gegen mehrere Substanzen einen Resistenzmechanismus entwickelt, ist äußerst gering, selbst dann, wenn die Antibiotika über viele, nämlich 6–9 Monate, verabreicht werden müssen, um auch die versteckten und wenig aktiven Erreger zu erfassen. Dennoch muß vor und auch während einer Therapie – spätestens aber bei Therapieversagen – ein **Antibiogramm** der Isolate erstellt werden. Zunehmend werden heute Resistenzen gegen einzelne Substanzen und sogar multiresistente Stämme beobachtet, so daß es heute wieder Tuberkulosefälle gibt, die nicht therapierbar sind. Meistens sind solche Stämme importiert.

Im allgemeinen jedoch greift eine Kombinationstherapie bei stationärer Behandlung recht schnell, so daß bei empfindlichen Erregern innerhalb von 2 Monaten eine Elimination der Mehrzahl, vor allem der vermehrenden Keime, stattfindet und somit eine Ansteckungsfähigkeit in 90 % unterbunden wird. Eine stationäre Behandlung – oder sogar eine monatelange Separation in Lungenheilanstalten wie früher – ist dann nicht mehr notwendig. Allerdings muß in der **Stabilisierungsphase** weiterhin eine Kombinationstherapie (ohne Streptomycin und Pyrazinamid) für 4–7 Monate erfolgen, um eine endgültige Heilung zu erzielen (selbst dann existiert noch die Möglichkeit, daß einzelne Keime in Nischen überleben und irgendwann exazerbieren).

Die Kombinationstherapie ermöglicht nach wenigen Wochen eine Entlassung des Patienten aus stationärer Behandlung, wenn die Mehrzahl der Bakterien bereits abgetötet ist und eine Ansteckungsgefahr nicht mehr besteht. Allerdings muß in der **Stabilisierungsphase** weiterhin eine Kombinationstherapie (ohne Streptomycin und Pyrazinamid) für 4–7 Monate erfolgen, um eine endgültige Heilung zu erzielen (selbst dann existiert noch die Möglichkeit, daß einzelne Keime in Nischen überleben und irgendwann exazerbieren).

Wenn Kontakt mit einem Tuberkulosekranken bestanden hat und wenn eine Tuberkulinkonversion darauf hindeutet, daß eine Infektion stattgefunden hat – selbst wenn noch keine Krankheitszeichen vorhanden sind –, ist eine **prophylaktische Gabe von INH** (allein) über 3 Monate gerechtfertigt.

Prophylaxe
- Abschottung der offen Tuberkulösen
- Ausrottung der Rindertuberkulose

Prophylaxe. Wichtig ist die Isolation der Kranken mit Erregerausscheidung (offener Tuberkulose). Die Erkrankung ist nach dem Bundesseuchengesetz meldepflichtig, was beinhaltet, daß in einem solchen Fall sogar das bürgerliche Grundrecht auf Freizügigkeit aufgehoben ist und eine zwangsweise stationäre Behandlung angeordnet werden kann. Der Staat sieht für Tuberkulosekranke nach dem Bundessozialhilfegesetz besondere Leistungen vor. Routinemäßige Röntgenreihenuntersuchungen der Bevölkerung bzw. bestimmter Berufsgruppen (z. B. Lehrer) werden heute nicht mehr praktiziert. (Veterinärmedizinische Regeluntersuchungen schützen vor der Rindertuberkulose.)

Der **BCG-Impfstoff** besteht aus lebenden, attenuierten Mykobakterien, die eine zellvermittelte Immunreaktion induzieren; allerdings verleiht diese Impfung nur eine partielle Immunität.

Die Rolle der **Impfung mit lebenden, attenuierten Bakterien von M. bovis, Stamm BCG** (Bacille-Calmette-Guérin), ist umstritten. Lokal, am Ort der Injektion, kommt es zu einer Keimvermehrung, gefolgt von einer Eiterung, die später zu einer Einschmelzung führt, was hinterher eine Narbe hinterläßt. Meist sind auch die regionalen Lymphknoten befallen, und gelegentlich – bei Abwehrschwäche – kommt es sogar zu einer weiteren Ausbreitung, im schlimmsten Fall zu einer systemischen BCGitis. Andererseits ist die dadurch ausgelöste zellvermittelte Immunreaktion nicht sicher protektiv, allenfalls entsteht eine partielle Immunität, die vielleicht vor den schlimmsten Folgen einer Tuberkulose, z. B. vor einer tuberkulösen Meningitis, schützt; und auch das nur wenige Jahre.

Bei einer erfolgreichen Impfung kommt es aber auf alle Fälle zu einer positiven Tuberkulinreaktion, so daß dieser Test dann für die Frühdiagnose einer wirklichen Erkrankung ausfällt.
Die Impfung muß **streng intrakutan** – meist über dem Trochanter – erfolgen, um größere Schäden zu vermeiden.
Bei versehentlicher Fehlinjektion (zu tief!) ist sofort eine orale Therapie mit INH einzuleiten.

> ▶ *Merke.* **Nur tuberkulinnegative Personen dürfen mit BCG geimpft werden!**

Neugeborene zwischen dem 2. Lebenstag und der 6. Lebenswoche gelten generell als tuberkulinnegativ. Da die Abwehr ausschließlich zellulärer Natur ist, besteht keine Übertragung zwischen Mutter und Kind (fehlender »Nestschutz«). Ein Tuberkulintest erübrigt sich somit. Die Impfung der Neugeborenen wird heute nicht mehr allgemein empfohlen. Die Impfung sollte nur durchgeführt werden bei:
- Kindern, die direkt von einer Infektion bedroht sind (z. B. wenn sich im engeren Lebensraum des Kindes ein Tuberkulosekranker befindet)
- Kindern, die indirekt konkret bedroht sind, d. h. wenn ihre Eltern aus Ländern mit hoher Tuberkuloseinzidenz stammen (z. B. Türkei).

> ▶ *Merke.* Die Impfung ist **kontraindiziert** bei Neugeborenen unter 2500 g, bei jeder Schwäche des Immunsystems und bei akuten Erkrankungen jeder Art.
> Ältere Kinder und Erwachsene müssen sich vor einer Impfung einer Tuberkulintestung unterziehen. Zur Impfung zugelassen werden nur Personen, die im Intrakutantest nach Mendel-Mantoux auf 50–100 IE nicht reagieren.

> ▶ *Praktischer Tip.* Folgende **Tuberkulintests** können durchgeführt werden:
> - **Perkutan-Test** für Kinder unter 10 Jahren: Einreiben einer tuberkulinhaltigen Paste (Moro-Test) auf die entfettete Haut – meist über dem Sternum – oder Aufkleben eines mit 1-IE-Tuberkulinsalbe beschichteten Pflasters. Nach 72 Stunden Ablesung; als positiv wird das Auftreten zahlreicher geröteter Knötchen gewertet
> - **Stempel-Test** (verschiedene Handelspräparate): Die mit 5–10 IE Tuberkulin imprägnierten vier Spitzen des Teststempels werden 3 Sekunden lang in die Haut der Innenseite des Unterarmes eingedrückt und dann einmal kurz hin und her bewegt. Die Ablesung erfolgt frühestens nach 72 Stunden. Als positiv gilt eine gerötete Einzelinduration von mindestens 2 mm (keine Summation der Einzelspitzen) (▪ **189 a**)
> - **Intrakutantest nach Mendel-Mantoux:** An der Innenseite des Unterarmes werden 0,1 ml Tuberkulin einer standardisierten Verdünnung intrakutan injiziert. Die Ablesung erfolgt auch hier nach 72 Stunden. Als positiv gilt eine Induration von mindestens 6 mm (▪ **189 b**). Bei Verdacht auf Vorliegen einer Tuberkulose begnügt man sich mit der Testung von 1 IE; für epidemiologische Fragestellungen erhöht man bei negativen Ergebnissen auf 5–10 IE. Für Individualtestungen sollten Stärken von 50 bis 100 IE untersucht werden.

Die BCG-Impfung führt zu einer Tuberkulinkonversion.

Die Impfung erfolgt **streng intrakutan**.

Bei versehentlicher Fehlinjektion (zu tief!) ist sofort eine orale Therapie mit INH einzuleiten.

◀ Merke

Neugeborene zwischen dem 2. Lebenstag und der 6. Lebenswoche gelten generell als tuberkulinnegativ. Die Impfung der Neugeborenen wird heute nicht mehr allgemein empfohlen. Geimpft werden sollten:
- Kinder, die direkt von einer Infektion bedroht sind
- Kinder, die indirekt konkret bedroht sind, z. B. wenn ihre Eltern aus Ländern mit hoher Tuberkuloseinzidenz stammen.

◀ Merke

◀ Praktischer Tip

● 189 | **Tuberkulinreaktion**

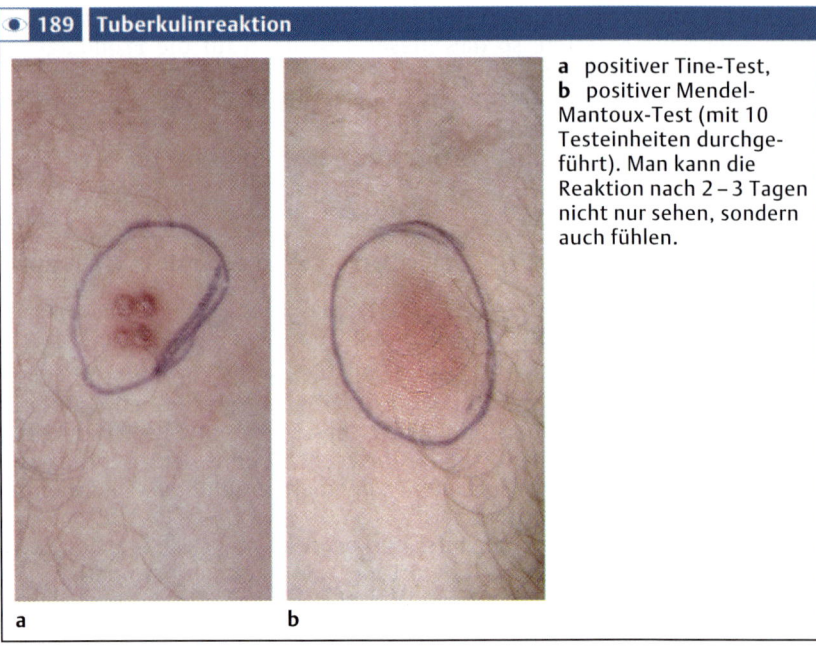

a positiver Tine-Test,
b positiver Mendel-Mantoux-Test (mit 10 Testeinheiten durchgeführt). Man kann die Reaktion nach 2 – 3 Tagen nicht nur sehen, sondern auch fühlen.

a   b

2.5.2 MOTT

Definition. Mykobakterien, die keine Tuberkulose und keine Lepra erzeugen, werden unter der Bezeichnung MOTT (mycobacteria other than tubercle bacilli) subsumiert.

Merke. Die alte Bezeichnung »atypische Mykobakterien« sollte endgültig verlassen werden, da die Bakterien dieser Gruppe in keiner Weise atypisch sind.

Klassifikation. Neben mehreren humanpathogenen Spezies gibt es viele Arten, die für den Menschen weniger von Bedeutung sein können (vgl. ▦ **91**, S. 330).

Bedeutung. Hauptmanifestationsorte von MOTT-Infektionen sind die Lunge, die Lymphknoten und die Haut, oder sie betreffen als generalisierte Infektion den gesamten Organismus.
- Lungeninfektionen sind klinisch, radiologisch und histologisch nicht von einer wirklichen Lungentuberkulose zu unterscheiden. MOTT-Infektionen sind nicht selten mit einer aktiven Tuberkulose kombiniert oder treten als Folge einer solchen auf.
- Lymphknoteninfektionen wurden früher häufig bei Kindern aus bäuerlichen Wohngemeinschaften beobachtet, wobei nicht selten infizierte Hühner Ausgangspunkt der Infektion waren.
- Hautmanifestationen finden sich in Form ekzematöser Erscheinungen, die häufig aus Wasserinfektionen entstehen (● **190**). Ein spezifischer Erreger ist **M. ulcerans**, das in tropischen Gebieten vorkommt und dort das **Buruligeschwür** verursacht (● **191**).
- Generalisierte Infektionen mit MOTT betreffen vor allem Menschen mit herabgesetzter Immunabwehr. So werden häufig AIDS-Patienten durch **M. avium, M. intracellulare** und **M. kansasii** zusätzlich bedroht. Selbst Darminfektionen kommen vor.

2.5.2 MOTT

Definition ▶

Merke ▶

Klassifikation

Bedeutung Hauptmanifestationen von MOTT-Infektionen finden sich in der Lunge, den Lymphknoten und der Haut (● 190) oder bei generalisierter Infektion im gesamten Organismus. Lungeninfektionen sind klinisch, radiologisch und histologisch nicht von einer wirklichen Lungentuberkulose zu unterscheiden. Generalisierte Infektionen mit MOTT betreffen vor allem Menschen mit herabgesetzter Immunabwehr. So werden häufig AIDS-Patienten durch MOTT zusätzlich gefährdet.
Ein spezifischer Erreger ist **M. ulcerans**, das in tropischen Gebieten vorkommt und dort das **Buruligeschwür** verursacht (● 191).

190 Schwimmbadgranulom, verursacht durch Mycobacterium marinum

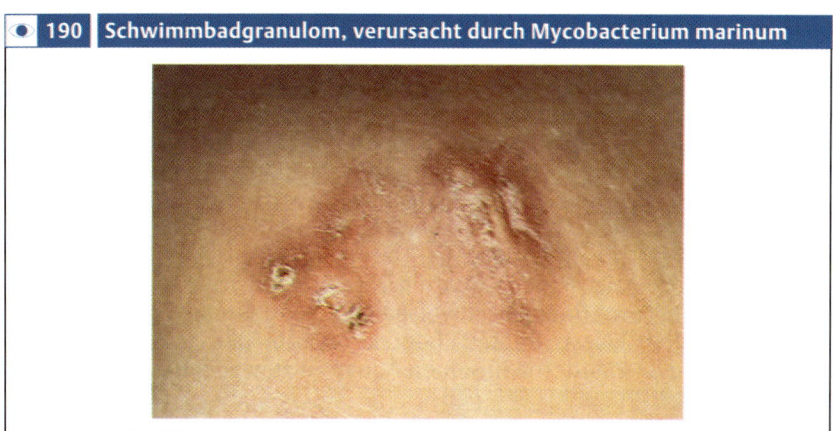

191 Ulcus tropicum (Ulcus Buruli)

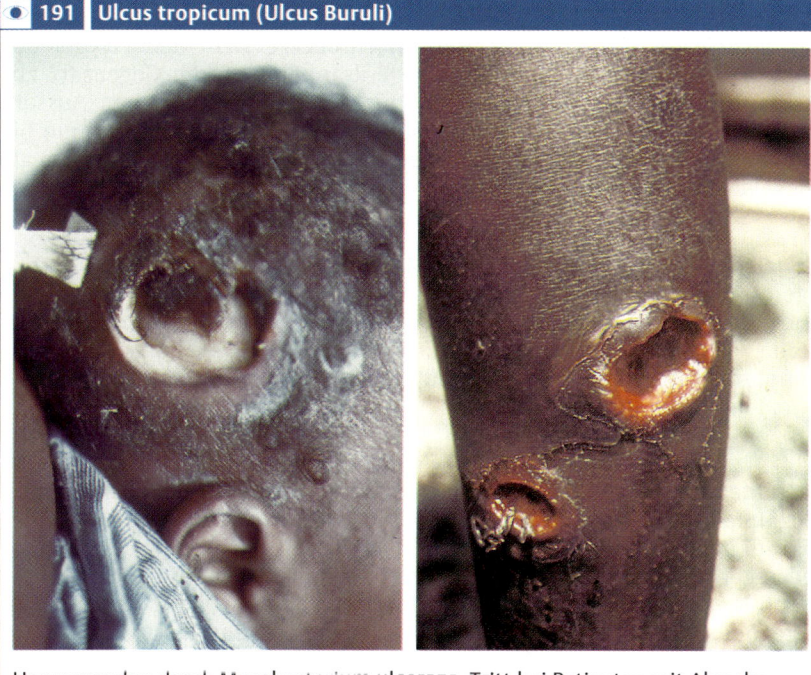

Hervorgerufen durch Mycobacterium ulcerans. Tritt bei Patienten mit Abwehrschwäche (in diesem Fall Unterernährung) auf. Keine spontane Heilung.

Nachweis. Nur durch die Kultur aus geeignetem Untersuchungsmaterial
kann die Diagnose gestellt werden. Die Kriterien der Runyon-Gruppenbil-
dung sind von entscheidender Bedeutung (S. 331).

Therapie. MOTT sind oftmals unempfindlich gegen Isoniazid und nur
mäßig empfindlich gegen andere Antituberkulotika. Die Chemotherapie ist
deshalb oft außerordentlich schwierig. Kombinationen von drei, vier, fünf
oder gar sechs Chemotherapeutika (teilweise im Wechsel zwischen parenteraler und oraler Verabreichung) sind nach individueller Austestung
angezeigt. Vor allem neuere Makrolide (Clarithromycin), Chinolone und
Rifabutin werden dazu eingesetzt.

Epidemiologie. MOTT werden in der Regel nicht in einer direkten Infektionskette von Mensch zu Mensch übertragen. Meist sind infizierte Tiere
oder Umweltmaterialien für die Infektion verantwortlich. MOTT-Infektionen sind nicht meldepflichtig. Andererseits kommt aber auch die gesetzlich verankerte »Tuberkulosefürsorge« nicht zum Zuge, was unter Umständen zu sozialen Härten führen kann.

Nachweis Nur durch die Kultur aus
geeignetem Untersuchungsmaterial.

Therapie MOTT sind oftmals unempfindlich gegen Isoniazid und nur mäßig
empfindlich gegen andere Antituberkulotika. Kombinationen von 3, 4, 5 oder
gar 6 Chemotherapeutika sind die
Regel.

Epidemiologie MOTT werden in der
Regel nicht in einer direkten Infektionskette von Mensch zu Mensch übertragen. Meist sind infizierte Tiere oder
Umweltmaterialien für die Infektion
verantwortlich.

Klinischer Fall

Ein 35jähriger Mann begibt sich wegen nässender, ekzematöser Hauterscheinungen an beiden Händen in dermatologische Behandlung. Nach etlichen therapeutischen Fehlschlägen und einigen bakteriologischen und mykologischen Untersuchungen ohne Befund (der Patient ist zwischenzeitlich in stationärer Betreuung) kommt der Verdacht auf, es könnte sich um eine Hauttuberkulose handeln. Die entsprechende Kultur erfolgt auf einem herkömmlichen Glycerol-Eier-Agar. Nach 6 Wochen Kulturzeit bei 37 °C in Dunkelheit finden sich farblose Kolonien. Eine Belichtung der Kultur bewirkt eine intensiv gelbe Pigmentierung der Kolonien. Es handelt sich somit um Mykobakterien der Runyon-Gruppe I (langsam wachsende, photochromogene Keime). Damit ist eine echte Tuberkulose ausgeschlossen. Nähere Differenzierungen zeigen, daß es sich um M. marinum handelt. Gezielte Fragen ergeben, daß der Patient begeisterter Aquarianer ist. Untersuchungen von Wasserproben aus seinen Aquarien verlaufen positiv; auch hier ist M. marinum nachweisbar. Es handelte sich also um eine klassische MOTT-Infektion, die der Mann sich beim Hantieren in seinen Aquarien zugezogen hatte.

2.5.3 Mycobacterium leprae

Geschichtliches ▶

Definition ▶

Pathogenese M. leprae sind intrazelluläre Parasiten. Die Abwehr findet ausschließlich auf zellulärer Ebene statt.

Klinik Zu unterscheiden ist zwischen der **lepromatösen Lepra** mit bösartigem, progressivem Verlauf und der **tuberkuloiden Lepra** mit benignem Verlauf und guter Heilungstendenz.

Klinische Bilder: **Facies leontina**, d. h. knotenartige Hautverdickungen, ist das Hauptsymptom für die lepromatöse Lepra (▪ 192 a).
Schmerzlose Extremitätenverstümmelungen und hypopigmentierte, gefühllose Hautareale kommen bei der tuberkuloiden Lepra vor (▪ 192 b).

2.5.3 Mycobacterium leprae

Geschichtliches. Erhard H. A. Hansen entdeckte 1874 den Erreger der Lepra. Es handelt sich dabei um eine Erkrankung, die im Gegensatz zur weitverbreiteten Meinung vielleicht nicht mit dem biblischen Aussatz identisch ist. Lepra läßt sich im europäischen Kulturraum gesichert nur bis ins 6. Jahrhundert nach Chr. zurückverfolgen. Sie wird im Altdeutschen als Mieselsucht bezeichnet.

> ▶ **Definition.** Mycobacterium leprae unterscheidet sich von den übrigen Mykobakterien dadurch, daß es weder in leblosen Nährmedien noch in Zellkulturen oder im Meerschweinchen kultiviert werden kann. Eine künstliche Vermehrung des Erregers ist nur in den Fußsohlen von immungeschwächten Mäusen und Ratten sowie im Armadillo (Gürteltier) möglich.

Pathogenese. Leprabakterien sind wenig aggressiv; nur bei massiver und langanhaltender Exposition kommt es nach langer Zeit (Jahren) zu einer Erkrankung. M. leprae verhalten sich im Körper genauso wie Tuberkuloseerreger, d. h., sie sind intrazelluläre Parasiten. Auch bei der Lepra versucht der Organismus der Infektion durch Ausbildung von Granulomen zu begegnen. Wie bei der Tuberkulose findet die Abwehr ausschließlich auf zellulärer Ebene statt. Die Sensibilisierung des Organismus auf Mycobacterium leprae kann in Analogie zur Tuberkulinreaktion mit **Lepromin** getestet werden.

Klinik. Die Inkubationszeit beträgt Monate bis Jahre. Es ist zu unterscheiden zwischen der
- **lepromatösen Lepra** und der
- **tuberkuloiden Lepra**
mit zahlreichen Übergangsformen, die als **Borderline-Lepra** bezeichnet werden.

Die lepromatöse Lepra ist durch einen bösartigen, progressiven Verlauf gekennzeichnet. Es kommt zur ungehemmten Bakterienvermehrung und Absiedlung in zahlreichen Organen. Das klassische Krankheitsbild wird durch knotenartige Hautverdickungen und -schwellungen bestimmt, die dem Gesicht das Aussehen eines Löwenkopfes verleihen (**Facies leontina**) (▪ 192 a). Der Befall peripherer Nerven ist nicht so gravierend wie bei der tuberkuloiden Lepra. Diese zeigt das durch die Medien verbreitete klinische Bild der Lepra. Durch Beteiligung und Ausfall der Nerven kommt es frühzeitig zur **schmerzlosen Verstümmelung der Extremitäten**. Hypopigmentierte, schmerzunempfindliche Hautareale sind typisch (▪ 192 b). Tatsächlich ist die tuberkuloide Lepra jedoch die benignere Form der Lepra mit einer guten Heilungstendenz.

Der Grund für die unterschiedlichen Verlaufsformen der Lepra liegt möglicherweise im Zustand der zellulären Abwehr begründet. Bei der lepromatösen Form liegt eine fehlende oder reduzierte T-Lymphozytenaktivität vor (Immunschwäche). Bei der tuberkuloiden Lepra ist die zelluläre Abwehr intakt, jedoch nicht in der Lage, die Situation unter Kontrolle zu bringen.

○ 192 | Lepra

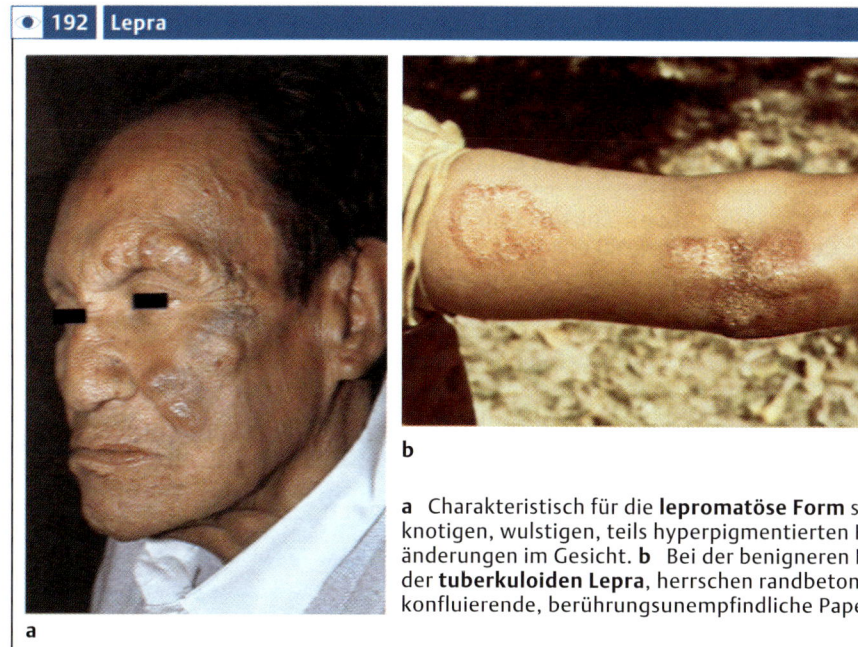

a Charakteristisch für die **lepromatöse Form** sind die knotigen, wulstigen, teils hyperpigmentierten Hautveränderungen im Gesicht. **b** Bei der benigneren Form, der **tuberkuloiden Lepra**, herrschen randbetonte, konfluierende, berührungsunempfindliche Papeln vor.

Nachweis. Da eine Kultivierung der Erreger in der Regel nicht möglich ist, kommt dem **klinischen Befund** und dem **mikroskopischen Nachweis säurefester Stäbchenbakterien** aus entsprechenden Hautläsionen große Bedeutung zu. Wichtiges differentialdiagnostisches Kriterium ist der **Lepromintest**. Diese Testung wird bei schneller Ablesung (48 Stunden) als **Fernandez-**, bei später Ablesung (4 Wochen) als **Mitsuda-Reaktion** bezeichnet (▦ 93).

Therapie. Die WHO hat eine Kombination von Chinolonen, Clofazimin, Rifampicin und Dapson empfohlen, die sich zwischenzeitlich bewährt hat. Selbst bei optimalen Bedingungen werden für eine effektive Therapie aber mehrere Jahre gebraucht.

Epidemiologie. Krankheitsverdacht, Krankheit und Tod an Lepra sind nach dem Bundesseuchengesetz meldepflichtig. In den entwickelten Ländern ist die Lepra heute ausgerottet. In den Ländern der dritten Welt sind über 12 Millionen Menschen erkrankt. Ansteckungsquelle ist der kranke Mensch. Da jedoch die klinisch apparenten Infektionen nur besonders empfindliche Individuen betreffen, wird heute die strenge Isolierung der Kranken nicht mehr gefordert. Engere Kontaktpersonen sollen in regelmäßigen Untersuchungen (alle 6 Monate) getestet werden. Inwieweit eine BCG-Impfung einen Schutz begründet, ist umstritten.

> ▶ **Merke.** Im Gegensatz zum weitverbreiteten Klischee ist Lepra keine hochkontagiöse Erkrankung!

Nachweis Da eine Kultur der Erreger in der Regel nicht möglich ist, kommt dem **mikroskopischen Nachweis säurefester Stäbchen** und dem **Lepromintest** große Bedeutung zu (▦ 93).

Therapie Kombination von Chinolonen, Clofazimin, Rifampicin und Dapson.

Epidemiologie Bereits der Krankheitsverdacht ist nach Bundesseuchengesetz meldepflichtig. Die Isolation der Kranken wird heute wegen der niedrigen Kontagiosität nicht mehr für erforderlich gehalten.

◀ Merke

93	Lepromintestung zur Frühdifferenzierung der unterschiedlichen Lepraformen		
Methode		**Lepromatöse Lepra**	**Tuberkulöse Lepra**
▷ Fernandez-Reaktion (Ablesung: 48 Stunden)		negativ	(nicht immer) positiv
▷ Mitsuda-Reaktion (Ablesung: 4 Wochen)		negativ	positiv

2.6 Gramnegative Kokken

2.6 Gramnegative Kokken

Gramnegative Kokken gehören zur Familie **Neisseriaceae**. Hierunter werden neben der Kokkengattung **Neisseria** und **Branhamella** auch die Kurzstäbchen **Acinetobacter, Moraxella** und **Kingella** subsumiert.

Klassifikation (☰**94)**

Die gramnegativen Kokken sind in die Familie **Neisseriaceae** subsumiert, der neben der Kokkengattung **Neisseria** und **Branhamella** auch die Gattung der Kurzstäbchen **Acinetobacter, Moraxella** und **Kingella** angehören.

Klassifikation. Die Gattung **Neisseria** kennt die in ☰**94** aufgeführten Arten. Daneben gibt es noch die Gattung **Branhamella**.

94	Klassifikation der Gattungen Neisseria und Branhamella	
Art	**Standort**	**Bedeutung**
▷ N. gonorrhoeae	Urogenital-, Rektal-, Pharyngeal- und Konjunktivalschleimhaut Infizierter	Erreger der Gonorrhö
▷ N. meningitidis	Nasopharynx	Erreger der epidemischen Meningitis
▷ N. lactamica	Nasopharynx	*
▷ N. cinerea	Nasopharynx	*
▷ N. sicca	Nasopharynx	*
▷ N. subflava	Nasopharynx	*
▷ N. perflava	Nasopharynx	*
▷ N. flavescens	Nasopharynx	*
▷ N. mucosa	Nasopharynx	*
▷ N. elongata	Urogenitalschleimhaut	*
▷ B. catarrhalis	Nasopharynx	Erreger von Sinusitis, Otitis media, Bronchitis
* = Angehörige der normalen Flora des Menschen, die jedoch gelegentlich Infektionen hervorrufen können		

2.6.1 Neisseria gonorrhoeae (Gonokokken)

2.6.1 Neisseria gonorrhoeae (Gonokokken)

Geschichtliches ▶

Geschichtliches. Der Erreger der Gonorrhö wurde 1879 von Albert Neisser erstmals dargestellt. (Die nach Neisser benannte Färbemethode dient jedoch nicht der Darstellung von Neisserien, sondern von Corynebacterium diphtheriae.) 1881 wurde die von dem Gynäkologen Karl Credé propagierte Prophylaxe der Gonokokken-Blennorrhö beim Neugeborenen mit 1% Argentum nitricum eingeführt.

Definition ▶

▶ **Definition.** Gonokokken sind gramnegative, in Kaffeebohnenform paarweise angeordnete Diplokokken, die Glukose, nicht jedoch Maltose und Saccharose abbauen.

Nachweis. Während der akuten Phase der Erkrankung findet man im mikroskopischen Präparat von Eiterabstrichen viele Erreger. Sie liegen als Diplokokken einzeln oder in Gruppen und sogar innerhalb von Leukozyten (■ 193).

> ▶ **Merke.** Die in der akuten Phase im Urethralsekret auftretenden, teils intrazellulär gelagerten Diplokokken, die sich in mikroskopischen Direktpräparaten mit Gram- und Methylenblaufärbung darstellen lassen, sind für eine Gonorrhö **nicht beweisend**.

Zur Sicherung der Diagnose ist jedoch der **kulturelle Nachweis** nötig, obwohl dies nicht immer gelingt, denn Gonokokken stellen hohe Ansprüche an Transport und bezüglich der Kultivierung. Geeignet sind Kochblutnährmedien (»Schokoladen-Agar«) mit Antibiotikazusätzen zur Unterdrückung der Begleitflora (Thayer-Martin-Agar). Die Anzucht erfolgt in einer 5- bis 10 %igen CO_2-Atmosphäre bei 37 °C. Die Gonokokken wachsen dann als kleine farblose Kolonien, die oxidasepositiv sind.

◉ 193 Gonokokken

Ausstrichpräparat, Methylenblaufärbung mit Leukozyten und intra- und extrazellulär gelegenen, semmelförmigen Diplokokken.

> ▶ **Merke.** Gonokokken haben nur eine Chance zu überleben, wenn sie aus einer feuchten, dunklen, warmen Nische sofort in eine andere feuchte, dunkle, warme Nische gelangen.

> ▶ **Praktischer Tip.** Gonokokken sind außerordentlich empfindlich und gehen außerhalb des menschlichen Körpers rasch zugrunde. Nur die sehr schnelle Einlieferung des Untersuchungsmaterials ins Labor unter Benutzung eines geeigneten Transportmediums sichert den Nachweis.

Bedeutung. Neisseria gonorrhoeae ist der **Erreger der Geschlechtskrankheit Gonorrhö** (GO, Tripper).

Pathogenese. Die Infektion erfolgt beim Geschlechtsverkehr. Andere Infektionsquellen sind denkbar, in der Praxis jedoch extrem selten, weil Gonokokken außerhalb des Körpers schnell durch Licht, Trockenheit und Kälte inaktiviert werden. Gonokokken besitzen wichtige Strukturen, die es ihnen gestatten, sich an Epithelzellen des Urogenitaltraktes anzuhaften, durch diese Zellen hindurch ins subseröse Gewebe einzudringen und der zellulären und humoralen Abwehr zu entgehen:
- ein besonderes Protein, das sich der Zellwand auflagert (opaque Protein)
- Haftpili (Gonokokken ohne Pili verlieren ihre Virulenz)

Nachweis Das mikroskopische Bild mit gramnegativen Diplokokken einzeln und in Gruppen, intra- und extrazellulär, ist meist typisch, aber nicht beweisend (■ 193).

◀ Merke

Zur Sicherung der Diagnose ist jedoch der **kulturelle Nachweis** nötig. Gonokokken stellen hohe Kulturansprüche. Eingesetzt werden Spezialmedien. Die Anzucht erfolgt in einer 5- bis 10 %igen CO_2-Atmosphäre.

◀ Merke

◀ Praktischer Tip

Bedeutung Erreger der Gonorrhö (GO, Tripper).

Pathogenese Die Infektion erfolgt bei Intimkontakten. Gonokokken besitzen folgende wichtige Pathogenitätsfaktoren:
- ein besonderes Protein, das sich der Zellwand auflagert (opaque Protein)
- Haftpili (Gonokokken ohne Pili verlieren ihre Virulenz)

- eine IgA-Protease, mit der sie die Schleimhautantikörper vom Typ IgA zerstören
- Endotoxin, das die Entzündung induziert.

Mit dem opaque Protein haften sich die Keime an Zellen des Urogenitaltraktes an. Diese nehmen die Erreger durch Endozytose auf und schleusen sie in einer Vakuole durch die Zelle in das subepitheliale Gewebe. Die Haftpili führen bei Kontakt der Gonokokken mit Phagozyten zu deren Degranulierung (Entleerung der Lysosomen). Werden die Erreger in die Zelle aufgenommen, überleben sie und vermehren sich. Durch **Antigenwechsel** unterlaufen sie die Immunreaktion.

Klinik Die Gonorrhö wird in eine **akute** und in eine **chronische Phase** unterteilt.

Während der **akuten Phase** der GO dominiert die **eitrige Entzündung der Harnröhre**, mit Schmerzen beim Urinieren und Abgang von Eiter.

Rektale und Rachen-GO bleiben oft symptomlos.

Die gonokokkenbedingte **Neugeborenen-Blennorrhö** führt zur Erblindung. Die **Credé-Prophylaxe** (Einträufeln einer 1 %igen Silbernitratlösung, alternativ Gabe von Antibiotikalösung oder -salbe in den Konjunktivalsack) ist heute nicht mehr obligat.

In der **chronischen Phase** breiten sich die Erreger aus. Beim Mann kann es zu **Prostatitis** und **Epididymitis**, bei der Frau zur **Adnexitis** und **Peritonitis** kommen (⊡ 194). Seltener ist die hämatogene Streuung der Erreger mit Arthritis und Reiter-Trias.

- eine von ihnen produzierte IgA-Protease, mit der sie die Schleimhautantikörper vom Typ IgA zerstören
- ein Endotoxin in der äußeren Membran, das eine heftige Entzündungsreaktion induziert.

Mit den Antigenstrukturen des opaque Protein haften sich die Gonokokken an die Epithelzellen des Urogenitaltraktes an. Diese nehmen die Erreger durch Endozytose auf und schleusen sie in einer Vakuole durch die Zelle hindurch in das subepitheliale Gewebe. Dort werden die eingedrungenen Erreger zum Teil von polymorphkernigen Leukozyten phagozytiert und abgetötet. Ein besonderer Schutzmechanismus des Erregers ermöglicht jedoch seine weitere Ausbreitung. Die Haftpili führen bei der Anhaftung der Gonokokken an Phagozyten zu einer Degranulierung (Entleerung der Lysosomen). Werden die Erreger nunmehr in die Zelle aufgenommen, können sie dort nicht nur überleben, sondern sich sogar vermehren.

Das Genom der Gonokokken hält mehrere Variationen des opaque Proteins sowie des Pilins vor, so daß ein Bakterium durch **Antigenwechsel** der Immunreaktion ausweicht. Die IgA-Protease trägt ebenfalls dazu bei, die lokale Immunität zu zerstören, indem das F_c-Stück vom IgA abgespalten wird. Die Fab-Fragmente können aber immer noch spezifisch mit dem Antigen an der Oberfläche der Bakterien reagieren. So werden die fremden Erreger durch körpereigene Proteine maskiert und entgehen somit weiteren Angriffen. Die Folge ist eine **Chronifizierung**.

Klinik. Die klassische Gonorrhö wird unterteilt in die
- akute Phase (beim Mann als »vordere GO«, bei der Frau als »untere GO« bezeichnet) und
- die chronische Phase (beim Mann: »hintere GO«; bei der Frau »obere GO« genannt).

Akute Phase

Nach einer Inkubationszeit von 2 – 7 Tagen kommt es zu einer **Entzündung der Harnröhre**, die mit Rötung und Schwellung des Orificium urethrae sowie Schmerzen beim Urinieren einhergeht. Aus der Urethra entleert sich ein eitriges Sekret. Bei der Frau verläuft die Infektion meist blander und bleibt deshalb häufig unerkannt. Wenn allerdings die Bartholin-Drüse befallen ist, entwickelt sich in diesem stark innervierten Gebiet eine äußerst schmerzhafte Entzündung (**Bartholinitis**).

Rektale und Rachen-Gonorrhö, die durch Analverkehr bzw. durch Cunnilingus oder Fellatio erworben werden, bleiben sehr oft symptomlos.

Die gonokokkenbedingte **Neugeborenen-Blennorrhö** war noch im 19. Jahrhundert die häufigste Ursache von Erblindung. Die 1881 eingeführte **Credé-Prophylaxe** ist heute nicht mehr obligat. In Kliniken obliegt es dem Chefarzt, durch Dienstanweisung die Hebammen zu dieser Maßnahme zu verpflichten. Das ursprüngliche Verfahren – Einträufeln einer 1 %igen Silbernitratlösung in den Konjunktivalsack des Neugeborenen - wird heute manchmal durch wäßrige Penicillinlösungen oder Erythromycin- bzw. Tetracyclinsalben ersetzt.

Chronische Phase

Unbehandelt verschwinden die lokalen Symptome, und eine aszendierende Verbreitung der Erreger im Gewebe ist die Folge: Beim Mann dominieren **Prostatitis** und **Epididymitis**; die entzündliche Reaktion ist nur noch schwach und die Eiterbildung gedrosselt, so daß sich allenfalls über Nacht noch etwas Eiter in der Urethra ansammelt und dann noch vor dem ersten Wasserlassen als »Bonjour-Tröpfchen« am Orificium austritt (⊡ 194). Bei Frauen sind die Folgen schlimmer; die **Adnexitis**, im Extremfall auch eine **Peritonitis** sind belastend und schmerzhaft. Oftmals ergibt sich eine Verstärkung der Symptome während der Menstruation, teilweise mit Ausbildung von Exanthemen.

Selten (1 – 3 %) kommt es zu einer hämatogenen Streuung der Erreger, mit den Folgen einer **Arthritis** (besonderer Manifestationsort: Kniegelenk; Vorsicht! Nicht jede Gonarthritis ist gonorrhoisch!), Konjunktivitis, seltener einer Endokarditis. Die **Reiter-Trias** (Arthritis, Konjunktivitis, Urethritis) trifft hauptsächlich Männer.

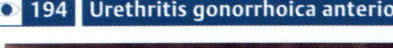

194 Urethritis gonorrhoica anterior

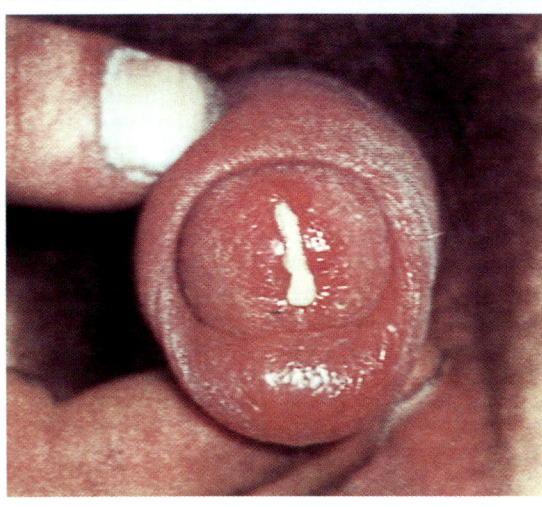

Mit gelbem eitrigem Ausfluß und gerötetem Orificium urethrae und Präputiumödem.

Krankheitsfolgen. Spätfolge bei Männern ist die Harnröhrenstriktur. Bei Frauen kommt es nicht selten zu Tubenverklebungen, die eine Sterilität bedingen.

Therapie. Mittel der Wahl wäre **Benzylpenicillin** (Penicillin G). Seit 1976 werden aus Südostasien eingeschleppte Stämme (»Sextourismus«) isoliert, die **penicillinresistent** sind. Das Anitibiogramm ist deshalb unverzichtbar. Cephalosporine, Spectinomycin und Chinolone sind alternative Antibiotika für die Einmaltherapie. Eine Mitbehandlung des Intimpartners sollte versucht werden.

Epidemiologie. Die Gonorrhö ist weltweit, jedoch mit unterschiedlicher Inzidenz verbreitet. Die Dunkelziffer ist vor allem in der dritten Welt sehr hoch.

Prophylaxe. Die sicherste Prophylaxe einer Gonorrhö liegt in der Benutzung von Kondomen bei Intimkontakten mit wechselnden Partnern, angesichts der AIDS-Problematik heute eigentlich selbstverständlich.
In der Bundesrepublik Deutschland besteht nach dem Gesetz zur Bekämpfung der Geschlechtskrankheiten eine **anonyme Meldepflicht** für Personen, die als Infizierte erkannt sind und sich einer ärztlichen Behandlung unterziehen.
Bei Behandlungsverweigerern besteht für den Arzt namentliche Meldepflicht an das zuständige Gesundheitsamt.
Die Prophylaxe beim Neugeborenen (Credé-Prophylaxe) wurde bereits beschrieben.

Krankheitsfolgen Spätfolge bei Männern ist die Harnröhrenstriktur, bei Frauen Sterilität infolge Tubenverklebung.

Therapie Mittel der Wahl ist **Benzylpenicillin**, jedoch sind **zunehmende Resistenzen** durch Stämme aus Südostasien zu beobachten. Cephalosporine, Spectinomycin und Chinolone sind Alternativen.

Epidemiologie Die »GO« ist weltweit verbreitet. Die Dunkelziffer ist hoch.

Prophylaxe Der sicherste Schutz liegt in der Benutzung von Kondomen. In der Bundesrepublik Deutschland besteht nach dem Geschlechtskrankheitengesetz **anonyme Meldepflicht** für behandlungswillige Infizierte.

Bei Behandlungsverweigerern besteht für den Arzt namentliche Meldepflicht an das zuständige Gesundheitsamt.

Klinischer Fall

Innerhalb von wenigen Tagen werden drei junge Frauen mit den Symptomen einer hochschmerzhaften Salpingitis in die gynäkologische Abteilung einer Klinik eingeliefert. Nach notfallmäßiger chirurgischer Intervention finden sich die Patientinnen später auf der Allgemeinstation wieder. Die Diagnose Gonorrhö wird labormäßig aus dem Salpingitiseiter gestellt. Sehr schnell zeigt sich, daß sich alle drei untereinander kennen, zwar nicht persönlich, jedoch vom Sehen. Alle drei besuchten regelmäßig eine bestimmte Diskothek. Die Befragung des Stationsarztes bezüglich der Ansteckungsquelle führt bei allen drei Patientinnen zum gleichen Ergebnis: Sie sind der Meinung, sich die Infektion auf der Toilette eben dieser Diskothek zugezogen zu haben. Dort stünden die Frauen Schlange, da nur eine einzige Toilette

vorhanden sei. Eine entsprechende Meldung an die zuständige Gesundheitsbehörde führt zu einer Begehung der Diskothek durch das Gesundheits- und das Gewerbeaufsichtsamt. Die tatsächlich vorhandenen untragbaren sanitären Verhältnisse werden beanstandet. Dem anwesenden Amtsarzt fällt ein überaus attraktiver Diskjockey auf. Durch eine unbestimmte Ahnung inspiriert, kann er in einem »Gespräch unter Männern« erreichen, daß sich der Diskjockey bereit erklärt, sich einer entsprechenden Untersuchung zu unterziehen. Das Ergebnis dieser Untersuchung wird offiziell niemals bekannt. Eine nochmalige vorsichtige Befragung der Patientinnen durch den Klinikarzt ergibt jedoch, daß alle drei Frauen mit diesem Diskjockey Intimkontakt hatten.

2.6.2 Neisseria meningitidis (Meningokokken)

Geschichtliches. Die epidemische Genickstarre wurde erstmals 1805 von Vieusseux in Genf als eigenes Krankheitsbild beschrieben. **Neisseria meningitidis** wurde 1887 vom Wiener Pathologen Anton Weichselbaum nachgewiesen.

> ▶ ***Definition.*** Meningokokken sind gramnegative, semmelförmig angeordnete Diplokokken. Die unbeweglichen, zur Sporenbildung nicht befähigten Keime besitzen eine Polysaccharidkapsel (▣ 195a und b).

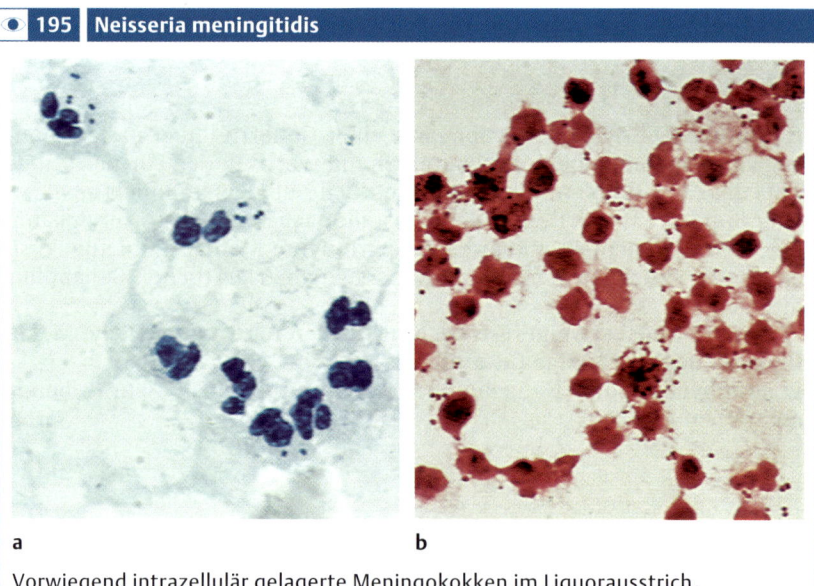

▣ **195** **Neisseria meningitidis**

a   b

Vorwiegend intrazellulär gelagerte Meningokokken im Liquorausstrich.
a Methylenblaufärbung, **b** Gramfärbung

Klassifikation. Die Antigenstrukturen der Polysaccharidkapsel gestatten eine Unterteilung in 14 Serotypen. Der häufigste Serotyp ist **Typ B**, der für **sporadische Fälle in Europa** verantwortlich ist. **Typ A und Typ C** wurden als **Erreger von Epidemien** mehrfach beobachtet. Die anderen Serotypen (X, Y, Z, 29E und W135) sind selten isoliert worden.

Bedeutung. Meningokokken sind häufige Erreger der epidemischen Genickstarre (**Meningitis epidemica**) (ggf. siehe auch ▪ **226**, S. 408) und anderer oft schwer verlaufender Infektionen (z. B. Sepsis, Pharyngitis).

Pathogenese. 5 – 10 % der Bevölkerung sind symptomlose Keimträger von Meningokokken. Die Übertragung erfolgt durch Tröpfchen oder als Schmierinfektion.
Pathogene Meningokokken besitzen mehrere, entscheidende **Virulenzfaktoren**:
- Nach Bindung an die Epithelzellen lösen **Adhäsine** eine Internalisation aus, und die Erreger überwinden diese Barriere auf intrazellulärem Weg.
- Wenn sie dann in die Zirkulation gelangen, können sie sich das notwendige Fe^{++} beschaffen, obwohl sie selbst keine Siderophore bilden, welche die Eisenionen vom Transferrin wegnehmen könnten. Sie haben dafür einen **Rezeptor für humanes Transferrin** und holen sich das Eisen davon.
- Das **Endotoxin** der Meningokokken kann die Zytokinkaskade auslösen und so Fieber, Gerinnungsstörungen und Schock verursachen.
- Die **Polysaccharidkapsel** schützt vor Phagozytose und Komplementopsonisation.

Sofort nach der Infektion erfolgt die Immunisierung, die in der Regel die Elimination der Erreger bedingt. Eine klinisch manifeste Infektionskrankheit kann entstehen, wenn
- eine massive Invasion virulenter Erreger die vorhandene Immunität durchbricht
- der Organismus infolge eines Immundefektes nicht in der Lage ist, eine spezifische Antikörperbildung zu bewerkstelligen, oder
- ein Defekt im Komplementsystem die Elimination der Erreger verhindert.
 Kinder unter 12 Monaten profitieren von einem »Nestschutz«, Kleinkinder im Alter von 1 – 4 Jahren sind die am häufigsten Betroffenen.

Klinik. Nach einer Inkubationszeit von 2 – 5 Tagen (▦ 95) kommt es zu plötzlich einsetzendem schwerem Krankheitsgefühl mit hohem Fieber, Schüttelfrost, Kopfschmerzen und Nackensteife. Die immer vorhandene Bakteriämie (die Meningokokken-Meningitis ist eine **Allgemeininfektion!**) kann zu einer Infektion der Endothelzellen von Herz, Lunge und Gelenken führen.

▶ **Praktischer Tip.** Bei Befall der Haut kommt es durch die Schädigung der Endothelzellen zu einer Extravasation von Blut (petechiale Blutungen unterschiedlicher Ausdehnung vor allem am Stamm). Mit dem Glasspatel lassen sich diese roten Flecken **nicht** wegdrücken, wie das bei einer bloßen Weitstellung der Gefäße der Fall wäre.

Es kann zu einem Endotoxinschock mit Verbrauchskoagulopathie und hämorrhagischer Nekrose der Nebennierenrinden kommen, dem **Waterhouse-Friderichsen-Syndrom** (▪ **196**).

Krankheitsfolgen. Die Letalität ist sehr unterschiedlich. Sie wird zwischen 20 und 70 % angegeben. Bei rechtzeitiger Behandlung liegt sie unter 1 %.

Nachweis. Im mikroskopischen Präparat vom Liquor sieht man erst mit zeitlicher Verzögerung von wenigen Stunden nach Invasion eine Zunahme der Granulozyten. Die gramnegativen Diplokokken liegen in Gruppen intra- **und** extrazellulär. Der kulturelle Nachweis erfolgt aus Liquor und Blut, seltener aus Abstrichen von Hautläsionen oder aus dem Nasopharynx. Die Identifikation gelingt mittels bunter Reihe. Die Serotypisierung erfolgt mit entsprechenden Antiseren.

Bedeutung Meningokokken sind die Erreger der **Meningitis epidemica**.

Pathogenese 5 – 10 % der Bevölkerung sind symptomlose Keimträger. Die Übertragung erfolgt durch Tröpfchen oder als Schmierinfektion.
Virulenzfaktoren von pathogenen Meningokokken sind:
- **Adhäsine**, welche eine Internalisation in die Epithelzellen auslösen
- **Rezeptoren für humanes Transferrin**, womit sie sich Fe^{++} besorgen
- **Endotoxin**, welches Entzündung auslöst
- **Polysaccharidkapsel**, die vor Opsonisation und Phagozytose schützt.

Eine klinisch manifeste Infektionskrankheit kann entstehen, wenn eine massive Invasion virulenter Erreger die vorhandene Immunität durchbricht oder der Organismus infolge eines Immundefektes nicht zur spezifischen Antikörperbildung in der Lage ist.

Klinik Nach einer Inkubationszeit von 2 – 5 Tagen (▦ 95) kommt es zu plötzlich einsetzender Meningitis. Die immer vorhandene Bakteriämie (es handelt sich um eine **Allgemeininfektion!**) kann zu einer schweren Sepsis und zu einem **Waterhouse-Friderichsen-Syndrom** (Endotoxinschock mit Verbrauchskoagulopathie) führen.

◀ **Praktischer Tip**

Krankheitsfolgen Die Letalität liegt unbehandelt bei bis zu 70 %.

Nachweis Kulturell aus Liquor und Blut, seltener aus anderem Material.

● 196 | **Waterhouse-Friderichsen-Syndrom**

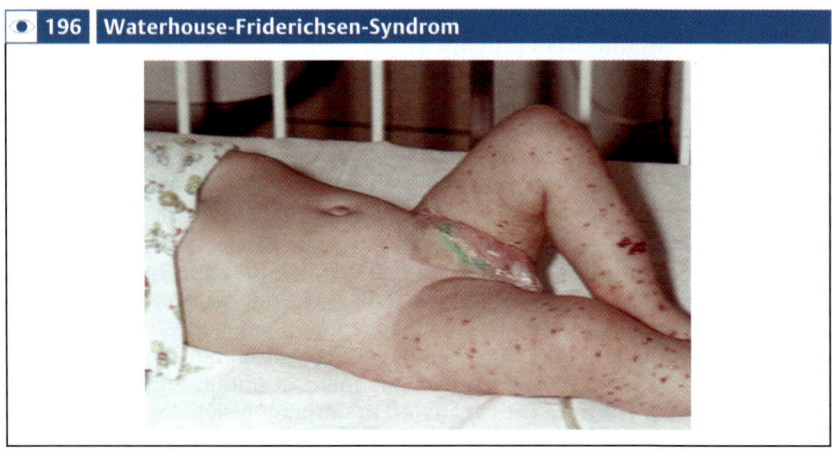

Therapie

Therapie.

Merke ▶

> ▶ **Merke.** Mittel der Wahl ist die intravenöse Gabe von Benzylpenicillin (Penicillin G), denn eine Resistenz ist sehr selten. Extrem wichtig ist, mit der Therapie unverzüglich zu beginnen. Nur so können die Letalität gesenkt und Spätschäden verhindert werden. Aber: Da ein Erregernachweis anfangs oft noch nicht vorliegt, sollte besser mit einem Antibiotikum therapiert werden, das auch andere Meningitiserreger erfaßt, z. B. ein Cephalosporin der 3. Generation.

Epidemiologie Bei uns tritt die Erkrankung sporadisch auf. **Serotyp B** ist dabei der häufigste Erreger. In Ländern der dritten Welt dominieren bei Epidemien Serotypen A und C.

Epidemiologie. Meningokokkeninfektionen treten bevorzugt in der kalten Jahreszeit auf. Bei uns sind meist nur sporadische Erkrankungen, hauptsächlich durch die **Serogruppe B** (ca. 90 %), zu sehen. In den Ländern der dritten Welt (hauptsächlich in der Sahelzone Afrikas, etwas seltener in Brasilien, Nepal und anderen Ländern dieser Breitengrade; »Meningitisgürtel«) kommt es regelmäßig zu epidemieartigen Ausbrüchen, wofür häufig die Serotypen A und C verantwortlich sind.

Prophylaxe Eine **Schutzimpfung** ist nur für besonders exponierte Personengruppen zu empfehlen. Eine Vakzine gegen Serotyp B steht nicht zur Verfügung.

Prophylaxe. Serumantikörper gegen Kapselantigene und andere Oberflächenstrukturen schützen vor einer Invasion. Solche spezifischen Antikörper werden natürlicherweise im Laufe des Lebens durch Kolonisation mit N. meningitidis, aber auch mit anderen, nichtpathogenen Neisserien (z. B. N. lactamica) induziert.

Für eine aktive Impfung steht ein Totimpfstoff zur Verfügung, der jedoch nur Antikörper gegen die Serotypen A, C, Y und W135 induziert. Eine Vakzine gegen die – bei uns zu über 90 % isolierte – **Serogruppe B** existiert nicht. Die **Schutzimpfung** empfiehlt sich also nur für Personen (Entwicklungshelfer, Ärzte etc.), die in Ländern der dritten Welt einem erhöhten Infektionsrisiko ausgesetzt sind.
Da Erkrankte die Erreger oft in großer Menge ausscheiden, kommt es z. B. beim Absaugen der Trachealflüssigkeit oder bei Reanimation zu starker Aerosolbildung. Folglich haben Kontaktpersonen ein 1000fach höheres Risiko zu erkranken. Eine **Chemoprophylaxe** des medizinischen Personals oder von Angehörigen des Patienten mit Rifampicin bzw. Doxycyclin für 2 Tage wäre sinnvoll. Auch Chinolone sind hervorragend wirksam (bei Schwangerschaft kontraindiziert).

Merke ▶

> ▶ **Merke.** Eine Chemophrophylaxe im Umfeld von Erkrankten sowie die Sanierung erkannter Keimträger sollten nicht mit Penicillin, sondern mit Rifampicin, Doxycyclin, Chinolon oder einem Cephalosporin der 3. Generation vorgenommen werden, da Penicillin nicht in ausreichender Menge in den Schleim ausgeschieden wird und somit eine Besiedelung der Oberfläche nicht beeinflußt.

95	Meningokokken-Meningitis auf einen Blick		
Inkubations-zeit	**Direkte Ansteckungs-fähigkeit von Mensch zu Mensch**	**Meldepflicht**	**Wiederzulassung der Erkrankten zu Gemeinschafts-einrichtungen**
2 – 5 Tage	nach Beginn einer Antibiotikatherapie verschwinden die Erreger innerhalb von 24 Stunden	Erkrankung und Tod sind melde-pflichtig	nach Abklingen der klinischen Symptome

▶ **Merke.** Meningokokken sind außerordentlich empfindlich gegen Umwelteinflüsse. Die schnelle Anlieferung in das mikrobiologische Labor unter Verwendung eines geeigneten Transportmediums ist von großer Wichtigkeit. Material nicht kühlen.

◀ Merke

2.6.3 Branhamella catarrhalis

Früher, als ihre pathogene Bedeutung noch nicht bekannt war, wurden diese Bakterien als Neisseria catarrhalis bezeichnet und für übliche Flora erachtet, weil sie bei gesunden Trägern vorkommen. Sie sind jedoch durchaus in der Lage, Sinusitis und Otitis media und sogar Bronchitis und Pneumonie hervorzurufen, in seltenen Fällen sogar eine Bakteriämie mit Endokarditis und selbst Meningitis (◉ **197**).
Zu bemerken ist, daß diese Keime oft eine Resistenz gegen viele verschiedene Antibiotika, auch gegen Penicillin, besitzen.

2.6.3 Branhamella catarrhalis

Branhamella catarrhalis besiedelt nicht nur die oberen Luftwege, sondern verursacht auch Sinusitis, Otitis media, Bronchitis, Pneumonie (◉ 197).

◉ 197	Mikroskopisches Bild eines eitrigen Sputums bei Infektion mit Branhamella catarrhalis

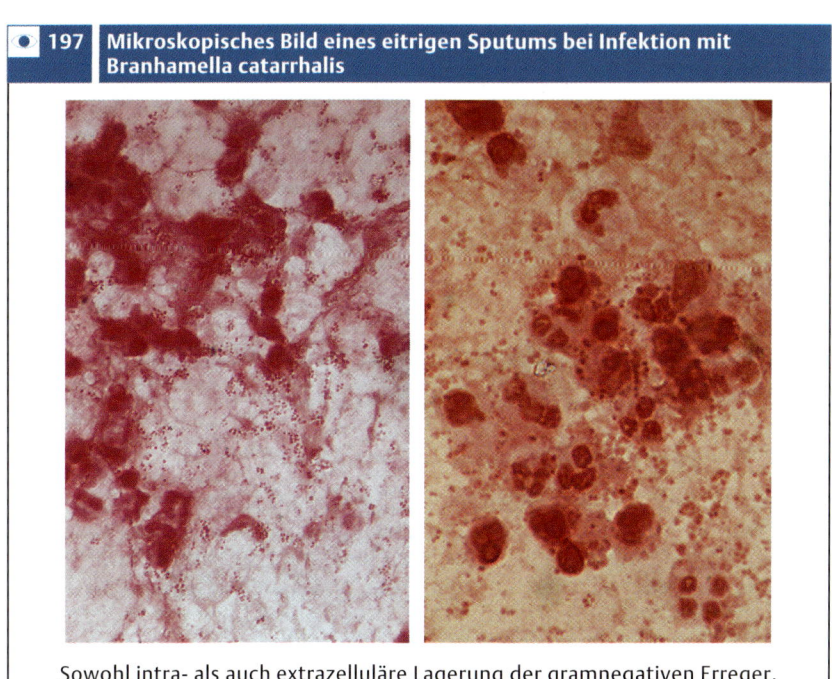

Sowohl intra- als auch extrazelluläre Lagerung der gramnegativen Erreger.

2.7   Anaerobe, gramnegative Kokken

Keime der Gattung **Veillonella**, Megasphaera und Acidaminococcus besiedeln Oropharynx und Intestinum. Bei einer starken Vermehrung können sie allenfalls als Erzeuger von Mundgeruch in Erscheinung treten; selten sind sie an wirklichen Infektionen beteiligt.

Kokkoide Kurzstäbchen der Gattungen **Acinetobacter, Moraxella** und **Kingella** gehören zur **normalen Körperflora** des Menschen. Sie können gelegentlich an Infektionen beteiligt sein. Insgesamt sind sie als Krankheitserreger nur von nachgeordneter Bedeutung.

2.8   Kokkoide Kurzstäbchen

2.8.1   Acinetobacter

Wie der Name ausdrückt, sind diese nicht fermentierenden Bakterien unbeweglich, d. h. unbegeißelt. Es handelt sich um kokkoide, gramnegative, oft paarweise auftretende Stäbchenbakterien mit häufigem Vorkommen in der Umwelt. Neben **Acinetobacter calcoaceticus** existieren noch mehrere Spezies, z. B. A. baumanni, A. lwoffi[*]. Der kulturelle Nachweis des Keimes aus klinischem Untersuchungsmaterial gelingt problemlos, jedoch ist die Entscheidung, ob einem solchen Isolat eine Infektionsrelevanz zukommt, in der Regel schwierig. Als Erreger von Hospitalinfektionen (z. B. Pneumonie nach künstlicher Beatmung oder Wundinfektionen nach Operationen) sind sie allerdings ernst zu nehmen. Eine Therapie gegen Acinetobacter-Infektionen erfordert immer ein Antibiogramm, da der Erreger gegen zahlreiche Antibiotika resistent sein kann.

2.8.2   Moraxella

Moraxella sind gramnegative, plumpe Kurzstäbchen, die zur normalen Flora des Pharynx und der Konjunktiven gehören. Die bedeutendste Spezies ist **Moraxella lacunata**, die früher für zahlreiche Infektionen am Auge verantwortlich gemacht wurde. Heute wird sie nur noch selten isoliert.

2.8.3   Kingella

Kingella sind prinzipiell gramnegative – in der Praxis jedoch häufig gramlabile – relativ große Stäbchen, die als Krankheitserreger nur sehr selten in Betracht kommen, gelegentlich jedoch aus Blutkulturen isoliert werden und offensichtlich bei Endokarditiden eine Rolle spielen.

2.9   Gramnegative aerobe, nichtfermentierende Stäbchenbakterien

2.9.1   Pseudomonadaceae

Geschichtliches. Der Arzt Otto Friedrich Müller aus Kopenhagen versuchte 1786 eine Bakteriensystematik mit wissenschaftlicher Nomenklatur zu schaffen. Dabei unterschied er zwischen beweglichen Mikroben, die er als Zittertierchen oder Vibriones bezeichnete, und unbeweglichen »Urkörperchen« oder Monaden (Monas punctum = Kokke). Am Ende des 19. Jahrhunderts erkannte man, daß es bewegliche Stäbchenbakterien gab, die nicht in das Schema der Vibrionen einzuordnen waren. Es handelte sich vielmehr um »falsche (weil bewegliche) Urkörperchen«, also Pseudo-Monaden.

---

[*] A. lwoffi ist benannt nach dem Nobelpreisträger André Lwoff.

▶ **Definition.** Pseudomonaden sind gramnegative, nichtsporenbildende Stäbchenbakterien, die leicht gebogen sein können (aber keine Schraubenstruktur besitzen) unterschiedlicher Größe (0,5 – 5,0 µm). Mit einer einzigen Ausnahme (**Burkholderia mallei**) sind Pseudomonaden grundsätzlich beweglich, da sie eine oder auch mehrere polar angeordnete Geißeln besitzen (unter Kulturbedingungen können auch peritriche Begeißelungen beobachtet werden). Pseudomonaden sind obligate Aerobier, die zur Abdeckung ihres Energiebedarfes Sauerstoff als terminalen Elektronenakzeptor benötigen. Sie besitzen alle das Enzym Katalase.
Weil sie Glukose nicht fermentativ, sondern nur oxidativ verwerten können, werden sie zu den **Nonfermentern** gezählt.

◄ Definition

Klassifikation. Die rein mikrobiologische Klassifikation ist sehr kompliziert, wir unterscheiden heute in der Familie Pseudomonadaceae folgende Genera (⊞ 96).
- Pseudomonas
- Burkholderia
- Stenotrophomonas (früher Xanthomonas)
- Shewanella
- Sphingomonas
- Comamonas

Klassifikation Man unterscheidet in der Familie Pseudomonadaceae folgende Genera (⊞ 96):
- Pseudomonas
- Burkholderia
- Stenotrophomonas (früher Xanthomonas)
- Shewanella
- Sphingomonas
- Comamonas

⊞ 96	Medizinisch bedeutungsvolle Pseudomonaden	
Keim		**Bedeutung/Vorkommen**
▷ I	**Pseudomonas**	
	a) pathogen	
	Pseudomonas aeruginosa	Eiter (blau-grün)/Wasser
	b) wenig pathogen	
	Pseudomonas fluorescens	Wasser
	Pseudomonas putida	Wasser
	Pseudomonas stutzeri	Wasser
	Pseudomonas syringae	Wasser
▷ II	**Burkholderia**	
	Burkholderia cepacia (früher: Pseudomonas cepacia)	Bronchitis bei Mukoviszidose/Wasser
	Burkholderia mallei	Eiter bei Einhufern (selten beim Menschen)
	Burkholderia pickettii	Wasser
	Burkholderia pseudomallei	Melioidose/Wasser/Staub
▷ III	**Stenotrophomonas**	
	Stenotrophomonas maltophilia (früher: Xanthomonas maltophilia)	Hospitalinfektion/Wasser
▷ IV	**Shewanella**	
	Shewanella putrefaciens	Wasser
▷ V	**Sphingomonas**	
	Sphingomonas paucimobilis	Wasser
▷ VI	**Comamonas**	
	Comamonas acidovorans	Wasser
	Comamonas testosteroni	Wasser

Pseudomonas aeruginosa

Geschichtliches. P. aeruginosa ist der Verursacher des blaugrünen Wundeiters. Die grünspanartige Verfärbung der Wundverbände (aeruginosus = grünspanartig) hat ihm den Namen gegeben (◉ 198). Gessard gelang 1882 die erste Reinkultur. Er nannte den isolierten Keim »Bakterium des blaugrünen Eiters«, Bacterium pyocyaneum.

Pseudomonas aeruginosa

◄ Geschichtliches

Definition ▶

▶ **Definition.** Pseudomonas aeruginosa besitzt eine Reihe unverwechselbarer artspezifischer Eigenschaften:

- In Flüssigkulturen wächst er als strikter Aerobier an der äußersten Flüssigkeitsoberfläche. Die Bakterienmasse bildet dabei ein regelrechtes Häutchen (Kahnhautbildung).
- Ein eindringlicher süßlich-aromatischer Geruch, bedingt durch die Bildung von Aminoacetophenon, läßt sich auch diagnostisch am Krankenbett verwenden.
- In Flüssigkulturen läßt sich das blaugrüne Phenacinderivat Pyocyanin, das speziesspezifisch ist, mit Chloroform ausschütteln.
- Ein zweites gelbgrünes Pigment ist wasserlöslich und läßt sich nicht mit Chloroform ausschütteln. Es fluoresziert im UV-Licht und wird deshalb als Fluoreszein bezeichnet. Dieser Farbstoff ist jedoch nicht artspezifisch und kann auch bei anderen Vertretern der Gruppe nachgewiesen werden. Die Bildung weiterer roter oder brauner Pigmente ist möglich, aber nicht obligatorisch; in vielen anderen Nährböden kommt es zur Diffusion der Farbstoffe und entsprechender Färbung.
- P. aeruginosa bildet auf bluthaltigen Nährböden in der Regel eine Beta-Hämolyse aus.

● 198 | **Reinkultur von Pseudomonas aeruginosa**

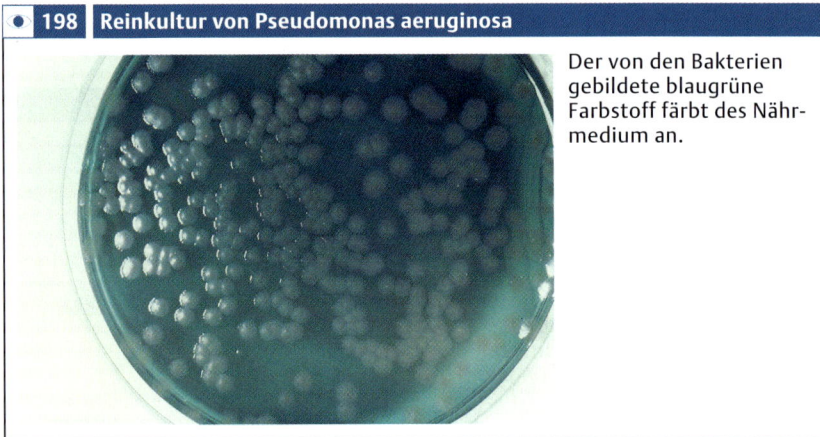

Der von den Bakterien gebildete blaugrüne Farbstoff färbt des Nährmedium an.

Klassifikation Sie ist Speziallabors vorbehalten.

Klassifikation. Für epidemiologische Zusammenhänge ist eine Typisierung aufgrund von O- und H-Antigenmustern, durch Phagenlysotypie und durch Austestung mit Pyocinen, d. h. speziellen Bacteriocinen, möglich, in der Regel aber Speziallabors vorbehalten.

Bedeutung P. aeruginosa ist der typische **Naß- oder Pfützenkeim**, der selbst in entionisiertem Wasser noch nachweisbar sein kann. Er ist ein **bedeutender Hospitalismuserreger** mit hoher Umweltpersistenz.

Bedeutung. Die Nährstoffansprüche von P. aeruginosa sind sehr bescheiden. P. aeruginosa ist deshalb der typische **Naß- oder Pfützenkeim**, der selbst in entionisiertem Wasser noch nachweisbar sein kann. Er ist ein **bedeutender Hospitalismuserreger** mit hoher Umweltpersistenz. Gefürchtet ist sein Auftreten in mehrfach verwendbaren Lösungen und Augentropfen sowie in Flüssigseifen und ungenügend konzentrierten Desinfektionsmittellösungen (große Gefahr zentraler Desinfektionsmitteldosieranlagen!).

(Übrigens werden genau dieselben Stämme, die beim Menschen Krankheit erzeugen, eingesetzt, um Wasser und Böden, die mit Erdöl verunreinigt sind, wieder zu sanieren.)

Pathogenese Es kann zwischen invasivem Vorgehen des Erregers mit lokalen Entzündungen bis zur Sepsis und der Produktion von Exotoxinen und Enzymen mit lokalen und systemischen Folgen unterschieden werden.

Pathogenese. Die Pathogenese von P.-aeruginosa-Infektionen ist je nach Lokalisationsort und Dispositionsrisiko des Patienten sehr komplex. Prinzipiell kann unterschieden werden zwischen dem invasiven Vorgehen des Erregers mit ausgeprägten lokalen Entzündungen bis zur Sepsis und der Produktion von Endo- und Exotoxinen und zahlreichen Enzymen, die lokale und systemische Folgen bewirken.

Das **Endotoxin** (LPS) der Pseudomonaden hat einige strukturelle Unterschiede zu dem der anderen gramnegativen Stäbchenbakterien; es ist weniger toxisch und weniger entzündungsfördernd. Dennoch ist bei langanhaltender Exposition, z. B. bei Besiedelung der Mukosa von Mukoviszidosepatienten, auch diese Komponente an der Inflammation beteiligt. Von Stamm zu Stamm kann die Polysaccharidkette des LPS unterschiedlich lang ausgebildet werden. Eine lange Kette, wie sie bei glatten Kolonien vorkommt, schützt das Bakterium nach Penetration ins Gewebe vor Opsonisierung durch Komplement. Solche glatten Bakterien können also tiefe Infektionen hervorrufen. Rauhe Bakterien mit nur kurzen Polysaccharidseitenketten haben einen Vorteil an der Oberfläche von Schleimhäuten, z. B. bei Mukoviszidosepatienten. Sie binden besser an diese Epithelzellen mit den entsprechenden Rezeptoren. Eine extrazelluläre **Schleimschicht** aus Alginat verhindert, daß sie von der Epitheloberfläche vertrieben werden. Weitere extrazelluläre Produkte, z. B. Exotoxin A, ein Zytotoxin, kann nun Schäden an der Schleimhaut auslösen. Selbst wenn bei der Mukoviszidose die Erreger selbst nicht in die Tiefe des Bronchialgewebes vordringen, so können doch bei chronischer Besiedelung bakterielle Produkte in der Schleimhaut eine immunologisch induzierte Entzündung verursachen.

Klinik. Je nach Lokalisationsort bietet die Klinik unterschiedliche Symptome.

Typische Krankheiten sind:
- pseudomonasbedingte Otitis externa nach Besuch von Schwimmbädern (»swimmer's ear«). Ebenfalls papulöse Exantheme der Haut, typischerweise die Badebekleidung nachzeichnend, besonders nach Besuch von Whirlpools
- Infektionen von Brandwunden und postoperative Wundinfektionen (typischer Eiter!)
- Infektionen der Respirationsorgane durch kontaminierte Inhalationsgeräte, Ultraschallvernebler, Klimaanlagen, Inkubatoren, Intubation u. ä.
- Lungeninfekte bei zystischer Fibrose (Mukoviszidose) nicht selten in Kombination mit Staph. aureus
- hartnäckige, rezidivierende Harnwegsinfekte
- toxinbedingte, anaphylaktische Reaktionen bei Dialysepatienten
- Endokarditiden und Septikämien oft bei Drogenabhängigen.

Therapie. P. aeruginosa hat, wie alle gramnegativen Bakterien, eine äußere Membran, welche eine Diffusionsbarriere für Antibiotika darstellt. Wenn überhaupt, dann können diese nur über spezielle Kanäle (Porine) (s. ▪ **121**, S. 244) dieses Hindernis überwinden. Nun sind die Porine der Pseudomonaden ganz besonders eng und undurchlässig. Dies bedeutet, daß die meisten der üblichen Antibiotika nicht penetrieren. Allenfalls Imipenem, Azlocillin, Cephalosporine der 4. Generation, Ciprofloxacin und Aminoglykoside haben eine Chance. Im Einzelfall muß man die Auswahl nach Antibiogramm treffen. Evtl. sollten Betalaktame mit einem Aminoglykosid kombiniert werden.

Prophylaxe. Pseudomonadeninfektionen sind typische Hospitalinfektionen. Daher sind die bauliche und technische Sanierung der Krankenzimmer sowie sorgfältige Desinfektion notwendig, um von vornherein eine Exposition zu verhindern.

> ▶ *Merke.* Entgegen einer immer noch weit verbreiteten Meinung stellen Gullys, Waschbeckensiphons, Toiletten u. ä. keine Infektionsquellen dar. Ihre chemische Desinfektion ist unsinnig, kostenintensiv und umweltbelastend. Hingegen sind Dialyse-, Beatmungs-, Inhalations- und ähnliche Geräte stets gründlich (auseinandergebaut), regelmäßig und effizient zu desinfizieren. Thermische Desinfektion ist dabei immer besser als chemische.

Das einzelne **LPS-Molekül** von Pseudomonas ist weniger toxisch und weniger entzündungsfördernd als das Endotoxin LPS von Enterobacteriaceen. Aber bei chronischer Besiedelung, z. B. bei Mukoviszidose, spielt die große Menge doch eine entscheidende Rolle bei der Pathogenese. Weitere Pathogenitätsfaktoren sind eine **Schleimschicht** aus Alginat und ein Exotoxin A, welches als Zytotoxin die Epithelzellen schädigen kann. Im Grunde müssen dann nicht die Bakterien selbst im Gewebe vorrücken, es reicht, wenn antigene Bakterienprodukte ständig eine Immunreaktion unterhalten.

Klinik

Typische Krankheiten sind:
- Otitis externa nach Schwimmbadbesuch
- Infektionen von Brandwunden und postoperative Wundinfektionen
- Infektionen der Respirationsorgane durch kontaminierte Geräte
- Lungeninfekte bei zystischer Fibrose
- rezidivierende Harnwegsinfekte
- toxinbedingte, anaphylaktische Reaktionen bei Dialysepatienten
- Endokarditiden und Septikämien oft bei Drogenabhängigen

Therapie P. aeruginosa ist oft wenig empfindlich gegen eine Vielzahl von Antibiotika oder sogar resistent. Daher empfehlen sich Kombinationen, z. B. Betalaktame plus Aminoglykoside.

Prophylaxe Pseudomonadeninfektionen sind typische Hospitalinfektionen, denen nur durch gezielte Desinfektionsmaßnahmen begegnet werden kann.

◀ **Merke**

Merke ▶

> ▶ **Merke.** Luftbefeuchter sind prinzipiell in Frage zu stellen und nur ausnahmsweise indiziert. Dann sollten sie als spezielle Infektionsquelle mit besonderer Sorgfalt gewartet werden.

Evtl. passive Immunisierung gegen schwere P.-aeruginosa-Infektionen, z. B. bei Brandverletzten, mit Psomaglobin® N.

Dispositionsprophylaktische Maßnahmen: In der Bundesrepublik Deutschland wird eine passive Immunisierung gegen schwere P.-aeruginosa-Infektionen, z. B. bei Brandverletzten, propagiert (Psomaglobin® N).

Klinischer Fall

Bei einer 68jährigen multimorbiden Frau wird wegen fortgesetzter Oberbauchbeschwerden eine endoskopisch-retrograde Cholangio-Pankreatikographie (ERCP) vorgenommen. Zu diesem Zweck wird mit einem flexiblen Duodenoskop die Papilla Vateri aufgesucht, und von dort aus werden die Pankreas- und Gallengänge retrograd über den Flüssigkeitskanal des Instruments mit Röntgenkontrastmittel gefüllt. Einige Stunden nach der Untersuchung bekommt die Patientin hohes Fieber und zeigt alle Anzeichen einer massiven Septikämie. Noch ehe ein mikrobiologischer Befund vorliegt, verstirbt die Frau. Die mikrobiologische, pathologische und hospitalhygienische Untersuchung des Falles erbrachte folgende Ergebnisse: In der Blutkultur Nachweis von Pseudomonas aeruginosa. Aus den Gallenwegen und aus dem Lebergewebe kann ebenfalls P. aeruginosa angezüchtet werden. Eine bakteriologische Untersuchung des Röntgenkontrastmittels verläuft negativ. Stichprobenhafte Untersuchungen der Gastroduodenoskope dieser Klinik bringen erneut Keimisolate. Schließlich findet sich der Erreger auch in der Wasserstelle des Raumes, wo die Endoskope nach Gebrauch gereinigt und desinfiziert werden. Alle Isolate stimmen in ihrem Phagen-Lysotypie-Muster überein. Folgende Kontaminationskette ist deshalb anzunehmen: Das flexible Duodenoskop war nach früherem Gebrauch zwar sachgerecht gereinigt und desinfiziert worden, bei der anschließenden Durchspülung der Gerätekanäle (unbedingt nötig zur Entfernung des schleimhautreizenden Desinfektionsmittels) war jedoch jenes Wasser verwendet worden, das P. aeruginosa enthielt. Diese Kontamination der Endoskope blieb unentdeckt, solange mit ihnen keine »invasiven« Eingriffe vorgenommen wurden. Bei ERCP waren die Keime durch das Röntgenkontrastmittel jedoch aus dem Instrument heraus – und unter Druck – in die Gallenwege hineingespült worden. Von dort konnten sie hämatogen streuen und die Septikämie verursachen.

Burkholderia

Burkholderia cepacia

Bei Mukoviszidose kann B. cepacia chronische Atemwegsinfektionen hervorrufen.

Dieser typische Wasserkeim kann bei Patienten mit Mukoviszidose, ähnlich wie P. aeruginosa, chronische Infektionen der Atemwege hervorrufen.

Burkholderia mallei

Bedeutung B. mallei ist der Erreger des Malleus (Rotz), einer Seuche von Einhufern.

Bedeutung. B. mallei ist der Erreger des Malleus (Rotz), einer Seuche von Pferden, Eseln und anderen Einhufern, die heute nur noch in Asien und Nordafrika vorkommt.

Pathogenese Der Erreger kann bei Tierkontakt oder indirekt über kontaminierte Lebensmittel aufgenommen werden.

Pathogenese. Der Erreger kann nach direktem Kontakt mit erkrankten Tieren oder indirekt über kontaminierte Lebensmittel aufgenommen werden. Eintrittspforten sind Haut und Schleimhäute des Menschen.

Klinik Wir unterscheiden eine akute und eine chronische Form des Malleus. Durch lymphogene und hämatogene Streuung kommt es zu Abszeßbildungen in anderen Organen, auch zur Sepsis.

Klinik. Wir unterscheiden eine akute und eine chronische Form des Malleus. Bei der akuten Form imponieren Geschwürbildungen an der Eintrittspforte, die 3 – 7 Tage nach der Infektion auftreten. Durch lymphogene und hämatogene Streuung kommt es zu Abszeßbildungen in anderen Organen. Bei Sepsis kann der Tod rasch eintreten.
Bei der chronischen Form sind hauptsächlich Gelenke betroffen. Weichteilabszesse sind in der Regel anzutreffen.

Nachweis Isolation des Erregers kulturell meist problemlos möglich.

Nachweis. Isolation des Erregers hauptsächlich aus Blut und Abszeßeiter, je nach Organbefall, aber auch aus Nasenschleim oder Sputum kulturell meist problemlos möglich.

Strauss-Reaktion: Intraperitoneale Injektion des Untersuchungsmaterials bei männlichen Meerschweinchen führt nach 48–72 Stunden zu einer Orchitis.

Bei serologischen Untersuchungen durch Komplementbindungsreaktion müssen Kreuzreaktionen mit B. pseudomallei berücksichtigt werden.

Therapie. Doxycyclin, Chloramphenicol, Ciprofloxacin.

Prophylaxe. Veterinärmedizinische Überwachung der Tierbestände und Beseitigung erkrankter Tiere.

Burkholderia pseudomallei

Geschichtliches. 1913 von Whitmore als Whitmore-Bazillus beschrieben.

> ▶ ***Definition.*** Lophotrich begeißeltes Stäbchenbakterium, das sich in der Gramfärbung gramnegativ-bipolar anfärbt und deshalb mit Pasteurella oder Yersinia verwechselt werden kann.

Bedeutung. B. pseudomallei ist der Erreger der Melioidose, einer dem Malleus (Rotz) ähnlichen Erkrankung von Mensch und Tier.

Pathogenese. Menschliche Infektionen erfolgen über erregerhaltigen Staub, Erde oder Wasser. Die Erreger werden aerogen oder im Sinne von Wund- und Schmierinfektionen aufgenommen.

Klinik. Ca. 75 % aller Melioidosen manifestieren sich als **Pneumonien**. Bei akuten Verlaufsformen kommt es zu lymphogenen und hämatogenen Streuungen unter Entwicklung einer Sepsis und Absiedelung in verschiedenen Organen, wobei Leber und Milz betroffen sind. Diese akuten Formen sind mit einer hohen Letalität (95 %) behaftet. Subakute, chronisch verlaufende Melioidosen zeigen multiple Hautabszesse oder Lymphadenopathien. Ihre Prognose ist günstiger.

Nachweis. Der kulturelle Erregernachweis aus Blut, Sputum oder Abszeßeiter gelingt nicht immer. Serologische Untersuchungen sind wegen auftretender Kreuzreaktionen schwer interpretierbar und Speziallabors vorbehalten. Oftmals ist der diagnostische Tierversuch mit Meerschweinchen, die nach Injektion des Untersuchungsmaterials eine generalisierte Sepsis bekommen, die einzige Möglichkeit zur Sicherung der Diagnose.

Therapie. Ciprofloxacin, Chloramphenicol oder Doxycyclin in hohen Dosen über mehrere Wochen helfen, schützen jedoch nicht vor Rückfällen oder beim akuten Stadium vor dem Exitus.

Epidemiologie. Die Melioidose ist eine Erkrankung der Tropen, hauptsächlich Südostasiens.

Stenotrophomonas
Stenotrophomonas maltophilia

S. maltophilia ist als Erreger von Hospitalinfektionen gefürchtet, denn dieser Keim ist noch weniger empfindlich als P. aeruginosa, da er typischerweise eine Metallobetalaktamase bildet, die sogar Imipenem spaltet. Somit bleiben in der Praxis nur ganz wenige Antibiotika zur Therapie dieser Infektion übrig. Manchmal ist der Keim noch gegen Co-trimoxazol empfindlich.

Strauss-Reaktion: Intraperitoneale Injektion des Untersuchungsmaterials bei männlichen Meerschweinchen führt nach 48–72 Stunden zu einer Orchitis.

Therapie Doxycyclin, Chloramphenicol, Ciprofloxacin.
Prophylaxe Überwachung der Tierbestände und Beseitigung erkrankter Tiere.

Burkholderia pseudomallei

◀ Geschichtliches

◀ Definition

Bedeutung Erreger der Melioidose

Pathogenese Die Erreger werden aerogen oder durch Wund- und Schmierinfektionen aufgenommen.

Klinik Ca. 75 % aller Melioidosen manifestieren sich als **Pneumonien**. Bei akuten Verlaufsformen kommt es zu lymphogenen und hämatogenen Streuungen, bei der chronischen zu multiplen Hautabszessen oder Lymphadenopathien.

Nachweis Der kulturelle Erregernachweis gelingt nicht immer. Serologische Untersuchungen sind wegen auftretender Kreuzreaktionen schwer interpretierbar.

Therapie Ciprofloxacin, Chloramphenicol oder Doxycyclin in hohen Dosen über mehrere Wochen.

Epidemiologie Die Melioidose ist eine Tropenerkrankung.

Stenotrophomonas

Stenotrophomonas maltophilia

S. maltophilia ist ein hochresistenter Hospitalkeim. Er ist weniger empfindlich als P. aeruginosa, da er typischerweise eine Metallobetalaktamase bildet, die sogar Imipenem spaltet. Manchmal ist der Keim noch gegen Co-trimoxazol empfindlich.

2.10 Andere, nichtfermentierende gramnegative Stäbchenbakterien

Diese heterogene Gruppe von Bakterien umfaßt viele verschiedene Spezies, wovon einige von humanmedizinischer Bedeutung sind. Zum Teil sind diese Erreger schon an anderer Stelle abgehandelt, so z. B. Acinetobacter (S. 352).

2.10.1 Flavobakterien

▶ **Definition.** Früher bezeichnete man alle gramnegativen Stäbchenbakterien, die in gelbpigmentierten Kolonien wuchsen, als Flavobakterien (= Gelbkeime). Auch heute ist die Definition sehr unscharf. Flavobakterien sind gramnegative, aerobe, unbewegliche Stäbchenbakterien, die in der Natur weit verbreitet sind und ein wasserunlösliches gelbes bis oranges Pigment bilden.

Klassifikation. Von klinischem Interesse ist besonders Flavobacterium meningosepticum.

Nachweis. Kulturell auf gebräuchlichen Nährböden meist problemlos möglich.

Bedeutung. Einzig die pathologische Bedeutung von Flavobacterium meningosepticum ist für den Menschen eindeutig belegt. Er ist der Erreger von **Neugeborenen-Meningitiden** und wurde bei Erwachsenen mit Meningitis, Sepsis und Pneumonie nachgewiesen.
Die übrigen Flavobakterienarten wurden bei Menigitiden, Bakteriämien, Harnwegs- und Atemwegsinfektionen nachgewiesen.

Therapie. Die Resistenzlage von Flavobakterienisolaten ist stets unklar. Eine Therapie muß sich an den Ergebnissen einer Austestung orientieren.

2.10.2 Alcaligenes

Geschichtliches. Alcaligenes, aus dem Griechischen: Alkali-Erzeuger

▶ **Definition.** Zu den Alcaligenes zählen stäbchenförmige bis kokkoide, peritrich begeißelte, gramnegative aerobe Bakterien, die stets katalase- und oxidasenegativ sind.

Klassifikation. Wenige Arten sind von humanpathogener Bedeutung:
• Alcaligenes faecalis
• Alcaligenes denitrificans
• Alcaligenes xylosoxidans.
Stämme von Alcaligenes faecalis, die sich durch einen intensiven Geruch auszeichnen, werden auch als Alcaligenes odorans bezeichnet.

Nachweis. Kulturell auf gebräuchlichen Nährmedien problemlos anzüchtbar. Verwechslungen mit Pseudomonaden sind leicht möglich.

Bedeutung. Alcaligenes-Arten werden gelegentlich aus klinischem Material isoliert. Die Bedeutung muß dann dem klinischen Befund entsprechend diskutiert werden. Alcaligenes als Erreger im **HNO-Bereich** und als **Verursacher eitriger Meningitiden** sind beschrieben. Im hospitalhygienischen Bereich wird der Keim nicht selten aus Feuchtbereichen, ja sogar aus Desinfektionsmittellösungen isoliert.

Therapie. Falls indiziert, nach Antibiogramm.

2.11 Enterobacteriaceae

> ▶ **Definition.** Enterobacteriaceae sind gramnegative, nichtsporenbildende, fakultativ anaerobe, teils bewegliche (begeißelte), teils unbewegliche (unbegeißelte) Stäbchenbakterien, die ein gemeinsames Antigen, das ECA (Enterobacteriaceae-common-Antigen), besitzen.

Bedeutung. Neben den Vertretern klassischer Infektionskrankheiten, wie Typhus abdominalis, Salmonellenenteritis, bakterieller Ruhr oder Pest, stellt die Familie der Enterobacteriaceae mit ca. 50 % die Hauptgruppe der Erreger **nosokomialer Infektionen**, sowie mit E.coli und den koliformen Keimen die wichtigsten **bakteriologischen Hygieneindikatoren** (▣ **199**). Wie alle gramnegativen Bakterien sind auch die Enterobacteriaceae Endotoxinbildner. Es handelt sich dabei um Lipopolysaccharide der äußeren Bakterienmembran. Beim Zerfall der Bakterien (in vivo oder in vitro) kann es bei Einschwemmung in die Blutbahn wirksam werden und durch Induktion der Zytokinkaskade einen **Endotoxinschock** auslösen.

Klassifikation. Die Systematik dieser Bakterienfamilie war stets sehr wechselhaft und darf auch heute nicht als abgeschlossen betrachtet werden. ▦ **97** gibt einen Überblick über die humanmedizinisch interessanten Gattungen der Enterobacteriaceae.

Nachweis. Alle Enterobacteriaceae zeigen auf festen bzw. in flüssigen, relativ einfachen Nährmedien Wachstum. Ihre teilweise Resistenz gegenüber Gallensalzen sowie einigen Farbstoffen und Chemikalien bietet Möglichkeiten zur selektiven Kultivierung.

Einige Gattungen haben eine charakteristische Kulturmorphologie, die der Fachmann zur ersten Verdachtsdiagnose (auf Gattungsebene) nutzen kann (z.B. Schwärmverhalten bei Proteus, Schleimbildung bei Klebsiella, rote Pigmentierung bei Serratia u.a.).

Eine **zuverlässige Klassifikation der einzelnen Spezies ist jedoch weder mikroskopisch noch kulturell möglich.** Sie erfolgt aufgrund unterschiedlicher Muster verschiedener Stoffwechselleistungen, die als biochemische Reaktionen in der »bunten Reihe« getestet werden (▣ **130**, s. 256). Kompliziert wird die Klassifikation dadurch, daß auch innerhalb einer Spezies einzelne Stämme abweichende Stoffwechselmerkmale besitzen können. Es ist deshalb unverzichtbar, möglichst viele Stoffwechselmerkmale zu erfassen. Die Industrie bietet heute mehrere standardisierte Systeme an, mit denen eine Vielzahl solcher biochemischer Parameter in einem numerischen Code erfaßt und anhand von Tabellen bzw. durch Computerlisten der Wahrscheinlichkeit zugeordnet werden.

Eine sehr wichtige Stoffwechselleistung ist die Frage nach dem Vorhandensein des Enzyms Beta-Galaktosidase, das den Abbau von Laktose reguliert.

Als Faustregel gilt: laktosepositive Enterobacteriaceae, d.h. Bakterien, die Laktose spalten können, sind in der Regel der normalen Darm- oder Umweltflora zuzuordnen und damit fakultativ pathogen. Für viele mikrobiologisch-hygienische Fragestellungen genügt diese Feststellung. **Laktosepositive** Enterobacteriaceae werden deshalb ohne weitere Speziesdifferenzierung auch als **koliforme Keime** bezeichnet.

Laktosenegative Enterobacteriaceae sind hingegen immer verdächtig und müssen differenziert werden, da die humanmedizinisch höchst wichtigen Genera Salmonella und Shigella dazugehören.

2.11 Enterobacteriaceae

◀ Definition

Bedeutung Neben den Vertretern klassischer Infektionskrankheiten stellen die Enterobacteriaceae die Hauptgruppe der Erreger **nosokomialer Infektionen** sowie wichtige **bakteriologische Hygieneindikatoren** (▣ 199). Ihre Endotoxine können in der Blutbahn einen **anaphylaktischen Schock** auslösen.

Klassifikation (▦ 97)

Nachweis Enterobacteriaceae sind aus allen Untersuchungsmaterialien problemlos nachweisbar. **Eine sichere Diagnose der Spezies ist jedoch weder mikroskopisch noch kulturell möglich.** Sie erfolgt aufgrund unterschiedlicher Stoffwechselleistungen in der »bunten Reihe« (▣ 130, S. 256).

Eine sehr wichtige Stoffwechselleistung stellt der **Abbau von Laktose** dar. **Laktosepositive** Enterobacteriaceae werden auch als **koliforme Keime** bezeichnet. Sie sind in der Regel fakultativ pathogen. **Die bedeutendsten humanpathogenen Enterobacteriaceae sind laktosenegativ.**

● 199 **Kultur von Enterobacteriaceae auf Endoagar**

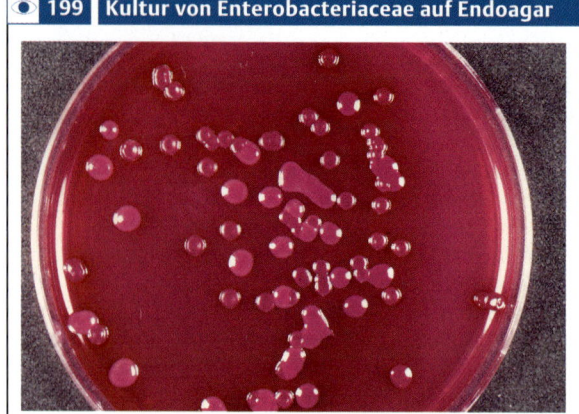

Die rosa, schleimigen, teilweise konfluierenden Kolonien sind Klebsiella pneumoniae. Die kleineren dunkleren Kolonien mit Doppelrand und zentraler Erhebung stellen Escherichia coli dar.

▦ 97 **Gattungen der Bakterienfamilie Enterobacteriaceae. Wichtige Vertreter mit eindeutiger humanmedizinischer Bedeutung sind fett hervorgehoben**

Genus	Spezies	Natürliches Habitat	Humanpathogene Bedeutung
▷ Buttiauxella	6	Schnecken	aus menschlichem Untersuchungsgut nur sehr selten isoliert
▷ Cedecea	5	unbekannt	koliformer Keim, aus menschlichem Untersuchungsgut nur sehr selten isoliert
▷ **Citrobacter**	3	Darmtrakt	koliformer Keim, intestinale und extraintestinale Infektion
▷ **Edwardsiella**	3	Vögel	unklare Diarrhöätiologie, extraintestinale Infektionen
▷ **Enterobacter**	11	Umwelt, Darmtrakt	koliformer Keim, extraintestinale Infektion
▷ Erwinia	15	Umwelt	aus menschlichem Untersuchungsgut nur selten isoliert, koliformer Keim
▷ **Escherichia**	5	Darmtrakt	extraintestinale Infektionen, Enteropathien, klassischer Fäkalindikator
▷ Ewingella	1	Umwelt	koliformer Keim, aus menschlichem Untersuchungsgut nur sehr selten isoliert
▷ **Hafnia**	1	Umwelt	aus menschlichem Untersuchungsgut nur selten isoliert
▷ **Klebsiella**	7	Darmtrakt	koliformer Keim, extraintestinale Infektionen
▷ Kluyvera	2	niedere Tiere	koliformer Keim, intestinale und extraintestinale Infektionen, aus menschlichem Untersuchungsgut nur selten isoliert
▷ Leclercia	1	unbekannt	aus menschlichem Untersuchungsgut nur sehr selten isoliert
▷ Leminorella	2	unbekannt	aus menschlichem Untersuchungsgut nur sehr selten isoliert
▷ Moellerella	1	unbekannt	koliformer Keim, aus menschlichem Untersuchungsgut bislang nur selten isoliert
▷ **Morganella**	1	Darmtrakt, Umwelt	extraintestinale Infektionen
▷ **Proteus**	4	Darmtrakt, Umwelt (Fäulniserreger)	extraintestinale Infektionen
▷ **Providencia**	5	Darmtrakt, Umwelt	extraintestinale Infektionen
▷ Rahnella	1	Umwelt	koliformer Keim, aus menschlichem Untersuchungsgut nur sehr selten isoliert
▷ **Salmonella**	> 2000	Reptilien, Hühner	je nach Spezies: Typhus abdominalis, intestinale und extraintestinale Infektionen
▷ **Serratia**	10	Umwelt	extraintestinale Infektionen
▷ **Shigella**	4	Darmtrakt	bakterielle Ruhr (sehr selten extraintestinale Infektionen)
▷ Tatumella	1	unbekannt	extraintestinale Infektionen
▷ **Yersinia**	11	Tiere	je nach Spezies: Pest, intestinale und extraintestinale Infektionen

Serologie: Routinemäßig werden serologische Nachweise (d. h. Antikörpertiterbestimmungen im Patientenserum) nur selten geführt (z. B. bei typhösen Salmonellen- oder Yersinienerkrankungen).

Serologische Laborverfahren dienen jedoch dazu, innerhalb der einzelnen Genera eine Spezies- bzw. Serovardifferenzierung vorzunehmen. Prinzipiell lassen sich folgende **Antigenstrukturen** nachweisen:

- **O-Antigen:** Es handelt sich um in der Zellwand lokalisierte, thermostabile Lipopolysaccharide (Endotoxin)
- **H-Antigen:** Geißelantigene, die als thermolabile Proteine (Flagellin) hohe Antikörpertiter hervorbringen können
- **F-Antigene:** Fimbrienantigene, Fimbrien (Proteine) sind für die Adhärenz an den Zellen der befallenen Organe von besonderer Wichtigkeit
- **K-Antigene:** Kapselantigene. Einige Enterobacteriaceae sind bekapselt. Es handelt sich um Polysaccharide, die der Oberfläche der Bakterienzelle aufsitzen
- **OMP-Antigene: o**uter **m**embrane **p**roteins fungieren als Porine zum Durchlaß von Stoffen durch diese Lipiddoppelschicht. Einzelne Domänen dieser Porine zeigen nach außen und induzieren eine Immunreaktion.

Die Bezeichnung O- und H-Antigene entstammt ursprünglich Untersuchungen beim Bakterium Proteus. Stark begeißelte Stämme bilden auf festen Nährböden keine umschriebenen Kolonien, sondern überziehen ihn mit einem dünnen Film von **h**auchförmigem Aussehen.

Geißellose, unbewegliche Stämme wachsen **o**hne Hauch in normalen Kolonien. Isolate, die sich nicht in eine der bekannten Spezies gruppieren lassen, werden in den Centers for Disease Control (CDC, Atlanta [USA]) als »Enteric Groups« mit einer fortlaufenden Nummer registriert. Hieraus leiten sich dann gelegentlich neue Gattungen und Arten ab.

> ▶ *Merke.* Viele Enterobacteriaceae sind empfindlich gegen Austrocknung. Die Einsendung von Untersuchungsmaterial erfolgt deshalb bei kleinen Mengen – z. B. Tupferabstrich – in einem Transportmedium oder besser durch eine größere Menge (ca. 2 ml) des direkten Untersuchungsmaterials (z. B. Stuhl, Urin, Eiter, Sputum etc.).

2.11.1 Salmonella

Geschichtliches. Die Salmonellen sind benannt nach dem amerikanischen Bakteriologen Daniel Salmon, der 1885 die Schweinecholerabakterien (Salmonella choleraesuis) fand. Die wichtigsten Salmonellen, nämlich die Erreger des Typhus abdominalis, waren jedoch bereits 1880 von Robert Koch und Karl Joseph Eberth entdeckt und 1884 von Theodor August Gaffky in Reinkultur gezüchtet worden. Schon 1839 hatte Johannes Lucas Schönlein die Unterscheidung zwischen Typhus abdominalis (engl. typhoid fever) und Typhus exanthemicus (= Fleckfieber, engl. typhus, Erreger sind Rickettsien) vorgenommen.

> ▶ *Definition.* Salmonellen sind peritrich begeißelte (bewegliche) gramnegative Stäbchenbakterien, die in der Regel Laktose nicht vergären können und sich mikroskopisch nicht von anderen Enterobacteriaceae unterscheiden lassen.

Klassifikation. Neuerdings hat sich die Nomenklatur der Salmonellen geändert. Heute werden alle Salmonellen einer einzigen Art, nämlich Salmonella enterica, zugeordnet, die ihrerseits dann auf Grund von biochemischen Unterscheidungsmerkmalen in die Subgenera I – V unterteilt wird. Die für den Menschen pathogenen Salmonellen befinden sich im Subgenus I. Eine weitere Unterteilung in Serovare ergibt sich auf Grund von unterschiedlichen Antigenmustern.

Serologie: Serologische Untersuchungsmethoden sind bei Erkrankungen durch Enterobacteriaceae hauptsächlich auf das Labor beschränkt. Nur in Ausnahmefällen werden Bestimmungen im Patientenserum durchgeführt. Sie dienen der Spezlesdifferenzierung. Folgende **Antigenstrukturen** sind nachweisbar:

- **O-Antigen:** in der Zellwand lokalisierte Lipopolysaccharide
- **H-Antigen:** Geißelantigene, verursachen hohe Antikörpertiter
- **F-Antigene:** Fimbrienantigene
- **K-Antigene:** Kapselantigene
- **OMP-Antigene:** outer membrane proteins.

◀ Merke

2.11.1 Salmonella
◀ Geschichtliches

◀ Definition

Klassifikation Die Gattung Salmonella ist mit mehr als 2000 Serovaren die umfangreichste Bakteriengruppe, die wir kennen.
Die Einteilung erfolgt biochemisch sowie hauptsächlich serologisch nach dem Antigenmuster der Geißeln:

- Oberflächenantigene (O-Antigene)
- H-Antigene, die in Phase 1 und Phase 2 eingeteilt werden
- Kapsel- oder Vi-Antigene (eigentlich K-Antigene).

- Es existieren mehr als 60 **O-Antigene** (Oberflächenantigene)
- Die **H-Antigene** (Geißelantigene) können in zwei Phasen unterteilt werden, da die Antigenstruktur der Geißeln sich aus zwei Gruppen unterschiedlicher Proteine herleitet, die in unterschiedlichen genetischen Bereichen determiniert sind und als H1 und H2 bezeichnet werden. Die beiden Phasen können gemeinsam oder einzeln vorkommen. Die H1-Antigene werden mit Kleinbuchstaben gekennzeichnet. Diese reichen allerdings nicht aus, deshalb wird z zusätzlich numeriert (z1, z2 usw.). Die H-Antigene der Phase H2 werden durch Kleinbuchstaben und Zahlen gekennzeichnet.
- Die **K-Antigene**, hier in der Regel als **Vi-Antigene** bezeichnet (Kapselantigene), kommen nur sehr selten vor, kennzeichnen jedoch die besonders humanpathogenen Arten Salmonella typhi und Salmonella paratyphi C.

Maßgeblich für die Klassifizierung der Salmonellen ist das **Kauffmann-White-Schema** (🗊 98).

Durch diese Antigenbestimmungen lassen sich die Salmonellen serologisch (Gruber-Agglutinationsreaktion) in mehr als 2000 Serovare, die früher auch als Spezies bezeichnet wurden, unterteilen und im **Kauffmann-White-Schema** auflisten. Nach derzeitigem Stand wäre die korrekte biologische Bezeichnung: Salmonella enterica Serovar enteritidis. Praktisch und eingebürgert ist allerdings noch immer: Salmonella enteritidis. 🗊 **98** gibt einen kurzen Überblick über die wichtigsten Salmonellaarten und ihre Darstellung im Kauffmann-White-Schema.

🗊 98	Beispielhafte Darstellung einiger wichtiger Salmonellaarten nach dem Kauffmann-White-Schema. Antigene, die sich nicht immer nachweisen lassen, sind in Klammer gesetzt				
Serovar	**Gruppe**	**O-Antigen**	**H-Antigen Phase 1**		**Phase 2**
▷ S. choleraesius	C1	6, 7	(c)		1, 5
▷ S. enteritidis	D1	1, 9, 12	g, m		(1, 7)
▷ S. gallinarum	D1	1, 9, 12	–		–
▷ S. parathyphi C	C1	6, 7 (Vi)	c		1, 5
▷ S. infantis	C1	6, 7	r		1, 5
▷ S. newport	C2	6, 8	e, h		1, 2
▷ S. panama	D1	1, 9, 12	l, v		1, 5
▷ S. parathyphi A	A	1, 2, 12	a		1,5
▷ S. parathyphi B	B	1, 4, (5), 12	b		1, 2
▷ S. senftenberg	E4	1, 3, 19	g, s, t		–
▷ S. typhi	D1	9, 12 (Vi)	d		–
▷ S. typhimurium	B	1, 4, (5), 12	i		1, 2
▷ S. oxford	E1	3, 10	a		1, 7
▷ S. arizonae	56 – 65	56 – 65	l, v, u.a.m		e, n, x, z15 u.a.m.

Nachweis   Der kulturelle Nachweis von Salmonellen wird zuverlässig nur durch **Selektivnährmedien** gewährleistet, die so beschaffen sein müssen, daß die im Untersuchungsmaterial in der Regel vorhandene Begleitflora unterdrückt wird.

Nachweis. Salmonellen lassen sich auf gebräuchlichen Nährböden und in Nährbouillons problemlos kultivieren. In der Regel muß jedoch der Nachweis aus hoch bakterienhaltigem menschlichem Untersuchungsmaterial (z. B. Stuhl) sowie aus Nahrungsmitteln, Bade- und Abwasser geführt werden, wobei die Begleitflora durch Einsatz spezieller **Selektivnährmedien** unterdrückt werden muß. Dabei macht man sich die Tatsache zunutze, daß Salmonellen gegenüber Gallensalzen, Thiosulfit, dem Farbstoff Brillantgrün u. a. unempfindlich sind, während zahlreiche Darm- und Umweltkeime in Anwesenheit dieser Stoffe kein Wachstum zeigen. Standardverfahren zum Salmonellennachweis sind die Anreicherung in Tetrathionat- oder Natriumbiselenenitbouillon und der Direktnachweis auf Natriumdesoxycholatagar (Leifson-Agar) oder Bismutsulfitagar (Wilson-Blair-Agar).

Serologie: Der Nachweis von Antikörpern im Serum eines Patienten ist nur bei Salmonellenerkrankungen vom typhösen Typ sinnvoll – durch Nachweis von O- und H-Salmonellantigen-Antikörpern im Patientenserum (Widal-Agglutinationsreaktion). Negative Resultate schließen eine Erkrankung nicht aus. Beweisend für eine typhöse Salmonellose ist ein Titeranstieg mindestens um das 4fache innerhalb von 8 – 10 Tagen in der Frühphase der Krankheit.

Bedeutung. Die durch Salmonellen verursachten Infektionskrankheiten reichen von relativ harmlosen lokalisierten Enteritiden (⊡ 200) bis zu schweren septischen und schwersten zyklischen Allgemeininfektionen. Bei der Größe dieser Bakteriengattung ist es deshalb unter praktischen medizinischen Gesichtspunkten sinnvoll, zwischen **typhösen** und **enteritischen** Salmonellosen zu unterscheiden.

⊡ 200	Enteritiserreger		
	Viren	**Bakterien**	**Protozoen**
• **Tropen**	Reihenfolge weitgehend unbekannt; vielfältig	1. ETEC 2. Salmonella 3. Campylobacter 4. Shigella 5. andere E. coli 6. Vibrio cholerae 7. Vibrio parahaemolyticus 8. Yersinia enterolitica 9. Andere Enterobacteriaceae (wie Aeromonas, Plesiomonas, Yersinia pseudotuberculosis etc.)	1. Entamoeba histolytica 2. Lamblia intestinalis 3. Blastocystis 4. Balantidium 5. Cryptosporidien
• **Heimisch***	Rota Norwalk Adeno Astro ECHO Zytomegalie Hepatitis A	1. Salmonella 2. Campylobacter 3. Yersinia 4. Shigella 5. EHEC 6. ETEC 7. Aeromonas 8. Clostridium difficile 9. Bacteroides fragilis	1. Lamblia 2. Cryptosporidien

* Durchfälle treten auch bei einer Vielzahl von extraintestinalen Infektionen (Otitis, Pyelonephritis, ZNS) auf.

Typhöse Salmonellosen

▶ *Definition.* Erreger der typhösen Salmonellosen sind:
- Salmonella typhi, der Verursacher des Typhus abdominalis
- Salmonella paratyphi A
- Salmonella paratyphi B
- Salmonella paratyphi C

Pathogenese. Die Infektion erfolgt oral durch Trinkwasser und Nahrungsmittel. Die Infektionsdosis ist klein (100 – 1000 Bakterien). Die Erreger dringen durch das Epithel des Dünndarmes, gelangen in die regionären Lymphknoten – wo sie sich vermehren – und streuen von dort hämatogen. In dieser bakteriämischen Phase können die Erreger **praktisch alle Organe des Körpers besiedeln**. Von besonderer Bedeutung ist die Vermehrung der Keime in den lymphatischen Systemen des Darmes, da dies nach Aktivie-

Serologie: Ein Anstieg der Antikörper gegen Salmonellen-O- und -H-Antigene um mindestens das 4fache kann zur Diagnostik einer typhösen Salmonellose herangezogen werden.

Bedeutung Es ist sinnvoll, zwischen **typhösen** und **enteritischen** Salmonelloseerkrankungen zu unterscheiden (⊡ 200).

Typhöse Salmonellosen

◀ Definition

Pathogenese Die Infektion erfolgt oral durch kontaminiertes Trinkwasser und Lebensmittel. Die Infektionsdosis (100 – 1000 Keime) ist klein. Die typhöse Salmonellose ist eine **generalisierte Infektionskrankheit**. Von besonderer Bedeutung sind Darmblutungen und -perforationen.

rung des Immunsystems zu Nekrotisierungen führt, die Ursache von Darmblutungen und -perforationen sein können.

Klinik. Nach einer Inkubationszeit von ca. 2 Wochen beginnt die Krankheit mit unspezifischen, grippeähnlichen Prodromi. Das Krankheitsbild des Typhus und Paratyphus stellt sich unbehandelt so dar (▣ **201**):

- **1. Krankheitswoche (Stadium incrementi):** Anstieg der Körpertemperatur stufenförmig auf 39 – 41 °C (kein Schüttelfrost!). Häufig entwickeln sich eine Angina und Bronchitis (Nachweis der Erreger in Sputum und Rachenabstrich möglich). Auf der Bauchhaut zeigen sich Roseolen (infektiöse Metastasen der Haut). Relative Bradykardie (für die erhöhte Körpertemperatur ist die Pulsfrequenz relativ zu niedrig), Leukopenie, besonders Eosinopenie, Milzschwellung (Organbefall) und Obstipation (!) sind charakteristische Befunde.
- **2. und 3. Krankheitswoche (Stadium acmes):** Ein Fieberkontinuum um die 40 °C und häufige erbsbreiartige Stuhlentleerungen (Vermehrung der Erreger in den lymphatischen Systemen des Darms) sind typische klinische Zeichen. Der Kranke leidet unter starken Kopfschmerzen, ist benommen bis zum Delirium. Er nimmt seine Umwelt wie in Nebel verhüllt wahr (daher auch der Name »typhos« = griech. Nebel, Rauch). Das Allgemeinbefinden ist stark reduziert. Pneumonie, Myokarditis und toxischer Kreislaufkollaps können zum Tode führen.
- **4. und 5. Krankheitswoche (Stadium decrementi):** Die Fieberminima fallen, während die Maxima zunächst unverändert hoch bleiben (amphibole Fieberkurve). Das Allgemeinbefinden bessert sich. In diesem Stadium wird die Krankheit besonders kritisch, da jetzt infolge der immunbedingten Nekrosenbildung im Bereich der Peyer-Plaques massive Darmblutungen sowie eine Perforationsperitonitis mit Exitus drohen.

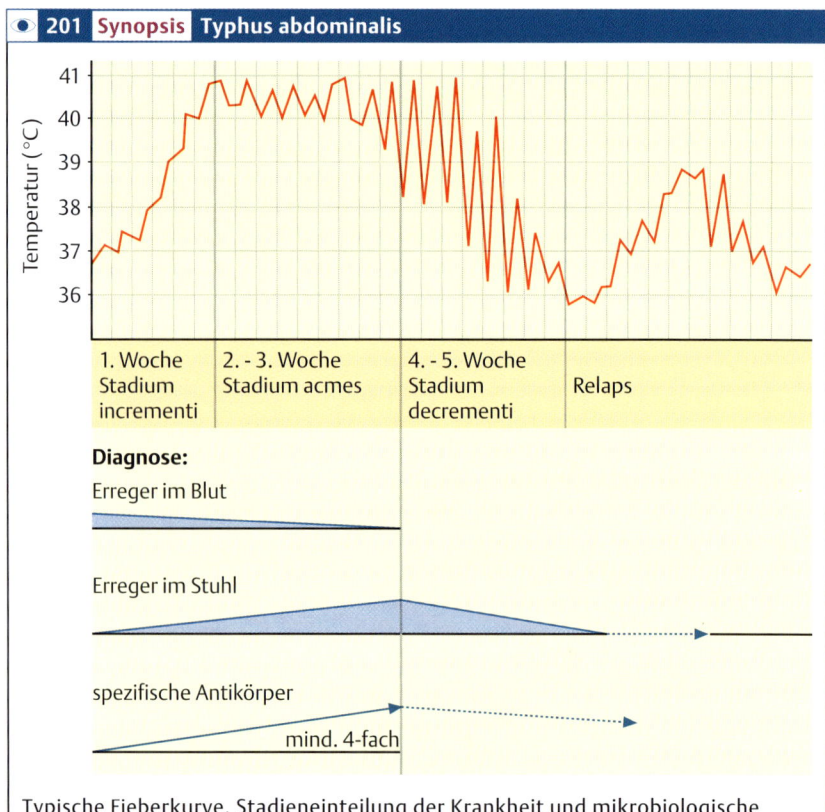

▣ **201** | Synopsis | **Typhus abdominalis**

| 1. Woche Stadium incrementi | 2. - 3. Woche Stadium acmes | 4. - 5. Woche Stadium decrementi | Relaps |

Diagnose:

Erreger im Blut

Erreger im Stuhl

spezifische Antikörper

mind. 4-fach

Typische Fieberkurve, Stadieneinteilung der Krankheit und mikrobiologische Diagnostik.

Klinik Inkubationszeit ca. 2 Wochen mit uncharakteristischen Beschwerden.

- **1. Krankheitswoche (Stadium incrementi):** stufenförmiger Fieberanstieg auf 41 °C, Ausbildung der **Typhusroseolen**.

- **2. – 3. Krankheitswoche (Stadium acmes):** Fieberkontinuum, **Benommenheit** (typhos = Rauch), hohe Letalität durch toxische Organschäden und Kreislaufkollaps.

- **4. – 5. Krankheitswoche (Stadium decrementi):** amphiboler Fieberanfall. Hohe Letalität durch **Darmnekrosen** und **Perforationsperitonitis**.

- **Jenseits der 5. Krankheitswoche** stabilisiert sich der Allgemeinzustand und die Körpertemperatur normalisiert sich. Nicht selten treten jedoch nach einem mehr oder weniger langen fieberfreien Intervall erneut alle Symptome der Krankheit auf.
  Bei Kindern verläuft die Krankheit oftmals milder als bei Erwachsenen.

- **Ab 5. Krankheitswoche:** Stabilisierung des Allgemeinzustandes, jedoch Gefahr von Rezidiven.

Letalität. Unbehandelt liegt die Letalität des Typhus bei 15 %. Selbst bei adäquater Therapie muß in 1 – 2 % der Fälle mit dem Tod des Patienten gerechnet werden.

Letalität 15 % bei unbehandelten Fällen, 1 – 2 % bei Therapie.

Krankheitsfolgen. Metastatische Erregerabsiedelungen bilden gelegentlich die Grundlage für eine Osteomyelitis bzw. Spondylitis, die erst nach Jahren klinisch manifestiert werden kann. Die Gallenwege, insbesonders die – durch vorausgehende Entzündungen – vernarbte Wand der Gallenblase, können auch nach der Genesung vom Typhus oder Paratyphus noch Keime beherbergen, die dann oft lebenslang mit dem Stuhl ausgeschieden werden. Werden 10 Wochen nach Überstehen der Krankheit noch Erreger im Stuhl nachgewiesen, spricht man von **Dauerausscheidern**. Dies ist bei 2 – 5 % aller Erkrankungen der Fall. Frauen sind häufiger betroffen als Männer. Dabei können mehr oder minder starke cholezystische Beschwerden auftreten.

Krankheitsfolgen Bei 2 – 5 % aller Erkrankungen resultiert eine **Dauerausscheidung** der Erreger **über die Gallenblase und Gallenwege** (wenn über 10 Wochen nach der Krankheit noch Erreger im Stuhl nachzuweisen sind) – ein meldepflichtiger Vorgang. Metastatische Absiedelungen können zu Osteomyelitis bzw. Spondylitis führen.

> ▶ **Merke.** Die Erregerausscheidung über den Stuhl muß nicht kontinuierlich, sondern kann auch schubweise erfolgen; daraus resultieren Schwierigkeiten bei der Erkennung von Ausscheidern.

◀ Merke

Sehr selten kann eine Dauerausscheidung auch über den Urin erfolgen, z. B. nach Überstehen einer typhösen Pyelonephritis.

Nachweis. Beste Methode ist die Anzüchtung und Differenzierung der Erreger: In der 1. Krankheitswoche und der ersten Hälfte der 2. Krankheitswoche aus dem Blut, eventuell auch aus Sputum und Rachenabstrich beim Vorliegen einer Bronchitis und Angina. Später erfolgt der Erregernachweis aus dem Stuhl. Auch im Urin kann der Keim eventuell gefunden werden. Serologische Untersuchungen sollten zu Beginn der Krankheit und in der 2. Krankheitswoche versucht werden. Ein deutlicher Anstieg (mindestens das 4fache) des H- und O-Antigen-Antikörpertiters innerhalb dieser Zeit ist beweisend für das Vorliegen einer typhösen Salmonellose.

Nachweis Anzüchtung des Erregers aus Blut in der 1. – 2. Krankheitswoche (evtl. auch aus Sputum und Rachenabstrich), später aus Stuhl und eventuell aus Urin.
Serologische Untersuchungen möglichst früh und in der 2. Krankheitswoche können sinnvoll sein.

> ▶ **Merke.** Die Unterscheidung zwischen Paratyphus und Typhus abdominalis ist klinisch nicht möglich (der Paratyphus verläuft insgesamt weniger dramatisch als der Typhus abdominalis), sie ist lediglich eine Frage des Erregernachweises.

◀ Merke

Therapie. Typhöse Salmonellen sind empfindlich gegen Chloramphenicol. Wegen der bekannten Nebenwirkungen wird es jedoch nur bei vitaler Bedrohung eingesetzt. Mittel der Wahl sind Chinolone, Cephalosporine und Co-trimoxazol.
Zur Sanierung von Dauerausscheidern ist oftmals nur das chirurgische Vorgehen (Cholezystektomie) erfolgreich. Durch neue Chinolone (z. B. Ciprofloxacin) können ebenfalls Sanierungserfolge verzeichnet werden.

Therapie Mittel der Wahl sind Chinolone, Cephalosporine und Co-trimoxazol. Chloramphenicol ist fast immer wirksam, wird aber wegen seiner Nebenwirkungen nur bei vitaler Bedrohung eingesetzt.
Bei Dauerausscheidern ist oftmals die Cholezystektomie nötig.

Epidemiologie. S. typhi und S. paratyphi B kommen weltweit vor, S. paratyphi A und C nur in tropischen und subtropischen Regionen. Primäre Infektionsquelle ist immer der Mensch, und zwar sowohl der Erkrankte wie auch der Ausscheider. In der Bundesrepublik Deutschland ist die Zahl der Erkrankungen seit dem Ende des Krieges kontinuierlich zurückgegangen. Bei Katastrophen und in Kriegswirren nimmt diese Infektion oft einen epidemieartigen Charakter an, weil durch die schlechten hygienischen Verhältnisse die Verbreitung der Keime begünstigt wird.

Epidemiologie Primäre Infektionsquelle ist immer der Mensch.
In der Bundesrepublik Deutschland ist die Zahl der Erkrankungen seit dem Ende des Krieges kontinuierlich zurückgegangen.

Prophylaxe In Deutschland steht ein **oraler Lebendimpfstoff** (Typhoral L®) zur Verfügung (Mangelmutante von S. typhi, die einen irreversiblen Defekt aufweist, wodurch die Virulenz, nicht jedoch die Immunogenität verlorengeht). Die **Dauer des Impfschutzes wird mit 1 Jahr** angegeben. Auch ein **Totimpfstoff** (Typhim®) steht mittlerweile zur Verfügung.

Prophylaxe. Nach Überstehen einer Typhus- oder Paratyphuserkrankung besteht eine partielle Immunität, die jedoch streng spezifisch ist und nur für den jeweiligen Erreger gilt (keine Kreuzimmunität zwischen S. typhi und den drei Paratyphuserregern).

In der Bundesrepublik Deutschland steht ein **oraler Lebendimpfstoff** (Typhoral L®) zur Verfügung. Es handelt sich um eine Mangelmutante von S. typhi, die einen irreversiblen Defekt aufweist, wodurch die Virulenz, nicht jedoch die Immunogenität verlorengeht. Die **Dauer des Impfschutzes** wird mit **1 Jahr** angegeben. Die Impfung ist von der STIKO (Ständige Impfkommission des Robert-Koch-Instituts) als Reiseimpfung eingestuft. Neuerdings wird auch ein **Totimpfstoff** (Typhim®), der aus dem Kapselantigen Vi besteht, für die parenterale Vakzination angeboten. Beide Impfstoffe vermitteln jedoch nur eine partielle Immunität, die keinen sicheren Schutz bietet.

Die Hauptmaßnahmen zur Verhütung der typhösen Salmonellosen sind expositionsprophylaktischer Natur. Bereits der Erkrankungsverdacht sowie gesunde Ausscheider von Salmonellen müssen dem zuständigen Gesundheitsamt gemeldet werden.

Die Hauptmaßnahmen zur Verhütung der typhösen Salmonellosen sind expositionsprophylaktischer Natur. Das Bundesseuchengesetz schreibt vor, daß bereits der Verdacht (natürlich auch die Erkrankung oder der Tod) an Typhus und Paratyphus sowie gesunde Ausscheider von Salmonellen dem zuständigen Gesundheitsamt gemeldet werden müssen. Für Typhus- und Paratyphuskranke besteht auf Anordnung des Amtsarztes Isolationszwang (§ 37 BSG). Die Patienten werden aus der Isolation entlassen, wenn 3 Stuhluntersuchungen im Abstand von 3 Tagen und die Untersuchung des Gallensekrets negative Ergebnisse zeigen. Ist dies auch 10 Wochen nach Ende der akuten Krankheitssymptome nicht der Fall, so ist der Patient als Dauerausscheider zu entlassen und dies den Gesundheitsbehörden zu melden. Bei Umzug muß ein Dauerausscheider dies dem zuständigen Gesundheitsamt melden. Um die Bevölkerung zu schützen, wird weiterhin bestimmt, daß Personen, die in lebensmittelbearbeitenden Betrieben tätig sind, keine Ausscheider sein dürfen.

Klinischer Fall

In Waldrennach, einem kleinen Ort nahe Pforzheim, erkranken im Januar nach und nach mehrere Geschwister in einer Bauernfamilie an einer »Darmgrippe«. Die Ausscheidungen der Familie werden in die Jauchegrube gegeben. Anfang Februar, es liegt noch eine dicke Schneeschicht auf den Feldern, ist die Jauchegrube übervoll. Der Vater bringt sie deshalb »zur Düngung« auf eine Wiese. Bei der folgenden Schneeschmelze läuft das Wasser dem Gefälle nach auf dem immer noch gefrorenen Boden ca. 350 m weit in Richtung eines Brunnens, aus dem ein bestimmter Stadtteil von Pforzheim mit Trinkwasser versorgt wird. Am 10. März werden in eben

diesem Stadtteil 19 Fälle von Typhus abdominalis gemeldet, 2 Tage später sind es bereits 500 und am 20. März sogar 1700.

Es handelt sich um eine lehrbuchmäßige Explosivepidemie, die insgesamt 4000 Erkrankte hervorbrachte. Später wurde der Zusammenhang mit der gedüngten Wiese und dem Brunnen festgestellt. Bei Testungen zeigte sich, daß die Keime 10 Stunden gebraucht hatten, um den Weg von 350 m zurückzulegen. So geschehen 1919. Bei der Typhusepidemie von Pforzheim verloren etwa 400 Menschen ihr Leben.

Enteritische Salmonellosen

Enteritische Salmonellosen

Definition ▶

▶ *Definition.* Alle übrigen Salmonellen außer den zuvor beschriebenen Typhuserregern können Auslöser einer enteritischen Salmonellose sein.

Pathogenese Die Infektion erfolgt oral durch Nahrungsmittel, seltener durch Trinkwasser. Die Infektionsdosis ist groß (10^5 Bakterien). In der Regel bleibt die Infektion lokalisiert, bei Abwehrgeschwächten kann es zur Generalisation kommen.

Pathogenese. Die Infektion erfolgt oral durch Nahrungsmittel, seltener durch Trinkwasser. Die Infektionsdosis ist groß (10^5 Bakterien), weil ein Teil der Erreger durch die Magensäure abgetötet wird. Bei Kleinkindern und alten Menschen, wo diese unspezifische Abwehr fehlen kann, ist die Infektionsdosis entsprechend niedriger. Diese hohe Infektionsdosis kommt in der Regel dadurch zustande, daß sich die Erreger im Lebensmittel vermehren können, bevor die Aufnahme in den Körper erfolgt. Die

Enteritis entsteht durch massive Invasion der Dünndarmschleimhaut mit dem Keim. Die Invasion erfolgt einmal durch die M-Zellen der Peyerschen Plaques, die nur eine ganz hauchdünne Barriere darstellen (▣ 202); darunter liegen Makrophagen, welche die Salmonellen phagozytieren. Die pathogenen Salmonellen können z. T. in den Makrophagen überleben und sich dort sogar vermehren (▣ 203). Ein weiterer Weg geht direkt durch die Enterozyten. Salmonellen binden an den EGF-Rezeptor (eigentlich Rezeptor für den Epidermal growth factor). Diese Bindung löst eine dramatische Veränderung des Zytoskeletts dieser Epithelzelle aus; sie umschlingt die Salmonella mit Ausläufern (▣ 204) und verschlingt dann die Bakterien; diese wandern transepithelial in die Submukosa, wo Makrophagen warten, die schon von der Epithelzelle mittels IL-8 angelockt wurden.

▣ 202 Ausschnitt aus dem Epithel der Peyer-Plaques

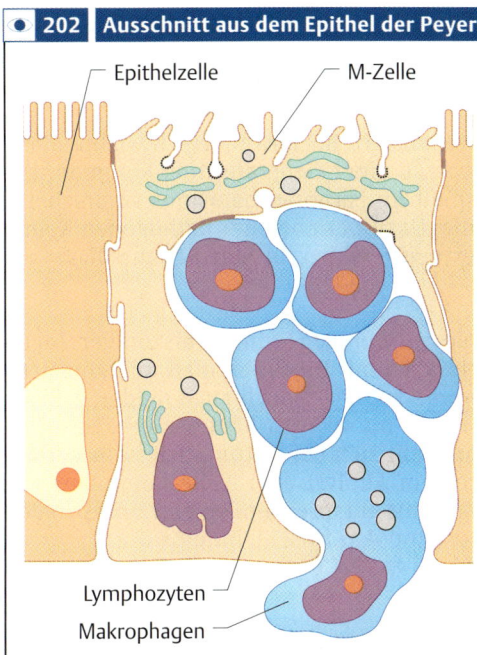

Epithelzelle   M-Zelle

Lymphozyten
Makrophagen

Das Epithel des Dünndarms aus Enterozyten mit Bürstensaum ist unterbrochen durch flache M-Zellen (M) mit glatter Oberfläche. Diese M-Zellen nehmen Partikel, darunter auch lebende Bakterien wie Salmonellen, auf und transportieren sie weiter an die Makrophagen, die zusammen mit Lymphozyten in der subepithelialen Schicht warten.

▣ 203 Intrazelluläre Salmonellen

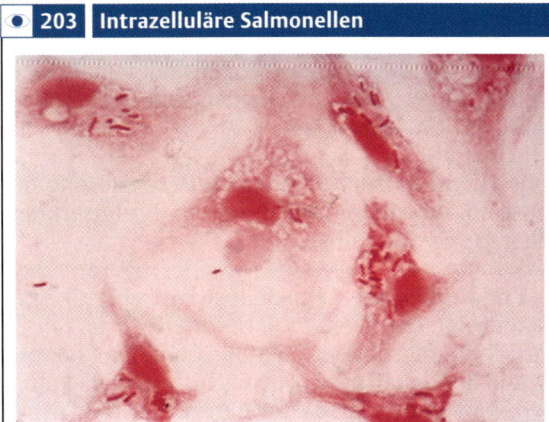

Die gramnegativen S. typhimurium wurden von Makrophagenkulturen phagozytiert und überleben intrazellulär.

204 Adhäsion und nachfolgende Penetration von Salmonella durch die Enterozyten des Dünndarmepithels

Salmonellen mißbrauchen den EGF-Rezeptor und lösen dadurch ein Signal aus, woraufhin die Wirtszelle Ausläufer bildet, die – wie die Halskrause eines evangelischen Pastors (engl. »ruffle«) – die Salmonellen umfassen und verschlingen. Danach wandert die internalisierte Salmonelle durch die Epithelzelle, um auf der anderen Seite wieder freigesetzt zu werden. Dort warten schon Makrophagen, die durch IL-8 angelockt wurden.

In der Regel bleibt die Infektion lokalisiert. Bei abwehrgeschwächten Personen und Kindern kann es jedoch zu einer Generalisation kommen. Die Produktion von Enterotoxinen spielt im Pathomechanismus wahrscheinlich nur eine untergeordnete Rolle. Das Überleben der pathogenen Keime in den Wirtszellen ist plasmidgesteuert, wobei für jede Salmonellaart ein typisches Plasmid bekannt ist.

Klinik. Nach einer Inkubationszeit von wenigen Stunden bis einigen Tagen beginnt die Krankheit oftmals plötzlich mit Brechdurchfall und kolikartigen Bauchschmerzen. Die Symptome können jedoch auch milder, z.B. als reine Diarrhö, verlaufen. Hohes Fieber bis 40 °C ist häufig, muß aber nicht auftreten. Innerhalb einer Woche stellt sich bei unkompliziertem Verlauf Beschwerdefreiheit ein. In ca. einem Fünftel aller Fälle kommt es zur hämatogenen Streuung der Erreger mit entsprechenden extraintestinalen Symptomen (Sepsis, Osteomyelitis, Endokarditis, Meningitis u. a.).
Die Erregerausscheidung im Stuhl persistiert unterschiedlich lang, im Mittel ca. 6 Wochen.

Letalität. Auch unbehandelt ist die Letalität der Salmonellosen sehr gering. Bei Kleinkindern, alten Menschen und abwehrgeschwächten Personen kann jedoch durch Kreislaufversagen der Exitus eintreten.

Krankheitsfolgen. Erregerausscheidungen über Monate oder Jahre sind möglich, jedoch selten. Lebenslange Dauerausscheider sind eher uncharakteristisch.

Nachweis. Einzige Methode ist die Anzüchtung und Differenzierung der Erreger aus dem Patientenstuhl, wo sie im Gegensatz zur Typhuserkrankung vom ersten Krankheitstag an vorkommen.

Therapie. Im Gegensatz zu den typhösen Salmonellosen ist eine Chemotherapie nicht zwingend angezeigt. Die meisten Antibiotika führen nur zu einer Verlängerung der Ausscheidungsdauer. Allenfalls Chinolone können die Erkrankungsintensität und die Dauer positiv beeinflussen, wobei möglichst frühzeitig, also noch weit **vor** einer bakteriologischen Abklärung, begonnen werden sollte. Da von allen Chinolonen Ciprofloxacin im Darm die höchsten Konzentrationen erreicht, weil es über die Galle aber auch aktiv über die Darmschleimhaut sezerniert wird, wäre logischerweise diese Substanz bei dieser Indikation vorzuziehen. Die Therapie wird ergänzt durch die symptomatische Behandlung, vor allem zur **Behebung der Elektrolyt- und Wasserverluste**.

Epidemiologie. Während typhöse Salmonellosen in unseren Breiten heute eine ausgesprochene Seltenheit darstellen, hat die Anzahl der enteritischen Salmonellen seit 1950 stetig und gewaltig zugenommen. Die Zahl

---

Klinik Nach einer Inkubationszeit von wenigen Stunden plötzlich einsetzender Brechdurchfall und kolikartige Bauchschmerzen. Die Symptome können auch milder, z.B. als reine Diarrhö, verlaufen. Innerhalb einer Woche stellt sich bei unkompliziertem Verlauf Beschwerdefreiheit ein. In ca. ¹/₅ aller Fälle kommt es zur hämatogenen Streuung der Erreger mit extraintestinalen Symptomen.

Letalität Auch unbehandelt ist die Letalität der Salmonellosen sehr gering.

Krankheitsfolgen Erregerausscheidungen über Monate oder Jahre sind möglich.

Nachweis Durch Anzüchtung und Differenzierung aus Patientenstuhl.

Therapie Die Therapie beschränkt sich normalerweise auf die symptomatische Behandlung, vor allem zur **Behebung der Elektrolyt- und Wasserverluste**.

Epidemiologie Primäre Infektionsquelle sind tierische Nahrungsmittel. Stetige Zunahme der gemeldeten Fälle seit 1950. Massentierhaltung und

der nicht diagnostizierten und damit nicht gemeldeten Erkrankungen dürfte zudem sehr groß sein, da Durchfälle vor allem während und nach Urlaubsreisen vom Patienten oftmals nicht ernst genommen werden (**Problem der unerkannten Ausscheider!**). Primäre Infektionsquelle ist aber nicht der Mensch, sondern tierische Nahrungsmittel. Massentierhaltung und entsprechende Fütterungsmethoden haben zu einer hoffnungslosen Durchseuchung unserer Nutztierbestände mit Salmonellen geführt. Vor allem das Huhn und die Hühnereier sind Hauptinfektionsquelle für S. enteritidis, einem Stamm, der sich speziell an das Huhn adaptiert hat. Fehlerhafte Küchenhygiene ist eine der Ursachen, die dazu führen, daß sich die Erreger in Lebensmitteln vor deren Verzehr vermehren und die Infektion begründen können.

Prophylaxe. Nach Überstehen einer enteritischen Salmonellose besteht keine Immunität. Eine Immunisierung – d. h. Schutzimpfung – ist nicht möglich.
Die Hauptmaßnahmen zur Verhütung der enteritischen Salmonellosen sind expositionsprophylaktischer Natur. Das Bundesseuchengesetz schreibt vor, daß bereits der Verdacht (natürlich auch die Erkrankung oder der Tod) sowie gesunde Ausscheider von Salmonellen dem zuständigen Gesundheitsamt gemeldet werden müssen. Um die Bevölkerung zu schützen, wird weiterhin bestimmt, daß Personen, die in lebensmittelbearbeitenden Betrieben (dies sind z. B. auch Wasserwerke) tätig sind oder die berufsmäßig mit der Pflege von Säuglingen oder Kleinkindern oder in bestimmten Bereichen der Krankenpflege beschäftigt sind, keine Ausscheider sein dürfen. Zu diesem Zweck werden bei Arbeitsaufnahme Stuhluntersuchungen (evtl. Rektalabstrich) durchgeführt. Es ist sinnvoll, Großküchen und Lebensmittelbetrieben anzuraten, im Zuge der Sorgfaltspflicht ihr Personal jährlich, und zwar nach der Urlaubszeit, freiwillig untersuchen zu lassen, um Neuinfektionen, z. B. während des Urlaubs in südlichen Ländern, rechtzeitig aufzudecken.

> ▶ **Praktischer Tip.** Kinder sind für Salmonelleninfektionen wesentlich empfänglicher als Erwachsene. Bei Diarrhö, vor allem in der warmen Jahreszeit, sollte immer eine Salmonellendiagnostik vorgenommen werden. Besonders bei Kleinkindern beobachtet man nicht selten septische Salmonelloseverlaufsformen, die dann wie eine typhöse Salmonellose zu behandeln sind.

entsprechende Fütterungsmethoden haben zur extremen Durchseuchung der Nutztierbestände mit Salmonellen geführt.

Prophylaxe nach Überstehen einer enteritischen Salmonellose besteht keine Immunität. Eine Immunisierung – d. h. Schutzimpfung – ist nicht möglich. Die Hauptmaßnahmen zur Verhütung der enteritischen Salmonellosen sind expositionsprophylaktischer Natur (z. B. Küchenhygiene). Bereits der Verdacht sowie gesunde Ausscheider von Salmonellen müssen dem Gesundheitsamt gemeldet werden.

◀ **Praktischer Tip**

Klinischer Fall

In einer Seniorenwohnanlage erkranken am späten Nachmittag epidemieartig 15 Personen an heftigem Brechdurchfall und hohem Fieber. Der Heimarzt vermutet eine akute Lebensmittelvergiftung und unterrichtet die zuständige Gesundheitsbehörde. Der Amtsarzt kann in der Küche Kartoffelsalat und gebratenes Hähnchen – das letzte Essen der alten Leute – sicherstellen. Er ordnet weiterhin eine Stuhluntersuchung aller Bewohner des Seniorenheimes sowie des Personals an. Am späten Abend müssen drei Erkrankte wegen massiver Verschlechterung ihres Allgemeinzustandes in intensivmedizinische Behandlung überstellt werden. Eine 79jährige Frau verstirbt im Laufe der Nacht. Zwei Tage später liegen die ersten mikrobiologischen Befunde vor: Im Stuhl aller Erkrankten konnte S. enteritidis nachgewiesen werden, ebenfalls im Kartoffelsalat. Die Stuhluntersuchungen des Pflege- und Küchenpersonals, die allerdings noch nicht von allen Personen vorlagen, waren negativ, ebenso die Untersuchung des gebratenen Hühnchens. Während weitere Stuhluntersuchungen vorgenommen wurden, konnte der Amtsarzt durch Befragen des Küchenpersonals und Umgebungsun-

tersuchungen in der Küche den Infektionsweg aufklären: Die Hähnchen waren als tiefgefrorene Rohware in die Küche angeliefert worden. Das Geflügel wurde in der Küche aufgetaut und bratfertig gemacht. Während die Hühnchen im Grill gebraten wurden, bereitete das Küchenpersonal Kartoffelsalat zu, auf eben jenen Tischen und Brettern, auf denen vorher die – salmonellenhaltigen – Hühner bearbeitet wurden. Der solchermaßen kontaminierte Kartoffelsalat blieb anschließend für ca. eine Stunde bei Raumtemperatur stehen, bis die Hühnchen gar waren. Eine Kühlung des Kartoffelsalates war ausdrücklich unterblieben, da sich die Senioren in der Vergangenheit über die ihrer Meinung nach zu kalten Beilagen ihres Essens beschwert hatten. Während die Salmonellen auf den Hähnchen infolge der Hitzeeinwirkung beim Braten abgetötet wurden, konnten sie sich im Kartoffelsalat vermehren und die Salmonellose begründen. Der Küchenleiter mußte sich belehren lassen, daß es eine hygienisch grobe Fahrlässigkeit ist, wenn in einer Großküche Arbeitsplätze zur Bearbeitung von rohem Fleisch und Geflügel nicht von den übrigen Arbeitsplätzen getrennt sind.

2.11.2 Shigella

Geschichtliches ▶

Definition ▶

Klassifikation Das Genus Shigella besteht aus 4 Spezies, die durch O-Antigene weiter unterteilt werden (☐ 99).

2.11.2 Shigella

Geschichtliches. Das Bakteriengenus Shigella ist benannt nach seinem Entdecker Shiga, einem japanischen Bakteriologen, der 1898 den Erreger der bakteriellen Ruhr nachwies, zwei Jahre bevor dies dem Deutschen Kruse unabhängig davon gelang.

▶ **Definition.** Shigellen sind gramnegative, sporenlose, unbegeißelte und deshalb unbewegliche Stäbchenbakterien, die weder Laktose vergären noch Citrat und Harnstoff verwerten können und keinen Schwefelwasserstoff produzieren.

Klassifikation. Das Genus Shigella, das ganz nahe mit Escherichia verwandt ist, besteht aus vier Spezies mit jeweils mehreren Serovaren, die sich durch die O-Antigene ergeben (☐ 99).

🗏 99 Arten der Gattung Shigella	
▷ S. sonnei	Erreger der relativ harmlosen Sommer- oder E-Ruhr mit nur einem Serovar, Vorkommen in Mitteleuropa
▷ S. flexneri	Erreger der Flexner-Ruhr, Vorkommen in Mitteleuropa und den Tropen mit 13 Serovaren
▷ S. dysenteriae	Erreger der gefürchteten Shiga-Kruse-Ruhr. Vorkommen meist in tropischen Ländern. Produziert das neurotoxische, darmepithelnekrotisierende Shigatoxin. Bekannt sind 10 Serovare
▷ S. boydii	Vorkommen in tropischen Ländern mit 15 Serovaren

Nachweis Ausschließlich aus den Stuhlentleerungen. Auf gebräuchlichen Nährböden und in Nährbouillons. I.d.R. muß die Begleitflora durch Einsatz spezieller Selektivnährmedien unterdrückt werden.

Nachweis. Ausschließlich aus den Stuhlentleerungen. Die Erregerzahl und damit die Nachweiswahrscheinlichkeit nehmen mit der Häufigkeit der Stuhlentleerungen ab (je eher die Untersuchung, desto größer die Wahrscheinlichkeit des Erregernachweises). Shigellen lassen sich auf gebräuchlichen Nährböden und in Nährbouillons problemlos kultivieren. In der Regel muß jedoch, ähnlich wie bei Salmonellen, der Nachweis aus hoch bakterienhaltigem menschlichem Untersuchungsmaterial (z. B. Stuhl) sowie aus Nahrungsmitteln, Bade- und Abwasser geführt werden, wobei die Begleitflora durch Einsatz spezieller Selektivnährmedien unterdrückt werden muß. Dabei können weitgehend die gleichen Nährmedien benutzt werden wie bei der Salmonellendiagnostik (Tetrathionatbouillon und Wilson-Blair-Agar sind nicht geeignet!), so daß der Untersuchungsauftrag an das bakteriologische Labor immer kombiniert gestellt werden kann.

Serologie: Im Patienten werden bei Erkrankung nur geringe Antikörpertiter gebildet (Fehlen der sehr immunogenen H-Antigene!), so daß eine serologische Untersuchung von Patientenserum nicht angezeigt ist.
Eine Servovarbestimmung wird routinemäßig nicht durchgeführt.

Serologie: Im Patienten werden bei Erkrankung nur geringe Antikörper gebildet (Fehlen der sehr immunogenen H-Antigene!), so daß eine serologische Untersuchung von Patientenserum nicht angezeigt ist. Labormäßig werden die Shigellen jedoch mittels Objektträgeragglutinationsverfahren mit bekannten Antiseren differenziert (Speziesbestimmung). Eine Serovarabstimmung wird routinemäßig nicht durchgeführt, sie ist Speziallabors vorbehalten.

Bedeutung Alle Shigellenspezies verursachen **bakterielle Ruhr** oder **Dysenterie**.

Bedeutung. Alle Shigellenspezies sind menschenpathogen und verursachen die **bakterielle Ruhr** oder **Dysenterie**.

Pathogenese Die Infektion erfolgt oral durch Trinkwasser und Nahrungsmittel. Die Infektionsdosis ist sehr klein (< 100 Bakterien). Die besondere Charakteristik der Erreger liegt in ihrer Invasivität. Das **Shigatoxin** zeigt zyto-, entero- und neurotoxische Aktivitäten.

Pathogenese. Die Infektion erfolgt oral durch Trinkwasser und Nahrungsmittel. Die Infektionsdosis ist sehr klein (< 100 Bakterien), weil diese Erreger relativ säurestabil sind, und somit die Einwirkung der Magensäure gut überstehen. Die besondere Charakteristik der Erreger liegt in ihrer Invasivität. Sie dringen in die Epithelzellen des terminalen Ileums und besonders des Kolons ein, wo sie ausgedehnte ulzeröse Läsionen verursachen. Shigellen können Enterozyten nicht von der Lumenseite her angreifen. Sie nutzen zunächst M-Zellen als Eintrittspforte und von dort greifen sie die Epithelzellen von der lateralen oder basolateralen Seite her an. Dann machen sie ein spreading von Zelle zu Zelle und rollen so die Front von hinten auf (☉ **205**).

Diese Nekrotisierungen sind die Ursache von Darmblutungen und -perforationen. Das **Shigatoxin** sowie die **shigaähnlichen** oder **Verotoxine** zeigen zyto-, entero- und neurotoxische Aktivitäten, die als Pathogenitätsfaktoren nicht nur bei Shigellen, sondern auch bei anderen Enterobacteriaceae von Bedeutung sind.

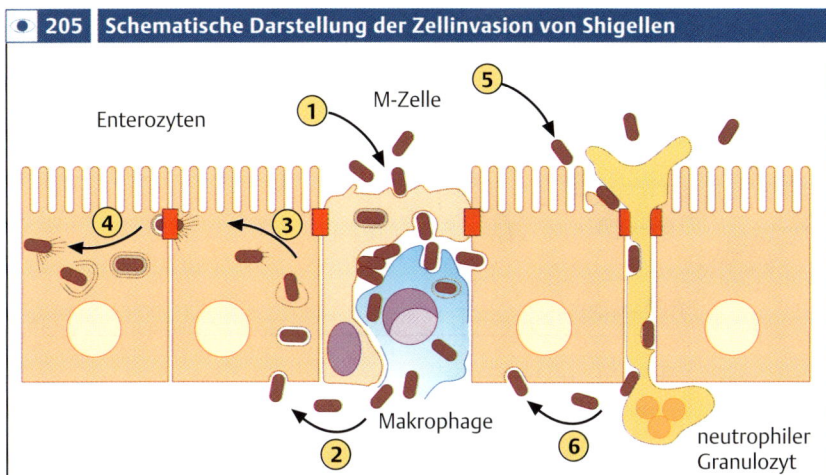

☉ 205 │ Schematische Darstellung der Zellinvasion von Shigellen

Shigellen müssen zuerst die M-Zellen der Peyer-Plaques überwinden ①, dann können sie von hinten in die Epithelzellen eindringen ②. Anschließend wandern sie von Zelle zu Zelle immer so weiter ③, ④. Durch die intrazelluläre Vermehrung kommt es zur Schädigung der Epithelzellen und zu Nekrosen. Jetzt ist die Bahn frei für den direkten Zugang der Shigellen ⑤, die sich dann von Zelle zu Zelle weiter ausbreiten ⑥. Typisch für die Shigellose ist die Darmulzeration mit Blutungen und schmerzhaftem Stuhldrang (Tenesmen).

> ▶ **Merke.** Die Ruhr ist eine Infektion des **Kolons**. Sie kann durch Shigellen (Bakterien) oder durch Amoeben (Protozoen) hervorgerufen werden.

◀ Merke

Klinik. Nach einer Inkubationszeit von ca. 2 – 3 Tagen (kürzere oder längere Inkubationszeiten sind beschrieben) beginnt die Krankheit mit kolikartigen Bauchschmerzen und Diarrhö. Die Stuhlentleerung ist häufig (8 – 30 mal/Tag) und schmerzhaft (Tenesmen). Der Stuhl ist entweder schleimig und hell **(weiße Ruhr)** oder blutig **(rote Ruhr)**. Fieber kann auftreten, ist aber eher uncharakteristisch. In der Regel tritt nach 4 Tagen (in seltenen Fällen bis zu 14 Tagen) Genesung ein. Die **Lebensbedrohung liegt im starken Flüssigkeits- und Elektrolytverlust**, der – besonders bei Kleinkindern – zu ZNS-Beteiligung (Krämpfe, Koma), Nierenversagen und Kreislaufkollaps führen kann. Schwere Verläufe der Ruhr werden durch die toxinbildende Spezies S. dysenteriae verursacht, während S. sonnei nur einen symptomatischen leichten Darminfekt hervorruft. Extraintestinale Infektion können bei Kleinkindern vorkommen, sind ansonsten aber Raritäten.

Krankheitsfolgen. Als Nachkrankheit kann sich ein **Reiter-Syndrom** entwickeln. Die **Reiter-Trias** besteht aus entzündlichen Prozessen am Auge (Konjunktivitis, Iritis, Lidschwellungen), an der Urethra und an Gelenken (Arthritis, Bursitis, Synovitis).

Klinik Nach einer Inkubationszeit von ca. 2 – 3 Tagen Beginn mit **kolikartigen Bauchschmerzen** und **Diarrhö**. Die Stuhlentleerung ist häufig (8 – 30 mal/Tag) und schmerzhaft (Tenesmen). Der Stuhl ist schleimig und hell **(weiße Ruhr)** oder blutig **(rote Ruhr)**.
Die Lebensbedrohung besteht durch den hohen Flüssigkeits- und Elektrolytverlust (Nierenversagen, Kreislaufkollaps).

Krankheitsfolgen Als Nachkrankheit können sich ein **Reiter-Syndrom** oder eine **Reiter-Trias** entwickeln.

206 Ruhropfer

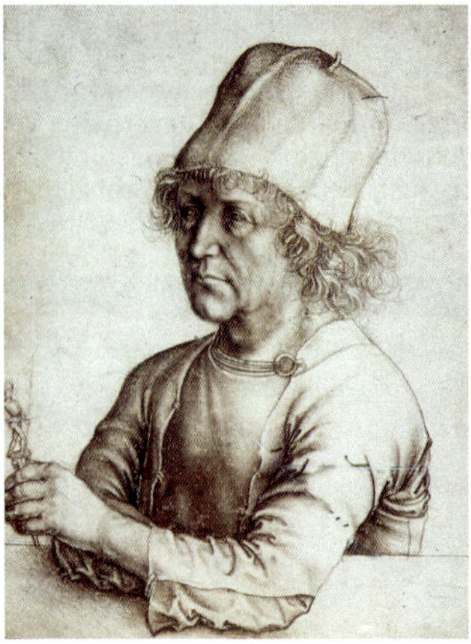

Der Maler Albrecht Dürer ist 1528 im Alter von 57 Jahren vermutlich an einer Ruhr verstorben.

> **Merke.** Nach überstandener Erkrankung scheiden die Patienten bis ca. 4 Wochen Erreger aus. Gesunde Ausscheider (kurzfristig) sind nicht selten.

Merke ▶

Therapie Neben der symptomatischen Therapie Chinolone, Aminopenicilline, Cephalosporine, Co-trimoxazol, aber auch Tetracycline.

Epidemiologie Infektionsquelle der Ruhr, die weltweit auftritt, ist immer der Mensch. In Deutschland steigende Tendenz.

Prophylaxe In Deutschland steht z. Zt. kein Impfstoff zur Verfügung. Die Hauptmaßnahmen zur Verhütung der Ruhr sind expositionsprophylaktischer Natur. Bereits der Verdacht sowie gesunde Ausscheider von Shigellen sind dem Gesundheitsamt zu melden.

Merke ▶

Therapie. Neben der symptomatischen Therapie sind Chinolone, Aminopenicilline, Cephalosporine und Co-trimoxazol Mittel der Wahl, aber auch Tetrazykline und Sulfonamide können eingesetzt werden. Eine **Empfindlichkeitsprüfung** der isolierten Erreger ist unverzichtbar.

Epidemiologie. Infektionsquelle der bakteriellen Ruhr, die weltweit auftritt, ist immer der Mensch. Die Übertragung durch Fliegen (fäkal-oraler Infektionsgang) ist wegen der sehr geringen Infektionsdosis (ca. 100 Bakterien) von besonderer Bedeutung. In der Bundesrepublik Deutschland hat sich die Zahl der Erkrankungen seit 1945 kurzfristig vermindert, ist jedoch heute wieder im Steigen begriffen. (Zunahme der internationalen Reiseaktivitäten.)

Prophylaxe. Nach Überstehen einer Ruhrerkrankung entsteht eine allerdings nur mäßige Immunität. In der Bundesrepublik Deutschland steht kein Impfstoff zur Verfügung.
Die Hauptmaßnahmen zur Verhütung der Ruhr sind expositionsprophylaktischer Natur. Das Bundesseuchengesetz schreibt vor, daß bereits der Verdacht (natürlich auch die Erkrankung oder der Tod) sowie gesunde Ausscheider von Shigellen dem zuständigen Gesundheitsamt gemeldet werden müssen. Um die Bevölkerung zu schützen, wird weiterhin bestimmt, daß Personen, die in lebensmittelbearbeitenden Betrieben tätig sind oder die berufsmäßig mit der Pflege von Säuglingen oder Kleinkindern oder in bestimmten Bereichen der Krankenpflege beschäftigt sind, keine Ausscheider sein dürfen.

> **Merke.** Shigellen, vor allem die bedeutende Spezies S. dysenteriae, sterben in der Außenwelt sehr schnell ab. Bei Fäzesuntersuchungen sollten diese umgehend im Labor verarbeitet werden oder in Transportmedium versandt werden.

2.11.3 Escherichia

Geschichtliches. 1885 beschrieb Theodor Escherich das später nach ihm benannte Bakterium Escherichia coli als erstes spezifisches Darmbakterium.

> ▶ ***Definition.*** E. coli ist ein gramnegatives, sporenloses, peritrich begeißeltes, deshalb bewegliches Stäbchen (⊡ **207**), das Glukose, Laktose und Mannitol (letzteres sogar bei 44 °C-Bebrütung) unter Gasbildung vergärt, Indol (wichtige Reaktion!), jedoch kein H_2S bildet, Harnstoff und Citrat nicht verwerten kann.

Klassifikation. Neben E. coli existieren noch drei weitere Escherichia-Spezies, die jedoch nur gelegentlich aus menschlichem Untersuchungsmaterial isoliert werden (E. fergusonii, E. hermanii, E. vulneris).

Nachweis. Bei **extraintestinalen Infektionen** erfolgt die Erregerisolation aus dem jeweiligen Material, also z. B. Blut bei Sepsis, Urin bei Harnwegsinfekten, Liquor bei Meningitis, Gallensaft bei Cholangitis, Wundexsudat etc.
Bei **intestinalen Infektionen** ergeben sich erhebliche Schwierigkeiten, da aus jedem Stuhl E. coli isoliert werden kann. Die Identifizierung von EPEC, ETEC, EIEC und EHEC (vgl. ▦ **101**) ist für die Routinediagnostik zu aufwendig. Die Diagnose erfolgt in der Regel klinisch, nach Ausschluß anderer Diarrhöverursacher oder durch Toxinnachweis, z. B. von Verotoxin (toxisch für Verozellen, einer Zellinie aus Affennierenzellen).
Der Keimnachweis erfolgt ausschließlich kulturell. Dies ist in der Regel problemlos möglich. Je nach Probenmaterial erfolgen die Untersuchungen im Direktverfahren unter Einsatz von festen Selektivnährböden oder mittels Anreicherung in Flüssigkulturen. Die endgültige Diagnose wird wie bei allen Enterobacteriaceae durch den Ausfall zu überprüfender Stoffwechselleistungen (»bunte Reihe«) gestellt.

Serologische Typisierung: Bei E. coli lassen sich 171 O-Antigene, 56 H-Antigene, 72-K-Antigene sowie 12 F-Antigene nachweisen. Für die Routinepraxis des mikrobiologischen Labors hat dies jedoch nur eine untergeordnete Bedeutung, für epidemiologische Fragestellungen kann diese Tatsache aber herangezogen werden. Unter den EHEC findet man häufig O157 H7.

2.11.3 Escherichia
◀ Geschichtliches

◀ Definition

Klassifikation E. coli ist die wichtigste Spezies der Gattung Escherichia.

Nachweis Bei **extraintestinalen Infektionen:** Erregerisolation aus dem jeweiligen Material.

Bei **intestinalen Infektionen** ergeben sich Schwierigkeiten, da aus jedem Stuhl E. coli isoliert werden kann. Die Identifizierung der Subtypen wird nicht routinemäßig durchgeführt.
Der Keimnachweis erfolgt ausschließlich kulturell.

Die endgültige Diagnose wird bei allen Enterobacteriaceae durch die »bunte Reihe« gestellt.

⊡ **207** | **E. coli im elektronenoptischen Bild**

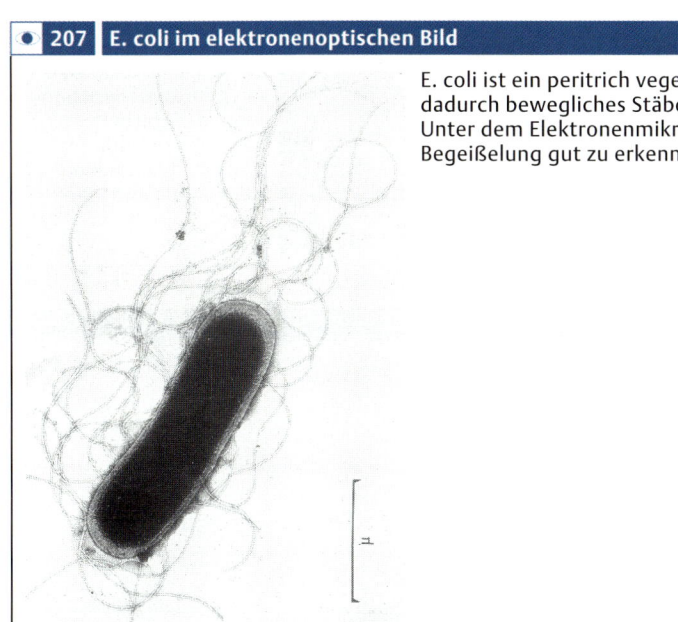

E. coli ist ein peritrich vegeißeltes und dadurch bewegliches Stäbchen.
Unter dem Elektronenmikroskop ist die Begeißelung gut zu erkennen.

Bedeutung E. coli kommt regelmäßig im Darm von Warmblütern vor. Er ist deshalb der **klassische Fäkalindikator**, d. h., der Nachweis von E. coli in der Umwelt zeugt immer von einer Verunreinigung mit menschlichen oder tierischen Exkrementen.

E. coli ist der **häufigste Erreger nosokomialer Infektionen**. Extraintestinale Infektionen mit E. coli können bei immunsupprimierten Patienten, Säuglingen oder bei entsprechender Disposition auftreten. Häufig betroffen sind die Harnwege mit Urethritis, Zystitis, Ureterozystitis, Zystopyelitis, Pyelonephritis. Ursache hierfür sind Schmierinfektionen aus der Analregion. Einige E-coli-Stämme besitzen **P-Fimbrien**, auch **PAP** (= pyelonephritisassoziierte Pili) genannt, mit denen sie sich am Epithel anhaften (■ 208). Wenn ein enger Kontakt zustande gekommen ist, können Bakterientoxine, z. B. Hämolysine, die Zellen der Blasenwand schädigen, wodurch eine Invasion der Bakterien vorbereitet wird und sodann eine Entzündung (Zystitis) oder sogar eine Urosepsis entsteht.

Bedeutung. E. coli kommt regelmäßig im Darm von Warmblütern vor. Er ist deshalb der **klassische Fäkalindikator**, d. h., der Nachweis von E. coli in Trinkwasser, Lebensmitteln, Bedarfsgegenständen des täglichen Lebens oder auf Gegenständen im Umfeld des Menschen zeugt immer von einer Verunreinigung mit menschlichen oder tierischen Exkrementen und signalisiert die prinzipielle Möglichkeit des Vorkommens anderer Erreger (Viren, Bakterien, Protozoen, Würmer). In 100 ml Trinkwasser darf kein E. coli nachweisbar sein.

E. coli ist der **häufigste Erreger nosokomialer Infektionen**.

Weitere **extraintestinale Infektionen** mit E. coli können bei immunsupprimierten Patienten oder im Zuge entsprechender Dispositionen systemisch oder lokalisiert auftreten. Neugeborene können eine Meningitis entwickeln, wenn sie während der Geburt mit E. coli der Mutter kolonisiert werden, speziell wenn diese Kolibakterien ein Kapselantigen K1 tragen. Häufig betroffen sind die Harnwege mit Urethritis, Zystitis, Ureterozystitis, Zystopyelitis, Pyelonephritis. Ursache hierfür sind Schmierinfektionen aus der Analregion (besonders bei Kindern und Frauen) mit Kontamination des Ostium urethrae. Da Kolibakterien stark begeißelt sein können und somit beweglich sind, gelangen sie bis in die Blase. Da bei Frauen die Urethra nur kurz ist, leiden sie häufiger an Zystitis als Männer. Einige E.-coli-Stämme besitzen sogenannte **P-Fimbrien**, auch **PAP** (= pyelonephritis-assoziierte Pili) genannt, mit denen sie sich spezifisch am Epithel der harnableitenden Wege anhaften (■ 208). Wenn ein enger Kontakt zustande gekommen ist, können Bakterientoxine, z. B. Hämolysine, die Zellen der Blasenwand schädigen, wodurch eine Invasion der Bakterien vorbereitet wird und sodann eine Entzündung (Zystitis) oder sogar eine Urosepsis entsteht. Anomalien, ein vesikoureteraler Reflux, z. B. bei Querschnittsgelähmten, oder medizinische Manipulationen (Katheterisierung, Zystoskopie und Blasenspülungen) fördern die Aszension ins Nierenbecken, wo ebenfalls eine Invasion erfolgen kann. Besonders in der Schwangerschaft droht dies, da der Fötus rein mechanisch Druck auf die Ureteren ausübt und weil durch die Hormone eine Weitstellung der Hohlorgane mit glatter Muskulatur (Blase, Ureter) erfolgt. Eine Pyelonephritis wird dann oft noch durch eine Sepsis kompliziert (▦ **100**).

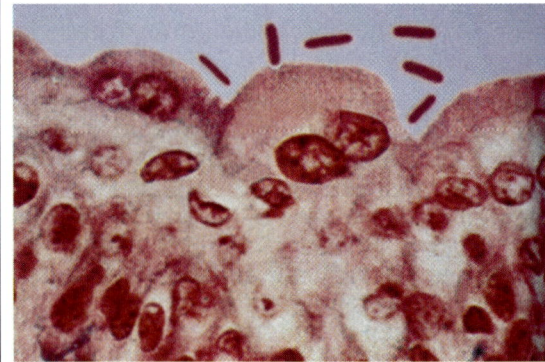

● 208 Adhäsion von E. coli an das Blasenepithel

Gramnegative Stäbchenbakterien binden an das Uroepithel (doppelkernige Pflasterepithelzelle). Dies ist der erste Schritt zur Infektion, denn jetzt können die bakteriellen Toxine, z. B. das zytotoxische Hämolysin, das Epithel zerstören, eindringen und eine Entzündung der Blasenwand initiieren.

▦ 100 Sepsiserreger	
1. Escherichia coli	15 – 20 %
2. Staphylococcus aureus	10 – 15 %
3. Pseudomonas aeruginosa	5 – 10 %
4. Streptococcus pneumoniae	5 – 10 %
5. Enterokokken	5 – 10 %
6. Enterobacteriaceae	5 %
7. koagulasenegative Staphylokokken	5 %
8. Anaerobier	3 %
9. Pilze	2 %

E. coli ist nicht selten an Entzündungen im Bauchraum beteiligt (Appendizitis, Peritonitis, Cholangitis und Cholezystitis).

Intestinale Infektionen mit E. coli sind gekennzeichnet durch massive Diarrhöen mit ihren individuellen Folgeerscheinungen. Als Verursacher sind heute allgemein **vier E.-coli-Subtypen** bekannt, die sich letztendlich durch chromosomal kodierte, phagenkodierte und plasmidkodierte Pathogenitätsfaktoren unterscheiden (101).

E. coli ist nicht selten an Entzündungen im Bauchraum beteiligt.

Intestinale Infektionen: massive Diarrhöen. Als Verursacher sind 4 E.-coli-Subtypen bekannt, die sich durch Pathogenitätsfaktoren unterscheiden (101).

101	**E.-coli-Subtypen als Verursacher intestinaler Infektionen**
▷ **EPEC**	**Enteropathogene E. coli (Dyspesie-Coli)**
	Betroffen sind vor allem Säuglinge in den Ländern der dritten Welt. Der Mechanismus, der zur Diarrhö – und bei Säuglingen in der Folge zu Gedeihstörungen und lebensbedrohlichen Zuständen – führt, beruht wahrscheinlich auf der besonderen Fähigkeit der Erreger zur Adhärenz an die Darmmukosazelle, wo es zur Zerstörung der Mikrovilli kommt. Ein EAF (EPEC-adhesion factor) kann nachgewiesen werden, ist jedoch nicht mit einem bestimmten Antigenmuster des Bakteriums korreliert.
▷ **ETEC**	**Enterotoxinbildende E. coli**
	ETEC sind in tropischen Ländern weit verbreitet und werden im hohen Maße für die Reisediarrhöen (»Montezumas Rache« etc.) verantwortlich gemacht. Alle ETEC bilden hitzelabile Enterotoxine (LT I und LT II), LT I entspricht der chemischen Struktur und dem Wirkungsmechanismus von Choleratoxin (Pathomechanismus siehe dort). LT II hat zwar die gleichen Auswirkungen wie LT I, unterscheidet sich jedoch in seiner chemischen Struktur. Daneben kann – muß aber nicht immer – auch ein hitzestabiles Enterotoxin (ST) nachgewiesen werden, dessen Bedeutung im Krankheitsgeschehen noch unklar ist. Durch die Existenz von Fimbrien können sich ETEC an die Dünndarmwand relativ fest anheften, so daß sie durch die gesteigerte Darmperistaltik während der Diarrhö nicht eliminiert werden und sie ihr Toxin leicht an die Epithelien abgeben.
▷ **EIEC**	**Enteroinvasive E. coli**
	E. coli, die eine bakterielle Ruhr (Shigellose) imitieren, können in die Darmmukosazelle eindringen und diese damit zerstören. Diese Labordiagnose erfolgt an HeLa-Zellkulturen.
▷ **EHEC**	**Enterohämorrhagische E. coli oder verotoxinproduzierende E. coli (VTEC)**
	Sie tragen chromosomal ein Gen (eae) für die Adhäsion an Epithelzellen. Phagenkodiert besitzen sie noch die Fähigkeit, das Verotoxin (toxisch für Verozellen, einer Zellinie aus Affennierenzellen) zu produzieren. Das Verotoxin besitzt Ähnlichkeit mit dem neurotoxischen und nekrotisierenden Toxin, das Shigella dysenteriae produziert. VTEC verursacht deshalb eine hämorrhagische Kolitis und daneben das hämolytisch-urämische Syndrom, das sich durch akutes Nierenversagen, Anämie und Thrombozytopenie auszeichnet. Darüber hinaus haben diese Stämme noch die plasmidkodierte Information, ein Hämolysin zu produzieren – sie sind also geradezu mit einem Cocktail aus Pathogenitätsfaktoren ausgestattet.

Therapie. Bei **extraintestinalen** E.-coli-Infektionen kann nur die gezielte Chemotherapie nach Austestung der Erregerempfindlichkeit zum Erfolg führen. Co-trimoxazol (z.B. Bactrim), aber auch Chinolone und Cephalosporine sind meist wirksamer als Aminopenicilline. Eine kurzfristige Antibiotikatherapie (1 – 3 Tage) reicht bei einer unkomplizierten Infektion aus. Nur bei rezidivierenden Erkrankungen muß über einen längeren Zeitraum antibiotisch behandelt werden. Man sollte aber unbedingt versuchen, den Grund für die Rezidive (anatomische Anomalien etc.) zu eruieren. Ob eine ausreichende Substanzmenge appliziert wurde, läßt sich im Wirkstofftest überprüfen.

Bei der **intestinalen** Infektion ist eine antibiotische Therapie nicht zwingend angezeigt, hier steht die Bekämpfung der Diarrhö, besonders des Wasser- und Elektrolytverlustes, im Vordergrund.

Die Therapie mit Hefepräparaten (Perenterol®) stößt in der Fachwelt auf geteilte Meinung.

Eine symptomatische Therapie mit Loperamid (Imodium®), das die Darmperistaltik dämpft, ist zur subjektiven Besserung geeignet.

Prophylaxe. Intestinale Infektionen mit EPEC, ETEC, EIEC, EHEC und eventuell anderen enteropathogenen E.-coli-Stämmen sind immer exogener Natur mit oraler Aufnahme des Erregers. Sie sind besonders in allen Ländern mit geringem Hygienestandard zu befürchten.

Therapie Bei **extraintestinalen** E.-coli-Infektionen kann nur die gezielte Chemotherapie nach Austestung der Erregerempfindlichkeit zum Erfolg führen.

Bei der **intestinalen** Infektion ist eine antibiotische Therapie nicht zwingend angezeigt.

Prophylaxe Intestinale Infektion mit enteropathogenen E.-coli-Stämmen sind stets exogener Natur (orale Aufnahme!).

Merke ▶

> ▶ **Merke.** Die wichtigste Prophylaxe liegt in der strikten Vermeidung ungekochter Nahrung, die mit fremden menschlichen Händen in Berührung gekommen ist. Hierzu gehören Salate, Eis (auch zur Kühlung der Drinks!), geschältes Obst, Süßspeisen etc. Trinkwasser sollte nur nach entsprechender Aufbereitung durch Erhitzen, Filtrieren oder chemische Desinfektion verwendet werden. Ein Aperitif oder eine heiße Suppe kann die Magensäureproduktion anregen, wodurch einige Erreger abgetötet werden, bevor sie in den Darm gelangen. Vor dem Essen sollte man nicht allzuviel trinken, weil dadurch die Magensäure verdünnt wird und somit die Anfälligkeit gegenüber oralen Infektionen steigt.

Da die meisten Erreger von **Harnwegsinfektionen** aus der Stuhlflora stammen, ist es einsichtig, daß man nach dem Defäkieren nicht von hinten nach vorn wischen sollte, wobei eben die Darmflora in die Nähe des Orificium urethrae gebracht wird, sondern umgekehrt. Darüber hinaus tragen regelmäßige Körperhygiene und das Tragen von sauberer Unterwäsche – aus geeignetem Material – zu einer Verhinderung der Keimvermehrung bei. Während einer Infektion, aber auch zur Verhinderung von Rezidiven, gilt der Rat: viel trinken! Oft ist gerade in der heißen Jahreszeit die Urinmenge wegen anderweitiger Feuchtigkeitsabgabe vermindert. Auch die Ansäuerung des Harns mittels oraler Gabe von Mandelamin hilft die Keimvermehrung zu stoppen. Dagegen erscheint die propagierte Impfung mit toten Colibakterien (z. B. Uro-Vaxom®) wenig aussichtsreich, Rezidive zu verhindern.

Praktischer Tip ▶

> ▶ **Praktischer Tip.** Bei der **Diagnostik von Harnwegsinfekten** spielt die Koloniezahl im Urin eine erhebliche Rolle. Da das Untersuchungsmaterial Urin vom Patienten als Laien beizubringen ist, kann nicht davon ausgegangen werden, daß Begriffe wie »Mittelstrahlurin« und »sterile Probennahme« immer verstanden werden. Vor allem bei Frauen wird der Urin leicht durch Bakterien der Hautflora kontaminiert. Deswegen sollten Patienten eine detaillierte Anleitung über Reinigung des Orificium urethrae, Spreizen der Labien, Verwerfen der ersten Portion des Urins und Sammeln des »Mittel«strahlurins in einem sterilen Gefäß erhalten. Der Urin sollte bald untersucht werden, da sonst nachträglich eine Keimvermehrung stattfinden könnte. Besser ist die Verwendung von Eintauchobjektträgern. Ein Harnwegsinfekt wird erst bei Koloniezahlen ab 10^5/ml im Morgenurin angenommen. Kleinere Koloniezahlen gelten als Kontamination.

2.11.4 Citrobacter
Definition ▶

2.11.4 Citrobacter

> ▶ **Definition.** Es handelt sich um ein gramnegatives, sporenloses, begeißeltes, also bewegliches Stäbchen, das Laktose – wenn auch verzögert – abbaut und deshalb zu den koliformen Keimen gezählt wird. Der Abbau von Citrat als einziger Kohlenstoffquelle ist charakteristisch und gibt dem Keim den Namen.

Klassifikation Es existieren 3 Spezies: Citrobacter freundii, diversus und amalonaticus.

Klassifikation. Es existieren drei Spezies:
- Citrobacter freundii
- Citrobacter diversus
- Citrobacter amalonaticus

Nachweis Der Nachweis erfolgt ausschließlich kulturell.

Nachweis. Der Keimnachweis erfolgt ausschließlich kulturell. Dies ist in der Regel problemlos möglich. Je nach Probenmaterial erfolgen die Untersuchungen im Direktverfahren unter Einsatz von festen Selektivnährböden oder mittels Anreicherung in Flüssigkulturen. Die endgültige Diagnose wird wie bei allen Enterobacteriaceae durch den Ausfall zu überprüfender Stoffwechselleistungen (»bunte Reihe«) gestellt.

Serologische Typisierung: Bei Citrobacter lassen sich 42 O-Antigene und mehr als 90 H-Antigene nachweisen. Für die Routinepraxis des mikrobiologischen Labors hat dies jedoch nur eine untergeordnete Bedeutung, zumal Kreuzreaktionen mit Salmonella und Escherichia auftreten.

Bedeutung. Alle drei Citrobacterspezies können **extraintestinale Infektionen** hervorrufen. Sie werden aus menschlichem Untersuchungsmaterial jedoch nur selten isoliert und treten auch als Hospitalismuserreger nur gelegentlich in Erscheinung.
C. freundii und C. diversus müssen als fakultative Enteritiserreger betrachtet werden, nicht jedoch C. amalonaticus.

Therapie. Je nach Resistenzlage im Antibiogramm. Gute Wirksamkeit zeigen in der Regel Cephalosporine und Ureidopenicilline.

2.11.5 Klebsiella

> **Definition.** Klebsiellen sind gramnegative, sporenlose, unbewegliche, bekapselte Stäbchen, die nach dem deutschen Bakteriologen Edwin Klebs benannt sind.

Klassifikation. Das Genus Klebsiella weist vier Spezies auf:
- Klebsiella pneumoniae
- Klebsiella oxytoca
- Klebsiella terrigena
- Klebsiella planticola.

Die Art Klebsiella pneumoniae wird weiter unterteilt in drei Subspezies:
- Klebsiella pneumoniae subsp. pneumoniae
- Klebsiella pneumoniae subsp. rhinoscleromatis
- Klebsiella pneumoniae subsp. ozaenae.

Nachweis. Der Keimnachweis erfolgt ausschließlich kulturell. Dies ist in der Regel problemlos möglich. Je nach Probenmaterial erfolgen die Untersuchungen im Direktverfahren unter Einsatz von festen Selektivnährböden oder mittels Anreicherung in Flüssigkulturen. Klebsiellen wachsen auf glukosehaltigen Universalnährböden in typischen schleimigen, großen Kolonien, die dem erfahrenen Untersucher erste Hinweise zur Bestimmung geben (⊡ 209). Die endgültige Diagnose wird jedoch auch hier wie bei allen Enterobacteriaceae durch den Ausfall zu überprüfender Stoffwechselleistungen (»bunte Reihe«) gestellt. Klebsiella oxytoca kann dabei leicht durch die Existenz des Enzyms Tryptophanase (= Indolbildung) von den anderen Klebsiellenspezies unterschieden werden.

Serologische Typisierung: Bei Klebsiella sind 11 O-Antigene bekannt, denen jedoch keine diagnostische Bedeutung zukommt, da sie wegen der Kapsel nicht agglutinierbar sind. Es werden 82 K-Antigene unterschieden. Unterschiedliche Virulenz bestimmter K-Antigene konnte bisher für den Menschen nicht beobachtet werden.

Bedeutung. Klebsiellen sind fakultativ pathogene Erreger. Eine Prädisposition beim Wirt muß in der Regel gegeben sein. Sie nehmen in der Rangfolge nosokomialer Infektionserreger zusammen mit Enterobacter den dritten Platz ein. Bedeutendster Vertreter ist Klebsiella pneumoniae subsp. pneumoniae, der Erreger der Friedländer-Pneumonie, einer heute selten gewordenen Entzündung der beiden oberen Lungenlappen. Klebsiella pneumoniae subsp. pneumoniae und Klebsiella oxytoca können Lungen-

Bedeutung Alle drei Citrobacterspezies können **extraintestinale Infektionen** hervorrufen.

Therapie Nach Antibiogramm. I.d.R. Cephalosporine und Ureidopenicilline.

2.11.5 Klebsiella

◀ Definition

Klassifikation Das Genus Klebsiella weist 4 Spezies auf:
- Klebsiella pneumoniae
- Klebsiella oxytoca
- Klebsiella terrigena
- Klebsiella planticola.

Die Art Klebsiella pneumoniae wird weiter unterteilt in 3 Subspezies:
- subsp. pneumoniae
- subsp. rhinoscleromatis
- subsp. ozaenae.

Nachweis Der Keimnachweis erfolgt ausschließlich kulturell. Klebsiellen wachsen auf glukosehaltigen Universalnährböden in typischen schleimigen, großen Kolonien (⊡ 209). Die endgültige Diagnose wird durch den Ausfall der »bunten Reihe« gestellt.

Bedeutung Klebsiellen sind fakultativ pathogen. Sie sind wichtige nosokomiale Infektionserreger (3. Platz zusammen mit Enterobacter). Klebsiella pneumoniae kommt für Pneumonien, Lungenabszeß, Bronchitis, Pleuritis, Sinusitis, Otitis u.v.a. Infektionen in Betracht.

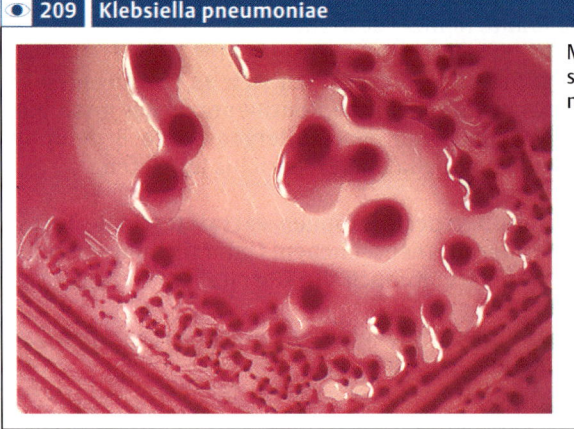

Man erkennt die typischen großen und schleimigen Kolonien.

abszesse, Pleuritis, Bronchitis, Sinusitis, Mastoiditis, Otitis, Cholangitis und Cholezystitis sowie Harnwegsinfektionen ebenso wie Sepsis, Meningitis, Endokarditis und Osteomyelitis verursachen.

Klebsiella pneumoniae subsp. rhinoscleromatis gilt als Erreger des Rhinoskleroms, einer durch Strikturen und Vernarbungen gekennzeichneten chronischen Nasenschleimhautentzündung.

Klebsiella pneumoniae subsp. ozaenae wurde lange Zeit als Verursacher der »Stinknase« oder Ozäna (Rhinitis atrophicans cum foetore) angesehen, was heute jedoch als widerlegt gilt.

Klebsiella terrigena und Klebsiella planticola haben nur sehr geringe Pathogenität und werden nur sehr selten aus klinischem Material isoliert.

Therapie. Die Therapie von Klebsielleninfektionen ist immer problematisch, da Klebsiella neben einer natürlichen Resistenz gegen Benzylpenicillin (Penicillin G) und Aminopenicilline nicht selten eine R-Plasmid-bedingte Mehrfachresistenz aufweist. Eine sinnvolle Therapieplanung ist erst nach Erregerisolation und Antibiogramm möglich.

Therapie Klebsiella besitzt eine natürliche Resistenz gegen Benzylpenicillin und Aminopenicilline, außerdem nicht selten eine R-Plasmid-bedingte Mehrfachresistenz. Eine sinnvolle Therapieplanung ist erst nach Erregerisolation und Antibiogramm möglich.

2.11.6 Enterobacter

Definition ▶

Klassifikation Die Gattung Enterobacter ist sehr inhomogen. Wichtigster Vertreter der Gattung ist Enterobacter cloacae (▦ **102**).

2.11.6 Enterobacter

▶ **Definition.** Es handelt sich um gramnegative, peritrich begeißelte, bewegliche Stäbchenbakterien, die Laktose vergären und Citrat als alleinige Kohlenstoffquelle verwerten können. Kapselbildung ist möglich, jedoch nicht obligat.

Klassifikation. Die Gattung Enterobacter ist in sich sehr inhomogen; mehrere Arten sind potentiell pathogen (▦ **102**).

▦ 102 | **Enterobacterarten und ihre Bedeutung**

Spezies	Bedeutung
▷ E. cloacae	wichtigster Vertreter der Gattung
▷ E. aerogenes ▷ E. agglomerans	wird häufig aus klinischem Material isoliert
▷ E. asburiae ▷ E. gergoviae ▷ E. sakazakii ▷ E. taylorae	klinische Bedeutung kann nicht verneint werden
▷ E. amnigenus	extrem selten aus klinischem Material isoliert, in Umweltmedien gelegentlich anzutreffen

Nachweis. Der Keimnachweis erfolgt ausschließlich kulturell. Dies ist in der Regel – mit den dargestellten Einschränkungen bei E. agglomerans – problemlos möglich. Je nach Probenmaterial erfolgen die Untersuchungen im Direktverfahren unter Einsatz von festen Selektivnährböden oder mittels Anreicherung in Flüssigkulturen. Die endgültige Diagnose wird wie bei allen Enterobacteriaceae durch den Ausfall zu überprüfender Stoffwechselleistungen (»bunte Reihe«) gestellt.

Bedeutung. Enterobacter sind **fakultativ pathogene** Erreger. Eine Prädisposition beim Wirt muß in der Regel gegeben sein. Sie nehmen in der Rangfolge nosokomialer Infektionserreger nach E. coli und vor Klebsiellen den zweiten Platz ein. Bedeutendste Verteter sind E. cloacae und E. aerogenes, die bei Bronchitis, Cholangitis, Harnwegsinfektionen, selten bei Sepsis oder Meningitis isoliert werden.

Therapie. Ähnlich wie bei Klebsiellen bestehen auch bei Enterobacter natürliche Resistenzen gegen Aminopenicilline und ältere Cephalosporine. Mehrfachresistenzen beruhen auf R-Plasmiden. Gute Therapieerfolge werden in der Regel mit Chinolonen und Aminoglykosiden erreicht. Sinnvolle Therapieplanungen setzen die Empfindlichkeitsprüfung der Keimisolate voraus.

2.11.7 Serratia

▶ **Definition.** Es handelt sich um gramnegative, sporenlose, peritrich begeißelte, deshalb bewegliche Stäbchenbakterien, die als besonderes biochemisches Kennzeichen Desoxyribonuklease produzieren. Der Keim ist benannt nach dem italienischen Physiker Serafino Serrati.

Klassifikation. Die Gattung umfaßt zehn Arten, davon acht, die beim Menschen gefunden worden sind. Die humanmedizinisch wichtigsten Arten sind:
- Serratia marcescens
- Serratia liquefaciens.

Nachweis. Der Keimnachweis erfolgt ausschließlich kulturell. Dies ist in der Regel problemlos möglich. Besonderes kulturmorphologisches Kennzeichen der Serratien ist die Produktion eines wasserunlöslichen, zellständigen roten Pigments (**Prodigiosin**, ⊡ **210**) bei Zimmertemperatur. Bakterienkolonien auf kohlenhydrathaltigen Nährböden können das Aussehen von Blutstropfen annehmen (**Hostienwunder**). Die endgültige Diagnose wird wie bei allen Enterobacteriaceae durch den Ausfall zu überprüfender Stoffwechselleistungen (»bunte Reihe«) gestellt.

Serologische Typisierung: 21 O- und 25 H-Antigene können zur Stammtypisierung bei Hospitalinfektionen zur Aufzeigung von Übertragungswegen hilfreich sein.

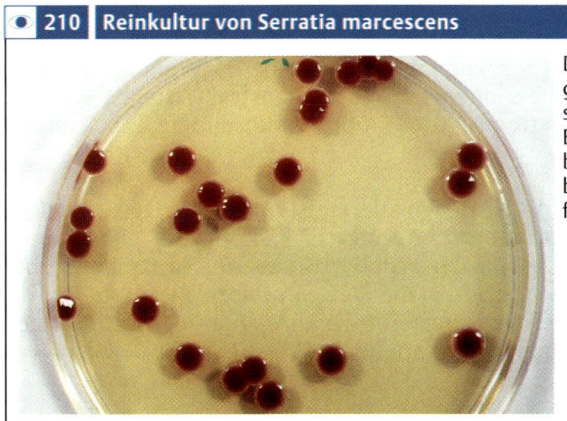

⊡ 210 | **Reinkultur von Serratia marcescens**

Der von den Bakterien gebildete blutrote Farbstoff bleibt streng auf die Bakterienkolonie beschränkt. Der Nährboden bleibt unbeeinflußt.

Nachweis Der Keimnachweis erfolgt ausschließlich kulturell. Dies ist i.d.R. – mit den oben dargestellten Einschränkungen bei E. agglomerans – möglich.

Bedeutung Enterobacter sind **fakultativ pathogene** Erreger. Sie nehmen in der Rangfolge nosokomialer Infektionserreger den 2. Platz ein.

Therapie Gute Therapieerfolge werden mit Aminoglykosiden erreicht. Sinnvolle Therapieplanungen setzen die Empfindlichkeitsprüfung voraus.

2.11.7 Serratia

◀ Definition

Klassifikation Die humanmedizinisch wichtigsten Arten sind:
- Serratia marcescens
- Serratia liquefaciens.

Nachweis Der Keimnachweis erfolgt ausschließlich kulturell. Kennzeichen der Serratien ist die Produktion eines wasserunlöslichen, zellständigen roten Pigments (**Prodigiosin**, ⊡ 210) bei Zimmertemperatur. Bakterienkolonien auf kohlenhydrathaltigen Nährböden können das Aussehen von Blutstropfen annehmen (**Hostienwunder**).

Bedeutung Serratia marcescens ist ein **gefürchteter Erreger nosokomialer Infektionen**. Er wird bei Harnwegsinfektionen, Sepsis, Endokarditis, Meningitis, Osteomyelitis und Wundinfektionen isoliert.

Therapie Sinnvolle Therapiestrategien sind nur bei ausgetesteten Keimisolaten erfolgversprechend. Aminoglykoside, vor allem Amikacin, zeigen teilweise sehr gute Erfolge.

2.11.8 Proteus

Geschichtliches ▶

Definition ▶

Klassifikation Humanmedizinische Bedeutung haben:
- Proteus mirabilis
- Proteus vulgaris
- Proteus penneri.

Nachweis Ausschließlich kulturell (▣ 211). Die kulturmorphologische Besonderheit der Proteus-Bakterien besteht im Phänomen des »Schwärmens«, d. h., die **Keime bilden keine umschriebenen Kolonien**. Von besonderem Interesse sind bestimmte O-Antigene (OX-2, **OX-19** und OX-K). Diese sind exakt mit Antigenen von Rickettsien identisch. In einer Agglutinationsreaktion (Patientenserum gegen Proteus) kann so eine Rickettsiose serologisch nachgewiesen werden (**Weil-Felix-Reaktion**).

Bedeutung Als opportunistisch pathogene Keime können Proteus-Spezies bei vielfältigen (nosokomialen) Infektionen isoliert werden.

Therapie Ohne Antibiogramm ist eine sinnvolle Therapie nicht möglich.

Bedeutung. Lange Zeit wurde Serratia als Markerkeim für Hygieneuntersuchungen verwendet, da man das Bakterium als völlig apathogen einstufte. Heute ist Serratia marcescens ein **gefürchteter Erreger nosokomialer Infektionen**. Wie bei allen opportunistisch pathogenen Keimen muß eine Disposition beim Empfänger vorhanden sein. Serratia wird bei Harnwegsinfektionen, Sepsis, Endokarditis, Meningitis, Wundinfektionen und bei Osteomyelitis isoliert.

Therapie. Viele Serratia-Stämme haben eine natürliche Antibiotikaresistenz gegen zahlreiche Cephalosporine. Sinnvolle Therapiestrategien sind nur bei ausgetesteten Keimisolaten erfolgversprechend. Aminoglykoside, vor allem Amikacin, zeigen teilweise sehr gute Erfolge.

2.11.8 Proteus

Geschichtliches. An Proteus, den griechischen Meeresgott, der die Fähigkeit besaß, seine Gestalt zu verändern, fühlte sich 1885 der Erlanger Pathologe Gustav Hauser erinnert, als er das gar wundersame Bakterium Proteus mirabilis entdeckte.

> ▶ *Definition.* Es handelt sich um ein gramnegatives, sporenloses, aufgrund einer starken peritrichen Begeißelung lebhaft bewegliches Stäbchenbakterium, das Laktose nicht abbauen kann.

Klassifikation. Die Gattung Proteus besteht aus vier Spezies, von denen folgende drei humanmedizinische Bedeutung haben:
- Proteus mirabilis
- Proteus vulgaris
- Proteus penneri.

Nachweis. Der Keimnachweis erfolgt ausschließlich kulturell (▣ 211). Dies ist in der Regel problemlos möglich. Die kulturmorphologische Besonderheit der Proteus-Bakterien besteht im Phänomen des **»Schwärmens«**, d. h., die **Keime bilden auf festen, feuchten Nährböden keine umschriebenen Kolonien**, sondern überziehen sie flächenhaft als »Hauch« (daher auch der Name H-Antigene generell für alle Geißelantigene). Die endgültige Diagnose wird wie bei allen Enterobacteriaceae durch den Ausfall zu überprüfender Stoffwechselleistungen (»bunte Reihe«) gestellt. Typisch ist die **Indolbildung von P. vulgaris**.

Serologische Typisierung: Von Proteus vulgaris und Proteus mirabilis sind 49 O- und 19 H-Antigene bekannt. Von besonderem Interesse sind O-Antigene mit der Bezeichnung OX-2, **OX-19** und OX-K. Diese sind exakt mit Antigenen von Rickettsien identisch. Patienten mit einer Rickettsieninfektion entwickeln Antikörper gegen diese Antigene. In einer Agglutinationsreaktion (Patientenserum gegen Proteus) kann so manche Rickettsiose serologisch nachgewiesen werden (**Weil-Felix-Reaktion**).

Bedeutung. Als opportunistisch pathogene Keime können Proteus-Spezies bei Harnwegsinfekten (nosokomialen Infektionen), Wundinfektionen, Septikämien und bei Infektionen im Respirationstrakt isoliert werden. Gelegentlich können Gastroenteritiden über verunreinigte Lebensmittel auftreten.

Therapie. Proteus mirabilis ist in den allermeisten Fällen gegen eine Vielzahl von Antibiotika empfindlich. P. vulgaris (indolpositiv) sind immer resistent gegen Cephalosporine der 1. und 2. Generation (z. B. Cefuroxim), weil sie Betalaktamase produzieren, die diese Antibiotika spaltet. Natürliche und Mehrfachresistenzen gegen Tetrazykline und Polymyxin B sind üblich. Ohne Antibiogramm ist eine sinnvolle Therapie nicht möglich.

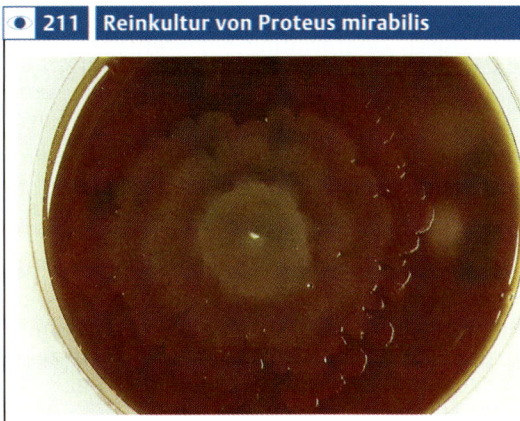

211 Reinkultur von Proteus mirabilis

Typisch ist das terrassenförmige Schwärmverhalten des Keimes auf frischen, feuchten Nährböden, die »hauchförmig« überzogen werden.

2.11.9 Morganella

Geschichtliches. Das Genus Morganella wurde aus dem Genus Proteus ausgegliedert.

> ***Definition.*** Es handelt sich um ein gramnegatives, sporenloses, aufgrund einer starken peritrichen Begeißelung lebhaft bewegliches, laktosenegatives Stäbchenbakterium.

Klassifikation. Die Gattung Morganella besteht nur aus einer Spezies: **Morganella morganii**.

Nachweis. Der Keimnachweis erfolgt ausschließlich kulturell. Dies ist in der Regel problemlos möglich. Durch Überprüfung der Stoffwechselleistungen (»bunte Reihe«) ist die Abgrenzung zu Proteus-Spezies relativ einfach. Typisch ist die Bildung von Indol.

Serologische Typisierung: Von Morganella morganii können 42 Serotypen unterschieden werden.

Bedeutung. Als opportunistisch pathogener Keim von nicht zu unterschätzender Potenz kann Morganella Harnwegsinfekte, Wundinfekte, Septikämien und Infektionen im Respirationstrakt hervorrufen.

Therapie. Natürliche und Mehrfachresistenzen gegen Sulfonamide, Cephalosporine der 1. und 2. Generation und Ampicillin sind üblich. Ohne Antibiogramm ist eine sinnvolle Therapie nicht möglich.

2.11.10 Providencia

Geschichtliches. Das Genus Providencia wurde aus dem Genus Proteus ausgegliedert.

> ***Definition.*** Es handelt sich um ein gramnegatives, sporenloses, aufgrund einer starken peritrichen Begeißelung lebhaft bewegliches, laktosenegatives Stäbchenbakterium.

Klassifikation. Die Gattung Providencia besteht aus mehreren Spezies, von denen einige humanmedizinische Bedeutung haben:
- Providencia alcalifaciens
- Providencia stuartii
- Providencia rettgeri.

2.11.9 Morganella
◄ Geschichtliches

◄ Definition

Klassifikation Die Gattung Morganella besteht nur aus einer Spezies: **Morganella morganii**.

Nachweis Der Keimnachweis erfolgt ausschließlich kulturell. Dies ist in der Regel problemlos möglich.

Bedeutung Harnwegsinfekte, Wundinfekte, Septikämien, Infektionen im Respirationstrakt.

Therapie Ohne Antibiogramm ist eine sinnvolle Therapie nicht möglich, da natürliche und Mehrfachresistenzen üblich sind.

2.11.10 Providencia
◄ Geschichtliches

◄ Definition

Klassifikation Folgende Spezies haben humanmedizinische Bedeutung:
- Providencia alcalifaciens
- Providencia stuartii
- Providencia rettgeri.

Nachweis Der Keimnachweis erfolgt ausschließlich kulturell.

Bedeutung Typischer Hospitalismuserreger: Septikämie, Wundinfektion, Infektionen des Respirations- und Verdauungstraktes.

Therapie Ohne Antibiogramm ist eine sinnvolle Therapie nicht möglich.

2.11.11 Edwardsiella

Definition ▶

Klassifikation Wichtigster Vertreter aus der Gattung Edwardsiella ist **Edwardsiella tarda**.

Nachweis Der Keimnachweis erfolgt ausschließlich kulturell.

Bedeutung Als opportunistisch pathogener Keim wurde E. tarda bislang selten isoliert.

Therapie Die Erreger sind gegen Colistin unempfindlich, sprechen aber auf die meistern Antibiotika an.

2.11.12 Hafnia

Definition ▶

Klassifikation Die Gattung Hafnia besteht nur aus einer Spezies: **Hafnia alvei**.

Nachweis Der Keimnachweis erfolgt ausschließlich kulturell.

Nachweis. Der Keimnachweis erfolgt ausschließlich kulturell. Dies ist in der Regel problemlos möglich. Durch Überprüfung der Stoffwechselleistungen (»bunte Reihe«) ist die Abgrenzung zu Proteus-Spezies relativ einfach.

Serologische Typisierung: Bei Providencia stuartii und alcalifaciens sind 56 O-, 28 H- und 2 K-Antigene bekannt. Für die Routinepraxis spielen sie jedoch keine Rolle.

Bedeutung. Als opportunistisch pathogener Keim kann Providencia als **typischer Hospitalismuserreger** Harnwegsinfekte, Wundinfekte (besonders bei Verbrennungen), Septikämien und Infektionen im Respirations- und Verdauungstrakt hervorrufen. Besonders Providencia stuartii zeigt eine für Enterobacteriaceae ungewöhnliche Trockenresistenz, so daß sie bevorzugt aerogen, z. B. über Bettstaub, übertragen werden.

Therapie. Natürliche und Mehrfachresistenzen sind üblich. Ohne Antibiogramm ist eine sinnvolle Therapie nicht möglich.

2.11.11 Edwardsiella

> ▶ ***Definition.*** Es handelt sich um ein gramnegatives, sporenloses, peritrich begeißeltes und deshalb bewegliches, laktosenegatives, schwefelwasserstoffproduzierendes Stäbchenbakterium.

Klassifikation. Wichtigster Vertreter ist **Edwardsiella tarda**.

Nachweis. Der Keimnachweis erfolgt ausschließlich kulturell. Dies ist in der Regel problemlos möglich. Durch Überprüfung der Stoffwechselleistungen (»bunte Reihe«) ist die Abgrenzung zu anderen Enterobacteriaceae möglich.

Serologische Typisierung: Von Edwardsiella tarda sind 49 O- und 37 H-Antigene bekannt.

Bedeutung. Als opportunistisch pathogener Keim wurde Edwardsiella tarda bislang nur selten bei Harnwegsinfektionen, Wundinfektionen, Septikämien und Meningitis isoliert. Edwardsiella tarda scheint in Entwicklungsländern Verursacher von Gastroenteritiden zu sein.

Therapie. Die Erreger sind lediglich gegen Colistin unempfindlich und sprechen normalerweise auf die meisten Antibiotika an. Resistenzbestimmungen sind deswegen aber im Einzelfall nicht überflüssig.

2.11.12 Hafnia

> ▶ ***Definition.*** Es handelt sich um ein gramnegatives, sporenloses, peritrich begeißeltes und deshalb bewegliches Stäbchenbakterium.

Klassifikation. Die Gattung Hafnia besteht nur aus einer Spezies: **Hafnia alvei**.

Nachweis. Der Keimnachweis erfolgt ausschließlich kulturell. Dies ist in der Regel problemlos möglich. Durch Überprüfung der Stoffwechselleistungen (»bunte Reihe«) ist die Abgrenzung zu anderen Enterobacteriaceae möglich.

Bedeutung. Als opportunistisch pathogener Keim wurde Hafnia alvei bislang nur sehr selten bei immunsupprimierten Patienten gefunden. Dort verursachte er Harnwegsinfektionen, Wundinfektionen, Septikämien und Pneumonien.

Therapie. Die Erreger sind resistent gegen Aminopenicilline. Die Therapie muß sich an der aktuellen Empfindlichkeitsprüfung der Keimisolate orientieren.

Bedeutung Hafnia alvei wurde bislang sehr selten gefunden (Harnwegs-, Wundinfektionen, Septikämien, Pneumonien).

Therapie Therapie nach Empfindlichkeitsprüfung.

2.11.13 Yersinia

Allgemeine Klassifikation. Das Genus Yersinia beinhaltet elf Arten, von denen drei große humanmedizinische Bedeutung haben:
- Yersinia pestis
- Yersinia enterocolitica
- Yersinia pseudotuberculosis.

Die anderen Spezies Y. aldovae, Y. bercovieri, Y. frederiksenii, Y. intermedia, Y. kristensenii, Y. mollaretii und Y. rohdei haben nur geringe Bedeutung. Wahrscheinlich können nur einzelne Stämme innerhalb dieser Arten beim Menschen als opportunistisch pathogene Erreger in Erscheinung treten.

Da die Yersiniosen bezüglich ihrer infektionshygienischen Bedeutung, ihrer Diagnostik, Epidemiologie und Klinik erhebliche Unterschiede aufweisen, ist es angezeigt, die wichtigsten Yersinienarten und die ihnen zuzuordnenden Krankheitsbilder getrennt zu besprechen.

2.11.13 Yersinia

Allgemeine Klassifikation Das Genus Yersinia beinhaltet 11 Arten. Drei haben humanmedizinische Bedeutung:
- Yersinia pestis
- Yersinia enterocolitica
- Yersinia pseudotuberculosis.

Yersinia pestis

Geschichtliches. Die **Pest** ist eine der ältesten, bekanntesten und gefährlichsten Infektionskrankheiten des Menschen. Der »Schwarze Tod« hat nicht nur erhebliche medizinhistorische Bedeutung (erste Versuche der Individualprophylaxe im Sinne einer »Hygiene« und Erklärungsversuche zum Übertragungsmodus »Kontagium«), er hat seinen kulturhistorischen Niederschlag in zahlreichen Werken der Literatur und der bildenden Kunst gefunden und wie wohl keine andere Infektionskrankheit die Geschichte des Abendlandes sichtbar geprägt. Entdeckt wurde der Erreger 1894 in Hongkong durch den Franzosen Alexandre Yersin.

> ▶ **Definition.** Yersinia pestis ist ein pleomorphes, kurzes, oft kokkoides, sporen- und geißelloses, immer unbewegliches (wichtiges Diagnosekriterium), (un)bekapseltes (Erklärung siehe unter Nachweis) Stäbchenbakterium, das sich von den anderen medizinisch interessanten Yersinienarten durch die Fähigkeit zur Harnstoffspaltung unterscheidet.

Nachweis. Kulturell und mikroskopisch durch Nachweis des Erregers aus Bubonenaspirat, Blut oder Sputum. Yersinia pestis stellt keine besonderen Ansprüche an feste Nährböden oder Bouillonkulturen. Sie wächst bei Temperaturen zwischen 22 und 37 °C mit einem Optimum bei 28 – 30 °C. Entscheidend für die Virulenz sind 3 charakteristische Plasmide, die für Proteine im Zytoplasma und in der Zellwand kodieren. Wird Yersinia pestis bei 37 °C kultiviert, so bildet sie eine Kapsel aus. Diese als F1 (= Fraktion 1) bezeichnete Hülle besteht aus einem löslichen, nicht toxischen Protein, das den Erreger vor der Phagozytose schützt und somit als Pathogenitätsfaktor einzustufen ist. Zwei weitere plasmidkodierte Antigene, die jedoch ebenfalls nur bei 37 °C gebildet werden, haben ebenfalls antiphagozytäre Eigenschaften und werden als Virulenzantigene V und W bezeichnet. Bei niedrigen Temperaturen, wie z. B. im Floh, werden andere Faktoren produziert.

Yersinia pestis

◄ Geschichtliches

◄ Definition

Nachweis Kulturell und mikroskopisch aus Bubonenaspirat, Blut oder Sputum. In festen Nährböden oder Bouillonkulturen. Mehrere plasmidkodierte Antigene (F1, V, W) können als Pathogenitätsfaktoren nur unter Kulturbedingungen nachgewiesen werden.

Bedeutung Yersinia pestis ist der Erreger der **Bubonen- und Lungenpest**.

Pathogenese Die Pest ist primär eine **Zoonose der Nagetiere**, hauptsächlich der Ratte. Die Infektion erfolgt über den **Rattenfloh oder andere Ektoparasiten**. Der Erreger kann so auch auf den Menschen übertragen werden. Auch die direkte Infektion durch erkrankte Nagetiere ist möglich. Eine Übertragung von Mensch zu Mensch ist extrem selten, aber möglich (bei der Lungenpest).

Die häufigste Infektion mit Yersinia pestis erfolgt perkutan. Danach schwillt der regionäre Lymphknoten an. Die Erregervermehrung führt zu einer hämorrhagischen, bläulichen Verfärbung (= **Bubonen**). Beim Einbruch in die Blutbahn resultiert die **Pestsepsis**, die alle Organe betreffen kann.

Die Erregerstreuung im kleinen Kreislauf bewirkt die **sekundäre Lungenpest** mit hochinfektiösem Sputum. Durch direkte aerogene Infektionen kann eine **primäre Lungenpest** bei Kontaktpersonen induziert werden.

Klinik Hohes Fieber, starke Kopfschmerzen, Vernichtungsangst. Die Bubonen sind druckschmerzhaft. Bei Pestsepsis kommt es zur hämorrhagischen Diathese.

Bedeutung. Yersinia pestis ist der Erreger der Pest, und zwar sowohl der **Bubonen-** wie der **Lungenpest**.

Pathogenese. Die Pest ist primär eine **Zoonose**, bei der verschiedene Nagetierarten, hauptsächlich aber Ratten, betroffen sind. Die Infektion erfolgt über den **Rattenfloh** (Xenopsylla cheopis) **oder andere Ektoparasiten**, welche bei der Blutmahlzeit an infizierten Tieren den Erreger aufnehmen. Dieser vermehrt sich im Vormagen der Flöhe so rapide, daß bei einem erneuten Stech- und Saugakt der Parasiten eine Regurgitation und damit eine »Injektion« von mehr als 10000 Bakterien in das Opfer erfolgt. Auf diese Weise wird der Erreger von kranken auf gesunde Ratten übertragen oder eventuell auf den Menschen, wenn dieser »versehentlich« vom Rattenfloh befallen wird. Darüber hinaus ist natürlich auch der direkte Kontakt mit erkrankten Nagetieren möglich. Eine unmittelbare Übertragung von Mensch zu Mensch ist heute extrem selten, prinzipiell aber möglich und war früher vor allem bei der Lungenpest gefürchtet.

Die häufigste Infektion mit Yersinia pestis erfolgt perkutan. Bei niedrigen Temperaturen, z. B. im Floh, sind manche Virulenzfaktoren, z. B. antiphagozytäre Oberflächenstrukturen, nicht exprimiert. Somit wird ein Großteil der injizierten Bakterien durch polymorphkernige Granulozyten sofort vernichtet. Allenfalls in unreifen Monozyten kann die Infektion angehen, wobei diese Erreger sich intrazellulär vermehren und jetzt bei 37 °C ihr genetisches Potential für Virulenzfaktoren voll entfalten. An der Infektionsstelle kann ein Primäraffekt in Form einer Bläschen- oder Pustelbildung ausheilen. Meist kommt es jedoch zur lymphogenen Streuung. Der regionäre Lymphknoten schwillt an. Die Erregervermehrung führt zu einer hämorrhagischen, bläulichen Verfärbung (= **Bubonen**) (▪ **212a** und **b**); die Inkubationszeit beträgt im Mittel 5 – 7 Tage. Über 90 % aller Pestinfektionen verlaufen unter diesem Bild der Bubonenpest. Kommt es zu einem Einbruch in die Blutbahn, was bei ca. 50 – 90 % aller unbehandelten Infektionen der Fall ist, so resultiert die **Pestsepsis**, die praktisch alle Organe betreffen kann.

Bei einer Erregerstreuung im kleinen Kreislauf kommt es zur **sekundären Lungenpest** mit hochinfektiösem Sputum. Durch direkte aerogene Infektionen kann bei exponierten Kontaktpersonen eine **primäre Lungenpest** induziert werden (Inkubationszeit: wenige Stunden). Da bei der Übertragung von Mensch zu Mensch die Erreger bei 37 °C gewachsen waren und somit volle Virulenz besitzen, reichen wenige Keime aus, eine Infektion zu setzen, und diese geht sofort los.

Klinik. Die Infektion mit Yersinia pestis führt zu hohem Fieber, Schüttelfrost, starken Kopfschmerzen und Vernichtungsangst. Die Bubonen sind druckschmerzhaft. Der Patient nimmt deshalb vielfach eine Schutzhaltung ein. Die Pestsepsis zeigt ein schweres toxisch-infektiöses Krankheitsbild, wobei eine schwere hämorrhagische Diathese dominiert. Die Lungenpest wird begleitet von anfangs schleimigem, später hellblutig-dünnflüssigem, hochinfektiösem Auswurf.

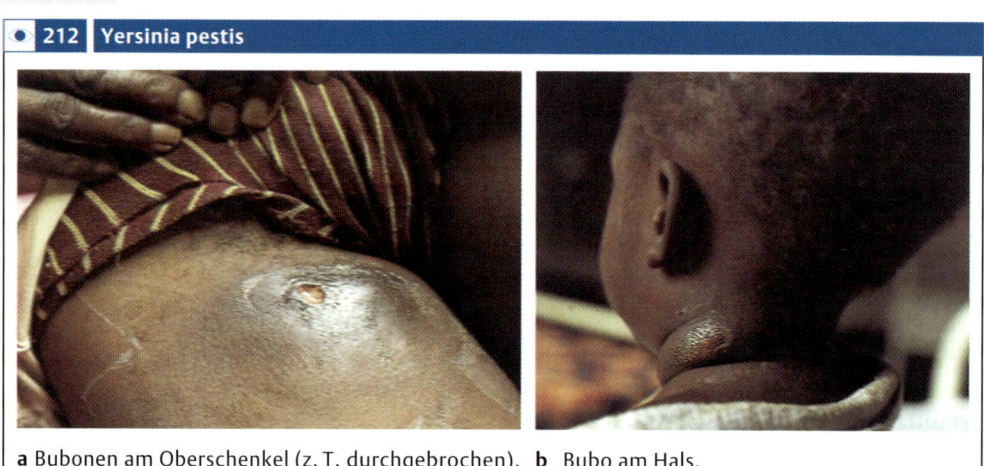

212 **Yersinia pestis**

a Bubonen am Oberschenkel (z. T. durchgebrochen). **b** Bubo am Hals.

Letalität. Die unbehandelte primäre Lungenpest führt praktisch immer zum Tode. Die Letalität bei der unbehandelten Bubonenpest wird mit 50–60 % angegeben.

Krankheitsfolgen. Eine überstandene Pest hinterläßt keine absolute Immunität.

Therapie. Zur Therapie stehen Tetrazykline, Chinolone und Co-trimoxazol zur Verfügung.

Epidemiologie. Die Pest als Zoonose ist auch heute noch endemisch in großen Teilen Asiens, Afrikas und Amerikas anzutreffen. Menschliche Erkrankungsfälle sind heute selten. Die WHO hat von 1974 bis 1983 ca. 11000 Fälle registriert, die meisten davon in Asien. In den letzten Jahren wird eine deutliche Zunahme der Pesterkrankungen in den Weststaaten der USA beobachtet (⊡ **213**).

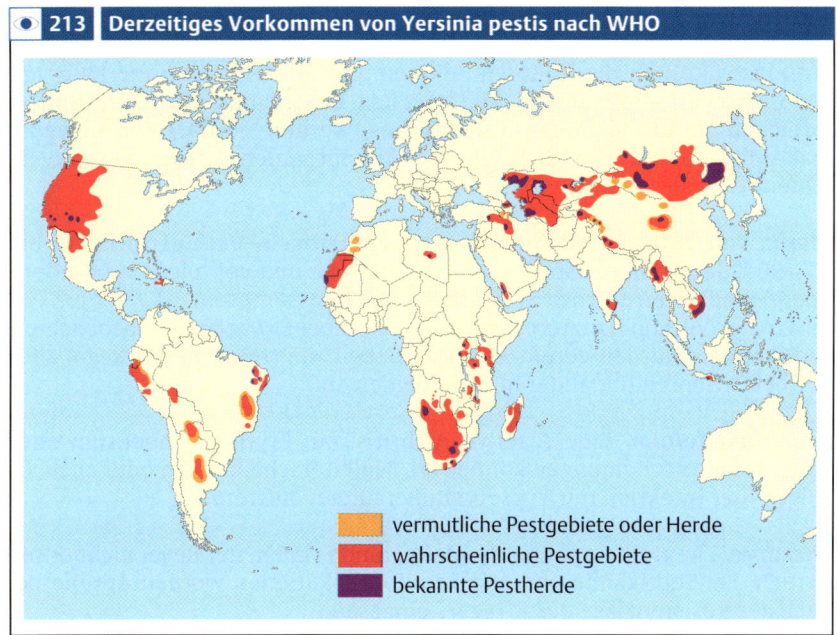

⊙ 213 | **Derzeitiges Vorkommen von Yersinia pestis nach WHO**

■ vermutliche Pestgebiete oder Herde
■ wahrscheinliche Pestgebiete
■ bekannte Pestherde

Prophylaxe. Bereits der Verdacht, daß eine Pesterkrankung vorliegen könnte, ist nach Bundesseuchengesetz meldepflichtig. Erkrankte sind zu isolieren, Kontaktpersonen für 6 Tage in Quarantäne zu nehmen. Ein in den USA entwickelter Totimpfstoff schützt nur ungenügend. Die Impfung ist nur in seltenen Fällen bei spezieller Indikation (nachgewiesenes Expositionsrisiko) vertretbar.

> ▶ **Praktischer Tip.** Mit Yersinia pestis darf nur in Labors gearbeitet werden, die über spezielle Sicherheitsmaßnahmen verfügen und eine spezielle staatliche Genehmigung besitzen.

Yersinia pseudotuberculosis

> ▶**Definition.** Der Unterschied zu Yersinia pestis ergibt sich aus einem abweichenden Stoffwechselverhalten (»bunte Reihe«) sowie aus der Tatsache, daß Yersinia pseudotuberculosis peritrich begeißelt und damit beweglich ist. Die Geißeln werden allerdings nur bei Wachstumstemperaturen unter 30 °C ausgebildet.

Letalität Unbehandelte primäre Lungenpest: 100 %. Unbehandelte Bubonenpest: 50–60 %.

Krankheitsfolgen Eine überstandene Pest hinterläßt keine absolute Immunität.

Therapie Tetrazykline, Chinolone, Co-trimoxazol.

Epidemiologie Die Pest als Zoonose ist auch heute noch in großen Teilen Asiens, Afrikas und Amerikas anzutreffen (⊡ 213). Menschliche Erkrankungsfälle sind selten.

Prophylaxe Der Verdacht ist meldepflichtig. Erkrankte sind zu isolieren, Kontaktpersonen für 6 Tage in Quarantäne zu nehmen.

◀ Praktischer Tip

Yersinia pseudotuberculosis

◀ Definition

Nachweis Die Erregerisolation aus OP-Material gelingt leicht, aus Stuhl hingegen nur selten. Ein Antikörpertiter > 1:80 gilt als positiv.

Nachweis. Die Erregerisolation aus Operationsmaterial (Lymphknoten, Appendix u. ä.) gelingt leicht, aus Stuhl hingegen nur selten.

Yersinia pseudotuberculosis stellt keine besonderen Kulturansprüche und kann mittels gängiger fester oder flüssiger Nährmedien zur Enterobacteriaceae-Diagnostik nachgewiesen werden. Serologisch lassen sich Antikörper im Patienten nachweisen. Eine Agglutinationsreaktion mit einem Titer größer 1:80 muß als positiv gewertet werden.

Serologische Typisierung: Es existieren die O-Antigene 1 bis 15 sowie 5 H-Antigene (a bis e).

Bedeutung Y. pseudotuberculosis verursacht eine **Lymphadenitits mesenterica**.

Bedeutung. Yersinia pseudotuberculosis verursacht eine **Lymphadenitis mesenterica**. Da auch bei einer Darmtuberkulose vergrößerte Mesenteriallymphknoten auftreten, führte dies zur Bezeichnung Pseudotuberkulose.

Pathogenese Die Infektion des Menschen mit Y. pseudotuberculosis erfolgt mit großer Wahrscheinlichkeit oral.

Pathogenese. Natürlicher Wirt scheinen Ratten zu sein; Yersinia pseudotuberculosis kann jedoch in zahlreichen Säugetieren und Vögeln nachgewiesen werden. Die Infektion des Menschen mit Y. pseudotuberculosis erfolgt mit großer Wahrscheinlichkeit oral. Die Erreger sind aufgrund ihrer Proteinstruktur in der äußeren Zellmembran in der Lage, innerhalb von endozytischen Vesikeln die Epithelzellen des Ileums zu durchdringen. Erreichen sie die Submukosa des Darms, werden sie dort von Gewebsmakrophagen aufgenommen in die mesenterialen Lymphknoten verschleppt.

Klinik Am häufigsten ist die **pseudoappendizitische Verlaufsform**, die vor allem bei jungen Menschen auftritt. Seltener ist ein enteritischer Verlauf.

Klinik. Am häufigsten ist die **pseudoappendizitische Verlaufsform**, die bei 75–90% der Krankheitsfälle zu beobachten ist und vor allem bei Kindern und Jugendlichen auftritt. Seltener ist eine Ileussymptomatik oder ein enteritischer Verlauf. Letzteres wird vor allem bei Erwachsenen beobachtet. Septikämien wurden vereinzelt beschrieben, sie treten in der Regel aber nur bei Patienten mit anderen Grundleiden auf.

Krankheitsfolgen Arthritis, Erythema nodosum oder andere Hauterscheinungen sind immunpathologische Reaktionen.

Krankheitsfolgen. Eine reaktive Arthritis, ein Erythema nodosum oder andere Hauterscheinungen können als Begleiterscheinungen oder auch als Folge einer Infektion mit Y. pseudotuberculosis auftreten.

Therapie Chemotherapeutische Maßnahmen sind in der Regel nicht erforderlich.

Therapie. Chemotherapeutische Maßnahmen sind in der Regel nicht erforderlich. Bei Septikämie und anderen Komplikationen werden Antibiotika nach der Resistenzlage des Erregers eingesetzt.

Epidemiologie Der Durchseuchungsgrad der Bevölkerung ist nur gering, was auf ein geringes Vorkommen des Erregers deutet.

Epidemiologie. Da bei gesunden Personen nur selten ein signifikanter Antikörpertiter nachweisbar ist, kann der Durchseuchungsgrad der Bevölkerung nur gering sein. Dies deckt sich mit klinischen Beobachtungen, die eine Pseudotuberkulose nur selten vorfinden.

Merke ▶

> ▶ **Merke.** Bei enteritischen Verlaufsformen besteht nach Bundesseuchengesetz Meldepflicht unter »Enteritis infectiosa – übrige Formen«, auch wenn dies seuchenhygienisch keinerlei Auswirkungen nach sich zieht.

Yersinia enterocolitica

Yersinia enterocolitica

Definition ▶

> ▶ **Definition.** Yersinia enterocolitica unterscheidet sich von Y. pseudotuberculosis durch spezielle Stoffwechselleistungen (»bunte Reihe«). Ebenso wie Y. pseudotuberculosis ist sie bei Wachstumstemperaturen unter 30°C beweglich, d. h., sie bildet Geißeln aus.

Nachweis Der kulturelle Keimnachweis aus OP-Material ist in der Regel

Nachweis. Der kulturelle Erregernachweis aus Operationsmaterial ist in der Regel einfach (mittels gängiger fester oder flüssiger Nährmedien zur

Enterobacteriaceae-Diagnostik). Schwieriger ist die Keimisolation aus Stuhl. Hier empfehlen sich eine mehrtägige Kälteanreicherung bei ca. 5 °C sowie der Einsatz spezieller Yersinia-Nährmedien.

Serologische Typisierung: In der Literatur wird häufig ein Schema verwendet, in dem die Serogruppen (= O-Antigene) 3 und 9 in Europa, 8 in den USA sowie seltener 5 und 27 als Erreger dominieren.
Serologische Untersuchungen zum Nachweis von spezifischen Antikörpern gegen O3 bzw. O9 sind prinzipiell möglich. Die Interpretation der Ergebnisse ist jedoch nicht immer einfach, da unspezifische und Kreuzreaktionen möglich sind und die Höhe des Titers von den im Labor eingesetzten Antigenen abhängt. Für die Erkennung von Folgekrankheiten sind diese Antikörpernachweise jedoch unerläßlich.

Bedeutung. Es wird geschätzt, daß in Europa ca. 1 % der akuten Enteritiden durch Yersinia enterocolitica verursacht werden.

Pathogenese. Yersinia enterocolitica ist im Tierreich weit verbreitet. Für das Infektionsgeschehen beim Menschen scheinen Schweine eine besondere Rolle zu spielen. Etwa 60 % aller Yersinia-enterocolitica-Infektionen sind mit dem Genuß rohen Schweinefleisches vergesellschaftet. Das Schicksal von Yersinia enterocolitica im Ileum ist identisch mit dem von Y. pseudotuberculosis (Durchdringen der Darmepithelien in endozytotischen Vesikeln, Aufnahme in Makrophagen und Transport in die regionären Lymphknoten). In den Peyerschen Plaques können sie viele Tage überleben. Die Virulenz der Erreger ist abhängig von Genen, die auf einem charakteristischen, großen Plasmid lokalisiert sind.

Klinik. Nach einer Inkubationszeit von 3 – 10 Tagen treten die Symptome einer akuten Enteritis mit dünnflüssigen Stühlen und kolikartigen abdominellen Schmerzen auf. Die Darmkoliken treten wiederholt auf. Fieber, Erbrechen und allgemeine Körperschwäche können unterschiedlich stark ausgeprägt sein. Die Symptome klingen in der Regel nach wenigen Tagen ab. Betroffen sind Säuglinge und Kinder bis 6 Jahre, sowie Erwachsene über 30 Jahre. Sonst führt die mesenteriale Lymphadenitis ähnlich wie bei Y. pseudotuberculosis zur Pseudoappendizitis (⊞ **103**).

🗇 103	Klinische Manifestationen nach Infektion mit Yersinia enterocolitica

▷ **gastrointestinale Infektion**
Enterokolitis, speziell bei Kleinkindern
Pseudoappendizitis, speziell bei Kindern > 5 Jahre und bei Erwachsenen
akute Lymphadenitis der mesenterialen Lymphknoten
terminale Ileitis

▷ **Sepsis**
speziell bei abwehrgeschwächten Personen
speziell auch bei Personen mit Eisenüberladung
(Behandlung mit Desferrioxamin, Transfusionen)

▷ **metastatische Infektionen (nach Sepsis)**
fokale Abszesse
Pneumonie
Meningitis
Endokarditis
Osteomyelitis

▷ **postinfektiöse, immunpathologische Reaktionen**
(assoziiert mit HLA B27)
Arthritis
Myokarditis
Erythema nodosum

einfach. Schwieriger ist die Keimisolation aus Stuhl. Antikörper im Blut helfen bei der Diagnose.

Bedeutung   Akute Enteritiden.

Pathogenese   Die Aufnahme erfolgt mit der Nahrung. Die Erreger überwinden die Schleimhaut des Dünndarms und vermehren sich in der Submukosa.

Klinik   Akute Enteritis mit dünnflüssigen Stühlen und kolikartigen abdominellen Schmerzen. Die Symptome klingen in der Regel nach wenigen Tagen ab. Betroffen sind Säuglinge und Kinder bis 6 Jahre sowie Erwachsene über 30 Jahre.

Krankheitsfolgen Arthritiden, Erytheme (▣ 214) oder andere Hauterscheinungen können 1–3 Wochen nach der Krankheit auftreten.

Krankheitsfolgen. Arthritiden, Erythema nodosum (▣ 214) oder andere Hauterscheinungen können als immunpathologische Folge einer Infektion mit Yersinia enterocolitica 1–3 Wochen nach der Krankheit auftreten. Betroffen sind bevorzugt über 40jährige Frauen. In Nordeuropa sind solche Komplikationen viel häufiger als in Mitteleuropa, wogegen in Südeuropa diese immunpathologischen Reaktionen nur selten beschrieben werden.

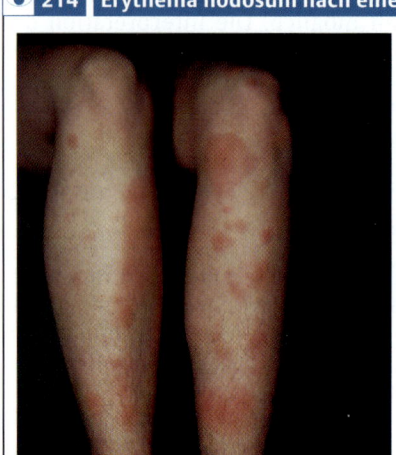

▣ 214 Erythema nodosum nach einer Infektion mit Y. enterocolitica

Meistens sind Frauen betroffen. Das rötlich-livide, schmerzhafte, indurierte Erythem manifestiert sich hauptsächlich an den Streckseiten der Unterschenkel; es kann singulär oder multipel vorliegen. Bakterien findet man in diesen Läsionen nicht; vielmehr ist es eine immunpathologische Reaktion, vermutlich eine Kreuzreaktion von Antikörpern, die gegen Bakterienantigene gerichtet sind, mit körpereigenen Strukturen der Haut.

Therapie Chemotherapeutische Maßnahmen sind in der Regel nicht erforderlich.

Therapie. Chemotherapeutische Maßnahmen sind in der Regel nicht erforderlich. Bei Septikämie und anderen Komplikationen werden Antibiotika nach der Resistenzlage des Erregers eingesetzt.

Epidemiologie Infektionen von Mensch zu Mensch sind ungewöhnlich.

Epidemiologie. Die bisherigen Untersuchungen scheinen zu belegen, daß Yersinia enterocolitica für den Menschen nicht sehr infektiös ist. Da der Erreger nur in kleinen Mengen und kurzfristig mit dem Stuhl ausgeschieden wird, sind Übertragungen von Mensch zu Mensch ungewöhnlich.

Merke ▶

▶ ***Merke.*** Es besteht nach Bundesseuchengesetz Meldepflicht unter »Enteritis infectiosa – übrige Formen«.

2.12 Vibrionaceae

2.12 Vibrionaceae

Geschichtliches ▶

Geschichtliches. Der Arzt Otho Friedrich Müller aus Kopenhagen versuchte 1786 eine Bakteriensystematik mit wissenschaftlicher Nomenklatur zu schaffen. Dabei beschrieb er bewegliche Mikroben, die er als Zittertierchen oder Vibriones (vibrare = sich schnell hin- und herbewegend, vibrierend) bezeichnete. In den Blickpunkt des Weltinteresses traten die Vibrionen 1883, als Robert Koch im griechischen Hospital von Alexandria (Ägypten) einen Vibrio als den Erreger der Cholera entdeckte.

Definition ▶

▶ ***Definition.*** Wir verstehen unter Vibrionen gramnegative, nichtsporenbildende, starre, gerade oder gekrümmte, eine oder mehrere polar angeordnete Geißeln tragende, lebhaft bewegliche Stäbchenbakterien.

Klassifikation. Die Familie Vibrionaceae enthält nach neueren Vorstellungen folgende Genera:
- Vibrio
- Aeromonas
- Plesiomonas.

2.12.1 Vibrio

Klassifikation. Die Gattung Vibrio enthält folgende humanpathogene Spezies:
- Vibrio cholerae O1
- Vibrio cholerae non O1 (»NAG-Vibrionen«)
- Vibrio parahaemolyticus
- Vibrio alginolyticus
- Vibrio damsela
- Vibrio fluvialis
- Vibrio hollisae
- Vibrio furnissii
- Vibrio metschnikovii
- Vibrio mimicus
- Vibrio vulnificus

Zur Gattung Vibrio gehören außerdem noch weitere nichthumanpathogene Arten.

In der Praxis sind nur **Vibrio cholerae** (sowohl O1 wie non O1) und **Vibrio parahaemolyticus** von Bedeutung. Alle anderen humanpathogenen Vibrionen sind nur sehr selten Verursacher von Infektionskrankheiten, z. B. Wundinfektionen. Sie werden weltweit **in See- oder Brackwasser** gefunden, soweit dieses mehr als 10 °C warm ist.

Nachweis. Auf einfachen Nährböden bei 37 °C ohne Schwierigkeiten kultivierbar. Medien mit erhöhtem Kochsalzgehalt (bis zu 10 %) bieten einen selektiven Wachstumsvorteil für Vibrionen (halophile Bakterien).

Vibrio cholerae

Geschichtliches. Der Begriff Cholera kommt aus dem Griechischen und bedeutet »Fluß der gelben Galle«. Die Cholera war schon vor der Zeitenwende in Asien bekannt und gefürchtet. Belegte Fälle von Cholera in Europa finden sich erst im 19. Jahrhundert, wo sie als »Gallenbrechruhr« oder Cholera asiatica bezeichnet wurde. R. Koch hat 1884 diesen Erreger als erster kultiviert.

M. v. Pettenkofer wollte 1892 in einem Selbstversuch die ursächliche Beteiligung von Vibrio cholerae an der Cholera widerlegen. Vor den Augen seiner Studenten in München trank er eine bakterienhaltige Bouillon, die ihm von Kochs Labor aus Berlin zugeschickt worden war. 2 Tage später traten nur leichte, vorübergehende Diarrhöen auf, aber nicht die typischen massenhaften Flüssigkeitsverluste.

▶ **Definition.** Choleravibrionen sind in der Regel kommaförmig gebogene, gramnegative, monotrich polar begeißelte Stäbchen, die eine ausgesprochene Alkalitoleranz aufweisen und auch noch bei pH 9 wachsen.

Klassifikation. V. cholerae kann aufgrund von O-Antigenstrukturen in 72 Serotypen unterteilt werden. **Nur der Serotyp O1 ist der Erreger der klassischen Cholera.** Alle anderen Serotypen werden als V. cholerae **non O1** bezeichnet. Die alte, teilweise auch heute noch benutzte Bezeichnung »NAG-Vibrionen« (nicht agglutinierende Vibrionen) sollte verlassen werden, da sie irreführend ist. Die Nichtagglutinierbarkeit bezieht sich nur auf

Klassifikation Humanmedizinisch wichtige Vertreter sind:
- Vibrio
- Aeromonas
- Plesiomonas.

2.12.1 Vibrio

Klassifikation Wichtigste humanpathogene Vertreter sind:
- Vibrio cholerae O1
- Vibrio cholerae non O1
- Vibrio parahaemolyticus

In der Praxis sind nur **Vibrio cholerae** (sowohl O1 wie non O1) und **Vibrio parahaemolyticus** von Bedeutung. Sie werden weltweit in **See- oder Brackwasser** gefunden (> 10 °C warm).

Nachweis Kulturell.

Vibrio cholerae

◀ **Geschichtliches**

◀ **Definition**

Klassifikation V. cholerae kann aufgrund von O-Antigenstrukturen in 72 Serotypen unterteilt werden. **Nur der Serotyp O1 ist der Erreger der klassischen Cholera.** Alle anderen Serotypen werden als V. cholerae non O1 bezeichnet.

Die O1-Vibrionen können in zwei **Biovare** unterteilt werden: den klassischen **Vibrio cholerae** und **V. eltor**. Durch Varietäten im serologischen Verhalten lassen sich die Biovare von Vibrio cholerae in die drei **Serovare Ogawa, Inaba** und **Hikojima** unterteilen.

Nachweis Aus Bakteriengemischen (Stuhl etc.) kann er durch Alkalisierung bis pH 9 selektioniert werden. Vibrionen wachsen auch noch bei 40 C und bei 10 % NaCl.

Bedeutung Vibrio cholerae O1 ist der hauptsächliche **Erreger der Cholera**. Der klassische Vibrio cholerae spielt heute praktisch keine Rolle mehr. Seit 1960 ist der Vibrio eltor weltweit für Choleraerkrankungen verantwortlich.

Pathogenese Die Infektion mit Vibrio cholerae O1 erfolgt **immer oral**. Die Infektiosität der Choleraerreger ist nicht sehr groß. Prädisponierende Faktoren (Grunderkrankung, Mangelernährung) spielen für den Ausbruch eine wichtige Rolle.
Bei der letzten großen Choleraepidemie in Deutschland 1892 in Hamburg sind Cholerafälle hauptsächlich in den Stadtvierteln mit Bevölkerung niedrigen Einkommens aufgetreten (■ 215).

Das gebildete **Enterotoxin** bestimmt das Krankheitsbild. Es handelt sich um ein Protein, das an die **Dünndarmmukosazelle** bindet. Ein Spaltprodukt (A$_1$) aktiviert das Enzym Adenylatzyklase. Das dadurch im Übermaß entstehende zyklische ATP bewirkt eine **Hypersekretion** von **Elektrolyten und Wasser** in das Darmlumen.

das Antigen O1, ein Polysaccharid. Mit anderen Antiseren gegen O-Antigene von V. cholerae tritt selbstverständlich Agglutination auf. In letzter Zeit sind aber in Bangladesh erstmals auch Cholerafälle durch Vibrio cholerae O 139 beschrieben worden.

Die O1-Vibrionen können in zwei **Biovare** unterteilt werden: den **klassischen Vibrio cholerae** und **V. eltor**. Der Unterschied liegt hauptsächlich in der Tatsache begründet, daß Vibrio eltor zu einer positiven Hämagglutinationsreaktion mit Hühnererythrozyten befähigt ist. Durch Varietäten im serologischen Verhalten lassen sich die Biovare von Vibrio cholerae in die drei **Serovare Ogawa, Inaba** und **Hikojima** unterteilen. Für epidemiologische Studien ist diese Unterscheidung wichtig.

Nachweis. Aus Stuhl oder Erbrochenem mittels selektiver Bakterienkultur (pH 9) und anschließender serologischer Bestimmung. Der Direktnachweis in der Dunkelfeldmikroskopie kann versucht werden.
Vibrio cholerae stellt keine besonderen Kulturansprüche. Er kann auf einfachen Nährböden bei aerober Bebrütung isoliert werden. Aus Bakteriengemischen (Stuhl etc.) kann er durch Alkalisierung bis pH 9 selektioniert werden. Auf Spezialnährböden, z. B. TCBS, wachsen Vibrionen typischerweise als gelbe, flache Kolonien. Vibrionen wachsen auch noch bei 40 °C und bei 10 % NaCl. Der oft beschriebene Nachweis aus Direktmaterial durch eine »fischzugartige« Anordnung der Stäbchenbakterien ist theoretischer Natur, da heute durch die Seltenheit der Krankheit entsprechende Laborerfahrungen fehlen.

Bedeutung. Vibrio cholerae O1 ist der hauptsächliche **Erreger der Cholera**. Das klassische Bakterium von Vibrio cholerae spielt heute praktisch keine Rolle mehr. Seit 1960 ist der Typ Vibrio eltor weltweit für Choleraerkrankungen verantwortlich. Er ist umweltstabiler als der klassische Vibrio cholerae. Die Krankheitsbilder bei Infektion mit Vibrio cholerae non O1 – außer O 139 – reichen von der völlig inapparenten Infektion bis zum Vollbild der Cholera.

Pathogenese. Die Infektion mit Vibrio cholerae O1 erfolgt **immer oral**. Mit menschlichen Ausscheidungen kontaminiertes Trink- und Oberflächenwasser spielt dabei eine ausschlaggebende Rolle. Die Infektiosität der Choleraerreger ist keineswegs so groß wie in Laienkreisen angenommen. Selbst Erregerdosen von 10^5 führen in über 90 % zu keinen Krankheitserscheinungen. Die besondere Säureempfindlichkeit der Erreger bewirkt häufig eine Inaktivierung im aziden Magen (der alten Volksweisheit »Schnaps ist gut gegen Cholera« kann unter diesen Aspekten die Berechtigung nicht völlig abgesprochen werden). Prädisponierende Faktoren, wie körperliche Schwäche durch hohes oder geringes Alter, Grunderkrankungen, Mangelernährung etc. sind von großer Wichtigkeit. Neben umwelthygienischen Überlegungen gilt auch unter diesen Gesichtspunkten: Cholera ist die Krankheit der Armen! Bei der letzten großen Choleraepidemie in Deutschland 1892 in Hamburg sind Cholerafälle hauptsächlich in den Stadtvierteln mit Bevölkerung niedrigen Einkommens aufgetreten (■ 215).

Die oral aufgenommenen Erreger gelangen in das alkalische **Dünndarmlumen**, wo sie ideale Lebensbedingungen vorfinden. Mit Hilfe ihrer Geißel nähern sie sich der Darmwand. Muzinolytische Enzyme (Proteasen, Neuraminidasen) helfen beim Vordringen bis an die Enterozyten, wo sich die Erreger anheften. Bei der Vermehrung erzeugen sie ein Exotoxin, das als **Enterotoxin** den Pathomechanismus der Cholera initiiert. Es handelt sich um ein Protein, das in sieben Untereinheiten zerlegt werden kann: zwei schwere A-Proteine (A$_1$ und A$_2$), die für das eigentliche Krankheitsbild verantwortlich sind, und fünf leichte B-Einheiten (B$_1$ – B$_5$). Das Protein bindet mit den B-Einheiten an den GM$_1$-Gangliosid-Rezeptor der Dünndarmmukosazelle. Dabei werden die A-Fragmente abgespalten. A$_1$ dringt in die Zelle ein und aktiviert dort die Adenylatzyklase. Das so vermehrt entstehende zyklische ATP bewirkt eine **Hypersekretion von Elektrolyten und Wasser** in das Dünndarmlumen.

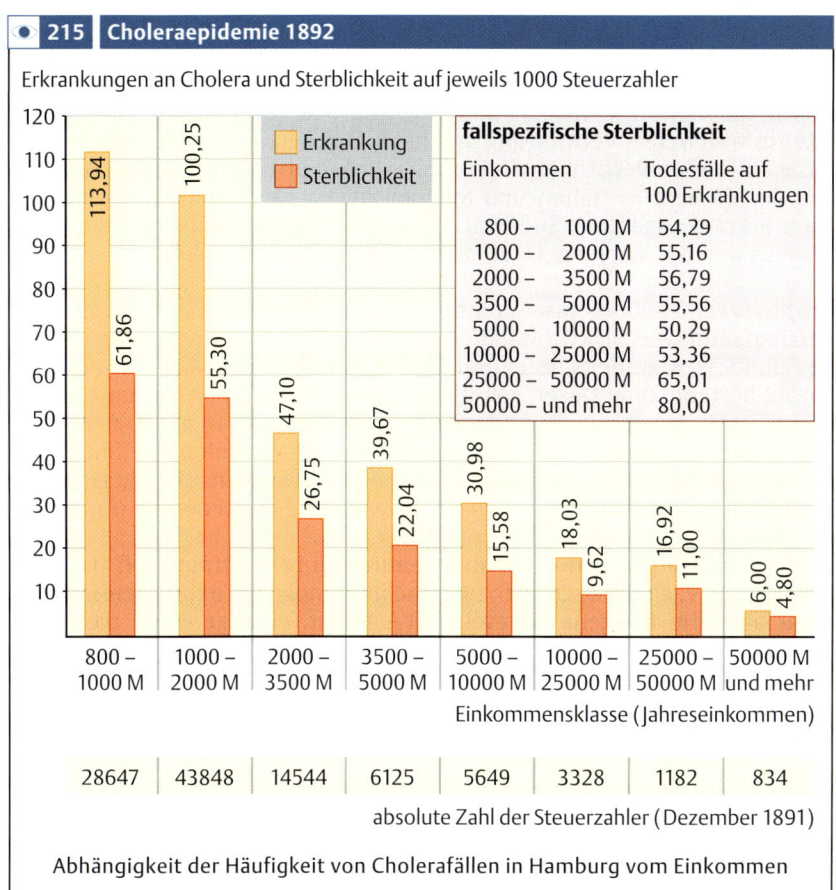

● 215 | Choleraepidemie 1892

Erkrankungen an Cholera und Sterblichkeit auf jeweils 1000 Steuerzahler

Legend:
- Erkrankung
- Sterblichkeit

Bar chart values (Erkrankung / Sterblichkeit):
- 800 – 1000 M: 113,94 / 61,86
- 1000 – 2000 M: 100,25 / 55,30
- 2000 – 3500 M: 47,10 / 26,75
- 3500 – 5000 M: 39,67 / 22,04
- 5000 – 10000 M: 30,98 / 15,58
- 10000 – 25000 M: 18,03 / 9,62
- 25000 – 50000 M: 16,92 / 11,00
- 50000 M und mehr: 6,00 / 4,80

fallspezifische Sterblichkeit

Einkommen	Todesfälle auf 100 Erkrankungen
800 – 1000 M	54,29
1000 – 2000 M	55,16
2000 – 3500 M	56,79
3500 – 5000 M	55,56
5000 – 10000 M	50,29
10000 – 25000 M	53,36
25000 – 50000 M	65,01
50000 – und mehr	80,00

Einkommensklasse (Jahreseinkommen)

| 28647 | 43848 | 14544 | 6125 | 5649 | 3328 | 1182 | 834 |

absolute Zahl der Steuerzahler (Dezember 1891)

Abhängigkeit der Häufigkeit von Cholerafällen in Hamburg vom Einkommen

Klinik. Die klassische Cholera – mit einer Inkubationszeit von wenigen Stunden bis zu 5 Tagen – ist gekennzeichnet durch zahlreiche dünnflüssige, trübe (**»reiswasserartige«) Stuhlentleerungen** sowie durch Erbrechen wäßrigen Mageninhaltes mit Galle und Blutbeimengungen. Da der Erreger das Darmlumen nicht verläßt, tritt keine Temperaturerhöhung auf. Das Krankheitsgeschehen wird bestimmt durch den starken **Elektrolyt- und Wasserverlust** (bis 25 l/Tag), was vor allem bei Kleinkindern schnell verheerende Folgen hat. Der Cholerakranke hat ein charakteristisches Aussehen, das den früheren Ärzten eine Prima-vista-Diagnose gestattete: eingefallenes Gesicht mit tief eingesunkenen Augäpfeln, stark exsikkierte Haut und Schleimhäute (»Waschfrauenhände«). Der Leib ist eingezogen (»Kahnbauch«). Die peripheren Pulse sind nur schwach tastbar. Es bestehen Hypotonie und Tachykardie. Als besonders auffällig wird die hohe Stimme (»Vox cholerica«) beschrieben. Oligo- bzw. Anurie sind Folgeerscheinungen des Flüssigkeitsverlustes. Der Tod tritt durch Kreislaufinsuffizienz oder im urämischen Koma auf.

Krankheitsfolgen. Unbehandelt beträgt die Letalität der Cholera 50 %.

Therapie. Eine antibiotische Therapie mit Chinolonen muß hinter der symptomatischen Behandlung zum Ausgleich des Wasser- und Elektrolytverlustes zurücktreten. Der Laie kann sich zunächst mit viel Coca Cola, gesüßtem Tee und Salzstangen behelfen. Die WHO empfiehlt zur **Rehydratation** die orale Substitution mit 3,5 g NaCl, 1,5 g KCl, 20 g NaHCO$_3$ und 20 g Glukose pro Liter Trinkwasser. Besser ist jedoch sicherlich die parenterale Applikation von Elektrolyten und Flüssigkeit.

Epidemiologie. Der klassische Vibrio cholerae war in Indien, speziell im Gangesgebiet, endemisch und verbreitete sich von hier aus im 19. Jahrhundert in mehreren Wellen weltweit. Bei diesen Pandemien waren Millionen

Klinik Die Cholera hat eine Inkubationszeit von wenigen Stunden bis zu 5 Tagen. Sie ist gekennzeichnet durch den **starken Elektrolyt- und Flüssigkeitsverlust** (bis zu 25 l/Tag). Dies führt zu massiver Exsikkose, Kreislaufinsuffizienz und Nierenversagen. Charakteristische klinische Zeichen sind »Reiswasserstühle«, »Waschfrauenhaut«, die »Vox cholerica« und der »Kahnbauch«.

Krankheitsfolgen Unbehandelt ist die Letalität 50 %.

Therapie In erster Linie **Ersatz der Elektrolyt- und Wasserverluste** durch parenterale Infusionstherapie oder orale **Rehydratation**. Antibiotische Bekämpfung der Erreger mit Tetrazyklinen ist hilfreich.

Epidemiologie Erreger der Cholera ist heute weltweit Vibrio eltor. Der klassische Vibrio cholerae spielt praktisch keine Rolle mehr. In Europa sind Choleraerkrankungen nur selten zu sehen.

Prophylaxe   Die Choleraschutzimpfung mit einem **Totimpfstoff** ist leider **unbefriedigend** (Komplikationsrate hoch, Schutzwirkung relativ gering). Infektionsquelle ist der kranke Mensch. Es empfiehlt sich die Meidung von kontaminationsverdächtigen Flüssigkeiten (offenen Limonaden, Trinkwasser, Eiswürfeln etc.) und Speisen (ungegarten Meerestieren, Salaten, ungeschälten Früchten).
Bereits der Verdacht muß gemeldet werden. **Cholera ist eine der 4 Quarantänekrankheiten.**

Praktischer Tip ▶

Vibrio parahaemolyticus

Geschichtliches ▶

Epidemiologie   Der Keim lebt in Fischen und Schalentieren. Der Mensch infiziert sich, wenn er solche Nahrung ungegart aufnimmt.

Pathogenese   Ein thermostabiles Toxin mit hämolytischer Aktivität (Kanagawa-Hämolysin) ist für das Kranheitsgeschehen verantwortlich.

Klinik   Akuter Brechdurchfall, Fieber und Kopfschmerzen.

Tote zu beklagen. Der bereits 1905 von Felix Gottschlich in El-Tor, einem Lager für Mekka-Pilger am Roten Meer, entdeckte Vibrio eltor galt als apathogen, bis er 1937 als Verursacher einer Choleraepidemie mit hoher Letalität in Indonesien (Celebes) erkannt wurde. Seit 1960 befindet sich Vibrio eltor in weltweiter Verbreitung und hat selbst den klassischen Vibrio cholerae aus Indien vertrieben. In Europa wurden bislang nur kleine Ausbrüche der Cholera in Italien und Spanien beobachtet. Neuerdings werden auch Erkrankungen aus Südamerika berichtet. Choleraausbrüche in Bangladesh durch V. cholerae O139 blieben bisher lokal begrenzt.

Prophylaxe. Die Choleraschutzimpfung mit **Totimpfstoff** ist leider **nicht befriedigend**. Die STIKO (Ständige Impfkommission im Nachfolgeinstitut des Bundesgesundheitsamtes) empfiehlt sie nur, wenn das Einreiseland darauf besteht. Zwei Dosen von 0,5 ml und 1,0 ml werden s. c. im Abstand von ca. 10 Tagen appliziert und geben einen Schutz für maximal 6 Monate. Impfkomplikationen wie Fieber, Schmerzen, Anschwellen der Impfstelle und Kreislaufschwäche werden relativ häufig gesehen. Der tatsächliche Infektionsschutz ist unbefriedigend. Er wird in der Literatur auf nur 60 % geschätzt.
Eine **Schluckimpfung mit einem attenuierten Lebendimpfstoff** (Orochol Berna®) aus V. cholerae O1, der zwar die immunogene Toxinuntereinheit B, nicht aber die toxigene Untereinheit A bildet, erzeugt einen passablen Schutz.
Infektionsquelle ist der kranke Mensch, selten der Rekonvaleszent. Gesunde Dauerausscheider kommen nicht vor. Expositionsprophylaktisch empfiehlt sich die strikte Meidung von kontaminationsverdächtigen Flüssigkeiten (offenen Limonaden, Trinkwasser, Eiswürfeln im Drink etc.) und Speisen (besonders ungegarten Meerestieren sowie Salaten und ungeschälten Früchten). Europäische Touristen sind auch in Endemiegebieten relativ wenig gefährdet, da sie es sich leisten können, das Trinkwasser in Flaschen aus der Industrieproduktion zu kaufen.
Bereits der Verdacht einer Choleraerkrankung ist nach Bundesseuchengesetz meldepflichtig. Kranke und Krankheitsverdächtige sind zu isolieren. **Cholera ist eine der vier Quarantänekrankheiten.** Im internationalen Sanitätsreglement ist die Inkubationszeit auf 5 Tage festgelegt.

> ▶ *Praktischer Tip.* Viele Vibrionaceae sind gegen Austrocknung und gegen längere Abkühlung empfindlich. Die Lagerung von Untersuchungsmaterial im Kühlschrank ist deswegen nicht zu empfehlen.

Vibrio parahaemolyticus

Geschichtliches. Der Keim wurde 1950 als Erreger einer Enteritisepidemie in Japan entdeckt. Obwohl er zwischenzeitlich weltweit als Verursacher von Gastroenteritiden nachgewiesen worden ist, tritt er besonders häufig in Japan auf, was mit den Eigenheiten der dortigen Küche zu tun hat.

Epidemiologie. Natürlicher Lebensbereich von V. parahaemolyticus sind Küstengewässer mit Temperaturen über 10 – 15 °C. Das Bakterium lebt in Schalentieren und Fischen und infiziert so den Menschen, wenn dieser die Vorliebe besitzt, Schalentiere und Fische ungegart zu verspeisen.

Pathogenese. Nach Aufnahme in den menschlichen Darm bilden die Bakterien ein thermostabiles Exotoxin mit hämolytischer Aktivität, das Kanagawa-Hämolysin genannt wird (nach dem japanischen Regierungsbezirk Kanagawa).

Klinik. Die Infektion äußert sich als akuter Brechdurchfall mit starken Leibschmerzen, Fieber und Kopfschmerzen.

Krankheitsfolgen. In der Regel Spontanheilung, jedoch wird auch über Todesfälle berichtet.

Nachweis. Ausschließlich kulturell aus dem Stuhl der Erkrankten. Da der Erreger halophil ist (salzliebend), kann durch Zusatz von NaCl (z. B. 6,5 %) zu den Nährmedien eine Selektionierung vorgenommen werden.

Therapie. In erster Linie symptomatisch. Eine begleitende antibiotische Therapie mit Chinolonen kann versucht werden.

> ▶ **Merke.** Die Unterbrechung der Kühlkette führt zu einer massiven Vermehrung der Vibrionen auf den gefangenen Meerestieren. Wenn diese dann roh verspeist werden, z. B. als Sushi, kommt es zur Erkrankung. Das Erhitzen der Speisen würde die Erreger vernichten. Der Verzehr von ungegartem Fisch und Schalentieren ist aus hygienischer Sicht abzulehnen.

Vibrio vulnificus

Epidemiologie. Wie alle Vibrionen kommt auch diese Art hauptsächlich in Meerwasser vor.

Pathogenese. Beim Baden im Meer können diese Bakterien Hautwunden besiedeln und lokale Eiterungen hervorrufen. Kommen diese Bakterien in die Nahrung, so können sie auch eine Enteritis bedingen. Gelegentlich, vor allem bei alten Menschen, kann auch eine systemische Ausbreitung erfolgen.

Klinik. Bei lokaler Infektion kommt es zu einer rasch progressiven, ödematösen Infiltration der Umgebung.
Nach **Enteritis** werden gelegentlich fulminante Septikämien beobachtet, vor allem bei Personen mit alkoholtoxischer Leberzirrhose.

2.12.2 Aeromonas

> ▶ **Definition.** Aeromonaden (= gasbildende Monaden) sind stäbchenförmige bis kokkoide, gramnegative Vibrionen, die sich gegenüber der Gattung Vibrio hauptsächlich dadurch abgrenzen, daß sie gegenüber der vibriostatischen Substanz 2,4-Diamino-6,7-diisopropylpterdin (Vibrostatikum 0/129) resistent sind.

Klassifikation. In der Gattung Aeromonas befinden sich folgende humanpathogene Arten:
- A. caviae
- A. hydrophila
- A. schubertii
- A. sobria
- A. veronii

Vier weitere Spezies sind ohne humanpathogene Bedeutung (darunter A. salmonicida, ein gefürchteter Parasit, der in der Edelfischzucht, z. B. von Lachs oder Forellen, große Schäden anrichten kann).

Bedeutung. Die humanpathogenetisch wichtigste Art ist A. hydrophila, die schwere Enteritiden verursachen kann. Extraintestinale Infektionen sind selten, können jedoch vorkommen.

Krankheitsfolgen I.d.R. Spontanheilung.

Nachweis Kulturell aus dem Stuhl der Erkrankten.

Therapie Symptomatisch, evtl. Chinolone.

◀ **Merke**

Vibrio vulnificus

Epidemiologie Standort ist das Meerwasser.

Pathogenese Beim Baden im Meer erfolgt eine Infektion von Wunden. Kommen diese Bakterien in die Nahrung, so können sie auch eine Enteritis bedingen.

Klinik Lokal entsteht eine ödematöse Infiltration.
Enteritiden sind selten, aber dann gelegentlich mit fulminanter septischer Ausbreitung.

2.12.2 Aeromonas

◀ **Definition**

Klassifikation Humanpathogenetisch wichtig ist A. hydrophila.

Bedeutung Aeromonaden verursachen schwere Enteritiden, selten andere Infektionen.

Nachweis Kulturell.

Therapie Chinolone oder Co-trimoxazol.

Epidemiologie Mit Oberflächenwasser verunreinigte Lebensmittel sind Auslöser der Infektionen. Zunehmend gewinnen Aeromonaden als **Hospitalismuserreger** Bedeutung.

Nachweis. Ausschließlich durch Kultur des Erregers aus geeignetem Untersuchungsgut (z. B. Stuhl, Bronchialsekret, Wundabstrich etc.).

Therapie. Mittel der Wahl sind Chinolone oder Trimethoprim plus Sulfamethoxazol (Co-trimoxazol).

Epidemiologie. Das natürliche Biotop der Aeromonaden sind Oberflächengewässer, wo sie zum Teil in erheblichen Keimzahlen angetroffen werden. Die Infektion erfolgt klassischerweise über Lebensmittel, welche durch Oberflächenwasser verunreinigt sind. Zunehmend werden Aeromonaden als **Hospitalismuserreger** isoliert. Sie finden sich dann in wasserführenden Apparaturen, z. B. Dialysegeräten.

Klinischer Fall

Ein 10jähriger Junge wagt sich beim Badevergnügen an der Nordsee zu weit ins Wasser und droht zu ertrinken. Er wird in letzter Minute gerettet, entwickelt jedoch rasch eine Aspirationspneumonie. Eine sofort eingeleitete Ampicillintherapie bleibt erfolglos. Als Erreger wird schließlich A. hydrophila isoliert. Die Therapie mit Co-trimoxazol führt zur Genesung.

2.12.3 Plesiomonas

Definition ▶

Klassifikation ▶

Bedeutung P. shigelloides kann zu ruhrartigen Diarrhöen führen.

Therapie Chinolone sind Mittel der Wahl.

Epidemiologie Erkrankungen von einzelnen und Gruppen kommen in warmen Regionen der Erde vor (auch als importierte Infektionskrankheit!).

2.12.3 **Plesiomonas**

> ▶ **Definition.** Plesiomonas (griech. Nachbarmonade von Aeromonas) unterscheidet sich von Aeromonas durch die fehlende Gasbildung und in einigen anderen Stoffwechseleigenschaften. Die Unterscheidung zu Vibrio ist schwierig, da auch Plesiomonas gegen das Vibriostatikum 0/129 empfindlich ist.

Klassifikation. Es existiert nur eine Spezies: **P. shigelloides**, die ihren Namen wegen der kreuzreagierenden Antigene mit Shigella sonnei erhielt.

Bedeutung. Die Pathogenität von P. shigelloides ist gering. In hohen Keimzahlen oral aufgenommen, kann es zu ruhrartigen Diarrhöen kommen. Extraintestinale Infektionen sind selten und betreffen immungeschwächte Personen.

Therapie. Wie bei allen Angehörigen der Familie Vibrionaceae sind Chinolone die Mittel der Wahl.

Epidemiologie. Erkrankungen von Einzelpersonen und kleinen Gruppen werden vor allem in den warmen Regionen der Erde beobachtet. Als importierte Infektionskrankheit könnten Plesiomonaserkrankungen zunehmend auftreten.

2.13 Diverse gramnegative aerobe Stäbchenbakterien

2.13.1 Brucella

Geschichtliches ▶

Definition ▶

2.13 **Diverse gramnegative aerobe Stäbchenbakterien**

2.13.1 **Brucella**

Geschichtliches. Der englische Militärarzt David Bruce isolierte die nach ihm benannten Erreger 1887 auf Malta aus der Milz eines an undulierendem Fieber verstorbenen Soldaten.

> ▶**Definition.** Brucellen sind sehr kleine, kokkoide, pleomorphe, gramnegative, unbewegliche Stäbchenbakterien. Sie sind strikte Aerobier.

Klassifikation. Von humanpathogener Bedeutung sind vier Arten, die weltweit vorkommen:
- Brucella abortus
- Brucella melitensis
- Brucella suis
- Brucella canis.

Nachweis. Obwohl Brucellen strikte Aerobier sind, empfiehlt es sich, die Kultur in 5–10 %iger CO_2-Atmosphäre vorzunehmen und dem Untersuchungsmedium 5 % Serum und eine handelsübliche Mischung von Wuchsstoffen (Thiamin u. a.) zuzusetzen. Zum Nachweis von Brucellen sind die Kulturen 5 Tage, gelegentlich auch 2–3 Wochen zu bebrüten. Die Isolation setzt somit immer den gezielten Untersuchungsauftrag voraus, denn sonst bleibt der Erreger unentdeckt.

Serologie. Im Serum infizierter Menschen können spezifische Antikörper mit der Widal-Reaktion, dem direkten Coombs-Test und der Komplementbindungsreaktion nachgewiesen werden. Die Bewertung der serologischen Ergebnisse ist jedoch nicht immer einfach, da zwischen Brucellen und anderen Bakterien Antigengemeinsamkeiten auftreten. So führt eine Cholera-Schutzimpfung zu niedrigen Agglutionationstitern.

Bedeutung. Alle vier humanpathogenen Brucella-Spezies sind die **Erreger der Brucellose**, einem Krankheitsbild, das als **undulierendes Fieber** bezeichnet wird. Je nach Erregernachweis wird diese Erkrankung auch als **Morbus Bang** und als **Maltafieber** bezeichnet.
- Brucella abortus ist der Erreger des Morbus Bang
- Brucella melitensis ist der Erreger des Maltafiebers.

Pathogenese. Brucellosen sind klassische **Anthropozoonosen**. Betroffen sind in erster Linie Tiere, von denen der Erreger auf den Menschen übertragen werden kann. Menschliche Infektionen erfolgen durch direkten oder indirekten (Milch, Weichkäse) Kontakt mit kranken Tieren oder deren Ausscheidungen. Im einzelnen:
- Brucella abortus befällt Rinder
- Brucella melitensis kommt hauptsächlich bei Ziegen und Schafen vor, aber auch Rinder und Schweine können infiziert sein
- Brucella suis ist der Erreger der Schweinebrucellose, aber auch Pferde, Hunde, Nage- und Raubtiere können erkranken
- Brucella canis kommt bei Hunden vor.

Je nach Eintrittspforte des Erregers (Schleimhaut des oberen Verdauungsoder Respirationstraktes, Hautläsionen, Genitalschleimhaut bei Sodomie) kommt es zu einer lokalisierten Entzündung mit uncharakteristischen Beschwerden und Störung des Allgemeinbefindens. Die Erreger werden durch Granulozyten, in denen sie unbeschadet überleben, in die lokalen Lymphknoten (Lymphadenitis) geschleppt und streuen von dort aus hämatogen. Praktisch alle Organe können befallen werden; die Manifestationsorte bestimmen das Krankheitsbild. Brucellen können sich speziell in Zellen des retikuloendothelialen Systems (d. h. Milz, Leber, Knochenmark) vermehren. In den befallenen Organen finden sich typische, nicht verkäsende Granulome.

Klinik. Nach einer Inkubationszeit von ca. 14 Tagen bis 3 Wochen beginnt die Krankheit mit hohen Temperaturen bis **40 °C und Schüttelfrost** (Febris undulans, siehe Seite 56). Regelmäßig kommt es zur **Hepatosplenomegalie**. Je nach Manifestationsort der Erreger dominiert dann eine Osteomyelitis, Meningoenzephalitis, Nephritis, Endokarditis oder Pneumonie. In manchen Fällen kommt es zu einer Chronifizierung, die über Jahre anhält.

Nachweis. Kulturell aus Blut, Lymphknoten- oder Knochenmarkbiopsat und serologisch.

Klassifikation Von Bedeutung sind 4 Arten:
- Brucella abortus
- Brucella melitensis
- Brucella suis
- Brucella canis.

Nachweis Obwohl Brucellen strikte Aerobier sind, empfiehlt es sich, die Kultur in 5–10 % CO_2-Atmosphäre vorzunehmen.

Serologie Die Bewertung ist nicht immer einfach, da zwischen Brucellen und anderen Bakterien Antigengemeinsamkeiten auftreten. So führt eine Cholera-Schutzimpfung zu niedrigen Agglutionationstitern.

Bedeutung Alle vier Brucella-Spezies sind die Erreger der Brucellose (undulierendes Fieber). Je nach Erregernachweis wird diese Erkrankung auch als **Morbus Bang** (Bruc. abortus) und als **Maltafieber** (Bruc. melitensis) bezeichnet.

Pathogenese Brucellosen sind klassische **Anthropozoonosen**. Menschliche Infektionen erfolgen durch direkten oder indirekten (Milch, Weichkäse) Kontakt mit kranken Tieren oder deren Ausscheidungen.
- Brucella abortus befällt Rinder
- Brucella melitensis kommt bei Ziegen und Schafen
- Brucella suis ist der Erreger der Schweinebrucellose
- Brucella canis kommt bei Hunden vor.

Klinik 40 °C und Schüttelfrost (Febris undulans), **Hepatosplenomegalie**. Die Krankheit wird durch die Organmanifestation bestimmt (Osteomyelitis, Meningoenzephalitis, Nephritis, Pneumonie und Endokarditis).

Nachweis Kulturell aus Blut, Lymphknoten- oder Knochenmarkbiopsat.

Therapie Tetrazykline in Kombination mit Aminoglykosid.

Merke ▶

Epidemiologie Brucellosen sind weltweit verbreitet. In **unpasteurisierter Milch** und daraus hergestellten Produkten (Käse) sind Brucellen wochenlang lebensfähig.

Prophylaxe Keine unpasteurisierte Milch und Milchprodukte verzehren.

Praktischer Tip ▶

2.13.2 Francisella

Geschichtliches ▶

Definition ▶

Klassifikation Aus der Gattung Francisella ist F. tularensis von medizinischem Interesse.

Nachweis Nur auf speziellen Nährböden nach langer Kulturzeit.
Serologie: Kreuzreaktionen mit Brucellen und Yersinia enterocolitica!

Bedeutung Francisella tularensis ist der Erreger der **Tularämie**.

Pathogenese Reservoir sind hauptsächlich **Nagetiere**. Die Übertragung auf den Menschen erfolgt direkt oder indirekt. Je nach Eintrittspforte des Erregers kommt es zu einer lokalisierten

Therapie. Tetrazykline in Kombination mit einem Aminoglykosid zeigen gute Erfolge. Alternativ kann Trimethoprim plus Sulfamethoxazol gegeben werden.

> ▶ *Merke.* Die Therapie muß langfristig ausgelegt sein (1 Monat), Rückfälle und Organmanifestationen unter der Therapie sind nicht auszuschließen.

Epidemiologie. Brucellosen sind weltweit verbreitet. In **unpasteurisierter Milch** jeder Art (Kuhmilch, Ziegenmilch) sind Brucellen wochenlang lebensfähig ebenso wie in daraus hergestellten Milchprodukten (Käse). Aus hygienischer Sicht sind deshalb solche Produkte abzulehnen. Besonders Brucella melitensis tritt in Gebieten mit Schaf- und Ziegenhaltung endemisch auf und führt zu den schwersten humanen Infektionen. Der Umgang mit diesem Bakterien im Labor erfordert allerhöchste Sorgfalt, dann sie sind hochkontagiös.

Prophylaxe. Durchuntersuchung der Nutztierbestände (Serologie) und Elimination infizierter Tiere. Der Verbraucher sollte unpasteurisierte Milch und Milchprodukte ablehnen.

> ▶ *Praktischer Tip.* Bei chronisch Erkrankten herrschen oft sehr uncharakteristische Symptome vor. Bevor die Diagnose »vegetative Dystonie« gestellt wird, sollte auch an eine Brucellose gedacht werden, besonders wenn sich anamnestisch (Biokostanhänger, Globetrotter, Tätigkeit im Mikrobiologie-Labor) dafür Ansatzpunkte ergeben. Die Erkrankung ist nach Bundesseuchengesetz **meldepflichtig**. Isolationsmaßnahmen sind nicht nötig, da eine Übertragung von Mensch zu Mensch normalerweise nicht vorkommt.

2.13.2 Francisella

Geschichtliches. 1912 isolierten McCoy und Chapin im kalifornischen Bezirk Tulare aus Erdhörnchen mit pestähnlicher Erkrankung erstmals den Erreger. Nachdem die Infektion auch für Menschen gesichert war (1914), prägte Edward Francis 1919 den Begriff Tularämie.

> ▶ *Definition.* Es handelt sich um sehr kleine, zarte (nur 0,2 μm Durchmesser), unbewegliche, strikt aerobe, gramnegative Stäbchenbakterien.

Klassifikation. Die Gattung Francisella besteht aus den Spezies:
- Francisella tularensis (humanpathogen)
- Francisella novocida (apathogen).

Nachweis. Die Isolation des Keimes gelingt nur auf speziellen Nährböden nach langer Kulturzeit (bis 10 Tage) und auch hier oftmals erst nach Einschaltung einer Tierpassage (Maus, Meerschweinchen).
Serologie: Kreuzreaktionen mit Brucellen und Yersinia enterocolitica erschweren die serologische Diagnostik.

Bedeutung. Francisella tularensis ist der Erreger der **Tularämie**. Es handelt sich dabei um eine pestähnliche Infektionskrankheit.

Pathogenese. Reservoir des Erregers sind hauptsächlich **Nagetiere**. Die Übertragung auf den Menschen erfolgt durch direkten Tierkontakt (erkrankte Wildtiere werden zahm), indirekt über Ektoparasiten oder kontaminierte Nahrungsmittel. Je nach Eintrittspforte des Erregers (Schleimhaut des oberen Verdauungs- oder Respirationstraktes, Hautläsionen, Konjunktiven) kommt es zu einer lokalisierten Entzündung. Die Erreger werden durch Granulozyten, in denen sie unbeschadet überleben, in die lokalen Lymphknoten geschleppt und streuen von dort aus hämatogen; praktisch alle Organe können sekundär befallen werden. Die Manifestationsorte bestimmen das Krankheitsbild. In den befallenen Organen finden sich typische kleine, verkäsende Granulome und eitrige Abszesse.

Klinik. Nach einer Inkubationszeit von durchschnittlich 5 Tagen (1 – 10 Tagen) entsteht im Bereich der Eintrittsstelle ein **Primärkomplex** aus einer lokalen ulzerösen Entzündung und einer regionalen Lymphadenitis. Man unterscheidet eine kutano-, okulo- oder tonsilloglanduläre Form, die als **äußere Tularämie** bezeichnet wird, vom Befall der Atemwege oder des Darmes als **innere Tularämie**. Dem Primärkomplex folgt das Stadium der Generalisierung mit intermittierendem hohem Fieber und schwerem Krankheitsgefühl. Je nach Organmanifestation dominieren Symptome, die an Pneumonie, Diphtherie, Tuberkulose, Malaria oder Typhus erinnern und differentialdiagnostisch abzugrenzen sind.

Krankheitsfolgen. Unbehandelt liegt die Letalität bei 10 – 15 %. Im europäischen Raum ist die Prognose jedoch sehr günstig. Die Letalität liegt hier bei 1 %. Eine lang andauernde, wenn auch nicht absolute Immunität wird bei Überstehen der Krankheit erworben.

Nachweis. Der kulturelle Erregernachweis aus Eiter, Sputum, Gewebebiopsat u. a. ist sehr schwierig und gelingt direkt nur sehr selten. Immunfluoreszenzuntersuchungen in Ausstrichpräparaten sollten versucht werden. Ab der zweiten Krankheitswoche können Antikörper im Serum mit dem **Hämagglutinationstest** nachgewiesen werden. Die **Widal-** oder **Komplementbindungsreaktion** bringt erst ab der 3. bis 4. Krankheitswoche verwertbare Ergebnisse. Nach Überstehen der Krankheit verschwinden die komplementbindenden Antikörper vor den agglutinierenden, die in Titern von 1 : 80 und darunter jahrelang persistieren können. Kreuzreaktionen mit Brucellen und Yersinia enterocolitica können auftreten.

Therapie. Mittel der Wahl ist erfahrungsgemäß Streptomycin, kombiniert mit Doxycyclin.

Epidemiologie. In Europa ist die Tularämie selten. Endemiegebiete bestehen in Amerika und in Rußland.

> *Merke.* Bereits der Krankheitsverdacht ist nach BSeuchG meldepflichtig.

2.13.3 Bordetella

Geschichtliches. Jules Bordet und Gengou konnten 1906 erstmals den Erreger des Keuchhustens als schwer kultivierbares Bakterium identifizieren.

> *Definition.* Bordetellen sind strikt aerobe, kleine kokkoide oder ovoide, gramnegative, bekapselte Stäbchen, die biochemisch relativ inaktiv sind.

Klassifikation. Man kennt drei Bordetella-Arten:
- Bordetella pertussis
- Bordetella parapertussis
- Bordetella bronchiseptica.

Entzündung. Die Erreger streuen von den Lymphknoten aus hämatogen. Die Manifestationsorte bestimmen das Krankheitsbild.

Klinik Im Bereich der Eintrittsstelle entsteht ein **Primärkomplex** (lokale ulzeröse Entzündung und regionale Lymphadenitis). Man unterscheidet eine kutano-, okulo- oder tonsilloglanduläre Form, die als **äußere Tularämie** bezeichnet wird, vom Befall der Atemwege oder des Darmes als **innere Tularämie**. Dem Primärkomplex folgt das Stadium der Generalisierung.

Krankheitsfolgen Unbehandelt liegt die Letalität bei 10–15 %, im europäischen Raum bei 1 %.

Nachweis Der kulturelle Erregernachweis gelingt direkt nur sehr selten. Ab der 2. Krankheitswoche können Antikörper im Serum mit dem **Hämagglutinationstest** nachgewiesen werden. Die **Widal-** oder **Komplementbindungsreaktion** bringt erst ab der 3.–4. Krankheitswoche verwertbare Ergebnisse.

Therapie Mittel der Wahl ist Streptomycin, kombiniert mit Doxycyclin.

Epidemiologie In Europa ist die Tularämie selten.

◀ Merke

2.13.3 Bordetella
◀ Geschichtliches

◀ Definition

Klassifikation Bordetella pertussis, parapertussis und bronchiseptica.

Bedeutung   Bordetella pertussis ist der klassische **Erreger des Keuchhustens**. Bordetella parapertussis ist für 5–20 % der Pertussisfälle verantwortlich. Die Krankheit verläuft dann milder, oftmals klinisch inapparent. B. bronchiseptica verursacht keinen Keuchhusten, wohl aber andere Erkrankungen der Atemwege.

Pathogenese   Die Infektion erfolgt durch Tröpfchen aus dem Respirationstrakt Kranker. B. pertussis besitzt die Fähigkeit, sich an die mit Zilien versehenen Epithelzellen der Atemwege anzuheften. Verschiedene Exotoxine wirken lokal und systemisch (☷**104**).

Bedeutung. Bordetella pertussis ist der klassische **Erreger des Keuchhustens** und kommt nur beim Kranken vor. Bordetella parapertussis ist für 5–20 % der Pertussisfälle verantwortlich. Die Krankheit verläuft dann milder, oftmals klinisch inapparent. Der Erreger wird nur beim Menschen isoliert. Bordetella bronchiseptica verursacht keinen Keuchhusten, wohl aber andere Erkrankungen der Atemwege. Der Keim kann auch bei Tieren isoliert werden. Ein Übertragungsmodus Tier – Mensch wird diskutiert.

Pathogenese. Die Infektion erfolgt durch Tröpfchen aus dem Respirationstrakt Kranker. B. pertussis besitzt die Fähigkeit, sich mit Hilfe von Adhäsionen, z. B. dem filamentösen Hämagglutinin (FHA, Fimbrien und dem Pertactin), an die mit Zilien versehenen Epithelzellen der Atemwege anzuheften. Fragmente aus der Bakterienzellwand verhindern als Exotoxin (tracheales Zytotoxin-TCT) die Zilienbewegung der Trachealschleimhaut. Weitere Toxine sind wichtige Pathogenitätsfaktoren: ein Pertussistoxin, ein thermolabiles, nekrotisierendes Toxin, ein Endotoxin u. a. Eine Adenylatzyklase hemmt die Funktion von Makrophagen und Granulozyten (☷**104**).

104	Pathogenitäts- und Virulenzfaktoren von Bordetella pertussis			
Bezeichnung	**Abkürzung**	**Struktur**		**Funktion**
filamentöses Hämagglutinin	FHA	Adhäsionsprotein an der Zelloberfläche; wird auch sezerniert		lokal: Adhäsion an zilienbewehrte Epithelien zusammen mit PT
Pertactin	PRN	Protein der äußeren Membran		lokal: Adhäsionsfaktor
Fimbrien	AGGL	zellwandassoziierte Adhäsionspili (Proteine)		lokal: Adhäsionsfaktoren; Einteilung in Serotypen
Pertussistoxin (Lymphocytosis-promotin-factor)	PT (LPF)	Hexamer aus fünf verschiedenen Polypeptiden		lokal: Adhäsion zusammen mit FHA. systemisch: nach Bindung an Zellrezeptoren penetriert nur ein Teil (A) in die Zelle und bedingt eine ADP-Ribosylierung von G-Proteinen, dadurch Zellschädigung; **Lymphozytose**, Insulinfreisetzung
Adenylatzyklase-toxin	ACT	Proteotoxin mit Enzymwirkung		lokal: Intoxikation von Effektorzellen der Wirtsabwehr (z. B. Granulozyten) durch intrazelluläres cAMP
tracheales Zytotoxin	TCT	kleinmolekulares Glykopeptid		lokal: Ziliostase
hitzelabiles Toxin	HLT	Proteotoxin		lokal: vermutlich Spasmen der glatten Muskulatur
Lipooligo-saccharid	LOS	wie Endotoxine		lokal und systemisch: Pyrogen, Zytokinfreisetzung

Klinik   Die Krankheit verläuft in 3 Stadien (☷**216**):
• **Stadium catarrhale:** Symptome einer Erkältungskrankheit mit mäßigem Fieber (1–2 Wochen)

Klinik. Nach einer Inkubationszeit von 10–14 Tagen verläuft die Krankheit in drei Stadien (☷**216**):
• **Stadium catarrhale:** Symptome einer Erkältungskrankheit mit mäßigem Fieber. Dauer 1–2 Wochen

- **Stadium convulsivum:** typische, krampfartige Hustenanfälle; nach einer tiefen Inspiration erfolgt ein Hustenstakkato mit Herausstrecken der Zunge und Hervorwürgen von zähem Schleim. Unterbrochen von hörbarem Einatmen kommt es schließlich zum Stimmritzenkrampf, der zu Apnoe (Zyanose!) führt und mit einem keuchenden Inspirium endet. Unmittelbar danach erfolgt oftmals ein zweiter, meist etwas leichterer Anfall, der als Reprise bezeichnet wird. Im Stadium convulsivum ist die Temperatur normal. Dauer 2 – 6 Wochen.
- **Stadium decrementi:** Abklingen der Krankheit unter den Symptomen einer Bronchitis. Dauer bis zu 6 Wochen (■ 217).

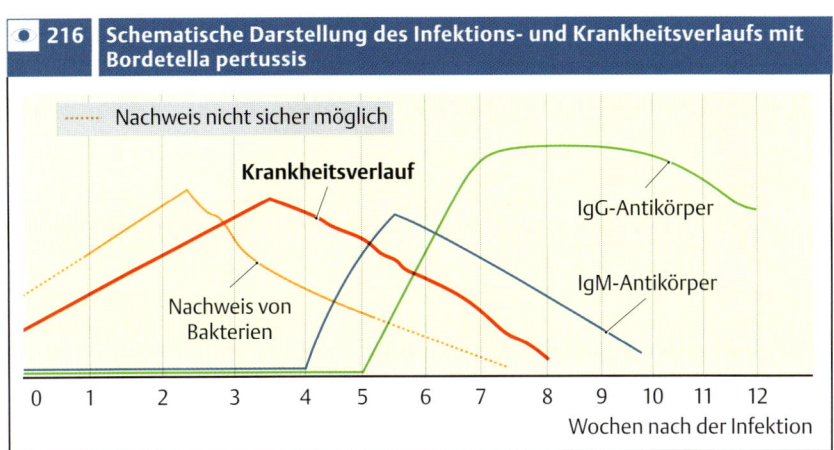

216 Schematische Darstellung des Infektions- und Krankheitsverlaufs mit *Bordetella pertussis*

Krankheitsfolgen. Die Letalität liegt bei 0,6 % und betrifft in mehr als 70 % Säuglinge im ersten halben Lebensjahr. Sie liegt bei Neu- und Frühgeborenen mit 1 – 2 % höher. In Afrika ist Bordetella pertussis neben dem Masernvirus hauptverantwortlich für die hohe Kindersterblichkeit. Als Komplikation werden oftmals Pneumokokken- oder Hämophilus-Pneumonien sowie eine Otitis media beobachtet. Aspirationspneumonien, Alveolarrupturen und in seltenen Fällen ein Pneumothorax als Folge der Anfälle sind möglich. In 0,4 % der Fälle stellen sich Schäden am ZNS als Spätfolgen ein, deren Pathomechanismus nicht zufriedenstellend erklärt werden kann. Bei psychisch auffallenden Kindern kann sich als Folge der Krankheit der »Keuchhustentick« entwickeln. Dabei wird jeder Reiz, oft auch willentlich beeinflußt (Durchsetzung eigener Forderungen), zum Anfall entwickelt. Die durchgemachte Krankheit hinterläßt eine fundierte, jedoch nicht absolute Immunität. Zweiterkrankungen, z. B. im Erwachsenenalter, sind prinzipiell möglich.

Nachweis. Die Diagnose erfolgt in erster Linie klinisch. Das Symptom Keuchhusten kann jedoch auch von anderen Erregern (z. B. Adenoviren) ausgelöst sein. Das Blutbild zeigt eine relative und absolute Lymphozytose (■ 218).

- **Stadium convulsivum:** typische, krampfartige Hustenanfälle: nach einer tiefen Inspiration erfolgt ein Hustenstakkato mit Hervorwürgen von zähem Schleim. Evtl. Stimmritzenkrampf, der zu Apnoe (Zyanose!) führen kann (2 – 6 Wochen) (■ 217)
- **Stadium decrementi:** Abklingen der Krankheit unter Bronchitis-Symptomen (bis zu 6 Wochen).

Krankheitsfolgen Die Letalität liegt bei 0,6 % und betrifft in mehr als 70 % Säuglinge im ersten halben Lebensjahr. Sie liegt bei Neu- und Frühgeborenen höher (1 – 2 %).
Komplikationen: Otitis media oder Pneumonien. Die Krankheit hinterläßt keine absolute Immunität. Zweiterkrankungen sind möglich (Erwachsenenalter).

Nachweis Die Diagnose erfolgt in erster Linie klinisch (■ 218).

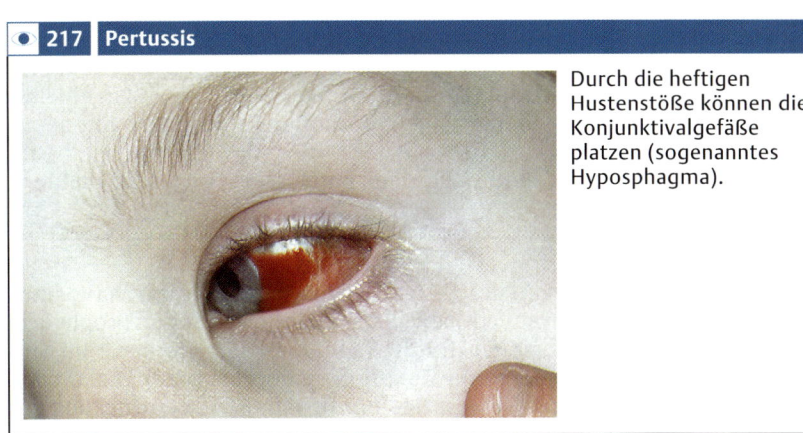

217 Pertussis

Durch die heftigen Hustenstöße können die Konjunktivalgefäße platzen (sogenanntes Hyposphagma).

218 Pertussis

Im Blutbild ist die absolute Lymphozytose ein charakteristischer Befund. Die Kerne der Lymphozyten erscheinen etwas aufgelockert und vergrößert, sonst sind keine wesentlichen qualitativen Veränderungen festzustellen.

Merke ▶

▶ *Merke.* Der kulturelle Nachweis von Bordetella pertussis oder Bordetella parapertussis gelingt nur im Stadium catarrhale (am besten mittels eines tiefen Tupferabstriches aus der Nase).

Die Kultur der Erreger im Stadium catarrhale auf Spezialnährböden ist möglich. Die serologische Diagnostik liefert i.d.R. erst im klinisch manifesten Stadium verwertbare Ergebnisse.

Der Erreger kann auch sofort durch direkte Immunfluoreszenz bestimmt werden, was jedoch in der Praxis nicht immer gelingt (falsch-positive und falsch-negative Ergebnisse möglich).

Die sogenannte Keuchhustenplatte, bei der ein Nährboden nach Bordet-Gengou, ca. 15 cm vor den Mund des Erkrankten gehalten, angehustet wird, wird heute nicht mehr praktiziert. Die Kultur gelingt nur, wenn die Abstriche mit einem Calciumalginattupfer tief aus dem Nasopharynx abgenommen und sofort in ein geeignetes Transportmedium (z. B. Regan-Lowe-Medium) verbracht werden.

Bordetella wird auf Spezialnährböden angezüchtet. Die drei Bordetella-Arten sind kulturmorphologisch nicht unterscheidbar, lassen sich aber biochemisch differenzieren.

Bordetella wird auch heute noch auf dem **Bordet-Gengou-Blutagar** angezüchtet, dem Kartoffelextrakt und Glycerol zugesetzt sind. Besser ist jedoch der Holzkohle-Blut-Agar, vor allem wenn ein Cephalosporin (z. B. Cephalexin) zugegeben wird, weil dadurch in einer Mischflora den Bordetellen ein selektiver Vorteil geschaffen wird. Nach einer Kulturzeit von 3 – 4 Tagen bei 37 °C zeigen sich tröpfchenartige Kolonien. Die drei Bordetella-Arten sind kulturmorphologisch nicht unterscheidbar. Bordetella pertussis und Bordetella parapertussis sind unbeweglich, Bordetella bronchiseptica ist begeißelt und damit beweglich. Eine biochemische Differenzierung ist möglich.

Die serologische Diagnostik ist prinzipiell möglich, liefert in der Regel aber erst im klinisch eindeutig manifesten Stadium (3 – 4 Wochen nach Krankheitsbeginn) verwertbare Ergebnisse.

Praktischer Tip ▶

▶ *Praktischer Tip.* Bei Verdacht auf Keuchhusteninfektion: Den Tupfer zum Abstrich möglichst tief in die Nase einführen. 5 – 10 Sekunden am Ort belassen. Der Transport zum Labor muß unbedingt (!) in einem speziellen Transportmedium erfolgen. Vorherige Rücksprache mit dem Labor ist unverzichtbar.

Todesfälle an Pertussis sind nach dem Bundesseuchengesetz **meldepflichtig**.

Therapie   Eine Antibiotikatherapie ist **nur im Stadium catarrhale sinnvoll**, hier hat sich Erythromycin bewährt.

Therapie. Eine Antibiotikatherapie ist **nur im Stadium catarrhale sinnvoll**, hier hat sich Erythromycin bewährt. (Es sollte auch zur Prophylaxe nichtimmuner Kontaktpersonen für 10 Tage appliziert werden.) Im Stadium convulsivum dominieren die Toxinfolgen, hier ist unter Umständen Cortison indiziert. Sonst stehen die Sedierung und die Unterdrückung des Hustens an erster Stelle.

Epidemiologie. Pertussis kommt weltweit vor. Die Übertragung erfolgt durch Tröpfcheninfektion im Stadium catarrhale direkt von Mensch zu Mensch. Kindergartenkinder verbreiten die Erreger untereinander; danach besteht eine partielle Immunität. Auch Patienten mit subklinischer Erkrankung sind kontagiös.

Prophylaxe. Kinder, die älter als 3 Monate, aber jünger als 5 Jahre sind, können geimpft werden, ggf. auch noch später. Wegen bekanntgewordener Impfkomplikationen wird die Impfung jedoch nur bei besonders gefährdeten Kindern amtlich empfohlen (Kinder, die in Gemeinschaftseinrichtungen oder unter ungünstigen Familienverhältnissen leben, sowie Kinder mit Grundleiden, bei denen Pertussis eine besondere Gefahr darstellen würde). In der Bundesrepublik Deutschland ist die **Kombinationsimpfung** mit Diphtherie und Tetanus möglich (DPT-Impfstoff Behring), siehe ⊡ **172**, S. 308.
Neuerdings wird ein **azellulärer Impfstoff** angeboten, der nur noch die Kombination von einigen, wenigen bakteriellen Stoffen enthält, nämlich FHA und Pertactin, die beide als Adhäsin wirken, und Pertussistoxin, das für die wichtigsten Krankheitszeichen verantwortlich gemacht wird. Dieser Impfstoff ist protektiv, aber weniger toxisch und wird deswegen heute allgemein empfohlen. Die Immunität nach Impfung läßt nach Jahren nach, so daß auch die Eltern bei Exposition wieder erkranken.
Eine **Chemoprophylaxe** mit Antibiotika, z.B. mit Makroliden, ist nach Exposition bei Familienangehörigen oder Kindergartenkindern sinnvoll.

2.13.4 Legionella

Geschichtliches. Im Sommer 1976 trat bei einer Zusammenkunft der »American Legion« in Philadelphia (USA) bei 221 von 4500 Teilnehmern eine schwere Erkrankung des Respirationstraktes auf. 34 der Kriegsveteranen (Legionäre) verstarben. Ohne den Erreger zu kennen, nannte man die Krankheit »Legionaires' Disease«. Im Januar 1977 gelang es McDade, ein gramnegatives Stäbchenbakterium als Verursacher zu isolieren. Die Erstisolation dieses nun Legionella genannten Keimes war jedoch bereits 1944 von Tatlock erfolgt. Nachträglich konnten früher publizierte Krankheitsfälle diesem Erreger zugeschrieben werden.

> ▶ *Definition.* Legionellen sind nur schwach anfärbbare, gramnegative, in der Regel meistens bewegliche Stäbchenbakterien, die Zucker weder fermentativ noch oxidativ verwerten können.

Klassifikation. Die Familie Legionellaceae besteht nur aus einem Genus Legionella. Zur Zeit kennt man über 30 Arten und mehr als 40 Serogruppen. ⊞ **105** gibt einen Überblick über jene Arten des Genus Legionella, die bei Menschen isoliert worden sind.

⊞ 105	Arten des Genus Legionella, die bei Menschen bislang isoliert worden sind
▷ L. birminghamensis	mit 1 Serogruppe
▷ L. bozemanii	mit 2 Serogruppen
▷ L. cincinnatiensis	mit 1 Serogruppe
▷ L. dumoffi	mit 1 Serogruppe
▷ L. feeleii	mit 2 Serogruppen
▷ L. gormanii	mit 1 Serogruppe
▷ L. hackeliae	mit 2 Serogruppen
▷ L. jordanis	mit 1 Serogruppe
▷ L. longbeachae	mit 2 Serogruppen
▷ L. micdadei	mit 1 Serogruppe
▷ L. oakridgensis	mit 1 Serogruppe
▷ **L. pneumophila**	**mit 14 Serogruppen**
▷ L. wadsworthii	mit 1 Serogruppe

Epidemiologie Die Übertragung erfolgt durch Tröpfcheninfektion im Stadium catarrhale von Mensch zu Mensch.

Prophylaxe Kinder, die älter als 2 Jahre sind, können geimpft werden. In Deutschland ist eine **Kombinationsimpfung** mit Diphtherie und Tetanus möglich.

Eine **Chemoprophylaxe** mit Makroliden nach Exposition ist sinnvoll.

2.13.4 Legionella
◀ Geschichtliches

◀ Definition

Klassifikation Zur Zeit kennt man über 30 Arten und über 40 Serogruppen (⊞ 105).

Nachweis Die Keime wachsen nur auf Spezialnährböden (▣ 219).

Nachweis. Die Keime wachsen nicht auf den üblichen Nährböden, sondern stellen hohe Ansprüche an die Isolation. Sie wachsen z. B. auf Aktivkohle-Hefeextrakt-Agar, bei 35 °C in einer Atmosphäre von 2,5 – 5 % CO_2 über 2 – 7 Tage (▣ 219). Da Legionellen zumindest 30 Minuten bei 56 °C überleben, kann man durch eine derartige Vorbehandlung eventuell vorhandene Begleitflora unterdrücken.

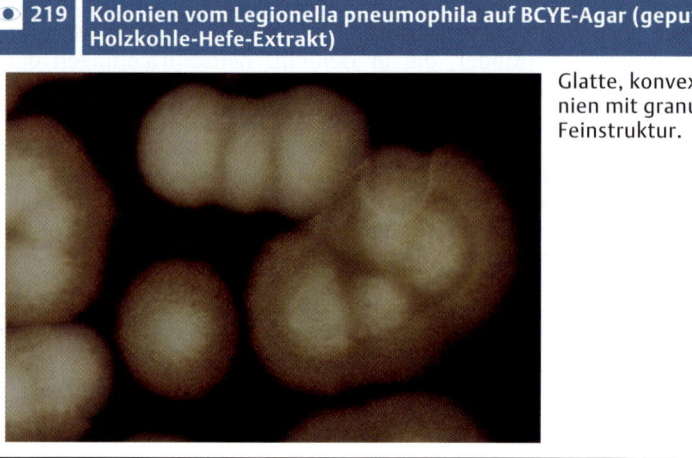

▣ 219 **Kolonien vom Legionella pneumophila auf BCYE-Agar (gepufferter Holzkohle-Hefe-Extrakt)**

Glatte, konvexe Kolonien mit granulärer Feinstruktur.

Bedeutung Erreger der **Legionellosen**.

Bedeutung. Als Erreger der **Legionellosen** findet sich am häufigsten Legionella pneumophila der Serogruppe 1.

Pathogenese Die Infektion erfolgt überwiegend durch **Inhalation keimhaltiger Tröpfchen, seltener durch Staubpartikel**. Legionellen vermehren sich innerhalb von Makrophagen.

Pathogenese. Die Infektion erfolgt überwiegend durch **Inhalation keimhaltiger Tröpfchen**, seltener durch Staubpartikel. Ein wichtiges Pathogenitätsprinzip besteht in der Tatsache, daß Legionellen sich innerhalb von Makrophagen vermehren. Auch die Fähigkeit zur Proteolyse spielt im Krankheitsgeschehen eine Rolle. Eine zellvermittelte Immunreaktion ist für die Überwindung entscheidend.

Klinik Wir unterscheiden:
- Legionärskrankheit
- Pontiac-Fieber
- Pittsburgh-Pneumonie.

Klinik. Wir unterscheiden prinzipiell drei Arten von Legionellosen:
- Legionärskrankheit
- Pontiac-Fieber
- Pittsburgh-Pneumonie.

Legionärskrankheit

Legionärskrankheit **Atypische Pneumonie** mit hohem Fieber (▣ 220). Trockener unproduktiver Husten, Pleuritis, Laryngitis und Rhinitis sind häufig. Daneben gastrointestinale Symptomatik mit Übelkeit und Diarrhö. Die Patienten sind verwirrt. Letalität ohne Therapie > 15 %.

Nach einer Inkubationszeit von 2 – 10 Tagen kommt es zu grippeartigen Symptomen. Unter raschem Temperaturanstieg bis 40 °C und Schüttelfrost entsteht eine **atypische Pneumonie** (▣ 220). Röntgenologisch finden sich ein- oder beidseitige Lungeninfiltrate, meist in den Unterfeldern. Trockener, unproduktiver Husten, Pleuritis, Laryngitis und Rhinits sind häufig. Daneben besteht eine gastrointestinale Symptomatik mit Übelkeit und Diarrhö. Die Patienten sind verwirrt. Die Letalität ohne Therapie ist größer als 15 %. Männer über 50 Jahre sind häufiger betroffen als andere Bevölkerungsgruppen. Prädisponierend ist eine Schädigung der zellvermittelten Immunität, z. B. durch hohe Dosen von Kortikoiden.

Pontiac-Fieber

Pontiac-Fieber Wie die Legionärskrankheit, jedoch ohne Pneumonie. Meist komplikationsloser selbstheilender Verlauf.

Wie die Legionärskrankheit, jedoch ohne Pneumonie. Meist komplikationsloser, selbstheilender Verlauf.

Pittsburgh-Pneumonie

Pittsburgh-Pneumonie Krankheitsverlauf wie bei der Legionärskrankheit, betroffen sind vor allem abwehrgeschwächte Patienten.

Verursacher ist **Legionella micdadei**. Krankheitsverlauf wie bei der Legionärskrankheit, betroffen sind jedoch vor allem abwehrgeschwächte Patienten unter Kortikoidtherapie.

● 220 Röntgenbefund bei Legionärskrankheit

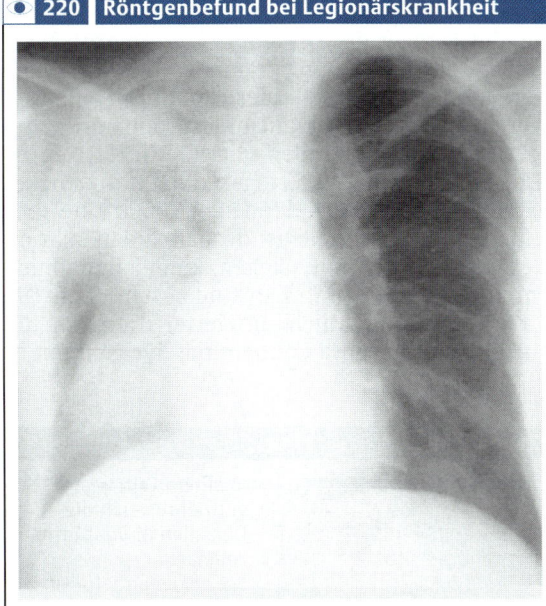

Infiltration der rechten Lunge mit Betonung des Unterfeldes.

Nachweis. Kulturell lassen sich Legionellen aus verschiedenen Sekreten und Patientenmaterialien auf entsprechenden Nährböden relativ leicht kultivieren. Schwierig ist jedoch die genaue Spezies- und Serotypbestimmung, die auch heute nur in speziell eingerichteten Labors durchgeführt wird. Auch der mikroskopische Direktnachweis der Erreger mittels Immunfluoreszenz ist aus diesem Grunde nur in Spezialzentren möglich. Da Legionella pneumophila Serogruppe 1 ungefähr für die Hälfte aller Legionellosen verantwortlich ist, ist ihr Nachweis noch am ehesten möglich. Die Frühdiagnose erfolgt über **im Urin ausgeschiedene Antigene**. Allerdings muß auch hier eine Vielzahl von Arten und Serogruppen berücksichtigt werden, so daß auch diese Untersuchungen nicht immer zum Erfolg führen.

Kompliziert gestaltet sich auch der **serologische Antikörpernachweis** im Patientenserum, da hier verwertbare **Ergebnisse erst in der zweiten Krankheitswoche** zu erwarten sind, wenn die akute Phase der Krankheit bereits überwunden ist, so daß damit erst nachträglich die klinische Diagnose gesichert wird. Die Tatsache, daß selbst hohe Antikörpertiter innerhalb eines Jahres fast gänzlich verschwinden, spricht dafür, daß keine dauernde Immunität erworben wird.

Therapie. Mittel der Wahl sind Makrolide (Betalaktame sind unwirksam). Wegen fehlender Korrelation zur In-vivo-Wirkung sind bei Legionellosen Antibiogramme nicht angezeigt. Die Keime haben sich nämlich in Wirtszellen versteckt, wo sie nur schwer von Antibiotika erreicht werden.

Epidemiologie. Legionellen sind in natürlichen Feuchtbereichen weit verbreitet. Sie können aus Wasseranlagen von Krankenhäusern, Privathaushalten (Duschköpfen), Kühltürmen, Luftbefeuchtern, Inhalationskammern in Kurbädern, aus zahnärztlichen Behandlungseinheiten usw. isoliert werden. Fraglich ist nach wie vor die Infektionsdosis. Legionellen halten sich in Kalt- und Warmwassersystemen zwischen 5 und 50 °C. **Bei 60 °C werden sie inaktiviert**, auch durch Chlorung sind sie angreifbar, soweit sie frei vorkommen. Natürlicher Wirt der Legionellen sind freilebende Acanthamöben. In deren Zysten entziehen sich die Bakterien der Chloreinwirkung.

Prophylaxe. Warmwassersysteme, in denen Temperaturen von 60–70 °C herrschen, sind praktisch unbedenklich.

Nachweis Der mikroskopische Direktnachweis der Erreger mittels Immunfluoreszenz ist unsicher. Kulturell lassen sich Legionellen leicht kultivieren. Schwierig ist die genaue Spezies- und Serotypbestimmung. Da Legionella pneumophila Serogruppe 1 ungefähr für die Hälfte aller Legionellen verantwortlich ist, ist ihr Nachweis noch am ehesten möglich. In der akuten Phase gelingt der **Antigennachweis im Urin.**

Serologische Antikörpernachweise im Patientenserum sind **erst in der 2. Krankheitswoche** zu erwarten, wenn die akute Phase der Krankheit bereits überwunden ist.

Therapie Mittel der Wahl sind Makrolide.

Epidemiologie Legionellen sind in Feuchtbereichen weit verbreitet. Fraglich ist nach wie vor die Infektionsdosis. Sie halten sich in Wassersystemen aller Arten. **Bei 60 °C werden sie inaktiviert**, auch durch Chlorung sind sie angreifbar. Natürlicher Wirt der Legionellen sind Acanthamöben.

Prophylaxe Warmwassersysteme, in denen Temperaturen von 60–70 °C herrschen, sind praktischen unbedenklich.

2.13.5 Coxiella

Coxiella burneti (⊡ 221) ist der Erreger des Q-Fiebers (Q = Query). Im Gegensatz zu den übrigen Rickettsien ist Coxiella gegen Umwelteinflüsse resistent: Die Erreger können im trockenen Staub wochen- bis monatelang überleben und durch Inhalation des Staubes aufgenommen werden.

2.13.5 **Coxiella**

Coxiella burneti (⊡ 221) ist der Erreger des **Q-Fiebers** (Q = Query). Nach dem Aufbau der Zellwand handelt es sich um gramnegative Bakterien, denn sie besitzen eine äußere Membran mit LPS. Diese kommt in 2 Phasen vor, wovon Phase I, die nur in infizierten Organismen produziert wird, etwa 10mal mehr LPS trägt. Im Gegensatz zu den übrigen Rickettsien ist Coxiella gegen Umwelteinflüsse resistent: Die Erreger können im trockenen Staub wochen- bis monatelang überleben, denn sie können eine sporenähnliche Struktur ausbilden. Infektionsquelle ist deshalb die Inhalation erregerhaltigen Staubes. Reservoir sind Schafe, Ziegen, Rinder und kleine Beuteltiere. Katzen als asymptomatische Keimträger sind beschrieben. Die Bakterien gelangen über Kot, Urin und Milch infizierter Tiere an die Umwelt. Mit Amnionflüssigkeit und Plazenta können massive Keimmengen verbreitet werden.

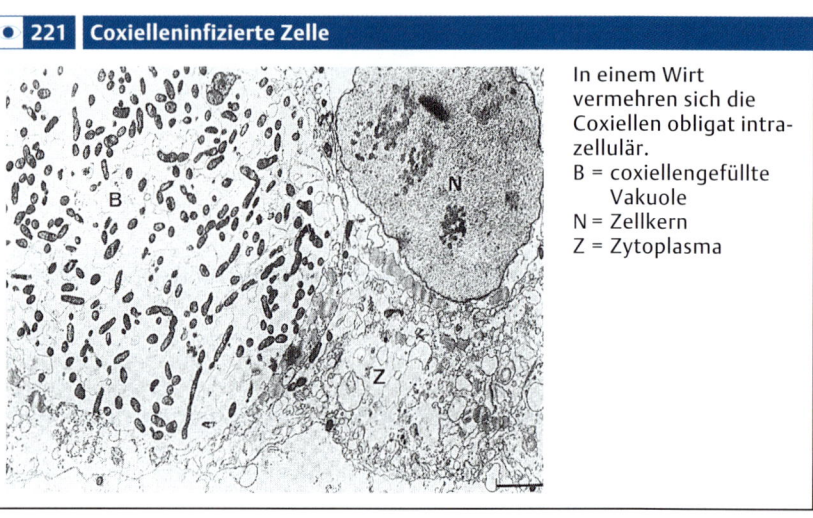

● 221 Coxielleninfizierte Zelle

In einem Wirt vermehren sich die Coxiellen obligat intrazellulär.
B = coxiellengefüllte Vakuole
N = Zellkern
Z = Zytoplasma

Klinik Das Q-Fieber verläuft unter der Symptomatik einer **atypischen Pneumonie** verbunden mit heftigen **Kopf- und Muskelschmerzen**. Die Prognose ist gut. Myo- und Endokarditis sowie Hepatitis sind seltene Komplikationen.

Klinik. Da die Eintrittspforte des Erregers die Atemwege sind (Inhalation von erregerhaltigem Staub), verläuft das Q-Fieber unter der Symptomatik einer **atypischen Pneumonie**, verbunden mit **heftigen Kopf- und Muskelschmerzen** (⊡ 222). Die Prognose ist gut. Die Letalität liegt unter 1 %. Myo- und Endokarditis sowie Hepatitis stellen relativ seltene, jedoch lebensbedrohliche Komplikationen dar. Auch eine Schwangerschaft kann bedroht sein.
Erstaunlich ist, daß die Erreger bei manchen Menschen lange symptomlos persistieren und sich irgendwann schlagartig vermehren und die Krankheit erzeugen.

Nachweis Der Nachweis erfolgt serologisch durch KBR.

Nachweis. Der Nachweis erfolgt serologisch durch Komplementbindungsreaktion (KBR), wobei es durch geeignete Antigenpräparationen möglich ist, zwischen einer lokalisierten (= akuten) und einer generalisierten (= chronischen, d. h. Gefahr von Herz-, Leber- und anderem Organbefall) zu unterscheiden. Eine Diagnose ist auch durch indirekte Mikroimmunfluoreszenz möglich.

Therapie Tetrazykline oder Choramphenicol.

Therapie. Auch hier empfiehlt sich eine Therapie mit Tetrazyklinen oder Chloramphenicol, die jedoch mitunter erfolglos bleibt. Eine Therapie mit Tetrazyklin sollte langfristig durchgeführt werden (über Monate). Erfolge mit Lincomycin sind beschrieben.

Prophylaxe Erkrankung und Tod sind meldepflichtig. Bei Exposition (z. B. Schlachthöfe, Landwirtschaft) sollte ein Mundschutz getragen werden.

Prophylaxe. Erkrankung sowie Tod sind meldepflichtig. Für Arbeiten im Labor, was extrem kontagiös ist, braucht man eine spezielle Umgangsgenehmigung. Da auch gesunde Tiere Ausscheider sein können, sollte man Milch grundsätzlich nicht roh trinken. Bei Exposition, z. B. in Gerbereien, Schlachthöfen, Landwirtschaft, sollte ein Mundschutz getragen werden.

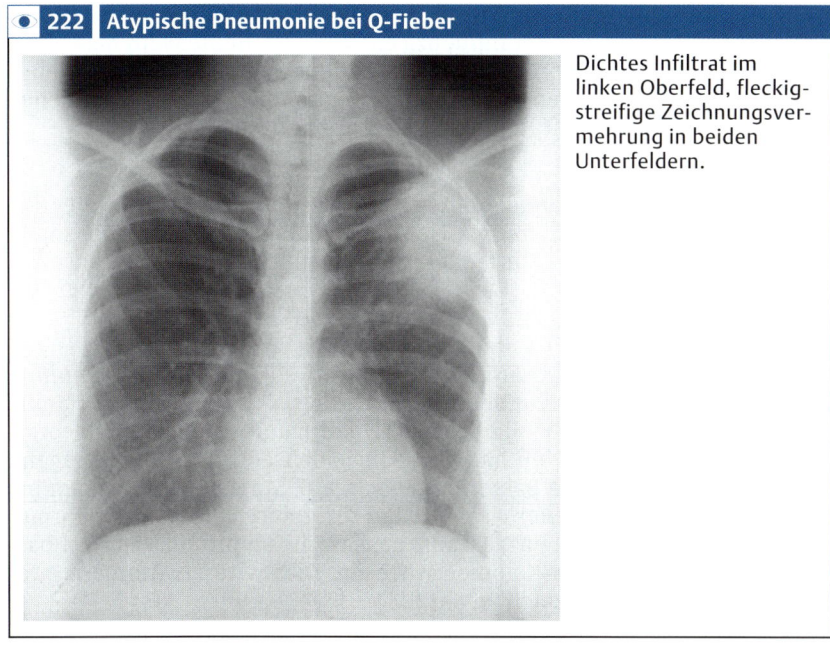

● 222 │ Atypische Pneumonie bei Q-Fieber

Dichtes Infiltrat im linken Oberfeld, fleckig-streifige Zeichnungsvermehrung in beiden Unterfeldern.

2.13.6 Hämophilus

2.13.6 Hämophilus

▶**Definition.** Hämophilus ist gekennzeichnet durch den Bedarf an verschiedenen Wachstumsfaktoren, die im Blut vorkommen (hämophil!). Es handelt sich um zarte, kokkoide, unbewegliche, nichtsporenbildende, gramnegative, oftmals bekapselte Stäbchen.

◀ Definition

Klassifikation. ▦ 106 gibt einen Überblick über die humanmedizinisch relevanten Arten.

Klassifikation ▦ 106 gibt einen Überblick.

▦ 106 │ Humanmedizinisch relevante Spezies der Gattung Hämophilus

Spezies	Bedeutung
▷ H. aegyptius	Verursacher einer infektiösen Konjunktivitis und des brasilianischen Purpura-Fiebers
▷ H. aphrophilus	Wundinfektionen, Abszesse, Periodontalkrankheiten
▷ **H. ducreyi**	Verursacher des Ulcus molle
▷ H. haemolyticus	apathogener Besiedler des Nasopharynx
▷ **H. influenzae**	bedeutender Meningitiserreger bei Kindern, chron. Bronchitis
▷ H. parahaemolyticus	Infektionen der Mundhöhle, Endokarditis
▷ H. parainfluenzae	selten bei Endokarditis isoliert
▷ H. paraprophilus	Wundinfektionen, Abszesse, Endokarditis
▷ H. segnis	Wundinfektionen, Abszesse, Periodontalkrankheiten

Haemophilus influenzae

Haemophilus influenzae

Geschichtliches. Der heute etwas irreführende Name Haemophilus influenzae geht auf Richard Pfeiffer zurück, einen Assistenten Robert Kochs, der 1892 in dem Bakterium den Erreger der Influenza entdeckt zu haben glaubte. Bei seinen Untersuchungen konnte er in allen Fällen aus dem eitrigen Bronchialsekret Grippekranker das Bakterium isolieren. Erst

◀ Geschichtliches

1933 konnte schließlich von Smith, Andrewes und Laidlaw gezeigt werden, daß der Verursacher der Influenza ein Virus ist. Heute weiß man allerdings, daß die Influenzaviren ebenso wie andere Viren durch ihre Schleimhautschädigung den Boden für Sekundärinfektionen bereiten, unter denen tatsächlich diejenigen mit H. influenzae sehr häufig sind.

Definition ▶

▶ **Definition.** Haemophilus influenzae sind kleine, zarte, unbewegliche, oft bekapselte, fakultativ anaerobe Stäbchenbakterien. Unbekapselte Stämme können auch fadenförmige Gebilde oder Ketten ausbilden.

Alle Hämophilusarten benötigen Wuchsfaktoren aus dem Blut (Hämin, NAD, NADP). Manche Bakterien (z. B. Staph. aureus) sezernieren bei ihrem Wachstum viel NAD in das Nährmedium, so daß Haemophilus in Nachbarschaft dieser Kolonien wächst (**Ammen-** oder **Satellitenphänomen**, ▣ 223).

Wie bei allen Hämophilusarten werden von H. influenzae bestimmte Wuchsfaktoren aus dem Blut benötigt. Einer dieser Faktoren (X) ist Hämin, ein anderer (Y) ist NAD oder NADP (Nikotinamid-adenin-dinukleotid-phosphat). Ein üblicher bluthaltiger Nährboden enthält nicht genügend NAD oder NADP. Manche Bakterien jedoch, z. B. Staph. aureus, bilden bei ihrem Wachstum ungeheuer viel NAD und sezernieren dies in das Nährmedium. Haemophilus influenzae kann deshalb in unmittelbarer Nachbarschaft von Staph.-aureus-Kolonien wachsen. Dies wird als **Ammen-** oder **Satellitenphänomen** bezeichnet (▣ 223).

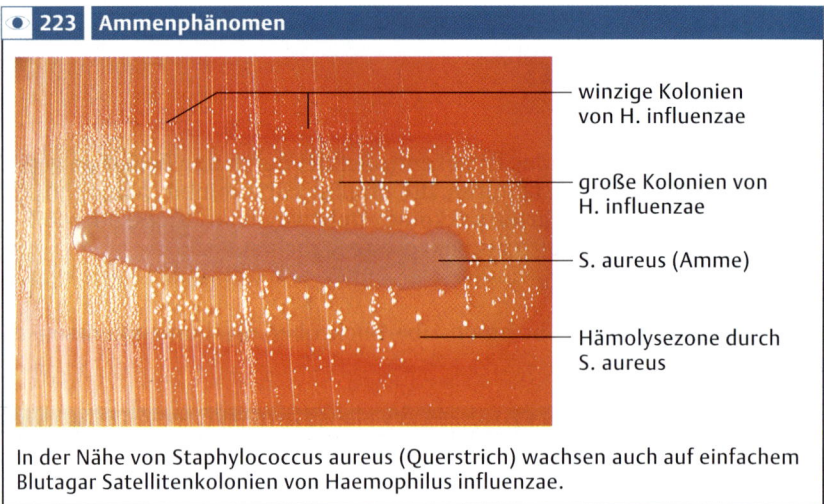

▣ 223 | **Ammenphänomen**

winzige Kolonien von H. influenzae

große Kolonien von H. influenzae

S. aureus (Amme)

Hämolysezone durch S. aureus

In der Nähe von Staphylococcus aureus (Querstrich) wachsen auch auf einfachem Blutagar Satellitenkolonien von Haemophilus influenzae.

Klassifikation Nach dem biochemischen Aufbau der Bakterienkapsel unterscheidet man die Serovare a – f. Die größte Bedeutung hat **Haemophilus influenzae b**.

Klassifikation. Wichtigstes Klassifikationskriterium ist die biochemische Struktur der Polysaccharide, die die Kapsel bilden. Man unterscheidet die Serovare a bis f. Die größte Bedeutung hat **Haemophilus influenzae b**, der für ca. 95 % aller schweren Hämophilusinfektionen bei Kindern verantwortlich ist.

Pathogenese H. influenzae ist ein Keim der Schleimhaut der oberen Luftwege. Die Kapsel ist ein wichtiger, aber nicht der einzige Pathogenitätsfaktor. Auch unbekapselte Stämme können Infektionen hervorrufen. Von Bedeutung ist auch eine IgA-Protease.

Pathogenese. H. influenzae ist ein Keim der Schleimhaut der oberen Luftwege, der bei Erwachsenen bis zu 50 %, bei Kindern bis zu 75 % nachgewiesen werden kann. Allerdings handelt es sich dabei meistens um unbekapselte und damit gering virulente Stämme. Auch unbekapselte Stämme können zumindest lokal in der Schleimhaut eitrige Infektionen hervorrufen. Über die Pathogenitätsmechanismen bestehen noch Unklarheiten, wobei aber diese Bakterien sich offensichtlich zwischen den Epithelzellen den Weg in die Submukosa bahnen (▣ 224). Begünstigt wird die Invasion der Hämophilus-Bakterien, wenn die Epithelbarriere vorgeschädigt ist, etwa durch Nikotin (▣ 225a und **b**). Der »Raucherhusten« wird überwiegend durch eine chronische Infektion der Bronchialschleimhaut mit H. influenzae bedingt, die zur natürlichen Flora gehören. Der wichtigste, aber nicht alleinige Pathogenitätsfaktor ist sicherlich die Kapsel, die das Bakterium nach Eindringen in das Gewebe vor der Phagozytose schützt und eine

Rolle beim Invasionsverhalten spielt. Wichtig ist aber auch die Bildung einer IgA-Protease, was die lokale Immunabwehr auf der Schleimhaut schwächt.

| 224 | Vergleich der Penetrationsmechanismen von Neisseria meningitidis bzw. Haemophilus influenza in die Bronchialschleimhaut |

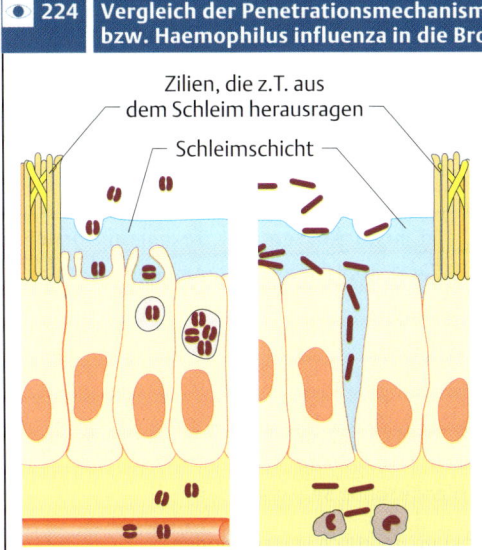

Zilien, die z.T. aus dem Schleim herausragen

Schleimschicht

Während Meningokokken (Diplokokken) nach Adhäsion an der Zelloberfläche eine Internalisierung induzieren und transzellulär diese Barriere passieren und bis ins Blut gelangen, können Hämophilus (Stäbchen) sich zwischen den Epithelzellen hindurch einen Weg bahnen. Dort werden sie von Makrophagen attackiert.

| 225 | Respiratorisches Epithel der Bronchialschleimhaut |

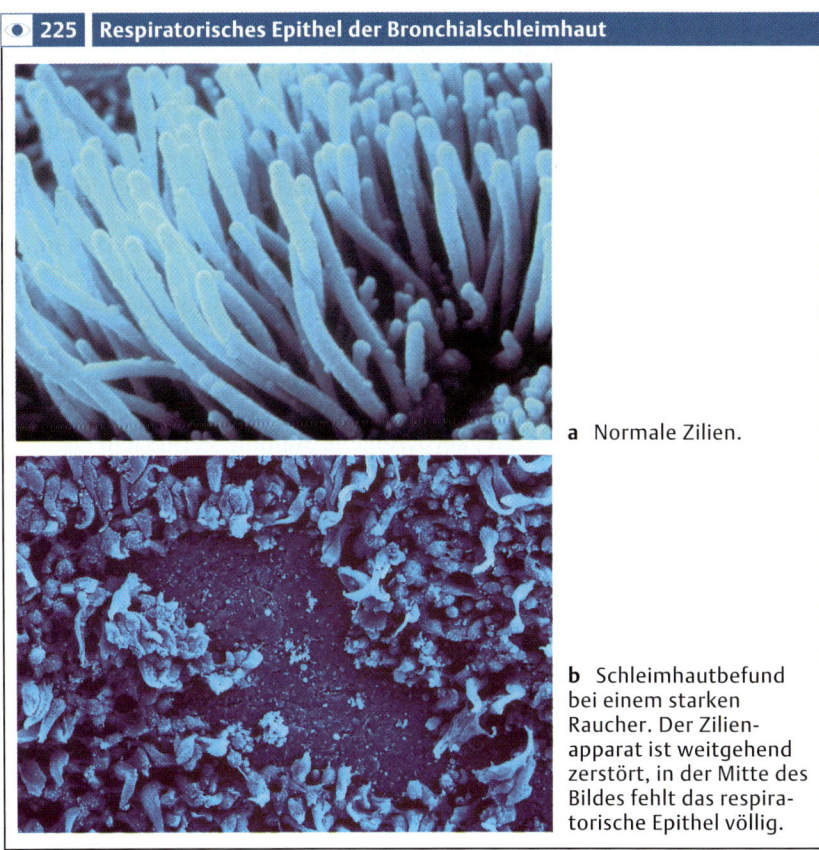

a Normale Zilien.

b Schleimhautbefund bei einem starken Raucher. Der Zilienapparat ist weitgehend zerstört, in der Mitte des Bildes fehlt das respiratorische Epithel völlig.

Klinik. H.-influenzae-Erkrankungen betreffen **vor allem Kinder zwischen dem 6. Lebensmonat und dem 4. Lebensjahr**. In 95 % ist dabei der Serotyp b der Erreger. Kinder unter 6 Monaten haben eine Leihimmunität der Mutter (»Nestschutz«), Kinder über 4 Jahren entwickeln eigene Antikörper.

Klinik Erkrankungen betreffen **vor allem Kinder zwischen dem 6. Lebensmonat und dem 4. Lebensjahr**. In 95 % ist dabei der Serotyp b der Erreger.

Zwei Krankheitsbilder bestimmen das Infektionsgeschehen:
- **Meningitis** (⊡ 226)
- **Akute Epiglottitis** (Larynxstenose).

Zwei Krankheitsbilder bestimmen das Infektionsgeschehen:
- die **Meningitis**, die sich klinisch nicht von der Meningokokken-Meningitis unterscheiden läßt (⊡ 226). Sie hat eine sehr hohe Letalität (unbehandelt mehr als 80 %, behandelt 10 – 20 %) oder hinterläßt schwere Folgeschäden
- die **akute Epiglottitis** (Larynxstenose), die plötzlich mit hohem Fieber beginnt und innerhalb kürzester Zeit in ein fulminantes Stadium übergehen kann.

● 226 Synopsis **Meningitis-Erreger**					
Viren	**Bakterien**	**Relative Häufigkeit**	**Letalität**	**Pilze**	**Protozoen**
1. Mumps*	1. Haemophilus influenzae***	40 %	3 %	1. Kryptokokken	1. Toxoplasma gondii
2. Masern	2. Streptococcus pneumoniae	20 %		2. Histoplasma	2. Amöben
3. Varizellen	3. Neisseria meningitidis	15 %	10 %		
Poliomyelitis**	4. B-Streptokokken	6 %	10 %		
	5. Listeria monocytogenes	3 %	25 %		
	6. andere (Tbc, Staphylokokken Enterobacteriaceae)	16 %	–		

* Mit weitem Abstand die häufigste Ursache von Meningitis; meistens mild und blande, ohne Sequelae.
** Heute bei uns ausgerottet.
*** Dort, wo Impfungen gegen H. influenzae b eingeführt wurden, ist diese Erkrankung praktisch verschwunden.

Weitere Erkrankungen: Osteomyelitis, Perikarditis.

Bei **Sinusitis** und **Otitis media** findet man neben Pneumokokken und Branhamella auch H. influenzae. Weitere Erkrankungsmanifestationen sind unter anderem **Osteomyelitis** und **Perikarditis**. In den ersten Jahren nach einer **Splenektomie** sind die Patienten ernsthaft vor einer »overwhelming postsplenectomy infection« (**OPSI**) bedroht, da solche Bakterien (wie auch Pneumokokken, Klebsiellen u. a.) eine fulminante Sepsis hervorrufen können.

Bei Erwachsenen kommt es überwiegend zu Sekundärinfektionen (z. B. Bronchopneumonie nach Influenza und chronische Bronchitis bei Rauchern).

Bei Erwachsenen kommt es überwiegend zu Sekundärinfektionen, so z. B. wenn sich im Gefolge einer Influenza eine Bronchopneumonie entwikkelt oder eine chronische Bronchitis akut exazerbiert. Bei Rauchern, bei denen durch Nikotin und andere Gifte im Rauch eine Schädigung der Zellen der Bronchialschleimhaut eingetreten ist, können solche parasitären Besiedler der Schleimhaut diese geschwächte Barriere leicht überwinden und eine chronische Bronchitis (**Raucherhusten**) erreichen (vgl. ⊡ 225). Dabei sind meist unbekapselte, körpereigene Stämme Verursacher.

Krankheitsfolgen 30 % der Kinder mit Meningitis erleiden neurologische Folgeschäden.

Krankheitsfolgen. Bei Kindern, die eine hämophilusbedingte Meningitis überstanden haben, muß in ca. 30 % der Fälle mit neurologischen Folgeschäden gerechnet werden. Die chronischen Bronchitiden bei Rauchern führen zu einer zunehmenden Verschlechterung der Atmung.

Nachweis Der Erregernachweis erfolgt kulturell auf Kochblutagar oder zusammen mit Staph. aureus als Amme.

Nachweis. Der Erregernachweis erfolgt kulturell aus Liquor, Blut, Sputum etc. Besonders geeignet zur Anzucht ist Kochblutagar. Dabei werden durch vorsichtiges Aufkochen des Blutagars (ca. 80 °C) die Wuchsfaktoren aus den Erythrozyten freigesetzt. Der rote Blutagar nimmt dabei eine mittelbraune Farbe an. Kochblutagar wird deshalb irreführend auch als Schokoladenagar bezeichnet. Nach 1 – 2tägiger Bebrütung bei 37 °C entstehen kleine, durchscheinende, glatte Kolonien. Parallel dazu wird in der Regel auch eine Anzucht auf normalem Blutagar zusammen mit Staph. aureus als Amme versucht (vgl. ⊡ 223).

Therapie Mit der Therapie muß möglichst frühzeitig begonnen werden. Mittel der Wahl ist Ampicillin i. v., alternativ Cephalosporine der 3. Generation.

Therapie. Therapeutikum der Wahl ist klassischerweise Ampicillin intravenös. Wichtig ist, daß die Behandlung so früh wie möglich begonnen wird. In letzter Zeit häufen sich Berichte aus den USA über plasmidkodierte Ampicillinresistenzen. In der Bundesrepublik Deutschland werden bei ca. 5 % der Isolate Ampicillinresistenzen beobachtet. Als Alternativtherapeutika kommen Cephalosporine der dritten Generation in Frage oder Chinolone bzw. sogar moderne Makrolide (Clarithromycin).

Epidemiologie. Unbekapselte H. influenzae gehören zur Normalflora des Menschen. In Abhängigkeit vom Lebensalter stellt der Keim zwischen 1,8 % (bei Kindern) und 0,15 % (bei Erwachsenen) der menschlichen Gesamtflora. Erkrankungen durch bekapselte Stämme werden durch Tröpfchenübertragung initiiert. Infektionsquellen sind kranke und gesunde Keimträger. Nach Einführung der Schutzimpfung ist die Zahl der schweren Infektionen bei Kleinkindern drastisch zurückgegangen.

Prophylaxe. Erkrankung und Tod an H.-influenzae-Meningitiden sind nach Bundesseuchengesetz **meldepflichtig** (Meningitis/Enzephalitis: andere bakterielle Meningitiden). Eine Isolation des Erkrankten sollte erwogen werden, wenn sich die Kleinkinder im Lebensbereich des Kranken infizieren können. Zur **Sanierung von Keimträgern** und zur **Chemoprophylaxe von Kontaktpersonen** hat sich die viertägige Gabe von **Rifampicin** oder die einmalige Gabe von **Ciprofloxacin** bewährt. Kinder ab 3 Monaten sollten durch eine aktive **Schutzimpfung** immunisiert werden. Der Impfstoff besteht aus gereinigtem Polysaccharid der Kapsel von H. influenzae b. Eine Immunität entsteht also ausschließlich gegen diese Stämme, die allerdings für die bedrohlichsten Krankheiten verantwortlich sind. Da dieses bakterielle Produkt jedoch nur ein Hapten darstellt, muß es an einen Träger gebunden werden, z. B. an Diphtherietoxoid. Da aber die Menge an Diphtherieantigen sehr klein ist, kommt dadurch keine meßbare Immunität – selbst keine Boosterung – gegen Diphtherietoxin zustande. Dabei ist für Kinder unter 18 Monaten eine dreimalige Verabreichung des Impfstoffes nötig, um eine ausreichende Immunantwort zu erreichen. Bei älteren Kindern genügt eine Impfdosis.

> ▶ *Praktischer Tip.* Die Hib-Immunisierung kann gleichzeitig mit den Impfungen gegen Diphtherie-Tetanus-(Pertussis) und Masern-Mumps-Röteln durchgeführt werden (Impfstellen kontralateral).

Haemophilus aegyptius

H. aegyptius ist der Erreger einer hauptsächlich im warmen Klima Nordafrikas auftretenden **kontagiösen Konjunktivitis** sowie des sogenannten brasilianischen Purpura-Fiebers (hämolytische Purpura), die als fulminante Sepsis imponiert. Diagnose und Therapie sind mit H. influenzae identisch, zumal man annimmt, daß H. aegyptius nur eine biologische Variante dieses Keimes ist.

Haemophilus aphrophilus und weitere

Diese üblichen Keime der Mundflora und der oberen Luftwege sind wenig pathogen. Bei entsprechender Gelegenheit können sie vereinzelt auch lokale Entzündungen hervorrufen und selten auch ins Gewebe invadieren, so daß sie sich dann sogar systemisch ausbreiten können und Endokarditis, Osteomyelitis und andere Eiterungen hervorrufen können.
Bei Bißverletzungen können sie mit Speichel direkt in das Gewebe eindringen, so daß man sie als Infektionserreger von Bißwunden findet. Da im Prinzip dann auch die Fernkomplikationen (Endokarditis, Osteomyelitis) auftreten könnten, sollte man frühzeitig eine Bißverletzung antibiotisch behandeln.

Epidemiologie Erkrankungen durch bekapselte Stämme erfolgen durch Tröpfchenübertragung von Kranken oder gesunden Keimträgern.

Prophylaxe Erkrankung und Tod an H.-influenzae-Meningitis sind **meldepflichtig**. Kinder sollten durch eine aktive **Schutzimpfung** immunisiert werden. Zur **Sanierung von Keimträgern** und zur **Chemoprophylaxe** bei **Kontaktpersonen** hat sich die 4tägige Gabe von **Rifampicin** oder die einmalige Gabe von **Ciprofloxacin** bewährt.

◀ Praktischer Tip

Haemophilus aegyptius

H. aegyptius ist der Erreger der **Infektiösen Konjunktivitis** und des brasilianischen Purpura-Fiebers. Diagnose und Therapie sind mit H. influenzae identisch.

Haemophilus aphrophilus und weitere

Diese Keime der Mundflora und der oberen Luftwege sind wenig pathogen. Bei entsprechender Gelegenheit können sie sich systemisch ausbreiten und eine Endokarditis, Osteomyelitis und lokale Entzündungen hervorrufen. Bei Bißwunden findet man sie oft als Infektionserreger.

Klinischer Fall

Ein 43jähriger Polizeibeamter stellte sich zunächst beim Hausarzt wegen Rückenschmerzen vor. Da diese Symptome im Laufe von wenigen Tagen ständig zunahmen und auch noch Fieber, Schüttelfrost und Gewichtsabnahme hinzukamen, wurde er stationär aufgenommen. Im Röntgenbild zeigten sich im Bereich der Lendenwirbel osteolytische Herde. Bei der Operation konnte daraus Eiter gewonnen werden, der H. aphrophilus enthielt. Hinterher wurde anamnestisch geklärt, daß der Polizist 4 Wochen zuvor bei der Gefangennahme eines Verbrechers von diesem an der Hand gekratzt und gebissen worden war. Die oberflächlichen Entzündungen wurden damals nicht ernst genommen.

Haemophilus ducreyi

H. ducreyi ist der Erreger des **Ulcus molle**, einer bei uns relativ seltenen Geschlechtskrankheit (▣ 227). Zur Abgrenzung gegen die Lues siehe ▤ 111, S. 423. Die Diagnose wird nach dem klinischen Befund und dem mikroskopischen Bild gestellt (bipolar gefärbte Stäbchen).
Therapie: Co-trimoxazol, Chinolone, Makrolide
Die Prognose ist gut. **Meldepflicht.**

Haemophilus ducreyi

H. ducreyi ist der Erreger des **Ulcus molle**, einer Geschlechtskrankheit (▣ 227). Die diagnostische Abgrenzung zum luetischen Primärstadium ist relativ einfach und in ▤ 111, S. 423, dargestellt. Die Anzüchtung des Erregers ist prinzipiell möglich, erfordert jedoch den Einsatz von Spezialmedien. Die Diagnose wird deshalb häufig nach der Anamnese, dem klinischen Befund und dem mikroskopischen Bild (bipolar gefärbte Stäbchen) gestellt. Als Therapeutika kommen Co-trimoxazol, Chinolone, Cephalosporine der 3. Generation und Makrolide in Frage. Die Prognose der Krankheit ist gut. Das Ulcus molle unterliegt der **Meldepflicht** nach dem Geschlechtskrankheitengesetz (in der Regel anonyme Meldung). Es ist in Mitteleuropa und Amerika selten, in Südafrika jedoch häufig anzutreffen.

◉ 227 Ulcus molle

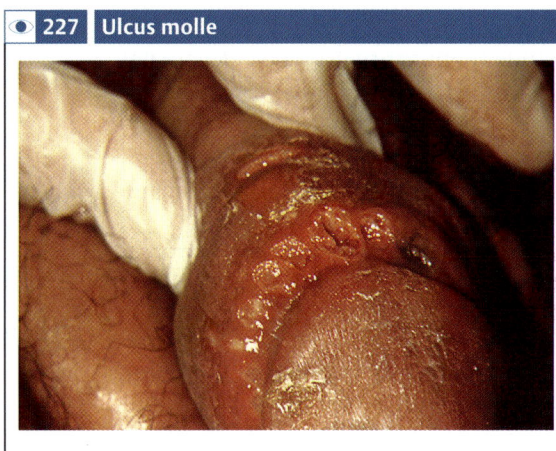 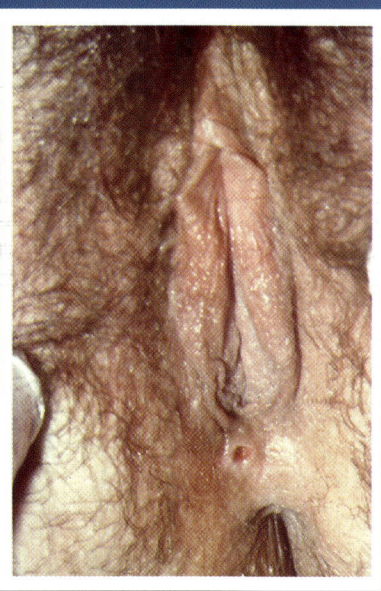

a Multiple, oberflächliche und tieferreichende Ulzera des Präputiums.

b Weiches Geschwür mit unterminierten Rändern ▶ am Übergang hintere Kommissur – Damm.

2.13.7 Pasteurella

Definition ▶

2.13.7 Pasteurella

▶ *Definition.* Pasteurellen sind kokkoide, pleomorphe, fakultativ anaerobe, gramnegative, unbewegliche, nichtsporenbildende Kurzstäbchen.

Eine Besonderheit liegt im Färbeverhalten der Bakterien: Die terminalen Bereiche der Keime färben sich polkappenartig stark an, der restliche Zelleib nur schwach (»Sicherheitsnadel«).

Eine Besonderheit liegt im Färbeverhalten der Bakterien: Die terminalen Bereiche der Keime färben sich polkappenartig stark an, der restliche Zelleib nur schwach. Es entsteht ein Bild, das an eine Sicherheitsnadel erinnert. Lange Zeit glaubte man, daß diese Anfärbbarkeit der Polkappen ein Spezifikum ausschließlich von Pasteurella sei, und hat deshalb auch die

Pesterreger diesem Genus zugeordnet. Heute weiß man, daß auch andere Stäbchenbakterien diese Eigenheit besitzen.

Klassifikation. ▤ 107 gibt einen Überblick über die wichtigsten Spezies der Gattung Pasteurella und ihre natürlichen Standorte. Wichtigster und häufigster Vertreter ist P. multocida, der vor allem von Katzen (90 %) und Hunden (50 %) im Rachenraum beherbergt wird.

Klassifikation ▤ 107 gibt einen Überblick über die Spezies Pasteurella.

▤ 107	Spezies der Gattung Pasteurella und ihre natürlichen Standorte
Spezies	**Vorkommen im Respirationstrakt von:**
▷ **P. multocida**	Katzen, Hunden, Ratten, sehr selten beim Menschen (wichtigste Spezies!)
▷ P. haemolytica	Rindern, Schafen, Ziegen und Vögeln
▷ P. pneumotropica	Hunden, Katzen, Ratten, Mäusen, Hamstern, Meerschweinchen

Pathogenese. Alle Pasteurellen sind Kommensalen im Respirationstrakt von Tieren, selten des Menschen. Die meisten Infektionen beim Menschen entwickeln sich als Folge tierischer **Kratz- oder Bißverletzungen**, seltener durch Tröpfchenübertragung. Abwehrschwächen des Organismus begünstigen das Angehen der Infektion.

Pathogenese Pasteurellen sind Kommensalen im Respirationstrakt von Tieren, selten des Menschen. Infektionen entwickeln sich als Folge tierischer **Kratz- oder Bißverletzungen**.

Klinik. Je nach Eintrittspforte des Erregers resultieren lokal begrenzte Wund- oder Organinfektionen (z. B. Bronchitis, Pneumonie, Otitis, Sinusitis etc.) und eine lokale Lymphadenitis. Als Spätkomplikation nach Verletzungen sind auch entfernte Infektionen, z. B. am Endokard, im Knochen und sogar im ZNS beschrieben.

Klinik Es resultieren eine lokalisierte Wund- oder Organinfektion und eine lokale Lymphadenitis; darüber hinaus evtl. Endokarditis, Osteomyelitis.

Nachweis. Die Diagnose erfolgt kulturell aus geeignetem Untersuchungsmaterial (Wundabstrichen, Sputum etc.).

Nachweis Er erfolgt kulturell.

Therapie. Mittel der Wahl ist Benzylpenicillin (Penicillin G). Dies ist außergewöhnlich, weil sonst praktisch alle gramnegativen Stäbchenbakterien gegen Penicillin resistent sind, weil es durch deren äußere Membran nicht diffundiert! Jedoch treten häufig Mischinfektionen auf, an denen noch andere Keime beteiligt sind, die bei der Therapie berücksichtigt werden müssen.

Therapie Mittel der Wahl ist Benzylpenicillin. Mischinfektionen müssen berücksichtigt werden.

Prophylaxe. Angesichts der weiten Verbreitung bei Haustieren und der Tatsache, daß die Pathogenität für den Menschen gering ist, sind prophylaktische Maßnahmen nicht angezeigt. Allerdings sollten bei Bißverletzungen durch Tiere bei geringstem Hinweis auf eine Infektion Komplikationen durch eine antibiotische Prophylaxe verhindert werden, z. B. mittels Amoxicillin kombiniert mit Clavulansäure, um die evtl. durch Anaerobier gebildete Betalaktamase zu hemmen.

Prophylaxe Da die Pathogenität gering ist, ist keine Prophylaxe angezeigt.

2.13.8 Actinobacillus

▶ **Definition.** Aktinobazillen (irreführender Name, da kein Sporenbildner!) sind schlanke, kurze, gramnegative Stäbchenbakterien, die kugelige Formen enthalten können, so daß sich im mikroskopischen Bild eine »Morseschrift« darstellt.

◀ **Definition**

Klassifikation. Es existieren sechs Spezies, von denen fünf für den Menschen pathogen sein können. ▤ 108 gibt einen Überblick.

Klassifikation Die in ▤ 108 aufgeführten Spezies sind pathogen.

108	Humanmedizinisch relevante Spezies der Gattung Actinobacillus	
Spezies		**Natürlicher Standort**
▷	**A. actinomycetemcomitans**	Mund des Menschen
▷	A. lignieresii	Maul von Rindern und Schafen
▷	A. equuli	Maul von Pferden
▷	A. suis	Maul von Schweinen und Pferden
▷	A. hominis	menschlicher Respirationstrakt
▷	A. ureae	menschlicher Respirationstrakt

Bedeutung A. actinomycetemcomitans ist **häufig an Aktinomykosen** sowie bei Wundinfektionen, Bakteriämien und Endokarditiden beteiligt (hohe Letalität!).

Durch tierische Bißverletzung kann es zu Wundinfektion und Bakteriämie mit anderen Aktinobazillen kommen.

Therapie Ampicillin, Cephalosporine, Tetrazykline.

2.13.9 Eikenella corrodens

Das gramnegative, kokkoide Stäbchenbakterium ist Bestandteil der Schleimhautflora im gesamten Körper. Bei prädisponierenden Faktoren (reduzierter Abwehr) können Infektionen auftreten.
Nachweis des Keimes auf Blutagar; **typischer modriger Geruch**.
Penicillin, Ampicillin und Tetrazykline sind wirksam.

2.13.10 Capnocytophaga

Definition ▶

Klassifikation Von Bedeutung sind:
- C. ochracea
- C. gingivalis
- C. sputigena.

Bedeutung Gehört zur Normalflora der Mundhöhle. Zusammen mit anderen Mikroorganismen kann sie an

Bedeutung. **A. actinomycetemcomitans** ist der wichtigste Vertreter. Dieses Bakterium ist nicht nur, wie der Name verrät, häufiger **Begleitkeim bei Aktinomykosen**, sondern wird auch bei Wundinfektionen, Bakteriämien und Endokarditiden isoliert. Solche Fälle zeichnen sich durch eine relativ hohe Letalität aus (bis 30 %), so daß es gerechtfertigt erscheint, auf diesen Keim besonders hinzuweisen.

A. lignieresii, A. equuli und A. suis können durch tierische Bißverletzungen den Menschen infizieren und zu lokalen Wundinfektionen und Bakteriämien führen.
A. hominis wurde bei Patienten mit chronischen Lungenerkrankungen gefunden, A. ureae bei Sinusitis, Meningitis und Pneumonien isoliert.

Therapie. Je nach Resistenzlage der Isolate können Ampicillin, Cephalosporine, Tetrazykline u. a. zum Erfolg führen.

2.13.9 Eikenella corrodens

Das gramnegative, unbewegliche, kokkoide Stäbchenbakterium ist normalerweise Bestandteil der Schleimhautflora (Mundhöhle, Respirations-, Intestinal-, Urogenitalbereich). Bei prädisponierenden Faktoren, wie reduzierter Abwehr oder Traumatisierung, können Infektionen durch den Keim erfolgen, sowohl als Misch- als auch als Monoinfektionen.
Die Diagnose erfolgt durch kulturellen Nachweis des Erregers auf Blutagar, was eine 5 % CO_2-Atmosphäre voraussetzt. Der Name kommt von der charakteristischen Wuchsform der Keime, die die Agaroberfläche »korrodieren«, d. h. sich in den Agar eingraben. Selbst in einer Mischkultur kann man Eikenella bereits aufgrund seines **typischen modrigen Geruchs** vermuten. Mit Penicillin, Ampicillin, Tetrazyklinen u. a. kann die Therapie eingeleitet werden, jedoch muß bei Mischinfektionen die Empfindlichkeit der Begleitflora berücksichtigt werden.

2.13.10 Capnocytophaga

▶ *Definition.* Es handelt sich um gramnegative Stäbchenbakterien, die an beiden Enden spitz zulaufen (fusiform) und sich durch eine aktive Flexibilität auszeichnen, die es ihnen gestattet, sich auf glatten Flächen gleitend fortzubewegen (aktive Beweglichkeit ohne Geißeln!).

Klassifikation. Von humanmedizinischem Interesse sind:
- C. ochracea
- C. gingivalis
- C. sputigena.

Bedeutung. Capnocytophaga gehört offensichtlich zur Normalflora der Mundhöhle, wo sie im Sulcus gingivalis zu finden ist. Im Zusammenhang mit anderen Mikroorganismen kann sie sich an der Entstehung einer Periodontitis, einer Aktinomykose oder an Abszessen beteiligen. Bei sehr stark abwehrgeschwächten Patienten wurde sie als Sepsis- und Pneumonieerreger isoliert.

Pathogenese. Ein wichtiger Faktor scheint die Fähigkeit zu sein, IgA spalten zu können, so daß die Erreger lokal auf der Schleimhaut überleben können, trotz einer spezifischen Antikörperproduktion.

Nachweis. Die Anzüchtung des Keimes im mikroaerophilen bis anaeroben Milieu gelingt auf Blutagar meist problemlos. Die Kolonien wachsen als unscheinbare, flache Kolonien, die fast wie Wassertröpfchen aussehen.

Therapie. Die Therapie sollte unter Berücksichtigung des klinischen Befundes und des Antibiogrammes erfolgen. In der Regel sind Penicillin, Ampicillin und Makrolide erfolgreich.

2.13.11 Cardiobacterium hominis

▶ ***Definition.*** Es handelt sich um gramnegative, unbewegliche, pleomorphe Stäbchenbakterien, die bei der Färbung nicht selten der Alkoholentfärbung trotzen und sich dann als grampositiv darstellen. Im mikroskopischen Bild finden sich häufig kreuz- oder rosettenförmige Anordnungen der Keime.

Das Bakterium muß zur Normalflora des Nasen-Rachen-Raumes gezählt werden. Von hier aus können die Keime über die Blutbahn streuen und zu Endokarditis und Meningitis führen.
Der Nachweis des Bakteriums erfolgt kulturell in einer feuchten Kammer bei 5 % CO_2-Atmosphäre über mindestens 4 Tage. C. hominis ist in der Regel gegen Penicillin, Tetrazykline und Cephalosporine empfindlich.

2.13.12 Spirillum minus, Streptobacillus moniliformis

▶ ***Definition.*** **Spirillum minus**, dessen Zuordnung in der Systematik noch unklar ist, ist gramnegativ, hat 2 – 6 Windungen, ist dünn (0,2 µm), lang (4 µm), nichtsporenbildend und beweglich.
Streptobacillus moniliformis ist ein gramnegatives, nichtsporenbildendes Stäbchen (irreführender Name: kein Bazillus!). Es ist ca. 4 µm lang, kann aber bis zu 100 µm lange Filamente bilden (Pleomorphismus).

Bedeutung. Sowohl Spirillum minus (nicht minor!) als auch Streptobacillus moniliformis sind die **Erreger des Rattenbißfiebers**. Obwohl diese Infektionskrankheit weltweit vorkommt, ist sie besonders in Japan häufig und wird dort Sodoku genannt (Letalität unbehandelt 5 – 10 %).

Pathogenese. Eintrittspforte des Erregers ist die Bißverletzung durch Nagetiere, zu deren Rachenflora die Erreger gehören, aber auch durch nagerfressende Tierarten, wie Katzen und Hunde.

Klinik. Ca. 2 Wochen nach dem Tierbiß entwickelt sich an der Wunde ein tief dunkelrotes Exanthem. Fieberschübe von 4 – 5 Tagen wechseln mit gleich langen fieberfreien Intervallen unbehandelt über Monate. Lymphangitis, Lymphknoten-, Leber- und Milzschwellungen können auftreten.

Nachweis. Die Kultivierung von Spirillum minus auf leblosen Nährmedien ist nicht möglich. Die Diagnose wird durch das mikroskopische Präparat

einer Periodontitis, Aktinomykose oder Abszessen beteiligt sein.

Pathogenese Ein wichtiger Faktor ist die Fähigkeit, IgA zu spalten.

Nachweis Kulturell auf Blutagar.

Therapie Penicillin, Ampicillin, Makrolide.

2.13.11 Cardiobacterium hominis

◀ Definition

Das Bakterium zählt zur Normalflora des Nasen-Rachen-Raumes. Von hier aus können Keime streuen und zu Endokarditis und Meningitis führen. Penicillin, Tetrazykline und Cephalosporine sind wirksam.

2.13.12 Spirillum minus, Streptobacillus moniliformis

◀ Definition

Bedeutung Erreger des **Rattenbißfiebers**.

Pathogenese Eintrittspforte ist der Biß von Nagetieren und nagerfressenden Tieren.

Klinik 2 Wochen nach dem Biß entwickelt sich an der Wunde ein Exanthem. Fieberschübe, Lymphangitis und Leber-/Milzschwellung können auftreten.

Nachweis Durch das mikroskopische Präparat aus der Hautläsion.

Streptobacillus moniliformis: serumhaltige Nährböden.

aus der Hautläsion gestellt, in dem sich im Dunkelfeld oder Phasenkontrast zahlreiche schraubenförmige Bakterien finden.

Streptobacillus moniliformis läßt sich selbst in einer L-Form auf serumhaltigen Nährböden in einer Atmosphäre mit 5 % CO_2 kultivieren. Als Bebrütungsdauer sollten mindestens 3 Tage angesetzt werden.

Therapie St. moniliformis: Kombinationstherapie (Benzylpenicillin und Aminoglykosid).
Sp. minus: Bezylpenicillin, Aminoglykosid

Therapie. Da Streptobacillus moniliformis häufig in penicillinresistente **L-Formen** übergeht, empfiehlt sich eine Kombinationstherapie aus Benzylpenicillin (Penicillin G) und Aminoglykosid. Spirillum minus ist gegen beide Antibiotika empfindlich, bei seiner alleinigen Isolation genügt eine Monotherapie.

2.13.13 Calymmatobacterium granulomatis

Diese gramnegativen, kokkoiden, bekapselten Bakterien halten sich im Darm auf. Wenn sie in den Genitalbereich verschleppt werden, können sie sich dort lokal in den Makrophagen der Haut (▣ 228) und später in den inguinalen Lymphknoten vermehren und eine Entzündung hervorrufen, die mit lokalen Ulzerationen und regionaler Lymphknotenschwellung einhergeht. Da die Erreger kaum kultivierbar sind, wird die Infektion durch den **mikroskopischen Nachweis** von intrazellulären Bakterien geführt.

2.13.13 Calymmatobacterium granulomatis

Dieses gramnegative, kokkoide, bekapselte Bakterium kommt normalerweise im Darm vor und kann durch Autoinokulation bzw. beim Geschlechtsverkehr in den Genitalbereich gebracht werden. Über minimale Läsionen in der Haut können die Keime ins Gewebe vordringen und eine entzündliche Reaktion induzieren, die sogar zu einer Ulzeration führen kann (▣ 229). Solche Hautgeschwüre können dann mit anderen, opportunistischen Erregern superinfizieren. In diesen Infektionsherden findet man die Calymmatobakterien typischerweise innerhalb von Gewebsmakrophagen (▣ 228); bei Anfärbung sieht man eine schmale, ungefärbte Zone als Hinweis für die Kapsel (**Donovan-Körperchen**). Nach Verschleppung der Bakterien in die regionalen, d. h. in die inguinalen Lymphknoten geht dort die Infektion weiter. Eine zellvermittelte Immunität induziert die Granulombildung (**Granuloma inguinalis**), die eine Ausheilung ermöglicht. Bei Abwehrschwäche jedoch wird die Krankheit manifest. Die Erreger lassen sich kulturell nicht anzüchten, so daß die **Mikroskopie die einzige Möglichkeit zur Diagnose** bleibt.

Diese Erkrankung tritt vor allem in tropischen Ländern bei Menschen in schlechten hygienischen Verhältnissen, bei Unterernährung und sexuellem Fehlverhalten auf.

Eine **Therapie** mit Tetrazyklinen oder Makroliden verspricht Hilfe.

Therapie mit Tetrazyklinen oder Makroliden.

▣ **228** Calymmatobacterium granulomatosis in Makrophagen

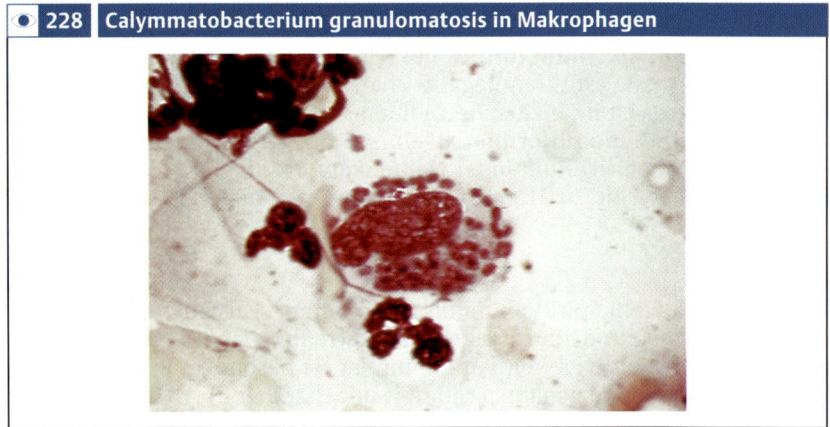

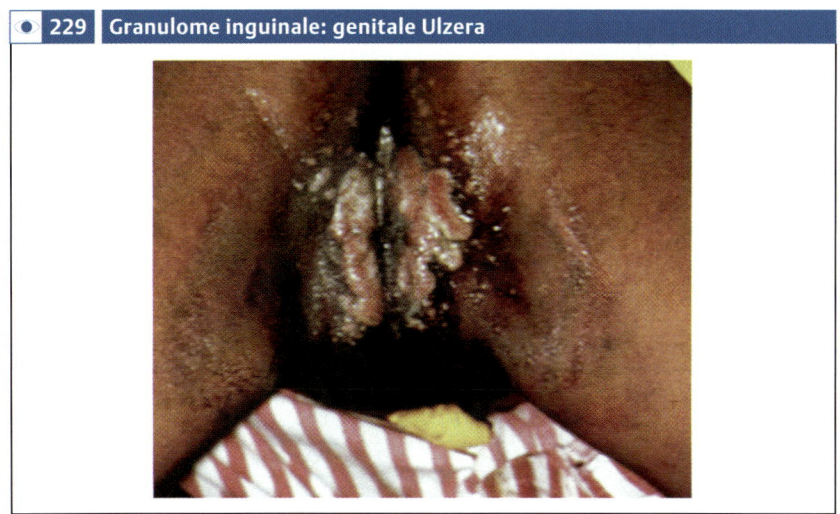

2.13.14 Gardnerella vaginalis

Es handelt sich um ein kleines, pleomorphes, unbewegliches, nichtsporen-bildendes, gramnegatives (häufig gramlabiles) Stäbchenbakterium, das in geringen Keimzahlen (100 pro ml Vaginalsekret) zur normalen Vaginal-flora gehört. Wenn die normale Scheidenflora (Laktobazillen) gestört ist und der pH auf > 4,5 ansteigt, vermehren sie sich. Bei der **unspezifischen Vulvovaginitis (der sogenannten Vaginose)**, die sich durch einen dünn-flüssigen, nach Fisch riechenden Fluor manifestiert, werden große Keim-zahlen (10^7/ml Ausfluß) von Gardnerella vaginalis zusammen mit Anaero-biern gefunden. Es wird deshalb postuliert, daß diese Keime ursächlich für die Entstehung der Erkrankung verantwortlich sind.

Diagnostiziert wird die Erkrankung meist durch das klinische Bild und die Mikroskopie des Scheidenabstriches. Hier finden sich als Charakteristikum Vaginalepithelzellen, die über und über mit kleinen gramnegativen Stäb-chen besiedelt sind (»clue cells«, ● 230). Bei Kultur auf Nähragar mit Men-schenblut (nicht jedoch mit Hammelblut) findet man eine feine Hämolyse-zone um die Kolonien. Die **Therapie** erfolgt mit Metronidazol oder Tinid-azol. Eine Behandlung des Partners sollte immer in Erwägung gezogen werden.

Systemische Infektionen mit Gardnerella vaginalis sind beschrieben (Endokarditis, Meningitis, Puerperalsepsis), jedoch sehr selten.

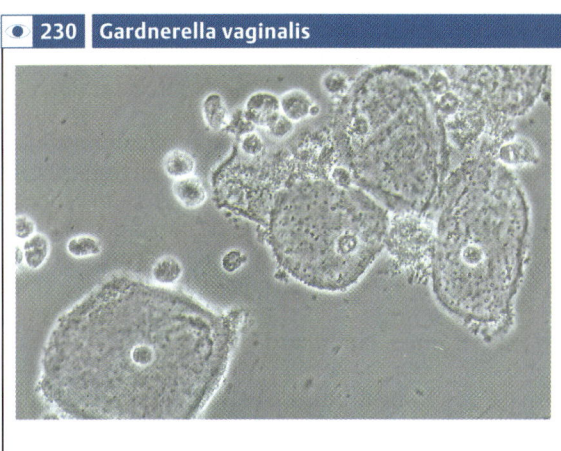

Scheidenabstrich bei bakterieller Vaginose. Im Nativpräparat fallen die sog. »clue cells« auf: Vaginalepithelzellen (große Plattenepithel-zellen mit rundem Zell-kern und weitem Zyto-plasma). Sie sind dicht besiedelt mit kurzen, stäbchenförmigen Bakterien. In diesem Bild sieht man außerdem noch Sproßpilze; häufig sind Mischinfektionen für den Fluor vaginalis verantwortlich.

2.13.14 Gardnerella vaginalis

Es handelt sich um ein gramnegatives Stäbchenbakterium, das zur normalen Vaginalflora gehört. Bei der **unspezifi-schen Vulvovaginitis**, die sich durch einen dünnflüssigen, nach Fisch riechenden Fluor manifestiert, wird Gardnerella vaginalis zusammen mit Anaerobiern gefunden (● 230). Es wird deshalb postuliert, daß dieser Keim ursächlich für die Entstehung der Erkrankung verantwortlich ist. Syste-mische Infektionen sind sehr selten. **Therapie:** Metronidazol, Tinidazol. Eine Behandlung des Partners sollte immer in Erwägung gezogen werden.

2.14 Campylobacter

Definition ▶

Klassifikation (☰109)

2.14 Campylobacter

> ▶ **Definition.** Campylobacter sind schlanke, spiralig gekrümmte, bewegliche, gramnegative, nichtsporenbildende Stäbchen (campylo = griech.: gebogen).

Klassifikation. ☰109 gibt einen Überblick über die Gattung Campylobacter.

☰ 109	Spezies der Gattung Campylobacter und ihre natürlichen Standorte	
Spezies	**Vorkommen**	**Klinische Bedeutung**
▷ C. cinaedi	unbekannt	Enteritiserreger
▷ **C. coli**	Vögel und Schweine	Enteritiserreger
▷ C. faecalis	Rinder und Schafe	Enteritiserreger
▷ C. fenelliae	unbekannt	Enteritiserreger
▷ C. hyointestinalis	Schweine	Enteritiserreger
▷ **C. jejuni**	zahlreiche Säuger und Vögel	Enteritiserreger
▷ C. laridis*	Möwen	Enteritiserreger
▷ C. fetus subsp. fetus	Schaf und Rind	zahlreiche Organinfektionen
▷ C. concisus	menschliche Mundhöhle	Periodontalkrankheiten
▷ C. sputorum subsp. sputorum	menschliche Mundhöhle	Periodontalkrankheiten
▷ C. sputorum subsp. bubulus	menschliche Mundhöhle	apathogen
▷ C. fetus subsp. venerealis	Rind	apathogen

* Es handelt sich um sogenannte NARTC-Stämme (nalidixic acid resistant thermophilic campylobacter). Sie werden nur selten bei leichten menschlichen Enteritiden isoliert.

Bedeutung. Aus der Gruppe der Enteritiserreger sind **C. jejuni** und **C. coli** am bedeutendsten. Da beide Keime eng miteinander verwandt sind, werden sie aus Praktibilitätsgründen zusammenfassend als C. jejuni diagnostiziert.

Pathogenese. Der genaue Pathomechanismus der Infektionen, die sich in **zahlreichen wäßrigen, blutigen Darmentleerungen** und **Fieber** manifestieren, ist nicht völlig geklärt. C. jejuni produziert ein hitzestabiles Enterotoxin, dem hier sicherlich eine Bedeutung zukommt.
Campylobacter-Enteritiden kommen häufig bei Kindern vor, hauptsächlich im Sommer und Herbst. Häufig sieht man in den wäßrig, breiigen Kotentleerungen auch Blutbeimengungen. Es handelt sich meistens um lebensmittel- und trinkwasserbedingte Infektionen, jedoch können auch direkte Infektionen in Gemeinschaftseinrichtungen vorkommen, die von erkrankten Personen ausgehen. Dauerausscheider jedoch gibt es nicht.
C. fetus subsp. fetus wurde bei abwehrgeschwächten Patienten als Erreger bei Meningitis, Salpingitis, Peritonitis, Endokarditis, Cholangitis, Sepsis u. a. isoliert.
In Folge einer Immunreaktion gegen bestimmte Strukturen von C. jejuni, wie z. B. gegen Lipopolysaccharide der äußeren Membran der Bakterien, kommt es wegen ähnlicher Strukturmerkmale (**antigenes Mimikry**) der Ganglioside der peripheren Nerven des Patienten zu einer Kreuzreaktion. Diese postinfektiöse Entzündung manifestiert sich als ein **Guillain-Barré-Syndrom**.

Bedeutung Aus der Gruppe der Enteritiserreger sind **C. jejuni** und **C. coli** am bedeutendsten. Die Infektion äußert sich in **wäßrigen Durchfällen** (oft mit Blutbeimengungen) und **Fieber**.

Campylobacter-Enteritiden bedrohen häufig Kinder über infizierte Lebensmittel und Trinkwasser.

C. fetus subsp. kann bei abwehrgeschädigten Menschen zu Organinfektionen führen.

Als immunpathologische Reaktion kann ein **Guillain-Barré-Syndrom** auftreten.

Nachweis. Campylobacter können auf Blutagar in einer **mikroaerophilen** Atmosphäre (5 % O_2 und 10 % CO_2) kultiviert werden. Das mikroaerophile Milieu wird in begasbaren Brutschränken oder in sogenannten Topfsystemen auf chemischem Wege erzeugt (teilweise Bindung von Luftsauerstoff und Erzeugung von CO_2 in einem hermetisch verschließbaren Topf oder Plastikbeutel). C. fetus benötigt eine Wachstumstemperatur von 25 °C, C. jejuni eine von 42 °C (thermophil). Bei der Isolation aus Stuhl müssen dem Nährmedium Antibiotikamischungen zur Unterdrückung der Begleitflora zugesetzt werden.

Therapie. Bei Enteritiden erübrigt sich meistens eine gezielte Antibiotikatherapie, da die Infektion spontan ausheilt. In schweren Fällen und bei systemischen Infektionen ist das Mittel der Wahl Erythromycin. Chinolone sind in diesem Fall nur mäßig wirksam.

Epidemiologie. Campylobacter-Enteritiden sind nach Bundesseuchengesetz **meldepflichtig** (Verdacht, Erkrankung, Tod) unter »Enteritis infectiosa: übrige Formen«. Viele Lebensmittel tierischen Ursprungs sind kontaminiert. Auch durch Kontakt mit lebenden Tieren können Campylobacter übertragen werden.

Prophylaxe. Gezielte prophylaktische Maßnahmen existieren nicht. Das ausreichende Erhitzen von Nahrungsmitteln ist zu empfehlen.

2.15 Helicobacter

Geschichtliches. Die beiden australischen Wissenschaftler Marshall und Warren von der Universität in Perth hatten im Rahmen einer klinischen Studie 100 Magenbiopsate mikrobiologisch untersucht und dabei stets negative Ergebnisse erhalten. Eine dieser Proben war dann jedoch angeblich über die Osterfeiertage des Jahres 1983 im Brutschrank vergessen worden. Nach dieser zufällig 5 Tage langen Kulturzeit fand sich auf dem Nährmedium ein »neues« Bakterium.

> ▶ **Definition.** Helicobacter ist ein schwierig zu isolierendes, gramnegatives, mikroaerophiles Stäbchenbakterium mit S- und U-Formen. Daneben kommen kokkoide Gebilde vor, die von einigen Untersuchern als Persisterformen bezeichnet werden. Biochemisch ist die hohe Aktivität des Enzyms Urease bemerkenswert.

Klassifikation. Neben der wichtigsten Spezies **Helicobacter pylori** kommen beim Menschen noch H. cinaedi und H. fennelliae vor. Bei Tieren sind noch weitere Arten beschrieben.

Bedeutung. Marshall postulierte einen pathogenetischen Zusammenhang zwischen der Besiedlung des Magens mit Helicobacter pylori und dem Auftreten von Gastritis und Ulkusleiden. Die bisherige Vorstellung von der Genese der Gastritis sowie des Magen- und Duodenalulkus, die sich in der kurzen Formulierung »ohne Säure kein Ulkus« wiederfindet, mußte nunmehr von Grund auf neu überdacht werden. Heute wird Helicobacter pylori weltweit als eine Ursache für die chronische aktive Gastritis vom Typ B (Antrumgastritis) und als Wegbereiter für das Ulcus duodeni et ventriculi angesehen.

Bei chronischen Besiedelungen droht eventuell ein Magenkarzinom; zumindest als Kofaktor bei der Entstehung dieses Malignoms wird H. pylori diskutiert, denn es besteht eine statistische Korrelation.

Die Pathogenese der Helicobacter-pylori-assoziierten Gastritis und der peptischen Ulkuskrankheit ist noch teilweise ungeklärt. Eine **Geißel** verleiht dem Bakterium eine heftige Motilität, so daß es sich durch die

Nachweis Campylobacter können auf Blutagar in einer mikroaerophilen Atmosphäre (5 % O_2 und 10 % CO_2) kultiviert werden. Die Wachstumstemperatur von C. fetus beträgt 25 °C, die von C. jejuni 42 °C.

Therapie Bei den Enteritiden erübrigt sich meist eine gezielte Antibiotikatherapie. In schweren Fällen Erythromycin.

Epidemiologie Meldepflicht.

Prophylaxe Keine spezifischen Maßnahmen.

2.15 Helicobacter

◀ **Geschichtliches**

◀ **Definition**

Klassifikation Wichtigste Spezies: H. pylori.

Bedeutung H. pylori gilt als eine Ursache für die Antrumgastritis (Gastritis Typ B) und als Wegbereiter für das Ulcus duodeni und ventriculi.

Virulenzfaktoren:
- Geißel
- Proteasen, Lipasen
- Adhäsine
- Urease
- Zytotoxine (VacA)
- Lipid A (Endotoxin).

Schleimschicht hindurch der Mukosa annähern kann, wo günstigere Bedingungen herrschen, etwa ein höherer pH-Wert als im Magenlumen. Möglicherweise helfen auch **Proteasen** und **Lipasen** die Schleimschicht zu überwinden. Dort kann der Erreger an den Zellen andocken und über Jahre die Schleimhaut kolonisieren, wodurch zunächst allenfalls eine leichte, unterschwellige Entzündung entsteht. Ein entscheidender Virulenzfaktor beim Überleben auf der Magenschleimhaut ist die massive Produktion von **Urease**, wodurch basische Ammoniumionen gebildet werden, die im unmittelbaren Umkreis des Bakteriums die Magensäure neutralisieren. Eine Steigerung der Erkrankung kann durch die Bildung eines **Zytotoxins** (VacA) geschehen, das die Epithelzellen schädigt. Dies führt zu einem entzündlichen Reiz, was eine Infiltration von Granulozyten und später Makrophagen bedingt. (Das Lipid A im Endotoxin von H. pylori ist aber 1000fach weniger inflammatorisch als das von anderen gramnegativen Bakterien.) Auch das Immunsystem wird angeregt, und es entstehen spezifische Antikörper der Klassen IgA und IgG, ohne daß dadurch aber eine Ausheilung erreicht würde. Eine verstärkte Säureproduktion kann natürlich diese Entzündung aggravieren.

H. cinaedi und **H. fennelliae** sind nicht im Magen, sondern in distalen Darmabschnitten als Enteritiserreger zu finden (z. B. Proktitis bei Homosexuellen).

Nachweis. In der Regel wird der Keim aus **Gewebebiopsien** angezüchtet. Zwischen der Biopsie und der Laborverarbeitung sollten höchstens 4 Stunden (besser 2 Stunden) Zeit liegen, da die Anzüchtbarkeit des Keimes erfahrungsgemäß mit der Zeit stark abnimmt.

- **Kultur:** Wegen der Länge der Kulturdauer (5 Tage) und der praktisch kaum realisierbaren Materialsendung (innerhalb 4 Stunden!) ist dieses Verfahren nicht für die Routine geeignet.

Nachweis. Als Untersuchungsmaterial werden in der Regel **Gewebebiopsien** in das Labor angeliefert. Zwischen der Biopsie und der Laborverarbeitung sollten höchstens 4 Stunden (besser 2 Stunden) Zeit liegen, da die Anzüchtbarkeit des Keimes erfahrungsgemäß mit der Zeit stark abnimmt. Ein spezielles Transportmedium scheint nicht nötig zu sein. In der Literatur wird sterile physiologische NaCl-Lösung genauso wie flüssiges Glucosemedium u. a. genannt. Thioglycolatbouillon ist sehr gut geeignet.

- **Kultur:** Die Biopsate werden mit dem Transportmedium in ein steriles Zentrifugenglas überführt, und bei ca. 1000 U/min wird ein Sediment gesammelt. Nach Verwerfen des Überstandes wird das Material homogenisiert. Zur Anzüchtung ist ein Spezialnährboden erforderlich, der Serum sowie eine Antibiotikamischung zur Unterdrückung der Begleitflora und Amphotericin B (gegen Schimmelpilzkontamination) enthält. Die Bebrütungstemperatur beträgt 37 °C in einem mikroaerophilen Milieu (5 % O_2, 10 % CO_2), in einem begasbaren Brutschrank oder unter Verwendung eines handelsüblichen Topfsystems. Die Bebrütungsdauer für eine Primäranzüchtung beträgt 5 Tage, bei Reinkulturen (Subkulturen) können bereits nach 2 Tagen Kolonien auftreten.

  Die Kolonien sind klein (0,5 – 1 mm), glatt begrenzt, durchsichtig und zeigen eine diskrete Betahämolyse.

  Die endgültige Diagnose wird gestellt durch das Grampräparat, den positiven Ausfall von Oxidase, Katalase und Urease. Weiterhin sollte sich ein Agardiffusionstest mit 30-µg-Blättchen Nalixidinsäure (resistent) und Cefalotin (empfindlich) anschließen.

  Insgesamt muß festgestellt werden, daß die klassische mikrobiologische Diagnostik wegen der Länge der Kulturdauer, aber auch wegen der Unmöglichkeit der Materialeinsendung (Biopsat muß spätestens nach 4 Stunden im Labor sein) für die normale Patienten-Routineuntersuchung nicht ideal ist.

- **Urease-Schnelltest:** Durch die Eigenheit von H. pylori, durch das Enzym Urease Harnstoff in Ammoniak und CO_2 zu spalten (dadurch pH-Verschiebung), kann die Anwesenheit des Erregers durch einen Farbindikator nachgewiesen werden (⊡ 231). Durch Bebrütung für 20 Minuten bei 37 °C fällt der Test positiv aus.

- **Urease-Schnelltest:** Eine spezifische Eigenheit von Helicobacter pylori ist die sehr große Aktivität des Enzyms Urease, das Harnstoff in Ammoniak und CO_2 spaltet. Die dadurch bedingte pH-Verschiebung vom Neutralen ins Alkalische läßt sich mittels eines üblichen chemischen Farbindikators nachweisen. ⊡ 231 gibt den Sachverhalt wieder. Ein mit Helicobacter pylori besiedeltes und mit bakterieller Urease förmlich »durchtränktes« Gewebeteilchen eines Biopsiepartikels wird in ein Testmedium mit Harnstoff eingebracht und bei 37 °C für 20 Minuten inkubiert. In aller Regel fällt der Test bereits dann positiv aus. Bei negativem Ergebnis sollte eine nochmalige Ablesung nach ca. 3 Stunden erfolgen. Mit einer Sensitivität von ca. 90 % und einer Spezifität von etwa 95 % stellt dieser in mehreren Versionen handelsübliche Test ein praktisches Verfahren dar.

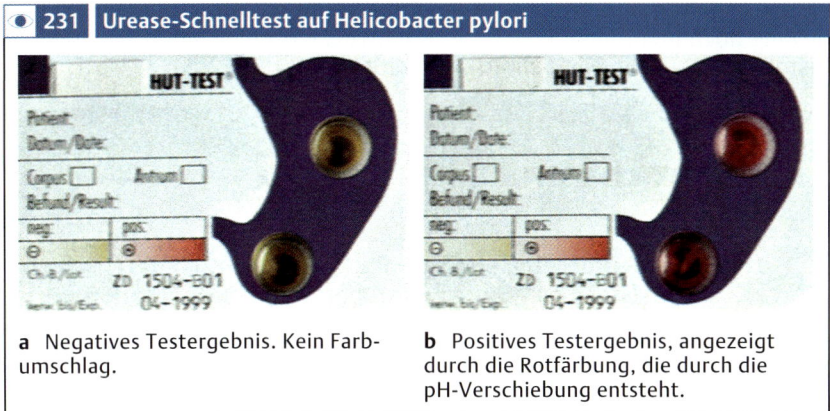

231 Urease-Schnelltest auf Helicobacter pylori

a Negatives Testergebnis. Kein Farb-
umschlag.

b Positives Testergebnis, angezeigt
durch die Rotfärbung, die durch die
pH-Verschiebung entsteht.

- **Serologie:** Bei Helicobacter-Infektionen können hauptsächlich IgG- und seltener IgA-Antikörper nachgewiesen werden, während der IgM-Antikörpernachweis sich als nicht sinnvoll erwiesen hat.

- **Atemtest:** Die bereits beschriebene extreme Urease-Aktivität kann auch für eine **nichtinvasive**, ebenfalls indirekte Nachweismethode genutzt werden. Der Patient nimmt dabei radioaktiv markierten Harnstoff oral zu sich. Der Harnstoff enthält das Kohlenstoffisotop ^{13}C oder ^{14}C. Befindet sich Helicobacter pylori und damit eine entsprechend hohe Urease-Enzymaktivität im Magenepithel, wird dieser Harnstoff zu Ammoniak und CO_2 abgebaut. Das radioaktive Kohlenstoffisotop befindet sich im CO_2 und verläßt den Magen mit diesem Gas über die Speiseröhre, um anschließend in der Ausatemluft aufzutauchen.

Therapie. Bei einer manifesten Erkrankung muß zunächst die Hyperazidität durch Antazida, H_2-Blocker oder Protonenpumpenhemmer bekämpft werden. Zusätzlich werden antimikrobielle Wirkstoffe eingesetzt. Erfahrungsgemäß haben Wismutsalze eine starke antibakterielle Aktivität gegen H. pylori. Sie dürfen jedoch nicht länger als 4 Wochen verabreicht werden (zu erwähnen ist auch eine Verfärbung des Stuhls!) Heute wird diese Therapie oft kombiniert mit Antibiotika (Tripeltherapie). Da H. pylori grundsätzlich gegenüber vielen Präparaten empfindlich ist, gibt es mehrere Optionen. Leider haben nur wenige Substanzen in dem sauren Magenmilieu optimale Effizienz. Bevorzugt werden Amoxicillin, Metronidazol und Makrolide, z. B. Clarithromycin für 7 Tage.

Epidemiologie. In den Industriestaaten ist die Infektion mit H. pylori weit verbreitet. Pro Altersjahrgang nimmt die Prävalenz um ca. 1 % zu, so daß etwa die Hälfte der 50jährigen diese Bakterien in der Magenschleimhaut hat, ohne daß dies immer gleich zu einer manifesten Erkrankung führt. In Ländern mit schlechtem Hygienestandard ist die Prävalenz noch höher. Offensichtlich wird der Erreger nur von Mensch zu Mensch übertragen.

2.15.1 Gastrospirillum hominis

Im Zusammenhang mit der Helicobacter-pylori-Problematik wurde ein zweites Magenbakterium entdeckt, das sich von Helicobacter pylori morphologisch und pathophysiologisch unterscheidet. Gelegentlich wird dieser Keim auch als Helicobacter heilmanni bezeichnet.
Im Gegensatz zu Helicobacter pylori, der unipolar 4 – 5 Geißeln aufweist, ist dieses Bakterium bipolar begeißelt. Weiterhin ist der Keim länger und stärker gewunden. Im Gegensatz zu Helicobacter geht er keinen Kontakt mit dem Magenoberflächen- und Kryptenepithel ein. Die Vermutung, daß dieser Erreger von Haustieren als Zoonose auf den Menschen kommt, ist bislang unbewiesen. Nähere Einzelheiten über dieses Bakterium werden

- **Serologisch:** können Helicobacter-Infektionen durch IgG-, seltener durch IgA-Antikörper nachgewiesen werden.

- **Atemtest:** Die Urease-Aktivität kann auch für einen **nichtinvasiven** Test genutzt werden. Nach Einnahme von radioaktiv markiertem Harnstoff spaltet H. pylori durch die Urease Harnstoff zu Ammoniak und CO_2; das CO_2 verläßt den Magen und wird in der Ausatemluft nachgewiesen.

Therapie Bei einer manifesten Erkrankung muß zunächst die Hyperazidität durch Antazida, H_2-Blocker oder Protonenpumpenhemmer bekämpft werden. Alternativ zur Antibiotikatherapie kann Wismut eingesetzt werden. Sehr gute Erfolge zeigt die Kombinationstherapie aus Antibiotikum und Protonenpumpenhemmer. Bevorzugt werden Amoxicillin, Metronidazol und Makrolide, z. B. Clarithromycin für 7 Tage.

2.15.1 Gastrospirillum hominis

Im Zusammenhang mit H. pylori wurde dieser Keim im Magen entdeckt.

erst zu erhalten sein, wenn es gelingt, den Keim in Kultur zu nehmen, was bislang noch nicht möglich ist. Der Nachweis wurde bisher ausschließlich histologisch aus Biopsie-Schnittpräparaten geführt.

2.16 Spirochäten

> ▶ *Definition.* Spirochäten sind spiralig gekrümmte, im Vergleich zu ihrem Durchmesser (0,1 – 3 µm) unproportional lange (bis 250 µm), gramnegative Bakterien. Sie sind in der Regel beweglich, wobei sie sich von den Spirillen dadurch unterscheiden, daß ihr Zelleib nicht starr, sondern als gewundener Zytoplasmaschlauch in sich beweglich ist.

Klassifikation. Zu den Spirochäten werden die Familien **Spirochaetaceae** und **Leptospiraceae** gerechnet.

Bedeutung. Von humanmedizinischem Interesse sind die Gattungen **Treponema** und **Borrelia** aus der Familie der Spirochaetaceae.
Serpulina hyodysenteriae verursacht beim Schwein endemische Durchfälle. Auch beim Menschen wurden Spirochäten, die nicht zur Art T. pallidum gehören, als Erreger von Enteritis verantwortlich gemacht.
Darüber hinaus gibt es zahlreiche im Boden und Oberflächenwasser lebende Spirochäten, denen keine medizinische Bedeutung zukommt, darunter Spirochaeta plicatilis, eines der größten Bakterien überhaupt, mit einer Abmessung von 0,75 × 250 µm.

2.16.1 Treponema

> ▶ *Definition.* Treponemen sind dünne (ca. 0,2 µm), 5 – 20 µm lange Schraubenbakterien mit 10 – 20 Windungen. Sie können sich in flüssigen Medien rotierend und gelegentlich undulierend fortbewegen.

Klassifikation. ▦ 110 gibt einen Überblick über die humanmedizinisch interessanten Arten.

▦ 110	Treponema-Arten von humanmedizinischem Interesse	
Spezies	**Normales Vorkommen**	**Infektionskrankheit**
▷ **pathogene Arten**		
T. carateum	Hautläsionen	Pinta
T. pallidum subspecies pallidum		**Lues**
T. pallidum subspecies endemicum		Bejel
T. pallidum subspecies pertenue		Frambösie
T. vincentii	Mundhöhle	Plaut-Vincent-Angina
▷ **apathogene Arten von medizinischer Bedeutung**		
T. minutum	Genitalschleimhaut	
T. phagedenis	Genitalschleimhaut	
T. refrigens	Genitalschleimhaut	
T. denticola	Mundhöhle	
T. scoliodontum	Mundhöhle	
T. socranskii	Mundhöhle	

Treponema pallidum subsp. pallidum

Geschichtliches. Der Ursprung der Syphilis liegt im dunkeln. Während Anhänger der »präkolumbianischen Theorie« immer wieder zu beweisen versuchen, daß die Syphilis schon im Altertum auch in der alten Welt vorgekommen ist, geht die »kolumbianische Theorie« davon aus, daß die Seeleute im Gefolge von Christoph Kolumbus die Erreger aus der Neuen Welt nach Europa brachten. Historisch eindeutig verbürgt ist die sehr schwer verlaufende Syphilis-Epidemie, die 1494/95 bei der Belagerung Neapels durch den französischen König Karl VIII. ausbrach und sich von dort pandemisch über Europa ausbreitete (Französische Krankheit). Der Begriff »Syphilis« wurde 1530 vom Veroneser Gerolamo Fracastoro, »Lues« vom Franzosen Jean Fernel etwa zur gleichen Zeit geprägt. Sie werden seither synonym gebraucht. Die Darstellung der Erreger gelang 1905 dem Zoologen Fritz Schaudinn und dem Dermatologen Erich Hoffmann. 1910 gelang Paul Ehrlich mit der Entwicklung von **Salvarsan** der Durchbruch in der Behandlung des Lues. Wagner v. Jauregg erhielt 1927 den Nobelpreis für seine Empfehlung, die progressive Lues durch eine Fieberkur nach Injektion von Malariaerregern zu bekämpfen.

Bedeutung. Treponema pallidum subspecies pallidum ist der Erreger der Geschlechtskrankheit **Syphilis** (Synonym: **Lues**).

Pathogenese. Die Übertragung erfolgt immer direkt durch Kontakt mit dem Erkrankten, in der Regel beim Geschlechtsverkehr, weil diese Erreger außerhalb des Körpers extrem empfindlich gegenüber physikalischen und chemischen Einflüssen sind. Eintrittspforte für die Ansteckung sind kleinste Läsionen der scheinbar gesunden Haut und Schleimhaut. Betroffen sind der Genital- und Analbereich; selten sind extragenitale Manifestationen, z. B. in der Mundhöhle. Die klinische Manifestation wird wesentlich durch unspezifische und immunspezifische Abwehrreaktionen des Körpers und weniger durch Virulenzfaktoren der Erreger beeinflußt. Eine Sonderform stellt die diaplazentare Übertragung der Erreger nach dem 4. Schwangerschaftsmonat mit Infektion des Feten dar (**Lues connata**). Sofern es nicht zum Absterben der Frucht kommt, erfolgt die Geburt eines – sowohl körperlich als auch geistig – schwer geschädigten Kindes. Wichtig für die Klinik der Erkrankung ist die sehr lange Generationszeit der Erreger von ca. 35 Stunden.

Klinik. Seit 1837 (Ricord) wird der Krankheitsverlauf der Lues in drei Stadien eingeteilt:
- **Lues I (Primärstadium)**: Nach einer Inkubationszeit von durchschnittlich 3 Wochen entwickelt sich an der Inokulationsstelle der **Primäraffekt**. Man versteht darunter eine **schmerzlose Induration**, die später geschwürartig zerfällt (sogenannter harter Schanker, ⬛ 232 a). Dieses **Ulcus durum** (zur Differentialdiagnose des Ulcus molle siehe ▦ 111) ist hochkontagiös. Aus ihm entsteht durch Streuung der Erreger auf dem Lymphweg der **Primärkomplex**, d. h., es kommt zum – ebenfalls nahezu schmerzlosen – Anschwellen des lokalen Lymphknotens. Nach ca. 4 Wochen verschwindet dieses Stadium I auch ohne Therapie, um nach weiteren 4 – 8 Wochen in die
- **Lues II (Sekundärstadium)** einzumünden. Trotz einer heftigen humoralen Immunantwort haben sich die Erreger in der Zwischenzeit auf dem Lymph- und Blutweg ausgebreitet, was für den Betroffenen teilweise unbemerkt, teilweise mit uncharakteristischen Beschwerden wie Fieber, Abgeschlagenheit und Kopfschmerz einhergeht. Hauptsymptom der Lues II ist neben einer Polyadenopathie ein nicht juckendes, makulöses, mit dem Glasspatel wegdrückbares **Exanthem**, das neben dem Rumpf und den Beugeseiten der Extremitäten auch die Handflächen und Fußsohlen befallen kann (⬛ 232 b). **Enanthemische Formen** sind die Plaques muqueuses, mit grauweißen, opaken Flecken auf den Schleimhäuten. In diesen sowie den nässenden Exanthemen finden sich reichlich Erreger. Das Sekundärstadium der Lues ist ebenfalls kontagiös. Das Exanthem klingt nach 2 – 3

Treponema pallidum subsp. pallidum

◀ **Geschichtliches**

Bedeutung Treponema pallidum ist der Erreger der **Syphilis (Lues)**.

Pathogenese Die Übertragung erfolgt immer direkt durch Kontakt mit dem Erkrankten, in der Regel beim Geschlechtsverkehr. Eintrittspforte für die Ansteckung sind kleinste Läsionen der scheinbar gesunden Haut und Schleimhaut. Eine Sonderform stellt die diaplazentare Übertragung der Erreger dar (**Lues connata**).

Klinik Der klinische Verlauf der Lues läßt sich in 3 Stadien unterteilen:
- **Lues I (Primärstadium):** An der Eintrittspforte entwickelt sich ein **Primäraffekt** (⬛ 232 a) und nach Befall des regionalen Lymphknotens ein **Primärkomplex**. Das Stadium ist hoch kontagiös und verschwindet auch ohne Therapie nach ca. 4 Wochen, um in die

- **Lues II (Sekundärstadium)** einzumünden. Klinisch dominieren **Exanthem** und **Enanthem** (⬛ 232 b). Die Infektion ist generalisiert, und die Effloreszenzen sind kontagiös. Die Hauterscheinungen klingen nach 2 – 3 Wochen auch ohne Therapie ab. Die Lues II kann immer wieder rezidivieren oder als **Lues latens** klinisch stumm bleiben. Sie kann schließlich nach Monaten oder Jahren in die

Wochen auch ohne Behandlung ab. Es kann während der folgenden Jahre immer wieder rezidivieren, wobei neben dem »Halsband der Venus«, einer Leukodermie im Halsbereich, und dem »Stirnband der Venus«, einer Anreihung von papulösen Syphiliden an der Stirn-Haar-Grenze, auch Condylomata lata im Genital- und Analbereich auftreten können. Die Lues II kann aber auch als **Lues latens** klinisch stumm enden, um plötzlich nach Monaten oder Jahren die

- **Lues III (Tertiärstadium)** übergehen. Dieses Stadium ist nicht mehr infektiös. Gefährlich ist die Ausbildung von **Gummen** (Granulome gummiartiger Konsistenz) und die dadurch eintretende Gewebedestruktion. **Mesaortitis luetica, luetische Meningitis, progressive Paralyse** und **Tabes dorsalis** sind klinische Erscheinungsformen des Tertiärstadiums (⊡ 232c).

- **Lues III (Tertiärstadium)** zu begründen. Die Syphilis ist jetzt sowohl an der Haut als auch in fast allen Organen lokalisiert, in diesem Stadium aber nicht mehr infektiös. Die Immunreaktion hat zwar die allermeisten Erreger beseitigt; dennoch haben sich einige wenige Keime in Nischen versteckt, wodurch die Entzündungsreaktion aufrechterhalten wird. An der Haut dominiert das serpiginöse Syphilid, eine girlandenförmige Anordnung schmerzloser Granulome, die ulzerieren und dann vernarben (⊡ **232c**). In den inneren Organen bilden sich Knoten von gummiartiger Konsistenz, die **Gummen**. Die Lues III ist durch eine starke Gewebedestruktion gekennzeichnet, die selbst Knochen einbezieht. Besonders gefürchtet ist u. a. die **Mesaortitis luetica**, die die Gefahr einer Aneurysma-Bildung und einer Aortenruptur mit nachfolgender Massenblutung beinhaltet. Eine weitere Gefahr liegt in der Beteiligung des Zentralnervensystems. Manifestationen der Lues am ZNS werden in der neueren Literatur als Lues IV bezeichnet.

⦿ 232 | Lues

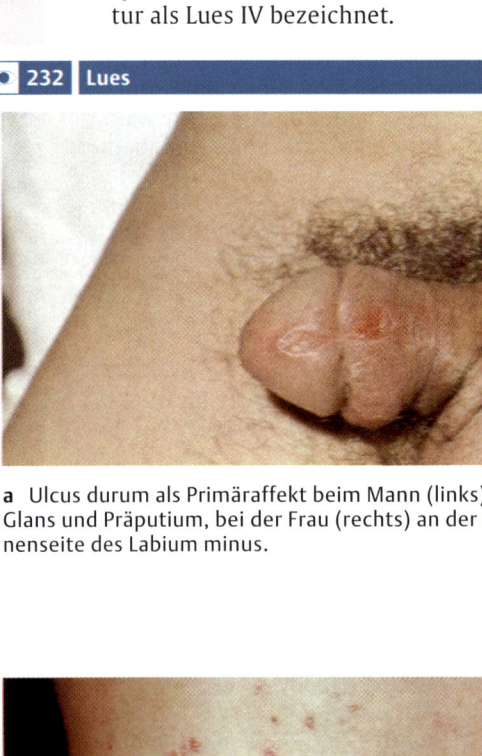
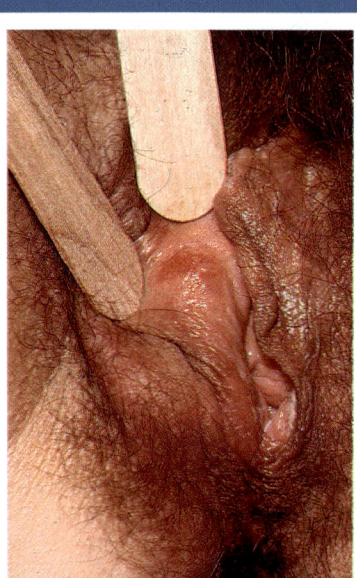

a Ulcus durum als Primäraffekt beim Mann (links) an Glans und Präputium, bei der Frau (rechts) an der Innenseite des Labium minus.

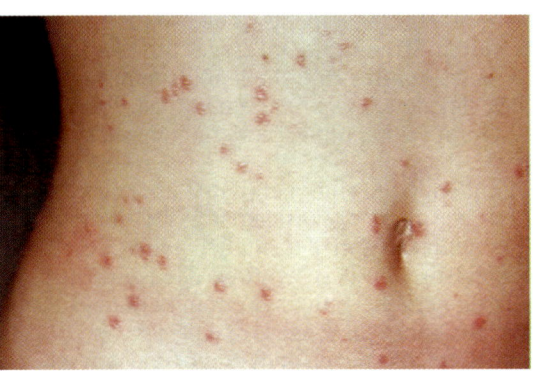
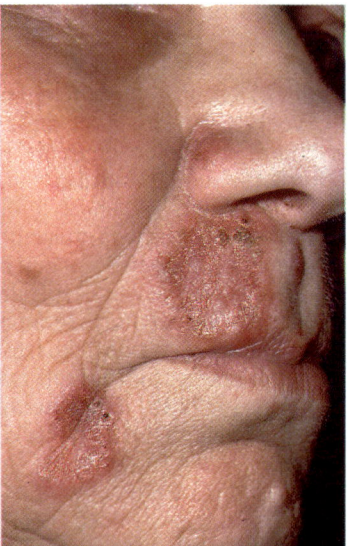

b Hauptsymptom des Sekundärstadiums ist ein papulöses Exanthem.

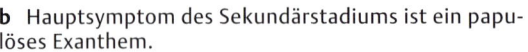

c Tuberoserpiginöses Syphilid bei Lues ▶

111	**Differentialdiagnose venerischer Ulzera**	
	Klinische Erscheinung	**Erreger**
▷ Ulcus durum	schmerzlos primär erhaben derbe Konsistenz	Trepomena pallidum subsp. pallidum
▷ Ulcus molle	schmerzhaft wie »ausgestanzt« weiche Ränder	Haemophilus ducreyi

Die **luetische Meningitis** kann bereits im Stadium II auftreten. Die **progressive Paralyse** ist psychisch durch einen zunehmenden Abbau der intellektuellen Fähigkeiten und physisch durch Ataxie und Sprachstörungen geprägt. Eine Degeneration der Rückenmarkshinterstränge mit den entsprechenden neurologischen Ausfällen wird als **Tabes dorsalis** bezeichnet. Auch eine Atrophie des N. opticus kann auftreten.

Der geschilderte, klassische Verlauf der Lues tritt aber bei weitem nicht bei jedem Patienten auf. In jedem Stadium kann eine Spontanheilung eintreten, so daß etwa nur bei der Hälfte der Infizierten das Spätstadium erreicht wird.

Nachweis.

> ▶ *Merke.* Treponema pallidum ist in vitro praktisch nicht kultivierbar. Ein direkter Erregernachweis ist nur mikroskopisch **im Dunkelfeld** möglich. **Erfolgreich ist dieses Verfahren nur während der hochkontagiösen Phasen der Lues**, also aus dem Ulcus durum des Stadiums I, aus Hautläsionen des Stadiums II, aus Lymphknotenpunktaten bei Lues connata etc.

Es wird ein möglichst klares Reizsekret gewonnen und unmittelbar mikroskopiert. In erregerreichen Sekreten sind dann zahlreiche Treponemen pro Gesichtsfeld zu finden. In erregerarmen Sekreten müssen mehrere Gesichtsfelder durchmustert werden, um eine Treponema zu finden. Wie bei allen mikroskopischen Direktuntersuchungen sind falsch-positive Ergebnisse möglich, da **apathogene Treponemen** in der Genital-, Anal- und Oralregion vorkommen können.

Die **serologische Diagnostik** ist bei Lues vielfältig (▦ **112**).

- **VDRL-Mikroflockungsreaktion** (VDRL = Venereal Disease Research Laboratory): Im Laufe verschiedener Erkrankungen, darunter auch der Lues, treten im menschlichen Organismus Antikörper auf, die gegen Phospholipide gerichtet sind, welche beim Zellzerfall (z. B. Gewebedestruktion bei Syphilis) freigesetzt werden. Diese Antikörper werden **Reagine** genannt. Als Antigen zum Nachweis dieser Antikörper wird **Cardiolipin** verwendet, ein Phospholipid, das aus der inneren Membran von Mitochondrien von Rinderherzen gewonnen werden kann. **Falsch-positive Ergebnisse sind möglich**, da Reagine auch bei Tumor-, Autoimmun- und anderen Erkrankungen auftreten. Da dieser Test jedoch bei Vorliegen einer Lues im Zuge der Therapie negativ wird, eignet er sich in seiner quantitativen Ausführung **zur Therapiekontrolle**.
- **TPHA-Test** (TPHA = Treponema-pallidum-Hämagglutinationstest): Als Antigen dienen hier Proteine und Polysaccharide vom Treponema-pallidum-Stamm Nichols. Dies ist der bisher einzige T.-pallidum-Stamm (aus dem Gehirn eines Syphilitikers), der in Kaninchenhoden fortgezüchtet werden konnte. Die Antigene sind an Schaferythrozyten gekoppelt. Bei Kontakt mit antikörperhaltigem Patientenserum kommt es zur makroskopisch sichtbaren Hämagglutination (▪ **233**). Auch nach erfolgreicher Therapie bleibt dieser Test positiv (Seronarbe). Er eignet sich deshalb als spezifischer **Suchtest**, nicht jedoch zur Therapiekontrolle.

Nachweis

◀ Merke

Beim mikroskopischen Nachweis im Dunkelfeldmikroskop sind falsch-positive Ergebnisse möglich, da auch **apathogene Treponemen** vorkommen können!

Die **serologische Diagnostik** ist vielfältig (▦ 112).
- **VDRL-Mikroflockungstest:** Der Test ist **nicht spezifisch**, da **Reagine** auch bei anderen Krankheiten mit Gewebedestruktion entstehen, er kann aber sehr gut **zur Verlaufskontrolle** einer Luestherapie dienen.

- **TPHA-Test:** Der Test ist **spezifisch** und geeignet als **Suchtest** (▪ 233). Eine positive Reaktion bleibt jedoch sehr lange Zeit erhalten, so daß eine Aussage, ob eine behandlungsbedürftige Infektion oder eine ausgeheilte Lues vorliegt, nicht gemacht werden kann.

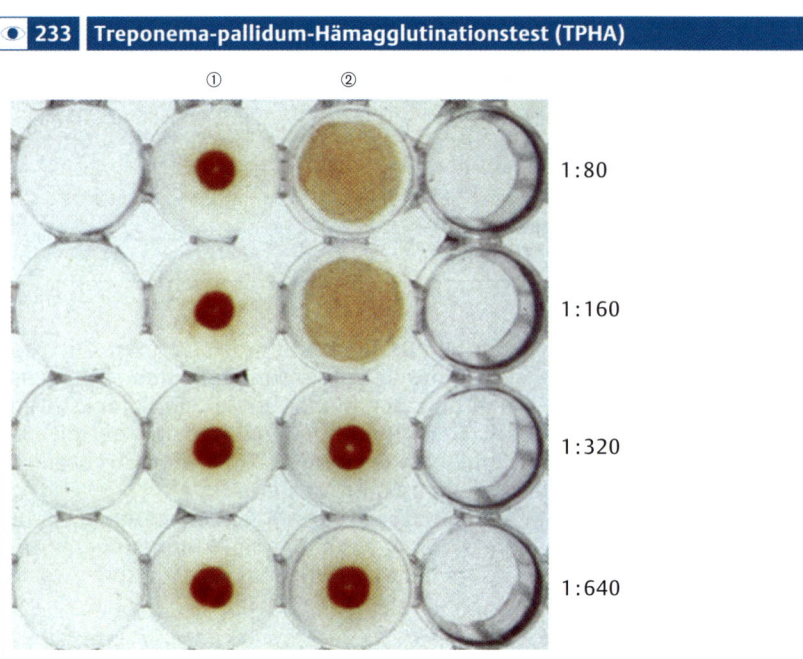

233 **Treponema-pallidum-Hämagglutinationstest (TPHA)**

① ②

1:80

1:160

1:320

1:640

In Reihe ① wurde ein negatives Serum (ohne spezifische Antikörper) getestet. Die antigenbeladenen Erythrozyten werden nicht agglutiniert und sedimentieren knopfförmig. In Reihe ② enthält das getestete Patientenserum Antikörper; in den Verdünnungsstufen 1:80 und 1:160 werden die antigenbeladenen Erythrozyten agglutiniert, so daß ein Netzwerk entsteht.

- **FTA-Abs-Test:** Dieser Test **sichert die Diagnose bei positivem TPHA-Test**. Nachgewiesen werden Antikörper im Serum durch Fluoreszenzmarkierung (▪ 234). Eine Sonderform ist der

- **19S-FTA-IgM-Test**, mit dem spezielle IgM-Antikörper gegen Treponema pallidum nachgewiesen und somit die **Diagnose Neuinfektion** (= Lues I) gesichert wird.

- **TPI-Test:** Dieser Test wird heute nur noch bei Spezialfragestellungen eingesetzt (z. B. Spätstadium der Lues).

- **FTA-Abs-Test** (FTA-Abs = Fluoreszenz-Treponema-Antikörper-Absorbens-Test): Als Antigene dienen abgetötete Treponemen, die auf einen Objektträger aufgebracht sind. Diese werden mit Patientenserum überschichtet. Vorhandene Antikörper binden an die Antigene. Serum und nicht gebundene Antikörper werden nun abgespült. In einem zweiten Schritt wird der Objektträger mit einer Lösung überschichtet, die mit Fluoreszein markierte Antikörper gegen Humangammaglobulin enthält. Diese binden an die bereits gebundenen Treponemen-Antikörper und machen sie durch den Fluoreszenzfarbstoff somit sichtbar (▪ 234). Der FTA-Abs-Test **sichert die Diagnose bei positivem TPHA-Test**. Eine Sonderform dieses Tests ist der

- **19S-FTA-IgM-Test:** Es handelt sich um den FTA-Abs-Test, der jedoch speziell die Frage nach dem Vorkommen von Treponemen-Antikörpern der Immunglobulinklasse M (Indikator für **frische Infektion** Diagnose der Lues I) beantwortet. Zu diesem Zweck werden die IgM entweder aus dem Patientenserum abgetrennt (Ultrazentrifugation u. a.), oder die Markierung der gebundenen Antikörper wird mit einer speziellen Anti-IgM-Antikörper-Präparation durchgeführt.

- **TPI-Test** (TPI = Treponema-pallidum-Immobilisationstest = Nelson-Test): Als Antigene dienen lebende, bewegliche Treponemen. Bei Kontakt mit antikörperhaltigem Patientenserum werden die Keime immobilisiert, was sich mikroskopisch beobachten läßt. Dieser Test ist technisch sehr aufwendig und wird heute nur noch in einigen Speziallabors bei Problemfällen (z. B. Spätstadium der Lues) durchgeführt.

234 Fluoreszenz-Treponema-Antikörper-Absorptionstest (FTA-Abs-Test)

Spezifische Antikörper gegen Treponema pallidum aus dem Patientenserum binden sich an Kulturtreponemen. In einem weiteren Arbeitsgang kann sich nun fluoreszenzmarkiertes Antihumanglobulin an diesen Komplex anlagern und ihn damit (über die Fluoreszenz) sichtbar machen.

112 Standard-Luesserologie

VDRL	TPHA	FTA-Abs	Bewertung
▷ neg.	neg.	neg.	keine Lues oder absolutes Frühstadium. Bei klinischem Verdacht nach 3 Wochen wiederholen, dann evtl. positiver TPHA und FTA-Abs (TPHA und FTA-Abs werden frühestens 3 Wochen post infectionem positiv)
▷ neg.	pos.	pos.	behandelte Lues (»syphilitische Narbe«). Neuinfektion kann nicht absolut ausgeschlossen werden. Bei klinischem Verdacht nach 3 Wochen wiederholen, dann VDRL evtl. positiv (VDRL wird frühestens 6 Wochen nach Infektion positiv)
▷ pos.	pos.	pos.	behandlungsbedürftige Lues

Therapie. Mittel der Wahl ist Benzylpenicillin, da Resistenzen unbekannt sind. Bei Lues I und II werden 1,2–2,4 Mio IE in Mehrfachapplikation verabreicht. Alternativ stehen bei Penicillinunverträglichkeit Erythromycin oder Tetrazykline zur Verfügung. Eine besondere Gefahr bei der Luestherapie ist die **Jarisch-Herxheimer-Reaktion**. Sie tritt 1–2 Stunden nach der ersten Applikation der Chemotherapeutika auf. Durch das massenhafte Absterben der Bakterien im Organismus unter der Antibiotikatherapie wird dieser mit Antigenen überschwemmt, was eine anaphylaktische Reaktion nach sich zieht. Durch Verabreichung von Kortikosteroiden kann dieser Gefahr begegnet werden.

Epidemiologie. Die Lues ist weltweit verbreitet. Der einzige bekannte Wirt ist der Mensch. Der Durchseuchungsgrad ist regional sehr unterschiedlich. In Europa hat die Inzidenz stetig abgenommen und liegt bei etwa 5 Fällen pro 100 000 Einwohner.

Prophylaxe. Größte Bedeutung kommt dem Ausfindigmachen der primären Infektionsquelle zu. Nach dem Gesetz zur Bekämpfung der Geschlechtskrankheiten vom 23.7.1953 (novelliert 1969) besteht bei uns eine anonyme Meldepflicht. Dabei wird neben der Art der Erkrankung auch nach früheren Geschlechtskrankheiten gefragt. Bei Behandlungsverweigerung besteht eine namentliche Meldepflicht für den Arzt. Blutspenden, Stillen fremder Kinder oder Abgabe von Frauenmilch ist für Infizierte untersagt.

Therapie Mittel der Wahl ist Benzylpenicillin. Dabei besteht die Gefahr einer **Jarisch-Herxheimer-Reaktion** (anaphylaktische Reaktion des Organismus, hervorgerufen durch eine massive Antigenüberschwemmung aus zerfallenden Bakterien als Folge der Antibiotikagabe). Durch Verabreichung von Kortikosteroiden kann dieser Gefahr begegnet werden.

Epidemiologie Die Lues ist weltweit verbreitet. Einziger Wirt ist der Mensch.

Prophylaxe Nach dem Geschlechtskrankheitengesetz besteht eine anonyme, für Behandlungsverweigerer eine namentliche Meldepflicht.

Klinischer Fall

Ein junger Mann bemerkt 14 Tage nach einem längeren Auslandsaufenthalt an seinem Penis ein hartes, schmerzloses Knötchen, das er jedoch nicht weiter beachtet. Wochen später ist das Knötchen verschwunden. Dem jungen Mann kommen nun aber Bedenken, und er sucht einen Urologen auf, der ihn an einen Hautarzt überweist. Dieser veranlaßt einen TPHA-Test, einen FTA-Abs-Test sowie einen VDRL-Test. Alle Tests sind positiv. Da der junge Mann angibt, auch früher schon »so was Ähnliches« gehabt zu haben, was im Ausland auch mit »irgendwas« behandelt wurde, bleibt unklar, ob eine Neuinfektion vorliegt oder eine »syphilitische Narbe«. Es schließt sich ein 19S-FTA-IgM-Test an, der ebenfalls positiv ausfällt. Damit steht eine Lues I fest. Unter der Therapie fällt der VDRL-Test um mehrere Titerstufen ab, was als Erfolg der Therapie zu werten ist.

Treponema pallidum subsp. endemicum

Dies ist der Erreger der **nichtvenerischen Syphilis**.

Merke ▶

Die Keime sind nur in bestimmten Regionen der Erde mit niedrigem Hygienestandard endemisch. Es treten Haut- und Schleimhautläsionen auf, die sich von syphilitischen Effloreszenzen nicht unterscheiden. Diagnose und Therapie wie bei Lues; die Luesserologie ist positiv.

Treponema pallidum subsp. endemicum

Bedeutung. Dieser Erreger erzeugt die **extragenitale, nichtvenerische Syphilis**, die z. B. in den arabischen Ländern mit dem Namen Bejel belegt ist.

> ▶ **Merke.** Die Keime werden nicht nur durch direkten Kontakt, sondern auch indirekt über Gebrauchsgegenstände des täglichen Lebens übertragen. Eintrittspforte ist häufig die Mundschleimhaut.

Klinik. Haut und Schleimhäute zeigen Effloreszenzen, die praktisch von den syphilitischen Hautläsionen nicht zu unterscheiden sind. Neurologische oder kardiovaskuläre Erscheinungsformen sind sehr selten.

Nachweis. Wie bei der tatsächlichen Syphilis. Die serologischen Tests fallen positiv aus.

Therapie. Wie bei der venerischen Syphilis ist Benzylpenicillin Mittel der Wahl.

Epidemiologie. Treponema pallidum subsp. endemicum ist nur in bestimmten eng umschriebenen Regionen Asiens, Afrikas sowie des Balkans und des östlichen Mittelmerraumes endemisch. Betroffen sind Bevölkerungen mit niedrigem Hygienestatus und hier vor allem Kinder.

Treponema pallidum subsp. pertenue

Dies ist der Erreger der **Frambösie**. Die Keime sind nur in feuchtwarmen Regionen der Erde mit niedrigem Hygienestandard endemisch. Es treten **himbeerartige Epidermisproliferationen** auf (◨ 235). Diagnose und Therapie wie bei Lues; die Luesserologie ist positiv.

Treponema pallidum subsp. pertenue

Bedeutung. Der Erreger ist der Verursacher der **»Himbeerseuche«** oder **Frambösie** (im englischen »yaws«, französisch auch »pian«).

Pathogenese. Die Keime werden nur durch direkten Kontakt **extragenital** übertragen.

Klinik. Als Primärläsionen entstehen zunächst Papillome, die geschwürig zerfallen und in einem Generalisierungsstadium **himbeerartige Epidermisproliferationen** hervorbringen. In einem Tertiärstadium können schwere Gewebedestruktionen auftreten (◨ 235).

Nachweis. Wie bei der Lues. Die serologischen Tests fallen positiv aus.

Therapie. Wie bei der venerischen Syphilis ist Benzylpenicillin Mittel der Wahl.

Epidemiologie. Treponema pallidum subsp. pertenue ist im tropisch feuchtwarmen Klima endemisch. Betroffen sind Bevölkerungen mit niedrigem Hygienestatus.

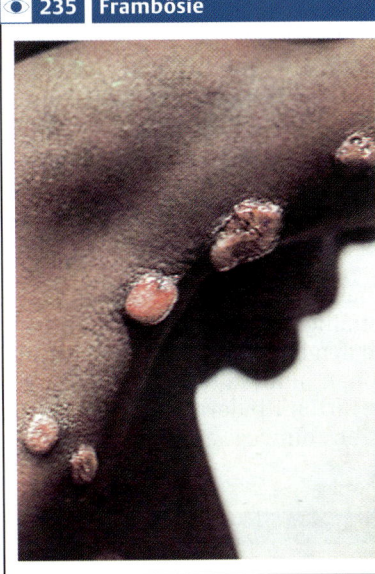

● 235 | Frambösie

Oberflächlich erodierte Papillome. Das himbeerartige Aussehen der Läsionen gab der Erkrankung den Namen (»Himbeerseuche«).

Treponema carateum

Bedeutung. Der Erreger ist der Verursacher der **Pinta** oder **Carate**, einer gutartigen **Treponematose**, die möglicherweise entwicklungsgeschichtlich die älteste Form der Treponemeninfektion darstellt und aus der sich die Lues entwickelt hat.

Pathogenese. Die Keime werden nicht nur durch direkten Kontakt übertragen, sondern auch durch Schmierinfektion.

Klinik. Auffallend sind **Hautläsionen**, die unter graublauer, brauner oder hypopigmentierter Verfärbung abheilen (pinta = Fleck). Innere Organe sind nicht betroffen (● 236).

Nachweis. Wie bei der Lues. Die serologischen Tests fallen positiv aus.

Therapie. Wie bei der venerischen Syphilis ist Benzylpenicillin Mittel der Wahl.

Epidemiologie. Treponema carateum kommt nur in ländlichen Regionen Mittelamerikas vor. In den Endemiegebieten sind 50 % der Bevölkerung seropositiv und ca. 20 % infektiös.

Treponema carateum

Dies ist der Erreger der **Pinta**, einer gutartigen **Treponematose**. Die Keime sind nur in bestimmten Regionen Mittelamerikas mit niedrigem Hygienestandard endemisch. Es treten **Hautflecken** charakteristischen Aussehens auf (● 236). Innere Organe sind nicht betroffen. Diagnose und Therapie wie bei Lues; die Luesserologie ist positiv.

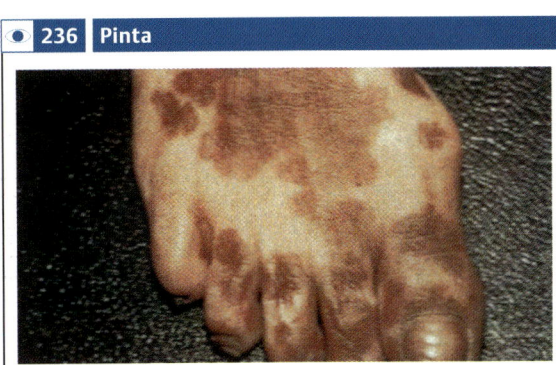

● 236 | Pinta

Fleckförmige hyperpigmentierte Hautareale.

Treponema vincentii

Dies ist zusammen mit Fusobakterien der Erreger der **Fusospirochätosen**. Die **Plaut-Vincent-Angina** ist die Fusospirochätose der Mundhöhle (◉ 237). Es handelt sich um eine **meist einseitige, nekrotisierende Tonsillitis** mit guter Prognose. Der Erregernachweis erfolgt direkt mikroskopisch. Mittel der Wahl zur Therapie ist Benzylpenicillin.

Treponema vincentii

Bedeutung. Der Erreger ist, zusammen mit Fusobakterien, der Verursacher von **Fusospirochätosen**, die sich in der Mundhöhle als **Plaut-Vincent-Angina** oder als ulzerös nekrotisierende Gingivastomatitis manifestieren.

Pathogenese. Da sowohl Treponema vincentii als auch Fusobakterium in geringer Anzahl in der Mundhöhle zu finden sind, bleibt die Frage nach dem Infektionsgang letztlich ungeklärt. Tatsache ist, daß beide Keime im nekrotischen Gewebe einer Fusospirochätose massenhaft auftreten.

Klinik. Die Plaut-Vincent-Angina ist eine **meist einseitig lokalisierte, nekrotisierende Tonsillitis** (◉ 237). Auffällig ist immer die Diskrepanz zwischen dem schweren Lokalbefund und den leichten Krankheitssymptomen. Die Prognose ist gut, Komplikationen sind selten. Bei abwehrgeschwächten Menschen, z. B. bei unterernährten Kindern, können sich die Nekroseherde über anatomische Grenzen hinweg ausbreiten (**Noma**, ◉ 238).

◉ 237	Angina Plaut-Vincenti

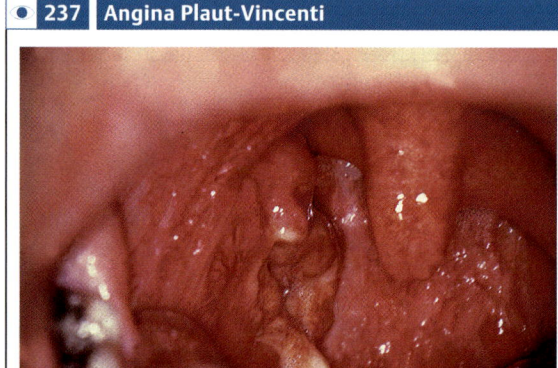

Typisch sind ein massiver Foetor ex ore und ein nur geringes Krankheitsgefühl beim Patienten.

◉ 238	Noma

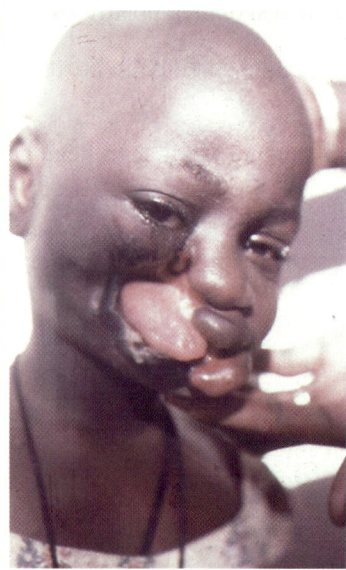

(Wangenbrand) bei einem unterernährten Kind aus Tschad. Nach anfänglicher Tonsillitis breitete sich die nekrotisierende Infektion aus. Therapie der Wahl wäre Penicillin gewesen.

Nachweis. Der Erregernachweis erfolgt ausschließlich im direkten mikroskopischen Abstrichpräparat (zahlreiche Spirochäten und Fusobakterien).

Therapie. Durch Gabe von Benzylpenicillin als Mittel der Wahl kann die Krankheitsdauer bedeutend verkürzt werden.

Epidemiologie. Gelegentlich können innerhalb von Wohngemeinschaften kleinere Ausbrüche von Plaut-Vincent-Angina beobachtet werden, was für eine Infektiosität der Krankheit spricht.

2.16.2 Borrelia

2.16.2 Borrelia

> ▶ *Definition.* Borrelien sind zarte (0,2 – 0,5 µm dicke), relativ lange Spirochäten (bis 20 µm), die 3 – 10 ungleichmäßige Windungen aufweisen und sich durch Rotation lebhaft bewegen.

◀ Definition

Klassifikation. Die humanmedizinisch wichtigsten Arten sind in 🗐 113 dargestellt.

◀ Klassifikation

🗐 113	**Übersicht über die Spezies des Genus Borrelia, soweit sie von humanmedizinischem Interesse sind**		
Art	**Vektor**	**Verbreitung**	**typ. klin. Bild**
▷ **Zeckenrückfallfieber**			
B. duttonii	Lederzecke	Afrika	system. Infektion
B. hermsii und andere	Lederzecke	USA und Kanada	
▷ **Läuserückfallfieber**			
B. recurrentis	Pediculus humanus (Kleiderlaus)	»weltweit«	system. Infektion
▷ **Lyme-Krankheit**			
B. burgdorferi	Schildzecke (Ixodes)	Europa, Nordamerika, Australien	Arthritis
B. garinii	Schildzecke (Ixodes)	Europa, Nordamerika, Australien	Neuritis
B. afzelii	Schildzecke (Ixodes)	Europa, Nordamerika, Australien	Dermatitis

Bedeutung. Borrelien verursachen beim Menschen zwei Arten von Krankheiten:
- Rückfallfieber
- Lyme-Krankheit.

Aus didaktischen Gründen wird beim Rückfallfieber unterschieden zwischen dem Läuse- und dem Zeckenrückfallfieber.

Bedeutung Borrelien sind die Verursacher von:
- Rückfallfieber
- Lyme-Krankheit.

Pathogenese. Die Übertragung der Borrelien erfolgt immer über lebende Vektoren (Zecken, Läuse).

Pathogenese Die Übertragung erfolgt immer durch Vektoren (Zecken, Läuse).

Borrelia recurrentis

Pathogenese. Borrelia recurrentis ist der Erreger des **Läuserückfallfiebers**. Die Übertragung der Borrelien erfolgt durch die infizierte **Kleiderlaus**. Eintrittspforte ist die unverletzte Haut. Der Erreger wird bei Verletzung der Laus mit deren Koxalflüssigkeit freigesetzt.
Die Ursache für die wiederkehrenden Fieberschübe sind in veränderten Antigenstrukturen der Erreger zu suchen, die sich damit dem Zugriff durch die – beim vorhergehenden Schub induzierten – Antikörper entziehen.

Borella recurrentis

Pathogenese B. recurrentis ist der Erreger des **Läuserückfallfiebers**, das durch die **Kleiderlaus** übertragen wird.

Klinik. Nach einer Inkubationszeit von 2 Tagen bis zu 2 Wochen beginnt die Krankheit plötzlich mit hohem Fieber, Lichtscheu, Myalgie, Kopf- und Gelenkschmerzen. In ca. 25 % der Fälle kommt es zu einem kurzzeitigen

Klinik Nach plötzlich einsetzendem, hohem Fieber kommt es nach 6 Tagen zur Entfieberung. Nach einem fieberfreien Intervall werden 1 – 3 Rückfälle beobachtet, die die Tendenz haben, immer leichter und kürzer zu werden.

Krankheitsfolgen   Die Letalität beträgt bis zu 40 %.

Nachweis   Direkter mikroskopischer Nachweis aus dem Blut **während der Fieberschübe**.

Therapie   Benzylpenicillin.

Epidemiologie   Mit dem Verschwinden der Kleiderlaus ist auch das Läuserückfallfieber heute eine Seltenheit.

Zeckenrückfallfieber-Borrelien

Pathogenese   Die Erreger werden durch Zeckenstich übertragen. Bedeutendster Vertreter ist **B. duttonii**.

Klinik   Wie beim Läuserückfallfieber, jedoch mit kürzeren Zeitintervallen.

Nachweis und Therapie   Wie beim Läuserückfallfieber.

Epidemiologie   Vorkommen in Süddeuropa, Afrika, Amerika und Asien.

Borrelia burgdorferi

Geschichtliches ▶

Pathogenese   Die Übertragung erfolgt durch Zeckenstich.

Merke ▶

Exanthem am Rumpf. Nach 6 Tagen klingt das Fieber ab. Es folgt ein fieberfreies Intervall von 9 Tagen. Danach kommt es zu 1 – 3 Fieberrückfällen (selten mehr), die jeweils 2 – 3 Tage dauern, mit der Tendenz, leichter und kürzer zu verlaufen.

Krankheitsfolgen. Die Letalität wird mit bis zu 40 % angegeben.

Nachweis. Borrelien finden sich im Blut des Patienten **während der Fieberschübe**. Der Nachweis erfolgt im gefärbten Blutausstrich (Giemsa- oder May-Grünwald-Färbung). Die Erregerkultur ist prinzipiell möglich, jedoch ungebräuchlich und auch unzuverlässig.

Therapie. Mittel der Wahl ist Benzylpenicillin, alternativ Tetrazykline.

Epidemiologie. Die »weltweite« Verbreitung von Borrelia recurrentis ist heute durch die hygienischen Umstände (Verschwinden der Kleiderlaus) nur noch theoretischer Natur. Mit Infektionen ist bei schlechtem Hygienestandard in Ländern Afrikas und Südamerikas zu rechnen.

Zeckenrückfallfieber-Borrelien

Pathogenese. Die Erreger werden durch den Stich von **Lederzecken** (Ornithodorus-Arten) in den Organismus verbracht, wo sie, lymphogen und hämatogen streuend, parenchymatöse Organe befallen und sich dort vermehren. Bedeutendster Vertreter ist **Borrelia duttonii**.

Klinik. Die klinischen Symptome sind mit denen des Läuserückfallfiebers identisch, lediglich die Zeitintervalle bezüglich der Inkubation, der Dauer des ersten Fieberschubes und der Wiederholungsschübe sind im allgemeinen kürzer. Die Letalität ist mit 2 – 5 % deutlich geringer als beim Läuserückfallfieber.

Nachweis und Therapie. Wie beim Läuserückfallfieber.

Epidemiologie. Zeckenrückfallfieber kommt in Mitteleuropa nicht vor, wohl aber im Mittelmeerraum, auf der iberischen Halbinsel, in Afrika, Asien und Amerika.

Prophylaxe. Das Rückfallfieber war früher eine Quarantänekrankheit. Da diese Maßnahme bei Zeckenrückfallfieber sinnlos ist und Kleiderläuse praktische keine Rolle mehr spielen, wird die Krankheit nicht mehr im Internationalen Sanitätsreglement aufgeführt.

Borrelia burgdorferi

Geschichtliches. Borrelia burgdorferi ist der Erreger der **Lyme-Krankheit**. Diese Borreliose war 1975 in der Kleinstadt Lyme im US-Bundesstaat Connecticut erstmals beobachtet und als »Lyme-Arthritis« beschrieben worden. Burgdorfer et al. konnten 1983 den Erreger isolieren.

Pathogenese. Die Übertragung erfolgt in der Regel durch den Stich einer **Schildzecke** (Ixodes spec.) (▪239). Während **B. afzelii** am ehesten mit **Hautaffektionen** korreliert, ist **B. garinii** eher für **neurologische** und **B. burgdorferi** mehr für **arthritische Symptome** verantwortlich.

> ▶ ***Merke.*** Zecken können auch Viruskrankheiten übertragen, z. B. **FSME** (Frühsommer-Meningo-Enzephalitis). Diese virale Meningitis wird oft mit der Borreliose verwechselt, ist allerdings viel seltener, denn nur etwa jede 1 000. Zecke ist in Endemiegebieten mit diesem Virus infiziert. Gegen FSME steht eine Schutzimpfung zur Verfügung, nicht aber für Borreliose.

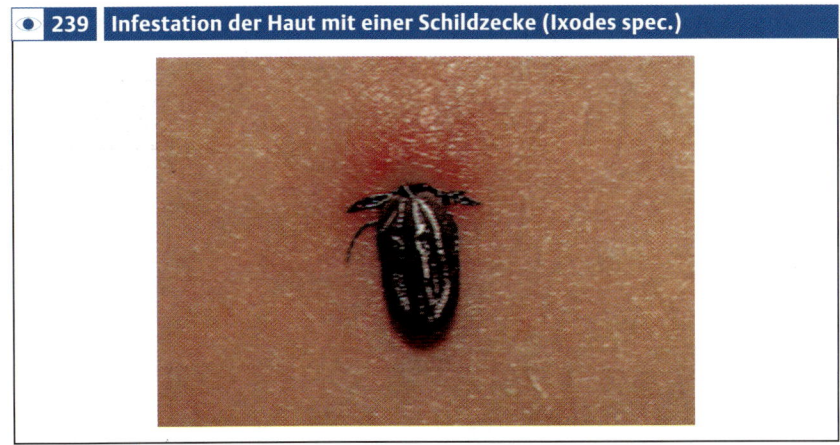

239 Infestation der Haut mit einer Schildzecke (Ixodes spec.)

Klinik. Die Erkrankung verläuft im klassischen Fall in mehreren Stadien:
- **1. Stadium:** An der Erregereintrittspforte (Zeckenstich) entsteht nach 4 – 8 Wochen ein **Erythema chronicum migrans** als Primäraffekt (240 a). Manchmal kommt es auch zu einer **Lymphadenosis cutis benigna**, das sind bläuliche, derbe Hautknötchen von mehreren Zentimetern Durchmesser. Das 1. Stadium endet nach durchschnittlich 6 Monaten auch ohne Behandlung.
- **2. Stadium:** Die Generalisation der Erreger beginnt nach etwa weiteren 3 Wochen. Es bestehen **grippeartige Symptome**. Eine kardiale und neurologische Symptomatik wird bei uns nur selten in voller Ausprägung beobachtet.
- **3. Stadium:** Dieses Stadium zeigt regionale Unterschiede. Während in den USA rezidivierende Arthritiden (»Lyme-Arthritis«) dominieren, stehen in Europa die neurologischen Erkrankungen an erster Stelle. 80 % der Patienten entwickeln über Monate eine **Meningo-Polyneuritis** (Bujadoux-Bannwarth-Syndrom).

In jedem Stadium kann auch ohne Therapie eine Spontanheilung eintreten. Die zeitlichen Abstände zwischen den Stadien können erheblich variieren.

Krankheitsfolgen. Es besteht die Möglichkeit eines chronischen Stadiums. Dieses ist gekennzeichnet durch **chronisch-erosive Arthritiden, rezidivierende Neuritiden**, eine **progressive Enzephalomyelitis** und den **Morbus Herxheimer** (Acrodermatitis chronica atrophicans, 240 b). Bei letzterem handelt es sich um eine Atrophie der Haut in blaubrauner Verfärbung, die vor allem die Extremitäten betrifft.

Nachweis. Mikroskopischer Direktnachweis des Erregers oder Kultur sind möglich, aber mit Unsicherheiten behaftet. Zumindest ist die Präsenz von Borrelia burgdorferi im Blut niedriger als die von Borrelia recurrentis. Zuverlässig wird die Diagnose durch den **IgM-Antikörpernachweis** im Serum in Verbindung mit dem klinischen Befund gestellt. Während der verschiedenen Stadien dominieren jeweils Antikörper gegen unterschiedliche bakterielle Antigene, z. B. auf den Geißeln oder auf der äußeren Membran, was mit Hilfe des Immunoblot (Western Blot) erkannt werden kann. Bei neurologischer Symptomatik kann der IgM-Antikörper auch im Liquor nachgewiesen werden. IgA-Antikörper finden sich bei ca. 10 % aller Erwachsenen, was den Schluß zuläßt, daß eine Vielzahl von Infektionen klinisch inapparent verläuft. Umgekehrt gibt es aber auch Fälle, in denen die Serologie trotz Infektion stumm bleibt.

Klinik An der Eintrittspforte des Erregers (Zeckenstich) entsteht ein **Erythema chronicum migrans**, das bis zu 6 Monaten bestehen kann (1. Stadium, 240 a). Ein 2. Stadium äußert sich durch **grippeartige Symptome**. Die 3. Phase der Krankheit ist bei uns durch die Ausbildung einer **Meningo-Polyneuritis** gekennzeichnet, in den USA durch rezidivierende Arthritiden.

In jedem Stadium kann auch ohne Therapie eine Spontanheilung eintreten.

Krankheitsfolgen Ein chronisches Stadium der Krankheit ist durch rezidivierende Arthritiden, neurologische Ausfälle und den **Morbus Herxheimer** geprägt (240 b).

Nachweis Die relativ beste Methode der Diagnostik ist serologischer Natur durch Nachweis des **IgM-Antikörpers**. IgG-Antikörper werden bei ca. 10 % der Normalbevölkerung gefunden, was für inapparent verlaufende Infektionen spricht.

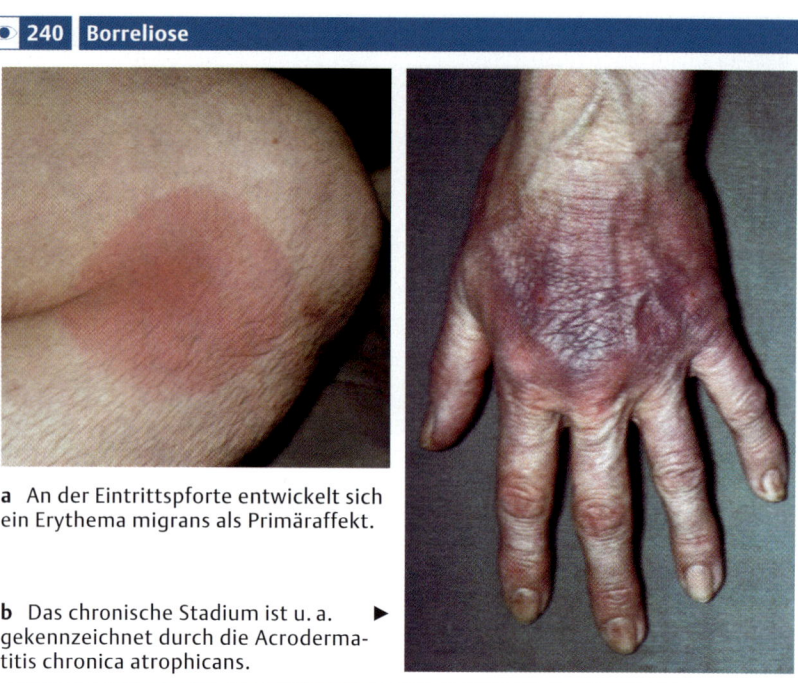

240 | **Borreliose**

a An der Eintrittspforte entwickelt sich ein Erythema migrans als Primäraffekt.

b Das chronische Stadium ist u. a. ▶ gekennzeichnet durch die Acrodermatitis chronica atrophicans.

Therapie Tetrazykline sind die Mittel der Wahl. Alternativ Penicillin oder Erythromycin. bei Spätmanifestationen Ceftriaxon.

Epidemiologie und Prophylaxe
Weltweites Vorkommen. Eine sichere Prophylaxe gibt es nicht.

2.16.3 Leptospira

Definition ▶

Klassifikation Von medizinischem Interesse ist nur die Spezies **L. interrogans**, die sich allerdings in zahlreiche Serovare unterteilt, welche in 19 Serogruppen zusammengefaßt werden (☰ 114).

Therapie. Tetrazykline sind Mittel der ersten Wahl zur Behandlung der Hautinfektion. Alternativ kommen Penicillin oder Erythromycin in Frage, bei Spätmanifestationen Ceftriaxon.

Eine antibiotische Therapie muß mindestens über 14 Tage verabreicht werden. Rezidive sind dennoch möglich, weil die Erreger sich in unzugänglichen Nischen verstecken.

Epidemiologie und Prophylaxe. Die Lyme-Borreliose ist eine weltweit vorkommende Krankheit. Eine echte Prophylaxe existiert praktisch nicht. In den Jahreszeiten, in denen die Zecken am aktivsten sind, d. h. im Frühjahr und im Herbst, sollte man in Endemiegebieten bei Waldspaziergängen lange Hosen, evtl. mit geschlossenem Bund, und ein langärmeliges Hemd bzw. Bluse tragen. Die Zecken sollten möglichst sofort **mechanisch** entfernt werden, denn in Endemiegebieten ist schon jede 10. Zecke Träger von Borrelien, wobei gleichzeitig auch mehrere Borrelia-Arten vorkommen können.

2.16.3 Leptospira

▶ **Definition.** Leptospiren sind bewegliche, sehr feine Spirochäten von nur 0,1 – 0,2 μm Dicke und 10 – 20 μm Länge. Sie besitzen 12 – 24 gleichförmige Windungen und sind an den Enden abgebogen (kleiderbügelförmig).

Klassifikation. Die Gattung Leptospira umfaßt nur zwei Spezies:
- Leptospira biflexa
- Leptospira interrogans.

Von medizinischem Interesse ist nur **Leptospira interrogans**. Sie unterteilt sich in ca. 180 Serovare, die in 19 Serogruppen zusammengefaßt werden. ☰ **114** gibt einen Überblick über die humanpathogenen Leptospira-interrogans-Serogruppen und die ihnen eigenen Infektionskrankheiten.

114	Übersicht (Auswahl) über die Serogruppen von Leptospira interrogans, soweit sie von human- medizinischem Interesse sind, und die ihnen eigenen Infektionskrankheiten		
Krankheit		**Serogruppe**	**Schweregrad der Infektion**
▷ Morbus Weil		L. icterohaemorrhagiae	schwerste, meist ikterische Verlaufsform
▷ Canicolafieber		L. canicola	mittelschwere Leptospirose
▷ Feld-, Schlamm-, Erntefieber		L. bataviae L. grippotyphosa	benigne, meist anikterische Leptospirosen
▷ Schweinehüterkrankheit		L. pomona	

Nachweis. Leptospiren können unter aeroben Bedingungen bei 27 – 30 °C kultiviert werden, z. B. in flüssigem Peptonmedium mit 10 % Serumzusatz.

Pathogenese. Sowohl die Beweglichkeit als auch das Enzym Hyaluronidase befähigen die Leptospiren, durch kleinste Hautverletzungen oder durch die intakte Konjunktivalschleimhaut in den Körper einzudringen. Die Infektionen erfolgen dabei nicht nur direkt durch Kontakt mit infizierten Tieren (Mäusen, Ratten, Kaninchen, Hunden, Schweinen u. a.), sondern auch indirekt, z. B. durch Wasser, das den Urin infizierter Tiere enthält. Kanal- und Klärwerkarbeiter, Wassersportler, die in natürlichen Oberflächengewässern ihren Sport ausüben, Reisfeldarbeiter, aber auch »Schweinehüter« etc. sind besonders betroffen.

Klinik. Es gibt keinen Primäraffekt (Entzündungszeichen an der Eintrittspforte der Erreger). Die Erreger streuen hämatogen und können alle Organe des Körpers befallen, einschließlich des Zentralnervensystems. Aus völligem Wohlbefinden heraus – plötzlich und völlig unerwartet – treten Schüttelfrost und Fieber bis 40 °C auf. Charakteristisch sind Myalgien, z. B. Wadenschmerzen neben Konjunktivitis, Erbrechen und Diarrhö. Zu unterscheiden sind ikterische (schwere) und nichtikterische (leichtere) Formen. Der Ikterus ist Ausdruck einer Dysfunktion der Leber, ohne Nekrose. Leptospirosen verlaufen in zwei Phasen. Die 3 – 7 Tage dauernde Septikämie wird vom **Immunstadium** abgelöst, das bis zu 40 Tage währen kann. Während dieser Phase können Organbeteiligungen zu Meningitis, Leber-, Nierenstörungen und kardiovaskulären Symptomen führen. Die schwerste Form einer Leptospirose ist der **Morbus Weil**, bei dem das Immunstadium besonders ausgeprägt ist.

Nachweis. Im septischen Stadium kann ein direkter mikroskopischer Erregernachweis im Dunkelfeld aus Blut, Urin und Liquor versucht werden. Die Anzüchtung auf speziellen Nährmedien ist zeitaufwendig (3 – 4 Wochen), die Serotypisierung gewachsener Leptospiren nicht einfach. Im Immunstadium kann ein Antikörpernachweis geführt werden. Als Screening-Verfahren eignen sich Objektträgerschnelltests, die mit Totantigenen arbeiten. Die empfindlichere und serospezifische Bestimmung der Antikörper mit lebenden Kulturstämmen wird wegen der Vielfalt der zu prüfenden Serotypen nur in Speziallaboratorien durchgeführt.

Therapie. Mittel der Wahl sind Penicillin oder Tetrazykline, die hochdosiert im Frühstadium der Krankheit gegeben werden müssen.

▶ **Merke.** Eine Therapie, die nach dem 5. Krankheitstag eingeleitet wird, kann den Krankheitsverlauf kausal nicht mehr beeinflussen.

Epidemiologie. Leptospiren sind typische **Anthropozoonosen**, die weltweit vorkommen. Die Übertragung erfolgt immer direkt oder indirekt vom Tier auf den Menschen. Der erkrankte Mensch spielt als Infektionsquelle in der Regel keine Rolle.

Nachweis Bei 27 – 30 °C in Kultur.

Pathogenese Die Infektion erfolgt durch Tierkontakt oder indirekt durch Wasser, das mit erregerhaltigem Tierurin kontaminiert ist. Die Keime gelangen über kleinste Hautläsionen oder über die intakte Konjunktivalschleimhaut in den Organismus.

Klinik Urplötzlich einsetzender Schüttelfrost und Fieber bis 40 °C stehen am Beginn der Krankheit. Die Septikämie geht nach ca. 1 Woche in ein **Immunstadium** über, das bis zu 40 Tage dauern kann und in dem Organbefälle dominieren. Man unterscheidet ikterische und anikterische Formen. Die schwerste Form ist der **Morbus Weil**, bei dem die Organbeteiligung besonders ausgeprägt ist.

Nachweis Im septischen Stadium kann ein direkter Nachweis in der Dunkelfeldmikroskopie versucht werden. Kulturelle und serologische Nachweise sind möglich, jedoch kompliziert und werden nur in Speziallabors durchgeführt.

Therapie Mittel der Wahl sind Penicillin oder Tetrazykline.

◀ **Merke**

Epidemiologie Es handelt sich um **Anthropozoonosen**. Der erkrankte Mensch spielt in der Infektionskette keine Rolle.

Prophylaxe Leptospirosen (Krankheit und Tod) sind meldepflichtig.

Prophylaxe. Nach dem Bundesseuchengesetz sind Erkrankung und Tod an Leptospirose meldepflichtig. Schutzmaßnahmen für gefährdete Personengruppen (Kanal-, Klärwerkarbeiter, Tierpfleger etc.) ist die Vermeidung von Feuchtigkeitskontakt durch entsprechende Schutzkleidung.

Praktischer Tip ▶

> ▶ **Praktischer Tip.** Blut, das zum Zwecke eines direkten Erregernachweises entnommen wird, darf **nicht** mit Citrat versetzt werden, da dieses für Leptospiren außerordentlich toxisch ist. Als Antigerinnungsmittel ist 0,2 % Heparin oder 0,1 % Natriumoxalat geeignet.

2.17 Anaerobe gramnegative Stäbchenbakterien

2.17.1 Bacteroidaceae

2.17 Anaerobe gramnegative Stäbchenbakterien

2.17.1 Bacteroidaceae

Definition ▶

> ▶ **Definition.** Die Familie Bacteroidaceae besteht aus gramnegativen, nichtsporenbildenden, **strikt anaerob** wachsenden Stäbchenbakterien.

Klassifikation Es handelt sich um eine heterogene Gruppe, die in mehrere Genera unterteilt wird.
Nur **Bacteroides, Porphyromonas, Prevotella** und **Fusobacterium** sind humanpathogen (☰ 115).

Klassifikation. Es handelt sich dabei um eine sehr umfangreiche heterogene Gruppe. Die Familie Bacteroidaceae wird in mehrere Genera unterteilt, von denen jedoch nur die ersten vier, nämlich **Bacteroides, Porphyromonas, Prevotella** und **Fusobacterium**, humanpathogene Erreger enthalten (☰ 115). Weitere Gattungen sind – wenn überhaupt – nur von sehr nachgeordnetem medizinischen Interesse.

☰ 115	Humanmedizinisch relevante Arten der Familie Bacteroidaceae				
Standort		**Spezies**	**Standort**		**Spezies**
▷ Darm	Bacteroides	B. caccae	▷ Mundhöhle	Bacteroides	B. ureolyticus
		B. distasonis			B. capillosus
		B. eggerthii		Prevotella	P. buccae
		B. fragilis			P. buccalis
		B. merdae			P. corporis
		B. ovatus			P. denticola
		B. splanchnicus			P. heparinolytica
		B. stercoralis			P. intermedia
		B. thetaiotaomicron			P. loescheii
		B. uniformis			P. melaninogenica
		B. vulgatus			P. nigrescens
	Fusobacterium	F. gonidiaformans			P. oralis
		F. mortiferum			P. oris
		F. necrophorum			P. veroralis
		F. russii			P. zoogleoformans
		F. varium		Fusobacterium	F. necrophorum
▷ Urogenitaltrakt	Bacteroides	B. coagulans			F. nucleatum
		B. splanchnicus			F. periodonticum
		B. ureolyticus			F. sulci
	Fusobacterium	F. gonidiaformans		Porphyromonas	P. asaccharolytica
		F. necrophorum			P. endodontalis
					P. gingivalis
			▷ Vagina	Prevotella	P. bivia
					P. disiens

Ökologie. Während bei Säuglingen die Darmflora hauptsächlich von **Laktobazillen** geprägt ist, gewinnen nach der Nahrungsumstellung von Milch auf Vegetabilien und Fleisch die Bacteroides-Arten die Oberhand. Zusammen mit anderen anaeroben Bakterien stellen sie die führende Bakterienart im Kolon dar (10^{12} Keime/g Stuhl) und verdrängen dabei andere Bakterien; sie sind also hauptverantwortlich für die »**Colonization resistance**«. Aber nicht nur im Darm, sondern auch auf anderen Schleimhäuten, z. B. im Mund, Nasennebenhöhlen und Bronchialtrakt, kommen Bacteroidaceae in großer Zahl vor.

Pathogenese. Infektionen mit gramnegativen Anaerobiern gehen praktisch immer von der eigenen Körperflora aus (endogene Infektionen). Sie sind häufig **Mischinfektionen**, an denen andere Anaerobier oder fakultativ anaerobe Bakterien beteiligt sind. Diese eitrigen Entzündungen entstehen, wenn Bacteroidaceae der Normalflora passiv in das Gewebe verschleppt werden und dort anaerobe Verhältnisse (niedriges Redoxpotential) vorfinden.
Manche, außergewöhnliche Stämme von B. fragilis, die Teil der Normalflora sein können, bilden ein **extrazelluläres Enterotoxin**, welches in der Tat auch für Durchfälle verantwortlich ist.

Klinik. Der klinische Verlauf von Anaerobierinfektionen ist selten akut. Chronische und subakute Verlaufsformen dominieren. Häufigste Manifestationsform ist die Ausbildung **bestialisch stinkender nekrotisierender Abszesse**. Unter klinischen Gesichtspunkten können solche Infektionen in drei Gruppen eingeteilt werden:
- **Infektionen, die vom Darm ausgehen:**
  Häufigster Erreger ist hier **B. fragilis**, der subphrenische, Peritoneal- und Retroperitonealabszesse verursacht. Auch an Infektionen im Beckenbereich kann er beteiligt sein. **B. thetaiotaomicron** steht ihm an pathogenetischer Bedeutung als Abszeßbildner nicht nach, wohingegen **B. vulgatus**, der im Darm als häufigster Vertreter der Bacteroidaceae anzutreffen ist, selten als Krankheitserreger angeschuldigt wird.
- **Infektionen, die vom Urogenitalsystem, insbesondere der Vagina, ausgehen:**
  Klassische klinische Manifestationen sind Tuben-, Ovarial- und Douglasabszesse. Aber auch fortschreitende Infektionen, wie Beckenbodenphlegmonen, Endometritis u. a., können auftreten. In der Geburtshilfe ist die Infektion mit Bacteroidaceae bei vorzeitigem Blasensprung gefürchtet (Puerperalsepsis!). Als Erreger wird auch hier häufig B. fragilis isoliert, aber auch **Prevotella bivia**, die zur Normalflora der Vagina gehört, und **Prevotella disiens**.
- **Infektionen, die von der Mundhöhle ausgehen:**
  Die Infektionen werden hauptsächlich durch **B. oralis, B. fragilis, P. melaninogenica** sowie durch **Porphyromonas gingivalis** und **P. buccalis** verursacht. Neben unterschiedlichsten Infektionen in der Mundhöhle können auch tiefere Regionen des Respirationstraktes betroffen werden. Lungenabszesse und nekrotisierende Pneumonien werden häufig von **P. melaninogenica** und **P. intermedia** verursacht.

Eine besondere Erkrankungsform ist die **Fusospirochätose** (Angina Plaut Vincenti), an der sich unter anderem **Fusobacterium nucleatum** und **Treponema vincentii** beteiligen.

Nachweis. Die erste Verdachtsdiagnose stellt sich durch das fötide Abszeßsekret. Die exakte Diagnose muß immer durch den Erregernachweis erfolgen, dabei stellen sich mehrere Probleme:
- Da alle für die Infektion angeschuldigten Erreger Bestandteil der normalen Schleimhautflora sind, muß diese bei der Probennahme zuverlässig ausgeschlossen werden. Dies stellt in der Praxis ein sehr großes Problem dar.
- Die entnommenen Proben müssen unbedingt in einem **speziellen Anaerobier-Transportmedium** auf kürzestem Wege dem Labor zugeleitet werden. Die Fragestellung bzw. **klinische Verdachtsdiagnose** ist unbedingt zu nennen.

Ökologie Zusammen mit anderen anaeroben Bakterien stellen die Bacteroides-Arten die führende Spezies im Kolon dar (10^{12} Keime/g Stuhl) und sind verantwortlich für die »**Colonization resistance**«.

Pathogenese Infektionen mit gramnegativen Anaerobiern sind immer **endogene Mischinfektionen** unter Beteiligung weiterer Anaerobier oder fakultativ anaerober Bakterien.

Klinik Häufigste Manifestation von Anaerobierinfektionen sind **bestialisch stinkende nekrotisierende Abszesse**.

Die Infektionen können ausgehen
- vom Darm
- vom Urogenitaltrakt, hauptsächlich der Vagina
- von der Mundhöhle.
Bedeutendste Abszeßbildner sind dabei **B. fragilis, B. thetaiotaomicron, P. bivia, P. oralis, P. melaninogenica** u. a.

An der **Fusospirochätose** sind Fusobacterium nucleatum und Treponema vincentii beteiligt.

Nachweis Die Kultur der Anaerobier ist schwierig und langwierig. Das Untersuchungsmaterial muß in **speziellen Transportmedien** dem Labor rasch zugeleitet werden.

Merke ▶

Die Speziesdifferenzierung erfolgt gaschromatographisch durch Nachweis bestimmter Fettsäuren.

Im mikroskopischen Bild sind Fusobakterien leicht zu erkennen (▪ 241).

> ▶ *Merke.* Kein mikrobiologisches Labor betreibt eine Anaerobierdiagnostik, wenn es dazu nicht aufgefordert wird (auch indirekt durch Angabe des klinischen Befundes!).

Im mikroskopischen Bild relativ leicht zu erkennen sind Fusobakterien, die sich durch die zugespitzten Enden (spindelförmig, fusiform) zu erkennen geben (▪ 241).

Bacteroides sind pleomorphe, kleine, gerade oder gebogene, meist unbewegliche Stäbchen, die sich oft ungleichmäßig anfärben und zentrale oder terminale Anschwellungen zeigen.

Die Differenzierung der Spezies erfolgt also teilweise durch das mikroskopische Bild, in der Regel jedoch gaschromatographisch durch den Nachweis bestimmter Fettsäuren, die in protein- und kohlenhydrathaltigen Flüssigkulturen produziert werden (z. B. Butter-, Isobutter-, Isovaleriansäuren). Daneben spielen auch Essig-, Milch- und Propionsäuren eine große Rolle. Eine Reihe biochemischer Reaktionen ergänzt die Erkennung.

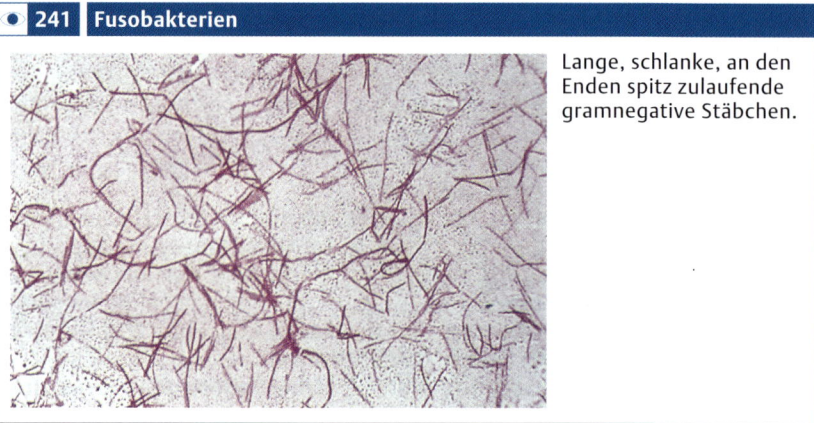

● 241 **Fusobakterien**

Lange, schlanke, an den Enden spitz zulaufende gramnegative Stäbchen.

Therapie   Neben der **chirurgischen Intervention** (Abszeßspaltung und Drainage) kommt die **Chemotherapie** mit Metronidazol, Chloramphenicol u. a. in Betracht. Anaerobier sind immer resistent gegen Aminoglykoside und häufig gegen Tetrazykline und Penicilline. Resistenzprüfungen sind wegen der langen Kulturzeiten nicht üblich.

Therapie. Alle Anaerobier sind gegen Aminoglykoside resistent. Eine hohe Resistenzquote besteht auch gegenüber Tetrazyklinen. Wegen einer Betalaktamaseproduktion sind diese Erreger zunehmend auch gegen Penicilline (Mezlocillin, Piperacillin) resistent. Gegen andere Chemotherapeutika, vor allem Metronidazol und Chloramphenicol, aber auch Clindamycin, sind die Bacteroidaceae empfindlich, jedoch muß immer die Begleitflora berücksichtigt werden. Resistenzprüfungen sind nicht die Regel, zumal die Anaerobierdiagnostik nicht selten 1 – 2 Wochen in Anspruch nimmt.

Der **chirurgischen Intervention**, d. h. Spaltung und Drainage der Abszesse (Sauerstoffzuführung), ist die größte Bedeutung zuzumessen.

2.18   Rickettsiaceae

2.18.1   Rickettsia

Definition ▶

2.18   **Rickettsiaceae**

2.18.1   **Rickettsia**

> ▶ *Definition.* Das Genus Rickettsia umfaßt pleomorphe, kokkoide oder kurze Stäbchenbakterien (0,5 – 1,5 μm), die ausschließlich intrazellulär leben. Menschenpathogene Rickettsia-Spezies werden von Arthropoden übertragen.

Klassifikation

Klassifikation. Die humanpathogenen Spezies der Gattung Rickettsia lassen sich in drei Gruppen zusammenfassen. Einen Überblick gibt ▦ **116**.

116 Humanmedizinisch wichtige Spezies des Genus Rickettsia				
Spezies	**Krankheit**	**Vektor**	**Erregerreservoir**	**Vorkommen**
• **Fleckfieber-Gruppe**				
▷ R. prowazekii	klassisches Fleckfieber	Läuse	Mensch, Ziege, Schaf, Flughörnchen	heute nur noch in Mittel-, Südamerika und Afrika
▷ R. typhi	murines Fleckfieber	Rattenfloh	Ratte	weltweit
▷ R. canada	Fleckfieber (selten!)	Zecken	Kaninchen	Nordamerika
• **Zeckenbißfieber-Gruppe**				
▷ R. akari	Rickettsienpocken	Milben	Mäuse, Ratten	Nordamerika (Ostküste), Afrika, Korea, Rußland
▷ R. australis	Queensland-Zeckenbißfieber	Zecken	kleine Beuteltiere	Australien
▷ R. conorii	Fièvre boutonneuse, Mittelmeerfleckfieber	Zecken	wilde Nagetiere	Mittelmeerraum, Vorderer Orient, Indien, Afrika
▷ R. rickettsii	Rocky Mountain spotted fever	Zecken	Nagetiere, Hunde	Amerika
▷ R. sibirica	nordasiatisches Zeckenbißfieber	Zecken	Nagetiere	Sibirien
• **Tsutsugamushi-Fieber-Gruppe**				
▷ R. tsutsugamushi	Japanisches Fleckfieber	Milben	Nagetiere, Vögel	Indien, Ostasien, Nordaustralien

Pathogenese. Rickettsia wird mit den Fäzes von Arthropoden, bei Zecken auch durch den Speichel (Saugakt), auf den Menschen übertragen. Hier befallen sie die Endothelzellen der kleinen Blutgefäße, in denen sie sich vermehren. Nach Eindringen in die Wirtszelle liegen die Bakterien in einer Vakuole, die nach Fusion der Lysosomen stark angesäuert wird. Dennoch können die Rickettsien sich darin halten und vermehren, so daß allmählich die Vakuole sich ausdehnt und den ganzen Zelleib einnimmt bis schlußendlich die Wirtszelle abstirbt. Durch die Zerstörung können sich die Erreger schubweise mit dem Blutstrom verbreiten und immer neue Zellen befallen. Es resultieren zahlreiche kleine Läsionen, wobei das pathologische Geschehen durch Einwanderung von Entzündungszellen, Thrombosierungen von Kapillaren und Hyperplasien der Gefäßendothelien getragen wird.

Klinik.
• **Fleckfieber:** Klassischer Erreger des Fleckfiebers (auch als Läusefleckfieber und im angelsächsischen Schrifttum irreführend als »typhus« oder »typhus fever« bezeichnet) ist **R. prowazekii**. Nach einer Inkubationszeit von 10 – 14 Tagen beginnt die Krankheit mit **grippeartigen Symptomen**. Innerhalb von 2 – 4 Tagen steigt die Temperatur bis auf 41 °C, um für mindestens 10 Tage als Kontinua so zu bleiben. Zwischen dem 4. und 7. Krankheitstag tritt ein **makulöses Exanthem** auf, das sich vom Stamm schnell auf die Extremitäten ausbreitet, das Gesicht ausspart und sich als »buntes Bild« (hochrote, livide, blaßrosa Flecken, neben Petechien als Ausdruck der Gefäßschädigungen) darbietet. Charakteristisch sind **schwere Kopfschmerzen** sowie mehr oder minder ausgeprägte neurologische und psychiatrische Symptome (Unruhe, Gewalttätigkeit, Tremor, Sprachstörungen, Meningismus u. a.).

Auf eine 4 – 5 Tage dauernde Entfieberung folgt die Phase der Rekonvaleszenz, die sich über mehrere Monate erstrecken kann.
Die Letalität liegt bei unbehandelter Krankheit zwischen 10 und 20 % und erhöht sich beim Auftreten von Sekundärinfektionen, die vor allem bei älteren Menschen nicht selten sind (Meningitis, Pneumonien, Karditiden etc.). Das klassische Fleckfieber hat an Bedeutung heute verloren. Während in Europa zur Zeit der beiden Weltkriege noch Millionen Menschen an Fleckfieber verstarben, ist es heute infolge der Vernichtung der Kleider-

Pathogenese Rickettsia wird von Arthropoden auf den Menschen übertragen. Hier befallen sie die Endothelzellen der kleinen Blutgefäße, in denen sie sich vermehren. Durch die Zerstörung der Wirtszellen können sich die Erreger schubweise mit dem Blutstrom verbreiten und immer neue Zellen befallen.

Klinik
• **Fleckfieber:** Klassischer Erreger des Fleckfiebers ist **R. prowazekii**. Die Krankheit beginnt mit grippeartigen Symptomen. Die Körpertemperatur steigt bis auf 41 °C, um für mindestens 10 Tage als Kontinua so zu bleiben. Das **makulöse Exanthem** breitet sich vom Stamm schnell auf die Extremitäten aus, wobei das Gesicht ausgespart bleibt.

Die Letalität liegt bei unbehandelter Krankheit zwischen 10 und 20 % und erhöht sich beim Auftreten von Sekundärinfektionen. Das klassische Fleckfieber hat an Bedeutung verloren. Nur in Ostafrika und in Südamerika (Schwerpunkt Andentäler) tritt die Krankheit immer noch epidemisch auf.

laus (Anwendung von Insektiziden) verschwunden. In Ostafrika und in Südamerika (Schwerpunkt Andentäler) tritt die Krankheit jedoch immer noch epidemisch auf.

> ▶ *Merke.* Auch nach »Ausheilung« der Krankheit können Erreger im Körper bis zu 30 Jahre unbemerkt persistieren, um dann irgendwann ein Rezidiv der Krankheit im Sinne endogener Zweitinfektion (Absinken des Antikörpertiters) zu bewirken. Dieses Rezidiv wird als **Morbus Brill-Zinsser** bezeichnet und verläuft sehr viel milder als die Ersterkrankung.

Klassischer Erreger des **murinen Fleckfiebers** ist **R. typhi**. Es ähnelt dem Fleckfieber. Erregerreservoir sind Ratten; die Übertragung auf den Menschen erfolgt durch Flöhe und Läuse.

- **Zeckenbißfieber:** Charakteristischer Vertreter dieser Gruppe ist das **Rocky Mountain spotted fever**, verursacht durch **R. rickettsii**. Der Erreger wird durch Zeckenbiß (eigentlich ein Stich) auf den Menschen gebracht. Die Krankheit beginnt sehr heftig mit Schüttelfrost. Ähnlich wie beim Fleckfieber kann ein sich ausbreitendes makulopapulöses Exanthem entstehen (▣ 242). Charakteristisch für das Zeckenbißfieber sind ein **Ulkus mit rotem Saum und schwarzer Zentralnekrose** an der Stelle des Zecken»bisses« (»cigarette burn lesion«) sowie eine regionale Lymphadenopathie.

Klassischer Erreger des **murinen Fleckfiebers** ist **R. typhi**. Die Krankheit kommt zur Zeit in Mitteleuropa nicht vor. Sie ähnelt dem Fleckfieber, ist jedoch kürzer und weniger schwer. Erregerreservoir sind Ratten, die Übertragung auf den Menschen erfolgt durch Flöhe und Läuse.

- **Zeckenbißfieber:** Charakteristischer Vertreter dieser Gruppe ist das **Rocky Mountain spotted fever**, verursacht durch **R. rickettsii**. Der Erreger wird durch Zeckenbiß (eigentlich ein Stich) auf den Menschen gebracht; nach ca. einer Woche Inkubationszeit beginnt die Krankheit sehr heftig mit Schüttelfrost. Ähnlich wie beim Fleckfieber kann ein sich ausbreitendes makulopapulöses Exanthem entstehen (▣ 242). Charakteristisch für das Zeckenbißfieber sind ein **Ulkus mit rotem Saum und schwarzer Zentralnekrose** an der Stelle des Zecken»bisses« (»cigarette burn lesion«) sowie eine regionale Lymphadenopathie. Der weitere Krankheitsverlauf ist mit dem Fleckfieber vergleichbar, die Fieberkontinua ist jedoch meist länger. Unbehandelt liegt die Letalität bei 20 %.
  Der Erreger des **Fièvre boutonneuse, R. conori**, wird oft durch Hunde aus dem Mittelmeerraum eingeschleppt. Die Krankheit und andere Arten des Zeckenbißfiebers verlaufen unter der gleichen Symptomatik wie das Rocky Mountain spotted fever, jedoch insgesamt gutartiger. **R.-akari-Infektionen** bringen ein Exanthem hervor, dessen Effloreszenzen denen der Windpocken ähneln und deshalb **Rickettsienpocken** genannt werden.

▣ 242 Zeckenbißfieber

Zeckenbißfieber bei einem Urlaubsheimkehrer: makulopapulöses Exanthem, Zecken»biß«stelle deutlich zu erkennen.

- **Japanisches Fleckfieber.** Das **Tsutsugamushi-Fieber** wird von **R. tsutsugamushi** verursacht. Die Übertragung erfolgt durch blutsaugende Larven verschiedener Milbenarten. Das Krankheitsbild entspricht weitgehend dem des klassischen Fleckfiebers.

- **Japanisches Fleckfieber:** Das **Tsutsugamushi-Fieber** wird von **R. tsutsugamushi** verursacht. Die Übertragung erfolgt durch blutsaugende Larven verschiedener Milbenarten. Das Krankheitsbild entspricht weitgehend dem des klassischen Fleckfiebers. Das Exanthem ist lediglich großfleckiger und die regionalen Lymphknoten an der Eintrittspforte des Erregers sind schmerzhaft vergrößert. Das Japanische Fleckfieber ist auf Japan, Südostasien und einige Pazifikinseln beschränkt. Die Prophylaxe besteht im Einsatz milbenabtötender Substanzen, mit denen Bettwäsche und Kleidung imprägniert werden.

Nachweis. Methode der Wahl ist der Antikörpernachweis im Serum des Patienten. Der direkte Rickettsiennachweis aus Blut und Gewebe ist prinzipiell möglich, jedoch unzuverlässig und mit großer Infektionsgefahr verbunden. Er wird deshalb heute nicht mehr durchgeführt. Die Kultur erfolgt im Tierversuch, wobei Mäusen oder Meerschweinchen das Untersuchungsmaterial intraperitoneal injiziert wird. Die Rickettsien werden dann nach Tötung der Tiere in deren Milz oder im Peritonealexsudat färberisch nachgewiesen. Eine Erstisolierung der Erreger im Dottersack des Hühnerembryos ist nicht empfehlenswert, jedoch können Rikettsienisolate auf diese Weise fortgezüchtet werden.

Die klassische Methode des Antikörpernachweises ist die **Weil-Felix-Reaktion.** Sie beruht auf der Tatsache, daß Antikörper gegen Rickettsien mit Oberflächenantigen bestimmter Proteusstämme kreuzreagieren. Auf diese Weise können Rickettsien der Fleckfiebergruppe mit dem Proteus-Stamm OX 19, Rickettsien der Zeckenbißfieber-Gruppe mit OX-2 (teilweise auch OX-19, negativer Ausfall jedoch bei den Rickettsienpocken durch R. akari) und Rickettsien des Japanischen Fleckfiebers mit OX-K nachgewiesen werden. Für die Komplementbindungsreaktion stehen gruppenspezifische, lösliche Antigene zur Verfügung. Daneben existieren speziesspezifische, unlösliche Antigene, mit denen eine Diagnose mittel ELISA oder Immunfluoreszenz möglich ist.

Therapie. Tetrazykline oder Chloramphenicol führen innerhalb von 1 – 2 Tagen zur Entfieberung und sind die Mittel der Wahl bei allen Rickettsiosen. Chinolone und Rifampicin haben ebenfalls eine gute Wirkung auf diesen Erreger. Alkalinisierende, lysosomotrope Substanzen wie Chloroquin können den pH in der Vakuole der Wirtszelle anheben, wodurch sich die Vermehrungsbedingungen für die Rickettsien verschlechtern und gleichzeitig die Aktivität der Antibiotika steigt.

2.18.2 Ehrlichia

Folgende Spezies sind von humanmedizinischem Interesse:
Ehrlichia canis ist weltweit bei Hunden verbreitet. Sie wird durch Zecken sehr selten auch auf Menschen übertragen. Gefährdet sind vor allem Patienten mit Immundefizienzen. Die Symptomatik ist ähnlich den übrigen Rickettsiosen (Fieber, Myalgien, Kopfschmerzen, Nausea etc.).
- **Ehrlichia sennetsu** ist der bislang nur in Japan und Malaysia beobachtete Erreger der **Sennetsu-Rickettsiose**, einem mononukleoseähnlichen Krankheitsbild mit genereller Lymphadenopathie, dessen Infektionsweg bislang unklar ist.
 Die Diagnose erfolgt serologisch, die Therapie am besten mit Tetrazyklinen.
- **Ehrlichia chaffeensis** ist in den USA als Krankheitserreger aufgetreten, mit schweren, manchmal sogar tödlichen Verläufen. Neben Fieber und Kopfschmerzen steht die Myalgie im Vordergrund. Im Buffy coat kann man intrazytoplasmatische Einschlüsse nachweisen.

2.18.3 Bartonella

Die frühere Gattung **Rochalimea** wurde wegen hoher Homologie der r-RNS mit der Gattung **Bartonella** verschmolzen. Humanpathogene Arten sind:
- **Bartonella quintana**, der Erreger des **Fünftage- oder Wolhynischen Fiebers**, ist heute nahezu ausgestorben.
- **Bartonella bacilliformis** kommt in begrenzten Gebieten der Anden vor. Durch Sandfliegen (Lutzomyia) werden diese Erreger von Mensch zu Mensch übertragen. Nach einer Inkubationszeit von 3 Wochen tritt ganz

Nachweis Methode der Wahl ist der Antikörpernachweis im Serum. Die klassische Methode ist die **Weil-Felix-Reaktion.** Für die Komplementbindungsreaktion stehen gruppenspezifische Antigene zur Verfügung.

Therapie Tetrazykline und Chloramphenicol.

2.18.2 Ehrlichia

Ehrlichia canis ist weltweit bei Hunden verbreitet und wird selten durch Zecken auch auf Menschen übertragen. Die Symptomatik ähnelt der bei den Rickettsiosen.
Diagnose: serologisch.
Therapie: Tetrazykline.

2.18.3 Bartonella

Die frühere Gattung Rochalimea wurde wegen hoher Homologie der r-RNS mit der Gattung **Bartonella** verschmolzen. Humanpathogene Arten sind:
- B. quintana
- B. bacilliformis
- B. henselae

plötzlich eine schwere Krankheit auf (Oroya-Fieber). Fieber, Schüttelfrost, Schweiß, Kopfschmerzen und Bewußtseinsstörungen werden von einer Anämie begleitet. Oft verläuft diese Krankheit, bei Abwehrschwäche, tödlich. Man findet im Blutausstrich Bakterien, die an den Erythrozyten hängen. Offensichtlich werden diese geschädigt, was zur Anämie führt.

Nach Monaten kann sich eine persistierende Infektion durch warzenartige Haut- und Schleimhauteffloreszenzen (Verruga peruviana) manifestieren, was vermutlich durch eine Induktion einer Neoangiogenese bedingt ist.

- **Bartonella henselae** ist der Erreger der **bazillären Angiomatose**, die eigentlich nur bei abwehrgeschwächten Patienten, z. B. AIDS-Patienten, auftritt; das klinische Bild (▪ 243) ähnelt der Verruga peruviana. Solche neovaskulären Proliferationen betreffen nicht nur Haut und Schleimhaut, sondern auch innere Organe (z. B. **Peliosis hepatis**).

Auch als Erreger der **Katzenkratzkrankheit** gilt B. henselae. Nach Kontakt mit einer jungen Katze (oder auch Hund) entwickelt sich innerhalb einer Woche eine Hautpapel oder -pustel. Der regionale Lymphknoten vergrößert sich und schmilzt evtl. sogar eitrig ein. Fieber ist nicht immer vorhanden. (Neben B. henselae kann auch Afipia felis, ein verwandtes Bakterium, eine Katzenkratzkrankheit auslösen) (▪ 244.)

Gelegentlich gelingt es, die Erreger im mikroskopischen Präparat mit Hilfe von Silberimprägnation zu erkennen, doch erfordert diese Technik viel Übung, und auch die Bakteriendichte ist recht gering. Diese anspruchsvollen Erreger können aus Blut oder Lymphknoten nach langer Inkubationszeit (30 Tage) isoliert werden. Vor allem der Nachweis von Antikörpern im Serum ist eine Hilfe.

Makrolide wären Mittel der ersten Wahl, evtl. durch Tetrazykline zu ersetzen.

Bartonella henselae ist der Erreger der **Katzenkratzkrankheit**, die bei ansonsten Gesunden als lokale Hautinfektion mit Lymphknotenschwellung auftritt (▪ 244). Bei Abwehrschwäche (z. B. AIDS) führt dieser Erreger zu einer Neoangiogenese, was in der Haut als **bazilläre Angiomatose** (▪ 243) bzw. in den inneren Organen als Peliosis abläuft.

Gelegentlich gelingt es, die Erreger im mikroskopischen Präparat mit Hilfe von Silberimprägnation zu erkennen. Vor allem der Nachweis von Antikörpern im Serum ist eine Hilfe.

Makrolide wären Mittel der ersten Wahl, evtl. durch Tetrazykline zu ersetzen.

▪ 243 Bazilläre Angiomatose

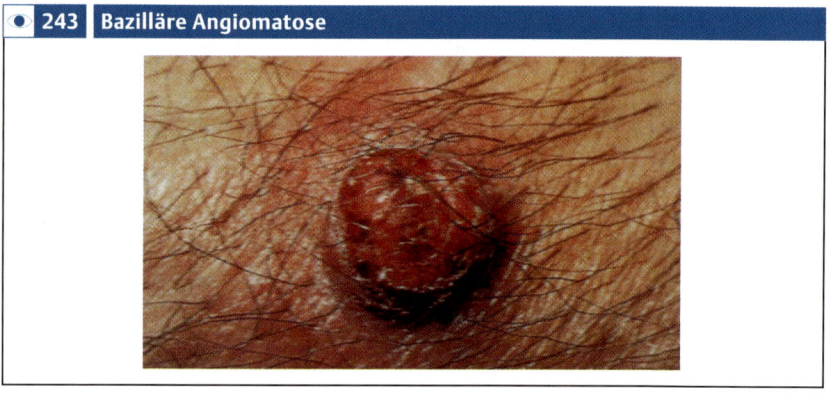

▪ 244 Katzenkratzkrankheit

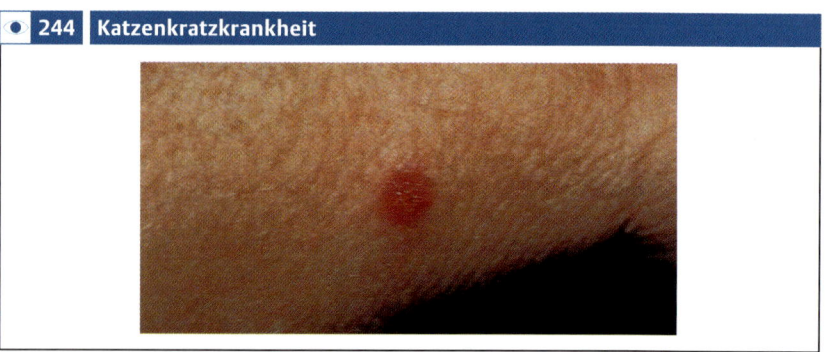

2.19 Chlamydiaceae

> ▶ *Definition.* Chlamydien sind unzweifelhaft Bakterien, da sie sowohl DNS als auch RNS besitzen. Sie unterscheiden sich jedoch von allen anderen Bakterienfamilien durch ihre Kleinheit (kleinste Einheit ca. 0,2 µm), einen speziellen Vermehrungszyklus, der nur innerhalb einer Wirtszelle stattfinden kann (obligater Zellparasitismus), und die Existenz von zwei verschiedenen zellmorphologischen Erscheinungsformen, den Elementar- und Initialkörperchen.

◀ Definition

Chlamydien zeigen fast alle Strukturmerkmale von Bakterien, und zwar von gramnegativen Bakterien. Was ihnen aber fehlt, ist ein Peptidoglykansakkulus. Auffällig ist noch eine funktionelle Schwäche: Sie sind völlig abhängig von der Energielieferung durch ATP der Wirtszelle. Daher die **obligat intrazelluläre Vermehrung**.

Chlamydien zeigen Strukturmerkmale von gramnegativen Bakterien, haben aber keinen Peptidoglykansakkulus und können sich nur innerhalb von Wirtszellen vermehren.

Klassifikation. Die Familie Chlamydiaceae kennt nur die Gattung Chlamydia, die sich in drei Arten unterteilt:
- Chlamydia psittaci
- Chlamydia trachomatis
- Chlamydia pneumoniae.

Alle Chlamydien besitzen ein zellwandständiges Antigen (Lipopolysaccharid), eine Tatsache, die diagnostisch verwertet werden kann.

Klassifikation   Die Gattung Chlamydia unterteilt sich in:
- C. psittaci
- C. trachomatis
- C. pneumoniae.

Pathogenese. Chlamydien treten in zwei Erscheinungsformen auf:
- **Elementarkörperchen:** Es handelt sich um sehr kleine, kokkoide Zellen (ca. 0,2 µm), die das Überleben des Keimes außerhalb der Wirtszelle garantieren. Da Chlamydien kein ATP synthetisieren können, ist eine Vermehrung in dieser Form nicht möglich. Das Elementarkörperchen muß Kontakt mit der Wirtszelle gewinnen, an deren Membran es sich anheftet. Es läßt sich von der Wirtszelle phagozytieren, wo es sich dann innerhalb eines Phagosoms befindet. Das Elementarkörperchen wandelt sich nun, es wird ca. 1 µm groß und beginnt sich als
- **Initialkörperchen** zu teilen. Die Phagosomenvakuole füllt sich mit Initialkörperchen und dominiert als sogenanntes **Einschlußkörperchen**. Einige Initialkörperchen wandeln sich langsam wieder in Elementarkörperchen zurück (Kondensation); 2 – 3 Tage nach Infektion der Wirtszelle geht diese zugrunde, lysiert und setzt Chlamydien frei. Während die Initialkörperchen zugrunde gehen, können Elementarkörperchen erneut Zellen befallen. Sie sind die infektiöse Form der Chlamydien.

Pathogenese   Chlamydien treten in zwei Erscheinungsformen auf:
- Sehr kleine **Elementarkörperchen** garantieren das Überleben außerhalb der Wirtszelle und sind als infektiöse Form dieser Bakterien anzusehen. Eine Vermehrung ist erst möglich, wenn das Elementarkörperchen von der Wirtszelle phagozytiert wird, wo es sich innerhalb eines Phagosoms befindet. Hier wird es größer und beginnt sich als
- **Initialkörperchen** zu teilen. Die Phagosomenvakuole füllt sich und dominiert als sogenanntes **Einschlußkörperchen**. 2 – 3 Tage nach der Infektion der Wirtszelle geht diese zugrunde, lysiert und setzt die Elementarkörperchen frei, die erneut Zellen befallen.

2.19.1 Chlamydia psittaci

> ▶ *Definition.* C. psittaci ist der Erreger der »**Papageienkrankheit**« (**Psittakose**). Der Name ist historisch entstanden, da man ursprünglich nur Papageienvögel als Erregerreservoir kannte. Heute weiß man, daß auch andere Vögel Ausgangspunkt einer humanen Infektion sein können. Es ist deshalb sinnvoller, vom Krankheitsbild der **Ornithose** zu sprechen.

◀ Definition

Klassifikation. Die Spezies C. psittaci ist homogen und kennt keine weiteren Aufteilungen.

Klassifikation   Eine homogene Spezies.

Pathogenese. Der Mensch infiziert sich durch Einatmung erregerhaltigen Staubes (Vogelkot), seltener durch Schmierinfektionen. Neben Vögeln sind auch Säugetiere (Katzen, Rinder, Schafe) als Infektionsquelle beschrieben. Die Bakterien befallen die Zellen des Respirationstraktes, die sie im

Pathogenese   Die Infektion erfolgt in der Regel durch Einatmen erregerhaltigen Staubes (Vogelkot).

Zuge ihres Vermehrungszyklus schwer schädigen. Dies führt zu einer akuten, entzündlichen Reaktion.

Kinik. Die Inkubationszeit beträgt 1 – 2 Wochen, dann entwickelt sich eine **atypische Pneumonie**, die sich plötzlich mit Schüttelfrost, aber auch nach tagelangem, langsamem Temperaturanstieg entwickelt; manchmal treten Hauterscheinungen auf, die an Typhusroseolen erinnern. Durch hämatogene Streuung können in schweren Fällen auch Leber (Ikterus), Milz und ZNS (Bewußtseinstrübung) betroffen sein.

Nachweis. Theoretisch kann der Erreger aus Sputum und anderem Untersuchungsmaterial in Hühnerei- oder Zellkulturen gezüchtet und dann durch spezielle Antiseren bestimmt werden. In der Praxis erfolgt die Diagnose häufig serologisch durch den Nachweis eines hohen Titers von Antikörpern (KBR, Titeranstieg unter der klinischen Symptomatik). Die Serologie erfaßt in der Regel jedoch das Gattungsantigen der Chlamydien, ist also nicht speziesspezifisch. Positive Ergebnisse finden sich auch bei anderen Chlamydieninfektionen.

Therapie. Tetrazykline und Makrolide sind wirksam. Sulfonamide sind absolut unwirksam, da Chlamydien keine Folsäuresynthese betreiben können, ebenso Betalaktamantibiotika, wegen des Fehlens von Peptidoglykan.

Epidemiologie. Die Krankheit kommt weltweit vor. **Exotische Ziervögel müssen vor dem Verkauf veterinärmedizinisch untersucht werden**. Befallene Bestände können durch Zusatz von Tetrazyklinen zum Futter saniert werden (mindestens 3 Monate therapieren!). Verdacht, Erkrankung und Tod an Ornithose sind nach Bundesseuchengesetz meldepflichtig.

2.19.2 Chlamydia trachomatis

Klassifikation. Die Gattung Chlamydia trachomatis wird in zwei Biovare unterteilt, nämlich **»trachoma«** und **»lymphogranuloma venereum«**. Bei den menschenpathogenen Biovaren trachoma und lymphogranuloma venereum werden mehrere Serovare unterschieden, die bei den einzelnen Infektionskrankheiten mit unterschiedlicher Häufigkeit gefunden werden. Einen Überblick gibt 117.

117	Durch C. trachomatis verursachte Infektionskrankheiten		
Krankheit		**Biovar**	**Serovare**
▷ Trachom		trachoma	A – C
▷ Einschlußkonjunktivitis		trachoma	D – K
▷ Urogenitalinfektionen		trachoma	D – K
▷ Lymphogranuloma venereum		lymphogranuloma venereum	L_{1-3}

Klinik.
• **Trachom** (»Ägyptische Augenkrankheit«): eine **chronische follikuläre Keratokonjunktivitis**, die weltweit vorkommt, jedoch in Nordafrika, dem Vorderen Orient und Indien besonders häufig zu finden ist. 400 Millionen Menschen sollen weltweit betroffen sein, 6 Millionen Blinde gehen auf das Konto dieser Augeninfektion. Betroffen sind vor allem Menschen, die in schlechten hygienischen Verhältnissen leben und über Jahre hinweg exponiert sind. Die Infektion erfolgt sowohl direkt über die eitrig-schleimigen Sekretionen der Entzündung als auch indirekt über Bedarfsgegenstände des täglichen Lebens.

Klinik Eine plötzlich oder allmählich beginnende atypische Pneumonie, teilweise mit charakteristischen Hauterscheinungen ist hinweisend.

Nachweis Die Anzüchtung der Erreger in Hühnerei- oder Zellkulturen wird häufig durch die serologische Diagnostik ersetzt, die jedoch nicht spezifisch ist und auch bei anderen Chlamydieninfektionen positiv ausfällt.

Therapie Tetrazykline, Makrolide.

Epidemiologie Verdacht, Erkrankung und Tod der weltweit vorkommenden Ornithose sind meldepflichtig.
Exotische Ziervögel müssen vor dem Verkauf veterinärmedizinisch untersucht werden.

2.19.2 Chlamydia trachomatis

Klassifikation Die Gattung C. trachomatis wird in die menschenpathogenen Formen **»trachoma«** und **»lymphogranuloma venerum«** unterteilt (117).

Klinik
• **Trachom:** »Ägyptische Augenkrankheit«, eine **chronische follikuläre Keratokonjunktivitis**, die weltweit vorkommt. 6 Millionen Blinde gehen auf das Konto dieser Augeninfektion.

Die Krankheit beginnt schleichend (Inkubationszeit nicht sicher angebbar: 2 – 9 Jahre). Die akute Entzündung führt zu zellulären Infiltrationen, den sogennanten Follikeln (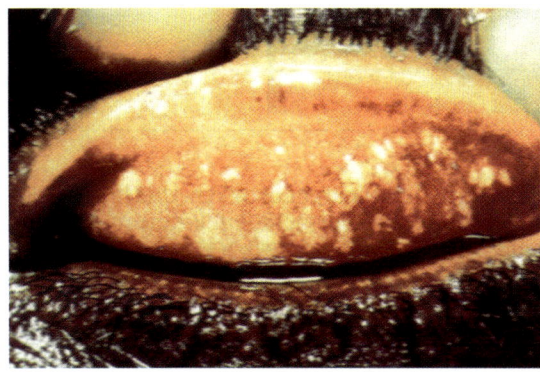 245), die zu Vaskularisierungen und Narbenbildung auf der Kornea führen können und die **Gefahr einer Erblindung** nach sich ziehen. Alle Variationen von der völligen komplikationslosen Ausheilung bis zur Ausbildung schwerer Kornealnekrosen sind möglich. Die Krankheit hinterläßt keine Immunität, kann also wiederholt auftreten.

Die Krankheit beginnt schleichend. Die akute Entzündung führt zu zellulären Infiltraten (Follikeln, 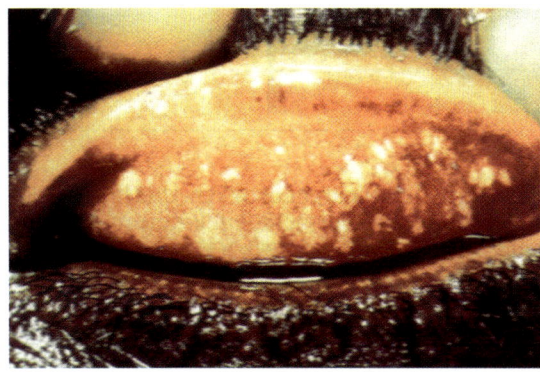 245), die zu Vaskularisierungen und Narbenbildungen auf der Kornea führen können und die **Gefahr einer Erblindung** mit sich bringen. Die Krankheit hinterläßt keine Immunität, kann also wiederholt auftreten.

● 245	Trachom

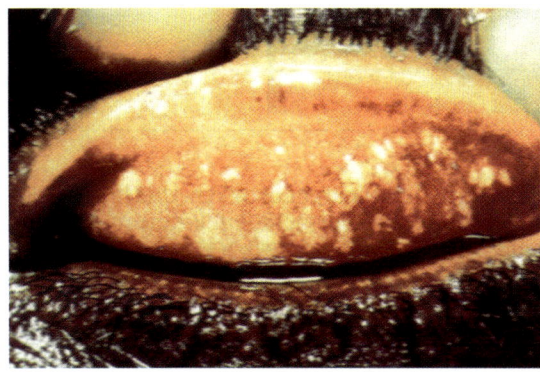

Avaskuläre, gelblichweiße, leicht erhabene Follikel an der Conjunctiva tarsi des Oberlides.

Die Diagnose erfolgt klinisch und durch den **Nachweis von »Einschlußkörperchen«** in Zellen der Konjunktiva (zytologischer Nachweis: Ausstreichen eines Abstriches aus dem Konjunktivalsack auf einem Objektträger und Färbung nach Giemsa). Prinzipiell kann der Erreger auch in Zellkulturen gezüchtet werden, was jedoch sehr aufwendig ist.
Therapeutisch muß **zweigleisig** vorgegangen werden: **systemische** Applikation von Tetrazyklinen über 3 Wochen und **lokaler** Einsatz von Makroliden und Tetrazyklinen über 6 Wochen. Diese Tatsache ist der Grund dafür, daß in den Endemiegebieten (Länder der dritten Welt mit geringem Hygienestandard) der Therapie und vor allem der Chemoprophylaxe nur geringer Erfolg beschieden ist. Grundlegende Bekämpfungsmaßnahmen des Trachoms setzen eine fundamentale Verbesserung der individuellen hygienischen Verhältnisse in diesen Ländern voraus.

- **Einschlußkonjunktivitis:** Diese Erkrankung ist die »harmlose« Variante des Trachoms. Sie gehört jedoch letztendlich zu den sexuell übertragenen Infektionen, weil die Serovare D – K beteiligt sind. Betroffen sind vor allem Neugeborene, die sich unter der Geburt in den Geburtswegen infizieren. Bis zu 6 % aller Neugeborenen erkranken.
Erwachsene infizieren sich in Schwimmbädern, wo durch ungenügende Chlorung Chlamydien aus dem Genitalbereich der Badegäste im Wasser überleben können (**Schwimmbadkonjunktivitis**, 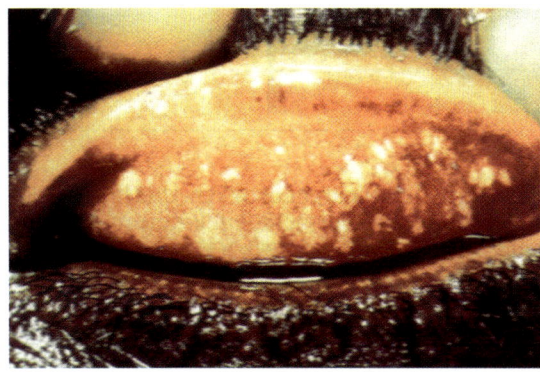 246). Nach einer Inkubationszeit von 2 – 25 Tagen entwickelt sich eine akute eitrige Konjunktivitis, die mehr oder minder lange bestehen kann, dann aber komplikationslos ausheilt. Nur in seltenen Fällen kommt es zur Narbenbildung und Eintrübung der Kornea. Bei Neugeborenen ist die Gefahr eines Lungen- oder ZNS-Befalls nicht völlig auszuschließen. Therapeutisch ist die **lokale** Applikation von Tetrazyklinen indiziert.

Die Diagnose erfolgt klinisch und durch den **Nachweis von »Einschlußkörperchen«** in Zellen der Konjunktiva.

Therapeutisch muß zweigleisig vorgegangen werden: **systemische** Applikation von Tetrazyklinen über 3 Wochen und **lokaler** Einsatz von Makroliden oder Tetrazyklinen über 6 Wochen.

- **Einschlußkonjunktivitis:** Betroffen sind vor allem Neugeborene, die sich in den Geburtswegen der Mutter infizieren. Bis zu 6 % aller Neugeborenen erkranken. Erwachsene infizieren sich in Schwimmbädern, wo durch ungenügende Chlorung Chlamydien aus dem Genitalbereich der Badegäste im Wasser überleben können (**Schwimmbadkonjunktivitis**, 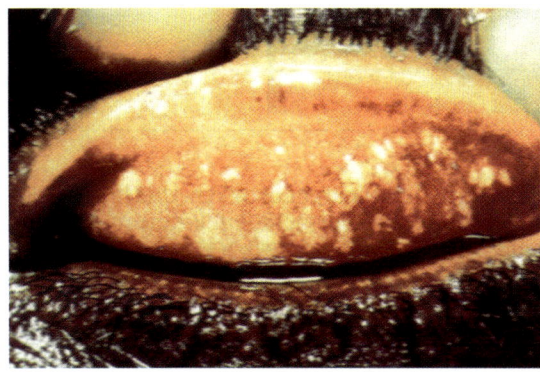 246). Es entwickelt sich eine akute eitrige Konjunktivitis, die aber komplikationslos ausheilt. Therapeutisch ist die **lokale** Applikation von Tetrazyklinen indiziert.

⦿ 246 | **Schwimmbadkonjunktivitis**

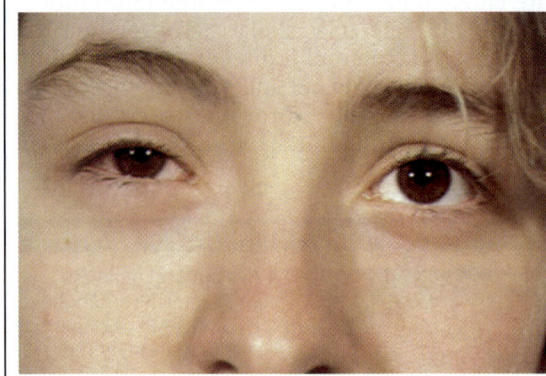

Schwimmbadkonjunktivitis und Lidödem des rechten Auges durch Chlamydia trachomatis.

- **Genitalinfektionen:** Bis zu 60 % der Nichtgonokokken-Urethritis (GNU) des Mannes wird durch C. trachomatis verursacht. Infektionsquelle ist fast immer der weibliche Sexualpartner, der oft keinerlei Symptome zeigt. Die Diagnose erfolgt mikroskopisch (Immunfluoreszenz). Therapeutisch sind auch hier Tetrazykline, Makrolide oder Chinolone indiziert.

- **Genitalinfektionen:** Bis zu 60 % der Nichtgonokokken-Urethritis (NGU) des Mannes wird durch C. trachomatis verursacht. Infektionsquelle ist fast immer der weibliche Sexualpartner, der gelegentlich keinerlei Symptome zeigt. Neben der Urethritis können beim Mann Epididymitis und Prostatitis, bei der Frau neben Urethritis auch Zervizitis, Endometritis und Salpingitis auftreten. Komplikationen bei der Frau sind – durch die aus dem Genitalbereich aufsteigenden Infektionen – Peritonitis, Hepatitis und als Folge von Tubenverklebungen ektopische Schwangerschaften (⦿ **247**). Die Labordiagnose erfolgt hier im direkten mikroskopischen Nachweis der Elementarkörperchen durch Immunfluoreszenz, unter Einsatz markierter monoklonaler Antikörper.

Auch mittels ELISA läßt sich Antigen nachweisen. Weiterhin stehen heute molekularbiologische Methoden wie Gensonden und PCR zur Verfügung, um spezifisch, sensitiv und schnell die Infektion zu dokumentieren. Der Vorteil besteht darin, daß eben auch abgestorbene Bakterien erfaßt werden, selbst noch nach längeren Transportzeiten. Der kritische Punkt ist, daß möglichst zellreiches Material – evtl. durch Kürettage oder im Abstrich zur Untersuchung kommt.

Praktischer Tip ►

▶ **Praktischer Tip.** Oft besiedeln Chlamydien gleichzeitig die Urethra und die Genitalschleimhäute (z. B. Zervix). Da die PCR hochempfindlich ist, genügt oft schon die Untersuchung von Urin, selbst wenn dort nur einige wenige Chlamydien vorkommen. Jedoch sollte die 1. Portion (»first void urine«) und nicht Mittelstrahlurin untersucht werden, weil in der ersten Portion noch eher einige Epithelzellen mit Chlamydien enthalten sind. Der Zervixabstrich ist viel aufwendiger; da die Portio und die Schleimhäute durch die Entzündung auch sehr gereizt und brüchig sind, führt ein Tupferabstrich von der Zervix nach Spekulumeinstellung oft zu blutenden Verletzungen.

Therapeutisch sind auch hier Tetrazykline, Makrolide oder Chinolone indiziert. Betalaktamantibiotika sind gegen Chlamydien absolut unwirksam, da diese Bakterien ja kein Pektidoglykan synthetisieren.

◉ 247 | **Folgen einer Infektion mit Chlamydia trachomatis**

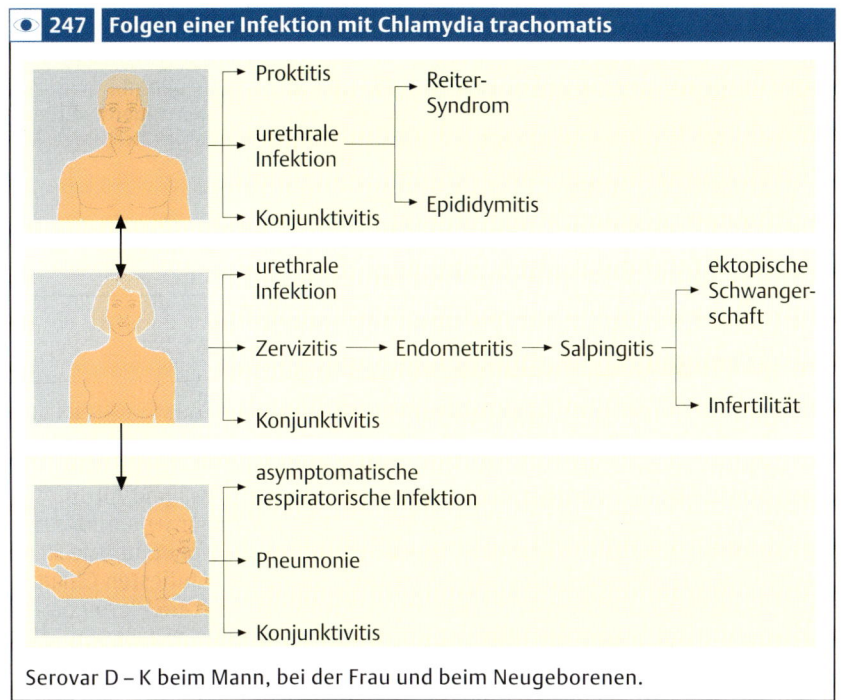

→ Proktitis

→ urethrale Infektion ──→ Reiter-Syndrom

→ Konjunktivitis → Epididymitis

→ urethrale Infektion

→ Zervizitis → Endometritis → Salpingitis → ektopische Schwangerschaft

→ Infertilität

→ Konjunktivitis

→ asymptomatische respiratorische Infektion

→ Pneumonie

→ Konjunktivitis

Serovar D – K beim Mann, bei der Frau und beim Neugeborenen.

- **Lymphogranuloma venereum** (Morbus Durand-Nicolas-Favre, Lymphogranuloma inguinale).

> ▶ **Merke.** Nicht zu verwechseln mit Granuloma inguinale; Erreger: Calymmatobacterium granulomatis!

Es handelt sich um eine Geschlechtskrankheit (◉ **249**), die bevorzugt in warmen Regionen bei Menschen mit niedrigem Sozialstatus vorkommt.
Nach einer unbestimmten Inkubationszeit von 2 – 25 Tagen entwickelt sich an der Eintrittspforte des Erregers eine **herpetiforme Primärläsion, die ulzerös zerfällt**. Im weiteren Verlauf kommt es zu einer **schmerzhaften, eitrigen Einschmelzung des regionären Lymphknotens** (◉ **248**). Erfolgt keine Therapie, geht die Krankheit nunmehr in das chronische Stadium über, bei dem der fibröse Verschluß der Lymphbahnen und das Entstehen einer Elephantiasis der entsprechenden Körperregionen (Labien, Skrotum etc.) im Vordergrund stehen.
Die Diagnose erfolgt durch Isolierung des Erregers in Hühnerei- oder Zellkulturen. Der serologische Nachweis von Antikörpern (KBR) ist nicht spezifisch, er fällt auch bei anderen Chlamydieninfektionen positiv aus.
Therapeutisch sind auch hier Makrolide oder Tetrazykline die Mittel der Wahl.

- **Lymphogranuloma venereum**

◀ **Merke**

Geschlechtskrankheit (◉ **249**), die bevorzugt in warmen Regionen bei Menschen mit niedrigem Sozialstatus vorkommt. An der Eintrittspforte bildet sich eine **herpetiforme Primärläsion, die ulzerös zerfällt**. Im weiteren Verlauf kommt es zu **schmerzhafter, eitriger Einschmelzung des regionären Lymphknotens** (◉ **248**). Die Diagnose erfolgt durch Isolierung des Erregers in Hühnerei- oder Zellkulturen. Der serologische Nachweis von Antikörpern (KBR) ist nicht spezifisch (auch bei anderen Chlamydieninfektionen positiv).
Therapie: Makrolide oder Tetrazykline.

◉ 248 | **Lymphogranuloma venereum**

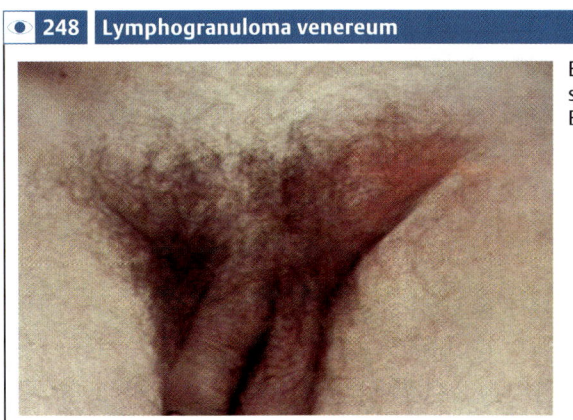

Einseitige Lymphknotenschwellung mit eitriger Einschmelzung.

249 Geschlechtskrankheiten

Als Geschlechtskrankheiten gelten nur die 4 Krankheiten, die im »Gesetz zur Bekämpfung der Geschlechtskrankheiten« genannt sind. (Daneben gibt es noch viele andere Krankheiten, die beim Geschlechtsverkehr übertragen werden können, z. B. Trichomoniasis, Herpes simplex, HIV.) Dabei handelt es sich um:

- Syphilis (Lues): Treponema pallidum
- Gonorrhö (Tripper): Neisseria gonorrhoeae
- Ulcus molle (weicher Schanker): Haemophilus ducreyi
- Lymphogranuloma venereum (Lymphogranuloma inguinale): Chlamydia trachomatis (Serovar L_1, L_2, L_3)

2.19.3 Chlamydia pneumoniae

Es handelt sich um eine neue Chlamydienspezies **(TWAR-Chlamydien)**, die, durch direkten Kontakt von Mensch zu Mensch übertragen, eine milde Pneumonie verursachen können.
Therapie: Tetrazykline, Makrolide.

2.19.3 Chlamydia pneumoniae

Es handelt sich um Chlamydien, die gewisse Ähnlichkeiten mit C. psittaci aufweisen, jedoch als Besonderheit von Mensch zu Mensch übertragen werden. Sie werden heute noch teilweise als **TWAR-Chlamydien** bezeichnet (ein Kunstbegriff aus der Laborbezeichnung der Erstisolate TW 183 und AR 39).
C. pneumoniae verursachen relativ milde verlaufende Pneumonien, die sich mit Makroliden oder Tetrazyklinen therapieren lassen. C. pneumoniae kann epidemieartig auftreten und möglicherweise Ursache der häufigsten Chlamydienerkrankungen des Menschen sein. Es wird vermutet, daß ein Viertel bis die Hälfte der erwachsenen Bevölkerung schon einmal Kontakt mit diesen Erregern hatte (positiver Antikörpernachweis).
In atheromatösen Plaques von Blutgefäßen findet man in einem hohen Prozentsatz C. pneumoniae, was die Theorie nährt, daß diese Bakterien bei der Entstehung eines Herzinfarktes ursächlich beteiligt sein könnten.

2.20 Mycoplasmataceae

Definition ▶

2.20 Mycoplasmataceae

▶ **Definition.** Mykoplasmen sind die kleinsten in zellfreien Nährmedien kultivierbaren Bakterien. Sie besitzen keine Zellwand. Ihre Zellmembran enthält Cholesterol, was für Prokaryonten außerordentlich ungewöhnlich ist. Sie sind ca. 0,3 – 0,8 μm groß. Mykoplasmen sind filtrierbar (Regelporengröße für bakterielle Filter: 0,45 μm), nicht ausschließlich wegen ihrer Kleinheit, sondern weil sie durch das Fehlen der Zellwand flexibel sind. Sie können beliebige Formen annehmen. Man findet Kugeln, Tropfen, Ringe, Scheiben, vor allem aber lange Fäden, die an Pilze erinnern (Name!) (■ 250). Mykoplasmen wurden deshalb lange Zeit als Viren angesehen, was jedoch nicht der Fall ist, da sie immer beide Nukleinsäuren (DNS **und** RNS) besitzen. Das Genom ist allerdings sehr klein, was zur Folge hat, daß lebenswichtige Bausteine nicht selbst synthetisiert werden können (z. B. Cholesterol).

250 Mykoplasmen

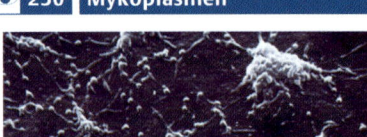

Mykoplasmen sind außerordentlich pleomorph. Hier die verzweigte filamentöse Struktur von M. pneumoniae.

Klassifikation. Zellwandlose Prokaryonten finden sich in der Klasse der »Weichhäutigen«: **Mollicutes**. Die Familie Mycoplasmataceae unterteilt sich in die Genera:
- Mycoplasma
- Ureaplasma.

Die humanmedizinisch interessanten Spezies sind in ▦ **118** dargestellt.

Klassifikation Die Familie Mycoplasmataceae unterteilt sich in
- Mycoplasma
- Ureaplasma
(▦ **118**).

▦ 118	Humanmedizinisch relevante Spezies der Familie Mycoplasmataceae	
Spezies	**Vorkommen**	**Bedeutung**
▷ M. buccale	Mundhöhle	opportunistisch pathogen
▷ M. faucium	Mundhöhle	opportunistisch pathogen
▷ M. orale	Mundhöhle	opportunistisch pathogen
▷ M. primatum	Mundhöhle	opportunistisch pathogen
▷ M. salivarius	Mundhöhle	beteiligt an Periodontalkrankheiten
▷ **M. pneumoniae**	bedeutendster humanpathogener Vertreter der Mykoplasmen (siehe Text)	
▷ M. fermentans	Genitalbereich	isoliert u. a. bei Urethritis
▷ M. genitalium	Genitalbereich	isoliert u. a. bei Urethritis
▷ **M. hominis**	Genitalbereich	isoliert u. a. bei Urethritis
▷ **U. urealyticum**	Genitalbereich	isoliert u. a. bei Urethritis

Nachweis. Mykoplasmen können Cholesterol nicht selbst synthetisieren. Kulturmedien müssen es enthalten, um ein Wachstum zu ermöglichen. Auf festen Nährmedien wachsen Mykoplasmen als typische »spiegeleiförmige« Kolonien (▣ **251**). Mikroaerophiles oder anaerobes Milieu fördert das Wachstum. Die Kulturzeit liegt, je nach Spezies, bei 2 – 20 Tagen.

Mykoplasmen sind im Lichtmikroskop gerade noch sichtbar. Mit der Gramfärbung können sie gramnegativ dargestellt werden. Andere in der Mikrobiologie gebräuchliche Färbungen sind unbefriedigend. Die besten Möglichkeiten zur Betrachtung finden sich in der Phasenkontrast- oder Dunkelfeldmikroskopie.

Nachweis Mykoplasmen können auf cholesterolhaltigen Spezialnährböden kultiviert werden, sie wachsen dann nach unterschiedlich langen Kulturzeiten (2 – 20 Tagen) in »spiegeleiförmigen« Kolonien (▣ **251**).

▣ 251	Kultur von Mycoplasma hominis

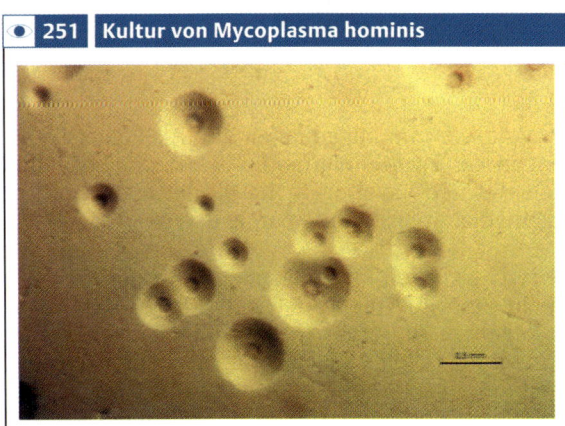

Typisch ist die »Spiegeleierform« der Kolonien, die jedoch wegen der geringen Größe nur unter Lupenvergrößerung (1 : 25) beobachtet werden kann.

2.20.1 Mycoplasma pneumoniae

Bedeutung. Mycoplasma pneumoniae gehört nicht zur normalen Flora des Menschen. Der Keim wird aerogen durch Tröpfchen, seltener durch Schmierinfektion übertragen. Die Kontagiosität von Mycoplasma pneumoniae ist sehr hoch: Bereits 100 Keime, deren Zielorgan der Respirationstrakt ist, können eine Infektionskrankheit verursachen.

2.20.1 Mycoplasma pneumoniae

Bedeutung Der Keim wird aerogen durch Tröpfchen übertragen. Die Kontagiosität von Mycoplasma pneumoniae ist sehr hoch.

Pathogenese Der Erreger haftet sich an die Flimmerepithelzellen des Respirationstraktes und zerstört sie. Sie produzieren **Superantigene**, welche zahllose, nicht nur antigenspezifische, T-Lymphozyten stimulieren, Zytokine zu sezernieren. Weiterhin sind Antigene, die mit körpereigenen Strukturen verwandt sind, kreuzreagierend; sie induzieren Antikörper, die dann für **Autoimmunphänomene** verantwortlich sind.

Klinik In ³/₄ aller Fälle kommt es zur **Pharyngitis** oder **Tracheobronchitis**. Nur in 5 – 25 % entsteht eine **atypische Pneumonie**.

Pathogenese. Mycoplasma pneumoniae haftet sich über Neuraminsäurerezeptoren an die Flimmerepithelzellen an. Durch Produktion von H_2O_2 und andere bislang unbekannte Faktoren werden die Zellen zerstört. Diese Bakterien können auch indirekt durch gezielte Störung des Immunsystems Krankheitssymptome auslösen. So produzieren sie **Superantigene**, welche zahllose, nicht nur antigenspezifische, T-Lymphozyten stimulieren, Zytokine zu sezernieren. Weiterhin sind Antigene, die mit körpereigenen Strukturen verwandt sind, kreuzreagierend; sie induzieren Antikörper, die dann für **Autoimmunphänomene** verantwortlich sind; so werden häufig **Kälteagglutinine** bei Infizierten nachgewiesen.

Klinik. Nach einer Inkubationszeit von durchschnittlich 3 Wochen kommt es in drei Viertel aller Fälle zu einer schweren »Erkältungskrankheit« mit **Pharyngitis** oder **Tracheobronchitis**. Nur in 5 – 25 % entwickelt sich eine **atypische Pneumonie**, die mit Müdigkeit, Kopfschmerzen, Fieber und hartnäckigem Husten beginnt (▣ **252**).

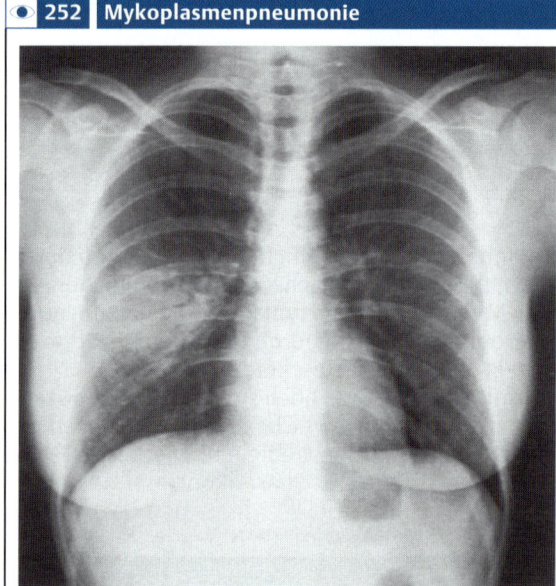

⦿ 252 Mykoplasmenpneumonie

Streifige Verschattung des Mittellappens rechts.

Krankheitsfolgen Die Prognose ist im allgemeinen gut. Als Komplikationen können u. a. Erkrankungen des ZNS und Karditiden auftreten.

Krankheitsfolgen. Die Prognose ist im allgemeinen gut. Als Folgeerkrankungen können auftreten: in ca. 3 % Meningitis, Polyradikulitis, Myelitis und andere Erkrankungen des ZNS. Weiterhin Karditiden, Pankreatitis, Erythema nodosum, Otitis media, Arthritiden, Anämie u. a.

Nachweis Der kulturelle Nachweis von M. pneumoniae ist sehr aufwendig und gehört nicht zum Routinebetrieb jeden Labors. Neben der Kultur besteht die Möglichkeit, durch kommerziell erhältliche Testkits über DNS-Hybridisierung den Direktnachweis von Mykoplasmen zu führen. Eine weitere Methode ist der Nachweis von Antikörpern durch KBR.

Nachweis. Der kulturelle Nachweis von Mycoplasma pneumoniae ist sehr aufwendig und gehört nicht zum Routinebetrieb jeden Labors. Untersuchungsmaterial ist in der Regel ein Tupferabstrich aus dem Rachen. Dieser muß in einem Transportmedium gegen Austrocknung geschützt werden. Durch Zusatz von Penicillin zum Nährmedium wird die begleitende Rachenflora weitgehend eliminiert. Mykoplasmen sind wegen des Fehlens von Peptidoglykan (keine Zellwand!) immer gegen Penicillin unempfindlich.
Neben der Kultur besteht die Möglichkeit, über DNS-Hybridisierung oder PCR den Direktnachweis von Mykoplasmen zu führen.
Eine weitere Methode ist der Nachweis von Antikörpern durch KBR (seltener durch andere Verfahren, z. B. Hämagglutinationstest oder Immunfluoreszenz).

Therapie Tetrazykline oder Makrolide.

Therapie. Die Therapie wird mit Tetrazyklinen oder Makroliden durchgeführt.

Epidemiologie. Schulkinder und junge Erwachsene werden am häufigsten befallen. Familiäre Häufungen und Ausbrüche in Gemeinschaftseinrichtungen erklären sich durch den Infektionsmodus und die hohe Kontagiosität.

Prophylaxe. Spezielle Prophylaxemaßnahmen können nicht durchgeführt werden.

> ▶ *Merke.* Die Diagnose ist schwierig. Differentialdiagnostisch muß immer auch an virusinduzierte Pneumonien, die Ornithosen und das Q-Fieber gedacht werden.

Epidemiologie Schulkinder und junge Erwachsene werden am häufigsten befallen. Eine spezielle Prophylaxe besteht nicht.

◀ **Merke**

2.20.2 Urogenitalmykoplasmen

Es wird angenommen, daß ca. 40 % aller **nichtgonorrhoischen Urethritiden** (NGU) durch Urogenitalmykoplasmen verursacht werden. Die pathologische Bedeutung der Keime ist jedoch unklar, da sie in großen Prozentzahlen auch bei gesunden Menschen gefunden werden (▦ 119). Andererseits ist der Nachweis schwierig, so daß sie bei pathologischen Prozessen nur selten diagnostiziert werden.
Gelegentlich werden diese Keime auch als Meningitiserreger bei Neugeborenen isoliert.

2.20.2 Urogenitalmykoplasmen

Es wird angenommen, daß ca. 40 % aller **nichtgonorrhoischen Urethritiden** (NGU) durch Urogenitalmykoplasmen verursacht werden. Die pathologische Bedeutung der Keime ist jedoch unklar, da sie einerseits in großen Prozentzahlen auch bei gesunden Menschen gefunden werden (▦ 119), andererseits wegen des schwierigen Nachweises bei Erkrankungen nur selten diagnostiziert werden.

▦ 119 Mykoplasmen, die im Urogenitalbereich vorkommen	
Spezies	**Vorkommen**
▷ Ureaplasma urealyticum	ca. 60 %
▷ Mycoplasma hominis	ca. 20 %
▷ Mycoplasma genitalium	ca. 15 %
▷ Mycoplasma fermentans	ca. 3 %

Bei Mykoplasmeninfektionen im Urogenitalbereich spielt die serologische Diagnostik keine Rolle. Weiterhin ist zu berücksichtigen, daß M. hominis resistent gegen Erythromycin und U. urealyticum resistent gegen Lincomycin ist.

Für die Diagnostik spielt die Serologie keine Rolle. Bei der Therapie müssen Resistenzen gegen Erythromycin (M. hominis) und Lincomycin (U. urealyticum) beachtet werden.

2.20.3 Mundhöhlenmykoplasmen

Die in ▦ 118 aufgeführten Mykoplasmen, deren natürlicher Standort die Mundhöhle ist, sind primär als apathogen einzustufen. Sie können allerdings bestehende Infektionen in der Mundhöhle verschlimmern. Auch **U. urealyticum** und andere Mykoplasmen werden gelegentlich aus Mundhöhleninfektionen isoliert. In diesem Zusammenhang werden auch Keime der Familie **Acholeplasmataceae**, die genau wie die **Mycoplasmataceae** zur Ordnung der **Mycoplasmatales** gehören, interessant. Der Genus **Acholeplasma laidlawii** wird in der Mundhöhle, auch in der Umwelt nachgewiesen und scheint ebenfalls opportunistisch pathogen zu sein (Besiedelung von Brandwunden).

2.20.3 Mundhöhlenmykoplasmen

Die in ▦ 118 aufgeführten Mykoplasmen, die in der Mundhöhle vorkommen, sind primär apathogen. Sie können bestehende Infektionen der Mundhöhle verschlimmern.

Pilze

1 Allgemeine Mykologie

Pilze sind eine heterogene Gruppe von Organismen mit einer großen Vielfalt an Formen, Fortpflanzungsmöglichkeiten und Stoffwechselleistungen. Sie können entweder als Einzelzelle, im vielzelligen Verband oder auch in beiden Formen existieren.
Pilzzellen sind im Unterschied zu Bakterien **eukaryot**, unterscheiden sich jedoch auch von tierischen und pflanzlichen Zellen durch einige wesentliche Merkmale.

1.1 Merkmale und Klassifikationskriterien

Bedeutung. Das Reich der Pilze ist sehr vielgestaltig. Man schätzt die Artenvielfalt auf 300 000 Exemplare. Beim Abbau und Umsatz von organischem, pflanzlichem Material spielen Pilze eine ganz entscheidende Rolle; dagegen treten als Krankheitserreger nur wenige Pilze in Erscheinung, und zwar als
• Erreger von Infektionen
• Bildner von Mykotoxinen und
• Allergen.
Im Gegensatz zu den Bakterien, welche die Haut, die Schleimhäute und das Intestinum des Menschen in sehr großer Anzahl und Vielfalt besiedeln, **gehören Pilze nicht zur normalen Körperflora**. Bei ca. 50 % der gesunden Menschen kann jedoch der Sproßpilz Candida albicans oral und gastrointestinal in geringer Keimzahl gefunden werden.

Nomenklatur. Die Nomenklatur der Pilze ist kompliziert. Nach den Regeln der botanischen Taxonomie erfolgt die Zuordnung eines Pilzes aufgrund seiner nach sexueller Kernverschmelzung entstehenden **Hauptfruchtform** (perfekte Form), z. B. zu den **Askomyzeten** oder zu den **Basidiomyzeten**. Diese hat jedoch in der Medizin kaum eine Bedeutung, da in der Diagnostik meistens nur die **asexuellen Nebenfruchtformen** (imperfekte Formen) zu sehen sind und außerdem bei zahlreichen medizinisch relevanten Pilzen sexuelle Vermehrungsstadien bislang unbekannt sind. Diese Pilze werden als **Deuteromyzeten** (Fungi imperfecti) bezeichnet.

Morphologie. Aufgrund der großen Artenvielfalt ist der Aufbau einer Pilzzelle nicht beschreibbar, trotzdem gibt es charakteristische Grundstrukturen.
Pilzzellen unterscheiden sich von Bakterien prinzipiell dadurch, daß sie einen echten Zellkern besitzen, der mit einer Membran vom Zytoplasma abgegrenzt ist. Im Zellkern sind die Chromosomen lokalisiert, die entweder diploid (z. B. bei Candida albicans) oder haploid (z. B. bei Candida tropicalis) vorliegen. Kerne perfekter Pilze (z. B. Bäckerhefe: Saccharomyces cereviscae), die sich sexuell vermehren können, durchlaufen einen Wechsel von Haplo- und Diplophase. Die Anzahl der Chromosomen variiert von Art zu Art. So werden bei der Bäckerhefe 16 und bei Aspergillus niger 6 Chromosomen gezählt. Die DNA der Chromosomen besteht neben proteinkodierenden Strukturgruppen aus Elementen wie Zentromer und Telomer sowie Abschnitten für die DNA-Replikation.
Wie für Eukaryonten typisch, finden sich im Genom von Pilzzellen auch Introns mit variabler Größe, aber nur wenige.
Zytoplasma, zytoplasmatische Organellen, Zellkern und Zellkernmembran sind in ihrem Aufbau dem tierischer Zellen ähnlich. Die zytoplasmatische

Membran der Pilzzelle besteht wie jede Biomembran aus einer Lipid-doppelschicht, unterscheidet sich aber von der tierischer und menschlicher Zellen insofern, daß anstelle des Cholesterins das Steroid **Ergosterin** als Hauptlipidkörper vorkommt. Im Unterschied zu tierischen Zellen ist die Pilzzelle von einer Zellwand umgeben. Diese Zellwand ist sehr komplex aufgebaut (⚬ 253), aus Polysacchariden (Glukane und Mannane), Mannoproteinen und **Chitinpolymeren** in unterschiedlichen Anteilen.

⚬ 253 Aufbau der Zellwand von Pilzen

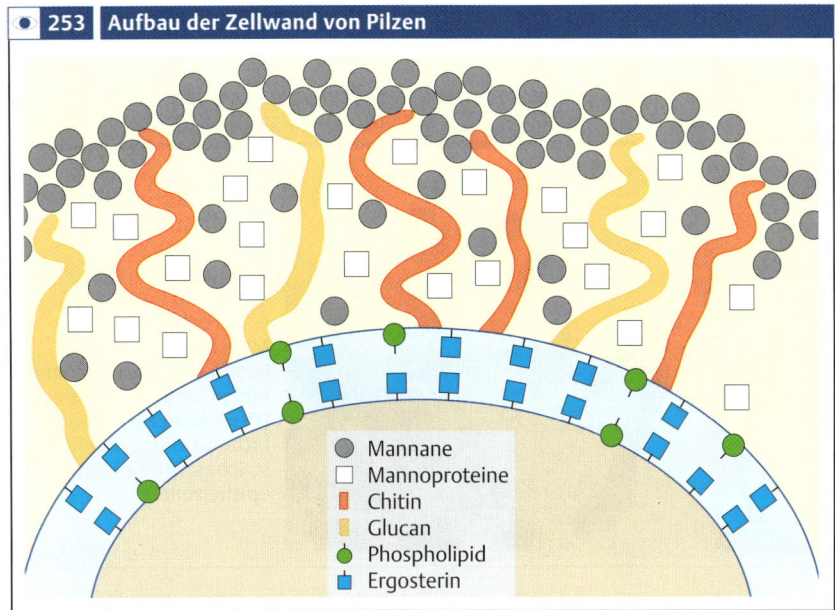

- ⚫ Mannane
- ☐ Mannoproteine
- ▮ Chitin
- ▮ Glucan
- ⚬ Phospholipid
- ◼ Ergosterin

Die Grundformen der meisten Pilzzellen sind die **Sproßzelle** und die **Hyphe**. Sproßzellen sind runde oder ovale Pilzzellen, auch Blastosporen genannt. Hyphen sind tubuläre Pilzstrukturen, die ebenfalls von einer Zellwand umgeben sind und normalerweise durch Septen gegliedert werden. Ein Geflecht von Hyphen bildet das **Pilzmyzel** (⚬ 254).

Grundformen der Pilzzellen sind **Sproßzellen** und **Hyphen**. Ein Geflecht von Hyphen bildet das **Pilzmyzel** (⚬ 254).

⚬ 254 Grundformen der Pilze

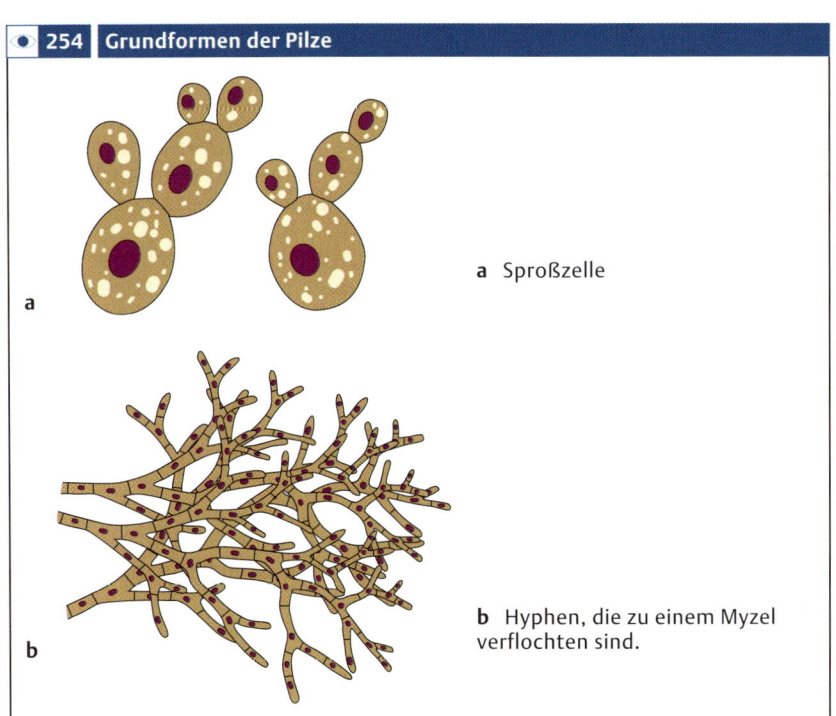

a Sproßzelle

b Hyphen, die zu einem Myzel verflochten sind.

Vermehrung   Generell kann zwischen **einzelligen Hefen** (oder Sproßpilzen) und **vielzelligen Faden- oder Schimmelpilzen** unterschieden werden. Hefen bilden durch Knospung eine Tochterzelle, in die nach der Kernteilung ein Tochterkern einwandert und sich dann von der Mutterzelle abschnürt (■ 255). Durch Aneinanderreihung vieler Tochterzellen entsteht ein Pseudomyzel.

Vermehrung. Pilze wachsen entweder als **Einzeller (Hefen)** oder als **vielzellige Gebilde (Schimmel- oder Fadenpilze).**

Die typische Vermehrungsform der **Hefen** ist die **Sprossung**, sie werden deshalb auch Sproßpilze genannt. Die Mutterzelle stülpt sich an einer Stelle ihrer Zellwand aus und bildet einen Sproß. Nach der Kernteilung wandert einer der Tochterkerne in diese Aussprossung ein. Ist die Tochterzelle herangewachsen, trennen sie sich in der Regel voneinander. Andernfalls entstehen durch weitere Sprossungen Zellverbände, sogenannte Pseudomyzelien, worin die Zellen langgestreckte Formen annehmen (■ 255).

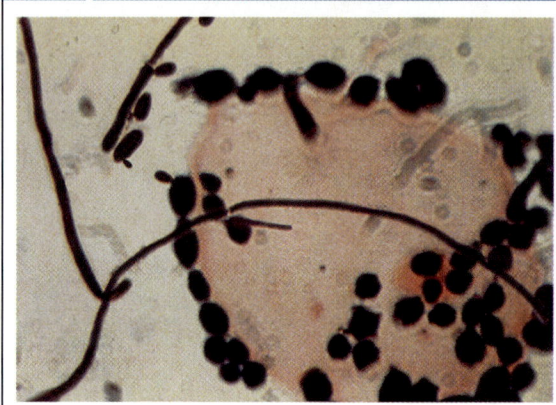

■ 255   Sproßpilze können in mehreren morphologischen Grundformen vorkommen

Aus einer rundlich-ovalen Mutterzelle (der sog. **Blastospore**) schnürt sich seitlich nach und nach durch Knospung (Sprossung) eine Tocherzelle ab. Manche Blastosporen haben sich gestreckt und bilden lange Pilzfäden **(Pseudomyzel).** (Gramfärbung eines Vaginalabstriches; große Plattenepithelzelle.)

Fadenpilze bilden mehrzellige tubuläre Strukturen, die **Hyphen**. Ein Geflecht aus Hyphen ist das **Myzel**. Das Myzel bildet spezielle Fortpflanzungseinheiten aus: **Pilzsporen oder Konidien.**

Bei Fadenpilzen sind die einzelnen Zellen fest miteinander verwachsen und bilden ein fadenförmiges Gebilde, das man als **Hyphe** bezeichnet. Wenn viele solcher Hyphen im Verband bleiben, entsteht ein richtiges Geflecht, das **Pilzmyzel** (siehe ■ 254).

Das Myzel nimmt mehrere Funktionen wahr: Es dient einerseits der Nährstoffversorgung der Pilzkolonie, andererseits der Fortpflanzung. Der Teil des Myzels, der sich dem Nährsubstrat zuwendet, wird auch Substratmyzel genannt. Das Reproduktionsmyzel orientiert sich zum Luftraum (Luftmyzel). Es bildet spezielle Fortpflanzungseinheiten **(Pilzsporen oder Konidien)** aus.

Die Vermehrung der Pilze erfolgt entweder durch **vegetatives Wachstum**, d. h. durch kontinuierliche Zellteilung, oder durch **fruktifikative Fortpflanzung**. Dabei entstehen Sporen (Konidien), die aufgrund ihrer Morphologie und Lokalisation im Pilzkörper als diagnostischer Parameter herangezogen werden (■ 256).

Pilze können auf verschiedene Weise wachsen und sich vermehren:

- **Vegetatives Wachstum:** Man versteht darunter das kontinuierliche Wachstum der Pilzkolonie durch Zellneubildung (Sprossung bei Hefen, Längenwachstum und Teilung bei Hyphen)
- **Fruktifikative Vermehrung:** Hier wird unterschieden zwischen sexueller Reproduktion (mit Kernphasenwechsel unter Bildung von Meiosporen) und vegetativer Reproduktion (ohne Kernphasenwechsel unter Bildung von Konidien). Konidien spielen in der Fortpflanzung vieler Pilze eine wichtige Rolle. Ihre Form, Farbe und Entstehungweise sind von Art zu Art unterschiedlich und können zur Diagnostik herangezogen werden (■ 256). Die Konidien werden mit unterschiedlichen Namen versehen, entsprechend ihre Lokalisation im Pilzkörper, Art der Entwicklung und Absonderung:
  - **Phialokonidien** werden von Phialiden, speziellen Zellen, die an Hyphen endständig lokalisiert sind, abgesondert (Beispiel: Penicillium)
  - **Arthrokonidien** werden innerhalb der Hyphen gebildet, dabei verwandelt sich eine ganze Zelle in Konidien (Beispiel: Geotrichum)
  - **Blastokonidien** entstehen durch Sprossung aus einer konidiogenen Zelle (Beispiel: Cladosporium)
  - **Zystokonidien** finden sich innerhalb sackförmiger Strukturen, sogenannter Sporozysten, die endständig an den Hyphen lokalisiert sind (Beispiel: Mucor).

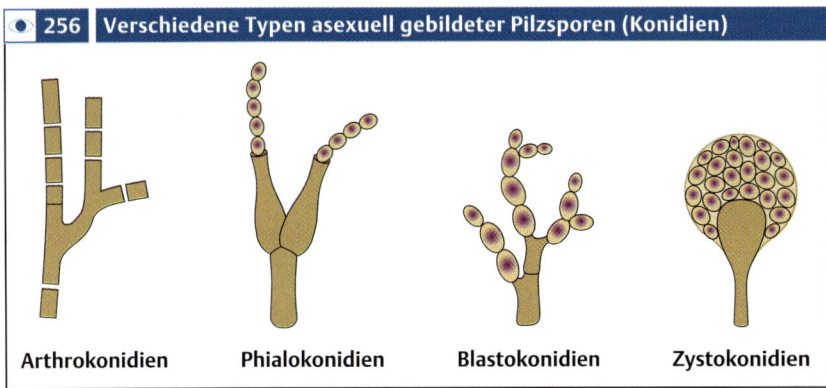

256 Verschiedene Typen asexuell gebildeter Pilzsporen (Konidien)

Arthrokonidien Phialokonidien Blastokonidien Zystokonidien

▶ **Merke.** Fruktifikationsformen, die oftmals nur unter speziellen Kulturbedingungen im Labor ausgebildet werden, stellen ein wichtiges differentialdiagnostisches Kriterium dar.

◄ Merke

Viele Pilze wachsen nur in einer Form, entweder als Hefe oder als Fadenpilz. Es gibt jedoch Arten, die in beiden Formen existieren und dann in der Regel ihre parasitäre Lebensweise im Gewebe als Hefe und ihre saprophytäre Lebensweise an der Umwelt als Fadenpilz bestreiten. Diese Arten werden als **dimorphe Pilze** bezeichnet. Bei den meisten dimorphen Pilzen wird der Phasenwechsel durch Einflüsse wie Temperatur und Nährstoffangebot ausgelöst. So wird die parasitäre Phase oft nur bei 37 °C gebildet, die saprophytäre Hyphenphase bei 22 °C.

Pilze, die sowohl als Hefen wie auch als Fadenpilze leben können, werden **dimorphe Pilze** genannt. Bei den meisten dimorphen Pilzen wird der Phasenwechsel durch Einflüsse wie Temperatur und Nährstoffangebot ausgelöst.

Einteilung. Aus medizinischer und didaktischer Sicht ist es entgegen der eigentlich richtigen, botanischen Klassifikation sinnvoll, die Pilze in folgende vier Gruppen einzuteilen:
1. Sproßpilze
2. Schimmelpilze
3. Dermatophyten
4. dimorphe Pilze.

Einteilung der Pilze aus medizinischer Sicht:

1. Sproßpilze
2. Schimmelpilze
3. Dermatophyten
4. dimorphe Pilze.

1.2 Labordiagnostik

Direktpräparat. Bei Verdacht auf eine oberflächliche Mykose kann geeignetes Untersuchungsmaterial direkt mikroskopiert werden. Haare, Haut- und Nagelgeschabsel oder Hautbiopsien müssen mit einer 10–30 %igen Lauge versetzt werden, dann erst lassen sich nach einer mindestens einstündigen Inkubation Pilze in diesem Gewebe gut darstellen, weil das Keratin der Wirtszellen durch die Lauge zerstört ist, während die Struktur der chitinhaltigen Pilze erhalten bleibt.
In Präparaten von Exsudat, Sputum, Liquor- und Urin-Sediment können Pilzzellen auch mit Methylenblau-, Giemsa- oder Gramfärbung sichtbar gemacht werden. Der Nachweis von Pilzen in Gewebeschnitten erfolgt durch Perjodsäure-Schiff-Färbung nach Gridley (PAS-Reaktion), Versilberung nach Grocott-Gomori oder einfach mit optischen Aufhellern (z. B. Calcofluor White®) (■ **257**).

Pilzkultur. Für die Differenzierung der Pilze bedarf es jedoch der Pilzkultur. Pilze lassen sich einfach kultivieren, da sie in bezug auf Nährstoffangebot und Milieu (Pilze tolerieren einen breiten pH-Bereich) wenig anspruchsvoll sind. Spezielle Pilznährmedien wie z. B. Sabouraud-Glucose- und Kimmig-Agar sind auf einen niedrigen pH-Wert eingestellt, um den Pilzen einen Wachstumsvorteil gegenüber Bakterien zu gewähren.

1.2 Labordiagnostik

Bereits im **Direktpräparat** können Pilze aufgrund ihrer Größe (ca. 10 × größer als Bakterien) und ihrer Form (Sproßzellen oder Hyphen) erkannt werden. Keratinhaltiges Gewebe muß vor der mikroskopischen Untersuchung mit Lauge behandelt werden.
Die Darstellung von Pilzen in Gewebeproben erfolgt mit PAS-Reaktion oder durch Versilberung (■ **257**).

Zur Differenzierung der Pilze bedarf es einer **Pilzkultur**. Spezial-Nährmedien wie Sabouraud-Glucose-Agar gewähren den Pilzen einen Wachstumsvorteil gegenüber der im Untersuchungsmaterial oft vorhandenen bakteriellen Begleitflora.

257 Histologischer Nachweis von Sproßpilzen in der Niere

a PAS-Färbung
b Grocott-Gomori-Färbung; Versilberung
c Calcofluor; Darstellung der Blastosporen und
   Hyphen mit einem optischen Aufheller.

Die mikroskopische Untersuchung der gewachsenen Pilzkultur, kombiniert mit der **Prüfung von Stoffwechselleistungen (biochemische Differenzierung),** erlaubt die Identifizierung der Pilzspezies (▫ **258**).

Die Anzucht von Sproß- und Schimmelpilzen dauert bis zu einer Woche. Dermatophyten und dimorphe Pilze benötigen ca. 2 – 3 Wochen, bis eine Kolonie auf dem Nährboden sichtbar wird. Die gewachsenen Kulturen werden dann mikroskopisch aufgrund typischer morphologischer Strukturen und biochemisch aufgrund artspezifischer Stoffwechselleistungen identifiziert. ▫ **258** gibt einen Überblick zur Grobdifferenzierung medizinisch wichtiger Pilzgruppen.

258 Gruppendifferenzierung medizinisch wichtiger Pilze nach dem mikroskopischen und kulturellen Bild

Mikroskopisches Bild	Kulturelles Bild	Klinisches Bild	Wahrscheinliche Pilzgruppe
vorwiegend Sproßzellen, vielleicht Pseudohyphen, (evtl. echte Hyphen und Arthrosporen)	bakterienähnliche Kolonie, weiß oder cremefarben, porzellanartig	Haut- oder Systemerkrankung	Hefen (Sproßpilze), z. B. Candida
unseptiertes Myzel und Ausbildung von Zystokonidien	schnell wachsende watteartige Kolonien	akute Systemerkrankung (Thrombosen, Embolie)	niedere Schimmelpilze, z. B. Mucoraceae
septierte Hyphen und Ausbildung typischer Konidien	schnell wachsende samt- bis watteartige Kolonien	Lungenerkrankung, allerg. Asthma, tuberkuloseähnliches Röntgenbild	Schimmelpilze, z.B. Aspergillus spp.
septierte und differenzierte Hyphen mit Arthrosporen, Mikro- und Makrokonidien	langsam wachsende watteoder wachsartige Kolonien	Haut-, Nagel- oder Haarerkrankung, Tinea	Dermatophyten
echte Hyphen, Arthrosporen, Pseudohyphen und Blastosporen	verschiedenartige Kulturbilder, Umzüchtung zur Hefephase möglich	Lungen- und Systemerkrankung (Amerikaaufenthalt?)	dimorphe Hyphomyzeten

Biochemische Differenzierung. Hauptsächlich bei Sproßpilzen werden die artspezifischen Stoffwechselleistungen, wie die Assimilation von bestimmten Stickstoff- und Kohlenstoffquellen und die enzymatische Spaltung von Zuckern in kommerziellen Systemen, sog. **Auxanogrammen** und **bunten Reihen** – untersucht und führen im Ergebnis zur endgüligen Identifizierung des Pilzes.

Serologische Diagnostik. Zum Nachweis von zirkulierenden **Antikörpern** gegen Pilzantigen werden folgende Untersuchungstechniken eingesetzt: enzymgebundener Immunosorbens-Assay (ELISA), Radioimmunoassay (RIA), Komplementbindungsreaktion (KBR), passive Hämagglutination und Immundiffusion.

Antigennachweis: Mannane, die aus der Zellwand freigesetzt werden oder nach Zerfall der Pilzzellen anfallen, werden sofort von Makrophagen weggefangen. Bei übermäßiger Menge kann man sie in der Zirkulation nachweisen. Auch das Kapselantigen von Kryptokokken kann mit Hilfe spezifischer Antikörper erfaßt werden. Bei Aspergillus-Infektionen findet man Galactomannan.

Nachweise von Antikörpern sind mit verschiedenen **serologischen Techniken** möglich (ELISA, RIA, KBR etc.).

Auch ein Antigennachweis ist möglich.

1.3 Antimykotika

Bei einer antimykotisch wirksamen Substanz ist der gezielte Angriff an Bausteinen der Pilzzelle gewünscht. Da jedoch die eukaryote Pilzzelle in viel größerem Maße als die prokaryote Bakterienzelle Ähnlichkeiten in Struktur und Stoffwechsel mit menschlichen Zellen aufweist, ist es bei Pilzen ungleich schwieriger als bei Bakterien, geeignete Angriffsorte für Antibiotika zu finden. Als Wirkstoffe werden eingesetzt:

1.3 Antimykotika

Zu den antimykotisch wirksamen Substanzen gehören die folgenden Stoffgruppen:

1.3.1 Polyene

Substanzen dieser Wirkstoffgruppe (**Amphotericin B** und **Nystatin**) binden mit hoher Affinität an das Ergosterin der zytoplasmatischen Membran der Pilzzelle. Somit besteht eine hohe Selektivität, obwohl diese Stoffe im Prinzip auch an Cholesterin, dem Lipidkörper der menschlichen Zellmembran, binden, wengleich auch mit einer etwa 1000fach geringeren Affinität. In hoher Dosis können sie jedoch erhebliche Nebenwirkungen verursachen. Durch nachfolgende Oligomerisation mehrerer Polyen-Moleküle in der zytoplasmatischen Membran der Pilzzelle entstehen Poren, wodurch die Integrität der Membran gestört wird. Gelangt die Substanz in die Zelle hinein, wird die Zelle zusätzlich noch durch die intrazelluläre Autooxidation unter Bildung freier Radikale geschädigt. Der Wirkmechanismus von Polyenen ist also **pilzabtötend (fungizid).**

Amphotericin B ist das Basistherapeutikum bei schweren Pilzerkrankungen. Das Wirkungsspektrum umfaßt Sproßpilze, Schimmelpilze und dimorphe Pilze. Lokal oder oral verabreicht, wird es nicht resorbiert und kann daher zur Sanierung des Darmes eingesetzt werden. Bei intravenöser Applikation beträgt die Halbwertszeit 24 Stunden bis mehrere Tage.

1.3.1 Polyene

Polyene (Hauptvertreter: **Amphotericin B** und **Nystatin**) binden an das Ergosterol der Zytoplasmamembran der Pilzzelle, wodurch die Integrität der Membran gestört wird. Polyene haben demnach eine **pilzabtötende (fungizide)** Wirkung.

Amphotericin B ist das Basistherapeutikum bei der Behandlung von Systemmykosen.

> ▶ **Merke.** Im Liquor wird nur eine Konzentration von 10 % des Serumspiegels errreicht, weshalb bei entsprechender Indikation auch die Form der intrathekalen Applikation gewählt werden sollte.

◀ Merke

Nephrotoxizität und weitere toxische Nebenwirkungen limitieren oft den Einsatz des Medikamentes über einen längeren Zeitraum und in hohen Dosierungen. Neue Zubereitungsformen, die Amphotericin B in cholesterinhaltige Liposomen einschließen, reduzieren die Toxizität der Substanz deutlich.

Bei systemischer Applikation von Amphotericin B ist mit toxischen Nebenwirkungen zu rechnen.

1.3.2 Azole

Azole (Hauptvertreter: **Clotrimazol, Miconazol, Ketoconazol, Fluconazol** und **Itraconazol**) hemmen die Synthese von Ergosterin, was zunächst eine **Fungistase** und in der Gesamtheit der Wirkungen schließlich den Untergang der Pilzzelle zur Folge hat.

Indikationen:

- Ausschließlich **lokal anzuwendende Azole** haben ein breites Wirkspektrum und werden daher zur Behandlung von Dermatomykosen mit Dermatophyten, Schimmel- und Sproßpilzen eingesetzt.

- Die **neuen Azole** (Fluconazol, Itraconazol) können zur Therapie von mukokutanen und systemischen Mykosen eingesetzt werden. **Fluconazol** ist wirksam gegen Sproßpilze und wird aufgrund seiner guten Verträglichkeit auch prophylaktisch eingesetzt. Vorteilhaft ist seine Wirksamkeit auch im Liquor. **Itraconazol** ist wirksam gegenüber Sproßpilzen und auch einigen Schimmelpilzen.

1.3.3 Antimetabolite

Antimetabolite (Vertreter: **5-Fluorocytosin**) inhibieren die DNA- und Proteinsynthese der Pilzzelle. 5-FC hat ein breites Wirkungsspektrum und erreicht hohe Spiegel im Liquor, weshalb es vor allem bei systemischen Mykosen mit ZNS-Beteiligung mit Amphotericin B kombiniert wird.

Resistenzen gegen 5-FC kommen vor.

1.3.4 Griseofulvin

Grisofulvin hemmt die Chitinsynthese und reichert sich im keratinhaltigen Gewebe an, weshalb es bei der Therapie von Dermatomykosen einsetzbar ist. Effektive Wirkspiegel sind aber erst

1.3.2 Azole

Angriffsort der Azole an der Pilzzelle ist das Zytochrom-P450-Isoenzym. Dieses Enzym aktiviert die C14-Demethylase, welche die Synthese von Ergosterin aus Vorstufen katalysiert. Folgen einer Unterbrechung dieses Syntheseschrittes sind die Akkumulation von Ergosterin-Vorstufen und der Mangel an Ergosterin selbst in der zytoplasmatischen Membran der Pilzzelle. Diese Veränderungen hemmen das weitere Wachstum der betroffenen Zelle, stören den Zellstoffwechsel, die Integrität der Zytoplasmamembran und erhöhen die Anfälligkeit gegenüber der Körperabwehr. Somit ist die Wirkung von Azolen primär **fungistatisch**, erst nach längerer Zeit schließlich auch fungizid.

Die **Indikationen** für den Einsatz der einzelnen Azole sind unterschiedlich:

- Ausschließlich lokal anwendbar sind **Clotrimazol, Econazol** und **Bifonazol**. Das Wirkspektrum dieser Substanzen umfaßt Dermatophyten, Schimmelpilze und Sproßpilze
- **Miconazol** ist die erstentwickelte Substanz dieser Stoffgruppe, die lokal und intravenös appliziert werden kann. Sie wird heute manchmal noch bei Dermatomykosen und in ganz ausgewählten Fällen bei systemischer Mykose mit speziellen Schimmelpilzen eingesetzt
- **Ketoconazol** ist vor allem bei Candidamykosen wirksam, wird aber aufgrund einer ungewünschten Beeinflussung der Steroidsynthese am Menschen abgelöst von
- **Fluconazol**, einem Medikament, das wesentlich selektiver als Ketoconazol am Zytochrom-P450-Isoenzym der Pilzzelle angreift. Fluconazol kann **intravenös** appliziert werden **und** wird auch bei **oraler** Gabe gut resorbiert. Die Halbwertszeit im Serum beträgt ca. 30 Stunden, im Liquor werden 80 % der Serumkonzentration erreicht. Aus diesem Grund ist Fluconazol auch einsetzbar bei Sproßpilzinfektionen, die sich im ZNS manifestieren (z. B. Kryptokokkosen). Fluconazol findet heute eine breite Anwendung bei mukokutanen und systemischen Sproßpilzinfektionen, aber auch als Präventivmedikament bei neutropenischen Patienten
- **Itraconazol** ist ein ausgesprochen lipophiles Azolderivat mit Wirksamkeit gegenüber Sproßpilzen, Schimmelpilzen (Aspergillen, Fusarien) und Dermatophyten. Es ist **nur oral** verabreichbar und wird nur bei saurem Milieu im Magen ausreichend resorbiert, weshalb während der Therapie auf eine gleichzeitige Einnahme von Antazida oder H_2-Blockern verzichtet werden soll.

1.3.3 Antimetabolite

5-Fluorocytosin (5-FC) ist ein Nukleosid-Analogon, das von der Pilzzelle aufgenommen und nach der Umwandlung in 5-Fluorouracil in die RNA eingebaut wird. Deren weiterer Aufbau bricht an dieser Stelle ab, was eine Proteinsynthesestörung zur Folge hat. Auch die DNA-Synthese wird beeinflußt, indem die metabolisierte Substanz fälschlicherweise von der Thymidylatsynthase erkannt wird, was zur Blockierung dieses Schrittes führt. 5-FC kann **oral und intravenös** appliziert werden, wird bei oraler Gabe gut resorbiert, hat eine Halbwertszeit im Serum von 3 – 6 Stunden und erreicht auch im Liquor Konzentrationen von ca. 70 % des Serumspiegels. 5-FC ist wirksam gegen Sproß- und Schimmelpilze, kann mit Amphotericin B (und Fluconazol) kombiniert werden, vor allem dann, wenn es sich um Organ- bzw. Systemmykosen mit ZNS-Manifestation handelt. Primäre **Resistenzen** und **Resistenzentwicklungen** unter der Therapie kommen im Unterschied zu den anderen Antimykotika bei 5-FC relativ häufig vor.

1.3.4 Griseofulvin

Griseofulvin hemmt die Mitose der Pilze. Es wird **oral** verabreicht und lagert sich bevorzugt in keratinhaltigem Gewebe ein, weshalb diese Substanz als Therapeutikum von Infektionen der Haut, Haare und Nägel durch Dermatophyten eingesetzt wird. Effektive Wirkspiegel werden im Keratin aber erst nach längerer Verabreichung der Substanz erreicht, so daß ein therapeutischer Effekt nicht sofort zu erwarten ist. Deshalb sind auch bei einer Behandlungsdauer von 6 Monaten Heilungsraten oftmals von nur 50 % zu erreichen.

1.3.5 Allylamine und Pyridone

Allylamine (Naftifin, Terbinafin), Naphthalidinderivate (Tolnaftat, Tolciclat) und Pyridinderivate (Ciclopirox) zeichnen sich durch eine gute Wirksamkeit gegen Dermatophyten aus. Sie können bei **lokaler Applikation** Hornsubstanzen penetrieren, weshalb sie alternativ zur oralen Griseofulvintherapie einsetzbar sind.

Empfindlichkeitsprüfung. Die Überprüfung der Empfindlichkeit bzw. Resistenz von Pilzisolaten gegenüber Antimykotika ist im Prinzip ähnlich wie die Testung von Antibiotika bei Bakterien. Aufgrund substanzspezifischer Besonderheiten der Antimykotika und der Notwendigkeit, spezielle Kulturbedingungen für die Pilzanzucht zu gewährleisten, gibt es noch **keine genormten Vorschriften** für die Wirksamkeitstestung von Antimykotika im Labor.

2 Medizinisch relevante Pilze

2.1 Sproßpilze

Sproßpilze, auch **Hefen** genannt, sind einzellige Eukaryonten von meist ovaler Zellform, die sich nicht durch Querteilung der Zelle vermehren, wie das bei Bakterien der Fall ist, sondern durch Sprossung. Aus der Mutterzelle entsteht durch Ausstülpung der Zellwand eine Tochterzelle, in die nach der Kernteilung der Tochterkern einwandert (s. ▪ 254). Die Hefezellen sind unbeweglich. Die Tochterzellen bleiben meist in Kontakt mit den Mutterzellen. Die so aneinandergereihten Hefezellen erwecken den Eindruck eines Pilzgeflechtes (Myzel), was aber nicht wirklich zutrifft. Man spricht deshalb vom **Pseudomyzel** (s. ▪ 255). Hefen können neben der Sprossung auch über sexuelle Fortpflanzungsformen verfügen, indem sie Askosporen oder Basidiosporen ausbilden. Aufgrund dessen werden diese Sproßpilze dann von Botanikern den Askomyzeten bzw. Basidiomyzeten zugeordnet. Die meisten bekannten pathogenen Hefen verfügen jedoch nur über die vegetative Fortbildungsform und werden deshalb als **Fungi imperfecti** bezeichnet; sie gehören somit zu den Deuteromyzeten.

2.1.1 Candida

Bedeutung. Mit mehr als 200 Arten sind Sproßpilze der Gattung Candida in der Umwelt weit verbreitet, wobei aber die am häufigsten mit Hefemykosen assoziierte Art **Candida albicans** ihren Standort am Menschen bzw. Warmblüter, aber nicht in der Natur hat. Im Unterschied dazu lassen sich die anderen Sproßpilzarten, z.B. Candida tropicalis, Candida krusei, Candida parapsilosis und Candida glabrata, die ebenfalls unter bestimmten Umständen beim Menschen Mykosen verursachen können, aus der Umwelt isolieren.

Pathogenese. Hefen der Gattung Candida sind fakultativ pathogene Mikroorganismen. Sie können dann Erkrankungen auslösen, wenn im menschlichen Organismus Voraussetzungen für die Ausbreitung einer solchen Infektion vorliegen, z.B. eine Störung der physiologischen Flora auf Haut- und Schleimhäuten oder eine Suppression des Immunsystems. Über adhäsinähnliche Strukturen (z.B. Mannoproteine, s. ▪ 253) heftet sich der

nach langer Behandlungsdauer von 6 Monaten zu erwarten. Auch dann sind Heilungsraten von nur 50 % zu erwarten.

1.3.5 Allylamine und Pyridone

Diese Substanzen sind wirksam gegenüber Dermatophyten und können bei lokaler Applikation Hornschichten penetrieren.

Empfindlichkeitsprüfung Überprüfung von Empfindlichkeiten und Resistenzen gegenüber Antimykotika ist möglich, aber in der Praxis problematisch. Die Ergebnisse sind schwer interpretierbar.

2   Medizinisch relevante Pilze

2.1   Sproßpilze

Hefen sind einzellige Eukaryonten, die sich durch Sprossung vermehren (s. ▪ 254). Wenn die neugebildeten Sproßzellen miteinander in Kontakt bleiben, entsteht ein **Pseudomyzel**. Daneben gibt es aber auch Hefen mit sexuellen Fortbildungsformen, den Askosporen und Basidiosporen. Von den meisten pathogenen Hefen ist nur die vegetative Fortbildungsform bekannt; sie werden als **Fungi imperfecti** bezeichnet.

2.1.1 Candida

Bedeutung   Von ca. 200 Candida-Arten haben nur einige wenige Bedeutung als Krankheitserreger. Die bei Infektionen am häufigsten vorkommende Hefe **Candida albicans** hat ihren Standort am Menschen, andere Hefen sind auch in der Umwelt verbreitet.

Pathogenese Pathogenitätsschritte von Sproßpilzen sind
- Adhäsion
- Sekretion lytischer Enzyme
- Wechsel des Phänotyps und
- Maskierung mit körpereigenen Antigenen, über die Sproßpilze in unterschiedlichem Maße verfügen.

Pilz an Epithelzellen an. Die Invasion des Gewebes wird dann durch die Sekretion lytischer Enzyme (Proteinasen, Phospholipasen), welche die Membranintegrität der Wirtszelle stören, eingeleitet und durch das Einwachsen von Pilzzellausläufern, sog. Keimschläuchen bei Candida albicans und Candida tropicalis, realisiert. Im Gewebe können Pilzzellen ihren Phänotyp wechseln und/oder sich mit wirtseigenen antigenen Bestandteilen an ihrer Oberfläche maskieren, wodurch die Erkennung und nachfolgende Abtötung durch Abwehrzellen erschwert wird. Bei der Abwehr einer Pilzinfektion haben neutrophile Granulozyten eine entscheidende Funktion. Zusätzlich können T-Lymphozyten über die Sekretion von Zytokinen (z. B. IFN-γ) Gewebemakrophagen aktivieren und diese dadurch zur potenteren Abtötung phagozytierter Pilzzellen befähigen. Die humorale Immunität spielt nur eine untergeordnete Rolle.

Ob sich eine Candida-Infektion im Organismus etablieren kann, ist also einerseits abhängig von den Fähigkeiten des Pilzes zu adhärieren und zu invadieren und andererseits ganz wesentlich vom Funktionszustand der entscheidenden Abwehrzellen.

> Für die **Abwehr einer Pilzinfektion** sind Granulozyten und Makrophagen, unterstützt von T- Lymphozyten, verantwortlich. Eine Minderung der Funktion dieser Abwehrzellen begünstigt die Etablierung einer Infektion mit Sproßpilzen, und das um so mehr, je besser der Pilz adhärieren, invadieren und im Wirt persistieren kann.

Nachweis. Die Mikroskopie eines Nativpräparates aus Abstrichen von der Haut oder Schleimhaut ist eine schnelle, orientierende Methode, bei Verdacht auf eine **oberflächliche Mykose** bzw. unphysiologische Vermehrung, Candidazellen nachzuweisen. Nach Gramfärbung sind die Pilzelemente eindeutiger zu erkennen (s. ▣ 255).

Für den kulturellen Nachweis läßt sich Candida, ähnlich wie Bakterien, auf festen Nährböden oder in Bouillons problemlos anzüchten. Auf Nährböden wächst Candida in weichen, cremeartigen Kolonien (▣ 259). Die Differenzierung der angezüchteten Pilzkolonien erfolgt durch Mikroskopie artspezifischer morphologischer Strukturen und aufgrund biochemischer Merkmale, die auf Fähigkeiten der Pilze, bestimmte Zucker zu assimilieren und zu fermentieren, beruhen.

> **Nachweis**　Die Mikroskopie eines Nativpräparates bei Verdacht auf eine **oberflächliche Mykose** ist bereits aussagekräftig.

> Candida-Arten lassen sich aus **oberflächlichen Mykosen** problemlos kultivieren (▣ 259). Ihre Differenzierung erfolgt mikromorphologisch und biochemisch.

▣ 259 | **Candida albicans**

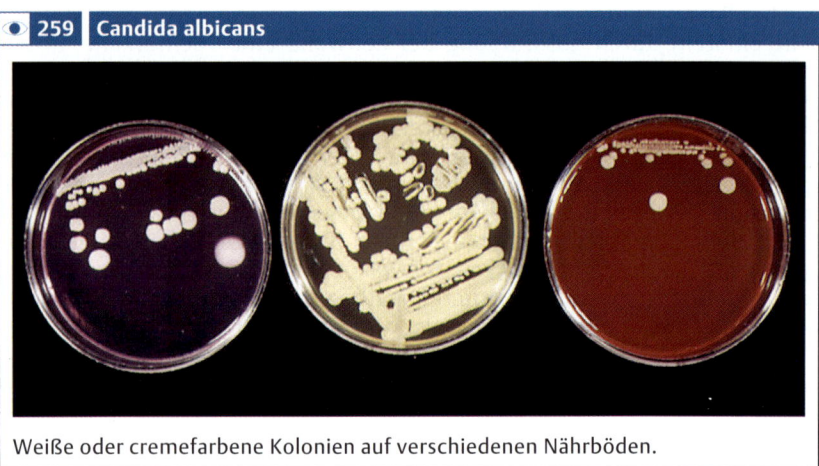

Weiße oder cremefarbene Kolonien auf verschiedenen Nährböden.

> Der Nachweis einer **systemischen Candida-Infektion** ist ungleich schwieriger. Mit falsch-negativen Ergebnissen von Blutkulturen und serologischen Untersuchungen muß bei systemischen bzw. Organmykosen vor allem bei immunsupprimierten Patienten gerechnet werden.

Der Nachweis einer **systemischen Candida-Infektion** dagegen ist schwer. Eine Anzucht der Pilze aus Blutkulturen ist oftmals aufgrund der geringen Erregerdichte und kurzen Verweildauer in der Zirkulation nicht möglich. Meist findet man die Pilze nur histologisch in Organschnitten. Aufgrund der Problematik, vermehrungsfähige Pilzzellen durch Anzucht aus der Blutkultur nachzuweisen, werden Möglichkeiten geprüft, pilzspezifische Stoffwechselprodukte oder pilzspezifische Antigene zu detektieren.

Der serologische Nachweis von Antikörpern gegen Candida ist mit Hämagglutinationstests, Immunfluoreszenz und ELISA-Techniken möglich, kann jedoch kaum zwischen Besiedelung und Infektion unterscheiden, da in beiden Fällen Antikörper produziert werden können. Bei einer systemischen Infektion ist zwar mit einem Titeranstieg beim immunkompetenten Patienten zu rechnen, jedoch sind die Betroffenen in der Regel immunsupprimiert und daher zu einer regelrechten Immunantwort nicht in der Lage.

Candida albicans

Bedeutung. Candida albicans ist eine polymorphe Hefe mit diploidem Chromosomensatz (8 Chromosomen). Sie kann als Sproßzellen (Blastokonidien), elongierte und miteinander verbundene Sproßzellen (Pseudohyphen) und als echte Hyphen morphologisch in Erscheinung treten.

> ▶ ***Merke.*** Beim gesunden Menschen findet sich manchmal Candida albicans in der oralen, gastrointestinalen und vaginalen Flora in geringer Keimzahl ohne Bedeutung als Krankheitserreger und ohne therapeutische Konsequenz.

Candida albicans ist aber auch die wichtigste humanpathogene Art, da sie ca. 70 % der **opportunistischen Sproßpilzinfektionen** verursacht.

Pathogenese. Candida albicans verfügt über eine Anzahl von Faktoren (▤ 120), die es dem Pilz ermöglichen, im Wirtsorganismus eine Infektion zu etablieren, vorausgesetzt, der Wirtsorganismus befindet sich zu dieser Zeit in einem Zustand, der für die Entstehung und Ausbreitung einer Infektion disponiert.
Somit ist Candida albicans ein typischer **opportunistischer Krankheitserreger**.

▤ 120	Bekannte Virulenzfaktoren von Candida albicans
▷ Kolonisation	wird ermöglicht durch • kurze Generationszeiten (20 min) • Resistenz gegenüber Milieuschwankungen (breiter pH- und Temperaturbereich) • Adhärenz an Epithel und Endothel (Mannoproteine)
▷ Gewebeinvasion	wird ermöglicht durch • Sekretion lytischer Enzyme (Proteinasen, Phospholipasen) • Ausbildung geeigneter morphologischer Strukturen (Keimschläuche)
▷ Gewebepersistenz	unter Umgehung körpereigener Abwehrmechanismen wird ermöglicht durch • Veränderung des Phänotyps (»phenotypic switching«) • Maskierung mit körpereigenen Strukturen (»antigenic mimicry«)

Bei den für eine Infektion mit Candida albicans empfänglichen Patienten liegen entweder lokale oder systemische Veränderungen vor, die es ermöglichen, daß aus einer bloßen Besiedelung mit diesem Pilz eine echte Infektion entsteht. Hautschäden, wie sie bei Verbrennungen oder chronisch durch Reibung bei adipösen Patienten oder bei Säuglingen durch Windeln entstehen, bilden die Grundlage für eine Dermatomykose mit Candida albicans.

> ▶ ***Merke.*** Sproßpilze bevorzugen ein geeignetes **Milieu**:
> »feucht, warm und dunkel«, wie das beispielsweise im Windelbereich, in der Achselhöhle, Leistenfalte und bei engem Schuhwerk zwischen den Zehen der Fall ist.

Veränderungen der bakteriellen Normalflora unter intensiver **Antibiotikatherapie, hormonelle Umstellungen** (Kontrazeptiva, Gravidität) oder **Stoffwechselstörungen** können zur massenhaften Vermehrung von Candida albicans auf Schleimhäuten führen. Bei diabetischer Stoffwechsellage beispielsweise adhärieren Candidazellen besser am Bukkalepithel und werden von dort durch eine verminderte Sekretion von Speichel auch noch schlechter eliminiert. Hyperglykämie und Ketoazidose beeinträchtigen außerdem die Funktion der Abwehrzellen, die Candida normalerweise abtöten.

Candida albicans

Bedeutung Die polymorphe Hefe Candida albicans verursacht als wichtigste humanpathogene Art **opportunistische Infektionen**.

◀ Merke

Pathogenese Die Entwicklung einer Infektion mit Candida albicans bedarf einerseits der Virulenz des Pilzes und andererseits der Prädisposition des menschlichen Organismus.

Virulenzeigenschaften von Candida albicans sind (▤ 120):
• Adhärenz
• Sekretion von Enzymen
• Keimschlauch- und Hyphenbildung
• »phenotypic switching« und
• »antigenic mimicry«.

◀ Merke

Prädisponierend für eine Infektion mit Candida albicans sind:
• eine mechanische Alteration der Haut
• hormonelle Dysbalance
• veränderte Stoffwechsellage wie beim Diabetes mellitus und
• Kortikosteroidtherapie
• solide Tumoren und maligne Erkrankungen des hämatopoetischen und lymphatischen Systems

- Immunsuppressionen bei Transplantationen und
- neutropenische Zustände jeglicher Genese.

Eine **Immunsuppression**, die während der Zytostatikatherapie von Tumoren auftreten kann, bei Transplantationen induziert werden muß und auch durch maligne Erkrankungen des hämatopoetischen und lymphatischen Systems auftritt, ist Wegbereiter für die Dissemination von Candida albicans im Organismus. Beim Gesunden verhindern funktionstüchtige neutrophile Granulozyten, Makrophagen und T-Helfer-Lymphozyten die Ausbreitung von Candida im Wirt. Neutrophile Granulozyten können Candida-albicans-Zellen phagozytieren und mit Hilfe ihres lytischen Potentials abtöten. T-Helfer-Lymphozyten aktivieren über die Freisetzung stimulierender Zytokine Makrophagen, die dann ebenfalls zur Phagozytose und Elimination von Pilzzellen befähigt sind. Vor allem dann, wenn die Zahl und Funktion dieser entscheidenden Abwehrzellen reduziert und beeinträchtigt ist, besteht für den betroffenen Patienten ein erhöhtes Risiko, an einer Organmykose zu erkranken. Beim HIV-infizierten Patienten ist die Ausbildung der Candida-albicans-Infektion der Mund- und Ösophagusschleimhaut (**Soor**, ⊡ **260**) oftmals korreliert mit einer reduzierten Zahl von T-Helfer-Lymphozyten.

Klinik   Infektionen mit Candida albicans können sich als **mukokutane Infektionen** (⊡ 260) oder **Organinfektionen** mit möglicher Dissemination manifestieren (⊞ 121).

Klinik. Abhängig von der jeweiligen Prädisposition oder Grunderkrankung des Patienten verursacht Candida albicans **mukokutane** Infektionen oder **Organinfektionen**, die mit einer Dissemination einhergehen können. ⊞ **121** zeigt eine Übersicht über klinische Manifestationen von Infektionen mit Candida albicans.

Die oberflächlich lokalisierten Mykosen betreffen hauptsächlich Haut und Nägel, Schleimhäute von Oropharynx, Gastrointestinaltrakt und Vagina (⊡ **260**).

Die tiefen Mykosen manifestieren sich als isolierte Organinfektion oder als Absiedelung im Rahmen einer Dissemination des Pilzes im Körper. Diese systemischen Mykosen treten ausschließlich beim immunsupprimierten Patienten auf und werden meist endogen, z. B. über den Gastrointestinaltrakt erworben.

⊞ 121	Klinische Formen einer Infektion mit Candida albicans
▷ **Mukokutane Formen**	Haut- und Nagelinfektionen Windeldermatitis Vulvovaginitis Balanitis Soor Ösophagitis gastrointestinale Infektionen
▷ **Systemische Formen**	mit isoliertem Organbefall oder Dissemination und nachfolgender Absiedelung in den Organen Zystitis, Pyelitis, Nierenabszesse Pneumonie Meningitis Uveitis Perikarditis, Endokarditis Arthritis Osteomyelitis Peritonitis Infektionen von Leber und Milz Fungämie, Septikämie

Diagnose   Der kulturelle Nachweis von Candida albicans aus Haut- und Schleimhautmykosen ist unproblematisch.
Bei primär kontaminierten Proben wie Stuhl, Urin und Sputum ist eine Quantifizierung des Pilzzellgehaltes von diagnostischem Wert.

Diagnose. Der mikroskopische und kulturelle Nachweis aus Abstrichen von oberflächlich lokalisierten Mykosen gelingt ohne Probleme. Auf üblicherweise verwendetem Sabouraud-Glucose-Agar wächst Candida albicans in weißen, porzellanartigen Kolonien mit hefeartigem Geruch. Die Differenzierung erfolgt klassisch durch mikromorphologische Merkmale wie Keimschlauchbildung in serumhaltigem Medium oder Chlamydosporenbildung bei Anzucht auf Reis-Tween-Agar und durch Prüfung der biochemischen Leistungen bei der Assimilation und Fermentation von Kohlehydraten. Die Differenzierung von Candida albicans in der Kultur erfolgt

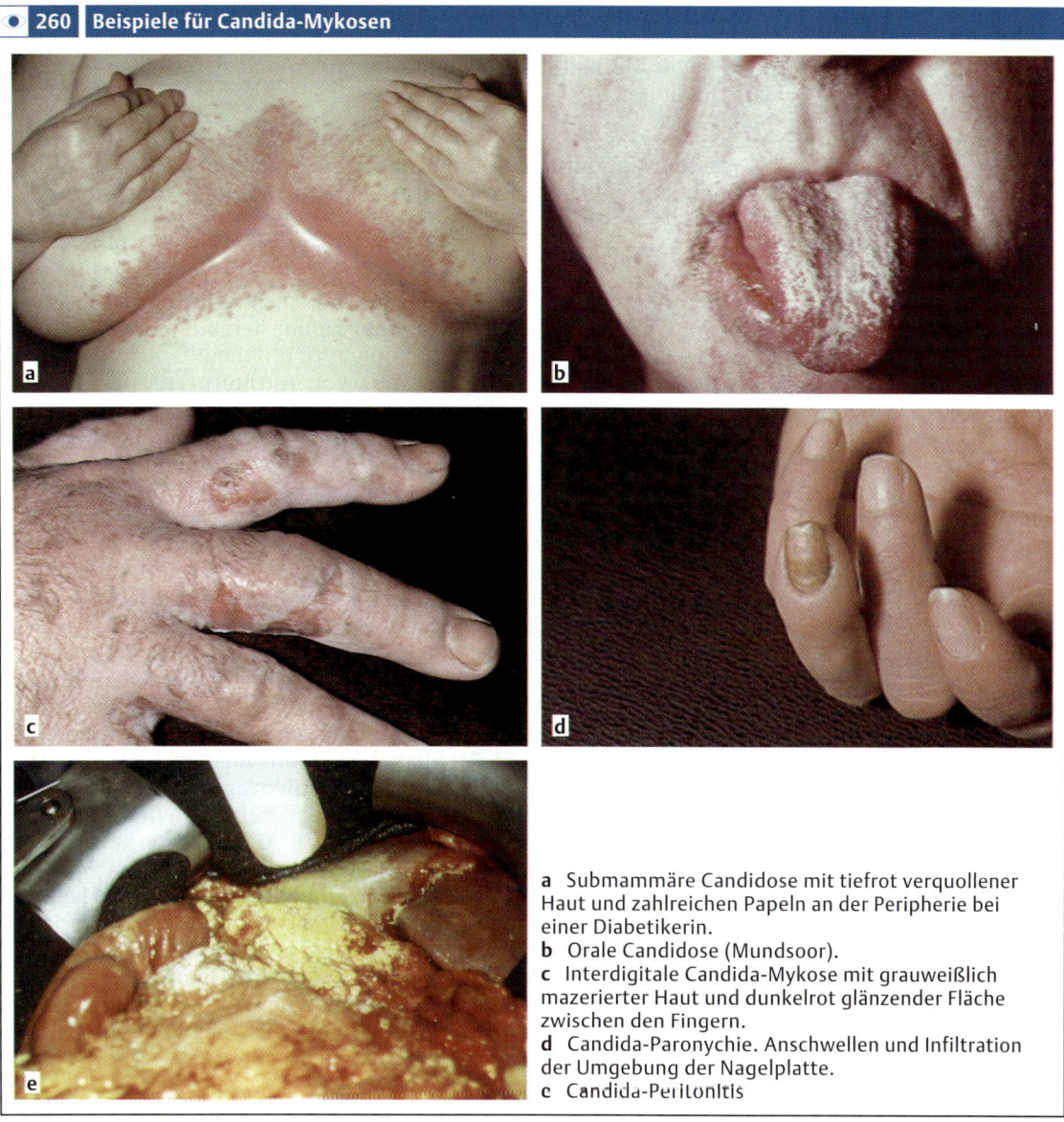

260 Beispiele für Candida-Mykosen

a Submammäre Candidose mit tiefrot verquollener Haut und zahlreichen Papeln an der Peripherie bei einer Diabetikerin.
b Orale Candidose (Mundsoor).
c Interdigitale Candida-Mykose mit grauweißlich mazerierter Haut und dunkelrot glänzender Fläche zwischen den Fingern.
d Candida-Paronychie. Anschwellen und Infiltration der Umgebung der Nagelplatte.
e Candida-Peritonitis

heute zeitsparender durch Nachweis artspezifischer Enzyme mit monoklonalen Antikörpern in der Latexagglutination oder enzymatischen Reaktion mit einem Chromogen.

▶ **Merke.** Die Diagnose der systemischen Infektion mit Candida albicans ist schwer zu stellen. Das klinische Bild ist uncharakteristisch und die Labordiagnostik problematisch. In Untersuchungsmaterialien wie Urin, Sputum und Stuhl, die aufgrund ihrer Herkunft mit Pilzzellen kontaminiert sein können, kann nur über den Weg einer Quantifizierung des Pilzzellgehaltes eine Unterscheidung zwischen noch »normaler Besiedelung« und möglichem Krankheitsverursacher versucht werden. So sind **Pilze im Mittelstrahlurin erst in einer Anzahl von > 10^4/ml von diagnostischer Bedeutung** und Keimzahlen von **mehr als 10^5/g Stuhl als Indiz für eine krankhafte Vermehrung** von Pilzen im Darm zu werten.

◀ **Merke**

Bei einer pulmonalen Candidose eignet sich daher auch Bronchiallavage besser als Sputum für Untersuchungen. Aus Blutkulturen gelingt die

Der Nachweis von Candida albicans aus dem Blut oder anderen primär sterilen

Körperflüssigkeiten gelingt bei systemischer Infektion oft nicht.

Anzucht von Candida albicans in weniger als 50 % der Fälle disseminierter Infektionen rechtzeitig. Das liegt zum einen am für Pilze ungünstigen Milieu in der Blutkulturflasche und zum anderen an der geringen Erregerdichte im Blut.

> ▶ **Merke.** Blutkulturen sollten immer zu Beginn des Fieberanstieges abgenommen und sogleich belüftet werden, weil Pilze **obligate Aerobier** sind.

Deshalb kommen **Antigennachweise** als empfindlichere Methoden in Frage.

Der Antikörpernachweis ist diagnostisch wenig aussagekräftig und allenfalls zur Überwachung von Risikopatienten eingeschränkt brauchbar.

Modernere Methoden, die **Pilzantigene** oder spezifische Stoffwechselprodukte von Candida albicans im Blut oder Liquor detektieren, versprechen die Nachweisrate systemischer Infektionen zu erhöhen.
Serologische Methoden zum Nachweis von **Antikörpern** sind möglich, aber von begrenztem diagnostischem Wert. Da immunsupprimierte Patienten oft keine regelrechte Antikörperantwort zeigen und bei gesunden Menschen auch Antikörper meßbar sind, ist die Erkennung eines Krankheitsgeschehens serologisch nur bedingt möglich.

Therapie Die **Dermatomykose** und vulvovaginale Infektion wird lokal mit Polyenen oder Azolen behandelt. Die Therapie der **oropharyngealen Candidose** kann beim immunkompetenten Patienten lokal, beim immunsupprimierten Patienten durch orale Gabe von Azolen erfolgen. Die **systemische bzw. Organmykose** ist beim immunkompetenten Patienten meist durch Plastikimplantate (Katheter) verursacht, so daß die adäquate Therapie die Entfernung dieser Implantate ist. Bei immunsupprimierten Patienten ist die parenterale Gabe von Amphotericin B oder Fluconazol indiziert.

Therapie. Die **kutane** Infektion mit Candida albicans wird durch Applikation entsprechender Zubereitungen (Lotionen, Cremes) von Desinfektionsmitteln wie Äthylalkohol, Betaisodona u. a. sowie von Antimykotika wie Nystatin, Amphotericin B, aber auch lokal anzuwendenden Azolderivaten, wie Clotrimazol, Econazol und Miconazol, oder mit Clotrimazol therapiert. Die **oropharyngeale** Candida-albicans-Infektion beim Säugling und immunkompetenten Patienten erfolgt lokal mit Nystatin oder Clotrimazol, beim immunsupprimierten und AIDS-Patienten mit oraler Gabe von Fluconazol. Bei Beteiligung von Ösophagusschleimhaut ist auch eine i. v. Therapie mit Amphotericin B zu erwägen. Die **vulvovaginale Candidiasis** ist mit lokal anzuwendenden Azolen therapierbar, bei Rezidivierungen kann auch oral mit Fluconazol behandelt werden. Die **Organ- bzw. systemische Mykose** beim immunkompetenten Patienten ist meist verursacht durch mit Candida-Pilzen besiedelte Plastikimplantate (Katheter, Herzklappen), weshalb die primäre Therapie in der Entfernung dieser Materialien besteht. Beim immunsupprimierten Patienten ist die intravenöse Applikation von Amphotericin B (gegebenenfalls auch in der liposomalen Formulierung) indiziert, bei ZNS-Manifestation ist eine intrathekale Applikation von Amphotericin B zu erwägen. Alternativ ist auch eine systemische Therapie mit Fluconazol oder Itraconazol möglich.

Prophylaxe Durch Pflegemaßnahmen können disponierte Hautareale vor einer Dermatomykose mit Candida albicans geschützt werden.

Bei immunsupprimierten Patienten muß dem behandelnden Arzt das Risiko einer Pilzinfektion bewußt sein.

Bei ausgewählten Hochrisikopatienten ist eine prophylaktische Gabe von Antimykotika (z. B. Fluconazol) indiziert.

Propylaxe. Hautareale, die für eine Candidamykose disponieren (Windelbereich bei Säuglingen, Zwischenzehenraum, Achselhöhle und Speckfalten) können durch Belüftung und Trockenlegen vor krankhafter Pilzvermehrung geschützt werden.
Bei Patienten, die ein erhöhtes Risiko haben, an einer systemischen Candidamykose zu erkranken, muß bei antibiotikaresistentem Fieber immer an eine Pilzinfektion gedacht werden und rechtzeitig, auch ohne Pilznachweis, desinfizierend bzw. antimykotisch therapiert werden.
Bei ausgewählten Hochrisikopatienten ist eine prophylaktische Gabe von Antimykotika (z. B. Fluconazol) indiziert.

> ▶ **Praktischer Tip.** Candidamykosen sind mit Ausnahme des Neugeborenensoors fast immer endogene Infektionen. Die Fahndung nach Ansteckungsquellen ist deshalb müßig und allenfalls bei Genitalbefall (Partnerbehandlung!) sinnvoll.

Andere Candida-Arten

Bedeutung Neben C. albicans sind auch andere Pilze dieser Gattung als Erreger opportunistischer Infektionen bei Immunsuppression von Bedeutung.

Andere Candida-Arten

Bedeutung. Sowohl als Erreger opportunistischer Infektionen als auch als Hospitalkeime sind neben Candida albicans noch andere Candida-Arten relevant.

Pathogenese. Virulenzfaktoren, wie sie bei Candida albicans vorkommen, sind bei anderen Candida-Arten nur in beschränktem Maße vorhanden. Um so mehr ist bei einer Infektion mit diesen Pilzen die Prädisposition des Patienten von entscheidender Bedeutung. Einige Spezies verfügen aber über ausgeprägte Fähigkeiten, an Plastik (z. B. intravasalen Kathetern) zu adhärieren, was sie zu **Erregern nosokomialer Infektionen** macht.

Klinik. Im folgenden sind einige nach Candida albicans am häufigsten vorkommende Verursacher systemischer Sproßpilzinfektionen bei Immunsupprimierten und von Nosokomialinfektionen aufgeführt:

- **Candida tropicalis** verursacht wie Candida albicans systemische Infektionen beim immunsupprimierten Patienten. Bei ca. 30 % der kulturell bestätigten systemischen Sproßpilzinfektionen bei Patienten mit malignen Erkrankungen des hämatopoetischen Systems ist Candida tropicalis der Erreger
- **Candida glabrata** ist ein Sproßpilz mit vergleichsweise niedriger Virulenz. Er ist häufig im Soor bei AIDS-Patienten unter Fluconazol-Therapie nachweisbar und wird manchmal bei Patienten mit soliden Tumoren unter Polychemotherapie in Blutkulturen gefunden. Der Dissemination geht oftmals eine massive Vermehrung des Pilzes auf Haut und Schleimhäuten des Patienten voraus
- **Candida parapsilosis** adhäriert an Plastikmaterialien (z. B. an Kathetern und Plastikimplantaten), weshalb gerade auch von diesem Pilz die Gefahr einer nosokomialen Infektion ausgehen kann. Typische klinische Manifestationen einer Fungämie mit Candida parapsilosis sind deshalb Endokarditis, Peritonitis nach Peritonealdialyse, postoperative Endophthalmitis (Linsenimplantat) und septische Arthritis
- **Candida krusei** (Syn. Issatchenkia orientalis = Bezeichnung der sexuellen Vermehrungsform) ist ebenfalls ein Pilz mit geringer Virulenz, die Mortalitätsrate bei systemischen Infektionen von immunsupprimierten Patienten ist im Vergleich zu Infektionen mit Candida albicans geringer.

Nachweis. Sproßpilze der Gattung Candida lassen sich aus Proben von Haut und Schleimhaut problemlos nachweisen. Blutkulturen sind auch hier oftmals falsch negativ. Dagegen ist eine mikrobiologische **Aufarbeitung entfernter Plastikimplantate und Katheter** sinnvoll.
Die Differenzierung der gewachsenen Sproßpilzkolonien erfolgt durch mikroskopische Untersuchung speziestypischer morphologischer Formen und durch Prüfung biochemischer Leistungen.

Therapie. Geht die Infektion von Plastikimplantaten aus, mussen diese aus dem Körper entfernt werden. Ansonsten entspricht das therapeutische Vorgehen dem bei einer Candida-albicans-Infektion, wobei aber zu beachten ist, daß Candida glabrata und Candida krusei gegenüber Fluconazol weniger empfindlich oder sogar resistent sein können.

2.1.2 Andere Sproßpilze

Im folgenden sind weitere Sproßpilze und sogenannte hefeähnliche Pilze mit Relevanz als Krankheitserreger beim Menschen ausgewählt.
Auf Beschreibungen von Saccharomyces, Rhodotorula (⦿ **261a**), Geotrichum (»Milchschimmel«, ⦿ **261b**) und Hansenula wird hier verzichtet, da diese Pilze nur in ganz seltenen Fällen ätiologisch mit einer Infektion in Zusammenhang gebracht werden können.
Nicht zu vergessen ist jedoch, daß z. B. Saccharomyces cerevisiae (Bäcker-. Wein- und Bierhefe) der Hauptproduzent von Äthylalkohol aus zuckerhaltigen Lösungen ist und damit das schlimmste Pilzprodukt darstellt mit immenser Auswirkung für das Wohlbefinden bzw. Krankheit des Menschen.

Pathogenese Die bei einigen Arten ausgeprägte Fähigkeit, an Plastik zu adhärieren, begünstigt außerdem **nosokomiale** Infektionen mit diesen Pilzen.

Klinik Candida-Arten, die nach C. albicans am häufigsten Infektionen verursachen, sind z. B.:
- Candida tropicalis
- Candida glabrata
- Candida parapsilosis
- Candida krusei.

Der Dissemination im Körper geht meist eine Vermehrung der Pilze auf Haut und Schleimhäuten des immunsupprimierten Patienten voraus. Nosokomialinfektionen entstehen oft durch Implantation von Plastikmaterialien (Katheter, Herzklappen, Linsen etc.), die, wie im Falle von Kathetern, beim Durchdringen der Haut mit Pilzen kontaminiert werden können.

Nachweis Anzucht und Differenzierung dieser Pilze erfolgen analog wie bei C. albicans. Von diagnostischem Wert bei Verdacht auf nosokomiale Infektionen ist die **mikrobiologische Untersuchung von entfernten Implantaten.**

Therapie Falls vorhanden, muß das Implantat entfernt werden. Ansonsten gleiches Vorgehen wie bei Candida albicans. Eine geringere Wirksamkeit von Fluconazol gegenüber C. glabrata und C. krusei ist zu beachten.

2.1.2 Andere Sproßpilze

Saccharomyces cerevisiae ist der Produzent von Äthylalkohol aus zuckerhaltigen Nährlösungen.

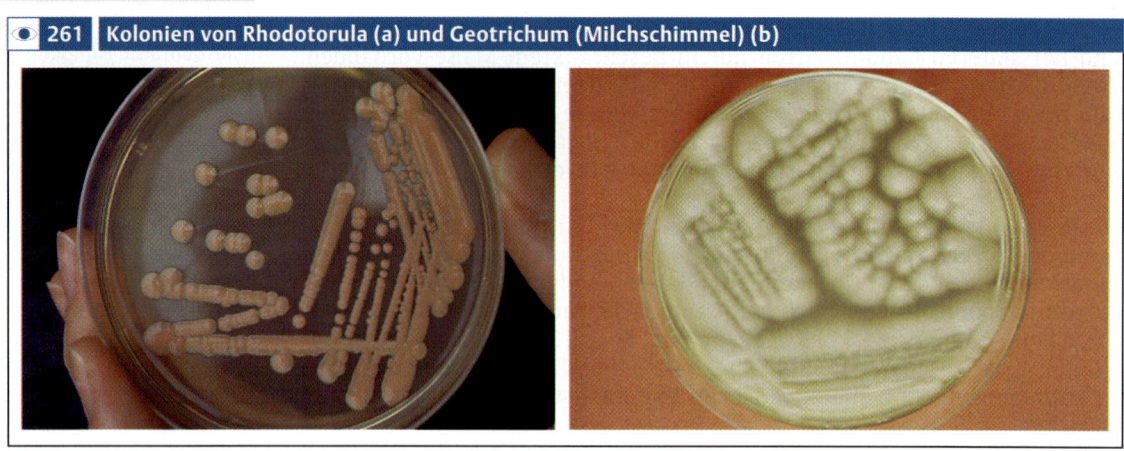

261 | Kolonien von Rhodotorula (a) und Geotrichum (Milchschimmel) (b)

Cryptococcus neoformans

Bedeutung Cryptococcus neoformans ist **Erreger opportunistischer Infektionen bei AIDS-Patienten.**

Pathogenese Der Pilz ist ubiquitär verbreitet und besonders häufig in **Taubenkot** zu finden.
Eine die Pilzzelle umgebende **Polysaccharidkapsel** und in die Membran eingelagertes **Melanin** sind Faktoren, die dem Pilz ein Überleben im Organismus ermöglichen.

Die Infektion erfolgt aerogen. Beim Abwehrgeschwächten streut der Erreger aus der Lunge und verursacht eine **Meningoenzephalitis.**

Klinik Häufigste Manifestation der Kryptokokkose ist die Meningoenzephalitis bei AIDS-Patienten.

Nachweis Das **Tuschepräparat** von Liquorsediment ist ein wertvolles diagnostisches Mittel zur Darstellung der bekapselten Pilzzellen ($\boxdot$ **262**).

Cryptococcus neoformans

Bedeutung. Der in der Natur verbreitete Pilz Cryptococcus neoformans hat in der heutigen Zeit als Erreger **opportunistischer Infektionen bei AIDS-Patienten** an Bedeutung gewonnen. Er ist der Erreger der Cryptococcosis, einer Erkrankung, die vor der Verbreitung des HIV in ganz wenigen Fällen diagnostiziert und dann als »Europäische Blastomykose« bezeichnet worden ist ($\boxdot$ **264**).

Pathogenese. Natürliches Habitat für Kryptokokken sind der Erdboden, Gräser- und Getreidearten. Dort findet vermutlich auch die geschlechtliche Vermehrung in Form eines Basidiums statt. In dieser perfekten Form heißt der Pilz dann Filobasidiella neoformans. Die Verbreitung der Kryptokokken erfolgt u. a. durch Vögel. Sie nehmen die mit Pilzen besiedelten Gräser und Samen auf und scheiden über ihre Exkremente die infektionsfähigen Kryptokokken aus, nachdem sie sich im Verdauungstrakt vermehrt haben. Vor allem **Taubenkot** ist eine wichtige Infektionsquelle für den Menschen. Humanpathogen ist allein die Spezies Cryptococcus neoformans. Diese Spezies verfügt im Unterschied zu anderen Kryptokokkenarten über Faktoren, die es ihr ermöglichen, im Wirtsorganismus Abwehrmechanismen zu umgehen. Eine ganz wesentliche Funktion dabei haben die **Polysaccharidkapsel**, mit der sich der Pilz umgibt, und in die Pilzzellwand eingelagertes **Melanin**. Die Kapsel schützt vor Phagozytose durch Granulozyten und Makrophagen, das Melanin schützt den Pilz vor oxidativem Abbau durch Makrophagenprodukte.

Die Infektion erfolgt aerogen durch Inhalation kontaminierten Staubes und manifestiert sich daher zuerst in der Lunge, in der Regel mit subklinischen Symptomen. Beim Abwehrgeschwächten, vor allem beim AIDS-Patienten, streut der Erreger von der Lunge in andere Organe, hauptsächlich ins ZNS. Im Hirngewebe bleibt der bekapselte Pilz zunächst liegen, ohne eine akute entzündliche Reaktion hervorzurufen, vermehrt sich solange »unbemerkt«, bis größere Läsionen, dann auch mit Granulombildungen, entstanden sind. Deshalb beginnt eine **Meningoenzephalitis** durch Cryptococcus neoformans schleichend, oft nur mit subakuten und uncharakteristischen Beschwerden (Kopfschmerz).

Klinik. Die Kryptokokkose manifestiert sich als Meningoenzephalitis und Meningitis beim Abwehrgeschwächten. Heutzutage erkranken 5 % der AIDS-Patienten an dieser lebensbedrohlichen Infektion.
In wenigen Fällen tritt eine kutane Kryptokokkose auf ($\boxdot$ **264**).

Nachweis. Der **direkte mikroskopische Nachweis** des Pilzes ist besonders für die schnelle Differentialdiagnose der Meningoenzephalitis wichtig. Dafür wird aus Liquor (besser Liquorsediment) ein Tusche-Präparat nach

Burri hergestellt, worin sich die bekapselten Pilzzellen ganz typisch darstellen. Die Tuschepartikel werden von der Kapsel verdrängt, so daß der Pilz von einem ungefärbten Hof umgeben ist (☒ **262**) und sich von anderen zellulären Bestandteilen des Liquors eindeutig abgrenzen läßt. Neben dem mikroskopischen Präparat stehen zur Schnelldiagnostik für Liquor-, Serum- und Urinproben **Antigen-Nachweismöglichkeiten** zur Verfügung, die außerdem auch zur Therapiekontrolle einsetzbar sind.

Antigennachweise in Serum, Liquor und Urin sind für Diagnostik und zur Therapiekontrolle einsetzbar.

☒ 262 Mikroskopischer Nachweis von Cryptococcus neoformans im Liquor

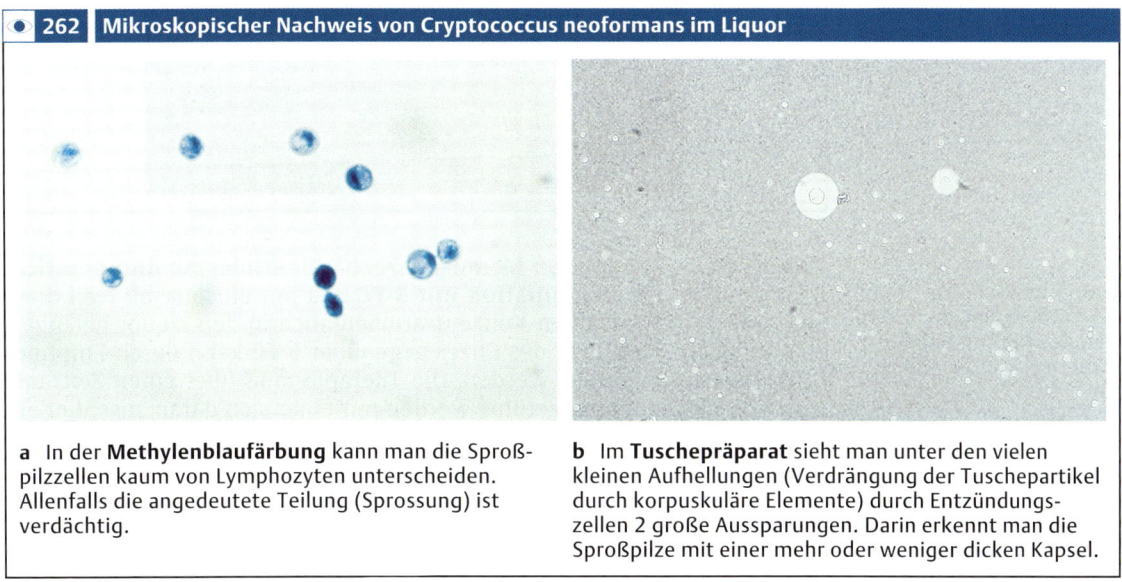

a In der **Methylenblaufärbung** kann man die Sproßpilzzellen kaum von Lymphozyten unterscheiden. Allenfalls die angedeutete Teilung (Sprossung) ist verdächtig.

b Im **Tuschepräparat** sieht man unter den vielen kleinen Aufhellungen (Verdrängung der Tuschepartikel durch korpuskuläre Elemente) durch Entzündungszellen 2 große Aussparungen. Darin erkennt man die Sproßpilze mit einer mehr oder weniger dicken Kapsel.

Die Kultivierung von Cryptococcus neoformans ist problemlos möglich, benötigt aber 3–5 Tage. Zur Unterscheidung von anderen apathogenen Kryptokokken in Umweltisolaten und menschlichen Untersuchungsmaterialien wie z. B. Sputum werden Spezialnährmedien verwendet, auf denen der pathogene Cryptococcus neoformans in dunkelpigmentierten Kolonien wächst, weil er mit Hilfe seines Enzyms Phenoloxidase auf diesem Substrat verstärkt Melanin bilden kann (☒ **263**).

Die Kultur benötigt 3–5 Tage. Auf Spezialnährmedium wächst C. neoformans in dunkelpigmentierten Kolonien (Melanin, ☒ **263**).

☒ 263 Kolonien von Cryptococcus neoformans und Candida tropicalis auf Negersaat-Agar (nach Staib)

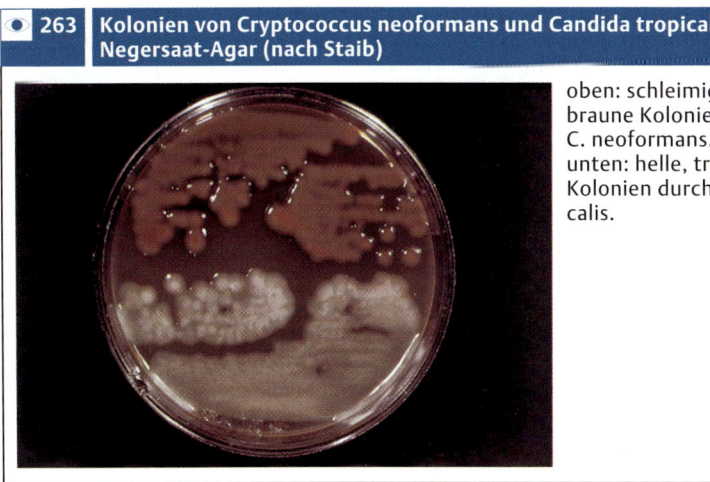

oben: schleimige, braune Kolonien durch C. neoformans.
unten: helle, trockene Kolonien durch C. tropicalis.

| 264 | Kutane Kryptokokkose |

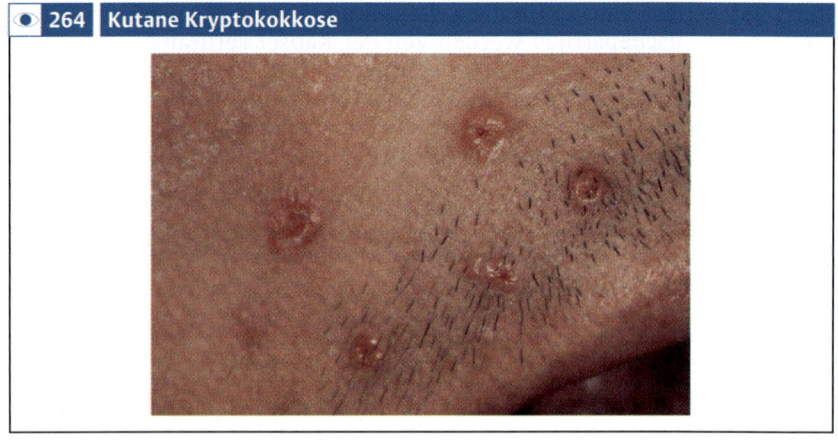

Therapie Mittel der Wahl bei Meningoenzephalitis ist **Amphotericin B in Kombination mit 5-FC (und Fluconazol)**. Eine **lebenslange Erhaltungstherapie mit Fluconazol** ist zur Rezidivprophylaxe notwendig.

Therapie. Die Therapie der Meningoenzephalitis erfolgt mit **Amphotericin B**. Sinnvoll ist die **Kombination mit 5-FC** und mit Fluconazol, weil diese Substanzen in wirksamen Konzentrationen auch in den Liquor gelangen. Eine mögliche Resistenz des Pilzes gegenüber 5-FC kann durch Empfindlichkeitstestung geprüft werden. Die Therapie muß über einen Zeitraum von 4–8 Wochen durchgeführt werden mit einer sich daran anschließenden **lebenslangen Erhaltungstherapie**, z. B. mit Fluconazol, um Reaktivierungen zu vermeiden.

Merke ▶

▶ *Merke.* Cryptococcus neoformans ist auch mit einer adäquaten Therapie meist nicht vollständig aus dem Organismus zu eliminieren, da sich der Pilz in Regionen (z. B. Prostata) zurückziehen kann, wo er von Abwehrzellen und Antimykotika kaum erreichbar ist. Deshalb sind endogene Reinfektionen beim Abwehrgeschwächten immer möglich.

Prophylaxe Bekämpfung der Taubenplage.

Prophylaxe. Durch Eindämmung der Taubenplage im Klinikgelände kann außerdem das Infektionsrisiko reduziert werden.

Trichosporon

Bedeutung Vor allem **T. cutaneum** hat Bedeutung.

Bedeutung. Unter den ubiquitär vorkommenden Trichosporon-Arten, die mit Kryptokokken nahe verwandt sind, hat vor allem **T. cutaneum** Bedeutung in der Humanmedizin.

Pathogenese und Klinik Trichosporon cutaneum und Trichosporon beigelii sind die Erreger der **Piedra alba**. Die Pilzzellen umlagern vorgeschädigte Haare und bilden am Haarschaft weiße Konglomerate.

Pathogenese und Klinik. Trichosporon cutaneum und Trichosporon beigelii sind die Erreger der **Piedra alba**. Der Pilz kolonisiert an vorgeschädigten Haaren (meist im Bartbereich), so daß am Haarschaft grau-weiße Knötchen sichtbar werden. Gesundes Haar wird wahrscheinlich nicht befallen, außerdem fehlen dem Pilz keratinolytische Eigenschaften. Er umlagert das Haar ohne einzuwachsen.

Nachweis Durch kulturelle Anzucht aus den Konglomeraten.

Nachweis. Die Diagnose der Piedra alba erfolgt durch kulturellen Nachweis der Pilze aus den Knötchen am Haarschaft. Trichosporon wächst auf Sabouraud-Glukose-Agar in weißen, faltigen Kolonien mit strahlenförmigem Rand. Mikroskopisch finden sich typischerweise sowohl Sproßzellen als auch Hyphen, die in **Arthrosporen** zerfallen. Die endgültige Differenzierung erfolgt biochemisch.

Therapie Lokal mit Econazol.

Therapie. Piedra alba kann durch lokale Applikation von Econazol behandelt werden.

Malassezia furfur

Malassezia furfur

Bedeutung Die parasitäre Form (M. furfur) ist Erreger der **Kleienflechte** (Pityriasis).

Bedeutung. Der Pilz existiert in seiner saprophytären Form (Pityrosporum ovale) auf der Haut bestimmter Körperregionen des Menschen (z. B. im Gehörgang, Kopfhaut). In seiner parasitären Form (Malassezia furfur) verläßt er diese Regionen und ist der Erreger der **Kleienflechte** (Pityriasis).

Pathogenese und Klinik. Malassezia furfur bevorzugt als lipophiler Pilz ein spezielles Milieu, welches u. a. vom Vorhandensein bestimmter **Hautfette** geprägt wird. Der Pilz kolonisiert im Stratum corneum der Haut, wo er sich in Nestern ansammelt. In der Folge können geringe hyperkeratotische Veränderungen und lymphozytäre Infiltrationen auftreten. Auf der Haut erscheinen hyperpigmentierte (oder auch hypopigmentierte, flächenhafte) abgegrenzte oder konfluierende Maculae unterschiedlicher Größe (▣ 265), seltener entwickelt sich auch eine Follikulitis. Unter welchen Umständen der Pilz seine saprophytäre Form auf der Haut gesunder Menschen verläßt und eine parasitäre Lebensweise im Stratum corneum annimmt, ist nicht vollständig geklärt.

In seltenen Fällen ist eine katheterassoziierte Sepsis bei Patienten mit parenteraler Ernährung (Lipidlösungen) diagnostiziert worden.

Pathogenese und Klinik Der lipophile Pilz parasitiert im Stratum corneum und ruft typische, flächenhafte Hauterscheinungen hervor (▣ 265).

● 265 | Kleienflechte, verursacht durch Malassezia furfur

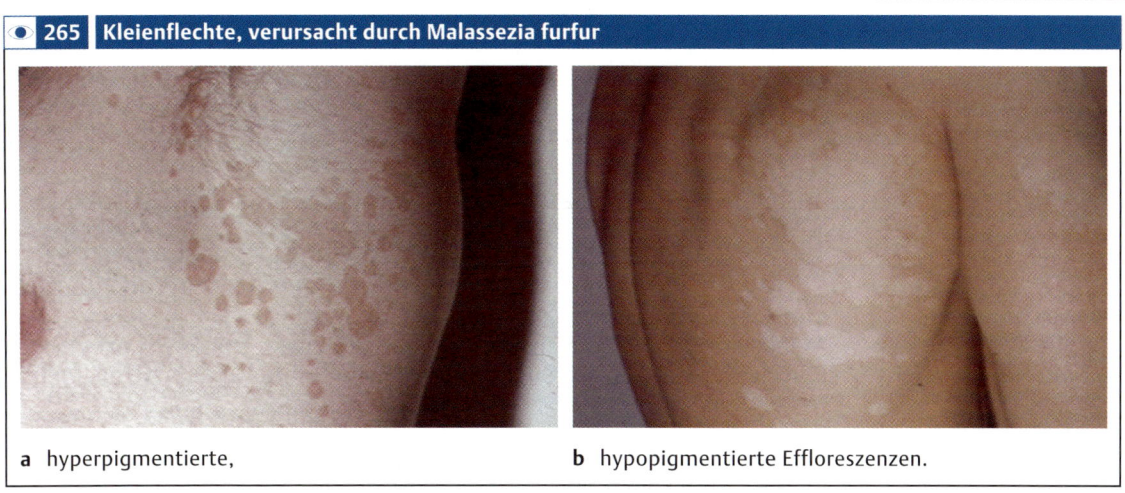

a hyperpigmentierte, **b** hypopigmentierte Effloreszenzen.

Nachweis. Im mikroskopischen Direktpräparat laugebehandelter Hautschüppchen stellen sich runde Pilzzellen in nestförmiger Lagerung dar. Das klinische Bild und der mikroskopische Nachweis sind für die Diagnosestellung der Kleienflechte ausreichend.

Bei der kulturellen Anzucht wird der Lipophilie des Pilzes Rechnung getragen, indem der Agar mit einem Film Olivenöl überschichtet wird. Nach ca. 5 Tagen wachsen kleine, auf der Agarfläche verschiebbare Kolonien mit unregelmäßigem Rand. Im mikroskopischen Kulturpräparat finden sich ovale Zellen mit einer wulstförmigen Sproßnarbe (»Collarette«).

Nachweis Die Diagnose Kleienflechte wird klinisch und mit Hilfe des Direktpräparates gestellt.

Die kulturelle Anzucht des Pilzes gelingt auf ölbeschichtetem Nährboden.

Therapie. Als Therapie kommen u. a. die lokale Applikation von Tolnaftat und Azole in Frage.

Therapie Azole und Tolnaftat sind geeignet.

2.1.3 Pneumocystis carinii

Pneumocystis carinii ist ein weltweit verbreiteter saprophytär lebender Organismus, der taxonomisch schwer einzuordnen ist. Einerseits bildet P. carinii in bestimmten Entwicklungsstadien Trophozoiten und Zysten, d. h. für Protozoen typische morphologische Strukturen. Andererseits finden sich auf der 16s ribosomalen RNA in hohem Maße Sequenzhomologien mit Pilzen aus der Gruppe der Askomyzeten. Im Unterschied zur Pilzzelle enthält die zytoplasmatische Membran von P. carinii aber kein Ergosterin, was erklärt, daß dieser Organismus **gegenüber Antimykotika (Polyene, Azole) unempfindlich** ist.

2.1.3 Pneumocystis carinii

Pneumocystis carinii teilt morphologische Kriterien mit Protozoen und Pilzen und ist **gegenüber Antimykotika (Polyene, Azole) unempfindlich**.

Bedeutung. Pneumocystis carinii führte als opportunistischer Erreger einer interstitiellen Pneumonie bei (unreifen) Neugeborenen ein Schattendasein in der Medizin, bis er im Zusammenhang mit der erworbenen Immunschwäche (AIDS) hochaktuell wurde.

Bedeutung P.carinii ist opportunistischer Krankheitserreger bei AIDS-Patienten.

Pathogenese   Der Keim findet sich als harmloser Kommensale in der Lunge vieler Menschen. Unter Immunsuppression vermehrt er sich unkontrolliert in regionalen Lymphknoten, Knochenmark, Milz und Leber.

Pathogenese. Pneumocystis carinii lebt als harmloser Kommensale in der Lunge von Mensch und Tier. Unter den Bedingungen einer Immunsuppression, hauptsächlich beim AIDS-Patienten, vermehrt sich P. carinii derart rasant, bis die Lungenalveolen regelrecht ausgestopft sind (▪ 266). Ausgehend vom Herd in der Lunge wird der Keim in regionale Lymphknoten, Knochenmark, Milz und Leber gestreut.

| ▪ 266 | Atypische Pneumonie durch Pneumocystis carinii |

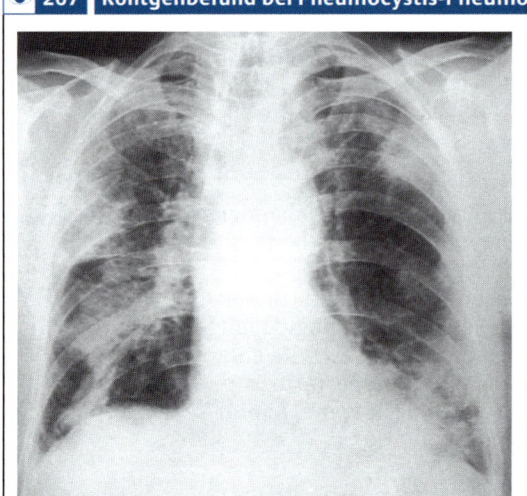

In den Lungenalveolen ist ein entzündliches Exsudat mit schwarz angefärbten Zysten (Grocott-Gomori-Färbung; Versilberung).

Klinik   Klinische Manifestation dieser Keimvermehrung ist eine **atypische Pneumonie** (▪ 267 und 268).

Klinik. Folge dieser massenhaften Vermehrung in den Lungenalveolen sind Atembeschwerden, die bis zur Ateminsuffizienz mit Kreislaufversagen führen können. Typisch sind ein trockener, nichtproduktiver Husten und Fieber.

Nachweis   Der direkte Erregernachweis in Sputum und Sediment einer Bronchiallavage wird mit monoklonalen Antikörpern versucht. Zukünftig wird die PCR für die Diagnostik eine wichtige Rolle spielen.

Nachweis. Röntgenologisch finden sich Zeichen einer **atypischen Pneumonie** (▪ 267 und 268). Der direkte Erregernachweis aus Sputum und Sediment einer Bronchiallavage erfolgt mit Hilfe monoklonaler Antikörper, die in der Regel mit einem Fluoreszenzfarbstoff markiert sind. Im Biopsiematerial kann P. carinii durch Versilberung ähnlich wie ein (Sproß-)Pilz dargestellt werden (s. ▪ 266). Zukünftig wird die PCR für die Diagnostik der Pneumocystis-carinii-Pneumonie an Bedeutung gewinnen. Serologische Nachweise von zirkulierenden Antikörpern erübrigen sich aufgrund der zu erwartenden gestörten Immunantwort bei den betroffenen Patienten.

| ▪ 267 | Röntgenbefund bei Pneumocystis-Pneumonie |

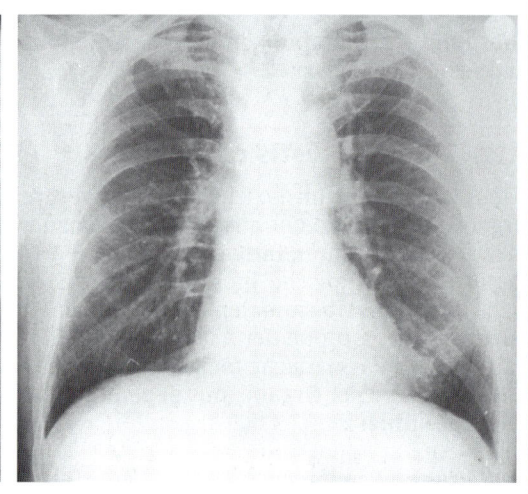

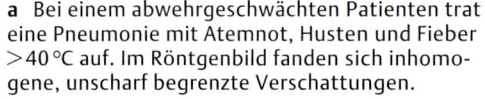

a Bei einem abwehrgeschwächten Patienten trat eine Pneumonie mit Atemnot, Husten und Fieber >40°C auf. Im Röntgenbild fanden sich inhomogene, unscharf begrenzte Verschattungen.

b Im Bronchialsekret konnte Pneumocystis carinii mikroskopisch nachgewiesen werden. Unter einer Therapie mit Cotrimoxazol kam es nach 3 Wochen zu einer kompletten Ausheilung.

Therapie. Trimethoprim-Sulfamethoxazol und/oder Pentamidin bzw. Clindamycin in Kombination mit Primaquin sind Möglichkeiten der therapeutischen Beeinflussung einer Pneumocystis-carinii-Pneumonie. Zusätzlich werden oftmals noch Corticosteroide gegeben.

Prophylaxe. AIDS-Patienten erhalten in der Regel einmal im Monat eine Inhalations-Prophylaxe mit Pentamidin in Form eines Aerosols oder alternativ Cotrimoxazol oral (2mal pro Tag an 3 Tagen der Woche).

Therapie   Mittel der Wahl ist Trimethoprim-Sulfamethoxazol.

Prophylaxe   Pentamidin als Aerosol oder Cotrimoxazol peroral.

● **268** | **Synopsis** | **Ätiologie, Symptome und Diagnose von Pneumonien**

Ätiologie	»Typisch«	»Atypisch«
	Bakterien	Viren, Mykoplasmen, Chlamydien, Pilze, Protozoen
Symptome		
Beginn	schlagartig	schleichend
Fieber	hoch	mäßig
Husten	stark	mäßig
Dyspnoe	deutlich	mäßig
Auswurf	rostfarben	mäßig
Leukozytose	stark	mäßig
BSG	hoch	mäßig
Krankheitsgefühl	ausgeprägt	mäßig
Diagnostik		
Röntgen	lobäre Verschattung	streifige Verschattung (broncholobulär)
Histologie	alveoläre, leukozytäre, mononukleäre Infiltration	interstitielle, plasmazelluläre Infiltration

a Lobärpneumonie durch Pneumokokken.

b Radiäre Streifung bei Infektion mit Influenzaviren.

2.2   Schimmelpilze

Schimmelpilze sind in vielen Gattungen in der Natur verbreitet. Sie leben meist als Saprophyten auf abgestorbener organischer Substanz. Einige Schimmelpilze erlangen unter bestimmten Umständen humanmedizinische Bedeutung als:
- Erreger opportunistischer Infektionen
- Mykotoxinbildner und
- Allergene.

2.2 Schimmelpilze

Schimmelpilze erlangen humanmedizinische Relevanz als:
- opportunistische Krankheitserreger
- Mykotoxinbildner
- Allergene.

2.2.1 Aspergillus

Aspergillen werden aufgrund des Aufbaus ihrer Fruktifikationsorgane (▪ 269) auch als **Gießkannenschimmel** bezeichnet.

2.2.1 Aspergillus

Schimmelpilze der Gattung Aspergillus kommen in mehr als 200 Arten ubiquitär als Saprophyten in der Umwelt vor. Ihr typisches mikromorphologisches Merkmal sind die in eine Vesicula (Blase) endenden Konidienträger, an denen die konidiogenen Zellen (Phialiden) ihre Konidien (Phialokonidien) ausbilden (▪ 269). Aufgrund der äußeren Ähnlichkeit dieser Strukturen mit einer Gießkanne werden Aspergillen auch als **Gießkannenschimmel** bezeichnet.

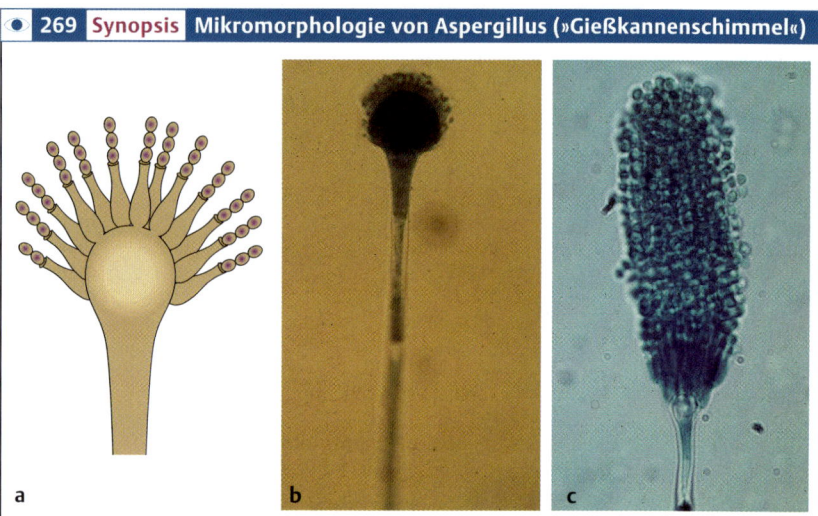

▪ 269 Synopsis Mikromorphologie von Aspergillus (»Gießkannenschimmel«)

a   Schematische Darstellung: Die Hyphe endet in einer aufgequollenen Vesikel; darauf sitzt eine Reihe von flaschenförmigen Phialiden (Sterigmen); aus diesen entstehen durch Knospung die Reihen von Konidien, den Pilzsporen.
b   Hyphe mit Vesikel und Phialidenreihe (die Konidien sind abgerissen).
c   Hyphe mit Vesikel, Phialidenreihe (andeutungsweise) und Konidien.

Bedeutung   Erreger opportunistischer Infektionen ist hauptsächlich **Aspergillus fumigatus**

Bedeutung. Nur wenige Arten von Aspergillen erlangen humanmedizinische Relevanz.
Eine Infektion des Menschen wird hauptsächlich von Schimmeln der Art **Aspergillus fumigatus** verursacht, seltener können auch Aspergillus niger, Aspergillus terreus, Aspergillus nidulans oder Aspergillus versicolor als ätiologisches Agens der Mykose identifiziert werden.
Aufgrund ihres **Toxinbildungsvermögens** haben vor allem die Arten Aspergillus parasiticus, **Aspergillus flavus** und Aspergillus ochraceus durch Lebensmittelverderb eine Bedeutung. Das Aflatoxin B von A. flavus ist ein starkes Karzinogen, welches für das primäre Leberzellkarzinom, eine der häufigsten Karzinomarten in Afrika, verantwortlich ist. Da dieses **Mykotoxin** stabil ist, gelangt es auf verschiedenen Wegen in die Nahrungskette.

Mykotoxine werden u. a. von **A. flavus**, A. parasiticus und A. ochraceus gebildet.

Von Aspergillussporen kann eine **allergisierende Wirkung** ausgehen.

Aspergillussporen, die in der Luft in verschiedenen Konzentrationen vorhanden sind, stellen potentielle **Allergene** dar, wobei die allergisierende Wirkung von Art zu Art unterschiedlich groß und auf das Vorhandensein von bestimmten zytoplasmatischen Proteinen (vor allem Enolase und Aldehyddehydrogenase) zurückzuführen ist.

Pathogenese   Aspergillen sind typische Opportunisten. Eine Infektion des Menschen mit Aspergillen ist nur unter bestimmten Bedingungen möglich:
• bei gestörter lokaler Abwehr, wie das bei großflächigen Verbrennungen oder anderen Hautirritationen der Fall ist

Pathogenese. Die natürliche Verbreitung von Aspergillen in der Umwelt und somit auch in der unmittelbaren Umgebung des Menschen bedingt einen ständigen Kontakt von Haut und Schleimhäuten (besonders die des Respirationstraktes) mit kleinen Mengen von Aspergillussporen. Bei intakter Haut bzw. normaler, unbeeinträchtigter Abwehrlage werden sie stets problemlos eliminiert. Ist aber die Haut geschädigt, können die Sporen persistieren, Pilzkolonien ausbilden und sich im Extremfall wie ein Rasen über die Wundfläche ausbreiten.

Auch gelangen die Pilze über den Respirationstrakt in den Organismus des Menschen. Die inhalierten Pilzsporen sind dabei so klein (2 – 4 μm im Durchmesser), daß sie ungehindert bis in die Alveolen vordringen (▪ 270). Diese Pilzsporen werden aus den Alveolen meist problemlos eliminiert, können aber auch, wenn sie in entsprechenden Mengen vorhanden sind, eine allergische Reaktion induzieren. Bei entsprechender Prädisposition des menschlichen Organismus kann aber eine manifeste Infektion der Lunge (▪ 271) mit möglicher Disseminierung in andere Organe entstehen. Solche prädisponierenden Faktoren sind neben Lungengewebeschäden (z. B. Kavernenbildung bei Tuberkulose) vor allem Störungen der zellulären und humoralen Infektabwehr, wobei, wie auch bei der systemischen Candidose, Zahl und Funktion der neutrophilen Granulozyten von entscheidender Bedeutung für die Abwehr sind.

- im vorgeschädigten Gewebe, z. B. in tuberkulösen Lungenkavernen (▪ 270)
- bei Immunsuppression und Neutropenie.

270 | **Aspergillussporen sind so klein, daß sie bis in die Alveolaren vordringen können**

Spore

Bronchien

Surfactant

Alveole

Alveolarmakrophage

sehr kurze Wegstrecke für Antimykotika aus der Blutbahn in die Alveolen

271 | **Lungenaspergillose**

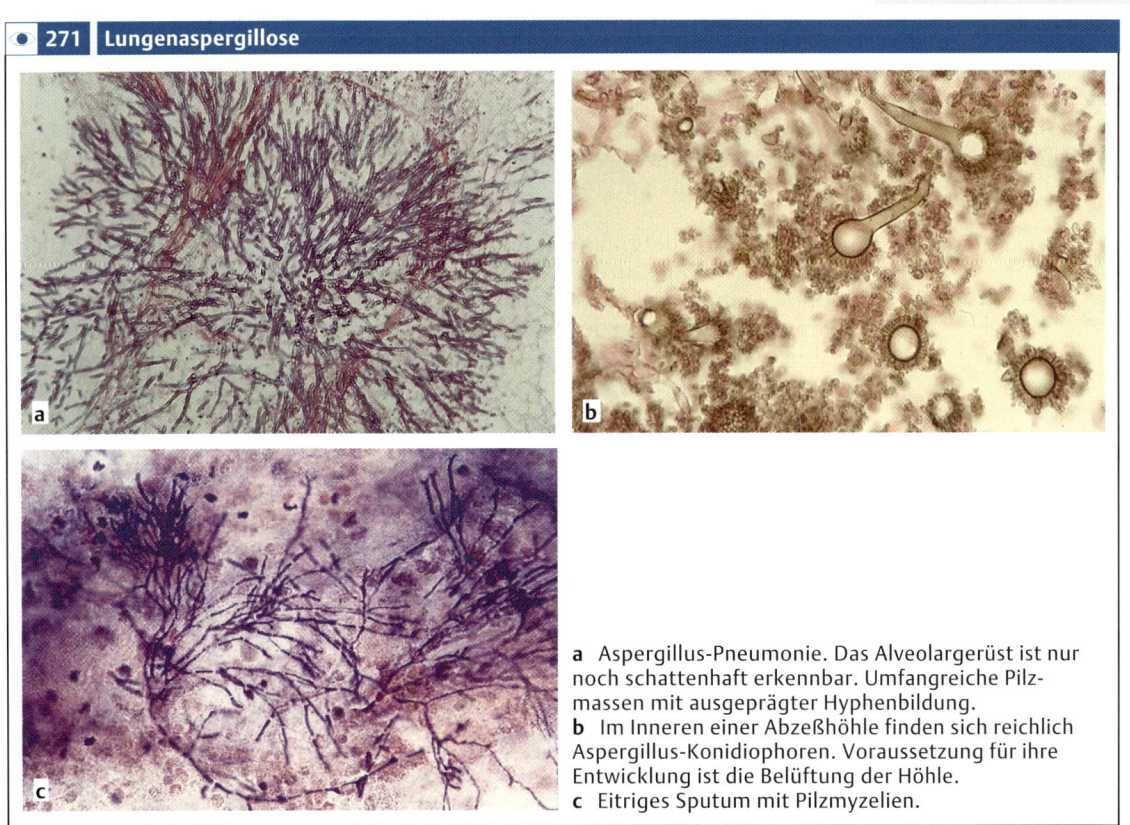

a Aspergillus-Pneumonie. Das Alveolargerüst ist nur noch schattenhaft erkennbar. Umfangreiche Pilzmassen mit ausgeprägter Hyphenbildung.
b Im Inneren einer Abzeßhöhle finden sich reichlich Aspergillus-Konidiophoren. Voraussetzung für ihre Entwicklung ist die Belüftung der Höhle.
c Eitriges Sputum mit Pilzmyzelien.

Unter den Aspergillen sind am ehesten die Arten A. fumigatus und A. niger in der Lage, nach Anflug auf der Haut oder nach Inhalation in den Lungenalveolen zu kolonisieren.

Die verschiedenen Aspergillusarten sind in dem Maße zur Etablierung einer Infektion befähigt, wie sie in der Lage sind, parasitäre Lebensformen anzunehmen. So ist der Pilz Aspergillus fumigatus bevorzugt dazu befähigt, an Wirtszellen zu adhärieren, dort zu kolonisieren und sich schließlich im Gewebe auszubreiten. Wenn er aufgrund der bestehenden Immunsuppression vom Immunsystem nicht eliminiert wird, wächst er sogar innerhalb von Blutgefäßen, invadiert Endothel und Organgewebe.

Klinik Typische Manifestationen der Aspergillose sind:

- **Infektionen vorgeschädigter Haut;** Pilzrasen auf Verbrennungswunden oder Gehörgangsmykose bei Ekzem
- **Sinusitis** mit Gefahr der Weiterleitung in das ZNS
- **Lungen-Aspergillom** auf dem Boden geschädigten Lungengewebes (Kavernen) ohne weitere Gewebeinvasion
- **Pneumonie** entsteht ausschließlich bei Immunsupresion (vor allem bei Neutropenie)
- **Septikämie** mit Streuung in andere Organe (Niere, ZNS, Herz)
- **allergische Reaktionen** vor allem bei berufsbedingtem Umgang mit aspergillenexponierten Materialien.
- **Asthma bronchiale, allergische Alveolitis** und **chronische Lungenschäden** werden begünstigt durch häufige Inhalation stark pilzsporenkontaminierten Materials, wie das beispielsweise bei der Verarbeitung von Getreide oder Heu der Fall ist (sog. Malzarbeiter- bzw. **Farmerlunge**).

Klinik. Auf welche Weise sich eine Infektion mit Aspergillen manifestiert, ist abhängig von der Grunderkrankung des Patienten bzw. von den jeweils vorliegenden prädisponierenden Faktoren.

- **Aspergillen können vorgeschädigte Haut infizieren.** Dies tritt vor allem bei Polytraumatisierungen nach Unfällen, großflächigen Verbrennungen, Ulzerationen und bei massiven peripheren Durchblutungsstörungen mit nachfolgender Gangrän auf. Aber auch ekzematös veränderte Haut bietet ein geeignetes Terrain für die Ausbreitung von Schimmelpilzen. Typisches Beispiel dafür ist die **Mykose des äußeren Gehörganges** durch Aspergillus niger.
- Aspergillen können die Schleimhaut der Nasennebenhöhlen besiedeln und eine **Sinusitis** verursachen. Dabei besteht die Gefahr der Ausbreitung der Pilze in das ZNS.
- **Ein Lungen-Aspergillom** entwickelt sich vorzugsweise bei Schädigungen des Lungengewebes, wie das beispielsweise bei Tuberkulose mit Kavernenbildungen, chronischer Bronchitis und Bronchiektasen der Fall ist. Ein solches Aspergillom stellt sich röntgenologisch als kugelförmige Verschattung (»Pilzball«) mit darüberliegender Luftsichel dar.
- Eine schwere **Aspergillus-Pneumonie** entwickelt sich fast ausschließlich auf dem Boden einer ausgeprägten Granulozytopenie und führt oft zu lebensbedrohlichen Komplikationen.
- Bei einer **hämatogenen Streuung** der Aspergillen in Niere, ZNS, Herz und andere Organe ist die Letalität sehr hoch.
- **Asthma bronchiale, allergische Alveolitis** und **chronische Lungenschäden** werden begünstigt durch häufige Inhalation stark pilzsporenkontaminierten Materials, wie das beispielsweise bei der Verarbeitung von Getreide oder Heu der Fall ist (sog. Malzarbeiter- bzw. **Farmerlunge**). Bei chronisch verlaufenden Schimmelpilzallergien ist aufgrund einer möglichen IgE-Kreuzreaktivität mit humanen Proteinen eine autoimmune Komponente denkbar.

Nachweis Aspergillen können kultiviert und anhand speziestypischer Fruktifikationsorgane im mikroskopischen Präparat differenziert werden (▣ 272).

Nachweis. Aspergillen können problemlos auf Sabouraud-Agar angezüchtet werden. Die Kulturen wachsen meist in einem Zeitraum von 2 – 7 Tagen und können mikroskopisch aufgrund artspezifischer morphologischer Strukturen differenziert werden (▣ 272). Der mit Infektionen am häufigsten assoziierte Schimmel Aspergillus fumigatus toleriert bei der Anzucht Temperaturen bis 50 °C und kann bereits über dieses Charakteristikum erkannt werden.

Merke ▶

> ▶ **Merke.** Wegen ihres ubiquitären Vorkommens ist allerdings der Nachweis von Aspergillen im potentiell kontaminierten Untersuchungsmaterial (Sputum, bronchoalveoläre Lavage, Haut- und Schleimhautabstrich) immer interpretationsbedürftig.

Die kulturelle Diagnostik einer systemischen Aspergillose ist oft nicht möglich und wird durch empfindlichere Methoden wie den **Antigennachweis** ersetzt.

Nur selten gelingt bei einer disseminierten oder Organmykose eine Anzucht aus dem Blut. Meist findet man erst post mortem Pilzelemente in Gewebeschnitten (PAS-Reaktion oder Versilberung). Methoden, die Aspergillus-Antigen in Blut und Urin nachweisen, sind sensibler als die kulturelle Anzucht und lassen in einigen Fällen die Pilzinvasion noch rechtzeitig erkennen. Diese **Antigennachweisverfahren** werden auch zur Überwachung von Hochrisikopatienten eingesetzt. Der serologische Nachweis von Antikörpern gegen Aspergillen ist manchmal bei der Diagnostik chronischer (Aspergillom) und allergischer Aspergillosen hilfreich.

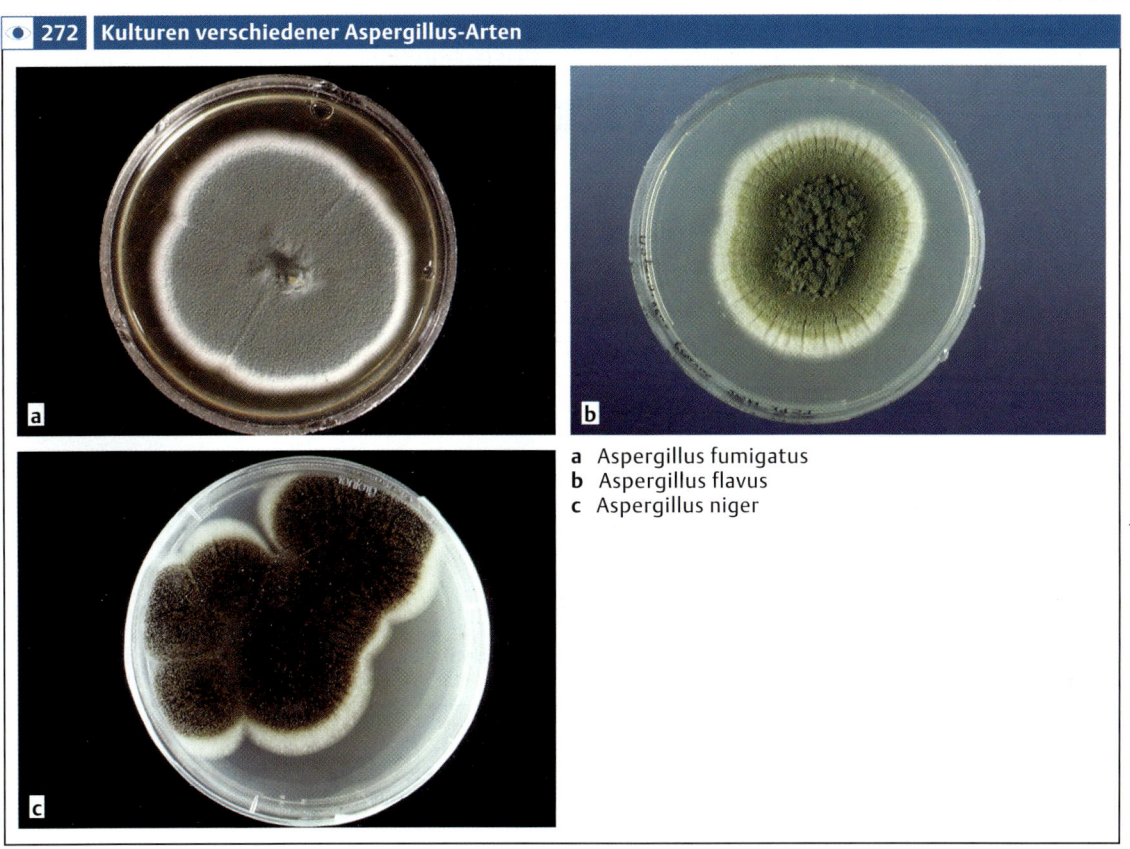

272 | **Kulturen verschiedener Aspergillus-Arten**

a Aspergillus fumigatus
b Aspergillus flavus
c Aspergillus niger

Therapie. Das isolierte, abgekapselte Lungenaspergillom ist meist chirurgisch entfernbar. Die Therapie der nichtinvasiven Lungenaspergillose kann mit Itraconazol erfolgen. Bei schwerer Pneumonie und invasiver Aspergillose ist Amphotericin B, gegebenenfalls kombiniert mit 5-Fluorocytosin, Mittel der Wahl. Amphotericin B wird aber aufgrund erheblicher Nebenwirkungen von den ohnehin schwerkranken Patienten oft sehr schlecht toleriert, weshalb in ausgewählten Fällen die Therapie mit nebenwirkungsarmem liposomalem Amphotericin B fortgesetzt wird.

Prophylaxe. Bei Patienten, die ein hohes Risiko haben, an einer invasiven Aspergillose lebensbedrohlich zu erkranken, muß bei antibiotikaresistentem Fieber immer rechtzeitig an eine mögliche Pilzinfektion gedacht werden. Diese Patienten sollten außerdem in der Krankheitsphase mit dem höchsten Risiko in **Reinlufträumen** untergebracht werden, da sie die Aspergillose in den meisten Fällen durch Inhalation sporenhaltiger Luft erwerben.

2.2.2 Penicillium

Schimmelpilze der Gattung Penicillium sind ubiquitär verbreitet. Sie existieren in vielen verschiedenen Arten im Erdboden und auf Pflanzen. Viele dieser Penicillium-Arten können Zellulose abbauen und sind daher für »Aufräumungsarbeiten« in der Natur, z. B. bei der Zersetzung abgestorbenen organischen Materials, unentbehrlich. Ein bekanntes Stoffwechselprodukt von bestimmten Penicillium-Arten ist das Penicillin, welches auch heute noch von speziell gezüchteten Hochleistungsstämmen auf biologischem Wege produziert wird. Ihre Stoffwechselleistungen werden außerdem zur Lebensmittelveredlung genutzt (Käseherstellung mit Penicillium camembertii und Penicillium roquefortii).
Mikromorphologisch zeichnen sich Penicillium-Schimmel durch einen pinselförmigen Aufbau der Fruktifikationsorgane aus, wobei aus den Phia-

Therapie Die Therapie des nichtinvasiven Aspergilloms kann mit Itraconazol erfolgen, die einer Pneumonie und Systemmykose durch parenterale Applikation von Amphotericin B, gegebenenfalls kombiniert mit 5-FC.

Prophylaxe Patienten in der neutropenischen Phase sollten in **Reinlufträumen** untergebracht werden.

2.2.2 Penicillium

Penicillium-Arten sind als Saprophyten in der Natur ubiquitär verbreitet. Aufgrund des typischen Aufbaus der Fruktifikationsorgane werden die Penicillien auch als **Pinselschimmel** bezeichnet (▪ 273).

liden meist lange Ketten von Konidien entstehen (■ 273). Man nennt die Penicillien deshalb auch **Pinselschimmel**.

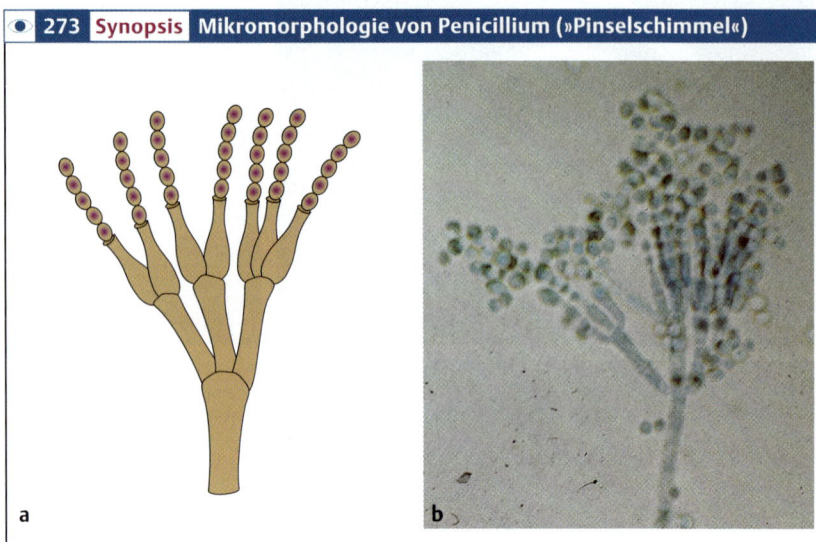

■ 273 Synopsis Mikromorphologie von Penicillium (»Pinselschimmel«)

a Schematische Darstellung. Die Hyphe zweigt sich auf in Metulae und Sterigmen, die dann Konidienreihen tragen, b Nativpräparat von Penicillium notatum.

Bedeutung Mykotoxinbildner, Allergen und Erreger einer Infektion.

Bedeutung. Penicilliumarten erlangen in der Humanmedizin Bedeutung als Mykotoxinbildner, als Allergene und nur in ganz seltenen Fällen als Erreger einer Infektion.

Pathogenese und Klinik Mykotoxine werden durch Verzehr verschimmelter Lebensmittel aufgenommen und können Mykotoxikosen verursachen (siehe Kap. 2.2.4).

Pathogenese und Klinik. Die von Penicillien produzierten **Mykotoxine** gelangen durch Verzehr verdorbener Lebensmittel in den Organismus des Menschen und können toxische Krankheitsbilder hervorrufen (siehe Kapitel 2.2.4 Mykotoxine).

Allergische Reaktionen auf Penicilliumsporen sind meist die Folge einer erhöhten Exposition gegenüber diesem Schimmel.

Allergische Reaktionen nach Inhalation von Penicilliumsporen sind vor allem bei berufsbedingtem Umgang mit verschimmelten Materialien beschrieben:
- Käsewäscherlunge
- Paprikaspalterlunge
- Korkarbeiterlunge
- Tomatenzüchterlunge
- Sauna-Benutzer-Krankheit.

Die Sensibilisierung erfolgt bei regelmäßiger Einatmung großer Mengen an Pilzsporen. Danach kann die allergische Reaktion in Form einer
- Rhinitis
- Bronchitis
oder
- Alveolitis
in Erscheinung treten.

Die Sensibilisierung erfolgt bei regelmäßiger Einatmung großer Mengen an Pilzsporen, die nach dem Zerfall aus ihrem Zytoplasma Proteine mit allergisierendler Wirkung freisetzen. Die allergische Reaktion kann in Form einer
- Rhinitis
- Bronchitis
oder
- Alveolitis
in Erscheinung treten.

Infektionen mit Penicillien kommen auch bei Immunsupprimierten nicht vor. Einzig die Art Penicillium marneffei ist in einzelnen Fällen von systemischen Mykosen in Südostasien aus Gewebeproben isoliert worden.

Im Unterschied zu den Aspergillen können Penicilliumpilze im Gewebe nicht invasiv wachsen. Sie kommen deshalb als Erreger von Organmykosen kaum in Betracht. Einzig bei der Art Penicillium marneffei sind Organmanifestationen (Lymphknoten, Lunge, Leber, Haut etc.) bei immunsupprimierten Patienten in Südostasien beschrieben worden, die ohne adäquate Therapie letal verliefen. Differentialdiagnostisch muß bei dieser Infektion an eine Hautmanifestation der Histoplasmose, Kokzidioidomykose und an eine Lungentuberkulose gedacht werden.

Nachweis. Penicillien wachsen oft schon bei Zimmertemperatur auf den verschiedensten Medien (▫ 274). Auf Sabouraud-Glukose-Agar kann nach etwa einer Woche von der Pilzkolonie ein mikroskopisches Präparat angefertigt werden, worin nach dem typischen pinselförmigen Aufbau der Fruktifikationsorgane gesucht wird. Der Nachweis von Penicillium im Untersuchungsmaterial aus besiedelten Regionen ist ohne Bedeutung, im normalerweise sterilen Material wie Blut und Liquor handelt es sich fast immer um eine sekundäre Verunreinigung.

Penicillium marneffei läßt sich wie ein dimorpher Pilz (siehe 2.4) durch 2wöchige Bebrütung bei 37 °C in einer hefeähnlichen Kultur züchten. Diese hefeähnlichen Zellen lassen sich auch histologisch in Organschnitten mit PAS-Reaktion oder Versilberung darstellen.

▫ 274	Kultur von Penicillium notatum

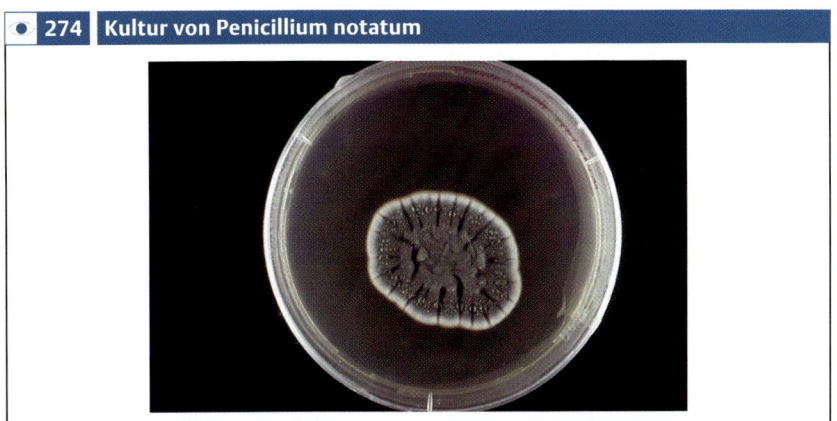

Therapie. Der Nachweis von Penicillium im Untersuchungsmaterial hat keine therapeutische Konsequenz.

Bei Verdacht auf eine seltene, bisher nur in Südostasien vorkommende Infektion mit Penicillium marneffei ist eine Therapie mit Amphotericin B in Kombination mit 5-Flucytosin indiziert.

2.2.3 Andere Schimmelpilze

In ganz seltenen Fällen verursachen Schimmelpilze außerhalb der Gattung Aspergillus beim Menschen Infektionen. Meist handelt es sich dabei um Infektionen verletzter Haut, um Inokulation kontaminierten Materials bei Unfällen, um unsauberes Fixerbesteck und um im Krankenhaus durch invasive Diagnostik und Therapie erworbene Infektionen (Katheter, implantiertes Material).

Wenn sich die Schimmelpilze im Gewebe ausbreiten, liegt außerdem meist eine Immunsuppression des betroffenen Patienten vor.

Im folgenden sind einige Schimmelpilzarten beschrieben, die unter Umständen mit Infektionen beim Menschen ätiologisch assoziiert werden können:

- **Fusarien** sind eine heterogene Gruppe von Schimmelpilzen, die oft auf Pflanzen parasitieren (»Welkekrankheit«), verschiedene Mykotoxine produzieren und gelegentlich als Krankheitserreger beim Menschen eine Rolle spielen. Sie wurden bislang von infizierter thermisch geschädigter Haut, von Hautulzera und von der Hornhaut des Auges isoliert. Außerdem wirken Bestandteile dieser Schimmel allergisierend.
- Schimmelpilze der Gattung **Cephalosporium** sind ebenfalls in der Natur weit verbreitet. Einige wenige Arten verursachen beim Menschen meist nach Verletzung der Haut subkutan Granulome mit der Tendenz zur Fistelbildung. Das Fistelsekret enthält Pilzdrusen, die im KOH-Präparat oder histologisch darstellbar sind.
- **Scedosporium apiospermum** lebt als Saprophyt in der Erde, im Abwasser und auf Dornengewächsen. Verletzung der Haut mit einer solchen Dorne kann eine sich subkutan entwickelnde Mykose zur Folge haben, die pro-

Nachweis Penicillien werden im Untersuchungsmaterial meist als Kontaminanten im mikroskopischen Material aufgrund des typischen pinselförmigen Aufbaues erkannt. Penicillium marneffei läßt sich im Labor durch Inkubation bei 37 °C als Hefe kultivieren. Die Hefezellen sind auch in Gewebeschnitten nachweisbar.

Therapie Die bisher seltene Infektion mit Penicillium marneffei wird mit Amphotericin B und 5-FC therapiert.

2.2.3 Andere Schimmelpilze

Infektionen mit Schimmelpilzen setzen eine Verletzung der normalen Haut- und Schleimhautbarriere und/oder eine Immunsuppression voraus. Schimmelpilze, die gelegentlich als Erreger von Infektionen identifiziert werden, sind u. a.
- Fusarium-Arten
- Cephalosporium-Arten
- Scedosporium apiospermum
- Scopulariopsis brevicaulis.

Schimmelpilze mit allergisierenden Wirkungen sind außerdem
- Alternaria
- Botrytis-
und
- Cladosporium-Arten.

gressiv fortschreitet und spontan nicht ausheilt. Auch hier bilden sich Fisteln, aus denen sich pilzdrusenhaltiges Sekret entleert. Differentialdiagnostisch muß an eine Aktinomykose gedacht werden. Außerdem sind lokale Infektionen der Lunge, wie das z. B. nach Aspiration von Wasser bei Ertrinkungsunfällen der Fall sein kann, aber auch Infektionen von ZNS und Kornea beschrieben.

- **Scopulariopsis brevicaulis** befällt Nagelsubstanz. Da dieser Schimmelpilz im Gegensatz zu den Dermatophyten Keratin nicht lysieren kann, infiziert er nur traumatisierte Nägel oder solche mit trophischen Störungen.
- Neben Sporen von Aspergillen und Penicillien haben auch Bestandteile der Schimmel **Cladosporium, Alternaria** und **Botrytis** eine allergisierende Wirkung.

Erreger von Chromomykosen

Erreger von Chromomykosen

Unter dem Begriff »Chromomykosen« sind Infektionen mit **dunkel pigmentierten Pilzen** zusammengefaßt. Diese melaninhaltigen Pilze werden auch als »**Schwärzepilze**« oder **Dematiaceae** bezeichnet (▪ 275).
Das Melanin ist ein wichtiger Virulenzfaktor dieser Pilze.

Als »Chromomykosen« bezeichnet man Hautinfektionen und Gewebemykosen, die von Schimmelpilzen verursacht werden, deren Zellwände **aufgrund von Melanineinlagerungen dunkel pigmentiert** sind (▪ 275). Fadenpilze, die ein solches Pigment bilden, werden in der Gruppe der »**Schwärzepilze**« oder **Dematiaceae** zusammengefaßt. Sie sind bei Stoffwechsel- und Abbauprozessen in der Natur beteiligt und können meist durch Verletzung mit Materialien pflanzlichen Ursprunges (Dornen, Holzsplitter) in den Körper des Menschen gelangen. Melanin spielt bei der Persistenz des Pilzes im Gewebe eine wesentliche Rolle, indem es den Pilz vor der Phagozytose und Abtötung durch Abwehrzellen schützt.

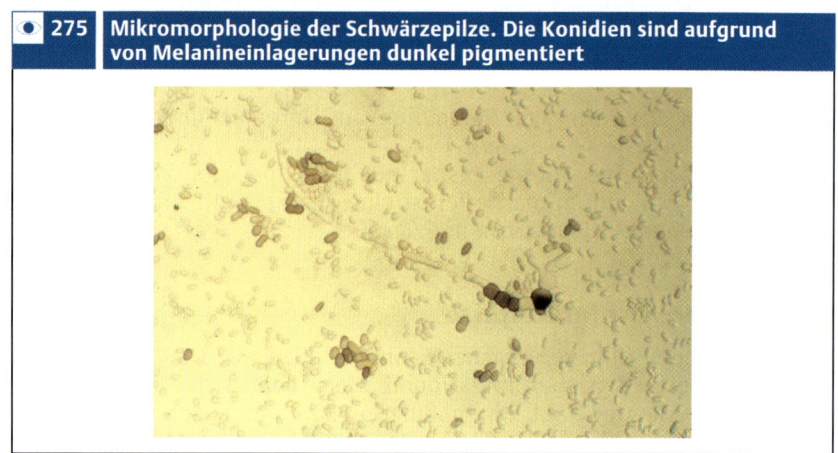

▪ 275 | **Mikromorphologie der Schwärzepilze. Die Konidien sind aufgrund von Melanineinlagerungen dunkel pigmentiert**

Auf das Stratum corneum beschränkte Chromomykosen werden auch als **Tinea nigra** bezeichnet und sind meist Folgen einer Verletzung durch kontaminiertes Material.

Subkutane und Gewebemykosen werden als **Phaeohyphomykosen** bezeichnet.

Klinisch lassen sich oberflächliche, nur auf das Stratum corneum der Haut beschränkte Mykosen (**Tinea nigra**) von subkutanen und tiefen **Phaeohyphomykosen** unterscheiden. Zu den tiefen Mykosen zählen die sogenannten **Myzetome** (Maduramykose, chronische Infektion des Subkutangewebes und des angrenzenden Knochens nach Hautverletzung, u. a. am Fuß, s. ▪ 276). Letztgenannte Mykose kann sich auch im ZNS manifestieren (zerebrale Phaeohyphomykose), wenn sie von neurotropen Schwärzepilzen verursacht wird. Bei den beiden Arten **Cladophialophora bantiana** und **Exophiala dermatitidis** (▪ 277) handelt es sich um derartige neurotrope Schwärzepilze. Sie bilden intrazerebral Abszesse, die sich im Verlauf der Infektion immer mehr vergrößern und schließlich zum Tode des Patienten führen.

Phaeohyphomykosen sind im Nativpräparat an dunkel pigmentierten, septierten Hyphen zu erkennen.

Merke ▶

> ▶ **Merke.** Schwärzepilze mit medizinischer Relevanz wachsen – im Gegensatz zu den ubiquitär in der Natur vorkommenden schwarzpigmentierten Saprophyten – in der Kultur bei **37 °C**.

276 | **Maduramykose (Myzetom)**

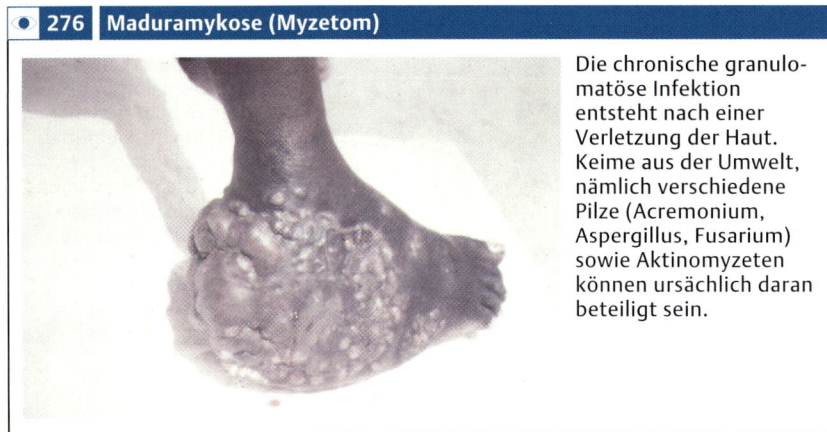

Die chronische granulomatöse Infektion entsteht nach einer Verletzung der Haut. Keime aus der Umwelt, nämlich verschiedene Pilze (Acremonium, Aspergillus, Fusarium) sowie Aktinomyzeten können ursächlich daran beteiligt sein.

277 | **Kultur von Exophiala dermatitidis, einem »Schwärzepilz«**

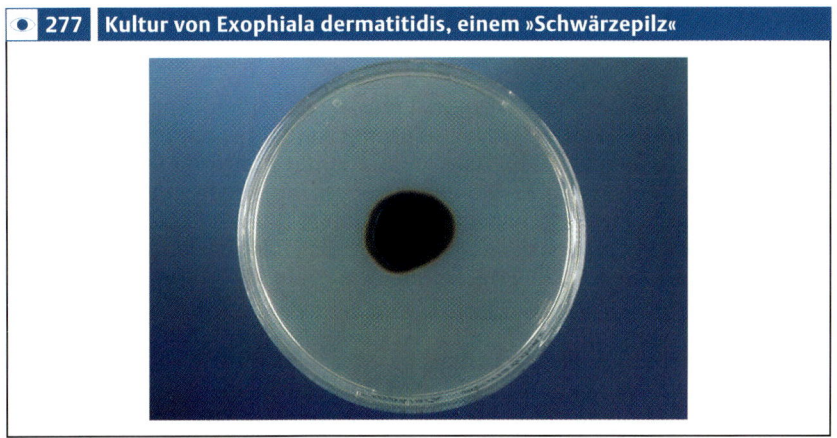

Zygomyzeten

Bedeutung. Zygomyzeten sind ubiquitär verbreitete Fadenpilze mit unseptiertem Myzel, die bei ihrer sexuellen Vermehrung sog. Zygosporen bilden. Humanmedizinische Bedeutung haben innerhalb der Klasse der Zygomyzeten nur wenige Arten aus der Ordnung der **Mucorales**:
- **Rhizopus** oryzae
- **Mucor** circinelloides
- **Rhizomucor** pusillus
- **Absidia** corymbifera.

Pathogenese. Mucorales sind opportunistische Krankheitserreger. Eine Infektion kommt also nur bei entsprechender Disposition des Wirtsorganismus zustande. So entwickeln sich oberflächliche Mykosen durch Anflug und nachfolgende Kolonisierung ausschließlich auf (meist thermisch) geschädigter Haut. Bei Patienten mit Immunsuppression oder Stoffwechselkrankheiten (z. B. Diabetes mellitus) können ventilierte Schleimhautoberflächen (Respirationstrakt, Nasennebenhöhlen, Lunge) von Mucoraceen kolonisiert werden. Bei Einbruch ins Gefäßsystem wachsen diese Pilze intravasal weiter und entwickeln dort »Pseudothromben«.

Klinik. Je nach wegbereitender Grundkrankheit und Infektionsmodus manifestiert sich die Erkrankung als:
- **kutane Mykose** (bei großflächigen Verbrennungen)
- **rhinozerebrale Mykose**, die ausgehend von einer Besiedelung der Schleimhäute des Respirationstraktes und der Nasennebenhöhlen (◼**278**) ins ZNS disseminieren kann. Dieser Verlauf wird vor allem bei diabetischer Stoffwechsellage beobachtet

Zygomyzeten

Bedeutung Von humanmedizinischer Relevanz als Erreger opportunistischer Infektionen ist Rhizopus oryzae, seltener einige Arten von Mucor, Rhizomucor und Absidia.

Pathogenese Die Infektion erfolgt aerogen oder oral. Betroffen sind Patienten mit Immunschwäche und Stoffwechselerkrankungen. Mucorales vermehren sich im Gefäßsystem, wo sie Thrombosierungen und Verschlüsse hervorrufen.

Klinik Die Erkrankung manifestiert sich als:
- kutane
- rhinozerebrale
- pulmonale oder
- gastrointestinale Mukormykose.

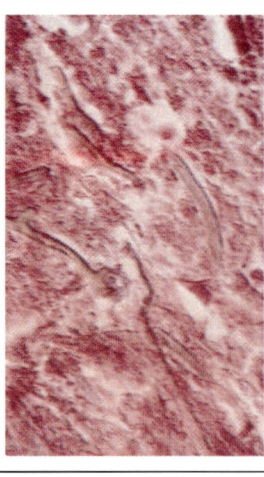

Links erkennt man die kugel- bis halbmond-förmigen Sporangien, 130:1. Rechts sieht man im Detritus einige Hyphen. Durch eine voraus-gegangene spezifische Behandlung erscheinen die Hyphenwände ge-quollen. Grundkrankheit: schwerer Diabetes, 24jährige Patientin.

- **pulmonale Mykose.** Diese Form tritt bevorzugt bei leukämischen Patienten auf und entwickelt sich nach aerogener Aufnahme der Pilzsporen. Der Pilz wächst in Lungengefäße ein, verlegt durch Konglomeratbildung das Lumen, was Infarkte des Lungengewebes im Versorgungsgebiet des betroffenen Gefäßes zur Folge hat
- sehr seltene **gastrointestinale Mykose**, die sich nach oraler Aufnahme der Pilzsporen entwickelt. Sie ist gekennzeichnet durch Infarkte in der Blutversorgung des Darmes.

Nachweis Histologisch lassen sich die Myzelien mit PAS-Reaktion oder Versilberung nachweisen. Die Kultur (◉ 279a) aus dem Organbiopsat kann dann eine exakte Artdiagnose liefern. In den Nativpräparaten erkennt man die typischen Sporangien (◉ 279b und **c**).

Nachweis. Histologisch lassen sich die Myzelien mit PAS-Reaktion oder Versilberung nachweisen. Die Kultur (◉ **279a**) aus dem Organbiopsat kann dann eine exakte Artdiagnose liefern. In den Nativpräparaten erkennt man die typischen Sporangien (◉ **279b** und **c**).

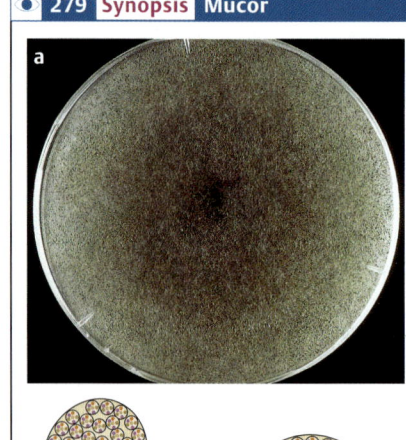

a Kultur; eine flauschige Kolonie mit einem stark ausgeprägten Luftmyzel.
b Schematische Darstellung der Mikromorphologie; kaum Septen.
c Nativpräparat, Hyphen mit Sporangien.

Sporangium

Hyphe

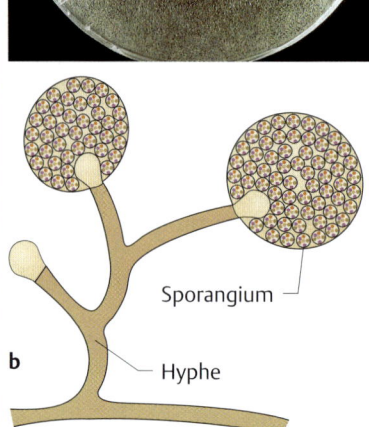

Therapie. Isolierte Herde von Phaeohyphomykosen und Zygomykosen im Gewebe sind in manchen Fällen chirurgisch entfernbar. Anderenfalls wird mit Amphotericin B, kombiniert mit 5-FC, behandelt.

Therapie Entweder chirurgisch oder mit Amphotericin B und 5-FC.

2.2.4 Mykotoxine

Mykotoxine sind Metaboliten des Sekundärstoffwechsels von Schimmelpilzen. Es sind niedermolekulare Stoffe, die im Organismus keine Immunantwort induzieren. Sie gelangen durch Verzehr verdorbener Lebensmittel in den Organismus des Menschen und können Vergiftungserscheinungen hervorrufen. Einige Mykotoxine haben außerdem kanzerogene Wirkungen.

Die Produktion von Mykotoxinen durch Schimmelpilze ist von vielen Faktoren abhängig, z. B. von der Temperatur, der Substratfeuchte, vom Substrat selbst, vom pH-Wert und von der Wachstumsphase, in der sich der Schimmel befindet.

In ▦ **122** sind wichtige Mykotoxine und ihre möglichen Wirkungen im Organismus zusammengefaßt.

2.2.4 Mykotoxine

Mykotoxine sind Metaboliten des Sekundärstoffwechsels von Schimmelpilzen.
Wenn sie in ausreichenden Konzentrationen in den Körper gelangen, können sie toxische und auch kanzerogene Wirkungen entfalten (▦ 122).

▦ 122	**Toxinproduzierende Pilzart, Toxin und dessen Wirkung im Organismus**	
Pilz	**Toxin**	**Wirkung**
▷ Claviceps purpurea	Mutterkornalkaloid	Ergotismus
▷ Aspergillus flavus Aspergillus parasiticus	Aflatoxin	kanzerogen neurotoxisch
▷ Penicillium patulum Aspergillus clavatus	Patulin	kanzerogen neurotoxisch gastrointestinale Schädigungen
▷ Penicillium viridicatum Aspergillus ochraceus	Ochratoxin	Leber- und Nierenschäden
▷ Fusarium sporotrichioides	Trichothecene	kanzerogen alimentäre toxische Leukämie

Aflatoxin ist vor allem in Erdnüssen, aber auch im Tierfutter und somit in Milch und Milchprodukten, nachweisbar. Tierexperimentelle Daten zeigen, daß Aflatoxin in der Leber durch Oxygenasen in Epoxide mit kanzerogener Wirkung umgewandelt wird. Durch Pasteurisierung und mit UV-Strahlen kann Aflatoxin neutralisiert werden. Eine Verordnung legt den Höchstwert in Lebensmitteln für Aflatoxin B_1 auf 2 µg/kg fest.

Patulin ist ein Toxin, das häufig in verschimmeltem Obst nachweisbar ist (»Braunfäule« der Äpfel), also auch in Obstsäfte gelangen kann. Zusätze von Vitamin C bewirken die Neutralisation von Patulin. Auch durch Vergärung werden diese Toxine abgebaut.

Trichothecene sind sehr hitzeresistent, sie werden auch beim Backvorgang nicht immer zerstört. Sie sind außerdem stabil gegenüber Laugen und Säuren. Die Bildung von Trichothecenen durch Fusarien erfolgt nur bei niedrigen Temperaturen (um den Gefierpunkt), so daß bei sachgemäßer Lagerung von Getreide eine Lebensmittelvergiftung vermieden werden kann. Die Mykotoxine lassen sich in Lebensmitteln und anderen Materialien mit Hilfe von Chromatographie oder Enzymimmunoassays nachweisen und ihre Konzentrationen quantifizieren.

Ochratoxine sind in Getreide und in Getreideprodukten, wie z. B. Bier, aber auch in Kaffee und Kakao in zum Teil hohen Konzentrationen vorhanden und lassen sich weltweit im Blut von Menschen nachweisen. Es wird weder durch Röstvorgänge noch bei der alkoholischen Gärung neutrali-

Mykotoxine mit potentieller kanzerogener Wirkung sind u. a.:
• **Aflatoxin**
• **Patulin** und
• **Trichothecene.**
Ein wichtiges nephrotoxisches Mykotoxin ist
• **Ochratoxin.**
Die Konzentration von Mykotoxinen in Nahrungsmitteln und auch im Gewebe (z. B. von Zuchttieren) ist bestimmbar und darf gesetzlich festgelegte Höchstgrenzen nicht überschreiten (Aflatoxin-Verordnung).

siert. Aufgrund der nachgewiesenen nephrotoxischen und möglichen kanzerogenen Wirkung von Ochratoxin werden ähnlich wie in der Aflatoxin-Verordnung maximal zugelassene Konzentrationen in Lebensmitteln festgelegt.

2.3 Dermatophyten

Bedeutung. Dermatophyten sind Fadenpilze, die Keratin verwerten können und ausschließlich Haut, Haare und Nägel von Mensch und Tier befallen.

Die Einteilung der Dermatophyten erfolgt aufgrund der mikroskopisch unterscheidbaren Formen der ungeschlechtlichen Fortpflanzungsorgane (Mikro- und Makrokonidien) in die Gattungen:

- **Trichophyton**
- **Microsporum**
- **Epidermophyton.**

Zudem können Dermatophyten auch nach epidemiologischen Gesichtspunkten eingeteilt werden, entsprechend dem Grad ihrer Anpassung an tierisches bzw. menschliches keratinhaltiges Gewebe, was Rückschlüsse auf Erregerreservoir, Infektketten und Prophylaxe ermöglicht (☰ 123). Man unterscheidet somit

1. **geophile**
2. **zoophile** und
3. **anthropophile** Dermatophyten.

☰ 123	Einteilung der Dermatophyten nach epidemiologischen Gesichtspunkten am Beispiel häufig vorkommender Dermatophyten	
Standort	**Beispiel**	**Infektkette**
▷ Erdboden (geophil)	Microsporum gypseum Trichophyton terrestre Trichophyton gypseum	Erde → Mensch
▷ Tier (zoophil)	Microsporum canis Microsporum equinum Trichophyton gallinae	Tier → Mensch
▷ Mensch (anthropophil)	Epidermophyton floccosum Trichophyton mentagrophytes Trichophyton rubrum	Mensch → Mensch

Pathogenese. **Geophile** Dermatophyten leben als Saprophyten in der Erde. Bei Kontamination der Haut mit pilzhaltigem Material (z. B. bei Gartenarbeiten) ist nur in seltenen Fällen mit einer Infektion zu rechnen. **Zoophile** Dermatophyten haben ihren Standort bei (felltragenden) Tieren. Bei intensivem Kontakt des Menschen mit infizierten Tieren wird der Pilz übertragen (z. B. vom Meerschweinchen auf das Kind). Einige dieser Pilze sind spezialisiert auf bestimmte Tierarten (z. B. Trichophyton gallinae auf Geflügel) und sind für den Menschen in nur geringem Maße pathogen, während andere zoophile Dermatophyten bei verschiedenen Tierarten vorkommen und auf den Menschen leichter übertragbar sind. **Anthropophile** Dermatophyten sind an den Menschen angepaßte Pilze, die direkt von Mensch zu Mensch bzw. indirekt durch gemeinsame Benutzung kontaminierter Gegenstände übertragen werden. Dabei ist die Infektiosität im Vergleich zu den geophilen und den meisten zoophilen Dermatophyten hoch.

Klinik. **Tinea** ist der Sammelbegriff für eine oberfächliche Dermatomykose, unabhängig von der verursachenden Pilzspezies.

Marginalien

2.3 Dermatophyten

Dermatophyten sind keratinophile Pilze, die Haut, Haare und Nägel befallen.
Nach biologischen Kriterien erfolgt die Einteilung in die Gattungen:
- **Trichophyton**
- **Microsporum**
- **Epidermophyton.**

Unter Berücksichtigung ihrer Anpassung an verschiedene Standorte können
- **geophile**
- **zoophile** und
- **anthropophile**
Dermatophyten unterschieden werden.

Pathogenese **Geophile** Dermatophyten infizieren nur selten menschliches Gewebe.
Zoophile Dermatophyten werden bei engem Kontakt mit Tieren auf den Mensch übertragen.
Anthropophile Dermatophyten sind am besten an Verhältnisse im menschlichen keratinhaltigen Gewebe angepaßt und werden direkt von Mensch zu Mensch oder indirekt über kontaminierte Gegenstände übertragen.

Klinik **Tinea** ist der Sammelbegriff für eine oberfächliche Dermatomykose, unabhängig von der verursachenden Pilzspezies.

Die Lokalisation einer Tinea am Körper wird wie folgt beschrieben (▣ 280):
- Tinea pedis = Mykose im Fußbereich
- Tinea capitis = Mykose im Kopfbereich
- Tinea inguinalis = Mykose in der Leistenbeuge
- Tinea corporis = Mykose im Rumpfbereich
- Tinea barbae = Mykose im Bartbereich etc.

Entsprechend ihrer Lokalisation werden Dermatomykosen beschrieben als (▣ 280):
- Tinea pedis • Tinea corporis
- Tinea capitis • Tinea barbae.
- Tinea inguinalis

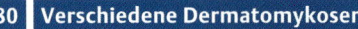

| ▣ 280 | Verschiedene Dermatomykosen |

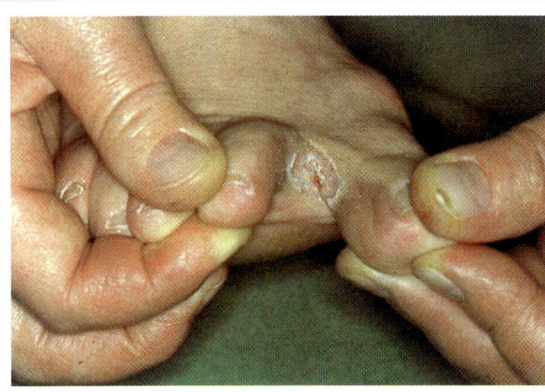 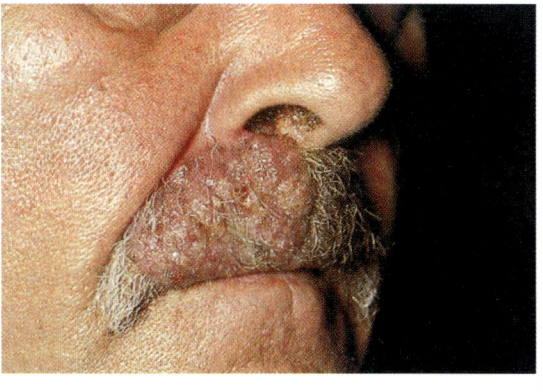

a Tinea pedis (»Fußpilz«, oberflächlich/superficialis)   **b Tinea barbae** (tief/profunda)

▶ **Merke.** Tinea pedis ist die häufigste Dermatomykose in den Industrieländern. Drei Viertel unserer Bevölkerung leiden zeitweise an jukkenden Fußpilzinfektionen.

◀ Merke

Dermatomykosen können außerdem auch unter Berücksichtigung der verursachenden Pilzspezies beschrieben werden als:
- **Mikrosporie:** Mikrosporie ist eine durch Microsporum-Arten verurachte Haarinfektion, bei der Verbände von Pilzsporen das Haar mantelförmig umgeben. Es verliert an Elastizität und bricht schließlich wenige Millimeter über der Kopfhaut ab (▣ 281)
- **Trichophytie:** Als Trichophytie werden Infektionen der Haut, Nägel und Haare durch Trichophyton-Arten zusammengefaßt (▣ 282)
- **Epidermophyton-floccosum-Infektionen:** Dieser Pilz infiziert nur die glatte, unbehaarte Haut und Nagel, nicht das Haar.

Typische Lokalisationen von Dermatomykosen:
- Microsporum – **Haar** (▣ 281)
- Trichophyton – **Haut, Haare** und **Nägel** (▣ 282)
- Epidermophyton floccosum – nur die **unbehaarte Haut** und **Nägel**.

| ▣ 281 | Mikrosporie |

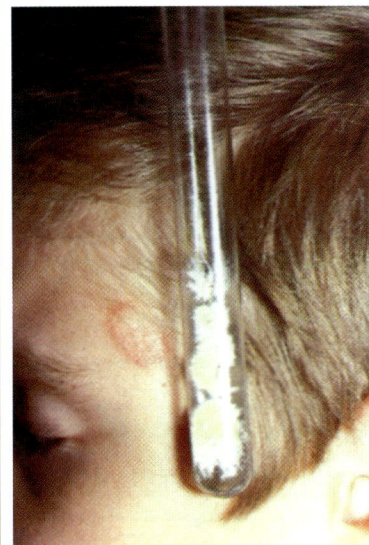

Die Haare auf einem entzündeten Herd brechen kurz über der Haut ab. Die Kultur zeigt eine weiße (gipsartige, gypseum) Kolonie.

282 | **Nagelmykose**

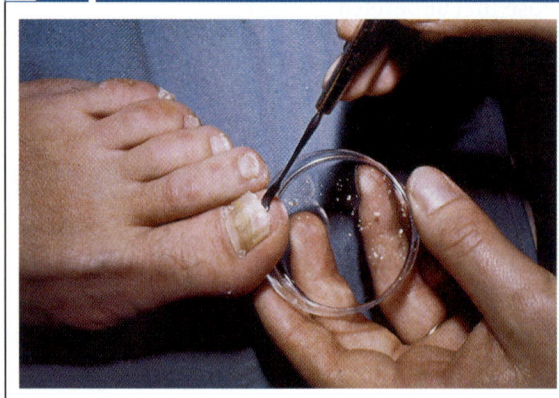

Die Zehennägel sind dick aufgequollen; zum Pilznachweis muß man zunächst die Nägel kurz schneiden; diese distalen Nagelstücke enthalten meist nur tote Pilze. Dann wird nach Desinfektion mit 70 % Alkohol am Übergang vom kranken in den gesunden Nagel mit einem scharfen Löffel etwas Material abgekratzt und in einer sterilen Schale aufgefangen.

Nachweis Pilzelemente stellen sich im laugebehandelten Präparat von Haut- und Nagelgeschabsel bzw. von Haaren mikroskopisch als fädige Strukturen dar (▣ 283). Die kulturelle Anzucht dauert 2 – 3 Wochen.

Das charakteristische Aussehen der Kultur und mikromorphologische Kriterien werden zur Pilzdiagnostik herangezogen (▣ 284).

Nachweis. Die Probenentnahme erfolgt bei Haut- und Nagelmykose an der Peripherie des Herdes nach vorherigem gründlichen Abreiben des betreffenden Areals mit 70 %igem Alkohol. Haarstümpfe werden mit der Epilationspinzette herausgezupft. Für die mikroskopische Untersuchung wird das Keratin mit 10 – 30 %iger Lauge aufgelöst und Pilzmaterial durch Zusatz von Laktophenolblau oder optischen Aufhellern sichtbar gemacht (▣ 283). Der kulturelle Nachweis von Dermatophyten gelingt nach ca. 2 – 3 Wochen auf Sabouraud-Agar, dem zwecks Unterdrückung der bakteriellen Begleitflora Antibiotika zugesetzt sind. Die gewachsenen Kulturen können dann aufgrund kulturmorphologischer (Größe, Beschaffenheit, Pigmentierung) und mikromorphologischer Kriterien (z.B. Form und Lagerung der Konidien) differenziert werden (▣ 284).

283 | **Synopsis** | **Hautpilz (Trichophyton mentagrophytes) bei einem 10jährigen Kind**

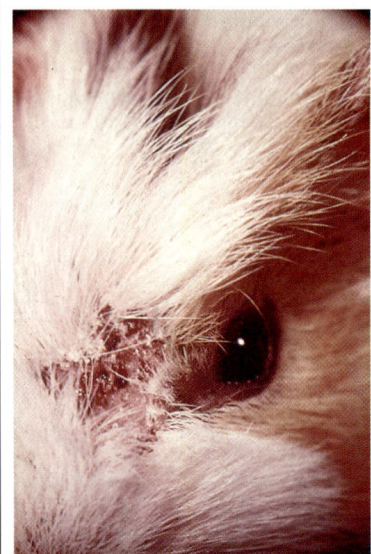

a

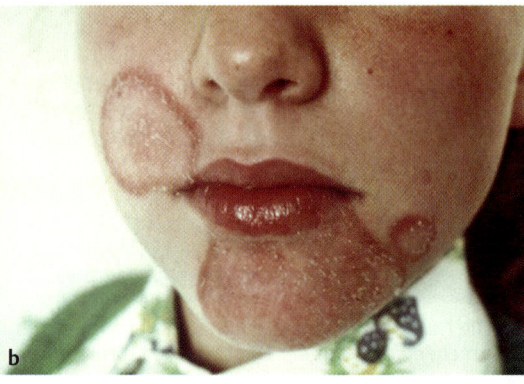

b

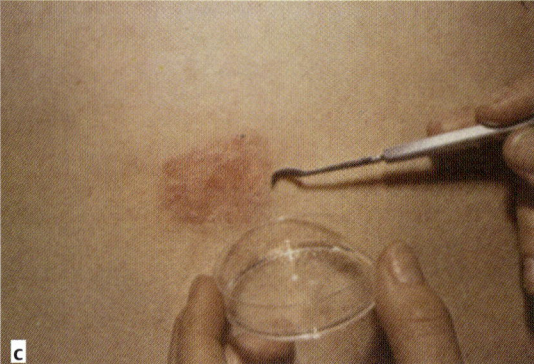

c

a Das Meerschweinchen war frisch vom Händler gekauft und hatte am Auge eine schuppige Entzündung.
b Das Mädchen hat mit diesem Tier gespielt und offensichtlich damit geschmust. 3 – 4 Wochen später entwickelte sich diese oberflächliche Tinea (amerikanisch: Ringworm). In der Mitte ist die Infektion schon beendet und die Rötung ist bereits abgeblaßt. Der rote Randsaum ist progressiv.
c Mit einem scharfen Löffel wird in einem entzündeten Gebiet etwas Material ganz oberflächlich abgekratzt, so daß es nicht blutet, und in eine sterile Petrischale aufgefangen. Die Hautschuppen werden für 30 Minuten in 30 % KOH gelegt. Dadurch werden die Körperzellen fast vollständig lysiert.

► es geht noch weiter …

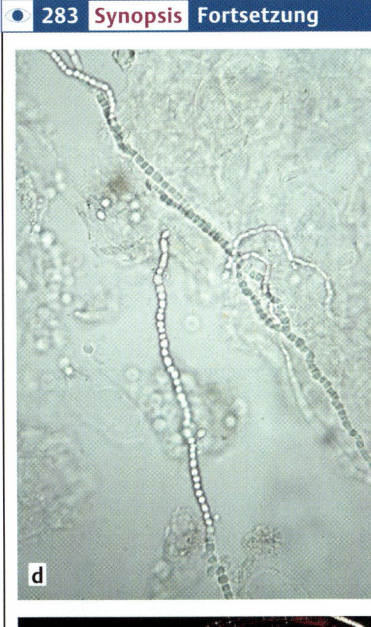

d Die (pflanzlichen) Pilzelemente überstehen die Prozedur; man sieht im Mikroskop doppelbrechende Fäden. (Eine Erkennung ob Dermatophyt oder Sproßpilz ist so aber nicht möglich).
e Von den Hautschuppen wurde eine Pilzkultur angelegt. Nach 4 Wochen waren diese flauschigen, trockenen Kolonien gewachsen.
f Das mikroskopische Bild von der Kolonie zeigt feine Hyphen (**e**), aus denen sich nur ganz vereinzelt kleine, runde Mikrokonidien abschürfen und zwischen den Hyphen liegen. Weiterhin sieht man charakteristische Makrokonidien (keulenförmig, mehrkammerig).
Diagnose: Trichophyton mentagrophytes.

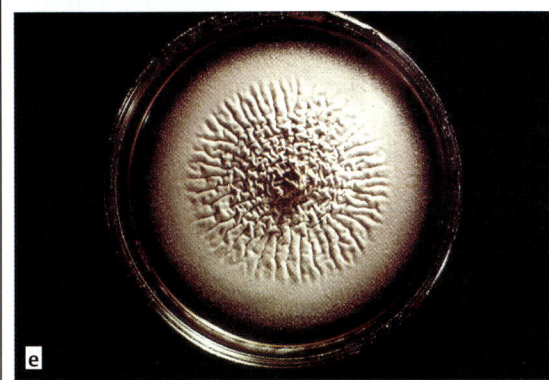

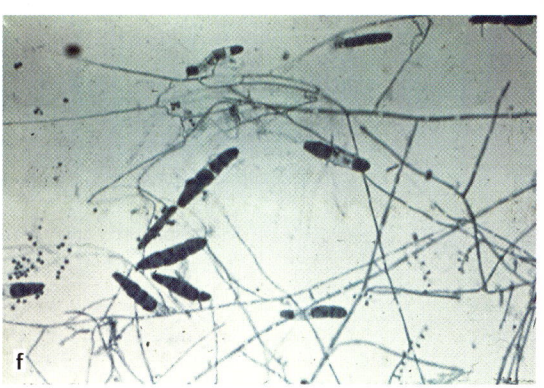

Therapie. Für die lokale Therapie kommen Lotionen oder Salben mit antimykotischen Wirkstoffen in Frage (Azole, Allylamine, Naphthalidinderivate), die 4 – 6 Wochen appliziert werden müssen. Evtl. müssen die erkrankten Nagelareale zuvor mit einer Fräse abradiert werden, um den Substanzen leichteren Zugang zu verschaffen. Für Nagelpilzerkrankungen werden u. a. spezielle Antimykotika enthaltende Nagellacke eingesetzt, die den Wirkstoff kontinuierlich in den Nagel abgeben.

Eine systemische Therapie mit antimykotischen Substanzen, die sich im keratinhaltigen Gewebe anreichern, sollte ausreichend lang erfolgen (Griseofulvin mindestens 6 Wochen, Itraconazol 1 – 2 Wochen), womit aber eine vollständige Ausheilung nicht immer erzielt werden kann. Unterstützend sollten die betroffenen Areale desinfiziert, primär feuchte Regionen getrocknet und kochbare Wäsche (Baumwollstrümpfe) getragen werden.

Prophylaxe. Dermatophytensporen sind in der Natur weit verbreitet, so daß eine Expositionsprophylaxe nur schwer in der Praxis zu realisieren ist. Da Pilze ein geeignetes Milieu benötigen, bevor sie von der saprophytären in die parasitäre Besiedlung übergehen, kommt der Hautpflege eine wesentliche Bedeutung zu.

Therapie Antimykotisch wirksame Substanzen müssen ausreichend lange (4 – 6 Wochen) lokal appliziert werden.

Eine systemische Therapie mit Griseofulvin ist möglich, sollte aber mindestens über 6 Wochen erfolgen.

Prophylaxe regelmäßige Hautpflege kann das Auftreten von Dermatomykosen verhindern.

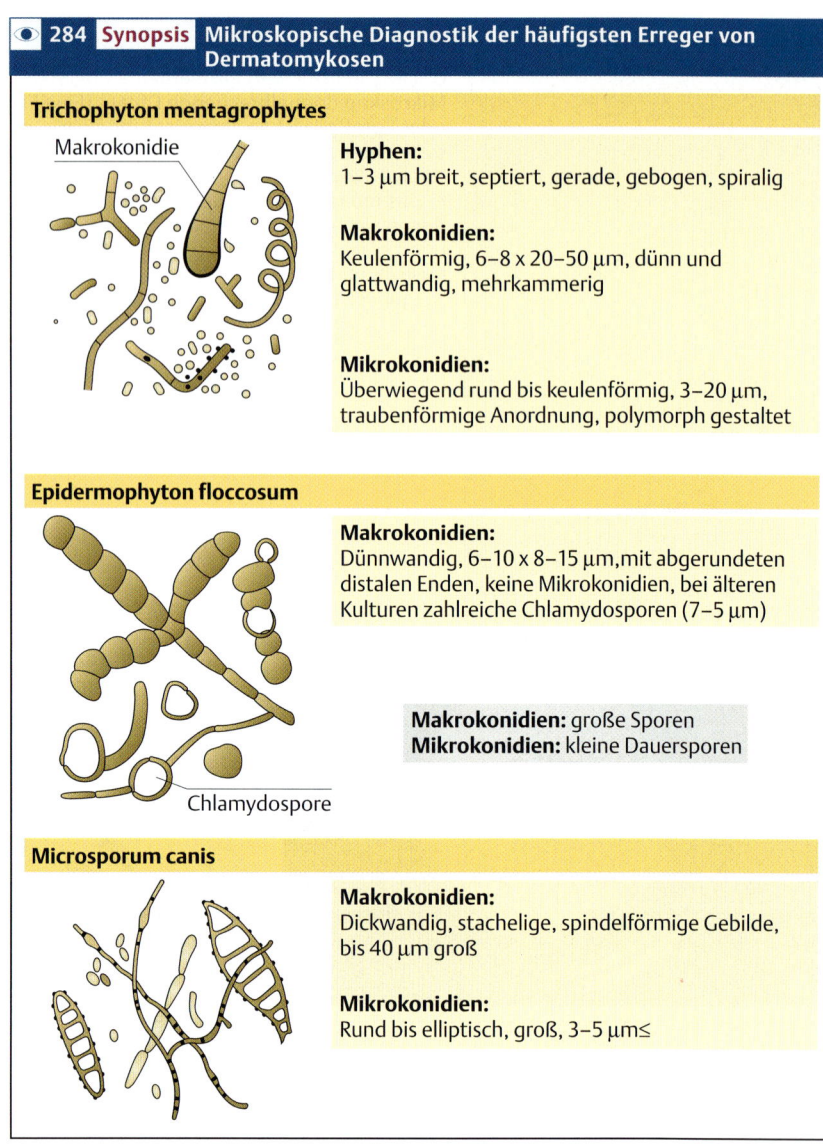

284 Synopsis Mikroskopische Diagnostik der häufigsten Erreger von Dermatomykosen

Trichophyton mentagrophytes

Makrokonidie

Hyphen:
1–3 μm breit, septiert, gerade, gebogen, spiralig

Makrokonidien:
Keulenförmig, 6–8 x 20–50 μm, dünn und glattwandig, mehrkammerig

Mikrokonidien:
Überwiegend rund bis keulenförmig, 3–20 μm, traubenförmige Anordnung, polymorph gestaltet

Epidermophyton floccosum

Makrokonidien:
Dünnwandig, 6–10 x 8–15 μm, mit abgerundeten distalen Enden, keine Mikrokonidien, bei älteren Kulturen zahlreiche Chlamydosporen (7–5 μm)

Makrokonidien: große Sporen
Mikrokonidien: kleine Dauersporen

Chlamydospore

Microsporum canis

Makrokonidien:
Dickwandig, stachelige, spindelförmige Gebilde, bis 40 μm groß

Mikrokonidien:
Rund bis elliptisch, groß, 3–5 μm≤

2.4 Dimorphe Pilze

Als dimorph werden Pilze bezeichnet, die in ihrer parasitären Form als Hefen und in ihrer saprophytären Form als Fadenpilze wachsen. Bei den humanpathogenen dimorphen Pilzen wird der Wechsel zwischen Hefe- und Myzelphase durch Umweltbedingungen wie Temperatur und Nährstoffquellen induziert. Im Unterschied zu Sproßpilzen und Schimmelpilzen, die beim Menschen Erreger opportunistischer Infektionen sind, gehören dimorphe Pilze zu den obligat pathogenen Krankheitserregern.
Sie sind die **Erreger der klassischen Systemmykosen.**

2.4.1 Histoplasma capsulatum

Bedeutung. Die humane Histoplasmose wird von zwei Erregervarianten hervorgerufen – **Histoplasma capsulatum var. capsulatum** und **Histoplasma capsulatum var. duboisii**. Der Pilz lebt als Saprophyt in der Natur, und zwar in trocken-heißen Klimazonen, und gelangt durch Inhalation kontaminierten Staubes in den Körper des Menschen.

2.4 Dimorphe Pilze

Als dimorph werden Pilze bezeichnet, die in ihrer parasitären Form als Hefen und in ihrer saprophytären Form als Fadenpilze wachsen.
Die humanpathogenen Arten sind die **Erreger der klassischen Systemmykosen.**

2.4.1 Histoplasma capsulatum

Bedeutung Histoplasma capsulatum ist der Erreger der Histoplasmose. Der Pilz lebt in Regionen mit trockenem, heißen Klima.

Pathogenese. Die Infektion erfolgt durch Einatmung von Pilzsporen. Diese werden innerhalb des Myzels (im Erdboden lebt der Erreger saprophytär in Form eines Fadenpilzes) gebildet. In der Lunge werden die Pilzsporen von Alveolarmakrophagen phagozytiert, jedoch nicht inaktiviert. Sie wachsen innerhalb des Makrophagen als Hefen aus, die sich dann durch Sprossung vermehren. Von hier aus können die Erreger streuen und andere Organe befallen. Das retikuloendotheliale System ist dabei besonders betroffen.

Klinik. Die meisten Infektionen mit Histoplasma capsulatum verlaufen subklinisch. Wenn sich die Histoplasmose in der **Lunge** manifestiert, tritt sie zunächst als tuberkuloseähnliche Erkrankung in Erscheinung, die spontan ausheilen kann. Bei Inhalation großer Mengen infektiösen Staubes kann sich aber auch eine akute Pneumonie entwickeln. Ein chronischer Verlauf der Pneumonie ist ebenfalls möglich. Vorrangig bei immunsupprimierten Patienten (AIDS-Patienten) besteht die Gefahr einer hämatogenen Streuung aus der Lunge mit nachfolgendem Befall von Lymphknoten, Milz, Leber und Knochenmark. Wird bei dieser Verlaufsform nicht rechtzeitig therapiert, ist die Letalität sehr hoch.

Die beiden Erregervarianten von Histoplasma capsulatum zeigen unterschiedliche Erstmanifestationen der Mykose. Während bei Histoplasma capsulatum var. capsulatum die Infektion der Lunge im Vordergrund steht, werden bei Infektionen mit Histoplasma capsulatum var. duboisii Läsionen von **Haut** und **Knochen** beobachtet. Hier finden sich subkutan Granulome und Abszesse, die ulzerieren können. Im Knochen verursacht der Pilz multiple osteolytische Läsionen, die differentialdiagnostisch von Karzinommetastasen abzugrenzen sind. Eine Dissemination im Körper ist bei beiden Erregervarianten möglich.

Nachweis. Die akute Lungenhistoplasmose wird in der Regel klinisch als Ausschlußdiagnose gestellt, da sich der Erreger aus Sputum oder Bronchialsekret nur selten kulturell nachweisen läßt. Bei chronischen oder disseminierten Formen kann der mikroskopische Direktnachweis aus geeignetem Material (Sputum, Bronchialsekret, Eiter, Urin, Biopsiematerial) versucht werden. Allerdings werden die typischen »Morgenstern«-förmigen Makrokonidien nur selten gefunden. Sehr viel häufiger sind die untypischen Mikrokonidien (▣ **285**).

Pathogenese Die Infektion erfolgt durch Einatmen der Pilzsporen, die sich im Erdboden befinden. In der Lunge werden sie von Makrophagen phagozytiert, in denen sie zu Hefezellen auswachsen und sich vermehren. Von hier aus kann der Pilz streuen und andere Organe befallen.

Klinik Viele Infektionen verlaufen inapparent. Beschränkt sich die Infektion auf die **Lunge**, sind Symptome und klinische Befunde einer Tbc ähnlich. Primäre Manifestationen der Histoplasmose sind außerdem in der **Haut** und im **Knochen** möglich. Bei Immunsupprimierten kann der Pilz in Milz, Leber und Knochenmark streuen.

Nachweis Die akute Lungenhistoplasmose wird meist klinisch als Ausschlußdiagnose gestellt. Eine Erregeranzüchtung gelingt eher bei chronischen oder disseminierten Verläufen (▣ **285**).

▣ 285	Histoplasma capsulatum

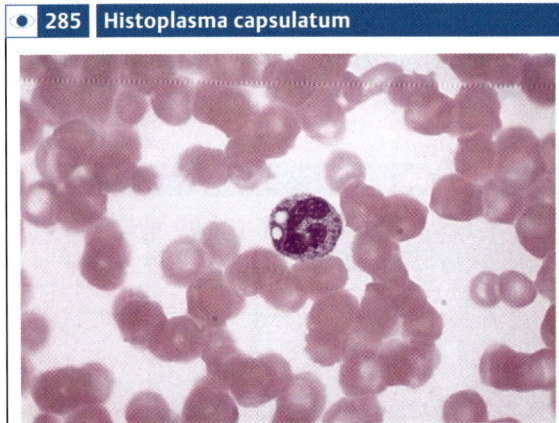

a Im peripheren Blut einer 17jährigen aus den Südstaaten der USA konnten Histoplasma-Zellen als Aussparungen im Zytoplasma von Granulozyten nachgewiesen werden.

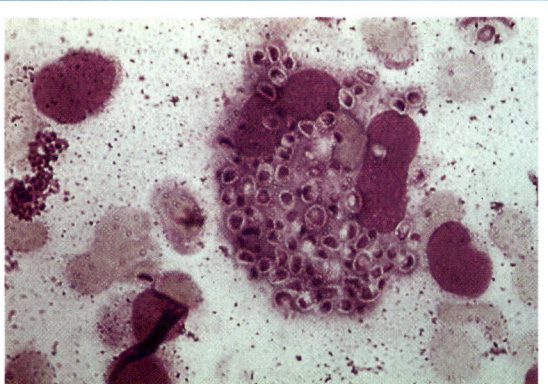

b Zahlreiche Histoplasmen in einem Makrophagen.

▶ **Merke.** Bei der kulturellen Anzucht ist zu beachten, daß die Kulturen sehr lange bebrütet werden müssen (mehr als 1 Woche) und daß der Pilz dann wieder als Fadenpilz wachsen kann, der Pilzsporen absondert (**extreme Infektionsgefahr für Laborpersonal**).

◀ Merke

2 – 5 Wochen nach der Infektion können Antikörper nachgewiesen werden. Der Histoplasmin-Hauttest kann für die Diagnostik der Infektion außerhalb von Endemiegebieten eingesetzt werden.

2 – 5 Wochen nach der Infektion können mit serologischen Methoden (Komplementbindungsreaktion, Radioimmunoassay) Antikörper nachgewiesen werden. Diese Untersuchungen sind aber Speziallabors vorbehalten. Weiterhin steht ein Histoplasmin-Hauttest zur Verfügung (ähnlich dem Tuberkulintest bei Tuberkulose), der in Endemiegebieten nur die Möglichkeit zur Feststellung des Durchseuchungsgrades der Bevölkerung bietet, außerhalb dieser Regionen aber für die Diagnostik einer Histoplasmose hilfreich sein kann.

Therapie Mittel der Wahl bei schweren Verläufen ist Amphotericin B.

Therapie. Schwere und disseminierte Verlaufsformen der Histoplasmose werden mit Amphotericin B, alternativ mit Itraconazol behandelt.

Epidemiologie Die Histoplasmose ist endemisch in den USA, Lateinamerika, Südostasien und Afrika. Übertragungen von Mensch zu Mensch sind nicht möglich.

Epidemiologie. Natürlicher Lebensraum von Histoplasma capsulatum sind der mit Vogel- oder Fledermauskot verunreinigte Erdboden und faulendes Holz. Die Histoplasmose mit Histoplasma capsulatum var. capsulatum ist endemisch im mittleren Westen der USA, in Lateinamerika und in Südostasien. In Afrika ist die Histoplasmose mit Histoplasma capsulatum var. duboisii endemisch. Sporadische Fälle außerhalb der genannten Regionen treten auf. Eine Übertragung von Mensch zu Mensch ist nicht möglich.

2.4.2 Blastomyces dermatitidis

2.4.2 Blastomyces dermatitidis

Bedeutung Blastomyces dermatitidis ist der Erreger der **Nordamerikanischen Blastomykose**.

Bedeutung. Blastomyces dermatitidis ist der Erreger der **Nordamerikanischen Blastomykose (Morbus Gilchrist)**.

Pathogenese Die Infektion erfolgt entweder aerogen oder perkutan.

Pathogenese. Nach aerogener Aufnahme befällt Blastomyces dermatitidis zunächst die Lunge, wo sich der Pilz als Hefe vermehren kann. Eine Infektion kann aber auch transkutan bei Verletzung der Haut erfolgen.

Klinik Es entwickelt sich eine Lungenmykose, die bevorzugt in Knochen und Haut disseminiert. Hautinfiltrationen können aber auch auf direktem Wege durch Inokulation kontaminierter Erde entstehen. Die Letalität der unbehandelten Blastomykose ist hoch.

Klinik. Die pulmonale Form der Blastomykose geht zunächst mit uncharakteristischen grippalen Erscheinungen einher und kann dann eine tuberkuloseähnliche Symptomatik entwickeln. Obwohl es auch symptomlose Verläufe gibt, ist die Dissemination vor allem in Knochen mit Ausbildung von Fisteln in die Haut sehr häufig. Auch in andere Organe wie ZNS und Urogenitalsystem kann der Erreger streuen. Bei der kutanen Form, die entweder auf dem Weg der Erregeraussaat vom primären Herd in der Lunge oder durch direkte Erregerinokulation bei Verletzungen der Haut entstehen kann, schmelzen im Krankheitsverlauf kleine granulomartige Knötchen ulzerös ein, die dann zentral vernarben und ein charakteristisches Bild auf der Haut hinterlassen (■ 286). Die Letalität der unbehandelten Blastomykose ist hoch.

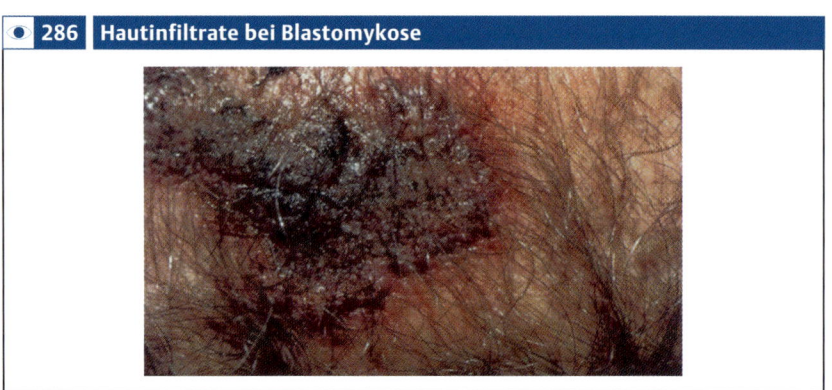

■ **286** **Hautinfiltrate bei Blastomykose**

Nachweis Im Direktpräparat als **dickwandige, runde Hefezellen** oder in Kultur.

Nachweis. Blastomyces dermatitidis läßt sich aus dem Eiter der Hautläsionen, aus bioptischem Material und Sputum bzw. Bronchiallavage mikroskopisch im Direktpräparat als **dickwandige, runde Hefezellen** nachweisen und auf geeigneten Nährböden anzüchten. Die Kultur entwickelt sich dann nach ca. 3 – 4 Wochen Bebrütungszeit.

Therapie. Mittel der Wahl ist Amphotericin B, alternativ Itraconazol.

Epidemiologie. Der Erreger lebt im Erdboden als Fadenpilz. Die Blastomykose tritt vor allem im Missisippibecken sowie im Osten und Süden der USA auf. Einzelne Erkrankungen in Afrika und Mittelamerika sind beschrieben. Übertragungen von Mensch zu Mensch sind bisher nur in ganz wenigen Fällen berichtet worden.

2.4.3 Coccidioides immitis

Bedeutung. Coccidioides immitis ist der Erreger der Kokzidioidomykose, auch **Posada-Krankheit** oder **Wüstenrheumatismus** genannt, einer Mykose, die hauptsächlich in den Wüstenregionen Amerikas endemisch ist.

Pathogenese. Die Arthrosporen von Coccidioides immitis werden mit dem Staub eingeatmet. In der Lunge entwickelt sich dann bei ca. 40 % der exponierten Menschen eine primäre Kokzidioidomykose, die entweder spontan ausheilt oder Herd für eine hämatogene Streuung wird. Aus den Sporen entwickeln sich im Gewebe **Sphärulen**. Diese sporangienartigen Pilzgebilde, die von einer dicken Wand umgeben sind und eine Größe von 30 – 60 µm erreichen, sind mit zahlreichen **Endosporen** gefüllt. Nach dem Aufplatzen der Sphärulen werden die Endosporen ins umgebende Gewebe freigesetzt, wo sich aus jeder Endospore wieder eine neue Sphärule entwickeln kann (⦿ **287**).

⦿ **287** **Sphaerulae bei Kokzidioidomykose**

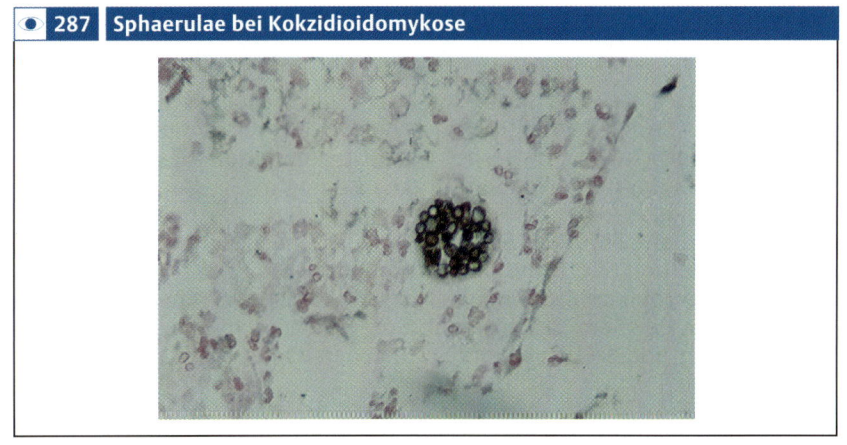

Klinik. Ca. 60 % aller Infektionen verlaufen inapparent oder subklinisch unter den Symptomen einer banalen Erkältung. Bei klinisch manifesten Verläufen kommt es zu einer schweren Pneumonie mit begleitender Pleuritis und blutig-eitrigem Auswurf. Diese Pneumonie kann ausheilen oder in weniger als 5 % der Fälle einen chronischen Verlauf mit Lungengewebeuntergang und Kavernenbildung nehmen. Eine Dissemination ist als Komplikation der primären Lungenkokzidioidomykose oder als Reaktivierung einer primär subklinischen Infektion in der Folge einer Immunsuppression möglich und mit einer hohen Letalität behaftet. Häufigste Manifestationen bei hämatogener Streuung sind Läsionen der Haut und des subkutanen Gewebes, Osteomyelitis, Arthritis, aber auch Meningitis und Befall der Nebennieren. Bevorzugt bei Frauen findet sich in der Folge der primären Lungenmanifestation ein Erythema nodosum oder Erythema multiforme. In der Schwangerschaft treten disseminierte Verläufe der Kokzidioidomykose häufiger auf.

Nachweis. Die typischen Sphaerulae finden sich bei geeignetem Untersuchungsmaterial (Sputum, Bronchialsekret) bereits im mikroskopischen Direktpräparat. Auch histologisch lassen sich diese Pilzstrukturen in Biopsiematerial mit einfachen Färbetechniken eindeutig nachweisen. Der kul-

Therapie Mittel der Wahl ist Amphotericin B.

Epidemiologie Übertragungen von Mensch zu Mensch sind eine Rarität.

2.4.3 Coccidioides immitis

Bedeutung Coccidioides immitis ist der Erreger der Kokzidioidomykose, einer Mykose, die hauptsächlich in den Wüstenregionen Amerikas endemisch ist.

Pathogenese Die Infektion erfolgt aerogen durch hochkontagiösen Staub.

Klinik Bei vielen Exponierten verläuft die Infektion klinisch unauffällig. Eine primäre klinische Manifestation in der Lunge ist die Pneumonie. Chronische Verläufe sind möglich (Differentialdiagnose: Tuberkulose). Eine hämatogene Streuung in andere Organe ist als Komplikation der Pneumonie oder Reaktivierung subklinischer Verläufe (infolge Immunsuppression oder Schwangerschaft) zu werten und mit einer hohen Letalität einhergehend.

Nachweis Das typische morphologische Erscheinungsbild im Untersuchungsmaterial sind die Sphaerulae (vgl. ⦿ **287**).

turelle Nachweis ist zwar problemlos möglich, die Kulturen sind aber **hochinfektiös**. Der serologische Antikörpernachweis ist möglich, aber Speziallabors vorbehalten. Ein Sphärulin-Hauttest ist von beschränkter diagnostischer Aussagekraft, da in Endemiegebieten bereits 50 % der Schulkinder eine positive Reaktion zeigen und eben nur den Durchseuchungsgrad der Bevölkerung widerspiegeln.

Therapie. Die pulmonale Kokzidioidomykose heilt oftmals spontan aus, weshalb eine spezifische Therapie nicht erforderlich ist.
Schwere und disseminierte Verlaufsformen werden mit Amphotericin B therapiert.

Epidemiologie. Natürlicher Standort von Coccidioides immitis ist der Erdboden. Dort zerfallen die Hyphen in die infektiösen Arthrosporen. Die Kokzidioidomykose ist endemisch im Südwesten der USA (Wüstenregionen, z. B. Death Valley), ebenso in Süd- und Zentralamerika. Das Infektionsrisiko ist in diesen Gebieten während Sandstürmen besonders hoch. Männer sind häufiger betroffen als Frauen, Farbige häufiger als Weiße. Eine Übertragung von Mensch zu Mensch gibt es nicht.

2.4.4 Sporothrix schenckii

Bedeutung. Sporothrix schenckii verursacht nach Inokulation kontaminierten Materials in die Haut eine sogenannte **Verletzungsmykose**.

Pathogenese. Der Pilz gelangt durch Verletzung mit Holzsplittern (Buchenholz) und Dornen in die Haut. Nach einigen Wochen entwickelt sich an dieser Stelle subkutan ein Knoten, der ulzerös einschmilzt, Fisteln in benachbartes Gewebe ausbilden kann und Anschluß an das lokale Lymphsystem findet. Schließlich entstehen entlang der Lymphbahnen Ketten solcher geschwüriger Herde. Eine Dissemination des Pilzes über Lymph- und Blutsystem in andere Organe ist möglich.

Klinik. Die kutane Form der Sporotrichose ist eine chronisch verlaufende, fistelnde Infektion, die differentialdiagnostisch von einer Aktinomykose abgegrenzt werden muß. Spontanheilungen gibt es nicht. Eine extrakutane Manifestation der Sporotrichose entwickelt sich nach hämatogener Aussaat des Pilzes und betrifft bevorzugt Knochen und Gelenke, seltener auch innere Organe.

Nachweis. Der direkte Nachweis des Erregers im eitrigen Exsudat aus den Läsionen oder im Gewebe gelingt selten aufgrund der geringen Erregerdichte und Unauffälligkeit des Erregers selbst. Dagegen gilt der Nachweis strahlenförmiger Rundkörper, sogenannter Asteroidkörper, einem Konglomerat aus Pilzzellen und körpereigenen Materialien, als beweisend für eine Infektion mit Sporothrix schenckii. Die kulturelle Anzucht gelingt auf Sabouraud-Glukose-Agar. Nach 3 – 7 Tagen und einer Bebrütungstemperatur nicht über 35 °C werden Pilzkolonien sichtbar, die später ein dunkles Pigment prodzieren.

Therapie. Die Therapie der kutanen Sporotrichose erfolgt lokal mit Kaliumjodid, manchmal sind chirurgische Maßnahmen erforderlich. Bei extrakutaner Manifestation ist Amphotericin B Mittel der Wahl.

Epidemiologie. Sporothrix schenckii ist ein weltweit verbreiteter Pilz, der auf Holz und Pflanzen lebt. Besonders häufig konnte er von Buchenholz und Schachtelhalm isoliert werden. Infektionen treten, von sporadischen Fällen in Südfrankreich und Spanien abgesehen, in der Regel nur in subtropischen und tropischen Regionen auf.

Therapie Mittel der Wahl bei Pneumonie und extrapulmonalen Manifestationen ist Amphotericin B.

Epidemiologie Die Kokzidioidomykose ist endemisch im Südwesten der USA und in Süd- und Zentralamerika.

2.4.4 Sporothrix schenckii

Bedeutung Sporothrix schenckii ist Erreger von **Verletzungsmykosen**.

Pathogenese Über eine Verletzung mit Splittern oder Dornen gelangt der Pilz in die Haut. Entlang der regionalen Lymphbahnen entwickeln sich geschwürige Herde mit Tendenz zur Fistelbildung.

Klinik Die kutane Form verläuft chronisch, ohne Spontanheilung. Die extrakutane Form nach hämatogener Aussaat manifestiert sich in der Regel als Arthritis.

Nachweis Asteroidkörper im Gewebe sind das ätiologische Agens einer Infektion mit Sporothrix schenckii.

Therapie Die kutane Sporotrichose wird lokal mit Kaliumjodid behandelt. Bei systemischer Ausbreitung ist eine Therapie mit Amphotericin B indiziert.

Epidemiologie Weltweites Vorkommen des Pilzes auf Holz und Pflanzen, Infektionen treten aber hauptsächlich in subtropischen und tropischen Klimazonen auf.

Protozoen

1 Allgemeines

1 Allgemeines

> ▶ **Definition.** Protozoen sind einzellige, eukaryote Organismen, die bereits dem Tierreich zugeordnet werden. Da fast alle Protozoen in irgendeiner Form beweglich sind, kann dies zur Grundlage einer systematischen Einteilung werden.

◀ Definition

1.1 Klassifikation

1.1 Klassifikation

Hierzu siehe ▤ **124**.

Hierzu siehe ▤ **124**.

▤ 124	Klassifikation der Protozoen
▷ **Sporozoen** (Sporentierchen):	Fortbewegung im freien Milieu gleitend und schlängelnd. Sporozoen leben jedoch vorwiegend intrazellulär
▷ **Ziliaten** (Wimpertierchen):	Fortbewegung mittels eines die ganze Zelloberfläche bedeckenden Flimmerhärchenmantels
▷ **Rhizopoden** (Wurzelfüßer, Amöben):	Fortbewegung mittels Pseudopodien unter ständiger Gestaltveränderung des Zelleibs
▷ **Flagellaten** (Geißeltierchen):	Fortbewegung mittels einer oder mehrerer Geißeln

1.2 Nachweis

1.2 Nachweis

Es ist zu unterscheiden zwischen
- Protozoen, die sich in Stuhl, Urin, Genitalsekret, Lungenlavage oder Gewebebiopsie mikroskopisch nachweisen lassen,
- Protozoen, die sich im peripheren Blut und/oder im Gewebe aufhalten und sich teils mikroskopisch, teils serologisch nachweisen lassen,
- Protozoen, die sich nur im Gewebe aufhalten und sich hauptsächlich nur serologisch nachweisen lassen.

Protozoenerkrankungen werden entweder mikroskopisch oder serologisch diagnostiziert.

Manche Protozoen treten neben der vegetativen (ungeschlechtlichen) Form auch in einer Geschlechtsform auf. Deswegen erfordert die mikroskopische Untersuchung genaue Sachkenntnis über die zu erwartenden Zustandsformen des Erregers. ▤ **125** gibt die zu unterscheidenden Zustandsformen wieder.

Mikroskopische Untersuchungen setzen Kenntnisse über die Zustandsformen der Erreger voraus (▤ **125**).

▤ 125	Zustandsformen der Protozoen
▷ **Trophozoiten**	vegetative, meist bewegliche Zustandsform
▷ **Gamonten**	Anfangsstadien einer geschlechtlichen Entwicklung
▷ **Gameten**	reife männliche oder weibliche Geschlechtszellen
▷ **Zysten oder Oozysten**	Dauerformen mit erhöhter Resistenz gegenüber äußeren Einflüssen. Übertragungsform der Erreger von einem Wirt zum anderen

Nicht alle Zustandsformen kommen bei allen Protozoen gleichermaßen vor. Manchmal findet zwischen den verschiedenen Erscheinungsformen ein Wirtswechsel statt.

> ▶ **Merke.** Die mikroskopische Untersuchung erfordert sehr viel Geduld. Wegen der oft geringen Erregerdichte muß das Präparat mindestens 10 Minuten durchgemustert werden. Ein negativer Untersuchungsbefund schließt einen Befall nicht aus. Mikroskopische Untersuchungen müssen mindestens ein- bis zweimal wiederholt werden, um eine negative Diagnose zu sichern.

Merke ▶

1.3 Bedeutung

1.3 Bedeutung

Unter klinischen Aspekten können die Protozoen eingeteilt werden in:
- pathogene Blut- und Gewebeprotozoen (☰ 126)
- pathogene Darmprotozoen (☰ 127)
- pathogene Urogenitalprotozoen (☰ 128)
- »apathogene« Darmprotozoen (☰ 129)
- »apathogene« Mundhöhlenprotozoen (☰ 130).

»Apathogen« heißt, daß die Protozoen keine spezifische Infektionskrankheit verursachen, aber dennoch an pathologischen Prozessen beteiligt sein können.

Unter klinischen Aspekten können die Protozoen in fünf Gruppen eingeteilt werden:
- pathogene Blut- und Gewebeprotozoen (☰ 126)
- pathogene Darmprotozoen (☰ 127)
- pathogene Urogenitalprotozoen (☰ 128)
- »apathogene« Darmprotozoen (☰ 129)
- »apathogene« Mundhöhlenprotozoen (☰ 130).

»Apathogen« heißt, daß diese Protozoen keine spezifische Infektionskrankheit verursachen. Das schließt jedoch nicht aus, daß sie an pathologischen Prozessen beteiligt sein können.

☰ 126	Humanpathogene Blut- und Gewebeprotozoen	
Klasse	**Erreger**	**Krankheit**
▷ Sporozoen	Plasmodium falciparum	Malaria tropica
	Plasmodium vivax	Malaria tertiana
	Plasmodium ovale	Malaria ovale
	Plasmodium malariae	Malaria quartana
	Babesia microti	Babesiose
	Toxoplasma gondii	Toxoplasmose
	Microsporidium	Mikrosporidiose
▷ Rhizopoden	Acanthamoeba	Meningoenzephalitis
		Keratitis
	Naegleria	Meningoenzephalitis
▷ Flagellaten	Leishmania donovani	Kala-Azar
	Leishmania tropica minor	Orientbeule
	Leishmania tropica major	Hautleishmaniose
	Leishmania brasiliensis	Hautleishmaniose
	Trypanosoma gambiense	Schlafkrankheit
	Trypanosoma rhodesiense	Schlafkrankheit
	Trypanosoma cruzi	Chagas-Krankheit

127 Humanpathogene Darmprotozoen

Klasse	Erreger	Krankheit
▷ Sporozoen	Sarcocystis suihominis	Sarkosporidose
	Sarcocystis bovihominis	Sarkosporidose
	Isospora belli	Kokzidiose
	Cryptosporidium	Kryptosporidiose
	Blastocystis hominis	Diarrhö
▷ Ziliaten	Balantidium coli	Balantidienruhr
▷ Rhizopoden	Entamoeba histolytica	Amöbenruhr
▷ Flagellaten	Giardia lamblia	Lambliasis, Giardiasis
	Dientamoeba fragilis	Diarrhö

128 Humanpathogene Urogenitalprotozoen

Klasse	Erreger	Krankheit
▷ Flagellaten	Trichomonas vaginalis	Trichomoniasis

129 »Apathogene« Darmprotozoen

Klasse	Erreger
▷ Rhizopoden	Entamoeba coli
	Entamoeba hartmanni
	Entamoeba dispar
	Endolimax nana
	Iodamoeba bütschlii
▷ Flagellaten	Chilomastix mesnili
	Enteromonas hominis
	Retortamonas intestinalis
	Trichomonas hominis

130 »Apathogene« Mundhöhlenprotozoen

Klasse	Erreger
▷ Rhizopoden	Entamoeba gingivalis
▷ Flagellaten	Trichomonas tenax

2 Medizinisch relevante Protozoen

2.1 Sporozoen

2.1.1 Plasmodien

Bedeutung. Plasmodien sind die **Erreger der Malaria**. Die Infektion mit den unterschiedlichen Plasmodienarten führt zu unterschiedlichen Krankheitsverläufen und Prognosen.

Klassifikation. Folgende Erreger und Krankheitsbilder existieren im Menschen:
- Plasmodium falciparum (Malaria tropica)
- Plasmodium vivax (Malaria tertiana)
- Plasmodium ovale (Malaria tertiana)
- Plasmodium malariae (Malaria quartana).

2 Medizinisch relevante Protozoen

2.1 Sporozoen

2.1.1 Plasmodien

Bedeutung Plasmodien sind die **Erreger der Malaria.**

Klassifikation Folgende Erreger und Krankheitsbilder existieren im Menschen:
- Plasmodium falciparum (Malaria tropica)
- Plasmodium vivax (Malaria tertiana)
- Plasmodium ovale (Malaria tertiana)
- Plasmodium malariae (Malaria quartana).

Entwicklungszyklus Die weibliche Anophelesmücke ist Hauptwirt für Plasmodien. Hier findet die **sexuelle Vermehrung** statt (⊡ 288).

Die Mücke infiziert sich am malariakranken Menschen, dabei nimmt sie weibliche **Makrogameten** und männliche **Mikrogametozyten** auf. Aus den Mikrogametozyten differenzieren sich geschlechtsreife männliche **Mikrogameten**, die die weiblichen **Makrogameten** befruchten und mit ihnen zur **Zygote** verschmelzen. Diese nistet sich als **Ookinet** in die Magenwand der Mücke ein, wird nunmehr **Oozyste** genannt und erzeugt Tausende von **Sporozoiten**. Diese werden bei der nächsten Blutmahlzeit der Mücke über deren Speicheldrüse in den Menschen injiziert.

Der Mensch ist Nebenwirt in der Plasmodienentwicklung. Hier finden nur **asexuelle Vermehrungsvorgänge** statt, die in zwei Entwicklungszyklen zerfallen:
- den **exoerythrozytären** in der Leber und
- den **erythrozytären** Zyklus in den Erythrozyten.

Die nach dem Stich der Mücke in den Menschen gelangten Sporozoiten verlassen innerhalb von 30 Minuten die Blutbahn und befallen die Leberzellen, wo sie sich zu **Schizonten** differenzieren, aus denen Tausende von **Merozoiten** entstehen. Diese verlassen die Leber und befallen Erythrozyten. Von nun an heißen sie **Trophozoiten** und stellen wegen ihrer morphologischen Unterschiede ein wichtiges labordiagnostisches Kriterium dar (⊡ 289).

Entwicklungszyklus. Für die Entwicklung der klassischen, die Malaria verursachenden Plasmodien ist der **Mensch Nebenwirt**, in dem ausschließlich asexuelle Vermehrung vorkommt. Hauptwirt ist die weibliche **Anophelesmücke** (siehe Kap. Arthropoden, S. 579), in der die **sexuellen Vermehrungsvorgänge** des Erregers stattfinden. Der Entwicklungszyklus ist somit mit einem Generationswechsel (asexuell/sexuell) und einem Wirtswechsel (Mensch/Mücke) verbunden (⊡ 288).

Sexuelle Entwicklung in der Mücke:
Die weibliche Anopheles bricht in der Dämmerung und den frühen Nachtstunden auf, um Blut zu saugen. Trifft sie dabei auf einen malariakranken Menschen, so infiziert sie sich. Sie nimmt aus dem Blut des Kranken folgende Erregerformen auf:
- **Schizonten**, das sind Zwischenstufen in der Entwicklung des Erregers, die in der Anophelesmücke nicht überleben können
- **Mikrogametozyten**, das sind Vorstufen männlicher Fortpflanzungszellen. Sie differenzieren sich innerhalb der Mücke zu **Mikrogameten**, den reifen männlichen Fortpflanzungszellen
- **Makrogameten** sind reife weibliche Fortpflanzungszellen. Der weibliche Makrogamet wird von männlichen Mikrogameten befruchtet. Beide Zellen verschmelzen und bilden eine **Zygote**, die als **Ookinet** den Magen der Mücke aufsucht und sich dort in die Magenwand einnistet, wo sie zur **Oozyste** heranreift, die Tausende von **Sporozoiten** enthält. Die Sporozoiten, die sich nunmehr asexuell weitervermehren, überschwemmen den Organismus der Anophelesmücke und gelangen dabei auch in ihre Speicheldrüse. Von hier aus können die Sporozoiten bei der nächsten Blutmahlzeit der Mücke einen Menschen infizieren.

Der geschilderte Entwicklungszyklus dauert 4 – 15 Tage und ist abhängig von der Temperatur. Unter 16 °C findet keine Plasmodienvermehrung mehr statt. Dies erklärt, warum die Malaria nur in bestimmten klimatischen Regionen beheimatet ist.

Asexuelle Entwicklung im Menschen:
Die Entwicklung der Plasmodien im Nebenwirt Mensch wird unterteilt in
- den **exoerythrozytären** Zyklus, der in der Leber stattfindet, und
- den **erythrozytären** Zyklus in den Erythrozyten.

Mit dem Stich der Anophelesmücke kommen die Sporozoiten in die menschliche Blutbahn, wo sie sich nur ca. 30 Minuten aufhalten, um dann die Leberparenchymzellen zu befallen. Hier differenzieren sich die Sporozoiten zu **Schizonten**. Aus diesen entstehen mehrere tausend **Merozoiten**. Artspezifisch nach 1 – 6 Wochen verlassen die Merozoiten die Leber und dringen in Erythrozyten ein, wo sie nunmehr als Trophozoiten bezeichnet werden. Plasmodien verbrauchen während ihrer intraerythrozytären Vermehrung das Hämoglobin zu 80 %. Diese Degradation geschieht in sauren, lysosomalen Organellen, die als Verdauungsvakuolen bezeichnet werden. Das dabei frei werdende Häm kann allerdings nicht abgebaut werden und würde für Plasmodien toxisch wirken, wenn es nicht zu einem unlöslichen Pigment, dem Hämozoin, polymerisiert würde. (Chloroquin hemmt diese Polymerisierung, so daß die Parasiten durch Häm vergiftet werden.) Die Trophozoiten der einzelnen Plasmodienspezies unterscheiden sich in ihrer Morphologie. Damit ist ein wichtiges labordiagnostisches, mikroskopisches Kriterium zur Identifizierung der Erregerspezies gegeben. ⊡ 289 zeigt schematisch die Trophozoiten der einzelnen Plasmodienarten.

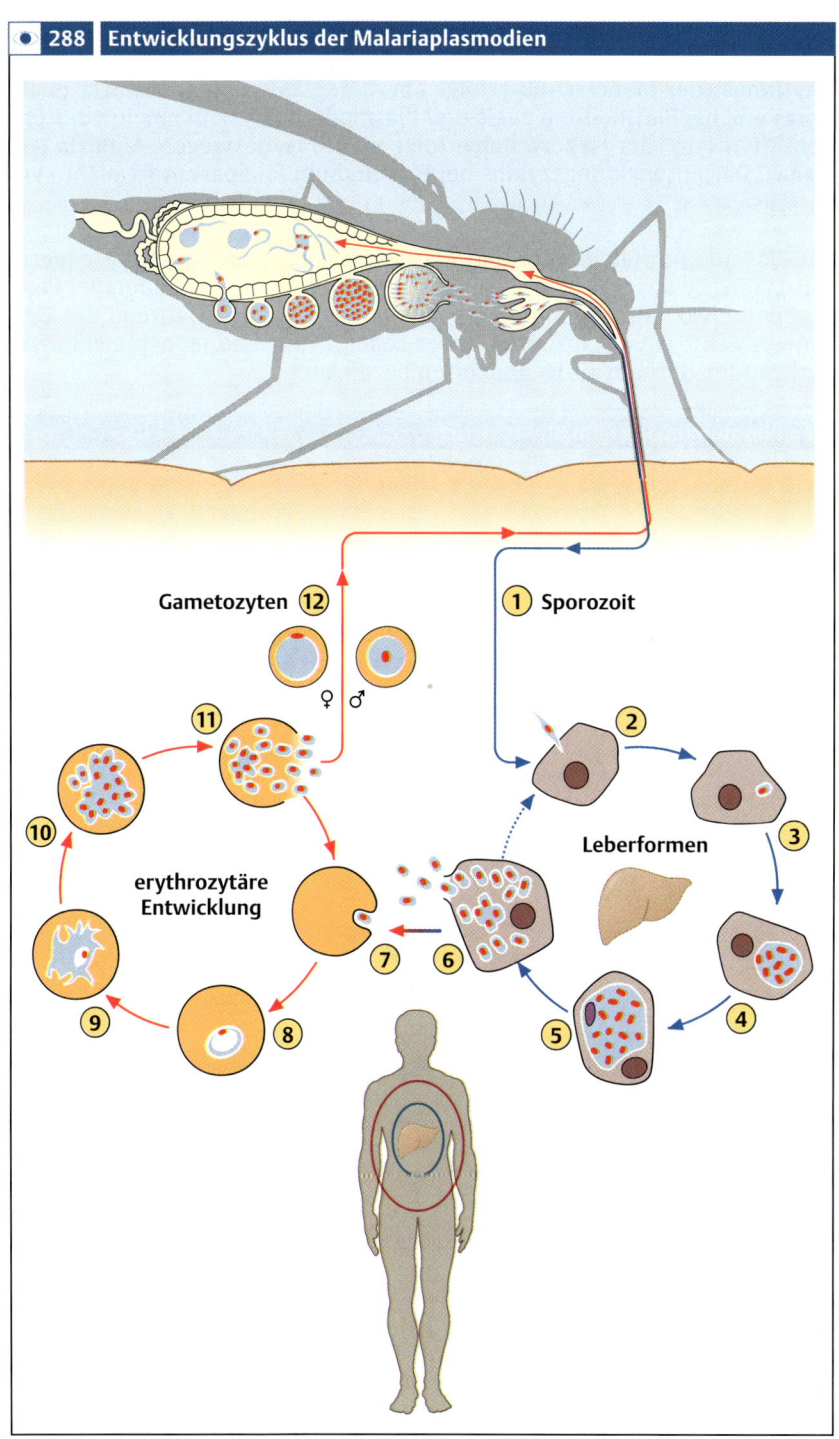

288 Entwicklungszyklus der Malariaplasmodien

Gametozyten ⑫ ① Sporozoit

♀ ♂

⑪

⑩

erythrozytäre Entwicklung

Leberformen

② ③

⑦ ⑥ ④

⑨ ⑧ ⑤

Aus den Trophozoiten, die oft die Form eines Ringes haben (Ringformen), entwickeln sich **Schizonten**, die sich wiederum in mehrere Merozoiten teilen (8 – 32 bei Plasmodium falciparum, 12 – 24 bei Plasmodium vivax und 6 – 12 bei Plasmodium malariae). Diese Merozoiten befallen wiederum Erythrozyten und beginnen den erythrozytären Vermehrungszyklus von vorne. Nach 2 – 3 solcher Schizogoniezyklen entwickeln sich auch weibliche Makrogameten und männliche Mikrogametozyten, die jedoch im menschlichen Organismus zugrunde gehen und nur in der weiblichen Anophelesmücke ihrer Bestimmung folgen können.

Aus den Trophozoiten entwickeln sich **Schizonten** und aus diesen jeweils mehrere **Merozoiten**. Letztere befallen erneut Erythrozyten, werden ihrerseits zu Schizonten und beginnen den Vermehrungszyklus von vorne. Daneben werden auch die Geschlechtsformen, Makrogametozyten und Mikrogametozyten gebildet, die jedoch zugrunde gehen, es sei denn, sie werden von einer blutsaugenden Anopheles aufgenommen.

Der erythrozytäre Zyklus wird bei P. malariae in einem 72-Stunden- und bei P. ovale und P. vivax in einem 48-Stunden-Rhythmus synchronisiert (**Malaria quartana, Malaria tertiana**).

Bei P. falciparum und bei P. malariae wird der exoerythrozytäre Zyklus mit dem Ausbrechen aus der Leber beendet. Bei P. vivax und P. ovale verbleiben inaktive Schizonten, sogenannte **Hypnozoiten** in der Leber.

Der erythrozytäre Schizogoniezyklus (Merozoit – Trophozoit – Schizonten – Merozoiten) synchronisiert sich bei P. malariae in einem 72-Stunden-Rhythmus (der Fieberschub erfolgt am 4. Tag, deswegen: **Malaria quartana**) und bei Plasmodium ovale und Plasmodium vivax in einem 48-Stunden-Rhythmus (der Fieberschub erfolgt am 3. Tag, deswegen: **Malaria tertiana**). Der Entwicklungszyklus bei Plasmodium falciparum ist nicht synchronisiert.

Bei Plasmodium falciparum und Plasmodium malariae wird der exoerythrozytäre Zyklus mit dem Ausbrechen der Merozoiten beendet. Bei Plasmodium vivax und Plasmodium ovale verbleiben auch während des erythrozytären Zyklus Schizonten in der Leber. Diese sind jedoch nicht aktiv und werden deshalb als **Hypnozoiten** bezeichnet.

⬤ 289　Erscheinungsformen der verschiedenen Plasmodiumarten im Blutausstrich

A: junger Trophozoit	B: Schizont	C: Makrogametozyt	D: Mikrogametozyt	A: junger Trophozoit	C: Schizont	D: Makrogametozyt	E: Mikrogametozyt
Plasmodium falciparum				**Plasmodium ovale**			
kleine Ringe, häufig Doppelkerne, schmaler Plasmasaum, mehrere Ringformen	8–24 Merozoiten, manchmal mehr	sichelförmig, Kern kompakt und zentral, Pigment um Kern angeordnet	sichelförmig, plumper als C, Kern größer und weniger kompakt	Ringe ähnlich wie bei *Plasmodium vivax*	8 Merozoiten, Pigment zentral (Schüffner'sche Tüpfelung)	ähnlich wie bei *Plasmodium vivax*, selten in ovalen Erythrozyten	ähnlich wie bei *Plasmodium vivax*, selten in ovalen Erythrozyten
Plasmodium vivax				**Plasmodium malariae**			
große Ringe, Plasmasaum schmal	12–24 Merozoiten, 1 bis 2 Pigmentklumpen peripher oder zentral (Schüffner'sche Tüpfelung)	rundlich, Kern klein und exzentrisch, Pigment diffus verteilt	rundlich, Kern größer als bei C, zentral oder exzentrisch, Pigment feiner als bei C und diffus verteilt	Plasmaring breit	6–12 Merozoiten, oft in Rosettenform, Pigment meist zentral	ähnlich *P. vivax*, aber kleiner	ähnlich *P. vivax*, aber kleiner

---

Merke ▶

> ▶ *Merke.* Hypnozoiten können jederzeit wieder aufleben und sind Ursache für Malariarezidive, die oft Jahre nach der Primärerkrankung entstehen können. Solche Rezidive entstehen also allenfalls nur nach Infektion mit P. vivax und P. ovale; es gibt jedoch auch bei diesen Formen Spontanheilungen.

Klinik　Die Inkubationszeit der Malaria beträgt 7 – 14 Tage, bei Infektionen mit P. malariae 4 – 5 Wochen. Der klassische Rhythmus bei Malaria tertiana ist der Fieberschub am 3., bei Malaria quartana am 4. Tag. Bei Malaria tropica ist der Entwicklungszyklus von P. falciparum nicht synchronisiert. Das Fieber besteht kontinuierlich. Es kommen jedoch auch fieberarme oder -freie

Klinik. Die Inkubationszeit der Malaria ist variabel und richtet sich nach der Art des Erregers, einer medikamentösen Prophylaxe und anderen Faktoren. In der Regel tritt sie nach 7 – 14 Tagen, bei Plasmodium-malariae-Infektionen nach 4 – 5 Wochen mit grippeartigen Prodromalerscheinungen auf. Das Fieber ist zu diesem Zeitpunkt remittierend, aber unregelmäßig. Erst nach einer Woche entwickelt sich der **klassische Rhythmus für die Malaria tertiana und quartana**. Die Fieberschübe mit Temperaturen bis 40,5 °C und heftigem Schüttelfrost treten jeweils am dritten oder vierten Tag auf. Klassischerweise beginnt der Fieberschub mit Schüttelfrost, der ca. 1 Stunde andauert und dann in das 2- bis 6stündige Fieberstadium übergeht, nach dessen Ende sich der Patient wieder wohl fühlt.

Die Malaria tropica ist nicht synchronisiert. Das Fieber besteht praktisch kontinuierlich. Dies führt leicht zu verspäteten oder Fehldiagnosen, was tödlich sein kann. (Bei gleichzeitiger Perniziosa kann eine Malaria tropica sogar fieberfrei verlaufen.)

In 4 % der Fälle kommen Mischinfektionen mit unterschiedlichen Plasmodienarten – häufig Plasmodium falciparum und Plasmodium vivax – vor, aber auch Mehrfachinfektionen durch denselben Erreger. Der Fieberrhythmus ist dann unregelmäßig oder kontinuierlich, was die klinische Verdachtsdiagnose außerordentlich erschwert.

Krankheitsfolgen. Das Malariafieber zieht sich – unbehandelt – über viele Wochen hin. Die Malaria tropica heilt nach einem Jahr aus. Rezidive kommen nicht vor. Plasmodium vivax, mit 80 % die häufigste Ursache der Malaria, kennt Rückfälle bis zu 3 Jahren.

> ▶ *Merke.* Man sollte ein Rezidiv von einem Wiederaufflackern einer Infektion nach unzureichender Therapie unterscheiden; dies kommt auch gelegentlich bei Infektionen mit P. falciparum vor.

Gefährlichste Form der Malaria ist die **Malaria tropica**, die durch **Plasmodium falciparum** verursacht wird. Obwohl sie nur 15 % aller Malariafälle ausmacht, gehen fast alle Todesfälle und schwere Verläufe auf ihr Konto. Die infizierten Erythrozyten haben an ihrer Oberfläche neue Strukturen (knobs = Knöpfchen) und neigen zu Aggregation und Anlagerung an die Gefäßendothelien. Wichtigste Todesursachen bei Malaria tropica sind Mikrozirkulationsstörungen im Gehirn und am Herzen. Schwere Komplikation ist eine massive, intravasale Hämolyse, die zur Hämoglobinurie führt und deshalb **Schwarzwasserfieber** genannt wird. Die Hämoglobinurie kann über ein akutes Nierenversagen zum Tode führen. Daneben können schwere Leberschäden im Sinne einer Hepatitis mit Ikterus, schwere gastrointestinale Störungen und Pneumonien auftreten. Kleinkinder, Schwangere und abwehrgeschwächte Personen sind besonders anfällig.

> ▶ *Merke.* Die Malaria ist ein internistischer Notfall! Ein Verdacht muß sofort abgeklärt werden, selbst nachts.

Im Laufe der Malariainfektion setzen Immunitätsmechanismen ein, die jedoch nur begrenzten Schutz geben. Aus diesem Grunde sind Malariaerkrankungen in den Endemiegebieten hauptsächlich auf das Kindes- und Jugendalter beschränkt (in Gambia sterben z. B. jährlich 1 % der Kinder unter 5 Jahren an Malaria) und treten im höheren Lebensalter meist nur in milden Verlaufsformen auf. Säuglinge haben durch mütterliche Antikörper einen bedingten »Nestschutz«.

Bestimmte genetische Dispositionen schützen vor Malaria:
- Personen mit Sichelzellenanämie (Bildung von Hämoglobin S) sind gegen Plasmodium falciparum widerstandsfähiger als die Normalpopulation
- Glucose-6-phosphat-Dehydrogenase-Mangel schützt vor Malaria tropica
- Personen, denen die »Duffy«-Blutgruppenantigene fehlen, sind gegen Plasmodium vivax resistent.

Nachweis. Patienten mit Fieber, Leukopenie, relativer Monozytose und vergrößerter, druckempfindlicher Milz (die allerdings im späteren Verlauf der Erkrankung entsteht) müssen stets nach Aufenthalten in möglichen Malariagebieten befragt werden. Ergeben sich anamnestische Anhaltspunkte, muß eine Malariadiagnose eingeleitet werden. Diese besteht in der mikroskopischen Begutachtung mehrerer mit Giemsa gefärbter Blutausstriche bzw. »dicker Tropfen« (⊡ **290**).

Formen dieser überaus gefährlichen Malariaart vor. In 4 % der Fälle sind Mischinfektionen mit mehreren Plasmodienarten – häufig P. falciparum und P. vivax – Ursache der Malaria.

Krankheitsfolgen Malaria tropica kennt keine Rezidive. Bei Malaria tertiana können Rezidive innerhalb von 3 Jahren auftreten.

◀ Merke

Malaria tropica ist mit hoher Letalität behaftet. Mikrozirkulationsstörungen in Hirn und Herz, intravasale Hämolyse mit Hämoglobinurie und Nierenversagen **(Schwarzwasserfieber)**, Hepatitis oder Pneumonie sind Todesursachen.

◀ Merke

Im Laufe der Malariaerkrankung setzen Immunitätsmechanismen ein, die jedoch nur einen begrenzten Schutz bieten. Die Menschen in den Endemiegebieten erkranken deshalb meist nur im Kindes- oder Jugendalter schwer.

Vor Malaria geschützt sind Personen mit:
- Sichelzellenanämie
- Glucose-6-phosphat-Dehydrogenase-Mangel
- fehlenden »Duffy«-Blutgruppenantigenen.

Nachweis Die Labordiagnose stützt sich bei akuten Fällen auf den direkten mikroskopischen Erregernachweis in den Erythrozyten (Blutausstrich, »dicker Tropfen«, ⊡ **290**).

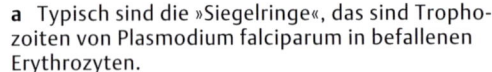

290 | **Blutausstrich bei Malaria tropica**

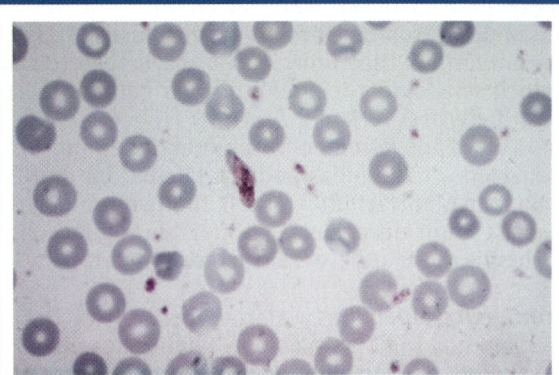

a Typisch sind die »Siegelringe«, das sind Trophozoiten von Plasmodium falciparum in befallenen Erythrozyten.

b Gametozyten sind nur sehr selten nachweisbar.

Merke ▶

> ▶ *Merke.* Dicker Tropfen. Der Ausdruck ist an dieser Stelle insofern nicht richtig, als der »dicke Tropfen« nicht allzu dick sein darf, um die in den Erythrozyten eingeschlossenen Parasitenstrukturen erkennen zu können. Während bei einem Blutausstrich die Erythrozyten **nebeneinander** liegen, wobei nur **in** ganz wenigen davon Plasmodien vorkommen und Leukozyten nur gelegentlich pro Blickfeld erscheinen, sind beim »dicken Tropfen« die Erythrozyten, die vorher in mehreren Schichten **übereinander** lagen, durch destilliertes Wasser lysiert. Die Plasmodien liegen also jetzt nicht mehr **in** den Erythrozyten. Weiterhin sieht man jetzt mehrere Leukozyten pro Blickfeld als Zeichen, daß kein dünner Ausstrich vorlag. Dieser »dicke Tropfen« eignet sich also zum Screening, zum Durchmustern von relativ großen Mengen Blut. Dagegen ist der Blutausstrich eher geeignet, die Art der Plasmodien zu erkennen.

Zu beachten ist, daß bei der Malaria tertiana und quartana der Erregernachweis am besten vor, nicht jedoch während oder kurz nach dem Fieberschub erfolgen sollte, da dann nur die sehr kleinen Merozoiten anzutreffen sind. Bei der Malaria tropica spielt der Zeitpunkt keine Rolle, da die Erregerformen unsynchronisiert auftreten. Allerdings findet man im peripheren Blut meist nur Erythrozyten, die mit jungen Trophozoiten infiziert sind (sogenannte Tropikaringe), da Erythrozyten mit späteren Formen meist in den Kapillaren haften bleiben.

Serologische Methoden können bei chronischen Verlaufsformen hilfreich sein.

Für den Nachweis chronischer Infektionen können serologische Methoden (indirekte Immunfluoreszenz, ELISA oder DNS-Sonden) versucht werden. Für Plasmodium-falciparum-Antigen steht ein einfacher Schnelltest zur Verfügung (Parasight).

Therapie   Als Therapeutika stehen nur Mittel zur Wahl, die teilweise wegen Resistenzentwicklungen unwirksam sind und teilweise wegen Nebenwirkungen nur eingeschränkt eingesetzt werden können (🖩 131).

Therapie. Die in 🖩 **131** genannten Mittel stehen zur Wahl, bei denen jedoch immer mit Resistenzen gerechnet werden muß. Teilweise können sie wegen Nebenwirkungen nur eingeschränkt eingesetzt werden.

Prophylaxe   Zwei Arten sind angezeigt: **Chemo-** und **Expositionsprophylaxe.** Die Chemoprophylaxe wird mit Chloroquin (Langzeit-) und Mefloquin (Kurzzeitprophylaxe) trotz teilweise erheblicher Resistenzen durchgeführt. Kombinationen mit anderen Mitteln werden entsprechend der aktuellen Situation von der WHO und den nationalen Fachgesellschaften veröffentlicht.

Prophylaxe. Für Reisende in Malariaendemiegebiete (🔲 **291**) ist eine **Chemoprophylaxe** dringend zu empfehlen, obwohl Nebenwirkungen nicht ausgeschlossen werden können und eine absolute Sicherheit wegen der lokalen Resistenzsituationen niemals gegeben werden kann. Zur Wahl stehen:

● **Chloroquin**, das klassische Langzeitprophylaktikum, dessen Indikation sich jedoch durch zunehmende Resistenzentwicklungen immer mehr einschränkt

---

131 | **Die wichtigsten Arzneistoffe zur Behandlung von Malariaerkrankungen**

▷ **Chloroquin** (z. B. Resochin®): Mittel der Wahl, jedoch sind zahlreiche Resistenzen bei Plasmodium falciparum bekannt

▷ Kombination **Pyrimethamin/Sulfadoxin** (Fansidar®): auch hier sind schon Resistenzen bekannt; wegen schwerer Nebenwirkungen heute obsolet!

▷ **Mefloquin** (Lariam®): ist noch weitgehend wirksam; wegen schwerwiegender psychischer und neurologischer Störungen ist aber Vorsicht geboten. Evtl. auch als Stand by zur Selbstbehandlung

▷ **Halofantrin** (Halfan®) ist nur als Stand by empfohlen. Vorsicht bei Herzrhythmusstörungen, weil die QT-Zeit stark verlängert werden kann

▷ **Chinin** wird auch heute noch als Mittel der Wahl zur Therapie komplizierter Malariaformen (Beteiligung des ZNS) eingesetzt

▷ **Primaquin** erfaßt auch die Gewebsschizonten bei Plasmodium vivax und Plasmodium ovale, stellt aber eine Radikalkur dar

---

- **Prognanil (Paludrine**®) wirkt nur in Kombination mit Resochin®; diese Kombination ist oft noch bei Resochin®-Resistenz wirksam. Es hat jedoch eine kurze Halbwertszeit und muß daher regelmäßig zweimal pro Tag genommen werden
- **Mefloquin** zur Kurzzeitchemoprophylaxe (bis 6 Wochen). Wegen möglicher psychischer und neurologischer Störungen ist Vorsicht bei der Einnahme geboten
- **Tetrazykline** können in Ausnahmefällen berechtigt sein
- **Verschiedene Kombinationen** unterschiedlicher, auch sonstiger Präparate, die sich jedoch teilweise in Deutschland gar nicht im Handel befinden und im Bedarfsfall erst über eine **internationale Apotheke** beschafft werden müssen. Da sich die Malariasituation, insbesonders die **Resistenzentwicklung der Plasmodien, ständig verändert,** werden in unregelmäßigen Abständen Empfehlungen zur Therapie und Prophylaxe von der WHO und von nationalen Fachgesellschaften erarbeitet und veröffentlicht, die im Interesse ratsuchender Reisender und Patienten beachtet werden sollten.

Neben der Chemoprophylaxe sollten auch individuelle **expositionsprophylaktische Maßnahmen** zum Zuge kommen: Vermeidung von Mückenstichen durch Fliegengitter, Moskitonetze, helle Bekleidung, die möglichst wenig nackte Haut präsentiert und die Verwendung von Repellents (siehe Kap. Arthropoden, S. 579). Übrigens sind die Malariamücken nur in der Abenddämmerung und in der ersten Nachthälfte unterwegs (nachtaktive Insekten). Ein Impfstoff gegen Malaria existiert z. Z. nicht.

▶ *Praktischer Tip.* Einheimische Produkte der bereisten Länder zur Mückenabwehr sind den westlichen Industriepräparaten oft überlegen, vorausgesetzt man stört sich nicht an den intensiven Geruchsentwicklungen dieser Mittel.

Epidemiologie. Die Malaria ist in Gebieten unter 1 500 m Höhe eine der am meisten verbreiteten Infektionskrankheiten dieser Erde, der weder durch Immunisierungsmaßnahmen (es existiert keine Schutzimpfung), Chemoprophylaxe (Nebenwirkungen und Resistenzentwicklung) noch durch großangelegte Ausrottungsversuche des Vektors (weibliche Anophelesmücke) bislang begegnet werden konnte. Die Zahl der Infizierten wird von der WHO weltweit auf 300 Millionen, die Zahl der Malariatoten auf einige Millionen geschätzt. Die Malariaendemiegebiete sind in ▪ 291 dargestellt. Im Regelfall erfolgt die Infektion durch den Stich der weiblichen Anophelesmücke in die Blutgefäße (männliche Mücken saugen nur Gewebeflüssigkeit). Übertragungen durch Blutkonserven und Blutprodukte sollten durch entsprechende Kontrollen nicht möglich sein. Infektionen durch

---

Neben der Chemoprophylaxe sollten Insektenstiche vermieden werden: Fliegengitter, Moskitonetze, möglichst wenig »nackte Haut« und Gebrauch von Repellents. Es gibt zur Zeit keine Impfung gegen Malaria.

◀ Praktischer Tip

Epidemiologie Malaria ist eine der meisten verbreiteten Infektionskrankheiten dieser Erde (▪ 291). Die Infektion erfolgt in der Regel durch den Stich der Anophelesmücke. Übertragungen durch Blutkonserven und -produkte werden durch Testung verhindert. Fixerbesteck ist eine mögliche Infektionsquelle.

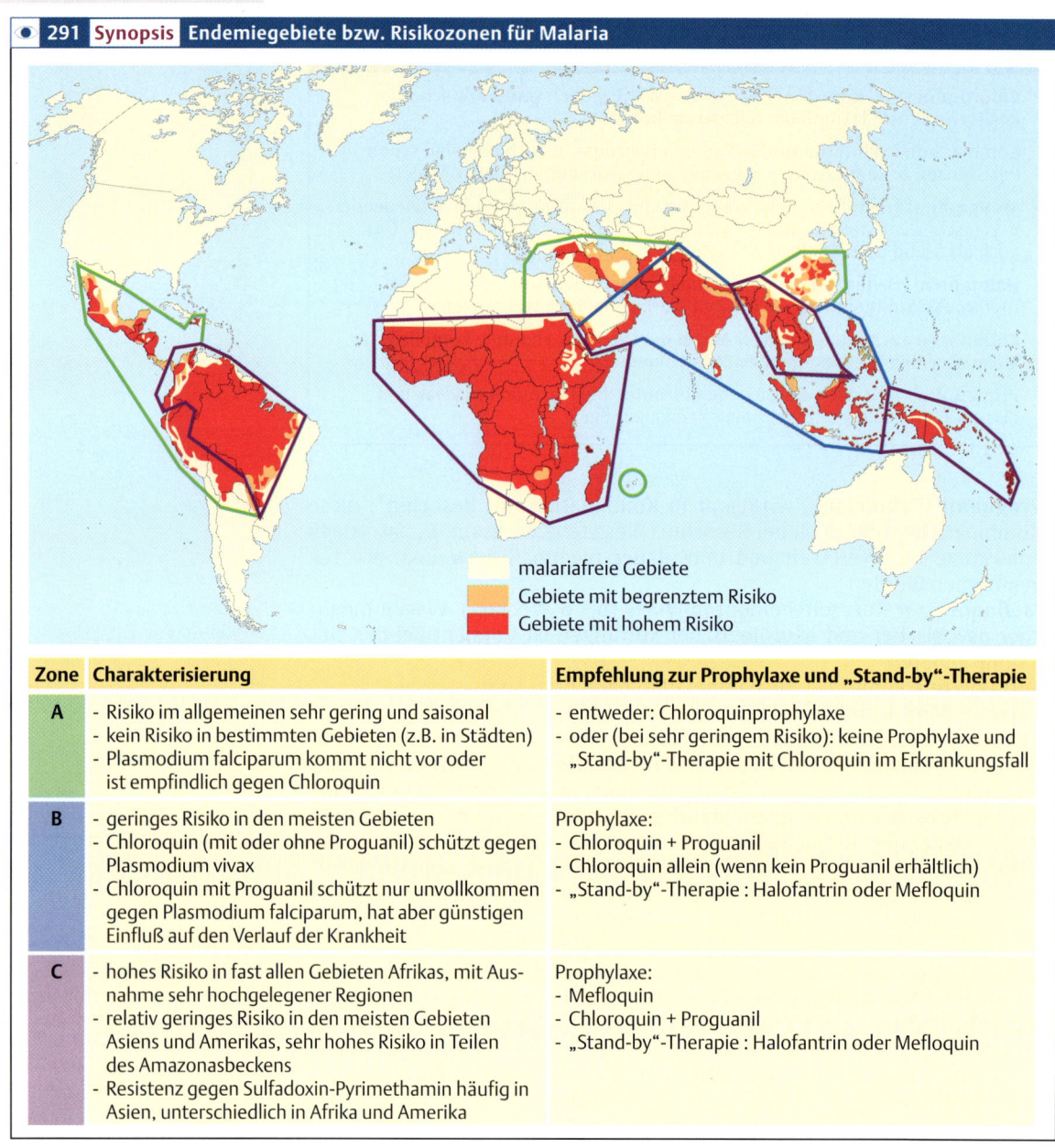

● 291 Synopsis Endemiegebiete bzw. Risikozonen für Malaria

	malariafreie Gebiete
	Gebiete mit begrenztem Risiko
	Gebiete mit hohem Risiko

Zone	Charakterisierung	Empfehlung zur Prophylaxe und „Stand-by"-Therapie
A	- Risiko im allgemeinen sehr gering und saisonal - kein Risiko in bestimmten Gebieten (z.B. in Städten) - Plasmodium falciparum kommt nicht vor oder ist empfindlich gegen Chloroquin	- entweder: Chloroquinprophylaxe - oder (bei sehr geringem Risiko): keine Prophylaxe und „Stand-by"-Therapie mit Chloroquin im Erkrankungsfall
B	- geringes Risiko in den meisten Gebieten - Chloroquin (mit oder ohne Proguanil) schützt gegen Plasmodium vivax - Chloroquin mit Proguanil schützt nur unvollkommen gegen Plasmodium falciparum, hat aber günstigen Einfluß auf den Verlauf der Krankheit	Prophylaxe: - Chloroquin + Proguanil - Chloroquin allein (wenn kein Proguanil erhältlich) - „Stand-by"-Therapie : Halofantrin oder Mefloquin
C	- hohes Risiko in fast allen Gebieten Afrikas, mit Ausnahme sehr hochgelegener Regionen - relativ geringes Risiko in den meisten Gebieten Asiens und Amerikas, sehr hohes Risiko in Teilen des Amazonasbeckens - Resistenz gegen Sulfadoxin-Pyrimethamin häufig in Asien, unterschiedlich in Afrika und Amerika	Prophylaxe: - Mefloquin - Chloroquin + Proguanil - „Stand-by"-Therapie : Halofantrin oder Mefloquin

In Deutschland ist Malaria gemäß § 3 Bundesseuchengesetz **meldepflichtig** (Erkrankung und Tod).

gemeinsam benutzte Injektionskanülen (Drogenszene) sind beschrieben. Von den annähernd 400 Anophelesarten sind ca. 60 als Malariaüberträger von Bedeutung. Da die sexuelle Vermehrung der Erreger in der Mücke bis 16 °C erfolgen kann und Anophelesmücken auch in unseren Breiten keine Seltenheit sind, sind theoretisch auch bei uns Malariainfektionen denkbar (Malariaerkrankungen sind bis zu Beginn des 19. Jahrhunderts in Deutschland belegt). Voraussetzung wäre allerdings, daß die einheimischen Anophelesmücken sich an einem malariakranken Menschen erst einmal selbst anstecken. Um dies zu verhindern, unterliegen die Erkrankung und der Tod an Malaria der **Meldepflicht** nach § 3 Bundesseuchengesetz. Pro Jahr werden rund 900 Fälle gemeldet, wovon etwa ein Dutzend tödlich endet.

Klinischer Fall

Zwei Belgier erkranken zur gleichen Zeit nachweislich an Malaria. Beiden ist gemeinsam, daß sie niemals ihr Vaterland verlassen haben, daß sie keinerlei Blutkonserven und Medikamente aus Blutprodukten verabreicht bekommen haben, daß sie nicht der Drogenszene angehören und daß sie beide als Transportarbeiter auf dem internationalen Flughafen Brüssel arbeiten.

Dieser und andere ähnlich gelagerte Fällen lassen sich nur so erklären: Infizierte Anophelesmücken werden in den Fracträumen von Flugzeugen transportiert, erlangen am Zielflughafen die Freiheit und stechen schnell noch – bevor sie wegen der niedrigen Temperaturen wahrscheinlich verenden – einen Menschen, der nunmehr an Malaria erkrankt.

Zur Verhütung dieser **Flughafenmalaria** wurden internationale Richtlinien erlassen, die dazu verpflichten, daß Flugzeuge, die in Malariagebieten starten, einer entsprechenden Desinfektion unterzogen werden müssen, bevor sie am Zielflughafen geöffnet werden dürfen.

2.1.2 Babesia

Bedeutung. Die in zahlreichen Arten vertretenen Babesia wurden lange Zeit als nicht humanpathogen betrachtet. Inzwischen sind mehrere schwer verlaufende Babesiosen, teilweise mit tödlichem Verlauf, publiziert worden. Die Zahl der leichten Infektionen ist vermutlich höher als bekannt.

Klassifikation. Für den Menschen pathogen können sein:
- Babesia microti (Vorkommen bei Mäusen)
- Babesia diversus (Vorkommen bei Rindern)
- möglicherweise andere Babesia-Arten, die bei Katzen und Hunden zu finden sind.

Entwicklungszyklus. Im Menschen erfolgt eine asexuelle Vermehrung der Erreger in den Erythrozyten. Im Gegensatz zur Malaria erfolgt jedoch nur eine Zweiteilung. Hauptwirt könnte die Schildzecke sein, obwohl eine sexuelle Vermehrung nicht gesichert ist. Vektor ist jedoch mit Sicherheit die Schildzecke.

Klinik. Die Babesiose dauert einige Wochen und äußert sich in uncharakteristischen, grippeartigen Symptomen. In der Regel heilt sie aus, jedoch kann sie bei Immunschwäche, hohem Lebensalter oder Milzinsuffizienz tödlich enden.

Nachweis. Die Diagnose wird mikroskopisch aus dem Blutausstrich oder im diagnostischen Tierversuch (intraperitoneale Applikation in die Maus führt zur Parasitämie) gestellt. Diese Methode erbringt jedoch erst nach 4–6 Wochen Ergebnisse.

Therapie. Die orale Gabe einer Kombination aus Chinin und Clindamycin ist erfolgversprechend.

2.1.3 Toxoplasma gondii

Bedeutung. Toxoplasma gondii ist der weltweit vorkommende Erreger der **Toxoplasmose**. Hauptwirt des Erregers ist die Katze (sexuelle Vermehrung), Nebenwirt ist der Mensch (asexuelle Vermehrung der Erreger). Man kennt weltweit über 200 Vogel- und Säugetierarten, die als Zwischenwirte auftreten können.

Entwicklungszyklus. In den Darmepithelzellen einer infizierten Katze läuft die geschlechtliche Vermehrung des Erregers ab. Die Katze scheidet mit ihrem Kot unreife **Oozysten** als Dauerformen von Toxoplasma gondii aus. In der Regel sind junge Kätzchen betroffen, da nach einer Erstinfektion eine bleibende Immunität entsteht, so daß alte Katzen bereits immun sind. Die Ausscheidung hält allenfalls 14 Tage an, wobei pro Tag 10 Millionen Oozysten ausgeschieden werden. Innerhalb von 48–72 Stunden reifen diese Oozysten außerhalb des Katzenorganismus zu infektiösen Einheiten

2.1.2 Babesia

Babesia-Infektionen beim Menschen sind selten. Sie verlaufen klinisch meist unspezifisch mit grippeartigen Symptomen. Die Übertragung erfolgt durch Zecken und kann mit einer Kombination aus Chinin und Clindamycin therapiert werden.

2.1.3 Toxoplasma gondii

Bedeutung Toxoplasma gondii ist der weltweit vorkommende Erreger der **Toxoplasmose**, deren Hauptwirt die Katze ist. Man kennt weltweit über 200 Vogel- und Säugetierarten, die als Zwischenwirte auftreten können.

Entwicklungszyklus Die infizierte Katze scheidet unreife **Oozysten** mit dem Kot aus. Diese reifen innerhalb von 48–72 Stunden zu infektiösen Einheiten heran. Werden diese Oozysten oral aufgenommen, so werden jeweils 8 bogenförmige **Sporozoiten** freigesetzt (▪ 292), die die Darmwand penetrieren, Zellen des RES befallen und

sich dort jeweils in 16 – 32 Tochterzellen teilen. Diese **Endo-** oder **Tachyzoiten** befallen weitere Körperzellen
(⊡ 293), was zu **Gewebeschäden** an
Herz, Skelettmuskulatur, ZNS, Leber,
Plazenta etc. führt. Mit dem Einsetzen
der Immunantwort wird die Vermehrung der Erreger unterbunden, die
nunmehr **Brady-** oder **Zystozoiten**
genannt werden. Diese leben noch
jahrelang im Gewebe weiter, wo sie
Pseudozysten bilden, die den Wirt
nicht schädigen, für andere Individuen
aber infektiös sind (⊡ 294). Eine **endogene Reaktivierung** ist noch nach
Jahren möglich, wenn das Immunsystem krankheitshalber geschwächt ist.

heran (Überlebenszeit Monate bis 2 Jahre), die bei oraler Aufnahme den
Menschen infizieren. Aus einer Oozyste werden zwei **Sporozysten** mit je
vier bogenförmigen (Name! toxon, griech. Bogen) **Sporozoiten** freigesetzt,
die die Darmwand penetrieren (⊡ 292), Zellen des retikuloendothelialen
Systems befallen und sich dort durch **Endodyogenie** teilen. Man versteht
darunter die Entstehung von zwei Tochterzellen in einer Mutterzelle. Werden diese freigesetzt, so sind sie in Blut, Lymphe und Liquor nachweisbar.
Sie infizieren als **Tachyzoiten** (weil die Vermehrung zu diesem Zeitpunkt
sehr schnell abläuft) weitere Körperzellen und beginnen den Vermehrungszyklus von vorne (⊡ 293). Zellschädigungen an ZNS, Herz, Skelettmuskulatur, Leber, Plazenta etc. sind die Folge. Die Erreger werden diaplazentar übertragen. Mit dem Einsetzen der Immunantwort wird die Vermehrung von Toxoplasma gondii gedrosselt. Die Erreger – sie werden nunmehr **Bradyzoiten** oder **Zystozoiten** genannt – werden jedoch nicht inaktiviert, sondern leben noch jahrelang in den befallenen Zellen weiter, wo sie
Pseudozysten mit Tausenden von Bradyzoiten (⊡ 294) bilden, die den Wirt
jedoch nicht mehr schädigen. Die Gewebezysten bleiben aber über Jahre
hinweg für andere Individuen – auch für den Menschen – infektiös, bevor
sie absterben und eventuell im Gewebe verkalken. Wenn durch Nachlassen
der Immunität (bei AIDS, Leukämie) die Bradyzoiten in den Pseudozysten
nicht mehr in Schach gehalten werden können, kommt es oft zu einer
endogenen Reaktivierung der Infektion.

● 292 Synopsis Entwicklungszyklus von Toxoplasma gondii

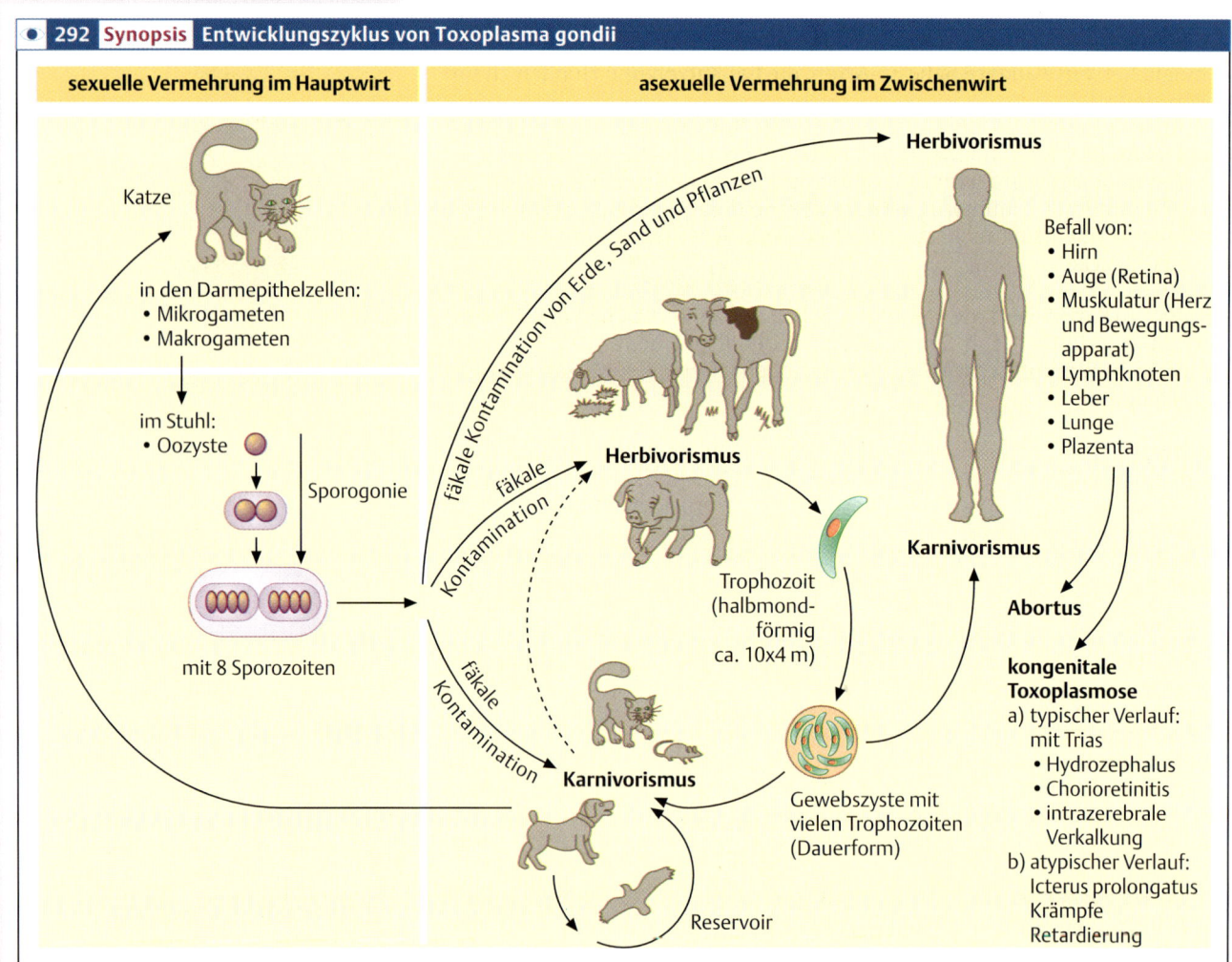

293 | **Vermehrung von Toxoplasma gondii in Makrophagen**

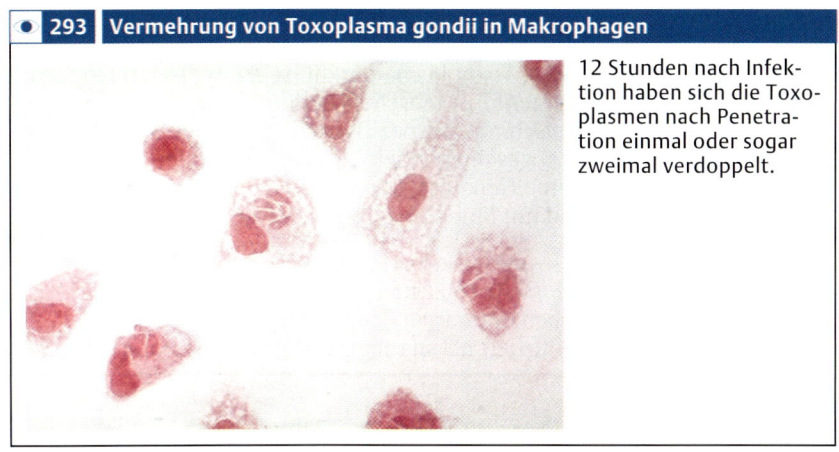

12 Stunden nach Infektion haben sich die Toxoplasmen nach Penetration einmal oder sogar zweimal verdoppelt.

294 | **Pseudozyste im Gehirn einer Maus mit Tausenden von Bradyzoiten von Toxoplasma gondii, 178 Tage nach Infektion**

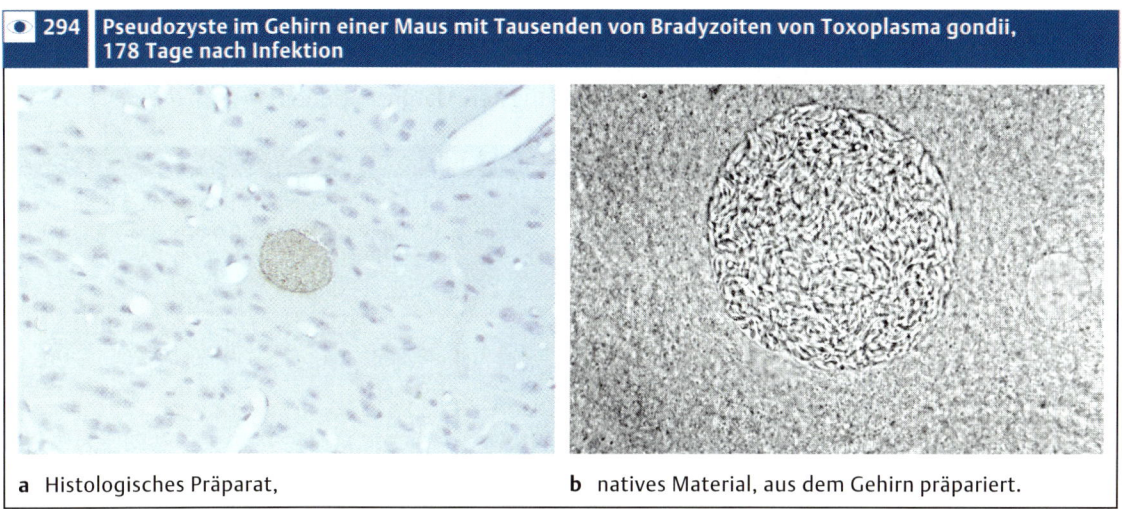

a Histologisches Präparat,

b natives Material, aus dem Gehirn präpariert.

Epidemiologie. Der Mensch kann sich auf verschiedenen Wegen mit Toxoplasmen infizieren. Wenn Salate und Gemüse, die auf dem Feld mit den Oozysten aus dem Katzenkot kontaminiert wurden, roh verspeist werden (**Herbivorismus**), so kann dadurch eine Infektion ausgelöst werden. Wenn ein Mensch andererseits rohes oder ungenügend erhitztes Fleisch ißt (**Carnivorismus**), so sind womöglich die Schlachttiere, vor allem diejenigen, die auf der Weide mit kontaminiertem Gras Kontakt hatten, mit Toxoplasmen infiziert und tragen erregerhaltige Pseudozysten in ihrer Muskulatur und in inneren Organen. Die Toxoplasmen können oft schon im Pharynx die Schleimhaut durchdringen und eine entzündliche Reaktion im drainierenden Lymphknoten, also im Halsbereich, auslösen. Spätestens aber im Darm gelingt die Passage, denn die Toxoplasmen in den Pseudozysten sind gut vor der Magensäure geschützt.

Die Exposition ist bei uns recht häufig, denn mit zunehmendem Alter steigt die Zahl der infizierten Personen stetig an. In manchen Regionen sind bis zu 90 % der Erwachsenen bereits durchseucht! Frauen im gebärfähigen Alter sind also zu 20–40 % bereits infiziert und dadurch geschützt vor einer Zweitinfektion. Bei einer Erstinfektion während einer Schwangerschaft – und ausschließlich nur dann – können die Toxoplasmen auch die Plazentabarriere überwinden und den Fötus in utero befallen, wo sie sich dann fast ungebremst vermehren können.

Eine Infektion des Fötus tritt aber nicht immer ein, sondern nur etwa in 50 % der Fälle einer Erstinfektion der Schwangeren. Bei eineiigen Zwillingen kann also nur der eine infiziert und der andere gesund geboren werden. Etwa 25 Fälle werden pro Jahr von dieser meldepflichtigen Krankheit bekannt.

Epidemiologie Die Toxoplasmen können über kontaminierte Salate und Gemüse oder aber durch infiziertes Fleisch übertragen werden. Die Exposition ist recht häufig, denn im Erwachsenenalter sind mehr als 50 % bereits infiziert. Frauen im gebärfähigen Alter haben allerdings nur in 20–40 % der Fälle diese Infektion bereits durchgemacht. Erleidet eine Mutter in der Schwangerschaft eine Erstinfektion, so kann in etwa 50 % der Fälle eine Infektion des Fötus in utero auftreten, wodurch das Kind schweren Schaden nimmt.

Klinik Die 3 Erscheinungsformen der Toxoplasmose sind:

- **postnatale Toxoplasmose:** Beim immunkompetenten Menschen verläuft eine Toxoplasmose meist inapparent oder subklinisch mit unspezifischen Symptomen wie **Lymphknotenschwellungen**, Abgeschlagenheit, Gliederschmerzen und Fieber. Schwere Fälle manifestieren sich als Hepatitis, Myokarditis, Pneumonie oder Meningoenzephalitis

Merke ▶

- **reaktivierte Toxoplasmose:** Klinisch stumme Toxoplasmosen können bei Immunschwäche, besonders bei AIDS, manifest werden (endogene Reinfektion; ▪ 295)

Klinik. Die Toxoplasmose kann sich in drei Erscheinungsformen manifestieren:

- **postnatale Toxoplasmose**: Toxoplasma gondii ist ein typischer Opportunist. Beim immunkompetenten Menschen verläuft eine Infektion meist inapparent oder subklinisch mit unspezifischen Symptomen wie **Lymphknotenschwellungen**, Abgeschlagenheit, Gliederschmerzen und Fieber. Schwere Fälle können eine Hepatitis, Myokarditis, Pneumonie oder Enzephalitis verursachen und mit Splenomegalie einhergehen

> ▶ **Merke.** Die Infektion mit Toxoplasma gondii ist recht häufig (mehr als 50 % der Erwachsenen haben Antikörper). Die Toxoplasmose ist selten! Einmal infiziert – immer infiziert bis an Lebensende; Reaktivierung möglich.

- **reaktivierte Toxoplasmose**: Eine latente, klinisch unauffällige Toxoplasma-Infektion, die bei mehr als 50 % aller Erwachsenen durch Antikörpernachweis belegt ist, kann bei Immunsuppression z. B. AIDS, aber auch aus anderen Ursachen als klinisch manifeste Erkrankung in Erscheinung treten (endogene Reinfektionen; ▪ 295). **Enzephalitis**, Pneumonie und Myokarditis sind die häufigsten Manifestationen

● 295 Toxoplasmose bei einem AIDS-Kranken

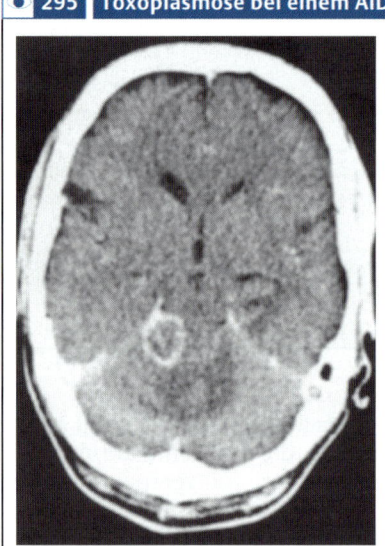

Im CT zeigt sich eine ringförmige Kontrastmittelanreicherung in der rechten Kleinhirnhemisphäre

- **konnatale Toxoplasmose:**
Im 1. Trimenon der Schwangerschaft führt eine Toxoplasmainfektion zum Abort, im 2. oder 3. Trimenon je nach Schwere zum Abort, zur Frühgeburt und zur Fötopathie. Gefürchtet sind vor allem die Organmanifestationen, die besonders das ZNS (Hydrozephalus, geistige Retardierung etc.) und das Auge (Katarakt, Optikusathropie etc.) betreffen. **Hydrozephalus, intrazerebrale Verkalkungen** und **Chorioretinitis** bilden die klassische Trias. Scheinbar gesund geborene Kinder können auch post partum schwere Krankheiten als Folge einer Toxoplasma-Infektion der Mutter kurz vor der Geburt entwickeln. Die konnatale Toxoplasmose ist eine der wichtigsten konnatalen Infektionen (▪ 296).

- **konnatale Toxoplasmose:** Tritt im ersten Trimenon einer Schwangerschaft eine Toxoplasma-Infektion ein, so führt dies zum Abort. Infektionen mit Toxoplasma gondii im zweiten oder dritten Trimenon einer Schwangerschaft bedingen schwere Erkrankungen des Fötus, die nicht mit der Schwere der klinischen Symptome bei der Mutter korrelieren. In 50 % aller Toxoplasmainfektionen während der Schwangerschaft treten Fötopathien auf. Kommt es nicht zum Abort (ca. 10 %), so zur Frühgeburt. Das Kind wird im Generalisationsstadium der Krankheit (ca. 60 % der Fälle) mit einer Pneumonie, Myokarditis, Nephritis, Hepatitis oder hämorrhagischer Gastroenteritis geboren. Ist bereits eine Organmanifestation erfolgt (ca. 30 % der Infizierten), so kommt es zur Enzephalitis und später zum Hydrozephalus mit zerebralen Verkalkungsherden, Epilepsie, Großhirnschwund und geistiger Retardierung. Weiterhin sind Optikusatrophien, Iritis, Katarakt oder Chorioretinitis häufig. **Hydrozephalus, intrazerebrale Kalkherde** und **Chorioretinis** bilden die klassische Trias. Liegt die Primärinfektion der Mutter kurz vor dem Geburtstermin, wird das Kind scheinbar gesund geboren, entwickelt dann aber über Jahre die oben beschriebene Symptomatik. Die konnatale Toxoplasmose ist eine der wichtigsten konnatalen Infektionen (▪ 296).

● 296 Synopsis **Die konnatale Toxoplasmose gehört zu den wichtigsten konnatalen Infektionen**

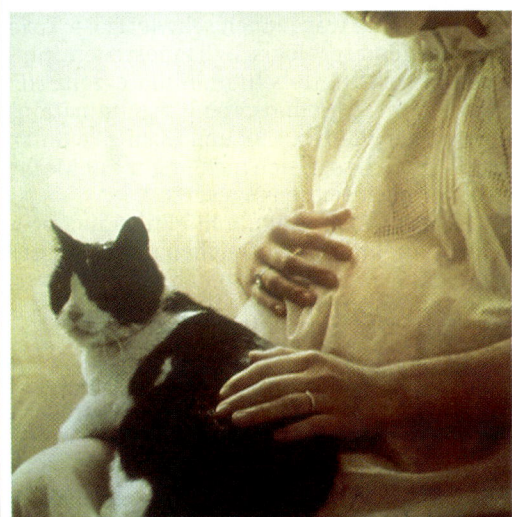

Die Katze stellt eine wichtige Infektionsquelle dar.

Konnatale Infektionen, die nach Bundesseuchengesetz meldepflichtig sind

	Anzahl der gemeldeten Fälle				
Krankheit	**1995**	**1996**	**1997**	**1998**	**1999**
Listeriose	40	33	27	41	28
Lues	4	3	6	6	5
Röteln	2	1	1	4	4
Toxoplasmose	**23**	**24**	**23**	**21**	**28**
Zytomegalie	13	22	12	14	22

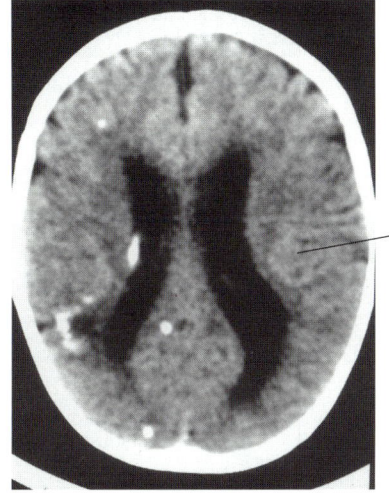

Rundherd

Computertomographische Aufnahme des Schädels einer 38jährigen Patientin mit pränataler zerebraler Toxoplasmose. Dabei ist es zu einer entzündlichen Verklebung der Liquorabflußwege mit nachfolgendem Hydrozephalus gekommen. Beide Seitenventrikel sind deutlich erweitert. Des weiteren fallen typische Verkalkungen im Gehirnparenchym als Residuen der Enzephalitis auf.

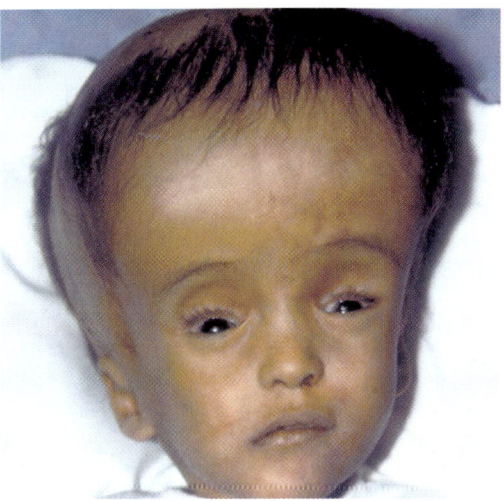

Dreijähriges Kind mit einer erheblichen Vergrößerung des Schädels. Die Vergrößerung des Kopfes ist Folge eines Hydrozephalus bei dem jungen Kind, bei dem die Schädelnähte noch nicht geschlossen waren.

stark erweiterte Ventrikel

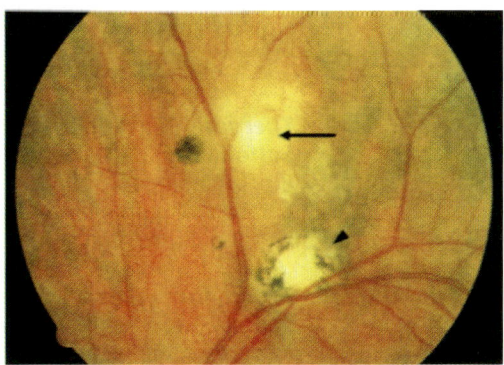

Chorioretinitis mit grauweißen, frischen Herden (langer Pfeil) und braunweißen Narben (kurzer Pfeil).

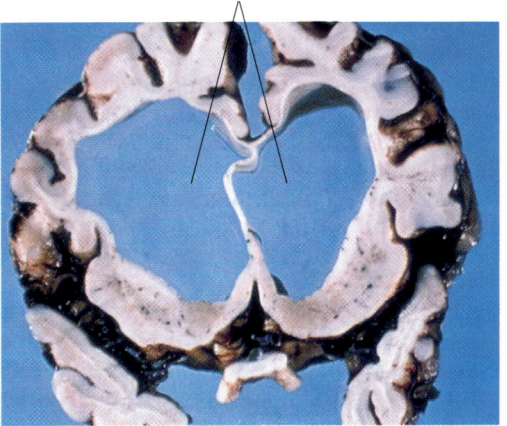

◄ Frontalschnitt durch das Gehirn eines Patienten mit Hydrozephalus. Beide Seitenventrikel sind stark erweitert. Das umgebende Gehirngewebe, vor allem das Marklager der Großhirnhemisphären, ist deutlich verschmälert.

Nachweis Die akute Infektion kann durch den mikroskopischen Erregernachweis belegt werden. Antikörper können mit verschiedenen Testverfahren bestimmt werden. Der klassische „Sabin-Feldman-Test" (antikörperbeladene Toxoplasmen lassen sich mit Methylenblau nicht mehr anfärben) wird heute nur noch selten eingesetzt. Der IgM-Nachweis im IFT oder ELISA kann eine akute Infektion aufzeigen.

Nachweis. Die akute Infektion kann durch den direkten mikroskopischen Nachweis (Giemsafärbung oder durch markierte Antikörper) oder durch Kultur in der Maus diagnostiziert werden, was jedoch schwierig ist. Toxoplasma-Infektionen werden überwiegend serologisch diagnostiziert. Antikörper können mit routinemäßigen Tests mittels Immunfluoreszenz (IFT, ▣ **297**), indirekter Hämagglutination, Immunosorbent-Agglutinationsassay (ISAGA) und ELISA nachgewiesen werden. KBR und »Sabin-Feldman-Test« (antikörperbeladene Toxoplasmen lassen sich nicht mehr mit Methylenblau anfärben) werden heute nur noch selten eingesetzt.

Der IgM-Nachweis im IFT oder ELISA kann eine akute Infektion aufzeigen. IgM treten ca. eine Woche nach der Infektion auf, erreichen nach ca. einem Monat Maximalwerte und sinken dann aber nicht rasch ab, sondern persistieren über Monate. Beim IgG-ELISA sprechen hohe Titer für eine frische Infektion. IgG persistieren über viele Jahre.

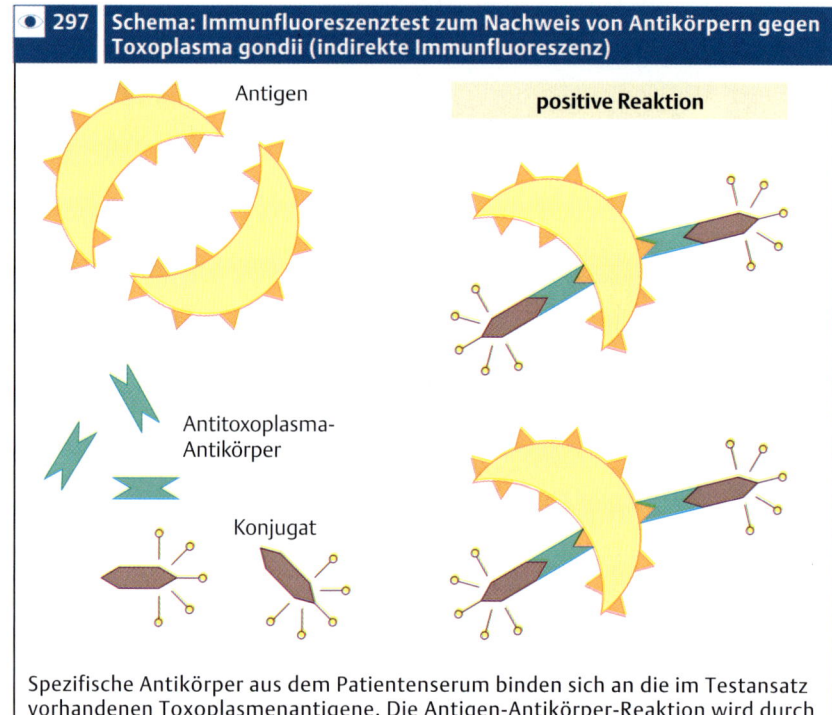

▣ 297 | **Schema: Immunfluoreszenztest zum Nachweis von Antikörpern gegen Toxoplasma gondii (indirekte Immunfluoreszenz)**

Antigen

positive Reaktion

Antitoxoplasma-Antikörper

Konjugat

Spezifische Antikörper aus dem Patientenserum binden sich an die im Testansatz vorhandenen Toxoplasmenantigene. Die Antigen-Antikörper-Reaktion wird durch Zusatz eines fluoreszenzmarkierten Sekundärantikörpers sichtbar gemacht.

Therapie Pyrimethamin in Kombination mit **Sulfonamiden** (Sulfadiazin). Cave: Schwangerschaft wegen der Nebenwirkungen.

Therapie. Mittel der Wahl ist **Pyrimethamin** in Kombination mit einem **Sulfonamid** (Sulfadiazin), wobei jedoch Nebenwirkungen in Form von Blutbildungsstörungen und teratogene Wirkungen auftreten können. In der Schwangerschaft darf es deshalb erst nach der 20. Woche eingesetzt werden. Eine Alternative stellt **Spiramycin** dar.

Prophylaxe Schwangere und Immunsupprimierte sollten kein rohes oder ungenügend gegartes Fleisch verzehren und sich im Umgang mit Katzen besonders hygienebewußt verhalten.

Prophylaxe. Schwangere und Immunsupprimierte sollten auf den Verzehr von rohem oder unvollständig gegartem Fleisch verzichten. Als Ansteckungsquellen besonders zu beachten sind Rind- und Schaffleisch (Schweinefleisch weniger häufig). Normales Braten oder Kochen tötet die Erreger zuverlässig ab. Auch Tiefgefrieren bei –20°C über mindestens 3 Tage wird von den Sporozoiten nicht überstanden. Nach Kontakt mit rohem Fleisch sollten schwangere Frauen die Hände sorgfältig waschen.

Es ist aus ärztlicher und psychologischer Sicht nicht zu verantworten, Schwangeren, HIV-Infizierten, Malignompatienten u. a. die Freude an einer Katze als Haustier zu nehmen, zumal wenn diese schon alt ist und somit immun. Wenn junge Katzen mit abgekochter Nahrung gefüttert werden, besteht ebenfalls keine Gefahr. Auch kann durch Zufüttern von Monensin

(0,02 %) die Infektion der Katze verhindert werden. Auf alle Fälle sollten gefährdete Personen das Katzenklosett nur mit Handschuhen reinigen.

2.1.4 Sarcocystis

Bedeutung. Für den Menschen von Bedeutung sind einerseits Sarcocystis-Arten, die als schleimhautbewohnende **Darmparasiten** auftreten, andererseits der sehr seltene Erreger der **Sarkozystose** (oder auch **Sarkospori-dose**), einer systemischen Infektion. Für die schleimhautbewohnenden Sarcocystis-Arten ist der Mensch Endwirt.

Klassifikation. ▦ 132.

▦ 132	Humanpathogene Sarcocystis-Arten und ihr Zwischenwirt (Infektionsquelle)	
Art	**Zwischenwirt**	**Lokalisation im Menschen**
▷ Sarcocystis suihominis	Schwein	Darm
▷ Sarcocystis bovihominis	Rind	Darm

Entwicklungszyklus. In Schweinen (Sarcocystis suihominis) und Rindern (Sarcocystis bovihominis) findet eine ungeschlechtliche Vermehrung statt, die zum Entstehen von zahlreichen infektiösen **Merozoiten** führt, die sich in der Muskulatur der Tiere in Gewebezysten finden. Werden diese vom Menschen aufgenommen, was durch rohes oder unzureichend gegartes Fleisch möglich ist, so findet im Darm eine geschlechtliche Differenzierung statt (Gamogonie), aus der eine Oozyste resultiert. Platzt diese, werden Sporozysten frei, die ihrerseits jeweils vier Sporozoiten enthalten. Diese können Zwischenwirte infizieren. Im Menschen finden keine asexuellen Vermehrungsstufen statt. Dies ist ein besonderes Charakteristikum der Infektion mit Sarcocystis.

Klinik. Nach Verzehr von größeren Mengen rohen oder ungenügend gegarten Schweinefleisches mit Sarcocystis suihominis treten kurzzeitig Symptome einer Darminfektion mit Übelkeit, Erbrechen, Diarrhö und Fieber auf. Die Aufnahme von Sarcocystis bovihominis bleibt in der Regel symptomlos.

Nachweis. Mikroskopischer Nachweis der Oozysten und Sporozoiten im Stuhl.

Therapie. Soweit eine Therapie nötig ist, werden Sulfonamide eingesetzt.

Prophylaxe. Eine absolut sichere Prophylaxe besteht im Verzicht auf rohes oder ungenügend gegartes Fleisch.

Epidemiologie. Eine Studie belegte, daß ca. 7 % der deutschen Bevölkerung Ausscheider von Sarcocystis sind.

2.1.5 Isospora

Isospora ist der seltene Erreger der **Isosporose**, einer bevorzugt in tropischen Ländern auftretenden Dünndarminfektion.

Als Erreger sind
- **Isospora belli** und
- **Isospora natalensis**

klassifiziert.

Die Infektion erfolgt durch orale Aufnahme von Oozysten, die sich im Dünndarm sowohl sexuell wie asexuell vermehren. Der Zwischenwirt ist unbekannt. Infizierte leiden unter rezidivierenden Diarrhöen, die oft jahrelang anhalten können. Todesfälle sind bekannt geworden; die Mehrzahl der Erkrankungen heilen jedoch von selbst. Die Infektion kann durch mikroskopischen Nachweis der Oozysten im Stuhl nachgewiesen werden. Zur Therapie eignen sich Co-trimoxazol (Trimethoprim plus Sulfamethoxazol) oder Roxithromycin.

2.1.6 Cryptosporidium

Bedeutung. Cryptosporidium ist ein Schleimhautparasit, der bei zahlreichen Säugern, Vögeln, Reptilien und Fischen vorkommt. Bis vor wenigen Jahren wurde die humanmedizinische Bedeutung dieses Erregers als sehr gering eingeschätzt. Mit AIDS geriet er in den Blickpunkt des Interesses.

Klassifikation. Man unterscheidet drei morphologisch unterschiedliche Arten:
- Cryptosporidium baileyi
- Cryptosporidium muris und am wichtigsten
- **Cryptosporidium parvum**

Entwicklungszyklus. Die Infektion erfolgt durch orale Aufnahme von Sporozysten, aus denen im Verdauungstrakt jeweils vier Sporozoiten freigesetzt werden. Diese dringen in die Mikrovilli des Darmepithels ein, um sich dort asexuell und sexuell zu vermehren. Der sexuelle Entwicklungszyklus (Gamogonie) führt zur Bildung von Oozysten. Diese treten bei Cryptosporidium in zwei Formen auf. Dünnwandige Oozysten enthalten acht Sporozoiten, die im Darm freigesetzt werden und neue Zellen befallen. Dickwandige, vier Sporozoiten enthaltende Oozysten werden ausgeschieden und »suchen« einen neuen Wirt. Sie sind sehr stabil und können in der Umwelt monatelang infektiös bleiben.

Klinik. Die Infektion erfolgt in der Regel fäkal-oral. Sie wird durch Kontakt mit Tieren übertragen (Zoonose), es sind jedoch auch Fälle bekannt, bei denen eine Ansteckung in den Geburtswegen oder beim Geschlechtsverkehr erfolgte. Nach einer Inkubationszeit, die bis zu 20 Tagen dauern kann, kommt es zu **Diarrhö** und **kolikartigen Abdominalkrämpfen**. Während die Krankheit bei immunkompetenten Menschen leicht verläuft und spontan ausheilt, nimmt sie bei Immunschwäche (z.B. AIDS) einen schweren Verlauf, der sich über Monate hinziehen kann. Klinisch dominiert ein hoher **Flüssigkeitsverlust** (bis zu 10 l pro Tag).

Nachweis. Die akute Infektion kann durch den mikroskopischen Direktnachweis der im Stuhl reichlich ausgeschiedenen Oozysten diagnostiziert werden (⊡ **298**). Für langfristige Verlaufsbeobachtungen ist der Nachweis von IgA und IgM im Immunfluoreszenztest wichtig.

2.1.6 Cryptosporidium

Cryptosporidium ist erst seit AIDS von humanmedizinischem Interesse. Wichtigster Vertreter ist **Cryptosporidium parvum**. Die Übertragung erfolgt fäkal-oral im Sinne einer Zoonose. Die Infektion äußert sich in einer **Diarrhö** und **kolikartigen Abdominalkrämpfen**. Die Krankheit verläuft bei immunkompetenten Patienten leicht und heilt spontan aus. Bei Immunschwäche kann sie sich über Monate hinziehen und einen schweren Verlauf nehmen, bei dem die Patienten durch große Flüssigkeitsverluste gefährdet sind. Die Diagnose erfolgt mikroskopisch oder serologisch durch IgM- und IgA-Nachweise. Eine kausale Therapie existiert nicht, jedoch ist besonders bei Immunschwäche Spiramycin indiziert.

⊙ **298** | **Oozyste von Kryptosporidien** (Stuhlaufschwemmung nach Anreicherung)

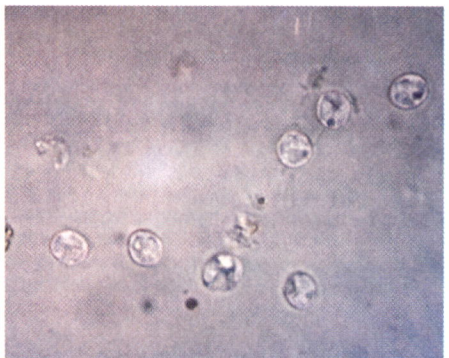

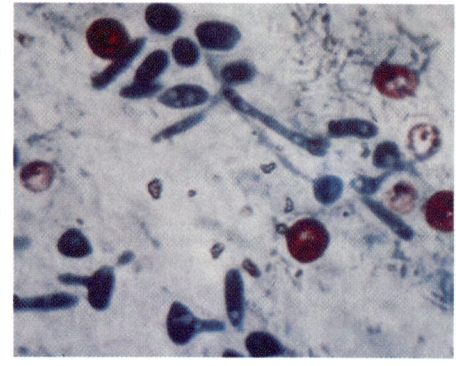

a Ungefärbtes Präparat, man sieht die deutlich lichtbrechenden, runden Zysten mit scharfem Rand.

b Modifizierte Ziehl-Neelsen-Färbung: Die Oozysten sind rot angefärbt (partielle Säurefestigkeit der wachshaltigen Zellwand), andere Bestandteile im Stuhl wie Bakterien und Sproßpilze werden hier blau gefärbt.

Therapie. Eine kausale Therapie existiert nicht. Spiramycin ist besonders bei Immunschwäche zu probieren.

Epidemiologie. Man schätzt, daß ca. 1,5 % aller Durchfallerkrankungen durch Cryptosporidium verursacht werden.

2.1.7 Blastocystis

Blastocystis hominis, lange als Pilz klassifiziert, ist ein fakultativer, strikt anaerob lebender Darmparasit, der bei ca. 15 % der Normalbevölkerung in geringer Anzahl nachgewiesen werden kann. Exzessive Vermehrung führt zu Diarrhö. Man schätzt, daß Blastocystis an 1 % aller Durchfallerkrankungen in irgendeiner Form beteiligt ist. Zur Therapie werden Emetin, Metronidazol, Furazolidon und Co-trimoxazol eingesetzt.

2.1.8 Microsporidia

Microsporidien sind Einzeller ohne Mitochondrien und mit bakterienähnlichen Ribosomen. Sie sind bei niederen Tieren als intrazellulärer Parasit häufig anzutreffen. Menschenpathogene Arten wurden bei Korneadefekten und vor allem bei AIDS-Patienten isoliert, bei denen dann innere Organe befallen sind. (Enterocytozoon bieneusi, Encephalitozoon cuniculi, Micorosporidium africanum). Die Diagnose erfolgt histologisch.

2.2 Ziliaten

Ziliaten oder Wimpertierchen sind frei in Meer- und Süßwasser, aber auch ekto- und endokommensal lebend in der Natur weit verbreitet. Einziger humanpathogener Zilia ist **Balantidium coli.**

2.2.1 Balantidium coli

Bedeutung. Balantidium coli ist der Erreger der **Balantidienruhr**. Der natürliche Standort von Balantidium coli ist der Dickdarm von Schwein, Ratte und Affe. Menschen infizieren sich hauptsächlich bei niedrigem Hygienebewußtsein durch intensiven Kontakt mit Schweinen, selten durch erkrankte Menschen.

Klinik. Der Mensch nimmt infektiöse, kugelförmige Zysten oral auf. Die akute Form der Krankheit ist durch ruhrartige, **blutig-schleimige Diarrhöen** bestimmt. Sie kann aber auch inapparent verlaufen. Extraintestinale Infektionen sind extrem selten, jedoch beschrieben (Peritonitis, Urogenitalinfektionen).

Nachweis. Der Nachweis erfolgt mikroskopisch im Stuhl.

Therapie. Empfohlen werden Tetrazykline, Metronidazol und Paromomycin.

2.3 Rhizopoden

Amöben sind primitive Eukaryonten, die noch keine Mitochondrien besitzen.

Unter humanmedizinischen Gesichtspunkten können die Amöben in drei Gruppen eingeteilt werden:
• pathogene Darmamöben

2.1.7 Blastocystis

Blastocystis hominis ist ein anaerob lebender Darmparasit, der bei exzessiver Vermehrung zu Diarrhöen führen kann. Therapie: Emetin, Metronidazol.

2.1.8 Microsporidia

Menschenpathogene Arten wurden vor allem bei AIDS-Patienten und bei Korneadefekten isoliert. Auch innere Organe können befallen sein.

2.2 Ziliaten

Einziges humanpathogenes Wimpertierchen (Ziliat) ist **Balantidium coli**.

2.2.1 Balantidium coli

Balantidium coli ist der Erreger der **Balantidienruhr**, einer Krankheit, die in ihrer akuten Form durch **blutig-schleimige Diarrhöen** bestimmt wird. Die Infektion erfolgt per os, durch Aufnahme kugelförmiger Zysten. Der Mensch infiziert sich durch intensiven Kontakt mit Schweinen, selten durch erkrankte Menschen. Die Diagnose erfolgt mikroskopisch (Stuhl). Zur Therapie werden Tetrazykline, Metronidazol und Paromomycin empfohlen.

2.3 Rhizopoden

Man unterscheidet:
• pathogene Darmamöben

- pathogene freilebende Amöben
- »apathogene« Schleimhautamöben.

- pathogene freilebende Amöben
- »apathogene« Schleimhautamöben.

2.3.1 Pathogene Darmamöben

Entamoeba histolytica

Bedeutung   Erreger der Amöbenruhr.

Morphologie   Morphologisch wird bei Entamoeba histolytica unterschieden (⊡ **299**):
- die **Magnaform**, die in das Gewebe eindringt und sich dort vermehren kann
- **Zysten**, die die infektiöse Einheit der Amöbiasis darstellen.

2.3.1 Pathogene Darmamöben

Entamoeba histolytica

Bedeutung. Die weltweit vorkommende Entamoeba histolytica ist der Erreger der **Amöbenruhr**, einer Infektion des Dickdarmes.

Morphologie. Morphologisch sind bei Entamoeba histolytica zwei Formen zu unterscheiden (⊡ **299**):
- die **Magnaform**: Sie ist mit 20 – 60 µm ein großes Gebilde und wird auch als Gewebeform bezeichnet, weil sie in Gewebe eindringen und sich dort vermehren kann
- **Zysten**: Sie entstehen aus der vegetativen Form, sind nur unwesentlich kleiner als diese, jedoch kugelig. Die Zysten enthalten ursprünglich einen Kern. Durch isolierte Kernteilung entstehen zwei, später vier Kerne innerhalb der Zelle. Vierkernige Zysten sind infektionsfähig.

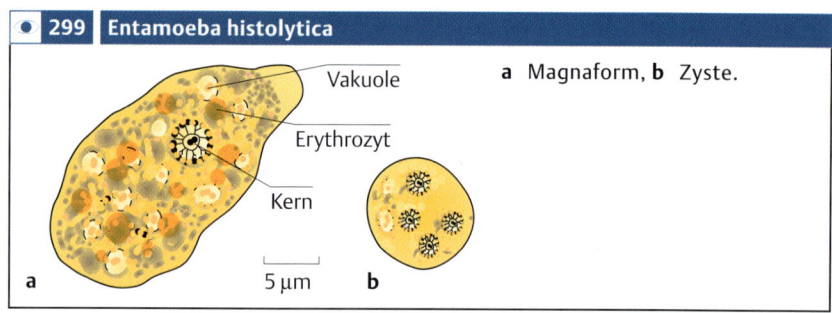

⊡ **299**   **Entamoeba histolytica**

Vakuole — Erythrozyt — Kern — 5 µm

a Magnaform, **b** Zyste.

Entwicklung   Im Dickdarm entwickelt sich aus der Zyste die vegetative Form der Amöbe, die sich vermehren und wiederum Zysten hervorbringen kann. Diese vegetative Amöbe besitzt die Fähigkeit, in das Gewebe einzudringen. Dabei kann sie durch hämatogene Streuung auch andere Organe besiedeln.

Entwicklung. Im Dickdarm entwickelt sich aus der Zyste die vegetative Form der Amöbe, die sich vermehren und wiederum Zysten hervorbringen kann. Für die Initiierung dieses Vorgangs ist ein niedriges Redoxpotential notwendig, das im Dickdarm durch die Bakterienbesiedelung gegeben ist. Neuere Untersuchungen zeigen, daß einige Stämme dieser Darmbakterien entscheidenden Einfluß auf die Virulenz der Amöben haben. Durch Ausbildung verschiedener Enzyme (Kollagenase, »pore forming protein« u. a.) sind die Magnaformen in der Lage, in das Gewebe einzudringen und es aufzulösen (Name: histolytica!). Neben den lokalen Gewebeschäden in der Darmwand, die sich als herdförmige Nekrosen und Ulzerationen darstellen, was heftige Schmerzen (Tenesmen) auslöst, können die Erreger auch Anschluß an Blutgefäße finden. Dadurch kommt es zur Auflagerung von hellrotem Blut auf dem Kot (⊡ **300**). Die Amöben haben damit auch Zugang zur Zirkulation und können sich in andere Organe absiedeln. Durch die anatomischen Verhältnisse bedingt, ist dabei hauptsächlich die Leber betroffen, jedoch können auch Milz, Gehirn, Haut u. a. befallen werden.

Klinik   Die Infektion erfolgt im Regelfall durch orale Aufnahme der Zysten.

Klinik. Die Infektion des Menschen erfolgt durch Aufnahme der vierkernigen Zysten. Dies geschieht in der Regel per os. Es sind auch Fälle bekannt, in denen eine Infektion durch Analverkehr gesetzt wurde. Die Inkubationszeit beträgt meist mehrere Monate (4 Tage – 1 Jahr, meist 8 – 12 Wochen).

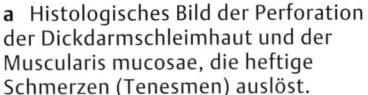

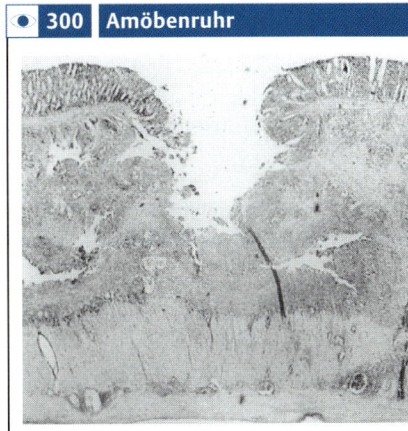
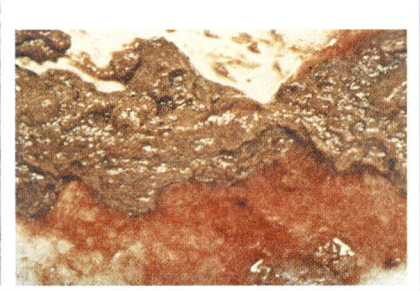

a Histologisches Bild der Perforation der Dickdarmschleimhaut und der Muscularis mucosae, die heftige Schmerzen (Tenesmen) auslöst.

b Breiiger Durchfall mit Blutauflagerungen.

Klinisch treten folgende Formen auf:
- Die **intestinale**, **invasive Form** der Amöbiasis ist gekennzeichnet durch blutig-schleimige **himbeergeleeartige Durchfälle** (Invasion von Magnaformen in die Dickdarmschleimhaut). Bei Kindern und Menschen mit körperlicher Schwäche können infolge von Exsikkose und Elektrolytverschiebung rasch bedrohliche Komplikationen auftreten. Die Symptome können spontan zum Erliegen kommen, nicht selten entwickelt sich jedoch eine rezidivierende, über längere Zeit anhaltende Kolitis. In ca. 25 % der Krankheitsfälle verläuft die Infektion atypisch, mit Obstipation, Tenesmen, Übelkeit und Appetitlosigkeit
- Die **intestinale**, **nichtinvasive Form** verläuft in der Regel asymptomatisch und wird nur zufällig bei Stuhluntersuchungen diagnostiziert (Minutaformen und Zysten im Stuhl)
- Ungefähr 30 % der Infektionen bleiben (vor allem bei Europäern) nicht auf den Darm beschränkt. Es treten **extraintestinale Formen** auf. Unmittelbare Folge einer Amöbeninvasion kann die Darmperforation mit anschließender **Peritonitis** sein, die mit sehr hoher Letalität behaftet ist.
Häufigste Komplikation (bei ca. 20 % der Betroffenen) ist die hämatogene Streuung der Amöben in die Leber (● **302**). Durch Befall der Leberparenchymzellen entstehen Nekroseherde, in deren Innerem sich eine bräunlich-gelbe Masse befindet, die jedoch bakteriologisch steril ist und auch nicht als Eiter bezeichnet werden kann. Diese **Leberabszesse** bedingen meist nur geringe Entzündungsreaktionen im Gewebe. Die Erreger sind oft nur im Randbereich zum gesunden Gewebe anzutreffen. Fieber, Oberbauchbeschwerden, Lebervergrößerung und Zwerchfellhochstand sind klinische Symptome. Die Diagnose wird dadurch erschwert, daß nur 9 % der Patienten unter einer Amöbenkolitis leiden. Wird der Leberbefall nicht rechtzeitig erkannt und entsprechend behandelt, ist die Letalität hoch. Funktionsstörungen der Leber und eine Hepatitis werden meist nur durch sekundäre Einwirkungen leberschädigender Noxen verursacht. Einbruch der »Leberabszesse« in die Pleurahöhle, Befall der Lunge oder hämatogene Absiedelung in andere Organe (Milz, Hirn) sind selten.
Eine Hautamöbiasis manifestiert sich häufig perianal.

Nachweis. Die intestinale, invasive Amöbiasis wird am besten durch den mikroskopischen Direktnachweis von Magnaformen im Stuhl diagnostiziert. Zu diesem Zwecke muß körperwarmer Stuhl (spätestens 10 Minuten nach Absetzen), besser noch Schleimflocken untersucht werden. Magnaformen der Amöben haben die Eigenschaft, Erythrozyten zu phagozytieren (● **301a**). Das Auffinden von erythrozytenbeladenen großen Zellen, die lebhafte amöboide Fließbewegungen vollführen, ist pathognomonisch für

Klinisch treten folgende Formen auf:
- **intestinale, invasive Form:** Charakteristisch sind die blutig-schleimigen, **himbeergeleeartigen Diarrhöstühle**, die rasch zu bedrohlichen Situationen führen können (● **300**)
- **intestinale, nichtinvasive Formen** verlaufen inapparent
- **extraintestinale Formen** treten nach Darmperforation als Peritonitis auf oder betreffen nach hämatogener Streuung hauptsächlich die Leber. Dort entwickeln sich Gewebsnekrosen, die als sogenannte **Leberabszesse** dominieren (● **302**). Unbehandelt sind sie mit hoher Letalität behaftet. Die Diagnose wird dadurch erschwert, daß in den überwiegenden Fällen keine Darmbefunde vorliegen. Der Befall anderer Organe (Pleura, Lunge, Milz, Hirn oder Haut) ist selten.

Nachweis Die intestinale, invasive Amöbiasis wird durch den mikroskopischen Direktnachweis von Magnaformen im körperwarmen Stuhl diagnostiziert. Die Magnaform ist besonders durch die intrazelluläre Erythrozytenbeladung zu erkennen.

Bei intestinalen nichtinvasiven Erkrankungen finden sich nur Zysten (◙ 301).

die Amöbiasis vom invasiven Typ. In einem Teil der Fälle gelingt der Nachweis erst nach wiederholten Untersuchungen. Das Auffinden von Zysten bei symptomlosen Patienten spricht für das Vorliegen einer nichtinvasiven Darmamöbiasis (◙ 301 b). Das exakte Erkennen der charakteristischen Formen ist extrem schwierig und sollte erfahrenen Untersuchern überlassen werden.

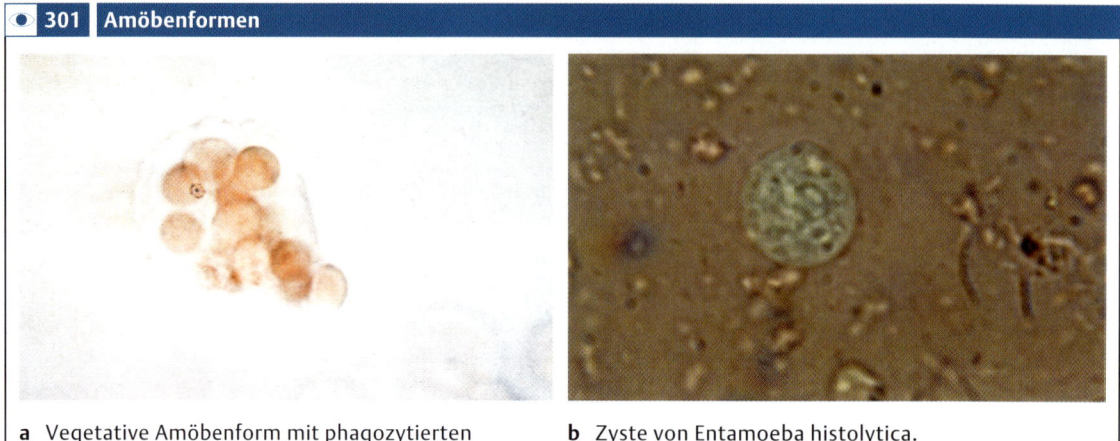

◙ 301 | Amöbenformen

a Vegetative Amöbenform mit phagozytierten Erythrozyten.

b Zyste von Entamoeba histolytica.

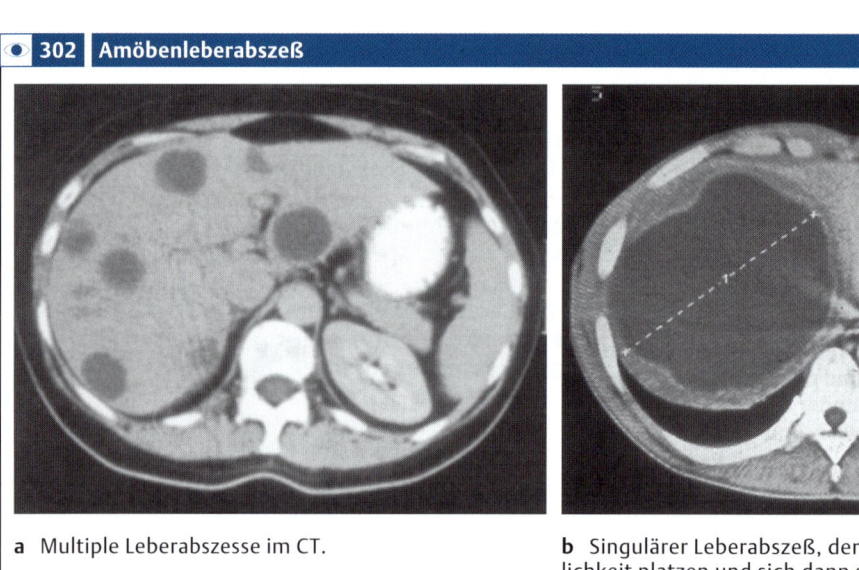

◙ 302 | Amöbenleberabszeß

a Multiple Leberabszesse im CT.

b Singulärer Leberabszeß, der mit großer Wahrscheinlichkeit platzen und sich dann subphrenisch ausbreiten wird.

Serologische Untersuchungen sind bei der extraintestinalen Amöbiasis angezeigt. Es finden sich fast immer spezifische Antikörper, die bei reinen Darminfektionen nicht immer nachgewiesen werden können.

Serologische Untersuchungen sind vor allem bei Verdacht auf invasive Vorgänge wichtig. Bei akuter invasiver Darmamöbiasis findet nur in ca. 50 % eine Antikörperbildung statt, die mit verschiedenen Labormethoden nachweisbar ist; bei nichtinvasiver Darmamöbiasis nur in ca. 10 %. In Fällen von extraintestinalem Amöbenbefall findet sich hingegen fast immer eine positive Serologie, die hier neben klinischen Untersuchungsmethoden (Ultraschall, Computertomogramm der Leber etc.) einen wertvollen Beitrag zur Diagnose leisten kann.

Therapie Mittel der Wahl bei allen klinisch manifesten Erkrankungen ist Metronidazol.

Therapie. Mittel der Wahl für alle klinisch manifesten Formen von Amöbiasis ist Metronidazol, weil sie einen anaeroben Stoffwechsel besitzen.

Epidemiologie Infektionen mit Entamoeba histolytica werden hauptsäch-

Epidemiologie. In tropischen und subtropischen Regionen treten die meisten Manifestationen auf. Trägerquoten an Entamoeba histolytica von 70 %

der jeweiligen Bevölkerung sind möglich. In Mitteleuropa und Nordamerika beträgt die Rate ca. 1 %. Weltweit muß mit jährlich ca. 450 Millionen Darminfektionen durch Entamoeba histolytica gerechnet werden. Die Anzahl der Todesfälle wird von der WHO mit mindestens 40000 pro Jahr angegeben. Die in den gemäßigten Zonen vorkommenden Formen sind in der Regel nichtinvasiver Natur.

Prophylaxe. Erregerreservoir ist vor allem der befallene Mensch. Die Infektionskette beinhaltet kontaminierte Lebensmittel, vor allem solche, die vor dem Verzehr nicht gegart werden (Obst, Salat, Speiseeis etc.) und Trinkwasser (incl. Eiswürfel zum Kühlen von Getränken). Fliegen, Schaben und kontaminierte Hände sind eine weitere Möglichkeit, mit den Zysten in Kontakt zu kommen. Diese besitzen eine beachtliche Tenazität (Überleben bei Raumtemperatur etwa 1 Woche, bei Kühlschranktemperatur etwa 1 Monat). Sie werden durch die übliche Trinkwasserchlorierung nicht sicher inaktiviert, wohl aber durch Erhitzen (mindestens 60 °C).

> ▶ **Merke.** Für Tropenreisende bewahrheitet sich auch hier die alte Hygieneregel: Koch es, schäl es oder vergiß es! Im Klartext: keinen Salat, kein Speiseeis, keine eisgekühlten Drinks, keine »einheimischen« Mixgetränke, kein Obst, das nicht geschält wurde, Trinkwasser nur nach »Behandlung« (Abkochen, Filtrieren, chemisches oder physikalisches Desinfizieren).

> ▶ **Praktischer Tip.** Ist die unmittelbare mikroskopische Untersuchung körperwarmen Stuhls nicht möglich, so kann dieser auch konserviert einem Labor zugeführt werden. Für die Konservierung eignen sich:
>
> Als Mittel der 1. Wahl: Sublimatalkohol (1 Teil 96 %iger Ethylalkohol auf 2 Teile 5,7 %iger wäßriger HgCl$_2$-Lösung)
> Als Mittel der 2. Wahl: 4 %ige Formaldehydlösung
>
> Die Dauerformen (Zysten) sind aber auch ohne Konservierung nach dem Transport immer noch nachweisbar.

◀ Merke

◀ Praktischer Tip

2.3.2 Pathogene freilebende Amöben
Naegleria fowleri

Bedeutung. Die Limax-Amöbe (Limax = Schnecke, weil sich diese Amöbe schneckenförmig fortbewegen kann) Naegleria fowleri ist der Erreger der »primären Amöben-Meningoenzephalitis« (PAM). Dieses Krankheitsbild darf nicht mit dem sekundären Befall des ZNS durch Entamoeba histolytica verwechselt werden.

Klinik. Die Infektion erfolgt fast immer beim Schwimmen in natürlichem oder künstlichem (Baggersee) warmem (um 25 °C) Süßwasser. Der Erreger wird aus dem Wasser über die Nase aufgenommen und dringt entlang den Nervenbahnen in das ZNS ein. Nach einer Inkubationszeit von wenigen Tagen (2 – 7 Tagen) tritt eine akute Meningoenzephalitis auf, die bislang in allen bekanntgewordenen Fällen (ca. 100 weltweit) in weniger als 10 Tagen zum Tode führte.

Nachweis. Die Diagnose beim lebenden Patienten kann sich wegen des raschen Fortschreitens der Erkrankung nur auf den mikroskopischen Direktnachweis beschränken. Untersuchungsmaterial ist das Zentrifugat aus Zerebrospinalflüssigkeit. Wird dieses mit destilliertem Wasser versetzt, so entstehen aus Amöben (Trophozoiten) geißelhaltige Schwimmformen, die nach 24 Stunden wieder in die Amöbenform übergehen (**Flagellationstest**). Post mortem werden die Amöben histologisch nachgewiesen.

lich in tropischen und subtropischen Regionen beobachtet. Die in gemäßigten Zonen vorkommenden Formen sind meist nichtinvasiver Natur.

Prophylaxe Die Infektion erfolgt in klassischer Weise fäkal-oral. Die in solchen Fällen üblichen Verhaltensweisen bei Lebensmitteln und Trinkwasser sind die beste Prophylaxe.

2.3.2 **Pathogene freilebende Amöben**
Naegleria fowleri

Bedeutung Naegleria fowleri ist der Erreger der »primären Amöben-Meningoenzephalitis« (PAM). Diese Amöbe lebt im warmen ≧ 25 °C) Süßwasser (nicht in salzhaltigem Wasser ≧ 0,7 %). Sie infiziert den Menschen beim Schwimmen über die Nasenschleimhaut und das ZNS, wo sie eine meist tödlich endende Enzephalitis verursacht. Der Nachweis erfolgt direktmikroskopisch aus Zerebrospinalflüssigkeit. Eine effiziente kausale Therapie existiert nicht. Ein Versuch mit Amphotericin B, evtl. mit anderen Chemotherapeutika, muß versucht werden.

Therapie. Eine erfolgversprechende kausale Therapie existiert nicht. Eine Gabe von Amphotericin B, intrathekal, auf jeden Fall aber intravenös, eventuell in Kombination mit anderen Chemotherapeutika, muß trotz zu erwartender Nebenwirkungen versucht werden.

Epidemiologie. Die bislang beschriebenen Fälle betrafen Europa nur sporadisch in Großbritannien, Belgien, Ungarn und der ehemaligen CSSR.

Merke ▶

> ▶ *Merke.* In salzhaltigem Wasser (≧ 0,7 %) können die Erreger nicht leben. Sehr warme Süßwässer (≧ 25 °C) sollten von Schwimmern nicht besucht werden (Problem der Whirlpools!).

Akanthamöben

Akanthamöben

Bedeutung. Für den Menschen pathogen sind die Arten:
- Akanthamoeba culbertsoni
- Akanthamoeba astronyxis
- Akanthamoeba castellani
- Akanthamoeba polyphaga.

Akanthamöben sind Verursacher der **»granulomatösen Amöben-Enzephalitis«** und anderer Erkrankungen. Akanthamöben unterscheiden sich von den Naegleriaarten dadurch, daß sie Akanthopodien, das sind spitz zulaufende Pseudopodien, ausbilden können.

Akanthamöben sind Verursacher der »granulomatösen Amöben-Enzephalitis« und, neben anderen granulomatösen Erkrankungen innerer Organe, einer **sklerosierenden Keratitis bei Kontaktlinsenträgern**. Die infektiösen Zysten dieser Amöben kommen in Erde, Sand, Staub und Wasser vor. Die Infektion erfolgt meist aerogen, im Falle der Keratitis über infizierte Kontaktlinsenreiniger. Der Nachweis der Erreger erfolgt direktmikroskopisch. Eine kausale Therapie existiert nicht. Gegen die Keratitis, die ohne anamnestischen Hinweis »Kontaktlinsenträger« schwierig zu diagnostizieren ist, eignet sich Neomycin oder Natamycin.

Epidemiologie. Akanthamöben kommen weltweit vor. Sie leben frei in Sand, Staub, Erde sowie im Wasser. Sie können aus verschiedenen Organsystemen von Tieren isoliert werden und besiedeln auch häufig die Nasen- und Mundschleimhaut des Menschen. Der Hauptinfektionsweg liegt offensichtlich im Einatmen umweltresistenter Zysten, die bei Trockenheit Jahre überdauern können. Akanthamöben können von einem primären Infektionsort hämatogen streuen.

Klinik. Mit Ausnahme von Augeninfektionen sind klinische Manifestationen selten und betreffen fast immer immungeschwächte Menschen. Typisch ist die granulomatöse Abszedierung in inneren Organen. Wird das ZNS befallen (»granulomatöse Amöben-Enzephalitis«), ist die Letalität hoch.
Eine Sonderform stellt der Befall der Augenhornhaut dar. Es kommt zu **sklerosierenden Keratitiden**. Ursache sind kontaminierte Reinigungslösungen für Kontaktlinsen bzw. Kontamination mit Speichel. So belegt die WHO, daß 1987 von 100 gemeldeten Akanthamöbeninfektionen 24 diesem Infektionsweg folgten.

Nachweis. Die Keratitis bei Kontaktlinsenträgern ist klinisch nur schwer von bakteriellen Infektionen zu unterscheiden. Der entscheidende Hinweis »Kontaktlinsenträger« ist für das Labor sehr wichtig. Die Diagnose wird bei allen Akanthamöbeninfektionen direktmikroskopisch aus dem befallenen Gewebe gestellt. Hilfreich ist der negative Flagellationstest (siehe »Naegleria«). Akanthamöben bilden keine begeißelten Schwimmformen. Im Speziallabor gelingt die Anzucht auf bakterienhaltigen Agarmedien.

Therapie. Eine kausale Therapie existiert nicht. Veränderungen des Immunstatus bei Immunsupprimierten ist wohl die wichtigste therapeutische Maßnahme. Zur Behandlung der Keratitis eignet sich Neomycin oder Natamycin.

2.3.3 »Apathogene« Schleimhautamöben

Darmbewohnende Amöben

Als darmbewohnende sogenannte apathogene Amöbenarten findet man beim Menschen:

- Entamoeba dispar
- Entamoeba coli
- Entamoeba hartmanni
- Entamoeba nana.

Die Durchseuchung der Bevölkerung in tropischen Ländern mit diesen Protozoen ist hoch. Sie sind für immunkompetente Menschen apathogen, verursachen bei Immunschwäche, vor allem AIDS, jedoch hartnäckige Diarrhöen. Bei der mikroskopischen Diagnostik bereiten sie oft Schwierigkeiten bei der Unterscheidung zu pathogenen Amöben.

Mundhöhlenamöben

Entamoeba gingivalis findet man bei der Normalbevölkerung sehr häufig (je nach Untersuchungspopulation bis 96 %) in kleiner Anzahl. Stark vermehrt treten sie bei entzündlichen Prozessen in der Mundhöhle, bei Gingivitis und Parodontopathien auf. Bei Intrauterinpessarträgerinnen fand man Entamoeba gingivalis im Vaginal- und Zervixsekret ohne erkennbare Pathogenität. Mit dem Entfernen des Intrauterinpessars verschwanden auch die Amöben.

2.4 Flagellaten

Humanmedizinisch bedeutende Flagellaten finden sich bei:

- Trypanosomen
- Trichomonaden
- Giardien.

Allen Flagellaten ist gemeinsam, daß sich in ihrer Zelle ein Kinetoplast befindet. Dieser Kinetoplast findet sich auch in Entwicklungsformen, die keine Geißeln ausbilden.

2.4.1 Trypanosoma

Die Familie Trypanosomatidae beherbergt die medizinisch wichtigen Gattungen **Trypanosoma** und **Leishmania**. Es handelt sich dabei um Blut- und Gewebeparasiten, die in einigen Entwicklungsformen eine Geißel besitzen, die aus dem Basalkörper entspringt, der in der Zelle nahe dem DNS-haltigen Kinetoplasten lokalisiert ist. Die Geißel flottiert nicht frei, sondern zieht sich am Zellkörper entlang, wo sie sich stellenweise auch anheften kann. Im lichtmikroskopischen Bild entsteht dabei der Eindruck einer »undulierenden Membran« (⚊ **303**).

Während des Entwicklungszyklus der Erreger treten amastigote, promastigote und trypomastigote Formen auf. ⚊ **304** verdeutlicht diese Begriffe, die für alle Trypanosomatidae, also auch für die Leishmanien, gelten.

2.3.3 »Apathogene« Schleimhautamöben

Darmbewohnende Amöben

Im Darm des Menschen können Amöben vorkommen, die in der Regel apathogen sind.

Mundhöhlenamöben

Entamoeba gingivalis finden sich bei vielen Menschen in kleiner Anzahl, bei Gingivitis und Paradontopathien deutlich vermehrt.

2.4 Flagellaten

Humanmedizinisch relevante Flagellaten sind zu finden bei:
- Trypanosomen
- Trichomonaden
- Giardien.

2.4.1 Trypanosoma

Die Familie Trypanosomatidae beherbergt die medizinisch relevanten Gattungen **Trypanosoma** (⚊ **303**) und **Leishmania**.

Während des Entwicklungszyklus der Erreger treten verschiedene Formen auf (⚊ **304**).

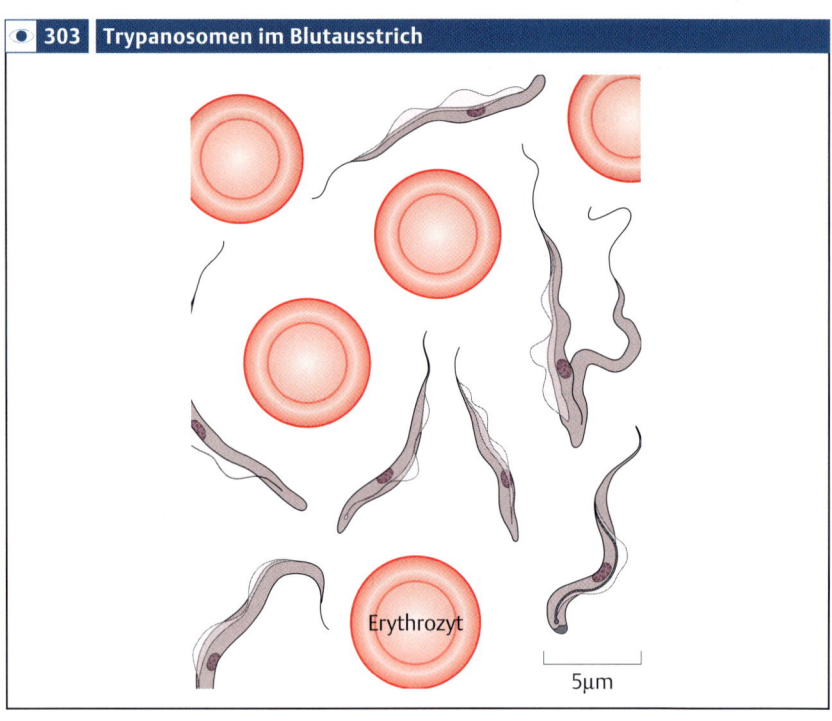

303 | **Trypanosomen im Blutausstrich**

Erythrozyt

5μm

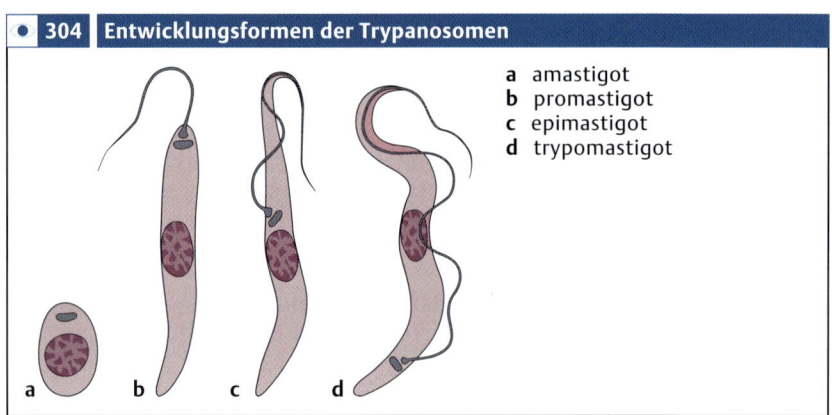

304 | **Entwicklungsformen der Trypanosomen**

a amastigot
b promastigot
c epimastigot
d trypomastigot

a   b   c   d

Trypanosoma brucei

Trypanosoma brucei rhodesiense, Trypanosoma brucei gambiense

Bedeutung. Beide Erreger sind Verursacher der afrikanischen **Trypanoso-miasis (= Schlafkrankheit)**. Beide Erreger unterscheiden sich weder unter-einander noch von Trypanosoma brucei, die für Haustiere, nicht jedoch für den Menschen, infektiös ist (▣ **305**).

> ▶ *Merke.* Reservoir für Trypanosoma brucei gambiense ist hauptsäch-lich der kranke Mensch. Zwar wurden die Erreger auch aus Tieren iso-liert, die epidemiologische Bedeutung dieser Befunde ist jedoch umstritten. Trypanosoma brucei rhodesiense kann hingegen auch über infizierte Haus- und Wildtiere (Rinder, Schweine, Ziegen, Antilopen, Giraffen, Warzenschweine, Löwen, Hyänen) übertragen werden.

Entwicklungszyklus. Vektoren sind blutsaugende männliche und weibli-che Glossinen (Tsetse-Fliegen). Diese treten als sogenannte Savannen- oder Uferglossinen auf. Typisch sind die zungenförmigen Deckflügel

Trypanosoma brucei

Trypanosoma brucei rhodesiense, Trypanosoma brucei gambiense

Bedeutung   Beide Erreger sind die Verursacher der **Schlafkrankheit (= afrikanische Trypanosomiasis).**

Merke ▶

Entwicklungszyklus   Vektoren sind blutsaugende männliche und weibliche **tagaktive Glossinen (Tsetse-Fliegen).**

(Name! glossa: Zunge) der **tagaktiven Insekten**. Sie stechen bevorzugt im Freien an schattigen Orten (gern aber auch in schattigen Fahrzeugen!). Die bei den Blutmahlzeiten aufgenommenen Erreger durchlaufen in den Vektoren einen temperaturabhängigen, 2 – 4 Wochen andauernden Entwicklungszyklus. Zunächst wandeln sich die Erreger im Mitteldarm der Fliegen in nichtinfektiöse, sogenannte **prozyklische Formen** um, die sich durch Längsteilung vermehren. Nach Durchdringen der Darmwand gelangen diese Formen über die Hämolymphe des Insekts in dessen **Speicheldrüsen**. Hier verändert sich ihre Form; man spricht von der **epimastigoten Form**. Es schließt sich ein weiteres Entwicklungsstadium an, in dem sich die Erreger als kleine, plumpe, humaninfektiöse, **metazyklische** Form präsentieren. Diese werden mit dem nächsten Stich der Fliege in den Menschen verbracht.

Nach der Inkorporation der Erreger in den Menschen vermehren sich diese lokal an der Einstichstelle. Von hier aus streuen sie hämato- und lymphogen. Nach dieser hämolymphatischen Phase dringen die Trypanosomen in das ZNS ein, wo sie die typischen Symptome der mit hoher Letalität behafteten Schlafkrankheit verursachen.

Die bei den Blutmahlzeiten dieser Fliegen aufgenommenen Erreger durchlaufen in den Insekten einen temperaturabhängigen Entwicklungszyklus, an dessen Ende eine infektiöse Form steht, die sich im Speichel der Stechfliege findet und von dort aus beim Stich in den Menschen verbracht wird. Die Erreger vermehren sich zunächst lokal an der Einstichstelle, werden dann in einer 2. Phase hämatogen und lymphogen gestreut und befallen im Finalstadium das ZNS.

305 Trypanosoma im Blutausstrich

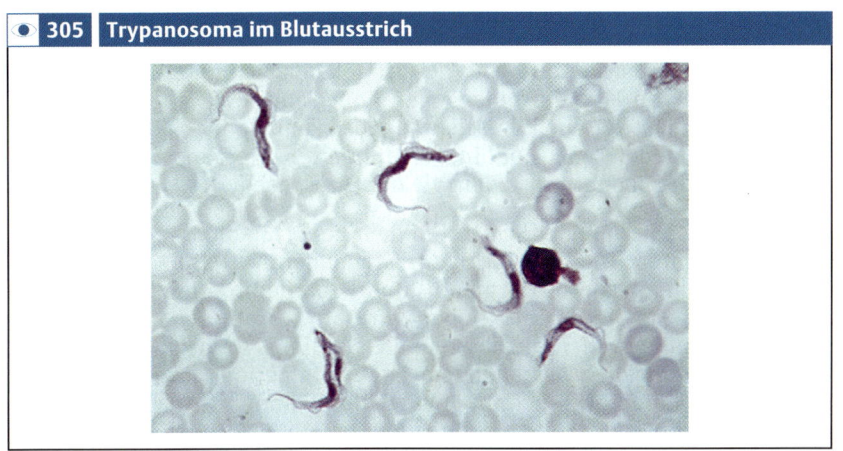

Pathogenese. Auffällig ist die oft jahrelange Persistenz der Erreger im Blut, was durch eine **Immunevasion** durch **Antigenwechsel** erklärt werden kann. An der Oberfläche der Trypanosomen sind die entscheidenden Antigene in Form von Glykoproteinen lokalisiert. Während Teile von diesen Antigenen ziemlich konserviert sind, werden für manche Abschnitte variable Gensequenzen vorgehalten; die immundominanten Epitope liegen auf diesen variablen Abschnitten. Die Konsequenz ist wie bei der Geschichte von Hase und Igel: Kaum hat eine spezifische Immunantwort den entsprechenden Klon eliminiert, wird ein neuer Klon mit neuen Epitopen gebildet.

Pathogenese Auffällig ist die oft jahrelange Persistenz der Erreger im Blut, was auf einer **Immunevasion** durch **Antigenwechsel** beruht: Hat eine spezifische Immunantwort den entsprechenden Klon eliminiert, wird ein neuer Klon mit neuen Epitopen gebildet.

Klinik. Die Schlafkrankheit manifestiert sich in drei Stadien (einige Autoren fassen Stadium 1 und 2 zusammen – was jedoch weder unter pathophysiologischen, noch klinischen oder labordiagnostischen Aspekten sinnvoll ist – und kommen dann insgesamt nur auf zwei Krankheitsphasen):

- **1. Stadium:** Nach einer Inkubationszeit von 1 – 2 Wochen entwickelt sich an der Insektenstichstelle eine ödematöse Schwellung, der sogenannte **Trypanosomenschanker**. Diese Phase der Krankheit ist gekennzeichnet durch die lokale Vermehrung der Erreger an der Eintrittspforte in den Körper. Nur dort sind sie nachweisbar. Afrikaner erleben dieses Initialstadium meist symptomlos; Nichtafrikaner klagen über lokale Schmerzen, Fieber und Appetitlosigkeit
- **2. Stadium:** Dieses Stadium wird charakterisiert durch die hämatogene und lymphogene Streuung der Erreger im Organismus. 2 – 3 Wochen nach der Infektion sind sie im Blut nachweisbar. Klinisch sind eine ungefähr einwöchige Fieberphase zu Beginn und eine Lymphknotenschwellung im

Klinik Die Schlafkrankheit manifestiert sich in drei Stadien:

- **1. Stadium:** lokale Vermehrung an der Stichstelle der Insekten, ödematöse Schwellung (**Trypanosomenschanker**)

- **2. Stadium:** hämatogene und lymphogene Streuung der Trypanosomen, Fieber, Lymphknotenschwellung (**Winterbottom-Zeichen**) und eine neurologische Symptomatik (**Kerandel-Zeichen**) sind neben anderem klinische Zeichen

- **3. Stadium:** Bei der meningoenzephalitischen Manifestation bestehen anfänglich Schlafstörungen, Kopfschmerzen, Reizbarkeit und neurologische Symptomatik. Das Finalstadium beginnt mit einer fortschreitenden Lethargie, erhöhtem Schlafbedürfnis und endet im letalen Koma.

Nachweis Besonders wichtig ist der direkte mikroskopische Nachweis der Trypanosomen in Blut, Lymphknotenpunktat oder Liquor. Erregeranzucht und Serologie sind nachrangig.

Therapie Suramin und Pentamidin sind nicht liquorgängig und deshalb nur zur Therapie der 1. und 2. Stadiums geeignet sowie in wirklich begründeten Fällen zur Prophylaxe. Ein Therapieversuch im Finalstadium kann mit Arsenverbindungen oder Nitrofurazon erfolgen.

Epidemiologie Infektionen mit T. gambiense kommen überwiegend in West- und Zentralafrika, mit T. rhodiense in Ostafrika vor (▣ 306).

hinteren Halsdreieck (**Winterbottom-Zeichen**) auffällig. Später können weitere Schwellungen von Lymphknoten und Vergrößerung von Leber und Milz beobachtet werden. Neurologische Auffälligkeiten, wie Polyneuritis, zerebrale Krampfanfälle, gesteigertes Schmerzempfinden bei verlangsamten Reflexen in den Extremitäten (**Kerandel-Zeichen**), Dyspnoe, Anämie, Pulsanstieg auf über 100, stenokardische Beschwerden, Nephritis und bei Frauen Dysmenorrhö sind weitere unspezifische Symptome dieser Krankheitsphase. Auch sie kann bei Afrikanern unbemerkt, weil symptomarm verlaufen

- **3. Stadium:** Die meningoenzephalitische Manifestation wird bei Trypanosoma rhodiense bereits nach einigen Wochen, bei Trypanosoma gambiense frühestens nach einem halben Jahr erreicht. Die Patienten leiden unter Schlafstörungen und Kopfschmerzen. Sie sind außerordentlich reizbar; die Hände zittern, neurologische Symptome, wie Koordinations- und Reflexstörungen, gehen einer fortschreitenden Lethargie voraus. Die terminale Schlafphase geht in das letal endende Koma über.

Nachweis. Besonders wichtig ist der direkte mikroskopische Erregernachweis in Blut (dicker Tropfen, Blutausstrich), Lymphknotenpunktat und Liquor. Die Trypanosomen können auch in Versuchstieren und auf mikrobiologischen Nährböden gezüchtet werden.
Serologie: Die Infektion im Menschen ist gekennzeichnet durch eine Aufeinanderfolge von Trypanosomengenerationen mit jeweils unterschiedlichen Antigenmustern. Die klinische Diagnose kann dennoch durch serologische Methoden (ELISA und Immunfluoreszenz) ergänzt werden, die jedoch nicht die Bedeutung haben wie der Direktnachweis.

Therapie. Die Therapie der Schlafkrankheit gehört in die Hand eines fachlich Kompetenten. Die zur Verfügung stehenden Mittel sind mehr oder minder toxisch: Suramin (Germanin) und Pentamidin – letzteres nur bei Trypanosoma-gambiense-Infektionen wirksam – sind nicht liquorgängig und können nur zur Therapie des 1. und 2. Stadiums sowie zur Prophylaxe (aber nur bei wirklich bestehendem hohem Infektionsrisiko) eingesetzt werden. Ein Therapieversuch im Finalstadium kann mit Arsenverbindungen (Melarsoprol) oder mit Nitrofurazon (Furacin) erfolgen.
2 – 3 Jahre nach einer erfolgreichen Therapie sollte sicherheitshalber eine Kontrolle durchgeführt werden.

Epidemiologie. Die Schlafkrankheit tritt in 36 Ländern Afrikas auf. ▣ 306 gibt einen Überblick. Infektionsgefährdet sind etwa 50 Millionen Menschen. Infektionen mit Trypanosoma brucei gambiense kommen in West- und Zentralafrika vor, Infektionen mit Trypanosoma brucei rhodiense überwiegen in ostafrikanischen Ländern. Die WHO schätzt die jährliche Rate an Neuerkrankungen auf ca. 20000 Menschen pro Jahr.

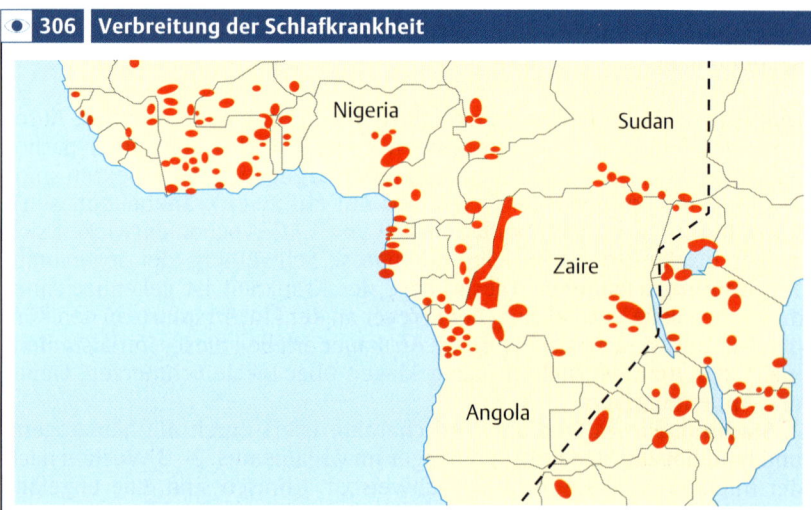

▣ **306** **Verbreitung der Schlafkrankheit**

Westlich der gestrichelten Linie ist vor allem Trypanosoma gambiense, östlich davon T. rhodiense verbreitet.

Trypanosoma cruzi

Bedeutung. Trypanosoma cruzi ist der Erreger der **Chagas-Krankheit**, nach dem Erstbeschreiber Chagas (1908), oder **amerikanischen Trypanosomiasis**.

Entwicklung. Erregerreservoir sind Haus- (Hund, Katze) und Wildtiere (Affen, Fledermäuse, Füchse, Gürteltiere, Ratten, Opossums, Waschbären). Vektoren sind Raubwanzen (z. B. Triatoma infestans). Das Verbreitungsgebiet reicht vom Süden der USA bis Argentinien und Chile. Sie leben in dunklen Schlupfwinkeln in den Elendshütten der einheimischen Bevölkerung. Die Raubwanzen nehmen den Erreger nachts mit ihrer Blutmahlzeit auf. In der Wanze durchlaufen die Trypanosomen einen Formenwechsel, der sich von dem der Schlafkrankheit dadurch unterscheidet, daß die im Mittel- und Enddarm gebildeten epimastigoten Stadien nach ihrer Wandlung als metazyklische Formen mit dem Kot (und nicht mit dem Speichel wie bei der T.-brucei-Infektion) des Insekts ausgeschieden werden. Der eigentliche Infektionsakt für den Menschen ist somit nicht der Biß der Wanze, sondern der Kontakt mit deren Kot. Die Trypanosomen können von hier aus durch kleine Hautläsionen eindringen und Anschluß an das Blutgefäßsystem des Menschen erlangen. Dort vermehren sie sich nicht, sondern dringen in Körperzellen ein, vor allem in die glatte Muskulatur des Herzens, in Zellen des retikuloendothelialen Systems und der Neuroglia (»Pseudozysten« sind befallene Körperzellen). Hier wandeln sie sich in amastigote Formen und vermehren sich durch Zweiteilung. Nach ungefähr 5 Tagen nehmen die Erreger über eine Zwischenform (epimastigotes Stadium) wieder ihre Trypanosomenform an und infizieren auf dem Blutweg weitere Zellen. Werden die befallenen Zellen vorher zerstört, gehen die darin enthaltenen amastigoten Formen zugrunde, sofern sie es nicht schaffen, neue Zellen zu infizieren.

Klinik. Nach einer Inkubationszeit von ca. 3 Wochen kommt es an der Eintrittspforte zu einer lokalen Hautreaktion (Chagom). In ungefähr 30 – 50 % erfolgt die Infektion transkonjunktival. Dann kommt es zur Konjunktivitis mit ein- oder beidseitigem Lidödem (Romaña-Zeichen). Nach weiteren 1 – 2 Wochen (Stadium der hämatogenen und lymphogenen Streuung) verstärkt sich die Symptomatik durch kontinuierliches oder remittierendes Fieber, generalisierte Lymphadenitis und urtikariaartige Hauteffloreszenzen mit subkutanen Knötchen (Lipochagome). Diese Phase wird auch als **akute Chagas-Krankheit** bezeichnet im Gegensatz zum **chronischen Chagas-Leiden**, das sich als Folge der Organmanifestation der Erreger anschließt. Nach Eindringen in die glatte Muskulatur entwickeln sich Megabildungen der betroffenen Organe (Megakor, ▣ **307**, Megaösophagus, Megakolon u. a.). Hepatosplenomegalie, Anämie und neurologische Symptome beherrschen das Krankheitsbild. Myokarditis mit AV-Block und Adam-Stokes-Anfällen sind häufig und bedingen bei körperlicher Anstrengung den plötzlichen Herztod (»Holzfällerkrankheit«: Während des Fällens eines Baumes tritt urplötzlich und ohne äußere Einwirkung der Tod ein).

▣ **307** **Die chronische Myokarditis bei Chagas-Krankheit führt zu einem riesigen Herzen**

Trypanosoma cruzi

Bedeutung Trypanosoma cruzi ist der Erreger der **Chagas-Krankheit**.

Entwicklung Reservoir von Trypanosoma cruzi sind Haus- und Wildtiere. Vektoren sind Raubwanzen, die die Erreger bei der Blutmahlzeit aufnehmen. In der Wanze durchläuft der Mikroorganismus einen Entwicklungszyklus, an dessen Ende eine infektiöse Form steht, die mit dem Kot der Raubwanze ausgeschieden wird. Diese Form gelangt über Mikroläsionen der Haut in den Menschen und erreicht die Blutbahn, wo jedoch keine Vermehrung stattfindet. Die Trypanosomen befallen Körperzellen der glatten Muskulatur, Zellen des RES und der Neuroglia, wo sie sich in einem neuen Entwicklungszyklus vermehren. Am Ende stehen wiederum infektiöse Trypanosomen, die erneut Körperzellen befallen.

Klinik Nach einer Inkubationszeit von ca. 3 Wochen entsteht an der Eintrittspforte eine lokale Hautreaktion (Chagom). Konjunktivitis und Lidödeme sind häufig (Romaña-Zeichen). Nach weiteren 1 – 2 Wochen setzt die **akute Chagas-Krankheit** ein, die durch Fieber, Lymphadenitis und Hauterscheinungen charakterisiert ist. Das **chronische Chagas-Leiden** manifestiert sich an inneren Organen, die Megabildungen erfahren (Megakor, Megaösophagus, Megakolon etc.). Besonders der Befall des Herzens kann den plötzlichen Herztod herbeiführen.

Nachweis   Im akuten Stadium können die Erreger mikroskopisch im gefärbten Blutausstrich nachgewiesen werden. Eine Besonderheit stellt der **Xenotest** dar: Sterile Raubwanzen inkorporieren das Blut eines Kranken. Lassen sich nach ca. 3 Wochen im Kot der Insekten Trypanosomen nachweisen, können sie nur vom Patienten stammen.

Therapie   Nifurtimox (Lampit), Benznidazol.

Prophylaxe   Einzige Möglichkeit ist die Bekämpfung der Raubwanzen, z. B. durch insektizide Wandanstriche.

Epidemiologie   Hauptendemiegebiete für die Chagas-Krankheit sind Peru, Brasilien, Uruguay und das nördliche Argentinien.

2.4.2 Leishmania

Bedeutung   Leishmanien sind die Erreger der Leishmaniosen.

Klassifikation   Hierzu siehe ⊞ 133.

Entwicklungszyklus   Vektor sind weibliche Schmetterlingsmücken (**»Sandmücken«**, »sand flies«), die nachts stechen und dabei die Erreger inkorporieren. Dieser macht in der Mücke einen Entwicklungs- und Vermehrungszyklus durch. Die Übertragung auf den Menschen erfolgt mit dem Stich des Insekts oder durch Mikroläsionen der Haut, wenn die Mücke zerdrückt wird. Im Menschen werden

Nachweis. Im akuten Stadium können die Erreger im gefärbten Blutausstrich (Giemsafärbung) mikroskopisch nachgewiesen werden. Eine Vermehrung der Trypanosomen auf Nährböden, in geeigneten Zellkulturen oder Versuchstieren (Meerschweinchen) ist prinzipiell möglich. Eine Besonderheit stellt die **Xeno-** (= Fremd-)**Diagnostik** dar: Im Labor steril gezüchtete Raubwanzen werden mit dem Blut des Patienten in Kontakt gebracht (tatsächliche »Blutmahlzeit« der Tiere oder künstliche Zuführung des Blutes über hautimitierende Membranen). Nach ca. 3 Wochen wird der Kot dieser Wanzen auf die Anwesenheit von Trypanosomen untersucht. Serologische Nachweise sowie Differenzierung der Erreger mit DNS-Sonden sind möglich, die dafür benötigten Präparationen sind bei uns jedoch in der Regel für das Routinelabor nicht verfügbar.

Therapie. Für die Behandlung wird Nifurtimox (Lampit) oder Benznidazol empfohlen.

Prophylaxe. Chemoprophylaxe und Impfung existieren nicht. Einzige prophylaktische Möglichkeit ist die Bekämpfung der Vektoren (Raubwanzen). Zu diesem Zwecke wurden sprühfähige, insektizide Farbstoffe entwickelt, die in den Elendsquartieren als Wandfarbe eingesetzt, die Raubwanzen dezimieren sollen. Besser wäre natürlich eine Veränderung der Wohnverhältnisse.

Epidemiologie. Hauptendemiegebiete für die Chagas-Krankheit sind Peru, Brasilien, Uruguay und das nördliche Argentinien. Die Zahl der Infizierten wird auf 24 Millionen, die der Infektionsgefährdeten auf 65 Millionen geschätzt. Hauptsächlich betroffen sind die Kinder in den Slums der Großstädte, die dort auf dem Boden schlafen, wo nachts die Raubwanzen über sie hinwegkriechen und dabei ihren Kot ablassen.

2.4.2 Leishmania

Bedeutung. Die 1903 von Leishman und Donovan entdeckten Flagellaten zählen zur Familie der Trypanosomatidae. Sie sind die Erreger der Leishmaniosen. Es handelt sich dabei um mehrere Krankheitsbilder, die sich bezüglich ihres Manifestationsortes, ihrer Prognose und ihres geographischen Auftretens erheblich voneinander unterscheiden.

Klassifikation. Hierzu siehe ⊞ 133.

⊞ 133	Humanmedizinisch relevante Leishmanien und die ihnen eigenen Krankheiten		
Spezies		**Krankheit**	**Besonderheit**
▷	Leishmania donovani	Kala-Azar	systemisch
▷	Leishmania tropica	Orientbeule	kutan
▷	Leishmania aethiopica	Hautleishmaniose	kutan
▷	Leishmania mexicana	Hautleishmaniose	kutan
▷	Leishmania brasiliensis	Espundia, Uta	mukokutan

Entwicklungszyklus. Die in ▪ **304**, S. 514 verdeutlichten Begriffe »a-, pro- und epimastigot« gelten auch für Leishmanien. Zahlreiche Tierarten und infizierte Menschen können Leishmanien beherbergen. Vektoren sind weibliche Schmetterlingsmücken, hauptsächlich der Gattung **Phlebotomus** und **Lutzomyia** (**»Sandmücken«**, »sand flies«), die nur im tropischen und subtropischen Klima vorkommen. Sie stechen **nachts** und nehmen dabei die Erreger auf, die im Darm der Mücken einen temperaturabhängigen Entwicklungszyklus durchmachen, an dessen Ende promastigote Formen stehen, die sich im Stechrüssel der Mücke sammeln, diesen verstopfen und die Nahrungsaufnahme stören. Die solchermaßen in eine Hungersituation gebrachte Mücke wird immer wieder Stichversuche unternehmen und dabei die Erreger in den Menschen bringen. Auch beim Zerdrücken der Insekten auf der Haut werden Erreger freigesetzt und können über Mikroläsionen in den Organismus eindringen. Dort werden sie innerhalb von Stunden von Gewebsmakrophagen, Histiozyten und Endothelzellen aufgenommen. Hier wandeln sie sich in amastigote Formen, vermehren sich durch Zweiteilung und zerstören damit die Wirtszelle, nach deren Platzen sie wiederum freigesetzt werden.

die Leishmanien hauptsächlich von Makrophagen aufgenommen, wo sie sich vermehren können. Durch Zerstörung der Wirtszellen werden Erreger frei und können neue Zellen befallen.

Nachweis. Die Diagnose der viszeralen Leishmaniose erfolgt durch direkten mikroskopischen Erregernachweis im gefärbten Blutausstrich (Giemsa-Präparat, besser noch histologisch aus Organbiopsaten (**Knochenmark**, Leber, Milz), wobei die Erreger innerhalb von Makrophagen liegen (◉ **308**). Der Nachweis von Antikörpern mittels ELISA, indirekter Hämagglutination oder Immunfluoreszenz ist mit Fehlerquoten behaftet (Kreuzreaktionen mit Trypanosomen). Erregeranzucht und Intradermaltest mit Leishmanin sind selten eingesetzte diagnostische Ergänzungsmethoden.

Die Diagnose kutane und mukokutane Leishmaniose wird meist klinisch gestellt. Ein Erregernachweis aus der Peripherie der Hautläsionen kann versucht werden, ebenso serologische Untersuchungen.

Nachweis Größte Bedeutung kommt dem direkten mikroskopischen Nachweis der Erreger im histologischen Präparat aus Organbiopsaten oder im Blutausstrich zu (◉ **308**). Anzucht, serologische Methoden oder der Intradermaltest können hilfreich sein. Kutane und mukokutane Leishmaniosen werden meist klinisch diagnostiziert.

◉ **308** Nachweis von Leishmania in einem Makrophagen im Giemsa-gefärbten Knochenmarkausstrich

10 µm

Therapie. Häufig wird fünfwertiges Antimon neben Pentamidin eingesetzt. Für die Hautleishmaniosen empfehlen sich Amphotericin B und Allopurinol. Eine moderne Form der Arzneimitteltherapie ist das Drug targeting. Dabei werden Medikamente in Liposomen eingeschlossen. Diese partikulären Liposomen werden dann spezifisch von Makrophagen phagozytiert. Da in den Makrophagen die Vermehrung der Leishmanien erfolgt, ist die medikamentöse Effizienz dort gesteigert und die Belastung des Gesamtorganismus mit relativ toxischem Pharmakon gesenkt.

Therapie Neben 5wertigem Antimon wird Pentamidin, für die Behandlung der kutanen Formen auch Amphotericin B und Allopurinol eingesetzt.

Prophylaxe. Einzige Prophylaxe besteht in der Bekämpfung der Vektoren durch Beseitigung ihrer Brutstätten oder durch Verwendung von Repellents (siehe Kap. Arthropoden, S. 579).

Prophylaxe Bekämpfung der Vektoren (Beseitigung der Brutstätten).

Leishmania donovani

Bedeutung. Leishmania donovani ist Verursacher der viszeralen **Leishmaniose** oder der **Kala-Azar**.

Klinik. Nach einer unbestimmt langen Inkubationszeit (10 Tage bis mehr als 1 Jahr) entwickelt sich die Krankheit langsam. Unspezifische Symptome, wie Müdigkeit, gastrointestinale Störungen und Kopfschmerzen, verdichten sich schließlich mit remittierenden Fieberschüben, Hepato-

Leishmania donovani

Bedeutung Leishmania donovani ist Verursacher der **viszeralen Leishmaniose** oder der **Kala-Azar**.

Klinik Innerhalb eines Jahres nach Infektion beginnt die Krankheit schleichend. Unspezifische Symptome, wie Müdigkeit, Kopfschmerzen und gastrointestinale Störungen, verdichten sich mit remittierenden Fieberschüben, Hepatosplenomegalie und Lymphadenitis. Die Haut ist fahlgrau und stellenweise schwärzlich pigmentiert (Name: Kala-Azar = schwarze Krankheit; ▣ **309**). Sekundärinfektionen und fortschreitende Kachexie führen zum Tod.

splenomegalie und Lymphadenitis. Charakteristischerweise ist die Haut fahlgrau und teilweise schwärzlich pigmentiert, was der Krankheit ihren Namen gab (▣ **309**). Sekundärinfektionen und Kachexie führen in der Regel zum Tod. Spontanheilungen sind belegt. Betroffen sind meist unterernährte Kinder oder Erwachsene. Die klinisch manifeste Form der Krankheit ist selbst in Endemiegebieten selten.

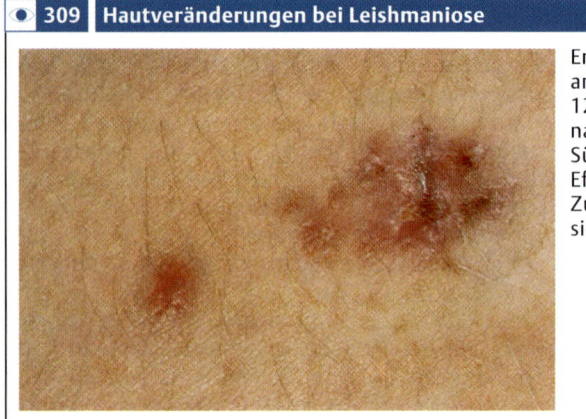

▣ 309 | Hautveränderungen bei Leishmaniose

Erythematöse Infiltrate am Oberschenkel eines 12jährigen Mädchens nach einem Urlaub in Südspanien. Die größere Effloreszenz zeigt den Zustand nach Probeexzision.

Epidemiologie. Leishmania donovani ist verbreitet in Indien, China, Afrika, aber auch im Mittelmeerraum (Kroatien, Süditalien, Südspanien).

Klinischer Fall

Im August war ein Kind mit seinen Eltern in Jugoslawien am Strand. Während die Eltern meistens auf Strohmatten ruhten, lag das Kind oft direkt im Sand.

Nach Rückkehr und nach Schulbeginn traten im Oktober Fieber, Müdigkeit, Leistungsunfähigkeit auf, die der Hausarzt zunächst symptomatisch behandelte; ohne Erfolg, so daß das Kind im November zur Abklärung von Splenomegalie und Fieber in die Klinik kam. Bakterielle Sepsis, auch Brucellose, wurden ausgeschlossen. Anti-

biotische Therapie brachte keinen Erfolg. Im Dezember wurden bei dem schwerkranken Kind vom Pathologen in den aktivierten Makrophagen einer Knochenmarksbiopsie Parasiten nachgewiesen (z. T. auch extrazellulär, nachdem die vollen Makrophagen geplatzt waren). Die Serologie bestätigte den Verdacht, nämlich Infektion mit L. donovani. An Weihnachten konnte das Kind geheilt entlassen werden.

Leishmania tropica

Bedeutung Leishmania tropica verursacht die **kutane Leishmaniose (Orientbeule)**.

Klinik Bei der kutanen Leishmaniose bleibt die Vermehrung der Erreger auf den Infektionsort beschränkt. Es entsteht eine Papel, die geschwürig zerfällt und schließlich unter Narbenbildung abheilt (▣ **310**). Zwei Formen werden unterschieden:
- Die »feuchte« oder »ländliche« Form, die mit kurzer Inkubationszeit nach kurzer Zeit ausheilt und von **L. tropica major** verursacht wird.
- Die »trockene« oder »städtische« Form, von **L. tropica minor** verursacht, die nach längerer Inkubationszeit nur verzögert ausheilt.

Leishmania tropica

Bedeutung. Leishmania tropica ist der Verursacher der **kutanen Leishmaniose** oder **Orientbeule** (Synonym: Aleppobeule).

Klinik. Bei der kutanen Leishmaniose bleibt die Vermehrung lokalisiert und auf den Infektionsort beschränkt. Nur selten erfolgt eine Ausbreitung der Erreger in die regionalen Lymphknoten. Neue Hautherde können jedoch sekundär durch Kratzen entstehen. Es entwickelt sich eine Papel, die geschwürig zerfällt und unter Narbenbildung ausheilt (▣ **310**). Zwei Formen werden unterschieden:
- Die »feuchte« oder »ländliche« Form wird durch **Leishmania tropica major** verursacht. Die Inkubationszeit ist mit ca. 6 Wochen kurz. Mit einer Heilung ist nach etwa 6 Monaten zu rechnen
- Die »trockene« oder »städtische« Form wird durch **Trypanosoma tropica minor** bedingt. Sie ist durch eine lange Inkubationszeit von 6 – 10 Monaten und eine verzögerte Ausheilung (nach ca. 9 Monaten) gekennzeichnet.

Beide Formen können durch bakterielle Superinfektionen verschlimmert werden. Es entwickelt sich eine solide Immunität.

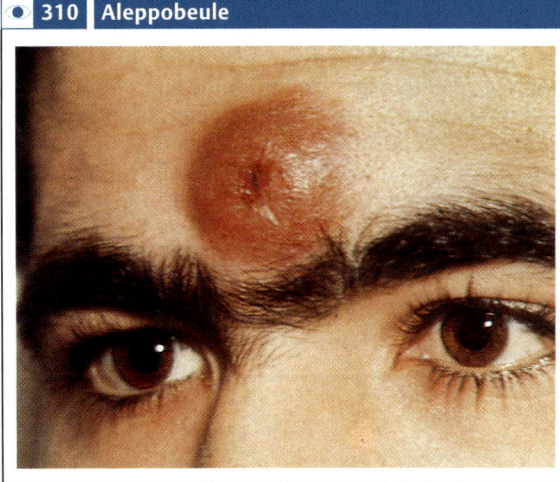

310 | **Aleppobeule**

Schmerzlose, rötliche Schwellung mit zentraler Ulzeration bei Leishmania cutis.

Leishmania aethiopica

Leishmania aethiopica ruft eine diffuse kutane Leishmaniose hervor. Diese **Leishmaniosis tegumentaria diffusa** wurde in Äthiopien, Kenia, aber auch in Südamerika beobachtet.

Leishmania mexicana, Leishmania brasiliensis

Bedeutung. Leishmania mexicana und Leishmania brasiliensis sind die Verursacher der Neuwelt-Leishmaniosen. Obwohl es sich auch hier um **kutane** und **mukokutane** Leishmaniosen handelt, unterscheiden sie sich von den Altwelt-Leishmaniosen. Es besteht eine generelle Tendenz zur Ausbreitung und Gewebezerstörung. Selbstheilungen sind im Gegensatz zu den Leishmania-tropica-Infektionen der Altwelt nicht zu erwarten.

Folgende Krankheitsbilder treten auf:
- **Chiclerogeschwür:** Die Erkrankung betrifft Kautschuksammler (Chicle-ros). Verursacher ist **Leishmania mexicana mexicana**. Die kutane Leishmaniose manifestiert sich an der Ohrmuschel. Erregerreservoir sind baumständige Kleinnager
- **Espundia:** Verursacht durch **Leishmania brasiliensis brasiliensis**, geht diese mukokutane Leishmaniose mit ausgedehnten Hautläsionen und erheblichen Gewebezerstörungen einher. Betroffen sind die Schleimhäute des Naso- und Oropharynx. Oftmals ist der Knorpel im Kehlkopfbereich betroffen, was Schluckbeschwerden verursacht. Erregerreservoir sind Kleinnager
- **Uta:** Diese primäre kutane Leishmaniose wird von **Leishmania brasiliensis peruviana** verursacht und beschränkt sich auf lokale orientbeulenähnliche Hautläsionen, deren Heilungstendenz jedoch schlecht ist. Erregerreservoir sind Hunde.

2.4.3 Trichomonaden

Klassifikation. Trichomonaden sind mehrgeißelige Protozoen. Von humanmedizinischer Bedeutung sind die in ▦ **134** aufgeführten Arten.

Leishmania aethiopica

Leishmania mexicana, Leishmania brasiliensis

Bedeutung Diese Leishmanien sind Verursacher der **Neuwelt-Leishmaniosen**, die sich durch Ausbreitung, Gewebezerstörung und fehlende Heilungstendenz von den Altwelt-Leishmaniosen unterscheiden.

Folgende Krankheitsbilder treten auf:
- **Chiclerogeschwür** (betroffen ist typischerweise die Ohrmuschel von Kautschuksammlern)

- **Espundia** (erhebliche Gewebezerstörungen im Naso- und Oropharynx)

- **Uta** (orientbeulenartige Leishmaniose mit schlechter Heilungstendenz).

2.4.3 Trichomonaden

Klassifikation ▦134.

▦ 134	**Humanmedizinisch wichtige Trichomonaden, ihr Standort und ihre klinische Bedeutung**	
Art	**Standort**	**Bedeutung**
▷ Trichomonas vaginalis	Urogenitalbereich	pathogen
▷ Trichomonas hominis	Darm	»apathogen«
▷ Trichomonas tenax	Mundhöhle	»apathogen«

Morphologie Trichomonaden (◉311) vermehren sich durch Längsteilung. Entwicklungsformen wie bei anderen Protozoen kommen nicht vor.

Morphologie. Trichomonaden sind birnenförmige Protozoen. Am Vorderpol des Organismus treten fünf Geißeln aus, die aus einem Parabasalapparat in der Nähe des ovalen Zellkerns entspringen. Vier Geißeln flottieren frei, die fünfte schmiegt sich dem Zellkörper an und bildet den Rand einer undulierenden Membran. Ein Achsenstab tritt am entgegengesetzten Zellende als Spitze hervor (◉311). Mitochondrien kommen in diesen primitiven Eukaryonten nicht vor. Dafür besitzen sie ein Hydrogenosom, in dem die Energiegewinnung auf anaeroben Stoffwechselwegen erfolgt.

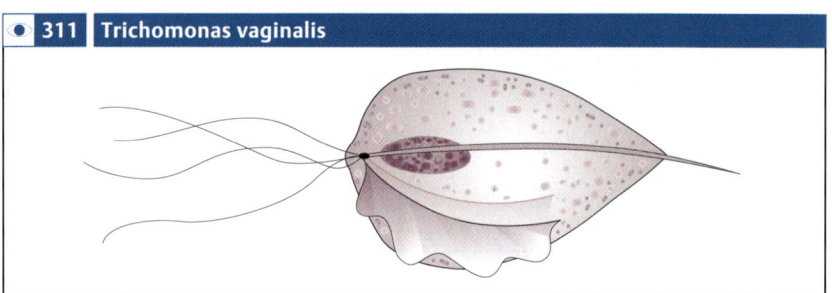

◉ 311 Trichomonas vaginalis

Die Vermehrung erfolgt durch einfache Längsteilung. Entwicklungsformen wie bei anderen Protozoen kommen nicht vor. Bei den sogenannten Rundformen – bewegungslosen Zellen – handelt es sich um Alters- oder Degenerationsstadien, die bei Protozoen, z.B. Ziliaten, häufig anzutreffen sind und die keine Bedeutung bei der Übertragung und Pathogenese von Infektionskrankheiten haben.

Trichomonas vaginalis

Trichomonas vaginalis

Bedeutung Trichomonas vaginalis verursacht Urogenitalinfektionen, die hauptsächlich Frauen betreffen **(Trichomonadenkolpitis).**

Bedeutung. Trichomonas vaginalis ist der Verursacher entzündlicher Urogenitalinfektionen, die hauptsächlich Frauen betreffen und unter dem unspezifischen Begriff **»Trichomonadenkolpitis«** bekannt sind. Männer sind evtl. Träger.

Pathogenese Die Übertragung erfolgt in der überwiegenden Mehrheit durch Sexualkontakt. Andere Infektionswege (ungechlortes Thermalbadewasser etc.) können nicht völlig ausgeschlossen werden, sind jedoch sicherlich die große Ausnahme.

Pathogenese. Die Übertragung erfolgt fast immer direkt von Mensch zu Mensch durch Sexualkontakt. Da der Erreger sehr temperaturempfindlich ist, kommen andere Ansteckungsquellen nur selten und ausnahmsweise in Betracht. Am wahrscheinlichsten sind noch Infektionen aus ungechlortem Thermalbadewasser. Sonstige angeschuldigte Infektionsherde, wie ungechlortes Schwimmbadwasser, feuchte Schwämme, Handtücher, Badekleidung und ähnliches dürften nur sehr selten wirklicher Ausgangspunkt einer Genitalinfektion sein. Andererseits treten Infektionen mit Trichomonas vaginalis auch bei Neugeborenen und Kleinkindern auf.

Klinik Das akute Krankheitsbild äußert sich bei der Frau durch brennende Schmerzen und Pruritus im Genitalbereich sowie Auftreten eines riechenden weißlichen bis gelbgrünen Fluors. Beim Mann verläuft die Infektion meistens inapparent.

Klinik. Etwa eine Woche nach der Infektion entwickelt sich bei der Frau eine akute Vulvovaginitis mit schaumigem, weißlichem bis gelbgrünem, faulig riechendem Fluor, brennenden Schmerzen und Pruritus. Das akute Krankheitsbild geht unbehandelt nach 1 – 4 Wochen in ein chronisches Stadium über, das jederzeit exazerbieren kann, vor allem aber zyklusbegleitend (◉312). Extravaginale Infektionen sind extrem selten.
Beim Mann verursacht Trichomonas vaginalis sehr selten eine Urethritis, Epididymitis oder Prostatitis.

Merke ▶

▶ *Merke.* Dysplasien der Vaginalschleimhaut und Präkanzerosen sind bei Frauen mit chronischem, unbehandeltem Trichomonadeninfekt dreimal häufiger als bei nichtinfizierten.

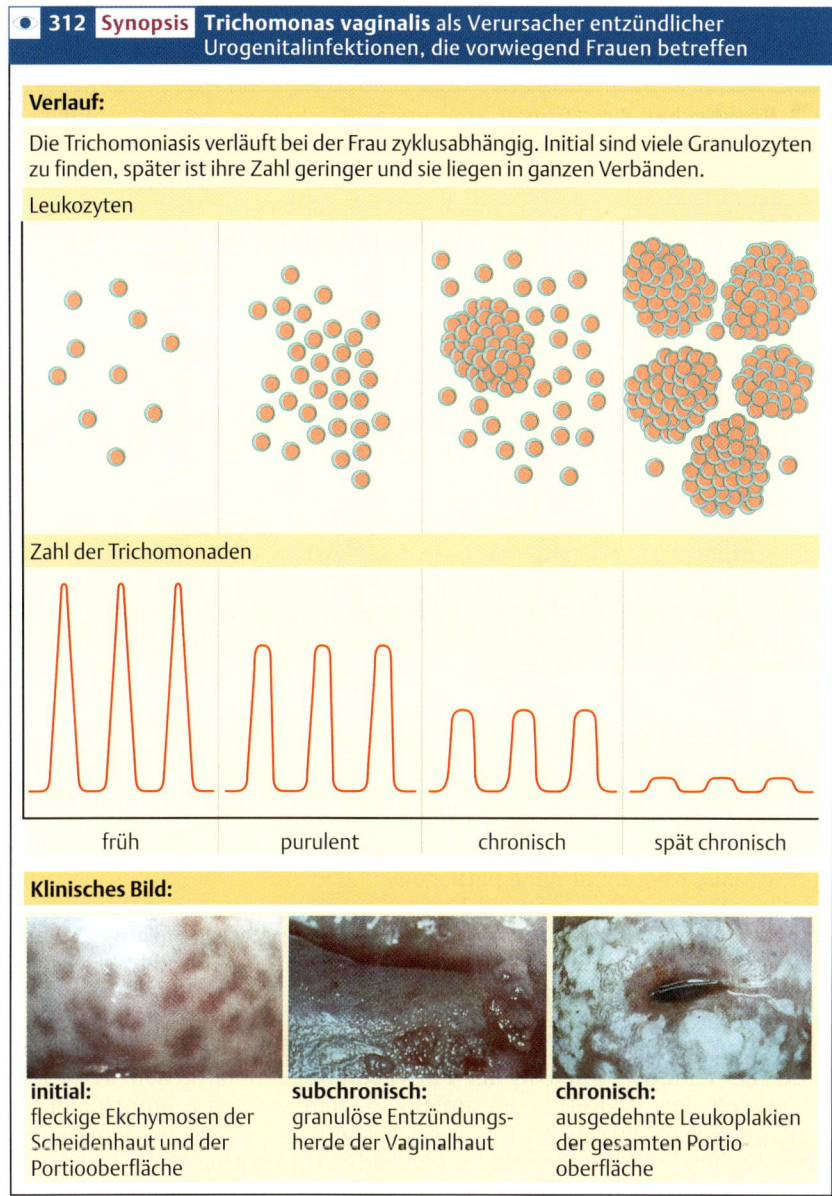

312 Synopsis **Trichomonas vaginalis** als Verursacher entzündlicher Urogenitalinfektionen, die vorwiegend Frauen betreffen

Verlauf:

Die Trichomoniasis verläuft bei der Frau zyklusabhängig. Initial sind viele Granulozyten zu finden, später ist ihre Zahl geringer und sie liegen in ganzen Verbänden.

Leukozyten

Zahl der Trichomonaden

| früh | purulent | chronisch | spät chronisch |

Klinisches Bild:

initial:
fleckige Ekchymosen der Scheidenhaut und der Portiooberfläche

subchronisch:
granulöse Entzündungsherde der Vaginalhaut

chronisch:
ausgedehnte Leukoplakien der gesamten Portiooberfläche

Nachweis. In der akuten Phase sind im direkten ungefärbten mikroskopischen Präparat, welches meistens der Frauenarzt direkt neben dem Untersuchungsstuhl durchmustert (40er Objektiv; Blende ziemlich geschlossen), neben vielen einzelnen Granulozyten viele Trichomonaden zu sehen, welche – bedingt durch die Geißeln – an einer charakteristischen zappelnden Bewegung erkennbar sind. Nach dem Transport des Materials ins Labor sind die Trichomonaden meist tot.
Im chronischen Stadium wird die Zahl der Granulozyten geringer, die Zellen liegen zunehmend in ganzen Verbänden. Die Zahl der zappelnden Trichomonaden wird zunehmend kleiner. In solchen Fällen ist evtl. nur noch nach Anzüchtung ein Nachweis von Trichomonaden möglich.

Therapie. Bei diesen anaeroben Protozoen ist Metronidazol (Halbwertszeit 6 Std.) Mittel der Wahl oder ein anderes Nitroimidazol, nämlich Ornidazol oder Tinidazol (Halbwertszeit 12 Std.). Wichtig ist stets die Mitbehandlung des Sexualpartners. Während der ersten Schwangerschaftsmonate ist eine Lokaltherapie mit einem Nitroimidazol oder Natamycin empfehlenswert.

Nachweis Der Erregernachweis erfolgt im ungefärbten Direktpräparat aus Genitalsekreten.

Therapie Mittel der Wahl sind Nitroimidazolpräparate. Wichtig ist die Mitbehandlung des Sexualpartners.

Prophylaxe Safer sex.

Prophylaxe. Die Vorbeugemaßnahmen entsprechen denen bei anderen venerischen Infektionen (safer sex!).

Praktischer Tip ▶

> ▶ *Praktischer Tip.* Oftmals sind neben Trichomonaden auch andere Erreger an der Fluorbildung beteiligt, z. B. Pilze und Gardnerella. Ggf. müssen gleichzeitig auch diese Erreger therapiert werden.

Trichomonas hominis

Trichomonas hominis

Dieser Flagellat kommt besonders in warmen Ländern vor, wo er mit einer Häufigkeit um 10 % im Kolon – vor allem von Kindern – nachgewiesen werden kann; eine klinische Symptomatik besteht nicht.

Trichomonas tenax

Trichomonas tenax

Diese Trichomonade wird nur bei Menschen mit natürlichen Zähnen und nicht optimaler Mundhygiene beobachtet (bei zahnlosen Säuglingen, Totalprothesenträgern etc. kann sie nicht nachgewiesen werden). Eine Mitbeteiligung bei Gingivitis und Parodontitis wird diskutiert. Einige Dutzend Fälle der weltweiten Literatur berichten über Lungenbefälle durch Trichomonas tenax bei vorgeschädigten Patienten, so daß die Klassifizierung »apathogen« nur bedingt gilt.

2.4.4 Giardia lamblia

Bedeutung Diese Protozoen sind Erreger der Enteritis des Menschen. Neben der Bezeichnung Giardia lamblia wird auch synonym Giardia intestinalis oder Lamblia intestinalis verwendet.

Struktur Der Trophozoit, d. h. die vegetative Form, ist erkennbar an den Geißeln und der ventralen Saugplatte (⊡ 313a).

Die **Trophozoiten** leben **nur im Dünndarm**. Die dickwandige **Zyste**, eine Dauerform, ist **auch im Dickdarm** zu finden (⊡ 313b).

Pathogenese

- Eine konfluente Schicht von Trophozoiten kann die Resorption von Nahrung stören; die Folge sind **Malabsorption** und **Steatorrhö**

- Die Besiedelung der Dünndarmoberfläche führt nach Tagen zu einer **Atrophie der Mikrovilli** und einer Störung der Enterozyten

2.4.4 Giardia lamblia

Bedeutung. Manchmal wird synonym auch der Name Giardia intestinalis verwendet, in Deutschland auch Lamblia intestinalis. Diese Protozoen sind Erreger der Enteritis des Menschen (Giardia muris und Giardia agilis sind für die Maus bzw. Amphibien pathogen).

Struktur. Die vegetative Form (Trophozoit) hat eine birnenförmige Gestalt mit 2 Kernen, 2 median gelegenen Achsenstäben und 8 Geißeln (⊡ 313a). Giardien haben einen haploiden Chromosomensatz mit 5 verschiedenen Chromosomen. Eigentümlicherweise besitzt die rRNS sowohl Charakteristika von Prokaryonten als auch von Eukaryonten. Damit stellen Lamblien das fehlende Glied in der entwicklungsgeschichtlichen Kette der Lebewesen dar. Weiterhin ist auffallend, daß sie keine Mitochondrien besitzen und anaeroben Stoffwechsel betreiben. Charakteristischerweise besitzen diese Zellen auf der ventralen Seite eine Saugplatte.
Diese **vegetativen, beweglichen Formen können nur im Dünndarm** überleben; wenn z. B. die Konzentration von konjugierten Gallensalzen im distalen Darm zunimmt, wird eine dichte, beständige Zellwand ausgebildet. Solche 4kernigen **Zysten** erscheinen dann im **Dickdarm** und sind auch in der Umwelt überlebensfähig (⊡ 313b).

Pathogenese. Im Milieu des Dünndarmes, bei Anwesenheit von Galle, vermehren sich die Trophozoiten rasch durch Zweiteilung, wobei sie Phospholipide und Sterole als Vorstufen für die Synthese ihrer eigenen zytoplasmatischen Membran aus dem Darminhalt verwenden. Eine massive Vermehrung hat Folgen:
- Eine konfluente Schicht von Trophozoiten entsteht auf der Oberfläche der Dünndarmzotten. (Eine Invasion in die Schleimhaut oder sogar eine Dissemination findet nicht statt; im Grunde kann man also gar nicht von einer wirklichen Infektion sprechen.) Diese wirkt wie eine mechanische Barriere und stört die Resorption von Nahrungsbestandteilen (**Malabsorption**); in der Folge treten also voluminöse, speckig glänzende Fettstühle (**Steatorrhö**) auf
- Durch die Anheftung der Lamblien mit Hilfe ihrer Saugplatte (⊡ 314) an die Oberfläche der Enterozyten kommt es nach einigen Tagen zu einer **Atrophie der Mikrovilli**. Diese morphologische Änderung, die mit einer

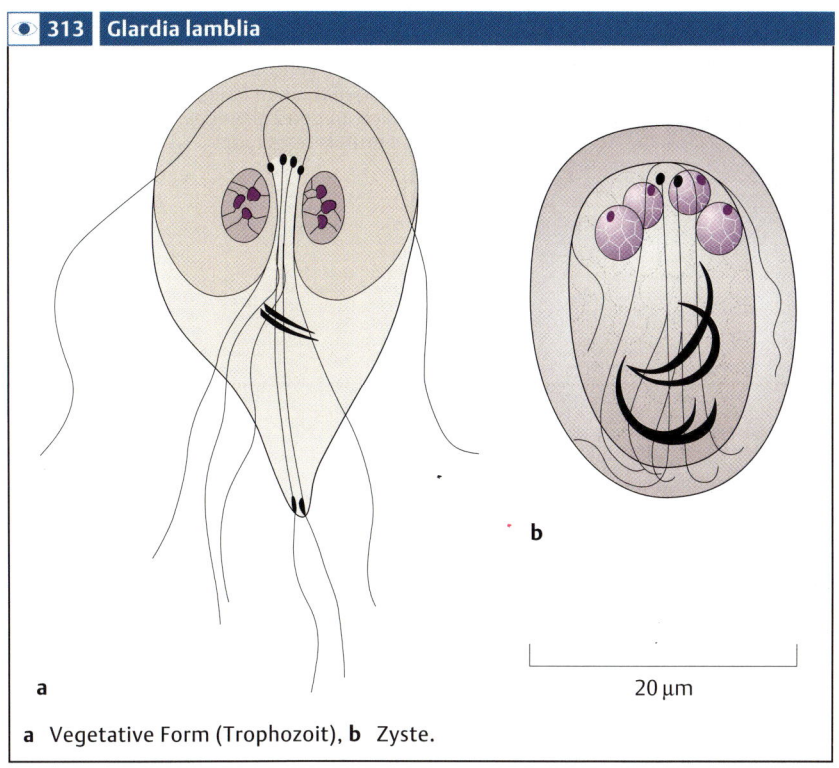

313 | **Glardia lamblia**

a **Vegetative Form (Trophozoit)**, **b** Zyste.

gröberen Oberflächenfelderung einhergeht, bedingt eine Verminderung der Resorptionsoberfläche und verstärkt die Malabsorption. Auch die Funktion der Enterozyten, speziell die Bildung von Laktase, wird eingeschränkt. Die Alteration der Enterozyten induziert eine Produktion von Zytokinen, welche Entzündungen fördern

- Lamblien fressen konjugierte Gallensalze. Wenn nun ihre Zahl im Dünndarm stark erhöht ist, kommt es zu einem Mangel an diesen Emulgatoren, so daß die Verdauung der Nahrung erschwert und so die Malabsorption und speziell die Steatorrhö verstärkt wird. Produkte der Lamblientrophozoiten hemmen auch noch die Funktion der Verdauungsenzyme im Dünndarm, so daß die Nahrung nur schlecht verwertbar ist. Dieses veränderte Milieu ist nun aber günstig für eine bakterielle Besiedelung, und es kommt als Folge der Lamblienvermehrung zu einem **»bacterial overgrowth«** in diesem Darmabschnitt, der sonst nur geringe Bakterienzahlen enthält, was nun die entzündlichen Prozesse verstärkt

- Die entzündliche Reaktion der betroffenen Schleimhautareale wird durch humorale wie auch zelluläre Immunreaktionen gegen einzelne, lösliche Antigene der intraluminalen Lamblien unterhalten. Andererseits vermittelt diese Immunität zumindest einen partiellen Schutz vor einem Fortschreiten und auch vor einer Reinfektion. (Menschen, die häufig exponiert sind, besitzen erhöhte Resistenz.)

Klinik. Nach einer Inkubationszeit von ca. 1 Woche kommt es bei den Patienten, meistens Kindern zu **Symptomen im rechten Oberbauch**. Während der ersten 6 Lebensmonate – zumal bei Brustmilchernährung – ist die Infektion jedoch selten. Druckgefühl, leichte Übelkeit werden geklagt. Die voluminösen, fettreichen Stühle sind auffällig (keine Blutbeimengung). Komplikationen der Gallenwege sind selten. Nur wenn die Krankheit lange persistiert, kommt es wegen der Malabsorption zu einem Gewichtsverlust bzw. Gedeihstörung. Spontane Heilungen sind häufig, und nicht jede Besiedlung führt zu auffälligen Symptomen. Fieber fehlt meistens, da ja keine Invasion der Schleimhaut erfolgt.

- Die Trophozoiten leben von den konjugierten Gallensalzen im Dünndarm; somit fehlen diese als Emulgatoren der fetthaltigen Nahrung, wodurch die Steathorrhö verstärkt wird. Der Mangel an Gallesalzen und das erhöhte Nahrungsangebot führt zu einer **Vermehrung der Zahl der Bakterien im Dünndarm**

- Eine Immunreaktion unterhält die leichte Entzündung der Dünndarmschleimhaut.

Klinik Meist sind Kinder betroffen, die unklare **Beschwerden im rechten Oberbauch** klagen mit Übelkeit, Diarrhö, Malabsorption, Steatorrhö. Der Verlauf ist meist gutartig, und spontane Heilungen sind häufig.

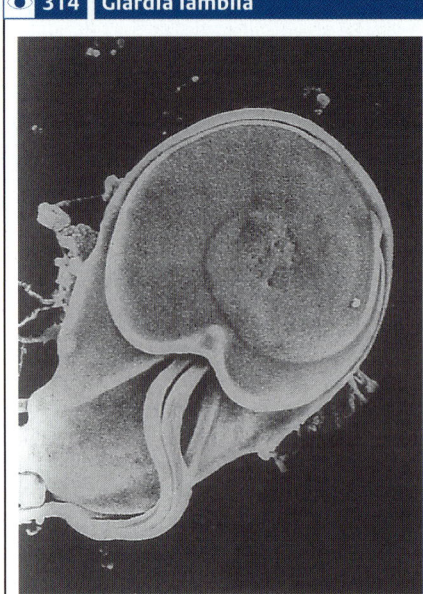

314 | Giardia lamblia

Auf der Ventralseite besitzt dieser Flagellat einen Saugnapf, mit dem er sich an den Zellen des Dünndarmepithels festsaugt.

Nachweis   Da der Nachweis von zappelnden Trophozoiten in Dünndarmflüssigkeit nur schwer zu bekommen ist, verbleibt der mikroskopische Nachweis von **Zysten im Stuhl**.

Nachweis. Im nativen Duodenalsekret lassen sich die begeißelten Trophozoiten an ihren zappelnden Bewegungen leicht mikroskopisch identifizieren. Meist steht jedoch nur Stuhl zur Untersuchung zur Verfügung. Allenfalls im akuten Stadium bei beschleunigter Darmpassage gelangen noch einige lebende, bewegliche Trophozoiten in den Dickdarm. Im allgemeinen werden aber die **Zysten im Stuhl** gesucht, meist nach Anreicherung. Die Suche kann durch Verwendung von fluoreszenzmarkierten monoklonalen Antikörpern erleichtert werden.
Der Nachweis von Antikörpern im Serum, z. B. mit Hilfe von ELISA, KBR oder IFT, ist wenig aussagekräftig.

Praktischer Tip ▶

▶ **Praktischer Tip.** Nachweis von Giardiazysten im Stuhl muß nicht unbedingt für eine Darmsymptomatik beweisend sein. Da die Zahl der symptomlos Infizierten relativ groß ist, muß ein positiver Befund kritisch mit dem klinischen Erscheinungsbild in Einklang gebracht werden. Negative Befunde sind nur aussagekräftig, wenn sie mehrfach erstellt werden.

Therapie   Nitroimidazole sind für die anaeroben Lamblien Mittel der Wahl.

Therapie. Da Lamblien einen anaeroben Stoffwechsel besitzen, werden Nitroimidazole (Metronidazol, Ornidazol, Tinidazol) durch Reduktion der Nitrogruppe in die aktive Form überführt, welche tödlich für Lamblien ist.

Prophylaxe   Sanierung der Trinkwasserversorgungsanlagen.

Prophylaxe. Die Übertragung erfolgt oral, wobei geringe Erregermengen (10^3) ausreichen, eine Infektion zu erzeugen, vor allem bei Kleinkindern. Eine Sanierung der Trinkwasserversorgungsanlagen ist angezeigt.

Epidemiologie   Die Infektion erfolgt über Zysten in Wasser und Nahrungsmittel. Bei schlechten sanitären Verhältnissen ist das Infektionsrisiko entsprechend hoch.

Epidemiologie. Im Kindesalter werden die Erreger durch Schmierinfektion direkt von Mensch zu Mensch übertragen, sonst nur noch bei oroanalem Geschlechtsverkehr. Erwachsene erwerben die Zysten durch Lebensmittel, durch Trinkwasser und selten durch Oberflächenwasser, wenn diese durch infizierte Tiere kontaminiert sind. Reisende, die aus Gebieten mit hohem sanitärem Standard in Gebiete mit schlechteren Verhältnissen kommen und somit noch keine stille Feiung mitbringen (Campingreisen), sind besonders gefährdet.

Helminthen

> ▶ **Definition.** Als Helminthen bezeichnet man parasitisch lebende Würmer (helmis, gr. Wurm). Unter Parasiten versteht man heute all jene Organismen, die auf Kosten eines Wirtsorganismus leben. Würmer sind vielzellige, eindeutig dem Tierreich zugeordnete Organismen (Metazoen).

◀ Definition

Wegen ihrer Größe ist bei Würmern oftmals die Denkweise der Mikrobiologie nicht angebracht. Sie müssen teilweise als ein Einzelindividuum angesehen werden, das für den Menschen Ursache einer Infektionskrankheit ist. Im Unterschied zu den infektiösen Mikroorganismen spricht man bei einem Wurmbefall nicht von einer Infektion, sondern von einer **Infestation**. Unter **Präpatenzzeit** versteht man jene Zeitspanne, die zwischen der Infestation und der Geschlechtsreife der Würmer liegt. Die Präpatenzzeit ist wichtig für die Diagnose (Eiernachweis im Stuhl), darf aber nicht im Sinne der Inkubationszeit verstanden werden, da auch die nicht geschlechtsreifen Wurmformen Krankheitssymptome verursachen können.

Humanpathogene Vertreter der Würmer findet man in den Stämmen
- Nemathelminthes (= Rund- oder Schlauchwürmer) und
- Plathelminthes (= Plattwürmer).

Bei den **Rundwürmern** sind die Klassen
- Nematoda (= Fadenwürmer) und
- Aanthocephala (= Kratzer),

bei den **Plattwürmern** die Klassen
- Trematodes (= Saugwürmer) und
- Cestodes (= Bandwürmer)
humanmedizinisch von Bedeutung.

Der Wurmbefall beim Menschen wird nicht als Infektion, sondern als **Infestation** bezeichnet.

Präpatenzzeit ist die Zeitspanne zwischen der Infestation und der Entstehung geschlechtsreifer Wurmformen.

Humanpathogene Vertreter findet man bei den
- Nemathelminthes oder Rundwürmern und
- Plathelminthes oder Plattwürmern.

Endoparasitische **Rundwürmer** gehören zu den Klassen
- Nematoda oder Fadenwürmer und
- Acanthocephala oder Kratzer.

Plattwürmer beinhalten die humanmedizinisch wichtigen Klassen
- Trematodes oder Saugwürmer und
- Cestodes oder Bandwürmer.

1 Nematoda (Fadenwürmer)

1 Nematoda (Fadenwürmer)

◀ Definition

> ▶ **Definition.** Nematoden (nema, gr. Faden) sind langgestreckte, fadenförmige, im Querschnitt runde Würmer (Fadenwürmer, Rundwürmer) von wenigen Millimetern bis zu einem Meter Länge. Nematoden können sich mit Hilfe ihrer Längsmuskulatur schlängelnd fortbewegen. Sie besitzen einen kompletten Intestinaltrakt mit Exkretionsorgan und ein primitives Nervensystem. Nematoden sind getrenntgeschlechtlich und besitzen charakteristische Begattungsorgane. Die Vermehrung erfolgt vom Ei über ein einheitliches Prinzip von vier Larvenstadien (L1 bis L4). Erfolgt im Entwicklungszyklus ein Wirtswechsel, so findet dieser in der Regel zwischen L1 und L2 oder L3 und L4 statt.

Klassifikation. ▦ 135 gibt einen Überblick über die humanmedizinisch relevanten Familien der über 30000 Arten enthaltenden Würmerklasse der Nematoden.

Klassifikation ▦ 135.

135	**Familien und Vorkommen humanmedizinisch relevanter Nematoden (auch solcher, die im Text nicht besprochen werden). Die einzelnen Arten werden bei den entsprechenden Kapiteln vorgestellt**	
Familie		**Vorkommen in Europa**
▷ Ancylostomatidae		einige Arten
▷ Ascarididae		alle Arten mit Ausnahme von Lagochilascaris
▷ Filariidae		nein
▷ Metastrongylidae		nur Metastrongylus elongatus
▷ Oxyuridae		alle Arten
▷ Rhabditidae		einige Arten
▷ Spiruridae		wenige Arten
▷ Strongylidae		nein
▷ Trichostrongylidae		nur Haemonchus contortus
▷ Trichuridae		alle Arten mit Ausnahme von Anatrichosoma cutaneum

1.1 Nematoden mit Darm-
infestationen

1.1.1 Oxyuridae

Definition ▶

1.1 Nematoden mit Darminfestationen

1.1.1 Oxyuridae

▶ *Definition.* Oxyuren sind kleine, madenartige Würmer und werden deshalb auch so bezeichnet (Madenwürmer). Die männlichen Individuen sind maximal 5 mm lang, die Weibchen 9–12 mm. Typisch sind die dünnen, spitz auslaufenden hinteren Körperenden (»Pfriemenschwänze«) und die auffallend weiße Färbung.

Klassifikation Es existieren zahlreiche Arten. Für den Humanmediziner ist jedoch nur **Enterobius vermicularis** von Interesse.

Klassifikation. Es existieren zahlreiche Arten. Für den Menschen von Bedeutung ist hauptsächlich
- **Enterobius vermicularis.**

Enterobius vermicularis

Bedeutung Der weltweit verbreitete **Madenwurm** ist der Erreger der **Enterobiose** (auch Oxyurose oder schlicht Madenwurmbefall).

Enterobius vermicularis

Bedeutung. Der weltweit verbreitete **Madenwurm** (⊡ 315) ist einer der häufigsten Infektionserreger. Man schätzt, daß ca. 400 Millionen Menschen betroffen sind. Er ist auch in den Industrienationen weit verbreitet und Verursacher der **Enterobiose** (auch Oxyurose oder schlicht Madenwurmbefall). Frauen sind häufiger betroffen als Männer, Kinder und Jugendliche mehr als ältere Menschen.

Entwicklungszyklus Die adulten Würmer leben auf der Dickdarmschleimhaut des Menschen, der Hauptwirt ist. Die befruchteten Weibchen wandern zum Anus. Nachts überwinden sie den Sphinkter und legen Eier ab, in denen sich die infektiösen Zweitlarven entwickeln. Nach oraler Aufnahme der Eier reifen diese im Darm durch mehrfache Häutung zum geschlechtsreifen Wurm (⊡ 315).

Entwicklungszyklus. Der Mensch ist Hauptwirt. Die adulten Würmer leben auf der Dickdarmschleimhaut sowie im Bereich des Zäkums. Nach der Kopulation sterben die männlichen Würmer ab, während das Weibchen zum Anus wandert. Nachts überwindet sie den Sphinkter und legt mehr als 10000 Eier auf die Perianalhaut. Die Eier sind mit einer klebrigen Eiweißhülle versehen, die dafür sorgt, daß sie auf der Haut und anderen Gegenständen fest haften. In den Eiern kann sich bei Hauttemperatur innerhalb von 4–6 Stunden aus der infektionsfähigen Erstlarve die Zweitlarve entwickeln. Die Eier bleiben in feuchter Umgebung 2–3 Wochen lebensfähig. Aus den oral aufgenommenen Eiern (auch fäkal-oraler Kurzschluß möglich) schlüpfen die Larven im Wirtsdarm. Sie machen mehrere Häutungsstadien (Larvenstadien 3 und 4) durch und erreichen so innerhalb von 5–6 Wochen die Geschlechtsreife (⊡ 315). Möglicherweise können die auf der Perianalhaut freigesetzten ersten Larven auch retrograd vom Anus in den Darm zurückwandern und damit das Infektionsgeschehen unterhalten.

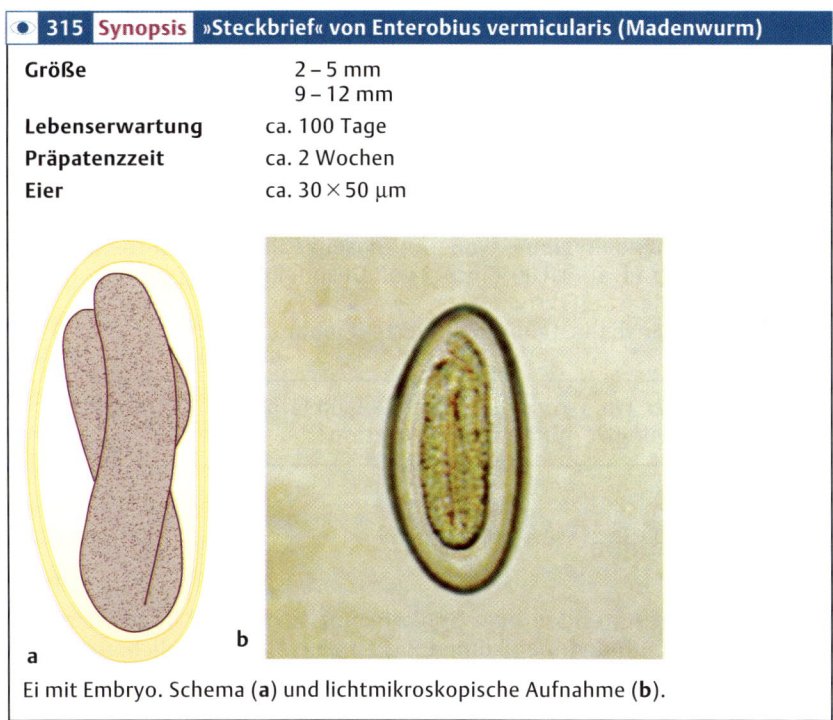

● 315 Synopsis »Steckbrief« von Enterobius vermicularis (Madenwurm)

Größe	2–5 mm 9–12 mm
Lebenserwartung	ca. 100 Tage
Präpatenzzeit	ca. 2 Wochen
Eier	ca. 30×50 µm

Ei mit Embryo. Schema (**a**) und lichtmikroskopische Aufnahme (**b**).

Transmission. Die auf der Perianalschleimhaut herumkriechenden, eiablegenden Würmer erzeugen einen heftigen Pruritus, der zu unbewußtem Kratzen im Schlaf führt. Bei jüngeren Kindern erfolgt die Übertragung noch in derselben Nacht durch den digitalen Transfer vom Anus zum Mund. Bei älteren Kindern und Erwachsenen spielt die Kontaktinfektion eine wichtige Rolle. Die klebrigen Wurmeier bleiben auf Spielzeug und Bedarfsgegenständen (z. B. Bettwäsche) haften oder werden selbst auf dem Luftweg via Staubaufwirbelung (z. B. Bettenmachen) verbreitet.

Klinik. Der durch den Wurmbefall hervorgerufene starke Juckreiz führt den Patienten in der Regel zum Arzt. Bei Kleinkindern kann er Gedeih- und Verhaltensstörungen, z. B. indirekt durch Schlafstörung, bewirken. Bei Mädchen und Frauen besteht die Gefahr, daß die Würmer die Genitalorgane befallen und dort Entzündungsreaktionen verursachen. Bei massivstem Befall können die Würmer auch entzündliche Läsionen in der Darmwand, **Appendizitis** und in schlimmsten Fällen auch Darmperforationen mit letal endender Peritonitis verursachen.
Im Regelfall bleibt die Enterobiose jedoch eine harmlose Erkrankung.

Nachweis. Im Blutausstrich ist eine **Eosinophilie** oft schon ein erster Hinweis für einen Wurmbefall. Auch **IgE** kann im Serum deutlich erhöht sein. Bei sehr starkem Befall können die adulten Madenwürmer im Stuhl nachgewiesen werden. Auf dem Kot erkennt man bereits ohne Hilfsmittel die kleinen weißlichen Würmchen, die sich peitschenartig hin- und herbewegen. Methode der Wahl ist der mikroskopische Eiernachweis auf der Perianalhaut, wobei frühmorgens die Chance am größten ist, Eier zu finden. Die Perianalhaut wird mit einem durchsichtigen Klebefilm kurz beklebt. Der Film wird dann abgezogen und auf einen Objektträger gebracht (Abklatsch). Die Eier von Enterobius vermicularis sind längsoval und dünnschalig. Die Larve ist im Ei erkennbar (● 315).

Therapie. Zur Therapie eignen sich Mebendazol, Tiabendazol, Piperazinderivate, Pyrantel oder Pyrvinium. Diese Medikamente lähmen den Energiestoffwechsel, die Muskulatur oder die Nerven der adulten Würmer im Darmlumen. Die inaktivierten Würmer werden dann mit dem Kot ausgeschieden. Eventuell sollte die Therapie nach 14tägiger Pause wiederholt werden.

Transmission Die auf der Perianalhaut kriechenden Würmer verursachen einen heftigen Pruritus, der zu unbewußtem Kratzen im Schlaf führt. Bei Kindern und Erwachsenen spielen Kontaktinfektionen durch kontaminierte Gegenstände eine große Rolle.

Klinik Gedeih- und Verhaltensstörungen sind bei Kleinkindern mögliche Folgen des Analpruritus. Der Befall der weiblichen Genitalorgane führt zu Entzündungen. Nur bei massivstem Wurmbefall sind Darmentzündungen, Appendizitis und Peritonitis zu befürchten. **Im Regelfall ist die Enterobiose eine harmlose Erkrankung**.

Nachweis Im Blutausstrich ist eine **Eosinophilie** oft schon ein erster Hinweis für einen Wurmbefall. Auch **IgE** kann im Serum deutlich erhöht sein. Methode der Wahl ist der mikroskopische Nachweis der Wurmeier auf der Perianalhaut. Dies geschieht durch einen **Klebestreifenabklatsch**. Die Wurmeier sind dünnschalig und lassen die Larve erkennen.

Therapie Mebendazol, Tiabendazol, Pyrantel.

Prophylaxe Eine Streuung der infektiösen Wurmeier muß verhindert werden. Als Hygienemaßnahme empfehlen sich enganliegende Unterhosen, Auskochen von Wäsche, Kürzen der Fingernägel, sorgfältigste Händehygiene und Abwaschen von möglicherweise kontaminierten Gegenständen mit heißem Wasser.

Prophylaxe. Wurmbefall innerhalb einer Familie und in Kinderkollektiven sollte zu besonderen Hygienemaßnahmen führen, um eine Eiausstreuung zu unterbinden. Hierzu zählen: Behandlung der Analhaut sowie der Vaginalhaut mit Skinsept mucosa, Tragen enganliegender Unterhosen, um das nächtliche Kratzen zu unterbinden und um das Eintragen der Wurmeier in die Bettwäsche zu verhindern, Kürzen der Fingernägel, Auskochen von Unter- und Bettwäsche, Handtüchern, Waschlappen etc., Reinigung von Spielzeug und möglichen kontaminierten Gegenständen mit heißem Wasser, strengste Händehygiene, wobei in diesem Falle nur chlorhexidinhaltige Mittel wirksam sind. Der Einsatz von Desinfektionsmitteln wie Biguanide und Phenole ist effektiv.
Gewöhnliche Haushaltsstaubsauger verteilen nur die Eier!

Praktischer Tip ▶

> ▶ **Praktischer Tip.** Pyrviniumverbindungen färben den Stuhl rot. Vorherige Aufklärung verhindert Panikreaktion!

1.1.2 Ascarididae

1.1.2 Ascarididae

Definition ▶

> ▶ **Definition.** Askariden oder **Spulwürmer** sind große Rundwürmer. Die männlichen Individuen können bis zu 25 cm, die weiblichen bis zu 40 cm lang werden.

Klassifikation ▦ 136.

Klassifikation. ▦ 136 gibt einen Überblick über die humanmedizinisch relevanten Askaridenarten.

▦ 136	Humanmedizinisch relevante Arten der Askariden, auch solcher, die im Text nicht besprochen werden können	
Art	**Hauptwirt**	**Klinische Bedeutung**
▷ Ascaris lumbricoides	Mensch	sehr groß
▷ Ascaris suum	Schwein	gering
▷ Anisakis marina	Meerestiere	nicht unerheblich
▷ Toxocara canis	Hund	nicht unerheblich
▷ Toxocara cati	Katze	nicht unerheblich

Bedeutung Hauptvertreter mit der größten humanmedizinischen Relevanz ist **Ascaris lumbricoides**.

Bedeutung. Obwohl sicherlich **Ascaris lumbricoides** die größte humanmedizinische Bedeutung zukommt, da dieser Askaride der einzige ist, bei dem der Mensch als Hauptwirt auftritt, dürfen die anderen in ▦ **136** aufgeführten Arten nicht völlig außer acht gelassen werden. Zwar werden diese Askariden im Menschen nicht geschlechtsreif, sie können jedoch auch als Larven in verschiedenen Organen nicht unerhebliche Schäden verursachen.

Ascaris lumbricoides

Ascaris lumbricoides

Entwicklungszyklus Die adulten Spulwürmer (▣ 316) sind bleistiftdick, gelblichrosa und leben im Dünndarm. In den mit den Fäzes an die Umwelt verbrachten Eiern entwickelt sich eine infektionsfähige Larve. Nach oraler Aufnahme der Eier schlüpft diese Larve im oberen Dünndarm, **durchdringt die Darmwand und findet Anschluß an das Blutgefäßsystem** und gelangt über die Leber in die Lunge. In der Lunge häuten sich die Larven in den

Entwicklungszyklus. Die geschlechtsreifen getrenntgeschlechtlichen **Spulwürmer** (▣ **316**) sind bleistiftdick, von gelblich rosa Färbung und leben im Dünndarm (ascaris: Eingeweidewurm). Die weiblichen Individuen produzieren täglich bis zu 200000 Eier, die mit den Fäzes an die Umwelt verbracht werden. Im feuchten, sauerstoffhaltigen und warmen Milieu (ca. 25 °C) entwickelt sich in den Eiern (ca. 50 µm) innerhalb von 2 – 6 Wochen die infektionsfähige L2-Generation. Werden die Eier nunmehr oral aufgenommen, schlüpfen diese Larven (260 µm) im oberen Dünndarm. Sie dringen in die Darmwand ein, finden **Anschluß an das venöse Blutgefäßsystem und gelangen über die Leber** (dort Häutung zum Larvenstadium 3) **in die Lunge**. Für diesen Weg benötigen sie 4 – 7 Tage. In der Lunge verlassen sie das Gefäßsystem und häuten sich in den Alveolen zum Larvenstadium 4 (1,4 mm). Diese Larve wandert in den luftführenden Systemen der Lunge zur Trachea und gelangt über den Pharynx nach reflektivem Verschlucken (nachts, im Schlaf) wiederum in den Dünndarm, wo die Reifung zum adulten Wurm erfolgt. Etwa 10 – 12 Wochen nach der Infestation werden Spulwürmer im Stuhl ausgeschieden. Adulte Askariden werden ca. 18 Monate alt.

Alveolen und wandern zur Trachea, durch Verschlucken wiederum in den Darm, wo die Reifung zum adulten Wurm erfolgt.

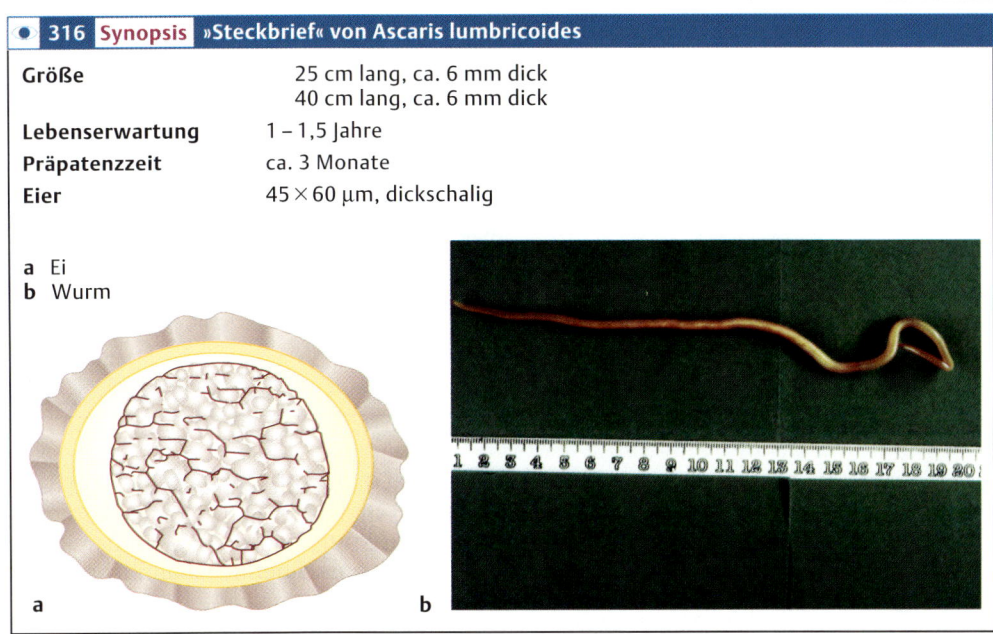

● 316 Synopsis »Steckbrief« von Ascaris lumbricoides

Größe	25 cm lang, ca. 6 mm dick
	40 cm lang, ca. 6 mm dick
Lebenserwartung	1 – 1,5 Jahre
Präpatenzzeit	ca. 3 Monate
Eier	45 × 60 μm, dickschalig

a Ei
b Wurm

Transmission. Die Eier von Spulwürmern sind außerordentlich widerstandsfähig. Sie können im feuchten Erdmilieu monatelang überleben. Eine klebrige, äußere Proteinhülle verschafft ihnen eine gute Haftungsfähigkeit. Klassischer Weg einer Infestation ist der Verzehr von mit Fäkalien »kopfgedüngtem« Salat. Die Salatpflanzen werden mit Jauche zum Zwecke der Düngung übergossen. Wurmeier haften auf den Salatblättern und werden durch den sanften Reinigungsprozeß bei der Zubereitung weder entfernt noch inaktiviert. Eine Kontamination ist auch möglich, wenn Anpflanzungen mit fäkalienhaltigem Oberflächenwasser (Flußwasser) bewässert werden.

Transmission Klassischer Weg der Wurminfestation ist der Genuß **kopfgedüngten Salates**. Die mit einer klebrigen Proteinschicht versehenen Wurmeier haften an der Pflanze, die mit Fäkalien gedüngt wurde. Die Wurmeier sind sehr widerstandsfähig und können monatelang überleben.

Klinik. Die Infestation führt zur **Askariose** (Spulwurmbefall), einer meist latent verlaufenden Krankheit.
Die wandernden Larven können zu entzündlichen, eosinophilen Infiltrationen in der Lunge führen (Löfflersches Infiltrat) und Ursache von Husten, Dyspnoe und leichtem Fieber sein.
Würmerkonglomerate (● 317) bewirken einen Darmverschluß (Wurmileus), der einer dringlichen chirurgischen Intervention zugeführt werden muß. Wandern die Würmer in die Gallenwege, ins Prankreas oder in den Magen, resultieren entsprechende klinische Erscheinungsbilder (z. B. Ikterus durch Abflußstörungen der Gallenwege etc.).
Ob die Würmer im Darm als »Mitesser« einen Einfluß auf die Nahrungsbilanz haben, ist umstritten. Gewichtsverlust bei Wurminfestation ist meist eine Sekundärerscheinung, die durch Abdominalbeschwerden, Übelkeit oder Erbrechen erklärt werden kann. Diese Symptome sind häufig Ausdruck einer Allergie gegen Wurmantigene oder gegen von Würmern ausgeschiedene Stoffwechselmetaboliten.

Klinik Die **Askariosen** verlaufen meist latent. Wandernde Larven führen zu Lungeninfiltraten. Würmerkonglomerate im Darm (● 317) können Ursache eines Ileus sein. Der Befall von Gallengang, Pankreas oder Magen, führt zu entsprechenden klinischen Erscheinungsbildern. Allergien gegen Wurmantigene oder Stoffwechselmetaboliten erzeugen Abdominalbeschwerden.

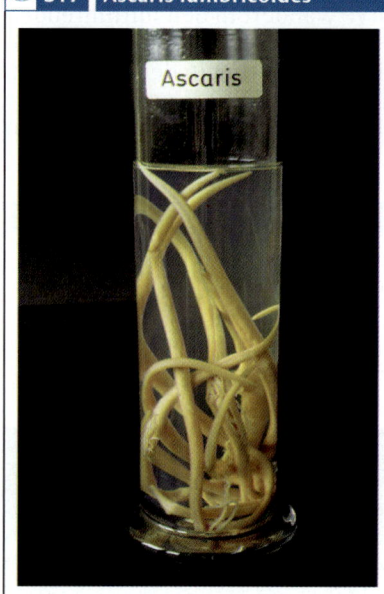

317 Ascaris lumbricoides

Ascaris

Mehrere adulte Spulwürmer können bei einem Patienten gleichzeitig vorkommen. Sie bewirken dann als Bezoar eine mechanische Blockade der Darmpassage, was zu einem Ileus führen kann.

Nachweis Die mikrobiologische Diagnose beruht auf dem Nachweis der Wurmeier im Stuhl. Diese sind zitronenförmig, höckerig und von dunkelbrauner Färbung.

Nachweis. Die mikrobiologische Diagnostik beruht hauptsächlich auf dem Nachweis der Wurmeier im Stuhl. Diese sind dickschalig, von höckerigem, zitronenförmigem Aussehen. Durch den Stuhl sind die Eier in der Regel dunkelbraun angefärbt. Eine Infektion mit ausschließlich männlichen oder weiblichen Würmern ist so aber nicht zu erfassen.
Der Abgang ganzer Würmer ist auch möglich. Nicht selten werden Askariosen bei der Röntgenaufnahme des Darmes oder bei Endoskopien diagnostiziert. Gleiches gilt für den Larvenbefall der Lunge, wo sich im Röntgenbild wolkenartige Verschattungen zeigen. Im Blutbild fällt eine Eosinophilie auf. Der Befall mit Larven führt zur Produktion spezifischer IgE-Antikörper. Zusätzlich kommt es jedoch auch zu einer polyklonalen IgE-Produktion und folglich zu hohen IgE-Titern im Serum. Solche begleitenden Immunreaktionen können erstaunliche immunpathologische Komplikationen auslösen, die sich an Haut (Urtikaria), Gelenken oder inneren Organen manifestieren.

Therapie Pyrantel oder Mebendazol.

Therapie. Eine einzige Dosis von Pyrantel ist in 90 % der Fälle effektiv. Mebendazol ist ebenfalls anwendbar.

Merke ▶

▶ **Merke.** Pyrantelverbindungen sowie Mebendazol sind als Mittel der Wahl nur darmwirksam. Die Larvenstadien während der Körperwanderung werden nicht erfaßt. Eine Wiederholung der Behandlung nach ca. 3 Wochen ist deshalb dringend zu empfehlen.

Prophylaxe Pflanzliche Nahrungsmittel, die in ungegartem Zustand verzehrt werden, sollten einer sorgfältigen Reinigung unterzogen werden.

Prophylaxe. Als generelle Hygienemaßnahme kann nur die sorgfältige Reinigung von pflanzlichen Lebensmitteln empfohlen werden, die im rohen Zustand verzehrt werden (Salate, Gemüse, Obst). Besondere Vorsicht ist angezeigt in Regionen, in denen Abwasserverrieselung, Kopfdüngung (»biologische« Düngung) und Bewässerung von Pflanzungen mit Oberflächenwasser praktiziert wird. Reisende sollten auch hier den Spruch beherzigen: Koch es, schäl es oder vergiß es!

Epidemiologie Ascaris lumbricoides ist weltweit verbreitet. In den Entwicklungsländern muß mit hoher Letalität gerechnet werden, die vor allem durch den Larvenbefall der Lunge verursacht

Epidemiologie. Ascaris lumbricoides ist mit ca. 1 Milliarde Infestationen einer der weltweit häufigsten Erreger von Infektionskrankheiten. Hauptendemiegebiete finden sich in Ländern Ostasiens, Afrikas und Lateinamerikas. In diesen Ländern werden – besonders bei Kindern – hohe Raten an wurmbedingten Pneumonien beobachtet (Ascarislarven plus bakterielle

Superinfektion bei reduziertem Allgemeinzustand!). Die Zahl der Todesfälle wird auf ca. 20000 geschätzt. In Mitteleuropa ist seit den 50er Jahren der Spulwurmbefall deutlich zurückgegangen.

Anisakis marina

Bedeutung. Anisakis-Spezies und andere Spulwurmgattungen (Contracaecum, Phocanema, Terranova) sind Erreger der **Anisakiasis** oder **Heringswurmerkrankung**.

Pathogenese. Hauptwirt der erwähnten Spulwürmer sind Meeressäugetiere (Robben, Wale, Delphine). Ihre Larven besiedeln auf noch nicht völlig geklärten Wegen Seefische, in deren Bauchlappen sie sich einnisten. Werden diese Larven vom Menschen aufgenommen, was ausschließlich über rohen oder ungenügend gesalzenen, geräucherten oder erhitzten Fisch (hauptsächlich Hering, hier ist jeder 2. Fisch kontaminiert) möglich ist, so bohren sie sich in die Darmwand, wo sie **entzündliche Granulome** erzeugen, wodurch diese Parasiten zugrunde gehen (Mensch = Fehlwirt).

Klinik. Im Vordergrund stehen die Beschwerden, die durch die entzündliche Reaktion in der Magenwand hervorgerufen werden. In seltenen Fällen kommt es zu einer Perforation mit nachfolgender **Peritonitis**. Eventuell werden diese Magenbeschwerden aber als **Appendizitis** fehldiagnostiziert.

Nachweis. Bei der Gastroskopie fallen die Würmer auf, die in der Schleimhaut stecken. Serumantikörper können hinterher solche Beschwerden erklären helfen.

Therapie. Neben der chirurgischen Intervention, die aufgrund der klinischen Symptomatik manchmal notwendig ist, kann Tiabendazol eingesetzt werden.

Prophylaxe. Eine Fisch-Hygieneverordnung schützt den Verbraucher: Entfernung der Bauchlappen und Einfrieren von Heringen über 24 Stunden bei –20 °C (in zoologischen Gärten zum Schutz der Tiere eine altbekannte Methode) machen den Fischverzehr unbedenklich. Süßwasserfische und gegarte Seefische sind generell unbedenklich.

Toxocara

Bedeutung. **Toxocara canis** und **Toxocara cati** sind weltweit verbreitete Spulwürmer der Hunde und Katzen. Befallen ihre Larven den Menschen, entwickelt sich das **Larva-migrans-visceralis-Syndrom**.

Pathogenese. Die Infektion wird durch die orale Aufnahme von Wurmeiern initiiert, die mit dem Kot von Hunden oder Katzen ausgeschieden werden, dann allerdings ca. 1 Monat an der Umwelt reifen müssen. Die Larven können die Darmwand durchbrechen. Da sie aber auf die Anatomie des menschlichen Körpers nicht »programmiert« sind, erreichen sie die für ihre Weiterentwicklung richtigen Organe (Leber und Lunge) nicht zielsicher. Sie irren daher im Körper umher und landen mehr oder weniger zufällig in praktisch allen Organen des Menschen. Klinische Symptome entstehen allerdings nur, wenn mehrere hundert Larven – die alle nach wenigen Monaten zugrunde gehen – ein Organ befallen.

Klinik. Etwa die Hälfte aller klinisch manifesten Fälle betrifft das **Auge**. Ein Visusverlust führt den Patienten zum Augenarzt. Lunge, Leber, ZNS und Muskulatur sind weitere Lokalisationsorte. Serologische Untersuchungen können die klinische Diagnose stützen.

Therapie. Tiabendazol oder Diethylcarbamazin sind die Mittel der Wahl.

wird. In Mitteleuropa ist der Spulwurmbefall rückläufig.

Anisakis marina

Bedeutung Anisakis-Spezies und andere Spulwurmgattungen sind Erreger der **Heringswurmerkrankung (Anisakiasis)**.

Pathogenese Die Larven dieser Würmer finden sich in den Bauchlappen von Seefischen (hauptsächlich Heringen). Gelangen sie in den Menschen, was ausschließlich durch den Genuß von rohem oder ungenügend gesalzenem, geräuchertem oder gebratenem Fisch möglich ist, so bohren sich die Larven in die Darmwand und erzeugen **Granulome**, die eine **Appendizitis-** oder **Peritonitissymptomatik** hervorrufen.

Nachweis Bei der Gastroskopie fallen die Würmer auf, die in der Schleimhaut stecken.

Prophylaxe Eine Fisch-Hygieneverordnung sieht als Schutzmaßnahme das 24stündige Tieffrieren (–20 °C) des Fisches und die Entfernung der Bauchlappen vor.

Toxocara

Toxocara canis et cati sind die weltweit verbreiteten Spulwürmer von Hunden und Katzen.

Pathogenese Befallen ihre Larven den Menschen (orale Aufnahme der mit dem Kot ausgeschiedenen, an der Umwelt gereiften Eier), so entwickelt sich das **Larva-migrans-visceralis-Syndrom**. Die Larven können alle Organe des Menschen besiedeln; in der Hälfte der klinisch manifesten Fälle ist jedoch das **Auge** betroffen (Visusverlust). Die absolute Mehrheit der Infestationen verläuft inapparent. Serologische Untersuchungen können die klinische Diagnose stützen. Mittel der Wahl sind Tiabendazol oder Diethylcarbamazin.
Eine besondere Infektionsquelle stellen – als Hundeklosett mißbrauchte – Sandkästen auf Kinderspielplätzen dar.
Der regelmäßige Austausch des Sandes auf Spielplätzen ist daher aus hygienischer Sicht unabdingbar.

Epidemiologie Serologische Untersuchungen belegen, daß ca. 10 % der europäischen Bevölkerung Kontakt hatten. Damit ist die Toxocariasis nach der Toxoplasmose die häufigste Gewebeparasitose.

Ein direkter Übertragungsweg besteht im intensiven Kontakt zu Hunden und Katzen, in deren Fell die Eier persistieren können. **Hund und Katze müssen deshalb regelmäßig entwurmt werden.**

1.1.3 Ancylostomatidae

Definition ▶

Klassifikation ▦137.

Bedeutung Ancylostomatidose und Larva-migrans-cutanea-Syndrom sind Krankheitsbilder, die von Hakenwürmern verursacht werden.

Ancylostoma duodenale, Necator americanus

Bedeutung Ancylostoma duodenale (▣ 318) und Necator americanus (▣ 319) sind die Verursacher der **Ancylostomatidose**, Haken- oder Grubenwurmerkrankung. Klassischerweise ist das Verbreitungsgebiet von Ancyclostoma duodenale die Alte Welt, das von Necator americanus die Neue Welt. Heute beschränkt sich seine Verbreitung, ebenso wie bei Necator americanus, auf tropische und subtropische Regionen.

Epidemiologie. Serologische Untersuchungen belegen, daß ca. 10 % der europäischen Bevölkerung Kontakt hatten. Damit ist die Toxocariasis nach der Toxoplasmose die häufigste Gewebeparasitose.

Ein direkter Übertragungsweg besteht im intensiven Kontakt zu Hunden und Katzen, in deren Fell die Eier persistieren können. **Hund und Katze müssen deshalb regelmäßig entwurmt werden.** Ein besonderes Augenmerk muß der Hygieniker auf die Sandkästen auf Kinderspielplätzen legen und die Unsitte, diese als Hundeklosett zu mißbrauchen. So konnte eine Studie zeigen, daß sich in West-Berlin auf 10 % der untersuchten Kinderspielplätze Toxocara-Eier nachweisen ließen. Auch Rollstuhlfahrer haben eine erhöhte Durchseuchungsrate, weil sie offensichtlich mit ihren Händen die Eier aufnehmen.

Prophylaxe. Neben der regelmäßigen Entwurmung von Hund und Katze muß vor allem sichergestellt werden, daß diese Haustiere nicht die Sandkästen auf Kinderspielplätzen als Klosett benutzen. Da dies nur unzureichend durchgesetzt werden kann, ist der regelmäßige Austausch des Sandes in den Spielkästen unabdingbar.

1.1.3 Ancylostomatidae

▶ *Definition.* Ancylostomatidae oder Hakenwürmer sind 0,7 – 1,8 cm lange Fadenwürmer, deren Vorderende hakenartig abgebogen ist (ankylos: krumm). Charakteristisch für die Würmer ist weiterhin eine Mundkapsel mit zahnartigen Strukturen (stoma: Mund).

Klassifikation. ▦ **137** gibt einen Überblick über die humanmedizinisch relevanten Spezies der Ancylostomatidae.

▦ 137	Humanmedizinisch relevante Ancylostomatidae-Arten
Art	**Hauptwirt**
▷ Ancylostoma duodenale	Mensch
▷ Necator americanus	Mensch
▷ Ancylostoma ceylanicum	Katze

Bedeutung. Ancylostomatidae können beim Menschen zwei Krankheitsbilder initiieren: Ancylostoma duodenale und Necator americanus sind Ursache der **Ancylostomatidose** oder Hakenwurmkrankheit; die primär tierpathogenen Arten können beim Befall des Menschen das **Larva-migrans-cutanea-Syndrom** erzeugen.

Ancylostoma duodenale, Necator americanus

Bedeutung. Ancylostoma duodenale (▣ 318) und Necator americanus (▣ 319) sind die Verursacher der **Ancylostomatidose**, Haken- oder Grubenwurmerkrankung. Klassischerweise ist das Verbreitungsgebiet von Ancylostoma duodenale die Alte Welt, das von Necator americanus die Neue Welt. Ancylostoma duodenale war früher in Bergwerken, bei Großtunnelbauten u. ä. Untertagebauten wegen der schlechten hygienischen Verhältnisse in diesen Anlagen weit verbreitet (aber auch wegen der höheren Temperatur im Erdinneren, die zur Reifung der Eier unabdingbar ist!) und Ursache der »Grubenwurmerkrankung«. Heute beschränkt sich seine Verbreitung, ebenso wie bei Necator americanus, auf tropische und subtropische Regionen.

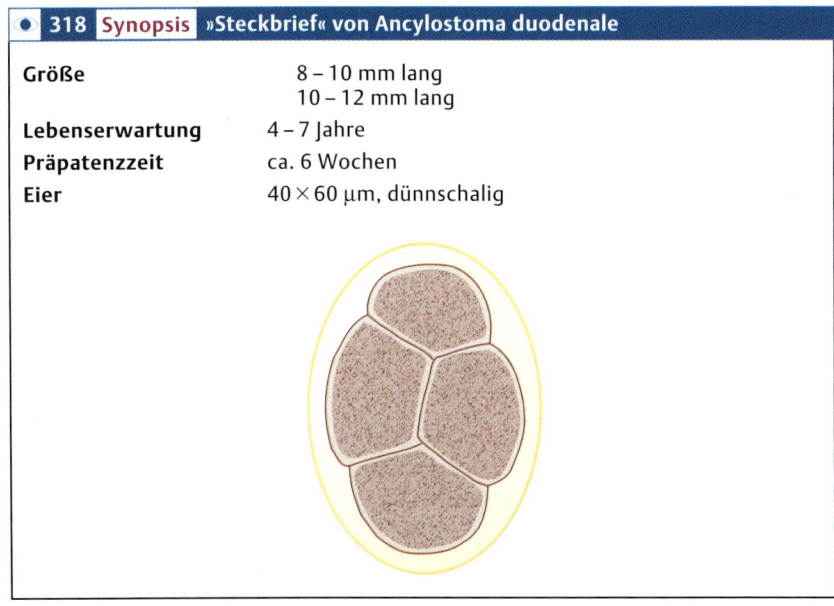

318 Synopsis »Steckbrief« von Ancylostoma duodenale

Größe	8 – 10 mm lang 10 – 12 mm lang
Lebenserwartung	4 – 7 Jahre
Präpatenzzeit	ca. 6 Wochen
Eier	40 × 60 µm, dünnschalig

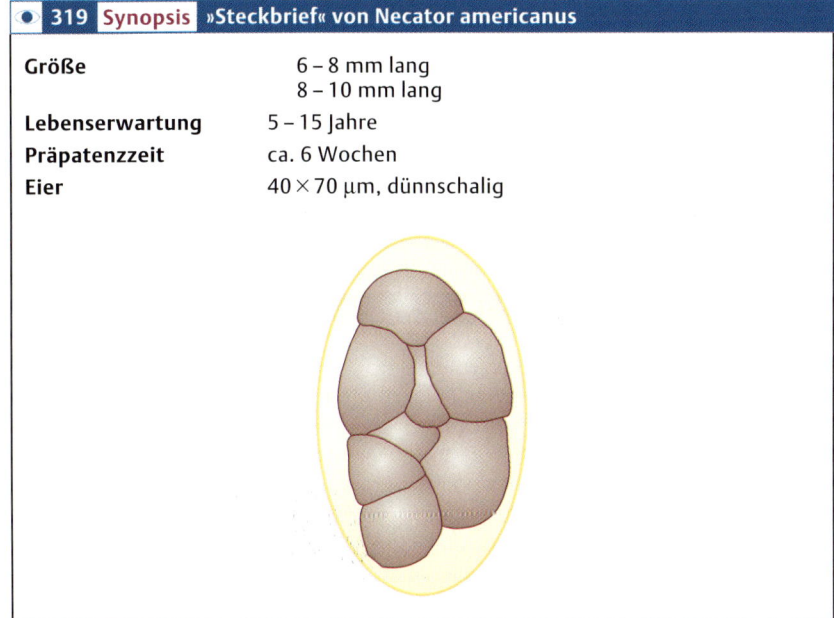

319 Synopsis »Steckbrief« von Necator americanus

Größe	6 – 8 mm lang 8 – 10 mm lang
Lebenserwartung	5 – 15 Jahre
Präpatenzzeit	ca. 6 Wochen
Eier	40 × 70 µm, dünnschalig

Klassifikation. Ancylostoma und Necator unterscheiden sich morphologisch durch ihre Mundwerkzeuge. Ancylostoma hat zahnähnliche, Necator schneidende, plattenförmige Strukturen. Auch die Eier der beiden Wurmarten unterscheiden sich leicht voneinander. Die Eier von Ancylostoma sind mit 40 × 60 µm etwas gedrungener als die schlankeren Eier von Necator (40 × 70 µm). Ancylostoma hat eine Lebenserwartung von 5, Necator von mehr als 7 Jahren.

Entwicklungszyklus. Die weiblichen Hakenwürmer geben täglich ca. 20000 Eier ab, die mit den Fäzes an die Umwelt gelangen. Die Eier brauchen zur Reifung Temperaturen von mindestens 20 °C, Feuchtigkeit und Sauerstoff. Bei Temperaturen um 28 °C entstehen bereits nach 1 – 2 Tagen erste Larven, die das Ei verlassen und sich über eine Zwischenhäutung (L2) zur infektionsfähigen dritten Larve ausbilden. Diese dritte Larve ist zwar gehäutet, hat die Kutikula aber nicht abgeworfen, d. h., sie wird von einer

Klassifikation Ancylostoma und Necator unterscheiden sich in der Form ihrer Eier sowie morphologisch durch ihre Mundwerkzeuge. Ancylostoma hat zahnähnliche, Necator schneidende, plattenförmige Strukturen.

Entwicklungszyklus Aus den mit den Eiern der Würmer in die Umwelt gelangten ersten Larven, entwickeln sich Larvengeneration 2 und 3. Letztere kann perkutan in den menschlichen Körper eindringen. Über Lymphe und Blut gelangt sie in die Lunge, wo sie das Gefäßsystem verläßt, den Luftwegen folgend den Pharynx erreicht, um nach Verschlucken in den Dünndarm zu gelangen, wo sie zur Geschlechtsreife heranwächst.

Hülle oder »Scheide« umgeben. Diese Larven können im feuchtwarmen Milieu ca. 1 Monat überdauern.

Die Infektion erfolgt klassischerweise perkutan. Während des Eindringens in den Körper entledigen sich die Larven endgültig ihrer Haut. Über Lymphe und Blut gelangen sie in die Lunge, wo sie das Gefäßsystem verlassen, den Luftwegen folgend den Pharynx erreichen, um nach Verschlucken in den Dünndarm zu gelangen, wo sie zur Geschlechtsreife heranwachsen. Der gesamte Vorgang dauert ca. 5 Wochen und ist offensichtlich auch nach oraler Aufnahme der Larven (kontaminierte Lebensmittel) ohne Körperwanderung möglich.

Klinik Lokale Reaktionen an der Eintrittspforte der Larven sind häufige klinische Befunde. Die Besiedelung der Rachenschleimhaut führt zur **Wakana disease**, deren Hauptsymptome Heiserkeit, Husten, Brechreiz u. a. sind. Die im Darm lebenden Würmer saugen Blut, was langfristig zur **Eisenmangelanämie** führt.
Zudem können Bauschmerzen, Blähungen, Appetitlosigkeit und Gewichtsverlust auftreten.

Klinik. Beim kutanen Eintritt der Larven (ca. 0,6 mm) in die Haut treten **Juckreiz, Rötung** und **Hauteffloreszenzen** auf. Besonders Necator americanus wandert oft tagelang in der Haut, bevor er Anschluß an das Lymph- oder Blutgefäßsystem findet.

Die Lungenpassage zeigt sich in einem eosinophilen, röntgenologisch wolkenartigen Infiltrat. Klappt der Akt des Verschluckens der Larven im Pharynx nicht, so besiedeln diese die Rachenschleimhäute und verursachen Heiserkeit, Brechreiz, Speichelfluß, Husten, Dyspnoe etc. (**Wakana disease**).

Die im Jejunum und Ileum lebenden adulten Würmer (**der Name »duodenalis« ist absolut irreführend!**) beißen sich in die Darmwand und saugen täglich bis zu 0,2 ml Blut. Die Anwesenheit der Würmer erzeugt Bauchschmerzen, Blähungen, Appetitlosigkeit, Gewichtsverlust, vor allen Dingen jedoch im Lauf der Zeit bei massivem Befall eine **Eisenmangelanämie**, was die Leistungsfähigkeit der meist unterernährten Menschen weiter beeinträchtigt.

Nachweis Methode der Wahl ist der mikroskopische Nachweis der Wurmeier im Stuhl (⊡ 320).

Nachweis. Die mikrobiologische Untersuchung beschränkt sich auf den Nachweis der Wurmeier im Stuhl. Diese sind dünnschalig und enthalten im frisch abgesetzten Stuhl nur wenige (2 – 8) Furchungszellen (⊡ 320).

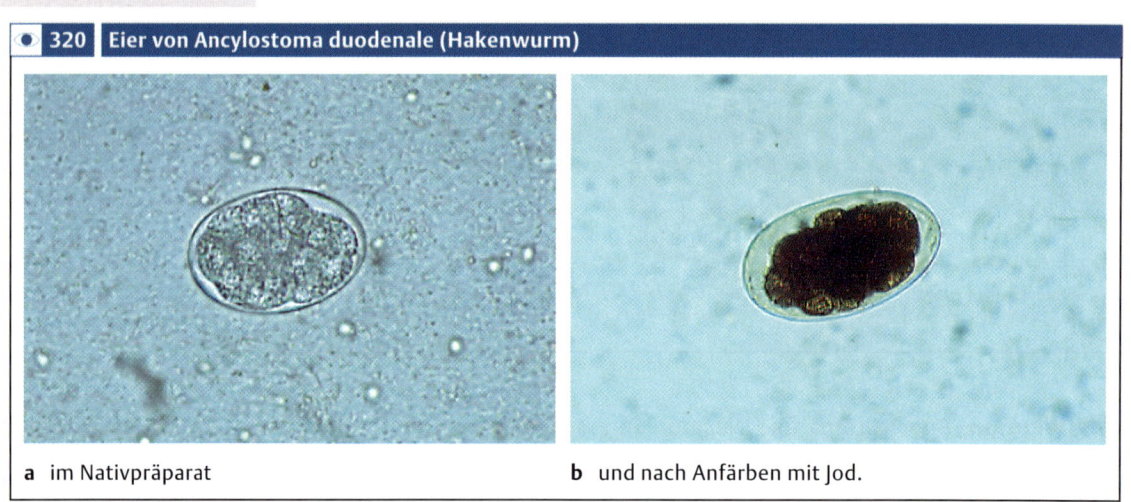

⊙ 320 Eier von Ancylostoma duodenale (Hakenwurm)

a im Nativpräparat **b** und nach Anfärben mit Jod.

Therapie Mebendazol, Thiabendazol.

Therapie. Neben der Behandlung der Anämie empfehlen sich Mebendazol, Thiabendazol oder Pyrantel.

Epidemiologie Endemiegebiete sind heute tropische und subtropische Regionen. Häufigste Eintrittspforte sind die Füße (Arbeiten auf kontaminierten Böden bei unzureichendem Schuhwerk).

Epidemiologie. Die Zahl der Infizierten wird auf ca. 500 bis 900 Millionen geschätzt. Endemiegebiete sind Afrika, Asien, Südeuropa, Zentral- und Südamerika sowie der Süden der USA. Die Wurminfestation erfolgt hauptsächlich bei Arbeiten in Reisfeldern und beim Barfußgehen auf anderen kontaminierten, d. h. abwässerbelasteten Böden. Häufigste Eintrittspforte der infektiösen dritten Larve ist die untere Extremität.

Prophylaxe. Wenn in den tropischen Ländern einer breiten Bevölkerungs-schicht die Benutzung von Wasserklosetts möglich wäre, könnte man dadurch die Verbreitung der Wurmeier stoppen. Neben der Individualhygiene ist hier vor allem das Tragen festen Schuhwerkes bei Arbeiten auf kontaminierten Böden zu empfehlen.

Sonstige humanpathogene Hakenwurmlarven

▶ **Definition.** Es handelt sich um prinzipiell tierpathogene Ancylostomatidae, für die der Mensch ein Fehlwirt ist. Dennoch können die Larven dieser Hakenwürmer den Menschen befallen und an der Eintrittspforte lokale Krankheitserscheinungen hervorbringen.

Klassifikation. In Frage kommen:
- **Ancylostoma brasiliense**. Ein unliebsames Souvenir mancher Badeferien in Südamerika. Die Infektion erfolgt an Badestränden, wo streunende Hunde als Infektionsquelle fungieren
- **Ancylostoma canium** und **Uncinaria stenocephala** werden ebenfalls von Hunden übertragen, kommen jedoch nur in der nördlichen Hemisphäre vor
- **Bumostomum phlebotomum** wird von Rindern auf den Menschen verbracht und betrifft hauptsächlich beruflich exponierte Menschen.

Klinik. Nach Eindringen der Larven bohren diese über Wochen und Monate hinweg serpiginöse Gänge in die Haut (einige Millimeter pro Tag). Diese entzünden sich und verursachen einen starken Juckreiz. Die älteren Teile verkrusten und trocknen ein. Diese lokalen Hauterscheinungen werden unter dem Namen **Larva-migrans-cutanea-Syndrom** (auch: LMC, Larva migrans externa, »Hautmaulwurf«, »creeping eruption«) zusammengefaßt (◉ 321).

Prophylaxe Individualhygiene, Tragen von festen Schuhen.

Sonstige humanpathogene Haken-wurmlarven

◀ Definition

Klassifikation
- **Ancylostoma brasiliense**. Ein unliebsames Souvenir mancher Badeferien in Südamerika
- **Ancylostoma canium** und **Uncinaria stenocephala** werden ebenfalls von Hunden übertragen
- **Bumostomum phlebotomum** wird von Rindern auf den Menschen verbracht.

Klinik Nach Eindringen der Larven bohren sie über Wochen und Monate Gänge in die Haut, die sich entzünden und stark jucken. Diese lokalen Hauterscheinungen werden unter dem Namen **Larva-migrans-cutanea-Syndrom** zusammengefaßt (◉ 321).

◉ 321 Larva migrans cutanea (»Hautmaulwurf«) an der Fußsohle

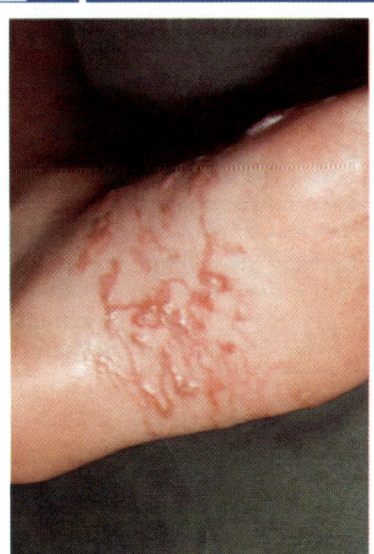

Kurz nach der Rückkehr von der ostafrikanischen Küste entwickelte sich bei diesem Patienten die charakteristische, langsam fortschreitende, mäandrierende Rötung, hervorgerufen durch eine im Hautgewebe wandernde Hakenwurmlarve.

Die Diagnose erfolgt durch das klinische Bild. Mittel der Wahl zur Therapie ist die Vereisung der Larven (5 – 10 mm vor der Entzündungsstelle in der Haut) oder die lokale Applikation von Tiabendazol. Zur Prophylaxe sollten hundekotverschmutzte Badestrände gemieden werden.

Nachweis. Die Diagnose erfolgt aufgrund des typischen Erscheinungsbildes in der Haut.

Therapie. Lokale Applikation von Tiabendazol ist das Mittel der Wahl, wenn die Larve in der Haut nicht lokalisiert werden kann oder wenn ein Mehrfachbefall zu vermuten ist. Bei Einfachbefall und Lokalisierbarkeit empfiehlt sich die schlichte Vereisung mit Ethylchlorid-Spray.

Prophylaxe. Eine wirkliche Prophylaxe ist nicht möglich. Badestrände, die mit Hundekot verunreinigt sind, sollten gemieden werden.

Praktischer Tip ▶

> ▶ **Praktischer Tip.** Die Larve befindet sich meistens 5 – 10 mm vor der Entzündungsstelle in der Haut.

Merke ▶

> ▶ **Merke.** Das Larva-migrans-cutanea-Syndrom ist nicht spezifisch für Hakenwurmlarvenbefall. Auch die Larven anderer Parasiten können die Ursache sein. In den entsprechenden Kapiteln wird darauf hingewiesen.

1.1.4 Rhabditidae

1.1.4 Rhabditidae

Definition ▶

> ▶ **Definition.** Rhabditidae (Zwergfadenwürmer) sind kleine Nematoden (ca. 2 mm lang), die zeitweise auch saprophytär in der Umwelt leben können.

Klassifikation ▦ 138.

Klassifikation. ▦ 138 gibt eine Übersicht über die humanpathogenen Vertreter dieser Wurmfamilie.

138	Arten, Hauptwirt und medizinische Bedeutung der Rhabditiden	
Art	**Hauptwirt**	**Bedeutung**
▷ Strongyloides stercoralis	Mensch	sehr groß
▷ Strongyloides fuelleborni	Mensch	groß, kommt in Europa aber nicht vor
▷ Rhabditis spec.	freilebend	sehr gering
▷ Pelodera spec.	freilebend	sehr gering

Bedeutung Zwergfadenwürmer – Hauptvertreter **Strongyloides stercoralis** – haben in den feuchtwarmen Regionen der Erde ca. 80 Millionen Menschen infiziert.

Bedeutung. Die Zwergfadenwürmer der Gattung Strongyloides kommen hauptsächlich in den feuchtwarmen Regionen der Erde vor, wo sie ca. 80 Millionen Menschen infiziert haben. Hauptvertreter sind **Strongyloides stercoralis** und Strongyloides fuelleborni, wobei letzterer in Europa primär nicht auftritt.

Strongyloides stercoralis

Strongyloides stercoralis

Entwicklungszyklus Im menschlichen Darm leben ausschließlich weibliche Würmer (▣ 322), die täglich ca. 1000 parthenogenetisch erzeugte Eier produzieren. Bereits im Darm können infektionsfähige Larven schlüpfen. Diese können entweder sofort in die Darmwand eindringen (**Endo-Autoinvasion**) oder nach Verlassen des Darms die Analschleimhaut und umliegende Hautareale befallen (**Exo-Autoinvasion**). Gelangen sie ins Freie, entwickeln sich

Entwicklungszyklus. Strongyloides stercoralis (▣ 322) kann sowohl parasitieren wie auch frei im Boden vorkommen. Nur die weiblichen Individuen besiedeln den menschlichen Dünndarm. Sie sind ca. 2,5 mm lang und legen täglich 1000 Eier, die **parthenogenetisch** erzeugt wurden. Da die Larvenbildung in diesen Eiern sauerstoffunabhängig abläuft, schlüpft bereits im Darm die erste Larvengeneration. Dieser stehen zwei Entwicklungsmöglichkeiten zur Verfügung (▣ 322).
- Durch weitere Häutung entstehen infektionsfähige dritte Larven, die entweder sofort in die Darmwand eindringen (**Endo-Autoinvasion**) oder den Darm verlassen, um sich in der Analschleimhaut oder in angrenzende Hautareale einzubohren (**Exo-Autoinvasion**)

- Im Freien entwickeln sich aus den Larven getrenntgeschlechtliche Würmer, die mit ca. 1 mm Länge bedeutend kleiner sind als die parasitierenden Formen im menschlichen Darm. Die befruchteten Eier können infektionsfähige dritte Larven hervorbringen.

Die Larven bohren sich in das Gewebe des Wirts, finden Anschluß an das Blutgefäßsystem und erreichen auf diesem Wege die Lunge. Hier verlassen sie die Blutbahn in die Alveolen. Von hier aus folgen sie den Luftwegen kranial, um nach Verschlucken endlich den Darm des Menschen zu erreichen. Dort entwickeln sich ausschließlich weibliche Individuen.

getrenntgeschlechtliche Würmer, die wiederum Eier und infektionsfähige Larven hervorbringen. Die in die Haut eingedrungenen Larven erreichen über die Blutgefäße die Lunge, von wo aus sie den Atemwegen folgend den Pharynx und nach Verschlucken den Darm erreichen.

● 322 Synopsis »Steckbrief« von Strongyloides stercoralis	
Größe	2 – 2,5 mm
Präpatenzzeit	> 17 Tage
Larven	0,5 mm lang
Eier	50 × 30 µm

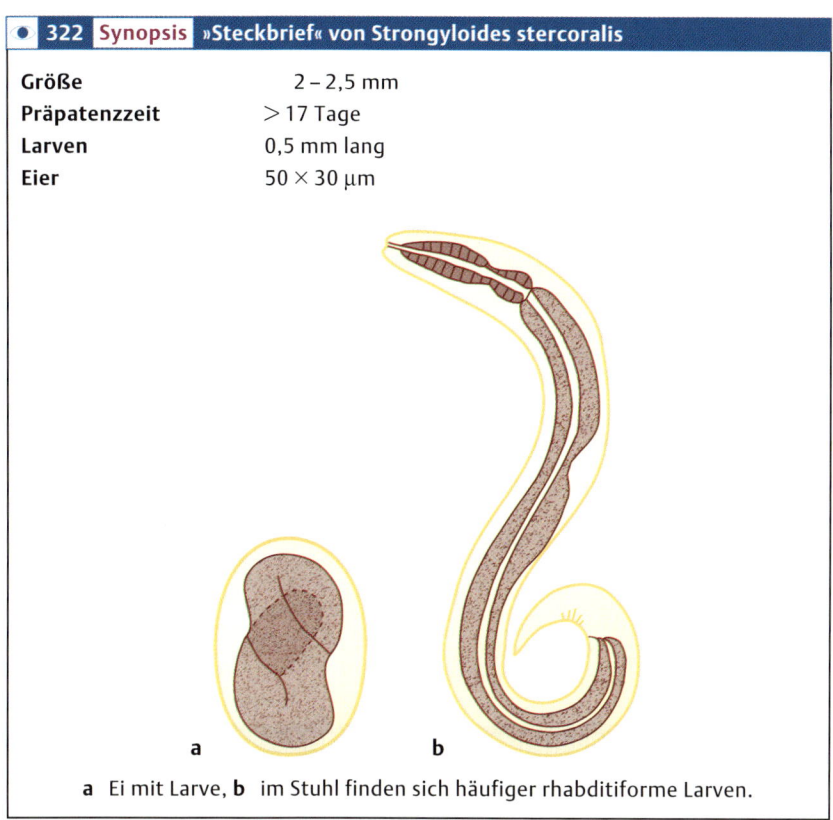

a Ei mit Larve, **b** im Stuhl finden sich häufiger rhabditiforme Larven.

Klinik. Das Eindringen der Larven in die Haut verursacht eine **Larva-migrans-cutanea-Symptomatik** (S. 537). Strongyloideslarven dringen in der Haut mit ca. 10 cm/Std. sehr rasch voran. Man spricht deshalb auch von der »racing Larva« oder »Larva currens«.
Die Lungenpassage verursacht bei massivem Befall eine **Pneumonie, chronische Bronchitis** oder **akute Atemnotanfälle**.
Die Schwere des Darmbefalls und der daraus resultierenden Autoinfektionen ist abhängig von der Gesamtabwehrlage des Körpers. Bei Immunschwäche (AIDS; Corticoid- und anderen immunsuppressiven Therapien) können chronische Verlaufsformen in Hyperinfektionen münden. Bei den Autoinfektionen können sich dann zahlreiche Larven in Darmwand, Mesenterialgefäße, Gallengänge und andere Organe absiedeln und entsprechende Beschwerden hervorrufen, zumal mit den Larven auch Darmbakterien in diese Körperregionen verschleppt werden können. Durch den Befall der Milchgänge konnte auch eine Übertragung von Larven über die Muttermilch beobachtet werden.

Nachweis. Die Diagnose erfolgt durch mikroskopischen Direktnachweis der Larven im Stuhl oder anderen Körpersekreten (Liquor, Bronchialsekret, Sputum, Aszitesflüssigkeit etc.). Die Larven sind ca. 0,5 mm groß und stark beweglich. Bei der üblichen Stuhlanreicherung, wobei die groben Bestand-

Klinik Die Larven wandern in der Haut sehr schnell (»racing Larva«) und erzeugen eine **Larva-migrans-cutanea-Symptomatik**. Die Lungenpassage verursacht eine **Pneumonie, chronische Bronchitis** oder **akute Atemnotanfälle**. Der Befall des Darms ist abhängig von der Abwehrlage des Patienten. Bei Immunschwäche können zahlreiche Larven und mit ihnen auch Darmbakterien in andere Organe verschleppt werden und entsprechende klinische Befunde erzeugen.

Nachweis Die Diagnose erfolgt durch den mikroskopischen Direktnachweis der lebhaft beweglichen Larven in den entsprechenden Untersuchungsmaterialien.

teile durch Gazefilter zurückgehalten werden sollen, verbleiben auch die Larven in der Gaze! Damit entgehen sie der mikroskopischen Untersuchung des Sediments. Strongyloideseier sind sehr selten zu finden, weil die Larven schon vorher geschlüpft sind.

Therapie. Tiabendazol oder Mebendazol sind Mittel der Wahl.

> ▶ *Merke.* Vor einschneidenden immunsuppressiven Maßnahmen, z. B. vor Organtransplantationen, sollten Patienten mit Tropenreisen in der Anamnese auf Strongyloidesbefall untersucht werden, da chronische Infektionen in eine Hyperinfektion übergehen können.

Andere Strongyloides-Arten
Strongyloides fuelleborni

Dieser Zwergfadenwurm ist ein verbreiteter Parasit von Altweltaffen. Er kann aber auch den Menschen befallen. Humaninfektionen sind besonders in Staaten des tropischen Afrikas, aber auch aus Südostasien bekannt. Erkrankungen und Todesfälle bei Kleinkindern in Papua-Neuguinea werden auf eine Strongyloides-Art zurückgeführt, die sich morphologisch nicht von Strongyloides fuelleborni unterscheiden läßt.

1.1.5 Trichuridae

> ▶ *Definition.* Trichuridae (**Peitschenwürmer**) sind aphasmidische Würmer (Adenophorea); ihnen fehlen die Phasmiden, das sind drüsenartige Sinnesorgane.

Klassifikation. ▦ 139 gibt einen Überblick über die humanmedizinisch relevanten Spezies der Trichuridae.

▦ 139	Humanmedizinisch relevante Trichuridae-Arten	
Art	**Hauptwirt**	**Klinische Bedeutung**
▷ Trichuris trichiura	Mensch	groß
▷ Trichuris suis	Schwein	gering
▷ Trichuris vulpis	Hund	gering

Trichuris trichiura

Bedeutung. Trichuris trichiura (▣ 323), Trichuris suis, Trichuris vulpis sind die Erreger der **Trichuriose**, einer weltweit verbreiteten Wurmerkrankung mit ca. 500 Millionen Infestationen. Obwohl Trichuris ubiquitär vorkommt, sind die tropisch und subtropisch (Türkei) feuchtwarmen Regionen der Erde die Hauptendemiegebiete. Morphologisch charakteristisch ist das peitschenförmige Aussehen der Würmer: sehr dünnes Vorderteil, dickes (peitschenstielartiges) Hinterteil.

Therapie Tiabendazol, Mebendazol.

Merke ▶

Andere Strongyloides-Arten

Strongyloides fuelleborni

Von größerer Bedeutung ist nur **Strongyloides fuelleborni**, der von Altweltaffen beherbergt wird und Humaninfektionen im tropischen Afrika und Südostasien verursacht. Andere Arten des Zwergfadenwurmes treten extrem selten als Ursache von Infektionskrankheiten in Erscheinung.

1.1.5 Trichuridae

Definition ▶

Klassifikation ▦ 139.

Trichuris trichiura

Bedeutung Trichuris trichiura (▣ 323) ist der Erreger der **Trichuriose**, einer weltweit vorkommenden Wurmerkrankung.

Größe	5 cm lang, 0,1 – 0,2 mm dick
	5 cm lang, 0,1 – 0,2 mm dick
Lebenserwartung	3 Jahre
Präpatenzzeit	6 Wochen
Eier	25 × 55 µm

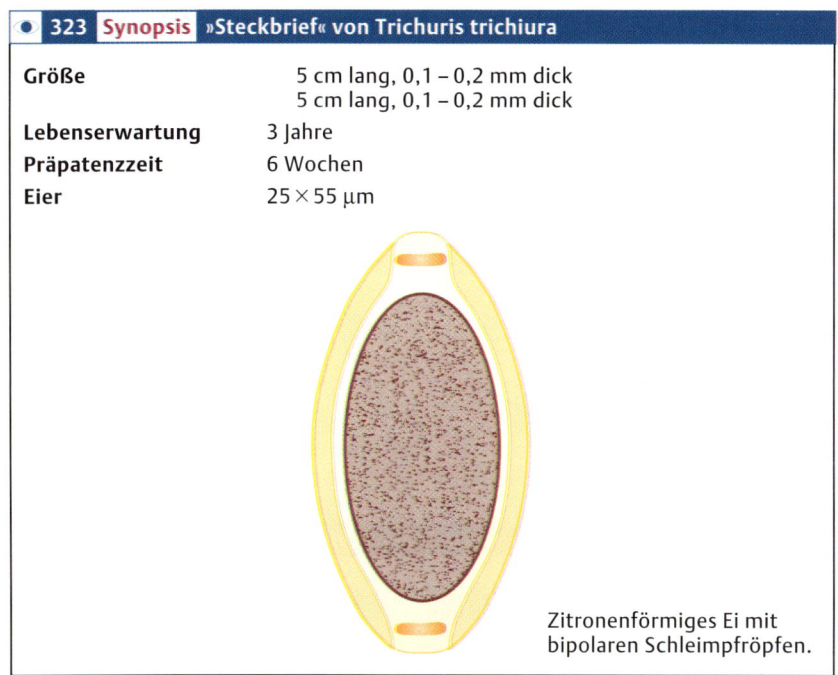

Zitronenförmiges Ei mit bipolaren Schleimpfröpfen.

Entwicklungszyklus. Die ca. 4 cm langen geschlechtsreifen Würmer leben bevorzugt im Zäkum, können jedoch auch im unteren Ileum, Appendix, Kolon und Rektum angetroffen werden. Die weiblichen Tiere scheiden pro Tag ca. 10000 Eier aus. Zur Larvenentwicklung im Ei sind Sauerstoff und ein feuchtwarmes Klima notwendig. Werden die infektionsfähigen Eier oral aufgenommen, schlüpfen die Larven und dringen in das Dickdarmepithel ein. Nach etwa 6 Wochen, in denen sich die Reifung der Larven durch mehrmalige Häutung vollzieht, sind die Würmer geschlechtsreif. Sie sind nunmehr mit ihrem hauchdünnen Vorderteil in der Darmmukosa verankert, während das dicke Hinterteil im Darmlumen freiliegt. Die Lebenserwartung von Trichuris trichiura beträgt annähernd 3 Jahre.

Pathogenese. Die Würmer saugen mit ihrem Vorderteil Blut. Hohe Besiedelungszahlen führen zur Anämie und bei Kindern zu Gedeihstörungen.

Klinik. Nur der Massenbefall führt zu klinischen Symptomen. Die Schäden entstehen an der Darmschleimhaut durch die Wurmenzyme. Als Folge treten hämorrhagische Diarrhöen und Koliken auf.

Nachweis. Die Diagnose wird durch den Einachweis im Stuhl gestellt. Trichuriseier sind unverwechselbar durch ihre zitronenförmige Gestalt, der bipolar Schleimpfröpfchen aufgelagert sind. Die Eier sind dickschalig, gelbbraun und 25 × 55 µm groß.

Therapie. Mebendazol und Tiabendazol sind geeignete Mittel. Die Totalsanierung gelingt jedoch nicht immer (ca. 10 % Therapieversager).

Entwicklungszyklus Die adulten Würmer leben bevorzugt im Zäkum. Die Larvenentwicklung findet an der Umwelt statt (Sauerstoffzutritt). Wird das Ei mit infektiöser Larve oral aufgenommen, schlüpft diese und dringt in das Darmepithel ein. Nach 6 Wochen ist der Wurm geschlechtsreif. Er ist mit dem dünnen Vorderende in der Darmmukosa verankert.

Pathogenese Die Würmer saugen Blut. Anämie und Gedeihstörungen sind die Folge.

Klinik Nur der Massenbefall führt zu Koliken und hämorrhagischen Diarrhöen.

Nachweis Trichuriseier sind unverwechselbar und können im Stuhl leicht nachgewiesen werden.

Therapie Mebendazol, Tiabendazol (ca. 10 % Therapieversager).

1.2 **Nematoden mit extraintesti-**
nalen Infestationen

1.2 Nematoden mit extraintestinalen Infestationen

Die Einteilung der Nematoden in solche mit hauptsächlich intestinaler und solche mit hauptsächlich extraintestinaler Manifestation ist fließend. Wie in den vorherigen Kapiteln bereits gezeigt, sind extraintestinale Larvenbewegungen bei sehr vielen Nematodenarten Ursache klinischer Symptome. Für diagnostische Überlegungen ist die Zuordnung Darmbefall – Gewebemanifestation jedoch von entscheidender Bedeutung (Stuhluntersuchung? Blutuntersuchung? Histologie? etc.), so daß wir hier dieser Einteilung folgen wollen.

1.2.1 Trichinella spiralis

Bedeutung Trichinella spiralis (▣ 324) ist der Erreger der Trichinose.

1.2.1 Trichinella spiralis

Bedeutung. Trichinella spiralis (▣ **324**) ist der Erreger der Trichinose, einer Erkrankung des Menschen und zahlreicher Tiere.

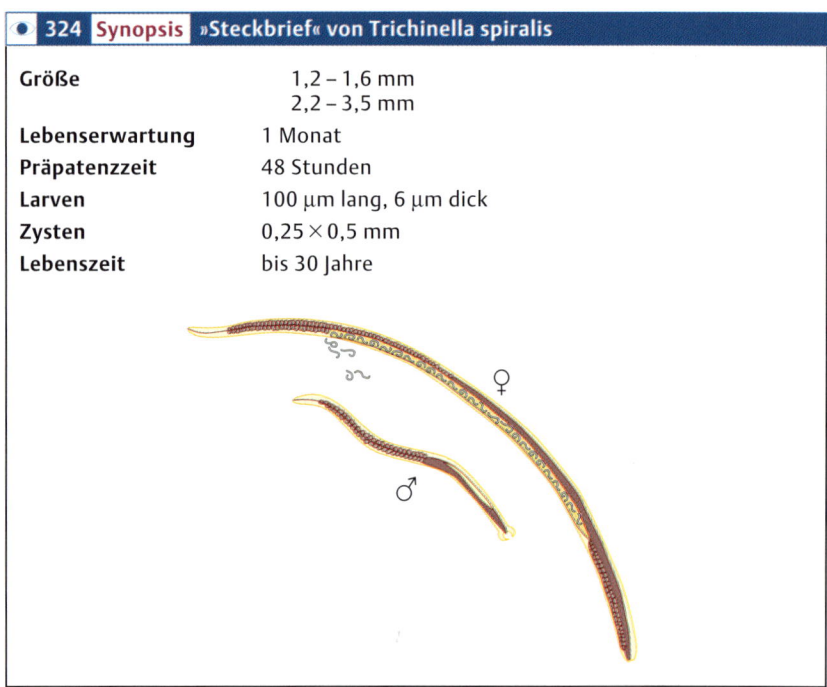

● 324 **Synopsis** »Steckbrief« von Trichinella spiralis	
Größe	1,2 – 1,6 mm 2,2 – 3,5 mm
Lebenserwartung	1 Monat
Präpatenzzeit	48 Stunden
Larven	100 µm lang, 6 µm dick
Zysten	0,25 × 0,5 mm
Lebenszeit	bis 30 Jahre

♀
♂

Entwicklungszyklus Wird trichinenhaltiges Fleisch verzehrt (Fleisch mit verkapselten Trichinenlarven, s. u.), dann besiedeln diese Larven das Dünndarmepithel, wo sie Geschlechtsreife erlangen (Darmtrichinen). Die weiblichen adulten Würmer setzen Larven ab, die Anschluß an das Blut-Lymph-System finden und so die **quergestreifte Muskulatur** erreichen. Die Trichinenlarven dringen in die Muskelzelle ein. Die Muskelzelle kapselt den Parasiten durch Ablagerungen hyalinen und fibrillären Materials ab. Allmählich **verkalkendes Granulationsgewebe** gibt der Kapsel Stabilität (Muskeltrichinen, ▣ **325**). Mit der oralen Aufnahme dieser verkapselten Larve beginnt der Infektionszyklus erneut.

Entwicklungszyklus. Ausgangspunkt der Infestation sind eingekapselte infektiöse Larven, welche sich in der quergestreiften Skelettmuskulatur von Tieren finden. Wird solches Fleisch im rohen oder ungenügend erhitzten Zustand verzehrt, werden diese Larven im Zuge der Verdauung freigesetzt und besiedeln das Dünndarmepithel. Innerhalb von 1 – 2 Tagen häuten sich die Larven und sind dann geschlechtsreif (Darmtrichinen). Die männlichen Würmer sind 1 – 2 mm lang, die weiblichen 3 – 4 mm. Nach der Kopulation sterben die Männchen, die Weibchen werden 4 – 6 Wochen alt und setzen täglich ca. 1000 Larven ab (Vivipara). Diese dringen im selben Wirt in die Lamina propria ein, wo sie Anschluß an das Blut-Lymph-System finden. Auf diesem Weg erreichen sie die **quergestreifte Muskulatur**. Die Trichinenlarven dringen in die Muskelzelle ein, die dadurch meistens nicht zerstört wird. Die Larve liegt zunächst gestreckt in der Zelle, um sich dann spiralförmig aufzurollen. Die Muskelzelle kapselt den Parasiten während dieser Zeit durch Ablagerungen hyalinen und fibrillären Materials ab. Allmählich **verkalkendes Granulationsgewebe** gibt der Kapsel Stabilität und eine ovale, zitronenförmige Gestalt (Muskeltrichinen, ▣ **325**). Mit der oralen Aufnahme dieser verkapselten Larve beginnt der Infektionszyklus erneut.

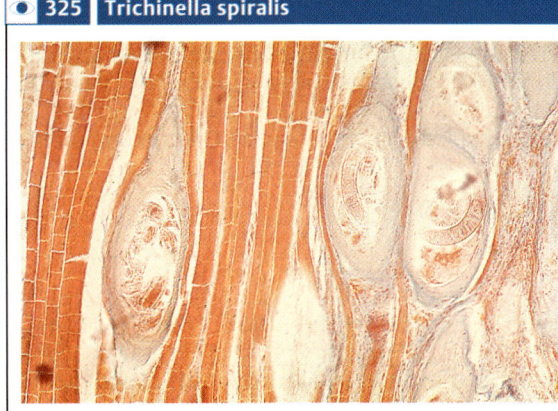

325 | **Trichinella spiralis**

Muskeltrichinen in der quergestreiften Muskulatur sind in einer (im Präparat bläulich gefärbten) Bindegewebskapsel aufgerollt.

Klinik. Der klinische Verlauf der Trichinose ist abhängig von der Anzahl der inkorporierten Trichinenlarven. Schon 50 solcher Larven können Symptome verursachen, jedoch ist bei schweren und tödlich verlaufenden Trichinosen eine große Anzahl von Larven (> 2000) notwendig.

Die Krankheit beginnt mit den Symptomen einer Lebensmittelvergiftung: Innerhalb von 24 Stunden nach Nahrungsaufnahme kommt es zu Übelkeit, Erbrechen, Diarrhö und kolikartigen Abdominalbeschwerden; Fieber tritt jedoch nicht auf. Vom 7. bis 11. Tag nach der Infektion beginnt die Aussaat der Larven in das Gewebe. Typisch sind Gesichtsödeme, Schwellung der Augenlider und Konjunktivitis. Muskelschmerzen, Lymphknotenschwellungen und Fieber bis 41 °C kennzeichnen die Schwere der Infektion. Gefürchtete Komplikationen sind eine häufig letal endende Myokarditis, Pneumonie, Enzephalitis oder Meningitis.

Die akute Phase der Trichinose dauert 4 – 6 Wochen. Innerhalb dieses Zeitraums enden auch die letalen Verläufe. Völlig Genesung oder über längere Zeiten bestehende rheumatoide Beschwerden sind möglich.

Nachweis. Der Nachweis von Trichinen und ihren Larven im Stuhl gelingt nur selten. Auch im peripheren Venenblut lassen sich Larven nur im Invasionsstadium finden. Die sicherste Diagnose ist der histologische **Nachweis der Larven in Muskelbiopsaten**. Daneben ist eine Reihe biochemischer Marker für die Diagnosefindung von Bedeutung: Kreatinurie, Erhöhung der Kreatinphosphokinase, Myokinase und Laktatdehydrogenase. IgE-Erhöhung und Eosinophilie lenken den Verdacht auf eine parasitäre Infektion. Ab der 3. Infektionswoche treten auch Serumantikörper auf, deren Nachweis jedoch wegen Kreuzreaktionen nicht unbedingt beweisend sein muß.

Therapie. Tiabendazol und Mebendazol in Kombination mit Kortikosteroiden sind erfolgreich.

Epidemiologie. Die Trichinose ist weltweit verbreitet, bevorzugt jedoch die gemäßigten Klimazonen. Das Wirtsspektrum von Trichinella ist sehr weit und umfaßt in erster Linie Fleisch- und Allesfresser, kann aber auch Pflanzenfresser, z. B. Rinder, Kamele, Pferde, Rehe, Hirsche etc. betreffen. Die meisten menschlichen Infektionen stammen von Schweinen.

Prophylaxe. Eingekapselte Trichinenlarven (Muskeltrichinen) sind im lebenden Gewebe 10 – 30 Jahre infektionsfähig. In Lebensmitteln werden sie bei Garungstemperaturen > 60 °C zuverlässig inaktiviert. Tieffrieren (–15 °C) bietet keine Sicherheit. Ein Trichinellaisolat aus Kanada überlebte ein 12monatiges Tieffrieren. Auch Trockenfleisch und gepökelte Wurstwaren können Trichinen enthalten.

Mit Einführung der amtlichen Fleischbeschau in Deutschland (seit 1877) sind die Erkrankungen drastisch zurückgegangen. Die letzte große Epide-

Klinik Die Krankheit beginnt mit den Symptomen einer Lebensmittelvergiftung: Mit der Aussaat der Larven in das Gewebe kommt es zu Fieber, Gesichtsödem, Schwellung der Augenlider und Lymphknoten, Konjunktivitis und Myalgien. Gefürchtete Komplikationen sind eine letal endende Myokarditis, Pneumonie, Enzephalitis und Meningitis. Neben letalen Verläufen kommen auch die völlige Genesung oder chronische Verläufe mit rheumatoiden Beschwerden vor.

Nachweis Neben der klinischen Symptomatik und einer Reihe charakteristischer biochemischer Marker ist der histologische **Nachweis der Muskeltrichinen aus Biopsiematerial** beweisend.

Therapie Tiabendazol und Mebendazol mit Kortikosteroiden.

Epidemiologie Trichinosen kommen weltweit vor; die gemäßigten Klimazonen werden jedoch bevorzugt. Die meisten menschlichen Infektionen stammen vom Schwein.

Prophylaxe Im lebenden Gewebe können die Trichinen 10 – 30 Jahre überleben. Hitze > 60 °C inaktiviert sie zuverlässig. Tieffrieren, Trocknen und Pökeln sind unsicher.

Die amtliche Fleischbeschau hat die Infektionen drastisch reduziert. Die Trichinose ist nach dem Bundesseuchengesetz **meldepflichtig** (Krankheit und Tod).

mie ereignete sich im Februar 1977 in Nordbayern durch Wildschweinwurst.

In den USA, wo es keine Trichinenschau gibt, liegt die Infektionshäufigkeit bei 4 % der Einwohner. Hohe Infektionsraten werden auch aus Osteuropa gemeldet.

Nach dem Bundesseuchengesetz ist die diagnostizierte Erkrankung **meldepflichtig**.

1.2.2 Filiariidae

Definition ▶

1.2.2 Filiariidae

▶ *Definition.* Filarien oder Fadenwürmer (filum, lat.: Faden) sind sehr dünne 2 – 50 cm lange Parasiten, deren Larven als Mikrofilarien bezeichnet werden und in der Regel von blutsaugenden Arthropoden auf den Menschen übertragen werden. Sie sind die Ursache einer Reihe spezifischer und unspezifischer Infektionskrankheiten, die jedoch alle – mit einer Ausnahme – in Europa nicht beheimatet sind. Die Ausnahme ist Dirofilaria repens, ein Wurm des Hundes, der gelegentlich auch den Menschen betreffen kann.

Klassifikation ▦140.

Klassifikation. ▦ **140** gibt einen Überblick über jene wichtigen Filarienarten, für die der Mensch Hauptwirt ist.

▦ 140	Durch Filarien verursachte Erkrankungen; Vektoren und Vorkommen der Erreger		
Art	**Klinik**	**Vorkommen**	**Vektor**
▷ Wuchereria bancrofti	Elephantiasis Lymphangitis/-adenitis	Asien, Afrika Pazifik Mittel- und Südamerika	Culex, Anopheles, Aedes
▷ Brugia malayi	Elephantiasis Lymphangitis/-adenitis	Südostasien	Anopheles, Aedes, Mansonia
▷ Brugia timori	Elephantiasis Lymphangitis/-adenitis	Indonesien	Anopheles
▷ Loa loa	Befall der Konjunktiven Hautschwellungen	Zentralafrika	Chrysops
▷ Onchocerca volvulus	»Flußblindheit« Dermatitis	Mittel- und Südamerika Afrika	Simulium

Nachweis Neben dem klinischen Bild ist der Nachweis der Mikrofilarien von Bedeutung. Als diagnostische Kriterien dienen die jeweilige Lokalisation, die Periodizität (Auftreten zu bestimmten Tageszeiten) und die Frage, ob die Mikrofilarien noch Reste der Eihäute aufweisen (gescheidete und ungescheidete Mikrofilarien). ▦ 141 gibt einen Überblick.

Nachweis. Die Diagnostik aller Filariosen erfolgt durch das klinische Bild (hier kann unter Umständen auch der adulte Wurm makroskopisch zutage treten) und in der Regel durch den Nachweis der jeweils charakteristischen Mikrofilarien. Ein besonderes Phänomen besteht darin, daß die Mikrofilarien einer Filarienspezies die Stechgewohnheiten ihrer Vektoren angenommen haben und periodisch entweder am Tag (tagesperiodisch) oder in der Nacht (nachtperiodisch) im peripheren Blut des Infizierten auftauchen. Während der übrigen Zeit halten sie sich in den zentralen Blutgefäßen innerer Organe auf. Die Mikrofilarien einiger Filarienarten sind zum Teil noch von der dünnen Eihülle umgeben. Diese werden als »gescheidete Mikrofilarien« bezeichnet und differentialdiagnostisch von den »ungescheideten Filarien« unterschieden. ▦ 141 gibt einen Überblick über die diagnostisch verwertbaren Unterschiede der einzelnen Erreger.

Therapie Ivermectin (Diethylcarbamazin).

Therapie. Für alle Filariosen war lange Zeit Diethylcarbamazin das Mittel der Wahl, Ivermectin hat aber heute den ersten Rang inne.

Prophylaxe Verhinderung der Infektion durch expositionsprophylaktische Maßnahmen. Moskitonetz, Repellents, hautbedeckende Bekleidung sind geeignete Maßnahmen zur Bekämpfung der Filariosen.

Prophylaxe. Die Vorbeugemaßnahmen gegen Filariosen sind in erster Linie expositionsprophylaktischer Natur: Verhinderung der Infektion durch Moskitonetze, Repellents und hautbedeckende Bekleidung.

☰ 141	**Durch Filarien verursachte Erkrankungen; Vektoren und Vorkommen der Erreger**		
Art	**Vorkommen der Würmer**	**Vorkommen der Mikrofilarien**	**Periodizität**
▷ Wuchereria bancrofti*	Lymphsystem	Blut	überwiegend nachtperiodisch Ausnahmen möglich
▷ Brugia malayi*	Lymphsystem	Blut	nachtperiodisch Ausnahmen möglich
▷ Brugia timori*	Lymphsystem	Blut	nachtperiodisch
▷ Loa loa*	subkutanes Bindegewebe	Blut	tagperiodisch
▷ Onchocerca volvulus	subkutanes Bindegewebe	Haut	keine Periodizität
*gescheidete Mikrofilarien			

Wuchereria bancrofti, Brugia malayi, Brugia timori

Bedeutung. Obwohl es sich um morphologisch unterschiedliche Filarien handelt, ist die von ihnen hervorgebrachte klinische Symptomatik so ähnlich, daß sie hier gesammelt besprochen werden können. Wuchereria bancrofti (☉ 326), Brugia malayi und Brugia timori (☉ 327) sind Verursacher der **»lymphatischen Filariose«**, die sich u. a. als Elephantiasis manifestieren kann.

Wuchereria bancrofti, Brugia malayi, Brugia timori

Bedeutung Die Erreger, obwohl morphologisch unterschiedlich (☉ 326 und 327) sind Ursache der **»lymphatischen Filariose«**.

☉ 326 **Synopsis**	**»Steckbrief« von Wuchereria bancrofti**
Größe	2,4 – 4 cm lang, 0,1 – 0,3 mm dick 5 – 10 cm lang, 0,1 – 0,3 mm dick
Lebenserwartung	8 Jahre
Präpatenzzeit	ca. 9 Monate
Mikrofilarien	250 – 300 μm, gescheidet

Gescheidete Mikrofilarie mit kernlosem Schwanzende.

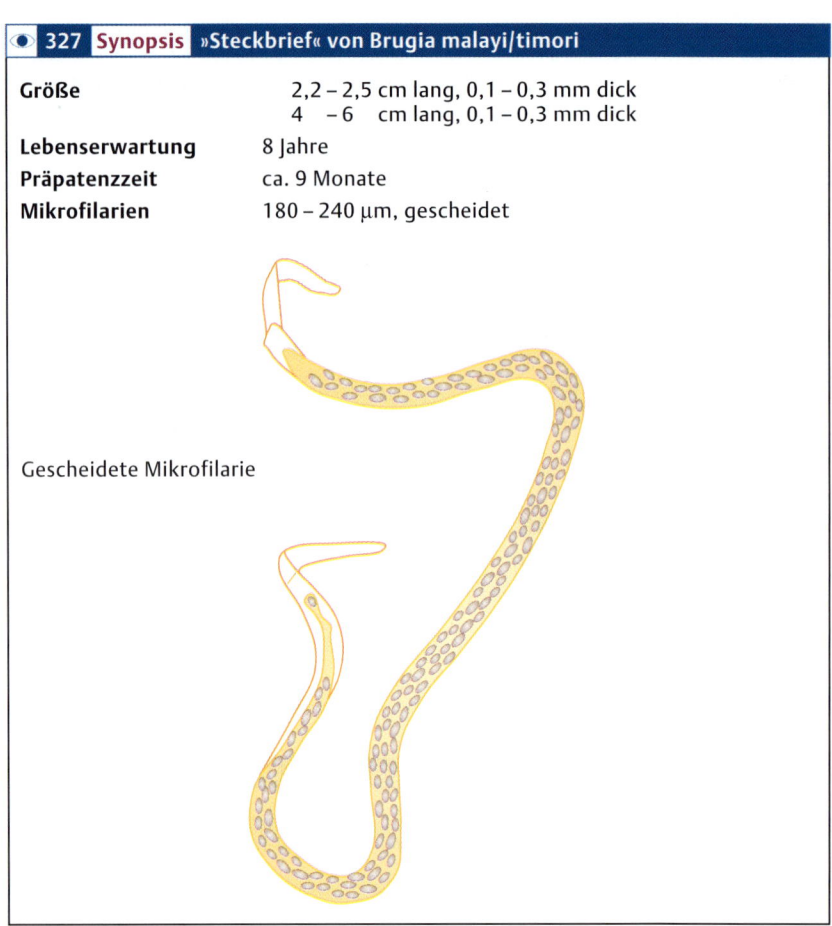

327 **Synopsis** »Steckbrief« von Brugia malayi/timori

Größe	2,2 – 2,5 cm lang, 0,1 – 0,3 mm dick
	4 – 6 cm lang, 0,1 – 0,3 mm dick
Lebenserwartung	8 Jahre
Präpatenzzeit	ca. 9 Monate
Mikrofilarien	180 – 240 µm, gescheidet

Gescheidete Mikrofilarie

Pathogenese Die Mikrofilarien werden durch verschiedene Stechmücken übertragen. Im Körper werden sie nach ca. 9 Monaten geschlechtsreif. Die adulten Würmer leben in den Lymphgefäßen, die sie durch Knäuelbildung verstopfen.

Klinik Unspezifische allergische Reaktionen stehen am Anfang der Infektion und äußern sich in Fieber, Kopf- und Gelenkschmerzen. Im Spätstadium dominiert der **Lymphstau**, der im Extremfall die Formen der **Elephantiasis** annehmen kann. Die untere Extremität ist am häufigsten betroffen.

Nachweis, Therapie, Epidemiologie und Prophylaxe Siehe S. 544.

Pathogenese. Die gescheideten Mikrofilarien werden von unterschiedlichen Stechmücken übertragen (siehe Kap. Arthropoden, S. 579). Aus diesem Grunde ist die Periodizität, d. h. das Vorkommen der Erreger im peripheren Blut, variabel. Bei den meisten Infektionen findet sich eine Nachtperiodizität. Die Mikrofilarien werden nach ca. 9 Monaten geschlechtsreif und leben dann als adulte Würmer in den Lymphgefäßen und -knoten, wo sie dichte Knäuel ausbilden. Wuchereria ist etwas größer als Brugia. Die weiblichen Würmer – die wie üblich größer sind als die männlichen – können bis zu 10 cm lang und 0,3 mm dick werden. Ihre Lebenserwartung beträgt 8 Jahre. In dieser Zeit produzieren sie ständig Mikrofilarien, die ins Blut gelangen, wo sie von Mücken aufgenommen werden.

Klinik. Im Anfangsstadium der Infektion stehen die immunologischen Prozesse beim Versuch, die Mikrofilarien zu eliminieren, im Vordergrund. Unspezifische allergische Reaktionen, die sich in Fieber, Kopfschmerzen und Arthralgien äußern, sowie Lymphangitis und -adenitis dominieren. Chronische Lungeninfiltrate mit Eosinophilie werden als **Frimodt-Müller-Syndrom** bezeichnet. Im späteren Verlauf der Infektion dominiert der **Lymphstau** durch Verlegung der Abflußbahnen infolge der Wurmknäuel. Im Extremfall entwickelt sich eine **Elephantiasis**, die durch bakterielle Superinfektion kompliziert werden kann. Betroffen sind häufig die untere Extremität und die Leistenregion (Hydrozele im Skrotum).

Nachweis, Therapie, Epidemiologie und Prophylaxe. Siehe S. 544.

Loa loa

Bedeutung. Der **westafrikanische Augenwurm** (◉ 328) ist eine Wanderfilarie, aber auch die adulten Würmer wandern ihr Leben lang (Lebenserwartung 17 Jahre) im subkutanen Bindegewebe ihres Wirtes. Loa loa ist der Erreger der Loiasis, Kalabarschwellung oder Kamerunbeule.

Loa loa

Bedeutung Der **westafrikanische Augenwurm** (◉ 328) wandert sein Leben lang (Lebenserwartung 17 Jahre) im Bindegewebe des Wirtes.

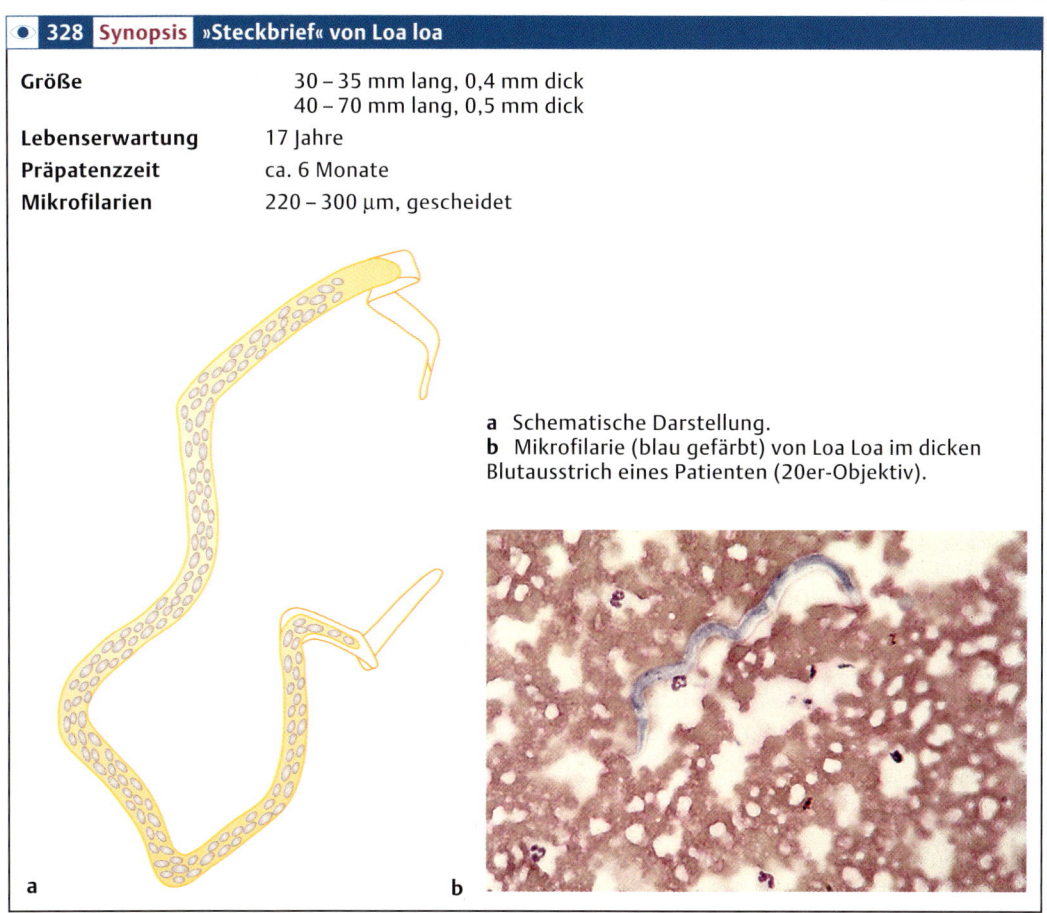

◉ 328	Synopsis	»Steckbrief« von Loa loa
Größe		30 – 35 mm lang, 0,4 mm dick
		40 – 70 mm lang, 0,5 mm dick
Lebenserwartung		17 Jahre
Präpatenzzeit		ca. 6 Monate
Mikrofilarien		220 – 300 µm, gescheidet

a Schematische Darstellung.
b Mikrofilarie (blau gefärbt) von Loa Loa im dicken Blutausstrich eines Patienten (20er-Objektiv).

Pathogenese. Die Übertragung erfolgt durch Stechmücken der Gattung Chrysops (»Bremsen«, siehe Kap. Arthropoden, S. 579). Die tagperiodischen, gescheideten Mikrofilarien werden nach ca. 6 Monaten geschlechtsreif. Die männlichen adulten Würmer sind 35 mm, die weiblichen 70 mm lang. Sie leben im Unterhautbindegewebe und produzieren viele Mikrofilarien, die um die Mittagszeit im zirkulierenden Blut erscheinen (◉ 329).

Klinik. Die Wanderung der adulten Würmer führt zu hühnereigroßen, juckenden Entzündungsherden in der Haut – meist der unteren Extremität –, die nach wenigen Tagen wieder verschwinden und an anderer Stelle erneut auftreten (Kalabarschwellung, Kamerunbeule). Wandert der Wurm durch die Sklera oder Konjunktiva, so wird er sichtbar (Augenwurm). Die Prognose der Erkrankung ist gut, lediglich bei Befall des Kehlkopfes können schwere Verläufe mit lebensbedrohlichem Glottisödem auftreten.

Therapie. Tritt der Wurm am Auge sichtbar zutage, sollte er durch einen kleinen chirurgischen Eingriff entfernt werden. Bei der Chemotherapie ist zu beachten, daß die Behandlung mit Diethylcarbamazin mit geringer Dosierung begonnen werden muß, um eine Herxheimer-Reaktion zu verhindern. Die Gabe von Kortikosteroiden zur Unterdrückung der entzündlichen Gewebereaktionen ist sinnvoll.

Nachweis. Epidemiologie und Prophylaxe. Siehe S. 544.

Pathogenese Die Übertragung erfolgt durch Stechmücken. Die Mikrofilarien sind gescheidet und tagperiodisch. Die adulten Würmer leben im subkutanen Bindegewebe.

Klinik Die Wanderung der Würmer führt zu juckenden Beulen in der Haut (Kalabarschwellung, Kamerunbeule). Wandert der Wurm durch Sklera oder Konjunktiva, wird er sichtbar (Augenwurm). Die Prognose ist insgesamt gut.

Therapie Chirurgische Entfernung des Wurmes am Auge. Chemotherapie mit Diethylcarbamazin.

Nachweis, Epidemiologie und Prophylaxe Siehe S. 544.

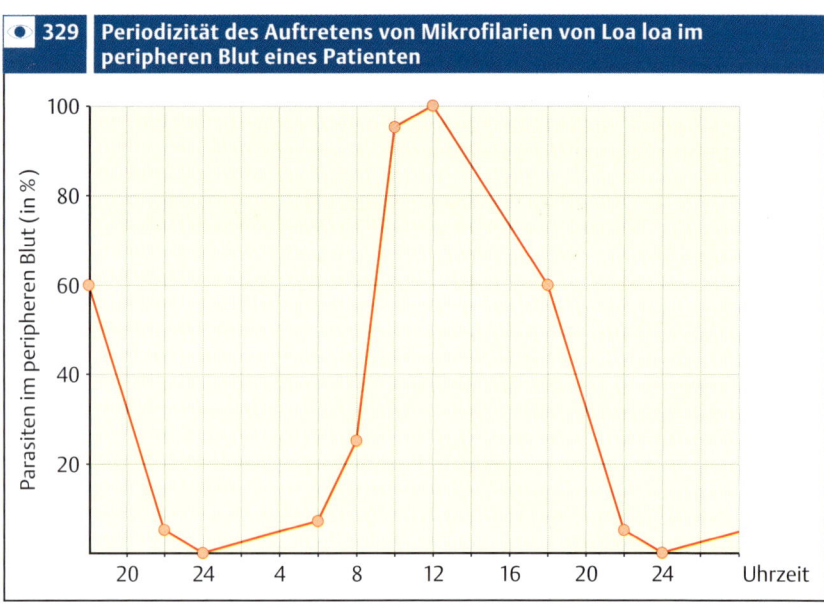

329 | **Periodizität des Auftretens von Mikrofilarien von Loa loa im peripheren Blut eines Patienten**

Onchocerca volvulus

Onchocerca volvulus

Bedeutung Onchocerca volvulus (☐ 330), eine **Knäuelfilarie**, ist der Erreger der **Onchozerkose**, die besonders als »Flußblindheit« in Erscheinung tritt.

Bedeutung. Onchocerca volvulus (☐ **330**) ist der Erreger der **Onchozerkose**. Eine spezielle Form ist die Flußblindheit. Onchocerca ist eine **Knäuelfilarie**, d. h., die Erreger bilden im **subkutanen** Bindegewebe Konglomerate.

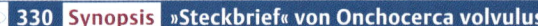

330 Synopsis **»Steckbrief« von Onchocerca volvulus**

Größe	2 – 4,5 cm lang, 0,2 – 0,4 mm dick
	23 – 50 cm lang, 0,2 – 0,4 mm dick
Lebenserwartung	15 Jahre
Präpatenzzeit	ca. 1 Jahr
Mikrofilarien	220 – 360 µm, ungescheidet

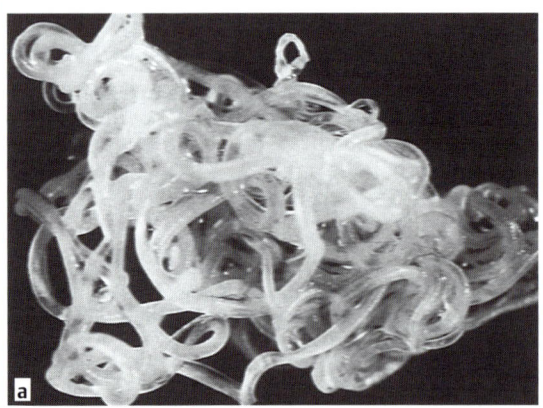
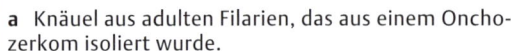
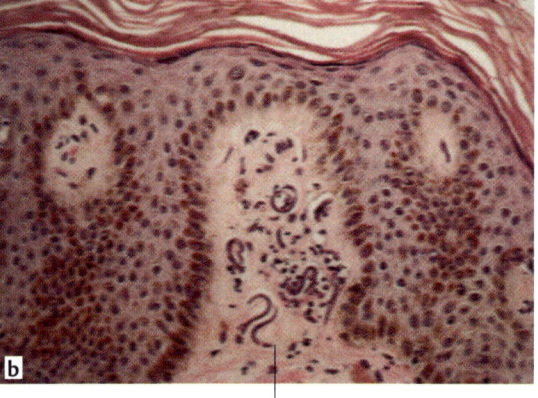

Mikrofilarien

a Knäuel aus adulten Filarien, das aus einem Onchozerkom isoliert wurde.
b Mikrofilarien von Onchocerca volvulus können in Hautbiopsaten nachgewiesen werden.

Pathogenese Die Mikrofilarien werden durch **Kriebelmücken** übertragen. Die adulten Würmer siedeln sich in Knäueln im subkutanen Bindegewebe an.

Pathogenese. Die Mikrofilarien werden durch Mücken der Gattung Simulium (**Kriebelmücken** black flies, siehe Kap. Arthropoden, S. 579) übertragen. Sie unterliegen keiner Periodizität. Nach ca. 1 Jahr sind die Würmer geschlechtsreif. Die adulten Würmer werden bis zu 40 cm lang und haben eine Lebenserwartung von etwa 15 Jahren. Sie siedeln sich in Knäueln im subkutanen Bindegewebe an und produzieren **massenhaft** Mikrofilarien, die in die **Kutis** (nicht ins Blut) eindringen, zuerst in den unteren Extremitäten. Nach Jahren steigt die Infektion mit Mikrofilarien im Körper auf; einige gelangen in den Kopf und dort sogar ins Auge, wo es zur heftigen entzündlichen Reaktion kommt.

Klinik. Typisch für die Erkrankung sind **schmerzlose Knoten in der Subkutis**. Später entwickeln sich juckende, ekzematöse, hyperpigmentierte, hypertrophische, lichenifizierte **Dermatitiden** an den Stellen, wo die Mikrofilarien Entzündungen induzieren. Im Laufe der Zeit entsteht eine Papier- oder Greisenhaut (◉ **331**). Ursache hierfür sind Zerstörungen im Bereich der elastischen Bindegewebsbestandteile und chronisch allergische Reaktionen, die durch die Antigene abgestorbener Würmer unterhalten werden. Hypopigmentierungen der Haut manifestieren sich gelegentlich als Leopardenfellmuster.

Klinik Typisch für die Erkrankung sind **schmerzlose Knoten** in der **Subkutis**, sowie **Dermatitiden**, die die Haut zerstören. Papier- oder Greisenhaut (◉ **331**) und Leopardenfellmuster (d. h. hypo- und hyperpigmentierte Hautareale nebeneinander) sind Ausdruck der Infektion.

> ◉ **331** »Geldscheinhaut«

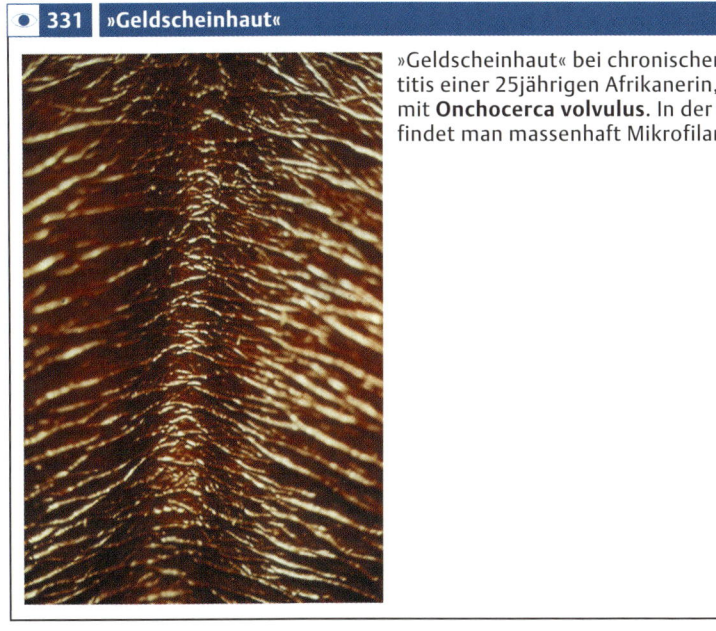

»Geldscheinhaut« bei chronischer Dermatitis einer 25jährigen Afrikanerin, infiziert mit **Onchocerca volvulus**. In der Subkutis findet man massenhaft Mikrofilarien.

Die Entzündung im Auge, die durch wandernde Mikrofilarien ausgelöst wird, führt zur Erblindung (**Flußblindheit**, da die Erkrankung in den Endemiegebieten herdförmig entlang von Flußläufen auftritt – Lebensraum der Kriebelmücken). Die Erblindung kündigt sich durch »schneeflockenartige« Hornhauttrübungen und eine von den Seiten her fortschreitende sklerosierende Keratitis an.

Manifestationen am Auge führen zur »**Flußblindheit**« (Endemiegebiete entlang von Flußläufen, da dort der Lebensraum des Vektors ist).

Nachweis. Neben dem klinischen Bild wird die Diagnose durch den Nachweis der adulten Würmer oder der Mikrofilarien gestellt. Die Würmer werden histologisch nach chirurgischer Entfernung von Hautknoten nachgewiesen.
Mikrofilarien können auch in Hautbiopsaten gesehen werden. Bei diesen oberflächlichen »skin snips« sollten möglichst keine Blutungen auftreten. In 1 cm² Haut, die in physiologische NaCl-Lösung gelegt wird, wandern in wenigen Minuten bis zu 1 Dutzend Mikrofilarien aus, die man unter dem Mikroskop sehen kann.
Bei Augenbefall können Mikrofilarien mit der Spaltlampe in der vorderen Augenkammer direkt gesehen werden (16 – 25fache Vergrößerung).

Nachweis Neben dem klinischen Bild können folgende diagnostische Maßnahmen erfolgreich sein:
- histologischer Nachweis der adulten Würmer aus Operationspräparaten (Hautknoten)
- direkter Nachweis von Mikrofilarien mit der Spaltlampe am Auge
- direkter Nachweis von Mikrofilarien im »skin snip«
- Mazzotti-Test: eine subtherapeutische Gabe von Diethylcarbamazin führt zu allergischen Reaktionen.

Der **Mazzotti-Test** wird heute nur noch selten praktiziert. Dabei wird nach einmaliger Gabe einer kleinen Menge von Diethylcarbamazin (2 – 4 mg/kg) eine allergische Hautreaktion provoziert. Diese kann lokal, z. B. am Auge als Konjunktivitis, oder generalisiert auftreten.

Therapie Diethylcarbamazin und Ivermectin sind neben chirurgischen Inter-
ventionen die Mittel der Wahl.

Therapie. Die Mikrofilarien werden mit Diethylcarbamazin oder neuerdings mit Ivermectin bekämpft. Beim Zerfall der Massen von Mikrofilarien
wird mit einem Mal soviel Antigen bei den immunisierten Patienten frei,
daß eine heftigste immunologisch ausgelöste Entzündung in der Haut
abläuft; dabei wird der Juckreiz unerträglich. Deswegen muß während der
antimikrobiellen Therapie Cortison zusätzlich verabreicht werden, um die
Überreaktion zu hemmen. Gegen adulte Würmer kommt Suramin zum Einsatz, das jedoch toxisch ist und Nebenwirkungen hat. Der operativen Entfernung von Hautknoten mit den adulten Würmern wird deshalb der Vorzug gegeben, da nur das eine wirkliche Ausheilung bringt.

Epidemiologie und Prophylaxe
Siehe S. 544.

Epidemiologie und Prophylaxe. Siehe S. 544.

1.2.3 Spiruridae

1.2.3 Spiruridae

Definition ▶

▶ **Definition.** Die Spiruridae sind Nematoden, deren Entwicklung
eines Zwischenwirtes – häufig Kleinkrebse der Gattung Cyclops –
bedarf. Die Infektion erfolgt teils direkt über die Zwischenwirte, z. B.
Flohkrebs, teils über »Transportwirte«, z. B. Fische.

Bedeutung Wichtigster Vertreter ist
Dracunculus medinensis (▣ 332).

Bedeutung. Etwa 50 Millionen Menschen auf der Welt leiden an einem
Befall durch Spiruridae, deren wichtigster Vertreter der **Medina-, Guinea-
oder Drachenwurm (Dracunculus medinensis)** ist (▣ 332).

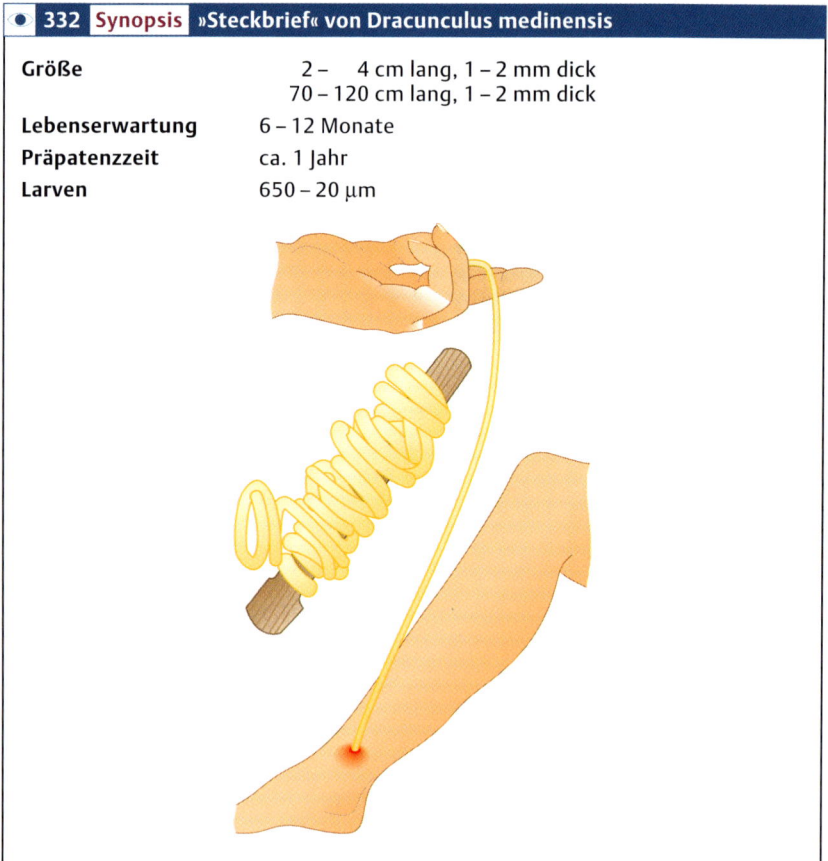

● 332 Synopsis »Steckbrief« von Dracunculus medinensis

Größe	2 – 4 cm lang, 1 – 2 mm dick
	70 – 120 cm lang, 1 – 2 mm dick
Lebenserwartung	6 – 12 Monate
Präpatenzzeit	ca. 1 Jahr
Larven	650 – 20 µm

Traditionelle Methode der Wurmextraktion. Das adulte Weibchen wird aus
einer Wunde am Fuß langsam herausgezogen und auf ein Hölzchen aufgerollt.

Dracunculus medinensis

Bedeutung. Dracunculus medinensis, auch Medina-, Guinea- oder Drachenwurm genannt, ist der Erreger der **Drakunkulose**.

Entwicklungszyklus. Die weiblichen Würmer (bis zu 1 m lang, 2 mm dick) können innerhalb weniger Tage bis zu 2 Millionen Larven absetzen. Der **Wurm wandert im subkutanen Bindegewebe** seines Wirtes. Durch eine lokale Abkühlung angelockt – in der Regel steht der Wirt im Wasser – penetriert der Wurm die Haut, tritt zutage und entläßt seine Nachkommen direkt in das Gewässer. Dort erreichen sie den Flohkrebs **Cyclops**, in dem sich die weitere Entwicklung der Larven vollzieht. Der Mensch infiziert sich durch orale Aufnahme der Flohkrebse, z. B. mit kontaminiertem Trinkwasser. Im Duodenum werden die infektiösen Larven freigesetzt, durchbrechen die Darmwand und wandern im Körper des Wirtes. Nach ca. 12 Monaten werden sie geschlechtsreif. Die nur 2 cm langen Männchen sterben nach der Begattung ab, die Weibchen wandern in das subkutane Bindegewebe der unteren Extremität, da hier die Wahrscheinlichkeit eines Wasserkontaktes am größten ist. Nach der Freisetzung der Larven sterben auch sie, können jedoch im Körper verbleiben und verkalken.

Klinik. Der erste Temperaturreiz, der den Wurm anlockt, führt zu einer Bläschenbildung, die mit Erythem und Hypersensibilität der betroffenen Hautregionen verbunden sein kann. Klassisches Symptom ist das sich nun bildende **Ulkus**, das Markstückgröße erreichen kann. Der Wurm ist einige Tage nach der Ausbildung **makroskopisch sichtbar**. Die eigentliche Gefahr besteht in der bakteriellen Superinfektion, besonders mit **Clostridium tetani**.

Nachweis. Der Befund stellt sich aus der klinischen Gegebenheit durch Erkennen des Wurmes. Serologische Untersuchungen sind möglich, bleiben jedoch Speziallabors vorbehalten. Provokationstests, bei denen mittels Kältereiz der Wurm ausbricht, sind beschrieben.

Therapie. Die klassische Therapie besteht in der Entfernung des Wurmes. Zu diesem Zweck wird das Ulkus mit kaltem Wasser begossen, um den Wurm aus der Tiefe des Gewebes zu locken. Mit einem aufgespaltenen Holzstäbchen wird er gefaßt, langsam aufgerollt und so aus dem Körper entfernt. Die Prozedur erstreckt sich über mehrere Tage. Reißt der Wurm ab, kommt es leicht zu septischen Prozessen.
Es wird vermutet, daß der **Äskulapstab**, das Symbol des Arztes – eine »Schlange«, die sich um einen in einer Wasserschale stehenden Stab windet – seinen Ursprung in dieser uralten Heilmethode hat.
Eine Chemotherapie kann mit Tiabendazol oder Mebendazol durchgeführt werden.

Epidemiologie. Klassische Verbreitungsgebiete von Dracunculus medinensis sind Afrika, der Vordere Orient, Vorderasien und Indien, es sind jedoch auch Fälle aus Südamerika, der Karibik, Indonesien und Indochina dokumentiert.

Prophylaxe. Abkochen oder Filtern des Trinkwassers zur Elimination des Flohkrebses sind die besten vorbeugenden Maßnahmen.

Dracunculus medinensis

Bedeutung Dracunculus medinensis ist der Erreger der **Drakunkulose**.

Entwicklungszyklus Die weiblichen, im subkutanen Bindegewebe des Wirts **wandernden Würmer** werden durch einen Kältereiz veranlaßt, die Haut zu penetrieren und ihre Larven in das Wasser abzugeben. Dort reifen sie im Flohkrebs **Cyclops** (Zwischenwirt). Der Mensch infiziert sich durch kontaminiertes Trinkwasser. Im Duodenum werden die infektiösen Larven freigesetzt. Sie durchbohren die Darmwand und wandern im Wirt umher, um sich nach der Geschlechtsreife und Befruchtung im Unterhautbindegewebe zu manifestieren.

Klinik Typisch sind die **Ulzera mit dem makroskopisch sichtbaren Wurm**. Die eigentliche Gefahr liegt in der bakteriellen Superinfektion **(Tetanus!)**.

Nachweis Die Diagnose erfolgt durch den klinischen Befund.

Therapie Die klassische Therapie besteht im langsamen Aufrollen des Wurmes auf ein Holzstäbchen. Chemotherapie mit Tiabendazol oder Mebendazol.

Epidemiologie Klassische Verbreitungsländer sind Afrika, der Vordere Orient, Vorderasien und Indien.

Prophylaxe Abkochen oder Filtern des Trinkwassers.

Entwicklungszyklus   Aus den an die Umwelt abgegebenen Eiern der adulten Würmer schlüpfen **Mirazidien**, die ihren Zwischenwirt (z. B. eine Wasserschnecke) finden müssen. Dort kommt es zur ungeschlechtlichen Vermehrung. Die solchermaßen entstandenen **Zerkarien** können entweder direkt in ihren Endwirt eindringen oder als **Metazerkarien** einen zweiten Zwischenwirt aufsuchen. Die Infektion erfolgt dann durch orale Aufnahme dieses 2. Zwischenwirtes.

Klassifikation   ▦ 142.

2   Trematoda (Saugwürmer)

> ▶ *Definition.* Trematoden (**Saugwürmer oder Egel**) sind mit wenigen Ausnahmen dorsoventral abgeplattete Würmer. Sie zählen neben den Cestodes (Bandwürmern) deshalb zu den Plathelminthes (Plattwürmern). Alle Trematoden
> * besitzen eine Mundöffnung in Form eines Saugnapfes, der in ein blind endendes Darmsystem übergeht, sowie oft einen ventral gelegenen Bauchsaugnapf (trema, lat.: Loch, Öffnung!)
> * weisen zwittrige Geschlechtsorgane auf (Ausnahme: Schistosoma),
> * sind digen, d. h., neben dem Endwirt, der in der Regel nicht unbedingt der Mensch ist (Ausnahme: Schistosoma), muß es mindestens einen Zwischenwirt geben, in dem sich der Erreger entwickeln kann
> * leben ausschließlich parasitär.

Entwicklungszyklus. Die von adulten Trematoden im Endwirt abgegebenen Eier gelangen über dessen Ausscheidungen an die Umwelt. Aus den Eiern entwickelt sich – in der Regel im Wasser – eine Wimperlarve (**Mirazidium**). Diese dringt in eine (Wasser-)Schnecke ein, wo sie sich ungeschlechtlich vermehren kann. Diese Formen werden **Zerkarien** (Ruderschwanzlarven) genannt. Sie können entweder
* direkt in den Endwirt eindringen oder
* einen Zwischenwirt aufsuchen. Dann kapseln sie sich gewöhnlich unter Verlust ihres Ruderschwanzes ein (**Metazerkarien**). Der Endwirt infiziert sich durch orale Aufnahme dieses zweiten Zwischenwirtes.

Humane Infektionen mit Trematoden sind aufgrund dieser Eigenheit geographisch auf solche Gebiete begrenzt, in denen der Zwischenwirt Lebensraum findet. Für die Prophylaxe und Bekämpfung der Infektionen ist die Ausschaltung des Zwischenwirtes von entscheidender Bedeutung.

Klassifikation. ▦ 142 gibt einen Überblick über jene Trematoden, die bislang als Erreger humaner Infektionen bekanntgeworden sind.

▦ **142**	**Übersicht über Trematoden mit humanmedizinischer Bedeutung**		
Familie	**Gattung**	**Organmanifestation**	**Übertragung durch**
▷ Schistosomatidae	Schistosoma	Mesenterial-, Becken-, Blasenvenen	Süßwasserschnecken
▷ Opisthorchiidae	Opisthorchis Clonorchis Metorchis	Leber Leber Leber	Fische Fische Fische
▷ Dicrocoeliidae	Dicrocoelium Eurytrema	Leber Pankreas	Ameisen Heuschrecken
▷ Fasciolidae	Fasciola Fasciolopsis	Leber Darm	Wasserpflanzen Wasserpflanzen
▷ Troglotrematidae	Paragonimus	Lunge	Schalentiere, Krabben, Krebse

2.1 Schistosomatidae

2.1 Schistosomatidae

> ▶ *Definition.* Schistosomen sind getrenntgeschlechtliche Saugwürmer, die primär einen runden Querschnitt aufweisen. Das sehr viel dickere Männchen (1 mm Durchmesser) formt durch Ausstülpung und Faltung seiner Seiten eine ventrale Rinne, in die er das dünnere (0,25 mm Durchmesser), aber längere (bis 25 mm) Weibchen aufnimmt (**Pärchenegel**). Der Körper des männlichen Wurmes erscheint längsgespalten (schizein: spalten, soma: Körper).

◄ Definition

Bedeutung. Schistosomen sind die Erreger der **Schistosomiasis** oder **Bilharziose** (nach dem deutschen Arzt Theodor Bilharz, der 1851 als Leibarzt des ägyptischen Khediven Schistosoma haematobium entdeckte). Es handelt sich dabei um eine schwere Erkrankung, von der weltweit mehr als 200 Millionen Menschen betroffen sind.

Bedeutung Schistosomen sind Erreger der **Schistosomiasis** oder **Bilharziose**, einer der großen, weltweiten Infektionskrankheiten.

Klassifikation. 143 gibt einen Überblick über Vorkommen und Nomenklatur der wichtigsten Schistosoma.

Klassifikation 143.

143	Humanpathogene Schistosoma-Arten und ihr geographisches Vorkommen	
	Art	**Vorkommen**
▷	Schistosoma haematobium	Gesamtafrika, Vorderer Orient, Indien
▷	Schistosoma mansoni	Gesamtafrika, Vorderer Orient, Zentral- und Südamerika
▷	Schistosoma japonicum	Ostasien
▷	Schistosoma mekongi	Südostasien
▷	Schistosoma intercalatum	Zentralafrika

Entwicklungszyklus. Aus den vom befallenen Hauptwirt (z. B. Mensch) ausgeschiedenen Eiern – die je nach Schistosoma-Art ein charakteristisches Aussehen haben – schlüpfen im Wasser **Mirazidien**, die sich in verschiedenen Wasserschnecken ungeschlechtlich vermehren und als **Gabelschwanzzerkarien** innerhalb weniger Minuten die Epidermis des Menschen durchdringen können, die sie mittels Chemorezeptoren im Wasser aufspüren (333). Bei der Penetration werfen die Zerkarien ihren Schwanz ab und werden nunmehr als **Schistosomulum** bezeichnet. Diese suchen Anschluß an eine periphere Vene, gelangen von hier aus in das Pfortadersystem, wo sie mehrere Wochen verbleiben und heranwachsen. Dann wandern die Larven in die Venen ihrer Zielorgane, wo sie sich festsaugen und geschlechtsreif werden. Sie entziehen sich der Körperabwehr, indem sie ihre Oberfläche dem Antigenmuster des Wirtsorganismus anpassen (»surface coat« mit Blutgruppenantigenen). Die Lebenserwartung der adulten Würmer beträgt 20 – 30 Jahre. Zur Eiablage verlassen die Weibchen die Bauchfalte der männlichen Tiere und kriechen in die Endkapillaren, z. B. der Arteria mesenterica inferior, die den **Mastdarm** und die **Harnblase** versorgt. Die Eier gelangen also vorzugsweise in diese Organe. Nur ein geringer Teil davon erreicht das Lumen und kann dann mit Urin oder Kot ausgeschieden werden, womit sich der Zyklus schließt. Die meisten Eier verbleiben im Gewebe und verursachen eine chemische Entzündung, die durch eine zellvermittelte Immunreaktion unterhalten wird.

Entwicklungszyklus Aus den Eiern schlüpfen **Mirazidien**, die eine Wasserschnecke als Zwischenwirt aufsuchen und sich dort ungeschlechtlich vermehren (333). Die so entstandenen **Gabelschwanzzerkarien** können die menschliche Epidermis unter Abwerfen ihres Schwanzes durchdringen und als **Schistosomulum** Anschluß an eine Vene finden. Nach Reifung im Pfortadersystem wandern diese Larven in die Venen ihres Zielorgans, wo sie die Geschlechtsreife erlangen. Sie entziehen sich der Körperabwehr, indem sie sich dem Antigenmuster ihres Wirtes anpassen.

Klinik. Die Klinik verläuft bei allen menschlichen Bilharziosen ähnlich. Zu unterscheiden sind drei Stadien:
- **Penetrationsphase:** Innerhalb weniger Stunden nach dem Eindringen der Zerkarien entsteht eine lokale, **flohsticharige Dermatitis**, die nach wenigen Tagen wieder verschwindet

Klinik Die Bilharziosen verlaufen in drei Phasen:
- **Penetrationsphase:** Entstehung einer lokalen, **flohsticharigen Dermatitis**

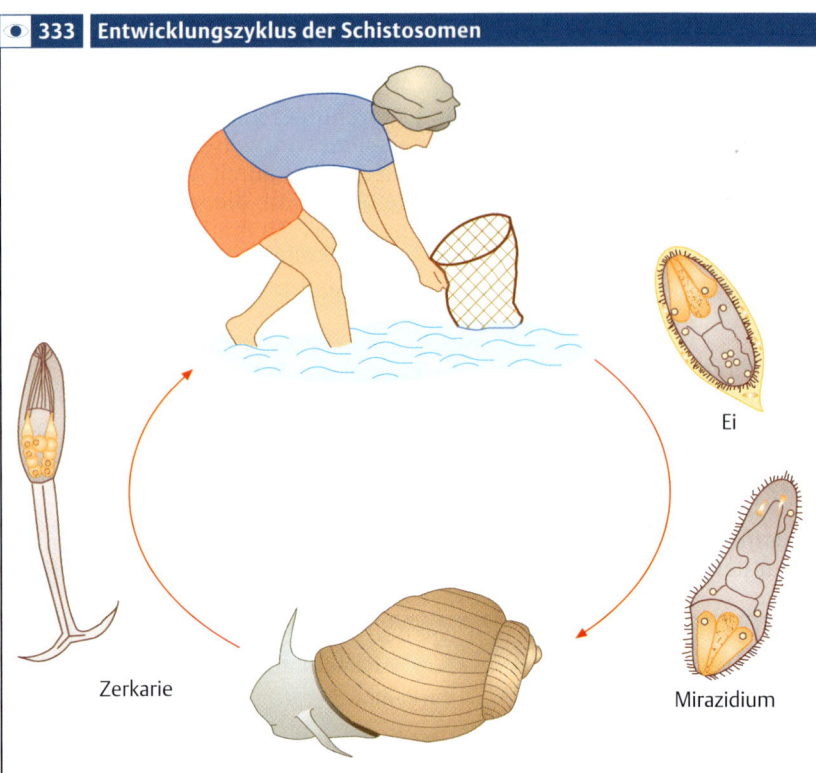

● 333 Entwicklungszyklus der Schistosomen

Ei

Mirazidium

Zerkarie

Aus den Schistosomen-Eiern schlüpfen im Wasser Mirazidien, die sich Süßwasser-
schnecken als Zwischenwirt suchen. Nach ungeschlechtlicher Vermehrung in der
Schnecke schlüpfen Zerkarien, die durch die menschliche Haut eindringen können.

- **akute Phase** (Katayama-Syndrom):
  **generalisierte Urtikaria, Fieber,
  Diarrhö**, Bronchitis, Hepatitis, u. a.
  können auftreten

- **chronische Phase:** Ausscheiden und
  Streuung der Wurmeier in andere
  Organe, wo sie Grundlage **granulo-
  matöser »Pseudotuberkel«** sind. Die
  Granulome führen zu **fibrös-zirrhoti-
  schen Gewebsveränderungen** und
  engen Hohlsysteme ein.

Prophylaxe
- Verhinderung der Kontamination von
  Gewässern mit Schistosoma-Eiern
  durch hygienische Maßnahmen
- Bekämpfung der Wasserschnecken als
  Zwischenwirte
- Verzicht auf Baden in Oberflächen-
  gewässern und strenge Trinkwasser-
  hygiene in den Schistosoma-Endemie-
  gebieten.

- **akute Phase** (Katayama-Syndrom): Gewöhnlich nach 4 Wochen tritt eine
  generalisierte Urtikaria auf. **Fieber**, Ödeme, **Diarrhö**, Bronchitis, akute
  Hepatitis, eosinophile Lungeninfiltrate können je nach Schistosoma-Art
  dominieren. Klinisch finden sich eine vergrößerte Leber, Milz und Lymphknoten

- **chronische Phase:** Mit dem Auftreten der adulten Würmer beginnt die
  Streuung der Eier. Diese werden sowohl im umgebenden Gewebe, als
  auch über den Blutstrom in entfernteren Organen abgelagert. Die Eier sind
  Grundlage granulomartiger Wucherungen, die als **»Pseudotuberkel«**
  bezeichnet werden. Die Eier sterben ab und verkalken; der granulomatöse
  Herd wird durch Bindegewebe ersetzt. In den befallenden Organen entstehen dadurch **fibrös-zirrhotische Veränderungen**, die das Lumen von
  Gefäßen und Hohlorganen einengen. Betroffen sind häufig **Leber**, **Harnblase** und **Mastdarm**.

Prophylaxe. Eine wirksame Vorbeugung gegen Bilharziose kann erreicht
werden, wenn durch Erziehung (»Nicht ins Wasser pinkeln«) und durch
hygienische Maßnahmen eine Kontamination von Gewässern mit Schistosoma-Eiern verhindert wird (Bau von Toiletten, Anlegen einer Kanalisation
etc.).
Der häufig beschrittene zweite Weg, nämlich die Vernichtung der Zwischenwirte (Wasserschnecken) auf chemischem Wege (Molluskiziden), ist
zwar sehr wirksam, kann aber aus ökologischen Gründen nicht als sinnvoll
betrachtet werden, da von solchen Methoden auch andere Wassertiere –
einschließlich Fische – betroffen werden.
Als individuelle Schutzmaßnahmen in Schistosoma-Endemiegebieten sind
der Verzicht auf Baden in natürlichen Gewässern und eine strenge Trink-
wasserhygiene (wenigstens filtrieren, besser abkochen) sinnvoll. Bei
unvermeidlichem Kontakt mit Oberflächenwasser sollte eine entsprechende Schutzkleidung, z. B. lange Gummistiefel, getragen werden.

2.1.1 Schistosoma haematobium

Bedeutung. Schistosoma haematobium (☐ 334) ist der Erreger der **Blasenbilharziose**. Diese Erkrankung findet sich bei ca. 80 Millionen Menschen. Besonders Kinder zwischen 10 und 14 Jahren sind betroffen.

Die Krankheit und ihre Symptome sind seit dem Altertum bekannt und beschrieben (a-a-a-Krankheit des Papyrus Ebers, 1500 v. Chr.). 1851 wurde der Erreger vom deutschen Arzt Theodor Bilharz erkannt.

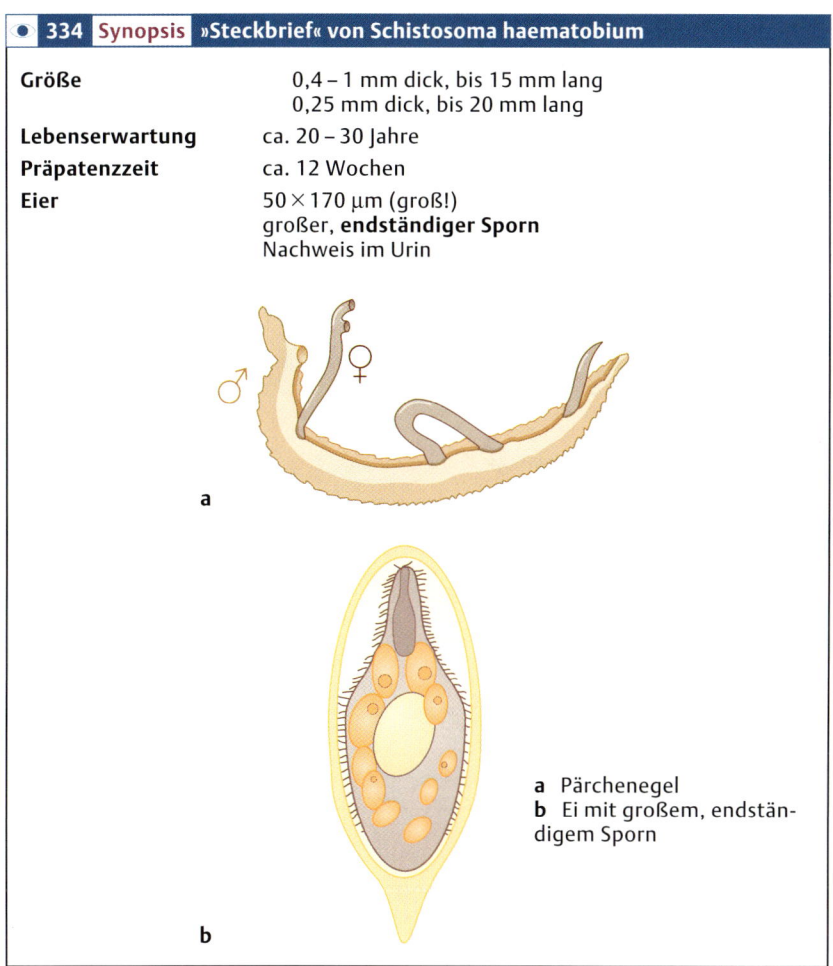

● **334** | Synopsis | »Steckbrief« von Schistosoma haematobium

Größe	0,4 – 1 mm dick, bis 15 mm lang 0,25 mm dick, bis 20 mm lang
Lebenserwartung	ca. 20 – 30 Jahre
Präpatenzzeit	ca. 12 Wochen
Eier	50 × 170 µm (groß!) großer, **endständiger Sporn** Nachweis im Urin

a Pärchenegel
b Ei mit großem, endständigem Sporn

Pathogenese. Zielorgan von Schistosoma haematobium sind die Venen der harnableitenden Organe, besonders der Blase und der Ureteren. Die abgelegten Eier können mit Hilfe eines Sporns und wahrscheinlich unter Absonderung lytischer Enzyme in die Hohlorgane eindringen und gelangen mit dem Urin an die Umwelt.

Klinik. Ca. 3 Monate nach der Infektion – manchmal auch erst viel später – treten unspezifische Symptome wie leichtes Fieber, Nachtschweiß, Übelkeit, Kopf- und Gliederschmerzen jedoch kein vollausgeprägtes Katayama-Syndrom auf. Nach Monaten und Jahren führen schmerzhafte Pollakisurie und Hämaturie, später eitriger Ausfluß aus der Harnröhre den Patienten zum Urologen. Zystoskopisch finden sich an der Blasenwand Eigranulome (1 – 2 mm große, weiße Knötchen, »Sandkornzystitis«, »Eituberkeln«) und Mikroabszesse, Fibrosierungen, Hydronephrose, Lymphstau und Hyperplasien nach 10 Jahren und mehr. **Kanzerogene Entartungen** sind als Spätkomplikationen der Urogenitalbilharziose beschrieben.

2.1.1 Schistosoma haematobium

Bedeutung Schistosoma haematobium (☐ 334) ist der Erreger der **Blasenbilharziose**.

Pathogenese Zielorgan von Schistosoma haematobium sind die Venen der harnableitenden Organe. Die Eier werden mit dem Urin ausgeschieden.

Klinik Ca. 3 Monate nach der Infektion treten unspezifische Symptome auf, von denen eine schmerzhafte Pollakisurie und Hämaturie am ausgeprägtesten sind. Fibrosierungen, Hydronephrose, Lymphstau, Hyperplasien und **kanzerogene Entartungen** können die Urogenitalbilharziose komplizieren.

Nachweis   Nachweis der charakteristischen Eier im Urin.

Therapie   Praziquantel (Metrifonat ist nur gegen die Urogenitalform wirksam).

2.1.2 Schistosoma japonicum, Schistosoma mekongi

Bedeutung   Beide in Ostasien vorkommenden Erreger (⊡ 335) verursachen die **asiatische Darmbilharziose**.

Nachweis. Beweisend ist der Nachweis der charakteristischen Eier, die im Urin oder in Biopsaten gefunden werden können.

Therapie. Neben Metrifonat, das nur gegen die Urogenitalbilharziose wirksam ist, gilt Praziquantel als Mittel der Wahl.

2.1.2 Schistosoma japonicum, Schistosoma mekongi

Bedeutung. Obwohl sich die Erreger (⊡ 335) morphologisch unterscheiden, können sie gemeinsam besprochen werden. Beide kommen in Ostasien vor und verursachen die klinisch oft schwer verlaufende **asiatische Darmbilharziose**. Ca. 50 Millionen Menschen sind betroffen.

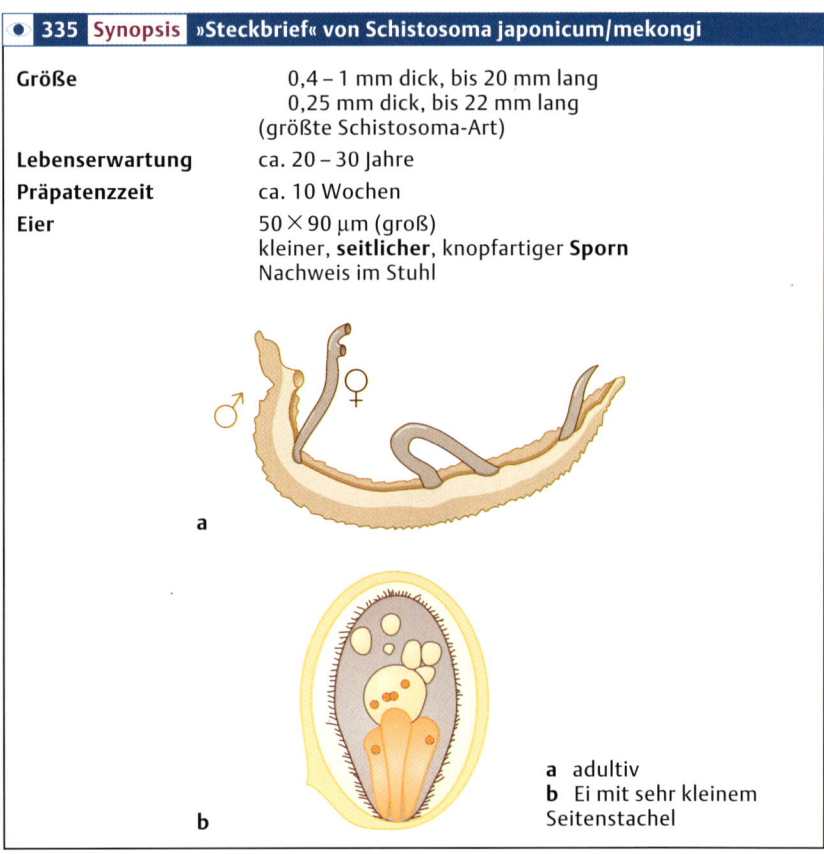

⊡ 335 Synopsis »Steckbrief« von Schistosoma japonicum/mekongi

Größe	0,4 – 1 mm dick, bis 20 mm lang 0,25 mm dick, bis 22 mm lang (größte Schistosoma-Art)
Lebenserwartung	ca. 20 – 30 Jahre
Präpatenzzeit	ca. 10 Wochen
Eier	50 × 90 µm (groß) kleiner, **seitlicher**, knopfartiger **Sporn** Nachweis im Stuhl

a adultiv
b Ei mit sehr kleinem Seitenstachel

Pathogenese   Zielorgan sind die Mesenterialvenen des unteren Dünndarms. Ein Teil der Eier wird mit den Fäzes ausgeschieden, der andere Teil hämatogen in andere Organe (Leber, Lunge, ZNS) verschleppt.

Klinik   In der akuten Phase ist das Katayama-Syndrom voll ausgeprägt. Organmanifestationen an Leber, Lunge und ZNS komplizieren die Erkrankung und führen zu einem vielgestaltigen klinischen Bild.

Pathogenese. Zielorgan für die adulten Würmer sind Mesenterialvenen des unteren Dünndarms. Nur ein Teil der abgesetzten Eier kann die Darmwand durchwandern und gelangt mit den Fäzes an die Umwelt, wo sie ihren Zwischenwirt finden müssen. Dies sind bei Schistosoma japonicum Wasserschnecken der Gattung Onchomelania sowie Katayama.

Die übrigen Eier gelangen über die Mesenterialvenen in die Leber und von hier aus in Lunge und Hirn, wo sie Ursache vielgestaltiger pathologischer Prozesse sind.

Klinik. Die akute Phase der Schistosomiasis ist als Katayama-Syndrom voll ausgeprägt. Die chronische Phase äußert sich zunächst in unspezifischen Darmbeschwerden wie Diarrhö, Flatulenz und leichten Blutungen. Der Befall der Leber führt zu einer Hepatosplenomegalie und manifestiert sich klinisch in Leberzirrhose, Aszites und Ösophagusvarizenblutungen. In 20 % der Krankheitsfälle ist die Lunge befallen. Neben Bronchitis treten dann Rechtsherzinsuffizienz und Eiembolien auf. Selten (ca. 3 %) wird das ZNS betroffen. Lähmungen, Psychosen, Krämpfe und epileptische Anfälle sind die Folge.

Nachweis. Der Nachweis der charakteristischen Eier in den Fäzes, seltener aus Sputum oder Biopsiematerial sind beweisend für eine Darmschistosomiasis.

Therapie. Mittel der Wahl ist Praziquantel.

2.1.3 Schistosoma mansoni, Schistosoma intercalatum

Bedeutung. Beide Erreger (■ 336 und 337) verursachen die **afrikanische Darmbilharziose**. Allerdings kommt Schistosoma mansoni als einziger direkter Bilharzioseerreger (d. h. Mensch als Hauptwirt) auch in Mittel- und Südamerika vor. Etwa 80 Millionen Menschen sind weltweit betroffen. Ein deutlicher Erkrankungsgipfel liegt bei jungen Menschen zwischen 10 und 24 Jahren.

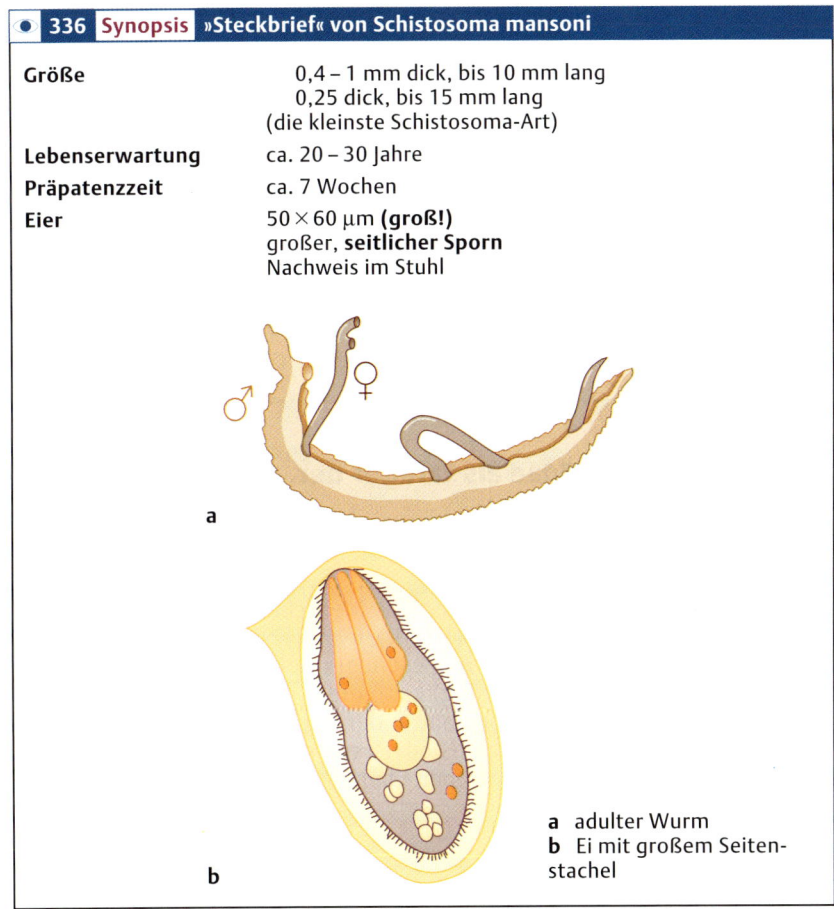

● 336 Synopsis »Steckbrief« von Schistosoma mansoni

Größe	0,4 – 1 mm dick, bis 10 mm lang 0,25 dick, bis 15 mm lang (die kleinste Schistosoma-Art)
Lebenserwartung	ca. 20 – 30 Jahre
Präpatenzzeit	ca. 7 Wochen
Eier	50 × 60 μm **(groß!)** großer, **seitlicher Sporn** Nachweis im Stuhl

a adulter Wurm
b Ei mit großem Seitenstachel

Pathogenese. Zielorgan der adulten Erreger sind die Mesenterialvenen des (oberen) Dünndarms. Zwischenwirte sind für Schistosoma mansoni Biomphalaria-, für Schistosoma intercalatum Bulinus-Arten.

Klinik. Im Gegensatz zur asiatischen Darmbilharziose dominiert hier im klinischen Bild die akute Phase. Diese verläuft im Sinne eines anaphylaktischen Schocks. Die chronische Phase ist hingegen bei Schistosoma mansoni weniger schwer ausgeprägt. Bei Schistosoma intercalatum muß mit prognostisch ungünstigeren Verläufen gerechnet werden.

Nachweis. Nachweis der charakteristischen Eier im Stuhl, seltener in Biopsaten oder Sputum.

Therapie. Mittel der Wahl ist Praziquantel.

Nachweis Nachweis der charakteristischen Eier im Stuhl.

Therapie Praziquantel.

2.1.3 Schistosoma mansoni, Schistosoma intercalatum

Bedeutung Beide Erreger (■ 336 und 337)sind Verursacher der **afrikanischen Darmbilharziose**. Allerdings kommt Schistosoma mansoni auch in Mittel- und Südamerika vor.

Pathogenese Zielorgan der Würmer sind die Mesenterialvenen des (oberen) Dünndarms.

Klinik Die akute Phase verläuft sehr heftig, im Sinne eines anaphylaktischen Schocks. Die chronische Phase ist weniger schwer ausgeprägt als bei der asiatischen Bilharziose.

Nachweis Nachweis der charakteristischen Eier im Stuhl.

Therapie Praziquantel.

337 Synopsis »Steckbrief« von Schistosoma intercalatum

Größe	0,4 – 1 mm dick, bis 15 mm lang
	0,25 mm dick, bis 25 mm lang
Lebenserwartung	ca. 20 – 30 Jahre
Präpatenzzeit	ca. 7 Wochen
Eier	35 × 200 µm **(groß!)**
	großer, **endständiger Sporn**
	Nachweis im Stuhl

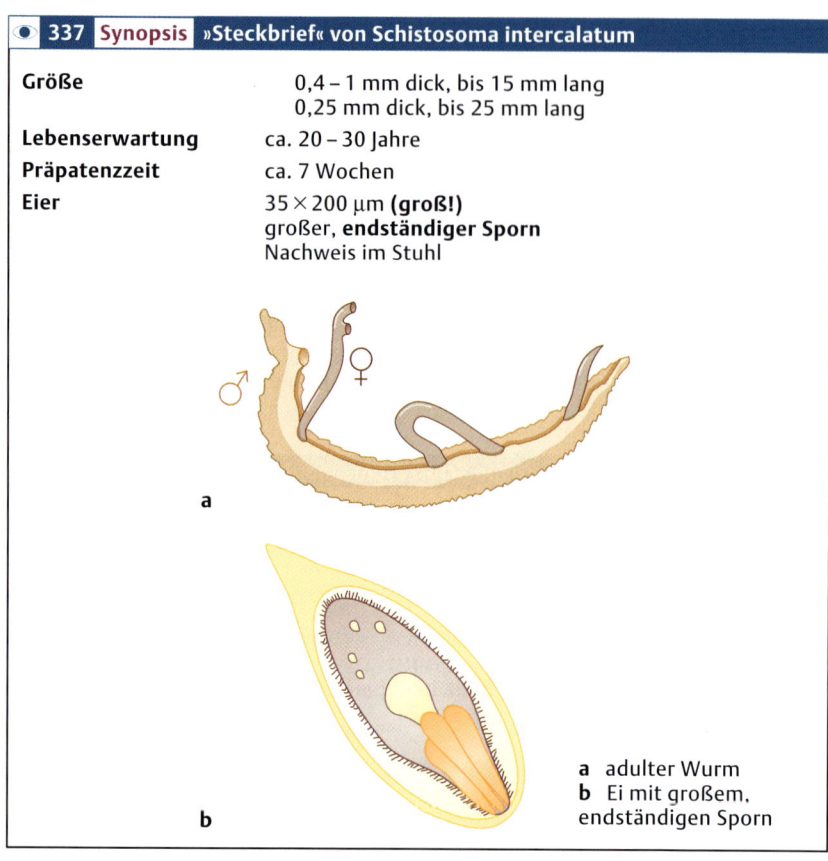

a adulter Wurm
b Ei mit großem, endständigen Sporn

2.1.4 Schistosomatidae als Erreger der Zerkariendermatitis

Die in Wasservögeln parasitierenden Schistosomen belasten Oberflächengewässer mit Zerkarien, die beim Eindringen in die menschliche Epidermis absterben und dort eine Allergisierung hervorrufen, die vor allem bei erneutem Kontakt zu einer **heftig verlaufenden Dermatitis** führt (Schwimmbaddermatitis, »swimmer's itch« usw.).

Etliche Schistosomatidae (z. B. Giganto-, Hetero-, Oriento-, Ornitho- oder Trichobilharzia sp.) haben ihren Hauptwirt in Wasservögeln. Die von diesen abgesonderten Zerkarien befallen den Menschen als Fehlwirt, wenn er in belasteten Gewässern badet. Die Zerkarien sterben in der Epidermis ab und verursachen eine **Dermatitis**. Besonders bei wiederholtem Kontakt mit den Zerkarien (Sensibilisierung) kann diese sehr heftig verlaufen. Die Therapie ist unspezifisch und besteht in der Applikation von Antihistaminika. Diese Schwimmbaddermatitis oder **»swimmer's itch«** wird regional auch als **Weiherhippel**, Weiherbibber, clam digger's u. a. bezeichnet.

2.2 Leberegel

> ▶ *Definition.* Die Gruppe der Leberegel ist inhomogen. Das einzige Charakteristikum, das sie verbindet, ist der Befall der Leber oder der Gallenwege. Von humanmedizinischem Interesse sind Vertreter der Familien Dicrocoeliidae, Fasciolidae und Opisthorchiidae.

2.2.1 Opisthorchiidae

> ▶ *Definition.* Mitglieder dieser Familie sind lanzettförmige Würmer, ca. 2 mm breit und ca. 10 – 25 mm lang. Es handelt sich um Zwitter. Aus der Lage und Form des Hodens (orchis, lat.: Hoden) lassen sich Opisthorchis sp. (opisten: hinten) und Clonorchis sp. (clon: Zweig) unterscheiden (☐ **338**)
> - Opisthorchis ist der Katzenleberegel
> - Clonorchis ist der chinesische Leberegel.

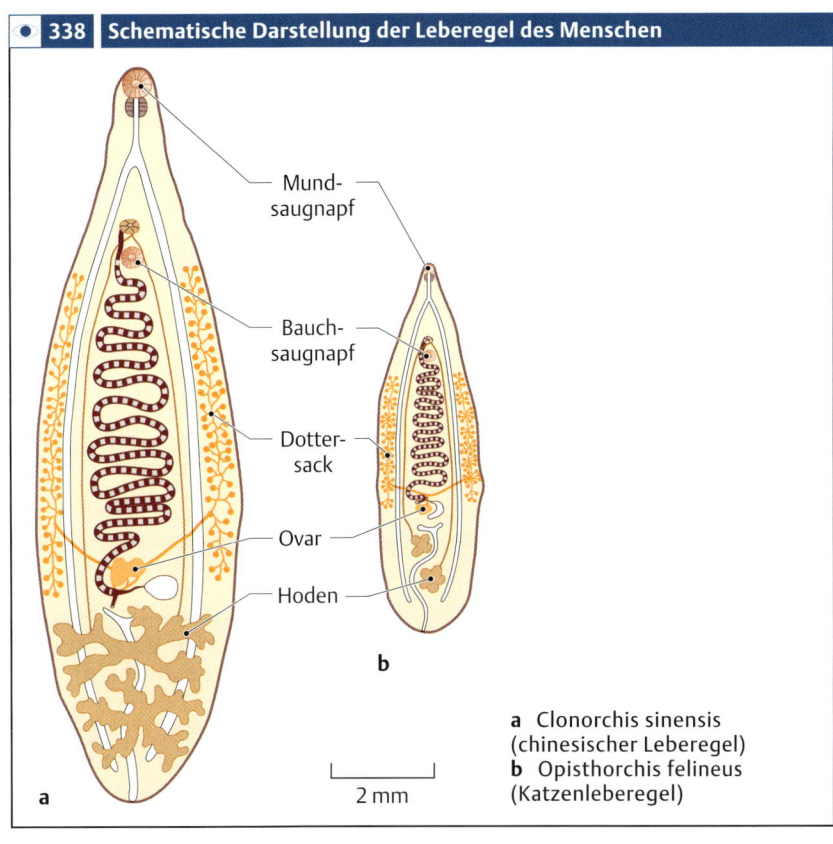

338 **Schematische Darstellung der Leberegel des Menschen**

Mund-
saugnapf

Bauch-
saugnapf

Dotter-
sack

Ovar

Hoden

b

a Clonorchis sinensis
(chinesischer Leberegel)
b Opisthorchis felineus
(Katzenleberegel)

2 mm

a

339 **Synopsis** **»Steckbrief« von Opisthorchis (Katzenleberegel)/Clonorchis (chinesischer Leberegel)**

Größe	Opisthorchis	ca. 2 mm breit, ca. 10 mm lang
	Clonorchis	ca. 4 mm breit, bis 25 mm lang lanzettförmig
Lebenserwartung	15 – 20 Jahre	
Präpatenzzeit	ca. 4 Wochen	
Eier	birnenförmig 15 × 30 µm	

Mirazidium sichtbar
charakteristisch ist das Operculum, ein deckel-
förmiges Gebilde am schlanken Pol

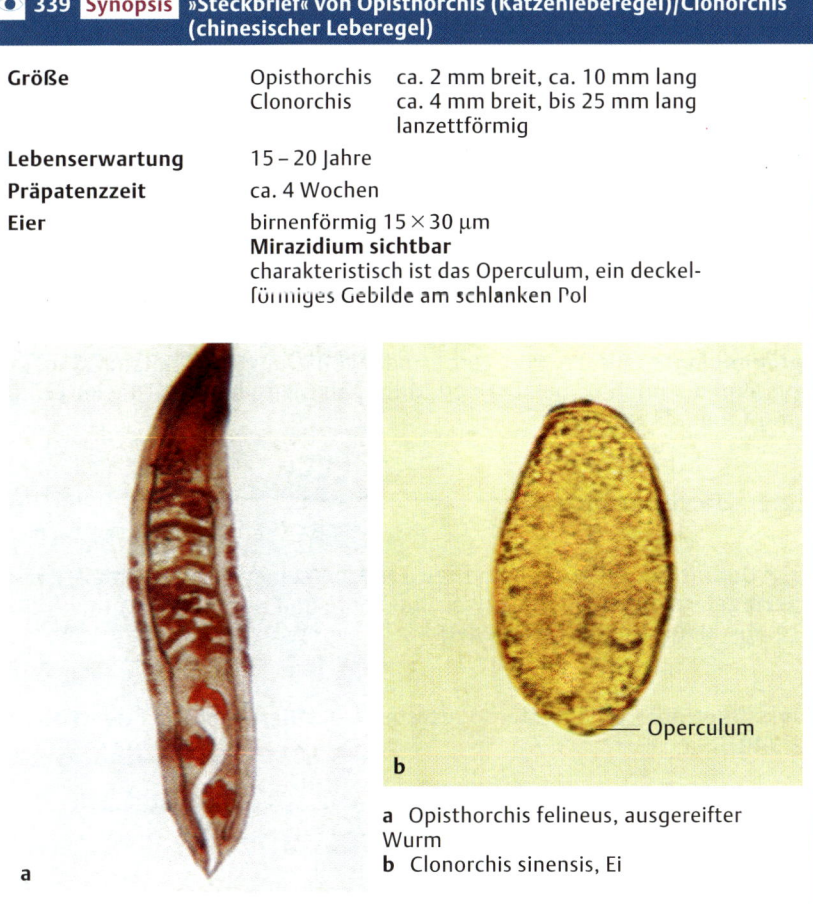

Operculum

b

a Opisthorchis felineus, ausgereifter
Wurm
b Clonorchis sinensis, Ei

Klassifikation ⊞ 144.

Entwicklungszyklus Die Eier, aus denen die Mirazidien schlüpfen, werden fäkal ausgeschieden. 1. Zwischenwirt ist eine Wasserschnecke, 2. Zwischenwirt ein Süßwasserfisch.

Merke ▶

Pathogenese Die aufgenommenen Zerkarien besiedeln die Gallenwege.

Klinik Klinische Symptome treten nur bei massivem Befall auf. Cholezystitis, Hepatitis, Zirrhose und bösartige Neubildungen sind dann möglich.

Nachweis Nachweis der Eier im Stuhl oder Duodenalsekret.

Therapie Praziquantel.

Prophylaxe Keinen rohen Fisch essen!

Epidemiologie Ca. 40 Millionen Menschen leiden unter Opisthorchis und Clonorchis.

2.2.2 Dicrocoeliidae

Definition ▶

Klassifikation Wichtigster Vertreter ist **Dicrocoelium dentriticum** (▣ 340).

Klassifikation. ⊞ 144 zeigt die verschiedenen humanpathogenen Spezies und ihr Verbeitungsgebiet.

⊞ 144	Humanpathogene Opisthorchiidae und ihr Verbreitungsgebiet
Art	**Verbreitungsgebiet**
▷ Opisthorchis felineus	Osteuropa, Asien
▷ Opisthorchis viverrini	Südostasien (Thailand, Laos)
▷ Opisthorchis sinensis	Ostasien (Japan, Korea, China, Taiwan)
▷ Clonorchis sinensis	Ostasien (Japan, Korea, China, Taiwan)

Entwicklungszyklus. Die Erreger parasitieren neben dem Menschen in fleischfressenden Säugetieren, von denen vor allem Hunde und Katzen bedeutende Glieder in der Infektionskette sind. Die Eier, aus denen die Mirazidien schlüpfen, werden fäkal ausgeschieden. Erster Zwischenwirt sind Wasserschnecken der Familie Hydrobiidae. Die dort entstehenden Zerkarien suchen einen Süßwasserfisch, meist Karpfen, als zweiten Zwischenwirt auf.

▶ ***Merke.*** Die Infektion des Menschen erfolgt durch den Verzehr von rohem oder ungenügend gegartem Fisch (z. B. gepökeltem Karpfen).

Pathogenese. Die mit dem zweiten Zwischenwirt aufgenommenen Zerkarien besiedeln über den Ductus choledochus die Gallengänge, wo sie nach ca. 4 Wochen geschlechtsreif werden.

Klinik. Klinische Symptome treten nur bei massivem Befall (mehrere hundert Würmer) auf. In den Gallengängen kommt es zu eosinophilen Entzündungsreaktionen, die Ursache für Cholezystitis, Hepatitis, Zirrhose und bösartige Neubildungen sein können. Verschlußikterus, Hepatosplenomegalie, Diarrhö u. a. sind klinische Zeichen.

Nachweis. Nachweis der charakteristischen Eier im Stuhl oder im Duodenalsekret.

Therapie. Mittel der Wahl ist Praziquantel.

Prophylaxe. Fische nur im gut gegarten Zustand verzehren.

Epidemiologie. Bis zu 90 % der Landbevölkerung in Thailand sind mit Opisthorchis felineus befallen. 40 Millionen Menschen in Ostasien leiden unter Clonorchis sinensis.

2.2.2 Dicrocoeliidae

▶ ***Definition.*** Dicrocoeliidae wird wegen seiner Form auch als **Lanzettegel** bezeichnet. Er hat zwei Saugnäpfe und ist mit ca. 15 mm Länge relativ klein (**Kleiner Leberegel**).

Klassifikation. Wichtigster Vertreter ist **Dicrocoelium dentriticum** (▣ 340).

Größe	ca. 2 mm breit, bis 15 mm lang
Präpatenzzeit	ca. 10 Wochen
Eier	ca. 25 × 40 μm typisch sind zwei »Keimkerne«, die durch die Schale sichtbar sind, und ein Deckel (Operculum)

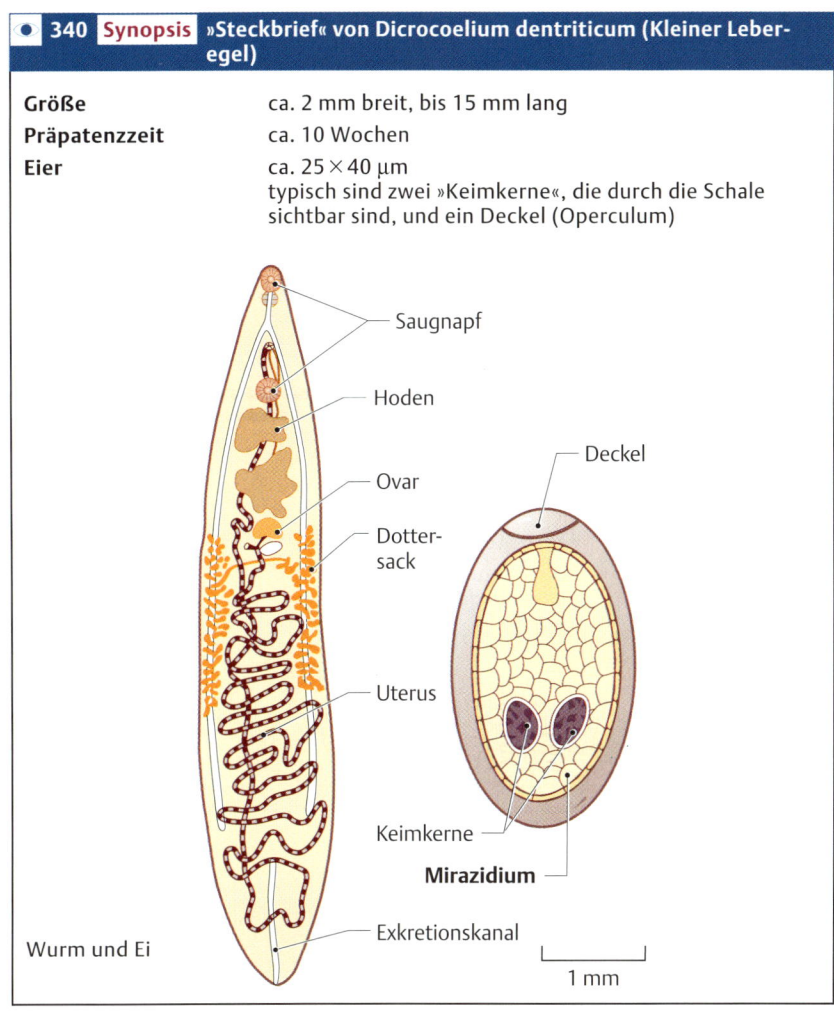

Wurm und Ei

Entwicklungszyklus. Die mit den Fäzes ausgeschiedenen Eier werden von gehäusetragenden Landschnecken (Zebrina-, Helicella-, Cochlicopa-Arten) gefressen. In diesen vollzieht sich die ungeschlechtliche Vermehrung der Zerkarien, die mit dem Schneckenschleim ausgeschieden werden. Zweiter Zwischenwirt sind Ameisen, die die Zerkarien zusammen mit dem Schneckenschleim fressen. Die aufgenommenen Zerkarien werden alle – bis auf eine – zu Metazerkarien verkapselt. Diese eine dringt in das Unterschlundganglion der Ameise (**»Hirnwurm«**) ein und verändert deren Verhalten. Die Ameise kehrt nicht mehr in ihren Bau zurück, sondern klettert an die äußerste Spitze eines Grashalmes, wo sie sich festbeißt und darauf wartet, von einem Grasfresser verspeist zu werden. Auf diese Weise gelangt Dicrocoelium dentriticum in seinen Endwirt.

Pathogenese. Der Mensch infiziert sich durch die orale Aufnahme von Ameisen, z. B. beim Verzehr von Salatpflanzen. Im Dünndarm werden die Larven der Erreger freigesetzt und wandern über den Ductus choledochus in die Gallenwege, wo sie nach ca. 10 Wochen geschlechtsreif werden.

Klinik. Da der Wurmbefall in der Regel zahlenmäßig gering ist, treten entweder keine oder nur geringe Oberbauchbeschwerden auf.

Nachweis. Nachweis der charakteristischen Wurmeier in Fäzes oder Duodenalsekret.

Therapie. Mittel der Wahl ist Praziquantel.

Entwicklungszyklus Die mit den Fäzes ausgeschiedenen Eier werden von einer Landschnecke (1. Zwischenwirt) gefressen. Hier entwickeln sich die Zerkarien, die mit dem Schnecken-schleim von Ameisen (2. Zwischenwirt) aufgenommen werden. Eine dieser Zerkarien befällt das Unterschlund-ganglion und verändert das Verhalten der Ameise: sie klettert an die Spitze eines Grashalmes und läßt sich von einem Grasfresser (Endwirt) verspeisen.

Pathogenese Der Mensch infiziert sich durch die orale Aufnahme von Ameisen (z. B. über Salat). Die Larven des Erregers wandern über den Ductus choledochus in die Gallenwege.

Klinik Geringe Oberbauchsympto-matik.

Nachweis Wurmeier im Stuhl oder Duodenalsekret.

Therapie Praziquantel.

2.2.3 Fasciolidae (I)

Fasciola hepatica

Definition ▶

2.2.3 Fasciolidae (I)

Arten dieser Familie sind teilweise Leber-, teilweise Darmegel. Hier soll nur Fasciola hepatica als bedeutendster Vertreter besprochen werden.

Fasciola hepatica

▶ **Definition.** Der **Große Leberegel** (▪ 341) ist abgeplattet und hat die Form eines Lorbeerblattes. Er wird ca. 3 cm lang. Die verwandte, in Afrika heimische Art **Fasciola gigantea** bringt es sogar auf 7 cm.

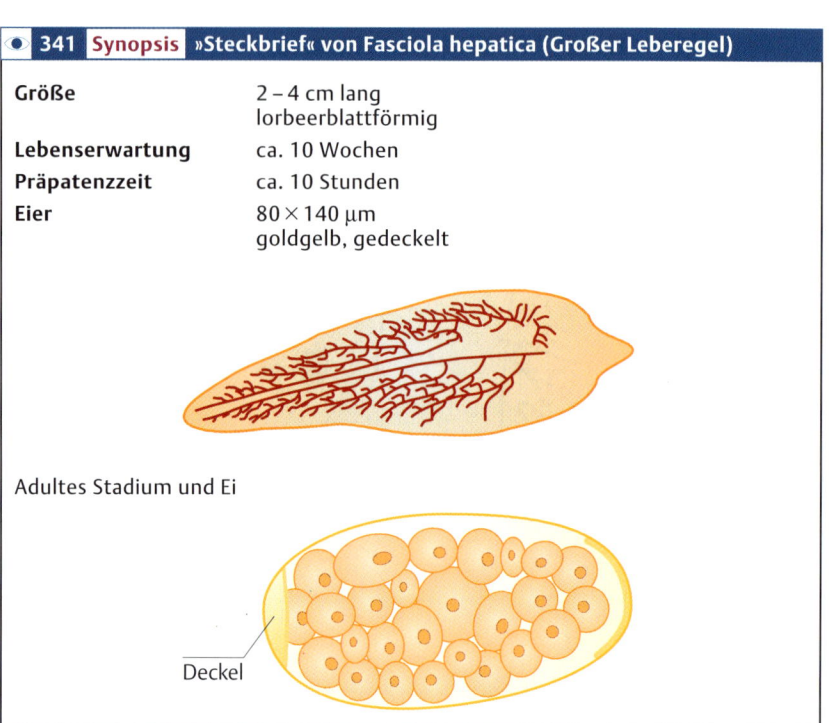

● 341 Synopsis »Steckbrief« von Fasciola hepatica (Großer Leberegel)

Größe	2 – 4 cm lang, lorbeerblattförmig
Lebenserwartung	ca. 10 Wochen
Präpatenzzeit	ca. 10 Stunden
Eier	80 × 140 μm, goldgelb, gedeckelt

Adultes Stadium und Ei

Deckel

Entwicklungszyklus Die aus den mit den Fäzes ausgeschiedenen Eiern ausgeschlüpften Mirazidien haben eine Wasserschnecke als 1. Zwischenwirt. Die freigesetzten Metazerkarien setzen sich an Wasserpflanzen fest, die vom Endwirt oral aufgenommen werden.

Entwicklungszyklus. Aus den mit den Fäzes ausgeschiedenen Eiern schlüpfen Mirazidien, welche eine Süßwasserschnecke als Zwischenwirt aufsuchen. Dort entwickelt sich aus dem Mirazidium eine Muttersporozyste, aus der Tochtersporozysten und/oder Redien entstammen können. Redien sind noch keine Zerkarien (z. B. haben sie keinen Schwanz), sind aber höher entwickelt als Sporozysten (z. B. haben sie einen Darmtrakt). Aus dem Nebeneinander von Redien und Tochtersporozysten entstehen Zerkarien, die sich als Metazerkarien auf Wasserpflanzen festsetzen, um von ihrem Endwirt oral aufgenommen zu werden.

Pathogenese Hauptinfektionsquelle für den Menschen sind Wasserkresse und rohe Leber. Die Erreger durchdringen die Darmwand und erreichen die Leber, wo sie sich im Parenchym und in den Gallenwegen festsetzen.

Pathogenese. Hauptinfektionsquelle für den Menschen ist neben dem Verzehr von Wasserkresse auch rohe, egelhaltige Leber von Schaf oder Ziege. Die im Dünndarm freigesetzten Erreger durchdringen die Darmwand und erreichen über das Peritoneum die Leber. Nach mehrwöchiger Wanderung durch das Leberparenchym gelangen sie in die Gallenwege, wo sie geschlechtsreif werden.

Klinik Bei Befall der Gallengänge resultiert eine entsprechende Symptomatik mit Verschlußikterus u. a. Werden die adulten Würmer direkt aufgenommen (rohe Leber), kommt es zu akuten Pharynxerkrankungen (**Halzoun-Syndrom**).

Klinik. Zwei Krankheitsbilder können auftreten:
- Klassischerweise bei Befall der Gallengänge kann es zur Cholangitis und zum Verschlußikterus kommen. **Eosinophilie**, Fieber, Diarrhö und Urtikaria sind klinische Zeichen

• Werden adulte Leberegel direkt aufgenommen (rohe Leber), so siedeln sich diese im Pharynx an, wo sie für Schluckbeschwerden und Dyspnoe bis zur akuten Atemnot verantwortlich zeichnen. Diese Erscheinung ist in den Ländern des Vorderen Orient als **Halzoun-Syndrom** bekannt.

Nachweis. Nur der Einachweis aus Gallensaft oder Duodenalsekret ist beweisend.

> ► **Merke.** Da die Eier dem zur gleichen Familie gehörenden Darmegel Fasciolopsis buski sehr ähnlich sind, sichert ein Einachweis in den Fäzes die Diagnose nicht.

Therapie. Mittel der Wahl ist Triclabendazol.

Prophylaxe. Verzicht auf den Genuß roher Wasserkresse und roher Tierleber.

2.3 Darmegel

Ebenso wie die Leberegel stellen die Darmegel eine inhomogene Gruppe von Trematoden dar, der verschiedene Familien angehören. Medizinisch wichtig sind Vertreter der Familien Fasciolidae, Heterophyidae, Echinostomatidae und Paraamphistomatidae.

2.3.1 Fasciolidae (II)

In Weiterführung des unter 2.2.3 begonnen Kapitels soll hier der aus dieser Familie bedeutende Darmegel Fasciolopsis buski besprochen werden.

Fasciolopsis buski

> ► **Definition.** Der **Riesendarmegel** (▣ 342) ist mit 7,5 cm Länge der größte humanpathogene Egel. Er kommt nur in Südostasien (China, Taiwan, Indonesien, Indochina, Ostindien) vor. In seinen Eiern, seinem Entwicklungszyklus und seinem Aussehen gleicht er Fasciola hepatica (S. 562) Im Gegensatz zu diesem ist sein Zielorgan jedoch der Dünndarm des Wirtes.

Nachweis   Einachweis aus Gallensaft oder Duodenalsekret.

◄ **Merke**

Therapie   Triclabendazol.

Prophylaxe   Verzicht auf den Genuß roher Wasserkresse und roher Leber.

2.3   Darmegel

Es werden nachstehend nur die medizinisch wichtigsten Vertreter aufgeführt.

2.3.1   Fasciolidae (II)

Fasciolopsis buski

◄ **Definition**

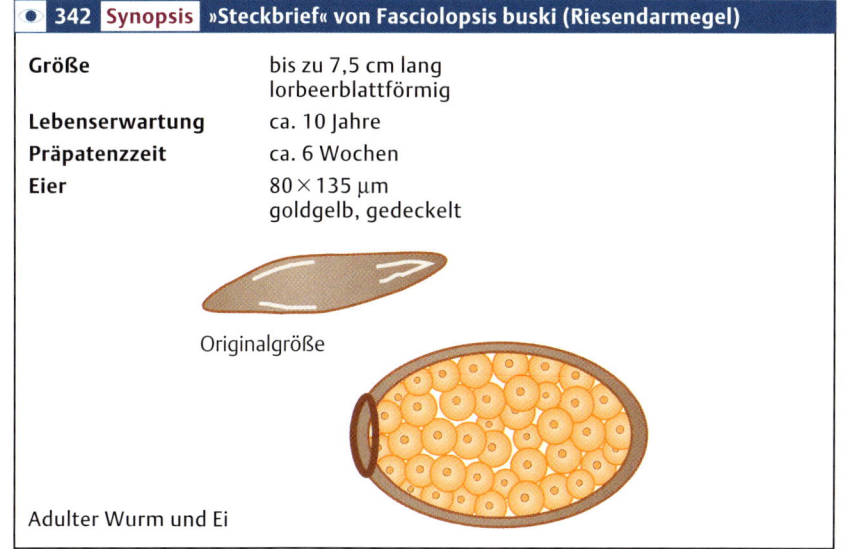

● 342 Synopsis	»Steckbrief« von Fasciolopsis buski (Riesendarmegel)
Größe	bis zu 7,5 cm lang lorbeerblattförmig
Lebenserwartung	ca. 10 Jahre
Präpatenzzeit	ca. 6 Wochen
Eier	80 × 135 µm goldgelb, gedeckelt

Originalgröße

Adulter Wurm und Ei

Pathogenese Die Infektion des Menschen erfolgt durch Genuß von rohem Salat oder Gemüse. Die solchermaßen aufgenommenen Larven saugen sich im Duodenum fest.

Klinik Neben Darmbeschwerden allgemeiner Art können die durch die Würmer erzeugten Toxine allgemeine allergische Reaktionen mit Todesfällen hervorrufen.

Nachweis Durch Nachweis der Eier im Stuhl, die klinische Symptomatik und Anamnese.

Therapie Praziquantel.

2.4 **Lungenegel**

2.4.1 **Troglotrematidae**

Definition ▶

Pathogenese. Die Infektion des Menschen erfolgt durch metazerkarienhaltige Wasserpflanzen, die als Gemüse oder Salat roh verzehrt werden. Dies sind in Asien beliebte Speisen, wie z. B. der Wasserbambus, die Lotuswurzel oder die Wassernuß. Deshalb wird in den betroffenen Ländern mit ca. 10 Millionen Wurminfestationen gerechnet. Die mit der Nahrung aufgenommenen Larven werden nach ca. 6 Wochen geschlechtsreif, wo sie sich im oberen Duodenum festsaugen.

Klinik. Der Wurmbefall löst primär Diarrhö, Hämorrhagien und Schleimhautulzera aus. Sekundär kommt es durch abgesonderte Toxine zu allergischen Reaktionen, die sich als Gesichtsödeme, Aszites und starke Abdominalschmerzen manifestieren. Der Stuhl ist gelbgrün und enthält unverdaute Nahrung. Bei starkem Wurmbefall sind Todesfälle möglich.

Nachweis. Der Nachweis der Eier im Stuhl und die darmbezogenen klinischen Symptome, verbunden mit einer entsprechenden Anamnese (Nahrungsgewohnheiten, Aufenthalt in Südostasien etc.), sichern den Befund.

Therapie. Mittel der Wahl ist Praziquantel.

2.4 Lungenegel

2.4.1 Troglotrematidae

▶ *Definition.* Troglotrematidae sind dickleibige (kaffeebohnenförmig), abgeplattete Trematoden mit Mund- und Bauchsaugnapf, die bei Karnivoren (Fleischfressern) und beim Menschen die Lunge befallen und deshalb generell als »Lungenegel« (⊡ **343**) bezeichnet werden.

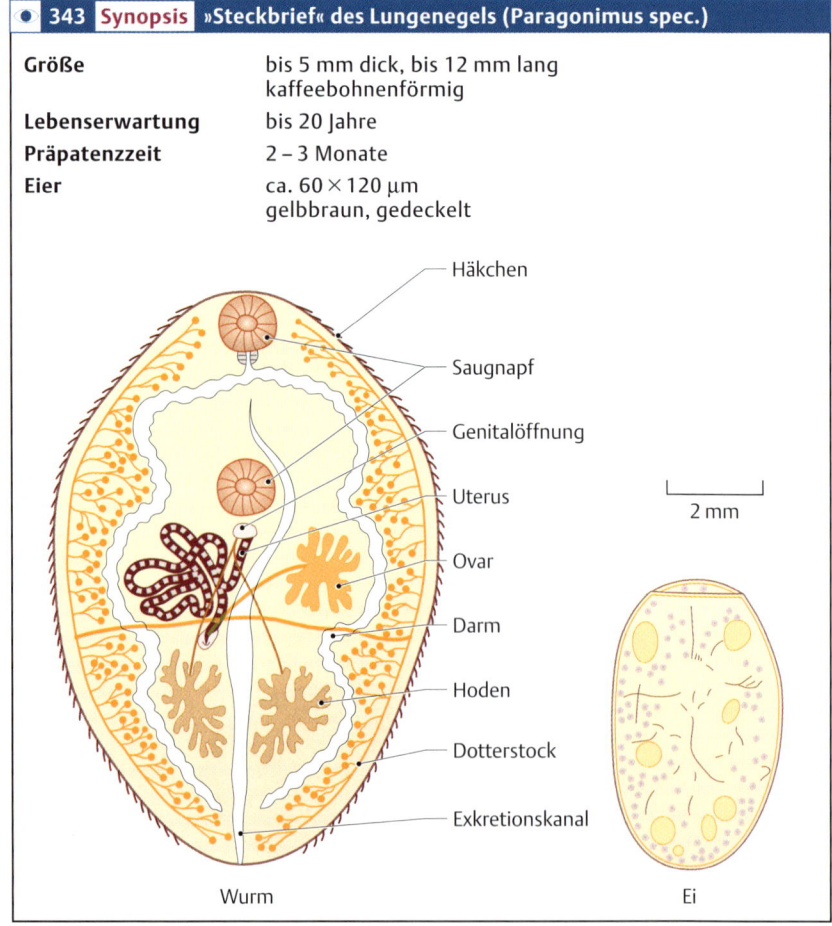

⊙ **343** Synopsis »Steckbrief« des Lungenegels (Paragonimus spec.)

Größe	bis 5 mm dick, bis 12 mm lang kaffeebohnenförmig
Lebenserwartung	bis 20 Jahre
Präpatenzzeit	2 – 3 Monate
Eier	ca. 60 × 120 µm gelbbraun, gedeckt

Häkchen
Saugnapf
Genitalöffnung
Uterus
2 mm
Ovar
Darm
Hoden
Dotterstock
Exkretionskanal

Wurm   Ei

Klassifikation. ☷ 145 gibt eine Übersicht über die humanpathogenen Spezies der Troglotrematidae.

▦ 145	Humanpathogene Troglotrematidae und ihre Verbreitungsgebiete
Art	**Verbreitungsgebiet**
▷ Paragonimus westermani	Ost-Südostasien
▷ Paragonimus heterotremus	China und Indochina
▷ Paragonimus miyazakii	Japan
▷ Paragonimus philippinensis	Philippinen
▷ Paragonimus africanus	Westafrika
▷ Paragonimus uterobilateralis	Westafrika
▷ Paragonimus mexicanus	Mittel- und Südamerika
▷ Paragonimus ecuadoriensis	Mittel- und Südamerika

Entwicklungszyklus. Die Eier der in der Lunge der Endwirte (Fleischfresser) lebenden Parasiten werden teils über das Sputum, teils über die Fäzes an die Umwelt verbracht. Im Wasser schlüpfen nach ca. 2 Wochen die Mirazidien, die eine Wasserschnecke als ersten Zwischenwirt aufsuchen (Thiara-, Potadoma sp. u.a.). Die entstehenden Zerkarien besiedeln Süßwasserkrabben und Krebse als zweiten Zwischenwirt. Der Mensch infiziert sich durch den Genuß roher Krabben und Krebse, die in vielen Ländern der dritten Welt eine wichtige Proteinquelle darstellen. Die im Darm freigesetzten Larven wandern primär in die Lunge, aber auch in andere Organe.

Klinik. Bei Befall der Lunge dominiert eine tuberkuloseähnliche Symptomatik mit Nachtschweiß, Hämoptoe und Brustschmerz. Klinisch finden sich eine Pleuritis mit Erguß, eine Bronchopneumonie, Bronchiektasen u.a. Der Darmbefall äußert sich relativ unspezifisch mit Diarrhö und Tenesmen. Der Befall des ZNS bewirkt Enzephalitis, Meningitis und epileptische Anfälle. Spastische Paraplegie stellt sich als Folge einer spinalen Paragonimiasis ein. Gefürchtet ist die Beteiligung des Herzens, die häufig mit dem Exitus endet. In der Haut sind die Würmer für subkutane Granulome verantwortlich.

Nachweis. Nachweis der charakteristischen Eier im Sputum, seltener aus anderen Körpersekreten. Serologische Untersuchungen im Sinne der indirekten Hämagglutination oder eines ELISA sind bei extrapulmonaler Infestation in Erwägung zu ziehen.

Therapie. Mittel der Wahl ist Praziquantel.

Prophylaxe. Verzicht auf rohes Krebsfleisch und ungenügend gegarte Krabben.

2.5 Blutegel

Die Blutegel (Hirudinea) gliedern sich in mehrere Familien. **Hirudo medicinalis** wird seit dem Altertum in der Volksmedizin zur Behandlung diverser Leiden eingesetzt. Blutegel sind jedoch auch noch heute als schädliche Parasiten von medizinischem Interesse. Wichtig sind vor allem die im Wasser lebenden Arten, da diese den Menschen sowohl äußerlich wie auch innerlich befallen können. ☷ 146 gibt einen Überblick über ihr Vorkommen. Beim Trinken von Oberflächenwasser können die sehr kleinen Egel in den Nasen-Rachen-Raum, das Bronchialsystem und den Ösophagus gelangen, wo sie sich festsetzen, sehr schnell wachsen und entsprechende Beschwerden verursachen. Der Befall der Atemwege kann lebensbedrohend sein.

Klassifikation Die in ☷ 145 aufgeführten Arten, allen voran **Paragonimus westermani**, sind für den Menschen pathogen.

Entwicklungszyklus Eier der Würmer werden teils mit dem Sputum, teils mit den Fäzes ausgeschieden. 1. Zwischenwirt ist eine Wasserschnecke, 2. Zwischenwirt sind Krebse und Krabben. Bei Aufnahme des 2. Zwischenwirtes wandern die freigesetzten Larven über den Darm in die Lunge oder in andere Organe.

Klinik Bei Befall der Lunge finden sich Tbc-ähnliche Symptome. Ein Darmbefall äußert sich in Diarrhö und Tenesmen. Besiedelung des ZNS führt zu Meningitis, Enzephalitis, epileptischen Anfällen oder zur spinalen Paragonimiasis. Kardiale Manifestationen enden häufig tödlich.

Nachweis Durch Einachweis im Sputum und serologische Methoden.

Therapie Praziquantel.

Prophylaxe Verzicht auf rohes Krebsfleisch und ungenügend gegarte Krabben.

2.5 Blutegel

Hirudo medicinalis wird seit dem Altertum zur Behandlung diverser Leiden eingesetzt. Blutegel sind jedoch auch als schädliche Parasiten von medizinischem Interesse. Sie können den Menschen äußerlich und innerlich befallen (☷ 146). Durch Blutungen aus Nase und Mund können sie auf sich aufmerksam machen.

146	Humanpathogene Blutegel und ihre Verbreitungsgebiete
Art	**Verbreitungsgebiet**
▷ Limnatis nilotica	Südeuropa, Nordafrika, Vorderasien
▷ Limnatis africanus	Zentralafrika
▷ Limnatis mysomelas	Zentralafrika
▷ Limnatis maculosa	Malaysia
▷ Limnatis granulosa	Indien

Klinische Leitsymptome sind Blutungen aus Nase und Mund (schon Hippokrates empfahl, in solchen Fällen nach Blutegeln zu suchen). Die Therapie besteht in der endoskopischen Entfernung der Parasiten, wobei jedoch darauf zu achten ist, daß die Würmer nicht zerrissen werden. Der Egel saugt auch noch im zertrennten Zustand und kann dabei starke Blutungen verursachen.

3   Cestoda

▶ *Definition.* Bei Zestoden oder **Bandwürmern**, die den menschlichen Darm besiedeln, werden die niederen (Pseudophyllidae) und die höheren Formen (Cyclophyllidae) unterschieden. Alle Bandwürmer
- sind Endoparasiten. Sie besitzen keinen Darm, sondern nehmen Nährstoffe direkt über ihre Körperoberfläche auf
- sind Zwitter
- haben einen Kopf (**Skolex**), der Saugnäpfe und teilweise einen Hakenkranz (**Rostellum**) besitzt
- haben eine Reihe von **Proglottiden** (Bandwurmgliedern), die bis zu mehreren tausend eine Kette (**Strobila**) bilden. Diese ist je nach Art zwischen 2 mm und 20 m lang
- sind weiß bis leicht gelblich
- benötigen für ihren Entwicklungszyklus einen oder zwei Zwischenwirte.

Klassifikation   Generell zu unterscheiden ist zwischen Pseudo- und Cyclophyllidae (▤ 147). ▤ 148 gibt einen Überblick über humanpathogene Vertreter.

Klassifikation. ▤ 147 zeigt Unterschiede zwischen Vertretern der niederen (**Pseudophyllidae**) und höheren Zestodenformen (**Cyclophyllidae**). In ▤ 148 sind humanpathogene Vertreter zusammengestellt, auch solche, die im Text nicht ausführlich behandelt werden können.

147	Unterschiede zwischen Pseudo- und Cyclophyllidae	
Pseudophyllidae		**Cyclophyllidae**
▷ Uterus offen, Eier werden einzeln ausgestoßen		▷ Uterus geschlossen, Eier werden zusammen mit der Proglottide abgegeben
▷ Proglottiden degenerieren oder werden im Darm verdaut		
▷ Infektionsform: wurmförmige bewegliche Larve		▷ Infektionsform: Blasenlarve oder Finne

148 Übersicht über die wichtigsten humanpathogenen Cestoda			
Art	**Länge**	**Vorkommen**	**Übertragung durch**
Pseudophyllidae			
▷ Diphyllobothrium latum Andere Diphyllobothrium sp.	bis 20 m	weltweit	Fische
Cyclophyllidae			
▷ **Taenia solium**	2 – 7 m	weltweit	Schwein
▷ **Taenia saginata**	6 – 10 m	weltweit	Rind
▷ **Echinococcus granulosus**	ca. 5 mm	weltweit	Hund
▷ **Echinococcus multilocularis**	ca. 2 mm	Europa	Fuchs
▷ Hymenolepis nana	ca. 4 cm	weltweit	Insekten
▷ Hymenolepis diminuta	ca. 50 cm	weltweit	Insekten

3.1 Pseudophyllidae

3.1.1 Diphyllobothrium latum

▶ *Definition.* Diphyllobothrium latum (▣ 344) ist der **Fisch-** oder **Breite Grubenkopfbandwurm**. Er kommt weltweit vor und ist mit bis zu 20 m Länge der größte Parasit des Menschen. Seinen Namen verdankt er einerseits der Tatsache, daß menschliche Infektionen durch den Genuß ungenügend gegarter Fische zustande kommen (Fischbandwurm), andererseits den beiden schlitzförmigen Sauggruben am Skolex (Grubenkopfbandwurm). Typisch ist auch das Aussehen der mehr als 3000 Proglottiden, die breiter als lang sind (Breiter Grubenkopfbandwurm).

● 344 Synopsis »Steckbrief« von Diphyllobothrium latum (Fischbandwurm/ Breiter Grubenkopfbandwurm)	
Größe	Skolex: 1 × 1 × 2,5 mm ca. 3000 Proglottiden Länge bis 20 m
Lebenserwartung	10 Jahre
Präpatenzzeit	18 Tage
Eier	ca. 70 × 50 µm gedeckelt

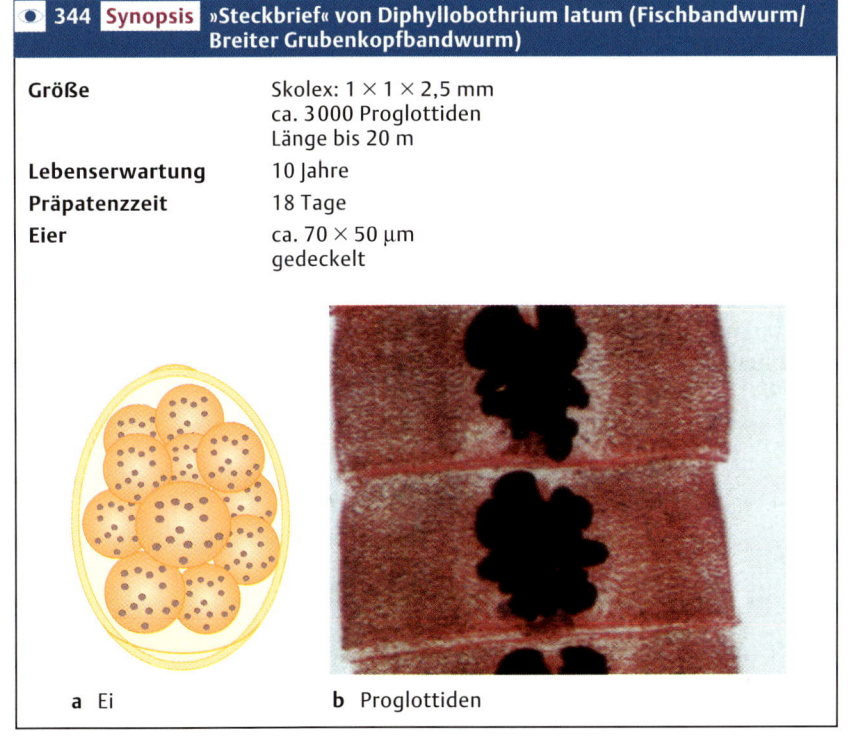

a Ei   **b** Proglottiden

Entwicklungszyklus Aus den Eiern schlüpfen **Korazidien**. 1. Zwischenwirt ist ein Kleinkrebs, 2. Zwischenwirt ein Süßwasserfisch. Infektionsform ist das **Plerozerkoid**).

Pathogenese Der Mensch infiziert sich durch den Genuß ungenügend gegarter **Süßwasserfische**.

Klinik Die meisten Infektionen bleiben symptomlos. Ca. 2 % der Bandwurmträger zeigen eine Vitamin-B_{12}-Mangelanämie.

Nachweis Die Diagnose erfolgt durch den Einachweis im Stuhl.

Therapie Praziquantel, Niclosamid.

Prophylaxe Tieffrieren (–18 °C über 24 h) und Kochen der Fische.

Epidemiologie Infektionen in Mitteleuropa sind heute sehr selten.

3.2 Cyclophyllidae

3.2.1 Taeniidae

Taenia saginata

Definition ▶

Entwicklungszyklus. Aus den Eiern, die aus dem Uterus einzeln ausgestoßen und mit dem Stuhl ausgeschieden werden, schlüpfen im Süßwasser bewimperte Larven (**Korazidien**). Diese suchen einen Kleinkrebs als ersten Zwischenwirt auf, wo sie sich zum **Prozerkoid** und nach Aufnahme in den zweiten Zwischenwirt (einen Süßwasserfisch) zum **Plerozerkoid** (2 cm lang) entwickeln.

Pathogenese. Der Mensch infiziert sich durch den Genuß ungenügend gegarter **Süßwasserfische**, wie Hechte, Aale, Forellen u. a. Die Entwicklung zum geschlechtsreifen Bandwurm dauert ca. 18 Tage.

Klinik. Der Befall mit Diphyllobothrium bleibt klinisch oft stumm oder äußert sich in leichten, unspezifischen, gastrointestinalen Beschwerden, die sich bei Infestation mehrerer Bandwürmer bis zum mechanischen Ileus steigern. Durch den Entzug von Vitamin B_{12} entwickelt sich bei ca. 2 % der Bandwurmträger eine Anämie.

Nachweis. Die Diagnose erfolgt durch den Ei- oder seltener durch den Proglottidennachweis im Stuhl. Die Eier können leicht mit denen von Trematoden verwechselt werden.

Therapie. Zur Therapie werden Praziquantel und Niclosamid eingesetzt.

Prophylaxe. Tieffrieren der Fische bei –18 °C über 24 Stunden sowie Kochen tötet die Plerozerkoide.

Epidemiologie. Weltweit wird mit über 10 Millionen Fischbandwurmträgern gerechnet. Infektionen in Mitteleuropa sind heute jedoch eine Rarität.

3.2 Cyclophyllidae

3.2.1 Taeniidae

Die Cyclophyllidaefamilie Taeniidae enthält die meisten und bedeutendsten humanpathogenen Bandwurmarten. Zwischenwirte sind hier ausschließlich Säugetiere.

Taenia saginata

▶ *Definition.* Taenia saginata (⊡ 345) ist der weltweit verbreitete **Rinderbandwurm** (taenia: Band, saginatus: gemästet). 50 Millionen Infestationen werden weltweit angenommen. Der adulte Wurm im Menschen wird in der Regel 6 – 10 m, in Ausnahmefällen auch bis zu 25 m lang. Er hat dann 1000 – 2000 Proglottiden. Sein Skolex hat vier Saugnäpfe (aus der Türkei und Korea sind Formen mit sechs Saugnäpfen beschrieben) und keinen Hakenkranz.

● 345 | Synopsis | »Steckbrief« von Taenia saginata (Rinderbandwurm)

Größe	Skolex 2 mm breit 4 Saugnäpfe 1000 – 2000 Proglottiden Länge 6 – 10 m, maximal 25 m
Lebenserwartung	Bis 20 Jahre
Präpatenzzeit	5 – 12 Wochen
Proglottiden	12 mm breit, bis zu 2 cm lang Uterus **15 – 30 Ausstülpungen**
Eier	30 × 35 µm, dickwandig

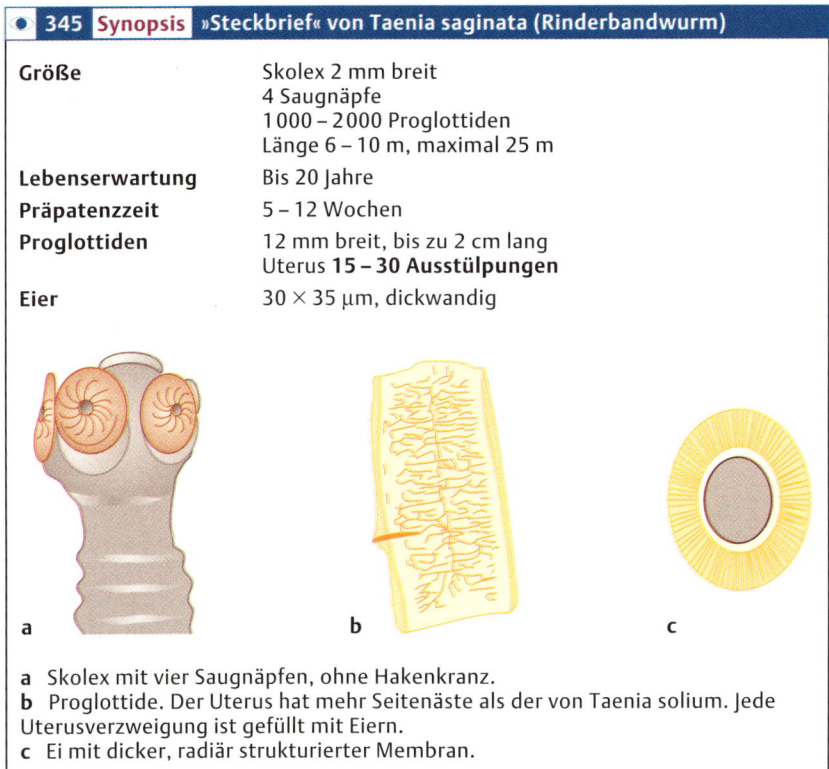

a

b

c

a Skolex mit vier Saugnäpfen, ohne Hakenkranz.
b Proglottide. Der Uterus hat mehr Seitenäste als der von Taenia solium. Jede Uterusverzweigung ist gefüllt mit Eiern.
c Ei mit dicker, radiär strukturierter Membran.

Entwicklungszyklus. Ungefähr das letzte Fünftel des Bandwurmes besteht aus reifen Proglottiden, die jeweils ca. 10^5 Eier in Uterusverzweigungen enthalten (● 346). Täglich werden bis zu sieben Endglieder abgestoßen und überwinden sowohl mit dem Stuhl als auch durch aktive Beweglichkeit den Anus. Die so teils bereits im Darm, teils an der Umwelt freigesetzten Eier müssen von Rindern als Zwischenwirt aufgenommen werden. Die Tenazität der Eier ist erheblich. Sie können monatelang in Feuchtmilieu überdauern. Im Darm des Rindes schlüpfen die Sechshakenlarven (**Onkosphären**), die die Darmwand durchwandern und über die Pfortadergefäße in den großen Körperkreislauf gelangen. Von hier aus befallen sie die quergestreifte Muskulatur, wo sich nach ca. 5 Monaten eine infektionsfähige Blasenlarve oder Finne (● 347), die im Fall von Taenia saginata **Cysticercus bovis** genannt wird, bildet. Dies ist ein in das Innere einer Blase eingestülpter Bandwurmkopf (Skolex).

Entwicklungszyklus Die mit dem Stuhl ausgeschiedenen Eier (frei oder innerhalb von Proglottiden) müssen von einem Rind als Zwischenwirt oral aufgenommen werden. Hier entwickeln sich im Darm die Sechshakenlarven (**Onkosphären**), aus denen nach Durchdringen der Darmwand in der quergestreiften Muskulatur die infektiöse Finne oder Blasenlarve (**Cysticercus bovis**) entsteht.

● 346 | Uterusverzweigungen in Proglottiden von Taenia saginata (Rinderbandwurm), vollgepackt mit runden Eiern

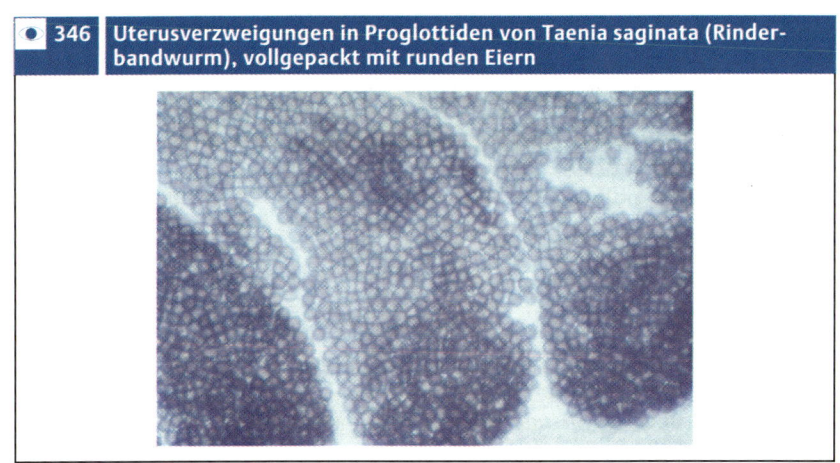

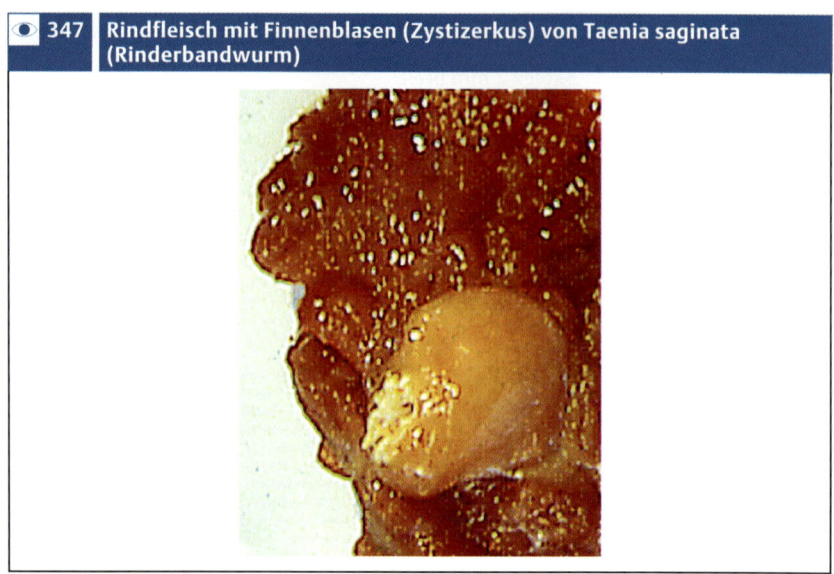

347 Rindfleisch mit Finnenblasen (Zystizerkus) von Taenia saginata (Rinderbandwurm)

Pathogenese Der Mensch infiziert sich durch den Verzehr rohen, finnenhaltigen Rindfleisches (Tatar). Die Larve besiedelt den Dünndarm, wo der Wurm nach ca. 5 Wochen geschlechtsreif wird.

Pathogenese. Der Mensch als Hauptwirt infiziert sich durch die orale Aufnahme rohen, finnenhaltigen Rindfleisches (Tatar). Im Dünndarm des Menschen stülpt sich der Skolex aus seiner Blase nach außen und heftet sich an die Darmwand an. Anschließend setzt das Längenwachstum des Wurmes ein. Nach 5 Wochen können die ersten eiertragenden Proglottiden abgehen.

Klinik In der Regel bleibt die Infestation symptomlos.

Klinik. Lediglich in der Phase, in der der Wurm zur Geschlechtsreife auswächst, kommt es zu starkem Hungergefühl, Gewichtsabnahme und Diarrhö. Dann verläuft die Wurminfestation symptomlos. Nur sehr selten ist eine Appendizitis aufgrund von Proglottiden beschrieben, die es in den Blinddarm verschlagen hatte.

Nachweis Die sichere Diagnose wird durch mikroskopische Begutachtung der Proglottiden gestellt. Wichtig ist die mit 15 – 30 Ausstülpungen charakteristische Uterusform. **Die Eier sind bei allen Taenien gleich.**

Nachweis. Der Nachweis der **Eier im Stuhl** gestattet nur die Diagnose »Taenia-Infestation«. **Eine Speziesdiagnostik ist nicht möglich, da sich die Eier aller Taeniaspezies gleichen.** Eine Artdiagnostik kann nur über die Proglottiden erreicht werden. Nach Aufschwemmung des Stuhles (oder auch direkt durch Auffinden in der Nachtwäsche) werden Proglottiden (sehen makroskopisch wie Bandnudelstücke aus) isoliert und zwischen zwei Objektträger gelegt. Diese werden leicht zusammengedrückt (Quetschpräparat) und dann im Mikroskop begutachtet. Entscheidend ist die Uterusform. **Der Uterus des Rinderbandwurms hat viele (15 – 30) Ausstülpungen, der differentialdiagnostisch in Frage kommende Schweinebandwurm nur wenige (9 – 13).**

Therapie Praziquantel und Niclosamid.

Therapie. Mittel der Wahl sind Praziquantel und Niclosamid.

Merke ▶

▶ *Merke.* Die Therapie kann als erfolgreich beendet betrachtet werden, wenn der Skolex des Bandwurmes nachweislich abgegangen ist (eine Forderung, deren Überprüfung in der Praxis erhebliche Schwierigkeiten hervorruft. Schon das Beibringen einer einfachen Stuhlprobe ist in Anbetracht der Verbreitung von Tiefspülklosetts problematisch).

Prophylaxe Tieffrieren des Fleisches (–20 °C über 24 Std.) oder Kochen inaktiviert die Finnen. Verzicht auf den Genuß rohen Fleisches.

Prophylaxe. Veterinärmedizinisch ist durch serologische Untersuchungen der Schlachttiere ein Finnenbefall feststellbar. Durch Tieffrieren des Fleisches (–20 °C über 24 Stunden) kann eine Inaktivierung der Finnen erfolgen. Verzicht auf den Genuß rohen Rindfleisches (Tatar) ist auch aus anderen infektionshygienischen Gründen anzuraten.

Taenia solium

> ▶ *Definition.* Der **Schweinebandwurm Taenia solium** (⬛ 348) ist weltweit verbreitet. Er ist in Deutschland heute nicht mehr endemisch. Hauptverbreitungsgebiet ist Südamerika. Taenia solium ist im Darm des Menschen mit 3 – 7 m Länge kürzer als der Rinderbandwurm. Auch die Proglottiden sind kleiner, und der Uterus weist weniger als 15 Verzweigungen auf. Der Skolex trägt neben den vier Saugnäpfen ein Rostellum mit 22 – 36 kleinen Haken.

⬛ 348 Synopsis »Steckbrief« von Taenia solium (Schweinebandwurm)

Größe	Skolex: 2 mm breit, Rostellum mit 22–36 Haken, 4 Saugnäpfe, Weniger als 1000 Proglottiden, Länge 2 – 7 m
Lebenserwartung	Bis zu 20 Jahren
Präpatenzzeit	8 – 12 Wochen
Proglottiden	12 mm breit, bis zu 1,5 cm lang, **Uterus < 15 Ausstülpungen**
Eier	30×35 μm dickwandig, **infektiös!**

a
b
c

a Skolex mit vier Saugnäpfen und Häkchenkranz
b Proglottide mit wenig verzweigtem Uterus
c Parasitenei mit dicker, radiär strukturierter Membran

Entwicklungszyklus. Der Entwicklungszyklus des Schweinebandwurms unterscheidet sich von dem des Rinderbandwurms nur durch die – sehr wichtige – Tatsache, daß als Zwischenwirt nicht nur das Schwein, sondern auch der Mensch fungieren. Da die Larve im Ei von T. solium rasch reift, kann eine infektiöse Larve noch während der Zeit im Menschen entstehen, die eine endogene Autoinfektion auslöst. Dann ist also dasselbe Individuum **Hauptwirt** und auch gleichzeitig **Nebenwirt**. Wenn nun diese Larven im Körper wandern, dann können sich nach Aufnahme von Bandwurmeiern innerhalb von zwei Monaten Zystizerken entwickeln und das Krankheitsbild der **Zystizerkose** bedingen. Die Beschwerden sind dabei abhängig von der Lokalisation dieser Blase mit Finne.

Pathogenese. Die Infektion erfolgt:
- durch Verzehr finnenhaltigen Schweinefleisches (Fremdinfektion): Bandwurmbefall
- durch orale Aufnahme der Bandwurmeier (Fremdinfektion oder exogene Autoinfektion): Zystizerkose ohne Bandwurmbefall
- durch frühzeitige Reifung der Larve im Ei noch im Hauptwirt (endogene Autoinfektionen): Zystizerkose bei bestehendem Bandwurmbefall.

Bei der Zystizerkose unterscheidet man den **Cysticercus cellulosus**, ein erbsengroßes Finnenbläschen, das sich zu Hunderten oder Tausenden in der Haut, der Skelettmuskulatur, im Auge oder ZNS absiedeln kann. Die

Entwicklungszyklus Ein wichtiger Unterschied zum Rinderbandwurm besteht darin, daß beim Schweinebandwurm der Mensch auch als Zwischenwirt auftreten kann (Krankheitsbild der **Zystizerkose.**

Pathogenese Infektionen sind möglich:
- durch Verzehr finnenhaltigen Schweinefleisches: Bandwurmbefall
- durch orale Aufnahme der Eier: Zystizerkose ohne Bandwurmbefall
- durch Reifung der Eier im Mensch (endogene Autoinfektionen).

Zu unterscheiden sind:
- Zystizerkosen mit **Cysticercus cellulosus**, erbsengroßen solitären Finnenbläschen, die verkalken können

- Zystizerkosen mit **Cysticercus racemosus**, einem traubenförmigen Gebilde, das vor allem im ZNS eine erhebliche Raumforderung hervorruft.

Klinik Der Wurmbefall im Darm bleibt symptomlos. Cysticercus cellulosus verursacht rheumatoide Beschwerden. Cysticercus racemosus führt zu neurologischen Symptomen und endet nicht selten letal.

Nachweis Die Uterusform der Proglottiden (weniger als 15 Ausstülpungen) ist für Bandwurmträger beweisend. Bildgebende Verfahren und serologische Untersuchungen zeigen Zystizerkosen auf.

Merke ▶

Therapie Wenn möglich chirurgische Entfernung der Finne und Praziquantel mit Kortikosteroiden.

Prophylaxe Kochen oder Tieffrieren (–20 °C über 24 Std.) inaktivieren die Finnen.

Echinococcus

Definition ▶

Klassifikation Von humanmedizinischer Bedeutung sind:
- E. granulosus (Hundebandwurm)
- E. multilocularis (Fuchsbandwurm).

Echinococcus granulosus

Definition ▶

Finnen sterben nach einigen Jahren ab, verkalken und werden im Röntgenbild sichtbar. Hauptsächlich im Gehirn und anderen Teilen des ZNS findet man den **Cysticercus racemosus**, eine traubenähnliche Ansammlung von Finnenbläschen, die erhebliche Größe (mehr als 60 ml) annehmen können.

Klinik. Der Bandwurmbefall selbst bleibt in der Regel klinisch stumm. Bei der Zystizerkose bestimmt der Organbefall die Symptomatik. Kopfschmerzen, Schwindel und Erbrechen sprechen für einen Cysticercus. Der Befall des ZNS mit Cysticercus racemosus endet nicht selten letal. Der Haut- und Muskelbefall mit Cysticercus cellulosus führt zu rheumatoiden Beschwerden.

Nachweis. Der Bandwurmbefall wird analog wie bei Taenia saginata diagnostiziert (mikroskopische Begutachtung eines Quetschpräparates mit Proglottiden). Die Zystizerkose kann in der Regel endgültig erst nach Exzision der Larve diagnostiziert werden. Bildgebende Verfahren, vor allem die Computertomographie, sowie serologische Untersuchungen (ELISA, »Western Blot«) sind wertvolle Hilfsmittel, um den klinischen Verdacht einer Zystizerkose zu erhärten. Die Eosinophilie lenkt den Verdacht auf diese Diagnose.

> ▶ **Merke.** Die Differentialdiagnose von T. saginata und T. solium ist sehr wichtig, da bei Infektion mit T. solium eine Spätfolge in Form einer Zystizerkose auftreten kann. Deswegen sollte man den Patienten auf diese Komplikationsmöglichkeit hinweisen und evtl. eine Nachuntersuchung nach einigen Monaten empfehlen.

Therapie. Die chirurgische Entfernung lebender Finnen, soweit möglich, und eine Chemotherapie mit Praziquantel in Kombination mit Kortikosteroiden haben sich bewährt.

Prophylaxe. Kochen oder Tieffrieren (– 20 °C über mindestens 24 Stunden) von Schweinefleisch verhindert die Wurminfestation. Gegen die Zystizerkose können nur individuelle Hygienemaßnahmen wirksam werden.

Echinococcus

> ▶ **Definition.** Bandwürmer der Gattung Echinococcus im Darm des Hundes sind sehr klein (maximal ca. 6 mm Länge – sind also mit bloßem Auge für den Hundebesitzer nicht sichtbar –, haben nur wenige Proglottiden, sind dafür aber in ihrem Endwirt in sehr großer Zahl (100000 und mehr) anzutreffen.

Klassifikation. Folgende Arten sind von humanmedizinischer Bedeutung:
- Echinococcus granulosus, der Hundebandwurm
- Echinococcus multilocularis, der Fuchsbandwurm.

Echinococcus granulosus

> ▶ **Definition.** Der weltweit verbreitete **Hundebandwurm** ist 3 – 6 mm lang und hat nur 3 – 4 Proglottiden (▣ **349**). Sein Skolex hat vier Saugnäpfe und ein Rostellum. In Europa sind Griechenland und die dalmatinische Küste Endemiegebiete. Hauptwirt ist der Hund; ausnahmsweise kann ein Mensch als Zwischenwirt bzw. Endwirt fungieren, d. h., im Menschen kommt nur die Finne, nicht der adulte Wurm vor.

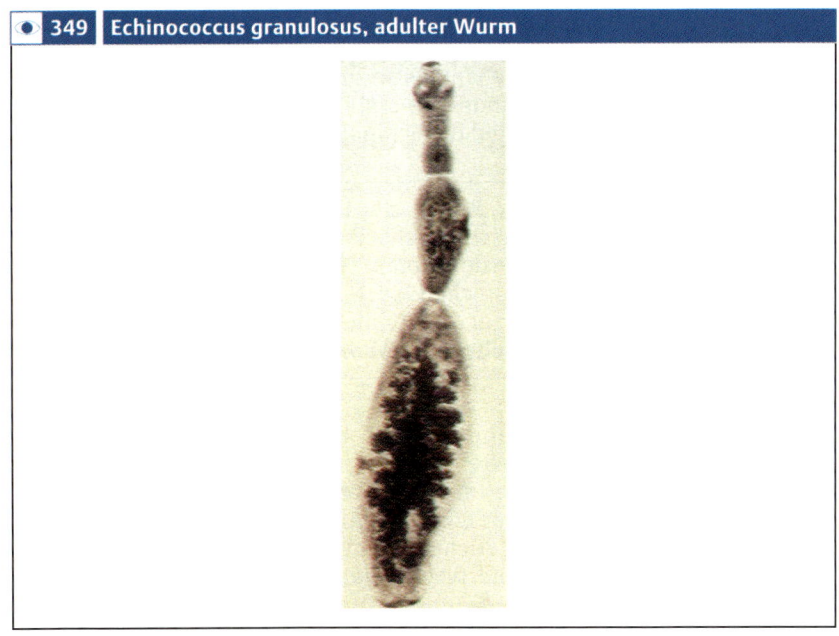

Entwicklungszyklus. Die Eier werden mit dem Kot des Hundes (Hauptwirt) ausgeschieden. Zwischenwirte sind normalerweise Rinder, Schafe, Schweine und andere Hufnutztiere des Menschen. Der Zwischenwirt nimmt die Eier über kontaminiertes Futter auf. Im Darm schlüpfen die Sechshakenlarven (Onkosphären), durchdringen die Darmwand und gelangen über die Mesenterialgefäße in andere Organe. Hier entwickelt sich ein blasenförmiger Herd, die **Hydatide** (hydatis, lat.: Wasserblase), die immer größer wird und das umliegende **Gewebe verdrängt** (■ 350). Sie ist mit klarer, als Antigen wirkender Flüssigkeit gefüllt und mit einer Keimschicht ausgekleidet, von der aus sich Finnen bilden, die eigentlich infektiösen Larven (**Protoskolizes**). Der Infektionszyklus schließt sich, wenn Hunde infizierte Schlachtabfälle dieser Tiere fressen (■ 350).

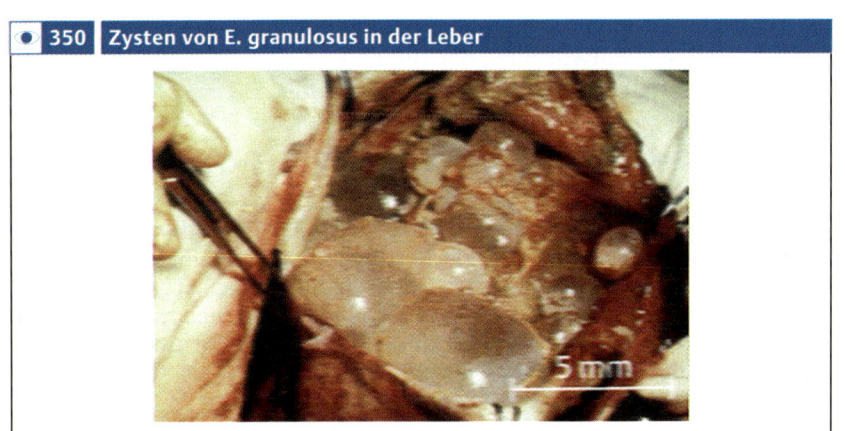

Pathogenese. Der Mensch infiziert sich durch die orale Aufnahme der Eier. Befallen werden dann zu 60 % die Leber, zu 30 % die Lunge und zu 5 % das Peritoneum. Die restlichen 5 % verteilen sich auf Milz, Nieren, Muskulatur, Knochen und ZNS (in dieser Reihenfolge). In der überwiegenden Mehrzahl ist nur ein Organ betroffen.

Klinik. Die Hydatide entwickelt sich beim Menschen meist sehr langsam über einen Zeitraum von mehreren Jahren. Die Symptomatik ist dabei relativ unspezifisch. Beim **Befall der Leber** (typischer Lokalisationsort:

Entwicklungszyklus Zwischenwirte sind normalerweise Hufnutztiere des Menschen, deren Innereien als Schlachtabfälle von Hunden gefressen werden. Aus den vom Hund ausgeschiedenen Eiern schlüpfen im Zwischenwirt die Sechshakenlarven und gelangen über die Mesenterialgefäße in andere Organe, wo sie die **Hydatide** bilden, eine mit Flüssigkeit und zahlreichen infektiösen **Protoskolizes** gefüllte Blase.

Pathogenese Der Mensch infiziert sich durch orale Aufnahme der Eier. Befallen werden neben anderen Organen zu 60 % die Leber, zu 30 % die Lunge.

Klinik Da sich die Hydatide nur langsam entwickelt (mehrere Jahre), sind die klinischen Zeichen gering und unspezifisch. Bei **Befall der Leber** kann es durch Kompression der Gallenwege zum Verschlußikterus kommen. Die **Lungenmanifestation** äußert sich in Druckschmerzen, (Blut-)Husten.

Merke ▶

Nachweis Bildgebende Verfahren führen zu einer Verdachtsdiagnose, die dann durch serologische Tests (immer zwei verschiedene parallel durchführen!) erhärtet werden kann.

Therapie Radikale operative Entfernung der Hydatide.

Prophylaxe

Merke ▶

Die Eier sind gegen chemische Desinfektionsmittel resistent. Nur Austrocknung und Erhitzen (> 75 °C) inaktivieren sicher!

Echinococcus multilocularis

Definition ▶

Entwicklungszyklus Zwischenwirte sind Kleinnager.

Pathogenese Hauptinfektionsquelle für den Menschen sind **kontaminierte Waldbeeren**. Im Gegensatz zum Hundebandwurm entsteht keine Blase, sondern ein schlauchförmiges, **alveoläres Gebilde**, das das befallene Organ infiltriert und zerstört und auch auf Nachbarorgane übergreifen kann.

rechter Leberlappen) kommt es zu Oberbauchbeschwerden und eventuell zum Verschlußikterus bei Kompression der großen Gallengänge.
Der **Befall der Lunge** bleibt ebenfalls in vielen Fällen symptomlos oder äußert sich in Reizhusten, Hämoptysis und Druckschmerzen.
Oft sterben die Parasiten ab, und die Echinokokkusblase verkalkt.

> ▶ **Merke.** Gefährlich ist die Ruptur der Hydatide, da die austretende Flüssigkeit zum anaphylaktischen Schock und ohne sofortige Therapie zum Tode führen kann. Außerdem kommt es zur massiven Ausschwemmung der Larven mit entsprechenden Neubildungen von Hydatiden. Rupturen können aber auch zur Spontanheilung führen. Insgesamt wird das Krankheitsbild als **zystische Echinokokkose** bezeichnet.

Nachweis. Bildgebende Verfahren führen häufig zu einer Verdachtsdiagnose, die dann durch gezielte serologische Untersuchungen bestätigt werden kann (ELISA, indirekte Immunfluoreszenz, Immunelektrophorese, Nachweis parasitenspezifischer IgE). Zum Ausschluß von Kreuzreaktionen sollten dabei zwei unterschiedliche serologische Methoden parallel zum Einsatz kommen. Biopsien sind wegen der Gefahr der Blasenruptur und ihrer Folgen nicht angezeigt.

Therapie. Mittel der Wahl ist die radikale operative Entfernung der Hydatide. Bei inoperablen Echinokokkuszysten oder Hydatidenruptur ist eine Chemotherapie mit Mebendazol oder Albendazol zu versuchen.

Prophylaxe.

> ▶ **Merke.** Innereien von Schlachttieren, die als Hundefutter verwendet werden sollen, müssen gekocht oder für mindestens 3 Tage bis –18 °C tiefgefroren werden.

Echinokokkuseier (Infektionsquelle für den Menschen) sind im feuchten Milieu der Umwelt monatelang haltbar und können auch überwintern. Herkömmliche chemische Desinfektionsmittel sind wirkungslos. Nur Austrocknung und Erhitzen auf mindestens 75 °C inaktivieren die Eier sicher. Eine regelmäßige Entwurmung der Hunde im Haushalt sowie Füttern mit gekochtem Fleisch reduziert die Infektionsgefahr.

Echinococcus multilocularis

> ▶ **Definition.** Echinococcus multilocularis, der **Fuchsbandwurm**, ist mit 1 – 3 mm Länge und 3 – 5 Proglottiden ein sehr kleiner Bandwurm (▣ **351**). Sein Vorkommen ist auf die nördliche Hemisphäre beschränkt. Er ist in Deutschland in der Rhön und südlich des Mains, z. B. Schwarzwald, verbreitet. Daneben findet man ihn häufig in Ostfrankreich, der Schweiz und in Teilen Österreichs.

Entwicklungszyklus. Der Entwicklungszyklus unterscheidet sich von dem des Hundebandwurms dadurch, daß als Zwischenwirte Mäuse und andere Kleinnager fungieren. Neben dem Fuchs können gelegentlich auch Hunde befallen werden.

Pathogenese. Der Mensch infiziert sich mit den vom Fuchs ausgeschiedenen Eiern durch orale Aufnahme. Hauptinfektionsquelle sind **kontaminierte Waldbeeren**. Im Gegensatz zum Hundebandwurm entsteht keine geschlossene Blase, sondern die sich vermehrenden Larven infiltrieren das befallene Organ (nicht Verdrängung, sondern **Invasion**). Es entstehen Konglomerate von haselnußgroßen Zysten, die von Binde- und Granulations-

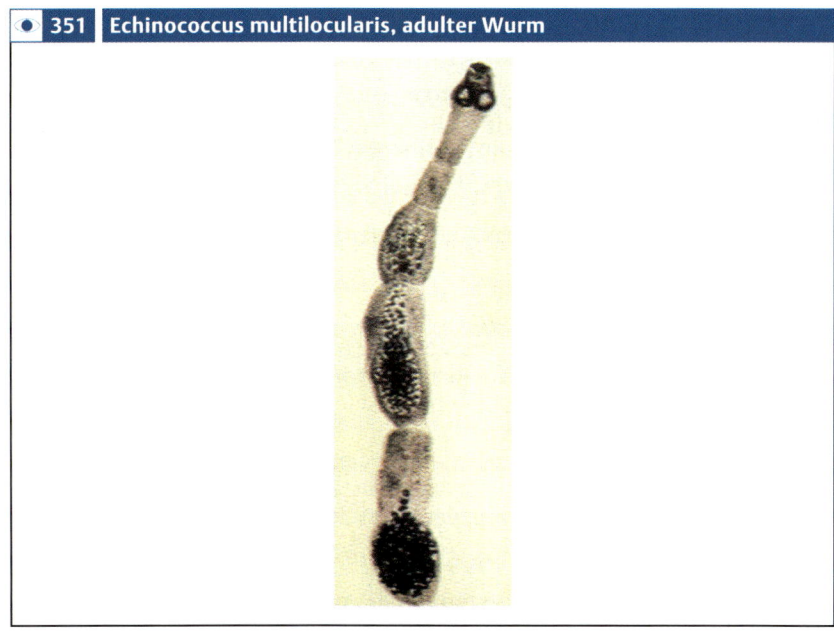

● 351   Echinococcus multilocularis, adulter Wurm

gewebe umschlossen und miteinander verbunden werden. Dieses schlauchförmige, alveoläre Gebilde zerstört das Organ und macht auch vor Nachbarorganen nicht halt; auch entfernte Organe können durch Metastasierung betroffen sein. Man spricht beim Krankheitsbild von der **alveolären Echinokokkose** (● **352**).

Klinik. Das klinische Bild und die Prognose gleichen dem eines langsam, aber unaufhaltsam wachsenden Karzinoms. Diagnose und Therapie wie bei Echinococcus granulosus.

Klinik   Das klinische Bild und die Prognose gleichen dem eines langsam, aber unaufhaltsam wachsenden Karzinoms. Diagnose und Therapie wie bei Echinococcus granulosus.

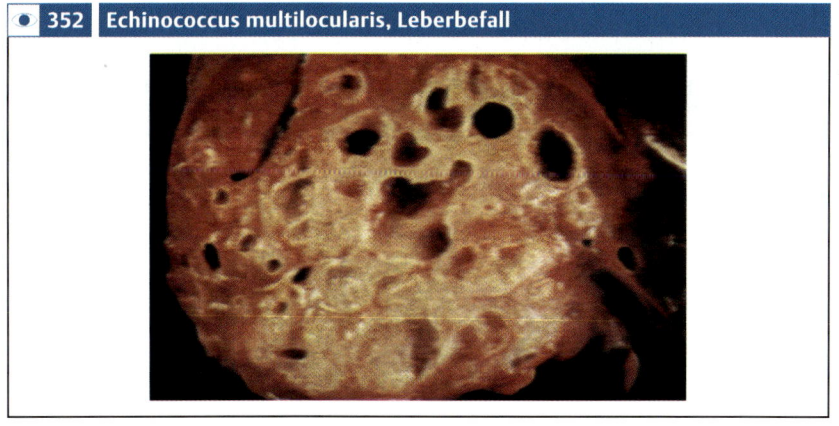

● 352   Echinococcus multilocularis, Leberbefall

3.2.2   Hymenolepidae

Die Familie Hymenolepidae (Zwergbandwürmer) umfaßt zahlreiche Spezies. Für den Menschen sind nur **Hymenolepis nana** und **Hymenolepis diminuta** von Bedeutung.

3.2.2   Hymenolepidae

Für Menschen sind **Hymenolepis nana** und **H. diminuta** von Bedeutung.

Hymenolepis nana

Definition ▶

Hymenolepis nana

> ▶ **Definition.** Der **Zwergbandwurm** ist mit einer Länge von bis zu 9 cm keineswegs der kleinste Bandwurm des Menschen, wie dies in manchen Lehrbüchern behauptet wird (Echinococcus multilocularis ist mit maximal 3,7 mm Länge sehr viel kleiner, kommt aber beim Menschen als adulter Wurm nicht vor). Er ist weltweit verbreitet, findet sich jedoch bevorzugt in warmen Regionen.

Entwicklungszyklus Der Mensch kann sowohl Zwischen- als auch Endwirt sein. Zu unterscheiden sind:
- Autoinfektion besonders bei Kindern (Anus – Finger – Mund) d. h. orale Aufnahme der Eier
- Insekten fungieren als Zwischenwirt. Der Mensch infiziert sich durch die orale Aufnahme dieser Insekten, z. B. über pflanzliche Trockennahrung (Müsli, Cornflakes etc.). Eier und Larven werden im Darm geschlechtsreif.

Entwicklungszyklus. Der Entwicklungszyklus von Hymenolepis nana ist insofern bemerkenswert, als der Mensch sowohl Zwischenwirt als auch Endwirt sein kann. Folgende Möglichkeiten sind zu unterscheiden:
- Autoinfektion durch orale Aufnahme der Eier (Anus – Finger – Mund) findet sich besonders bei Kindern
- Die aus dem Darm freigesetzten Eier werden von Flöhen, Ameisen, Mehl-, Speckwürmern und anderen Insekten als Zwischenwirt aufgenommen. Hier entwickeln sich die Larven, der Mensch infiziert sich durch die orale Aufnahme der Insekten.

Werden die Eier direkt oral aufgenommen, entwickeln sich in den Dünndarmzotten die Larven, die in das Darmlumen zurückkehren und dort nach 2 – 3 Wochen geschlechtsreif werden. Bei Aufnahme der Larven (über die oben erwähnten Insekten) entwickeln sich diese direkt im Darmlumen zu adulten Würmern.

Klinik Uncharakteristische gastrointestinale Beschwerden.

Klinik. Die meisten Infestationen verlaufen latent oder unter den Symptomen uncharakteristischer gastrointestinaler Beschwerden.

Nachweis Nachweis der charakteristischen Eier im Stuhl (▣ 353).

Nachweis. Im Stuhl der Befallenen finden sich die charakteristischen Eier. Sie sind elliptisch, 40 × 60 μm groß und durch sogenannte **Polfäden** eindeutig zuzuordnen. Es handelt sich dabei um fadenförmige Gebilde, die von einer Kapsel im Inneren des Eies ausgehen. In dieser Kapsel befindet sich die **Onkosphäre** (Sechshakenlarve). Kapsel und Fäden sind durch die transparente Außenhülle hindurch sichtbar (▣ 352).

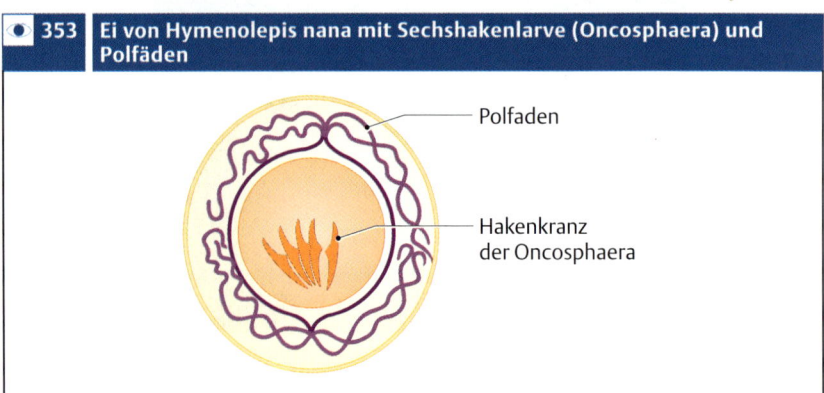

● 353 **Ei von Hymenolepis nana mit Sechshakenlarve (Oncosphaera) und Polfäden**

Polfaden

Hakenkranz der Oncosphaera

Therapie Niclosamid, Praziquantel.

Therapie. Niclosamid und Praziquantel sind wirksam, müssen jedoch höher dosiert werden als bei Taenienbefall.

Prophylaxe Nicht möglich.

Prophylaxe. Eine spezifische Vorbeugung ist nicht möglich.

Hymenolepis diminuta

Der **Rattenzwergbandwurm** parasitiert weltweit bei Ratten und Mäusen. Insekten sind die natürlichen Zwischenwirte. Der Mensch infiziert sich durch orale Aufnahme dieser Zwischenwirte, die sich z. B. in pflanzlichen Fertigprodukten (Cornflakes, Müsli etc.) finden können. Klinik und Therapie sind identisch mit dem Befall mit Hymenolepis nana. Bei der Diagnose ist zu berücksichtigen, daß die »Polfäden« im Ei fehlen.

354 **Übersicht zur Diagnose und Therapie von Wurminfestationen**

Die Diagnose einer Wurminfestation des Menschen wird gestellt durch den Nachweis des Wurmes bzw. seiner Teile (Glieder) bzw. seiner Larven bei:

▷ **Nematoden:**
- **Enterobius** (weibliche): Stuhl, Vaginalsekret
- **Ascaris** (männliche und weibliche): Stuhl, Erbrochenes
- **Anisakis:** Bei der Gastroskopie fallen die Würmer in der Magenwand auf
- **Ancylostoma:** Bei der Endoskopie sind die Würmer an der Dünndarmwand sichtbar
- **Strongyloides:** Evtl. sind im Stuhl bereits Larven
- **Trichuris:** Bei der Endoskopie sind die Würmer in der Darmwand sichtbar
- **Trichinella:** Bei der Muskelbiopsie sind die abgekapselten Larven erkennbar
- **Filarien:** Die Filarien (Larven) sind evtl. in der Blutbahn (Wuchereria, Brugia) nachts oder mittags (Loa) zu sehen. Onchocerca-Filarien sind im »skin snip« zu sehen
- **Dracunculus:** Der adulte Wurm tritt aus der Hautwunde (meistens am Bein) aus

▷ **Zestoden:**
- **Diphyllobothrium:** Wurm bzw. Proglottiden im Stuhl
- **Taenia saginata:** Wurm bzw. Proglottiden (viele Uterusverzweigungen) im Stuhl
- **Tania solium:** Wurm bzw. Proglottiden (wenige Uterusverzweigungen) im Stuhl

355 **Mikroskopischer Einachweis**

Die Diagnose einer Wurminfektion des Menschen wird durch den mikroskopischen Finachweis gestellt bei:

▷ **Nematoden:**
- **Enterobius:** im Abklatsch von der Perianalhaut
- **Ascaris:** Stuhl
- **Trichuris:** Stuhl
- **Ancylostoma:** Stuhl
- **Strongyloides:** Stuhl; oft sind die Larven schon geschlüpft!

▷ **Trematoden:**
- **Schistosoma:** Stuhl, Urin
- **Opisthorchis:** Stuhl, Duodenalsaft
- **Fasciola:** Gallensaft, Duodenalsaft
- **Paragonimus:** Sputum

▷ **Zestoden:**
- **Taenia:** Stuhl; kein Unterschied zwischen T. saginata und T. solium
- **Diphyllobothrium:** Stuhl
- **Hymenolepis:** Stuhl

▶ es geht noch weiter . . .

Hymenolepis diminuta

Der **Rattenzwergbandwurm** wird von Ratten und Mäusen durch Insekten auf den Menschen übertragen (oral durch Cornflakes und Müsli, auf denen diese vorkommen). Klinik und Therapie siehe H. nana.

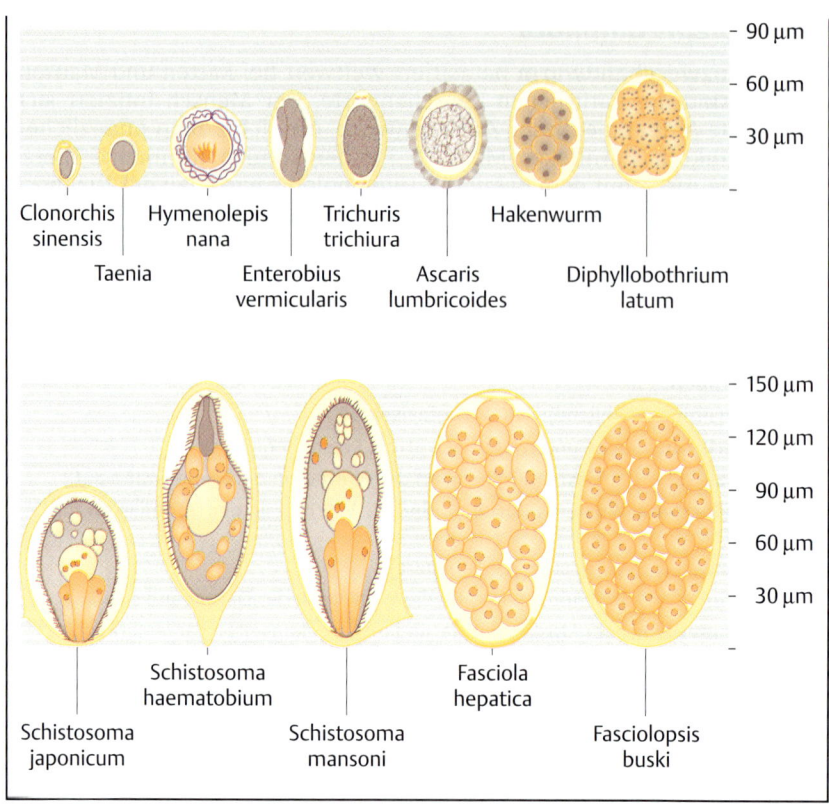

90 μm
60 μm
30 μm

Clonorchis sinensis | Hymenolepis nana | Trichuris trichiura | Hakenwurm

Taenia | Enterobius vermicularis | Ascaris lumbricoides | Diphyllobothrium latum

150 μm
120 μm
90 μm
60 μm
30 μm

Schistosoma haematobium | Fasciola hepatica

Schistosoma japonicum | Schistosoma mansoni | Fasciolopsis buski

356 Therapie von Wurminfestationen

▷ **Nematoden:**
- **Enterobius:** Pyrantel, Pyrvinium, Mebendazol
- **Ascaris:** Mebendazol (Albendazol)
- **Trichuris:** Mebendazol (Albendazol)
- **Ancylostoma:** Mebendazol (Albendazol)
- **Toxocara** (Larva migrans): Diethylcarbamazin bzw. lokale Vereisung
- **Filarien:** Diethylcarbamazin, Ivermectin

▷ **Trematoden:** Praziquantel

▷ **Cestoden:**
- **Taenia:** Praziquantel, Niclosamid
- **Diphyllobothrium:** Praziquantel, Niclosamid
- **Hymenolepis:** Praziquantel
- **Echinococcus:** Albendazol, Mebendazol

Arthropoden

1 Allgemeines

> ▶ **Definition.** Arthropoda (Gliederfüßler): Tierstamm der Gliedertiere (Articulata, Arthros: Gelenk) mit starrem Ektoskelett. Beinhaltet als artenreichste Klassen die **Hexapoda** (Insekten) und **Arachnida** (Spinnentiere).

Die meisten bekannten Tierarten weltweit gehören zum Stamm der Gliederfüßler. Bisher wurden mehr als 1 Million Arten beschrieben; da viele Gruppen noch unzureichend erforscht sind, wird die Gesamtzahl der Arten auf 10 – 30 Millionen geschätzt. Zu den Arthropoden gehören neben den Insekten (Hexapoda) und Spinnentieren (Arachnida) die Krebse (Crustacea), Pfeilschwänze (Xiphosura), Asselspinnen (Pantopoda) und Vielfüßler (Myriapoda) (▦ **149**). Eine Bedeutung als Krankheitserreger oder Krankheitsüberträger besitzen gemessen an der immensen Zahl nur sehr wenige Arten. Der Schwerpunkt dieses Kapitels liegt bei den **medizinisch relevanten Insekten und Spinnentieren**.

Zur Einteilung der medizinisch relevanten Arthropoden siehe ▦ **149**.

▦ **149**	**Systematische Einteilung der medizinisch relevanten Arthropoden**

▷ **Stamm Arthropoda (Gliederfüßler)**

  ▷ **Überklasse Chelicerata**
    Klasse Arachnida (Spinnentiere)
    • Ordnung **Scorpiones** (Skorpione)
    • Ordnung **Araneae** (Webspinnen)
    • Ordnung **Acari** (Milben, Zecken)

  ▷ **Überklasse Branchiata**
    Klasse Crustacea (Krebse)
    • Unterklasse **Copepoda** (Ruderfußkrebse)
    • Unterklasse **Malacostraca** (Höhere Krebse)

  ▷ **Überklasse Tracheata**
    Klasse Myriapoda (Vielfüßler)
    • Ordnung **Diplopoda** (Tausendfüßler)
    • Ordnung **Chilopoda** (Hundertfüßler)

    Klasse Hexapoda (Insekten)
    • Ordnung **Heteroptera** (Wanzen)
    • Ordnung **Siphonaptera** (Flöhe)
    • Ordnung **Anoplura** (Läuse)
    • Ordnung **Dictyoptera** (Schaben)
    • Ordnung **Hymenoptera** (Hautflügler, z. B. Wespen, Bienen)
    • Ordnung **Coleoptera** (Käfer)
    • Ordnung **Diptera** (Zweiflügler, z. B. Fliegen, Mücken)
    • Ordnung **Lepidoptera** (Schmetterlinge)

1.1 Medizinische Bedeutung der Arthropoden

Giftige oder parasitäre Arthropoden können den Menschen direkt schädigen. Von größerer Bedeutung ist aber eine indirekte Schädigung durch die Übertragung von Infektionserregern. Zu den möglichen indirekten Schädigungen kann ebenfalls die Auslösung von allergischen oder phobischen Reaktionen beim Menschen gerechnet werden.

Schädigung des Menschen:
• direkt durch Gift oder Parasitismus
• indirekt durch die Übertragung von Infektionserregern oder Auslösen allergischer Reaktionen.

1.1.1 Giftwirkung

Aktiv giftige Arthropoden
- Spinnen
- Skorpione
- Hautflügler (siehe ▥ **150**).

1.1.1 Giftwirkung

Die meisten der ca. 25 000 Spinnenarten sowie der ca. 700 Skorpionarten sind aktiv giftig. In den weitaus meisten Fällen sind Aktivität und Menge des Giftes aber zu gering, um beim Menschen ernsthafte medizinische Komplikationen hervorzurufen (▥ **150**).

Im Gegensatz zu den Tropen und Subtropen kommt Giftspinnen und Skorpionen in Europa nur eine geringe medizinische Bedeutung zu.

In Mitteleuropa verursacht die Giftwirkung einiger Hautflügler (Ordnung Hymenoptera) die meisten Todesfälle. Zahlreiche Bienen- und Wespenarten besitzen einen hochentwickelten Giftapparat für die Bildung, Aufbewahrung und Ejektion des Giftes. Besonders gefährlich können Hymenopterenstiche durch die Auslösung einer anaphylaktischen Reaktion werden.

▥ 150 | Giftige Arthropoden

Gifttier	Giftwirkung	Verbreitung
• Arachnida (Spinnentiere)		
▷ **Scorpiones** (Skorpione) zahlreiche Arten	speziesabhängig, teilweise stark giftig, europäische Arten weniger gefährlich	weltweit in warmen Gebieten
Euscorpio spp. (5 Arten)	Lokalreaktion, geringe Giftwirkung	Südeuropa, Norditalien bis Schweiz
▷ **Araneae** (Spinnen) zahlreiche Arten	unterschiedlich, speziesabhängig	weltweit, giftige Arten nur in warmen Zonen
Chiracanthium punctorium (Dornfingerspinne)	lokal schmerzhaft, meist geringe Allgemeinsymptome	Mittelmeerländer bis Südwestdeutschland
Latrodectus ssp. (Schwarze Witwe)	starkes Neurotoxin, in 0,5 – 6 % tödlicher Verlauf	verschiedene Arten, weltweit verbreitet
L. mactans tredecimguttatus (europ. Schwarze Witwe)	s. o.	südliches und südöstliches Europa
Lycosa tarentula (italienische Tarantel)	lokale Nekrose, schmerzhaft	Mittelmeerraum
▷ **Metastigmata** (Zecken) Argas spp., Ixodes spp., Dermacentor spp.	reversible Zeckenparalyse	Australien, Nordamerika, Südamerika, Zeckenparalyse in Europa sehr selten
• Myriapoda (Vielfüßler)		
▷ **Diplopoda** (Tausendfüßler) einige Arten	lokale Hautsymptome bei großen Arten	Tropen
▷ **Chilopoda** (Hundertfüßler) einige Arten	bei großen (20 – 40 mm) Arten lokal sehr schmerzhaft	Mittel- und Südamerika
• Insecta (Insekten)		
▷ **Hymenoptera** (Hautflügler)		
Vespidae (Faltenwespen) zahlreiche Arten	Lokalreaktion nach Stich, gefährlich bei Allergie	weltweit
Paravespula vulgaris (Gemeine Wespe)	s. o., Allgemeinsymptome nach 30 – 40 Stichen	weltweit
Vespa crabro (Hornisse)	s. o.	weltweit
Apionidae (Bienen, Hummeln) zahlreiche Arten	Lokalreaktion nach Stich, gefährlich bei Allergie	weltweit
Apis mellifica (Honigbiene)	s. o.	weltweit
▷ **Coleoptera** (Käfer)		
Lytta vesicatoria (Spanische Fliege)	extern: lokale Dermatitis, intern: Vergiftung mit Allgemeinsymptomen	Südeuropa bis Südwestdeutschland
Paederus spp. (Kurzflügler)	Dermatitis	Südeuropa, Afrika
▷ **Lepidoptera** (Schmetterlinge) einige Arten	Raupenhaardermatitis, Raupenhaarkonjunktivitis, Ophthalmia nodosa	weltweit

Arthropodengifte. Die Zusammensetzung und die Wirkung der Arthropodengifte ist heterogen. Die **Gifte der Skorpione** besitzen meist eine neurotoxische Wirkung. Die speziesspezifische Struktur der verantwortlichen neurotoxischen Polypeptide ist zum Teil aufgeklärt, und es stehen für die Behandlung teilweise spezifische Antisera zur Verfügung. **Spinnengifte** enthalten neben neurotoxischen und kardiotoxischen Polypeptiden zusätzlich hämolytische Enzyme und biogene Amine wie Histamin und Serotonin. **Hymenopteren-Gifte** bestehen überwiegend aus biogenen Aminen und Kininen. Die ausgeprägte Wirkung der biogenen Amine und Kinine auf die glatte Muskulatur der Blutgefäße ist für die Lokalsymptome eines Wespen- oder Bienenstichs verantwortlich.

Arthropodengifte
Skorpiongifte wirken meist neurotoxisch, **Spinnengifte** daneben auch kardiotoxisch und hämolytisch. **Hymenopterengifte** bestehen vorwiegend aus biogenen Aminen und Kininen, die eine ausgeprägte Wirkung auf die glatte Muskulatur der Blutgefäße haben.

1.1.2 Parasitismus

Nach der Verweildauer und der Lokalisation des Parasiten auf einem Wirt kann zwischen temporären oder stationären bzw. zwischen Ekto- oder Endoparasiten unterschieden werden.

Temporäre Ektoparasiten. Parasitäre Arthropoden sind meist temporäre Ektoparasiten, die für ihre Entwicklung Blutmahlzeiten benötigen, so z. B. die Stechmücken. Die Parasiten verlassen den Wirt nach der Blutmahlzeit sofort wieder; die Entwicklung findet nicht im Wirt statt. Die Schädigung des Wirtes durch die einzelne Blutmahlzeit ist minimal. In Abhängigkeit von der Stärke der Stichreaktion können sich Juckreiz und Hautsymptome entwickeln.

Stationäre Ektoparasiten. Der anhaltende Befall mit stationären Ektoparasiten wird als **Infestation** bezeichnet. Unter den Insekten sind die beim Menschen vorkommenden Läuse (**Pediculus sp., Phthirus pubis**) stationäre Ektoparasiten, die ihre ganze Entwicklung auf dem Wirt durchlaufen.

Stationäre Endoparasiten. Nur sehr wenige parasitäre Arthropoden sind stationäre Endoparasiten des Menschen. Das Weibchen des tropischen Sandflohs (Tunga penetrans) persistiert in der Haut des Menschen. Die Haarbalgmilbe (Demodex folliculorum) ist ein weiterer obligater Endoparasit der menschlichen Haut. In seltenen Fällen kann es zu der Myiasis (Madenfraß) genannten Besiedlung des Lebenden mit Fliegenlarven (Ordnung Diptera) kommen.

Pseudoparasitismus. Gelegentlich werden Insektenlarven in frischen Stuhlproben gefunden. Hierbei handelt es sich um einen Pseudoparasitismus **nach sekundärer Besiedlung der Stuhlprobe** oder nach dem Ausscheiden einer verschluckten Insektenlarve.
⊞**151** gibt einen Überblick über die wichtigsten humanparasitären Arthropoden.

1.1.2 Parasitismus

Nach Verweildauer und Lokalisation unterscheidet man:

- **temporäre Ektoparasiten,** die den Wirt nach der Blutmahlzeit wieder verlassen, wie z. B. die Stechmücken.

- **stationäre Ektoparasiten,** die den Wirt anhaltend befallen (= **Infestation**), so z. B. Läuse.

- **stationäre Endoparasiten** des Menschen sind z. B. das Weibchen des Sandflohs und die Haarbalgmilbe.

- **Pseudoparasitismus** Insektenlarven in frischen Stuhlproben finden sich gelegentlich **nach sekundärer Besiedlung**.

Zu den wichtigsten humanparasitären Arthropoden siehe ⊞**151**.

⊞ 151	Wichtige humanparasitäre Arthropoden		
Gruppe/Art	**Krankheitsbild**	**Art und Dauer des Parasitismus**	**Hauptwirte (Verbreitung)**
• **Arachnida (Spinnentiere)**			
▷ **Metastigmata** (Zecken)			
Ixodes ricinus (Holzbock)	Stich	obligat, temporär	Nager (Europa)
Argas persicus (Vogelzecke)	Stich (Mensch Fehlwirt)	obligat, temporär	Vögel (weltweit)
▷ **Acari** (Milben)			
Sarcoptes scabei (Krätzemilbe)	Krätze	obligat, stationär	Mensch (weltweit)
Demodex folliculorum (Haarbalgmilbe)	Rosacea (?)	obligat, stationär	Mensch (weltweit)
Neotrombicula autumnalis (Herbstmilbe)	Gebüsch-Krätze	obligat, temporär	Säuger, Vögel (weltweit)

▶ es geht noch weiter ...

☷ 151 Fortsetzung

Gruppe/Art	Krankheitsbild	Art und Dauer des Parasitismus	Hauptwirte (Verbreitung)
• Insecta (Insekten)			
▷ **Anoplura** (Läuse)			
Pediculus humanus capitis (Kopflaus)	Dermatitis	obligat, stationär	Mensch (weltweit)
Pediculus humanus corporis (Kleiderlaus)	Dermatitis	obligat, stationär	Mensch (weltweit)
Phthirus pubis (Filzlaus)	Dermatitis	obligat, stationär	Mensch (weltweit)
▷ **Diptera** (Zweiflügler)			
Musca spp. (Stubenfliegen)	Myiasis durch Larven	fakultativ, stationär	verschieden, (weltweit)
Gasterophilus spp. (Magendasselfliege)	Hautmaulwurf (Mensch als Fehlwirt)	obligat, stationär	Rinder, Schafe (weltweit)
Hypoderma lineatum, H. bovis (Rinderdasselfliegen)	Hautmaulwurf (Mensch als Fehlwirt)	obligat, stationär	Rinder (weltweit)
Cordylobia anthropophaga	Myiasis	obligat, stationär	Mensch, Haustiere (Afrika)
Dermatobia hominis	Myiasis	obligat, stationär	Mensch, Haustiere (Südamerika)
Stomoxys calcitrans (Wadenstecher)	Stich	obligat, temporär	Haustiere
Culex, Anopheles, Simulium, Aedes etc. (Stechmücken)	Stich	obligat, temporär	Mensch, Säugetiere (weltweit)
▷ **Hemiptera** (Wanzen)			
Riduviidae (Raubwanzen)	Quaddel	obligat, temporär	Mensch, Säugetiere (Südamerika)
Cimex lectularius (Bettwanze)	Quaddeln, Juckreiz	obligat, temporär	Mensch (weltweit)
▷ **Siphonaptera** (Flöhe)			
Pulex irritans (Menschenfloh)	Flohstich	obligat, temporär	Mensch (weltweit)
Tunga penetrans (Sandfloh)	Tungiasis, Hautulzeration	obligat, stationär	Mensch, Haustiere (Tropen)

1.1.3 Vektorfunktion

Während der Blutmahlzeit kann es zur **aktiven Übertragung von Infektionserregern** kommen (☷ 152 a – d)

Der Erreger macht einen Teil seiner Entwicklung im Vektor durch, wobei dieser meist nur gering beeinträchtigt wird. Bei manchen Vektoren ist eine vertikale Transmission auf die Nachkommen möglich. In diesen Fällen ist der Vektor gleichzeitig **Erregerreservoir**.

Borrelia burgdorferi und das FSME-Virus werden durch Arthropoden übertragen (Zecken).

1.1.3 Vektorfunktion

Aktive Übertragung von Infektionserregern. Während die direkte Schädigung durch den Ektoparasiten meist gering ist, können während der Blutmahlzeit des Parasiten Krankheitserreger auf den Menschen (oder umgekehrt) übertragen werden. Bedingt durch den häufigen Wirtswechsel und die hohe Beweglichkeit kommt den temporären Ektoparasiten eine große Bedeutung bei der Übertragung und Verbreitung von Infektionserregern zu (☷ 152 a – d).

Vektoren zeichnen sich dadurch aus, daß der Erreger im Vektor einen Teil seiner Entwicklung durchmacht, wobei der Wirt nicht oder allenfalls gering beeinträchtigt wird. Der infizierte Vektor bleibt nach der Aufnahme meist lebenslang infektiös. Bei einigen Arten ist zusätzlich eine vertikale Transmission auf die Nachkommenschaft möglich. In diesem Falle ist der Vektor gleichzeitig Erregerreservoir. Da die tierischen Wirte bei viralen Infektionen nur während der kurzen virämischen Periode infektiös sind, kommt den Arthropoden-Vektoren eine große Bedeutung als **permanentes Erregerreservoir** zu.

In Mitteleuropa werden zwei Infektionserreger – **Borrelia burgdorferi**, der Erreger der Borreliose, und das **FSME-Virus**, Erreger der Frühsommer-Meningo-Enzephalitis – regelmäßig durch Arthropoden (Zecken) auf den Menschen übertragen.

152a Arthropoden als Vektoren für Viren

Vektor	Erreger	Krankheit	Natürliches Reservoir
• Arachnida (Spinnentiere)			
▷ **Ixodidae (Schildzecken)**			
Ixodes ricinus	westliches FSME-Virus (Flavivirus)	Frühsommer-Meningo-Enzephalitis	Nager, Vögel
Ixodes persulcatus	östliches FSME-Virus	russische Frühsommer-Meningo-Enzephalitis	Nager, Vögel
verschiedene Schildzeckenarten	Nairovirus	hämorrhagisches Krim-Kongo-Fieber	Zecken, Vögel, Nager, Haustiere
• Insecta (Insekten)			
▷ **Diptera** (Zweiflügler)			
Aedes spp. (auch Haemagogus spp.)	Dengue-Virus	Dengue-Fieber	Mücken, Affen
	Gelbfieber-Virus	Gelbfieber	Mücken, Nager, Affen
	Venezuela equines Enzephalitis-Virus, zahlreiche Arboviren mit lokaler Bedeutung	equine Enzephalitis	Nager, Pferde
Anopheles spp.	japanisches Enzephalitis-Virus, verschiedene Arboviren mit lokaler Bedeutung	japanische Enzephalitis	Vögel, Schweine
Culex spp.	westliches equines Enzephalitis-Virus,	equine Enzephalitis	Vögel, Pferde
	japanisches Enzephalitis-Virus	japanische Enzephalitis	Vögel, Schweine
Phlebotomus spp.	Phlebovirus	Papataci-Fieber	Kleinsäuger: Gerbils, Mäuse, Ratten

152b Arthropoden als Vektoren für Bakterien

Vektor	Erreger	Krankheit	Natürliches Reservoir
• Arachnida (Spinnentiere)			
▷ **Ixodidae (Schildzecken)**			
Ixodes dammnii	Borrelia spp.	Borreliose	Nager
Ixodes ricinus	Borrelia burgdorferi	Borreliose	Nager
Dermacentor spp.	Francisella tularensis	Tularämie	Nager
	Rickettsia rickettsii	Rocky Mountain spotted fever	Kleinsäuger, Zecken
Amblyomma spp.	Coxiella burneti	Q-Fieber	Kleinsäuger, Haustiere
Rhinicephalus sanguineus	Rickettsia conorii	Mittelmeerfleckfieber	Zecken, Nager
▷ **Argasidae** (Lederzecken)			
Ornithodorus spp.	Borrelia duttoni	afrikanisches Zecken-Rückfallfieber	Zecken
	Borrelia spp.	Zecken-Rückfallfieber	Kleinsäuger, Vögel
▷ **Milben**			
Leptotrombidium spp.	Rickettsia tsutsugamushi	japanisches Fleckfieber	Kleinsäuger, Vögel, Milben
• Insecta (Insekten)			
▷ **Anoplura** (Läuse)			
Pediculus humanus	Rickettsia prowazekii	epidemisches Fleckfieber	nur Mensch
	Bartonella quintana	Fünf-Tage-Fieber	nur Mensch
	Borrelia recurrentis	Läuse-Rückfallfieber	nur Mensch
▷ **Diptera** (Zweiflügler)			
Chrysops spp.	Francisella tularensis	Tularämie	Nager
Lutzomyia spp.	Bartonella bacilliformis	Bartonellose	unbekannt

▶ es geht noch weiter …

152b Fortsetzung

Vektor	Erreger	Krankheit	Natürliches Reservoir
• Insecta (Insekten)			
▷ **Siphonaptera** (Flöhe)			
Xenopsylla cheopis (Rattenfloh)	Yersinia pestis	Pest	Ratte
	Rickettsia typhi	murines Fleckfieber	Ratte
Nosopsyllus fasciatus	Rickettsia typhi	murines Fleckfieber	Ratte
Ctenocephalides spp. (Hunde- u. Katzenflöhe)	Rickettsia typhi	murines Fleckfieber	Ratte

152c Arthropoden als Vektoren für Protozoen

Vektor	Erreger	Krankheit	Natürliches Reservoir
• Insecta (Insekten)			
▷ **Diptera** (Zweiflügler)			
Anopheles spp.	Plasmodium spp.	Malaria	Mensch
Glossina palpalis	Trypanosoma brucei gambiense	Schlafkrankheit (Westafrika)	Antilopen, Schweine
Glossina morsitans	Trypanosoma brucei rhodesiense	Schlafkrankheit (Ostafrika)	Antilopen, Mensch
Plebotomus spp.	Leishmania spp.	kutane und viszerale Leishmaniasis (Tropen, Subtropen)	Hunde, Nager
Lutzomyia spp.	Leishmania spp.	kutane und viszerale Leishmaniasis (Tropen, Subtropen)	Hunde, Nager
▷ **Hemiptera** (Wanzen)			
Tritoma spp.	Trypanosoma cruzi	Chagas-Krankheit (Südamerika)	Mensch, Hunde, Haustiere

152d Arthropoden als Vektoren für Helminthen

Vektor	Erreger	Krankheit	Natürliches Reservoir
• Crustacea (Krebse)			
▷ **Decapodenarten**	Paragonimus spp.	Lungenegel	Carnivoren
▷ **Copepodenarten**	Diphyllobothrium spp. Dracunculus medinensis	Fischbandwurm Medinawurm	Mensch u. a. Carnivoren
• Insecta (Insekten)			
▷ **Diptera** (Zweiflügler)			
Aedes spp. – tagaktive Arten	Wuchereria bancrofti subperiodisch	lymphatische Filariasis (Polynesien)	Mensch, Affen?
– nachtaktive Arten	Wuchereria bancrofti nokturnal	lymphatische Filariasis (urban)	Mensch
Anopheles spp.	Brugia malayi	lymphatische Filariasis	Mensch, Affen?
	Wuchereria bancrofti nokturnal	lymphatische Filariasis (rural)	Mensch, Affen?
Anopheles barbirostris	Brugia timori	lymphatische Filariasis	Mensch, Affen?
Culex spp.	Wuchereria bancrofti nokturnal	lymphatische Filariasis	Mensch, Affen?
	Brugia malayi	lymphatische Filariasis	Mensch, Affen?
Chrysops spp.	Loa loa	Loasis, Kalabarschwellung	nur Mensch
Simulium spp.	Onchocerca volvulus	Onchozerkose	nur Mensch
	Mansonella ozzardi	Filariasis	nur Mensch

▶ es geht noch weiter …

🗐 152d	**Fortsetzung**			
Vektor	**Erreger**	**Krankheit**	**Natürliches Reservoir**	
• **Insecta** (Insekten)				
▷ **Coleoptera** (Käfer)				
Tenebrio molitor (Mehlkäfer)	Hymenolepis nana	Zwergbandwurm	Nager	
Tribolium confusum (Kornkäfer)	Hymenolepis diminuta	Rattenbandwurm	Nager	
▷ **Siphonaptera** (Flöhe)				
Ctenocephalides spp. (Hunde- und Katzenflöhe)	Hymenolepis nana	Zwergbandwurm	Nager	
▷ **Lepidoptera** (Schmetterlinge)				
Anagasta kühniella (Mehlmotte)	Hymenolepis diminuta	Rattenbandwurm	Nager	

Passive Übertragung von Infektionserregern. Neben der aktiven Übertragung durch blutsaugende Vektoren ist die passive Übertragung des Infektionserregers durch das Verschlucken eines infizierten Zwischenwirtes möglich. Durch eine versehentliche Aufnahme von Flöhen oder von bestimmten Vorratsschädlingen wie Mehlkäfern oder Mehlmotten können auch in Mitteleuropa Bandwürmer auf den Menschen übertragen werden.

Passiv-mechanische Übertragung. In diesem Fall werden die Erreger – häufig Fäkal- oder Wundkeime – nur passiv mechanisch übertragen und es findet nicht unbedingt eine Weiterentwicklung im Transportwirt statt. Arthropoden, die eine hygienische Bedeutung als passive Überträger von Erregern haben, sind in 🗐 **153** aufgeführt.

Die **passive Übertragung von Infektionserregern** erfolgt z. B. durch Verschlucken eines infizierten Zwischenwirtes (Vorratsschädlinge). Durch eine versehentliche Aufnahme von Flöhen oder von Mehlkäfern oder Mehlmotten können Bandwürmer auf den Menschen übertragen werden.
Bei der **passiv-mechanischen Übertragung** von Erregern findet meist keine Weiterentwicklung im Transportwirt statt (🗐 153).

🗐 153	**Arthropoden, die durch die passiv-mechanische Übertragung von Infektionserregern von Bedeutung sind**		
Vektor	**Erreger**	**Krankheit**	**Verbreitung**
▷ **Diptera** (Zweiflügler)			
Musca domestica (Stubenfliege)	Fäkalkeime	Polio, Enteritis, Hepatitis, Wundinfektionen, Tetanus etc.	weltweit
Stomoxys calcitrans (Wadenstecher)	Fäkalkeime	Polio, Enteritis, Hepatitis, Wundinfektionen, Tetanus etc.	weltweit
▷ **Dictyoptera** (Schaben)			
Blatta spp.	Fäkalkeime	Polio, Enteritis, Hepatitis, Wundinfektionen, Tetanus etc.	weltweit

Naturherde. Zahlreiche Infektionskrankheiten, deren Erreger durch Arthropoden auf den Menschen übertragen werden, kommen in geographisch eng begrenzten Arealen, sogenannten Naturherden vor. Diese regionale Beschränkung wird durch mehrere Faktoren bedingt. Da, mit Ausnahme der Malaria, die wichtigsten durch Arthropoden übertragenen Infektionen Zoonosen sind, muß neben einem geeigneten Vektor immer auch ein **natürliches Erregerreservoir** vorhanden sein. Das Erregerreservoir kann durch den Vektor selbst und/oder andere Tiergruppen gebildet werden. Zusätzlich müssen die Klimaverhältnisse die Weiterentwicklung des Erregers im Vektor zulassen.

Den Vektoren kommt damit eine entscheidende Rolle bei der Übertragung von zoonotischen Infektionserregern auf den Menschen zu. Insbesondere bei der Besiedlung von bisher naturnahen Lebensräumen durch den Menschen (z. B. Plantagen in tropischen Urwäldern) können »neue« Erreger auf den Menschen übertragen werden.

Naturherde Die regionale Beschränkung vieler Infektionskrankheiten beruht auf dem **Verbreitungsgebiet des Vektors** und dem **natürlichen Erregerreservoir**, die beide von bestimmten Klimaverhältnissen abhängen.

1.1.4 Allergische Reaktionen

Hierzu gehören:
- Hymenopteren-Allergie
- Hymenopteren-Anaphylaxie
- Hausstaubmilben-Allergie
- Vorratsmilben-Allergie (z. B. als Bäckerkrätze)

1.1.5 Psychologische Reaktionen

Entomophobie ist die nicht kontrollierbare Angst vor Spinnen oder Insekten. Beim **Parasitenwahn** ist in der Regel kein »Auslöser« der Phobie festzustellen.

1.2 Biologie der Arthropoden

Die hochgradige Anpassung der Arthropoden an die parasitäre Lebensweise geht mit erheblichen Modifikationen der normalen Morphologie und Entwicklung einher.

1.2.1 Morphologie

Beispielhaft soll hier auf die Baupläne der Insekten und Spinnentiere eingegangen werden.

Insekten Kennzeichnend ist die Dreigliederung in
- Kopf
- Thorax
- Abdomen (⊡357)

Alle Insekten besitzen 3 Beinpaare und 1 Fühlerpaar.

Blutsaugende Insekten, wie z. B. die Stechmücken, haben einen Stechrüssel.

1.1.4 Allergische Reaktionen

Eine allergische Reaktion auf Bestandteile des Wespen- oder Bienengiftes kann nach einem Stich als akuter anaphylaktischer Schock den Betroffenen in einen lebensbedrohlichen Zustand versetzen.

Eine besondere Rolle als Allergenquelle kommt den Hausstaubmilben und verschiedenen Vorratsmilben zu. Die Allergie gegen Vorratsmilben ist in bestimmten Berufsgruppen (z. B. die Bäckerkrätze) als Berufskrankheit anerkannt.

1.1.5 Psychologische Reaktionen

Die »normale« Reaktion auf Spinnen oder Insekten beinhaltet einen gewissen Respekt. Kommt es in dieser Situation jedoch zu einer nicht kontrollierbaren Angst, wird diese Reaktion als **Entomophobie** bezeichnet. Im Gegensatz zur Entomophobie, die durch ein Vermeidungsverhalten kontrolliert werden kann, ist es beim **Parasitenwahn** meist nicht möglich, einen »Erreger« festzustellen. Beispielhaft werden unspezifische Hautveränderungen mit nachtaktiven Schaben oder Spinnen assoziiert. Die Betroffenen können meist nicht vom Gegenteil überzeugt werden.

1.2 Biologie der Arthropoden

Der große Artenreichtum der Arthropoden wurde durch die erfolgreiche Adaptation an sehr verschiedene Umweltbedingungen ermöglicht. Während die wichtigsten Merkmale des Grundbauplans, wie die Gliederung von Körper und Körperanhängen, meist ohne weiteres zu erkennen sind, geht die hochgradige Anpassung an sehr spezielle Lebensbedingungen mit erheblichen Modifikationen der normalen Morphologie und Entwicklung einher.

1.2.1 Morphologie

Die Bestimmung eines Arthropoden unter Verwendung dichotomer Schlüssel erfordert Grundkenntnisse in der Arthropodenanatomie und -terminologie. Erschwerend ist hierbei, daß für die meisten Arthropodengruppen ein eigener Begriffsapparat verwendet wird, der auf andere Ordnungen oder Klassen nicht ohne weiteres übertragen werden kann. Hier soll beispielhaft auf die Baupläne der Insekten und Spinnentiere anhand medizinisch bedeutsamer Vertreter eingegangen werden.

Insekten. Der Grundbauplan der Insekten (Hexapoda) zeichnet sich durch eine deutliche Dreigliederung des Körpers in Kopf, Thorax und Abdomen aus (⊡357). Jeder Körperabschnitt besteht aus einem oder mehreren Segmenten, die jeweils aus einer ventralen und dorsalen Chitinplatte zusammengesetzt sind. Die Beweglichkeit des Insektenkörpers wird durch die weichhäutige Verbindung der starren Chitinplatten gewährleistet. Im Gegensatz zum Grundbauplan der Spinnentiere (s. u.) besitzen alle Insekten 3 Beinpaare und 1 Fühlerpaar sowie meist unauffällige und teilweise zurückgebildete Kiefer und Lippentaster.

In der Insektenordnung der Zweiflügler (Diptera) ist das hintere Flügelpaar zu Stummelflügeln reduziert. In Abhängigkeit von der Lebensweise besitzen die Zweiflügler hochgradig angepaßte Mundwerkzeuge, die bei den blutsaugenden Stechmücken zu einem Stechrüssel (Proboscis) ausgebildet sind. Die Fühlerform und die Unterteilung der Hautflügel durch das Flügelgeäder liefern wichtige Merkmale für die Klassifizierung der Zweiflügler.

Grundbauplan der Insekten am Beispiel der Stechmücke (Ordnung Diptera)

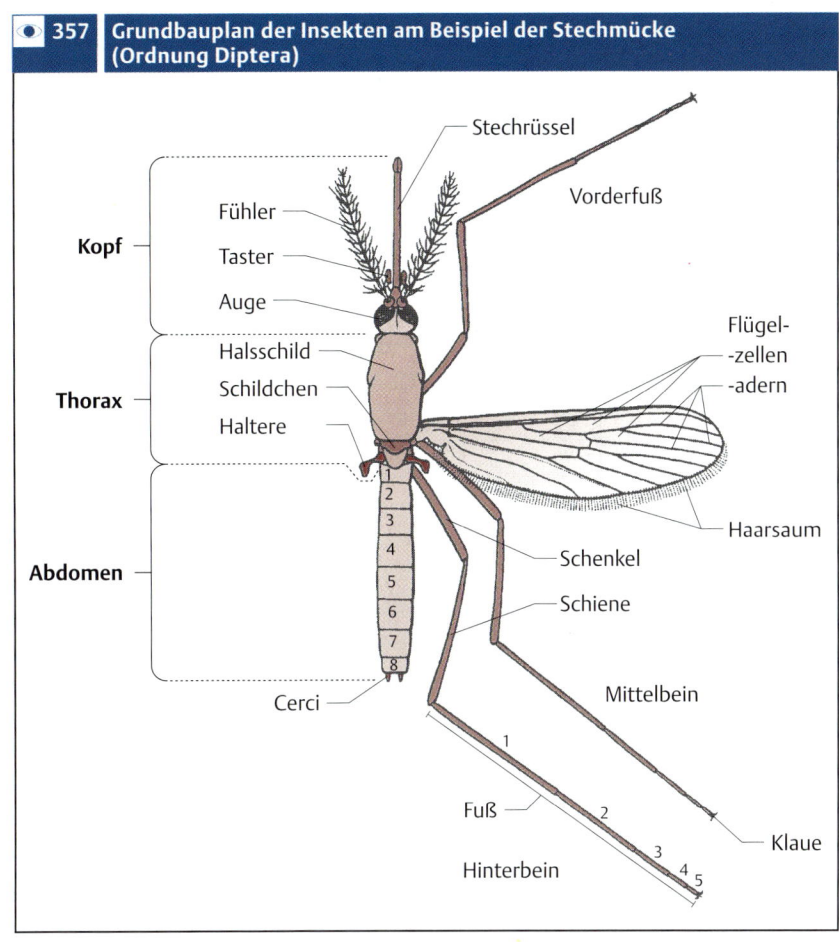

Stechrüssel

Vorderfuß

Kopf

Fühler

Taster

Auge

Flügel-
-zellen
-adern

Thorax

Halsschild

Schildchen

Haltere

Haarsaum

Abdomen

Schenkel

Schiene

Mittelbein

Cerci

Fuß

Klaue

Hinterbein

Spinnentiere. Die Zecken und Milben (in der Ordnung Acari zusammenge-faßt) sind abgeleitete Formen der Klasse der Spinnentiere (**Arachnida**). Der **ursprüngliche Körperbau** der Spinnentiere besteht im Gegensatz zu den Insekten aus einem verschmolzenen Kopfbruststück (Prosoma) und einem mehr oder weniger gegliederten Hinterleib (Opisthosoma) (⊙ **358a**). Alle Spinnentiere haben im Gegensatz zu Insekten 4 Beinpaare, die Larvenstadien der Zecken und Milben allerdings nur 3. Kennzeichen der Spinnentiere sind ferner ihre Cheliceren (Scheren) und die Pedipalpen (Taster). Der als Taster gut ausgebildete Padipalpus vieler Spinnen darf nicht mit einem fünften Beinpaar verwechselt werden.

Bei den **Zecken** und **Milben** ist der Grundbauplan stark modifiziert (⊙ **358b**). Prosoma und Opisthosoma sind zu einer einheitlichen, ungeglie-derten Masse verschmolzen. Sekundär ist bei Zecken und Milben ein Kopf-stück (Capitulum), das die Mundwerkzeuge (Cheliceren und Pedipalpen) trägt, vom restlichen Körper (Idiosoma) abgegliedert. Die Cheliceren, die bei allen anderen Spinnentieren als Scheren ausgebildet sind, wurden bei den Zecken zu einem Stechapparat, dem **Hypostom**, umgebildet (⊙ **358c**). Die Pedipalpen sind bei Zecken und Milben unauffällige kurze Taster. Bei den Skorpionen bildet der Pedipalpus (nicht die Cheliceren) die bekannte »Krebsschere« aus. Von besonderer Bedeutung für die Gruppeneinteilung der Zecken und Milben sind die Zahl und Lage der Stigmata, d. h. der Öff-nungen des Trachealsystems nach außen.

Spinnentiere haben einen zweiglied-rigen Körper aus:
- Kopfbruststück (Prosoma)
- Abdomen (Opisthosoma) (⊙ **358a**)
Der Körper trägt 4 Beinpaare, bei den Larven der **Zecken** und **Milben** sind nur 3 Beinpaare ausgebildet.
Kennzeichen sind ferner die Cheliceren (Scheren) und Pedipalpen (Taster).

Bei den **Zecken** und **Milben** ist der Grundbauplan stark modifiziert (⊙ **358b, c**).

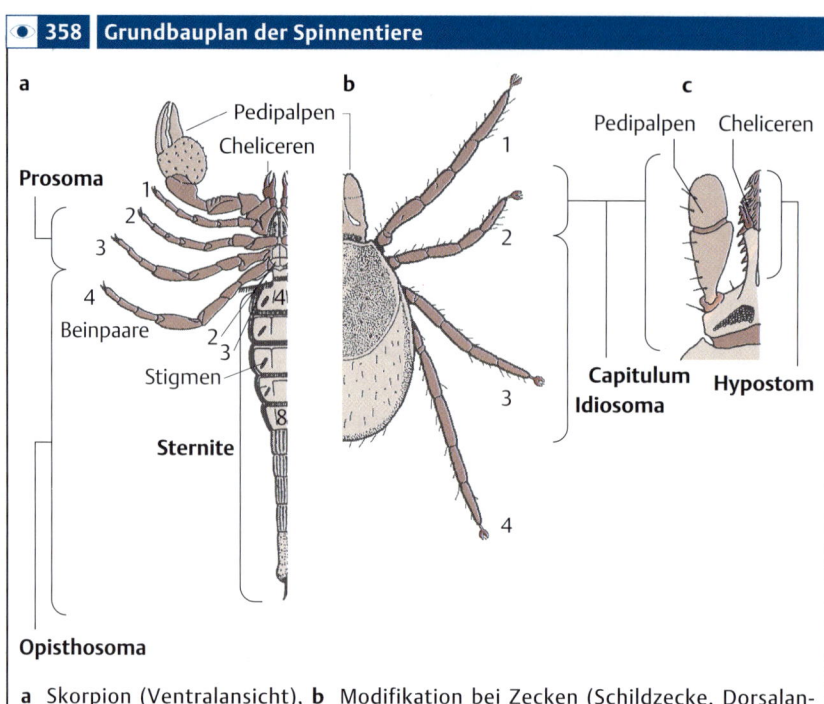

● 358 **Grundbauplan der Spinnentiere**

a Skorpion (Ventralansicht), **b** Modifikation bei Zecken (Schildzecke, Dorsalansicht), **c** Detaildarstellung des Capitulums von Ixodes (Schildzecke) mit dem Stechapparat (Hypostom) in Dorsalansicht.

1.2.2 Entwicklung

Das starre Ektoskelett der Arthropoden erfordert während der Entwicklung zum adulten Tier eine Reihe von **Häutungen** während der Entwicklung vom **Ei** zur Larve und zum adulten Tier.

Insekten Bei den **holometabolen** Insekten (z. B. Käfer, Zweiflügler, Flöhe) haben die Wachstumsstadien keine Ähnlichkeit mit der Imago; zur Häutung wird ein Ruhestadium (Puppe) durchlaufen (● 359 a).

Hemimetabole Insekten (z. B. Wanzen, Läuse) haben Nymphenstadien, die der Imago ähneln (● 359 b).

Spinnentiere Beim normalen Entwicklungsgang schlüpft aus dem Ei eine der Imago ähnliche Nymphe hervor (● 359 c). Bei den Milben und Zecken hat das erste Larvenstadium nur 3 Beinpaare; diese 6-Bein-Larve häutet sich dann zur Nymphe mit 4 Beinpaaren (● 359).

1.2.2 Entwicklung

Die meisten Arthropoden legen Eier. In einigen Fällen reifen die Eier jedoch bereits im Weibchen heran und werden dann als Larve (Glossina spp.) oder Nymphe (viele Spinnentiere) lebend geboren. Das allen Arthropoden gemeinsame, mehr oder weniger starre, chitinisierte Ektoskelett, erfordert während der Entwicklung zum adulten Tier (Imago) eine Reihe von **Häutungen**.

Insekten. Bei **holometabolen** Insekten (z. B. Käfer, Flöhe, Zweiflügler) besitzen die juvenilen Wachstumsstadien (Larve, Raupe) keine Ähnlichkeit mit dem ausgewachsenen adulten Tier (Imago) und zur Häutung wird ein Ruhestadium (Puppe) eingenommen (● 359 a).

Hemimetabole Insekten (z. B. Wanzen, Schaben, Läuse) hingegen besitzen Wachstumsstadien (Nymphen), die der Imago ähneln (● 359 b). Die Zuordnung von Präimaginalstadien zur Imago einer Art ist nicht ohne weiteres möglich und kann sicher nur durch die Aufzucht zum adulten Tier geschehen. In vielen Gruppen sind Morphologie und Ökologie der Präimaginalstadien unzureichend bekannt. Nymphen und Larvenstadien bewohnen oftmals völlig unterschiedliche ökologische Nischen und besitzen andere Nahrungsansprüche als die Imagines.

Spinnentiere. Bei der Mehrzahl der Spinnentiere geht aus dem Ei direkt eine der Imago ähnliche Nymphe hervor (● 359 c). Milben und Zecken weisen aber eine komplexere Abfolge der Wachstumsstadien auf. Hier schlüpft aus dem Ei ein Larvenstadium mit 3 Beinpaaren (sog. 6-Bein-Larve). Nach der ersten Häutung geht aus der Larve eine Nymphe mit 4 Beinpaaren hervor. Aus der Nymphe entwickelt sich nach einer (Schildzecken) oder mehreren Häutungen (Lederzecken) die Imago (● 359). Für den Übergang zum nächsten Entwicklungsstadium bzw. zur Eiablage ist jedesmal eine (Schildzecken) oder mehrere (Lederzecken) Blutmahlzeiten notwendig.

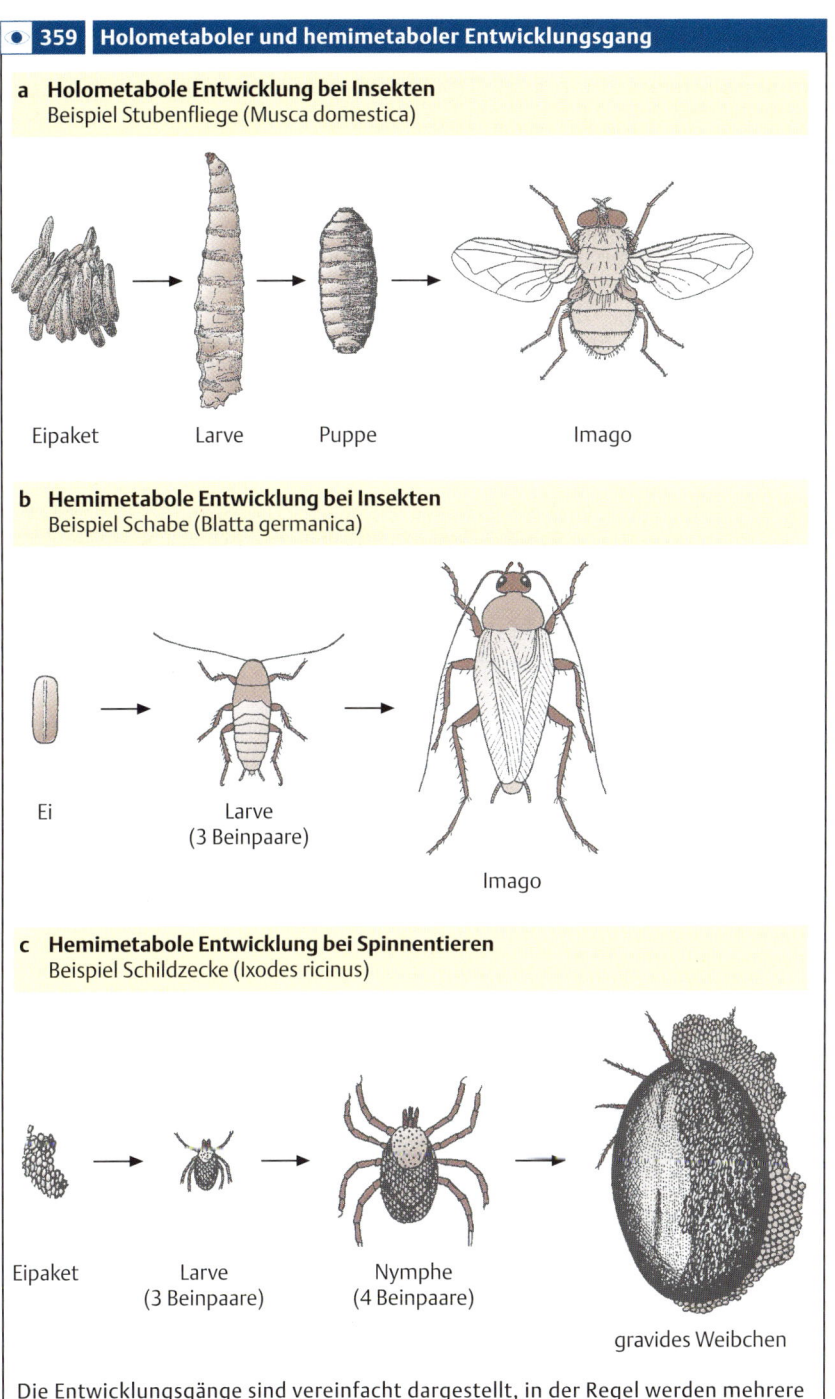

● 359 | Holometaboler und hemimetaboler Entwicklungsgang

a Holometabole Entwicklung bei Insekten
Beispiel Stubenfliege (Musca domestica)

Eipaket   Larve   Puppe   Imago

b Hemimetabole Entwicklung bei Insekten
Beispiel Schabe (Blatta germanica)

Ei   Larve (3 Beinpaare)   Imago

c Hemimetabole Entwicklung bei Spinnentieren
Beispiel Schildzecke (Ixodes ricinus)

Eipaket   Larve (3 Beinpaare)   Nymphe (4 Beinpaare)   gravides Weibchen

Die Entwicklungsgänge sind vereinfacht dargestellt, in der Regel werden mehrere Larven- bzw. Nymphenstadien durchlaufen.

1.2.3 Systematik und Determination

Zoologische Nomenklatur. Das von Linné begründete System der systematischen zoologischen Nomenklatur benennt jede Art (Species) mit Gattungs- und Artnamen. Hinzu kommt bei einigen Arten noch ein dritter Name, der die Unterart (Subspecies) bezeichnet.

Determination. Die Identifizierung ist bei vielen medizinisch bedeutsamen Arten nur mikroskopisch am fixierten Präparat möglich. Essigsäureäthylester ist als Tötungsmittel für die meisten Arthropoden geeignet und konserviert das Material bis zur späteren Untersuchung oder Präparation.

1.2.3 Systematik und Determination

Nach der **zoologischen Nomenklatur** wird jede Art mit einem Gattungs- und einem Artnamen benannt.

Determination Die exakte Bestimmung der meisten Arthropoden ist nur mikroskopisch am fixierten Präparat möglich. Zur Abtötung und anschließenden Trockenfixierung eignet sich Essigsäureäthylester, für die Naßfixierung 4 % Formaldehyd-Lösung.

Die grobe Einordnung ist anhand eines einfachen Bestimmungsschlüssels möglich (154). Zur Gattungs- und Artbestimmung müssen mikroskopische Details berücksichtigt werden.

Bei fragilen Formen ist auch ein direktes Einlegen in 4 % Formaldehyd-Lösung möglich. Größere, gut chitinisierte Formen sollten für die Determination und Dokumentation als Trockenpräparat konserviert werden. Sehr kleine Formen (z. B. Milben) werden als mikroskopisches Totalpräparat in einem geeigneten Medium eingebettet.

Die grobe Einordnung unbekannter Arthropoden in die Klassen und Ordnungen ist ohne spezielle Kenntnisse und Ausrüstung anhand eines einfachen Bestimmungsschlüssels möglich. Für die weitere Bestimmung von Gattung und Art müssen mikroskopische Details berücksichtigt werden. Zusätzlich ist dann der Zugriff auf Spezialliteratur und Vergleichssammlungen notwendig. Die definitive Artdiagnose ist in vielen Gattungen (Culex, Anopheles, Aedes u. v. a.) nur durch Gruppenspezialisten möglich, die z. B. durch das Deutsche Entomologische Institut (Berlin Eberswalde) vermittelt werden können.

Die wichtigsten Differentialmerkmale der medizinisch relevanten Ordnungen sind im Bestimmungsschlüssel in 154 zusammengefaßt.

154	Bestimmungstabelle zur orientierenden Einordnung medizinisch relevanter Arthropoden (Entwicklungsstadien sind in der Tabelle nur teilweise berücksichtigt)	
1	3 Beinpaare, Fühler meist vorhanden	**weiter bei 2**
1'	4 Beinpaare, ohne Fühler	**weiter bei 12**
1''	mehr als 4 Beinpaare	**weiter bei 13**
2	Körper deutlich in Kopf, Thorax und Abdomen unterteilt, meist > 1 mm	**Klasse Hexapoda (Insekten)** **weiter bei 3**
2'	Geschlossener Körperumriß, höchstens Kopf abgesetzt, < 1 mm	**Ordnung Acari (nur Milbenlarven)**
3	Hautflügel oder Flügeldecken gut ausgebildet	**Ordnung Diptera (Zweiflügler)** **weiter bei 4**
3'	Insekten ohne Flügel oder nur Flügelrudimente vorhanden	**weiter bei 9**
4	1 Flügelpaar, 2. Flügelpaar zu Halteren reduziert	**weiter bei 5**
4'	2 Flügelpaare (können ungleich ausgebildet sein)	**weiter bei 6**
5	Fühler lang, vielgliedrig (mehr als 8 Fühlerglieder)	**Unterordnung Nematocera (Mücken)**
5'	Fühler kurz, meist nur dreigliedrig	**Unterordnungen Brachycera (Fliegen, Bremsen etc.)**
6	Mundwerkzeuge saugend	**weiter bei 7**
6'	Mundwerkzeuge schneidend	**weiter bei 8**
7	Flügel dicht beschuppt, Saugrüssel gerollt	**Ordnung Lepidoptera (Schmetterlinge)**
7'	Flügel nicht beschuppt, Saugrüssel nach hinten gerichtet	**Ordnung Heteroptera (Wanzen)**
8	Hinterflügel kleiner als Vorderflügel	**Ordnung Hymenoptera (Wespen, Bienen etc.)**
8'	Vorderflügel zu harten Flügeldecken umgebildet, die nicht überlappen	**Ordnung Coleoptera (Käfer)**
8''	Vorderflügel ledrig, überlappen in der Mittellinie	**Ordnung Dictyoptera (Schaben)**
9	Körper lateral abgeflacht, Fühler liegen in seitlichen Fühlergruben	**Ordnung Siphonaptera (Flöhe)**
9'	Körperbau anders	**weiter bei 10**
10	Fühler mit 9 oder mehr Segmenten, Kopf wird von oben durch das Halsschild verdeckt	**Ordnung Dictyoptera (Schaben),** **ungeflügelte Weibchen, Larven**

📊 154	Fortzetzung	
10'	Fühler mit 3–5 Segmenten	**weiter bei 11**
11	Deutlicher Saugrüssel vorhanden, liegt in Ruhe in einer Rinne der Kopfunterseite	**Ordnung Heteroptera (Wanzen), flügellose Arten (z. B. Cimex lectularius)**
11'	Mundwerkzeuge in Kopf zurückgezogen, von außen nicht sichtbar	**Ordnung Anoplura (Läuse)**
12	Körper oval, Abdomen und Thorax nicht gegliedert	**Ordnung Acari (Zecken und adulte Milben)**
12'	Das nicht segmentierte Abdomen ist deutlich vom Kopfbruststück abgesetzt, ohne Stachel	**Ordnung Araneae (Webspinnen)**
12''	Das segmentierte Abdomen sitzt breitbasig am Kopfbruststück an und schließt mit einem Stachel ab	**Ordnung Scorpiones (Skorpione)**
13	5–9 Beinpaare, 1–2 Fühlerpaare, aquatische Organismen	**Klasse Crustacea (Krebstiere)**
13'	Mehr als 10 Beinpaare, terrestrische Organismen	**Klasse Myriapoda (Vielfüßler) weiter bei 14**
14	Nur 1 Beinpaar pro Körpersegment	**Ordnung Chilopoda (Hundertfüßler)**
14'	2 Beinpaare pro Körpersegment	**Ordnung Diplopoda (Tausendfüßler)**

1.3 Kontrolle und Schutzmaßnahmen

Lebensraum. Die Makro- und Mikroökologie (Klima, Höhe, Bodenbeschaffenheit) ist entscheidend für die Präsenz von manchen Arthropoden; so sind Anopheles-Mücken nur in Gegenden unter 1 500 m zu finden. Manche Arthropoden halten sich im Freien auf (exophil), so daß ein Aufenthalt in einer Wohnung vor Kontakt schützt, zumal wenn dort durch Klimaanlagen niedrige Temperaturen herrschen, die von bestimmten Arthropoden gemieden werden.

Moskitonetz. Die Bedeutung physikalischer Schutzmaßnahmen zur Expositionsprophylaxe wird vielfach unterschätzt. Insbesondere in malariagefährdeten Gebieten muß das Moskitonetz für Reisende und ständige Bewohner zur Grundausstattung gehören. Das Moskitonetz muß dicht mit der Matratze abschließen, aber trotzdem überall einen ausreichenden Abstand zum Schlafenden gewährleisten. Da Stechmücken sich auch durch kleinste Öffnungen durchzwängen, muß das Netz eine ausreichend feine Maschenweite aufweisen und regelmäßig auf Risse kontrolliert werden. Ein zuzätzliches Imprägnieren mit Repellents oder Insektiziden verbessert die Schutzwirkung. Dazu eignet sich eine Lösung von 1 – 4 % Permethrin in Wasser. Vor Sandfliegen (Phlebotomus) schützen ohne Imprägnierung nur sehr feinmaschige Netze (< 1 mm).

Kleidung. Zahlreiche Insekten (Stechmücken, Tsetsefliegen, Kriebelmücken) fliegen warme und daher bevorzugt dunkle Flächen an. Lange, helle, nicht anliegende, geschlossene Kleidung gewährleistet den besten Schutz. Zusätzlich kann die Kleidung mit Repellents imprägniert werden.

Repellents. Repellents werden extern auf Kleidung oder unbedeckte Hautstellen aufgetragen und können bei einer geringen bis mittelgradigen Exposition gut vor verschiedensten Insekten und Arachniden schützen. Grundsätzlich beträgt die Wirkdauer auf der Haut nur wenige Stunden. Einen über Monate anhaltenden Schutzeffekt bietet das Imprägnieren von Moskitonetzen oder Kleidungsstücken mit Permethrin, das sowohl als Repellent als auch als Insektizid wirkt.

1.3 Kontrolle und Schutzmaßnahmen

Moskitonetz Ein feinmaschiges, evtl. zusätzlich mit Repellentien imprägniertes Moskitonetz ist besonders in malariagefährdeten Gebieten unabdingbar. Vor Sandfliegen (Phlebotomus) schützen ohne Imprägnierung nur sehr feinmaschige Netze (< 1 mm).

Kleidung Sie sollte hell, geschlossen und nicht anliegend sein, da zahlreiche Insekten (Stechmücken, Tsetsefliegen, Kriebelmücken) warme und daher bevorzugt dunkle Flächen anfliegen.

Repellents Die meisten Präparate (📊 155) haben nur eine geringe Wirkdauer. Bei großflächiger Anwendung können – insbesondere bei Säuglingen und Kleinkindern – Vergiftungen auftreten.

Merke ►

> ▶ **Merke.** Bei der großflächigen Verwendung von Repellents können jedoch – insbesondere bei Säuglingen und Kleinkindern – Vergiftungen auftreten. Die wichtigsten Präparate sind in ▦ **155** angegeben.

▦ **155** | **Repellents und Insektizide zur Anwendung am Menschen**

Präparate-gruppe	Substanz	Zubereitung	Anwendung
▷ Repellents	Diethylbenzamid (DEET), z. B. Autan®	Lotion	Stechmücken, Zecken, Milben
	Diisopentylmalat	Lotion	Tsetsefliege
	Dimethylphthalat, z. B. Bonomol®	Lotion	Stechmücken, Zecken, Milben
	Zedernöl/Walnußöl	Öl	Stechmücken, Zecken, Milben
	Permethrin (auch insektizid wirksam), z. B. NoBite®	1–4 %ige Lösung zum Imprägnieren von Kleidung und Moskitonnetzen	Stechmücken, Zecken
▷ Insektizide	Hexachlorcyclohexan (Lindan), z. B. Quellada®, Jacutin®	Gel, Shampoo	Pedikulosis, Skabies
	Benzylbenzoat, z. B. Antiscabiosum®	Emulsion	Skabies
	Pyrethrum, z. B. Goldgeist® forte	Waschlösung	Pedikulosis
	Malathion, z. B. Organoderm®	Waschlösung	Pedikulosis

Insektizide Die wichtigsten zur Behandlung des Menschen zugelassenen Insektizide sind in ▦ **155** aufgeführt.

Insektizidresistenzen stellen ein zunehmendes Problem dar. Krätzmilben, die Erreger der Skabies und auch Kopfläuse sind häufig resistent gegen Lindan; letztere zunehmend auch gegen Malathion und Permethrin.

Ungeeignete Maßnahmen Elektroverdampfer und Ultraschall-Mückenscheuchen haben eine fragliche Wirksamkeit. Ebenso die Einnahme von Vitamin B$_6$.

Symptomatische Lokaltherapie Juckreiz nach Insektenstichen kann mit Crotamiton (Euraxil®-Creme) oder Isoprenalinsulfat (Ingelan®-Gel) behandelt werden.

Insektizide. Die eingehende Kenntnis von Ökologie, Entwicklung und Verbreitung eines Arthropoden sind notwendige Voraussetzungen für die Einleitung von gezielten Schutz- und Bekämpfungsmaßnahmen. Hierbei kommen verschiedene Kontaktinsektizide sowie Bacillus-thuringiensis-Toxine zur Anwendung. (Diese speziellen Maßnahmen werden im systematischen Teil erwähnt.) Da das Versprühen von Insektiziden eine potentielle Gefährdung für Mensch und Umwelt darstellt, sollten diese Substanzen nur durch Fachpersonal angewendet werden. Für Deutschland sind die zugelassenen Substanzen in einer verbindlichen Liste des Robert-Koch-Institutes publiziert. Die wichtigsten zur Behandlung des Menschen zugelassenen Insektizide sind in ▦ **155** aufgeführt.

Insektizidresistenz. Resistenzen gegen verschiedene Insektizide stellen ein zunehmendes Problem dar. Krätzmilben, die Erreger der Skabies und auch Kopfläuse sind häufig resistent gegen Lindan; letztere zunehmend auch gegen Malathion und Permethrin. Noch größere Probleme bereiten multiple Insektizidresistenzen, die aber noch selten sind.

Ungeeignete Maßnahmen. Die Wirksamkeit von Insektizid-Elektroverdampfern und Ultraschall-Mückenscheuchen ist fraglich. Ebenfalls führt die Einnahme von Vitamin B$_6$ nicht zu einer signifikanten Reduktion von Insektenstichen.

Symptomatische Lokaltherapie. Crotamiton (Euraxil®-Creme) oder Isoprenalinsulfat (Ingelan®-Gel) sind zur lokalen Behandlung des oftmals quälenden Juckreizes nach Insektenstichen oder bei Skabiesbefall geeignet.

2 Medizinisch relevante Arthropoden

Im folgenden sollen für die wichtigsten Arthropodengruppen Hinweise zur Morphologie und Biologie gegeben werden, soweit dies für das Verständnis der medizinischen Bedeutung sinnvoll ist.

2.1 Klasse Arachnida (Spinnentiere)

Mit rund 60000 Arten sind die Spinnentiere die größte und wichtigste Gruppe der Überklasse Chelicerata (Scherenträger). Die Bezeichnung leitet sich vom Bau der scherenartigen Mundwerkzeuge (Chelicera: Schere) ab. Von den 10 Ordnungen sind die **Scorpiones, Araneae** und **Acari** medizinisch relevant.

2.1.1 Ordnung Scorpiones (Skorpione)

Die Skorpione sind eine relativ artenarme Unterklasse der Spinnentiere; es sind ca. 700 Arten bekannt, die weltweit in den Tropen und Subtropen – meist in trockenen Lebensräumen – verbreitet sind. Nur wenige Arten dringen in die gemäßigten Zonen vor.

Merkmale. Der Habitus der braunschwarz bis gelblich gefärbten Skorpione ist gekennzeichnet durch die mächtigen scherentragenden Pedipalpen sowie den langen segmentierten Hinterleib. Vom Hinterleib ist das schwanzartige Metasoma abgesetzt, das am Hinterende einen Giftstachel trägt (▪358a, S. 588). Verwechslungen sind mit den ungiftigen Geißelskorpionen (Ordnung Uropygi) und Geißelspinnen (Ordnung Amblypigi) möglich, die zwar ebenfalls auffällige scherentragende Pedipalpen besitzen, aber einen andersartigen Bau des Hinterleibes ohne Giftstachel aufweisen. Dieselben Unterschiedsmerkmale gelten für die kleinen (3–5 mm), auch in Mitteleuropa heimischen, ungiftigen Bücherskorpione (Ordnung Pseudoscorpiones).

Stiche und Giftwirkung. Skorpione sind nachtaktiv und tagsüber an geschützten Orten versteckt. Zu Unfällen kommt es meist dann, wenn sich ein Tier in abgelegter Kleidung oder einem Schuh versteckt. Viele wüstenbewohnende Arten vergraben sich unter einer dünnen Sandschicht. Das Barfußlaufen birgt unter diesen Umständen ein besonders großes Risiko. Unscheinbare kleine Arten sind oft giftiger als große furchterregende Arten. Das »Schwanz-Scheren-Verhältnis« läßt eine orientierende Beurteilung der Giftigkeit zu. Giftige Arten besitzen meist einen im Verhältnis zu den Pedipalpen (Scheren) stärker gebauten Schwanz und Giftstachel. Arten mit sehr starken Scheren sind hingegen oftmals nur gering giftig. Für die Skorpione gilt wie für die Spinnen, daß es offenbar geographische Rassen gibt, die sich in ihrer Giftigkeit unterscheiden. Während der Stich von südfranzösischen Feldskorpionen (Buthus occitanus) kaum gefährlich ist, sind von derselben Art in Nordafrika Unfälle mit Todesfolge bekannt geworden.

Das Gift enthält **Neurotoxine**; der Stich ist bei einer vergleichsweise geringen Lokalreaktion sehr schmerzhaft. Bei fatalen Vergiftungen kommt es rasch zu neurologischen und kardiovaskulären Allgemeinsymptomen, und der Tod durch Atemlähmung tritt meist innerhalb der ersten 24 Stunden nach dem Stich ein.

> ▶ **Merke.** Beim Skorpionstich steht die atemdepressive Giftwirkung der Neurotoxine im Vordergrund. Daher dürfen keine atemdepressiven Medikamente verabreicht werden!

2 Medizinisch relevante Arthropoden

2.1 Klasse Arachnida (Spinnentiere)

Mit ca. 60 000 Arten die wichtigste Gruppe der Überklasse Chelicerata (Scherenträger). Medizinisch relevant sind die Ordnungen **Scorpiones, Araneae** und **Acari**.

2.1.1 Ordnung Scorpiones (Skorpione)

Skorpione sind weltweit in den Tropen und Subtropen verbreitet.

Merkmale
- schwanzartiges Metasoma mit Giftstachel
- scherentragende Pedipalpen (▪358a, S. 588)

Stiche und Giftwirkung Skorpione sind nachtaktiv und tagsüber an geschützten Orten versteckt. Zu Unfällen kommt es meist dann, wenn sich ein Tier in abgelegter Kleidung oder einem Schuh versteckt. Viele wüstenbewohnende Arten vergraben sich unter einer dünnen Sandschicht. Das Barfußlaufen birgt unter diesen Umständen ein besonders großes Risiko. Unscheinbare kleine Arten sind oft giftiger als große furchterregende Arten.

Das Gift enthält **Neurotoxine**, der Stich ist sehr schmerzhaft. Es kommt rasch zu neurologischen und kardiovaskulären Allgemeinsymptomen, und der Tod durch Atemlähmung tritt meist innerhalb der ersten 24 Stunden nach dem Stich ein.

◀ Merke

Behandlung
- Desinfektion
- Überprüfung des Tetanus-Impfschutzes
- bei ernsthaften Vergiftungen Serumtherapie mit artspezifischem Antiserum

Inzisionen und Aussaugen sind nutzlos. Es handelt sich um einen **Notfall.**

Wichtige Arten
- **Euscorpio italicus** (Steinskorpion)
- **Buthus occitans** (Feldskorpion).

2.1.2 Ordnung Araneae (echte Spinnen, Webspinnen)

Rund 35 000 Arten.

Merkmale
- tasterartige Pedipalpen ohne Scheren
- sackartiger, gestielter Hinterleib (Opisthosoma).

Spinnenbisse und Giftwirkung
Es steht entweder eine neurotoxische, hämolytische oder zytotoxische Wirkung im Vordergrund. **Die Giftigkeit korreliert nicht mit der Körpergröße des Tieres.**

Behandlung   Lokalmaßnahmen, die mit einer erheblichen Traumatisierung der Bißstelle einhergehen, sind nicht indiziert. Ggf. Antiserum spritzen.

Wichtige Arten
- **Schwarze Witwe (Latrodectus mactans tredecimguttatus)** im östlichen Südeuropa (• **360**), Biß kann letal verlaufen

---

Behandlung. Als lokale Maßnahmen sind bei Skorpionstichen die Desinfektion der Wunde sowie die äußerliche Applikation von Antiphlogistika sinnvoll. Der Tetanus-Impfschutz sollte ggf. aufgefrischt werden. Bei ernsthaften Vergiftungen kann eine Serumtherapie mit einem artspezifischen Antiserum möglich sein. **Inzisionen und Aussaugen sind hingegen nutzlos.** Die Behandlung mit atemdepressiven Narkotika und Analgetika sollte ebenfalls unterbleiben. Jedenfalls handelt es sich hier um einen **toxikologischen Notfall**, der intensiv medizinisch therapiert werden muß.

Wichtige Arten. Die in Europa anzutreffenden Skorpione (Euscorpius spp., Buthus spp.), von denen **Euscorpio italicus** (bis 5 cm, dunkelbraun bis schwarz, »Steinskorpion«) und **E. carpathicus** (bis 4 cm, heller als E. italicus) bis ins südliche Mitteleuropa (Schweiz, Südtirol) vordringen, führen beim Menschen meist nur zu schmerzhaften Lokalreaktionen mit Rötung und Schwellung. Gefährlich kann der Stich des südfranzösischen **Buthus occitanus** (bis 10 cm, gelbbraun, »Feldskorpion«) für Kinder sein. In diesem Falle kann eine Serumtherapie durchgeführt werden.

2.1.2 Ordnung Araneae (echte Spinnen, Webspinnen)

Die weltweit verbreiteten Webspinnen (auch echte Spinnen genannt) sind mit ca. 35 000 Arten nach den Milben die artenreichste Ordnung der Arachnida.

Merkmale. Alle Arten zeichnen sich durch die bein- oder tasterartigen Pedipalpen und den an einem Stiel sitzenden sackartigen Hinterleib (Opisthosoma) aus. Diese Merkmale unterscheiden die Webspinnen von den Walzenspinnen (Ordnung Solifugae), Weberknechten (Ordnung Opiliones), Kapuzenspinnen (Ordnung Ricinulei) und Asselspinnen (Klasse Pantopoda).

Spinnenbisse und Giftwirkung. Fast alle echten Spinnen besitzen Giftdrüsen, die kurz vor der Spitze der Chelicerenendglieder münden. Bei der Giftwirkung kann entweder eine neurotoxische oder hämolytische oder zytotoxische Wirkung im Vordergrund stehen. **Die Giftigkeit einer Spinne korelliert nicht mit der Körpergröße des Tieres!** Die großen tropischen Vogelspinnen, die einschließlich Beine bis 25 cm messen können, sind meist gering giftig; der Biß ruft nur Lokalreaktionen bis zur Stärke eines Hornissenstichs hervor. Allerdings gibt es auch aggressive, hochgiftige Vogelspinnen (Harpactirella spp., Trechona spp., Atrax spp.). Die Giftigkeit einer Spinnenart unterliegt regionalen und zeitlichen Schwankungen. Es ist bekannt, daß die Weibchen von der Paarungszeit bis zum Schlüpfen der Jungen sehr aggressiv sind. Die Männchen sind aufgrund der geringeren Größe und des kleineren Giftapparates meist weniger gefährlich, so daß schwere Vergiftungen fast ausschließlich von den Weibchen hervorgerufen werden.

Behandlung. Grundsätzlich entspricht die Behandlung von Spinnenbissen den bei Skorpionstichen beschriebenen Maßnahmen. Inzision und Ausbluten der Wunde oder ähnliches ist obsolet. Bei tiefen Wunden sind eine sorgfältige Desinfektion, Wundreinigung sowie eine Überprüfung des Tetanus-Impfstatus notwendig. Gegen die Gifte einiger gefährlicher Arten sind artspezifische Antisera erhältlich.

Wichtige Arten. Einige für den Menschen gefährliche Arten sind mit ihrer Verbreitung in ▦ **150**, S. 580 aufgeführt. In den östlichen Mittelmeerländern bewohnt die **europäische Schwarze Witwe (Latrodectus mactans tredecimguttatus,** • **360)** als Kulturfolger gerne menschliche Behausungen. Ein bevorzugter Aufenthaltsort sind Toiletten im Freien, wo sich die Spinnen auf der Unterseite der Sitze aufhalten sollen. Der Biß der Spinne ist gewöhnlich kaum schmerzhaft und kann unbemerkt bleiben. Nach eini ger Zeit bilden sich an der Bißstelle Lokalsymptome aus, und im weiteren Verlauf können starke Schmerzen den ganzen Körper erfassen (Latrodektismus). Durch die Behandlung mit einem spezifischen Antiserum können letale Verläufe verhindert werden.

Nur wenige der 1100 in Mitteleuropa vorkommenden Spinnenarten zeigen beim Menschen eine Giftwirkung. Die Cheliceren der häufigen Kreuzspinnen (Araneus spp.) durchdringen die menschliche Haut nicht. Die Giftmenge der heimischen **Wasserspinne (Agyroneta aquatica)** ist gering, ihr Biß verursacht nur geringe Lokalsymptome. Die **Dornfingerspinne (Cheirocabthium punctorium)** gilt als giftigste Spinne Mitteleuropas. Die Spinne ist durch Größe (Weibchen bis 15 mm) und Färbung (Vorderkörper rötlich, Abdomen und Laufbeine grünlich) eindeutig gekennzeichnet. Das Vorkommen ist in Mitteleuropa auf die Wärmegebiete Südwestdeutschlands beschränkt. Der Biß ruft einen heftigen brennenden Schmerz hervor. Neben Lokalsymptomen kann es zu einer systemischen Reaktion mit Fieber, Schüttelfrost und Übelkeit kommen. Die Allgemeinsymptome klingen nach wenigen Tagen ab; an der Bißstelle kann eine lokale Nekrose auftreten.

- **Wasserspinne (Agyroneta aquatica)**, Biß verursacht nur geringe lokale Symptome
- **Dornfingerspinne (Cheirocabthium punctorium)**, gilt als giftigste Spinne Mitteleuropas.

Das Vorkommen ist in Mitteleuropa auf die Wärmegebiete Südwestdeutschlands beschränkt. Der Biß ruft einen heftigen brennenden Schmerz hervor. Neben Lokalsymptomen kann es zu einer systemischen Reaktion mit Fieber, Schüttelfrost und Übelkeit kommen. Die Allgemeinsymptome klingen nach wenigen Tagen ab.

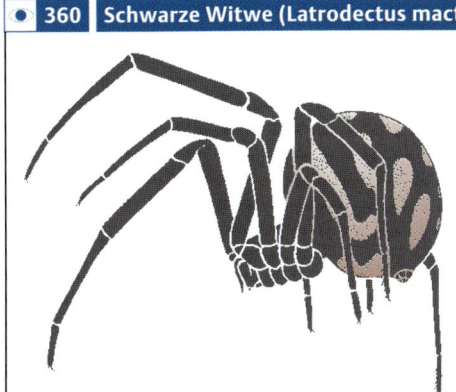

● 360 | **Schwarze Witwe (Latrodectus mactans tredecimguttatus)**

Größe des abgebildeten Weibchens ca. 15 mm, Männchen 7 – 10 mm. Die Schwarze Witwe ist mit zahlreichen Unterarten in warmen Regionen weltweit verbreitet. In Europa kommt die Unterart Latrodectus mactans tredecimguttatus besonders in den Balkanländern vor.

Importierte Giftspinnen. Verschiedene tropische Giftspinnen werden gelegentlich mit Fruchtsendungen nach Mitteleuropa importiert. Besonders gefürchtet sind die hochgiftigen **Bananenspinnen (Phoneutria spp.)** die schon zahlreiche Unfälle beim Entladen von Bananensendungen verursacht haben.

Importierte Giftspinnen Gefürchtet sind die hochgiftigen **Bananenspinnen (Phoneutria spp.)**.

2.1.3 Ordnung Acari (Milben, Zecken)

Die Milben und Zecken sind mit über 40000 Arten die mannigfaltigste und ökologisch erfolgreichste Arachnidenordnung. Ihnen kommt – bedingt durch ihre Lebensweise – unter den Spinnentieren die größte medizinische Bedeutung zu. Während echte Spinnen und Skorpione meist räuberisch leben, finden sich unter den Milben und Zecken zahlreiche Ektoparasiten und einige Endoparasiten.

2.1.3 Ordnung Acari (Milben, Zecken)

Sie sind mit über 40000 Arten die größte Gruppe der Spinnentiere und stellen zahlreiche Ektoparasiten und einige Endoparasiten.

Merkmale. Die Acari zeigen eine vom Grundplan der Arachnida abgewandelte Körpergliederung, bei der Pro- und Opisthosoma verwachsen sind. Die Larven besitzen im Gegensatz zu den Nymphen und adulten Tieren nur 3 Beinpaare. Beim Laufen wird das erste Beinpaar von den Imagines vieler Arten zum Tasten benutzt, so daß der Eindruck von nur 3 Beinpaaren entstehen kann. Die Morphologie der Acari ist trotz der geringen Größe außerordentlich vielgestaltig. Die humanmedizinisch relevanten parasitären Arten besitzen besondere Anpassungsmerkmale.

Merkmale
- Thorax und Abdomen verschmolzen
- Kopf sekundär abgegliedert
- Nymphen und Imagines haben 4 Beinpaare
- Larven haben nur 3 Beinpaare
- Geringe Körpergröße (meist < 1 mm) Parasitäre Arten haben eine besondere Anpassung an ihre Lebensweise.

Einteilung. Die Einteilung der Acari geschieht nach der Lage der Stigmata (🗒 **156**). Bei den Zecken (**Metastigmata**) liegen die Stigmata hinter den Hüften des 3. oder 4. Beinpaares, bei den **Mesostigmata** hinter den Hüften

Einteilung Die Einteilung erfolgt nach der Lage der Stigmata in (🗒 **156**):
- Metastigmata (Zecken)

- Mesostigmata (Milben)
- Prostigmata (Milben)
- Astigmata (Milben).

der beiden vorderen Beinpaare, bei den **Prostigmata** vor den Hüften. Die **Astigmata**, d. h. Acari ohne Stigmata, zu denen die kleinsten Formen gehören, zeichnen sich durch den Verlust des Trachealsystems aus.

Unabhängig von der Lage der Stigmata sind Zecken bereits durch die Größe (2–15 mm) und den Bau der Mundwerkzeuge auf den ersten Blick von Milben (unter 1 mm) zu unterscheiden.

156	Systematik der humanmedizinisch bedeutsamen Zecken und Milben (Ordnung Acari)

▷ **Unterordnung Metastigmata (Zecken)**

Familie Argasidae (Lederzecken)
- Ornithodoros moubata
- Argas spp. (Vogelzecken)

Familie Ixodidae (Schildzecken)
- Ixodes spp. (Holzbock)
- Dermacentor spp.
- Amblyomma spp.

▷ **Unterordnung Mesostigmata (Milben)**

Familie Dermanyssidae (Vogelmilben)
- Dermanyssus gallinae

▷ **Unterordnung Prostigmata (Milben)**

Familie Demodicidae (Haarbalgmilben)
- Demodex folliculorum (Haarbalgmilbe)

Familie Trombiculidae (Erntemilben)
- Neotrombicula autumnalis (Herbstmilbe)
- Leptothrombidium spp.

▷ **Unterordnung Astigmata (Milben)**

Familie Acarida (Vorratsmilben)
- Tyrophagus spp.

Familie Pyroglyphidae (Staubmilben)
- Dermatophagoides pteronyssinus (Hausstaubmilbe)

Familie Sarcoptidae (Krätzmilben)
- Sarcoptes scabiei (Krätzmilbe)

Zecken

Zecken

Zecken sind in den gemäßigten Zonen die wichtigsten Überträger von Infektionserregern unter den Arthropoden. In Mitteleuropa überträgt der **gemeine Holzbock (Ixodes ricinus)** die Erreger der Lyme-Borreliose und der Frühsommer-Meningo-Enzephalitis. Im Mittelmeerraum und außerhalb Europas können zahlreiche weitere Erreger durch Zecken übertragen werden (vgl. 🗒 **152 a** und **b**, s. 583).

Merkmale Die Mundwerkzeuge sind zu einem Stechapparat (Hypostom) umgebildet (vgl. ▣ 358, S. 588). Die humanparasitären Arten gehören zu den Familien **Argasidae (Lederzecken)** und **Ixodidae (Schildzecken)** (▣ 361).

Merkmale. Bei allen Zecken sind die Mundwerkzeuge zu einem **Stechapparat (Hypostom)** umgebildet (vgl. ▣ 358, S. 588). Die humanparasitären Zecken gehören zu den Familien **Argasidae (Lederzecken)** und **Ixodidae (Schildzecken)**. Wichtige biologische und morphologische Merkmale beider Familien sind in ▣ 361 aufgeführt.

Zeckenstiche Zecken sind sog. Pool feeder, da sie mit ihrem Hypostom eine Grube erzeugen, die mit Blut vollläuft.

Zeckenstiche. Zecken stechen bei der Blutmahlzeit nicht wie andere Blutsauger kleine Adern an, sondern erzeugen mit ihrem Stechapparat eine Grube, die mit Blut vollläuft und über Stunden oder Tage ausgesaugt wird (»pool feeder«).

Zeckenparalyse Unabhängig von der Erregerübertragung kann es nach einem Zeckenstich zu einer **akuten** Intoxikation mit aufsteigender schlaffer Paralyse kommen, die nach Entfernung der Zecke rasch reversibel verläuft.

Zeckenparalyse. Unabhängig von der Übertragung eines Infektionserregers, kann es nach einem Zeckenstich zu einer **akuten** Intoxikation mit aufsteigender schlaffer Paralyse kommen, die als Zeckenparalyse bezeichnet wird. Nach der vollständigen Entfernung der Zecke kommt es zu einer raschen und vollständigen Rückbildung der Symptomatik. Bei mehr als

361 **Synopsis** Unterschiede zwischen Schildzecken und Lederzecken		
	Ixodidae (Schildzecken)	**Argasidae (Lederzecken)**
▷ **Morphologie**		
• Rücken	Rückenschild (Scutum)	Scutum fehlt, ledrige Oberfläche, weich
• Capitulum	anterior, von oben sichtbar	ventral, von oben unsichtbar
▷ **Lebenszyklus**	1 Larvenstadium 1 Nymphenstadium Weibchen sterben nach der Eiablage	1 Larvenstadium, mehrere Nymphenstadien
▷ **Nahrungsaufnahme**	nur Weibchen saugen Blut, einmalig über mehrere Tage, gefolgt von einmaliger Eiablage	beide Geschlechter saugen Blut, nachts, mehrmals kurz, mehrmalige Eiablage
▷ **Vorkommen**	Wälder, Weiden etc.	Nester, Häuser
▷ **Wichtigste Gattungen**	Ixodes, Amblyomma, Dermacentor	Ornithodorus, Argas
▷ **Beispiele**	Ixodes ricinus	Ornithodorus moubata

40 verschiedenen Leder- und Schildzeckenarten wurde eine Zeckenparalyse beobachtet. Die Erscheinungen treten nur in der Spätphase des Stechaktes eines adulten Zeckenweibchens auf. In Europa trat die Zeckenparalyse bisher nicht auf. Zahlreiche Fälle sind jedoch aus Nord- und Südamerika, Afrika und Australien bekannt geworden.

Behandlung. Um das Risiko einer Wundinfektion bzw. der Übertragung von Infektionserregern zu minimieren, muß die Zecke schonend entfernt werden, ohne daß dabei durch Druck der Körperinhalt der Zecke in die Stichstelle exprimiert wird. Zur Entfernung sollte die Zecke daher mit einer spitzen Pinzette oder einer feinen Schlinge möglichst hautnah an der Basis des Stechapparates erfaßt und durch vorsichtiges Ziehen (nicht Drehen!) entfernt werden.

Ixodidae (Schildzecken)

Ixodes ricinus (Holzbock)

Merkmale. Der gemeine Holzbock ist durch die Familienmerkmale der Schildzecken gekennzeichnet (vgl. ▣ **361**). Von anderen Schildzecken wird I. ricinus durch die Morphologie des Capitulums unterschieden (vgl. ▣ **358**, S. 588). Die Größe der Imago beträgt 3 – 4 mm, vollgesogen 10 – 15 mm.

Vorkommen. Ixodes-Arten besiedeln bevorzugt tierreiche, gemischte offene Biotope wie Wegränder, Waldränder, Flußufer und Hecken. Die Verbreitung ist nicht auf die »Naturherde« beschränkt. I. ricinus besiedelt Europa und dringt nach Osten bis Rußland vor. I. persulcatus, eine nahe verwandte Art, grenzt an das Verbreitungsgebiet von I. ricinus im Osten an.

In Europa wurde die Zeckenparalyse bislang nicht beobachtet.

Behandlung Schonende, hautnahe Entfernung der Zecke.

Ixodidae (Schildzecken)

Ixodes ricinus (Holzbock)

Erkennungsmerkmale am Capitulum (vgl. ▣ **358**, S. 588).

Vorkommen
• Ixodes ricinus: Europa, westliches Rußland
• Ixodes persulcatus: östliches Rußland

Vektorfunktion
- Ixodes ricinus:
  - FSME-Virus westlicher Typ
  - Borrelia burgdorferi
    (Lyme-Borreliose)
- Ixodes persulcatus:
  - FSME-Virus östlicher Typ

Die FSME-Infektion der Zecke ist nur in der virämischen Phase des Wirts möglich. Der transovariellen Übertragung der Infektionserreger kommt bei der Aufrechterhaltung eines Naturherdes eine große Bedeutung zu.

Naturherde
- FSME-Virus-Durchseuchung von I. ricinus bis 5 %
- FSME-Virus-Durchseuchung von I. persulcatus bis 100 %
- Durchseuchung von I. ricinus mit B. burgdorferi bis 30 %.

Erregerreservoir   Zecken sind neben Kleinsäugern ein wichtiges Erregerreservoir für B. burgdorferi und das FSME-Virus.

Saisonale Aktivität   Aktivitätsgipfel von I. ricinus:
- Mai/Juni
- September/Oktober.

Behandlung
- Entfernung der Zecke
- in FSME-Endemiegebieten evtl. aktive Immunisierung.

Weitere Schildzecken

Dermacentor- und **Amblyomma-Arten** sind Vektoren für
- Rickettsia rickettsii (Fleckfieber)
- Francisella tularensis (Tularämie).
Rhinicephalus sanguineus:
- Rickettsia conorii (Boutonneuse-Fieber)

Argasidae (Lederzecken)

Lederzecken haben eine weiche, runzlige Körperoberfläche (vgl. ▪ 361) und sind strenger wirtsspezifisch als Schildzecken.

Vektorfunktion. In Mitteleuropa überträgt I. ricinus die **Erreger der Lyme-Borreliose (Borrelia burgdorferi)** und der **Frühsommer-Meningo-Enzephalitis** (westl. Typ des FSME-Virus). I. persulcatus überträgt im östlichen Rußland den Erreger der russischen Frühsommer-Meningo-Enzephalitis (östl. Typ des FSME-Virus).
Schildzecken sind in der Wirtswahl relativ unspezifisch. Grundsätzlich gilt jedoch, daß spätere Entwicklungsstadien größere Wirte bevorzugen als frühere Stadien. Ein typischer dreiwirtiger Zyklus für Ixodes ist z. B. Maus (Larve) → Kaninchen (Nymphe) → Rind (Imago). Eine Zecke, die als Larve infiziert wurde, kann die Infektion im aufsteigenden Wirtswechsel als Nymphe oder Imago an den Menschen weitergeben, wobei den Nymphen die größte Bedeutung zukommt. Im Freiland kommen auf eine adulte Zecke 50 – 100 Nymphen. Da Zecken nur während der kurzen virämischen Phase eines nichtimmunen Wirts infiziert werden können, ist anzunehmen, daß der möglichen transovariellen Übertragung der Erreger auf die Nachkommen bei der Aufrechterhaltung eines Naturherdes große Bedeutung zukommt.

Naturherde. Das FSME-Virus wird nur in lokal begrenzten FSME-Naturherden in Zecken gefunden und kann dort nach einem Zeckenstich auf den Menschen übertragen werden. In Deutschland befinden sich die wichtigsten Naturherde in Bayern und Baden-Württemberg. In den FSME-Naturherden im Bayerischen Wald und Kärnten sind bis zu 5 % der Zecken infiziert. Das Infektionsrisiko wird in Hochendemiegebieten auf ca. 1 : 1000 geschätzt. In den Endemiegebieten der russischen FSME kann die Durchseuchung des Vektors I. persulcatus 50 – 100 % betragen.
Borrelia burgdorferi ist nicht auf die FSME-Naturherde begrenzt, sondern weiter verbreitet. Auch ist die Durchseuchung der Zecken mit bis zu 30 % weitaus höher.

Erregerreservoir. Den Zecken kommt neben Kleinsäugern (Mäuse, Ratten etc.) eine wichtige Rolle als Erregerreservoir für B. burgdorferi und das FSME-Virus zu, da beide Erreger transovariell auf die Nachkommenschaft übertragen werden können. Für die Persistenz eines Naturherdes ist außerdem wichtig, daß Zecken ohne Blutmahlzeiten mehrere Jahre überleben können, ohne ihre Infektiosität zu verlieren.

Saisonale Aktivität. Für das Infektionsrisiko im Freiland ist die saisonale Zeckenaktivität ausschlaggebend. In Mitteleuropa besitzen die Larven und Nymphen von I. ricinus eine zweigipflige saisonale Aktivität mit einem Hauptgipfel in den Monaten Mai, Juni und einem kleineren Gipfel in den Monaten September und Oktober.

Behandlung. Neben der Entfernung der Zecke (siehe oben) kann in FSME-Endemiegebieten eine Prophylaxe mit aktivem FSME-Impfstoff sinnvoll sein (s. S. 429). Ein sich um die Stichstelle ausbreitendes Erythema migrans als Primärmanifestation einer Borrelieninfektion muß antibiotisch behandelt werden (s. S. 429).

Weitere Schildzecken

Dermacentor-Arten übertragen in Nordamerika Rickettsia rickettsii. Verschiedene Dermacentor- und **Amblyomma-Arten** der nördlichen Hemisphäre können **Francisella tularensis** übertragen (siehe ▭ **152b**, S. 583). **Rhinicephalus sanguineus**, die **Braune Hundezecke**, überträgt im Mittelmeerraum Rickettsia conorii, den Erreger des Boutonneuse-Fiebers.
Die mitteleuropäischen Dermacentor-Arten sowie 5 weitere in Mitteleuropa heimische Zeckenarten haben als Überträger von Infektionserregern keine Bedeutung.

Argasidae (Lederzecken)

Lederzecken sind durch die weiche, runzlige Körperoberfläche gekennzeichnet (vgl. ▪ 361). Sie besitzen im Vergleich zu den Schildzecken eine höhere Wirtsspezifität und halten sich daher **ausschließlich in der Nähe zu den Wirten**, z. B. in Vogelnestern oder Erdhöhlen, auf.

Argas persicus (Vogelzecke)

Vorkommen. Die mitteleuropäische Vogelzecke (Argas persicus) befällt den Menschen, wenn sie auf der Suche nach einem neuen Wirt aus verlassenen Vogelnestern in Häuser eindringt.

Krankheitsbild und Behandlung. Die gruppiert angeordneten Zeckenstiche bedürfen, solange sie nicht bakteriell superinfiziert sind, keiner spezifischen Behandlung.

Ornithodorus-Arten

Vektorfunktion. Ornithodorus-Arten übertragen verschiedene Borrelienarten, die das **Zecken-Rückfallfieber** hervorrufen. Sie besitzen daher unter den Lederzecken die größte medizinische Bedeutung. Das Zecken-Rückfallfieber kommt in Nord- und Südamerika, Asien, Afrika und dem Mittelmeerraum vor.

Wirtsspezifität. Während der Mensch für die meisten Ornithodorus-Arten nur einen Fehlwirt darstellt, ist er Hauptwirt für die afrikanische Art **Ornithodorus moubata**, die Borrelia duttoni, den Erreger des afrikanischen Zecken-Rückfallfiebers, überträgt. Die Zecken verstecken sich tagsüber in Spalten und Ritzen der Hütten und werden nachts aktiv. Ein hohes Infektionsrisiko besteht in Lehmhäusern und beim Schlafen auf dem Boden. Einfache Unterkünfte (»resthouses«) sind häufig mit Zecken infestiert.

Milben

Die Übertragung von Infektionserregern steht bei den Milben im Hintergrund. Die Schädigung des Menschen geschieht in den meisten Fällen unmittelbar durch den Milbenbefall oder durch die Auslösung von allergischen Reaktionen (⊞ **157**).

⊞ 157	Allergische Reaktionen auf Milben		
Art		**Allergen**	**Symptome**
• **Acarida (Vorratsmilben)**			
▷	Tyrophagus putrescenciae	Mehl	Akarodermatitis
▷	Tyrophagus casei	Käse	Akarodermatitis
▷	Acarus slro	Mehl	Akarodermatitis (Bäckerkrätze)
▷	Carpoglyphus lactis	Backobst	Akarodermatitis
• **Pyroglyphidae (Staubmilben)**			
▷	Dermatophagoides pteronyssinus (Hausstaubmilbe)	Hausstaub	Allergie, Rhinitis, Asthma

Einteilung. Die Mundwerkzeuge der verschiedenen Arten weisen spezifische Anpassungen auf. Unabhängig von der systematischen Einordnung kann nach dem Fraßverhalten zwischen Nage-, Saug- und Grabmilben unterschieden werden.
Die definitive Determination der Milben ist nur durch den Spezialisten möglich. Die typischen humanpathogenen Vertreter sind durch Habitusunterschiede gekennzeichnet.

Sarcoptidae (Grabmilben)

Zur Familie Sarcoptidae zählen neben **Sarcoptes scabiei (Krätzmilbe)**, dem Erreger der Skabies (Krätze, ▪ **362**), zahlreiche veterinärmedizinisch bedeutsame Arten. Bei Tieren wird das durch diese Milben hervorgerufene

Argas persicus (Vogelzecke)

Die Stiche bedürfen normalerweise keiner spezifischen Behandlung.

Ornithodorus-Arten

Ornithodorus-Arten übertragen Borrelienarten, die das **Zecken-Rückfallfieber** verursachen.

Die afrikanische Art **O. moubata** ist auf den Menschen als Hauptwirt spezialisiert. Sie überträgt Borrelia duttoni, den Erreger des afrikanischen Rückfallfiebers.

Milben Milben haben als Ektoparasiten und durch Auslösen von Milbenallergien eine Bedeutung (⊞ 157).

Einteilung Man unterscheidet nach dem Freßverhalten Nage-, Saug- und Grabmilben.

Sarcoptidae (Grabmilben)

Sarcoptes scabiei verursacht beim Menschen Skabies (Krätze; ▪ 362).

Beim Tier wird das Krankheitsbild als **Räude** bezeichnet.

Krankheitsbild als **Räude** bezeichnet. Der seltene Befall des Menschen mit Räudeerregern der Tiere führt zu einer zwar ähnlichen, aber schwächer ausgeprägten und selbstlimitierenden Symptomatik.

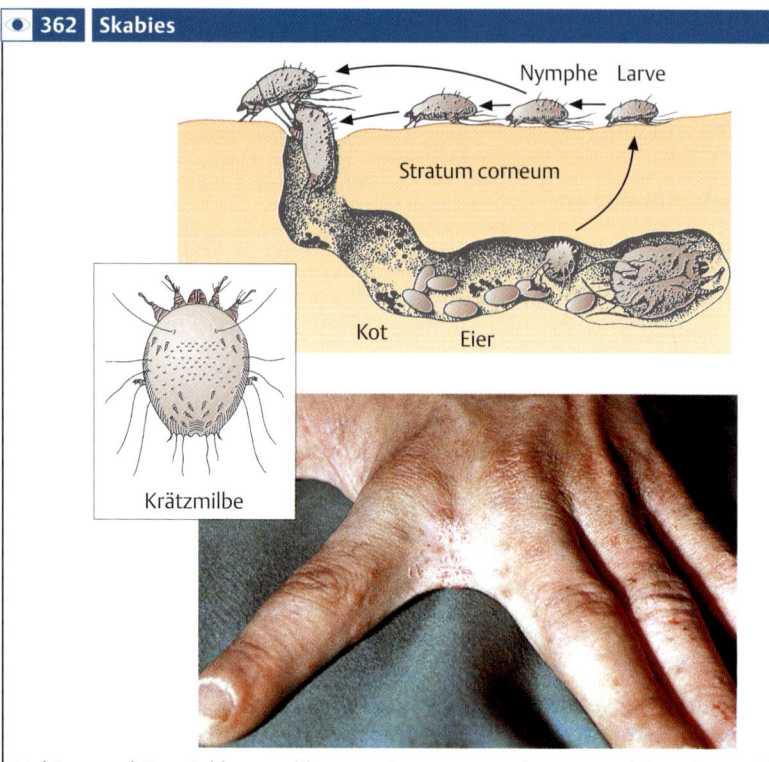

● 362 | **Skabies**

Habitus und Entwicklungszyklus von Sarcoptes scabiei sowie klinisches Bild der Krätze. Das Weibchen legt im Stratum corneum waagrechte Gänge an, in die es zahlreiche Eier ablegt. Das klinische Bild ist charakterisiert durch gangartige Effloreszenzen, hier in den Interdigitalfalten.

Merkmale
- charakteristischer Habitus
- 0,3 – 0,4 mm
- gräbt waagrechte Gänge in der Hornschicht (● **362**).

Merkmale. S. scabiei ist eine 0,3 – 0,4 mm große Milbe mit charakteristischem Habitus. Die beiden vorderen und das hintere Beinpaar tragen spezielle Saugnäpfe. Das Weibchen legt in der Hornschicht der Haut waagrechte, gewundene, bis 1 cm lange Gänge an. Am Ende der Gänge werden zahlreiche Eier abgelegt (● **362**). Die Entwicklung geht über ein Larvenstadium und zwei Nymphenstadien und dauert 10 – 14 Tage.

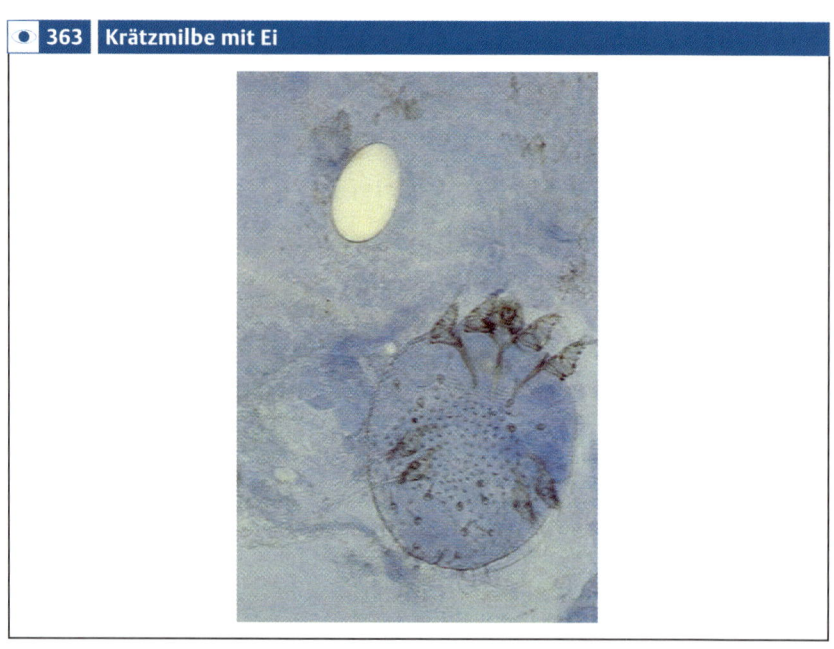

● 363 | **Krätzmilbe mit Ei**

Krankheitsbild. Die Diagnose erfolgt durch den direkten Milbennachweis. Dispositionsstellen sind die Interdigitalräume der Hände, Streckseiten der Handgelenke, Axillen, Periumbilikalregion sowie die Genitalien (▣ **364**), insbesondere das Skrotum. Das Gesicht ist nie betroffen. Im Vordergrund der Symptomatik steht meist starker Juckreiz. Die Bettwärme verstärkt den Bewegungsantrieb der Milben, wodurch der Juckreiz noch größer wird. Nach einer sekundären Allergisierung kann ein generalisiertes urtikarielles Erythem hinzukommen. In diesen Sekundäreffloreszenzen können Erreger aber nicht mehr nachgewiesen werden, was die richtige Diagnose erschwert. Zusätzlich können bakterielle Superinfektionen das Bild komplizieren. Grundsätzlich hängt die Stärke der Ausprägung des Krankheitsbildes von der Parasitenzahl ab. Bei alten, vernachlässigten und insbesondere dauerhaft immunsupprimierten Patienten (AIDS) kann die Parasitenzahl sehr groß sein. Dies führt dann zusammen mit bakteriellen Superinfektionen zu einer starken Entzündung der befallenen Hautareale. Diese Form wird als norwegische oder krustöse Skabies bezeichnet und ist hochgradig kontagiös.

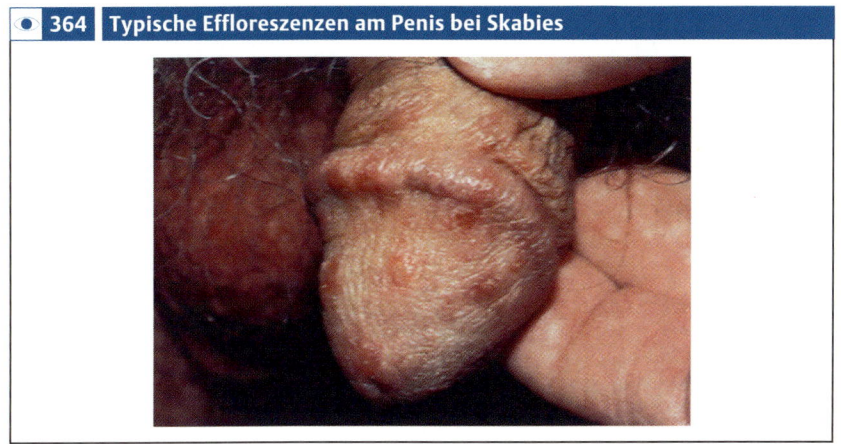

> ● **364** **Typische Effloreszenzen am Penis bei Skabies**

Übertragung. Die Übertragung erfolgt durch gravide Weibchen, am leichtesten, aber keinesfalls ausschließlich in der Bettwärme. Die Kontagiosität der Skabies hängt grundsätzlich von der Parasitenzahl ab und ist bei der »gepflegten Skabies«, die mit einer geringen Parasitenzahl einhergeht sehr gering, bei der krustösen Skabies, mit hohen Parasitenzahlen, hingegen sehr groß. Zunehmend treten Skabiesausbrüche in Altenpflegeheimen und AIDS-Hospizen aber auch Schulen auf. Die Kontrolle dieser Ausbrüche ist schwierig. Meist wird die Diagnose Skabies erst verzögert gestellt. Wichtig ist dann die Suche nach einzelnen Indexpatienten, die eine hochkontagiöse Skabies tragen. Die Therapie wirft oftmals organisatorische und auch Complianceprobleme auf. Hier kann die Anwendung von Ivermectin (s. u.) sinnvoll sein.

Meldepflicht besteht beim Auftreten von Skabies in Schulen, Kindergärten und sonstigen Gemeinschaftseinrichtungen nach § 48 BSG.

Behandlung. Die Behandlung erfolgt mit Hexachlorcyclohexan (Lindan) oder Benzylbenzoat am ganzen Körper über mindestens 3 Tage. Mittel der ersten Wahl ist Hexachlorcyclohexan. Bei ausgedehnten Exzemen kann es aber zur Resorption der potentiell toxischen Substanz mit neurotoxischen Nebenwirkungen kommen (vgl. ▤ **155**, S. 592). Partner und Familienangehörige müssen auf Symptome kontrolliert und ggf. mitbehandelt werden. Gute Erfolge werden auch mit der oralen Einmaltherapie mit 0,2 mg/kg KG Ivermectin erzielt. Ivermectin ist in Deutschland für diese Indikation bisher aber nicht zugelassen. Zusätzlich sind hygienische Maßnahmen (dreimaliger Wechsel der Bett- und Körperwäsche etc.) erforderlich. Die Therapie wird dadurch erschwert, daß Krätzmilben zunehmend eine Insektizidresistenz gegen Lindan besitzen.

Krankheitsbild Dispositionsstellen sind
● Interdigitalräume der Hände
● Streckseiten der Handgelenke
● Axillen
● Periumbilikalregion
● Genitale (▣ **364**)
Der Juckreiz verstärkt sich wärmeabhängig.

Behandlung Hexachlorcyclohexan oder Benzylbenzoat am ganzen Körper über mindestens 3 Tage. Gegen den Juckreiz hilft Crotamiton-Salbe.

Skabies führt zur **partiellen Immunität**.

Immunität. Skabies führt zu einer partiellen Immunität. Auf diese Immunität wird der periodische Verlauf der Skabiesinzidenz mit einem verstärkten Auftreten alle 10 – 20 Jahre zurückgeführt.

Demodicidae (Haarbalgmilben)

Merkmale Für den Menschen bedeutend sind **Demodex follicularum** und **D. brevis** (⊡ 365).

Merkmale. **Demodex-Milben** zeichnen sich durch eine sehr geringe Größe (0,1 – 0,4 mm) und wurmartige Körperform aus (⊡ 365). Von den zahlreichen bekannten Arten werden nur **D. follicularum** und die kürzere **D. brevis** regelmäßig am Menschen beobachtet.

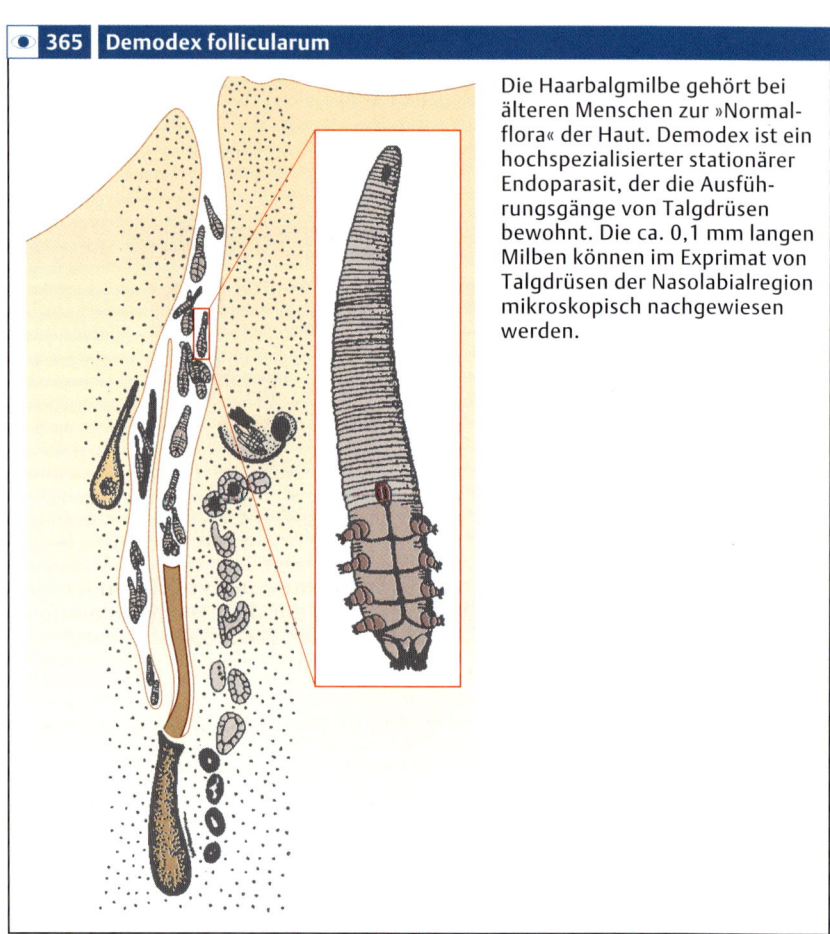

⊡ 365   Demodex follicularum

Die Haarbalgmilbe gehört bei älteren Menschen zur »Normalflora« der Haut. Demodex ist ein hochspezialisierter stationärer Endoparasit, der die Ausführungsgänge von Talgdrüsen bewohnt. Die ca. 0,1 mm langen Milben können im Exprimat von Talgdrüsen der Nasolabialregion mikroskopisch nachgewiesen werden.

Vorkommen Demodex-Milben bewohnen die Haarfollikel, besonders an den Augenlidern und nasolabial.

Vorkommen. Der gesamte Lebenszyklus der Milbe spielt sich in den Haarfollikeln ab. Die Prädilektionsstellen finden sich entsprechend der Anordnung von Talgdrüsen besonders an den Augenlidern und nasolabial. Der Befall ist altersabhängig und kann bei 60 – 70jährigen bis 100 % erreichen.

Nachweis Talg, mit Milchsäure aufgeschwemmt, wird mit dem Dunkelfeldmikroskop untersucht.

Nachweis. Zum Nachweis der Milben wird Talg exprimiert, mit Milchsäure aufgeschwemmt und im Dunkelfeld bei 100 – 400facher Vergrößerung untersucht. Im Bereich der Augenlider können Demodex-Milben an der Basis ausgezupfter Wimpern nachgewiesen werden.

Krankheitsbild und Behandlung
Die medizinische Bedeutung der Demodex-Milben ist nicht ausreichend geklärt.

Krankheitsbild und Behandlung. Die Bedeutung von Demodex-Milben bei der Pathogenese der Rosacea und der rosaceaassoziierten Blepharitis ist nicht geklärt. Werden sehr zahlreiche Milben gefunden, kann eine Behandlung mit Hexachlorcyclohexan durchgeführt werden.

Trombiculidae (Erntemilben)

Von den 1200 bekannten Arten befallen einige den Menschen und rufen eine Dermatitis hervor. Die Milbenlarve benötigt die Blutmahlzeit zur Fortsetzung der Entwicklung; Nymphen und Imagines parasitieren hingegen nicht.

Neotrombicula autumnalis (Herbstmilbe) stellt in Mitteleuropa die wichtigste Art dar. Die nach der Eiablage schlüpfenden, nur 0,25 mm großen, rötlichen Larven erklimmen Grashalme und warten dort auf einen geeigneten Wirt. Da in den gemäßigten Klimazonen Larven im Spätsommer und Herbst gehäuft auftreten, werden die Milben als Ernte- oder Herbstmilben bezeichnet.
Milbenbisse treten gruppiert auf, insbesondere im Bereich eng anliegender Kleidungsstücke (Gürtellinie, Achseln). Der Biß ist primär symptomlos, führt aber zu einer urtikariellen Dermatitis. Erschwerend für die Diagnose ist, daß die Milbenlarven nur kurz am Wirt verbleiben und beim Auftreten von Symptomen nicht mehr nachweisbar sind. Die Dermatitis verschwindet ohne Behandlung nach einer Woche; eine Übertragung von Infektionserregern ist nicht bekannt.
Arten der verwandten Gattung **Leptothrombidium** übertragen in Asien Rickettsia tsutsugamushi, den Erreger des Tsutsugamushi-Fiebers oder Busch-Typhus. Da die Larve nur eine Blutmahlzeit benötigt, liegt zwischen der Infektion der Milbe und der Übertragung auf einen Wirt mindestens eine Milbengeneration. Dies ist nur möglich, weil die Rickettsien transovariell auf die Nachkommenschaft weitergegeben werden. Die Entwicklung verläuft wie bei der Herbstmilbe. Der Name der Infektion (engl. scrub typhus) entspricht der Lebensweise der Milbenlarven.

Dermanyssidae (Vogelmilben)

Arten dieser Familie sind temporäre Ektoparasiten bei Vögeln und Kleinsäugern. In Abwesenheit des natürlichen Wirts befallen sie den Menschen und verursachen eine Dermatitis. Im Gegensatz zu den Erntemilben parasitieren hier alle Stadien. Die wichtigste mitteleuropäische Art ist die **rote Vogelmilbe Dermanyssus gallinae.**

Acaridae (Vorratsmilben)

Vertreter der Acaridae (Vorratsmilben) finden sich auf allen Vorräten pflanzlicher Herkunft. Sie zeichnen sich durch einen langovalen Körperumriß und deutliche Behaarung aus. Die Generationsdauer beträgt lediglich 1 – 4 Wochen. Der Kontakt mit infestierten Materialien führt bei sensibilisierten Personen zu einer **allergischen Acrodermatitis (Scheinkrätze)** die bei beruflich bedingter Exposition als Berufskrankheit anerkannt werden kann, z. B. Bäckerkrätze, verursacht durch die Mehlmilbe **Tyrophagus putrescenciae** (⊡ 366a). Die Symptome werden durch eine lokale Kortikoidtherapie gelindert. Prophylaxe durch das Tragen von Schutzhandschuhen bzw. Mundschutz.

Pyroglyphidae (Staubmilben)

Hausstaubmilben sind weltweit verbreitete, 0,1 – 0,5 mm große, blaß durchscheinende Milben (⊡ 366b). In Europa ist **Dermatophagoides pteronyssinus**, die europäische Hausstaubmilbe, die wichtigste Art. Teile der Milbe und Milbenexkremente werden als Hauptallergene des Hausstaubs angesehen.

Vorkommen. Das wichtigste anthropogene Biotop der Hausstaubmilbe ist das Bett. Die Milben ernähren sich von Pilzen, die auf abgelösten Hautschuppen wachsen. Für die Hausstaubmilben ist ein feuchtes Raumklima günstig. Entsprechend treten sie in den Wintermonaten zahlreicher auf. Die Milben können nichtfressende, bewegungslose Dauerstadien ausbilden, die länger andauernde Trockenheit überstehen können.

Trombiculidae (Erntemilben)

Nur die Larven saugen Blut. Einige der 1200 Arten rufen eine Dermatitis beim Menschen hervor:

- **Neotrombicula autumnalis** (Herbstmilbe)

Milbenbisse treten gruppiert auf, insbesondere im Bereich eng anliegender Kleidungsstücke (Gürtellinie, Achseln). Der Biß ist primär symptomlos, führt aber zu einer urtikariellen Dermatitis.

- **Leptothrombidium-Arten** Überträger von Rickettsia tsutsugamushi (Busch-Typhus in Asien).

Dermanyssidae (Vogelmilben)

Alle Stadien parasitieren. Von Bedeutung ist die rote Vogelmilbe (**Dermanyssus gallinae**). In Abwesenheit des natürlichen Wirts befallen sie den Menschen und verursachen eine Dermatitis.

Acaridae (Vorratsmilben)

Kontakt mit infestierten Materialien kann **Scheinkrätze** auslösen. Der Kontakt mit infestierten Materialien führt bei sensibilisierten Personen zu einer **allergischen Acrodermatitis (Scheinkrätze)** die bei beruflich bedingter Exposition als Berufskrankheit anerkannt werden kann, z. B. Bäckerkrätze, verursacht durch die Mehlmilbe **Tyrophagus putrescenciae** (⊡ 366a).

Pyroglyphidae (Staubmilben)

Dermatophagoides pteronyssinus ist die wichtigste Art in Europa (⊡ 366b). Teile der Milbe und Milbenexkremente werden als Hauptallergene des Hausstaubs angesehen.

Vorkommen Matratzen, Teppichböden, besonders bei feuchtem Klima. Bei andauernder Trockenheit werden Dauerstadien ausgebildet.

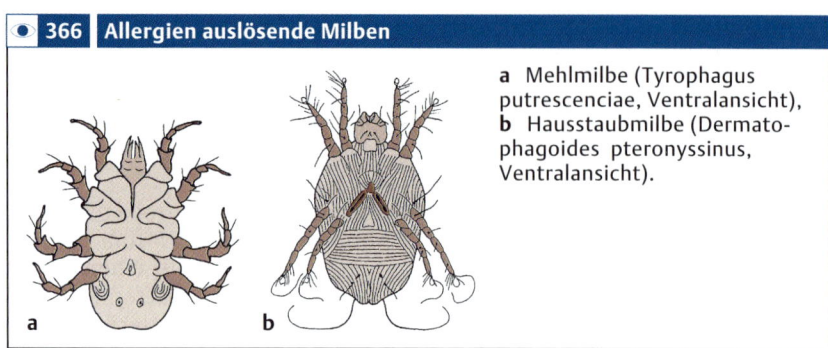

366 Allergien auslösende Milben

a Mehlmilbe (Tyrophagus putrescenciae, Ventralansicht), **b** Hausstaubmilbe (Dermatophagoides pteronyssinus, Ventralansicht).

a
b

Nachweis Mikroskopischer Nachweis der Milben oder Nachweis der Antigene mit ELISA.

Nachweis. Mikroskopischer Direktnachweis der Milben in der Haut. Milbenantigene können im Hausstaub mit einem ELISA direkt nachgewiesen werden (Acarex-Test®).

Medizinische Bedeutung Symptome sind allergische Rhinitis, Dermatitis und allergisches Asthma. Die Allergie kann durch Intrakutantestung festgestellt werden.

Medizinische Bedeutung. Symptome der Hausstauballergie sind allergische Rhinitis, Dermatitis und Asthma bronchiale. Da Milbenantigene in den infestierten Wohnungen ganzjährig vorhanden sind, ist die Symptomatik der Hausstauballergie im Gegensatz zur Pollenallergie nicht saisonal. Die Allergie kann durch Intrakutantestung festgestellt werden.

Behandlung Hyposensibilisierung, hygienische Maßnahmen zur Reduktion der Antigenbelastung durch Benzylbenzoat-Schaum, Behandlung von Möbeln.

Behandlung. Es besteht die Möglichkeit einer Hyposensibilisierung. Hygienische Maßnahmen können die Milbenzahl und die Antigenbelastung reduzieren. Teppiche, Matratzen und Polstermöbel können mit Benzylbenzoat-Schaum (Acarosan-Schaum®) behandelt werden.

2.2 Klasse Crustacea (Krebse)

Krebse parasitieren vorwiegend in Fischen oder anderen Krebsen. Für den Menschen haben sie eine Bedeutung als Zwischenwirte von Helminthen. Filtrieren oder Abkochen des Wassers schützt vor Infektion.

Entsprechend der aquatischen Lebensweise parasitieren Krebse vorwiegend in Fischen oder anderen Krebsen. Krebse besitzen daher nur eine geringe humanmedizinische Bedeutung. Für den Menschen haben Kleinkrebse der Ordnung Copepoda eine Bedeutung als Zwischenwirt des Fischbandwurms (s. S. 567). Copepoden können unbemerkt mit verschmutztem Wasser aufgenommen werden. Filtrieren oder Abkochen des Wassers schützt vor der Infektion.
Die großen Süßwasserkrebse (Decapoda) sind Zwischenwirte von Lungenegeln (s. S. 564).

2.3 Klasse Myriapoda (Vielfüßler)

Unterteilung in Hundertfüßler und Tausendfüßler (■ 367).
Für den Menschen gefährliche Arten leben nur in den Tropen.

Die Vielfüßler werden in Hundertfüßler (Chilopoda) und Tausendfüßler (Diplopoda) unterteilt (■ 367).
Einige tropische Arten können mit ihrem Gift sehr schmerzhafte Bisse hervorrufen. Todesfälle sind nicht bekannt. Da es beim Biß zu einer mechanischen Übertragung von Infektionserregern kommen kann, müssen die Wunden sorgfältig gereinigt werden. Ggf. sollte der Tetanusimpfschutz aufgefrischt werden.

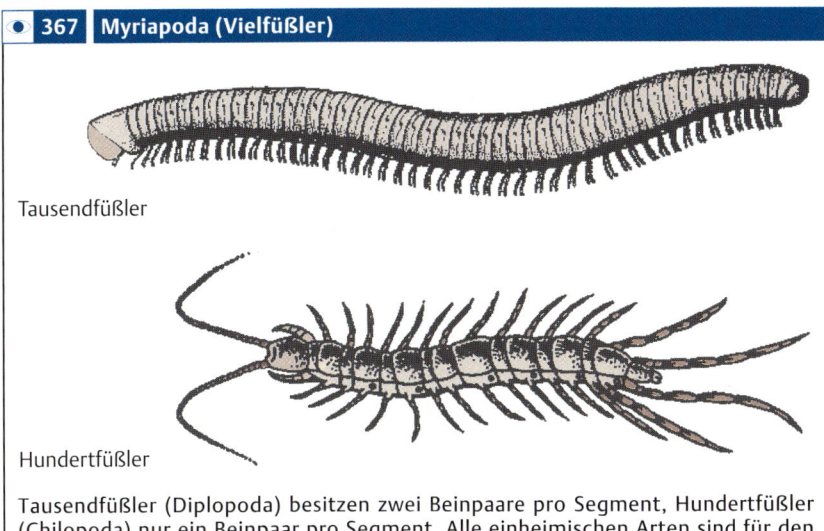

367 **Myriapoda (Vielfüßler)**

Tausendfüßler

Hundertfüßler

Tausendfüßler (Diplopoda) besitzen zwei Beinpaare pro Segment, Hundertfüßler (Chilopoda) nur ein Beinpaar pro Segment. Alle einheimischen Arten sind für den Menschen völlig ungefährlich.

2.4 Klasse Hexapoda (Insekten)

2.4.1 Ordnung Heteroptera (Wanzen)

Von den zahlreichen Wanzenarten haben nur zwei Gruppen von blutsaugenden Formen – die **Raubwanzen** (Reduviidae) und **Bettwanzen** (Cimicidae) – medizinische Bedeutung.

Merkmale. Wanzen besitzen stechend saugende Mundwerkzeuge. Der Stechrüssel ist in Ruhe oder bei toten Exemplaren immer zur Kopfunterseite eingeschlagen und wird nur zum Stich aufgerichtet. Die Entwicklung der Wanzen verläuft hemimetabol – die Jugendstadien sind verkleinerte flügellose Abbilder der Imagines.

Reduviidae (Raubwanzen)

Merkmale. Die bis ca. 3 cm großen Raubwanzen der Familie Reduviidae besitzen zwei Flügelpaare, wobei die Vorderflügel, in der für Wanzen typischen Weise, in der basalen Flügelhälfte derb sklerosiert sind (■ 368).

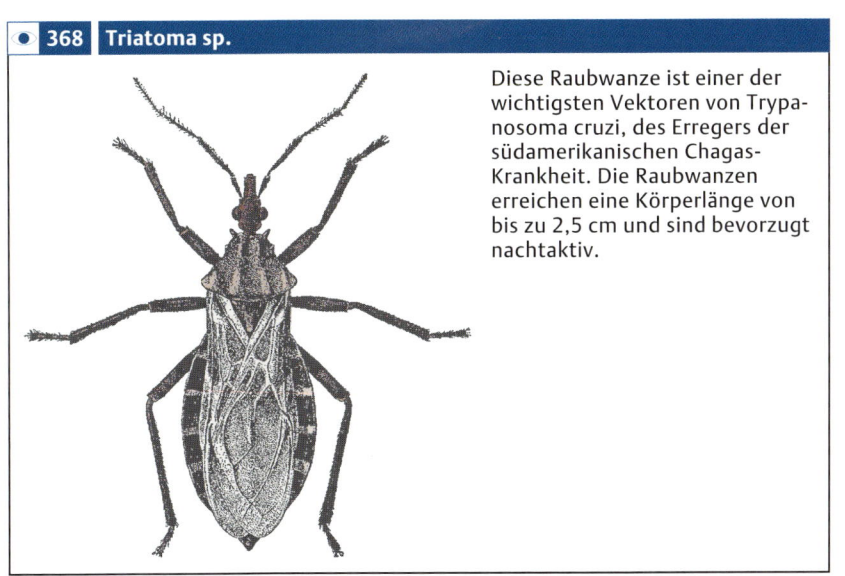

368 **Triatoma sp.**

Diese Raubwanze ist einer der wichtigsten Vektoren von Trypanosoma cruzi, des Erregers der südamerikanischen Chagas-Krankheit. Die Raubwanzen erreichen eine Körperlänge von bis zu 2,5 cm und sind bevorzugt nachtaktiv.

2.4 **Klasse Hexapoda (Insekten)**

2.4.1 **Ordnung Heteroptera (Wanzen)**

Medizinische Bedeutung haben die **Raubwanzen** und die **Bettwanzen**.

Merkmale
- Stechrüssel auf der Körperunterseite
- hemimetabole Entwicklung.

Reduviidae (Raubwanzen)

Merkmale
- Körperlänge bis 3 cm
- Flügelbasis der Vorderflügel sklerosiert (■ 368).

Vektorfunktion Südamerikanische Arten (Triatoma sp., Rhodinus sp., Panstrongylus sp.) sind Vektoren für **Trypanosoma cruzi,** den Erreger der Chagas-Krankheit. Die Infektion erfolgt ausschließlich indirekt über den Wanzenkot, der beim Kratzen in die Wunde eingerieben wird.

Die Durchseuchung mit T. cruzi beträgt bis zu 90%.
Ausgehend von einem silvatischen Herd kann sich ein suburbaner und urbaner Übertragungszyklus etablieren (▣ 369).

Vektorfunktion. Die medizinisch wichtigen Arten – **Triatoma infestans, Rhodinus prolicus und Panstrongylus megistes** – sind Kulturfolger und besiedeln oftmals in enormen Populationen Häuser und Hütten. In Süd- und Zentralamerika kommt diesen bis zu 30 mm großen Raubwanzen (neben Bluttransfusionen) die größte Bedeutung als **Überträger von Trypanosoma cruzi,** dem Erreger der Chagas-Krankheit, zu. Raubwanzen sind tagsüber an dunklen Orten (z. B. Spalten und Risse in Lehmwänden oder Strohdächern) versteckt und suchen ihren Wirt nur nachts auf. Die Trypanosomen werden von den Wanzen ausschließlich mit dem Kot ausgeschieden. Zur Infektion kommt es, wenn der Wanzenkot dann durch Kratzen in die Wunde eingerieben wird. Da **keine direkte Infektion** durch den Wanzenstich stattfindet, ist die Übertragung der Trypanosomen auf den Menschen nicht sehr effizient. Für die urbane Trypanosomiasis ist der Mensch das Haupterregerreservoir; Haustieren kommt nur eine untergeordnete Bedeutung zu. Eine transovarielle Übertragung der Trypanosomen auf die Brut findet nicht statt. Trotzdem können erwachsene Raubwanzen eine Durchseuchung von bis zu 90% aufweisen. Aufgrund der ineffizienten Übertragung der Trypanosomen ist die silvatische Trypanosomiasis für den Menschen weniger gefährlich. Die Raubwanzen, die als Vektoren der silvatischen Trypanosomiasis fungieren, gelangen kaum in menschliche Behausungen. Ein silvatischer Herd kann aber zur Etablierung eines suburbanen und urbanen Übertragungszyklus führen (▣ **369**).

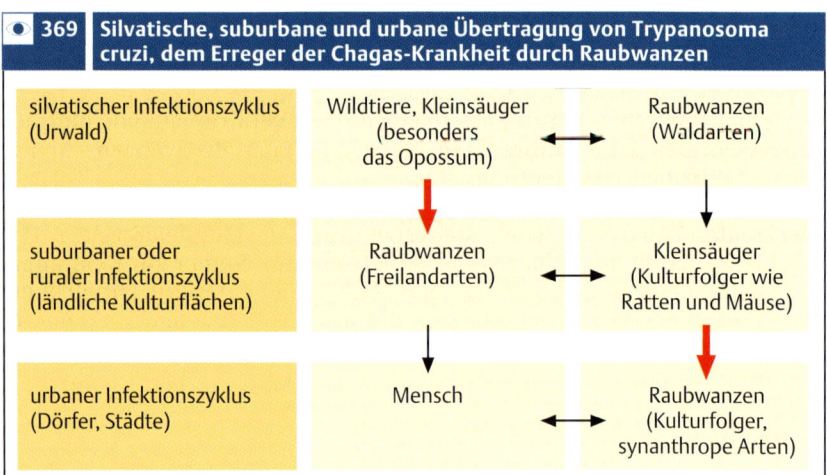

▣ 369 | **Silvatische, suburbane und urbane Übertragung von Trypanosoma cruzi, dem Erreger der Chagas-Krankheit durch Raubwanzen**

silvatischer Infektionszyklus (Urwald)	Wildtiere, Kleinsäuger (besonders das Opossum) ↔	Raubwanzen (Waldarten)
suburbaner oder ruraler Infektionszyklus (ländliche Kulturflächen)	Raubwanzen (Freilandarten) ↔	Kleinsäuger (Kulturfolger wie Ratten und Mäuse)
urbaner Infektionszyklus (Dörfer, Städte)	Mensch ↔	Raubwanzen (Kulturfolger, synanthrope Arten)

Die Hauptübertragungswege von Wildtieren, wie z. B. dem Opossum, über Kulturfolger, wie Mäuse und Ratten, zum Menschen sind durch fette Pfeile markiert. Den Raubwanzen selbst kommt als Erregerreservoir eine wichtige Funktion bei der Aufrechterhaltung des Infektionszyklus zu.

Xenodiagnose Der direkte Nachweis von Trypanosoma cruzi ist nur im akuten Stadium möglich. Die Parasiten können im chronischen Stadium durch **Xenodiagnose** nachgewiesen werden. Nicht infizierte Wanzen saugen am Patienten. Im positiven Fall lassen sich in ihrem Darm später Trypanosomen nachweisen. Es gibt mittlerweile auch Systeme, bei denen die Wanzen nicht am Patienten saugen, sondern an einer Blutprobe.

Xenodiagnose. Der direkte Trypanosomennachweis im Blut ist nur im akuten Erkrankungsstadium möglich. Bei der chronischen Chagas-Krankheit ist der Parasitennachweis durch die **Xenodiagnose** ein relativ einfaches und sensitives Verfahren. Für die Xenodiagnose werden nicht infizierte Wanzen aus einer Laborzucht benötigt. Ca. 10 Wanzen – am geeignetsten sind Nymphen im fünften Stadium – dürfen für ca. 30 Minuten in einem angesetzten lichtdichten Behälter an Patienten mit Verdacht auf Chagas-Erkrankung Blut saugen. Im positiven Falle können nach 4 Wochen im Darm der Wanze metazyklische Trypanosomen nachgewiesen werden. Mittlerweile sind auch Systeme verfügbar, bei denen die Wanzen nicht direkt am Patienten, sondern über eine dünne Membran an einer Blutprobe saugen.

Schutzmaßnahmen Die Kontrolle des Übertragungsweges (Moskitonetz, Kontaktinsektizide) ist die einzige

Schutzmaßnahmen. Die Chagas-Krankheit besitzt in vielen südamerikanischen Staaten eine eminente medizinische Bedeutung. Bis zu 10% der Bevölkerung können seropositiv sein. Da derzeit keine Immunprophylaxe und keine zufriedenstellende Chemotherapie für die Erkrankung existieren, ist die Kontrolle des Übertragungsweges die einzige mögliche präventive Maßnahme. Verschiedene Insektizide (z. B. Lindan, Dieldrin, Deltamethrin) sind zur Kontrolle der urbanen Raubwanzenpopulationen geeignet. Zusätzlich sollten Häuser den Wanzen möglichst wenig Versteckmöglichkeiten bieten. Moskitonetze schützen in der Nacht vor den Raubwanzen; Repellents sind wirkungslos.

Schutzmöglichkeit. Repellents sind wirkungslos.

Cimicidae (Bettwanzen)

Merkmale. Die Cimicidae zeichnen sich durch einen vollständigen Verlust der Flügel und einen stark abgeplatteten, linsenförmigen Körper aus (⊡ 370).

Cimicidae (Bettwanzen)

Merkmale Ungeflügelt, stark abgeplatteter Körper (⊡ 370).

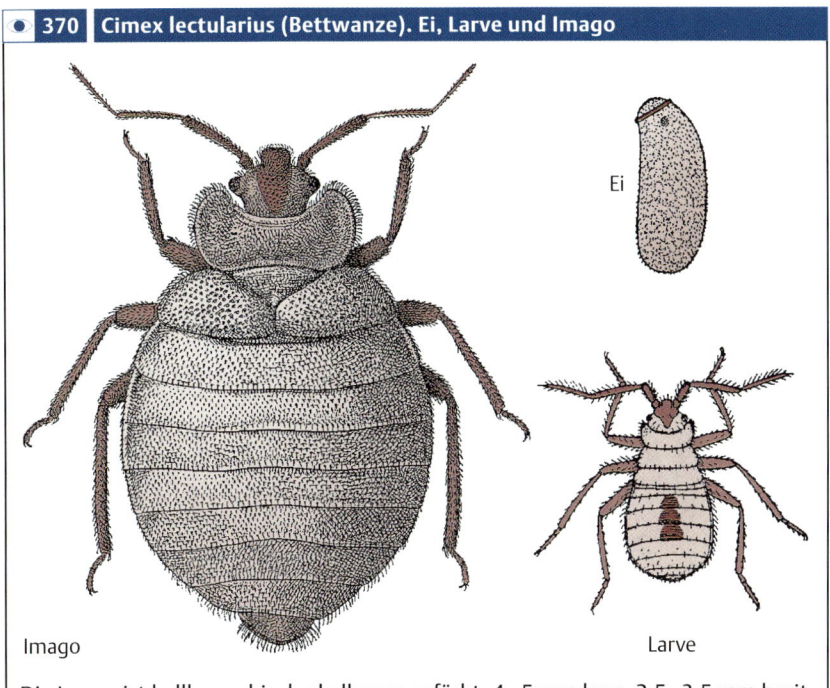

⊡ 370 | Cimex lectularius (Bettwanze). Ei, Larve und Imago

Ei

Imago

Larve

Die Imago ist hellbraun bis dunkelbraun gefärbt, 4–5 mm lang, 2,5–3,5 mm breit und dorsoventral abgeflacht.

Wichtige Arten. Drei Arten können am Menschen Blut saugen. Die kosmopolitische Art **Cimex lectularius** (gemeine Bettwanze) kommt auch in Mitteleuropa vor. **C. hemipterus** ist ausschließlich in den Tropen verbreitet, **Leptocimex boueti** kann den Menschen in Westafrika befallen.

Medizinische Bedeutung. Wanzen sind nachtaktiv und tagsüber in Ritzen und Spalten versteckt. Die Stiche treten bevorzugt an unbedeckten Körperpartien auf, sind meist linear gruppiert und rufen einen deutlichen Juckreiz hervor. In Abhängigkeit vom Allergisierungsgrad können sich hämorrhagisch tingierte Quaddeln ausbilden. Eine Übertragung von Infektionserregern ist bisher nicht beobachtet worden.

Kontrolle. Zur Bekämpfung sind Kontaktinsektizide geeignet.

Wichtige Arten
- **Cimex lectularius** (gemeine Bettwanze)
- **C. hemiopterus** (tropische Bettwanze)
- **Leptocimex boueti** (Westafrika)

Medizinische Bedeutung Wanzenstiche rufen juckende, z. T. hämorrhagisch tingierte Quaddeln hervor. Wanzen besitzen keine Vektorfunktion.

Kontrolle mit Kontaktinsektiziden.

2.4.2 Ordnung Siphonaptera (Flöhe)

Merkmale. Flöhe sind seitlich abgeflachte, flügellose, bräunlich gefärbte Insekten (⊡ 371). Die Imagines besitzen durch das zu Springbeinen ausgebildete dritte Beinpaar eine enorme Sprungfähigkeit. Alle Arten sind obligate, temporäre Ektoparasiten von Säugern und Vögeln. Die Wirtsspezifität der Flöhe ist bei Nahrungsmangel aber gering. Die Weibchen der Familie

2.4.2 Ordnung Siphonaptera (Flöhe)

Merkmale Körper seitlich abgeflacht, flügellos (⊡ 371).
Alle Arten sind obligate temporäre Ektoparasiten; die Wirtsspezifität ist nur gering.

Wichtige Bestimmungsmerkmale sind das Borstenmuster und evtl. vorhandene Zahnkränze (● 372).

Tungidae (Sandflöhe) verbleiben hingegen permanent in der Haut des Wirtes. Flöhe werden bis zu zwei Jahre alt. Die Entwicklung ist holometabol und findet nicht auf dem Wirt statt. Wichtige Bestimmungsmerkmale sind das Borstenmuster und evtl. vorhandene Zahnkränze (● 372). Die wichtigsten medizinisch relevanten Flöhe (Pulex spp., Xenopsylla spp.) gehören zu den Pulicidae; diese Familie zeichnet sich durch das Fehlen von Zahnkränzen aus.

● 371   Katzenfloh (Ctenocephalides felis) mit Entwicklungsstadien

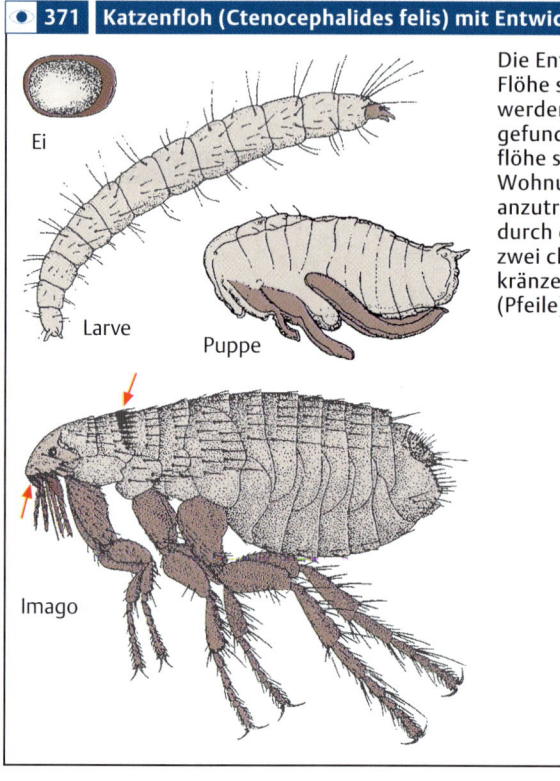

Ei

Larve

Puppe

Imago

Die Entwicklungsstadien der Flöhe sind nicht parasitär, sie werden daher nie auf dem Wirt gefunden. Katzen und Hundeflöhe sind bei uns in Wohnungen die am häufigsten anzutreffenden Flöhe. Sie sind durch das Vorhandensein von zwei charakteristischen Zahnkränzen an Kopf und Hals (Pfeile) gkennzeichnet.

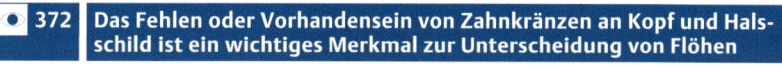

● 372   Das Fehlen oder Vorhandensein von Zahnkränzen an Kopf und Halsschild ist ein wichtiges Merkmal zur Unterscheidung von Flöhen

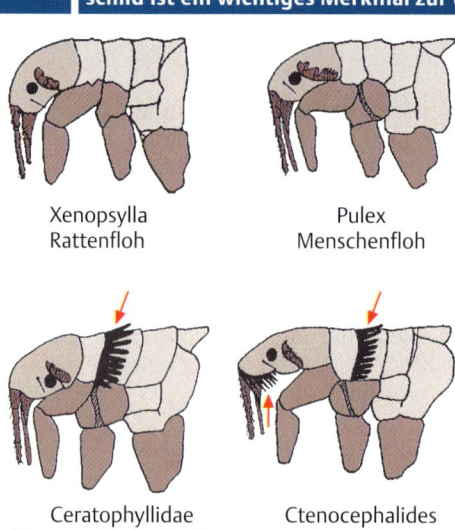

Xenopsylla
Rattenfloh

Pulex
Menschenfloh

Ceratophyllidae
(Nosopsyllus: Rattenfloh
Ceratophyllus: Vogelfloh)

Ctenocephalides
Hunde- bzw.
Katzenfloh

Während Ratten- und Menschenfloh keine Zahnkränze besitzen, sind die in Mitteleuropa heute viel häufigeren Hunde- und Katzenflöhe der Gattung Ctenocephalides durch zwei Zahnkränze ausgezeichnet. Die Gattungen der Familie Ceratophyllidae zeichnen sich durch einen einzigen Zahnkranz am Halsschild aus. Bei den Vogelflöhen der Gattung Ceratophyllus besitzt der Zahnkranz am Halsschild mindestens 24 Zähne. Die nahe verwandten Rattenflöhe der Gattung Nosopsyllus lassen sich durch die geringere Anzahl Zähne im Zahnkranz unterscheiden.

Pulicidae

Der **Menschenfloh (Pulex irritans)** ist weltweit über die Tropen bis in die gemäßigten Zonen verbreitet. Hauptwirte sind schwächer behaarte Wild- und Haustiere, insbesondere Hunde und Schweine. Eine Übertragung von Infektionserregern ist nicht bekannt.

Hauptwirt des **Rattenflohs (Xenopsylla cheopis)** ist die Wanderratte (Rattus rattus). Menschen werden in ratteninfestierten Gebäuden befallen. In Europa ist X. cheopis heute selten.

Hunde- und Katzenflöhe (Ctenocephalides canis und felis) sind häufige Parasiten von Hunden und Katzen. Sie sind durch zwei auffällige Zahnkränze am Kopf gekennzeichnet (siehe ◉ 372). In ganzjährig warmen Wohnungen können sich die Flöhe zeitweise auch in Abwesenheit der Hauptwirte fortpflanzen. Die Kontrolle dieser Flöhe ist daher schwierig.

Vogelflöhe der Gattung **Ceratophyllus** sind regelmäßig auf Geflügel und wildlebenden Vögeln anzutreffen. In Mitteleuropa ist der Hühnerfloh **Ceratophyllus gallinae** die häufigste Art. Hungrige Flöhe aus verlassenen Vogelnestern oder Hühnerställen beißen auch den Menschen (◉ 373).

Pulicidae

• **Pulex irritans (Menschenfloh)**

• **Xenopsylla cheopis (Rattenfloh)**

• **Ctenocephalides canis, C. felis (Hunde- bzw. Katzenflöhe)**

• **Ceratophyllus spp. (Vogelflöhe)**

> **◉ 373   Durch den Befall mit dem Hühnerfloh (Ceratophyllus gallinae) und sekundäre Kratzartefakte hervorgerufene dermatitisartige Hautveränderungen bei einer 65jährigen Patientin**

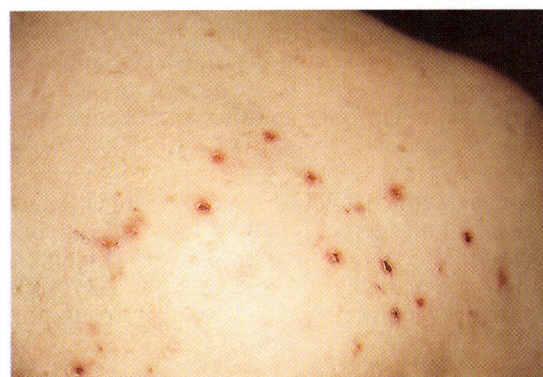

Die Patientin hatte mehrere Exemplare der Art in ihrer Wohnung gefunden (s. ◉ 372). Im Rahmen der Umgebungsanamnese konnte die Herkunft der Flöhe allerdings nicht eindeutig geklärt werden. Grundsätzlich sind ausgehungerte Flöhe in Abwesenheit des natürlichen Wirts bei der Wahl der Opfer wenig spezifisch.

Vektorfunktion. X. cheopis ist weltweit der wichtigste Vektor des **Pesterregers (Yersinia pestis)** und des Erregers des **endemischen Fleckfiebers (Rickettsia typhi)**. Die Prävalenz der Wanderratten für menschliche Behausungen bedingt die Nähe des Erregerreservoirs zum Menschen. Verschiedene Floharten können **Bandwürmer wie Hymenolepis nana** auf den Menschen übertragen.

Symptomatik. Während der Blutmahlzeit wird gleichzeitig – durch zwei getrennte Kanäle des Stechrüssels – Speichel injiziert und Blut eingesaugt. Der Speichel wirkt antikoagulierend und bedingt Juckreiz und Hautreaktionen nach den Stichen. **Flohstiche treten meist mehrfach, in asymmetrischer Gruppierung auf** (◉ 374). Die Ausprägung der Stichreaktion hängt vom Grad der Sensibilisierung gegen im Flohspeichel enthaltene Antigene ab.

Kontrolle und Therapie. Bei zahlreichen Stichen kann eine antipruriginöse Lokaltherapie der Flohstiche z. B. mit Crotamiton notwendig sein. Entscheidend ist die Prophylaxe durch Behandlung der Hauptwirte (Haustiere) mit Flohhalsbändern sowie die Populationskontrolle von Ratten und Mäusen.

Vektorfunktion   **X. cheopis** ist der wichtige Vektor für **Yersinia pestis (Pest)** und **Rickettsia typhi (endemisches Fleckfieber)**.
Verschiedene Floharten können Bandwürmer übertragen.

Symptomatik   Typisch für Flohstiche ist die **asymmetrische Gruppierung** (◉ 374). Der antikoagulierend wirkende Speichel bedingt Juckreiz und Hautreaktionen.

Kontrolle und Therapie   Prophylaxe durch Behandlung der Hauptwirte und Populationskontrolle von Ratten und Mäusen.

Tungidae (Sandflöhe)

Auf Tropen begrenzte, stationäre Parasiten an Warmblütern. Häufigste am Menschen zu beobachtende Art ist **Tunga penetrans.**

Merkmale   Die Weibchen bohren sich in die Haut ein, schwellen bei Geschlechtsreife an und geben regelmäßig Eier nach außen ab (▪ 375).

Diagnostik und Therapie   Einzelne runde hyperkeratotische Herde an den Fußsohlen (DD: Plantarwarze). Diagnose durch Nachweis der Floheier im Exprimat.

---

374 | **Flohstiche am Unterschenkel**

Charakteristisch ist das gruppierte Auftreten an bedeckten Körperstellen.

Tungidae (Sandflöhe)

Der Sandfloh (engl. jigger) ist im Gegensatz zu den meisten Floharten ein stationärer Parasit an verschiedenen Warmblütern. In der direkten Umgebung des Menschen sind Haustiere wie Schweine und Hunde das wichtigste tierische Reservoir. Die Verbreitung der Sandflöhe ist auf tropische Regionen Afrikas, Süd- und Mittelamerikas und des indischen Subkontinents beschränkt.

Tunga penetrans (Sandfloh) ist die häufigste am Menschen beobachtete Art.

Merkmale. Die ca. 1 mm langen Männchen leben als temporäre Ektoparasiten. Die Weibchen bohren sich hingegen in die Haut des Wirts ein. Dort entwickeln sich die Ovarien und die Tiere schwellen bis zur Erbsengröße an. Das Weibchen gibt dann regelmäßig Eier nach außen ab (▪ 375). Die Infektion mit Sandflöhen geschieht meist an den Fußsohlen durch Barfußlaufen.

Diagnostik und Therapie. Sandflöhe imponieren an der Fußsohle als einzeln stehende, runde hyperkeratotische Herde. Verwechslungsmöglichkeit besteht mit Plantarwarzen. Im Exprimat lassen sich aber die typischen Eier nachweisen. Die Therapie besteht in der stumpfen Entfernung des Flohweibchens, die Prophylaxe im Tragen von geschlossenen Schuhen.

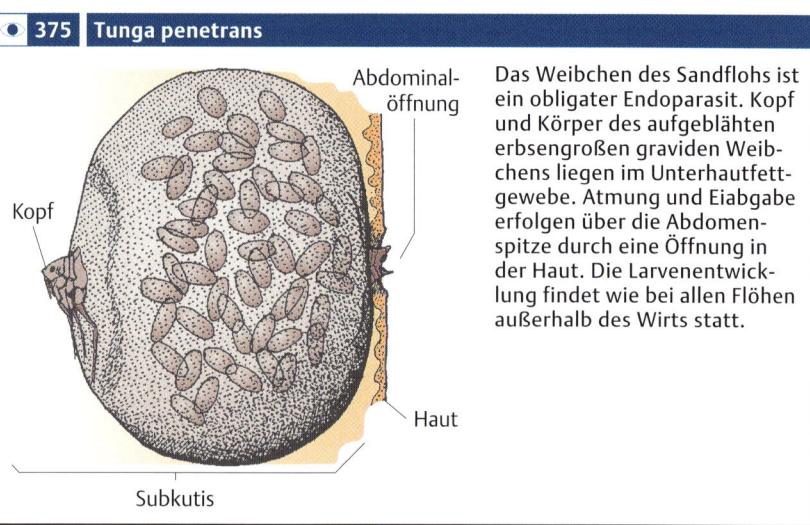

375 | **Tunga penetrans**

Abdominalöffnung

Kopf

Haut

Subkutis

Das Weibchen des Sandflohs ist ein obligater Endoparasit. Kopf und Körper des aufgeblähten erbsengroßen graviden Weibchens liegen im Unterhautfettgewebe. Atmung und Eiabgabe erfolgen über die Abdomenspitze durch eine Öffnung in der Haut. Die Larvenentwicklung findet wie bei allen Flöhen außerhalb des Wirts statt.

2.4.3 Ordnung Anoplura (Läuse)

Merkmale. Die humanparasitären Läuse sind obligate stationäre Ektoparasiten. Sie lassen sich von den ähnlichen Tierläusen der Ordnung Mallophaga an den saugenden Mundwerkzeugen unterscheiden. Sie sind ungeflügelt, besitzen Punktaugen und eine Klammereinrichtung an den Beinen (▪376). Die Entwicklung ist hemimetabol. Alle Stadien sind hämatophag. Die zahlreichen bekannten Arten besitzen eine ausgesprochene Wirtsspezifität, so daß der Befall des Menschen mit Tierläusen nur sehr selten vorkommt. Da sich Läuse ausschließlich in der Körperwärme aufhalten, sind sie von der Außentemperatur weitgehend unabhängig und treten weltweit ganzjährig auf.

2.4.3 Ordnung Anoplura (Läuse)

Merkmale Obligate stationäre ungeflügelte Ektoparasiten mit hemimetaboler Entwicklung (▪376). Alle Stadien (Ei, Nymphe, Imago) saugen am Wirt. Die zahlreichen bekannten Arten besitzen eine ausgesprochene Wirtsspezifität, so daß der Befall des Menschen mit Tierläusen nur sehr selten vorkommt.

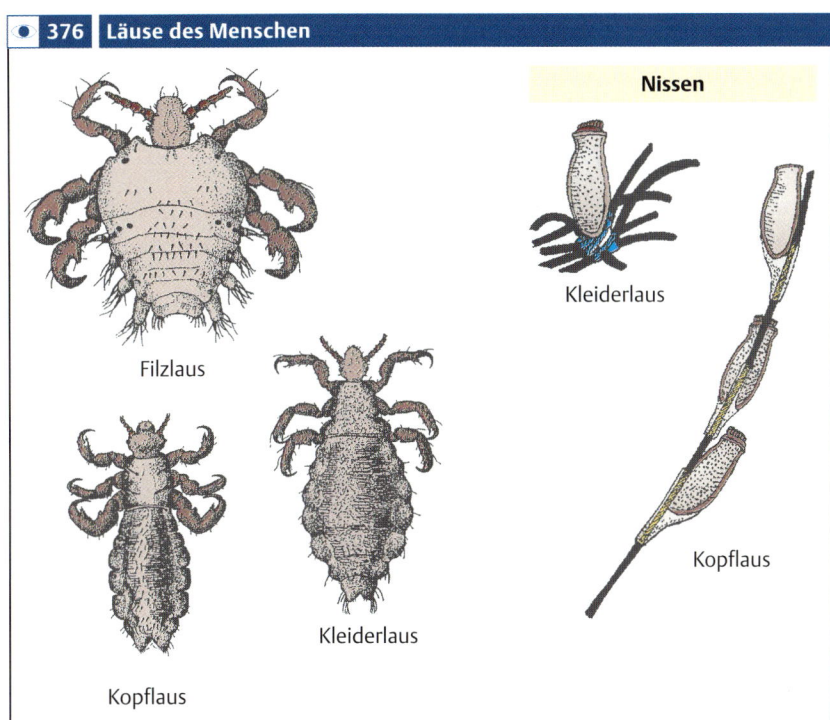

| ▪ 376 | **Läuse des Menschen** |

Nissen

Filzlaus

Kleiderlaus

Kopflaus

Kleiderlaus

Kopflaus

Phthirus pubis (Filzlaus), Pediculus humanus capitis (Kopflaus) und Pediculus humanus corporis (Kleiderlaus). Filzläuse sind durch die charakteristische Körperform leicht von Kopf- oder Kleiderlaus zu unterscheiden. Die sicherste Methode zur Unterscheidung eines Befalls mit Kopf- bzw. Kleiderläusen ist der Nachweis von zahlreichen Nissen im Kopfhaar bzw. an der Kleidung. Die Unterscheidung zwischen Kopf- und Kleiderläusen nach den Imagines ist unsicher.

Wichtige Arten. Die beiden Unterarten von **Pediculus humanus** sind morphologisch schwierig zu differenzieren. Ausgewachsene **Kleiderläuse (P. humanus corporis)** sind durchschnittlich größer (2,75 – 4,75 mm) als Kopfläuse (2,25 – 4 mm), die Schienenlänge am zweiten Beinpaar beträgt mindestens 0,4 mm. Die Kleiderlaus lebt an Säumen, Nähten und Falten der Kleider; 50 % der Patienten beherbergen weniger als 10 Tiere. Die ca. 0,5 – 0,8 mm großen Eier (Nissen) werden ebenfalls auf der Kleidung abgelegt. Der Läusebefall kann am einfachsten durch den Nachweis der Nissen an Kleidungsstücken nachgewiesen werden (▪377).

Die Übertragung von Mensch zu Mensch geschieht durch engen Körperkontakt oder gemeinsam genutzte Kleidungsstücke. Der Stich der Kleiderlaus führt zu einem starken Juckreiz im Bereich der Stichstellen. Bei längerem Bestehen der Pediculosis kann es zum Bild der Cutis vagantium mit ausgedehnter Impetiginisierung und Lichenifizierung der Haut kommen (▪378). Der Kleiderlausbefall ist heute seltener als der Befall mit Kopf- oder Schamläusen.

Wichtige Arten
- **Kleiderlaus (P. humanus corporis)**
- größer als Kopflaus
- Nachweis der Eier (Nissen) an der Kleidung (▪377)
- heute selten.

Die Übertragung von Mensch zu Mensch geschieht durch engen Körperkontakt oder gemeinsam genutzte Kleidungsstücke. Der Stich der Kleiderlaus führt zu einem starken Juckreiz im Bereich der Stichstellen.

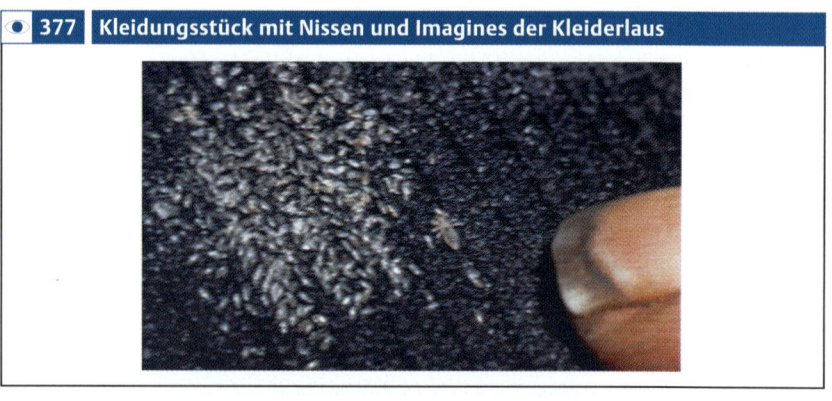

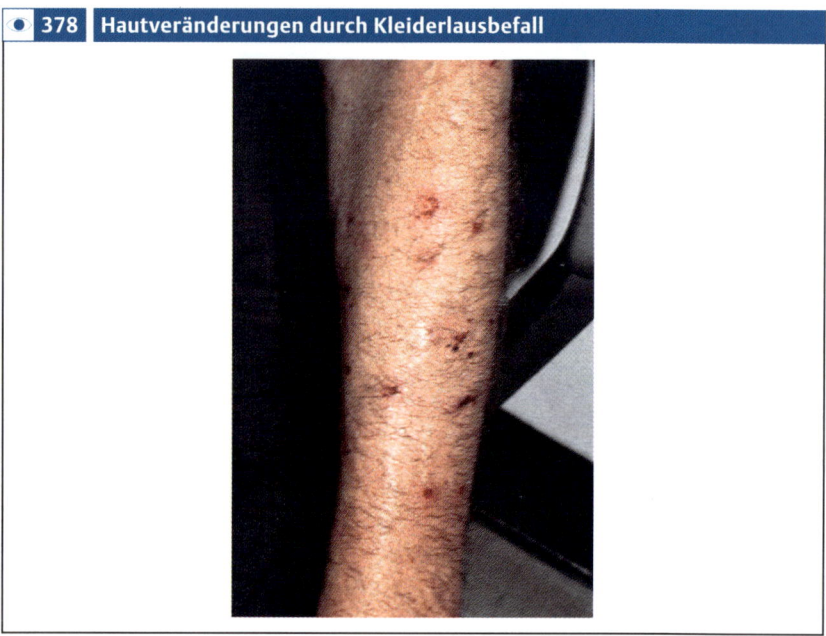

- **Kopflaus (P. humanus capitis)**
  - bevorzugt am behaarten Kopf
  - epidemisches Auftreten
  Die Übertragung erfolgt aktiv beim Körperkontakt oder passiv, z. B. beim gemeinsamen Benutzen von Kämmen.

- **Filzlaus (Phthiris pubis)**
  - gedrungen gebaut (☐ 380)
  - Schambereich, Augenbrauen
  - Übertragung bei Geschlechtsverkehr

Vektorfunktion

Im Gegensatz zur Kleiderlaus ist die **Kopflaus (P. humanus capitis)** kleiner (2,25 – 4 mm, Schienenlänge 0,3 mm) und befällt den behaarten Kopf bevorzugt retroaurikulär und okzipital (☐ **379**). Die Übertragung erfolgt aktiv beim Körperkontakt oder passiv, z. B. beim gemeinsamen Benutzen von Kämmen. Kopflausbefall kann infolge von Kratzen und Sekundärinfektionen zu großflächigen, nässenden Ekzemen mit begleitender Lymphangitis führen. Epidemisches Auftreten kommt vor.

Filzläuse (Phthiris pubis) sind im Vergleich zu Pediculus spp. kleiner (1,3 – 1,6 mm) und gedrungen gebaut (☐ **380**). Sie besiedeln den Schambereich, sowie Augenbrauen und Augenlider, wo Larven, Imagines und die ca. 1 mm großen Nissen zu finden sind. Die Übertragung findet überwiegend beim Geschlechtsverkehr statt. Die Stiche führen zu blauunterlaufenen, stark juckenden Stichstellen im Schambereich. Im Vergleich zu den Pediculus-Arten hat die Häufigkeit der Filzlaus von 1900 bis heute stetig zugenommen.

Vektorfunktion. Pediculus humanus corporis ist ein Vektor für Rickettsia prowazekii, Bartonella quintana, Borrelia recurrentis und Francisella tularensis. Die Erreger werden mit dem Kot ausgeschieden. Die eigentliche Infektion erfolgt dann durch Kratzen und Reiben über Hauterosionen oder die Konjunktiven. Im Vergleich zur Körperlaus spielen Kopflaus und Filzlaus als Überträger von Infektionserregern nur eine untergeordnete Rolle.

379 Befall mit Kopfläusen

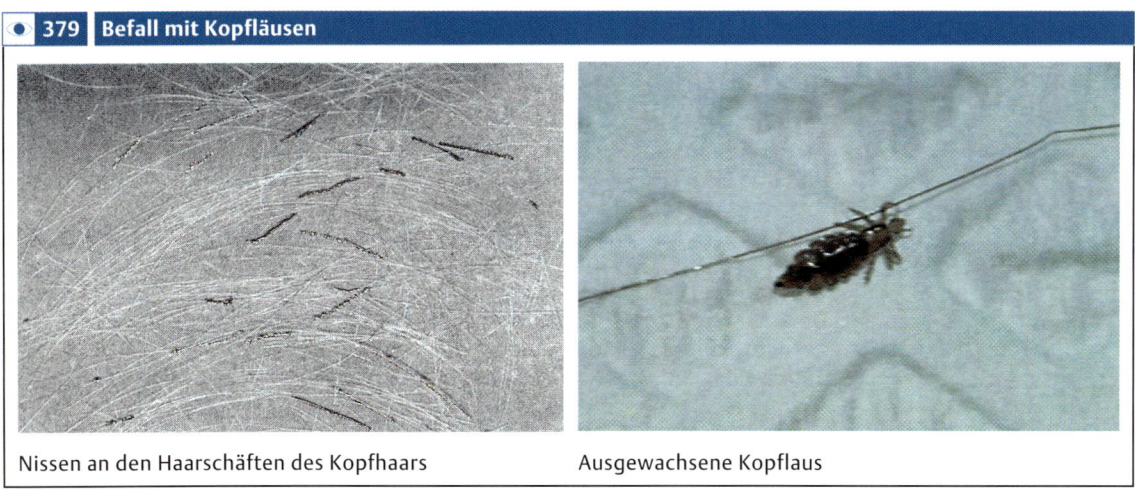

Nissen an den Haarschäften des Kopfhaars   Ausgewachsene Kopflaus

380 Filzlaus, die sich an zwei Haaren festkrallt

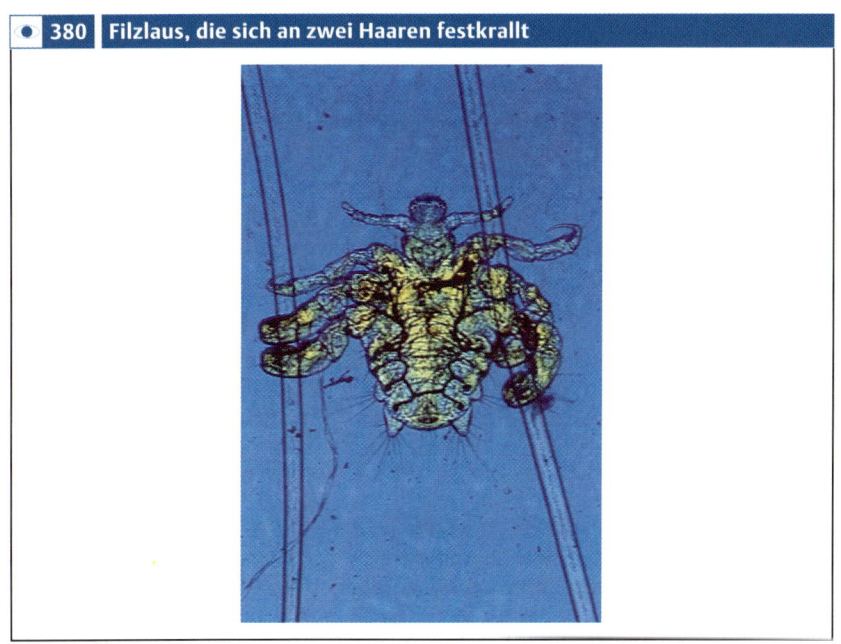

Kontrolle. Ein gesicherter Läusebefall in öffentlichen Gemeinschaftseinrichtungen (z.B. Schulen, Heimen) ist nach dem Bundesseuchengesetz durch die Leiter der Einrichtung **meldepflichtig**. Personen, von denen eine Weiterverbreitung der Verlausung zu befürchten ist, sind vom Besuch dieser Einrichtungen auszuschließen. Kontaktpersonen müssen grundsätzlich untersucht und mitbehandelt werden. Kleider müssen gewechselt werden; frische Kleider sollten prophylaktisch mit Hexachlorcyclohexan in Puderform behandelt werden. Alte Kleider, Wäsche und Matratzen müssen durch Kochen bzw. Dampfsterilisation desinfiziert werden. Nicht desinfizierte Gegenstände sollten mit Hexachlorcyclohexan behandelt und mindestens eine Woche an einem kalten Ort unter Quarantäne gehalten werden. Eine zusätzliche Behandlung des Patienten mit Hexachlorcyclohexan, Pyrethrum oder Malathion (siehe 155, S. 592) in Form von Shampoo und Creme ist bei Kopf- und Filzlausbefall angezeigt. Die Behandlung sollte mindestens eine Woche dauern, da über diesen Zeitraum in den Nissen noch Larvenembryos überdauern können. Zunehmend wird bei Kopfläusen eine Resistenz gegen einzelne oder multiple Insektizide beobachtet. Bei Therapieversagen sollte daher der zweite Therapieversuch mit einem zu einer anderen Wirkgruppe zugehörigen Mittel unternommen werden.

Kontrolle Verlausung in Gemeinschaftseinrichtungen sind **meldepflichtig**. Die Mitbehandlung von Kontaktpersonen ist grundsätzlich nötig. Kleider müssen gewechselt werden; frische Kleider sollten prophylaktisch mit Hexachlorcyclohexan in Puderform behandelt werden. Alte Kleider, Wäsche und Matratzen müssen durch Kochen bzw. Dampfsterilisation desinfiziert werden. Nicht desinfizierte Gegenstände sollten mit Hexachlorcyclohexan behandelt und mindestens eine Woche an einem kalten Ort unter Quarantäne gehalten werden. Eine zusätzliche Behandlung des Patienten mit Hexachlorcyclohexan, Pyrethrum oder Malathion (siehe 155, S. 592) in Form von Shampoo und Creme ist bei Kopf- und Filzlausbefall angezeigt.

2.4.4 Ordnung Dictyoptera (Schaben)

Merkmale
- Kopf nach oben durch Halsschild verdeckt
- Vorderflügel ledrig.

Wichtige Arten
- Orientalische Schabe (Blatta orientalis)
- Deutsche Küchenschabe (Blatta germanica).

Hygienische Bedeutung Verbreiter von Erregern der Fäkalflora (Poliovirus, Hepatitis-A-Virus, Enterobakterien). Direkte Übertragung auf den Menschen unwahrscheinlich, jedoch Keimverbreiter!

2.4.5 Ordnung Hymenoptera (Hautflügler)

Merkmale
- 2 gleichartige Flügelpaare
- Einschnürung zwischen Brust und Hinterleib
- Giftstachel.

Wichtige Arten
- Apidae
  - Apis mellifica (Honigbiene).

- Vespidae
  - Deutsche Wespe
  - Gemeine Wespe
  - Hornisse.

Stichreaktion Vereinzelte Wespen-, Bienen- und Hornissenstiche sind grundsätzlich nicht gefährlich, lebensbedrohlich allerdings bei Überempfindlichkeit gegen Hymenopterengift.

Bienen und Wespenstiche bedingen in Mitteleuropa die meisten Todesfälle durch Gifttiere.

Eine generalisierte Stichreaktion auf einen Einzelstich ist immer Anzeichen einer Hypersensibilität und tritt meistens innerhalb der ersten Stunde nach dem Stich auf. In Einzelfällen sind aber auch anaphylaktische Spätreaktionen mit Todesfolge bekannt geworden.

2.4.4 Ordnung Dictyoptera (Schaben)

Merkmale. Schaben sind durch zwei Flügelpaare, von denen das erstere stärker chitinisiert ist, gekennzeichnet. Im Gegensatz zu den Wanzen besitzen sie aber kauende Mundwerkzeuge. Bei den Weibchen einiger Arten können die Flügel reduziert sein. Die Entwicklung verläuft hemimetabol (▣ **359**, S. 589).

Wichtige Arten. Arten wie die **Orientalische Schabe (Blatta orientalis)** und die **Deutsche Küchenschabe (B. germanica)** sind als Kulturfolger weltweit verbreitet.
Die meisten Arten sind nachtaktiv; tagsüber werden dunkle Verstecke aufgesucht. Unter günstigen Bedingungen können Schaben synantrop (= mit dem Menschen vergesellschaftet) gewaltige Populationen bilden.

Hygienische Bedeutung. Da in Schaben zahlreiche Erreger der Fäkalflora wie Poliovirus, Hepatitis-A-Virus und verschiedene Enterobakterien nachgewiesen werden können, kommt ihnen, obwohl die direkte Übertragung auf den Menschen unwahrscheinlich ist, als Keimverbreiter eine hygienische Bedeutung zu. Zur Bekämpfung haben sich Köderdosen bewährt.

2.4.5 Ordnung Hymenoptera (Hautflügler)

Merkmale. Wespen und Bienen besitzen zwei gleichartige Flügelpaare. Allen Arten gemeinsam ist die tiefe Einschnürung zwischen Brust und Hinterleib. Alle Arten besitzen zumindest beim weiblichen Geschlecht einen Giftstachel. Die **Apidae (Bienen und Hummeln)** sowie die **Vespidae (Wespen)** leben teils staatenbildend teils solitär. Im Vergleich sind die Vespidae auffallender gefärbt und weniger behaart.

Wichtige Arten. Häufigste Art der Apidae ist die **Honigbiene (Apis mellifica)**, die große wirtschaftliche Bedeutung besitzt. Weibliche Hummeln und Bienen besitzen einen Giftstachel, der bei der Biene am Ende feine Widerhaken aufweist. Nach einem Bienenstich bleibt deshalb der Stachel meistens in der Haut hängen. Die Bienen sterben nach dem Verlust des Stachels.
Die Vespidae (Wespen, Hornissen) leben im Gegensatz zu den Apidae teilweise räuberisch. Die häufigsten Arten sind **Paravespula germanica (Deutsche Wespe)** und **Paravespula vulgaris (Gemeine Wespe)**. Die **Hornisse (Vespa crabo)** ist wegen ihrer erheblichen Größe (bis 3 cm) und des sehr schmerzhaften Stichs gefürchtet.

Stichreaktion. Schweregrad und Symptomatik der Lokalreaktion sind abhängig von Giftmenge, Stichlokalisation und Allergisierungsgrad des Opfers. Symptome sind Schmerz, Ödem und Erythem.
Einzelne Wespen-, Bienen- und auch Hornissenstiche sind unangenehm, aber grundsätzlich nicht gefährlich. Todesfälle kommen nach Stich in den Kehlkopf durch ein verschlucktes Insekt vor. Ebenfalls lebensbedrohliche Situationen können bei Menschen mit einer Überempfindlichkeit gegen Hymenopterengifte sowie nach sehr zahlreichen Stichen entstehen. Insgesamt bedingen Bienen und Wespen in unseren Breiten die meisten Todesfälle durch Gifttiere.
Ein Erwachsener kann Stiche von mehreren hundert Bienen oder Wespen überstehen. Da Hornissen eine größere Giftmenge applizieren, können schon verhältnismäßig wenige Stiche (> 10) gefährlich werden.
Eine generalisierte Stichreaktion auf einen Einzelstich ist immer Anzeichen einer Hypersensibilität und tritt meistens innerhalb der ersten Stunde nach dem Stich auf. In Einzelfällen sind aber auch anaphylaktische Spätreaktionen mit Todesfolge bekannt geworden.
Eine Übertragung von Infektionserregern ist – abgesehen von der passiven Übertragung von Eitererregern – nicht bekannt.

Behandlung. Einzelne Stiche erfordern im allgemeinen keine spezifischen Maßnahmen. Der Stich einer verschluckten Biene oder Wespe in den Kehlkopf ist allerdings immer lebensbedrohlich und erfordert bei einsetzender Atemnot die unverzügliche Intubation bzw. einen Luftröhrenschnitt. Eventuell läßt sich durch das Schlucken von Eiswürfeln ein wertvoller Zeitgewinn erzielen. Generalisierte Stichreaktionen müssen unter intensivmedizinischer Überwachung intravenös mit Adrenalin, Antihistaminika und Kortikoiden behandelt werden. Nach sehr zahlreichen Stichen (> 40), insbesondere von Wespen, muß zusätzlich mit einer Hämolyse und Nierenversagen gerechnet werden.

Prophylaxe. Bei bekannter Hymenopteren-Allergie steht die Prophylaxe im Vordergrund.

> ▶ **Merke.** Die Abklärung einer evtl. Hymenopteren-Allergie sollte bereits durchgeführt werden, wenn nach einem Stich leichte Allgemeinreaktionen wie generalisierter Juckreiz, Urtikaria oder Übelkeit aufgetreten sind.

Gegebenenfalls besteht dann die Möglichkeit zu einer **Hyposensibilisierungsbehandlung**.
Eine Expositionsprophylaxe ist nicht realistisch, da Bienen und Wespen ubiquitär vorkommen. Allerdings ist zu beachten, daß bestimmte Obstduftstoffe in Shampoos, faulende Früchte und Kleidungsstücke aus Leder auf Wespen eine besondere Anziehungskraft ausüben.

2.4.6 Ordnung Coleoptera (Käfer)

Käfer sind durch das chitinisierte, zu Flügeldecken ausgebildete vordere Flügelpaar charakterisiert. Die Gruppe bildet mit fast 400000 beschriebenen Arten die größte Ordnung der Arthropoda. Trotz der enormen Artenvielfalt kommt nur ganz wenigen Arten eine medizinische Bedeutung zu.

Paederus-Dermatitis. Verschiedene tropische und subtropische Arten der weltweit verbreiteten Kurzflüglergattung Paederus (▣ 381) enthalten das **blasenbildende Toxin Paederin**. Das Zerreiben eines Käfers führt zu einer lokalisierten Dermatitis. Die in Südeuropa häufige »**Spanische Fliege**« (Lytta vesicatoria) enthält ebenfalls Toxine, die bei Zerdrücken des Käfers auf der Haut zu einer lokalen Dermatitis führen kann.

Vektorfunktion. Einige kosmopolitisch verbreitete Arten wie der Schwarzkäfer (Tenebrio molitor) und der Kornkäfer (Tribolium sp.) sind Zwischenwirte des Zwerg- bzw. Rattenbandwurmes. Da diese Käfer Vorratsschädlinge sind, besteht die Gefahr der akzidentiellen Aufnahme und der Übertragung der Bandwürmer auf den Menschen.

Behandlung Nach einem Kehlkopfstich sofort Eis oder Eiswürfel schlucken um Zeit zu gewinnen. Ein Stich in den Kehlkopf ist immer lebensbedrohlich; bei Atemnot Intubation oder Luftröhrenschnitt. Generalisierte Stichreaktionen müssen unter intensivmedizinischer Überwachung intravenös mit Adrenalin, Antihistaminika und Kortikoiden behandelt werden.

Prophylaxe Hyposensibilisierungsbehandlung bei bekannter Überempfindlichkeit gegen Hymenopterengift.

◀ Merke

2.4.6 Ordnung Coleoptera (Käfer)

Mit ca. 400000 Arten die größte Ordnung der Arthropoden, aber nur ganz wenige Arten sind medizinisch relevant.

Paederus-Dermatitis Das blasenbildende Toxin Paederin löst eine lokale Dermatitis aus.

Vektorfunktion Passive Übertragung von Bandwürmern durch Vorratsschädlinge, da diese Zwischenwirte sind.

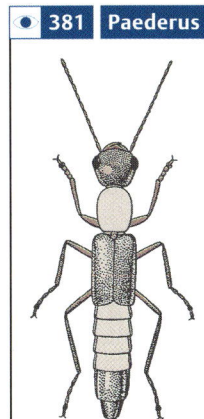

▣ 381 Paederus sp.

Verreiben des ca. 5–7 mm großen Käfers, der zur Gruppe der Kurzflügler gehört, auf Haut oder Schleimhaut führt zu einer lokalen urtikariellen Hautreaktion, die in schweren Fällen mit Blasenbildung einhergehen kann (Paederus-Dermatitis). Paederus-Arten sind weltweit verbreitet.

2.4.7 Ordnung Diptera (Zweiflügler)

Den Diptera kommt als Vektoren von Viren, Bakterien, Protozoen und Helminthen eine große medizinische Bedeutung zu. Die Hinterflügel der Dipteren sind zu Schwingkölbchen reduziert.

Einteilung Unterordnungen
• Nematocera
• Brachycera (◉ 382).

2.4.7 Ordnung Diptera (Zweiflügler)

Den Diptera kommt als Vektoren von Viren, Bakterien, Protozoen und Helminthen eine große medizinische Bedeutung zu. Gemeinsames Merkmal der ca. 120000 Arten sind die zu Schwingkölbchen (Halteren) reduzierten Hinterflügel. Bei einigen spezialisierten Tierparasiten (Lausfliegen) sind allerdings auch die Vorderflügel verkümmert, so daß diese Arten flügellos erscheinen.

Einteilung. Die Dipteren werden in zwei Unterordnungen – Nematocera und Brachycera – unterteilt. Die Brachycera sind bereits auf den ersten Blick durch ihren kompakten Körperbau mit kurzen Körperanhängen (Fühler, Saugrüssel, Beine) von den meist schlanken und feingliedrigen Nematocera zu unterscheiden (◉ 382). ▤ 158 gibt einen Überblick über die Familien.

◉ 382 | Unterscheidung zwischen den Unterordnungen Nematocera (Mücken) und Brachycera (Fliegen)

Nematocera	Brachycera

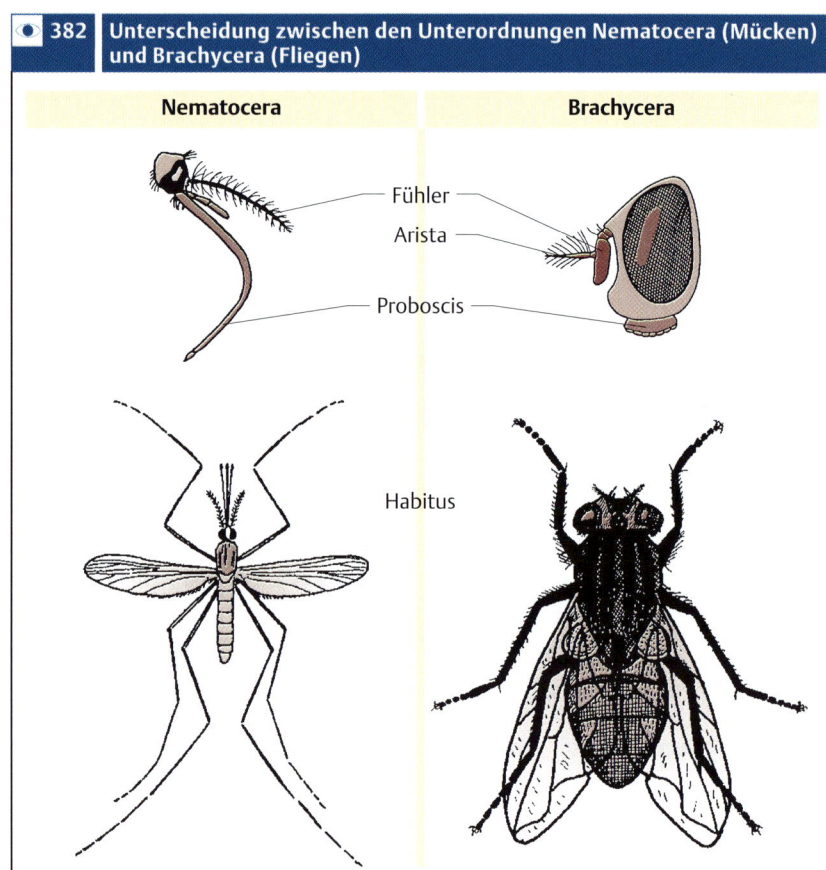

Fühler
Arista
Proboscis

Habitus

Die Fühler der Nematocera sind meist relativ lang und bestehen aus einer Reihe gleichartig gebauter Fühlerglieder. Bei den Brachycera sind die Fühler hingegen kurz und bestehen aus wenigen, meist verschiedenartig strukturierten Gliedern. Das dritte Fühlerglied kann eine als Arista bezeichnete Struktur tragen, die bei vielen Arten eine komplexe Behaarung aufweist. Der Rüssel spiegelt die Lebensgewohnheiten der einzelnen Arten wider, er kann auch bei den Brachycera als Stechrüssel ausgebildet sein.

Unter-ordnung	Familie	Unterfamilie	Gattung
▷ **Nematocera**	Psychodidae (Schmetterlings-mücken)	Phlebotominae	Phlebotomus Lutzomyia
	Culicidae (Stechmücken)	Anophelinae	Anopheles
		Culicinae	Aedes Armigeres Culex Mansonia Heizmannia Sabethes
	Ceratopogonidae (Gnitzen)		Culicoides
	Simuliidae (Kriebelmücken)		Simulium
▷ **Brachycera**	Tabanidae (Bremsen)		Tabanus Chrysops Haematopota
	Glossinidae (Tsetsefliegen)		Glossina
	Muscidae (Echte Fliegen)		Musca

158 | Systematik der Diptera

Phlebotominae (Sandfliegen)

Von den mehr als 500 bekannten Schmetterlingsmücken (Familie Psycho-didae) saugen nur die Arten der Unterfamilie Phlebotominae Blut.

Merkmale. Sandfliegen (Phlebotomus sp., Lutzomyia sp.) sind kleine, 1,5 – 3 mm lange, stark behaarte Zweiflügler. Von kleinen Moskitos lassen sie sich im Freiland durch die Haltung der Vorderflügel unterscheiden, die in Ruhe ein nach oben geöffnetes V formen (■ 383).

Vorkommen. Sandfliegen kommen in den Tropen und Subtropen weltweit vor; nur einige Arten dringen bis in das südliche Mitteleuropa vor. Sand-fliegen stellen artspezifische Habitatanforderungen. Über die Brutstätten und den Entwicklungszyklus der meisten Arten ist wenig bekannt. Die Lar-venentwicklung findet bei einigen Arten in Tierhöhlen und bei Fledermäu-sen statt.

Vektorfunktion. Nur ca. 70 Arten spielen eine Rolle als Überträger von Infektionserregern. Neben der Übertragung der verschiedenen Leishma-nia-Arten wird ein Phlebovirus und das Bakterium Bartonella bacilliformis übertragen. Die Phlebovirusinfektion ist im Mittelmeerraum endemisch und dort als **Sandfliegenfieber oder Papataci-Fieber** bekannt (Überträger P. papatasii). B. bacilliformis wird in einigen Tälern der Anden Ecuadors, Perus und Kolumbiens in Höhenlagen zwischen 700 und 2 700 m von Sandfliegen übertragen. Das wahrscheinlich vorhandene natürliche Erre-gerreservoir ist für diese Erreger bisher unbekannt.

Leishmaniose-Naturherde. Voraussetzung für einen Naturherd ist ein ausreichendes Leishmania-Erregerreservoir (Kleinsäuger, z. B. Gerbils, Mäuse, Ratten). Da Sandfliegen Tierhöhlen aufsuchen, sind sie als Vektoren zwischen dem tierischen Leishmania-Reservoir und dem Menschen präde-stiniert. Die Leishmaniose wird in Süd- und Mittelamerika in geschlosse-nen Waldhabitaten übertragen, im Nahen Osten, Afrika und Asien hinge-gen in offenen Lebensräumen (Savannen, Steppe). Darüber hinaus sind

Phlebotominae (Sandfliegen)

Blutsaugende Arten: Phlebotomus sp. und Lutzomyia sp.

Merkmale
• klein, stark behaart
• V-Haltung der Vorderflügel (■ 383)

Vorkommen   Tropen und Subtropen, nur wenige Arten im südlichen Mittel-europa.

Vektorfunktion   Übertragen werden
• Leishmania sp.
• Phlebovirus **(Sandfliegenfieber oder Papataci-Fieber)**
• Bartonella bacilliformis

Leishmaniose-Naturherde   Da Sand-fliegen Tierhöhlen aufsuchen, sind sie als Vektoren zwischen dem tierischen Leishmania-Reservoir und dem Menschen prädestiniert.

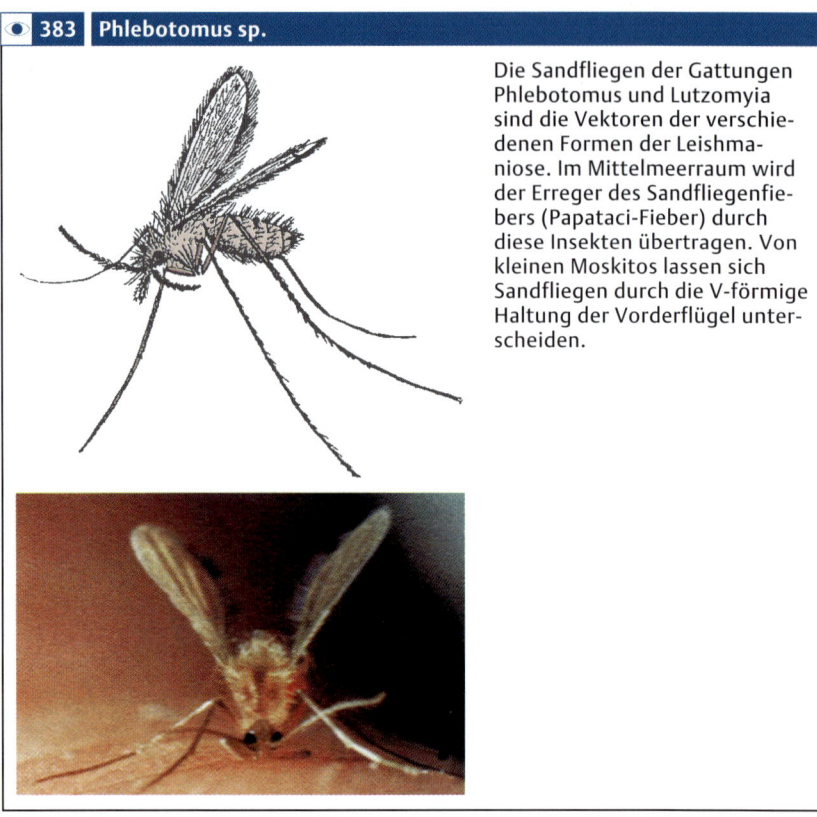

383 | Phlebotomus sp.

Die Sandfliegen der Gattungen Phlebotomus und Lutzomyia sind die Vektoren der verschiedenen Formen der Leishmaniose. Im Mittelmeerraum wird der Erreger des Sandfliegenfiebers (Papataci-Fieber) durch diese Insekten übertragen. Von kleinen Moskitos lassen sich Sandfliegen durch die V-förmige Haltung der Vorderflügel unterscheiden.

Populationen bekannt, die sich in der unmitelbaren Nähe menschlicher Ansiedlungen etabliert haben.

Aktivität Sandfliegen sind nachtaktiv, nur die Weibchen saugen Blut.

Aktivität. Sandfliegen sind nachtaktiv und tagsüber in Ritzen, Spalten oder Tierhöhlen versteckt. Der nächtliche Flugradius ist sehr gering (wenige 100 m). Die Flugaktivität der Sandfliegen kommt außerdem bei Wind oder niedrigen Temperaturen völlig zum Erliegen. Nur die weibliche Sandfliege ist blutsaugend. Die Lokalisation der Primärläsionen der kutanen Leishmaniasis (Kopf, distale Extremitäten) entspricht den für die Sandfliege zugänglichen Körperteilen. Leishmaniainfizierte Sandfliegen stechen darüber hinaus häufiger als nicht infizierte Individuen.

Kontrolle Der Schutz durch einfache Moskitonetze ist unzureichend, es werden feinere Spezialnetze empfohlen.

Kontrolle. Aufgrund der versteckten Lebensweise der Sandfliegen ist eine flächenbedeckende Bekämpfung im Freiland schwierig. Zur Kontrolle der Leishmania-Naturherde muß das Erregerreservoir vernichtet werden, z. B. durch das Einleiten von Insektiziden in Tierhöhlen, die den Sandfliegen als Brutplätze dienen.

Aufgrund der geringen Größe werden Sandfliegen durch übliche Moskitonetze nicht sicher abgehalten. Zum Schutz sollten daher feine Spezialnetze oder mit chemischen Repellents imprägnierte Netze verwendet werden.

Culicidae (Stechmücken, Moskitos)

In Mitteleuropa nur als Lästlinge, in den Tropen als Vektoren von Viren, Protozoen und Helminthen große Bedeutung.

Culicidae (Stechmücken, Moskitos)

Stechmücken sind die bekanntesten temporären Ektoparasiten unserer Breiten. Von den rund 3 200 bekannten Arten kommen etwa 100 in Mitteleuropa vor. Während in Mitteleuropa Stechmücken nur als Lästlinge einzustufen sind, kommt ihnen in den Tropen als Vektoren von humanpathogenen Viren, Protozoen und Helminten eine eminente Bedeutung zu.

Merkmale:
• Körperlänge 4 – 18 mm
• Stechrüssel
• Körper und Flügeladern behaart

Merkmale. Stechmücken sind 4 – 18 mm lange Mücken (mitteleuropäische Arten maximal bis 5 mm lang), die sich durch einen langen Stechrüssel und deutliche Behaarung von Körper, Beinen und Flügelgeäder auszeichnen. Bis auf die tropischen Toxorhynchitinae benötigen alle Moskito-weibchen für die Eiablage Blut. Diese unterscheiden sich von blutsaugen-den Unterfamilien bereits auf den ersten Blick durch die Größe (Körper-länge bis 18 mm, Flügelspannweite 12–24 mm) und einen irisierenden Glanz. Die Arten der **blutsaugenden Unterfamilien Anophelinae und Culicinae** sind kleiner und besitzen eine Flügelspannweite von 5–16 mm. Anopheles-Arten können im Freiland durch die typische Ruhehaltung von Arten der Unterfamilie Culicinae unterschieden werden. Während letztere das Abdomen parallel zur Oberfläche halten, steht das Abdomen bei Ano-pheles-Arten meist in einem spitzen bis rechten Winkel zur Oberfläche und der Stechrüssel liegt in der Körperlängsachse. Weitere typische Unter-schiede finden sich an Eiern und Larven (🔘 **384**).

Die blutsaugenden Unterfamilien lassen sich an der Ruhehaltung unterscheiden:
- **Culicinae:** Körper parallel zur Ober-fläche
- **Anophelinae:** Körper bildet deut-lichen Winkel zur Oberfläche (🔘 **384**).

🔘 **384** | **Charakteristische Unterschiede der Eier, Larvenstadien, Puppen und Imagines der Unterfamilien Anophelinae und Culicinae**

Artkomplexe. Die Systematik der zahlreichen Arten ist außerordentlich schwierig. Viele Arten sind nicht eindeutig nach den meist am Menschen oder in Häusern gefundenen Mückenweibchen zu bestimmen, sondern es müssen zusätzliche Merkmale der Eier, Puppen, Larven und Männchen berücksichtigt werden. Selbst dann unterscheiden sich viele Arten nur minimal. Diese Gruppen nahe verwandter Zwillingsarten werden als Art-komplexe bezeichnet. Trotz der geringen morphologischen Unterschiede können die einzelnen Arten erheblich verschiedene ökologische Ansprü-che und Verhaltensweisen zeigen. Diese Unterschiede bestimmen aber, ob eine Art als Vektor fungiert oder nicht.

Artkomplexe Viele Arten unter-scheiden sich zwar morphologisch nur minimal, ihre ökologischen Ansprüche und Verhaltensweisen können aber erheblich differieren. Nah verwandte Arten werden zu einem Artkomplex zusammengefaßt.

Verhalten. Die meisten Moskitos – u. a. alle Arten der Gattung Anopheles – sind nachtaktiv, nur einige Arten der Gattungen Aedes, Mansonia und Sabethes stechen tagsüber. Stechmücken besitzen olfaktorische Sinnesor-gane zur Lokalisierung eines potentiellen Wirtes. Die Flugrichtung ist des-halb meist gegen den Wind gerichtet. Da Stechmücken gute Flieger sind, können sie in kurzer Zeit große Strecken zurücklegen. Der **Wirtstropismus** der Arten wird als **anthropophil** oder **zoophil** bezeichnet, je nachdem ob bevorzugt Menschen oder Tiere gestochen werden. Nach der Wahl der Tag-

Verhalten Moskitos sind meist nacht-aktiv, Aedes-Arten teilweise tagaktiv. Je nachdem, ob bevorzugt Menschen oder Tiere gestochen werden, spricht man von einem **anthrophilen** oder **zoophilen Wirtstropismus**.

Das Ruheversteck ist entweder **endophil** (in Häusern) oder **exophil** (im Freien).
Endophage Mücken suchen ihren Wirt in Häusern, **exophage** im Freien auf.

verstecke werden die Arten als **endophil** (Versteck in Häusern, Ställen) oder **exophil** (Versteck im Freien) bezeichnet. Das Ruheversteck muß nicht mit dem bevorzugten Jagdrevier übereinstimmen. Demnach wird zusätzlich noch zwischen **endophagen** (sucht Wirt in Häusern, Ställen) und **exophagen** (sucht Wirt im Freien auf) Arten unterschieden. Eine anthropophile, exophile und endophage Moskitoart ist demnach tagsüber im Freien versteckt und fliegt nachts auf der Suche nach dem Menschen in Häuser ein.

Kontrolle   Da die Larvenstadien immer an Wasser gebunden sind, ist eine Populationskontrolle durch Vergiftung oder **Trockenlegung** der Brutstätten am ehesten möglich. Abfälle, z.B. ausrangierte Autoreifen, Kanister oder Kokosnußschalen, werden nach hinreichendem Niederschlag sofort zu idealen Brutstätten für Aedes- oder Culex-Arten.

Kontrolle. Grundlage einer Bekämpfungsaktion ist immer die Feststellung der als Vektor bedeutsamen Arten. Dazu müssen zahlreiche Mückenweibchen seziert und auf Parasiten untersucht werden. Für den Nachweis von Plasmodium-Sporozoiten sind inzwischen kommerzielle ELISA-Systeme erhältlich. Die Applikation von Kontaktinsektiziden in Häusern ist, da viele Vektoren exophil sind, meist nicht ausreichend. Da die Larvenstadien immer an Wasser gebunden sind, ist eine Populationskontrolle durch Vergiftung oder **Trockenlegung** der Brutstätten am ehesten möglich. Abfälle, z.B. ausrangierte Autoreifen, Kanister oder Kokosnußschalen, werden nach hinreichendem Niederschlag sofort zu idealen Brutstätten für Aedes- oder Culex-Arten. Die Vernichtung dieser anthropogenen Brutplätze ist eine einfache Maßnahme zur Reduktion der Mückenpopulation in der Nähe menschlicher Siedlungen. Bei der Applikation von Insektiziden muß berücksichtigt werden, daß die Larven der Anophelinae Nahrung unmittelbar an der Wasseroberfläche aufnehmen, während die Larven der Culicinae, da sie senkrecht an der Wasseroberfläche hängen, Nahrung nicht unmittelbar an der Wasseroberfläche aufnehmen. Daher sind rein oberflächenwirksame Präparationen auf Culicinae-Larven weniger wirksam. Grundsätzlich gilt, daß bedingt durch die filtrierende Nahrungsaufnahme der Larve, korpuskulär gebundene Toxine wirksamer sind. Detergenzien können die Oberflächenspannung des Wassers so weit reduzieren, daß sich die Mückenlarven zur Sauerstoffaufnahme nicht mehr an der Wasseroberfläche anhängen können. Ein dünner Ölfilm an der Wasseroberfläche stört ebenfalls die Sauerstoffaufnahme der Larven. Eine biologische Schädlingskontrolle kann durch das Aussetzen von räuberischen Wasserinsekten oder insektenpathogenen Mikroorganismen erfolgen.

Schutzmaßnahmen   Moskitonetz, Repellents, geschlossene Kleidung nach Einbruch der Dämmerung. Um das Durchschlüpfen der Mücken durch kleine Schadstellen im Netz zu vermeiden, kann zusätzlich eine Imprägnierung mit einem chemischen Repellent vorgenommen werden

Schutzmaßnahmen. Da die meisten Stechmücken nachtaktiv sind, ist die Verwendung eines Moskitonetzes in den Tropen die wichtigste persönliche Schutzmaßnahme. Nur in klimatisierten Räumen, die schon wegen der relativen Kälte von den Mücken gemieden werden, kann auf diese Maßnahme verzichtet werden. Da exophile Arten ihr Jagdgebiet erst in der Nacht aufsuchen, muß ein Moskitonetz auch benutzt werden, wenn Schlafräume am Tage moskitofrei erscheinen. Um das Durchschlüpfen der Mücken durch kleine Schadstellen im Netz zu vermeiden, kann zusätzlich eine Imprägnierung mit einem chemischen Repellent vorgenommen werden (siehe Kap. 1.3). Repellents auf der Haut wirken nur wenige Stunden. Zusätzlich sollte nach Einbruch der Dämmerung geschlossene, helle Kleidung getragen werden.

Wichtige Arten
- **Anopheles sp.**
  Überträger von
  – Plasmodium sp.
  – Wuchereria bancrofti
  – Brugia malayi.

Wichtige Arten. Von den 3 Gattungen der Unterfamilie Anophelinae ist nur die Gattung **Anopheles** mit mehr als 400 Arten medizinisch bedeutsam. Plasmodium-Arten werden weltweit nur von Anopheles-Mücken übertragen. Wuchereria bancrofti und Brugia malayi werden von Anopheles-Mücken und von Mücken der Unterfamilie Culicinae übertragen. Der Übertragung von Arboviren durch Anopheles-Mücken kommt nur eine geringe Bedeutung zu. Die als Vektoren bedeutsamen Arten sind lokal verschieden.

Vor der Ausrottung der Malaria in Europa kam den Arten des **A. maculipennis-Artkomplexes** eine wichtige Vektorfunktion zu. Die Weibchen einer Art des A.-maculipennis-Komplexes – A. atroparvus – überwinterten in Häusern und führten dann gelegentlich zu dem Phänomen der **Winter-Malaria**.

> ▶ **Merke.** Anopheles-Mücken werden regelmäßig mit dem Flugverkehr verschleppt. Dies führte sogar schon zu gesicherten autochthonen Malaria-tropica-Fällen in mitteleuropäischen Großstädten! (Siehe Kap. Protozoen, S. 499.)

◀ Merke

Aedes ist die wichtigste und größte Gattung der Culicinae. Einige der über 1000 bekannten Aedes-Arten sind Vektoren von Arboviren, insbesondere dem Gelbfieber-Virus und dem Dengue-Virus. Experimentell konnte z. B. A. albopictus mit mehr als 30 verschiedenen Arboviren infiziert werden. Zusätzlich wird von einigen Arten Wuchereria bancrofti oder Brugia malayi übertragen.

Im Gegensatz zu den Anopheles-Arten ist eine Reihe von Arten der Gattung tagaktiv. Die Kontrolle der Aedes-Arten und der durch Aedes übertragenen Erreger wird durch einige spezifische Eigenschaften erschwert. Aedes-Mücken stellen sehr geringe Ansprüche an die Brutstätten. Larven entwickeln sich z. B. in Trinkwassertanks, Latrinen oder in kurzzeitigen Wasseransammlungen, die sich nach Regenfällen (z. B. in Reifenspuren, ausrangierten Autoreifen, Astlöchern oder Kokosnußschalen) bilden können. Zusätzlich sind Aedes-Eier widerstandsfähig gegen Austrocknung und können so nach der Eiablage den nächsten Regen abwarten. Aedes-Mücken sind für viele Arboviren (z. B. **Gelbfieber-Virus**) nicht nur Vektoren, sondern bilden, da die Viren transovariell auf die Nachkommenschaft übertragen werden, ein zusätzliches Erregerreservoir.

Aedes-Mücken sind für viele Arboviren (z. B. **Gelbfieber-Virus**) nicht nur Vektoren, sondern bilden, da die Viren transovariell auf die Nachkommenschaft übertragen werden, ein zusätzliches Erregerreservoir.

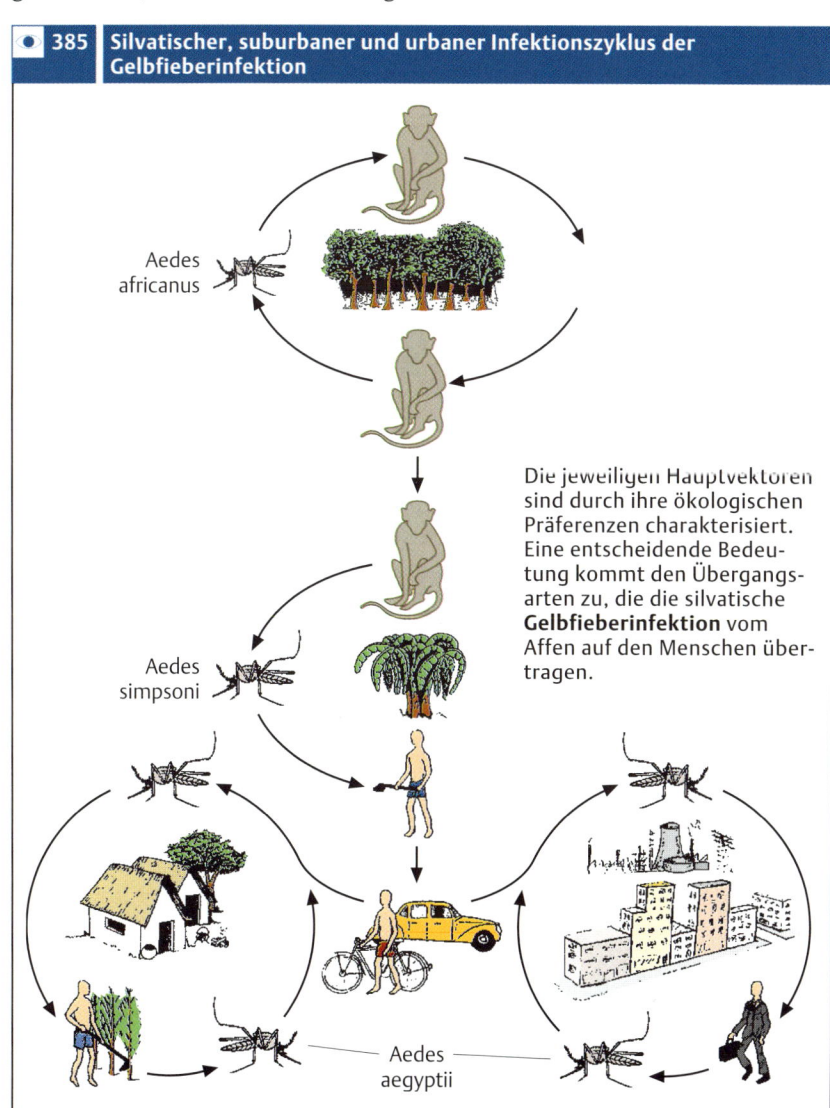

385 Silvatischer, suburbaner und urbaner Infektionszyklus der Gelbfieberinfektion

Aedes africanus

Aedes simpsoni

Die jeweiligen Hauptvektoren sind durch ihre ökologischen Präferenzen charakterisiert. Eine entscheidende Bedeutung kommt den Übergangsarten zu, die die silvatische **Gelbfieberinfektion** vom Affen auf den Menschen übertragen.

Aedes aegyptii

Aufgrund der Anspruchslosigkeit der Mücken ist es nicht erstaunlich, daß eine besondere Verschleppungsgefahr (z. B. Wasseransammlungen auf Frachtschiffen) besteht. A. aegyptii wurde wahrscheinlich auf diesem Wege nach Südamerika importiert.

A. aegyptii ist in Afrika und Südamerika der wichtigste Vektor für das **urbane Gelbfieber**. Im silvatischen Ökosystem wird das Virus durch **A. africanus** in Afrika und verschiedene Haemagogus- und Sabethes-Arten in Südamerika übertragen. Für den Übergang des Gelbfieber-Virus vom silvatischen in den urbanen Zyklus sind wieder andere Aedes- (A. simpsoni in Afrika) bzw. Haemagogus-Arten verantwortlich. **A. simpsoni** ist eine Waldrandart, die Affen und Menschen sticht und in kleinen Wasseransammlungen in Blattachseln, z. B. von Bananenstauden oder Bromelien wie Ananas, brütet. Ihre Habitatansprüche und Verhaltensweise prädestinieren diese Art für die Übertragung von Erregern vom Affen auf den Menschen (▣ 385).

Culex-Arten übertragen neben Arboviren die Filarie Wuchereria bancrofti (siehe Kap. Helminthen, S. 545). Culex-Moskitos stellen ähnlich geringe Umweltansprüche wie Aedes, die Eier können aber nicht längere Zeiträume überdauern. Einige Arten, insbesondere C. quinquefasciatus, neigen zur Massenvermehrung in Wassertanks und sind wegen ihrer schmerzhaften Stiche gefürchtet.

Ceratopogonidae (Gnitzen)

Merkmale. Gnitzen sind kleine, 1–5 mm lange, schwach behaarte Mücken, mit kurzem Stechrüssel. Bei uns kommen ca. 200 der mehr als 4000 bekannten Arten vor. In den gemäßigten Breiten sind Gnitzen bei zahlreichem Auftreten unangenehme Lästlinge.

Vektorfunktion. Durch nachtaktive **Culicoides**-Arten werden in Zentralamerika und Afrika bestimmte Filarien übertragen. Culicoides-Arten brüten in den Tropen bevorzugt in Wasseransammlungen, die sich in frisch geschlagenen Baumstümpfen bilden.

Simuliidae (Kriebelmücken)

Merkmale. Kriebelmücken sind 2–6 mm lange, dunkel gefärbte Mücken mit einem charakteristischen buckligen Thorax (▣ 386). Ca. 30 Arten dringen bis nach Mitteleuropa vor und können im Frühjahr und Herbst entlang von Flußläufen außerordentlich häufig sein. Sie besitzen hier eine veterinärmedizinische Bedeutung, da nach sehr zahlreichen Stichen Todesfälle von Vieh auftreten können.

● 386 Schematische Darstellung einer Kriebelmücke (Simuliidae)

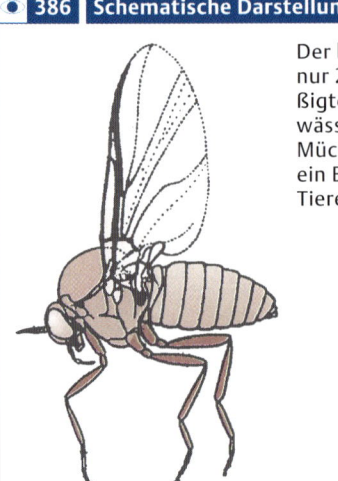

Der bucklige Thorax ist charakteristisch für diese nur 2–6 mm großen Mücken, die auch in den gemäßigten Breiten zahlreich in der Nähe von Fließgewässern vorkommen können. Der Stich dieser Mücken ist nach dem Bau der Mundwerkzeuge mehr ein Biß und im Verhältnis zur Körpergröße des Tieres recht schmerzhaft.

A. aegyptii ist in Afrika und Südamerika der wichtigste Vektor für das **urbane Gelbfieber**.

• Culex sp.
Überträger von Arboviren und Filarien (W. bancrofti).

Ceratopogonidae (Gnitzen)

Merkmale Klein, schwach behaart, kurzer Stechrüssel.

Vektorfunktion Überträger von Mansonella-Filarien.

Simuliidae (Kriebelmücken)

Merkmale Thorax mit typischem Buckel, ausschließlich tagaktiv (▣ 386). Sie können im Frühjahr und Herbst entlang von Flußläufen außerordentlich häufig sein. Sie besitzen hier eine veterinärmedizinische Bedeutung, da nach sehr zahlreichen Stichen Todesfälle von Vieh auftreten können.

Vektorfunktion. In Afrika, Mittel- und Südamerika wird der **Erreger der Flußblindheit** (Onchocerca volvulus, siehe Kap. Helminthen, S. 548) durch Kriebelmücken der Gattung Simulium übertragen. Die Weibchen attackieren ihre Opfer nur im Freien und sind ausschließlich tagaktiv. Die Bindung der Larven an Flußkrebse sauerstoffreicher Fließgewässer bestimmt die Verbreitung der Flußblindheit in den betroffenen Ländern.

Kontrolle. Das Versprühen von Insektiziden kann die Zahl der Imagines nur zeitweise reduzieren. Die Kontrolle eines Onchozerkose-Herdes kann nur mit larviziden Insektiziden erreicht werden. In schnell fließenden Gewässern bereitet es aber Schwierigkeiten, den Wirkstoffpegel über den notwendigen Zeitraum aufrechtzuerhalten.

Tabanidae (Bremsen)

Merkmale. Zu den Bremsen gehören die größten blutsaugenden Fliegen. Die bis zu 25 mm langen Imagines erreichen eine Flügelspannweite von bis zu 60 mm. Bremsenweibchen sind obligate temporäre Ektoparasiten und können mit ihren kurzen stechenden Mundwerkzeugen Mensch und Vieh sehr schmerzhafte Stiche zufügen. Ca. 20 der über 3 000 bekannten Arten kommen auch in Mitteleuropa vor. Die meisten Bremsenarten sind tagaktiv.

Vektorfunktion. Bremsenarten sind als passive Überträger von Viren, Bakterien und Protozoen bekannt. In Mitteleuropa können gelegentlich Francisella tularensis und Bacillus anthracis übertragen werden. Die Übertragung dieser Erreger erfolgt passiv mechanisch und es findet keine Vermehrung oder längere Persistenz des Erregers in den Bremsen statt. Da der Bremsenstich relativ schmerzhaft ist, wird das Insekt sofort in seiner Blutmahlzeit unterbrochen und es finden zahlreiche Wirtswechsel statt.

Wichtige Arten. Afrikanische **Chrysops**-Arten übertragen die Wanderfilarie (Loa loa, siehe Kap. Helminthen, S. 547). Die Mikrofilarien finden sich am Tage in der Lymphflüssigkeit, so daß der Zyklus der Mikrofilarie mit der Aktivitätsphase der tagaktiven Chrysops korrespondiert. C. silaceus ist der wichtigste Vektor für Loa loa in den westafrikanischen Regenwäldern. Diese Art hält sich meist in den Baumkronen auf, wird jedoch durch Rauch angelockt und dringt dann auch in Häuser ein.

Kontrolle. Die Larven der Tabanidae halten sich bevorzugt im feuchten Boden semiaquatischer Lebensräume auf und ernähren sich von Pflanzendetritus. Die einzig mögliche Kontrollmaßnahme besteht in der Trockenlegung der Brutstätten.

Glossinidae (Tsetsefliegen)

Merkmale. Die ca. 30 bekannten Arten kommen ausschließlich im tropischen Afrika zwischen 30° südlicher und 15° nördlicher Breite vor. Die 6 – 15 mm langen Fliegen besitzen einen charakteristischen, gerade nach vorn gerichteten Stechrüssel (▣ 387). Beide Geschlechter ernähren sich von Blut. Die Weibchen sind vivipar und gebären eine einzelne, lebende Larve. **Tsetsefliegen** sind ausschließlich tagaktiv und ziehen sich nachts in geschützte Verstecke zurück.

Vektorfunktion. **Glossina-Arten** sind die einzigen Vektoren der zentralafrikanischen Trypanosoma brucei, dem Erreger der **Schlafkrankheit** (siehe Kap. Protozoen, S. 514). Neben diesen humanpathogenen Trypanosomen besitzen die tierpathogenen Arten T. vivax und T. congolense eine enorme wirtschaftliche Bedeutung. Die Übertragung dieser Trypanosomen macht in weiten Teilen Zentralafrikas die Rinderzucht unmöglich. Die Durchseuchung der Fliegen mit T. brucei beträgt meist nur 0,1 %. Bei den tierpathogenen Arten können hingegen bis 75 % der Fliegen infiziert sein.

Vektorfunktion Simulium sp. überträgt den **Erreger der Flußblindheit** (Onchocerca volvulus).

Kontrolle Schwierig, da larvizide Insektizide in schnell fließenden Gewässern zu schnell verdünnt werden.

Tabanidae (Bremsen)

Merkmale Die tagaktiven Bremsen erreichen eine Länge von bis zu 25 mm. Weibchen sind obligate temporäre Ektoparasiten und können mit ihren kurzen stechenden Mundwerkzeugen Mensch und Vieh sehr schmerzhafte Stiche zufügen.

Vektorfunktion Passiv mechanische Übertragung von Viren, Bakterien und Protozoen.

Häufiger Wirtswechsel.

Wichtige Arten
• Chrysops sp.
Überträger von Loa loa (Wanderfilarie).

Kontrolle Ggf. Trockenlegung der Brutstätten.

Glossinidae (Tsetsefliegen)

Merkmale Stechrüssel gerade nach vorn gerichtet (▣ 387). Beide Geschlechter saugen Blut. Die Weibchen sind vivipar. **Tsetsefliegen** sind ausschließlich tagaktiv und ziehen sich nachts in geschützte Verstecke zurück.

Vektorfunktion **Glossina-Arten** sind die einzigen Vektoren für Trypanosoma brucei, den Erreger der **Schlafkrankheit**. Die Übertragung dieser Trypanosomen macht in weiten Teilen Zentralafrikas die Rinderzucht unmöglich.

● 387 | Tsetsefliege, Imago und Larve

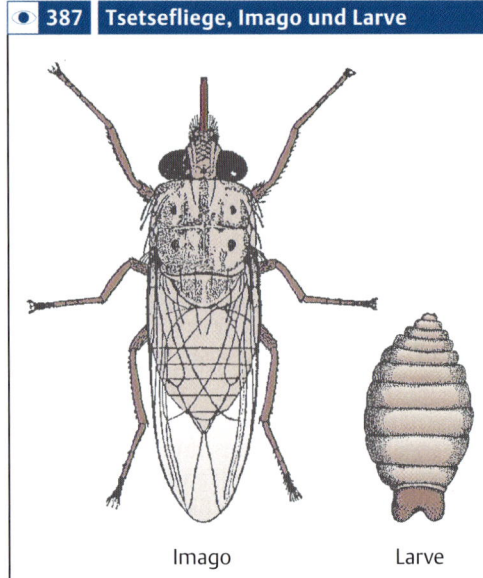

Den **Tsetsefliegen** der Gattung Glossina kommt als **Vektoren der afrikanischen Schlafkrankheit** erhebliche medizinische und wirtschaftliche Bedeutung zu. Die natürliche Größe der Imago beträgt 6 – 14 mm. Charakteristisch für die Tsetsefliegen sind der gerade nach vorne gerichtete Stechrüssel sowie die in Ruheposition vollständig scherenartig übereinanderliegenden Flügel. Die Weibchen gebären eine einzelne Larve, die sich nach der Geburt sofort in der Erde verpuppt. Nach nur 4 – 5 Tagen Puppenruhe schlüpft die Imago.

Imago   Larve

Wichtige Arten
- **Glossina-palpalis-Gruppe**
  Übertragung von T. brucei gambiense in Westafrika. Erregerreservoir sind Haustiere

- **Glossina-morsitans-Gruppe**
  Übertragung von T. brucei rhodesiense in Ostafrika. Erregerreservoir sind Wildtiere.

Kontrolle Die Bekämpfung der Tsetsefliegen ist wegen der wirtschaftlichen Bedeutung unbedingt notwendig (Anflugfallen und Kontaktinsektizide).

Persönlicher Schutz Repellents reduzieren die Stichhäufigkeit. Ein Infektionsrisiko besteht in Westafrika und in Teilen Ostafrikas.

Muscidae (echte Fliegen)

Viele Fliegenlarven gehören zu den **fakultativen Myiasis-Erregern** (Madenfraß).

Erreger der Myiasis (Madenfraß)

Obligate Myiasis-Erreger sind hochangepaßte Fliegenlarven (Madenfraß), die ihre Entwicklung nur in einem geeig-

---

Wichtige Arten. Arten der **Glossina-palpalis-Gruppe** übertragen T. brucei gambiense in Westafrika. Die Fliegen bevorzugen die Nähe zu Gewässern. Wichtigstes Reservoir sind neben dem Menschen Haustiere wie Schweine, Schafe und Hunde. Enger Kontakt der Haustiere mit dem Menschen erhöht das Risiko der Übertragung von T. brucei.

Arten der **Glossina-morsitans-Gruppe** übertragen in Ostafrika T. brucei rhodesiense. Das bevorzugte Habitat sind trockenes Buschland und Savannen. Das natürliche Erregerreservoir findet sich in Wildtieren. Ein Infektionsrisiko besteht in Regionen mit reichen Wildbeständen (Tierparks). Rindern kommt keine Bedeutung als Reservoir zu, da diese in tsetseinfestierten Regionen nicht gehalten werden können.

Kontrolle. Da in glossinainfestierten Landstrichen keine Rinderhaltung möglich ist, kommt der Kontrolle der Tsetsefliege eine erhebliche wirtschaftliche Bedeutung zu. Die Populationsgröße läßt sich durch das Versprühen von Kontaktinsektiziden reduzieren. Da Tsetsefliegen dunkle Flächen anfliegen, ist eine Bestandskontrolle auch mit einfachen Anflugfallen möglich.

Persönlicher Schutz. Ein Infektionsrisiko besteht in Westafrika und in Teilen Ostafrikas, insbesondere in wildreichen Gebieten (Tierparks). Das Repellent Diisopentylmalat ist am wirksamsten und reduziert die Stichhäufigkeit um bis zu 90 %.

Muscidae (echte Fliegen)

Die echten Fliegen besitzen nur eine untergeordnete medizinische Bedeutung. Einige Arten wie die »gemeine Stechfliege« Stomoxys calcitrans sind temporäre Ektoparasiten des Menschen. S. calcitrans und auch die **Stubenfliege (Musca domestica**, siehe ● **359**, S. 589) sowie viele weitere Arten können als passive Überträger von Infektionserregern fungieren und gehören zu den **fakultativen Myiasis-Erregern**.

Erreger der Myiasis

Einige Dipterenlarven besiedeln den Menschen und führen dann zu dem Krankheitsbild der Myiasis (Madenfraß). Da die Myiasis-Erreger verschiedenen Dipterenfamilien angehören, werden sie hier zusammengefaßt abgehandelt. Aus parasitologischer Sicht können obligate, fakultative und akzidentielle Myiasis-Erreger unterschieden werden. Obligate Myiasis-Erreger sind hochangepaßte Fliegenlarven, die ihre Entwicklung nur in einem geeigneten Wirt vollenden können. Fakultative Myiasis-Erreger entwickeln sich hingegen in Aas, können aber gelegentlich Wunden oder Körperhöhlen (Kavitarmyiasis) besiedeln. Bei der akzidentiellen Myiasis handelt es sich um einen Pseudoparasitismus nach dem versehentlichen Verschlucken von Insektenlarven. In Mitteleuropa und weltweit ist die Dermalmyiasis durch obligat parasitäre Dipterenlarven die häufigste Form.

Merkmale. Die Larven der Myiasis-Erreger besitzen Madenform (⊡ **388**). Der Kopf ist reduziert und in das Vorderende der Larve eingewachsen. Die Beine sind ebenfalls reduziert. Die Bestimmung der Larven ist nur dem Spezialisten möglich. Die wichtigsten Bestimmungsmerkmale liefert der Bau der Hinterstigmenplatten. Soweit lebende, nicht beschädigte Larven vorliegen, ist die Bestimmung am einfachsten nach der Larvenaufzucht auf rohem Fleisch möglich.

neten Wirt vollenden können. Fakultative Myiasis-Erreger entwickeln sich meist in Aas, können aber gelegentlich Wunden oder Körperhöhlen (Kavitarmyiasis) besiedeln.

Merkmale Die Larven der Myiasis-Erreger sind madenförmig, Kopf und Beine sind reduziert (⊡ **388**).

Bestimmung am einfachsten durch Aufzucht der Larve mit rohem Fleisch und Determination der Imago.

⊙ 388 Hypoderma bovis (Rinderdasselfliege), Imago und ausgewachsene Larve

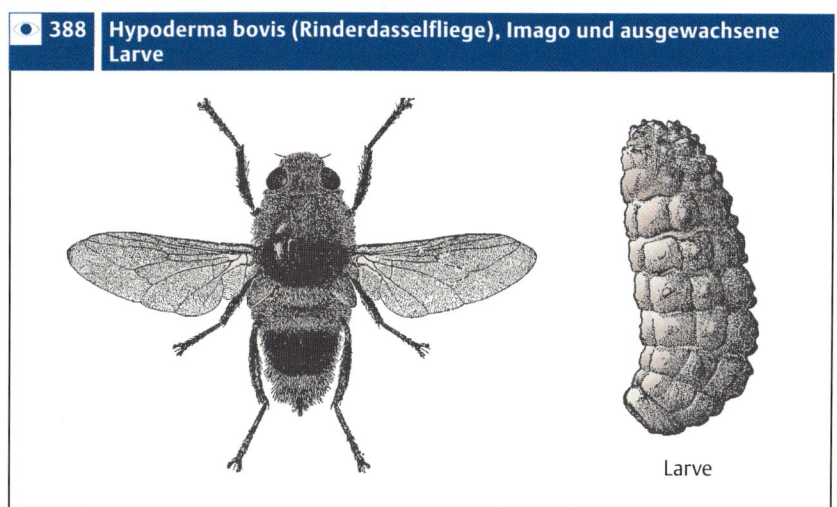

Larve

Die Infektion des Menschen mit der Larve der Rinderdasselfliege ist in Mitteleuropa heute selten. Die ausgewachsene Larve wird bis zu 2 cm lang und besitzt eine derbe Konsistenz. Im Menschen geht die Entwicklung der Larve meist nicht über das erste Larvenstadium hinaus.

Obligate Myiasis. Spezialisierte humanparasitäre Myiasis-Erreger kommen nicht in Mitteleuropa vor. Allerdings können die heimischen **Dassel- oder Biesfliegen**, deren Larven in Schafen, Rindern, Pferden und anderen Säugetieren parasitieren, den Menschen befallen. Im natürlichen Wirt machen die Larven komplizierte Wanderungen durch und können erhebliche Schäden – z.B. beim Durchqueren von Hirnstrukturen – verursachen.

Die Entwicklung der Larve verläuft im Fehlwirt Mensch aber nur bis zum ersten oder zweiten Larvenstadium und bleibt auf die Haut beschränkt. In Mitteleuropa werden am Menschen am häufigsten Larven der **Rinderdasselfliegen (Hypoderma lineatum, H. bovis,** ⊡ **388)** und der **Magendasselfliegen (Gasterophilus sp.)** festgestellt. Bleibt die Larve stationär, so kommt es zur Bildung eines furunkulösen Geschwürs. Bei beweglichen Larven kann es zum Bild der wandernden furunkulösen Dermalmyiasis (»creeping« Myiasis, »Hautmaulwurf«) kommen. Dieses Krankheitsbild muß von der Larva migrans durch Nematodenlarven unterschieden werden (s. S. 537). Die Diagnose wird meist erst nach der Inzision durch den Larvennachweis gestellt (⊡ **389 a** und **b**).

Obligate Myiasis In Mitteleuropa ist der Mensch lediglich **Fehlwirt** für die heimischen **Dassel- oder Biesfliegen**, deren Larven in Haustieren parasitieren.

Wichtige Arten sind die **Rinderdasselfliege (Hypoderma lineatum, H. bovis,** ⊡ **388)** und die **Magendasselfliege (Gasterophilus sp.)**.

Bleibt die Larve stationär, bildet sich ein furunkulöses Geschwür. Bei beweglichen Larven kommt es zum sog. **Hautmaulwurf** (DD: Larva migrans).

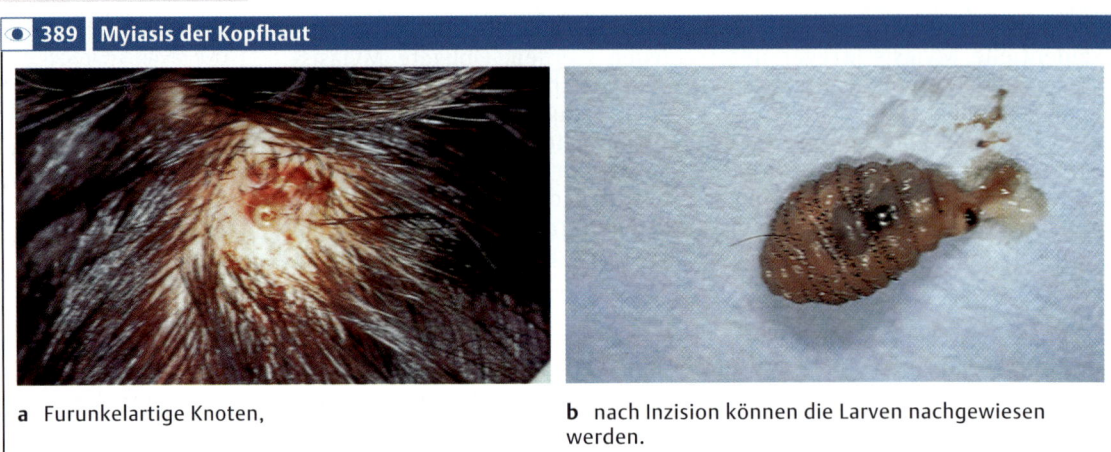

389 | **Myiasis der Kopfhaut**

a Furunkelartige Knoten,

b nach Inzision können die Larven nachgewiesen werden.

In Afrika und Südamerika sind als obligate Myiasis-Erreger am Menschen zu finden: **Cordylobia anthropophaga, Dermatobia hominis** und **Cochliomyia hominivorax**.

In Afrika und Südamerika sind **Cordylobia anthropophaga** bzw. **Dermatobia hominis** die häufigsten am Menschen gefundenen Dipterenlarven. Diese Larven befallen neben den Menschen weitere Säuger. Die Weibchen von C. anthropophaga werden durch Fäkalgeruch an Kleidern oder auf dem Boden zur Eiablage angelockt. Die Infektion geschieht durch das sehr rasch schlüpfende erste Larvenstadium. Nach der Infektion kommt es zu einer juckenden Schwellung, die sich langsam vergrößert. Die reifen Larven verlassen schließlich den Wirt und verpuppen sich in der Erde. **Cochliomyia hominivorax** ist eine obligat parasitäre Art Südamerikas, die aber im Gegensatz zu den zuvor genannten Arten nicht unbeschädigtes Gewebe, sondern frische Wunden befällt.

Fakultative Myiasis Nekrophage Dipterenlarven können menschliche Wunden besiedeln. Ihr Nachweis wird in der Gerichtsmedizin zur Feststellung des Todeszeitpunktes verwendet.

Fakultative Myiasis. Eine Reihe nekrophager Dipterenlarven kann mehr oder weniger regelmäßig menschliche Wunden besiedeln. Besonders gefährdet sind zerfallende Tumormassen im Nasen-Rachen-Raum. Bis zur Jahrhundertwende wurden Dipterenlarven sogar therapeutisch zur Reinigung nekrotischer Wunden eingesetzt. Der Nachweis verschiedener Larvenstadien wird in der Gerichtsmedizin zur Feststellung des Todeszeitpunktes verwendet.

2.4.8 Ordnung Lepidoptera (Schmetterlinge)

Merkmale Die Flügel besitzen charakteristische Schuppen.

2.4.8 Ordnung Lepidoptera (Schmetterlinge)

Merkmale. Schmetterlinge sind durch ihren allgemein bekannten Habitus gekennzeichnet. Medizinische Bedeutung haben nur die behaarten Larvenstadien einiger Arten.

Vektorfunktion Passive Übertragung von Bandwürmern durch Vorratsschädlinge (z. B. **Mehlmotte**).

Vektorfunktion. Motten können als Zwischenwirte des Rattenbandwurmes fungieren. Eine Übertragung des Wurmes auf den Menschen ist durch den akzidentiellen Verzehr der **Mehlmotte (Anagasta kuehniella)** möglich, die sich regelmäßig in Vorräten von trockenen Lebensmitteln wie Mehl, Getreide und Müsli findet.

Raupenhaardermatitis entsteht durch Kontakt der Haut mit Gifthaaren.

Raupenhaardermitis. Die Gifthaare zahlreicher Raupenarten können beim Berühren ein lokales urtikarielles oder makulöses Exanthem hervorrufen. Die Symptome heilen innerhalb einer Woche spontan ab.

Ursache für die **Raupenhaarkonjunktivitis** und **Conjunctivitis nodosa** sind in den Bindehautsack eingeriebene Raupenhaare.

Raupenhaarkonjunktivitis und Conjunctivitis nodosa. Werden Raupenhaare in den Bindehautsack eingerieben, so kommt es zu einer akuten Konjunktivitis mit ausgeprägtem Lidödem. Wenn Raupenhaare die Konjunktiva oder Kornea durchdringen, folgt der akuten Konjunktivitis meist ein längeres symptomarmes Intervall. Die sich langsam entwickelnde Ophthalmia nodosa kann aber zum Verlust des Auges führen. Die rechtzeitige und vollständige Entfernung der ins Auge geratenen Raupenhaare verhindert diese Komplikation.

Bildnachweis

Aus Helmreich-Becker, I., Lohse, A. W.: Checkliste Gastroskopie. Thieme, Stuttgart 1999: Abb. 231.

Aus Jung, E. G. (Hrsg.): Duale Reihe Dermatologie. 4. Aufl. Hippokrates, Stuttgart 1998: Abb. 32, Abb. 107, Abb. 112, Abb. 113, Abb. 155c, Abb. 156, Abb. 157, Abb. 158, Abb. 169, Abb. 190, Abb. 192a, Abb. 193, Abb. 194, Abb. 232a (linkes Bild), Abb. 232b, Abb. 246, Abb. 260a, c und d, Abb. 264, Abb. 265, Abb. 280, Abb. 381, Abb. 284, Abb. 309, Abb. 321, Abb. 363, Abb. 374, Abb. 379b, Abb. 380, Abb. 362.

Aus Kayser, F. H., Bienz, K. A., Eckert, J., Zinkernagel M. M.: Medizinische Mikrobiologie. 9. Aufl. Thieme, Stuttgart 1998: Abb. 38, Abb. 39, Abb. 315, Abb. 339a, Abb. 339b, Abb. 344b, Abb. 349, Abb. 350, Abb. 351, Abb. 352, Abb. 383.

Aus Kimmig, J., Jänner, M.: Taschenatlas Dermatologie. Thieme, Stuttgart 1975: Abb. 110, Abb. 111, Abb. 235.

Aus Kühnel, W.: Taschenatlas der Zytologie, Histologie und mikroskopischen Anatomie. 10. Aufl. Thieme, Stuttgart 1999: Abb. 11.

Aus Klinische Visite, Thieme Verlag Stuttgart, © Boehringer Ingelheim Pharma KG:
KV 76, Klinische Hepatologie 1972: Abb. 114.
KV 105, Bakterielle Infektionen 1983: Abb. 207.
KV 106, Bakterielle Infektionen 1983: Abb. 174.
KV 112, Bakterielle Infektionen 1985: Abb. 142, Abb. 143, Abb. 145, Abb. 147, Abb. 150.
KV 113, Bakterielle Infektionen: Abb. 310.
KV 114, Bakterielle Infektionen 1985: Abb. 144, Abb. 178, Abb. 179.
KV 115: Bakterielle Infektionen 1985, Abb. 175, Abb. 227, Abb. 232a (rechtes Bild).
KV 116, Bakterielle Infektionen 1985: Abb. 192b, Abb 232c.
KV 117, Bakterielle Infektionen 1985: Abb. 233, Abb. 234.
KV 118, Bakterielle Infektionen 1985: Abb. 154, Abb. 160.
KV 120, Bakterielle Infektionen 1983: Abb. 162, Abb. 164, Abb. 166, Abb. 167.
KV 122, Bakterielle Infektionen 1984: Abb. 278.
KV 124, Bakterielle Infektionen: Abb. 103.
KV 125, Bronchopulmonale Infektionen 1986: Abb. 88, Abb. 217, Abb. 218, Abb. 225.
KV 126, Bakterielle Infektionen 1986: Abb. 163, Abb. 197, Abb. 219, Abb. 223.
KV 127, Bakterielle Infektionen 1987: Abb. 209, Abb. 221, Abb. 250, Abb. 251.
KV 128, Bronchopulmonale Infektionen 1987: Abb. 173, Abb. 271a und b.
KV 129, Bronchopulmonale Infektionen 1988: Abb. 161, Abb. 266, Abb. 271c.
KV 130, Bronchopulmonale Infektionen 1988: Abb. 185, Abb. 186, Abb. 188, Abb. 189.
KV 131, Bronchopulmonale Infektionen 1988: Abb. 28, Abb. 222, Abb. 252, Abb. 267, Abb. 268.
KV 132, Bronchopulmonale Infektionen 1989: Abb. 93, Abb. 220.
KV 134, Tonsillenerkrankungen 1989: Abb. 83, Abb. 237.

Aus Kurz, R., Roos, R.: Checkliste Pädiatrie. Thieme Stuttgart 1996: Abb. 91.

Aus Lang, G. K.: Augenheilkunde. Thieme Stuttgart 1998: Abb. 94.

Aus Lang, W.: Tropenmedizin in Klinik und Praxis. 2. Aufl. Thieme, Stuttgart 1996: Abb. 36, Abb. 104, Abb. 212, Abb. 228, Abb. 229, Abb. 301, Abb. 302, Abb. 305, Abb. 307, Abb. 330.

Aus Masuhr, K. F., Neumann, M.: Duale Reihe Neurologie. 4. Aufl. Hippokrates Stuttgart 1998: Abb. 295.

Aus Petersen E. E.: Infektionen in der Gynäkologie und Geburtshilfe. 3. Aufl. Thieme, Stuttgart 1997: Abb. 98.

Aus Sachsenweger, M. et. al. (Hrsg.): Duale Reihe Augenheilkunde. Hippokrates, Stuttgart 1994: Abb. 245.

Aus Sitzmann F: C. (Hrsg.): Duale Reihe Pädiatrie. Hippokrates, Stuttgart 1995: Abb. 86, Abb. 89, Abb. 92, Abb. 96, Abb. 100, Abb. 101, Abb. 106, Abb. 108, Abb. 196.

Aus Voigtländer, V., Maaßen, D.: Dermatologie und Innere Medizin. Hippokrates, Stuttgart 1995: Abb. 146, Abb. 148, Abb. 240, Abb. 242, Abb. 160b.

Aus White, G.: Levenes Farbatlas der Dermatologie. Enke, Stuttgart 1998: Abb. 99, Abb. 195, Abb. 236, Abb. 239, Abb. 243, Abb. 244, Abb. 286, Abb. 364, Abb. 377, Abb. 378, Abb. 379a, Abb. 189.

Sachverzeichnis
(Hauptfundstellen halbfett)

I

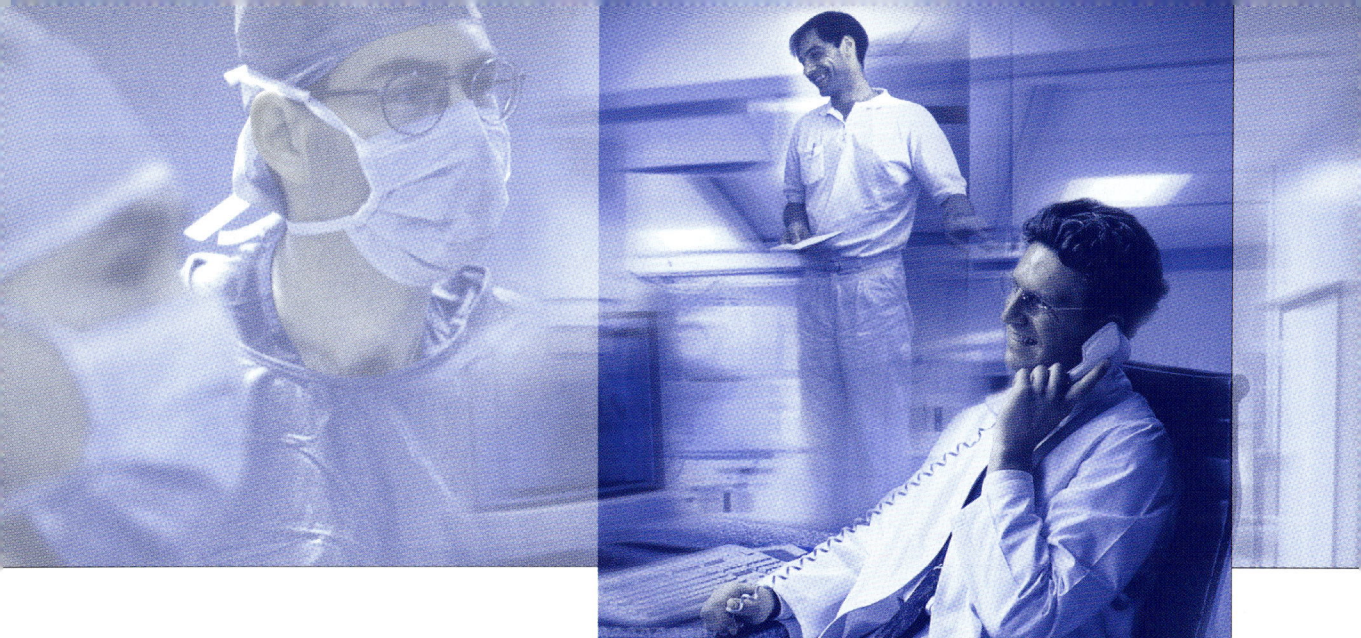

**Sie konzentrieren sich aufs Studium, eignen sich umfangreiches Spezial-
wissen an und wollen als Arzt Spitzenleistungen bringen.** Sie wissen, daß
später im Krankenhaus oder in der Praxis Mittelmaß nicht reichen wird.
Gleiches gilt für Finanzen!

Expertenwissen
für Ihre Finanzen
-zielgerichtet und effizient-

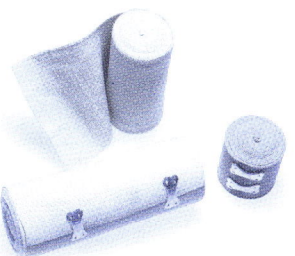

Begnügen Sie sich in finanziellen Fragen beruflich und privat nicht mit
Mittelmaß, nutzen Sie die MLP Beratungsqualität.
MLP kennt den Weg vom PJ zur eigenen Praxis und die wirtschaftlichen
Anforderungen von Ärzten so gut wie niemand sonst. Profitieren auch Sie
von unserem Know how. Die Grundlagenseminare für Mediziner, die bun-
desweite MLP Praxenbörse sowie spezielle Niederlassungsseminare unter-
stützen Sie auf Ihrem beruflichen Weg.
Unsere Vorsorge- und Vermögensmanagement-Konzepte sind speziell auf
Mediziner zugeschnitten. **Deshalb wird auch fast jeder zweite junge Arzt
MLP Kunde – und Sie?**

Nutzen Sie die Vorteile als MLP Kunde, wir freuen uns auf Ihren Anruf.

Telefon: 06221-308-283
Fax: 06221-308-271
MLP AG, Forum 7, 69126 Heidelberg

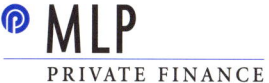

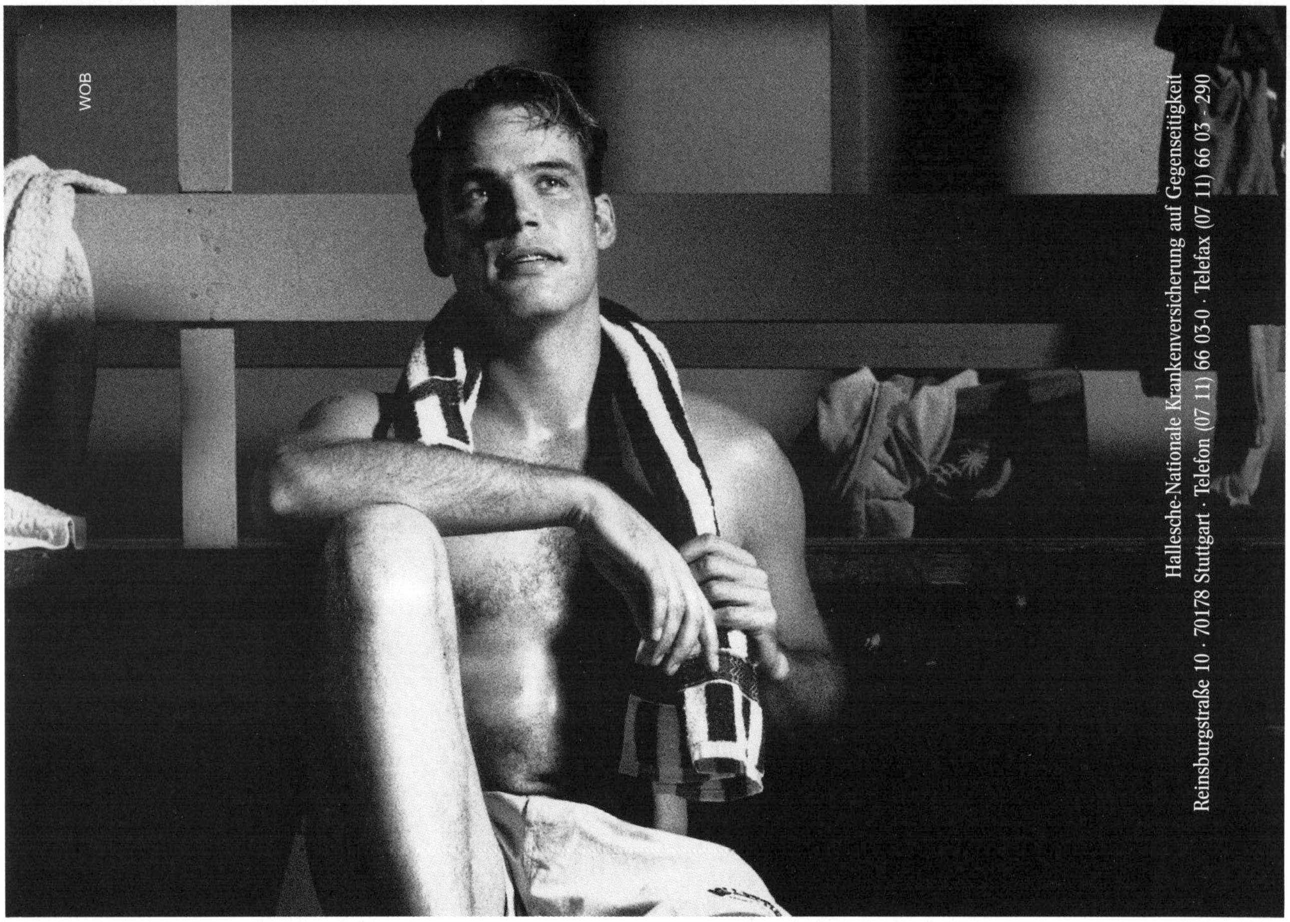

Was ist Ihnen

mehr wert als der eigene Körper

?

Denken Sie auch manchmal darüber nach, wieviel von Ihrem Körper und von Ihrer Gesundheit abhängt: Ihre Arbeitskraft, der Spaß an sportlichen Aktivitäten, der Erfolg durch Leistung und – alles in allem – die Freude am Leben? Bestimmt. Und Sie wissen auch, daß Sie durch eine bewußte und gesunde Lebensweise eine Menge dazu beitragen können, sich diesen »Wert« zu erhalten.

Eine private Krankenversicherung ist mit bestmöglicher finanzieller Sicherheit und hervorragenden Leistungen immer dann für Sie da, wenn es Ihnen einmal nicht so gut geht. Wenn Sie aber darüber hinaus auch Wert darauf legen, durch gesundheits- und kostenbewußtes Verhalten Beiträge zu sparen, dann fragen Sie uns …

Experten für Krankenversicherungen

Unternehmensverbund Alte Leipziger
Versicherungen, Kapitalanlagen, Bausparen

HALLESCHE-NATIONALE

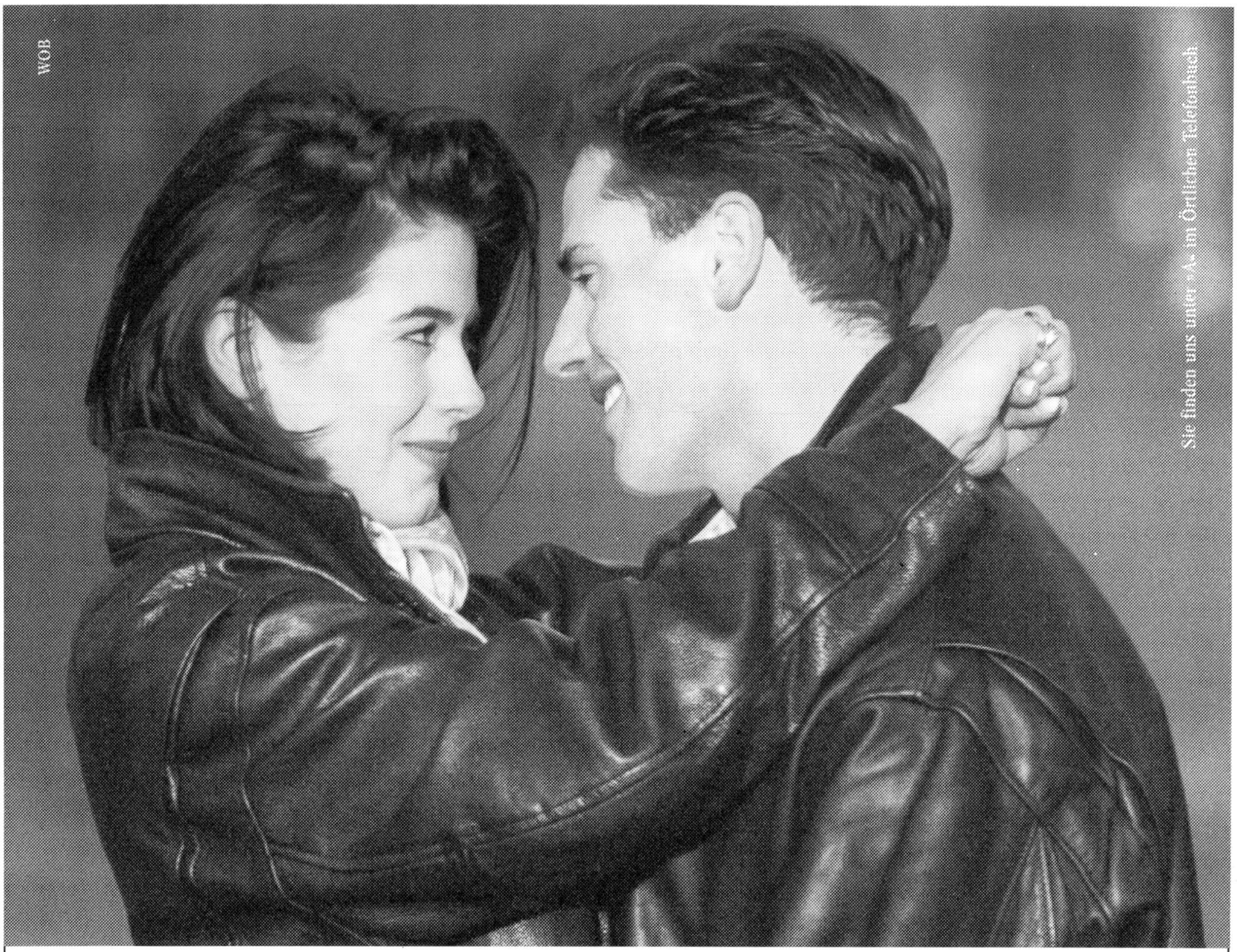

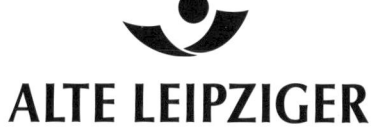

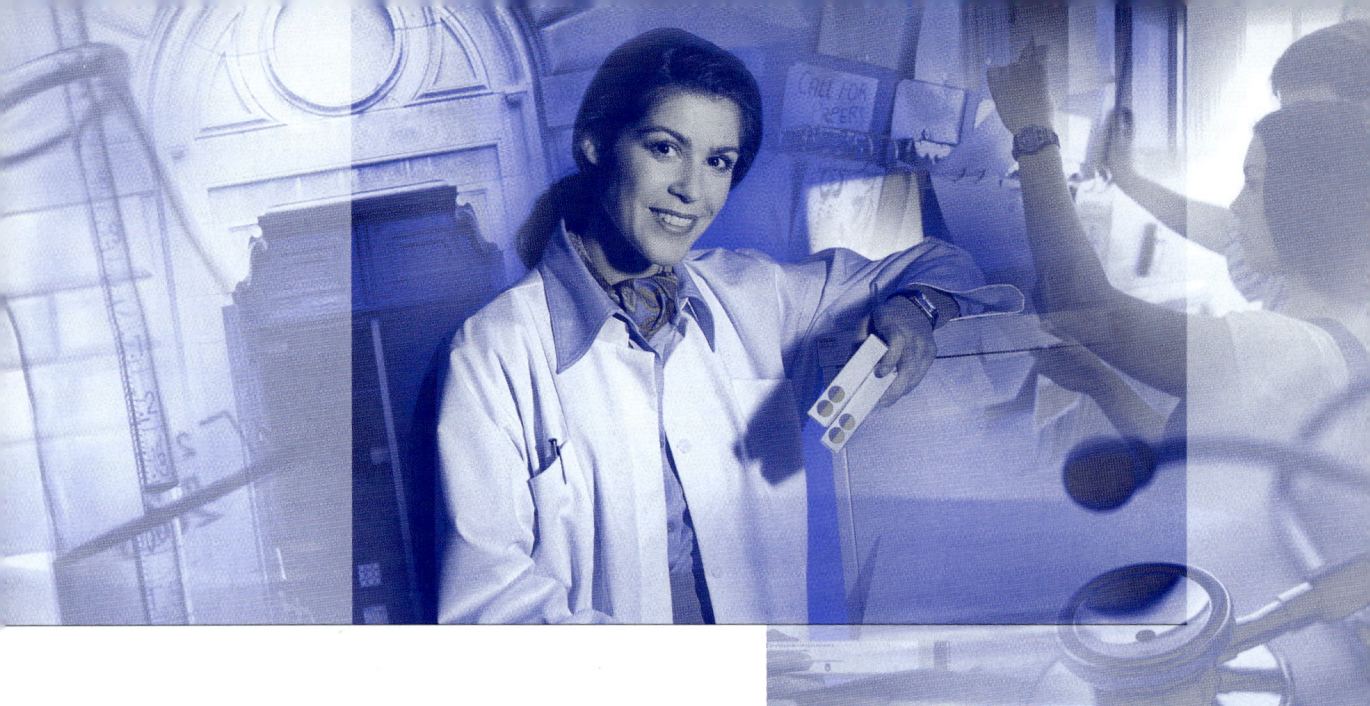

Traumjob oder

Wunschkandidat

mit CAREER BASE medical, der virtuellen Stellenbörse für Mediziner im Internet

- Einfach
- Schnell
- Zielgenau
- Hochwertig

Ob Arzt im Praktikum, Assistenzarzt, Oberarzt oder Praxispartner - die online-Vermittlung verbindet staatliche Krankenhäuser, Universitätskliniken, Privatkliniken oder Privatpraxen mit Ihrer Stellensuche.

Und umgekehrt sucht CAREER BASE den entsprechenden Kandidaten für Ihr Stellenangebot.

Fordern Sie weitere Informationen an:

- Im Internet: www.career-base.net
- Hotline: (06221) 308-380